中华医学会麻醉学分会推荐读物

Miller's Anesthesia

米勒麻醉学

（简装版）

第9版 | 第2卷

U0276369

原 著 总 主 编	Michael A. Gropper
原著名誉主编	Ronald D. Miller
原著共同主编	Neal H. Cohen Lars I. Eriksson
	Lee A. Fleisher Kate Leslie
	Jeanine P. Wiener-Kronish
主　　译	邓小明　黄宇光　李文志
副主译	姚尚龙　王国林　熊利泽　郭曲练
主　审	曾因明

北京大学医学出版社

MILE MAZUIXUE（DI 9 BAN）

图书在版编目（CIP）数据

米勒麻醉学：第 9 版：简装版：全五卷 /（美）迈
克尔·格鲁博（Michael A. Gropper）原著；邓小明，
黄宇光，李文志主译 .—北京：北京大学医学出版社，
2022.4
　书名原文：Miller's Anesthesia
　ISBN 978-7-5659-2601-3

　Ⅰ.①米…　Ⅱ.①迈…②邓…③黄…④李…　Ⅲ.
①麻醉学　Ⅳ.① R614

中国版本图书馆 CIP 数据核字（2022）第 031726 号

北京市版权局著作权合同登记号：图字：01-2020-7224

Elsevier (Singapore) Pte Ltd.
3 Killiney Road, #08-01 Winsland House I, Singapore 239519
Tel: (65) 6349-0200; Fax: (65) 6733-1817

米勒麻醉学（第 9 版）（简装版·第 2 卷）

主　　译：邓小明　黄宇光　李文志
出版发行：北京大学医学出版社
地　　址：（100191）北京市海淀区学院路 38 号　北京大学医学部院内
电　　话：发行部 010-82802230；图书邮购 010-82802495
网　　址：http://www.pumpress.com.cn
E-mail：booksale@bjmu.edu.cn
印　　刷：北京金康利印刷有限公司
经　　销：新华书店
策划编辑：王智敏
责任编辑：袁帅军　王智敏　　责任校对：靳新强　　责任印制：李　啸
开　　本：710 mm×1000 mm　1/16　　印张：181　　字数：6200 千字
版　　次：2022 年 4 月第 1 版　2022 年 4 月第 1 次印刷
书　　号：ISBN 978-7-5659-2601-3
定　　价：680.00 元（全套定价）

版权所有，违者必究
（凡属质量问题请与本社发行部联系退换）

目　录

第 2 部分

麻醉生理学

21 肺部药理学与吸入麻醉药

OLEG V. EVGENOV，YAFEN LIANG，YANDONG JIANG，JAMES L. BLAIR

张伟 李冰冰 译 顾小萍 马正良 审校

要 点	■ 吸入麻醉药影响肺生理功能的各个方面并且其在肺的药理学作用复杂。

- 吸入麻醉药影响肺生理功能的各个方面并且其在肺的药理学作用复杂。
- 挥发性麻醉药通过下调细胞内钙离子浓度和（或）降低对钙离子的敏感性而发挥扩张支气管的作用。挥发性麻醉药能缓解化学或者机械刺激引起的气道阻力升高。
- 吸入麻醉药能降低呼吸道黏液清除速率和Ⅱ型肺泡细胞功能，在术后肺部并发症的发生中发挥潜在作用。
- 挥发性麻醉药对肺血管平滑肌产生双相反应。虽然挥发性麻醉药对缺氧性肺部血管收缩的抑制作用总体来说是小的，但可导致已有基础性肺部疾病的患者低氧血症的恶化。
- 挥发性麻醉药通过降低呼吸动力和增加上气道的塌陷而抑制呼吸功能。在气管导管拔除后，即使是残余浓度的挥发性麻醉药，仍可严重损害外周化学感受器传入的功能和缺氧性唤醒反射。
- 挥发性麻醉药会产生剂量依赖性的潮气量和每分通气量减少，引起呼吸急促，对高碳酸血症和低氧血症的呼吸反应迟钝。
- 在使用挥发性麻醉药时，膈肌功能保持相对较好；但肋间吸气肌功能受到明显抑制，导致呼吸功能不全或矛盾性呼吸。
- 挥发性麻醉药可损害上气道开放性。即使在低浓度时，上气道阻塞也可发生在易感人群中，包括老年、肥胖或危重患者。
- 不同挥发性麻醉药在气道刺激性和增强保护性气道反射功能上的作用各不相同。七氟烷对气道的刺激性最小，在婴幼儿和儿童吸入麻醉诱导中是首选的麻醉药物。
- 临床前和临床证据均表明异氟烷和七氟烷对急性肺损伤具有治疗潜力。
- 虽然最近氧化亚氮的使用已经引起关注，但高级别证据的缺失并不能成为放弃其临床实践的理由，特别是考虑到其有利的成本效益。
- 氙气起效和代谢迅速，是一种有前景的危重症镇静替代药物。

引言

吸入麻醉药的肺部药理学影响复杂。本章将重点对异氟烷、七氟烷、地氟烷、氧化亚氮和氙气的肺部药理学进行深入探究。由于早期的挥发性麻醉药物（氟烷，安氟烷，乙醚）已经不在发达国家临床使用，它们仅在用于和其他药物进行比较时被提及。肺是唯一暴露于多种作用力之中的器官，包括通气、血流和表面张力，以及疾病和环境因素造成的功能失调。本章将详细阐述吸入麻醉药对通气调控、气道张力、黏膜纤毛功能、表面活性物质生成、肺血管阻力（pulmonary vascular resistance，PVR）和急性肺损伤（acute lung injury，ALI）的影响。

常用的吸入麻醉药的物理特性和临床关注点见表21.1。

吸入麻醉药

哮喘和支气管痉挛概述

哮喘是一种慢性气道疾病，全球年死亡人数约

表 21.1　常用吸入麻醉药的物理性质及其临床关注点

物理性质	氟烷	异氟烷	七氟烷	地氟烷	氧化亚氮	氙气
沸点（℃）	50.2	49	59	24	−88	−108
气化压力（mmHg）20℃	241	238	157	669	38 770	—
血气分配系数	2.5	1.46	0.65	0.42	0.46	0.115
油气分配系数	224	91	47	19	1.4	1.9
最低肺泡有效浓度（MAC）	0.74	1.17	1.8	6.6	104	63～71
体内代谢（%）	25	0.2	2～4	0.02	0	0
临床关注点	肝毒性		复合物 A	气道激惹	气体膨胀	呼吸暂停

为 25 万。无症状哮喘患者的围术期呼吸系统并发症相对较少；然而，约9%的哮喘患者在围术期会发生支气管痉挛[1]；25%的哮喘患者在麻醉诱导后出现喘鸣[2]，1.7%的哮喘患者呼吸系统预后不佳[3]。此外，无哮喘或慢性阻塞性肺疾病（COPD）病史的患者在麻醉诱导、插管及麻醉维持中亦可发生急性支气管痉挛。依据美国麻醉科医师协会的终审索赔项目[4]，40例由支气管痉挛导致的医疗事故索赔案例中，88% 病例发生了脑损伤或死亡。重要的是，这些患者中只有一半有哮喘或 COPD 病史。在美国医疗事故赔偿案例中，呼吸道不良事件占麻醉相关的脑损害和死亡案例的28%，并且其平均索赔额度最高。在法国，7% 麻醉相关的死亡也被归因于支气管痉挛[5]。非过敏性机制与近 80% 的病例相关。虽然包含一个或多个诱发因素，如哮喘、严重吸烟、支气管炎的患者由于气道激惹引起的支气管痉挛比较常见，但是仅有 50% 和 60%的非过敏性和过敏性支气管痉挛患者有哮喘病史。

支气管平滑肌的生理学

气道阻力升高至少部分是由于支气管平滑肌（bronchiolar smooth muscle，BSM）张力增大所引起。支气管平滑肌延伸到终末性细支气管，受到自主神经系统的调节。气道平滑肌对速激肽、血管活性小肠肽（vasoactive intestinal peptide，VIP）、腺苷、降钙素基因调节肽的收缩反应可由肺支气管感觉 C 纤维传入，通过非肾上腺素能和非胆碱能自主神经介导。

与哮喘发作相关的平滑肌收缩涉及气道神经、平滑肌、支气管上皮和炎症细胞之间复杂的相互作用。另一方面，上呼吸道激惹引起的反射性支气管收缩是通过调节孤束核（nucleus of the solitary tract，NTS）的传入纤维，投射到迷走神经节前神经元（vagal preganglionic neurons，VPN）。兴奋性神经递质谷氨酸调制 NTS 和 VPN 的冲动发放，而 NTS 投射到 VPN 释放的是抑制性神经递质 γ-氨基丁酸（γ aminobutyric acid，GABA）。从 VPN 到呼吸道的传出通路是通过迷走神经释放乙酰胆碱（airways release acetylcholine，ACh），主要作用于气道平滑肌 M_3 毒蕈碱受体，诱导呼吸道平滑肌收缩。基础气道张力的维持也是由迷走神经介导。位于 BSM 的毒蕈碱样乙酰胆碱受体（muscarinic acetylcholine receptors，mAChR，$M_1 \sim M_5$）为 G 蛋白偶联受体，其中的三种亚型（M_1、M_2 和 M_3）在人类以及大部分哺乳动物中的肺部表达[6]。Belmonte 及其同事[7] 回顾了毒蕈碱在肺部 mAChR 功能调控中的重要作用。神经元抑制性 M_2 型毒蕈碱 ACh 受体在副交感神经释放 ACh 中起到关键作用（图 21.1）。

钙离子的作用

支气管平滑肌内环核苷酸的交互作用可引起细胞内钙离子（ICa^{2+}）浓度的变化以及钙离子（Ca^{2+}）内流，从而改变肌球蛋白轻链（myosin light chain，MLC）及 MLC 激酶的活性。Ca^{2+}/钙调蛋白依赖性 MLC 激酶是平滑肌强直收缩的重要因素[8]。激动剂激活 BSM 还涉及第二信使，即 cADP 核糖，通过激活兰尼碱通道，引发三磷酸肌醇（inositol triphosphate，IP_3）介导的肌质网内 Ca^{2+} 释放[9]。随着钙离子释放，通过细胞膜的钠离子（Na^+）内流增加。这种局部钠离子内流的增加可转换 Na^+/Ca^{2+} 交换为反相模式，促使钙离子进一步内流，引起更强的支气管收缩。平滑肌细胞存在多个 cAMP 信号成分，可选择性的针对不同的激素和神经递质起反应[10]。人类 BSM 细胞的机械拉伸也会通过独特的拉伸激活的非选择性阳离子通道导致 Ca^{2+} 的内流，从而引发收缩[11]。腺苷可通过激活肥大细胞和神经元释放收缩因子，作用于气道平滑肌的 I 腺苷酸受体，能迅速通过 G 蛋白和 IP_3 信号动员 ICa^{2+} 储备，间接引起平滑肌细胞收缩。激动剂诱发**非可溶性**鸟苷酸环化酶兴奋，通过降低 Ca^{2+} 电流使支气管平滑肌松弛。相反，用一氧化氮（NO）刺激可溶性鸟苷酸环化酶会减少细胞内 Ca^{2+} 浓度并降低 Ca^{2+} 敏感性[12]。

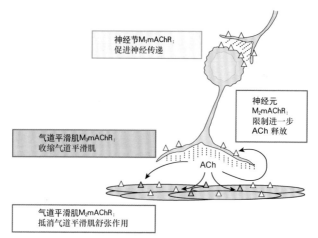

图 21.1　肺副交感神经（PSN）和气道平滑肌（ASM）上的毒蕈碱样乙酰胆碱受体（mAChR）。PSN 释放的乙酰胆碱（ACh）激活 ASM 上的 M_2mAChR 导致平滑肌收缩。ASM 上的 M_2mAChR 通过抵消磷酸腺苷的舒张效应促进 M_3mAChR 介导的收缩。神经释放的 ACh 受 PSN 末梢上 M_2mAChR 严格调控。副交感神经节内的 M_1mAChR 可通过烟碱型乙酰胆碱受体的介导，促进胆碱能神经传递[7][Redrawn from Belmonte KE. Cholinergic pathways in the lungs and anticholinergic therapy for chronic obstructive pulmonary disease. Proc Am Thorac Soc. 2005；2（4）：297-304. Used with permission.]

组胺

　　支气管反射性收缩是由气道内释放的组胺通过激活 BSM 的 H_1 受体，诱发细胞内磷脂酶 C 及蛋白激酶 C（protein kinase C，PKC）下游介质的激活，引起细胞内钙池中 Ca^{2+} 的释放。释放的钙离子经过钙离子通道，即瞬时阳离子受体通道（transient receptor potential，TRP1），并激活 Na^+/Ca^{2+} 交换。烟酸腺嘌呤二核苷酸磷酸在组胺诱导的溶酶体样酸性区室释放 Ca^{2+} 的过程中被认为是潜在的第二信使，其在功能上通过内皮细胞 H_1 受体与内质网相偶联[13]。这种支气管张力的增加可被胆碱能拮抗剂阿托品所缓解。位于人类呼吸道上皮中的组胺降解酶，组胺 N- 甲基转移酶，对组胺引起的支气管收缩具有保护作用[14]。静脉内注射（intravenous，IV）组胺后，肺阻力（resistance，RL）和动态肺顺应性（dynamic pulmonary compliance，C_{dyn}）的改变可用来表征组胺诱发的支气管收缩。在犬的实验中研究了氟烷、七氟烷、异氟烷和恩氟烷对支气管扩张的作用效果。所有的挥发性麻醉药对组胺引起的 RL 升高和 C_{dyn} 降低均显示出抑制作用[15]。

肾上腺素能受体

　　BSM 中存在 α 和 $β_2$ 两种类型肾上腺素能受体。$α_2$ 激动剂可乐定和右美托咪定对主气道可产生扩张作用[16]，这种作用可能是通过中枢 $α_2$ 迷走神经所介导的。临床上，$β_2$ 受体亚型在 BSM 的反应中发挥重要作用。刺激 $β_2$ 肾上腺素能受体通过激活蛋白激酶 A，引起胞内 Ca^{2+} 外流以及进入肌质网（sarcoplasmic reticulum，SR），导致 cAMP 介导的支气管舒张。值得注意的是，哮喘，包括过敏和乙酰甲基胆碱诱发的气道痉挛，在遗传学上似乎并非与占优势的 $β_2$ 肾上腺素受体显性基因有关[17]。

　　呼吸道上皮释放调节支气管平滑肌张力的物质。去除上皮的大气道平滑肌对乙酰胆碱、组胺、5- 羟色胺表现为增强的收缩反应；而去除上皮的小气道对异丙肾上腺素表现为降低的舒张反应。这些表现与对内皮损伤后血管平滑肌张力的作用相类似。需引起重视的是，心肺转流术能显著影响猪支气管上皮介导的支气管张力，不同于肺血管内皮介导的血管平滑肌功能不全[18]。虽然内源性上皮因子中，NO 对呼吸道上皮与血管内皮具有相似的扩张作用。内皮素 -1 通过 IP_3 信号通路产生强烈的血管和支气管平滑肌收缩作用，且其对肺的作用效果强于对整个循环系统[19]。临床上，评估吸入麻醉药的作用需要在主要生理机制的背景下进行，这些生理机制调控着正常或病理状态下的 BSM 活动。包括气道疾病（哮喘和 COPD），作为 BSM 兴奋-收缩偶联的钙离子释放的复杂化学过程，内源性因素（传入和传出的 ACh 信号通路，$α_2$ 受体信号通路，NO 和内皮素 -1，过敏和组胺释放）和外源性因素（物理和化学性刺激，例如气管内插管），能够促进反射性支气管收缩。

吸入麻醉药物的作用

所有的挥发性麻醉药都具有支气管扩张作用，这使得此类药物在处理气道阻力增加的患者时是很好的选择。使用计算机断层扫描术（computed tomography，CT），Brown 等证实了氟烷会引起犬的支气管剂量依赖性的扩张（图 21.2）[20]。

评价挥发性药物对支气管平滑肌张力的作用，尤其患者存在自主呼吸时，消除动脉血二氧化碳（CO_2）张力的间接影响至关重要。这是因为异氟烷能同时减弱高碳酸血症引起的支气管扩张和低碳酸血症引起的支气管收缩[21]。这种挥发性麻醉药剂量依赖性增加支气管舒张的作用，实际上可能是持续升高 CO_2 张力的间接作用所致。呼吸道上皮结构上从大气道的假复层柱状上皮到细支气管的立方状上皮，因此各级呼吸道之间存在明显的组织学异质性。虽然吸入麻醉药具有支气管扩张作用，但具体作用与支气管所在部位和不同结构有关。在体外试验中，异氟烷主要扩张细支气管而不是支气管[22]。异氟烷和氟烷在同等最低肺泡有效浓度下（minimum alveolar concentration，MAC）扩张的是第四级支气管[23]。相似的，在近 1 MAC 浓度下，异氟烷、七氟烷和地氟烷能缓解乙酰甲基胆碱引起的苯

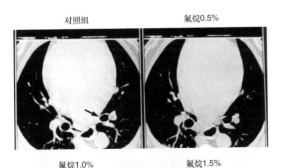

对照组　　　　　　　　氟烷0.5%

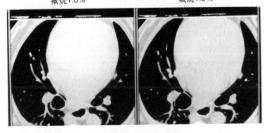

氟烷1.0%　　　　　　　氟烷1.5%

图 21.2　肺高分辨率计算机化断层显像图。左上对照组；右上 0.5% 氟烷麻醉；左下 1% 氟烷麻醉；右下 1.5% 氟烷麻醉。注意箭头所示的气道进行性扩张（Reproduced from Brown RH, Mitzner W, Zerhouni E, et al. Direct in vivo visualization of bronchodilation induced by inhalational anesthesia using high-resolution computed tomography. Anesthesiology. 1993；78：295. Used with permission.）

巴比妥钠麻醉下开胸大鼠的支气管收缩[24]。异氟烷和七氟烷似乎对抑制支气管收缩的作用较气管平滑肌作用要强[25]。而且氟烷、地氟烷、异氟烷对远端气道（如细支气管）的作用较近端气道（如支气管）要强很多[26]。这些作用的差异可能与不同部位电压依赖性 Ca^{2+} 通道（voltage-dependent Ca^{2+}，VDC）的亚型有关。

吸入 1 MAC 或 2 MAC 的氟烷、恩氟烷、七氟烷或异氟烷不改变肺的基础阻力和动态顺应性。然而，这些药物均能显著减弱静脉注射组胺所引起气道阻力的增加和肺动态顺应性的降低。在改变支气管扩张指数方面，氟烷的作用最强，而异氟烷、七氟烷和恩氟烷三者的作用几乎相同[15]。在离体肺模型中，地氟烷在 1 MAC 时舒张支气管，而在 2 MAC 时则增加气道阻力[27]，这可能部分是由于在较高的 MAC 下吸入气体浓度明显增高所致。在固定阻力双腔肺模型中，研究了 25%O_2 浓度下异氟烷、七氟烷、地氟烷分别在 1.0、1.5 和 2.0 MAC 的效应。较高 MAC 的吸入麻醉药均表现出气体浓度及气道阻力的增加，地氟烷在 2.0 MAC 时产生最高的气道阻力[28]。在一项临床随机试验中，对 1.0 和 1.5 MAC 的相同药物进行评估，计算吸气末阻塞参数。指标包括总吸气阻力［R（rs）］，最低阻力［R（min）］和有效阻力［D（Rrs）］。三种药物 1 MAC 维持 30 min，这些参数没有明显差异。在 1.5 MAC 时，地氟烷表现出最大 R（rs）和 R（min）的增加，相较于基线分别增加了 26% 和 30%，与之相比，异氟烷和七氟烷未对 R（rs）和 R（min）产生明显影响[29]。推测这种阻力的增加至少部分是由于 1.5 MAC 时地氟烷较高的绝对浓度所致更大的黏度系数。其他可能的因素包括在较高浓度下地氟烷支气管扩张作用减弱，特别是在吸烟者中[30]。用纤支镜在体内直接测定发现氟烷、恩氟烷和七氟烷扩张三、四级支气管的作用程度相似[31]。

现有的研究表明，地氟烷兼具促进和抑制气道收缩的作用（见下文）。1 MAC 的地氟烷和七氟烷能同样缓解胆碱能所致兔的中心气道阻力升高。但是两种挥发性麻醉药都不能保护胆碱类药物所导致的组织阻力增高。两种药物大概能抑制基础状态支气管张力的 30% ～ 40%。这结果与出现或者未出现气道过敏性炎症和支气管高反应性一致[32]。当气道收缩是由于通过胆碱能递质释放的中枢介导时，地氟烷能在缓解支气管收缩中具有良好的作用[22, 24, 33-34]。然而当气管收缩是通过非肾上腺素能或者非胆碱能受体激活时，比如速激肽类，地氟烷能加重和放大气管收缩作用[35-36]。因此，临床上麻醉科医师倾向于对具有气道高反应性疾病的患者避免使用地氟烷。

吸入麻醉药对人气道平滑肌张力及呼吸做功的影响

　　1 MAC 七氟烷使得择期手术患者气道阻力下降 15%，然而地氟烷对其没有明显影响[30]。Rooke 及其同事[37]比较了健康患者进行麻醉诱导和气管插管后，氟烷、异氟烷、七氟烷和硫喷妥钠-N₂O 麻醉对支气管扩张的作用。不同于硫喷妥钠-N₂O 麻醉，所有吸入麻醉药都能显著降低气道阻力（图 21.3）。

　　呼吸做功定义为吸气压或吸气力与潮气量的乘积。肺做功可分为克服弹性阻力做功（克服肺的回缩力）和气道阻力做功（克服气流阻力和肺组织黏滞阻力）。呼吸做功可通过跨肺压力-容积曲线推导。吸入麻醉药增加成人和儿童的呼吸做功。在大鼠中，挥发性麻醉药降低外周而不是主气道水平肺组织顺应性，因此提高了肺的黏滞阻力和弹性阻力[38]。此外，在啮齿类慢性哮喘的模型中发现，七氟烷显著降低外周和中心气道的阻力，也降低了外周肺组织的阻力。这些数据表明七氟烷对慢性气道梗阻患者有益处，并提示相对于其他吸入麻醉药，七氟烷能降低呼吸做功（图 21.4）[39]。

　　人体研究表明，低浓度挥发性麻醉药对**上呼吸道阻力**的降低作用有着明显的天花板效应，反映了主气道中气道平滑肌张力的变化。相反，气道远端和肺实

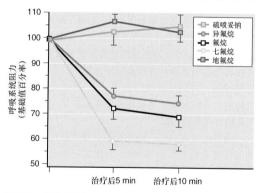

图 21.3　硫喷妥钠［0.25 mg/（kg·min）输注］联合 50%N₂O、1.1 MAC 七氟烷、氟烷、异氟烷或约 1 MAC 地氟烷麻醉维持 5 min 和 10 min 后，患者呼吸阻力的百分比变化。除地氟烷外其余所有挥发性麻醉药均能降低呼吸阻力。与异氟烷相比，七氟烷降低呼吸阻力的效果更为显著（Modified from Rooke GA, Choi JH, Bishop MJ. The effect of isoflurane, halothane, sevoflurane, and thiopental/nitrous oxide on respiratory system resistance after tracheal intubation. Anesthesiology. 1997；86：1294；and Goff MJ, Arain SR, Ficke DJ, et al. Absence of bronchodilation during desflurane anesthesia: a comparison to sevoflurane and thiopental. Anesthesiology. 2000；93：404. Used with permission.）

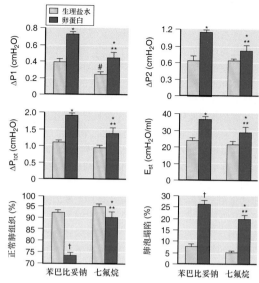

图 21.4　克服气道阻力所需压力（ΔP1）、克服肺组织黏滞阻力所需压力（ΔP2）、ΔP1 与 ΔP2 的总和（ΔP$_{tot}$），以及肺静态弹性阻力（E$_{st}$）的改变。小鼠气管内反复滴注生理盐水（SAL）或者卵蛋白（OVA）处理后正常肺组织和塌陷肺泡面积的比例。给予动物苯巴比妥钠（PENTO）或七氟烷（SEVO）麻醉，给予最低肺泡有效浓度（1 MAC）麻醉。*，$P < 0.05$，与相应生理盐水组比较；**，$P < 0.001$，与卵蛋白-苯巴比妥钠组相比；#，$P < 0.05$ 与生理盐水-苯巴比妥钠组比较；†，$P < 0.01$，与生理盐水-巴比妥钠组比较（Modified from Burburan SM, Xisto DG, Ferreira HC, et al. Lung mechanics and histology during sevoflurane anesthesia in a model of chronic allergic rhinitis. Anesth Analg. 2007；104：631. Used with permission.）

质缺乏平滑肌成分（**气道和肺泡的低阻力**更多的反应肺弹性变化）。不断升高的吸入麻醉药物浓度消除了其对远端肺部成分的影响，因此并不会进一步降低总肺阻力（图 21.5）[40]。

　　正常呼吸时，呼气受到肺组织被动弹性回缩的影响。麻醉后，患者对呼气阻力增加时的通气反应降低的程度比对吸气阻力要显著。清醒和麻醉的患者在呼气阻力增加时，表现为呼吸频率下降，但只有麻醉的患者才会产生胸廓-腹部运动不协调，有效通气量及肺泡每分通气量下降。这对于出现呼吸道梗阻征象，保留自主呼吸的麻醉患者更为重要，如哮喘、COPD、气道分泌物增加，下咽部阻塞或部分呼吸回路阻塞。

　　以往实验的结论认为七氟烷和异氟烷扩张支气管的程度相似，而氟烷的作用更强。现在需要谨慎做出此推论，因为组胺引起的气道痉挛不能很好地模拟临床上气管插管导致的支气管痉挛。实际上，Arakawa 等研究[41]表明哮喘状态下的患者，吸入相同浓度的氟烷、异氟烷和七氟烷能产生相同程度的气道阻力下

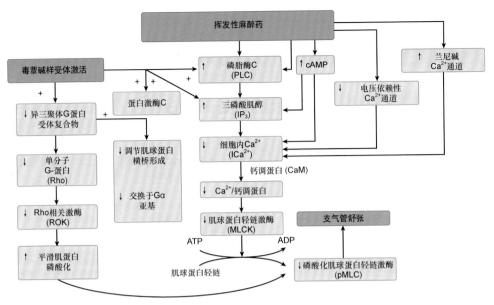

图 21.5　浓度为 0.6% 的异氟烷（ISO）减少呼吸系统弹性阻力（E cmH₂O/L）和气道阻力［R cmH₂O/（L·s）］。总代表整个呼吸系统（肺和胸廓）。数据表示为均数 ± 标准差（SD）。随着异氟烷浓度增加不能进一步降低阻力。*$P < 0.05$ 与相应基础值比较；ADP，腺苷二磷酸；ATP，腺苷三磷酸；cAMP，环单磷酸腺苷（Modified from Ruiz P，Chartrand D. The effect of isoflurane 0.6% on respiratory mechanics in anesthetized-paralyzed humans is not increased at concentrations of 0.9% and 1.2%. Can J Anaesth. 2003；50：67. Used with permission.）

降。事实上，吸入麻醉药可能是常规治疗不能缓解哮喘持续状态时有效的治疗手段[42-43]。

使用 β- 肾上腺素能激动剂对氟烷麻醉下急性支气管痉挛的患者具有治疗作用[44-45]，但对于使用其他挥发性麻醉药的患者并没有效果。β₂- 肾上腺素能激动剂非诺特罗能降低气管插管后气道阻力；当给予1.3% 浓度的异氟烷吸入麻醉时，它并不能进一步降低气道阻力[46]。这些数据需要谨慎分析，因为对气道阻力的测定既包括了胸廓和肺的阻力，还包含了肺组织黏滞阻力的测定。肺疾病引起最明显的功能性改变是气流阻力的增高。气流阻力的改变被认为是与气道平滑肌的收缩和舒张状态的变化密切相关。然而，非平滑肌的因素中肺部炎症、气道增厚、改变的肺容积、肺的回缩、气道壁重构、大量气道分泌物、肺弹性的下降都可造成气道狭窄。吸入麻醉药对非平滑肌因素造成的气道阻力增加的作用仍需进一步研究。

挥发性麻醉药对支气管平滑肌张力的影响也取决于体外引起支气管痉挛的物质[47]。氟烷和异氟烷对内源性 5- 羟色胺（产生于类过敏性或者免疫原性反应）介导的气管平滑肌收缩的松弛作用比 ACh（代表反射性支气管痉挛引起释放的中枢性递质）明显要强。因此在 5- 羟色胺和组胺引起的支气管痉挛，挥发性麻醉药在 β₂ 肾上腺素能激动剂无效的情况下仍具有支气管扩张作用。必须指出，在麻醉的患者中，吸入麻醉药降低支气管平滑肌张力和中枢介导的气道高反应的作用可被同时减少的功能残气量（functional residual capacity，FRC）部分抵消。众所周知，哮喘患者的病死率和致残率的高危因素与 FRC 降低导致的气道阻力增加密切相关。低温能消除实验犬中挥发性麻醉药对卡巴胆碱引起的气道平滑肌收缩的舒张作用[48]，提示术中低温能降低吸入麻醉药扩张支气管的作用。

支气管痉挛可发生在除哮喘以外的其他肺疾病。例如：健康的患者肺实质受到手术刺激或者气道受到气管插管造成的刺激时，存在发生支气管痉挛的增加。术前用药、镇静催眠药、神经肌肉阻滞药和吸入麻醉药都是能够触发或减轻支气管痉挛的重要因素。无论诱导前的气道敏感性如何，个体患者所涉及的不同通路可能会导致其对挥发性麻醉药物产生不同的反应。Iwasaki 等[49]的研究发现：七氟烷引起的平滑肌舒张和对 VDC 通道的作用取决于不同的气道高反应模型。七氟烷对长期吸烟模型（表现为肺泡管扩张和毒蕈碱受体高反应性发生较少）的作用较抗原引起的急性哮喘模型（卵清蛋白敏化）弱。外周气道形态的改变在一定程度上降低了吸入麻醉药对吸烟患者的支气管扩张作用，但是七氟烷和异氟烷依然能够降低 COPD 患者的呼吸道阻力[50]。

择期行影像学检查的儿童给予挥发性麻醉药后，可引起上呼吸道肌肉组织横截面积进行性减少，进而导致咽部气道塌陷[51]（见第 93 章）。正如动物实验中使用异氟烷所观察到的那样，七氟烷在儿童上呼吸道各部分组织中起到的作用不完全相同。在健康儿童，七氟烷轻微降低气道阻力，而地氟烷具有相反的作用可能与降低气道截面积有关[52]。对已经证实有气道易感性的儿童，如诊断为哮喘和近期上呼吸道感染，可表现为气道阻力的显著升高。对此类儿童患者，应避免使用地氟烷。

挥发性麻醉药的作用机制

挥发性麻醉药通过直接抑制平滑肌收缩而舒张气道。这一作用可能是通过直接抑制支气管上皮和气道平滑肌细胞以及间接抑制神经通路反射实现的。几种参与 Ca^{2+} 动员的细胞内介质可能是挥发性麻醉药作用的潜在位点。挥发性麻醉药对胞膜相关 VDC 的抑制进而减少细胞外 Ca^{2+} 内流[53]。挥发性麻醉药增加细胞内 cAMP 浓度，通过刺激 Ca^{2+} 外排及增加 SR 对 Ca^{2+} 的摄取，降低了细胞内游离 Ca^{2+} 浓度。除了降低细胞内 Ca^{2+} 水平，挥发性麻醉药通过抑制蛋白激酶 C 活性及 G 蛋白功能，并抑制 Rho 蛋白和 Rho 激酶信号通路进而导致钙敏感性下降，也被认为参与了这种作用机制[53-54]。挥发性麻醉药也可通过改变气体混合物的密度而改变气道阻力[28]。对于阻力恒定肺模型的研究表明，高浓度挥发性麻醉药能够增加气体混合物的密度和计算出的肺阻力地氟烷的增加幅度最大（图 21.6）[28]。这种效应对于氙气更为显著，其分子量达到了 131.2 道尔顿，是室内空气密度的 4 倍[55]。

挥发性麻醉药对近端气道和远端气道的影响存在差异的原因可能与它们对 VDC 通道的作用以及该通道的分布存在相对差异有关。长时程（L 型）VDC 在 Ca^{2+} 进入气管平滑肌的机制中占有优势，而支气管平滑肌细胞同时存在短暂型（T 型）和 L 型 VDC[25-26]。异氟烷和七氟烷抑制这两种 VDC 的作用呈剂量依赖性，但抑制支气管平滑肌的 T 型 VDC 通道作用更强（图 21.7）[25]。

挥发性麻醉药对气管和支气管平滑肌的不同作用也可能与 Ca^{2+} 激活的氯离子通道活性[57-58]或 K^+ 通道亚型敏感性不同有关[57]。

图 21.8 描述了挥发性麻醉药诱导气管扩张的可能信号通路[59-60]。

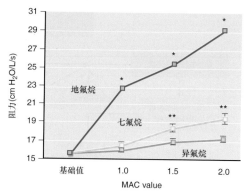

图 21.6 等效浓度下三种挥发性麻醉药对全肺阻力作用的比较。当浓度为 1 MAC 时，与异氟烷和七氟烷相比，仅地氟烷显著增大了肺阻力。当浓度为 1.5 MAC 和 2 MAC 时，与异氟烷相比，七氟烷显著增大了全肺阻力，此时地氟烷对全肺阻力的增大作用已远远大于其余两者。*，与异氟烷和七氟烷比较，肺阻力增大；**，与异氟烷比较，肺阻力增大（Reproduced from Nyktari VG, Papaioannou AA, Prinianakis G, et al. Effect of the physical properties of isoflurane, sevoflurane, and desflurane on pulmonary resistance in a laboratory lung model. Anesthesiology. 2006；104：1202. Used with permission.）

挥发性麻醉药通过抑制电压依赖和受体门控的钙通道，降低细胞内钙离子内流。此外，通过增加钙离子外流，耗竭肌质网内钙离子浓度。所谓储存调控 Ca^{2+} 内流（store-operated Ca^{2+} entry，SOCE），即是指钙离子对肌质网内钙离子储备耗竭，表现为内流增加。吸入麻醉药一方面降低肌质网钙离子储备，被认为有可能增强 SOCE。然而，在临床常用浓度下，挥发性麻醉药（异氟烷较七氟烷更强）抑制气道平滑肌 SOCE 作用强，进而减少钙的利用[61]。

吸入麻醉药似乎通过增强 IP_3[62]和兰尼碱受体通道引起肌浆网 Ca^{2+} 浓度的降低[59]。Kai 等[53]证实氟烷较七氟烷能够更大程度上缓解 ACh 引起的犬气管平滑肌的钙离子敏化，而等量 2 MAC 异氟烷却对其没有影响。这一作用是通过或至少部分通过提高平滑肌磷酸酶[60]，调节 G 蛋白 [具体通过 Gq 和 G_i 调节亚基作用于环鸟苷酸（cyclic guanosine monophosphate，cGMP）][53]，或 Rho 蛋白/Rho- 激酶信号通路实现[63-64]。挥发性麻醉药通过与毒蕈碱性受体——异源三聚体 G 蛋白复合物相互作用，阻止了 G 蛋白 $G\alpha$ 亚基上的由激动剂诱导的核苷酸交换[65-66]。氟烷、七氟烷和作用最小的异氟烷对毒蕈碱介导的离体气道平滑肌收缩具有很强的直接抑制作用[67]。吸入麻醉药对 M_3 毒蕈碱受体和异源三聚体 $G\alpha_q$ 蛋白复合物偶联中的生物分子的作用随时间逐渐消退。异氟烷可使得收缩状态的支气管平滑肌发生松弛，该作用可被 Rho 激酶抑制剂预处理得

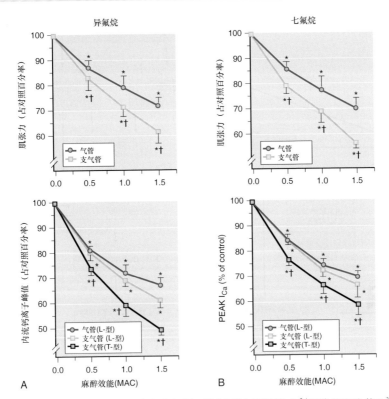

图 21.7 异氟烷和七氟烷对猪气管和支气管平滑肌张力以及通过 T 型或 L 型电压依赖性 Ca^{2+} 通道（VDC）的 Ca^{2+} 电流（ICa^{2+}）内流的影响。两种麻醉药对 L 型 VDC 的抑制没有差异，但对支气管平滑肌的 T 型 VDC 有显著抑制作用。符号代表均数 ± 标准差。（A）*$P < 0.05$，与 0 MAC 比较。† $P < 0.05$，与气管平滑肌比较。（B）† $P < 0.05$，与 L 型 VDC 比较（Reproduced from Yamakage M, Chen X, Tsujiguchi N, et al. Different inhibitory effects of volatile anesthetics on T-and L-type voltage dependent Ca^{2+} channels in porcine tracheal and bronchial smooth muscles. Anesthesiology. 2001；94：683. Used with permission.）

到加强，而七氟烷可浓度依赖性抑制三磷酸 -5′- 鸟苷酸（guanosine-5′-triphosphate，GTP）γ 刺激引起的平滑肌收缩和 Rho 蛋白/Rho 激酶的细胞膜转位。这些后续作用对钙离子敏感化具有重要作用[54]。气道平滑肌收缩的最后通路是肌球蛋白交叉桥联数量及其动力学调节产生的平滑肌收缩力及平滑肌缩短。异氟烷对离体大鼠气道平滑肌的交叉桥联数量和循环速率均起到调节作用[67]。

吸入麻醉药的支气管扩张作用可通过脑干 GABA A（$GABA_A$）受体和肺部胆碱能神经节前神经节 GABA B（$GABA_B$）受体，丙泊酚具有同样的效应[68]。事实上，$GABA_A$ 和 $GABA_B$ 和谷氨酸脱羧酶（GABA 合成酶），存在于气道上皮和平滑肌细胞。而且，GABA 在上呼吸道受刺激收缩后，气道平滑肌 GABA 水平升高并在局部定位，GABA 拮抗剂引起的胆碱诱导的气管环收缩强化作用可被 GABA 激动剂逆转[68-69]。

氟烷通过吸入给药而非静脉注射给药方式，减弱

低浓度 CO_2 所致的支气管收缩效应，这表明挥发性麻醉药直接作用于气道平滑肌或局部神经反射弧，而不是通过中枢控制的反射通路。与这种假设一致，氟烷、七氟烷、异氟烷和地氟烷均能扩张远端支气管，其作用部分依赖于支气管上皮的存在[23、70]。前列腺素（如前列腺素 E_2 或 I_2）或 NO 均可介导挥发性麻醉药的支气管扩张效应。哮喘或暴露于过敏原的患者其小气道可能发生病灶性上皮受损或炎症，因此挥发性麻醉药的支气管扩张效应可能会减弱[71]。有慢性反应性气道疾病的患者，挥发性麻醉药的最大支气管扩张作用主要出现在近端气道而非远端。

在体外刺激气道内在神经会引起胆碱能样收缩反应，该反应可被阿托品抑制。除了上述直接作用之外，气道胆碱能神经还可通过突触前和突触后机制调节挥发性麻醉药的支气管扩张作用[72-73]。单用阿托品或氟烷任何一种药物都有增大气道内径的作用，但联合用药其扩张气道的作用并不增加。这意味着氟烷在

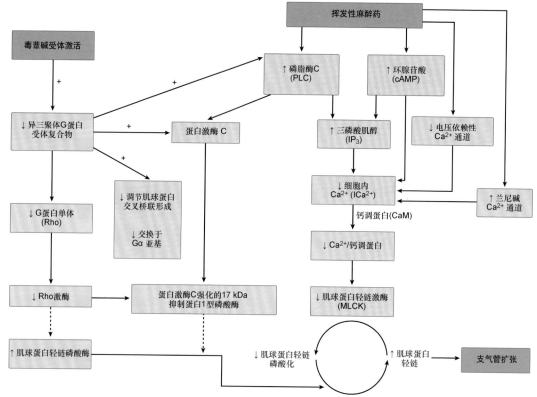

图 21.8　挥发性麻醉药诱导支气管扩张和（或）抑制毒蕈碱受体激动剂诱导的气道平滑肌收缩可能的信号通路。＋，毒蕈碱受体激动剂的兴奋性作用；↑，挥发性麻醉药引起活化或增加；↓，挥发性麻醉药引起抑制或减少。挥发性麻醉药在降低细胞内钙（ICa^{2+}）含量、降低钙（Ca^{2+}）的敏感性方面起到重要作用

无刺激条件下，通过阻断走神经就能扩张气道[74]。作为一种内源性多肽，内皮素 -1 能够导致气管的剧烈收缩。七氟烷对大鼠气管软骨环上由内皮素 -1 引起的气道平滑肌收缩起到抑制作用，这提示了气道平滑肌舒张的另一种可能机制[75]。

黏膜纤毛功能和表面活性物质

正常黏膜纤毛的功能

气管支气管树通过清除黏液而排除异物颗粒、微生物以及死亡细胞，是肺的基本防御机制。有纤毛的呼吸道上皮分布于整个呼吸道，远达细支气管末端，但从气管到肺泡其密度逐渐下降。纤毛是头发样的附属结构，由大量的蛋白质形成微管样结构，它通过基体部紧密连接在细胞膜的顶部，向外延伸到细胞外空间[76-77]。纤毛分为运动型纤毛和固定型纤毛（原代）。运动型纤毛

被认为是产生并促进细胞外液分泌的单个细胞，而固定型纤毛则被认为是退化的器官。然而，固定型纤毛实际为重要的环境感受器。位于支气管平滑肌细胞的原代纤毛在感知和传导细胞外机械、化学性信号以及识别平滑肌损伤方面起到重要作用[78]。事实上，纤毛功能障碍是众多小儿原发性纤毛运动低下，常染色体隐性遗传多囊肾等疾病的主要原因[76, 79]。Christopher 等研究了芬太尼、右美托咪定及异氟烷不同组合时，温度（15 ～ 37℃）对小鼠气管上皮纤毛运动的影响。纤毛的运动与温度间存在着线性关系。芬太尼对纤毛运动有刺激作用，而右美托咪定和异氟烷均抑制纤毛功能。三种药物共同作用时，芬太尼、右美托咪定和异氟烷均抑制纤毛。相反，芬太尼加右美托咪定并没有明显改变纤毛功能。这些结果提示药物−药物和药物−温度存在着复杂的交互作用，效应的总和不能被简单地预估[80]。

纤毛先向头侧快速运动，然后缓慢地向尾侧反向运动。纤毛从近心端至远心端的精密协调运动将

异物有效地送至气管。纤毛的这种运动波称之为**后时性**。每个运动纤毛排列为外周九组二联体微管包绕一对中央微管的结构（9 + 2）。纤毛摆动时，纤毛动力蛋白臂通过消耗腺苷三磷酸（ATP）与邻近二联体完成黏附，收缩，释放的运动周期，完成纤毛滑动的动作。运动纤毛基底部锚定在微管、连接蛋白、径向辐条，进一步被纤毛膜限制。这种限制结构使得纤毛由滑动动作转为弯曲动作。

黏液层的数量和物理特性同样影响纤毛的协调摆动。黏液由杯状细胞和黏液腺分泌，它是水、电解质、大分子（如脂质、黏液素、酶）的混合物。黏稠的黏液层会减慢气道对表面颗粒的清除，而低黏度的黏液才能促进纤毛快速运输。上呼吸道黏液纤毛功能受损与鼻部 NO 的浓度降低有关，但这些发现的临床意义还有待确定[81]。虽然在脊椎动物中尚未证实神经系统调控纤毛的协调运动，但黏膜纤毛清除率与自主神经系统的活动密切相关，并且最有可能与呼吸道分泌物的物理性质的改变有关（见第 103 章）[82]。

许多因素都可影响机械通气患者的黏膜纤毛功能进而导致肺不张和低氧血症。例如，吸入干燥气体可减慢纤毛运动并使黏液干燥。将犬置于吸入气温高于 32℃的环境中 40 min，黏液流动速率仍可维持在正常范围。但吸入干燥空气 3 h 会使气管黏液完全停止流动，如随后吸入相对湿度 100% 的 38℃空气则又可纤毛功能恢复正常。一些麻醉相关因素，如吸入高浓度氧气（O_2）、应用辅助药物（如皮质类固醇、阿品和 β 受体阻滞剂）、使用气管导管套囊以及正压通气等也会降低黏液的运动速率[83]。

吸入麻醉药对黏膜纤毛功能的影响

挥发性麻醉药和氧化亚氮可以通过降低纤毛摆动频率、干扰后时性或改变黏液生成量及物理性质来降低黏液清除速率。与很多静脉麻醉药相反[84-85]，氟烷、恩氟烷、异氟烷和七氟烷在体外实验中能够减少纤毛运动和摆动频率[84-87]。在这些挥发性麻醉药中，七氟烷对体外培养的大鼠气管上皮细胞纤毛抑制作用最弱（图 21.9）[87]。

Gamsu 等[88]比较了全身麻醉下行腹腔内或下肢手术术后患者肺对钽（一种能够黏附于气道黏液上粉末状物质）的清除率。腹腔内手术患者术后 6 天钽仍黏附于黏液之中。吸入氟烷（1% ～ 2%）和 N_2O（60%）迅速降低黏液运动速率。暴露于氟烷和 N_2O 90 min，黏液运动就减弱甚至消失[89]。通过纤支镜检测健康患者的支气管主干远端沉积的放射性标记的白

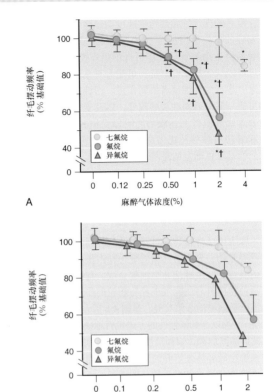

图 21.9　**七氟烷、氟烷和异氟烷对体外培养大鼠气管上皮细胞纤毛摆动频率（CBF）的影响。**测定不同麻醉药浓度下 CBF 的基础值和干预 30 min 后的数值。数值以均数 ± 标准差表示。（A）麻醉药浓度与 CBF 占基础值的百分比关系图。*$P < 0.05$，与麻醉药浓度为 0% 的比较。†$P < 0.05$，与相同浓度七氟烷比较。（B）MAC 值与 CBF 占基础值的百分比关系图（Modified from Matsuura S，Shirakami G，Iida H，et al. The effect of sevoflurane on ciliary motility in rat cultured tracheal epithelial cells：a comparison with isoflurane and halothane. Anesth Analg. 2006；102：1703. Used with permission.）

蛋白微粒可确定支气管黏膜运输速度。与氟烷研究的结果相反，在给予 1.5 MAC 异氟烷的过程中发现黏液的运输速度并没有变化[90]。

纤毛摆动频率下降，黏液清除能力下降，支气管黏液转运障碍与分泌物潴留、肺不张、下呼吸道感染等肺部并发症密切相关。在重症监护治疗病房（ICU）接受机械通气 4 天的患者肺部并发症升高与支气管黏液转运速度下降 3.5 mm/min（正常为 10 mm/min）密切相关[91]。因此，这些数据提示无论选择何种吸入麻醉药，在术后即刻进行增加气道分泌物清除率的肺部治疗可能有益。

接受腹部或胸部手术的吸烟患者与不吸烟患者相

比，前者的支气管黏液运输速度明显降低，同时肺部并发症的发生率增加[92]。有关挥发性麻醉药对吸烟患者黏液运动的特异性作用目前仍需要进一步研究。不过可以认为挥发性麻醉药可能会对黏液运动功能下降进一步产生叠加或者协同作用。这种功能受损的机制可能与黏液表面性质的改变，以及支气管横断和再吻合远端黏膜纤毛运输功能明显受损有关[93]。挥发性麻醉药对肺移植患者黏液运输的作用目前尚不清楚，但是可以确定的是基础黏液纤毛运动功能的减弱使患者更易出现术后肺部并发症。

吸入麻醉药对肺表面活性物质的作用

肺表面活性物质通过降低液气界面的表面张力减少呼吸做功。表面活性物质是一种由蛋白质和磷脂组成的混合物，由肺泡Ⅱ型细胞合成。与黏液相似，表面活性物质具有清除气道异物颗粒的作用，还能增强肺泡巨噬细胞的杀菌功能。暴露 4 h 后，氟烷[94]和异氟烷[95]均以剂量依赖性的方式短暂地减少肺泡细胞合成的磷脂酰胆碱（表面活性物质的主要成分）。高浓度的氟烷也破坏体外培养的肺泡细胞的能量代谢，表现为 ATP 含量减少和糖酵解代谢增加。氟烷和异氟烷可通过影响Ⅱ型肺泡细胞能量代谢，促进过氧化氢介导的磷脂酰胆碱含量的减少[95-96]。氟烷能降低Ⅱ型肺泡细胞上 Na^+/K^+-ATP 酶（Na^+/K^+-ATPase）和钠通道活性，这种作用可能与 ICa^{2+} 浓度改变或 ATP 耗竭相关。使用异氟烷后，在肺泡Ⅱ型细胞上同样发现 Na^+/K^+-ATP 酶的减少[97]。Na^+跨上皮运输有利于调节肺泡液体平衡，故这种转运功能的显著受损可能促进肺泡性肺水肿的发生。该现象与临床手术患者密切相关，因为吸入麻醉药能降低肺泡上皮液体清除率[98]。

表面活性物质中的磷脂成分对于维持其功能完整必不可少。表面活性物质的另外一种关键成分是由肺泡Ⅱ型细胞合成的疏水性表面活性物质相关蛋白 C。这种蛋白质能够使磷脂成分具备快速表面吸附和降低肺泡表面张力的性质，进而易化磷脂的吸附和分布，以形成单细胞表面活性物质层，从而增加肺泡Ⅱ型细胞对脂质的摄取。此外，活体实验指出，含有表面活性物质相关蛋白 C 的外源性表面活性物质可有效降低气压伤和死亡率。体外实验中，临床相关浓度的氟烷可增加表面活性物质相关蛋白 C 信使 RNA（mRNA），但对于机械通气的大鼠则作用相反[99]。将这些研究发现推广应用到麻醉患者身上时需非常小心，尤其存在急性肺损伤时，氟烷联合机械通气可能对表面活性物质的生成和肺泡腔的稳态具有不利影响。在大鼠模型中，七氟烷损害了受损肺的表面活性复合物和黏滞性，进一步促使肺泡塌陷[100]；这再次提醒将此类研究结果应用于人类时需要格外谨慎。Bilgi 等比较了混合氧化亚氮和地氟烷的低流量和高流量吸入麻醉对人黏膜纤毛活性及呼吸功能的影响。结果表明采用低流量技术而不是高流量技术对用力肺活量和用力呼气量以及黏膜纤毛对糖精粉末的清除效果更好，提示加热和加湿的气体相较于吸入麻醉药本身，可能有着更大的影响[101]。

长时程的使用挥发性麻醉药可能会产生黏液汇聚并损害肺泡细胞表面活性物质的代谢。这可能会对肺功能造成不良影响，包括进展性肺不张和感染。伴有过多或产生异常的黏液及表面活性剂物质的患者，包括急性肺损伤、慢性支气管炎、哮喘、囊性纤维化和长期机械性通气的患者风险最大。

长期给予挥发性麻醉药会导致黏液聚集，并对肺泡表面活性物质代谢产生不利影响。这些作用均会对肺功能产生有害影响，导致肺不张和感染。存在过度或异常分泌黏液和表面活性物质生成以及急性肺损伤、慢性支气管炎、哮喘、囊性纤维性变、长期机械通气的患者，肺功能损害的危险最大。在肺功能受损的患者的临床研究中，吸入麻醉药对黏膜纤毛功能、表面活性物质代谢及免疫调节的研究仍较为少见。

肺血管阻力

肺血管张力的调节

肺血管床是低压力高流量系统。正常肺动脉（pulmonary arterial，PA）压力大约为体循环动脉压的 1/5。相应的，肺血管阻力（PVR）亦低于体循环阻力。主肺动脉和其主要的分支血管相对于主动脉弓及其近端大血管分支，血管中膜比较薄，平滑肌成分少。肺血管平滑肌张力的直接变化通过影响压力-流量曲线的斜率改变 PVR。钙离子向细胞内迅速内流、交感神经的兴奋性、动脉血 O_2 和 CO_2 分压、酸碱平衡、血浆儿茶酚胺的浓度可引起肺血管平滑肌张力的改变。pH 恒定（即体液平衡）时，高碳酸血症不能改变肺血管平滑肌的张力，在正常 CO_2 分压下，酸中毒通过内皮非依赖的机制松弛离体肺动脉[102]。然而，肺动脉内皮功能障碍能加强高碳酸血症引起的血管收缩[103]。肺动脉压力和 PVR 的改变能显著影响肺泡气体和液体的交换。PVR 增加伴肺动脉压力升高促进肺间质液体渗漏。潮气量过大、过高的呼气末正压通气、肺泡低氧、高碳酸血症、酸中毒和临界肺泡关闭压均可造成急性 PVR 升高。低氧和酸中毒对 PVR

有协同作用。与急性肺动脉高压不同，慢性肺动脉高压的进展涉及内皮细胞功能障碍，内源性血管收缩剂（包括血栓烷 A_2、血管紧张素 2 和内皮素 1）和血管扩张剂（包括 NO 和前列环素）之间的失衡而导致的持续性血管收缩，平滑肌增生，血小板聚集，血管重塑和血栓形成以及丛状病变的形成，这些均造成肺小动脉不可逆性的损害。临床上，使用正性肌力药物（例如米力农）和增加血容量可通过增加心排量来降低 PVR。挥发性麻醉药通过降低自主通气时的肺容量对 PVR 产生间接作用。为了评估挥发性麻醉药的总体作用，应考虑经胸或经食道超声心动图检查来评估容量状态，机械通气对肺动脉的压力以及右心功能的影响。

内源性 NO 无论是在健康含氧量正常的肺组织还是在缺氧状态下，均是 PVR 调节的重要因素。NO 是通过对氨基酸 L- 精氨酸胍氮端的氧化而产生的。该反应利用分子 O_2 和 NADPH 作为底物，需要四氢生物蝶呤、黄蛋白、钙调蛋白和硫醇作为辅助因子，产生 NO 及其副产物 L- 瓜氨酸[104]。此种氧化作用是由一种单一的酶蛋白 NO 合成酶（NO synthase，NOS）催化，其又含有三种不同的亚型。钙依赖性亚型最初是从神经元组织（nNOS）和血管内皮细胞（eNOS）中纯化而得[105-106]。当受到细菌内毒素以及促炎细胞因子刺激时可在多种细胞中诱生出第三种非钙依赖性的亚型（iNOS），包括内皮细胞、血管平滑肌细胞、巨噬细胞和成纤维细胞。iNOS 一旦被诱生出，可不依赖钙离子而大量持续性的产生 NO。三种 NOS 亚型广泛分布于肺部，深度参与血管稳态调节，与肺部 O_2 环境密切相关[107]。

NO 从其合成处弥散，作用于源细胞及靶细胞的多种分子位点。NO 最常见的位点为结合于某些蛋白质内，以及以血红素基团或铁–硫复合物的形式存在铁离子。NO 与可溶性鸟苷酸环化酶的血红素组分相互作用，刺激三磷酸鸟苷的转化为 cGMP[104]。反过来，细胞内增加的 cGMP 水平通过多种机制导致系统性肺血管和非血管平滑肌的舒张。除了降低细胞内游离钙，削弱钙瞬变，cGMP 还会通过激活钾通道引起肌肉细胞的超极化。

吸入气态 NO 后，在通气良好肺部的区域会产生选择性的肺血管扩张，可能会对由各种先天性心脏病、肺功能减退以及胎粪吸入而导致的新生儿肺部疾病的治疗有益。吸入 NO 对治疗成人急性肺动脉高压有一定的好处，前提条件为 PVR 不是由肺脉管系统的重塑和过度增生而致。此外，吸入 NO 降低小儿和成人患者心脏治疗期间的 PVR 已成为医疗常规（参见第 67、94 和 104 章）[108]。

前列环素作为内皮细胞释放的另外一种内源性血管舒张物质，可激活腺苷酸环化酶生成 cAMP，从而引起平滑肌舒张。前列环素以吸入或注射的形式对慢性 PA 高压患者产生肺部血管扩张作用。另一些肺血管扩张剂，包括西地那非和他达拉非，通过抑制 cGMP 特异性 5 型磷酸二酯酶（一种负责 cGMP 降解的酶）而产生血管扩张作用，用于治疗难治性 PA 高压。最后，利奥西呱，一种可以直接刺激非 NO 依赖性可溶性鸟苷酸环化酶的新型药物，最近已被批准用于治疗慢性肺高压以及慢性血栓栓塞性肺高压的患者[109]。

低氧性肺血管收缩机制

PVR 的局部改变可影响肺内血流分布，引起通气 / 血流比值的改变，同时也影响气体交换。肺血流量及肺通气分布一度被认为主要由重力介导，现在认为似乎也是由气道和血管的非对称分支结构引起的局部异质性所决定[110]。肺不张区域 PVR 增加，引起局部组织低氧，但通过使肺不张部位的肺血流向通气良好的区域再分布，可优化整体气体交换。这种称之为低氧性肺血管收缩（hypoxic pulmonary vasoconstriction，HPV）的现象为肺循环所独有，因为其他血管床（如冠脉和脑血管）对低氧的反应是扩张。因此，HPV 具有维持氧合的作用，使用干扰 HPV 的药物（包括挥发性麻醉药）可能会对气体交换产生不利影响。HPV 在肺不张、肺炎、反应性气道疾病、急性呼吸窘迫综合征（acute respiratory distress syndrome，ARDS）和单肺通气（one-lung ventilation，OLV）中起到独特的作用。对于平卧位的健康者，HPV 并不会引起肺血流分布的异质性[111]。

HPV 是一种局部调节现象，它并不受自主神经系统的调控。当肺泡氧分压低于 60 mmHg 时就会发生 HPV，当氧分压低至约 30 mmHg 时 HPV 达最大限度。HPV 最早在 1894 年发现，但其具体机制也是最近才逐渐清晰。特异性氧感受细胞通过调节呼吸和循环功能维持正常氧供。高碳酸血症引起的酸中毒会使正常在体动物或离体灌注肺的 PVR 升高。在肺泡氧分压正常时，酸中毒引起的 PVR 升高的作用相对较小，但在肺泡低氧时该作用显著增强。对于健康肺，局部酸中毒和肺泡 CO_2 分压的增加可增强 HPV，并进一步改善动脉氧合。高浓度 CO_2 会降低 NO 的水平[112]，但此作用是否与高碳酸血症改善通气 / 血流比值有关尚不清楚[113]。

虽然低氧引起的内皮来源的血管收缩分子还没有确认[114]，低氧可通过兰尼碱受体促进钙离子从平滑肌 SR 释放[115]，增加钙离子的敏感性[114-116]，调节平滑肌的电压门控钾离子通道[117]。其他缺氧-反应偶联的介质也已被发现[116, 118]。Wang 等[119] 最近的研究表明 HPV 的产生既需要连接蛋白-40 介导的氧传感内皮信号逆行通路，也需要肺小动脉中 V4 型 TRP1 通道介导的 Ca^{2+} 内流[120]。最后，多种因素参与了 HPV 氧传感，但在体内具体的作用方式目前仍未达成共识，考虑到大多数已提出机制间存在复杂的相互联系，因素的具体作用仍要取决于 HPV 的阶段、低氧的程度、麻醉药物或其他制剂的参与[121]。

吸入麻醉药和低氧性肺血管收缩

所有挥发性麻醉药都能扩张肺血管床。Akata[122] 系统地回顾了挥发性麻醉药引起血管舒张的机制，包括细胞质内游离钙的减少及肌丝钙敏感性的抑制。在正常肺组织中，挥发性麻醉药所产生的血管舒张作用相对较小。在体内，挥发性麻醉药引起的 PVR 有限降低可同时被减少的心排出量抵消。吸入麻醉药这些作用的净效应是微乎其微的，仅仅是肺动脉压的轻微改变及肺总血流量轻度降低。与它们产生的直接血管舒张作用相反，挥发性麻醉药能减弱长期植入监测仪的犬 K_{ATP} 通道介导和内皮介导的肺血管舒张[123-125]。在不同情况下给予挥发性麻醉药时，其对肺血管舒张的抑制作用并不一致。例如异氟烷和氟烷能增强异丙肾上腺素介导的血管舒张作用，但恩氟烷无此效

应[126-127]。与其他吸入麻醉药不同，七氟烷麻醉时仍可保留钾离子通道拮抗剂（莱马卡林）诱发的 K_{ATP} 通道介导的肺血管舒张[125]。确实，有证据表明至少在离体兔肺实验中，氟烷、恩氟烷和异氟烷，而非七氟烷，能够通过钙活化的钾通道或电压敏感性钾通道从而不同程度地调节肺血管张力[128]。在离体肺中，氟烷或恩氟烷诱导的肺血管收缩作用可通过抑制钾通道（Kv）而得到强化。当 Kv 通道被抑制时，异氟烷对肺血管没有影响。而且，七氟烷扩张肺血管时该舒张作用不受钾通道亚型抑制剂的影响（图 21.10）[128]。

肺动脉平滑肌 TASK-1 通道似乎与挥发性麻醉药引起的肺动脉扩张也相关。挥发性麻醉药并不立即引起血管扩张，而是对离体肺动脉条具有矛盾性的双向作用。早期挥发性麻醉药使 Ca^{2+} 从细胞内钙离子库释放后，剂量依赖性地增强肺动脉收缩力（图 21.11）[122, 130-131]。而后收缩力又随着 Ca^{2+}-钙调蛋白依赖性蛋白激酶 II 的激活而减弱[130-131]。将这些结果推广到人体内仍需谨慎，这些研究提示该血管舒张反应在 SR 低钙（如新生儿）以及蛋白激酶活性受抑制（如原发性肺动脉高压）的患者中可能更为显著。

总的来说，体外实验已表明所有的挥发性麻醉药均能在某种程度上减弱离体灌注肺组织或原位持续灌注肺组织的 HPV（图 21.12）[121, 132]，但大多数静脉麻醉药不具有这种作用[118]。相较于挥发性麻醉药和钙通道阻滞剂的单独使用，两者合用可进一步降低

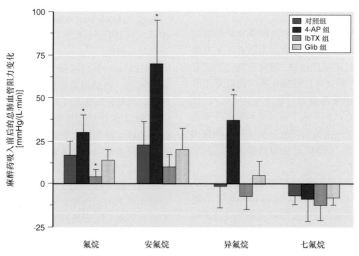

图 21.10 **挥发性麻醉药吸入前后总肺血管阻力的变化（Rt）。** 数据以均数 ± 标准差（SD）表示。*P < 0.05 与对照组比较。4-AP，电压敏感性 K^+ 通道抑制剂；Glib，ATP 敏感性 K^+ 通道抑制剂；IbTX，钙活化 K^+ 通道抑制剂；Rt 差值，麻醉给药后的阻力减去麻醉给药前的阻力（Modified from Liu R, Ishibe Y, Okazaki N, et al. Volatile anesthetics regulate pulmonary vascular tensions through different potassium channel subtypes in isolated rabbit lungs. Can J Anaesth. 2003；50：301. Used with permission.）

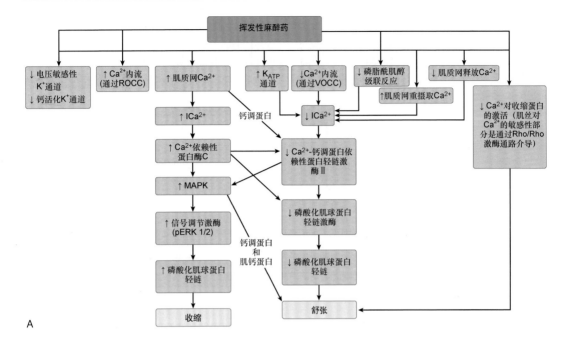

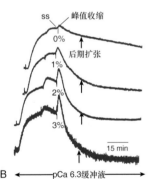

图 21.11　（A）挥发性麻醉药诱导肺动脉平滑肌收缩和舒张的可能信号通路。细胞内 Ca^{2+}（ICa^{2+}）可通过肌质网（SR）释放 Ca^{2+}增加，这是通过抑制电压敏感性（K$_v$）或钙活化（K$_{ca}$）K$^+$通道，或通过受体调控 Ca^{2+}通道来实现的。增加的 ICa^{2+}引起剂量依赖性收缩力增强［与蛋白激酶 C 的活化及丝裂原活化蛋白激酶（MAPK）的增加有关］。挥发性麻醉药也可通过激活 KATP 通道而减少 ICa^{2+}，因此，通过电压调控性 Ca^{2+}通道（VOCC）来抑制 Ca^{2+}内流、减少 SR 诱导的 Ca^{2+}离子释放、抑制磷脂酰肌醇（Pi）级联反应以及增加 SR 诱导的 Ca^{2+}再摄取。最终，平滑肌收缩降低与 Ca^{2+}-钙调蛋白依赖性蛋白激酶 II 的激活有关。值得注意的是，不同的挥发性麻醉药对上述信号通路中任何分子都有药物特异性作用。（B）氟烷对肺动脉平滑肌的双相作用（收缩和舒张）的实例。0%、1%、2% 和 3%，氟烷浓度；ss，氟烷麻醉前稳态下的基础收缩值。氟烷剂量依赖性地增强 Ca^{2+}活化的峰值收缩和后期舒张（Data from Akata[122]，Su and Vo[130]，and Zhong and Su[131].）

HPV，使该抑制效应增加 40%，表明这两种药物可能分别通过不同的作用靶点抑制 HPV。吸入麻醉药直接抑制 HPV 的机制尚不明确，可能与增加花生四烯酸代谢[133]或其他内皮衍生的血管舒张因子有关[134]。然而，也有证据提示麻醉药诱发的 HPV 抑制可以不依赖于肺血管内皮、NO 或鸟苷酸环化酶的存在[135-136]。

吸入麻醉药也能破坏血管平滑肌的 Ca^{2+}稳态而影响肺血管收缩。氟烷和异氟烷通过抑制犬离体肺动脉环 cGMP 的蓄积[137]和 K$_{ATP}$ 通道介导的 NO 和前列环素的相互作用，减弱内皮依赖性血管舒张[138]。相反，在离体兔肺中，异氟烷调节 HPV 反应至少部分通过 Ca^{2+}激活的 K$^+$通道和电压敏感性 K$^+$通道。七氟烷

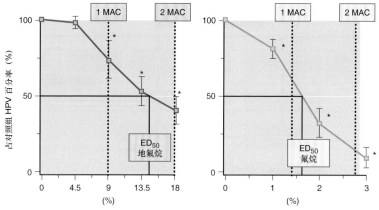

图 21.12　地氟烷（深蓝色区域）和氟烷（浅蓝色区域）在离体兔肺中对低氧性肺血管收缩（HPV）的浓度依赖性抑制作用。数值以均数 ± 标准误显示，并且表示为对照组的百分数。*$P < 0.05$ 与对照组 HPV 比较。两种药物的半数有效量（ED_{50}）值（对兔）介于 $1 \sim 2$ MAC 之间（Reproduced from Loer SA，Scheeren T，Tarnow J. Desflurane inhibits hypoxic pulmonary vasoconstriction in isolated rabbit lungs. Anesthesiology. 1995；83：552. Used with permission. ）

降低 HPV 的效应不依赖 K^+ 通道的功能[139]。

　　挥发性麻醉药对 HPV 的相对疗效在体内很难被评估，因为其他几个因素也会影响 HPV，包括温度、pH、CO_2 张力、低氧程度、低氧区域大小、手术创伤及药物使用，可能部分参与这种作用机制。OLA 时挥发性麻醉药对 HPV 的直接抑制作用可能增加非通气侧肺的灌注，加重低氧血症。然而，挥发性麻醉药同样可间接作用于心排出量和混合静脉血氧饱和度从而影响到 HPV、肺灌注及混合静脉血氧饱和度[140]。基础 PA 血流和压力也参与调节 HPV 的影响。PA 压力升高可能导致收缩的血管床被动扩张，从而逆转HPV。另一方面，反射性肺和全身血管收缩对低血压的反应可能会增加健康肺组织的 PVR，导致肺血流向肺缺氧区的转移[121]。

　　早期的研究表明，在体动物实验中 N_2O 能减弱HPV。与异氟烷相反[133]，通过观察植入监测仪的右主肺动脉逐渐闭塞模型的犬，发现七氟烷和地氟烷麻醉对 HPV 没有产生抑制作用（图 21.13）[141]。N_2O[142]、地氟烷和异氟烷[143]，而非氙气[142]，能够降低 OLV 猪的混合静脉血氧饱和度、心排出量及动脉氧合。然而，N_2O[142]、氙气[142]、地氟烷[143-144]和异氟烷[143, 145]在 OLV 中，并不改变非通气肺的灌注，也不减少分流率。在由气腹引起气体交换障碍的动物模型上，七氟烷而非异氟烷引起的气体交换异常比丙泊酚更加显著[146]。因此，尽管离体实验证实吸入麻醉药引起 HPV 下降，但该效应在体内相对较小，同时存在的肺部疾病可能会加重麻醉药引起的气体交换异常。

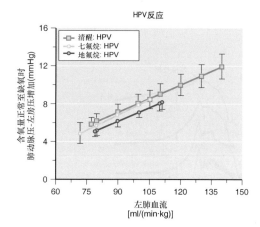

图 21.13　七只长期植入仪器犬在清醒状态或接受七氟烷、地氟烷麻醉下的低氧性肺血管收缩（HPV）综合反应［以肺动脉压（PAP）与左心房压（LAP）之差的增加衡量其左肺血流］。与在清醒状态下相比，两种麻醉药不影响 HPV 的幅度（From Lesitsky MA，Davis S，Murray PA. Preservation of hypoxic pulmonary vasoconstriction during sevoflurane and desflurane anesthesia compared to the conscious state in chronically instrumented dogs. Anesthesiology. 1998；89：1501. Used with permission. ）

挥发性麻醉药对人肺血管的影响

　　全身麻醉通常会影响肺部气体交换。除了挥发性麻醉药本身的作用外，还有许多其他因素，包括重力、体位、肺不张、不同区域之间肺血管传导性差异、胸膜腔内压和 HPV，都可能影响挥发性麻醉药给药期间肺血流和通气的分布。肺内局部区域通气的变化与肺泡顺应性、呼吸频率、流速、胸膜腔压力和通气方式改变密切相关[147]。自主呼吸的健康志愿者，经面罩给予七氟烷（1 MAC，持续 20 min），通过单质子激发断层扫描（CT）观察到：从志愿者腹侧到背侧区域，肺通气和血流分布没有发生改变[147]。同样，采用电阻抗 CT 技术，通过喉罩（laryngeal mask airway，LMA）给予自主呼吸成人 0.7 MAC 七氟烷，肺通气分布也没有发生变化[145]。有趣的是，七氟烷能减轻肺组织局部血流分布的差异，扩大区域通气 / 血流比值（$\dot{V}/\dot{Q}$）的差异，自主呼吸的志愿者吸入七氟烷可使得 $\dot{V}/\dot{Q}$ 降低[147]。这种变化可导致气体交换障碍，但弱于机械通气下 $\dot{V}/\dot{Q}$ 失调造成的换气功能障碍[148-149]。不管采用压力控制还是压力支持通气模式，七氟烷产生相似的向腹侧再分布的通气改变[148]。

对健康患者，高浓度异氟烷足以引起全身性低血压，也不会造成肺内分流[150]。临床上胸科手术患者需要在侧卧位下开胸，因此显著改变肺内通气和血流相对分布。在这种情况下，非通气患侧肺与对肺进行手术操作相似，同样显著影响肺血管对低氧的反应性。大多数动物实验，或 OLV 的临床研究未证实挥发性麻醉药抑制 HPV 具有临床意义。研究证实，异氟烷或七氟烷麻醉对肺癌患者行肺叶切除，OLV 时的肺内分流率、PVR 或氧合作用没有显著性差异[151]。研究表明：OLV 时，静脉注射丙泊酚与吸入异氟烷[152]、七氟烷麻醉对肺内分流率的影响是相似的[153-154]。与吸入恩氟烷相比，静脉给予氯胺酮（不抑制 HPV）肺内分流率以及动脉血中氧张力均没有显著差异。相反，OLV 患者，异氟烷[155-156]或七氟烷[156]对肺组织氧合及分流率的不利影响强于丙泊酚。然而在这些研究中，不同药物引起的肺氧合能力下降程度的差别很小，几乎没有临床意义。实验中麻醉深度可能是静脉与挥发性麻醉药造成氧合差异的原因。根据达到相同的麻醉深度（由双频谱指数监护决定）来确定丙泊酚和七氟烷的剂量，两类药物可引起单肺通气患者氧合能力同等程度的下降[154]。在开胸手术行 OLV 的患者中，氟烷[157]、异氟烷[151, 157-158]、地氟烷[158]和七氟烷都引起相同程度肺内分流率和氧合功能的变化（图 21.14）[151, 156-158]。

可靠证据表明，所有吸入麻醉药均能安全用于单肺通气开胸手术患者。氟烷和异氟烷[157]引起的肺内分流增加和氧合作用降低与 1 MAC 挥发性麻醉药大约抑制 20% 的 HPV 作用相一致。没有挥发性麻醉药时，低氧侧肺的血流量下降 50%，而吸入 1 MAC 异氟烷时，低氧侧肺血流量降低 40%。这种血流的改变对应于肺内分流增加约占心排出量 4%。Carlsson 等[159]

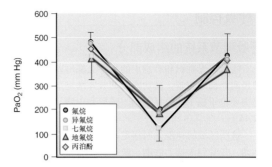

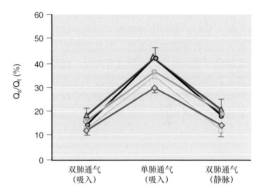

图 21.14　双肺通气（2-LV）或单肺通气（1-LV）患者的动脉氧分压（PaO$_2$）和肺内分流（Q$_s$/Q$_t$）的变化。患者接受吸入麻醉药（IH）——氟烷、异氟烷、七氟烷或地氟烷或静脉输注丙泊酚。注意，当一种静脉麻醉药取代挥发性麻醉药后对 PaO$_2$ 和肺内分流的影响最小（Data modified from Abe and colleagues,[148, 153] Benumof and colleagues,[154] and Pagel and colleagues.[155]）

运用多种惰性气体消除技术来测量给予挥发性麻醉药患者实际的分流率，发现 1.5% 异氟烷使分流率上升 2%～3%，接近抑制 20% 的 HPV。此外，临床相关浓度的异氟烷和恩氟烷对动脉氧合没有明显影响。确实，与挥发性麻醉药相比，使用丙泊酚和阿芬太尼全凭静脉麻醉不会降低 OLV 时低氧血症的风险[152]。

从功能上讲，挥发性麻醉药对 HPV 和肺组织氧合的抑制作用即便有也很轻微[160-161]。尤其是阿米三嗪[162]（外周化学感受器的激动剂，能增强 HPV 效应）和吸入一氧化氮（能产生局部血管扩张作用，提高通气良好部位肺血流）用于临床后，吸入麻醉药轻度抑制 HPV，但不至于影响临床决策。此外，对非通气侧肺实施持续气道正压（continuous positive airway pressure，CPAP）以及容许性高碳酸血症等通气策略，纤维支气管镜确定双腔气管导管的位置，均能缓解低氧血症发生。挥发性麻醉药对 HPV 的净效应受多种因素影响，不仅依赖于药物对肺血管张力的直接作用，也取决于麻醉和手术中其他因素的间接作用。

呼吸控制

呼吸调节系统的组成部分

呼吸在无意识和有意识的水平上都可以发生，由神经回路精确控制，其功能的调节非常复杂。神经回路主要位于脑干，包括延髓、脑桥和中脑等部位（图 21.15）。

这些区域的神经元网络足以产生自发和随意呼吸运动，并受到语言、吞咽、微笑、喷嚏和咳嗽等皮质中枢活动的影响。呼吸本身是为了确保足够的气体交换，以满足不同活动水平时的代谢需求。当感觉到气体交换不足时，来自上呼吸道、肺和颈动脉体的反射性传入信号对呼吸进行调整，并且传入信号通过外侧下丘脑向呼吸中枢发出觉醒信号冲动。睡眠和怀孕等生理状态会改变呼吸功能；镇静等非生理状态也会改变呼吸功能。下面的章节将不再赘述呼吸生理学，而是着重讨论呼吸系统的主要调节核团，以及如何受到挥发性麻醉药的影响（图 21.16）。

有关呼吸生理学和监测的详细讨论，请参阅第 13 章和第 41 章。

一般除氧化亚氮外，所有吸入麻醉药都能抑制呼吸冲动[163-164]。挥发性麻醉药降低延髓脊髓部位谷氨酸能呼吸神经元突触后膜兴奋性冲动，增强氨基丁酸能抑制性信号通路[165]。舌下上气道运动神经元通过与 5-羟色胺和去甲肾上腺素受体相联系的钾离子通道使得钾离子外流，引起细胞膜静息电位的超极化[166-167]。挥发性麻醉药呼吸抑制的程度还取决于神经元在神经元网络等级中的位置；从上游产生呼吸冲动的发生器神经元到呼吸节律发生器，再到下游的膈神经和舌下神经输出运动神经元（图 21.16）。结果，挥发性麻醉药显著影响突触内神经递质的释放，从而对多突触经联系环路的抑制作用要强于由少量突触联络构成的少突触环路。幸运的是，大多数呼吸系统为单一成分之间的联系即为少突触联系，也就解释了挥发性麻醉

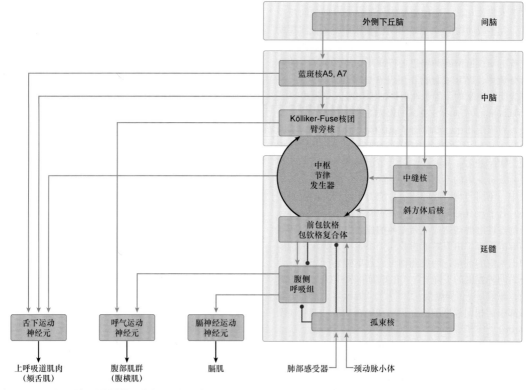

图 21.15   呼吸系统的解剖结构和参与呼吸的化学感受器及运动神经元的核团（详见书中内容）。觉醒驱动来自外侧下丘脑。中枢节律发生器将呼吸冲动转换成呼吸模式，它由多个存在于延髓和脑桥的核团组成。中枢化学感受器可能的位置位于蓝斑，在脑桥的 A5 和 A7 区，延髓的中缝核和斜方体后核。呼气和吸气的兴奋性冲动传递到前运动神经元（腹侧呼吸组），呼气运动神经元和吸气运动神经元（例如，膈神经）的脊髓。这些运动神经支配腹肌（呼气）和膈肌（吸气）。呼吸模式和化学感受器受到从肺和颈动脉体传入神经的影响。兴奋性传入（浅蓝色箭头）；抑制性传入（深蓝色按钮）

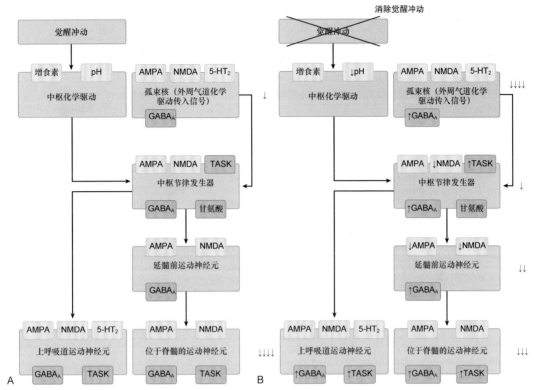

图 21.16 （A）配体门控受体和离子通道对呼吸相关神经元的作用。兴奋性受体和通道用黄色标记，抑制性用蓝色标记。pH 敏感通道开放激活神经元，而具有两孔碱基酸敏感钾离子通道（TASK）开放，引起膜超极化，却抑制神经元放电。（B）挥发性麻醉药对呼吸相关神经元的影响。挥发性麻醉药消除觉醒驱动对呼吸系统作用（蓝色叉）。黑色箭头表示受体功能的改变（向上，增加；下降，降低），已在文献中出版。挥发性麻醉药减少呼吸前运动神经元突触前谷氨酸和 γ- 氨基丁酸 A（GABA_A）释放。挥发性麻醉药对各自的神经元组的积累效应被表述（蓝箭头）。可见相对抑制效应的程度（箭头数目）。在人体，对外周化学驱动的抑制程度强于中枢化学驱动。对上呼吸道运动神经元抑制程度比吸气运动神经元更显著。5-HT_2，5- 羟色胺；AMPA，α- 氨基 -3- 羟基 -5- 甲基 -4- 异唑酸；NMDA，N- 甲基 D- 天冬氨酸；NTS，孤束核

药对自主呼吸的影响比较困难。

吸入麻醉药对呼吸系统的抑制作用可在分子和遗传水平上得到进一步证实。在大多数确诊为迟发性中枢性低通气综合征的患者中，发现了杂合子配对同源盒 2b（*PHOX2B*）基因突变，可增加这些患者对麻醉诱导呼吸抑制的敏感性[168]。最近的一项研究表明，异氟烷可以增强 *PHOX2B* 变异体的聚集和错误定位，改变蛋白质折叠，并诱导内质网应激，这表明这些药物可影响术后呼吸神经元功能和促进神经性呼吸疾病的发病[169]。

重要的是，正如 Forster 和 Smith 在一篇综述中总结的那样，大多数关于呼吸调节系统的数据来自动物模型，因而不能直接应用到人体上[170]。因此，本节将介绍重要的动物研究结果，以帮助了解基本的呼吸结构和功能，并介绍最近的临床研究，证明这些发现

与临床实践的相关性。

中枢化学性感受器

多年来，人们普遍认为机体对 CO_2/H^+ 的敏感性只受中枢化学感受器影响。最近的研究表明，CO_2/H^+ 刺激自主呼吸兴奋性冲动的 2/3 来自中枢化学性感受器，1/3 来自外周化学性感受器[170]。这些兴奋性的化学冲动机制保证了健康人在正常氧气和正常二氧化碳分压状态下的自主呼吸[170]。中枢化学感受器对细胞外 pH 降低或［H^+］升高的反应而放电。此外，它们投射到呼吸系统的其他区域，形成兴奋性突触。这条路径是公认的，但其确切部位仍有待确定。动物研究表明脑干中有多个化学敏感区域[171]，包括斜方体后核（retrotrapezoid nucleus，RTN）、中缝核、蓝斑核、

孤束核（nucleus tractus solitarius，NTS）、外侧下丘脑、延髓尾端腹外侧区。RTN 病变在先天性中枢低通气综合征中可导致严重的中枢性呼吸暂停，因此 RTN 是一个特别重要的呼吸调节神经核团。这些区域的神经胶质细胞理论上通过作用细胞外 pH 或者低氧、CO_2 介导的 ATP 释放改变化学敏感神经元的功能，从而影响化学性感受[172]。

中枢化学感受器也促进了对神经元的兴奋性冲动，调节上呼吸道通畅和睡眠唤醒[171]。颏舌肌是保证上呼吸道通畅性的代表性肌肉，在清醒状态接受紧张性和时相性兴奋冲动信号。睡眠时颏舌肌的张力下降，吸入高浓度 CO_2（> 5%）能恢复到接近正常的张力水平。该现象在快速眼动睡眠（rapid eye movement，REM）阶段并不发生，因为此阶段颏舌肌张力消失，造成上呼吸道塌陷，随后出现通气不足。

上气道阻塞和通气不足引起的高碳酸血症可通过中枢化学感受器恢复颏舌肌的正常运动，也是阻塞性睡眠呼吸暂停（obstructive sleep apnea，OSA）患者从睡眠中苏醒并恢复气道通畅的另一机制（除缺氧外）。患者术后数小时仍可有亚麻醉浓度的挥发性麻醉药残余，抑制外周低氧[173]和 CO_2 化学感受器的灵敏度[174]，从而显著影响术后苏醒，不能维持上呼吸道通畅，造成严重低氧和高二氧化碳血症。对于日间手术患者特别是有 OSA 病史的患者来说，这是一个特别重要的问题[175]。

中枢呼吸节律发生器

周期性呼吸模式由中枢呼吸节律发生器（central pattern generator，CPG）控制。Abdala 等最近的一篇综述很好地总结了这一领域的进展[176]。尽管已经提出了多种 CPG 网络模型，但很多环路的相互作用及其功能仍然未知。中枢呼吸节律发生器目前认为位于脑桥延髓网络中（图 21.15）[177]。在相关的细胞核团队中，神经网络由兴奋性和抑制性神经元组成，它们控制呼吸运动的吸气和呼气相。呼吸周期调节的复杂性，以及神经元的类型和相关的神经递质已经在图中很清晰地阐明（图 21.17）。吸入麻醉药对神经回路进行药理学调节，可以影响呼吸频率、上呼吸道通畅性，以及分别影响胸壁与膈肌对潮气量和肺泡每分通气量的作用。

外周信号传入的整合

外周传入信号到达脑干呼吸中枢，将影响呼吸运

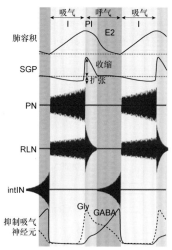

图 21.17　**三相呼吸周期及其神经-机械功能元件的示意图。** 顶部示意图和神经描记图表示呼吸周期三个阶段，即吸气（I）、吸气末（PI）和呼气后期（E2）期间的肺容积、声门下压力（SGP）、膈神经（PN）、喉返神经（RLN）和肋间内神经（int IN）活动。注意，RLN 传导外展肌和内收肌运动神经元信号，分别在吸气时（吸气时扩张声门）和吸气后（呼气时缩小声门）发放冲动。底部叠加图表示在呼吸周期中甘氨酸（Gly，虚线）和 GABA 介导的（连续线）对吸气（I）神经元可能的随时间变化的抑制过程。这个时间周期反映了延髓吸气末（PI）抑制神经元的活性，被认为主要是甘氨酸能神经元和 γ - 氨基丁酸能增强呼气抑制神经元（E-AUG）在呼气后期（E2）活动，两者在呼气相都抑制吸气神经元。在吸气时相，吸气神经元受抑制最小，活跃的吸气神经元抑制呼气神经元，但是在吸气末（PI）抑制作用突然上升，以协调吸气向呼气相转换，并开始呼气（Redrawn from Abdala AP, Paton JF, Smith JC. Defining inhibitory neurone function in respiratory circuits: opportunities with optogenetics? J Physiol. 2015; 593 [14]: 3033-3046. Used with permission.）

动。这些信号包括颈动脉体化学感受器，肺和呼吸道的迷走传入信号以及肺压力感受器信号。颈动脉体是主要的外周化学感受器，它感受缺氧或高碳酸血症，从而增加颈动脉窦神经放电，这些信息随后通过 NTS 谷氨酸能神经元到达网状旁 RPG，该神经元也作用于延髓头端腹外侧交感节前神经元，从而提高交感神经活性（sympathetic nerve activity，SNA）。化学感受器还通过 RPG 信号间接调节交感前神经元和心脏 VPN[178]。在原发性高血压、OSA 和充血性心力衰竭中，颈动脉体信号的长期增强会导致 SNA 增加，但呼吸频率和节律保持不变。

早在 80 年前，颈动脉体的功能就被发现，长期以来人们认为颈动脉体化学感受器的功能独立于中枢化学感受器[179]。然而，最近的研究表明，外周和中枢化学感受器在功能上不是独立的，而是相互依赖的。延髓化学感受器的敏感性由外周化学感受器和其

他可能的呼吸相关反射传入信号决定[170]。这种作用可能是通过 NTS 内部的相互作用和（或）NTS 向面旁呼吸组 /RTN 整合神经元的投射和（或）向中缝-脑桥延髓呼吸网状神经元的投射来介导的。

肺和呼吸道的迷走神经传入信号也通过 NTS 传递。肺压力感受器信号投射到 NTS 的二级泵神经元，它可以向延髓呼吸中枢不同部位发放兴奋性和抑制性信号。通常，肺压力感受器的信号促进呼吸运动由吸气相向呼气相切换。此迷走呼气反射（赫伯反射）不仅在年幼的哺乳动物，对于成年志愿者平静通气时吸时相转换也非常关键[180]。虽然部分信号直接影响 CPG，但其他信号在延髓水平或者前运动神经元整合，再投射到脊髓运动神经元。

呼吸运动传出和上呼吸道通畅性

脑桥延髓呼吸网状结构产生呼吸模式，然后投射并控制脑干和脊髓的呼吸运动传出。膈神经运动神经元是脊髓内主要的吸气神经元，位于脊髓的 C_3 到 C_5 水平，支配膈肌运动[177]。膈神经运动神经元也受到挥发性麻醉药的直接抑制[181]。呼气运动神经元位于约脊髓 $T_7 \sim T_{12}$ 水平，支配躯干腹部肌群，帮助用力呼气和咳嗽等主动呼气运动。呼气性运动神经元接受延髓和脑桥的呼气神经元信号[177]。脊髓运动神经元是呼吸系统等级最低一级的神经元。它们的活性受到所有上游的化学感受器和神经递质的积累作用而减弱。

为了确保有效的通气，吸气肌活动需要与维持呼吸道通畅的上呼吸道肌肉密切协调。呼吸中枢运动传出几乎要求膈肌运动神经元（支配胸壁肌运动）和舌下运动神经元（支配咽部扩张肌）同时参与[182-183]。舌下运动神经支配上呼吸道肌肉，特别是颏舌肌。支配舌下运动神经元兴奋性或抑制性信号的强度取决于患者清醒的程度，而且在 REM 和 non-REM 睡眠阶段有差别。

睡眠状态导致上呼吸道扩张肌的紧张性活动减少，促进上呼吸道塌陷。这种影响对于 OSA 患者而言更是雪上加霜，因为他们的呼吸道更窄、更长、更容易塌陷。OSA 患者在清醒时严重依赖呼吸道扩张肌的代偿性激活来维持气道通畅。肥胖患者卧床睡眠时，肺容量的降低也减弱了对气管向尾部的牵引力，促进了咽部塌陷[184-185]。此外，非清醒状态导致通气控制系统中一个重要的警觉机制功能丧失，使中枢呼吸运动传出的调节在很大程度上处于化学感受器和机械感受器反馈控制之下。

睡眠期间呼吸道塌陷的机制与麻醉密切相关。麻醉/镇静期间上呼吸道塌陷导致的通气不足和（或）缺氧是麻醉科医师面临的重大挑战，尤其是在门诊手术患者中。挥发性麻醉药对咽部呼吸道的影响可以通过观察镇静深度增加时气道塌陷性的变化来阐明。

吸入麻醉药对静息时通气的影响

挥发性麻醉药在浓度低于 1 MAC 时即可抑制受试者清醒状态下自主呼吸，在较高浓度时可完全抑制自主呼吸运动。呼吸在很大程度上是由脑干自动调节和化学反射信号输入共同调控的。所有浓度高于 1 MAC 的挥发性麻醉药均可引起剂量依赖性的潮气量下降，进而引起每分通气量下降。然而，Hornbein 等证明，在压力室中，氧化亚氮在 1.5 MAC 范围内（远超过 1 个大气压）并不会显著降低每分通气量[186]。除了氙气会导致呼吸频率显著降低以外，其他所有被测挥发性麻醉药都会引起呼吸频率增加（彩图 21.18）。甚至有报道表明氙气可以导致呼吸减弱或呼吸暂停[187-188]。

绝大多数挥发性麻醉药缩短吸气相和呼气相时间，引起呼吸频率加快，而麻醉性镇痛药主要通过延长呼气时间导致呼吸频率显著减慢。然而，使用挥发性麻醉药时，观察每分通气量的适度下降可能低估了这些药物呼吸抑制作用的程度。这是由于挥发性麻醉药导致的通气不足增加了闭合中枢化学反射弧回路中的 $PaCO_2$，反过来刺激中枢化学感受器，从而增加了对化学呼吸中枢的兴奋性并增加了每分通气量[199-202]。

吸入麻醉药对化学刺激通气反射的影响

挥发性麻醉药剂量依赖性减弱低氧和高碳酸血症介导的外周化学感受器反射。吸入 1 MAC 或以上浓度挥发性麻醉药时，人体呼吸完全依赖脑桥延髓呼吸中枢自发调控和中枢化学感受器的兴奋性冲动传入。高浓度吸入麻醉药可完全抑制外周化学反射环路进而抑制呼吸，而不是通过抑制低氧性通气反应的方式[203]。即使非常低的吸入麻醉药浓度（0.1 MAC 异氟烷和七氟烷），也会抑制外周化学刺激环路，而不影响中枢化学刺激环路。在相同 MAC 值，地氟烷不影响外周及中枢化学性感受器对 CO_2 的灵敏度[204]。在此过程中，还伴有上呼吸道肌张力及功能丧失，以及在脊髓不同水平对神经递质的差异性抑制[205]。

吸入麻醉药对机械通气患者通气反应的影响似乎没有临床意义，但是对于自主呼吸患者通气反应可产生巨大影响。因为吸入麻醉药对呼吸通气反射的抑制

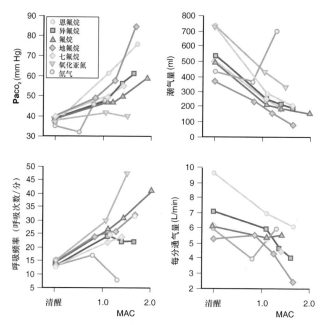

彩图 21.18　比较不同吸入麻醉药对患者静息 $PaCO_2$、潮气量、呼吸频率和每分通气量的平均变化。大多数挥发性麻醉药引起剂量依赖性呼吸增快，每分通气量和潮气量下降伴 $PaCO_2$ 升高。MAC，最低肺泡有效浓度，N_2O，氧化亚氮[189-194]。注：氙气的数据已从参考文献中推断出来[195-198]

作用与麻醉性镇痛药具有协同作用，且这两类药物常同时使用，因此低氧和高碳酸血症介导的通气效应被抑制后可增加术后呼吸并发症的风险。

吸入麻醉药对高碳酸血症通气反应的影响

　　人清醒状态时，二氧化碳调节通气效应接近 1/3 是由外周化学感受器介导的，2/3 是通过中枢化学感受器介导。低氧进一步增强外周化学感受器介导的通气效应[206]。然而，大部分吸入麻醉药在低于 1 MAC 浓度时，即可使低氧性通气反应丧失。高于 1 MAC 时，二氧化碳参与外周化学调节介导的呼吸触发作用丧失，只有中枢化学感受器环路仍保持完整功能[173, 207-209]。我们通过绘制二氧化碳反应曲线（增加二氧化碳分压 / 增加每分肺泡通气量）量化吸入麻醉药对通气反应的抑制作用。吸入麻醉药也可导致呼吸暂停阈值（即引起自主呼吸所需最低的 $PaCO_2$ 值）右移[210]。因此，如果麻醉中采用机械或者辅助通气使得 $PaCO_2$ 值低于呼吸暂停阈值，自主呼吸将不会恢复[211]。

　　如果吸入全身麻醉患者保留自主呼吸，没有任何辅助通气，将会出现高碳酸血症。压力支持通气常用

于对抗吸入麻醉药对呼吸触发的抑制，然而，仍未确定增加压力支持水平能否使患者每分肺泡通气量成比例增加。因为在一定水平的镇静状态下，内在的二氧化碳通气反应曲线并未发生改变。压力支持通气引起潮气量、每分肺泡通气量增加，可导致呼吸频率降低，因此并不能像预期那样明显增加每分肺泡通气量。

吸入麻醉药对人体低氧通气反应的影响

　　清醒健康人位于海平面时极少出现低氧通气反应（hypoxic ventilatory response，HVR）。然而，在特殊职业人群中，如处于海平面水平的隧道工人或者高海拔的登山爱好者确实会出现低氧，HVR 则是吸入氧浓度降低时重要的代偿机制。例如，人们可以在高纬度的地区存活。在珠穆朗玛峰山顶（8848 m），在此大气压下，氧分压仅为 50 mmHg（正常海平面水平，氧分压为 159.6 mmHg），相对应的 PaO_2 仅为 37.6 mmHg，低于健康成人在海平面静息状态下混合静脉血氧分压。由于严重低氧可导致过度通气，每分通气量估计可达 166 L/min[212]。然而，当挥发性麻醉药物浓度达到 1 MAC 时，这一强大的代偿机制将被显著抑制，如氟烷浓度达 1.1 MAC，这种代偿将完全丧失（图

21.19）。在未同时使用麻醉性镇痛药时，亚麻醉剂量（0.1 MAC）挥发性麻醉药即可明显抑制HVR[213]。低浓度挥发性麻醉药对HVR的抑制程度如下：氟烷＞恩氟烷＞七氟烷＞异氟烷＞地氟烷[173]。

早产儿、OSA患者等特殊患者群体在给予亚麻醉剂量的吸入麻醉药后，HVR更易被抑制[214-215]。HVR的抑制作用与选择性抑制外周反射弧有关，最可能作用的靶点是颈动脉体。然而，低浓度挥发性麻醉药抑制HVR的机制还不完全清楚。有趣的是在七氟烷镇静期间，急性疼痛和中枢神经系统觉醒并不能恢复受损的HVR。因此，中枢神经系统的觉醒状态病变本身并不会导致七氟烷抑制急性HVR[216]。此外，视听刺激不能阻断低剂量氟烷对急性HVR的抑制作用，但是可以逆转异氟烷对急性HVR的抑制作用。根据这一发现，可以认为挥发性麻醉药对低氧通气反射的影响程度可能并不相同[217]。

吸入麻醉药对呼吸肌活动的影响

人类作为双足类哺乳动物和其他四足动物不同，由于体位的差别，导致了不同的肌群特别是躯干肌肉，对正常状态下呼吸运动作用存在差异。因此，无论在正常自主呼吸下还是在麻醉状态，动物呼吸控制研究的结果都不能直接应用于人类。清醒未孕平卧位的志愿者，在平静呼吸时无一例外出现斜角肌和胸骨旁吸气肌群兴奋，而腹部呼吸肌群并不参与[218-219]。这说明在安静呼吸时，呼气运动是被动的，这可能通过胸壁和肺的回缩而发生。当吸入二氧化碳刺激呼吸时，吸气活动增强，呼气肌肉主动收缩。

挥发性麻醉药，例如氟烷，对不同呼吸肌的抑制强度不同（图21.20）。膈肌作为主要的吸气肌，它具有不受挥发性麻醉药抑制的独特之处，这可能是因为它在神经系统传递等级中处于较低位置。1 MAC氟烷麻醉时，受试者潮气量减少59%，呼吸频率增加146%，FRC减少335±75 ml。每分通气量的减少可能是由于肋骨/胸壁活动下降，而不是因为腹式呼吸的减少，同时膈肌运动基本不受影响[220]。在氟烷麻醉期间男性受试者腹部呼气肌活动通常恢复。

氟烷对呼吸肌的抑制作用存在明显的性别差异。值得注意的是，妊娠能显著改变呼吸肌群的生理结构和作用。FRC下降可能与腹横肌仍保留呼气活动，导致胸廓容积显著减少，膈肌向头侧移位有关。在氟烷麻醉期间，一些患者出现了反常胸廓运动，即在呼气的初始阶段胸廓继续向外运动，CO_2重复吸入刺激呼吸时，这样的胸廓反常运动将进一步加重[218, 220]。

吸入麻醉药对上呼吸道的影响

吸气时上呼吸道的通畅需要依靠皮质觉醒状态、完整的化学性感受器的灵敏性、化学触发信号的传递、清醒状态下来自上呼吸道受体正常气道反射的反馈环路。由呼吸肌（膈肌和胸壁呼吸肌）运动引起的

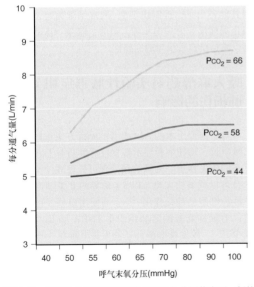

图21.19 测定3个稳态二氧化碳（PCO_2）分压状态下，氟烷麻醉对人低氧通气反应的影响。氟烷麻醉［1.1最低肺泡有效浓度（MAC）］完全消除了低氧通气反应和缺氧、高二氧化碳对外周化学感受器的相互作用。ETO₂，呼气末氧分压（Modified from Knill RL，Gelb AW. Ventilatory responses to hypoxia and hypercapnia during halothane sedation and anesthesia in man. Anesthesiology. 1978；49：244. Used with permission.）

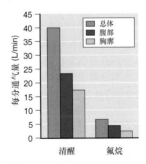

图21.20 高碳酸血症时氟烷麻醉对胸式呼吸和腹式呼吸的影响［计算二氧化碳分压（$PaCO_2$）为55 mmHg时的通气量］。与清醒相比，氟烷麻醉可引起每分通气量显著下降，对胸式呼吸的影响大于腹式呼吸。数据用均数表示（Graph is based on data from Warner DO，Warner MA，Ritman EL. Mechanical significance of respiratory muscle activity in humans during halothane anesthesia. Anesthesiology. 1996；84：309.）

负压和气流可激活此类上呼吸道受体[221-222]。在睡眠或吸入全麻中，皮质觉醒中枢触发功能缺失，化学感受器和上呼吸道受体的敏感性降低。因此，吸气时作用于上呼吸道肌肉的时相性和紧张性神经冲动，在吸入麻醉时下降甚至消失。上呼吸道肌肉松弛（颏舌肌和其他咽部肌肉）使得解剖结构异常的患者更加容易造成上呼吸道阻塞[223-224]。亚麻醉浓度挥发性麻醉药的作用（经常在术后早期）使得皮质觉醒的冲动、来自外周化学感受器的化学触发，上呼吸道牵张感受器兴奋性信号传入受到显著影响。这可能导致上气道部分甚至完全梗阻，并由于受到低氧参与的觉醒反射的进一步抑制而加重[203]。

吸入麻醉药对保护性气道反射的影响

人体关闭声门和咳嗽反射是保护气道，防止误吸的一种有效的防御机制。挥发性麻醉药（≥1～1.3 MAC）逐渐抑制其反射。气道保护性反射消失导致胃内容物误吸到气管内是主要的灾难性事件。然而，低浓度的挥发性麻醉药能反常性增强和延长气道保护性反射。喉痉挛是声带对异物（口腔分泌物）或在不恰当时间（挥发性麻醉药浓度不足时）给予不良刺激（切皮、静脉穿刺时的疼痛刺激）等产生的完全反射性声门关闭。这一般发生在麻醉诱导还未达到足够深度或者麻醉复苏药还未完全消除过程中。最近的一项研究还表明，18% 的儿童在七氟烷深麻醉下仍能观察到喉痉挛，但和低浓度（2.5% = 1 MAC）相比，高浓度（4.7% = MAC_{ED95} 插管）七氟烷能够提供更好的气道保护以防止喉痉挛[225]。

并非所有挥发性麻醉药都同等程度产生不必要的持续性气道保护反射。地氟烷和异氟烷似乎对气道的激惹性作用更强，它们都不适合麻醉诱导。地氟烷行保留自主呼吸的婴幼儿喉罩麻醉，在麻醉诱导，麻醉复苏过程中，特别在苏醒期拔除 LMA 时，严重气道不良反应的发生率要高于异氟烷[226]。七氟烷气道刺激性小，经常用于婴幼儿的吸入麻醉诱导。

吸入麻醉药和急性肺损伤

脓毒症相关急性肺损伤的病理生理机制

急性肺损伤（acute lung injury，ALI）通常是革兰氏阴性细菌脓毒症所致的全身炎症反应的肺部表现[227-230]。肺部血流动力学[231]、肺内液体渗出以及气体交换紊乱是其病理生理学改变[232]。细菌内毒素常诱发机体ALI[233]。除此之外，其他体液及细胞级联反应也参与

ALI 疾病进程，如卵磷脂[234]、细胞因子、氧自由基、内皮素[235]、一氧化氮（NO）、凝血系统、补体系统[236]、纤维蛋白溶解系统、激肽释放酶-激肽系统[237]以及细胞外基质的降解片段[238]。

目前已证实 NO 参与脓毒症及脓毒症相关 ALI 的发病机制。在高动力脓毒症中，诱生型一氧化氮合酶（iNOS）依赖性增加 NO 合成，随之 cGMP 的增加与心肌抑制、对血管收缩剂反应下降和循环休克相关[239]。此外，NO 与超氧阴离子反应后生成强氧化阴离子过氧亚硝酸盐，并最终分解出毒性产物 OH·，导致细胞毒性反应[240]。大量的 NO 也可激活环氧化酶途径中的酶，改变基因的表达水平[241]。NO 与许多分子靶点的相互作用是其分解和失活的途径。其中最重要的是 NO 和 O_2 反应生成亚硝酸盐，在血蛋白（如血红蛋白）存在下，亚硝酸盐被进一步氧化成硝酸盐[242]。

此外，NO 可能减弱缺氧性肺血管收缩（HPV），从而会导致气体交换紊乱[243]。后者可导致组织缺氧和微血管损伤，最终可引起多器官衰竭和死亡。然而，在非极端条件下，通过内皮型一氧化氮合酶（eNOS）和（或）iNOS 生成少量的 NO 可能具有保护性作用。血管扩张可增强组织灌注。NO 抑制血小板黏附和聚集可产生抗血栓作用，其清除超氧阴离子和其他自由基，抑制白细胞-内皮细胞黏附，可能是阻止炎症反应的关键步骤。最终，刺激 cGMP 的产生可以维持微血管屏障的完整性[244-245]。

吸入麻醉药对实验性脓毒症相关急性肺损伤的影响

对于需要手术的 ALI 患者的麻醉方案选择存在着大量争议。动物实验显示挥发性麻醉药对于 ALI 具有重要的抗炎作用。七氟烷预处理可显著减少炎症反应并且可以减弱脂多糖（LPS）诱导的 II 型肺泡细胞中中性粒细胞的趋化作用[246]。与使用硫喷妥钠麻醉相比，七氟烷麻醉的猪肺组织中 TNFα 和 IL-1β 表达减少[247]。挥发性麻醉药还能发挥其他抗炎作用，包括减少 II 型肺泡细胞产生促炎性细胞因子，减少中性粒细胞向肺间质以及肺泡腔迁移，减少蛋白质渗出和肺水肿[248-250]。在 LPS 诱导的大鼠 ALI 模型中，与接受内泊酚麻醉比较，七氟烷麻醉大鼠 ALI 明显减轻，气体交换改善，支气管肺泡灌洗液中白蛋白，总细胞计数减少，灌洗液及肺组织中细胞因子 RNA 水平降低。七氟烷还减少了肺水肿的发生，最有可能是因为减少了水肿的形成而不是促进了水肿的再吸收[249]。

在油酸诱导的犬 ALI 模型中，七氟烷比丙泊酚麻醉降低了肺动脉压力和肺血管阻力，减轻了肺水肿，表现为血管外肺水指数降低，TNFα 生成减少以及弥漫性肺泡损伤评分改善。然而，尽管七氟烷有这些保护作用，七氟烷可通过抑制 HPV 使得全身氧合恶化[251]。建立盲肠结扎穿孔术（cecal ligation and puncture，CLP）的脓毒症大鼠模型，七氟烷和丙泊酚均能减轻炎症反应、脂质过氧化、氧化应激并且提高生存率。此外，七氟烷更有效地调节脓毒症所致的炎症反应[252]。诱导血红素加氧酶-1 生成以及抑制 iNOS 的表达可以为肺和血管损伤提供细胞保护。在 CLP 诱导的大鼠 ALI 模型中，通过组织学以及免疫组化评估发现，异氟烷后处理降低了肺微血管通透性，减轻了肺损伤。此外，异氟烷降低了肺组织中 iNOS 的合成，并且增加了血红素加氧酶-1 的表达。这些发现表明，异氟烷后处理对 CLP 诱导的 ALI 的保护作用可能与其上调血红素加氧酶-1 的作用有关[253]。

吸入麻醉药和呼吸机相关性肺损伤

机械通气是一种可以拯救生命的临床治疗手段，但是机械通气也可能会导致肺组织炎性改变以及呼吸机相关性肺损伤（ventilator-induced lung injury，VILI）。机械通气过程中，肺泡周期性舒缩运动可引起 IL-1 和 MIP-2 等促炎细胞因子释放，导致肺组织中性粒细胞积聚，磷脂酶 A₂ 活性增强，从而肺泡表面活性物质降解，并导致肺水肿，透明膜形成和细胞浸润[254]。挥发性麻醉药已被证明能减轻机械通气引起的肺损伤。机械通气可导致小鼠发生肺损伤，活性氧生成，促炎细胞因子释放以及中性粒细胞肺内聚集。七氟烷后处理减少了 VILI 的组织学改变，并阻止了活性氧的生成，IL-1β 和 MIP-1β 的释放以及中性粒细胞的迁移[255]。同样，异氟烷减轻小鼠的 VILI，表现在炎症缓解、中性粒细胞迁移的减少以及细胞因子水平的降低。异氟烷机械通气时，Akt 蛋白磷酸化明显增加。机械通气前，抑制磷酸肌醇-3 激酶/Akt 信号通路完全逆转异氟烷的肺保护作用。这些发现表明异氟烷介导的肺保护效应是通过磷酸肌醇-3 激酶/Akt 信号通路介导的[256]。在小鼠 LPS 炎症基础上再诱导 VILI 二次打击模型上，机械通气开始前使用异氟烷可通过改善肺的呼吸力学以及血管渗透性，从而改善 VILI。此外，异氟烷还能抑制肺上皮细胞的关键紧密连接蛋白（ZO1）的下调[257]。在 VILI 小鼠的另一项研究中，吸入异氟烷和七氟烷麻醉的小鼠与氯胺酮干预的小鼠相比，肺泡隔更薄、VILI 评分、多形核中性

粒细胞计数、IL-1β 含量更低，活性氧生成更少，谷胱甘肽含量更高。意外的是，地氟烷通气小鼠表现出类似于接受氯胺酮处理小鼠的肺损伤表现，其也未能抑制肺组织的炎症反应和活性氧生成[258]。

吸入麻醉药和肺缺血再灌注

肺缺血再灌注（ischemia-reperfusion，IR）损伤是许多肺部疾病的特征，它也发生在肺移植等外科手术过程中。血流和氧气重新向先前缺血肺组织的输送加剧了缺血性损伤，并导致微血管通透性和肺血管阻力（PVR）增加，以及免疫反应激活。这些事件触发 ALI，随后的肺水肿导致全身性低氧血症和多器官功能衰竭。有人提出肺部 IR 期间，活性氧和活性氮是引起这种损伤的关键因子[259]。对于离体缺血再灌注的兔肺，异氟烷减弱 PVR 的升高，降低肺滤过系数和干湿重比值[260]。在离体大鼠灌注肺模型中，缺血时给予异氟烷能保护肺的热缺血再灌注损伤[261]。此外，在猪缺血再灌注模型中，相对丙泊酚麻醉，七氟烷能降低氧化应激和炎症反应[262]。在大鼠肺移植模型中，使用七氟烷的预处理和后处理可显著改善移植肺的氧合作用，并减轻肺水肿。七氟烷处理还降低了 IL-1β、IL-6 和 TNFα 炎症因子的水平。此外，七氟烷通过减少细胞色素 C 释放到细胞质和 Caspase-3 的裂解，显著抑制细胞凋亡[263]。相反，在生理盐水灌注的离体兔肺组织中，使用地氟烷预处理增加了肺微血管通透性和 NO 合成，加剧了 IR 损伤[264]。此外，在猪热缺血肺损伤模型中，在体外肺灌注期间，长时间使用氙气进行后处理不能改善移植肺的功能[265]。

临床证据

临床证据支持挥发性麻醉药对 ALI 具有潜在保护作用。例如，异氟烷麻醉的健康患者接受短时间高潮气量的正压通气，不会造成肺部细胞因子的过度合成[266]。一些研究调查了挥发性麻醉药对单肺通气开胸手术患者肺功能的影响[267-269]。单肺通气对肺功能的影响与一侧肺萎陷组织随后肺复张过程中的缺氧-再氧化损伤有关。单肺通气增加了通气侧肺和非通气侧肺组织中促炎因子的释放[268]。与丙泊酚相比，七氟烷抑制了肺泡局部炎症反应，细胞因子的释放。此外，与非通气侧肺相比，七氟烷对通气侧肺组织的抗炎作用更大[268-269]。与丙泊酚麻醉的患者相比，接受七氟烷麻醉的患者术后病程得到了改善，表现为 ICU 住院时间更短，肺炎、胸腔积液和支气管胸膜瘘的不

良事件更少[267]。此外，最近一项在心脏外科手术患者中进行的荟萃分析表明，挥发性麻醉药在肺部并发症和总体死亡率方面显著低于静脉麻醉药[270]。然而，在一项计划行单肺通气的随机多中心对照试验中，丙泊酚和地氟烷组患者在住院期间和手术后 6 个月内的主要并发症发生率相似[271]。这一发现似乎与早期研究相吻合，通过检测健康的外科手术患者支气管肺泡灌洗液中的细胞因子含量，发现地氟烷增强了脂质过氧化作用，表明肺泡膜受损。与地氟烷相比，七氟烷的脂质过氧化作用不明显，提示它可能具有肺保护作用[272]。与七氟烷相比，地氟烷麻醉能明显增强鼓膜成形术健康患者的炎症反应，TNF-α、IL-1β、IL-6 等细胞因子水平明显上升高[273]。

在最近的一项平行、公开、单中心随机对照试验中，中重度 ARDS 成人患者被随机分配接受静脉注射咪达唑仑或吸入七氟烷 48 h。第 2 天，七氟烷组患者的 PaO_2/FiO_2 明显高于咪达唑仑组。与咪达唑仑组相比，七氟烷组患者细胞因子和可溶性晚期糖基化终产物受体水平也明显降低，七氟烷组未观察到严重的不良事件。这项研究表明，吸入的七氟烷对 ARDS 患者具有治疗作用[274]。此外，ICU 中使用吸入麻醉药从概念上讲是有吸引力的，因为它能提供一种安全、有效且易于滴定的镇静方法。最近一项对在 ICU 中接受吸入镇静的患者的回顾性分析表明，使用吸入麻醉药与一年和院内死亡率减少存在关联，这可能与吸入镇静患者相对于静脉药物镇静，无机械通气天数显著增加有关[275]。未来需要更多前瞻性的随机临床试验以进一步验证吸入麻醉药在 ALI/ARDS 的插管患者和需要长期镇静的 ICU 患者中的治疗潜力。

非挥发性吸入麻醉药

所有吸入麻醉药的药代动力学均遵循相同的原理。初始摄取时，肺泡中气体分数（fraction of a gas in alveoli, FA）与吸入气体分数（fraction in the inspiratory gas, FI）比值（FA/FI）的动态变化取决于初始 FI、麻醉药的溶解度，每分肺泡通气量和心排血量。图 21.21 展示了吸入麻醉药在摄入阶段 FA/FI 的动态变化。因为氙气在所有吸入麻醉药中的溶解度最低，所以它很快达到平衡，甚至比氧化亚氮还要快。麻醉药从肺内洗出速度也遵循相同的原理，但方向相反。在影响吸入麻醉药洗出的四个因素（溶解度、新鲜气体量、每分肺泡通气量和心排血量）中，除了能部分控制每分肺泡通气量这个参数外，医师唯一可完全调控的因素是新鲜气流量。充足的新鲜气流量在防止呼出气重复吸入，影响其消除方面起着重要作用。新鲜气流量必须高于成人呼吸回路的最大吸气流速。如果潮气量为 500 ml，呼吸频率为 10 次 / 分钟，I：E 比为 1：2，则吸气阶段为 4 s。平均吸气流速为 500 ml/4 s，125 ml/s 或 7500 ml/min。因此，对于任何一种现代呼吸机，O_2 的最大流量为 10～15 L/min，应足以防止呼出的气体重新吸入。对于儿科患者使用的回路，防止重复吸入的最小新鲜气流量取决于呼吸回路的类型。在以下部分中，将重点讨论两种常用的非挥发性气体，即氙气和氧化亚氮，并重点讨论它们的临床相关方面的运用。

氧化亚氮

氧化亚氮（N_2O）的优势较为明确，能够迅速达

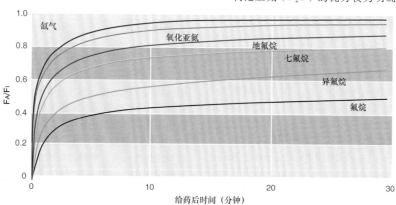

图 21.21　**吸入麻醉药的药代动力学**。吸入麻醉药肺泡气浓度（FA）升高到吸入浓度（FI），溶解度最低的 N_2O 上升最快，而溶解性最高的甲氧氟烷上升速度最慢。所有来自人体研究的数据（Data from Yashuda N, Lockhart SH, Eger EI II, et al. Kinetics of desflurane, isoflurane and halothane in humans. Anesthesiology 74: 489-498, 1991; & Anesth Analg 72: 316-24, 1991; Data for Xenon only recently available. ）

到目标 MAC 值并迅速从体内洗脱。N_2O 不明显干扰健康个体呼吸冲动，对人支气管黏膜分泌功能或平滑肌收缩舒张无不良影响。N_2O 可促进儿茶酚胺的释放，但不会降低全身血管阻力或心排血量，从而能维持血流动力学稳定。N_2O 的 MAC 值为 104%，在外界大气压下，单独使用 N_2O 无法达到充分的镇痛效果。但是由于无刺激性气味，N_2O 常用于儿科吸入麻醉诱导前的辅助药物，也用于牙科手术的镇痛与镇静[276]。N_2O 尽管在某些医疗中心仍在使用，它在分娩镇痛中的应用却逐渐减少[277]。

镇静和镇痛作用

N_2O 具有镇静和镇痛作用。MAC 的定义为个体对皮肤切口疼痛刺激做出反应的阈值，而 N_2O 具有镇痛作用，很难将其镇静与镇痛作用分开。因此，相同 MAC 值下 N_2O 的镇静强度与其他无镇痛作用的吸入麻醉药不同。相对于受试者对伤害性刺激的反应，N_2O 和其他吸入麻醉药的 MAC 具有叠加效应，但涉及镇静程度时就不同了。对于大多数挥发性麻醉药而言，清醒浓度约为 0.3 MAC[278]。然而，N_2O 的清醒浓度为 0.61 MAC（63.3%）[278]。即使 50% 浓度氧化亚氮的 MAC 值在 0.48 时，大多数成年人也可能是清醒的。临床医师通常在麻醉结束时使用 N_2O，以加速挥发性麻醉药的洗脱。即使挥发性麻醉药与 N_2O 的 MAC 值之和高于单独挥发性麻醉药的清醒 MAC 值，并不能保证患者意识的消失。与术后回忆无关的觉醒仍有可能会发生[279]。

在人体，66% ~ 70% N_2O 的镇痛效果与以 0.085 ~ 0.17 mg/（kg·min）速度静脉滴注瑞芬太尼或血药浓度为 2 ng/ml 的瑞芬太尼相当[280-281]。N_2O 的镇痛效果可被七氟烷减弱（图 21.22）[282]。其镇痛作用的具体机制尚待确定。然而，对 N_2O 耐受的动物对吗啡也有交叉耐受[283]，纳洛酮可逆转 N_2O 的镇痛作用[284]。这说明 N_2O 的镇痛作用至少部分是通过 μ 阿片受体实现的。小动物连续吸入 N_2O 后可迅速产生耐受性（6 ~ 24 h）[284]。人类也可以在 40 min 内对氧化亚氮产生急性耐受[285]。在临床实践中，氧化亚氮的吸入通常持续几个小时。然而，氧化亚氮的镇静和（或）镇痛作用在长期给药过程中是否保持不变还有待确定。

气体体积膨胀

N_2O 在组织中的弥散性大于氮气。因此，N_2O 会扩散到任何封闭的含气空间，更确切地说是任何含氮气空间，它比氮气扩散更快，从而导致气体体积膨

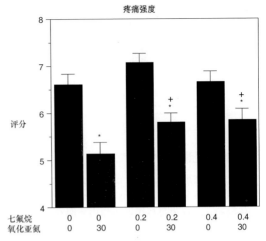

图 21.22　**七氟烷和氧化亚氮对寒冷刺激疼痛强度的影响。**每个柱状体代表受试者的均数，括号代表 SEM. * 与安慰剂（0% 七氟/0% 氧化亚氮）相比显著降低。+ 与 0% 七氟烷 /30% 氧化亚氮水平的显著提高 [Redrawn from Janiszewski DJ, Galinkin JL, Klock PA, et al. The effects of subanesthetic concentrations of sevoflurane and nitrous oxide, alone and in combination, on analgesia, mood, and psychomotor performance in healthy volunteers. Anesth Analg. 1999；88（5）：1149-1154. With permission.]

胀。与这种气体膨胀效应相关的一个主要危害会导致肠道扩张[286]。然而，该结果基于持续 3 h 外科手术的观察。封闭空间内由于 N_2O 的累积而增加的压力和体积取决于氧化亚氮暴露时间和两侧压力梯度。在苏醒阶段短暂（15 ~ 20 min）地使用 N_2O 可促进挥发性麻醉药的洗脱，可能不会导致临床相关的肠道扩张。

恶心呕吐

术后恶心呕吐（postoperative nausea and vomiting, PONV）是使用 N_2O 的常见并发症[287]。然而，最近的 meta 分析表明：如果 N_2O 给药时间小于 1 h，那么与 N_2O 相关的 PONV 并没有临床意义[288]。作者认为，不能因为 N_2O 存在 PONV 小风险不良事件就禁止其短时间的应用，例如小型手术或门诊手术。尽管有人对 meta 分析的方法提出了质疑[289-290]，但一致表明 PONV 的发生率主要与 N_2O 暴露的时长有关。因此，临床医师可以利用 N_2O 的优势，特别是在麻醉结束时，促进挥发性麻醉药的洗出，缩短苏醒的时间。

肺高压

有若干关于 N_2O 是否加重肺高压的研究，但由于实验方案的不同而未得出一致的结论。在较早的一项研究中，Konstadt 等的结果表明：当分别使用 70%

N_2O 和 70% 氮气时，肺高压患者的肺动脉压力和心排血量无明显差异（图 21.23）[291]。作者得出的结论是，N_2O 对肺循环、右心功能无不良影响，可以对肺高压患者进行适当的监测下使用。对于肺血管阻力升高的患者，尤其是伴有右心功能不全和（或）右冠状动脉疾病，则需慎重对待上述结论[292]。最近，大型临床随机试验 Enigma Ⅱ 的研究表明，N_2O 在死亡风险或心血管并发症方面无差异[293]。

潜在的神经毒性

长时间使用氧化亚氮可导致氧化亚氮诱导的 N-甲基-D- 天冬氨酸（N-methyl-D-aspartate，NMDA）受体阻断，表现为包括线粒体和内质网在内的神经元细胞器的肿胀[294]，其神经毒性[295]表现为术后出现急性神经病变[296]。氧化亚氮引起血浆同型半胱氨酸的水平增加[297]，这是由蛋氨酸合酶的氧化而造成的[298]。由于在血液中同型半胱氨酸检测方便，因此可以作为氧化亚氮调节蛋氨酸合酶活性的标志物。暴露在 N_2O 8 h 后，血液中同型半胱氨酸的水平增加了 8 倍[299]。通过持续输注维生素 B_{12}，后者作为蛋氨酸合酶的一种辅酶，可防止同型半胱氨酸水平的增加[300]。

氙气

氙气被认为是一种理想的吸入麻醉药。它稳定、无生物转化、无毒、不易燃、无刺激性、具有较低的血气分配系数。由于特殊的分子结构，氙气（Xe^{129}）可以超极化，其通气分布和气体吸收特性为肺部疾病的 3D 磁共振评估提供了一个高选择性工具[301]。因此，氙气更常被用作成像剂，而不是吸入麻醉药。然而，氙气的镇静作用是独特的，这是由于抑制中枢神经系统 NMDA 受体所致。1969 年，Cullen 等确定在氧氙混合气体中，它的 MAC 值为 71%[302]。Nakata 等使用更加现代化的工具确定氙气的 MAC 值为 63.1%[303]。最近的一项 meta 分析认为与挥发性麻醉药和丙泊酚比较，术中氙气麻醉能够提供更稳定的血压、更低的心率和更快的麻醉苏醒，但氙气与 PONV 高风险事件相关（图 21.24）[304]。

氙气苏醒速度及术后认知功能障碍

与挥发性吸入麻醉药和丙泊酚相比，氙气麻醉苏醒更快。它能缩短约 4 min 拔管时间[304]。然而，苏醒时间的缩短不能进一步促进麻醉恢复室的停留时间或住院时间的缩短。研究表明，与其他全身麻醉药物相比，使用氙气的患者具有更好的神经系统预后[305]。

右心室射血分数

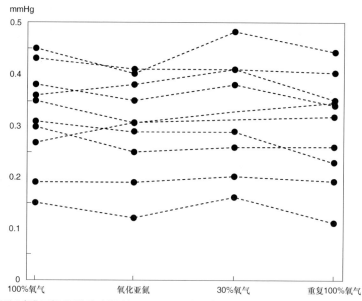

图 21.23　不同患者吸入氧化亚氮后平均肺动脉压力（mmHg）的变化［Redrawn from Konstadt SN, Reich DL, Thys DM. Nitrous oxide does not exacerbate pulmonary hypertension or ventricular dysfunction in patients with mitral valvular disease. Can J Anaesth. 1990; 37（6）：613-617. With permission.］

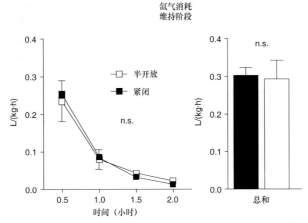

图 21.24　麻醉维持阶段，每间隔 30 min 和总共 2 h 分别在半开放和密闭呼吸回路中氙气的消耗量没有显著性差异［Redrawn from Roehl AB，Goetzenich A，Rossaint R，et al. A practical rule for optimal flows for xenon anaesthesia in a semi-closed anaesthesia circuit. Eur J Anaesthesiol. 2010；27（7），660-665. With permission. ］

因此，它可减少术后认知功能障碍的发生。最近的一项研究表明，氙气比七氟烷具有更快的苏醒，术后能更好地恢复早期认知[306]。然而这种优势不能延续到术后 2 ～ 3 天[307]。与地氟烷[308]或丙泊酚[309]相比，氙气在老年患者术后认知功能障碍中没有显示出益处。因此，全身麻醉患者中氙气的神经保护作用仍存在争议。

术中血流动力学与术后结局

多项研究表明，氙气麻醉时患者术中的血流动力学反应更加稳定。氙气是一种交感神经兴奋剂，可以更好地维持收缩压、舒张压和平均动脉血压，降低心率[310]。与挥发性麻醉药降低全身血管阻力、灌注压、提高心率相比，氙气的血流动力学是独特而有益的。Hofland 等最近证明，氙气相对全凭静脉麻醉或七氟烷麻醉，可降低术后心肌肌钙蛋白 I 释放。同时对于低风险，体外循环下冠状动脉搭桥术的患者，麻醉效果并不劣于七氟烷[311]。然而，氙气在体外[312]发现的细胞保护作用人体研究中尚未证实。

氙气在重症监护中的应用

ICU 中的需要镇静的时间通常比手术麻醉中要长。如果临床前研究中证明的神经保护作用在临床研究[313]中得到证实，氙气有可能成为 ICU 中理想镇静药物。但是与传统镇静方案相比，ICU 中使用氙气镇静的优势仍缺乏相关临床试验。Bedi 等[314]的最新研究证明了将其用于重症监护的安全性和可行性。与传统的丙泊酚镇静方案相比，在氙气浓度为

28±9.0% 的情况下，可以达到相似的镇静作用（范围9% ～ 62%）[315]。

术后恶心呕吐

氙气是 5-HT₃ 受体的强效拮抗剂[316]，理论上具有止吐功能。但是先前的研究表明，氙气与吸入麻醉和丙泊酚麻醉相比，PONV 发生的风险增加了 72%（34.4% *vs*. 19.9%）[304]。相反，Schaefer 等最近评估不同麻醉方案下患者术后恶心呕吐的风险，结论表明氙气引起恶心和呕吐的发生率不高于其他麻醉药物[317]。

气道阻力

氙气具有较高的密度和黏度。因此，相同 MAC 值下，氙气相比其他吸入麻醉药产生的气道阻力更大。在健康猪肺模型中，70% 氙气混合 30% 氧气相比于 70% 氮气混合 30% 氧气增加的气道阻力并不明显。但是在哮喘支气管收缩模型中，氙气可造成气道阻力进一步升高。气道阻力的增加本质上是由于氙气的物理性质，而不是由于支气管狭窄。氙气造成的气道阻力增加不会对氧合作用[318]产生负面影响，并且与气道直径减小无关[319]。研究人员在犬模型中也得到了相似的结果[320]。一项人体研究显示，33% 氙气和 67% 氧混合气，能明显升高气道压力但不影响机体氧合作用[321]。

呼吸暂停

氙气是唯一引起呼吸频率下降的吸入麻醉药（图21.25）[187]。几例病案报告表明：尽管使用亚麻醉浓度

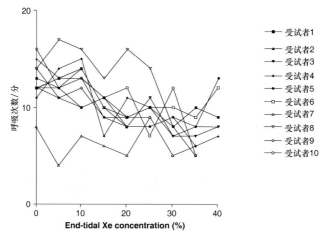

图 21.25   不同受试者随呼气末氧氙混合气中氙气浓度增加时呼吸频率的变化［Redrawn from Bedi A，McCarroll C，Murray JM，et al. The effects of subanaesthetic concentrations of xenon in volunteers. Anaesthesia. 2002；57（3）：233-241. With permission.］

的氙气也会造成自主呼吸患者长时间的呼吸暂停[188]。

氧化亚氮和氙气的比较

N₂O 和氙气均属于非挥发性吸入麻醉药。尽管 N₂O 的溶解度高于氙气，它们的药效动力学相似。氙气[322-323]和 N₂O[324-325]具有相同的作用位点：NMDA 受体。但是，成像研究表明，氙气和 N₂O 分别作用于大脑不同的区域[326-327]此外，它们的镇静[328]和镇痛性[329-330]以及它们的副作用都不同[331-332]。最近，关于使用 N₂O 引起的空气污染，以及是否应在麻醉中常规使用引起了人们的重视。由于尚未显示 N₂O 与伤口感染率增加有关，且成本效益明显，尚未有证据放弃常规使用 N₂O。另一方面，与挥发性吸入麻醉药和 N₂O 相比，氙气的优势仍有待确定，且其成本很高，不建议常规使用氙气作为麻醉药（表 21.2）[333-335]。

小结

尽管在过去的 20 年中全凭静脉麻醉逐渐兴起，吸入麻醉药仍将是最常用的全身麻醉药。部分原因是由于我们充分了解这些药物的药理学及其成本效益。任何现代麻醉机目前都可以轻松检测吸入麻醉药的呼气末气体浓度。因此与静脉麻醉相比，吸入麻醉镇静深度更加容易确定和监测。因此，在可以预见的将来，吸入麻醉仍将作为全身麻醉的主流。根据其作用机制选择特定的麻醉药物，可以提高患者恢复质量。

表 21.2   氙气与氧化亚氮的比较

	氧化亚氮	氙气
药代动力学	类似	类似
镇静机制	NMDA	NMDA
镇痛效应	是	是
气体扩张	是	否
恶心呕吐	是	是
气道阻力增加	否	是
增加肺血管阻力	可能是	否
弥散性低氧血症	是	否
MAC 值	104%	63.1% ～ 71%
MAC 清醒	63.3%	32.6%
海平面 1 个大气压下单独作为麻醉药	否	是
呼吸频率	无作用	降低
维持血流动力学稳定	是	是
快速耐受	是	未知
成本-效益	支持	目前尚不支持

MAC，最低肺泡有效浓度；NMDA，N- 甲基 -D- 天冬氨酸

在综合考虑吸入麻醉药的药代动力学，及其和呼吸系统的相互作用后的麻醉管理，将继续满足个体化的需求。进一步研究吸入麻醉药的临床实用性，对于实现精确麻醉医学这个目标也是至关重要的。

致谢

本章是第 8 版中两章的合并版本，第 27 章吸入麻醉药：肺部药理学和第 28 章吸入麻醉药：心血管药理学。为此，编辑和出版商衷心感谢以下作者：Neil E. Farber，EckehardA. E. Stuth，Astrid G. Stucke 和 Paul S. Pagel 对上一版的贡献，为本章奠定了坚实的基础。

参考文献

1. Kumeta Y, et al. *Masui*. 1995;44:396.
2. Pizov R, et al. *Anesthesiology*. 1995;82:1111.
3. Forrest JB, et al. *Anesthesiology*. 1992;76:3.
4. Cheney FW, et al. *Anesthesiology*. 1991;75:932.
5. Auroy Y, et al. *Anaesthesia*. 2009;64:366.
6. Caulfield MP, Birdsall NJ. *Pharmacol Rev*. 1998;50(2):279.
7. Belmonte KE. *Proc Am Thorac Soc*. 2005;2(4):297. discussion 311.
8. Zhang WC, et al. *J Biol Chem*. 2010;285:5522.
9. Prakash YS, et al. *Am J Physiol Cell Physiol*. 2010;274:C1653.
10. Bogard AS, et al. *J Pharmacol Exp Ther*. 2011;337:209.
11. Ito S, et al. *Am J Resp Cell Mol Biol*. 2008;38:407.
12. Rho EH, et al. *J Appl Physiol*. 2002;92:257.
13. Panula P, et al. *Pharmacol Rev*. 2015;67(3):601.
14. Tamaoki J, et al. *Mediators Inflamm*. 1994;3:125.
15. Katoh T, Ikeda KCJA. *Can J Anaesth*. 1994;41:1214.
16. Yamakage M, et al. *Eur J Anaesthesiol*. 2008;25(1):67.
17. Emala CW, et al. *Chest*. 2002;121:722.
18. Park KW, et al. *Anesth Analg*. 2000;90:778.
19. Fehr JJ, et al. *Crit Care Med*. 2000;28:1884.
20. Brown RH, et al. *Anesthesiology*. 1993;78:1097.
21. D'Angelo E, et al. *Anesthesiology*. 2001;94:604.
22. Mazzeo AJ, et al. *Anesth Analg*. 1994;78:948.
23. Park KW, et al. *Anesthesiology*. 1997;86:1078.
24. Habre W, et al. *Anesthesiology*. 2001;94:348.
25. Yamakage M, et al. *Anesthesiology*. 2002;94:683.
26. Cheng EY, et al. *Anesth Analg*. 1996;83:162.
27. Dikmen Y, et al. *Anaesthesia*. 2003;58:745.
28. Nyktari VG, et al. *Anesthesiology*. 2006;104:1202.
29. Nyktari V, et al. *Br J Anaesth*. 2011;107(3):454.
30. Goff MJ, et al. *Anesthesiology*. 2000;93:404.
31. Hashimoto Y, et al. *J Cardiothorac Vasc Anesth*. 1996;10:213.
32. Myers CF, et al. *Can J Anaesth*. 2011;58:1007.
33. Lele E, et al. *Acta Anaesthesiol Scand*. 2006;50:1145.
34. Lele E, et al. *Anesth Analg*. 2013;116(6):1257.
35. Satoh J, Yamakage M. *J Anesth*. 2009;23:620.
36. Satoh JI, et al. *Br J Anaesth*. 2009;102:704.
37. Rooke GA, et al. *Anesthesiology*. 1997;86:1294.
38. Correa FCF, et al. *J Appl Physiol*. 2001;91:803.
39. Burburan SM, et al. *Anesth Analg*. 2007;104:631.
40. Ruiz P, Chartrand D. *Can J Anaesth*. 2003;50:67.
41. Arakawa H, et al. *J Asthma*. 2002;39:77.
42. Johnston RG, et al. *Chest*. 1990;97(3):698–701.
43. Koninckx M, et al. *Paediatr Respir Rev*. 2013;14(2):78.
44. Morimoto N, et al. *Anesth Analg*. 1994;78:328.
45. Tobias JD, Hirshman CA. *Anesthesiology*. 1990;72:105.
46. Wu RSC, et al. *Anesth Analg*. 1996;83:238.
47. Yamamoto K, et al. *Anesthesiology*. 1993;78:1102.
48. Yamakage M, et al. *Anesthesiology*. 2000;93:179.
49. Iwasaki S, et al. *Anesthesiology*. 2006;105:753.
50. Volta CA, et al. *Anesth Analg*. 2005;100:348.
51. Crawford MW, et al. *Anesthesiology*. 2006;105:1147.
52. von Ungern-Sternberg BS, et al. *Anesthesiology*. 2008;108:216.
53. Kai T, et al. *Anesthesiology*. 1998;89:1543.
54. Yu J, Ogawa K, et al. *Anesthesiology*. 2003;99:646.
55. Lynch C, et al. *Anesthesiology*. 2000;92(3):865.
56. Janssen LJ. *Am J Physiol Cell Physiol*. 1997;272:C1757.
57. Chen X, et al. *Anesthesiology*. 2002;96:458.
58. Yamakage M, et al. *Anesth Analg*. 2002;94:84.
59. Pabelick CM, et al. *Anesthesiology*. 2001;95:207.
60. Hanazaki M, et al. *Anesthesiology*. 2001;94:129.
61. Ay B, et al. *Am J Physiol Lung Cell Mol Physiol*. 2006;290(2):L278.
62. Jude JA, et al. *Proc Am Thorac Soc*. 2008;5(1):15.
63. Wettschureck N, Offermanns S, et al. *J Mol Med (Berl)*. 2002;80(10):629.
64. Iizuka K, et al. *Eur J Pharmacol*. 2000;406(2):273.
65. Sakihara C, et al. *Anesthesiology*. 2004;101:120.
66. Nakayama T, et al. *Anesthesiology*. 2006;105:313.
67. Duracher C, et al. *Anesth Analg*. 2005;101:136.
68. Gallos G, et al. *Anesthesiology*. 2009;110:748.
69. Gallos G, et al. *Am J Physiol Lung Cell Moll Physiol*. 2011;302:L248.
70. Park KW, et al. *Anesth Analg*. 1998;86:646.
71. Mougdil GC. *Can J Anaesth*. 1997;44:R77.
72. Warner DO, et al. *Anesthesiology*. 1990;72:1057.
73. Wiklund CU, et al. *Br J Anaesth*. 1999;83:422.
74. Brown RH, et al. *Anesthesiology*. 1993;78:295.
75. Akhtar S, Brull SJ. *Pulm Pharmacol Ther*. 1998;11:227.
76. Berbari NF, et al. *Curr Biol*. 2009;19:R526.
77. Czarnecki PG, Shah JV. *Trends Cell Biol*. 2012;22:201.
78. Wu J, et al. *Chest*. 2009;136:561.
79. Ferkol TW, Leigh MW. *J Pediatr*. 2012;160:366.
80. Christopher AB, et al. *Front Pediatr*. 2014;2:111.
81. Lindberg S, et al. *Acta Otolaryngol*. 1997;117:728.
82. Lund VJ. *Allergy Asthma Proc*. 1996;17:179.
83. Keller C, Brimacombe J. *Anesth Analg*. 1999;86:1280.
84. Raphael JH, Butt MW. *Br J Anaesth*. 1997;79:473.
85. Iida H, et al. *Can J Anaesth*. 2006;53:242.
86. Raphael JH, et al. *Br J Anaesth*. 1996;76:116.
87. Matsuura S, et al. *Anesth Analg*. 2006;102:1703.
88. Gamsu G, et al. *Am Rev Respir Dis*. 1976;114:673.
89. Lichtiger M, et al. *Anesthesiology*. 1975;42:753.
90. Konrad F, et al. *Anaesthesist*. 1997;46:403.
91. Konrad F, et al. *Chest*. 1994;105:237.
92. Konrad FX, et al. *J Clin Anesth*. 1993;5:375.
93. Rivero DH, et al. *Chest*. 2001;119:1510.
94. Molliex S, et al. *Anesthesiology*. 1994;81:668.
95. Yang T, et al. *Drug Metabol Drug Interact*. 2001;18:243.
96. Patel AB, et al. *Anesth Analg*. 2002;94:943.
97. Li Y, et al. *Drug Metabol Drug Interact*. 2004;20:175.
98. Rezaiguai-Delclaux S, et al. *Anesthesiology*. 1998;88:751.
99. Paugam-Burtz C, et al. *Anesthesiology*. 2000;93:805.
100. Malacrida L, et al. *Pulm Pharmacol Ther*. 2014;28(2):122.
101. Bilgi M, et al. *Eur J Anaesthesiol*. 2011;28(4):279.
102. Sweeney M, et al. *J Appl Physiol*. 1998;85:2040.
103. Myers JL, et al. *Ann Thorac Surg*. 1996;62:1677.
104. Moncada S. *Pharmacol Rev*. 1991;43(2):109.
105. Bredt DS, et al. *Neuron*. 1991;7(4):615.
106. Lamas S, et al. *Proc Natl Acad Sci U S A*. 1992;89(14):6348.
107. Moncada S, Palmer RM. *Semin Perinatol*. 1991;15(1):16.
108. Ichinose F. *Circulation*. 2004;109(25):3106.
109. Lian TY. *Drug Des Devel Ther*. 2017;11:1195.
110. Galvin I, et al. *Br J Anaesth*. 2007;98:420.
111. Arai TJ, et al. *J Appl Physiol*. 2009;106:1057.
112. Adding LC, et al. *Acta Anaesthesiol Scand*. 1999;167:167.
113. Yamamoto Y, et al. *J Appl Physiol*. 2001;91:1121.
114. Robertson TP, et al. *Cardiovasc Res*. 2001;50:145.
115. Morio Y, McMurtry IF. *J Appl Physiol*. 2002;92:527.
116. Evans AM, et al. *Current Opinions Anesthesiology*. 2011;24:13.
117. Firth AL, et al. *Am J Physiol Lung Cell Mol Physiol*. 2008;295:L61.
118. Nagendran J, et al. *Current Opinions Anesthesiology*. 2006;19:34.
119. Wang L, et al. *J Clin Invest*. 2012;122(11):4218.
120. Goldenberg NM. *Anesthesiology*. 2015;122(6):1338–1348.
121. Lumb AB, Slinger P. *Anesthesiology*. 2015;122(4):932.
122. Akata T. *Anesthesiology*. 2007;106:365.
123. Gambone LM, et al. *Am J Physiol Heart Circ Physiol*. 1997;272:H290.
124. Seki S, et al. *Anesthesiology*. 1997;86:923.
125. Nakayama M, et al. *Anesthesiology*. 1998;88:1023.
126. Lennon PF, Murray PA. *Anesthesiology*. 1995;82:723.
127. Sato K, et al. *Anesthesiology*. 2002;97:478.
128. Liu R, et al. *Can J Anaesth*. 2003;50:301.
129. Olschewski A. *Adv Exp Med Biol*. 2010;661:459.
130. Su JY, Vo AC. *Anesthesiology*. 2002;97:207.
131. Zhong L, Su JY. *Anesthesiology*. 2002;96:148.
132. Loer SA, et al. *Anesthesiology*. 1995;83(3):552.
133. Lennon PF, Murray PA. *Anesthesiology*. 1996;84:404.
134. Johns RA. *Anesthesiology*. 1993;79:1381.
135. Marshall C, Marshall BE. *Anesthesiology*. 1993;79:A1238.

136. Marshall C, Marshall BE. *Anesthesiology*. 1990;73:441.
137. Jing M, et al. *Life Sci*. 1995;56(1):19.
138. Gambone LM, et al. *Anesthesiology*. 1997;86:936.
139. Liu R, et al. *Anesthesiology*. 2001;95:939.
140. Eisenkraft JB. *Br J Anaesth*. 1990;65:63.
141. Lesitsky MA, et al. *Anesthesiology*. 1998;89:1501.
142. Schwarzkopf K, et al. *Anesth Analg*. 2005;100:335.
143. Schwarzkopf K, et al. *J Cardiothorac Vasc Anesth*. 2003;17:73.
144. Karzai W, et al. *Anesth Analg*. 1999;89:215.
145. Schwarzkopf K, et al. *Anesth Analg*. 2001;93:1434.
146. Kleinsasser A, et al. *Anesthesiology*. 2001;95:1422.
147. Nyren S, et al. *Anesthesiology*. 2010;113:1370.
148. Radke OC, et al. *Anesthesiology*. 2012;116:1186.
149. Bindlsev L, et al. *Acta Anaesthesiol Scand*. 1981;25:360.
150. Nishiwaki K, et al. *Am J Physiol Heart Circ Physiol*. 1992;262:H1331.
151. Abe K, et al. *Anesth Analg*. 1998;86:266.
152. Reid CW, et al. *J Cardiothorac Vasc Anesth*. 1996;10:860.
153. Beck DH, et al. *Br J Anaesth*. 2001;86:38.
154. Pruszkowski O, et al. *Br J Anaesth*. 2007;98:539.
155. Kellow NH, et al. *Br J Anaesth*. 1995;75:578.
156. Abe K, et al. *Anesth Analg*. 1998;87:1164.
157. Benumof JL, et al. *Anesthesiology*. 1987;67:910.
158. Pagel P, et al. *Anesth Analg*. 1998;87:800.
159. Carlsson AJ, et al. *Anesthesiology*. 1987;66:312.
160. Ng A, Swanevelder J. *Br J Anaesth*. 2011;106:761.
161. Karzai W, Schwarzkopf K. *Anesthesiology*. 2009;110:1402.
162. Dalibon N, et al. *Anesth Analg*. 2004;98:590.
163. Teppema LJ, Baby S. *Respir Physiol Neurobiol*. 2011;177:80.
164. Stuth EAE, et al. Central Effects of General Anesthesia. In: Denham S, Ward ADLJT, eds. *Pharmacology and Pathophysiology of the Control of Breathing*. Boca Raton, FL: Tayor and Francis Group; 2005:571.
165. Stuth EA, et al. *Respir Physiol Neurobiol*. 2008;164:151.
166. Sirois JE, et al. *J Neurosci*. 2000;201:6347.
167. Sirois JE, et al. *J Physiol*. 2002;541:717.
168. Trochet D, et al. *Am J Respir Crit Care Med*. 2008;177:906–911.
169. Coghlan M, Richards E. *ER Trafficking*. 2018;8(1):5275.
170. Forster HV, Smith CA. *J Appl Physiol*. 2010;108:989.
171. Nattie E, et al. *J Appl Physiol*. 2011;110:1.
172. Erlichman JS, et al. *Respir Physiol Neurobiol*. 2010;173:305.
173. Pandit JJ. *Anaesthesia*. 2002;57:632.
174. Pandit JJ. *Anaesthesia*. 2005;60:461.
175. Baugh R, et al. *Otolaryngol Head Neck Surg*. 2013;148(5):867.
176. Abdala AP, et al. *J. Physiol*. 2015;593(14):3033.
177. Rybak IA, et al. *J Neurophysiol*. 2008;100:1770.
178. Smith CA, et al. *Respir Physiol Neurobiol*. 2010;173:288.
179. von Euler US LG, Zotterman Y. *Scand Arch Physiol*. 1939;83:132.
180. BuSha BF, et al. *J Appl Physiol*. 2002;93:903.
181. Lazarenko RM, et al. *J Neurosci*. 2010;30:7691.
182. Haxhiu MA, et al. *Respir Physiol*. 1987;70(2):183–193.
183. Horner RL. *Respir Physiol Neurobiol*. 2008;164:179.
184. Begle RL, et al. *Am Rev Respir Dis*. 1990;141(4 Pt 1):854.
185. Tagaito Y, et al. *J Appl Physiol (1985)*. 2007;103(4):1379.
186. Hornbein TF, et al. *Anesth Analg*. 1982;61(7):553.
187. Bedi A, et al. *Anaesthesia*. 2002;57(3):233.
188. Cormack JR, Gott J, Kondogiannis S, et al. *A A Case Rep*. 2017;8(4):90.
189. Fourcade HE, et al. *Anesthesiology*. 1971;35(1):26.
190. Calverley RK, et al. *Anesth Analg*. 1978;57(6):610.
191. Lockhart SH, et al. *Anesthesiology*. 1991;74(3):484.
192. Doi M, Ikeda K, et al. *J Anesth*. 1987;1(2):137.
193. Hickey RF, Severinghaus JW. Regulation of breathing: drug effects. In: Hornbein TF, ed. *Regulation of Breathing - Pt. 2*. New York, NY: Marcel Dekker; 1981:1251–1312.
194. Eger EI. *Anesthesiology*. 1981;55(5):559.
195. Fujii Y, et al. *Int Anesthesiol Clin*. 2001;39(2):95.
196. Winkler SS, et al. *J Comput Assist Tomogr*. 1987;11(3):496.
197. Winkler RF, et al. Xenon effects on CNS control of respiratory rate and tidal volume-the danger of apnea. In: Hartmann AHS, ed. *Cerebral Blood Flow and Metabolism Measurement*. Berlin: Springer-Verlag; 1985:356–360.
198. Holl K, et al. *Acta Neurochir (Wien)*. 1987;87(3-4):129.
199. Ballantyne D, Scheid P. *Adv Exp Med Biol*. 2001;499:17.
200. Ballantyne D, Scheid P. *Respir Physiol*. 2001;129:5.
201. Branco LG, et al. *J Appl Physiol*. 2009;106:1467.
202. Heeringa J, et al. *Respir Physiol*. 1979;37:365.
203. Knill RL, Gelb AW. *Anesthesiology*. 1978;49:244.
204. van den Elsen M. *Br J Anaesth*. 1998;80(2):174.
205. Kammer T, et al. *Anesthesiology*. 2002;97:1416.
206. Barnard P, et al. *J Appl Physiol*. 1987;63:685.

207. Dahan A, Teppema L. *Br J Anaesth*. 1999;83:199.
208. Sarton E, et al. *Anesthesiology*. 1999;90:1288.
209. van den Elsen MJLJ, et al. *Anesthesiology*. 1994;81:860.
210. Hickey RF. *Anesthesiology*. 1971;35:32.
211. Nakayama H, et al. *Am J Respir Crit Care Med*. 2002;165:1251.
212. West JB. *Respiration physiology*. 1983;52(3):265.
213. Dahan A, et al. *Anesthesiology*. 1994;80:727.
214. Chung F, Liao P. *Anesthesiology*. 2014;120(2):287.
215. Chung F, et al. *Anesthesiology*. 2014;120(2):299–311.
216. Sarton E, et al. *Anesthesiology*. 1996;85:295.
217. Pandit JJ, et al. *Anesthesiology*. 2004;101(6):1409.
218. Warner DO. *Anesthesiology*. 1996;84(2):309.
219. Warner DO, et al. *Anesthesiology*. 1995;82:6.
220. Warner DO, Warner MA. *Anesthesiology*. 1995;82:20.
221. Gauda EB, et al. *J Appl Physiol*. 1994;76:2656.
222. Wheatley JR, et al. *J Appl Physiol*. 1991;70:2242.
223. Schwartz AR, et al. *Am J Respir Crit Care Med*. 1998;157(4 Pt 1):1051.
224. Kuna ST, et al. *Med Clin North Am*. 1985;69(6):1221.
225. Erb TO, et al. *Paediatric Anaesthesia*. 2017;27(3):282.
226. Lerman J, et al. *Paediatric Anaesth*. 2010;20:495.
227. Ulevitch RJ. *Adv Immunol*. 1993;53:267.
228. Chow JC, et al. *J Biol Chem*. 1999;274(16):10689.
229. Marini JJ, Evans TW. *Intensive Care Med*. 1998;24(8):878.
230. Meyrick B, et al. *Prog Clin Biol Res*. 1989;308:91.
231. Brigham KL. *Am Rev Respir Dis*. 1987;136(3):785.
232. Bulger EM, Maier RV. *Crit Care Med*. 2000;28(suppl 4):N27.
233. Ermert L, et al. *Am J Physiol Lung Cell Mol Physiol*. 2000;278(4):L744.
234. Quinn JV, Slotman GJ. *Crit Care Med*. 1999;27(11):2485.
235. Langleben D, et al. *Am Rev Respir Dis*. 1993;148(6 Pt 1):1646.
236. Suffredini AF, et al. *Am Rev Respir Dis*. 1992;145(6):1398.
237. O'Grady NP, et al. *Am J Respir Crit Care Med*. 2001;163(7):1591.
238. Bachofen M, Weibel ER. *Clin Chest Med*. 1982;3(1):35.
239. Kumar A, et al. *Am J Physiol*. 1999;276(1 Pt 2):R265.
240. McQuaid KE, Keenan AK. *Exp Physiol*. 1997;82(2):369.
241. Salvemini D. *Cell Mol Life Sci*. 1997;53(7):576.
242. Ignarro LJ, et al. *Proc Natl Acad Sci U S A*. 1993;90(17):8103.
243. Weissmann N, et al. *Am J Physiol Lung Cell Mol Physiol*. 2000;279(4):L683.
244. Singh S, Evans TW. *Eur Respir J*. 1997;10(3):699.
245. Westendorp RG, et al. *J Vasc Res*. 1994;31(1):42.
246. Suter D, et al. *Anesth Analg*. 2007;104(3):638.
247. Takala RS, et al. *Acta Anaesthesiol Scand*. 2006;50(2):163.
248. Giraud O, et al. *Anesthesiology*. 2003;98(1):74.
249. Voigtsberger S, et al. *Anesthesiology*. 2009;111(6):1238.
250. Schlapfer M, et al. *Clin Exp Immunol*. 2012;168(1):125.
251. Du G, et al. *Anesth Analg*. 2017;124(5):1555.
252. Bedirli N, et al. *J Surg Res*. 2012;178(1):e17.
253. Dong X, et al. *Exp Lung Res*. 2013;39(7):295.
254. Beitler JR, et al. *Clin Chest Med*. 2016;37(4):633.
255. Wagner J, et al. *PLoS One*. 2018;13(2):e0192896.
256. Faller S, et al. *Anesth Analg*. 2012;114(4):747.
257. Englert JA, et al. *Anesthesiology*. 2015;123(2):377.
258. Strosing KM, et al. *Anesth Analg*. 2016;123(1):143.
259. Pak O, et al. *Adv Exp Med Biol*. 2017;967:195.
260. Liu R, et al. *Anesth Analg*. 1999;89(3):561.
261. Fujinaga T, et al. *Transplantation*. 2006;82:1168.
262. Casanova J, et al. *Anesth Analg*. 2011;113:742.
263. Ohsumi A, et al. *Ann Thorac Surg*. 2017;103(5):1578.
264. Ohshima Y, et al. *Springerplus*. 2016;5(1):2031.
265. Martens A, et al. *J Surg Res*. 2016;201(1):44.
266. Wrigge H, et al. *Anesthesiology*. 2000;93:1413.
267. De Conno E, et al. *Anesthesiology*. 2009;110:1316.
268. Schilling T, et al. *Anesthesiology*. 2011;115:65.
269. Sugasawa Y, et al. *J Anesth*. 2012;26:62.
270. Uhlig C, et al. *Anesthesiology*. 2016;124(6):1230.
271. Beck-Schimmer B, et al. *Anesthesiology*. 2016;125(2):313.
272. Koksal GM, et al. *Eur J Anaesthesiol*. 2004;21(3):217.
273. Koksal GM, et al. *Acta Anaesthesiol Scand*. 2005;49(6):835.
274. Jabaudon M, et al. *Am J Respir Crit Care Med*. 2017;195(6):792.
275. Bellgardt M, et al. *Eur J Anaesthesiol*. 2016;33(1):6.
276. Wilson KE. *Dent Update*. 2013;40(10):822, 826.
277. Likis FE, et al. *Anesth Analg*. 2014;118(1):153.
278. Goto T. *Anesthesiology*. 2000;93(5):1188.
279. Mashour GA, Avidan MS. *Br J Anaesth*. 2015;115(suppl 1):i20.
280. Mathews DM, et al. *Anesth Analg*. 2008;106(1).
281. Lee LH, et al. *Anesthesiology*. 2005;102(2):398.
282. Janiszewski DJ, et al. *Anesth Analg*. 1999;88(5):1149.

283. Berkowitz BA, et al. *Anesthesiology*. 1979;51(4):309.
284. Berkowitz BA, et al. *J Pharmacol Exp Ther*. 1977;203(3):539.
285. Ramsay DS, et al. *Pain*. 2005;114(1-2):19.
286. Akca O, et al. *Acta Anaesthesiol Scand*. 2004;48(7):894.
287. Fernandez-Guisasola J, et al. *Anaesthesia*. 2010;65(4):379–387.
288. Peyton PJ, Peyton PJ. *Anesthesiology*. 2014;120(5):1137.
289. Pace NL. *Anesthesiology*. 2014;121(6):1356.
290. Zhou L, Chen C, Yu H. *Anesthesiology*. 2014;121(6):1356.
291. Konstadt SN, et al. *Can J Anaesth*. 1990;37(6):613.
292. Schulte-Sasse U, et al. *Anesthesiology*. 1982;57(1):9.
293. Beattie WS, et al. *Anesth Analg*. 2018.
294. Jevtovic-Todorovic V, et al. *Br J Anaesth*. 2013;111(2):143.
295. Savage S, Ma D. *Brain Sci*. 2014;4(1):73.
296. Morris N, et al. *Muscle Nerve*. 2015;51(4):614.
297. Myles PS, et al. *Anesthesiology*. 2008;109(4):657.
298. Drummond JT, Matthews RG. *Biochemistry*. 1994;33(12):3742.
299. Nagele P, et al. *Anesth Analg*. 2011;113(4):843.
300. Kiasari AZ, et al. *Oman Med J*. 2014;29(3):194.
301. Mugler JP, et al. *Proc Natl Acad Sci U S A*. 2010;107(50):21707.
302. Cullen SC. *Anesthesiology*. 1969;31(4):305.
303. Nakata Y, et al. *Anesthesiology*. 2001;94(4):611.
304. Law LS. *Anesth Analg*. 2016;122(3):678.
305. Law LS, et al. *Can J Anaesth*. 2018;65(9):1041.
306. Bronco A, et al. *Eur J Anaesthesiol*. 2010;27(10):912.
307. Cremer J, et al. *Med Gas Res*. 2011;1(1):9.
308. Coburn M, et al. *Br J Anaesth*. 2007;98(6):756.
309. Hocker J, et al. *Anesthesiology*. 2009;110(5):1068.
310. Neukirchen M, et al. *Br J Anaesth*. 2012;109(6):887.
311. Hofland J, et al. *Anesthesiology*. 2017;127(6):918.
312. Petzelt C, et al. *BMC Neurosci*. 2004;5:55.
313. Sacchetti ML. *Stroke*. 2008;39(6):1659.
314. Bedi A, et al. *Crit Care Med*. 2003;31(10):2470.
315. Roehl AB, et al. *Eur J Anaesthesiol*. 2010;27(7):660.
316. Suzuki T, et al. *Anesthesiology*. 2002;96(3):699.
317. Schaefer MS, et al. *Br J Anaesth*. 2015;115(1):61.
318. Calzia E, et al. *Anesthesiology*. 1999;90(3):829.
319. Baumert JH, et al. *Br J Anaesth*. 2002;88(4):540.
320. Zhang P. *Can J Anaesth*. 1995;42(6):547.
321. Rueckoldt H, et al. *Acta Anaesthesiol Scand*. 1999;43(10):1060.
322. Dickinson R, et al. *Anesthesiology*. 2007;107(5):756.
323. Kratzer S, et al. *Anesthesiology*. 2012;116(3):673.
324. Nagele P, et al. *Proc Natl Acad Sci U S A*. 2004;101(23):8791.
325. Richardson KJ, et al. *J Pharmacol Exp Ther*. 2015;352(1):156.
326. Hagen T, et al. *J Comput Assist Tomogr*. 1999;23(2):257.
327. Reinstrup P, et al. *Anesthesiology*. 1994;81(2):396.
328. Yagi M, et al. *Br J Anaesth*. 1995;74(6):670.
329. Petersen-Felix S, et al. *Br J Anaesth*. 1998;81(5):742.
330. Utsumi J, et al. *Anesth Analg*. 1997;84(6):1372.
331. Yonas H. *J Comput Assist Tomogr*. 1981;5(4):591.
332. Kamp HD. *Klin Anasthesiol Intensivther*. 1993;42:17.
333. de Vasconcellos K, Sneyd JR. *Br J Anaesth*. 2013;111(6):877.
334. Imberger G, et al. *Br J Anaesth*. 2014;112(3):410.
335. Myles PS, et al. *Lancet*. 2014;384(9952):1446.

22　吸入麻醉药：给药系统

MICHAEL P. BOKOCH，STEPHEN D. WESTON

庄欣琪　译　卢悦淳　王国林　审校

要　点	■ 现代麻醉工作站已经发展成为一种具备诸多安全特性的复杂设备。然而，在任何可能的情形下，当麻醉工作站或呼吸回路是导致通气困难或氧合障碍的可能原因时，正确的决定是使用氧气钢瓶和手动通气囊为患者通气。当怀疑麻醉工作站出现故障时，先换一种方式确保患者的通气与氧合，然后再排除故障。

■ 麻醉工作站使用前检查中最重要的步骤是确定自张式复苏呼吸囊和备用氧气源（备用钢瓶）处于可用状态。

■ 口径安全系统（Diameter Index Safety System，DISS）是设计用来避免医院气体输送管道与麻醉工作站的连接出现错误，轴针安全系统（Pin Index Safety System，PISS）是设计用来避免麻醉工作站中气瓶连接错误。快速耦合系统可用于连接到中央供气源。任何系统都可能出现连接错误。

■ 当医院管道气体发生意外连通或被污染时，必须采取两项措施：开启备用氧气钢瓶阀门、断开管道气源。否则不可靠的医院管道气体仍会持续流向患者。

■ 快速充氧阀将高流量100%氧气直接送到患者呼吸回路内，使麻醉科医师能够弥补泄漏或快速增加吸入氧浓度。不正确地使用快速充氧阀可能导致气压伤或术中知晓。

■ 当使用氧化亚氮时，有向患者输出低氧混合气的潜在风险。自动安全阀和氧化亚氮／氧气配比系统可防止输出低氧混合气，但并非完全可靠。输出低氧混合气的原因有：①气源接错；②安全装置故障或损坏；③安全装置下游泄漏；④联合使用第四种惰性气体（氦）和⑤高浓度挥发性麻醉药（如地氟烷）稀释了吸入气中的氧。

■ 供气系统低压部分（low-pressure section，LPS）包括流量控制阀、流量计或流量传感器。这部分是麻醉工作站的易损部位，易出现破损和泄漏，可导致向患者输送低氧混合气或异常浓度的吸入麻醉药。在使用吸入麻醉药前，麻醉工作站必须检查泄漏情况。

■ 在气动系统低压部分，氧浓度分析仪是唯一防止输出低氧混合气的安全装置。

■ 对于LPS内设有单向阀的麻醉工作站，需要手动进行负压泄漏试验。对于此部位没有单向阀的设备，可用手动正压泄漏试验或自动检测LPS泄漏。

■ 带有手动控制蒸发器的麻醉工作站，蒸发器只在开启后才能检测出其内部有无泄漏，机器自检时也是如此。带有电子控制蒸发器（如GE/Datex-Ohmeda的Aladin盒式蒸发器和Maquet FLOW-i麻醉工作站蒸发器）的麻醉工作站，可以在自检时自动检查已安装的蒸发器有无泄漏。

■ 可变旁路式蒸发器将一部分新鲜气体导入蒸发室，以产生所需的吸入麻醉药浓度。喷射式蒸发器利用微处理器调控少量吸入麻醉药液体喷入蒸发室。

■ 地氟烷沸点低、蒸气压高，不适用于可变旁路式蒸发器。将地氟烷误注入可变旁路式蒸发器理论上会致低氧混合气输出和极度过量地吸入地氟烷。

■ **呼吸回路系统**的主要优点是能够再次呼吸包括吸入麻醉药在内的呼出的气体。其主要缺点是设计复杂且连接繁琐。

- 吸入麻醉药物使用之前，须检查回路系统，以排除**泄漏**并确认**流量**。检测有无泄漏时，须进行静态试验：使回路系统压力升高，并确认回路系统压力表无下降，许多现代麻醉机也具有此项目的自检功能。为排除阻塞或阀门故障，须进行动态试验：使用麻醉工作站的呼吸机通气试验肺（通常是呼吸囊），并观察"肺"运动是否正常。
- 增加呼吸回路中的新鲜气体流速，可以减少吸入麻醉药的重复吸入及导致麻醉废气增加。为避免重复吸入二氧化碳，在呼吸回路中增加二氧化碳吸收剂是非常重要的。
- 吸入麻醉药可与二氧化碳吸收剂发生反应产生毒性化合物。七氟烷麻醉期间可产生复合物 A，尤其当新鲜气流量较低时。一些吸入麻醉药，特别是地氟烷，与干燥吸收剂接触时，可产生一氧化碳。不含氢氧化钾或氢氧化钠等强碱的二氧化碳吸收剂有助于降低此类风险。
- Mapleson 呼吸回路是一种简单、轻巧的呼吸系统，支持自主呼吸和手动通气。其特殊的回路设计需要摄入新鲜气体以避免呼出气体再吸入。由于该系统不支持使用二氧化碳吸收剂，在使用挥发性麻醉药时并不经济。
- 与重症监护治疗病房的呼吸机不同，麻醉通气机必须支持呼出气体再吸入。麻醉通气机可分为风箱式、活塞式、容量反馈系统和涡轮式。每种设计都有其优点和缺陷。与重症监护治疗病房的呼吸机相似，现代麻醉通气机支持多种通气模式。
- 对于装备有风箱的麻醉通气机，上升式风箱（风箱于呼气相上升）比下降式风箱（风箱于呼气相下降）安全性更高，因上升式风箱不能上升至原高度时，回路脱开更易被发现。
- 呼吸回路发生泄漏时，活塞式通气机可能将空气吸入至呼吸回路中。Maquet FLOW-i 容量反馈系统将使用纯氧补偿泄漏。这两种情况都可能导致吸入麻醉药浓度低于预设值。
- 对于旧式麻醉机，在吸气相增加的新鲜气流将加入至潮气量中。因此在正压通气时增加新鲜气流将导致潮气量和气道压力增加。新一代麻醉工作站具备吸入潮气量新鲜气体隔离或将计算输送气体量作为潮气量的新鲜气流补偿功能。麻醉科医师应清楚自己所用麻醉机是否具备新鲜气流补偿功能。
- 麻醉废气清除系统确保手术室免受手术废弃麻醉气体的污染。主动式系统在现代手术室中最为常见，以负压吸引方式清除麻醉废气。依据设计的不同，废气清除系统的连接管堵塞或吸引压力不足，会导致呼吸回路内压力增加或麻醉废气排放至手术室内。
- 美国麻醉科医师协会的《麻醉前检查程序建议（2008）》是制定麻醉机个体化用前检查程序的极佳蓝本，而不是一个放之四海而皆准的检测清单。

尽管现代麻醉工作站与 19 世纪中叶发明的乙醚浸泡纱布装置几乎没有相似之处，但其本质上都是一种提供吸入麻醉的装置。早期实施吸入麻醉时不能确定给药浓度，通气完全依赖患者自主呼吸室内空气，安全保障主要依靠麻醉操作者的警觉性，手术室完全暴露在麻醉气体中。麻醉工作站的发展为解决上述问题提供了愈发精湛的方案。如今，麻醉工作站可以完成如下所有工作：

- 输出精确浓度的挥发性麻醉气体。
- 可分别测量氧气及两种以上其他吸入气体浓度，并能够持续向吸入气体中补充麻醉气体。
- 提供呼吸回路压力可控的手动通气模式（呼吸囊通气）。
- 对患者进行机械通气，拥有可媲美重症监护治疗病房（intensive care unit，ICU）呼吸机的复杂通气模式。
- 去除二氧化碳之后允许再吸入呼出的麻醉气体。
- 将患者呼吸回路中过剩的气体清除并排出至手

术室外。

- 持续测量并显示吸入氧浓度，以及呼吸频率和潮气量等通气参数。
- 可避免因操作失误或供气障碍引起的混合气中氧浓度过低。
- 提供呼吸回路手动快速充氧功能。
- 具有备用供氧。
- 显示气体管路及备用气源压力。
- 提供一体化界面，可显示麻醉药物、血流动力学和呼吸参数，并将这些数据记录到电子病历中。

麻醉工作站是非常复杂的设备，其设计时需要考虑诸多工作任务和解决方案。新踏入此领域的医生即使有使用其他通气设备如 ICU 呼吸机的工作经验，也仍常感觉麻醉机神秘且望而生畏。麻醉工作站是麻醉科医师最重要的应用设备，故对其熟练掌握非常重要。需要强调的是，如果怀疑麻醉工作站没有正常运转，且患者出现通气或氧合障碍时，使用备用氧气源给患者通气是优先选择。确保患者安全后，再进行麻醉机故障排除。

麻醉工作站的一些设计和技术革新使麻醉科医师的工作更加从容和高效，很多革新也提高了患者安全性。结案索赔分析中与麻醉传输系统相关的麻醉不良事件已经下降，仅占美国麻醉科医师协会（American Society of Anesthesiologists，ASA）已结案例的 1% 左右[1]。此外，与前几十年的结案索赔分析相比，索赔事件的严重程度趋于下降，麻醉知晓的报道逐渐增多，而死亡或永久性脑损伤的报道逐渐减少[1-2]。

为避免不良事件，麻醉科医师必须了解麻醉工作站的运转特性及功能构造。不同的麻醉工作站及其零部件有许多相似之处，但不同之处越来越多，且操作和使用前检查程序也越来越不同，因此应熟悉各种设备。不幸的是，麻醉科医师往往缺乏麻醉工作站及使用前实施正确检查的相关知识[3-7]。当代机器设备都具有使用前自动检查程序，但其可靠性存在差异[6]。值得注意的是，存在安全隐患时，机器仍可能通过自检[8-9]。安全地使用任何一种麻醉工作站，须对其进行全面深入的了解，且须了解各种机器的不同特征和检查程序。

仅一个章节很难详细描述每个气体系统、子系统组件及患者呼吸回路。但由于麻醉工作站必须遵循基本标准，本章节将介绍适用于所有机器的通用原则。虽然此章节详细描述了几个子系统，麻醉科医师必须全面了解自己所用麻醉工作站的性能并确保其个体化用前检查程序准确无误。本章节内容包括：麻醉工作站指南、功能构造（包括供气系统、蒸发器、呼吸回路和通气机）、废气清除系统以及麻醉机使用前检查。

麻醉工作站标准与指南

麻醉机和工作站标准是生产厂家在机器最低性能、设计特点和安全要求方面必须遵守的基本准则。麻醉工作站的很多规范都由国际标准化组织（International Organization for Standardization，ISO）规定。ISO 是在国际志愿协议标准的基础上，以全球工业界和学术界专家意见、政府、消费者组织和其他非政府组织为基础发展起来的[10]。目前的标准是在 2011 年 ISO 80601-2-13《麻醉工作站基本安全和基本性能的特殊要求》标准中定义的[11]。ISO 标准还参考了包括电气标准、设备结构和性能，以及软件标准在内的其他大量内容。由国际 ASTM（以前称为美国材料实验学会）颁布的相关标准因尚未更新，已于 2014 年撤回。其他机器子系统的关键标准来源于压缩气体协会（Compressed Gas Association，CGA）和电气电子工程学会（Institute of Electrical and Electronics Engineers，IEEE）。

在本章节中，"麻醉工作站"或"麻醉机"的 ISO 标准可相互通用，包括设计和建造麻醉工作站的诸多标准，涉及麻醉气体输送系统、麻醉呼吸系统、监测设备、报警系统和保护装置。本章重点讨论与输送吸入麻醉药有关的麻醉工作站设计和功能方面的内容。

ASA 公布了几个麻醉工作站相关指南[11a]。各科医师可将 2008 年更新的《麻醉前检查程序建议》（Recommendations for Pre-Anesthesia Checkout Procedures）作为总指南，针对自己所用麻醉工作站系统制订个体化用前检查程序[11b]。麻醉科医师及其他医疗人员、管理者、专业行业协会可应用 ASA 确定的麻醉机报废指南中绝对和相对标准确定麻醉机报废时间[11c]。最后，ASA《麻醉基本监测标准》概述了氧合、通气、循环、体温和对麻醉工作人员的要求[11d]。其他一些国家麻醉协会也发布了与麻醉工作站相关的标准和推荐指南[11e, 11f]。

麻醉工作站的功能构造

供气系统

现代麻醉机通常大部分为电子控制，因此临床医师多通过触摸屏，而非流量计对气动系统进行调节。然而，麻醉机内部仍为气动系统。在此系统内，呼吸气体从气源输出，经测量、混合，通过麻醉蒸发器，并输送到患者呼吸回路。由于麻醉工作站制造商的不同，这种供气系统的细节可能存在差异，但他们的总体原理图是相似的。图 22.1 展示了一种更为传统的非电子控制麻醉机供气系统。图 22.2 展示了当代典型的电子控制麻醉工作站。

供气系统由以下部分组成：氧气、空气和氧化亚氮从医院管道气源或麻醉机背面的备用钢瓶进入麻醉机。气体经压力调节器，通过流量控制阀，而后流经流量计、麻醉蒸发器和患者呼吸回路，到达新鲜气体出口。整个路径中存在一系列安全机制，避免从新鲜气体出口输出低氧混合气。此外，该系统可以快速直接将 100% 氧气充入患者呼吸回路（快速充氧阀），并可从流量计中提供 100% 氧气；即便在机器关闭或切断电源时，这两项功能依然随时可用。

供气系统分为三部分：高压、中压和低压部分。麻醉机中唯一的高压部分是麻醉机背面的附属气体钢瓶（备用钢瓶）。这些钢瓶中的气体压力［空气和氧化亚氮约为 2000 磅每平方英寸（psig），氧化亚氮约为 745 psig］在使用时立即被降至中等压力。医院气体管

道本身属于中压部分（50 ～ 55 psig），此部分从管道或备用钢瓶的降压输入气源开始，延伸到流量计控制阀。低压部分从流量计控制阀开始，包括流量计和麻醉蒸发器，并截止于新鲜气体出口。

高压部分

备用钢瓶入口 正常运转条件下，麻醉机的高压部分并未运转，医院中心供气系统是麻醉机的主要气源。但是，为防止医院气源供气失败，必须有至少一个与麻醉机相连的氧气瓶作为备用氧源。有些机器附有三或四个备用钢瓶连接口，分别为氧气、空气和氧化亚氮，有些机器连有两个氧气钢瓶，一些少见机型还接有二氧化碳或氦气钢瓶以备特殊用途。这些钢瓶通过悬挂叉架安装在麻醉机上（如图 22.3 所示），悬挂叉架不仅可安全支持还可定位钢瓶方向以确保其连接的气密性，确保流向麻醉机气流的单向性[12-13]。每个叉架须附有标签显示它所接受气体的种类，每个叉

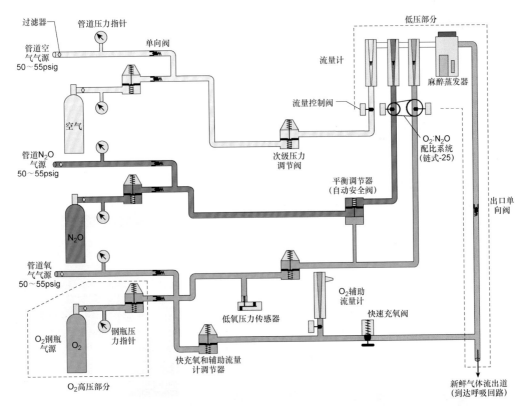

图 22.1 **图为 GE Healthcare Aespire 麻醉工作站供气系统。** 高压系统起于高压气瓶，止于高压调节器（虚线处为高压氧气部分）。中等压力系统从高压调节器到流量控制阀，并且包括了管道气源入口的管道部分。低压系统（虚线处）从流量控制阀延伸至呼吸回路。具体内容详见正文（From Datex-Ohmeda. S/5 Aespire Anesthesia Machine：Technical Reference Manual. Madison, WI：Datex-Ohmeda；2004.）

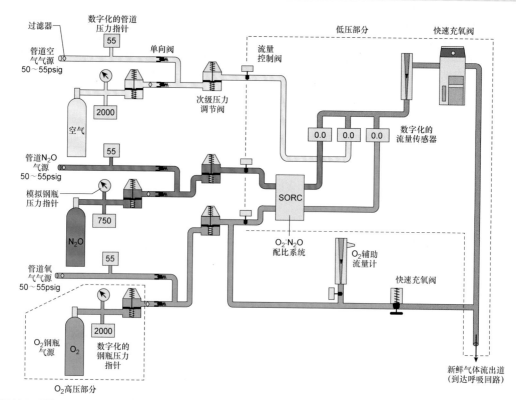

图 22.2 **图为 Dräger Apollo 麻醉工作站供气系统。**高压系统起于高压气瓶，止于高压调节器（虚线处为高压氧气部分）。中等压力系统从高压调节器到流量控制阀，并且包括了管道气源入口的管道部分。低压系统（虚线处）从流量控制阀到呼吸回路。具体内容详见正文（From Dräger Medical. Instructions for Use：Apollo. Telford，PA：Dräger Medical；2012.）

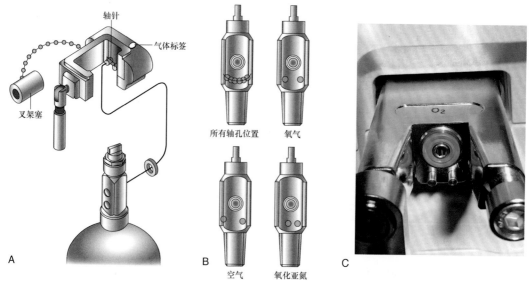

图 22.3 **备用钢瓶悬挂叉架。**（A）标准的悬挂叉架强调特定气体轴针、密封垫片和叉架塞。无钢瓶时应插入叉架塞。（B）压缩气体钢瓶盖阀连接轴针安全系统轴孔。（C）氧气的叉架与轴针（A and B，From Yoder M. Gas supply systems. In：Understanding Modern Anesthesia Systems. Telford，PA：Dräger Medical；2009.）

架组件还装有轴针安全系统（Pin Index Safety System,
PISS），是防止钢瓶误接的保险装置。每个阀座有两
个针突，能插入对应钢瓶上端组件的轴孔内。每种气
体或混合气，都有专门的针突排列方式[14]。PISS 失
效报道虽不常见，但也曾有过。像所有安全系统一
样，PISS 应被视为部分保护措施。保护失败见于如下
情形：针突过度挤入悬挂叉架；针突弯曲或破裂；钢
瓶与叉架间过度使用垫圈影响针突排列，但仍需顾及
气密性[15-17]。医疗气瓶错误可致严重后果，故检查气
瓶和叉架标签确保将正确气体连接到正确入口是非常
重要的[18]。

　　操作者一旦打开气钢瓶阀门，气流首先通过滤
器以滤过任何颗粒物质。备用钢瓶充满气体时的压
力（氧化亚氮约 750 psig，空气约为 2000 psig，氧
气约为 2000 psig）显著高于医院管道气源的正常压
力（50～55 psig）。**高压调节器**可将备用钢瓶内压力
调节至略低于管道供气的恒定压力（根据麻醉机的不
同，压力约为 40～45 psig）[13]（见图 22.1 高压氧气
部分）。低压气体具备如下安全特性：如果备用钢瓶和
管道供氧均与麻醉机连接且备用钢瓶处于开启状态，
麻醉机优先采用管道供氧作为气源，从而保证备用钢
瓶在管道供氧发生故障时能够正常工作。当管道供氧
压力低于 40～45 psig 时，备用钢瓶可能为麻醉机供
氧导致氧气不断流失，所以在正常情况下应关闭备用
钢瓶。当已知或怀疑管道气源被污染或意外连通，导
致输出低氧混合气时（可能由于氧气管道内出现氧化
亚氮所引起），需要将管路气源与麻醉机断开，才能
使用备用钢瓶内的氧气。在上述情况下，管道气源压
力仍高于高压调节器输出压力，所以只打开备用气源
是无济于事的[13, 18a]。

　　钢瓶气体流出减压阀后，流向钢瓶压力单向阀，
可避免气体逆流至已空或近空的钢瓶（图 22.1）。当
一台麻醉机可以连接两个备用钢瓶时，每个钢瓶必须
安装有单向阀。在一些机器上，在两个单向阀下游设
有一个高压调节器；在另一些机器上，每个钢瓶接口
都设有独立的高压调节器和单向阀。无论哪种设计，
都避免了气体从充满的钢瓶逸入空瓶，并允许在在更
换新钢瓶时，保证另一钢瓶继续向麻醉机供气。

　　如图 22.1 所示，系统内安装有很多压力表。每个
管道气源和每个备用钢瓶中的气体压力必须显示于麻
醉机上。备用钢瓶在开启状态下才能显示准确的压力
值；如果麻醉机连接了两个备用钢瓶，显示的则是压
力较高且开启状态的钢瓶。有些机器为电子显示压力
表，只有在机器开机时，管道气源和钢瓶的压力数值
才能显示出来。

　　安全使用备用钢瓶需要注意两点。第一，麻醉
机自检不包括备用钢瓶的检查。麻醉科医师必须手动
打开每一个钢瓶，并在麻醉机上检查气压表压力数
值。如果麻醉机装备有两支钢瓶，则必须逐一开启并
检查。检查完第一支钢瓶后，可通过快速充氧阀释放
系统内残余压力，以便准确检测第二支钢瓶的气压。
第二，在使用管道气源正常供气时，必须保持备用钢
瓶气源处于关闭状态。高压系统的微小泄漏，或管道
气源的压力波动都能导致钢瓶内气体逸出。如果备用
钢瓶一直处于开启状态，麻醉科医师可能无法察觉管
道气源的故障。当氧气钢瓶处于关闭状态时，管道供
氧的故障能立即触发麻醉机低氧压报警，此时可打开
备用气源，确保在排除管道气源故障前，患者有持续
氧供。如果氧气钢瓶在管道气源发生故障时已处于**开
启状态**，麻醉机仅显示供氧由管道气源转换至备用气
源。在这种情况下，低氧压报警仅在备用气源消耗殆
尽时出现，备用气源也就失去了实际意义[12, 19]。

中压部分

　　管道入口：医院中心供气源　医院中心供气系
统通常将三种气体输送到手术室：氧气、空气和氧化
亚氮。大型医院的主要供氧源通常为大型低温储氧系
统，后者可通过装载液氧的卡车进行补充。稍小规模
的医院可能通过可更换式液氧罐或多组 H 型氧气钢瓶
进行供氧。氧气储存系统必须配备备用供氧和报警系
统[14]。多数医院通过压缩机将清洁、干燥的空气输
送到加压储气罐，再输送到管道系统中。中心氧化亚
氮供气来自 H 型钢瓶或类似于氧气存储设备的大型液
化气体储存系统[14]。

　　管道气体最终到达患者诊疗区域，且存在两种连
接方式：口径安全系统（Diameter Index Safety System,
DISS）或快速耦合系统。无论哪种连接方式，氧气、
空气和氧化亚氮的接口是互不相同的，这有助于减少
错接气体可能性。在口径安全系统中（图 22.4），只有
相同口径的插口和插头才能匹配连接（图 22.4）[14, 20]。
在快速耦合系统中，接口和插头端分别带有相匹配的
针脚和凹槽，以确保正确连接（图 22.5）。由于这些
连接装置可以非常方便地接通或断开，所以非常适用
于可移动设备。无论哪种系统，某一气体在墙面接口
和管路插头上都有其特定的颜色标识，以方便识别。

　　最终的气体管路通过 DISS 系统连接至麻醉工
作站（图 22.4C）。气体进入机器后，会依次流经过
滤器及管道单向阀。此单向阀可避免气体由麻醉机
逆流进入医用气体管道系统或经开放入口进入大气。
DISS 入口和管道单向阀之间为样品室，由测量器或

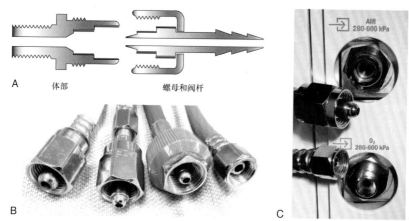

图 22.4　**口径安全系统**。口径安全系统（DISS）连接器用在低于 200 psig 的压力下，不可互换的、可移动的医用气体的连接，也用于吸引和废气连接。直径指数是由连接部件的不同口径形成的，接头部位会像配对的钥匙一样紧密连接。O₂ 管路的连接处由于有独特的螺纹箍和螺纹架而与其他气体的连接处都明显不同。图 A 为 DISS 连接器的交叉部分。图 B 从左到右依次为真空、空气、氧化亚氮、氧气管路接头（连接器）。图 C 为麻醉工作站后部的 DISS 连接装置（A，Modified from Yoder M. Gas supply systems. In：Understanding Modern Anesthesia Systems. Telford, PA：Dräger Medical；2009.）

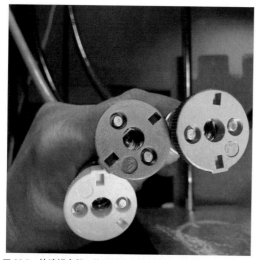

图 22.5　**快速耦合器**。快速耦合器与口径安全系统相似，用于不可互换的、可移动的医用气体的连接，也用于吸引和废气连接。带有针脚的插头与带有相匹配凹槽的插口相连接（如图所示）。当两部分互锁时，实现气密性连接。扭转插头外壳可使两部分分离

传感器测量管道氧气压力，管道氧气压力须显示于麻醉机前面板。

快速充氧阀　快速充氧阀为麻醉机最古老的安全性能之一，至今仍是麻醉机标准配置[11, 20-21]。快速充氧可以手动将高流量 100% 氧气直接送到患者呼吸回路内，以弥补回路泄漏的气体或迅速增加吸入氧气浓度。来自快速充氧阀的气流会绕过麻醉机蒸发器

（图 22.1）。供气系统中压部分为快速充氧阀供气，此阀门平时处于关闭状态，操作者按压快速充氧按钮时，快速充氧阀被打开。因此阀门位于麻醉机气动电源开关上游，故即便麻醉机处于关机状态，此功能仍随时可用。来自快速充氧阀的气流以 35 ～ 75 L/min 速率进入蒸发器下游回路低压部分，速率大小取决于机器和操作压力[11, 20-21]。

之前报道曾描述过快速充氧阀可能引发某些险情。阀门故障或损坏后，可能会卡在全开启位置，导致压伤[22]。活瓣卡在部分开启位置或反复过度快速充氧，进入回路的大量氧气会稀释吸入麻醉药，致术中知晓[23-24, 24a]。对于未配备新鲜气体隔离装置或吸入压力阈值设置不当的麻醉机，在正压通气吸气相快速充氧，可导致气压伤。带有新鲜气体隔离装置的麻醉机系统把从流量计与快速充氧阀流入系统的新鲜气体隔离开来，避免快速充氧阀的高压气流直接进入患者肺内致潮气量剧增（参见"新鲜气流补偿装置和新鲜气体隔离装置"相关内容）。如应用普通麻醉呼吸回路，在机械通气吸气相，由于呼吸机排气阀处于关闭状态，可调式压力限制（adjustable pressure-limiting，APL）阀处于回路外或呈关闭状态，将不能排出过多容量[25]。

在新鲜气体出口处快速充氧可提供适宜喷射通气的高压、高流量氧源，但有潜在局限性。一些麻醉机的新鲜气体出口不易触及，并非所有麻醉机都能在出口产生足以实施喷射通气的压力[26-27]。如需进行喷射通气且麻醉机的快速充氧阀不支持此操作时，应寻找其他高流量氧源。

气动安全系统 现代麻醉机主要安全目的之一为避免输送相对氧气而言过高浓度的氧化亚氮（低氧混合气）。ISO 标准要求向患者输送非低氧混合气，或在输出低氧混合气时产生报警[11]。下文介绍的几种安全装置均已应用在麻醉机上，旨在避免产生低氧混合气。

供氧故障报警传感器 此传感器位于麻醉机中压部分供氧回路内，当氧供压力低于制造商设定的阈值时，会向临床医师提供视听报警。此报警装置为 ISO 所要求[11]，在 ASTM 指南中，在氧压力恢复至最小值前报警音不能被消除[20]。当管道压力严重降低或消失，或麻醉机供氧源为近空的氧气瓶时，就会触发报警。正常手术中，报警信号会给操作者提供紧急信息，提示操作者打开麻醉机备用气源钢瓶，然后排除供氧管道故障。由于管道气源压力标准在世界各地差异很大，不同制造商和不同机器类型之间的报警压力阈值也不尽相同。制造商应在说明书中介绍触发警报的条件[11]。许多类型的气动-电动转换开关起到了此传感器的作用。老式麻醉机仅装备气动装置，当氧气压力下降时会发出声音信号（一种类似哨子的声音）[27a]。现代麻醉机在输出端集成了电子压力传感器，当压力降至设定阈值以下，将触发报警[21]。

氧气故障保护装置 氧气故障除了触发报警外，还影响供气系统内其他气体的流动。氧气故障保护装置有时称为故障安全阀，在供气系统内对氧气压力与其他气体流速进行匹配。该装置符合 ISO 标准[11]。当麻醉机中压部分氧气压力降低时，氧气故障保护装置关闭阀门，阻断其他气体（如氧化亚氮或空气）流入；或成比例关闭，使其他气体流速降低。不幸的是，此阀门名称并不恰当，易使人误解为单独应用此安全阀即可避免输出低氧混合气。如医院管道被污染或意外连通，其他气体而非氧气维持足够的回路压力时，故障安全阀会保持开启状态，这种情况下，只有吸入氧浓度监测和临床观察才可保护患者免受伤害。

辅助氧流量计 辅助氧流量计非设计所必需，通常会配备在机器上。正常运转时，辅助氧流量计使用方便，允许使用低流量氧且不依赖患者呼吸回路。因中压回路中典型的流量计位于气动电源开关之前，故与快速充氧功能类似，机器不开启时，来自此流量计的氧气仍可应用。即便系统电源故障，只要管道氧源或附属备用钢瓶氧源可用，辅助氧流量计仍可作为手动呼吸囊通气的氧气来源，辅助氧流量计也可作为手动喷射通气的潜在气源，但并非所有机器均可产生足够的工作压力[26, 28]。一些辅助氧流量计具有 DISS 接口，是手动喷射通气的理想气源[13]。

操作者应注意辅助流量计氧气源与其他氧流量控制阀一样。医院管道供氧受到污染或转流是一个需注意的重要问题。如果管道氧供压力足够，即便附属氧气钢瓶阀门开启，管道气仍为供气源。一项氧化亚氮-氧气管线连通的模拟试验中，吸入氧浓度极低，关闭氧化亚氮后"患者"出现缺氧。有研究指出，不连接管道气源而将辅助氧流量计及麻醉机备用钢瓶作为供氧源并不恰当，这说明他们缺乏麻醉机及其气源的相关知识[29]。

次级压力调节器 一些麻醉机具有次级压力调节器，位于中压回路供气源下游。无论管道气压怎样波动，此调节器均可向流量控制阀和配比系统提供压力稳定的气体。调节后的气压低于管道供气压力，依麻醉工作站不同，多在 14 ~ 35 psig[30-31, 31a]。

低压部分

麻醉机设有高压和中压部分的目的是将可靠的呼吸气源以稳定和已知的压力输送到供气系统的低压部分。供气系统低压部分始自流量控制阀结束于新鲜气体出口（图 22.1 和图 22.2）。呼吸回路，包括回路系统、呼吸囊和通气机，将在后面的部分进行介绍。关键部件包括流量控制阀、流量计或流量传感器、蒸发器连接装置及药物蒸发器。供气系统中低压部分为供气系统中最易发生泄漏的部位。

流量控制装置 麻醉工作站上的流量控制阀允许操作者设定进入麻醉工作站低压部分的已知气体组分的**总新鲜气流量**。这些阀门将呼吸回路中压部分与低压部分分开。混合气出流量计后进入蒸发器连接装置，或按需直接进入麻醉蒸发器，然后新鲜气流及吸入麻醉药流向总气体出口（图 22.1 和图 22.2）[12, 19]。

电子流量传感器 新型麻醉工作站越来越多地使用电子流量传感器以代替流量管。其可以采用传统的控制钮或者全电子界面控制气体流量。气流量以数字或图形形式显示于虚拟数字流量计上。多种流量传感器技术可进行测量流量，如产热线式风速计、差压传感器或大流量传感器。图 22.6 为电子大流量传感器示意图。该装置根据比热原理测量气流量[30]。当气流经过已知容积的加热室时，需要一定的电量维持加热室温度恒定。维持温度所需电量与气流量和比热成正比。不考虑气流量的测量方法，此类系统依靠电能显示气流量。当供电中断时，此类机器通常提供备用机械方法来控制（机械流量控制阀）和显示（流量管）氧气流量。

机械流量计装置 即使一些较新式的麻醉工作站，无论作为主系统还是备用系统，机械式流量控制

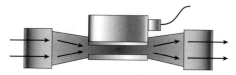

图 22.6 **电子大流量传感器。** 气流经过已知容积的加热室, 维持加热室温度所需热量 (电能) 与气体比热和气体通过加热室速度成正比。需要根据气体的比热值计算其流量, 所以每种气体都应有其各自的大流量传感器。根据维持加热室温度恒定所需热量, 即可准确计算出气流量 (Modified from Yoder M. Gas supply systems. In: Understanding Modern Anesthesia Systems. Telford, PA: Dräger Medical; 2009.)

和流量显示装置仍很常见[31a, 31b]。

流量控制阀 流量控制阀的组成部件包括流量控制钮、针形阀、阀座和一对阀门挡块 (图 22.7)[12]。麻醉机中压部分的压力特性决定了阀门入口的压力。调节流量控制阀时, 阀座上的针形阀位置发生相应改变, 形成不同的孔形。逆时针旋转流量控制阀, 气体流速增加, 顺时针旋转时则降低。因其使用频率很高且一旦损坏后果严重, 故须设有控制器, 这样过度旋转时不会引起装置拆卸或分离。

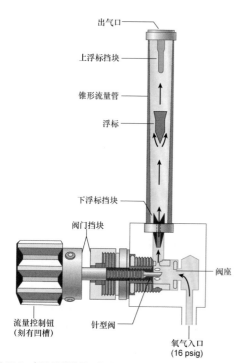

图 22.7 **氧流量计装置。** 氧流量计装置由流量控制阀和流量计组成 (From Bowie E, Huffman LM. The Anesthesia Machine: Essentials for Understanding. Madison, WI: Ohmeda, BOC Group; 1985.)

现代流量控制阀具有许多安全特性。氧气与其他气体控制钮外形必须有显著区别, 钮上刻有区别于其他气体的凹槽, 且直径相比其他气体流量控制阀大[11]。所有控制钮上都有相应气体的颜色标识, 并将气体化学结构式或气体名称永久地标记在上面。控制钮周围有护罩或挡板, 防止误动预先设定位置。如一种气体配备两只流量管, 则两管按串联方式排列, 并受同一控制阀调控[20]。

流量管 传统流量计装置中, 流量控制阀调节气流进入锥形透明流量管内, 后者亦可称为 "**可变计量孔**" 或 Thorpe 管。玻璃管下端直径最小, 上端逐渐增宽。在带有刻度的流量管内, 可移动指示浮标通过刻度位置显示经过流量控制阀的气流量[12, 19]。开启流量控制阀可允许气流进入浮标和流量管之间, 这被称为**环形间隙的空间**。此空间大小依管内不同位置而变化 (图 22.8)。气流速度一定时, 由气流产生的向上的力等于浮标自身重力产生的向下的力, 指示浮标便在此位置自由悬浮。流速改变时, 浮标便移动到管内新的平衡位置。流量计常被称为**恒压流量计**, 因当压力降低时流量管所有位置的压力同等程度降低, 浮标两侧压力保持相等[12, 32-33]。

气流通过环形间隙时根据气流速度不同分为层流或湍流 (图 22.9)。气体黏滞性 (层流) 和密度 (湍流) 影响气体流速。低流速下, 环形间隙呈管状, 气流形式为层流, 黏滞性决定气体流速。高流速下, 环形间隙类似于一个孔, 此时, 气体密度决定湍流形式的气体流速。因为气体黏滞性和密度影响浮标周围环形间隙的气流, 故标有刻度的流量管是气体特异性的。管、浮标和刻度是不可分割的。虽然温度和气压能够影响气体密度和黏滞度, 正常情况下温度或压力的轻微变化不会对流量管精确度产生明显影响。

流量管内的浮标上设计有标志线, 目的是当浮标旋转时, 表明气体在持续流动, 且浮标未被管壁卡

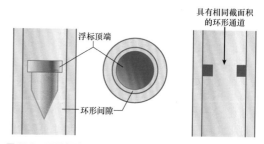

图 22.8 **环形间隙。** 浮标顶端和流量管之间的间隙称为环形间隙。可视为具有相同截面积的一个环形通道 (Redrawn from Macintosh R, Mushin WW, Epstein HG, eds. Physics for the Anaesthetist. 3rd ed. Oxford: Blackwell Scientific; 1963.)

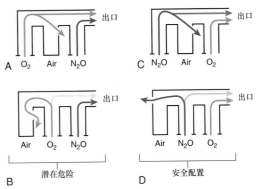

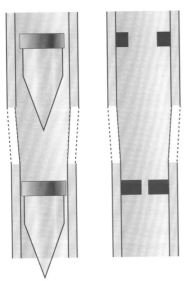

图 22.9　**流量管结构**。图下部表示流量管下端，浮标顶端和流量管之间的空隙比较窄。此时，等面积通道为管型，因直径小于长度。当气流通过此环形间隙时，气体的黏滞性决定气流速度。图上部表示流量管上端。此时，等面积通道为孔型，因长度小于直径，气流通过此环形间隙时，气流形式为端流，气体密度决定流速（Redrawn from Macintosh R，Mushin WW，Epstein HG，eds. Physics for the Anaesthetist. 3rd ed. Oxford：Blackwell Scientific；1963.）

图 22.10　**流量计排列顺序是低氧潜在原因之一**。当流量计出现泄漏时，氧化亚氮位于下游位置的排列方式具有潜在危险（图 A 和图 B）。氧气位于下游位置是安全的排列方式（图 C 和图 D）。具体内容详见正文（Modified from Eger EI II，Hylton RR，Irwin RH，et al. Anesthetic flowmeter sequence：a cause for hypoxia. Anesthesiology. 1963；24：396.）

住。流量管顶端封闭以免浮标堵塞出口。两流量管以串联方式排列，细流量管显示低流量，粗流量管显示高流量。

流量计的问题　即使流量计安装正确，流量读数也可能出现误差。灰尘或静电可以黏住浮标，使读数出现误差。在低流量时，环形间隙更小，浮标更容易被黏住。浮标损坏后，改变了浮标和流量管之间精确的位置关系，使读数出现误差。呼吸回路产生的反向压力可使浮标下降，使流量计读数低于实际流量。流量计安放位置不垂直或倾斜，环形间隙会发生扭曲，流量计读数也会出现误差[12, 34-35]。

以前，流量管是麻醉工作站最脆弱的部分。细微的裂纹和碎裂常被忽视，致输出流量误差[34]。玻璃流量管和金属模块之间的环形圈接合处可发生泄漏。除了呼吸回路内的氧浓度分析仪，流量计位于所有低氧安全装置的下游，所以流量计泄漏是一种潜在危险[33, 36-37]。在图 22.10 示例中，未使用的空气流量管出现较大泄漏。当氧化亚氮流量计位于下游位置时（图 22.10A 和 B），大量氧气从泄漏部位逸出，所有氧化亚氮都直接流入新鲜气体出口，形成低氧混合气。氧流量计位于其他流量计下游的排列方式更为安全，如图 22.10C 和 D 所示。此时，部分氧化亚氮从泄漏部位逸出，剩余气体流向新鲜气体出口。由于氧气流处于氧化亚氮下游，出现低氧混合气可能性就更小（此原理被称为 Eger 流动序列）。尽管 ISO 标准仅要求氧流量计位于所有流量计的任意一端[11]，但将氧气设置于其他所有气体的下游已成为工业标准[20]。需要注意的是，即使氧气流量计位于下游位置，氧气流量管泄漏仍可导致输出低氧混合气[34]。

配比系统　麻醉工作站的中压部分配备有氧气故障保护装置，当氧气压力降低时，可按比例减低氧化亚氮气流或使其完全关闭。但上述装置并不能完全防止操作者将低氧混合气输送到新鲜气体出口。对于具备电子控制流量功能的麻醉工作站，机器可通过程序设定防止操作者将低氧混合气输送到新鲜气体出口。对于机械结构的流量计，当操作者对氧气和氧化亚氮流量设置不当时，可能输出低氧混合气。根据 ISO 标准，机器仅具有报警装置是不够的，必须具备安全装置防止输出低氧混合气[11]。此功能通过氧化亚氮和氧气气流的机械和气动界面相互联动或对氧气和氧化亚氮流量阀进行机械联动加以实现。在使用氧化亚氮时，不论操作者把氧化亚氮浓度开到多大，或把氧气浓度降至多低，麻醉机将会自动调节这些气流的配比，而不会输出低氧混合气。不同机器生产商的设计不尽相同，以下介绍两个例子。

北美洲 Dräger 敏感氧配比控制系统（sensitive oxygen ratio controller system，SORC）为气动-机械、氧气-氧化亚氮连锁系统，通过限制呼吸回路中氧化亚氮气流，确保输出最低氧浓度不低于 25%，最高氧化亚氮浓度不超过 75%[21]。SORC 位于流量控制阀之后，由带有隔膜的氧气室、带有隔膜的氧化亚氮室和氧化亚氮配比阀组成（图 22.11），各部分通过可左右移动的水平连杆构成一体。氧气流出 SORC 之后，遇到氧气室产生的反压力，导致隔膜向右移动，氧化亚氮配比阀开放。当氧气流量增加时，同样产生反压力并导致水平杆向右移动，如果氧化亚氮此时处于开启状态，氧化亚氮也通过配比阀流入 SORC，并经

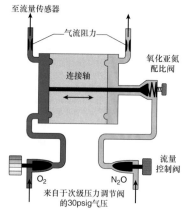

图 22.11　北美洲 Dräger 敏感氧配比控制系统（SORC）（Dräger medical，Telford，PA）。敏感氧配比控制系统是气动-机械连锁系统，不论操作者如何设定气流量，都能维持 25%以上氧气 /75% 以下氧化亚氮的比例。氧气和氧化亚氮流量的不同以及相应室内的反向压力决定了氧化亚氮配比阀的位置。在 SORC 工作时，氧流量至少为 200 ml/min，以确保氧化亚氮配比阀开放。具体内容详见正文（Modified from Yoder M. Gas supply systems. In：Understanding Modern Anesthesia Systems. Telford，PA：Dräger Medical；2009.）

过阻隔器产生反压力作用于各自室内隔膜。两种气流之间的平衡力（反压力）决定了氧化亚氮配比阀的位置[21]。如果氧气被调得过低（小于氧化亚氮气流的1/3），平衡杆将向左移动，从而限制氧化亚氮流量。如果操作者试图将氧化亚氮流量调大并过度高于氧气流量，氧化亚氮的反压力将导致阀门左移，SORC 会限制氧化亚氮流量。如果氧气流量降低至 200 ml/min以下，配比阀将完全关闭[38]。

GE/Datex-Ohmeda 链 -25 系统为机械配比系统，目前仍应用在许多麻醉机上。这一系统基于氧化亚氮和氧流量控制阀间的机械联动，确保输出氧化亚氮：氧气流量最大比值不超过 3：1。在达到最小阈值前，可单独调节任意阀门。当氧化亚氮流量增加至与氧气的比例超过 3：1 时，链式 -25 系统能自动增加氧流量。当氧气流量降低至低于 3：1 时，链式 -25 系统则自动降低氧化亚氮流量。图 22.12 为链式 -25 系统示意图。氧化亚氮流量控制阀上设有 15 齿的链齿轮，氧流量控制阀上设有 29 齿的链齿轮，两链齿轮间借链条链接。氧气与氧化亚氮轮齿比为 2：1，氧化亚氮流量控制阀旋转 2 圈时，氧流量控制阀仅旋转 1 圈。氧化亚氮流量控制阀针较氧流量控制阀针有更大的锥度，故二者最终流量比为 3：1。链式 -25 系统在每个阀杆上都设有止动挡块，当氧气比例高于 25% 时，可对氧气和氧化亚氮进行任意调节；联动链条在氧气比例低于 25% 时开始工作，并调节另一气体流量。此外，该系统在氧流量低于 200 ml/min 时不输出氧化亚氮[38a]。

虽然两种配比系统能防止总气体出口输出低氧混合物气，但其对输出气体的调节作用并不相同。当操

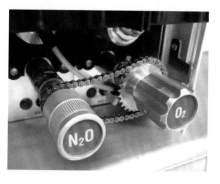

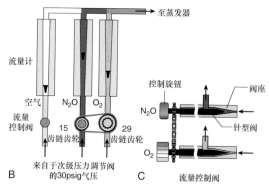

图 22.12　GE/Datex-Ohmeda 链式 -25 氧化亚氮：氧气配比系统。该系统通过两种相互独立且相互制约的方法防止输出高于 75%氧化亚氮 -25% 氧气（3：1）的混合气。（A）GE Healthcare Aestiva 麻醉工作站拆除前面板后可见链式 -25 配比系统。（B）保持氧化亚氮与氧气比例不超过 2：1 的控制阀机械联动装置。（C）氧化亚氮流量控制阀针较氧流量控制阀针锥度更大。旋转旋钮时，氧化亚氮流增加量多于氧气，所以二者最大流量比为 3：1。氧气管道系统的次级压力调节器和氧化亚氮管道系统的平衡调节器保证了阀门处稳定平等的压力。具体内容详见正文（Datex-Ohmeda：Aestiva anesthesia machine：technical reference manual，Madison，Wis；Datex-Ohmeda 2006.）

作者将氧气比例降至 25% 以下时，链式 -25 和 SORC 系统都能降低氧化亚氮流量。若操作者随后增加氧流量，在链式 -25 系统中，由于机械联锁结构改变了氧化亚氮控制阀的设置，氧化亚氮流量仍将保持在调整后的较低水平；在 SORC 系统中，氧化亚氮流量将恢复到先前设定的较高水平。若操作者增加氧化亚氮流量并超过安全范围时，链式 -25 系统将通过调节氧气控制阀增加氧流量，与之相反，SORC 系统将阻止氧化亚氮流量的继续增加。若操作者随后降低氧化亚氮流量，在链式 -25 系统中，氧流量仍将保持在调整后的较高水平；在 SORC 系统中，氧流量将保持不变。

配比系统故障 配比系统并非绝对安全。某些情况下，具有配比系统的麻醉工作站仍可能输出低氧混合气。多例个案报道描述了配比系统所发生的故障[39-43]。操作者也应警惕可导致配比系统故障的各种情况。当氧气管道错误地输送其他非氧气体时，机械和气动配比系统均不能予以识别。链式 -25 配比系统在流量控制阀水平发挥作用，当这些装置下游出现泄漏，如氧流量管破损时，输送到总气体出口的可能是低氧混合气。此情况下，氧从泄漏处逸出，总气体出口输出的气体主要是氧化亚氮。最后，挥发性麻醉药在流量计和配比系统下游进入混合气体。低效能挥发性麻醉药，如地氟烷占总新鲜气体比例可能要比高效能挥发性麻醉药大。高容积挥发性麻醉药进入配比系统下游后，配比系统虽起作用，但最终混合气体内吸入氧气浓度可能会低于 21%。由于回路系统的复杂性（见后文），进入呼吸回路的新鲜气流氧浓度可能与患者实际吸入氧浓度（fraction of inspired oxygen，FiO_2）存在较大差异。在上述情况下，在患者呼吸回路内运行的氧浓度分析仪是预防低氧混合气的最后防线。

蒸发器安装和互锁系统

蒸发器安装系统可拆卸式 现代蒸发器允许快速安装或更换。这更便于蒸发器的维护，减少了麻醉工作站上的蒸发器安装位点，并能在怀疑患者发生恶性高热时拆掉蒸发器[44]。可拆卸安装系统可能导致低压系统泄漏、互接装置故障引起新鲜气流阻塞问题[44-49]。在麻醉机安装或更换蒸发器之后，操作者应确保蒸发器安装正确，且上锁之后不能再被移动。如果厂家需要，操作者应对蒸发器密封性进行检测。

蒸发器互锁装置 所有麻醉工作站必须避免新鲜气流同时流经一个以上蒸发器[11]，蒸发器互锁装置的设计区别很大。操作者应该意识到这些装置并非绝对安全，其潜在风险为输出麻醉药过量[50-53]。

输出口单向阀 许多旧型 Datex-Ohmeda 麻醉机和一些现代麻醉工作站（例如 GE/Datex-Ohmeda Aestiva and Aespire）在蒸发器和总气体出口之间有一个单向阀（图 22.1）。此阀门作用为正压通气期间避免气体回流进入蒸发器，尽量减小下游压力间断波动对吸入麻醉药浓度的影响（见"蒸发器间歇反向压力"的讨论）。此阀门存在与否会影响使用前**手动**检查低压系统泄漏试验的方式，因为他不能通过正压试验检查阀门上游的泄漏（见"麻醉工作站用前检查"部分）。

麻醉蒸发器

早在 1846 年，William T. G. Morton 使用一种简单独特的吸入器具首次公开表演了乙醚麻醉（图 22.13）[54-56]。虽然 Morton 使用的该吸入器具能够有效吸入麻醉气体，但无法调节输出气体浓度，也无法对液态麻醉药的蒸发和环境变化引起的温度改变进行补偿。现代麻醉蒸发器的发展进步也致力于解决这两个问题。现代可变旁路式蒸发器具有温度补偿功能，并能在输入气流变化较大时准确地输出所需药物浓度。1993 年，随着地氟烷的临床应用，出现了一种更为先进的蒸发器来控制这种具有独特理化性质药物的蒸发。盒式蒸发器系统则是传统技术与计算机控制元件的完美结合。最近出现的喷射式蒸发器，可向新鲜气流中喷射精准剂量的液态麻醉药。为了更好地理解现代麻醉蒸发器的设计构造和工作原理，在详细介绍上述系统之前，需要先复习一下相关物理化学知识。

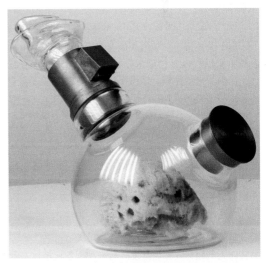

图 22.13 Morton 的乙醚吸入器具：William T. G. Morton 于 1846 年 10 月在波士顿麻省总医院使用乙醚吸入器具公开表演了乙醚麻醉，此图为复制品（Courtesy the Wood Library-Museum of Anesthesiology，Park Ridge，IL.）

物理学知识

理想气体定律   在密闭容器中，气体分子会撞击容器壁并产生压力。此压力与容器内气体分子数量或摩尔量（n）以及开尔文温度（T）成正比，与载有气体的容器体积（V）成反比。[1 摩尔某物质等于 6.022×10^{23}（阿伏加德罗常数）个该分子]。理想气体定律可用公式表达为：

$$PV = nRT$$

R（通用气体常数）$= 8.314$ L kPa/mol*K 或 62.364 L mmHg/mol*K

理想气体定律为理解蒸发器、麻醉气体输送设备和肺泡内的麻醉气体变化提供了重要基础。这一定律的关键假设包括：①气体分子在空间中以点的形式存在，②发生完全弹性碰撞，气体分子之间或气体分子与容器壁之间不发生相互吸引或排斥。这些假设适用于正常情况下稀释的麻醉气体。

道尔顿分压定律   若混合气体存在于一个容器中，每种气体都会产生其自身压力，这种压力与每种气体独自占据该容器时所产生的压力相同。混合气体总压力等于每种气体压力之和。此原理通常称为道尔顿分压定律，即混合气体中每种气体成分产生的压力称为分压力[57-58]：

$$P_{总} = P_1 + P_2 + P_3 + \cdots$$

将道尔顿定律与理想气体定律结合起来，得到另一表达式：

$$P_A = (n_A/n_{总}) P_{总} = (v/v\%) P_{总}$$

这一公式表明，气体 A 的分压可通过将混合气体总压力乘以气体 A 的摩尔分数（$n_A/n_{总}$）或体积百分比（$v/v\%$）进行计算。体积百分比在日常麻醉工作中更加实用（见下文）。

作为理解蒸发器工作原理的第一步，学习道尔顿分压定律的示例将大有裨益。在图 22.14A 中，在一个理想容器中充满纯氧，并通过一个非常小的孔洞与外界相通。容器中内气体压力完全由氧分子产生，并与大气压相同，为海平面 760 mmHg 或 1 atm 或 101.325 kPa。在图 22.14B 中，容器内充满空气，总压力等于氧气、氮气和其他微量稀有气体的分压力之和。

蒸发和蒸气压   挥发性液体如吸入麻醉药，很容易转化为气相，或称为**蒸发**。当一种挥发性液体暴露于空气或其他气体中时，液体表面拥有足够动能的分子将从液相变为气相。这一过程称为**蒸发**，蒸发仅发生于液相表面（这与**沸腾**不同，沸腾发生在整个液体

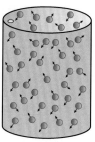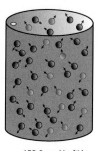

760 mmHg 氧气	159.6 mmHg 氧气
A 100% 氧气 (v/v%)	B 21% 氧气 (v/v%)
	592.8 mmHg 氮气
	78% 氮气 (v/v%)
	7.6 mmHg 其他气体
	1% 其他气体 (v/v%)

图 22.14　**分压力**（A）在一个理想容器中充满一个大气压（760 mmHg）100% 氧气。容器中内气体压力完全由氧分子产生。$P_{总} = P_{氧气} = 760$ mmHg。（B）纯氧被空气所替代，氧气、氮气和其他微量的稀有气体以百分体积形式（v/v%）构成总压力。$P_{总} = P_{氧气} + P_{氮气} + P_{其他气体} = 760$ mm

中）。如果将液态挥发性麻醉药置于密闭空间内（如麻醉蒸发器），分子将逸出至气相中，直到蒸发速率等于气体分子返回液相（过程该称为**冷凝**）的速率。当蒸发达到平衡状态时，液相上方的气体称为"饱和的"麻醉药气体（图 22.15）。气相中麻醉药分子产生的分压力称为**饱和蒸气压**，或简称为**蒸气压**。更易于蒸发且产生更高蒸气压的液体具有"更强的挥发性"。

在一定温度下，蒸气压是物质的物理特性（彩图22.16），不受大气压变化影响[59]。如图 22.17 所示，

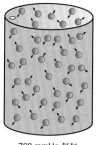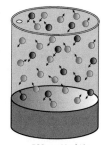

760 mmHg 氧气	522 mmHg 氧气
A 100% 氧气 (v/v%)	B 69% 氧气 (v/v%)
	238 mmHg 异氟烷
	31% 异氟烷 (v/v%)

图 22.15　**蒸发（汽化）和蒸气压**（A）在一个理想容器中充满 100% 氧气。$P_{总} = P_{氧气} = 760$ mmHg，见图 22.14。（B）容器中加入异氟烷，温度维持在 20℃（68 °F）。蒸发开始后，异氟烷会代替氧气从蒸发器中散发出来。当蒸发速率与冷凝速率相同时，液相上方的异氟烷气体就达到了"饱和状态"。此时异氟烷的分压就被称为饱和蒸气压（SVP），在此温度下的饱和蒸气压为 238 mmHg。$P_{总} = P_{氧气} + P_{异氟烷} = 760$ mmHg

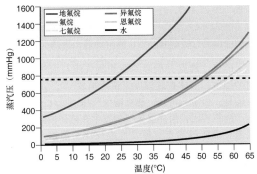

彩图 22.16　地氟烷、异氟烷、氟烷、恩氟烷、七氟烷和水的蒸气压 - 温度曲线。注意地氟烷的曲线与其他吸入麻醉药明显不同，且所有吸入麻醉药比水更易挥发。虚线表示气压在 1 atm（760 mmHg）时，海平面的沸点（正常沸点）（From inhaled anesthetic package insert equations and Susay SR, Smith MA, Lockwood GG. The saturated vapor pressure of desflurane at various temperatures. Anesth Analg. 1996；83：864-866.）

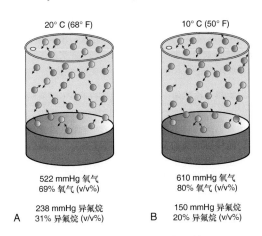

$$P_总 = P_{氧气} + P_{异氟烷} = 760\ mm\ Hg$$

图 22.17　温度对蒸气压的影响。（A）容器中的氧气与异氟烷在 20℃（68℉）时达到饱和蒸气压。当达到蒸发平衡时，容器中异氟烷的饱和蒸气压占气体总容积的 31%（v/v%）。（B）当温度降低至 10℃（16℉）时，异氟烷的蒸气压也随之降为 150 mmHg，且占总气体体积的百分比降为 20%（v/v%）。这个例子可以假设为一些氧气通过小孔进入容器中替代凝聚的异氟烷分子

在较低温度下，异氟烷中更少的分子获得进入气相的能量，蒸发也相应减弱。相反，在较高温度下，蒸发增强，蒸气压升高。虽然手术室（外界环境）温度可以提高或降低液体麻醉药的蒸气压，但是冷却（蒸发热，见下文）对蒸发的影响更为明显。自 19 世纪中期以来，人们认识到蒸发温度变化将对蒸发器和吸入麻醉药物输出产生影响，这也是设计麻醉蒸发器时须考虑的重要因素之一。

由于每种麻醉药物的蒸气压不同，麻醉蒸发器应针对每一种特定药物设计制造。如误将某种液态麻醉药加入其他麻醉药专用蒸发器内，会导致该蒸发器输出的改变（参见"可变旁路式蒸发器"一节中"加错药物"内容）[60-61]。

气体浓度的表示方法以及最低肺泡浓度　当描述一种混合气体时，可通过某一气体的**分压**（mmHg）或其在总气体体积中所占百分比 [**容积百分比**或**容积-容积百分比**（v/v%）]，量化该气体所占比例[62]。

$$容积百分比（v/v\%）=（x\ 气体容积\ /\ 总气体容积）*100\%$$

阿伏加德罗假说中规定，在一定的温度和压力下，气体的体积与分子数量相关，与分子的大小和均一性无关。通过理想气体定律，很容易计算出在通常的手术室环境中，1 atm（760 mmHg）和 20℃（68 T或293°K）条件下，1 摩尔的理想气体的体积约为 24 L。总含量 1 摩尔的混合气体分子也适用该定律。由于气体的分压与混合气中该气体分子数目成正比，因此我们可以利用分压来计算任何混合气体中某气体的容积百分比[63]：

$$容积百分比（v/v\%）=（x\ 气体分压\ /\ 总压力）*100\%=（Px/P_总）*100\%$$

以海平面高度（$P_总 = P_{atm} = 760\ mmHg$）为例：已知空气中各组分气体的分压……

$$P_{atm} = P_{氧气} + P_{氮气} + P_{其他气体}$$

$$P_{atm} = 760\ mmHg ≈（160\ mmHg\ 氧气）+（592\ mmHg\ 氮气）+（8\ mmHg\ 其他气体）$$

……我们可以计算氧气的体积百分比（v/v%）……

$$氧气（v/v\%）\sim P_{氧气}/P_{atm} \sim 160\ mmHg/\ 760\ mmHg \sim 21\%$$

麻醉科医师在描述吸入麻醉药浓度时，通常采用体积百分比表示。1% 异氟烷等同于海平面高度 7.6 mmHg 的异氟烷。呼吸气体中氧气和氧化亚氮的量通常用体积百分比来表示。然而，CO_2 的含量 [呼气末二氧化碳（$ETCO_2$）] 常用分压（mmHg）表示。可能是由于 $ETCO_2$ 与动脉二氧化碳分压（$PaCO_2$）关系较为密切，且后者通常用 mmHg 表示。图 22.18 从浓度（v/v%）和分压角度描述了麻醉期间呼吸气体的典型构成。

最低肺泡有效浓度（minimum alveolar concentration, MAC）是针对容积百分比而言的。MAC 为使 50% 患者接受手术刺激且无体动反应时的吸入麻醉药浓度[64]。MAC 值与年龄有关[65]，同时也受其他因素的影响。

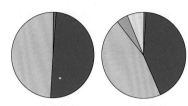

气体	吸入气		呼出气	
	mm Hg	v/v%	mm Hg	v/v%
七氟醚	9	1.2	8	1.1
氧气	378	50	323	42
氧化亚氮	373	49	347	46
二氧化碳	–	–	35	4.5
水	–	–	47*	6.2
总计	760	100	760	100

*体温下水的饱和蒸气压

图 22.18　呼吸回路中气体常用的测量单位以及氧气、氧化亚氮和七氟烷的理论值。麻醉药物、氧气以及氧化亚氮的浓度常用体积百分数来表示（v/v%），而二氧化碳常用分压（mmHg）来表示

麻醉蒸发器浓度控制转盘上都有药物浓度标识，所以 MAC 在临床上具有重要应用价值。事实上，麻醉深度值与大脑中的麻醉药物分压有关。每个 MAC 值所对应的气体分压即最低肺泡分压（minimum alveolar partial pressure，MAPP），见表 22.1[66]。当讨论麻醉蒸发器时，尤其是当大气压发生改变时，需要考虑其输出气体分压的变化，并将其与体积百分数和 MAC 联系起来。

蒸发热　当挥发性麻醉药从液相转化为气相时，需要能量来克服液相分子间的吸引力（称为**内聚力**）。所需能量以**热**形式从周围吸收，这也是人体通过蒸发汗液使体温降低的机制。蒸发过程中液体吸收的能量称为**蒸发热**，其更准确的定义为在恒温下将 1 g 液体转化气相所需的能量，通常以热卡或焦耳表示（1 卡 = 4.184 焦耳）。与外界完全隔绝的容器中，蒸发所需能量来自于液体本身。在没有外部热源的情况下，剩余的液体随着蒸发的进行而降温。这将导致蒸气压显著降低（图 22.16），且气相中挥发性麻醉药分子数量减少（图 22.17）[44, 59, 67]。如果蒸发器不能对蒸发所导致的降温进行缓解和补偿，麻醉药输出将减少。

沸点　沸点为液体的饱和蒸气压与大气压相等时的温度，液体在此温度下快速蒸发[44, 67]。需要注意的是，由定义可知，沸点随大气压而变化。蒸发发生于液相表面，而沸腾是一种发生在液体内部的剧烈现象。液体的沸点与挥发性成反比。例如，水不太容易挥发（图 22.16），其在海平面上的沸点为 100℃（212℉），远高于所有吸入麻醉药。表 22.1 列出了常见挥发性麻醉药在 1 atm 时的沸点。大多数挥发性麻醉药的沸点在 48 ～ 59℃（118 ～ 138℉），地氟烷的沸点接近室温（22.8℃或 73℉）。

在大多数情况下，现代挥发性麻醉药的沸点不会对蒸发器的设计产生影响。但是，地氟烷具有较高的饱和蒸气压，在临床环境温度下就会沸腾。地氟烷的这些特性需要设计一种特殊的蒸发器来实现其正常使用（详见"地氟烷蒸发器"部分）。从理论上讲，异氟烷与氟烷在高海拔及高温时会发生沸腾，一些蒸发器生产商规定了使用上述吸入麻醉药的最高安全操作温度[68]。

比热　比热是 1 g 某物质温度提高 1℃时所需的能量[44, 67]。例如，水的比热是 1 卡 /（克·度）。比热对蒸发器的设计、操作和结构有两方面重要意义。第一，液体麻醉药的蒸发热导致热量丢失，麻醉药的比热决定了需要提供多少热量才能保持其温度恒定。第二，蒸发器多采用高比热材料制造，以便将药物蒸发引起的温度变化降至最低。

热导率　热导率表示某物质传递热量的特性。热导率越高，物质传导热量能力就越强[44]。蒸发器通常由高热导率金属材料制造，能有效地从外界吸收热量，有助于在使用时保持内部温度恒定。相反，咖啡

表 22.1　吸入麻醉药的物理特性

特性	氟烷	异氟烷	七氟烷	地氟烷
SVP*@20℃（mmHg）	243	238	157	669
SVC[†]@20℃ 1 atm[‡]（v/v%）	32	31	21	88
MAC[§] 40 岁（v/v%）	0.75	1.2	1.9	6.0
MAPP[¶]（mmHg）	5.7	9.1	14.4	45.6
沸点 @1 atm（℃）	50.2（122.4℉）	48.5（119.3℉）	58.6（137.3℉）	22.8（73℉）

* SVP，饱和蒸气压。信息获自麻醉药物说明书。

[†] SVC，饱和蒸汽浓度：平衡（饱）容器内麻醉药饱和蒸气压与大气压比值（SVP/ 大气压）。

[‡] 1 atm，1 标准大气压 = 海平面高度大气压（760 mmHg）。

[§] MAC，最低肺泡有效浓度：使 50% 患者接受伤害刺激且无体动反应时的肺泡麻醉药浓度[64]。分母为海平面高度（760 mmHg）。

[¶] MAPP，最低肺泡分压：使 50% 患者在接受伤害刺激且无体动反应时的肺泡分压（MAC 计算公式中的分子）[66]。不受海拔高度影响。计算公式为 MAC×760 mmHg（例如，异氟烷的 MAPP = 0.012 mmHg×760 mmHg）

杯由低热导率材料制成，可减少热量散失。

现代蒸发器的类型

麻醉蒸发器的命名较为复杂，尤其当不了解蒸发器的历史背景、麻醉工作站和呼吸回路的发展历程时（表22.2）。根据蒸发器与患者呼吸回路的关系，蒸发器包括回路内和回路外两种类型。事实上，所有的现代蒸发器均为回路外蒸发器，其将吸入麻醉药通过新鲜气体管路引入患者呼吸回路，控制药物的输出。回路内蒸发器主要为**蒸馏型麻醉系统**，此系统在麻醉学发展史上具有重要意义。

根据蒸发器的不同类型，又可分为可变旁路式蒸发器（如GE/Datex-Ohmeda Tec 7蒸发器）、双回路蒸发器（如传统的GE/Datex-Ohmeda Tec 6地氟烷蒸发器）、盒式蒸发器（如Datex-Ohmeda Aladin盒式蒸

发器）、注射式蒸发器（如Maquet蒸发器）以及历史悠久的流速测定蒸发器（如铜罐蒸发器）。可变旁路式蒸发器又可再分为：压力室型-位于回路外，具有较高的气流阻力（压力室表示气体在正压下流经此腔室）；以及蒸馏型-位于回路内，气流阻力较低。绝大部分可变旁路式蒸发器为压力室型，位于回路外，如图22.1和22.2所示。蒸馏型可变旁路式蒸发器现已少见，但仍在资源匮乏的条件下使用[68a]。后文将详细介绍可变旁路式蒸发器的设计特点，如专药专用、沸流、温度补偿以及压力补偿等。

可变旁路式蒸发器 当挥发性麻醉药蒸发时，产生的饱和气体浓度会远超临床使用的安全范围，故需将其稀释到安全范围内使用（表22.1）。"可变旁路"是指通过使用大量气体来稀释饱和麻醉药物，从而调节蒸发器输出药物浓度的方法，图22.19为可变旁路

表22.2 现代麻醉蒸发器命名简表

类型	亚型	特点
可变旁路式蒸发器		
	压力室型	回路外，高阻力，正压气流
	蒸馏型	回路内，低阻力，负压气流，便携式
盒式蒸发器	GE Aladin 和 Aladin2	计算机控制的可变旁路式蒸发器
双回路（地氟烷）蒸发器	GE Tec 6 和 Dräger D-Vapor	气体-蒸气混合器，加热加压型
喷射式蒸发器	Maquet 和 Dräger DIVA	直接喷射吸入麻醉药
挥发性麻醉药反馈系统	AnaConDa 和 Mirus	吸入麻醉药由活性炭吸附和释放

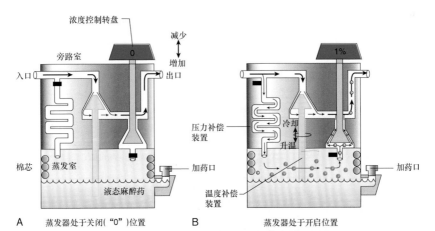

图 22.19 **可变旁路式蒸发器**。（A）基本组成部分。蒸发器位于关闭或者"0"状态时，新鲜气体通过流量计进入蒸发器，依次通过旁路室、温度补偿装置，不经蒸发室而直接排出蒸发器。（B）使用蒸发器输出某种药物（蒸发器开关位于开启位置），通过压力补偿迷路输送特定比例的气体到蒸发室，蒸发室内流动的气体会与麻醉药物的蒸气达到饱和状态，随后通过浓度控制转盘锥形组件，与新鲜气流相混合。温度补偿装置有助于进一步调整旁路室与蒸发室的气体分流比，同时弥补温度变化对麻醉药饱和蒸汽压的影响。在液态麻醉药因蒸发而降温时，会有更多的气体被输送到蒸发室来弥补麻醉药饱和蒸气压的降低。迷路装置弥补了供气系统和呼吸回路中压力的波动，从而使蒸发器输出量保持稳定。此图未显示如何补偿大气压改变。具体内容详见正文

式蒸发器示意图。蒸发器基本组成部件包括新鲜气体入口、浓度控制转盘、旁路室、蒸发室、出气口以及加药装置。加药口位置决定了加入麻醉药的安全上限，以防加药过满。浓度控制转盘决定了通过旁路室和蒸发室的气体比例，温度补偿装置有助于校正此比例。蒸发器浓度控制转盘用容积百分比（v/v%）表示输出浓度，并已在海平面高度进行校准。

图 22.20 为可变旁路式蒸发器蒸发室内挥发性麻醉药达到平衡时的理论浓度。如图所示，蒸发室内七氟烷饱和蒸汽浓度（21%）远超过临床上的使用浓度。图 22.20 还列举了当新鲜气流通过蒸发室时，添加到气流中麻醉药蒸气体积。这对理解可变旁路式蒸发器

的工作原理非常重要（框 22.1）。此例与本章节中其他内容均假设麻醉药已达到饱和蒸气压，但事实并非如此。由于新鲜气体的持续流入，麻醉药往往没有足够的时间达到充分饱和，蒸发器内只有部分气体达到饱和状态[69]。但是，假设其处于饱和状态有助于我们理解此部分内容。

图 22.21 为现代可变旁路式蒸发器输出 2% 七氟

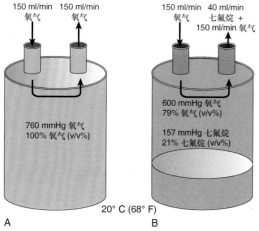

图 22.20　理想化的蒸发器示意图，吸入麻醉药通过蒸发作用加入到新鲜气流中：（A）纯氧流经蒸发室。（B）将液体七氟烷添加入到蒸发室内，并蒸发至饱和蒸气压（具体内容详见框 22.1）

框 22.1　计算加入新鲜气流的麻醉药蒸气体积，并验证分流比

步骤 1：计算蒸发室输出气流中，添加到新鲜气流中的挥发性麻醉药量。
- 假设氧气在 1 atm（760 mmHg）压力和 20℃（68℉）温度下以 150 ml/min 流速通过蒸发室（图 22.20A）。
- 然后将液态七氟烷加入蒸发室（图 22.20B）。
- 七氟烷蒸发至 157 mmHg 饱和蒸气压（SVP），并取代气体混合物中的氧气。此时，七氟烷的饱和蒸汽浓度（SVC）为 157 mmHg/760 mmHg ≈ 21%（表 22.1）。
- 七氟烷占蒸发器流出气体体积的 21%，氧气占 79%。
  - 为计算新鲜气流通过蒸发器后所加入的七氟烷体积，建立如下方程：
    - （x ml/min 七氟烷）/21% =（150 ml/min 氧气）/79%
    - 解方程中的未知数 x：
    - x =（150 ml/min）* 21%/79% ≈ 40 ml/min 七氟烷
- 因此有 40 ml/min 的七氟烷加入到蒸发器输出气流中，总输出流量为 190 ml/min（图 22.20B）。

步骤 2：验证可变旁路式蒸发器的分流比。以**步骤 1** 中的例子为基础，若有 2000 ml/min 的新鲜气流进入七氟烷蒸发器。证明分流比必须为 12：1 时才能输出 2% 七氟烷。
- 分流比为 12：1 意味着 150 ml/min 的新鲜气体通过蒸发室，1850 ml/min 的新鲜气体通过旁路室（图 22.21）。
- 40 ml/min 的七氟烷加入到蒸发器输出气体中（见**步骤 1**）。
- 蒸发器总输出量为 2040 ml/min。
- 七氟烷占蒸发器的总输出量为（40 ml/min）/（2040 ml/min）≈ 2%。

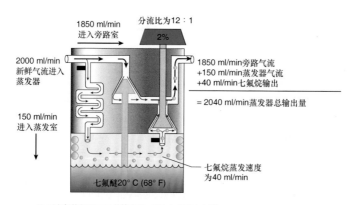

40 ml 七氟烷/2040 ml 总输出量～2% 七氟烷（v/v%）
2%×760 mm Hg～15.2 mmHg 七氟烷

图 22.21　在一个标准大气压（760 mmHg）下，蒸发器输出 2% 七氟烷：输出 2% 七氟烷需要以 12：1 比例进行分流（见表 22.3 和框 22.1）

烷示意图。请注意大部分新鲜气体是如何通过蒸发器旁路室的。旁路室和蒸发室的输出气流相混合，产生所需的输出药物浓度。输送到蒸发室中的新鲜气体流经棉芯，与液态麻醉药相接触并达到饱和（称为拂流设计）。棉芯和折流装置有助于增加蒸发表面积，并促进载气与麻醉药蒸气相混合[69a, 69b]。旁路室和蒸发室中新鲜气流的比例由浓度控制转盘和温度补偿装置决定（在"温度补偿装置"中介绍）。由于每种药物独特的物理性质以及不同的使用浓度，每种药物的分流比和浓度控制转盘刻度各不相同，因此蒸发器必须专药专用。20℃时，大部分药物在可变旁路式蒸发器中的分流比见表 22.3。由于地氟烷独特的物理性质，可变旁路式蒸发器不可用于地氟烷给药（详见"地氟烷蒸发器"部分）。

所有可变旁路式蒸发器都配备了温度补偿系统，自动调节通过旁路室和蒸发室的气流比例，使蒸发器在一定的温度范围内保持稳定的麻醉气体输出。温度补偿系统通过涨缩锥（图 22.19）或双金属片（图 22.22）来工作。当温度降低时，液体麻醉药蒸气压降低（图 22.16），为了输出稳定的麻醉气体，需要降低分流比。如图 22.19B 所示，当液体麻醉药温度降低时，涨缩锥向上移动，进入旁路室气流减少，进入蒸发室气流增加，从而保持相对稳定的麻醉气体输出。相反，液体麻醉药温度越高时，涨缩锥向下移动，进入旁路室气流增加，进入蒸发室气流减少。温度补偿装置最重要的作用是消除蒸发导致的温度改变对麻醉药输出浓度的影响。

可变旁路式蒸发器选用高比热、高热导材料制造，能迅速传导外界热量。此外，棉芯系统位置紧靠蒸发器金属外壳，便于吸收外界热量。

可变旁路式蒸发器输出量的影响因素　当浓度控制转盘设定在某一刻度时，理想的可变旁路式蒸发器输出浓度应保持相对稳定，且不受气流速度、温度、回路间歇反向压力、载气成分变化以及大气压变化的影响。按照 ISO 标准，平均输出误差不应高于设定值的 30% 或者低于 20%，而且不能高于最大设定值的 7.5% 或者低于 5%[11]。尽管现代蒸发器已具备良好性能，但了解这些影响蒸发器输出的因素是非常重要的。

气流速度的影响　在气流速度很快，且蒸发器浓度控制转盘设置于较高刻度值时，气流速度对蒸发器输出

表 22.3　可变旁路式蒸发器分流比			
浓度控制转盘设定值（v/v%）	旁路室-蒸发室在20℃（68 T）条件下的分流比 *		
	氟烷	异氟烷	七氟烷
1	46：1	45：1	25：1
2	23：1	22：1	12：1
3	15：1	14：1	8：1

* 新鲜气流通过旁路室与蒸发室的比例以及对应的输出浓度。温度补偿装置会使实际的比例发生改变。这只适用于可变旁路式蒸发器。挥发性麻醉药输出量（%）= $100 \times P_V \times F_V / F_T（P_A - P_V）$，其中 P_A = 大气压力，P_V = 20℃时蒸气压力，F_V = 通过蒸发室新鲜气流量（ml/min），F_T = 总新鲜气流量（ml/min）。（From Prescribing Information Forane［Isoflurane，USP］. Deerfield，IL：Baxter Healthcare；2009.）v/v%，体积百分比。

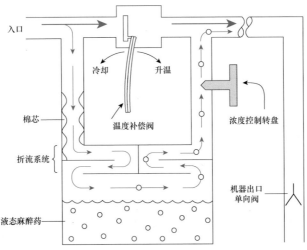

图 22.22　**双金属片式温度补偿装置**。当温度较低时，金属片向左弯曲，使蒸发室气流增加。当温度较高时，金属片向反方向弯曲，使旁路室气流增加［From Chakravarti S，Basu S. Modern anaesthesia vapourisers. Ind J Anaesth. 2013；57（5）：464-471.］

量的影响尤为明显。在流速较低时（＜250 ml/min），由于挥发性麻醉药的密度相对较高，蒸发室内气体湍流不充分，从而促进气体分子向上运动，导致可变旁路式蒸发器输出浓度会略低于浓度控制转盘设定值。在流速较高时（如 15 L/min），药物快速蒸发并大量吸热，且蒸发室内气体混合、饱和不完全，可变旁路式蒸发器的输出量将低于设定值。此外，气流速度增加时，旁路室和蒸发室的阻力特性也会发生相应改变[68, 70]。

温度影响 尽管受蒸发吸热和环境温度的影响，现代蒸发器仍能在较宽的温度范围内保持相对稳定的输出浓度。但是，温度补偿机制多呈线性变化，与蒸气压的曲线形状并不完全重合[19, 68]。因此，输出药物浓度与蒸发器温度之间仍存在一些联系，且在较高的温度和浓度时尤为明显（图 22.23）。如果温度达到可变旁路式蒸发器中挥发性麻醉药的沸点，则将发生一种罕见但危险的情况。此时，任何温度补偿装置都不能对蒸发器输出量进行调控。在海平面高度，手术室环境温度一般不易升至 50℃（药物沸腾温度）（表 22.1）；但在高海拔地区，沸点相应降低，理论上可致液体麻醉药沸腾。事实上，Dräger Vapor 2000 用户手册中规定，如果在高温环境下使用氟烷或异氟烷蒸发器，则后者的安全使用高度从海拔 9880 英尺降低到 4800 英尺。虽然已发表的用户手册中蒸发器的工作温度范围存在个体化差异，但多为 10～40℃（50～104℉）[68, 70-74]。

间歇反向压力 正压通气或快速充氧会产生间歇反向压力，使蒸发器输出浓度高于浓度控制转盘设定值，这种现象称为"**泵吸效应**"，低流速、低浓度设定值以及蒸发器内液面较低时，泵吸效应更为显著[44, 68, 75-77]。此外，由于呼吸频率快、吸气峰压（peak inspiratory pressures，PIP）高，使用不分离新鲜气体的麻醉

机以及呼气时压力的快速下降，都会使泵吸效应增强[44, 59, 67-68, 78-79]。虽然现代可变旁路式蒸发器不容易受泵吸效应的影响，但应了解这种现象的机制以及蒸发器为预防泵吸效应所采取的解决方案。泵吸效应是指在吸气相或快速充氧时，患者呼吸回路压力逆向传递至蒸发器，旁路室和蒸发室内气体分子被压缩。呼气相，反向压力突然释放，气流自蒸发器出口逆向流入蒸发室入口。由于旁路室出口阻力小于蒸发室出口阻力，蒸气通过蒸发室入口逆行，此现象在输出浓度较低时尤为明显，逆行进入旁路室的蒸气使蒸发器输出浓度增加[68, 76-77, 80]。

为降低泵吸效应，新型可变旁路式蒸发器的蒸发室体积有所减小，只有很少的蒸发气体逆行进入旁路室[77]。此外，一些蒸发器的蒸发室入口被设计成一条细长的螺旋管和迷路管[77]（图 22.19）。当蒸发室压力释放时，蒸发气体滞留于狭长的管路而不会逆流进入旁路室[59]。这种螺旋形管道能减少蒸发器内压力波动，也能补偿供气压力的波动。还有一些蒸发器设有大面积折流系统，以此来降低泵吸效应。最后，在蒸发器下游、总气体出口上游增设单向阀可减轻泵吸效应（详见供气系统相关内容）。在正压通气吸气相时，气体仍能从流量计流向蒸发器，所以该单向阀只能使压力波动减弱，不能使波动完全消除[44, 81]。尽管间歇反向压力会引起总气体出口处麻醉气体浓度短暂升高，但能通过较大容积的麻醉呼吸回路进行缓冲[82]。无论压力如何改变，安装在蒸发器内的上述压力补偿装置都能使蒸发室气流保持稳定。

载气成分 由于载气混合物中每种麻醉气体的溶解度不同，新鲜气体的载气成分会影响可变旁路式蒸发器的输出。当氧化亚氮作为载气之一时，此影响将非常显著[68, 83-90]。在图 22.24 所示的实验中，当载气

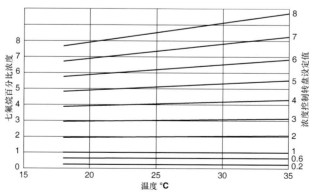

图 22.23 环境温度对蒸发器输出量的影响。具体内容详见正文（Redrawn from Datex-Ohmeda. Tec 7 Vaporizer：User's Reference Manual. Madison，WI：Datex-Ohmeda；2002.）

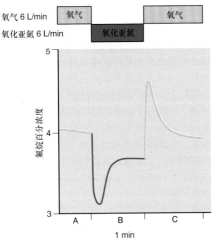

图 22.24　北美洲 Dräger Vapor 19.n 型蒸发器（Dräger medical, Telford, PA）在不同载气成分下输出的氟烷浓度。（A）开始时，载气为 6 L/min 纯氧，蒸发器输出氟烷浓度为 4%。（B）载气迅速转换为 100% 氧化亚氮时，氟烷浓度在 8 s 内下降到 3%。1 min 后氟烷浓度达到新稳态，约为 3.5%。（C）当氧气重新替换氧化亚氮时，氟烷输出浓度突然增加，然后回到基线水平。具体内容详见正文（Modified from Gould DB, Lampert BA, MacKrell TN. Effect of nitrous oxide solubility on vaporizer aberrance. Anesth Analg. 1982；61：939.）

从 100% 纯氧转换成 100% 氧化亚氮时，氟烷的输出浓度先出现快速下降（以容积百分比表示），然后缓慢上升到达新的、较低的稳态值（图 22.24B）[88-89]。在蒸发室内，氧化亚氮在液体麻醉药中的溶解度高于氧气，更多的载气溶解在液体麻醉药中，蒸发室的输出出现短暂降低[88]。而后液体麻醉药在氧化亚氮中重新达到

饱和，蒸发室输出量逐渐增加并达到新的稳态。

产生新的稳态输出值的机制尚不明确[90]。这可能跟氧气-氧化亚氮之间的密度和黏度差异有关[90a]，上述物理特性可导致蒸发室和旁路室气流发生变化[86, 89, 91]。氦气的密度远低于氧气和氧化亚氮，根据蒸发器型号和设计不同，其对蒸发器的输出量具有多方面影响，但引起的实际变化很小[92-93]。

尽管实验表明载气成分会影响蒸发器的输出量，但其误差常在蒸发器精度范围内。蒸发器的使用手册通常会提及载气由校准气体变为其他气体时对输出量的影响。根据蒸发器型号的不同，标准气体可以是空气或者氧气[68, 70-71, 94]。

大气压力变化　了解大气压变化对可变旁路式蒸发器输出量的影响，能更好地理解蒸发器功能，但临床意义不大。在使用可变旁路式蒸发器时，达到浓度控制转盘设定的麻醉深度与大气压无关，也无需进行调整（表 22.4）[68]。

高海拔　如前所述，蒸气压不受大气压的影响。因此，当海拔升高或大气压降低时，虽然呼吸气体中各组分气体分压和总气压将降低，但蒸发器内麻醉药物的分压仍保持恒定。这将导致蒸发室及出口处的麻醉药体积百分比和浓度大幅增加（表 22.4）。然而，麻醉深度取决于大脑内吸入麻醉药的分压，故对患者影响不明显（见表 22.1 中 MAPP 内容）。

我们假设将一蒸发器从海平面移至高海拔地区。在一个标准大气压下，当旋钮设定在 0.89 v/v% 时，一个准确校正的可变旁路式异氟烷蒸发器将输出体积百分比为 0.89 v/v% 的异氟烷，此时异氟烷的分压为 6.8 mmHg。

		异氟烷可变旁路式蒸发器浓度控制转盘设定在 0.89%			Tec 6 地氟烷蒸发器浓度控制转盘设定在 6%
大气压	环境气压（mmHg）	100 ml 氧气所携带的异氟烷蒸气体积（ml）	出口异氟烷浓度（V/V%）	出口异氟烷分压（mmHg）	出口地氟烷分压（mmHg）
0.66	500（约 10 000 英尺）	91	1.7	8.8	30
0.74	560（约 8200 英尺）	74	1.5	8.0	33.6
0.8	608（约 6000 英尺）	64	1.2	7.6	36.5
1.0	760（海平面）	46	0.89	6.8	45.6
1.5*	1140	26	0.5	5.9	68.4
2*	1520	19	0.36	5.5	91.2
3*	2280	12	0.23	5.2	136

表 22.4　异氟烷可变旁路式蒸发器与 Tec 6 地氟烷蒸发器在不同大气压下的性能比较

* ATA 或绝对大气压。ATA ＝大气压力＋水的压力。ATA 多用于高压氧舱，一般使用范围从 2.0 到 2.5 ATA，但在有些情况下如治疗气体栓塞或一氧化碳中毒时，压力可能高达 3.0 ATA[238]。2 ATA ≈ 33 英尺海水（fsw）≈ 1520 mmHg 大气压力。
atm，标准大气压（一个标准大气压＝ 760 mmHg）；v/v% 为体积百分数
（Modified from Ehrenwerth J, Eisenkraft J. Anesthesia vaporizers. In：Ehrenwerth J, Eisenkraft J, eds. Anesthesia Equipment：Principles and Applications. St. Louis：Mosby；1993；69-71.）

当大气压降至 0.66 atm 或 502 mmHg 时（约等于海拔 10 000 英尺高度），若将旋钮设于同一位置，异氟烷输出浓度将增至 1.75%（增加 97%），但分压仅增至 8.8 mmHg（增加 29%）。在海平面高度，输出相同分压的异氟烷时，其浓度仅增加 0.2%。在不同海拔高度，虽然挥发性麻醉药浓度（v/v%）发生了显著变化，但脑组织中的药物分压变化较小，所以对麻醉深度的影响并不明显。

如前所述，现代吸入麻醉药的 MAC 值均为海平面高度测定。与此类似，麻醉蒸发器同样在海平面高度进行校准，以此保证蒸发器输出量（v/v%）与旋钮设定值相匹配。表 22.4 中的异氟烷数据表明，若考虑大气压变化，用体积百分数表示 MAC 值将非常复杂。

由于 MAPP 值取决于分压，海平面高度与高海拔处的 MAPP 值是相同的，但 MAC 值仅表示浓度，因此会随海拔高度变化。表 22.4 表明，随着海拔增加，可变旁路式蒸发器的体积分数变化比输出分压变化更明显。由于麻醉深度取决于脑组织中挥发性麻醉药分压，因此使用者不必将浓度控制转盘调到更高的刻度值来弥补大气压力的改变。上述原理适用于可变旁路式蒸发器，但不适用于地氟烷 Tec 6 型蒸发器（详见下文）。

高压条件　尽管有时会在**高压条件**下实施麻醉，但通常使用静脉麻醉药更为便捷。在高压条件下，环境压力和气体分压增高，但蒸发室中吸入麻醉药分压仍保持不变。仅从理论上讲，高压环境会使可变旁路式蒸发器的药物输出浓度（v/v%）显著减少，输出气体分压轻度下降。然而，在实验条件下，随着大气压的增加，氟烷的分压也有轻微增加[95]。发生这种现象的可能原因包括通过蒸发器的新鲜气流密度增加及高压条件下空气热传导增加。在高压条件下，蒸发器输出气体分压的轻微改变所产生的临床影响目前尚不明确。

其他安全特征　现代可变旁路式蒸发器设计了内部安全装置。专用钥匙式加药器能防止加错药物。为防止蒸发器内加药过满，加药口位于最高安全液面水平。现代蒸发器都牢固地固定在麻醉工作站蒸发器底座上，无需移动位置，避免了倾斜的发生。罐间互锁系统能防止同时开启一个以上的蒸发器。但是，所有安全系统并非无懈可击，了解某些潜在风险非常重要。

加错药物　麻醉蒸发器加错药物会导致危险，挥发性麻醉药可能输出过量或不足[96-97]。在此状况下，蒸发器的输出量取决于加错药物的饱和蒸气压及蒸发器的分流比，这些关键参数只有在与特定药物相互匹配时，蒸发器才能准确地输出吸入麻醉药（见前文讨论）。同理，将吸入麻醉药混合也有输出异常药量的潜在危险[60]。使用特定加药器会减少麻醉蒸发器加

错药物的可能性，但不能完全避免。即使配备了钥匙式加药器，蒸发器仍存在加错药物的可能[98-100]，所以目前标准并不强制使用钥匙式加药器[20]。应用呼吸回路气体分析仪会提示操作者加错药物。在异氟烷或七氟烷专用可变旁路式蒸发器内误注地氟烷，因后者蒸气压力较高，会导致药物输出过量（图 22.16）。

污染　尽管很少报道，但以前确实发生过蒸发器污染的问题。在一个案例中，一瓶异氟烷被挥发性有机物污染，从蒸发器散发出异常辛辣的气味[101]。在另一个案例中，七氟烷蒸发器内的水分聚集，使表皮葡萄球菌滋生并将液态七氟烷代谢为具有潜在毒性的挥发性化合物[101a]。

倾斜　不正确地拆卸、移动或更换可变旁路式蒸发器，可致其倾斜。蒸发器过度倾斜会使液态麻醉药进入旁路室，导致输出极高浓度的药物[102]。虽然某些蒸发器具有防倾斜设计，但大部分蒸发器发生倾斜后需高流量清洗一段时间后才能使用。制造商制定的倾斜后处理程序不同，应按其使用手册进行操作[68, 70-71, 94]。在重新开始临床使用之前，必须使用气体分析仪来评估蒸发器输出量。Dräger Vapor 和 D-Vapor 系列蒸发器在浓度控制转盘上设有"转移（T）"档位，可将蒸发器蓄药池与旁路室完全分隔开，降低了因蒸发器转运引起药物过量的可能性[68]。

加药过量　当蒸发器视窗玻璃损坏时，加药方法不正确可导致药物过量。若加药过量，麻醉药液进入旁路室，总气体出口处可能输出高浓度麻醉药，对患者造成危害[103]。现代蒸发器在设计时要求正常状态下不能加药过满[20]。与上方加药的蒸发器不同，侧面加药的可变旁路式蒸发器能在很大程度上避免加药过量，其加药口位置低于液面安全上限，杜绝了加药过量的发生（图 22.19）。另外，一些蒸发器设有溢出孔以增加安全保障[68]。即便如此，在蒸发器发生倾斜、开启蒸发器时加药、空气进入瓶颈或加药适配器密封不良时，加药过量的情况仍可能发生[103-106]。

泄漏　蒸发器与蒸发器-麻醉机接口处都可能发生气体泄漏，在吸入麻醉期间导致术中知晓。最常见泄漏原因是蒸发器加药帽松动，注药口堵塞以及排气阀出现故障。泄漏明显时，会听见麻醉气体的漏气声，或药物输出浓度低于浓度控制转盘设定值，或闻到药物气味[107-108]。气体泄漏的另一个常见部位是蒸发器与固定支架接口处，其原因多为固定支架损坏或蒸发器与固定支架连接部位存在异物引起漏气[109-112]。蒸发器本身的机械故障也会引起气体泄漏。

周围环境的相关问题　在手术室外为患者实施麻醉的情况日益增多，其中磁共振成像（magnetic

resonance imaging，MRI）检查室环境给实施麻醉带来了挑战。MRI 检查室存在强大的磁场和巨大的噪声，且 MRI 影像设备工作期间，麻醉科医师无法密切接触患者。麻醉科医师必须了解 MRI 影像设备可产生异常强大的磁场，在这种环境中，必须使用不含铁设备（即 MRI 兼容性设备）。某些麻醉蒸发器尽管不会被马蹄形磁铁所吸引，但内部包含很多铁制部件。如不慎在 MRI 检查室使用此类蒸发器且未采取防范措施，蒸发器将被巨大的磁场吸引并发生移动，变成"危险的飞弹"[113]。

地氟烷蒸发器　地氟烷理化性质独特，需设计特殊类型的蒸发器以实现其精确输出。Datex-Ohmeda Tec 6 地氟烷蒸发器是 20 世纪 90 年代初期面世的第一代地氟烷蒸发器。该蒸发器特别设计了电加热、加压系统，以控制地氟烷蒸发（图 22.25）[114-115]。2004 年，Dräger Medical 公司的地氟烷专用蒸发器 D-Vapor 获美国食品和药品管理局（U.S. Food and Drug Administration，FDA）批准上市。下文主要介绍 Tec 6 蒸发器，所述操作原理适用于两个厂家的地氟烷蒸发器。Datex-Ohmeda Aladin 盒式蒸发器与 Maquet 蒸发器因其工作原理不同将在后面部分单独介绍。

可变旁路式蒸发器不适用于地氟烷麻醉　地氟烷具有高度挥发性和中等麻醉效能等特点（表 22.1），地氟烷不宜采用可变旁路式蒸发器，基于 3 点原因[114]。

1. 地氟烷蒸发率高，需要旁路室内大量稀释气流。在 20℃（68°F）时，地氟烷的蒸气压为 669 mmHg，此压力显著高于其他吸入麻醉药（图 22.16）[116]。在 1 个标准大气压、20℃条件下，当通过蒸发室气流速度为 100 ml/min 时，地氟烷蒸气流量将高达 735 ml/min，而同样条件下恩氟烷、异氟烷和氟烷的蒸气流量分别为

29、46 和 47 ml/min[114]。要输出 1% 地氟烷，旁路室气流高达 73 L/min 时，才能将高浓度地氟烷饱和蒸汽稀释至安全水平；而输出 1% 的其他三种麻醉药，只需 5 L/min 或更低的旁路室气流。为了将地氟烷稀释到临床可用浓度，旁路室气流量将高达惊人的数值。

2. 地氟烷较高的蒸发率会使麻醉药物过度冷却。可变旁路式蒸发器需要外界热能弥补蒸发所需热量。虽然地氟烷蒸发热接近恩氟烷、异氟烷和氟烷，但 MAC 值比其他三种药物高，在相同时间内，地氟烷蒸发量将比其他三种麻醉药高出许多。要输出与其他三种麻醉药相同 MAC 值的地氟烷，会导致蒸发器过度降温，在缺乏加热装置时将显著影响地氟烷输出。由于医疗环境温度存在较大变化，且地氟烷饱和蒸气压-温度曲线较陡直（图 22.16），所以可变旁路式蒸发器不能稳定输出地氟烷[114]。

3. 地氟烷很容易沸腾。在一个标准大气压下，地氟烷的沸点是 22.8℃（73°F）。此温度是正常手术室温度上限。如果可变旁路式蒸发器内的麻醉药发生沸腾，其输出量将无法控制。此时，药物的蒸发量仅与传导至地氟烷的热量有关，后者则取决于蒸发器的比热和热导率（见前面的介绍）[114]。

Tec 6 和 Tec 6 PLUS 的工作原理　Tec 6 地氟烷蒸发器是世界上第一种商业用电加热、加压式蒸发器，其内部设计和工作原理与可变旁路式蒸发器截然不同。从工作原理上讲，Tec 6 蒸发器实为二元气体混合器。图 22.25 是 Tec 6 蒸发器简化示意图。蒸发器由相互并联的两个独立气体回路组成。新鲜气体回路和药物蒸气回路分别用**橙色**和**蓝色**表示。来自流量计的新鲜气流进入新鲜气体入口，通过一个固定的节流器 R1 后，从蒸发器出口流出。药物蒸气回路始于地氟烷蓄药池，

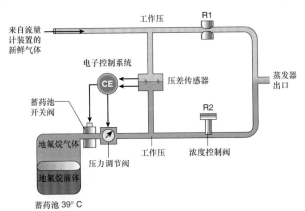

图 22.25　地氟烷 Tec 6 蒸发器简化示意图（Datex-Ohmeda，Madison，WI）。具体内容详见正文（From Andrews JJ. Operating Principles of the Ohmeda Tec 6 Desflurane Vaporizer：A Collection of Twelve Color Illustrations. Washington，DC：Library of Congress；1996.）

蓄药池经电加热后，温度恒定控制在 39℃，远高于地氟烷沸点。39℃时，蓄药池内蒸气压接近 1300 mmHg 或 2 个标准大气压[117]，蓄药池开关阀位于蓄药池下游。蒸发器加热后，当浓度控制阀处于开放位置时，蓄药池开关阀完全开启。开关阀下游有一个压力调节阀，能将蒸气压力下调至背景气流压力水平。浓度控制阀 R2 是一个可调节流器，操作者通过调节 R2，可控制地氟烷输出[114]。

通过 R2 的蒸气流和通过 R1 的新鲜气流在节流器下游汇合。两条气体回路汇合前相互独立，两者通过压差传感器、电子控制系统和压力调节阀，以气动和电子方式相联系。新鲜气流通过节流器 R1 时，会产生与新鲜气流量成比例的反压力，推动与压差传感器相连的隔膜，压差传感器将新鲜气体回路和蒸气回路之间的压力差传递给电子控制系统，电子控制系统对压力调节阀进行自动调节，使蒸气回路内压力等于新鲜气体回路内压力。作用在 R1 和 R2 上的相同压力称为"工作压"，在新鲜气流量一定时，该压力保持稳定。当操作者增加新鲜气流量时，作用于压差传感器隔膜上的反压力增加，蒸发器工作压会相应增加[114]。典型 Tec 6 蒸发器新鲜气流量与工作压之间的线性关系如表 22.5 所示。

下面通过两个示例演示 Tec 6 蒸发器的工作原理[114]：

例 A：在 1 L/min 的稳定新鲜气流量下，增加浓度控制转盘设定值。在 1 L/min 的新鲜气流量下，作用于 R1 和 R2 的压力为 7.4 mmHg。当增加控制转盘的设定值时，R2 开放程度增大，更多药物蒸气通过 R2。表 22.6 显示在不同浓度控制转盘设定值下，与之

表 22.5　Tec 6 地氟烷蒸发器新鲜气流量与工作压

新鲜气流量（L/min）	R1 和 R2 的工作压（mmHg）
1	7.4
5	37.0
10	74.0

（From Andrews JJ, Johnston RV Jr. The new Tec 6 desflurane vaporizer. Anesth Analg. 1993；76：1338.）

表 22.6　新鲜气流量 1 L/min 时，Tec 6 地氟烷蒸发器浓度控制转盘设定值与通过 R2 的气流速度

浓度控制转盘设定值（vol%）	通过流速 R2 的大致蒸气流速（ml/min）
1	10
6	64
12	136
18	220

（From Andrews JJ, Johnston RV Jr. The new Tec 6 desflurane vaporizer. Anesth Analg. 1993；76：1338.）

对应的蒸气流量。

例 B：浓度控制转盘设定值保持不变，新鲜气流量从 1 L/min 增加到 10 L/min。新鲜气流量为 1 L/min、工作压为 7.4 mmHg、浓度控制转盘设定值为 6% 条件下，通过 R2 的蒸气流量为 64 ml/min（表 22.5 和表 22.6）。当新鲜气流量增加 10 倍时，工作压增加至 74 mmHg。浓度控制转盘设定在 6% 保持不变时，R2 和 R1 的阻力比值固定不变。由于作用在 R2 的压力增加了 10 倍，通过 R2 的蒸气流量也相应增加 10 倍，达 640 ml/min。新鲜气流量和蒸气流量成比例增加，蒸发器输出浓度仍保持稳定。

影响 Tec 6 地氟烷蒸发器　输出的因素大气压和载气成分可影响 Tec 6 蒸发器输出。

海拔高度　外界气压变化对可变旁路式蒸发器输出气体容积分数的影响非常显著，但对药物输出分压影响甚微，脑组织中挥发性麻醉药分压是决定麻醉深度的主要因素。与之相反，Tec 6 地氟烷蒸发器的药物输出分压随海拔高度显著变化，如表 22.4 所示。麻醉科医师必须牢记 Tec 6 蒸发器是更为精确的二元气体混合器，而非普通蒸发器。无论环境压力如何变化，Tec 6 将以恒定的体积百分比（$v/v\%$）输出气体，而非恒定的分压。在高海拔地区，地氟烷的输出分压将随着大气压力的下降成比例（与 760 mmHg 的比值）降低。用公式表达为：

校正设定值（%）＝正常设定值 ×（760 mmHg）/[外界大气压（mmHg）]

例如，当海拔高度为 2000 米（6564 英尺）时，外界大气压为 608 mmHg，浓度控制转盘设定值应从 10% 上调到 12.5%，才能达到所需麻醉药分压。反之，在高气压环境中，浓度控制转盘设定值要相应下调，以防药物过量。在 2 个标准大气压或者压力在 1520 mmHg 时，地氟烷的输出量以 mmHg 计算，是海平面高度时的 2 倍（91.2 mmHg vs. 45.6 mmHg）。

载气成分　Tec 6 蒸发器以纯氧进行校准。载气为纯氧时，蒸发器输出浓度最接近浓度控制转盘设定值。在低速气流下，且载气不是纯氧时，蒸发器输出浓度会明显下降，其下降程度与载气黏度下降程度呈正比。氧化亚氮黏度比纯氧低，如采用氧化亚氮作为载气，作用于 R1 上游的反压力下降（图 22.25），工作压也因此下降。上述条件下，蒸发器实际输出浓度比控制转盘设定值约低 20%。

安全特征　地氟烷饱和蒸气压接近 1 个标准大气压，向可变旁路式蒸发器内错误注入地氟烷，理论上会引起药物过量并输出低氧混合气。与大多数现代蒸发器相似，地氟烷蒸发器有独特的药物专用加药系

统以避免注药错误。地氟烷药瓶上设有药物专用加药器，称为"Saf-T-Fill 适配器"，可防止注药错误的发生。"Saf-T-Fill 适配器"是一个装有弹簧的加药阀，能保持药瓶的密封性，避免地氟烷在运输途中出现蒸发和损耗。当适配器卡口与地氟烷蒸发器加药口完全衔接时，能向蒸发器内注药[119]。此装置顶端设有环形密封垫，以尽可能减少注药过程中的药物溢出[119a]。因此，"Saf-T-Fill"系统既能防止地氟烷误注入可变旁路式蒸发器，也能避免其泄漏进入大气中[119b]。

蒸发器出现故障时，地氟烷蓄药池下游的开关阀将关闭且不能输出药物（图 22.25）。当出现以下问题时，开关阀会关闭，并触发无输出报警：①麻醉药平面降至 20 ml 以下；②蒸发器倾斜；③断电；④蒸气回路和新鲜气流回路压差超过一定界限。尽管这些自动化的安全设备可以提高患者安全性，但有时也会导致意外结果。例如，上一代 Datex-Ohmeda D-Tec Plus 蒸发器可能与某些型号的 Dräger 麻醉机出现不兼容情况[120]。这些 Dräger 麻醉工作站在容量控制通气的吸气相通过中断新鲜气流实现新鲜气体隔离功能。新鲜气流被阻断可导致蒸发器报警和地氟烷输出中断。虽然蒸发器随后进行了改进，但仍警示我们新技术可能会带来新的问题。

总 结　Tec 6 和 Dräger D-Vapor 蒸发器是电热温控、恒温、加压、机电耦联、双回路气体−蒸气混合

器。通过电子调控系统，使蒸气回路压力等于新鲜气体回路压力。在新鲜气流量不变时，可通过浓度控制转盘来调节蒸气流量。新鲜气流量增加时，工作压成比例增加。当浓度控制转盘设定值不变时，即使新鲜气流量发生改变，由于两个回路的流量比值不变，蒸气输出浓度仍保持稳定[114]。

GE/Datex-Ohmeda Aladin 和 Aladin2 盒式蒸发器

GE Aisys 麻醉工作站（以及某些老式型号的 Datex-Ohmeda 麻醉工作站）采用一种独特的电控蒸发器，可输送多种挥发性麻醉药。蒸发器组成部件包括固定在麻醉工作站上的内部控制元件和装有液体麻醉药并作为蒸发室使用的可更换式 Aladin 药盒。向 Aladin 药盒（现已被 Aladin2 取代）加药时，必须使用专药专用的加药器。药盒上用不同颜色代码标识相应的吸入麻醉药：红色（氟烷），橙色（恩氟烷），紫色（异氟烷），黄色（七氟烷）和蓝色（地氟烷）。药盒也进行了磁性编码，以便麻醉机能自动识别所插入的药盒种类。

Aladin 盒式蒸发器为计算机控制的可变旁路式蒸发器（图 22.26）。Aladin 盒式蒸发器由一个旁路室和一个蒸发室组成，后者被安装在可更换式的药盒中（图 22.27）。旁路室内有一个固定的节流器，将通过入口的气流分成两部分，一部分通过旁路室，另一部

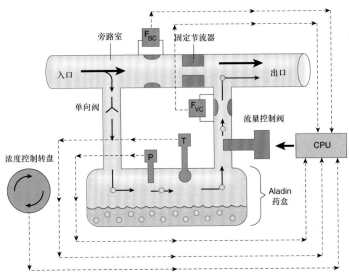

图 22.26　Datex-Ohmeda Aladin 盒式蒸发器简化示意图（Datex-Ohmeda，Madison，WI）。蒸发器内黑色箭头代表来自流量计的气流，黄色圆圈代表麻醉药物蒸气。蒸发器的核心是位于蒸发室出口的电子流量控制阀。CPU，中央处理器；F_{BC}，测量通过旁路室气流的流量测量元件；F_{VC}，测量通过蒸发室气流的流量测量元件；P，压力传感器；T，温度传感器。具体内容详见正文（Modified from Andrews JJ. Operating Principles of the Datex-Ohmeda Aladin Cassette Vaporizer：A Collection of Color Illustrations. Washington，DC：Library of Congress；2000.）

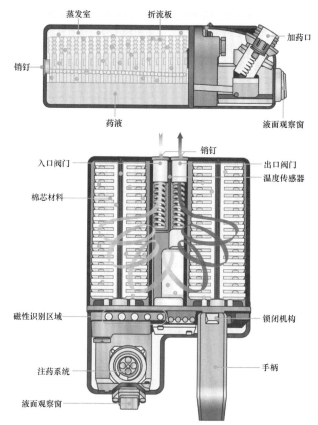

图 22.27　**Aladin2 盒式蒸发器的气流和安全特性。**上图，加药系统和折流板侧视图。下图，安全特性、棉芯和产生蒸气时的气流俯视图（From GE HealthCare.）

分通过单向阀后进入蒸发室。该单向阀设计为 Aladin 系统特有，能防止药物蒸气反流进入旁路室，该单向阀对精确输出地氟烷至关重要（详见后文）。此单向阀若因故障无法关闭，药物蒸气将反流入进旁路室并导致输出药物浓度过量。

在 Aladin 药盒内，吸入麻醉药通过自由蒸发达到饱和蒸气压。中央处理器（central processing unit, CPU）通过调节流量控制阀，精确调控流经蒸发室的气体流量，随后与旁路室气流混合[44]。CPU 接收多方面信息，包括：浓度控制转盘设定值、蒸发室内压力和温度传感器数据、旁路室和蒸发室内流量传感器数据以及流量计反映的气体成分数据。CPU 通过这些数据，精确地调节通过蒸发室的新鲜气体流量，以输出所需浓度的药物[121]。

如前所述，控制地氟烷蒸发面临特殊的挑战，特别是在室温超过地氟烷沸点时［22.8℃（73 ℉）］。当地氟烷即将沸腾时，蒸发室内压力将超过环境压力。

当蒸发室内压力超过旁路室时，单向阀关闭，载气直接通过旁路室及其传感器而不再进入蒸发室。此时 CPU 通过流量控制阀输出精确流量的纯地氟烷蒸气，以确保地氟烷输出浓度的准确。此时蒸发器的功能类似于"药物喷射器"，而非可变旁路式蒸发器。

新鲜气体流速较高和（或）浓度控制转盘输出量设定值较高时，大量液体麻醉药快速蒸发，蒸发热消耗能量，蒸发器内温度降低。为补偿这种"冷却"效应，一些麻醉工作站配备了电阻式加热风扇，必要时可向药盒吹拂热空气以提高其温度。风扇通常在两种情况下启动：①地氟烷诱导和维持麻醉时；②七氟烷诱导麻醉时。

Aladin 蒸发器系统具有很多重要的安全特性。蒸发器系统配备有电子配比控制装置，能防止输出低氧混合气。不论载气成分及麻醉药物浓度如何变化，该装置确保总气体出口的氧气浓度不低于 25%。与传统的氧气-氧化亚氮配比系统不同，该电子配比系统受吸入麻醉药浓度调控，此为 Aladin 蒸发器的独有特点。此系统还装有安全泄压阀，当药盒内压力超过 2.5 个大气压（1899 mmHg）时，泄压阀将开启。将 Aladin 药盒从麻醉工作站移走时，阀门将自动关闭以避免新鲜气体泄漏。另一阀门可阻止液态麻醉药进入新鲜气体管道。此系统亦能防止加药过量[121a]。最后，倾斜 Aladin 盒式蒸发器不会影响其正常工作，因此在使用和储存药盒时较为方便[121]。

喷射式蒸发器：Maquet 和 Dräger 喷射式给予挥发性麻醉药　Maquet 蒸发器是一种电控喷射式蒸发器，为 Maquet FLOW-i 麻醉工作站所特有。由于这些蒸发器位于患者呼吸回路的上游，故属于回路外蒸发器，与地氟烷蒸发器和大部分可变旁路式蒸发器相似。Maquet 喷射式蒸发器为专药专用式设计，可供异氟烷、七氟烷和地氟烷使用。从外观上看，该装置有一个盖子、加药口、电子水准仪及警报器，但无浓度设置旋钮。蒸发器的输出量通过工作站电子界面进行调节。

Maquet 蒸发器的工作原理如图 22.28 所示。气体经驱动气体入口从麻醉机进入液态麻醉药蓄药池，并对其施加压力。此压力驱动液态麻醉药通过喷射器，同时减少蓄药池内药物蒸发。液态麻醉药在微机控制下，以间断脉冲方式喷入已加热的蒸发室内，同时被迅速蒸发。液态麻醉药以小剂量持续喷射，最终达到预定喷射量。在规定时间内喷射的药物总量，由所需药物浓度和通过蒸发器的新鲜气流决定。位于蒸发器下游的专用气体分析仪监测药物输出浓度，位于蒸发器中的光学传感器监测药物喷射情况（个人交流，Maquet Critical Care，2013 年 1 月 14 日）。

来自麻醉工作站的新鲜气体通过蒸发室并与气态麻醉药混合。喷射入蒸发室内的药液一部分在喷射途中蒸发，还有一部分沉积在蒸发界面上，后者温度受加热装置精准调节，以弥补蒸发冷却效应，并确保剩余药液被迅速蒸发（个人交流，Maquet Critical Care，2013 年 1 月 14 日）。

在工作站每日用前检查中，Maquet 蒸发器会对其功能和泄漏进行自动检测。当蒸发器发生故障时，安全阀将阻止药液流动。由于该蒸发器不通过棉芯蒸发药物，且在倾斜时药液不会溢出至蒸发室，所以倾斜此蒸发器不影响其工作。该蒸发器可在使用过程中进行加药，且在加药时自动关闭药物输出。当蒸发器内药物液面低于 10% 时会触发报警，低于 5% 时将触发更高等级的报警。Maquet 蒸发器在不同新鲜气流下的性能资料非常有限[121b]，此蒸发器在不同大气压、温度及不同新鲜气体组分下的性能资料尚未公开。

一些 Dräger 麻醉工作站装备的蒸发器，以直接喷射药液方式（the direct injuection of volatile anesthetic，DIVA）进行工作（图 22.29）。Dräger DIVA 蒸发器也

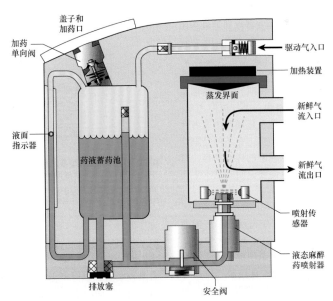

图 22.28　**Maquet 麻醉蒸发器**。麻醉机驱动气对蓄药池内药液施加压力。在微机控制下，药液喷射进入蒸发室，此喷射过程受精确控制。蒸发室加热界面促进药液蒸发，新鲜气流进入蒸发室与麻醉药物充分混合。一旦蒸发器出现故障，安全阀将限制药液流动（Personal communication, illustration adapted with permission from Maquet Critical Care, Solna, Sweden, January 14, 2013.）

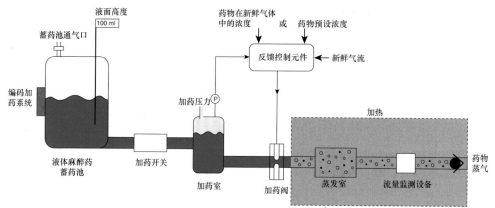

图 22.29　Dräger DIVA 蒸发器示意图（Drägerwerk AG & Co. KGaA）。该蒸发器由两个模块组成：可更换式蒸发模块和固定在麻醉工作站上的供气模块。蒸发模块包括液体麻醉药蓄药池和加药室。供气模块由提供并调控给药压力的反馈控制元件和阀门系统组成。这些阀门可以将蒸气注入混合室（与新鲜气流混合）或直接注入呼吸回路系统（与新鲜气流不混合）。具体内容详见正文

为专药专用式设计，由可更换式蒸发模块和固定在麻醉工作站上的供气装置组成[69a, 121c]。液体麻醉药保存在蓄药池内，药液通过重力作用进入给药室，并通过工作站的输出气体进行加压。药液通过加药阀，由喷射器喷入已加热的蒸发室内，迅速蒸发至饱和蒸气压，并在微机控制下输入患者呼吸回路内。反馈控制元件可在新鲜气体出口或患者呼末气流位置将吸入麻醉药设置于某一目标浓度。

蒸馏型蒸发器　如上所述，大多数现代麻醉工作站都配备了**压力室型可变旁路式**蒸发器或其他以加压载气流动方式来驱动蒸发和传输的复杂设备。但在资源匮乏的情况下，没有高压医疗气体（氧气或空气）可供使用。在上述情况下，仍主要考虑使用蒸馏型蒸发器实施吸入麻醉，如实施野战手术时[121d]。**蒸馏型蒸发器的特点包括：①位于回路内；②气流阻力低；③通过下游负压驱动气体流动，此负压通常由患者呼吸产生，也可通过风箱或呼吸囊产生。在条件受限情况下使用蒸馏型蒸发器实施吸入麻醉的详细内容，请参阅第 2 章第 3 节。本部分内容简要说明其基本工作原理。

牛津式微型蒸发器（the Oxford Miniature Vaporizer，OMV）是一种不锈钢制成的、可变旁路式、蒸馏型蒸发器，1968 年投入使用，至今仍在英国武装部队中大量装备[121e]。其坚固可靠，简单便携，可贮存高达 50 ml 的液体麻醉药[69b]。浓度转盘控制气流通过滑动阀和旁路室闭孔之间的孔径（图 22.30）[121f]。关闭此孔径将导致更多气体进入蒸发室，并增加药物输出。金属网芯的气流阻力很小，并能增加蒸发表面

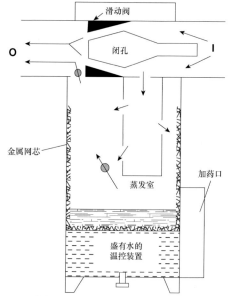

图 22.30　**牛津式微型蒸发器**。气体从入口（I），通过滑动阀到达出口（O）。浓度转盘控制闭孔的运动，改变进入蒸发室的气流，决定蒸发器的输出 [Redrawn from Dhulkhed V，Shetti A，Naik S，et al. Vapourisers：physical principles and classification. Ind J Anaesth. 2013；57（5）：455-419.]

积。OMV 没有温度补偿装置，输出量受环境温度变化影响[121g]。其底部设有水和乙二醇（一种防冻液）的温控装置，以降低温度波动的影响。OMV 并非专药专用，不同的浓度转盘可用于氟烷、异氟烷和七氟烷麻醉[44]。为输出足够浓度的七氟烷用于吸入麻醉诱导，须将两个 OMV 串联使用[121h]。最近又出现了

改进型 Diamedica 蒸馏型蒸发器（Diamedica Draw-Over Vaporizer，DDV）。DDV 虽在设计上与 OMV 相似，但通过一系列浓度拨盘设置，可在不同温度下输出更为精确的吸入麻醉药[69a]。DDV 拥有更大的贮药室（150 ml），有氟烷/异氟烷和七氟烷两种型号可供选择[121i]。

挥发性麻醉药反馈系统：AnaConDa 和类似设备

在手术室外区域（如 ICU）向患者提供吸入麻醉的需求逐渐增加，而上述区域通常不具备麻醉工作站[121j]。向 ICU 患者提供吸入麻醉的适应证包括：难治性支气管痉挛和癫痫持续状态（见第 79 章），以及静脉镇静的潜在替代方案[121k]。在 ICU 实施吸入麻醉具有如下障碍：①现代 ICU 呼吸机气流量通常较高，可致吸入麻醉药快速消耗；②大气污染和低效的废气清除将导致环境安全问题和职业健康危害。

向 ICU 患者输送吸入麻醉药的一种解决方案为**反馈式**装置，如麻醉药物保存装置（AnaConDa）和 Mirus 装置[121l, 121m]。AnaConDa 是一种基于热湿交换器（heat and moisture exchanger，HME）过滤装置的一次性设备，不依赖电源或麻醉工作站进行工作（图 22.31）[121n]。液态挥发性麻醉药（异氟烷或七氟烷）通过标准注射泵注入该装置内，并通过多孔蒸发棒进行蒸发。患者可正常呼吸麻醉气体。在呼气相，呼出气体通过多层过滤器。第一层是以 HME 过滤器为基础的抗菌层。第二层为活性炭，能快速高效地吸收呼出的挥发性麻醉药，并允许二氧化碳和其他呼出气体通过。在吸气相，所吸附的挥发性麻醉药从活性炭过滤器中释放出来，并"反馈"的方式提供给患者用于再次呼吸。该装置效率约为 90%，只有 10% 的挥发性麻醉药经反馈式装置输送到呼吸机废气接口。气体采样装置监测呼气末气体中挥发性麻醉药浓度，并对注

射泵输注速率进行调控。Mirus 装置也具有相似的工作原理，还可用于地氟烷麻醉，并能自动调控呼末药物浓度[121l]。

麻醉呼吸回路

供气系统提供的新鲜气体通过新鲜气体管道进入麻醉呼吸回路。呼吸回路的功能是向患者输送氧和其他气体，清除患者排出的二氧化碳。呼吸回路系统必须包括气体流动的低阻管道、满足患者吸气流量要求的储气囊和排出多余气体的呼气口或呼气阀[122]。除这些基本构造外，可将回路分为包含二氧化碳吸收器的回路系统（循环回路系统）和不包含二氧化碳吸收器的回路系统（Mapleson 回路）[123]。循环回路系统广泛用于麻醉气体输送，而 Mapleson 系统多用于麻醉工作站，特别是儿科麻醉，也常常用于运送患者、镇静操作、拔除气管导管等过程中的通气给氧（T-piece），以及手术室外患者的预吸氧等气道管理。本部分内容将对这两个系统进行介绍。

气体泄漏和管道阻塞是呼吸回路的两个最主要安全隐患。上述问题多在工作站用前检查中发现。掌握呼吸回路组成与功能的相关知识对正确执行工作站用前检查和排除紧急故障至关重要。操作者还应了解该重要部分相关的各种标准和警报。

循环回路系统

循环回路系统之所以如此命名，是因为在单向阀的作用下气流可在回路内单向循环流动。多年来，传统循环回路系统的总体设计变化不大。大多数麻醉工作站生产商设计的循环回路的原理和零部件大致相似（图 22.32 ~ 22.34）。近年来，由于麻醉工作站涉及的

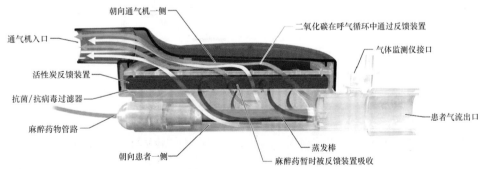

图 22.31　吸入麻醉药存储装置（AnaConDa）呼气相气流示意图［From Farrell R，Oomen G，Carey P. A technical review of the history，development and performance of the anaesthetic conserving device "AnaConDa" for delivering volatile anaesthetic in intensive and postoperative critical care. J Clin Monitor Comput. 2018；32（4）：595-604.］

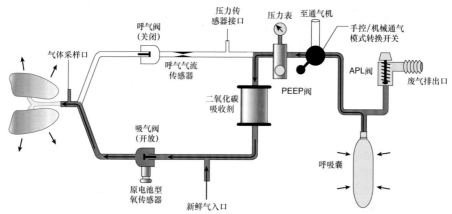

图 22.32 **经典呼吸回路系统。** 自主呼吸吸气相（未显示通气机）。患者吸气时，气体从呼吸囊中流出并且通过 CO_2 吸收剂，与供气系统提供的新鲜气体混合后经吸气阀流向患者。呼气阀阻止未经 CO_2 吸收剂气体的重复吸入。APL，可调式压力限制；PEEP，呼气末正压通气（Courtesy Dr. Michael A. Olympio；modified with his permission.）

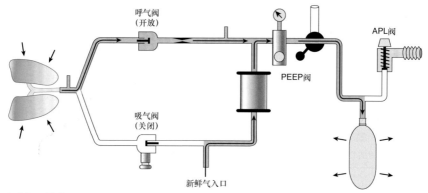

图 22.33 **自主呼吸：呼气相早期。** 吸气单向阀的关闭使患者呼出的全部 CO_2 在被吸收前流向呼吸囊和可调式压力限制（APL）阀。新鲜气体仍持续流动，但因吸气阀关闭而逆向流动，并与呼出气体混合。因为回路内压力始终低于 APL 阀设置阈值（10 cmH_2O），整个过程中 APL 阀始终保持关闭状态。PEEP，呼气末正压通气（Courtesy Dr. Michael A. Olympio；modified with his permission.）

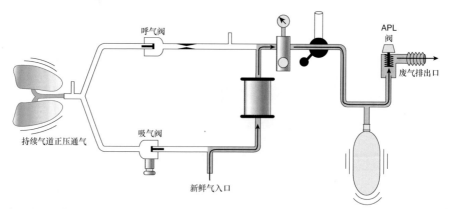

图 22.34 **自主呼吸：呼气末持续气道正压通气（CPAP）的呼气相末期。** 持续新鲜气体进入回路系统，产生的压力使肺和呼吸囊维持扩张状态（CPAP）。一旦回路内压力超过了可调式压力限制（APL）阀设置阈值（10 cmH_2O），APL 阀将开放，多余气体流向废气清除系统（Courtesy Dr. Michael A. Olympio；modified with his permission.）

复杂技术日益增多，循环回路系统也在不断发展。这些新技术，诸如在正压通气中采用的新鲜气体隔离技术，不断提高了患者的安全性。

循环回路系统基本组成包括：①新鲜气源；②吸入、呼出单向阀；③吸入、呼出螺纹管；④与患者连接的 Y 型接口；⑤溢气阀或 APL 阀或减压阀；⑥储气囊或呼吸囊；⑦容纳二氧化碳吸收剂的吸收罐（图22.32）。为提高使用安全性，回路中增设了一些零件，如回路压力传感器、回路压力表、呼气（也可能是吸气）流量传感器、吸入氧浓度传感器，以及一个独立的呼气末正压通气阀。回路系统必须具备自主呼吸、手动通气和机械正压通气功能，故回路系统需要呼吸囊和通气机以维持正常运转。新鲜气体从麻醉机总气体出口进入回路内。

循环回路系统主要优点包括：①保持吸入气体各组分浓度相对稳定；②保存呼出气中热量、水分和吸入麻醉药；③清除二氧化碳；④避免手术室污染。循环回路系统允许呼出气体重复吸入，这是麻醉回路系统与 ICU 呼吸机的不同之处。为确保呼出气体再吸入的安全进行，二氧化碳须被有效清除。废气由过量的载气、吸入麻醉药和二氧化碳组成，均被清除掉。

循环回路系统也有一些缺点。首先，回路构造十分复杂，包括 10 个或更多的连接部位，上述部位都可能会出现误接、脱落、堵塞和泄漏等情况。在一项未公开的、由气体传输装置引起的不良麻醉事件诉讼分析中，39% 的医疗差错诉讼是由于呼吸回路误接和脱落造成的[124]。回路中单向阀故障会危及生命。循环回路系统比 Mapleson 系统更大、顺应性更好，在机械通气下潮气量传输效率更低。最后，呼吸回路系统内二氧化碳吸收剂可致吸入麻醉药降解（详见"二氧化碳吸收剂"部分）[125]。与循环回路系统每个组件相关的安全隐患将在后文详细介绍。

循环回路系统的机械组件

单向阀　单向阀是循环回路系统的重要元件（图22.35）。其设计构造确保在回路内不断积累的潮湿环境下可正常运行。此类阀门通常可靠，但偶尔失效。呼气阀因接触更多潮湿气体更易受损。若单向阀卡在开启位置，会引起二氧化碳复吸入[125a]。二氧化碳波形图可用于鉴别此类故障，且每种单向阀故障都有其特征波形[126, 126a]。如果单向阀卡在关闭位置，会导致回路完全阻塞，呼气阀卡在关闭位置会导致气压伤。确认单向阀功能正常是麻醉工作站用前检查程序的一部分。麻醉机通常将阀门设于明显位置，以便观察阀门功能和运动情况，在阀门出现故障时，能及时提醒麻醉科医师[11]。

可调式压力限制阀　操作者通过调节可调式压力限制（adjustable pressure-limiting valve, APL）阀压力阈值，将呼吸回路内多余气体排向废气清除系统，在自主呼吸和手动通气模式下对呼吸系统进行压力控制。将工作站切换到机械通气模式时，APL 阀将关闭或位于呼吸回路外[127]。APL 阀又称"过压释放阀"或"减压阀"[122]。APL 阀有两种基本类型：可变气孔型（或可变阻力型）和调压型。可变气孔型为针型阀设计，其功能与流量控制阀相似（图22.36）。操作者调节气孔出口大小，通过新鲜气流量与呼吸系统压力的变化关系影响压力变化。现代麻醉机多采用调压型 APL 阀（图22.37），此型 APL 阀内有可调张力的弹簧，外有显示压力的刻度。当系统压力超过弹簧张力时，阀门打开，气体排出（图22.37B）。位于下游的单向阀能阻止废气回流。操作者通过调节弹簧张力，在手动通气模式下设置回路最大压力[38, 122]。与可变气孔型 APL 阀不同，调压型 APL 阀能在新鲜气体流量增加时保证回路压力稳定。在自主呼吸模式下，此阀常处于完全开放状态，使回路与大气相通（图22.37C）。此

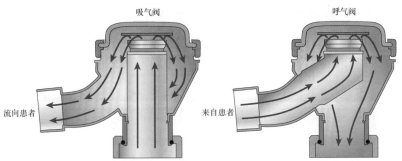

图 22.35　循环回路系统单向阀（Modified from Yoder M. Absorbers and breathing systems. In：Understanding Modern Anesthesia Systems. Telford，PA：Dräger Medical；2009：83-126.）

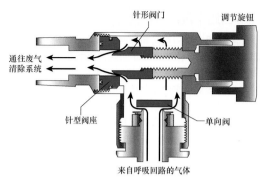

图 22.36 **可调式压力限制阀：可变气孔型**。单向阀受重力控制，能防止废气清除系统内的气体反流。可变气孔针型阀控制呼吸回路出口处的气体流量，并控制回路压力。在气孔大小不变时，回路内压力由新鲜气流量决定（Modified from Yoder M. Absorbers and breathing systems. In：Understanding Modern Anesthesia Systems. Telford，PA：Dräger Medical；2009：83-126.）

种 APL 阀能更好地对持续气道正压通气（continuous positive airway pressure，CPAP）进行调控。

虽然 APL 阀具有安全特性，能在手动通气时精确控制回路压力，但也有一些安全隐患。对比两台现代麻醉机时发现，并非所有 APL 阀都符合线性特征，某些阀门的吸气峰压可能经常超过设定阈值[127a]。这提示操作者在手动通气过程中必须关注回路压力变化。控制旋钮下缘的气体采样管断裂或缠绕可导致 APL 阀机械故障[127b, 127c]。

麻醉储气囊或呼吸囊 麻醉储气囊或呼吸囊具有很多重要功能，包括①储存呼出气和多余气体；②进行手动通气或辅助自主呼吸；③通过视觉和手感监测自主呼吸强弱；④在 APL 阀错误关闭或废气清除管路

阻塞时，防止患者呼吸系统内压力过高（图 22.38A）。标准成人呼吸囊的标称容量为 3 L；儿童呼吸囊可低至 0.5 L。呼吸囊是呼吸回路系统中顺应性最好的部分。标准呼吸囊的压力-容量曲线特性为：当呼吸囊不断被气体充胀至容量很高时，其压力首先达到一峰值，然后略微降低至某一平台压力（图 22.38B）[122, 128-129, 129a]。麻醉储气囊须遵循一定的压力标准，当储气囊充气至其额定容量四倍时，允许的最低压力约为 30 cmH_2O，最高压力约为 60 cmH_2O[130]。虽然大部分呼吸囊遵循此标准，但有些非乳胶材质呼吸囊的压力上限已超过上述标准[129]。经典设计的储气囊在机械通气时不在呼吸回路内发挥作用，而在多数现代 Dräger 麻醉工作站中，储气囊机械通气时作为呼出气体和新鲜气体的存储部位，在回路系统中发挥重要作用[31b, 38, 131, 131a]。

螺纹管 螺纹管占据了回路系统中大部分容积，存在一定安全隐患。首先，此部分回路具有很强顺应性。在正压通气时，一部分本应传输至患者的气体滞留在扩张的管道内。很多现代麻醉工作站通过顺应性测试来弥补这一影响。另一些麻醉工作站可补偿预设潮气量与实际潮气量之间的差异。因此，在顺应性检测时必须将待用回路连接完整。例如，手术台需 180°调转时，螺纹管将被拉伸，应将螺纹管拉伸到待用位置后再次行顺应性试验、漏气试验和流量测试。螺纹管也有发生泄漏和阻塞的可能（见下文）。

Y 型接口 Y 型接口位于呼吸回路最接近患者的远端，吸气支与呼气支在此合并。其 15 mm 内径可接气管导管或弯形接头，22 mm 外径可连接面罩。呼吸回路内的死腔从 Y 型接口开始，一直延至患者死腔

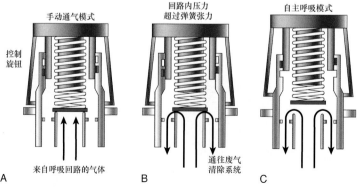

图 22.37 **可调式压力限制阀：调压型**。（A）在手动通气模式下，操作者通过调节弹簧张力，改变阀门开启压力。此图呼吸回路压力尚未超过弹簧张力。（B）呼吸回路压力超过设置压力（弹簧张力），气体流向废气清除系统。装有调压型 APL 阀的呼吸回路，回路压力与新鲜气流量无关。（C）在自主呼吸模式下，阀门内圆盘从阀座上升起，气体自由流向废气清除系统，下游的单向阀防止废气由清除系统逆流进入呼吸回路

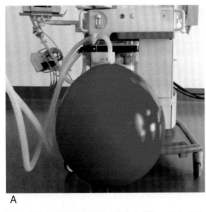
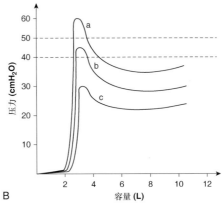

图 22.38　**呼吸回路储气囊在过度膨胀时的安全特性。**储气囊的标准是呼吸囊充气至其额定容量 4 倍时，最高压力不超过 60 cmH₂O[130]。然而，很多储气囊在较低充气容量下已达峰压，在继续充气膨胀时保持平台压力不变[128]。（A）储气囊膨胀后直径为 66 cm，容积为 150 L，囊内压力为 34 cmH₂O。（B）三种不同储气囊的压力-容量曲线显示其峰值和平台压力。当储气囊不断膨胀时，将触发持续正压报警，提醒操作者避免发生过度膨胀（From Križmarić M. Functions of anesthesia reservoir bag in a breathing system. Slov Med J. 2017；86：226-235.）

部分（例如，回路内出现双向气流的部分，请对比图 22.32 和图 22.33）[131b]。现代麻醉机的气体采样口常位于或靠近 Y 型接口处，以便监测吸入气体和呼出气体。

过滤器和热湿交换器　热湿交换器和过滤器在麻醉呼吸回路中普遍应用。在麻醉过程中，人工气道常绕过上呼吸道通，热湿交换器能代替上呼吸道的加温加湿功能[132]。过滤器能阻止患者体内细菌向麻醉机传播，防止患者交叉感染。目前尚无使用上述装置的相关共识。目前 ASA 只建议将过滤器应用于肺结核患者[133]。在此情况下使用过滤器时，对直径大于 0.3 μm 颗粒的滤过效能应高于 95%。过滤器置于气管导管和 Y 型接口之间[134]。

传感器

吸入氧浓度监测　ASTM 标准指出：麻醉工作站必须提供位于呼吸回路吸气支或 Y 型接口处的氧浓度监测设备。当吸入氧浓度（fraction of inspired oxygen，FiO₂）低于设定阈值时，机器能在 30 s 内触发低氧报警，且氧浓度阈值不可设于 18 v/v% 以下[20]。氧传感器是避免患者吸入低氧混合气的最后防线。**原电池型氧分析仪**常用于测量氧浓度，但其寿命有限，易出现误差[134a]。因此在工作站每日用前检查时需进行校准。此传感器常位于吸气单向阀外壳内（图 22.32）。越来越多的现代麻醉工作站（例如 Dräger Apollo 系列）在 Y 型接口处通过旁路多功能气体分析仪监测吸入氧浓度[131a, 134c]。此类设备常采用**顺磁型氧分析仪**，不需每日校准。

流量传感器　麻醉机流量传感器的主要作用为测量潮气量。工作站必须配备监测患者呼气潮气量和（或）每分通气量的设备[11]。传感器数据也可通过流量波形和（或）容量环显示。一些麻醉工作站将传感器数据作为反馈信号，能在新鲜气流量变化时输出稳定的潮气量。早期流量传感器多为机械式流量计，现代麻醉机多采用压差传感器、热线式风速计、超声流量传感器和可变孔径式流量传感器。流量传感器可位于呼吸回路的不同部位，但每台机器须至少配备一个呼出气流传感器。

呼吸回路压力传感器　持续测量呼吸回路内气道压力对患者安全至关重要。测量需满足以下要求：第一，麻醉工作站须持续显示呼吸系统压力。第二，**气道高压**或**持续气道正压** 15 s 以上时应触发报警，其报警阈值可手动调节。气道压力过高或持续气道正压时间过长可导致静脉回流受阻，心排血量下降，通气受阻或引起气压伤。**呼吸回路压力低于 − 10 cmH₂O 且超过 1 s** 时也会触发报警。第三，机械通气时，呼吸回路压力低于预设或可调阈值压力超过 20 s 时，麻醉机将触发报警。此报警可用于警示呼吸回路脱落，也可通过低容量或呼气末二氧化碳监测进行报警（见下文）[11]。压力传感器可位于回路内不同位置，通常位于麻醉机上的吸气支或呼气支，并接近单向阀[134b]。Dräger 麻醉机从 CO₂ 吸收系统采集回路压力[131a]。需要注意的是，呼吸回路压力可能与患者气道压力存在差异，特别是当压力传感器远离 Y 型接口时[134b]。压力数值在老式麻醉机上通过压力表显示，较新型号的麻醉机多通过电子屏幕显示。

回路系统功能——半封闭、半开放和封闭系统

回路系统功能如图 22.32～22.34 所示。新鲜气流量决定了复吸入程度和回路内呼出气体残存量，新鲜气流量越多，复吸入越少，排出废气越多。现代回路系统多为**半封闭型**，此系统存在一定的复吸入，部分废气经过 APL 阀或废气阀排出。实施**低流量**麻醉（新鲜气流量≤ 1.0 L/min）时使用的回路系统即典型半封闭系统。**低流量**麻醉一般指新鲜气流量小于每分通气量的通气方法。在去除二氧化碳后，至少 50% 的呼出气体被患者重新吸入[131b]。

在半开放型回路系统，新鲜气流量更高、复吸入程度更小、废气排出更多。**低流量**或**最小流量**（≤ 0.5 L/min）麻醉的优势包括：挥发性麻醉药用药量减少、回路温度和湿度可控、减少环境污染。其缺点包括麻醉深度难以迅速调整，理论上可导致呼出气体中有害成分（例如一氧化碳、丙酮、甲烷）或挥发性麻醉药降解产物的积聚（如复合物 A、一氧化碳，见二氧化碳吸收剂相关内容）[135]。

在**封闭型**回路系统中，氧流量与代谢需求完全匹配，完全复吸入且没有废气排出。挥发性麻醉药以液体形式精确添加至呼吸回路内或通过蒸发器输送[136]。封闭型回路实施麻醉能体现**低流量**和**最低流量**麻醉的最大优势，但此技术要求甚高，甚至在目前的麻醉设备上无法普及推广，故很少使用[137]。

回路系统安全隐患

泄漏和脱落　回路系统泄漏和脱落常致严重麻醉事故[140]。常见泄漏位置为一次性管路及其部件、呼吸回路连接部位及二氧化碳吸收罐[141]。麻醉过程中可发生泄漏，如部分断开，但大部分泄漏能在工作站用前检查时发现。泄漏程度很小时，增加新鲜气流即可弥补容量损失；泄漏程度很大时会使通气无法正常进行。不论泄漏大小，**都应彻查泄漏部位**。一些监测仪可辅助麻醉科医师在麻醉过程中查明泄漏或回路脱落部位（表 22.7）。

呼吸回路压力监测是判断泄漏和脱落事件的重要方法。如前所述，呼吸回路压力监测是麻醉工作站必须具备的监测项目。**阈值压力**（或**低吸气峰压**）报警有助于发现回路泄漏和脱落。在进行机械通气时，若呼吸回路压力低于阈值超过 20 s，将触发听觉和视觉报警（图 22.39A）。视觉报警提示包括"窒息压力""检查呼吸回路"和"回路压力降低"等[38, 141a, 141b]。从探测到压力异常到触发报警所需时间在不同机器间略有差别。有些麻醉机的**压力报警**阈值需操作者调节，

表 22.7　麻醉过程中检测泄漏和脱落的方法

方法	泄漏指标
呼吸回路压力传感器	压力阈值报警 * 压力波形评价 压力峰值趋势
麻醉工作站潮气量传感器	低每分通气量或低潮气量报警 不能输出设置的潮气量 吸入潮气量与呼出潮气量存在差异 潮气量和每分通气量呈下降趋势
呼出气体分析	呼出气二氧化碳自动监测 二氧化碳趋势图异常
生理传感器（如血氧饱和度、心率、血压）	在*较晚时间*发现泄漏和脱落，此时患者已失代偿
麻醉科医师警觉性	患者呼吸音和胸廓起伏的评估 严密注意报警并及时做出反应 工作站和生理监测仪的观察 风箱不能被完全充满且潮气量降低 为充满再次上升的风箱，需增加气流速度 呼吸囊运动和手感异常 发觉麻醉气体味道 麻醉科医师推断异常事件的直觉

* ISO 标准

BP，血压；HR，心率；SpO₂，外周血氧饱和度

有些则具有"自动设置"功能，即根据当前气道压力通过运算设置适当的阈值[131, 141c]。如图 22.39B 所示，阈值设置过低可致回路部分脱开或泄漏时不能及时触发报警；相反，阈值设置过高可致误报警。

呼吸容量监测仪（流量传感器）可用于监测回路泄漏或脱落。低呼出潮气量和（或）低每分通气量报警最先向麻醉科医师发出警示。因此操作者应将每分通气量报警阈值设在略低于和略高于患者所需通气量的位置。也可使用自动设置功能监测每分通气量[131]。在一些麻醉工作站中，若吸入潮气量与呼出潮气量差异显著，或所测得潮气量未达预设潮气量水平，将触发报警[142]。

最后，所有现代麻醉工作站都集成有气体监测和**呼出二氧化碳报警**功能。二氧化碳波形完全消失提示通气障碍且回路可能发生脱落；二氧化碳峰值或波形略有降低提示回路可能出现泄漏。

误接　遗憾的是，呼吸系统的误接情况并不罕见。麻醉工作站、回路系统、通气机和废气清除系统存在大量特殊口径的管路，尽管国际标准化委员会为正确连接不同管路制定了不同的口径标准，误接仍时有发生。这些看似"安全"的系统亦可能发生误接，本不能相互连接的管路可因某种原因而被"巧妙地"连接在一起，不匹配的接口被暴力连接到错误终端上，甚至有管道曾被错误地连接到麻醉机突出的实心

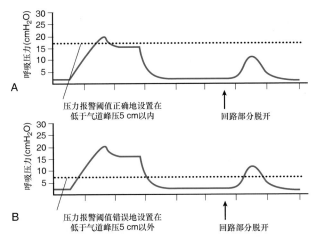

图 22.39　**压力报警阈值。**（A）压力报警阈值（虚线）设置在适当位置，回路出现部分脱开时（箭头），呼吸回路内压力低于阈值下限，触发报警。（B）由于压力报警阈值设定过低，回路部分脱开未被压力监测所识别（Redrawn from North American Dräger. Baromed Breathing Pressure Monitor：Operator's Instruction Manual. Telford，PA：North American Dräger；1986.）

圆柱上[143-144]。操作者和技术人员应针对各自使用的工作站进行培训，且不建议自行修改培训内容。

　　阻塞　呼吸回路可能发生各种阻塞（梗阻）：气管导管扭曲、回路系统阀门或其他部件功能损坏、回路内部梗阻或外力作用均可导致阻塞，影响气体顺利通过，并产生严重后果。分泌物堵塞热湿交换器可致严重梗阻[145]。有病例报道，回路系统呼气支的细菌过滤器堵塞[146]，或呼气阀内圆盘归位错误可导致双侧张力性气胸[147]。二氧化碳吸收剂在未拆封时使用可致回路梗阻，故 ASTM 标准要求吸收剂的包装应非常易于识别[127, 148-149]。一次性回路部件或管道本身缺陷也可致回路阻塞，且有时会伤及患者[150-154]。螺旋帽在包装或加工时误入回路弯头内会引起严重回路梗阻[155-156]。未按正确的气流方向安装某些部件会导致无气流状态，这些部件包括一些老式 PEEP 阀和串联式加湿装置。使用前检查中，只有对回路气流进行手动测试或类似自动测试才能可靠地检测到回路梗阻。如果患者通气困难且无法确定原因，一定要立即切换至手动呼吸囊通气模式。首先要确保患者通气，然后再排除故障。

　　呼吸回路系统的设计变化　根据单向阀、APL 阀、呼吸囊、二氧化碳吸收剂和新鲜气流入口的相对位置，回路系统布局可有多种变化。但为避免传统回路系统发生二氧化碳复吸入，回路组件布局必须遵循 3 个原则：①回路吸气支和呼气支内的单向阀必须位于患者和储气囊之间；②新鲜气流不能从呼气阀和患者之间进入回路；③ APL 阀不能位于患者和吸气阀之间。只要遵循上述原则，其他组件采取任何布局方式，都不会出现二氧化碳复吸入[125]。随着麻醉工作站的发展，很多回路在设计上已不同于传统回路。其中一些设计能够在机械通气过程中，消除新鲜气流量变化或快充氧对吸入潮气量和气道压的影响（新鲜气体隔离或补偿装置）。这些变化将在后面的麻醉通气机内容中进行介绍。

二氧化碳吸收剂

　　呼吸回路系统需要一种将二氧化碳从呼出气体中移除的装置，以防止发生二氧化碳复吸入和高碳酸血症。虽然增加新鲜气流量至较高水平可稀释回路系统内的二氧化碳，但此方法麻醉效能较低。使用半封闭系统时，流经麻醉机的气流量少于每分通气量，因此必须吸收二氧化碳。理想的二氧化碳吸收剂应具有以下特点：与常用吸入麻醉药不发生反应，本身无毒性，气流阻力低，很少产生粉尘，价格低，使用方便，二氧化碳吸收效率高，通过可靠方法评估其是否失效（即清除二氧化碳能力降低）。最后，盛放吸收剂的存储罐应易于移动和更换，在快速更换过程中能维持呼吸回路的完整性，且不会造成呼吸回路泄漏或梗阻。二氧化碳吸收剂并非只在麻醉中应用，在某些军事、商业潜水设备、潜水艇、太空宇航、采矿和救援行动及高压设备中也很常用。这些情况下，二氧化碳吸收剂亦被称为二氧化碳洗涤器。

　　吸收罐　虽然二氧化碳吸收剂贮存罐的构造不同，但必须明显可见且为透明材质，以便麻醉科医师观察吸收剂颜色变化。在传统的麻醉机上，吸收罐由一个透明塑料罐或两个串联组成。拆卸此吸收罐会破坏呼吸回路完整性。在麻醉过程中如需更换二氧化碳吸收剂，且患者不能耐受缺氧时，须通过其他方式进行通气。此吸收罐由多部件构成且通过挤压方式组装，因此常导致回路泄漏[141]。罐内可装填散装吸收剂，或厂家提供的一次性罐装吸收剂，称为预装罐。若塑料罐和环形密封圈间遗留有大块吸收剂颗粒，则会造成明显泄漏。预装罐发生损坏或尺寸与厂家规格不符也会造成回路泄漏[154, 157]。若使用预装罐前未拆掉透明塑料包装，会导致回路系统完全阻塞[148]。吸收罐部件组装错误可引起二氧化碳复吸入[158-160]。

很多现代麻醉工作站应用单筒吸收罐，很多为一次性使用且易于更换。越来越多的麻醉工作站允许在麻醉期间更换吸收罐，且不影响呼吸回路的完整性，称为旁路式设计[141a]。未安装吸收罐时，这些麻醉工作站可通过自动或手动泄漏测试，因此存在安全隐患。

吸收剂的化学原理　呼吸回路中的二氧化碳被二氧化碳吸收罐中的化学物质所清除，通过一系列反应，酸性物质（CO_2 或碳酸）被一种或多种碱性物质中和，CO_2 转化为水、热量和其他副产物。大多数吸收剂通过氢氧化钙 [$Ca(OH)_2$] 与呼出 CO_2 反应，生成不溶于水的碳酸钙（$CaCO_3$）（框 22.2）。但由于 CO_2 与 $Ca(OH)_2$ 反应缓慢，需要添加水和少量强碱以加速反应进行。$Ca(OH)_2$ 吸收剂内水、强碱催化剂（如 NaOH 或 KOH）、湿润剂（如 $CaCl_2$）和硬化

剂（如硅）含量不尽相同。很多新型吸收剂仅含微量 KOH 或 NaOH，因为这些强碱可致吸入麻醉药降解。因 LiOH 不需任何催化剂就能与 CO_2 发生反应，某品牌吸收剂用 LiOH 代替 $Ca(OH)_2$。吸收剂主要区别在于 CO_2 吸收能力以及与挥发性麻醉药反应产生有害降解产物（如 CO 和复合物 A）的可能性。表 22.8 中介绍了一些二氧化碳吸收剂的组成[161-166]。

碱石灰为多种化学物质的混合物，包含 80%Ca(OH)₂（又称熟石灰），也含有水和少量强碱（见框 22.2）。第一步，CO_2 与颗粒表面和内部的液态水反应生成弱酸（H_2CO_3）。此反应步骤需要水，因此所有 $Ca(OH)_2$ 吸收剂包含约 15% 的水分。第二步，

框 22.2　二氧化碳吸收剂反应（净反应和顺序反应）

二氧化碳与碱石灰反应

净反应

$CO_2 + Ca(OH)_2 \rightarrow CaCO_3 + H_2O +$ 热量

顺序反应

1. CO_2（气态）+ H_2O（液态）$\rightleftharpoons H_2CO_3$（液态）
2. $H_2CO_3 + 2NaOH$（或 KOH）$\rightarrow Na_2CO_3$（或 K_2CO_3）+ $2H_2O$ + 热量
3. Na_2CO_3（或 K_2CO_3）+ $Ca(OH)_2 \rightarrow CaCO_3 + 2NaOH^*$（或 KOH^*）+ 热量

二氧化碳与单水氢氧化锂的反应

$2 LiOH \cdot H_2O + CO_2 +$ 热量 $\rightarrow Li_2CO_3 + 3H_2O$

* 注：氢氧化钠（NaOH）和氢氧化钾（KOH）是此反应中的催化剂，既不产生也不消耗。LiOH，氢氧化锂

表 22.8　二氧化碳吸收剂的组成

吸收剂（参考）	Ca(OH)₂（%）	LiOH（%）	水（%）	NaOH（%）	KOH（%）	其他（%）
典型碱石灰（165）	80	0	16	3	2	—
高温钠石灰（164）*	73	0	11 ～ 16	0.0	5	11 Ba(OH)₂
医用碱石灰（161）*	76.5	0	18.9	2.25	2.25	—
Dragersorb 800 ＋碱石灰（162, 166）*	82	0	16	0.003		—
Medisorb 碱石灰*（166）	81	0	18	1 ～ 2	0.003	—
新型碱石灰*	73	0	< 19	< 4		—
LF 碱石灰（163）	> 80	0	15 ～ 17	< 1		—
Dragersorb Free 碱石灰（161, 164）	74 ～ 82	0	14 ～ 18	0.5 ～ 4		3 ～ 5 CaCl₂
Sofnolime 碱石灰*	> 75	0	12 ～ 19	< 3		—
Amsorb Plus 碱石灰（161, 165）	> 75	0	14.5	0	0	< 1 CaCl₂ 和 CaSO₄
Litholyme 碱石灰*	> 75	0	12 ～ 19	0	0	< 3 LiCl
SpiraLith 碱石灰*	0	≈ 95	0†	0	0	≤ 5 PE

* 化学品安全说明书，职业安全与保健管理总署，美国劳动部门。
† 超过 60% 的 Li(OH) 与水 1 : 1 结合形成单水氢氧化锂（详见正文）。
Ba(OH)₂，氢氧化钡；CaCl₂，氯化钙；Ca(OH)₂，氢氧化钙；CaSO₄，硫酸钙；KOH，氢氧化钾；LiCl，氯化锂；LiOH，氢氧化锂；NaOH，氢氧化钠；PE，聚乙烯

H_2CO_3 迅速与强碱催化剂 NaOH 和 KOH 反应，生成可溶性碳酸钠（Na_2CO_3）和碳酸钾（K_2CO_3）。所有强碱在此步骤迅速消耗。第三步，碳酸盐与 Ca（OH）$_2$ 反应生成不溶于水的 $CaCO_3$。在此步骤再次生成 NaOH 和 KOH，因此 NaOH 和 KOH 为催化剂。在强碱中和 H_2CO_3 之前，多余的 CO_2 不能溶于水中（步骤 2），所以生成 NaOH 和 KOH 的第三步反应为限速反应[166a]。一些 CO_2 可与 Ca（OH）$_2$ 直接反应，但如前所述，此反应速度较慢。整个反应过程的副产品是水和热量[167-168]。

与碱石灰和 Ca（OH）$_2$ 吸收剂不同，LiOH 吸收剂不需要催化剂。LiOH 为强碱，可与 CO_2 迅速反应。虽然 LiOH 与 CO_2 反应不需要先生成碳酸，但仍需要一些水分。水分子可由呼出气体提供，并通过"水化"反应与 LiOH 晶体以 1∶1 比例结合[168a]。不含水的 LiOH 称为无水氢氧化锂。与水分子化学结合的 LiOH 称为单水氢氧化锂（LiOH·H_2O）。由于水化反应是放热反应，因此无水氢氧化锂吸收剂在吸收水分时会产生热量。单水氢氧化锂成分的吸收剂在生产加工时已发生水化反应，因此在呼吸回路系统使用时产热较少。LiOH 在水化后通过吸热反应从呼吸回路中去除 CO_2，产物为不溶于水的 Li_2CO_3（框 22.2）。

吸入麻醉药和二氧化碳吸收剂间相互作用

形成潜在的有害降解产物　挥发性麻醉药与 Ca（OH）$_2$ 吸收剂中强碱如 KOH 和 NaOH 相互作用，可产生有害降解产物。在历史上，三氯乙烯为 1940 年应用于临床的挥发性麻醉药，具有神经系统毒性，甚至可致脑神经病变和脑炎[169-170]。实验研究表明三氯乙烯能与早期的碱石灰内成分发生反应，生成具有毒性的二氯代乙炔，且与干燥的强碱性吸收剂接触时更为明显。目前主要关注的降解产物为复合物 A 和一氧化碳，前者与应用七氟烷有关，后者在应用地氟烷、安氟烷、异氟烷时产生[171]。其他降解产物如甲醛和甲醇，此处不作介绍[165]。

降解产物复合物 A　七氟烷能与碱性催化剂反应并降解，生成氟甲基 -2-2- 二氟 -1-（三氟甲基）乙烯基醚，即复合物 A。一定浓度的复合物 A 对大鼠具有肾毒性，且该浓度复合物 A 可在麻醉过程中的呼吸回路内产生[169, 172]。一个数量有限的志愿者试验中发现，七氟烷可引起暂时性蛋白尿和糖尿[173-174]。然而，目前为止的大量数据表明，七氟烷不会引起术后肾功能不全（甚至包括术前肾功能不全患者）[169, 175-180]。七氟烷说明书中提示，为降低复合物 A 的危害，患者每小时七氟烷暴露浓度不应超过 2 MAC，且流速应设置在 1～2 L/min。虽然一些研究表明七氟烷可安全由于

低流量麻醉，但不建议流量小于 1 L/min。

导致呼吸回路中产生较高浓度复合物 A 的物理因素包括：

- 低流量或封闭式麻醉回路；
- 高浓度七氟烷；
- 吸收剂类型（含有 KOH 或 NaOH）；
- 吸收剂温度过高；
- 使用新更换的吸收剂。[171-172, 175, 181]

二氧化碳吸收剂中强碱的种类和比例影响七氟烷的降解程度。与 NaOH 相比，KOH 能降解更多的七氟烷[164, 166]。例如，现已退市的钠石灰和钡石灰中都含有大量 KOH，与新型二氧化碳吸收剂相比能产生更多的复合物 A（表 22.8）[166]。LiOH 吸收剂和新型 Ca（OH）$_2$ 吸收剂不含 KOH 和 NaOH，不产生或只产生极微量的复合物 A[162-163, 166, 182, 182a, 182b]。鉴于七氟烷已安全使用多年且 CO_2 吸收剂在不断改进，临床麻醉产生的复合物 A 对患者的危害已微不足道。

降解产物　一氧化碳含有强碱的吸收剂干燥粉末能将吸入麻醉药降解为具有临床意义浓度的一氧化碳[164]，可致患者体内血液中碳氧血红蛋白浓度达到 35% 以上[184]。若周末忘记关闭麻醉机氧气流量，吸收剂将异常干燥，导致周一上午第一例麻醉患者更易发生一氧化碳中毒[185-186]。不常使用的麻醉机内吸收剂更易干燥[186]。当呼吸囊位于呼吸回路外部时，新鲜气流量若设置为 5 L/min 以上，吸收剂将异常干燥。由吸气阀瓣膜可对气流产生阻力，新鲜气流会沿阻力最小的路径逆向通过吸收剂，并排入呼吸囊。呼吸囊通过积累微小压力，抑制这种气流（见图 22.32，经典呼吸回路系统）[184]。在麻醉过程中，二氧化碳吸收剂能产生水分，患者呼出气也含有水分，所以吸收剂不会干燥。

以下因素可能会增加一氧化碳生成，导致碳氧血红蛋白血症：

- 所用挥发性吸入麻醉药种类（相同 MAC 值，一氧化碳产生量从大到小依次为：地氟烷≥恩氟烷＞异氟烷＞＞氟烷＝七氟烷）；
- 吸收剂干燥程度；
- 吸收剂的类型（是否含有 KOH 或 NaOH）；
- 较高温度；
- 较高吸入麻醉药浓度；[187]
- 低新鲜气流量；
- 体型瘦小的患者。[188-189]

与复合物 A 的产生类似，干燥吸收剂中的强碱（如 KOH 和 NaOH）含量与其降解麻醉药并释放一氧化碳的能力有关。钡石灰（已退市）和钠石灰较新一代吸收剂在干燥时能产生更多的 CO（表 22.8）[190]。

从 Ca（OH）$_2$ 吸收剂中去除 NaOH 和 KOH 可减少或消除 CO 或复合物 A 的产生，且对 CO$_2$ 吸收效能无显著影响[182, 191]。LiOH 吸收剂不产生 CO，并能良好吸收 CO[162, 182b, 191a]。

吸收剂热量的产生　二氧化碳吸收剂可在呼吸回路内大量放热并可能引发火灾和爆炸，此并发症虽罕见但危及患者生命[192-194]。此反应主要发生于干燥的强碱性吸收剂（特别是钡石灰）和七氟烷之间。在实验状态下，呼吸回路中干燥的钡石灰温度可达 200℃（392 ℉）以上，并引发回路内火灾[195]。温度的剧增、可燃性降解产物（甲醛、甲醇和甲酸）的生成、吸收剂内高浓度氧或氧化亚氮环境为燃烧提供了必要条件[196]。避免将七氟烷与干燥的强碱性吸收剂（如已退市的钡石灰）共用，是防止此类并发症的有效措施。无水氢氧化锂吸收剂与呼出的潮湿气体反应也会产生高温，但单水氢氧化锂不会发生此类情况。

为了减少挥发性麻醉药与干燥的二氧化碳吸收剂之间发生不良反应，麻醉患者安全协会共识中提出以下几点建议[164]：

- 麻醉机不使用时须关闭所有气体；
- 定期更换吸收剂；
- 吸收剂在颜色改变时应进行更换；
- 在串联的吸收罐系统中，两个吸收罐中的吸收剂都要更换；
- 不能确定吸收剂的水化状态时应进行更换（如新鲜气流长期流经吸收剂时）；
- 如使用压缩型吸收罐，更应经常更换吸收剂。

考虑到吸收剂化学性能的改进，选择不良反应风险最小的吸收剂最为明智。麻醉科医师应接受相关培训，了解风险并掌握防范措施，将不良事件发生率降至最低。

指示剂　传统吸收剂的指示剂染料为乙基紫，可协助麻醉科医师从外观上评估吸收剂是否失效。乙基紫是一种三苯基甲烷染料，在 pH 10.3 时发生颜色改变[168]。新更换的吸收剂 pH 高于 10.3，染料为白色。当吸收剂失效时，pH 低于 10.3，指示剂变为紫色。颜色改变说明吸收剂的二氧化碳吸收功能已经耗尽。但在某些情况下，乙基紫并非完全可靠。如乙基紫长时间暴露于荧光环境下，会发生光钝化作用，即使吸收剂已经失效，指示剂仍呈白色[197]。同样，NaOH 的强碱性可致颜色逆转，指示剂由紫色变回白色。很多新型吸收剂的指示剂能抵抗颜色逆转，有几种指示剂颜色为永久改变。至少有一种吸收剂不含指示剂，麻醉机根据吸入气中二氧化碳浓度上升和（或）一定的时间间隔来提示麻醉科医师更换吸收剂。

吸收剂的干燥程度无法通过视觉判断，因此某些新型 Ca（OH）$_2$ 吸收剂也含有干燥指示剂。使用者应阅读使用手册，明确该吸收剂是否含有干燥指示剂。

二氧化碳消除能力和吸收剂阻抗　吸收剂消除二氧化碳能力与以下三方面相关：①吸收剂与呼出气体的接触面积；②吸收剂吸收二氧化碳的能力；③未失效吸收剂数量。吸收剂颗粒具备一定的大小和形状，使其吸收表面积最大，且气流阻力最小[198]。颗粒越小，吸收二氧化碳的表面积越大，但气流阻力也越大。颗粒的大小和形状是吸收剂的特有属性。颗粒的大小用"目"衡量，"目"是指能通过颗粒物质的筛网上每英寸的网孔数。如 4 目筛网表示每英寸有 4 个 0.25 英寸的网孔[167]。常见吸收剂颗粒的大小在 4 ～ 8 目之间，此时可兼顾吸收表面积和气流阻力。吸收罐内过多的液体水分将降低吸收颗粒的表面积进而影响 CO$_2$ 吸收效能。

吸收剂颗粒在吸收罐内堆积，形成很多小通道。在这些小通道中，气体优先通过阻力最低的区域。该现象被称作"通道效应"，其可以导致吸收能力的大幅降低[199]。近期问世了一种非颗粒状聚合物产品，用固相聚合物将吸收剂颗粒连接起来。此吸收剂通过塑形气流通道，消除了通道作用（个人交流，Micropore 公司，Elkton 博士，2014 年 6 月 3 日）。

当反应完全时，一磅 Ca（OH）$_2$ 可以吸收 0.59 lb 的 CO$_2$。一磅 LiOH 可以吸收 0.91 lb 的 CO$_2$[199a]。因此，单位重量的 LiOH 吸收剂可清除更多 CO$_2$（在潜艇航行或太空宇航时尤为重要）[199a, 199b]。

Mapleson 呼吸系统

1954 年，Mapleson 描述并分析了五种不同的呼吸回路系统，并从 A 至 E 进行命名（图 22.40）[200]。1975 年，Willis 等在最初 5 个系统上又增添了 F 系统[201]。Mapleson 系统具备循环回路系统的一些相似特征：接受新鲜气流，从储气囊向患者输送气体，以满足吸气流量和体积的需要，并消除二氧化碳。与回路系统不同，它们为双向气流设计且没有 CO$_2$ 吸收剂。为清除 CO$_2$ 并防止复吸入，上述系统需要较高流量的新鲜气体。Mapleson 系统常规组成部分包括面罩或气管导管接口、储气管、新鲜气流入管和呼气减压阀或减压口。除 E 型 Mapleson 系统外，均设有一个额外的储气囊。目前 Mapleson A、B 和 C 系统已很少使用，但 D、E 和 F 系统仍应用广泛。在美国，D、E 和 F 系统中以 Bain 回路和 Jackson-Rees 回路最具代表性。

Mapleson 系统可按功能分成 3 组：A 组、BC 组和 DEF 组。Mapleson A 又名"Magill"回路，面罩附

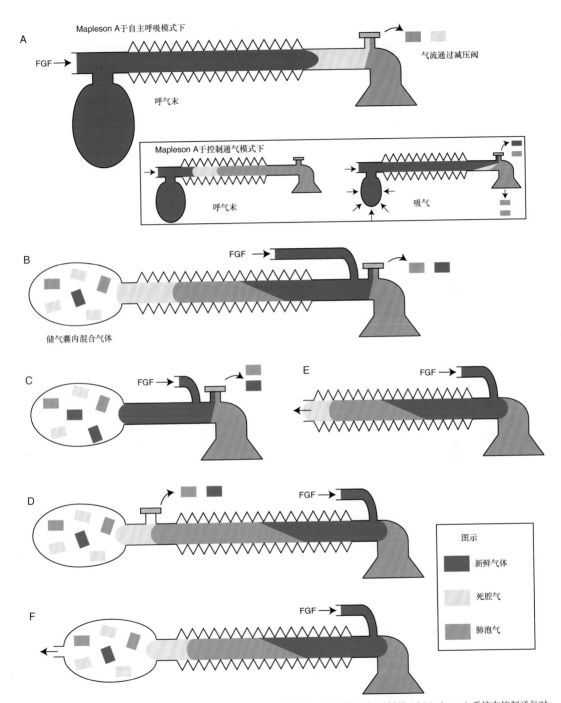

图 22.40 **Mapleson 呼吸系统**。（A）Mapleson A 系统在自主呼吸呼气末的气体分布。（插图 A）Mapleson A 系统在控制通气时。（B ～ F）Mapleson B ～ F 系统在呼气末的气体分布。FGF，新鲜气流［Redrawn after Sykes MK. Rebreathing circuits. Br J Anaesth. 1968；40（9）：666-674；and Kaul TK，Mittal G. Mapleson's breathing systems. Ind J Anaesth. 2013；57（5）：507-519.］

近设有弹簧减压阀。与其他 Mapleson 回路不同，新鲜气体从远离患者端进入 Mapleson A 回路内（此时靠近储气囊）。Mapleson A 回路在功能上与其他 Mapleson 回路有很大不同，且在自主呼吸和控制通气时的性能截然不同（详见下文）。在 B 和 C 系统中，减压阀和新鲜气体流入管靠近患者一侧。Mapleson C 回路没有螺纹管，新鲜气体进入回路内即被患者利用，储气管和储气囊为盲端，起到收集新鲜气体、死腔气和肺泡气的作用。在 Mapleson D、E、F 或 T 型管系统中，新鲜气体从靠近患者端流入，余气从回路另一端排出。Mapleson F 回路也被称为 "Ayre T 型管"，是对 E 系统进行的 Jackson-Rees 式改良。

Mapleson 系统各部件及其排列看似简单，但其功能十分复杂[202-203]。每个系统中都有多种因素影响二氧化碳复吸入：①新鲜气流量；②每分通气量；③通气模式（自主呼吸或控制通气）；④潮气量；⑤呼吸频率；⑥吸/呼比；⑦呼气末停顿时间；⑧最大吸气流速；⑨储气管容积；⑩呼吸囊容积；⑪使用的气道工具（面罩或气管导管）；⑫二氧化碳采样管位置。

Mapleson A 系统的气流分析　对 Mapleson 系统呼吸周期中的呼气相进行分析，可充分了解其性能[204]。每个系统在呼气末的气体分布如图 22.40 所示[204, 204a]。所有回路中，只有 Mapleson A 系统在自主呼吸和控制通气时性能差异较大。在自主呼吸时，呼出的肺泡气在呼气相通过减压阀（图 22.40A）。在下一个吸气相，患者主要吸入新鲜气体和少量死腔气。在自主呼吸时，Mapleson A 在 6 个系统中效率最高。新鲜气流大于或等于每分通气量时，就能避免 CO_2 复吸入[205]。

但在控制通气时，Mapleson A 系统效率最低。吸气相开始时需挤压储气囊，呼出的肺泡气体首先进入患者体内（图 22.40A，插图）。随后开启减压阀，大量新鲜气体在吸气相从患者体内排出[204a, 205a]。除非每分通气量很高（> 20 L/min），否则会出现显著的 CO_2 复吸入。减压阀开启时机是决定 Mapleson A 系统性能的关键因素：自主呼吸时，减压阀在呼气相开启；控制通气时，减压阀在吸气相开启[206]。与 Mapleson A 系统不同，其他 Mapleson 系统的新鲜气流位于患者附近，气流模式在自主呼吸和控制通气时差异不大（图 22.40B ～ F）。

相对效率　DEF 等 T 型管系统比 BC 系统效率更高。为防止 CO_2 复吸入，DEF 系统所需新鲜气流量约为每分通气量的 2 ～ 2.5 倍，BC 系统所需新鲜气流量则更高些[203]。其效率提高的原因在于减压阀与新鲜气流入口的相对位置。在 BC 系统中，大量新鲜气体在呼气末通过减压阀（图 22.40B 和 C）。在 DEF 系统中，新鲜气流驱动呼出肺泡气远离患者，以减少复吸入（图 22.40E 和 F）[204-205]。在防止复吸入方面，不同 Mapleson 系统的相对效率可概括为：自主呼吸时，A > DFE > CB；控制通气时，DFE > BC > A[200, 203]。

优点和不足　Mapleson 系统气流阻力较低，体积较小且部件较少，新鲜气流成分的改变可致回路内迅速发生相应变化。另外，Mapleson 系统内无 CO_2 吸收剂，挥发性麻醉药不发生降解。但 Mapleson 系统需更高的新鲜气流量以防止 CO_2 复吸入，将大量消耗挥发性麻醉药，不如循环回路系统经济，且保湿保温效率较低。最后，除减压阀远离患者的 D 型外，其他 Mapleson 系统的废气清除也较为困难[205]。

Bain 回路

Bain 回路为改良式 Mapleson D 系统（图 22.41）。由两个同轴管道组成，外部为螺纹管，内部有一细

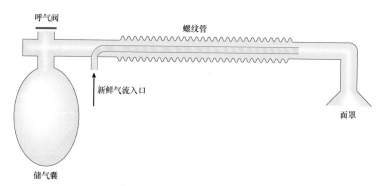

图 22.41　Bain 回路（Redrawn from Bain JA，Spoerel WE. A streamlined anaesthetic system. Can Anaesth Soc J. 1972；19；426.）

管，新鲜气流从内管流入[207]。内管在储气囊附近进入螺纹管，但新鲜气体实际在患者端进入回路。呼出气体进入螺纹管，环绕于内管周围，并从储气囊附近的减压阀排出[205]。通过热对流传导，外部螺纹管的呼出气体可对内管吸入新鲜气流进行加温。

Bain 回路的主要危险在于内部软管断开或扭曲时未被发现，造成新鲜气流量不足或呼吸阻力增加，引发高碳酸血症。Bain 回路外部螺纹管应为透明材质，以便于观察内管状况。评估内管完整性可使用如下方法：堵住回路的患者端，向回路内充入高流量氧气，直到储气囊充满[208]。然后开放患者端，氧快速冲入回路内。如内管完整，患者端就会出现文丘里效应（Venturi effect），回路压力下降，储气囊缩小。如内管漏气，新鲜气流就会进入外部螺纹管，储气囊将继续保持膨胀状态。使用 Bain 回路时，推荐采用这种方法进行用前检查。

Jackson-Rees 回路　Mapleson F 回路，也称为 "Jackson-Rees 改良式 T 型管"，与 Mapleson D 系统功能相似。该回路在患者远端储气囊尾部有一排气孔（图 22.40F），操作者可用手堵住该孔，以控制储气囊膨胀和压力；也可安装减压阀或 PEEP 阀进行更精确地控制。在转运患者、ICU 或手术室外预充氧时应用 Jackson-Rees 回路十分方便。操作者易于通过储气囊手感和大小变化来感知患者的呼吸动度。该回路可用于自主呼吸（排气孔开放）或辅助/控制通气（排气孔部分或完全关闭）。Jackson-Rees 回路能通过面罩、气管导管、喉罩或气管切开导管提供有效通气。

与 Bain 回路相似，Jackson-Rees 回路具有很多优点。其重量轻，使用方便，消毒后可重复使用。作为一种 Mapleson 系统，其呼吸阻力较低。为防止发生复吸入，自主呼吸时所需新鲜气流量约为每分通气量的 2.5 ~ 3 倍，控制通气时所需新鲜气流量约为每分通气量的 1.5 ~ 2 倍[204a]。由于排气孔或阀门位于患者远端，可以从呼气阀清除呼出气体。需要注意的是，在上述 Mapleson 回路和气管导管之间使用热湿交换器时，回路阻力增加，新鲜气体将流向患者远端。在细菌过滤器阻塞时，将导致通气不足和低氧血症，患者可出现严重支气管痉挛的症状和体征[209]。

自张式手动复苏器

虽然手动呼吸囊（如 Ambu 式复苏气囊、Laerdal 式复苏器或简单的气囊-阀门-面罩装置）现已很少用于吸入麻醉，但仍是每个麻醉工作站的必备部分。该装置的关键部件为可压缩式储气囊，常由硅胶制成，可在松手时自动膨胀。与 Mapleson 回路不同，自张式

手动复苏器能在没有氧气或空气气源的情况下进行手动通气。这些设备广泛用于转运患者、心肺复苏以及麻醉通气机或供氧故障时的紧急备用通气（见"麻醉工作站用前检查"）。

除自张式储气囊外，手动复苏器还有一些关键部件[134b]：①一个 T 型非复吸入式气阀位于呼吸囊和患者之间，能控制整个呼吸过程中的气流方向。在吸气相，阀门打开，气流从储气袋流向患者，呼气口关闭（图 22.42）。在呼气相，吸气口关闭（至呼吸囊方向），呼气口打开，将呼出的肺泡气排入大气。阀门可有多种类型（如弹簧-盘片型、鱼嘴型等）。②储气袋或室内空气通过进气阀使气囊再次充盈。③该设备容易产生很高的吸气峰压，故设有减压阀以限制压力[209a]。ISO 标准要求婴儿或儿童使用的手动复苏器必须安装减压阀，且吸气峰压应低于 45 cmH$_2$O[209b]。此减压阀亦可关闭，以便在患者肺顺应性较差或气管导管阻力较高时进行通气，此时建议使用压力计监测气道压力情况。

手动复苏器简单实用、便携方便，但也存在一些安全隐患[134b]。若操作者未经培训、操作错误或阀门故障时，可产生危险的高吸气压力[209c]。高气压可导致气压伤或胃内充气。与机械通气机相比，手动复苏器每次输出的潮气量、吸气峰压和 PEEP 都有很大变化，这与 Mapleson 回路相似[209d]。最后，非复吸入式气阀会产生阻力，并可能在自主呼吸时显著增加呼吸功。

麻醉通气机

第二次世界大战后，麻醉机开始具备自动通气功能[209e]。老式的蒸馏型设备只能依靠患者自主呼吸进行通气。此后，呼吸囊出现在麻醉给药系统中，实现了正压通气功能。现代麻醉工作站装备的通气机拥有类似 ICU 呼吸机的性能：具备多种通气模式并可由患者吸气动作触发通气。ICU 呼吸机为简单的开放式回路，每次通气均使用新鲜气体，呼出气体完全排至大气环境中。麻醉工作站为半封闭式呼吸回路系统，具备收集和排出患者呼出气体的功能。这对麻醉通气机的设计和控制提出了特殊要求。对传统麻醉工作站而言，采用风箱结构是解决上述问题的最常见方法。实现呼出气体复吸入的其他方式包括活塞式通气机、Maquet 容量反馈系统和 Draeger Perseus 涡轮式通气机。以下内容主要介绍当代麻醉呼吸机的分类、工作原理和安全隐患。

分类

现代麻醉通气机可分为风箱式和非风箱式两种。

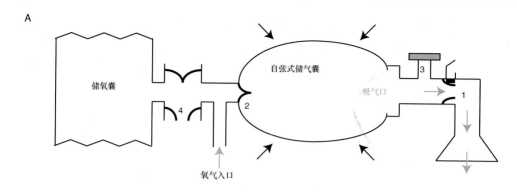

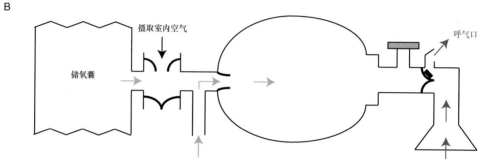

图 22.42 **自张式手动复苏器**。(A) 吸气相气流示意图。①非复吸入式气阀，②气囊进气阀，③减压阀或压力限制阀（儿童和婴儿设备标准），④流出阀或过量氧气排气阀。(B) 呼气相气流示意图。具体内容详见正文 [Redrawn after Dorsch JA，Dorsch SE. The anesthesia machine. In Dorsch JA，Dorsch SE，eds. Understanding Anesthesia Equipment. 5th ed. Baltimore：Williams & Wilkins；2008：83，Chapter 10 Manual Resuscitators；and Lien S，Verreault DJ，Alston TA. Sustained airway pressure after transient occlusion of a valve venting a self-inflating manual resuscitator. J Clin Anesth. 2013；25（5）：424-425.]

在风箱式通气器中，风箱是呼吸气体的贮存容器。通气机设有双回路来进行气体输送，风箱通常为气动式。根据风箱在呼气相的移动方向，风箱式通气机又可再分为上升式和下降式。在呼气相，上升式（立式）风箱上升，而下降式（悬挂式）风箱则下降。上述两种风箱如图 22.43A 和 B 所示。在非风箱式通气机中，Draeger 活塞式或涡轮式通气机通过呼吸囊进行气体存储（图 22.43C），Maquet Flow-i 麻醉工作站则通过容量反馈系统实现上述功能。活塞和涡轮通气机为机械驱动，Maquet 通气机为气体驱动。

也可根据通气模式对通气机进行分类。旧式麻醉通气机只能按照时间切换方式工作，或者称为"控制型通气机"，不能通过患者自主呼吸触发通气。现代麻醉通气机提供的同步间歇指令通气（synchronized intermittent mandatory ventila-tion，SIMV）、辅助控制通气（assist/control，A/C）和压力支持通气（pressure support ventilation，PSV）等模式，可由患者触发通气，称为"控制型/非控制型通气机"。现代麻醉工作站可

由患者触发进行通气，这与 ICU 使用的呼吸机功能基本相同，但麻醉科医师应在触发通气模式下警惕通气不同步现象的发生[209f, 209g]。现代麻醉通气机可在容量控制或压力控制模式下运行。最后，虽然一些通气机是气动的，但所有的现代通气机都须在通电状态下工作。下文以具体麻醉工作站为例，介绍不同麻醉通气机的设计特点，并重点介绍麻醉机与呼吸回路系统相结合的工作原理。

气体驱动风箱式通气机

风箱式通气机的工作原理如同一个坚硬盒子里的风箱，是贮存患者呼吸气体的容器。驱动力为加压气体，在电动或气动控制下吹入风箱外壳内，以便将呼吸气体输送至患者端。此后患者的呼出气体和新鲜气流充满风箱。当风箱被充满后，回路内的多余气体在呼气相排入废气清除系统。根据生产厂商和型号差异，风箱式通气机在机械通气状态下将废气排出呼吸回路的原理有所不同。风箱式通气机通常为双回路结

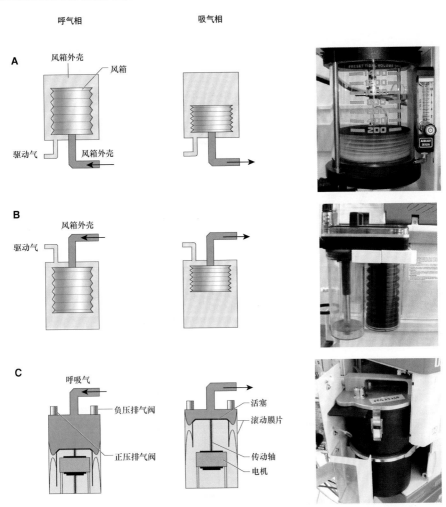

呼气相　　　　　　　　吸气相

彩图 22.43　三种类型的麻醉通气机位于呼气相（左）、吸气相（中）和实物照片（右）。为实现呼出气体复吸入并节约麻醉气体，麻醉工作站通气机必须具备一个容器来贮存患者呼出气体，这与手动通气或自主呼吸时使用的呼吸囊作用相似。此为麻醉工作站通气机的特殊要求。与之相反，ICU 通气机将呼出气体排至大气环境中。在图中，呼吸气为绿色。通气机驱动气为黄色。（A）上升式风箱。（B）下降式（悬挂式）风箱。（C）活塞式通气机。具体内容详见正文（Piston ventilator diagram modified from Yoder M. Ventilators. In：Understanding Modern Anesthesia Systems. Telford, PA：Dräger Medical；2009.）

构，即通气机驱动气和呼吸气存在于两个独立的回路之中。风箱作为呼吸气和驱动气之间的交界面，与呼吸囊的作用非常相似，呼吸囊可视为呼吸气体和麻醉科医师的手之间的交界面[209h]。图 22.44 和图 22.45 显示了配备上升式风箱的 GE Aisys 麻醉工作站在吸气相和呼气相的机械通气过程。值得注意的是，风箱式通气机使用麻醉机中压部分的压缩气体来驱动风箱。在一些较老式的通气机上，需要通过物理装置限制风箱充盈程度，进行潮气量调节，从而实现容量控制通气[131a]。现代风箱式通气机可以调节风箱内压力水平，并根据流量传感器数据进行容量控制通气。

风箱驱动气源为氧气或空气，从麻醉工作站气源部分获取。一些麻醉工作站允许选择氧气或空气作为通气机驱动气，还有一些可通过文丘里效应将室内空气作为驱动气，从而减少了氧气的需求。在发生供氧故障等紧急情况下，了解驱动风箱式通气机所使用的气体类型具有非常重要的意义。在供氧故障的紧急情况下，如果通气机以氧气作为驱动气体，麻醉机的耗氧量等于新鲜气流与通气机输出的每分通气量之和。一个充满氧气的备用钢瓶，在新鲜氧流量 1 L/min 并进

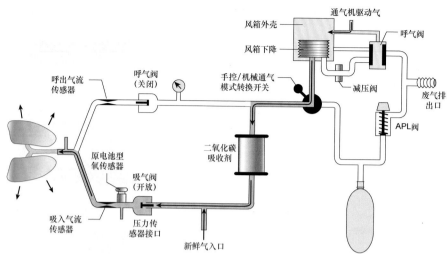

图 22.44　以 GE Aisys 麻醉工作站为代表的上升式风箱通气机吸气相通气原理示意图。通气机的驱动气回路位于风箱外，患者呼吸回路位于风箱内。在吸气相，电动控制的通气机驱动气进入风箱室内，导致风箱室压力上升并挤压风箱，输送气体至患者肺内。驱动气还使呼气阀关闭，防止吸呼气体逸出到麻醉废气清除系统中。通过监测吸入潮气量并对通气机驱动气容量进行相应调整，可补偿新鲜气流量变化对潮气量准确性的影响。APL，可调式压力限制阀；CO_2，二氧化碳（Image courtesy Dr. Michael A. Olympio；modified with his permission. Adapted from Datex-Ohmeda. Aisys Anesthesia Machine：Technical Reference. Madison，WI：Datex-Ohmeda；2005.）

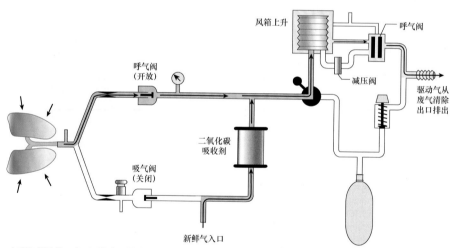

图 22.45　在呼气相早期，由于通气机呼气阀处于开放状态，患者可将气体呼出至风箱内，并使风箱罩内的驱动气从废气清除出口排出。此时压力安全阀或通气机安全阀关闭，防止风箱内气体逸出，风箱充盈。在呼气相晚期，通过风箱罩增压和呼气阀调节压力，实现呼气末正压通气（PEEP）（Courtesy Dr. Michael A. Olympio；modified with his permission. Adapted with permission from Datex-Ohmeda. Aisys Anesthesia Machine：Technical Reference. Madison，WI：Datex-Ohmeda；2005.）

行手动通气时，可使用 10 h。但是如果氧气还被用作通气机的驱动气源，相同的备用气源只能维持工作不到 2 h。

　　如前所述，风箱式通气机可根据患者呼气相风箱移动方向进行分类。呼气相上升的风箱称为上升式风箱，呼气相下降的风箱称为下降式风箱（图 22.43）。旧式气动通气机和一些新型麻醉工作站采用重力下降式风箱，大多数现代通气机则采用上升式风箱设计。

两种结构中，以上升式风箱更为安全。若管路完全脱开，则上升式风箱不能充盈；若回路漏气量超过新鲜气流量，则风箱只能部分充盈。这为麻醉科医师提供回路脱开或泄漏的重要视觉提示。与之相反，配备下降式风箱的通气机，即使管路脱开，风箱仍能继续上下规律运动。在吸气相，驱动气推动风箱向上运动；在呼气相，风箱则依靠自身重力下降，室内空气代替了患者呼出气体进入风箱，亦能使其"充盈"。即使回路已完全脱开，压力报警器和容量报警器可能未触发报警[36]。作为重要的安全保障，下降式风箱麻醉工作站整合了二氧化碳窒息报警系统，且在通气机运转期间，不能设置为禁用状态。

风箱式通气机的安全隐患　风箱式通气机的正常工作要求风箱外壳和风箱本身不能出现泄漏。风箱塑料罩与底座不匹配，部分驱动气就会排放到外界空气中，导致通气不足[209i]。风箱上如果有孔洞，高压驱动气可进入患者回路，引起肺泡过度充气甚至造成气伤。此时，驱动气为纯氧时，患者回路内氧浓度可能升高；驱动气为空气或空气–氧气混合气时，回路内氧浓度可能下降[210]。

通气机排气阀（有时也称为"呼气阀"，见图22.44）可能会出现某些安全隐患。在呼气相时，当风箱充满后，此阀门自动开放，从而将多余气体排至废气清除出口。如阀门出现故障，麻醉气体于吸气相进入废气清除系统而未输送至患者，可造成患者通气不足。导致通气机排气阀故障的原因有：导引管脱开、阀门破裂或舌形阀损坏[211-212]。通气机排气阀卡在关闭或半关闭位置，会引起气压伤或高 PEEP[213]。废气清除系统过度吸引，会在吸气相和呼气相将通气机排气阀拉向底座，使阀门关闭，过量的麻醉气体不能排出，回路内压力逐渐上升[37]。一些厂家的风箱式麻醉工作站将使用过的通气机驱动气在呼气相输送到麻醉废气清除系统。在某些情况下，特别是高新鲜气流量合并

高每分通气量时，可能会超过麻醉废气清除系统的清除能力，造成易忽视的高 PEEP 和（或）手术室内麻醉气体污染（见麻醉废气清除系统）。其他可能发生的机械故障包括：系统泄漏、压力调节器故障和瓣膜故障等。

机械驱动活塞式通气机

机械驱动、电子控制的活塞式通气机使用计算机控制的步进电机而非压缩驱动气体来输送潮气量（图22.43）。由于不需要独立的驱动气回路，此类机器为单回路通气机，其工作原理类似于注射器活塞[131a]。通气机主要控制回路内的潮气量体积，并利用来自压力传感器的数据实现压力控制通气。计算机控制的步进电机可实现多种通气模式，包括压力或容量限制通气，也包括控控、同步或自主呼吸模式。

由于机械通气无需压缩气体来驱动风箱，通气期间通气机消耗的压缩气体较传统气动式呼吸机显著减少。在不具备管道气源的环境下（如边远地区或在诊所内实施麻醉），配备这种高效通气机的麻醉工作站更具实用意义。活塞式通气机的另一优势是，由于活塞式气缸的低顺应性，可输出非常精确的潮气量。这与风箱式通气机不同，后者的驱动气可受不同程度的压缩。无论活塞式通气机还是风箱式通气机，都具有维持潮气量稳定输送的反馈机制，包括回路顺应性补偿和测定吸入潮气量作为反馈信号。

装备有活塞式通气机的 Dräger Fabius 工作站吸气相和呼气相的通气机制如图 22.46 和图 22.47 所示。

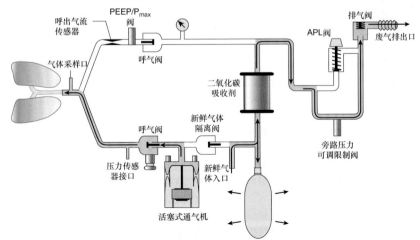

图 22.46　Dräger Fabius 麻醉工作站为代表的活塞式通气机吸气相示意图。在吸气相，PEEP/P_max 阀关闭。新鲜气体隔离阀关闭，呼吸回路内产生压力，导致新鲜气体在吸气相通过呼吸囊，且不会对潮气量产生影响。多余气体从开放的旁路可调式压力限制（APL）阀流出，通过排气阀，进入废气清除系统。在机械通气过程中，呼吸囊对回路功能的完整性非常重要。在手动和机械通气模式中，通气机内的活塞向上运动，旁路 APL 阀关闭，从而使 APL 阀工作（Courtesy Dr. Michael A. Olympio；modified with his permission. Adapted from Dräger Medical. Dräger Technical Service Manual：Fabius GS Anesthesia System. Telford，PA：Rev：E，Dräger Medical；2002.）

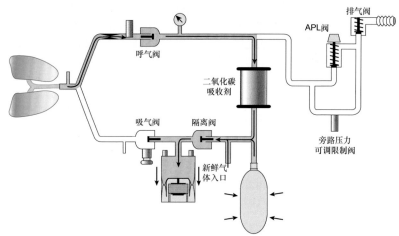

图 22.47 呼气相初始阶段，在活塞回到起始位置和隔离阀开启之前，患者的呼出气进入呼吸囊，新鲜气流以逆向方式流动（图中未显示）。当隔离阀开启后，活塞返回起始位置，驱动贮存于呼吸囊内的气体和供气系统的新鲜气体。PEEP/P$_{max}$ 阀维持呼气末正压通气（PEEP），并防止肺内气体反流进入通气机。当活塞抵达其冲程底部时，新鲜气流改变方向并以逆向方式进入呼吸囊和二氧化碳吸收器（图 22.46）。多余气体通过排气阀进入废气清除系统（图 22.46）。APL，可调式压力限制（Courtesy Dr. Michael A. Olympio；modified with his permission. Adapted from Dräger Medical. Dräger Technical Service Manual：Fabius GS Anesthesia System. Telford，PA：Rev：E，Dräger Medical；2002.）

请注意 Dräger Fabius 系统呼吸回路中通气机的位置，位于新鲜气体入口和吸气阀之间。呼吸囊作为复吸入气体的贮存容器，参与了机械通气过程。回路中增加新鲜气体隔离阀，以防止在吸气相新鲜气体加入潮气量中。因此在吸气相，新鲜气体加入到呼吸囊中。在呼气相，呼吸囊首先被患者呼出气体充满，然后活塞返回到起始位置，新鲜气体隔离阀开放，新鲜气体与呼吸囊中的气体共同充满活塞室。

与风箱式通气机不同，活塞式通气器中的活塞通常只能见到一部分或完全不可见。因此，活塞式通气机不能提供回路断开或泄漏的视觉警示，这与上升式风箱不同。在机械通气时，呼吸囊作为气体的贮存容器会随着患者的呼吸发生规律运动，这为回路断开提供了视觉警示。

某些型号的麻醉工作站加入了其他反馈机制。例如 Dräger Fabius Tiro 麻醉工作站有一个透明的活塞外壳，以便使用者观察活塞运动情况。Dräger Apollo 麻醉工作站可通过编程发出伴随活塞运动的呼吸声，为使用者提供听觉警示。

活塞式通气机和下降式风箱通气机具有相似的安全隐患，如果回路脱开，气缸或风箱可在呼气相重新充满。与之相似，如果回路发生泄漏，室内空气就会进入回路，稀释氧气和挥发性麻醉药，引发低氧和术中知晓。对于 Dräger Fabius 系列活塞式通气机，当新鲜气流中断或不足时，室内空气可通过辅助进气阀进

入活塞气缸，防止呼吸回路内产生负压（图 22.43）。发生此类情况时，机器会触发报警以提醒操作者。此类通气机亦具备正压排气阀，以防呼吸回路内压力过高（60 ~ 80 cmH$_2$O）[131a]。

配备容量反馈系统的 Maquet FLOW-i 麻醉系统

Maquet FLOW-i 麻醉工作站应用一种称为容量反馈系统的设备（图 22.48 和图 22.49）作为呼出气体的容器。容量反馈系统本质上是一个容积为 1.2 L 的长塑料管道，以盘状形式紧密缠绕，以便安装于麻醉工作站内。在所有通气模式下，容量反馈系统都处于运行状态并位于回路之中。在正压通气模式下，其处于患者和反馈气体模块之间；在自主 / 辅助通气模式下，其处于患者和呼吸囊之间。容量反馈系统因此充当了气体的容器，并防止管路两端气体发生混合。

反馈气体模块是机械通气的驱动力。它是一个电磁控制的氧流量源，与活塞类似，可在吸气相驱动容量反馈系统排出呼出气，气体通过二氧化碳吸收器进入人体（图 22.48）。为了便于理解容量反馈系统和反馈气体模块的工作原理，下文从呼气相开始进行介绍（图 22.49）。在呼气相，患者呼出气进入容量反馈系统的近端（靠近患者端），将反馈气体模块内的气体通过 PEEP 阀排入废气清除系统。在呼气相结束时，容量反馈系统在患者端充满呼出气体，近端则混有呼

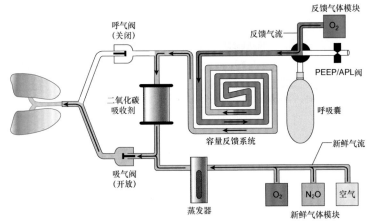

图 22.48　Maquet Flow-i 麻醉工作站呼吸回路和机械通气吸气相的供气系统简图。在正压通气吸气相，反馈气体模块驱动通气机，使容量反馈系统排出的呼出气进入人体。容量反馈气体与经过二氧化碳吸收器的新鲜气流在下游混合。APL，可调式压力限制阀；N_2O，氧化亚氮；O_2，氧气；PEEP，呼气末正压。具体内容详见正文（Adapted from Maquet Critical Care. User's Manual：FLOW-i 1.2 Anesthesia System. Solna，Sweden：Rev：11，Maquet Critical Care；2011.）

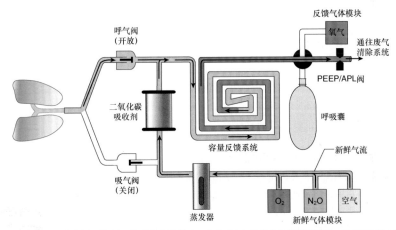

图 22.49　Maquet FLOW-i 呼吸回路和机械通气呼气相的气体供应。患者呼出气体进入容量反馈系统，并在该系统内贮存。患者呼出气仅部分填充容量反馈系统。新鲜气流逆向流动并与呼出气混合。过多气体经呼气末正压（PEEP）/可调式压力限制（APL）阀排至废气清除系统，并控制呼吸回路压力（PEEP）。在手动通气模式下，呼吸囊可用，反馈气体模块禁用，患者呼吸气体进出容量反馈系统，并可通过呼吸囊辅助呼吸。过多气体经 PEEP/APL 阀排至废气清除系统，并控制呼吸回路压力（PEEP）。N_2O，氧化亚氮；O_2，氧气（Adapted from Maquet Critical Care. User's Manual：FLOW-i 1.2 Anesthesia System. Solna，Sweden：Rev：11，Maquet Critical Care；2011.）

出气和反馈气。容量反馈系统的盘状设计防止了这些不同成分的气体发生混合。吸入潮气量由新鲜气体模块和反馈气体模块共同产生，他们以协同方式运行，控制呼吸回路内的气流和压力，达到操作者设定的通气参数。在 FLOW-i 机械通气过程中，新鲜气体仅出现在吸气相，并非恒定出现。若使用吸入麻醉药，后者将喷射进入气流之中（详见**"喷射式蒸发器"**相关内容）。所有气体模块采用的反馈回路控制、电磁驱动和通气阀门系统都与伺服控制的 ICU 呼吸机相似[214]。

当工作站处于自主呼吸模式时，呼吸囊可用，反馈气体模块禁用。患者呼吸气体进出容量反馈系统，操作者通过 APL 阀控制回路内压力。机械通气和自主呼吸产生的过多气体通过 PEEP-APL 双功能阀排至废气清除系统。

FLOW-i 系统通过增加反馈气体模块气流，对呼吸回路系统的泄漏进行补偿并提醒操作者。由于反馈气体模块提供 100% 氧气，回路泄漏会稀释挥发性麻醉药。该设备几乎全部为电子显示界面，并配有备用

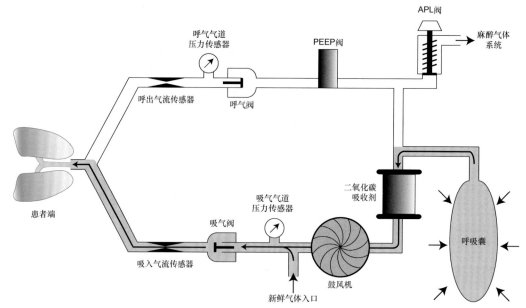

图 22.50　Dräger Perseus 麻醉工作站呼吸回路和供气系统的原理简图。在吸气相，呼气末正压（PEEP）阀保持关闭，涡轮鼓风机产生压力。该装置中没有新鲜气体隔离阀。鼓风机产生的气流从呼吸囊中抽取气体，呼吸囊是机械通气中的储气囊，气流通过二氧化碳吸收器，输送至患者。在手动通气和自主呼吸模式下，鼓风机处于被动状态，允许可调式压力限制（APL）阀控制呼吸回路内的压力（Adapted from Drägerwerk AG & Co. Technical Documentation IPM：Perseus A500 and Perseus A500 Ceiling. Lübeck, Germany：Rev：5.0；n.d.）

手动通气模式以防系统故障的发生。此应急备用模式具备氧流量计和连接患者回路的机械 APL 阀[214]。

配备涡轮式通气机的 Dräger 麻醉系统

　　一些为 ICU 设计的新型通气机利用涡轮技术实现机械通气。涡轮式通气机通过机械能使小型涡轮（风扇）高速旋转，产生压力和气流。实验测试表明，涡轮式通气机的一些功能优势可能包括：使患者更灵敏地触发呼吸、更有效的压力支持通气以及在高使用强度下更准确地输出潮气量[214a, 214b, 214c]。

　　Dräger Zeus 和 Perseus 工作站装备有涡轮式通气机（图 22.50 和图 22.51）。在制造麻醉工作站时，涡轮的主要优点是可以直接安装在回路系统内。涡轮式通气机与风箱式通气机或容量反馈系统不同，不需要额外气体驱动患者呼吸；亦不同于活塞式通气机，不需要重新充盈气缸。在吸气相（图 22.50），涡轮鼓风机产生的气流和压力直接进入患者回路的吸气支，并从呼吸囊中抽取气体。呼吸囊是机械通气中的储气囊，新鲜气流作为吸入气流的一部分进入患者体内。在呼气相（图 22.51），呼出的气体在进入废气清除系统前充满呼吸囊，新鲜气流此时也反向进入呼吸囊。与活塞式通气机相似的是，呼吸囊是机械通气过程中回路的一部分，起到持续储气的作用。与活塞式通气机不同的是，涡轮式通气机的呼吸囊在吸气时排空，在呼气时充盈。呼吸囊的运动可以作为机械通气的视觉提示，当新鲜气流量设置恰当时，也可作为回路泄漏的视觉警示。

　　与活塞不同的是，涡轮首先是一个压力发生器。涡轮式通气器通过流量传感器和电子控制系统实现多种机械通气模式，包括容量和压力控制、压力支持和气道压力释放通气。在自主呼吸模式下，操作者可对 CPAP 水平进行调节。

靶控吸入麻醉

　　作为麻醉工作站的传统操作方法，每分钟向回路系统内添加多少新鲜气体需要由麻醉科医师进行设置。由于新鲜气体在呼吸回路内与原有气体发生混合，气体在新鲜气流内的含量与患者吸入（或呼出）气中的最终浓度可能存在差异。随着新鲜气流量的减少，气体在新鲜气流与实际吸入气体之间的浓度差距可能更大。如果新鲜气流量中的氧含量不能满足患者生理代谢的需要，患者每分钟从呼吸回路内摄取的氧就会超过进入回路内的氧，吸入气体内的氧将最终消耗殆尽[214d]。降低新鲜气流量能减少吸入麻醉药的总消耗量，从而

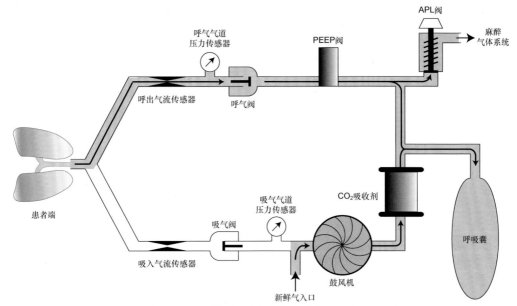

图 22.51　Dräger Perseus 麻醉工作站呼吸回路和机械通气呼气相的供气系统处于。呼气相开始时，呼气末正压（PEEP）阀打开，呼出气体充满呼吸囊。在呼气相的新鲜气体也反向进入呼吸囊。多余的气体被排放至麻醉废气清除系统。注意在机械通气过程中无法使用可调式压力限制（APL）阀。一个单独的阀门用来维持 PEEP 水平。CO₂，二氧化碳（Adapted from Drägerwerk AG & Co. Technical Documentation IPM：Perseus A500 and Perseus A500 Ceiling. Lübeck，Germany，n.d.，Rev：5.0.）

降低医疗成本并减少环境污染。然而，在新鲜气流量较大时，更容易控制患者的实际吸入麻醉药浓度。因此，实施低流量麻醉实施起来存在一定难度。

　　装备有电子控制流量控制阀和麻醉蒸发器的麻醉工作站可以实施靶控吸入麻醉。靶控调节参数包括呼气末吸入麻醉药浓度和氧气浓度。目前，Dräger、GE 和 Maquet 都有靶控系统可供选购。靶控吸入麻醉的主要优势是减少吸入麻醉药的消耗[214f-214h]。此类靶控系统通过专用算法程序实施麻醉，某种算法能以多快的速度达到预设麻醉深度决定了对吸入麻醉药的节省程度。但就靶控系统而言，其主要目标实际是快速达到预设麻醉深度（需要在麻醉开始时提供较大的新鲜气流量），而非减少新鲜气流量或吸入麻醉药消耗量[214i]。由机警的麻醉科医师实施麻醉时，低流量麻醉的优势能够体现出来，但每例麻醉需要进行非常多的按键操作[214h]。虽然靶控吸入麻醉模式似乎能够减少吸入麻醉药的消耗，并在低流量麻醉时增加患者的安全性，但目前还没有一种靶控吸入麻醉设备被 FDA 批准使用。

新鲜气流补偿装置和新鲜气体隔离装置

　　对于老式的风箱式麻醉工作站，新鲜气流在吸气相加入到潮气量中，导致潮气量随新鲜气流量发生变化。在机械通气吸气相，通气机安全阀（亦称为通气机压力安全阀）通常处于关闭状态，回路系统内可调式压力限制阀常位于回路外。因此通气机在正压通气吸气相时，进入患者肺内的气体量等于来自风箱和流量计的气体量之和。患者接受的容量和压力与新鲜氧流量变化趋势和程度成正比。如果操作者调大新鲜气流量，潮气量会增加；新鲜气流量减至基线以下，潮气量会减少。因此，如果总新鲜气流量发生改变，为维持潮气量和气道压力稳定，操作者需要调节通气机的潮气量。

　　新型工作站具备新鲜气流补偿功能，可维持输送潮气量的稳定。总体来说，麻醉工作站需要在吸气相防止新鲜气体进入呼吸回路吸气支，或通过电子控制系统对新鲜气流进行补偿。为精确实现此功能，需要对通气机进行大量设计改进。Dräger Fabius 工作站安装了新鲜气体隔离装置，可防止因新鲜气流量改变导致的正压潮气量和呼吸回路压力变化。在正压通气吸气相，位于活塞式通气机上游的隔离阀将新鲜气流导入呼吸囊和废气清除系统（图 22.52）。GE Aisys 系统则采用另一种方法，以吸入潮气量测量值作为反馈信号，自动调节通气机驱动气容积，对新鲜气流量变化

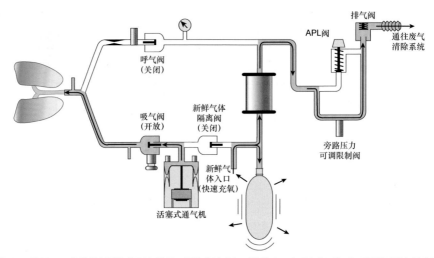

图 22.52　Dräger Fabius 工作站的新鲜气体隔离装置，图为快速充氧时的状态。在吸气相呼气末正压阀／最大压力阀保持关闭。通气机产生的呼吸回路内压力到达新鲜气体隔离阀，高容量快速充氧气流在吸气相进入呼吸囊，不会引起吸入潮气量和呼吸回路压力的改变。快速充入的氧气亦流经开放的旁路可调式压力限制（APL）阀，通过排气阀，进入废气清除系统（Modified image courtesy of Dr. Michael A. Olympio. Adapted from Dräger Medical：Dräger Technical Service Manual：Fabius GS Anesthesia System. Rev：E. Telford，PA：Dräger Medical；2002.）

和漏气进行补偿[214]。

不具备新鲜气流补偿功能的麻醉工作站，在机械通气吸气相不恰当地实施快速充氧，可引起回路内容积大量增加，过多的气体和容积不能从回路内排出，可能导致气压伤和（或）容量损伤[25]。虽然回路内高压可触发报警，但需要将可调吸气压力限制器设定在相对较低的数值才能识别高压。配有可调吸气压力限制器的工作站，使用者应将最大吸气压力设定在适宜的气道峰压水平。当回路内压力达到设定压力时，可调减压排气阀开放，理论上可防止气道压力过高。此装置发挥作用需要使用者设定适宜的减压阀压力。若设定值偏低，会出现通气压力不足，达不到预设每分通气量。若设定值偏高，会造成气道压力过高并损伤患者。一些机器还配备了吸入压力安全阀，压力由厂家预设，当回路内压力达到预设气道压（如 $60 \sim 80$ cm H_2O）时，安全阀会自动开启，以减少气压伤风险。因此，不具备新鲜气流补偿功能的现代工作站常因达到最大压力设定值而终止通气、释放压力或保持压力设定值[215]。配备新鲜气流补偿功能的工作站，正压通气时快速充氧流量通过转移而未输送至患者，从而保证了容量和压力稳定。

废气清除系统

废气清除是指收集并排放麻醉机和麻醉实施场所

内的麻醉废气。多数情况下，麻醉机输出的新鲜气流和吸入麻醉药远远超出患者实际需要量，氧气也远大于实际消耗量，因此清除废气尤为必要。如果不清除废气，手术室人员将暴露于麻醉气体中，并导致高氧环境，增加火灾隐患。

1977 年，美国国家职业安全与健康研究院（National Institute for Occupational Safety and Health，NIOSH）制定了《麻醉气体和挥发性气体职业暴露推荐标准》[216]。尽管界定最低安全暴露水平较为困难，NIOSH 提出的建议见表 22.9，该标准沿用至今。现

表 22.9　美国国家职业安全与健康研究院推荐的微量气体水平

麻醉气体	最大 TWA 浓度（ppm）*
只应用一种含氟麻醉药	2
只应用氧化亚氮	25
含氟麻醉药与氧化亚氮混合使用	
含氟麻醉药	0.5
氧化亚氮	25
牙科机构（只应用氧化亚氮）	50

* 时间加权平均采样，也称时间综合采样，是在较长时间内（如 1～8 h）评估麻醉气体平均浓度的一种采样方法。

TWA，时间加权平均

（From U.S. Department of Health，Education and Welfare. Criteria for a Recommended Standard：Occupational Exposure to Waste Anesthetic Gases and Vapors. Washington，DC：U.S. Department of Health，Education and Welfare；1977.）

代废气清除系统参照 ISO 制定的标准[11, 216a]。1999年，ASA 微量麻醉气体特别工作组出版了《手术室与麻醉恢复室内麻醉废气管理报告》手册。该手册规定了管理机构的作用，回顾了废气清除系统和监测设备，并对此提出一些具体建议[217]。最后，美国职业安全和健康管理局（Occupational Safety and Health Administration，OSHA）在其网站发布了《工作场所麻醉气体暴露指南》，该文件并非法律标准，但提供了信息、指南和参考资料等诸多内容[217a]。

手术室内废气污染主要与麻醉技术和麻醉设备有关[217-218]。麻醉技术相关因素包括：①当回路未连接至患者时，气体流量控制阀或蒸发器并未关闭；②不合适的面罩；③回路向手术室内快速充气；④蒸发器加药，特别是发生泄漏时；⑤使用不带套囊的气管导管；⑥使用呼吸回路而非循环回路系统。设备故障和不正确地使用设备也会引起手术室污染。可能会发生泄漏的部位有：高压管道、氧化亚氮钢瓶底座、麻醉机高 / 低压回路以及回路系统部件（特别是二氧化碳吸收器）。麻醉科医师应该正确操作和调节手术室内废气吸引和清除系统，以彻底清除废气。旁路式气体监测仪取样后的多余气体（50 ～ 250 ml/min）必须进入废气清除系统或回输至回路系统内，以防手术室污染[217-218]。

分类和组成部分

废气清除系统可分为主动式和被动式。主动式废气清除系统与负压吸引相连，如医院的中心负压系统。被动式废气清除系统将废气排放至暖通空调（heating，ventilation and air conditioning，HVAC）系统中，或通过软管穿过墙壁、天花板或地板抵达建筑物外部。被动式系统仅依靠气体离开收集装置的轻微正压驱动气体流动。若被动式废气清除系统将废气排放至暖通空调系统中，则后者必须为非循环式系统。被动式废气清除系统在现代手术室中已不常见。

废气清除系统亦可分为开放式或封闭式。开放式废气清除系统允许夹带手术室内空气，封闭式废气清除系统则与之相反[219]。后文将详细介绍两者区别。

经典的废气清除系统由 5 部分组成（图 22.53）：①废气收集装置；②输送管道；③废气清除中间装置；④废气处理集合管；⑤主动或被动式废气处理装置[220]。

废气收集装置　废气收集装置位于呼吸回路废气排放处，并连接输送管道。麻醉废气通过可调式压力限制阀（APL）或某种呼吸机排气阀从麻醉系统内排出。患者排出的过剩气体通过上述阀门离开通气系统

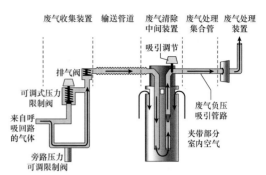

图 22.53　**废气清除系统组成部分**。以 Dräger Fabius 系统（Dräger Medical，Telford，PA）为例，连接到一个开放式主动废气清除系统，输送管道接口大小应与吸引回路相区别，以防止连接错误的发生。废气收集装置或输送管道阻塞会引起呼吸回路内压力过高。废气清除中间装置泄漏、吸引压力异常或故障可引起环境污染。具体内容详见正文（From Brockwell RC. Delivery systems for inhaled anesthesia. In：Barash PG，ed. Clinical Anesthesia. 5th ed. Philadelphia；Lippincott Williams & Wilkins；2006：589.）

或进入手术室环境（如使用不合适的面罩，气管插管漏气，机器漏气等）。现代风箱式通气机的驱动气，以及 Maquet FLOW-i 反馈气体模块的流出气体，也都排入废气清除系统之中。这种情况需引起注意，因在高新鲜气流和高每分通气量情况下，进入废气清除中间装置的气体可能会超出其清除能力，此时麻醉废气通过正压排气阀（见于封闭式系统）或通风孔（见于开放式系统）逸出回路系统外，仍可造成手术室污染。气体驱动的呼吸机通常不会发生上述情况通常，因为驱动气（100% 氧气或空气–氧气混合气）可通过呼吸机后盖上方的通风小孔将排放到手术室环境中。

输送管道　输送管道将来自废气收集装置的气体输送到废气清除中间装置。ISO 80601-2-13 标准规定，废气清除系统接口直径须为 30 mm，或为其他类型专用接口，以防止废气清除系统误接到麻醉工作站其他接口上[11]。某些厂家用黄色作为输送管道标记颜色，以便与 22 mm 通气回路相区别。管道应足够坚硬，以防扭曲并减少阻塞的发生，或在管路阻塞时具备必要的压力排放方式。输送管道位于有压力限制作用的废气清除系统上游，一旦管道由于扭曲或误接造成阻塞，呼吸回路内压力就会上升，并可能造成气压伤[144, 221-223]。一些机器 APL 阀和呼吸机排气阀有各自独立的输送管道，两条管道在进入废气清除中间装置前或进入时合并为一根管道。

废气清除中间装置　废气清除中间装置是废气清除系统最重要的组成部分，可防止呼吸回路或呼吸机

出现过度负压或正压[220]。正常工作状态下，中间装置应能把废气收集装置下游内的压力限制在 $-0.5 \sim +3.5$ cmH$_2$O[11]。不论哪种废气处理系统，必须具有正压释放功能，一旦中间装置下游出现阻塞（或主动式废气处理系统吸引压力异常时），过剩气体能从该系统排放出去。如果废气处理系统为主动式，则必须采用负压释放装置，以防止呼吸回路或呼吸机内出现过度负压。废气清除系统中的负压可引起患者呼吸回路中气体流失。主动式系统还必须具备储气罐，以便在废气清除系统排出废气前储存过剩废气。

开放式中间装置 开放式废气清除中间装置通过主动式系统在废气排放管内产生持续气流。如果从麻醉工作站排出的废气量小于废气清除系统的持续流量，一些室内空气也被吸入废气清除系统以平衡压力。由于麻醉机间断排放废气，流量峰值可能超出废气清除系统的流量，因此开放式中间装置需要一个储气罐（图 22.54）[219]。废气从储气罐顶部经一根内管到达储气罐底部，管内的负压吸引将废气清除。通过适当调节，负压吸引速率超过进入储气罐的废气流速，一部分室内空气也会经压力释放装置进入储气罐内。负压吸引速率通常由流量控制阀和流量表进行调节，两者位于废气清除中间装置上。调节负压吸引速率是麻醉工作站用前检查程序的一项重要内容。如果负压吸引调节不当，废气会通过压力释放装置进入手术室环境。开放式废气清除中间装置因储气罐与大气相通，故没有正压或负压减压阀。储气罐顶端的压力释放装置提供正压和负压释放。一些开放废气清除系统可以用储气袋代替储气罐。

封闭式中间装置 封闭式废气清除中间装置通过排气阀与大气环境相隔绝，因此废气流速、负压吸引流速和贮气囊体积三者之间的关系决定了废气清除效能。所有的封闭式中间装置必须设置一个正压排气阀，以便当中间装置下游出现阻塞时，可排出系统内的过剩气体，如采用主动式处理系统，还必须使用负压进气阀，防止通气系统内出现负压[220]。

目前临床应用的封闭式中间装置分为两种。一种应用于被动式废气清除系统，只配备正压排气阀；另一种应用于主动式废气清除系统，同时具有正压排气阀和负压进气阀。

只有正压排气阀的封闭式中间装置 封闭式被动处理系统只需要一个正压排气阀（图 22.55A）。废气从废气入口进入中间装置。由于不使用负压吸引，废气依靠气体离开患者呼吸系统的微弱正压由中间装置进入处理系统。废气随后被动地进入非循环式暖通空调系统或室外。如中间装置和处理系统之间出现阻塞，正压排气阀能在预设水平（如 5 cmH$_2$O）开启[224]。使用这种系统不需要储气袋。

兼具正压排气阀和负压进气阀的封闭式中间装置 封闭式主动处理系统具有一个正压排气阀、至少一个负压进气阀和一个储气袋。图 22.55B 是 Dräger Medical 封闭式废气清除中间装置吸引系统示意图。废气通过废气入口间断进入中间装置，过剩废气在储气袋内不断蓄积，直至负压系统将其清除。操作者必须正确调节负压控制阀，使储气袋适当充盈（图 22.55B，状态 A）而不会过度膨胀（状态 B）或完全塌陷（状态 C）。系统压力超过预设压力（由操作者设置）时，废气从正压排气阀排入大气。系统内负压低于阀门开放压力，如 -0.5 cmH$_2$O 时，室内空气通

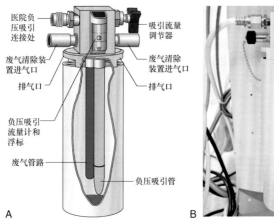
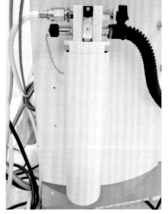

医院负压吸引连接处

吸引流量调节器

废气清除装置进气口

废气清除装置进气口

排气口

排气口

负压吸引流量计和浮标

废气管路

负压吸引管

A

B

图 22.54 （A 和 B）开放式废气清除中间装置。通过适当调节，室内空气经由顶部的压力释放装置不断进入储气罐内。具体内容详见正文

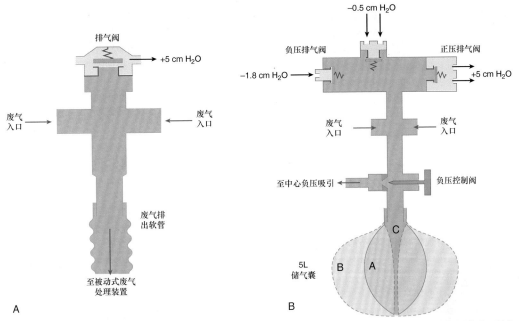

图 22.55　**封闭式废气清除中间装置。**（A）被动式中间装置。（B）主动式中间装置。B 图显示了 5 L 储气袋的不同状态：调节正确（A），过度膨胀（B）和完全塌陷（C）。具体内容详见正文（A，Modified from North American Dräger. Scavenger Interface for Air Conditioning：Instruction Manual. Telford，PA：North American Dräger；1984；B，From North American Dräger. Narkomed 2A Anesthesia System：Technical Service Manual. Telford，PA：North American Dräger；1985.）

过负压进气阀进入系统内。某些系统中，如负压进气阀因灰尘或其他原因出现堵塞，备用负压进气阀会在－ 1.8 cmH₂O 时开启。封闭式系统防止废气溢出的效率取决于废气流速、负压吸引流速和储气袋容积。只有当储气袋过度充盈、袋内压力上升至足以开启正压排气阀时，废气才会泄漏进入大气。在这种情况下，同常将触发"高 PEEP"或气道持续压力报警。

废气排放管道或其他流向　废气排放管道将来自废气处理中间装置的废气输送给废气处理装置的接收端（图 22.53）。这种管道应具备抗压能力，并尽可能架设于较高位置，以防管道阻塞。废气排放管道与废气清除中间装置的连接部位应为永久性或专用的接口，但与主动式废气处理系统连接时应使用 DISS 型接口[225]。

废气处理系统　废气处理装置是麻醉废气清除的终末环节（图 22.53）。处理方式分主动式和被动式两种类型，前文已有介绍。

危险因素

使用废气清除系统能减轻手术室污染，同时也增加了麻醉系统的复杂性。废气清除系统将麻醉回路从麻醉机延伸到废气处理装置，增加了出现问题的可能。废气清除系统内出现过度负压，可导致通气回路系统内出现有害的负压。废气处理管道阻塞会增加呼吸回路压力，虽然正压排气阀可以保护患者避免发生气压伤，但触发报警的回路压力可对患者造成危害[226]。废气清除系统负压不足，可能导致废气泄漏入手术室。一份罕见的报道描述了一例由废气清除系统引发的设备操作室火灾。此案例中，麻醉废气并非直接排放至建筑物外，而是先排放至设备操作室，而后再清除至室外[21, 230]。

麻醉工作站用前检查

每天首次使用麻醉工作站前，应对设备进行一次完整的麻醉机用前检查（preanesthesia machine checkout，PAC）。后续手术麻醉开始前，可按简化程序进行检测。框 22.3 列出了安全实施麻醉的七项基本要求，这些要求摘自 ASA《麻醉前检查程序建议》（简称《建议》）[11b]。麻醉科医师在开始任何麻醉之前须确保麻醉机已符合上述要求。医疗机构应详细制定个体化检测程序，以达到上述基本安全要求。随着麻醉机种类的增加，单一的通用式 PAC 已不能满足需要，

框 22.3　安全实施麻醉的基本要求
■ 以可靠的方式输送氧气，氧浓度可任意调节且可达 100%
■ 以可靠的方式实施正压通气
■ 备用通气设备随时可用，运行正常
■ 可控制呼吸回路内正压释放
■ 具备麻醉气体输送装置（当计划实施吸入麻醉时）
■ 负压吸引随时可用
■ 符合患者监测标准的要求

From Sub-Committee of American Society of Anesthesiologists Committee on Equipment and Facilities: Recommendations for Pre-Anesthesia Checkout Procedures (2008).

所以个体化检测程序变得愈发重要。

　　PAC 作为麻醉操作中的强制性内容已超过 30 年[228]，但证据表明麻醉科医师很少执行完整的 PAC[6, 229]。即使麻醉机故障显而易见，也可能被遗漏[3]。此外，所有现代麻醉工作站都有自检程序，但这些程序并不能达到实施麻醉过程中的所有基本安全要求[8, 231]。ASA 2008 年版《建议》认为，许多麻醉科医师对自检程序的检查内容并不完全清楚[11b]。即使阅读了使用手册，上述问题仍然存在。

　　框 22.4 总结了 ASA 2008 年版《麻醉前检查程序建议》，重点是确保关键设备可用，并对其功能进行评估。该规范明确了技术人员（如麻醉科技术人员或生物医学技术人员）可以执行哪项检查。当负责部门为"麻醉科医师和技术人员"时，麻醉科医师必须执行该项检查；也可安排技术人员再次进行此项检查以提供多重安全保障。每个医疗机构应制定个体化程序，并规定具体职责。

2008 年版《麻醉前检查程序建议》

　　此处对框 22.4 中的项目进行介绍。每日开始麻醉操作前，需检查 15 个项目。麻醉每个患者前，需检查 8 个项目（见框 22.4，项目 2、4、7、11 ~ 15）。

项目 1：确认具备辅助供氧钢瓶，自张式手动通气装置随时可用且功能正常

　　频率：每天。
　　负责部门：麻醉科医师和技术人员。

框 22.4　2008 年版《麻醉前检查程序建议》总结	
每天需要完成的项目	
项目 #　**任务**	**负责部门**
1　确认具备辅助供氧钢瓶，自张式手动通气装置随时可用且功能正常。	麻醉科医师和技术人员
2　检查患者吸引装置随时可用于清理气道。	麻醉科医师和技术人员
3　打开吸入麻醉给药系统并确认交流电源可用。	麻醉科医师或技术人员
4　确认具备必要的监护仪和报警装置。	麻醉科医师或技术人员
5　确认麻醉机上的氧气钢瓶内剩余气压处于适当水平。	麻醉科医师和技术人员
6　确认管道气源压力 ≥ 50 psig。	麻醉科医师和技术人员
7　确认蒸发器内吸入麻醉药量处于适当水平，旋紧加药帽。	麻醉科医师
8　确认流量计和总气体出口之间的气体供应管路不存在泄漏	麻醉科医师或技术人员
9　检查废气清除系统功能是否正常。	麻醉科医师或技术人员
10　校准氧浓度监测仪或确认已校准，并检查低氧浓度报警。	麻醉科医师或技术人员
11　确认二氧化碳吸收剂未失效。	麻醉科医师或技术人员
12　检查呼吸回路系统压力及是否适当、有无泄漏。	麻醉科医师和技术人员
13　确认气流在吸气相和呼气相都能正常通过呼吸回路。	麻醉科医师和技术人员
14　对检查操作结果进行文字记录。	麻醉科医师和技术人员
15　确认呼吸机参数设定，并评估准备就绪的吸入麻醉给药系统（暂停并检查）	麻醉科医师
每次使用前需要完成的项目	
项目 #　**任务**	**负责部门**
1　检查患者吸引装置随时可用于清理气道。	麻醉科医师和技术人员
2　确认具备必要的监护仪和报警装置。	麻醉科医师或技术人员
3　确认蒸发器内吸入麻醉药量处于适当水平，旋紧加药帽。	麻醉科医师
4　确认二氧化碳吸收剂未失效。	麻醉科医师或技术人员
5　检查呼吸回路系统压力是否适当、有无泄漏。	麻醉科医师和技术人员
6　确认气流在吸气相和呼气相都能正常通过呼吸回路。	麻醉科医师和技术人员
7　对检查操作结果进行文字记录。	麻醉科医师和技术人员
8　确认呼吸机参数设定，并评估准备就绪的吸入麻醉给药系统（暂停并检查）	麻醉科医师

Modified from Sub-Committee of American Society of Anesthesiologists Committee on Equipment and Facilities: Recommendations for Pre-Anesthesia Checkout Procedures (2008).

麻醉科医师必须随时准备在没有麻醉机辅助的情况下维持患者生命。在每天开始工作前，在任何工作环境下最重要的安全检查是确认配备自张式手动通气装置，以及独立于麻醉工作站和医院管道供氧系统之外的氧气源。这些物品必须配备于任何实施麻醉的工作环境中。《建议》建议检查自张式通气装置的功能；这通常可以在不打开包装的情况下完成。需要注意的是，非自张式 Mapleson 型呼吸回路并不能满足此项要求。

应检查辅助氧气钢瓶（通常为一个备用钢瓶）以确保其已充满。检查钢瓶是否连接流量计并确认开启钢瓶阀门的方法。检查完毕应关闭阀门，防止氧气意外散失。确保后勤支持人员备有充满氧气的便携式钢瓶，且配有流量计和钢瓶扳手，但最终须由麻醉科医师核实确认。

项目 2：检查患者吸引装置，随时可用于清理气道

频率：每次使用前。

负责部门：麻醉科医师和技术人员。

"安全实施麻醉，需要吸引装置，必要条件下，可立即用于清理患者气道"[11b]。在开始任何麻醉操作之前，必须使用适当长度的吸引管路和经口吸痰工具（如 Yankauer 吸头）充分吸除患者分泌物。由于每例麻醉的情况不同，该工作可由麻醉科医师和技术人员完成。在麻醉开始前，麻醉科医师应核实该项目。

项目 3：打开吸入麻醉给药系统，并确认交流电源可用

频率：每天。

负责部门：麻醉科医师或技术人员。

现代麻醉工作站配有备用电池电源，可在交流电源中断时继续工作。如果意外启用了备用电源且电量耗尽，交流电源中断时将首先导致灾难性的系统关闭。在每天开始麻醉工作前，应确认交流电源供电。ASA 还建议检查地氟烷蒸发器等子系统的供电情况。此项目可由技术人员或麻醉科医师完成。

项目 4：确认具备必要的监测仪，并检查报警装置

频率：每次使用前。

负责部门：麻醉科医师或技术人员。

在 ASA《建议》中，本项目包括监测用具（适当尺寸的血压袖带、血氧饱和度探头等）、关键监测设备的功能测试（血氧饱和度和二氧化碳分析仪）和报警功能测试。并强调了声音报警的重要性。

本项目中的一些内容较为简单，如确认监测设备、机器开机和插入电源。但检查报警阈值并调节其参数则相对复杂一些。由于操作者需根据实际需要设置报警阈值、机器未设置或未重置默认阈值，导致不同监测设备报警阈值各异。可在麻醉工作站监测设备上创建并设置符合科室情况的默认报警阈值，其中也包括设置麻醉机相关阈值，如潮气量、气道压和吸入氧浓度等阈值。麻醉科医师要确保关键报警阈值的设定在关键时刻能发挥作用。此时，麻醉技术人员可以通过检查监测设备的功能状态，确认关键报警阈值来提高麻醉机用前检查质量。

项目 5：确认麻醉机供氧钢瓶内剩余气压处于适当水平

频率：每天。

负责部门：麻醉科医师和技术人员。

除了确认配备有独立的氧气瓶外（项目 1），麻醉科医师还应确认麻醉工作站安装有的充满氧气的氧气钢瓶。打开机器背面的一个或多个氧气钢瓶并读取压力表数值，即可验证氧气钢瓶压力。目前的规范并没有一个特定数值，以提示需更换氧气钢瓶。但一些厂家的使用手册建议在压力低于 1000 psi 时进行更换[31a]。

《建议》认为，只有在使用其他气体实施麻醉时，才需要检查其钢瓶气源，如空气、氧化亚氮等。

项目 6：确认管道气源压力位于 50 psig 或稍高水平

频率：每天。

负责部门：麻醉科医师和技术人员。

《麻醉前检查程序建议》中规定每天须检查管道气源压力，即使该项目是技术人员的工作内容，麻醉科医师也应执行此项目。

对管道气源系统进行更详细的每日用前检查可能是例行检查的一部分。例如，每天快速检测管道连接，供气管道，气体压力以及保证吸气支含有超过 90% 的氧气，这样可以最大限度地降低风险。视、听觉报警装置是所有麻醉机上的一个重要的安全配置，在供氧压力下降时发出警报。评估这一气动安全装置的方法就是切断墙壁氧气供应以及关闭氧气钢瓶，以便触发报警。但 2008 年版《建议》并未强制采取上述方法。

项目 7：确认蒸发器内吸入麻醉药量处于适当水平，如条件允许，应将加药帽充分拧紧

负责部门：麻醉科医师（如需重复检查，则还需技术人员参与）。

如计划使用吸入麻醉药，麻醉科医师应确保蒸发器内有足够的药液。并非所有麻醉药都以吸入方式使用，所以以默认报警可能不包括低药量报警。在使用前检查药液含量可以减少麻醉过浅和术中知晓的发生。

当蒸发器开启时，加药帽松动是导致蒸发器泄漏的常见原因。由于呼吸系统压力和泄漏测试多在蒸发器关闭时进行（见下文项目 12），其泄漏源可能未被检出。一些蒸发器在拔除注药适配器时自动关闭。虽然 2008 年版 PAC 指南未涉及相关内容，一些制造商建议对机器上的蒸发器互锁系统进行检查，该系统可防止同时开启多个蒸发器。

项目 8：确认流量计和总气体出口之间的气体供应管路不存在泄漏

频率：每天和更换蒸发器时。

负责部门：麻醉科医师或技术人员。

如上所述，麻醉工作站低压部分，从流量控制阀到蒸发器，再到总气体出口，最易发生泄漏。机器此部位泄漏可致低氧血症或术中知晓[22, 24]。

低压泄漏试验需要强调两方面内容。第一，一些麻醉工作站在出口设有单向阀（图 22.1）。由于压力不能通过该单向阀，所以**不能**在呼吸回路内使用正压检测低压系统上游的泄漏。对于此类机器，须进行负压测试。第二，只有开启蒸发器后，才能检测其是否泄漏。因此，根据机器配置的不同，全面的低压泄漏测试需要开启蒸发器逐一检查。一些麻醉工作站（Maquet 麻醉机和 GE Healthcare 工作站）装备有特殊类型蒸发器（ADU 蒸发器），能自动进行泄漏测试。

设有出口单向阀的机器必须进行负压泄漏试验。负压泄漏试验简单易行，灵敏度高，可发现低至 30 ml/min 的泄漏。测试时应完全关闭流量控制阀，以防气体进入低压回路。由制造商提供或自制的专用负压试验小球与总气体出口连接（图 22.56），不断挤压此球直至完全挤扁。如小球不能保持瘪陷，提示空气由泄漏部位流入小球。当麻醉机加压工作时，气体将从该部位逸出。然后逐一开启蒸发器，重复以上试验步骤进行检测。

负压泄漏试验也可在没有单向阀的机器上进行。因此，负压泄漏试验有时被称为"通用泄漏试验"。使用错误的方法对机器进行泄漏检测可致事故发生[231-234]。当怀疑机器存在泄漏时，最好进行负压泄漏试验。然而，很多新一代麻醉机没有可连接测试小球的总气体出口，因此不能对低压系统进行负压泄漏试验。对于此类机器，须在用前检查时对低压系统和蒸发器进行手动正压测试，或通过机器自检完成低压测试。需要注意的是，某些机器需通过菜单设置进行自动低压测试[214j]。

项目 9：检查废气清除系统功能是否正常

频率：每天。

负责部门：麻醉科医师或技术人员。

检查废气清除系统为手动操作，尚不能自动检查。首先检查气体输送管道每个部件是否完整，连接是否正确，气体输送管道是从 APL 阀和呼吸机排气阀

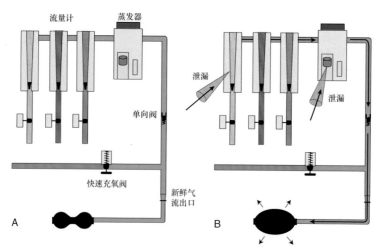

图 22.56　低压回路系统（通用）负压泄漏试验。（A）将专用负压试验小球挤扁并连接到新鲜气流出口，使低压回路形成负压，单向阀开放，对蒸发器、流量管、相应管道及其连接处进行检查。（B）如低压回路内出现泄漏，周围空气从漏气部位进入回路，小球膨胀。O₂，氧气

到废气清除中间装置之间的部分。在许多现代麻醉机上，呼吸回路系统至废气清除中间装置由一条气体输送管道连接。手术室墙壁到废气清除中间装置之间的负压管路也须检查。

检测封闭、被动式废气清除系统时（如图 22.55A 所示），操作者需堵住患者端 Y 型接口（或通过软管使回路吸气支和呼气支短路），并使呼吸系统产生高速气流，关闭废气清除中间装置的排气软管出口，保证气流可以通过正压排气阀排出，过大的压力不会使呼吸回路内压力上升（如 < 10 cmH$_2$O）。检测封闭、主动式废气清除系统包含两个步骤（如图 22.55B 所示）。第一步，检测正压排气阀，方法同检测封闭、被动式废气清除系统。一些制造商建议在此操作时关闭负压针形阀。第二步，检查负压进气阀，常规设置废气清除中间装置的吸力，关闭麻醉机上所有流量控制阀，封闭患者端 Y 型接口（或通过软管使回路吸气支和呼气支短路）和呼吸囊接口，防止气流进入呼吸回路。此时，气道压力表应显示微小的负压（如不低于 − 1.0 cmH$_2$O）。一般而言，主动式废气清除系统的中间装置吸力应调节在适当水平，使储气囊既不会过度膨胀，也不会塌陷，保持轻度充盈状态。由于通过废气清除系统的气体量变化较大，必要时应调节针形阀。考虑到不同机器的通气系统各不相同，当制定个体化 PAC 规范时，也要参考制造商使用手册的内容。

检测开放、主动式废气清除系统（如图 22.54 所示）较封闭、主动式废气清除系统简单。所有气体输送管道和负压吸引管连接正确后，调节负压针形阀使流量计浮标位于指示线中间。按照前文所述，进行正压和负压试验。

项目 10：校准氧浓度监测仪或确认已校准，并检查低氧报警装置

频率：每天。

负责部门：麻醉科医师或技术人员。

氧浓度分析仪是麻醉工作站最重要的监测仪器之一。老式麻醉工作站使用原电池氧传感器，位于患者呼吸回路吸气瓣膜附近。该装置寿命有限，且与氧暴露量成反比[234a]。由于氧传感器易发生偏移，所以建议每日进行校准（如有需要可以反复校准）。新型麻醉工作站通过旁路式多功能气体分析仪检测吸入氧浓度。此分析仪内置于麻醉工作站上，且不可拆卸，可满足氧浓度监测需求。该设备无需每日校准，通过测量室内空气氧含量（21%），即可完成传感器功能检测。

应每天检测低氧浓度报警功能。可手动将低氧浓度报警阈值设为高于 21%，并将传感器暴露于空气中

以触发报警。比较谨慎的设置阈值为 25% ～ 30%，前提为日常使用的氧浓度不低于此值。在任何情况下，应将报警阈值设于 21% 以上。根据实际情况不同，此步骤可由技术人员执行。

项目 11：确认二氧化碳吸收剂未失效

频率：每次使用前。

负责部门：麻醉科医师或技术人员。

为利用复吸入气体，麻醉回路系统需配备二氧化碳吸收器。在每次麻醉前，应检查吸收剂是否失效。在判断吸收剂是否失效时，指示剂颜色变化不像二氧化碳图那样可靠，了解这一点对麻醉科医师非常重要。无论在回路系统内使用哪种麻醉药物，都应使用二氧化碳图进行监测，麻醉科医师应避免吸入二氧化碳浓度大于 0。外观正常但已失效的吸收剂很难在用前检查中发现。在麻醉开始前，不再建议麻醉科医师通过手动控制呼吸回路内吸入和呼出气流来评估吸收剂功能。

项目 12：检查呼吸回路系统压力及是否存在泄漏

频率：每次使用前。

负责部门：麻醉科医师和技术人员。

此 PAC 项目旨在验证呼吸回路可产生并维持正压，且 APL 阀（减压阀）能适当释放回路内压力。一次性呼吸回路部件或麻醉机部件出现泄漏的情况并不少见。因此，呼吸回路系统泄漏试验非常重要。传统方法是，检查呼吸回路完整后进行手动检测：取下呼吸气体采样管，封闭回路上的呼吸气体采样管插口，将呼吸机设置为呼吸囊或手动通气模式，关闭气体流量表至零，关闭 APL 阀，堵住 Y 型接口，按压快速充氧按钮，使呼吸回路压力升至约 30 cmH$_2$O（图 22.57）。呼吸回路系统维持此压力 10 s 以上即证明回路无泄漏。若试验中出现压力下降，应仔细检查所有插口、气管接口、螺纹管接口、吸收罐密闭垫圈、一次性呼吸回路。呼吸回路系统最常见的泄漏部位是吸收罐，麻醉科医师在更换完吸收剂后应立即进行严格检查。

虽然一些手动步骤仍作为检测前的准备工作，许多现代麻醉机都能自动进行呼吸回路泄漏试验。一些麻醉机可自动检测呼吸回路系统顺应性，以指导潮气量输送。因此，须对实施麻醉的呼吸回路进行此项检测。自动检测可由技术人员完成，但麻醉科医师应加以核实。泄漏测试是正压通气的重要保障，因此非常重要，是麻醉科医师的必备职责。

呼吸回路系统压力检测完成后，须检测 APL 阀功能：完全开放 APL 阀，呼吸回路系统压力应迅速降至

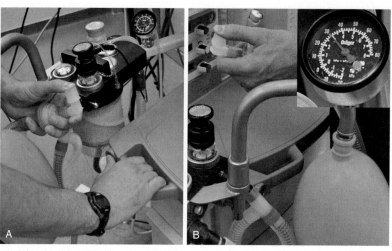

图 22.57　呼吸回路系统手动压力和泄漏测试。须对实施麻醉的呼吸回路进行压力和泄漏测试。（A）堵住患者端 Y 型接口或弯头，按压快速充氧按钮，使呼吸回路压力升至约 30 cmH₂O。（B）呼吸回路系统应维持压力 10 s 以上。需要确认气体流量表已关至零或最小值，气体采样管已取下，回路上的气体采样管插口已封闭

零。无论 APL 阀为哪种设计，压力均应迅速下降。检查限压型 APL 阀的方法相对简单：在手动通气模式下，将 APL 阀设置于 30 cmH₂O，堵住患者端的 Y 型接口，增加气体流量至 5 L/min，在稳定后，确认呼吸回路系统压力维持在 APL 阀设定的压力值附近。

项目 13：确认气流在吸气相和呼气相都能正常通过呼吸回路

　　频率：每次使用前。

负责部门：麻醉科医师和技术人员。

　　此项目旨在确认呼吸回路内气流通畅且单向阀功能正常。呼吸回路气流试验简单易行，只需将模拟肺或第二只储气囊连接到 Y 型接口即可。在呼吸囊或手动通气模式下，麻醉科医师将原有呼吸囊内气体挤入 Y 型接口上的模拟肺中，再挤压模拟肺将气体挤回，如此反复操作（图 22.58）。这就是所谓的**气流试验**。在吸气相，吸气阀开放同时呼气阀关闭，呼气相则与之相反。在气流试验中，吸气支阻塞表现为吸气相呼

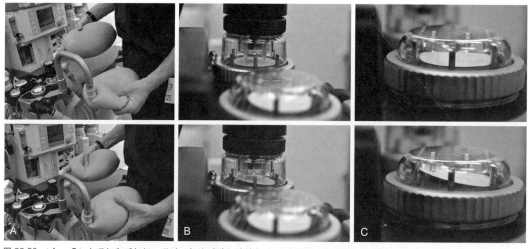

图 22.58　（A～C）在吸气和呼气相，通过"气流试验"确认气流可以顺利通过呼吸回路系统。上面一行，模拟肺或第二只呼吸囊连接到 Y 型接口。挤压原有呼吸囊内气体，气流通过吸气支，吸气阀开放，模拟肺充气，同时呼气阀持续关闭。下面一行，挤压模拟肺，气流通过呼气支，呼气阀开放，原有呼吸囊充气，同时吸气阀持续关闭。此过程中呼吸回路内气流应平稳且无阻力

吸囊张力升高；呼气支阻塞表现为呼气受阻。实施气流试验的必要性在于，呼吸回路泄漏试验不能检测出回路阻塞和单向阀故障。未检测出呼吸回路阻塞的危害很大，表现明显，常在诱导后立即显现[147-148, 150]。回路内的微小阻塞需通过二氧化碳图进行排查。

麻醉机自检可能无法发现回路阻塞。一些个案报告中，机器虽自检正常，但出现了回路阻塞导致的并发症或未遂事故[9, 231, 234b, 234c]。根据说明书的描述，在用前自动检查时，大多数麻醉机能进行呼吸回路泄漏试验，但很少涉及气流试验或单向阀功能测试。事实上，一些具备自检功能（包括呼吸回路泄漏试验）的现代麻醉机，仍建议手动检查吸气阀和呼气阀功能[214, 31a]。以本章作者的经验，目前多采用机器自检方法，已很少使用模拟肺进行上述检查。若省略此项检查，麻醉科医师须警惕单向阀故障和呼吸回路阻塞的发生。

项目 14：对检查操作结果进行文字记录

负责部门：麻醉科医师和技术人员。

麻醉记录应包含麻醉科医师完成麻醉前检查程序的文字内容。麻醉科医师或生物医学工程技术人员应在何处记录麻醉前检查程序，目前尚无相关指南。保存详细内容作为部门日志，将有利于质控工作的开展。

项目 15：确认呼吸机参数设定并评估准备就绪的吸入麻醉给药系统（暂停并检查）

频率：麻醉开始之前立即进行。

负责部门：麻醉科医师。

2008 年版《建议》将 PAC 最后一项检查定义为"暂停并检查"。暂停并检查要求麻醉科医师确认以下 6 项内容：

- 监护仪功能正常？
- 有无二氧化碳监测仪？
- 脉搏血氧仪测定氧饱和度？
- 流量计和通气机参数设置恰当？
- 手动 / 机械通气转换开关位于手动档位？
- 麻醉蒸发器（一个或多个）药液含量？[11b]

此最后检测步骤可以看作麻醉前对麻醉机和其他重要仪器，包括必备监测仪器应用的最后检测。确认呼吸机参数设置是一项重要的安全检查，特别是在交替麻醉成人和儿童患者时。许多现代麻醉工作站可进行编程，根据成人和儿童患者的基本特征，自动设置潮气量和呼吸频率等参数。一些老式机器常保存有上一例患者的通气参数，直接给下一例患者使用时，可能会导致通气不足或过度。在麻醉诱导后花费时间调整呼吸机参数将分散麻醉科医师的注意力。

上述检查程序主要针对麻醉工作站，但不包括其他关键设备，如药物、插管用品、监测传感器等。部分麻醉科医师依赖于方便记忆的检查清单，例如 MS MAIDS 检查清单（框 22.5）。无论具体步骤如何，确认关键安全设备存在且功能正常的最终检查清单对安全实施麻醉至关重要。

ASA 2008 年版《麻醉前检查程序建议》附加说明

虽然 2008 年版 PAC 规范内容全面，但之前版本规范中的一些检查步骤未出现在新版中[228, 235]，而这些取消的步骤有时仍出现在麻醉机用户手册上。这些检查步骤的实施应结合科室具体情况，这在 2008 年版《建议》没有特殊限制。其中一些项目包括：

1. 断开中心供氧管路，评估低氧压力报警。关闭备用钢瓶，使压力表归零。
2. 检查气体供应管路是否出现裂纹或磨损。
3. 检查流量计是否正常工作。
4. 检查氧气 / 氧化亚氮配比系统。

麻醉机自检系统

关于 PAC 自检系统要点：①麻醉机不同制造商和型号间自检系统不同，②有时候仅凭阅读使用手册很难明确哪一部分或部件可被自动检测，③目前没有麻醉机可以自动检测 PAC 所有项目。至少有一些手动检测项目是必不可少的。调查者发现，一些麻醉科医师不能准确地掌握麻醉机自动检测系统所涉及的项目，或他们对麻醉机的自动检测程序认识不足。这也就不难理解为什么 ASA 2008 年版的《麻醉机用前检查操作规范》警告不要过分依赖麻醉机的自检程序。例

框 22.5　MS MAIDS 检查表单 *

- 麻醉机（Machine）：完成麻醉机用前检查；蒸发器内充满药液，关闭，并调到"0"位置；全部气体流量控制阀调至零；根据下一个患者的情况设置通气和压力相关参数；在手动 / 机械通气模式下，打开限压阀。
- 负压（Suction）：负压吸引系统可以满足清理患者气道的要求。
- 监护仪（Monitors）：具备必备的标准监护仪且功能正常并随时可用。
- 气道（Airway）：基本的气道设备和合适的备用设备随时可用。
- 静脉（Introvenous）：输液器、液体及相关设备随时可用。
- 药品（Drugs）：所有必备药品随时可用且标注明确。
- 其他（Special）：患者需要的任何特殊的项目（如其他新增监护设备）保持随时可用状态。

* 举例说明"暂停并检查"：确保完成所有检测，全部基本设备可用，并且麻醉机参数设置完成

如，某型机器的自检程序可显示"泄漏"量，但其显示屏或使用手册中并不能明确哪部分（如呼吸回路或LPS）出现了泄漏，麻醉科医师必须假定低压系统也包含在机器自检范围内。另外，手册也没有明确规定在进行泄漏试验时，蒸发器必须处于"开启"状态。最后，使用手册中未明确该机器是否检测单向阀功能或回路阻塞。当制定个体化 PAC 流程时，麻醉科医师应通过阅读使用手册了解麻醉机自动检测项目。不包含在自检程序中或使用手册中未提及的重要检测项目，需要予以重视。例如，低压回路系统泄漏试验时需打开蒸发器，但很多使用手册并未予以说明。

嵌入式麻醉机用前检查清单

部分麻醉机具备嵌入式 PAC 检查清单的功能，相关内容可以在麻醉机自检过程中显示出来。该功能如同纸质说明，指导用户完成手动检查和自检功能。如果嵌入式检查清单能够满足该科室的需要，则按此清单检查即可。但是，某些嵌入式检查清单可能无法满足个体化需求甚至与之相悖。在这种情况下，嵌入式检查清单（或经过修改的检查清单）可以作为个体化 PAC 检查清单的一部分。

制定个体化麻醉机用前检查清单

PAC 的目的是正确评估和设置麻醉工作站，以使其安全、正常地运行。PAC 检查清单的目的是指导麻醉科医师有效完成 PAC，并通过简单的操作提高实用性。PAC 检查清单也能成为质控工具，可将重要项目编入一个有序列表中被所有麻醉科医师使用[236]。检查程序应符合人体工学要求，减少多余操作，且排序合理，节约操作时间[237]。最后，检查清单应尽量简洁但内容详细，不遗漏关键步骤。

致谢

编者及出版社感谢 Steven G. Venticinque 和 J. Jeffrey Andrews 在上一版内容中所做的贡献，他们的工作为本章节奠定了基础。

参考文献

1. Mehta SP, et al. *Anesthesiology*. 2013;119:788.
2. Caplan R, et al. *Anesthesiology*. 1997;87:741.
3. Larson ER, et al. *Anesth Analg*. 2007;104:154.
4. Olympio MA, et al. *Anesth Analg*. 1996;83:618.
5. Armstrong-Brown A, et al. *Can J Anaesth*. 2000;47:974.
6. O'Shaughnessy SM, Mahon P. *Anaesthesia*. 2015;70:1005.
7. Mayor AH, Eaton JM. *Anaesthesia*. 1992;47:866.
8. Berry N, Mills P. *Anaesthesia*. 2012;67:927–927.
9. Yang KK, Lewis IH. *A A Case Rep*. 2014;2:143–146.
10. Organisation Internationale de Normalisation (ISO) n.d. Retrieved from https://www.iso.org/developing-standards.html Accessed 12/20/18.
11. International Organization for Standardization, 2011. ISO 80601-2-13:2011(en), https://www.iso.org/obp/ui/#iso:std:iso:80601-2-13:ed-1:v1:en.
11a. American Society of Anesthesiologists. *Standards and Guidelines*. n.d. https://www.asahq.org/standards-and-guidelines.
11b. American Society of Anesthesiologists. *Recommendations for Pre-Anesthesia Checkout Procedures*; 2008.
11c. Dorsch JA. *ASA Monitor*. 2004;68:27–28.
11d. American Society of Anesthesiologists. *Standards for Basic Anesthetic Monitoring*. 1986.
11e. Association of Anesthetists of Great Britain and Ireland. *Checking Anesthetic Equipment 2012*; 2012.
11f. Australian and New Zealand College of Anesthetists. *Guidelines on Checking Anesthesia Delivery Systems*; 2014.
12. Dorsch JA, Dorsch SE. The anesthesia machine. In: Dorsch JA, Dorsch SE, eds. *Understanding Anesthesia Equipment*. 5th ed. Baltimore: Williams & Wilkins; 2008:83.
13. Eisenkraft JB. The Anesthesia Machine and Workstation. In: Ehrenwerth J, Eisenkraft JB, Berry JR, eds. *Anesthesia Equipment: Principles and Applications*. Philadelphia, PA: Saunders; 2013:25–63.
14. Malayaman SN, Mychaskiw G II, Ehrenwerth J. Medical Gases: Storage and Supply. In: Ehrenwerth J, Eisenkraft JB, Berry JR, eds. *Anesthesia Equipment: Principles and Applications*. Philadelphia, PA: Saunders; 2013:3–24.
15. Hogg CE. *Anesthesiology*. 1973;38:85.
16. Donaldson M, et al. *J Am Dent Assoc*. 2012;143:134–143.
17. Goebel WM. *Anesth Prog*. 1980;28:188–191.
18. Rose G, et al. *APSF Newsl*. 2010;25(16).
18a. Anderson WR, Brock-Utne JG. *J Clin. Monit*. 1991;7:39–41.
19. Bowie E, Huffman LM. *The Anesthesia Machine: Essentials for Understanding*. Madison, Wis: Ohmeda, BOC Group; 1985.
20. ASTM. Standard specification for particular requirements for anesthesia workstations and their components (ASTM F1850-00). In: *Medical Devices and Services*. vol. 13.01. Conshohocken, Pa: ASTM International; 2005:913.
21. Yoder M. Pneumatic safety system components. In: *Understanding Modern Anesthesia Systems*. Telford, Pa: Dräger Medical; 2009:23.
22. Anderson CE, Rendell-Baker L. *Anesthesiology*. 1982;56:328.
23. Mann D, et al. *Anesthesiology*. 2004;101(558).
24. Internal leakage from anesthesia unit flush valves. *Health Devices*. 1981;10(172).
24a. Mun SH, No MY. Internal leakage of oxygen flush valve. *Korean J Anesthesiol*. 2013;64:550–551.
25. Andrews JJ. Understanding your anesthesia machine and ventilator. In: *1989 Review Course Lectures*. Cleveland, Ohio: International Anesthesia Research Society; 1989:59.
26. Fassl J, et al. *Anesth Analg*. 2010;110(94).
27. Gaughan SD, et al. *Anesth Analg*. 1993;76:800.
27a. Loader J. *Anaesthesia*. 2009;64:574–574.
28. Doi T, et al. *BioMed Res. Int*. 2015:454807.
29. Mudumbai SC, et al. *Anesth Analg*. 2010;110:1292.
30. Yoder M. Gas supply systems. In: *Understanding Modern Anesthesia Systems*. Telford, Pa: Dräger Medical; 2009:1.
31. Datex-Ohmeda. *S/5 Aespire Anesthesia Machine: Technical Reference Manual*. Madison, Wis: Datex-Ohmeda; 2004.
31a. Mindray DS. *Operating Instructions: A7 Anesthesia System*. 2016. Mahwah, NJ; 2016.
31b. Draegerwerk AG & Co., n.d. *Perseus A500 and Perseus A500 Ceiling Technical Documentation IPM*. Lubeck, Germany: Draegerwerk AG & Co.: n.d.
32. Adriani J. Clinical application of physical principles concerning gases and vapor to anesthesiology. In: 2nd ed. Adriani J, ed. *The Chemistry and Physics of Anesthesia*. Springfield, Ill: Charles C Thomas; 1962:58.
33. Macintosh R, et al. Flowmeters. In: 3rd ed. Macintosh R, Mushin WW, Epstein HG, eds. *Physics for the Anaesthetist*. Oxford: Blackwell Scientific; 1963:196.
34. Eger II EI, Epstein RM. *Anesthesiology*. 1964;24:490.
35. Rendell-Baker L. *Int Anesthesiol Clin*. 1982;20(1).
36. Schreiber P. *Safety Guidelines for Anesthesia Systems*. Telford, Pa: North American Dräger; 1984.
37. Eger II EI, et al. *Anesthesiology*. 1963;24:396.

38. Dräger Medical. *Dräger technical Service manual: Fabius GS anesthesia system*, rev E. Telford, PA: Dräger Medical: 2002.
39. Gordon PC, et al. *Anesthesiology*. 1995;82:598.
40. Cheng CJ, Garewal DS. *Anesth Analg*. 2001;92:913.
41. Ishikawa S, et al. *Anesth Analg*. 2002;94:1672.
42. Paine GF, Kochan 3rd JJ. *Anesth Analg*. 2002;94:1374.
43. Richards C. *Anesthesiology*. 1989;71:997.
44. Dorsch JA, Dorsch SE. Vaporizers: In: Dorsch JA, Dorsch SE. eds. *Understanding Anesthesia Equipment*. 5th ed. Baltimore: Williams & Wilkins; 2008:121.
45. Kim HJ, Kim MW. *Korean J Anesthesiol*. 2010;59:270.
46. Liew WL, Jayamaha J. *Anaesthesia*. 2011;66:399.
47. Ong BC, et al. *Anesthesiology*. 2001;95:1038.
48. Lum ME, et al. *Anaesth Intensive Care*. 1992;20:501.
49. Aggarwal R, Kumar A. *J Anaesthesiol Clin Pharmacol*. 2018;34:135.
50. Webb C, et al. *Anaesthesia*. 2005;60:628.
51. Mitchell AM. *Anaesth Intensive Care*. 2007;35:804.
52. Jagannathan VK, Nortcliffe SA. *Eur J Anaesthesiol*. 2008;25:165.
53. Viney JP, Gartrell AD. *Anesthesiology*. 1994;81:781.
54. Haridas RP. *Anaesth Intensive Care*. 2009;37(suppl 1):30.
55. King AC. *Br Med J*. 1946;2:536.
56. Desbarax P. *Anaesthesia*. 2002;57:463.
57. Macintosh R, et al. Gas pressure: pressure in gaseous mixtures. In: Macintosh R, Mushin WW, Epstein HG, Jones PL, eds. *Physics for the Anaesthetist*. 4th ed. Oxford: Blackwell Scientific; 1987:73.
58. Ocasio I. *Principles of Chemistry*. John Wiley & Sons, Inc.
59. Macintosh R, et al. Gas pressure: pressure in gaseous mixtures. In: Macintosh R, Mushin WW, Epstein HG, Jones PL, eds. *Physics for the Anaesthetist*. 4th ed. Oxford: Blackwell Scientific; 1987:101.
60. Block Jr FE, Schulte GT. *J Clin Monit Comput*. 1999;15:57.
61. Korman B, Ritchie IM. *Anesthesiology*. 1985;63(152).
62. Eisenkraft JB. Anesthesia vaporizers. In: Ehrenwerth J, Eisenkraft JB, eds. *Anesthesia Equipment: Principles and Applications*. St. Louis: Mosby; 1993:57.
63. Middleton B, et al. *Physics in Anesthesia*. Banbury, United Kingdom: Scion; 2012.
64. Eger 2nd EI. *Anesth Analg*. 2001;93:947.
65. Nickalls RWD, Mapleson WW. *Br J Anaesth*. 2003;91:170.
66. James MF, White JF. *Anesth Analg*. 1984;63:1097.
67. Adriani J. Principles of physics and chemistry of solids and fluids applicable to anesthesiology. In: Adriani J, ed. *The Chemistry and Physics Of Anesthesia*. 2nd ed. Springfield, Ill: Charles C Thomas: 1962:7.
68. Dräger Medical: *Dräger Vapor 2000: anaesthetic vaporizer instructions for use*, ed 11. Lubeck, Germany: Dräger Medical; 2005.
68a. English WA, et al. *Anaesthesia*. 2009;64:84.
69. Yoder M, Vaporizers: In: *Understanding modern anesthesia systems*. Telford, PA: Dräger Medical; 2009:55.
69a. Chakravarti S, Basu S. *Indian J Anesth*. 2013;57:464.
69b. Dhulkhed V, et al. *Indian J Anaesth*. 57: 455.
70. Datex-Ohmeda. *Tec 7 Vaporizer: User's Reference Manual*. Madison, Wis: Datex-Ohmeda; 2002.
71. Penlon. *Sigma Delta Vaporizer user Instruction Manual*. Abingdon, United Kingdom: Penlon; 2002.
72. Dräger Medical. *D-Vapor: desflurane vaporizer instructions for use*. Lubeck, Germany: Dräger Medical; 2004.
73. Datex-Ohmeda. *Anesthesia delivery unit: user's reference manual*. Bromma, Sweden: Datex-Ohmeda; 2003.
74. Maquet Critical Care. *Users manual: FLOW-i 1.2 anesthesia system*. rev 11. Solna, Sweden: Maquet Critical Care; 2011.
75. Schreiber P. *Anaesthetic equipment: performance, classification, and safety*. New York: Springer;1972.
76. Hill DW, Lowe HJ. *Anesthesiology*. 1962;23:291.
77. Hill DW. The design and calibration of vaporizers for volatile anaesthesia agents. In: Scurr C, Feldman S, eds. *Scientific Foundations of Anaesthesia*. 3rd ed. London: William Heineman; 1982:544.
78. Deleted in proofs.
79. Deleted in proofs.
80. Hill DW. *Br J Anaesth*. 1968;40:648.
81. Morris LE. *Int Anesthesiol Clin*. 1974;12:199.
82. Loeb RG. *Can J Anaesth*. 1992;39:888.
83. Stoelting RK. *Anesthesiology*. 1971;35:215.
84. Diaz PD. *Br J Anaesth*. 1976;48:387.
85. Nawaf K, Stoelting RK. *Anesth Analg*. 1979;58(30).
86. Prins L, et al. *Can Anaesth Soc J*. 1980;27:106.
87. Lin CY. *Anesth Analg*. 1980;59(359).
88. Gould DB, et al. *Anesth Analg*. 1982;61:938.
89. Palayiwa E, et al. *Br J Anaesth*. 1983;55:1025.
90. Scheller MS, Drummond JC. *Anesth Analg*. 1986;65(88).
90a. Habre, W., et al. *Br. J. Anaesth*. 87: 602.
91. Synnott A, Wren WS. *Br J Anaesth*. 1986;58:1055.
92. Deleted in proofs.
93. Carvalho B, Sanders D. *Br J Anaesth*. 2002;88:711.
94. Spacelabs Healthcare. *Blease Datum anesthesia vaporizers user's manual*. rev C. Issaquah, WA: Spacelabs Healthcare;1999.
95. Severinghaus J. *Anesthesia and Related drug Effects in Fundamentals of Hyperbaric Medicine*. Washington, DC: National Academy of Sciences; 1966:116.
96. Abel M, Eisenkraft JB. *J Clin Monit*. 1996;12:119.
97. Andrews JJ, et al. *Can J Anaesth*. 1993;40:71.
98. Riegle EV, Desertspring D. *Anesthesiology*. 1990;73:353–354.
99. Broka SM, et al. *Anesth Analg*. 1999;88:1194.
100. Keresztury MF, et al. *Anesth Analg*. 2006;103(124).
101. Lippmann M, et al. *Anesthesiology*. 1993;78:1175.
101a. Wallace AW. *A A Case Rep*. 2016;6:399.
102. Munson WM. *Anesthesiology*. 1965;26:235.
103. Craig DB. *Can J Anaesth*. 1993;40:1005.
104. Pratap JN, Harding L. *Eur J Anaesthesiol*. 2009;26:90.
105. Fernando PM, Peck DJ. *Anaesthesia*. 2001;56(1009).
106. Daniels D. *Anaesthesia*. 2002;57:288.
107. Vohra SB. *Anaesthesia*. 2000;55:606.
108. Lewis SE, et al. *Anaesthesiology*. 1999;90:1221.
109. Terry L, da Silva EJ. *J Clin Anesth*. 2009;21:382.
110. Deleted in proofs.
111. Krishna KB, et al. *J Anaesthesiol Clin Pharmacol*. 2011;27:415.
112. Garstang JS. *Anaesthesia*. 2000;55:915.
113. Zimmer C, et al. *Anesthesiology*. 2004;100(1329).
114. Andrews JJ, Johnston Jr RV. *Anesth Analg*. 1993;76:1338.
115. Weiskopf RB, et al. *Br J Anaesth*. 1994;72:474.
116. Eger EI. *Anesthesiology*. 1994;80:906.
117. Susay SR, et al. *Anesth Analg*. 1996;83:864.
118. Deleted in proofs.
119. Jolly DT, Young J. *Anesth. Analg*. 2000;90:742.
119a. Jolly DT, Young J. *Can J Anesth*. 1999;46:709.
119b. Uncles DR, et al. *Anaesthesia*. 49: 547.
120. Kimatian SJ. *Anesthesiology*. 2002;96:1533.
121. Hendrickx JF, et al. *Anesth Analg*. 2003;93:391.
121a. Sansom GG. Arrangement for preventing overfill of anesthetic liquid. US6745800B1.
121b. Leijonhufvud F, et al. *F1000Research*. 2017;6:1997.
121c. Meyer JU, et al. *Handb Exp Pharmacol*. 2008;182:451–470.
121d. Gegel BT. *AANA J*. 2008;76(3):185–187.
121e. Eales M, Cooper R. *Anaesth Intensive Care Med*. 2007;8:111–115.
121f. Donovan A, Perndt H. *Anaesthesia*. 2007;62:609–614.
121g. Craig GR, et al. *Anaesthesia*. 50: 789–793.
121h. Brook PN, Perndt H. *Anaesth Intensive Care*. 2001;29:616–618.
121i. Payne T, et al. *Br J Anaesth*. 2012;108:763–767.
121j. Kim HY, et al. *Medicine (Baltimore)*. 2017;96:e8976.
121k. Marcos-Vidal JM, et al. *Heart Lung Vessels*. 2014;6:33–42.
121l. Bomberg H, et al. *Anaesthesia*. 2014;69:1241–1250.
121m. Farrell R, et al. *J Clin Monit Comput*. 2018;32:595–604.
121n. Enlund M, et al. *Anaesthesia*. 2001;56:429–432.
122. Dorsch JA, Dorsch SE. The breathing system: general principles, common components, and classifications. In: Dorsch JA, Dorsch SE, eds. *Understanding Anesthesia Equipment*. 5th ed. Baltimore: Williams & Wilkins; 2008:191.
123. Miller DM. *Anaesth Intensive Care*. 1995;23:281.
124. Metzner J, et al. *Clinical Anaesthesiology*. 2011;25:263.
125. Dorsch JA, Dorsch SE. The circle systems. In: Dorsch JA, Dorsch SE, eds. *Understanding Anesthesia Equipment*. 5th ed. Baltimore: Williams & Wilkins; 2008:223.
125a. Lee C, et al. *Korean J Anesthesiol*. 2013;65:337.
126. Eskaros SM, et al. Respiratory monitoring. In: Miller RD, Eriksson LI, Fleisher LA, et al., eds. *Miller's Anesthesia*. 7th ed. Philadelphia: Churchill Livingstone: 2010:1411.
126a. Kodali BS. *Anesthesiology*. 2013;118:192.
127. ASTM: Standard specification for minimum performance and safety requirements for anesthesia breathing systems (ASTM F1208-89), In: *Medical Devices and Services*, vol. 13.01. Conshohocken, PA: ASTM International;2005: 474.
127a. Thomas J, et al. *Anaesthesia*. 2017;72:28–34.
127b. Chaturvedi AU, Potdar MP. *Clin Pharmacol*. 2017;33:264.
127c. Oprea AD, et al. *J Clin Anesth*. 2011;23:58–60.
128. Johnstone RE, Smith TC. *Anesthesiology*. 1973;38:192.
129. Blanshard HJ, Milne MR. *Anaesthesia*. 2004;59(177).
129a. Križmarić M. *Slov Med J*. 2017;86:226.
130. International Standards Organization: ISO 5362:2006: Anesthetic

reservoir bags ISO 5362. In: ISO 11.040.11: *Anaesthetic, respiratory and reanimation equipment*. http://www.iso.org/iso/home/store/catalogue_ics.htm/ Accessed 3/30/14.

131. Dräger Medical. *Operating instructions Apollo*. ed 2. Lubeck, Germany: Dräger Medical;2008.

131a. Yoder M, Ventilators: In *Understanding modern anesthesia systems*, Telford, Pa, 2009, Dräger Medical, p 145.

131b. Parthasarathy S. *Indian J Anaesth* 2013;57:516.

132. Wilkes AR. *Anaesthesia*. 2011;66:31.

133. American Society of Anesthesiologists. In: *Standards, guidelines, statements, and other documents*. <http://www.asahq.org/For-Members/Standards-Guidelines-and-Statements.aspx/> (Accessed 30.03.14).

134. Paulsen A, Klauss G. *APSF Newsl*. 2009;24(14).

134a. Dorsch JA, Dorsch SE. Gas Monitoring. In: Dorsch JA, Dorsch SE, eds. *Understanding Anesthesia Equipment*. 5th ed. Baltimore: Williams & Wilkins; 2008:685–727.

134b. Dorsch JA, Dorsch SE. *Understanding Anesthesia Equipment*. 5th ed. Philadelphia: Wolters Kluwer Health/Lippincott Williams & Wilkins; 2008.

134c. Yoder, JM. Draeger Medical. 2009;189.

135. Brattwall M, et al. *Can J Anaesth*. 2012;59:785.

136. Holzman R, Linter R. Principles and practice of closed circuit anesthesia. In: Sandberg W, Urman R, Ehrenfeld J, eds. *The MGH Textbook of Anesthetic Equipment*. Philadelphia: Saunders; 2011.

137. Baum J. *Acta Anaesthesiol Belg*. 1990;41:239.

138. Deleted in proofs.

139. Cassidy CJ, et al. *Anaesthesia*. 2011;66:879.

140. Dain S. *Can J Anaesth*. 2001;48:840.

141. Ianchulev SA, Comunale ME. *Anesth Analg*. 2005;101:774.

141a. Healthcare Spacelabs. *Arkon Anesthesia System User Manual, 070-241-00/rev A*. Issaquah, WA: Spacelabs Healthcare; 2012:212.

141b. Maquet Critical Care. *Users manual: FLOW-i 1.2 anesthesia system, rev 11*. Solna, Sweden: Maquet Critical Care;2011: 149.

142. Datex-Ohmeda. *Aisys user's reference manual*, software revision 7.x. Madison, WI: Datex-Ohmeda, p 7.

143. Hamad M, et al. *Anaesthesia*. 2003;58:719.

144. Khorasani A, et al. *Anesthesiology*. 2000;92:1501.

145. Wilkes AR. *Anaesthesia*. 2011;66(40).

146. McEwan AI, et al. *Anesth Analg*. 1993;76:440.

147. Dean HN, et al. *Anesth Analg*. 1971;50(195).

148. Norman PH, et al. *Anesth Analg*. 1996;83:425.

149. Ransom ES, Norfleet EA. *Anesth Analg*. 1997;84:703.

150. Monteiro JN, et al. *Eur J Anaesthesiol*. 2004;21:743.

151. Yang CH, et al. *Acta Anaesthesiol Taiwan*. 2012;50:35.

152. Smith CE, et al. *J Clin Anesth*. 1991;3:229.

153. Bajwa SJ, Singh A. *J Anaesthesiol Clin Pharmacol*. 2012;28:269.

154. Ramarapu S, Ramakrishnan U. *Anesth Analg*. 2012;115:477.

155. Nichols K, et al. *APSF Newsl*. 2004;19:35.

156. Krensavage TJ, Richards E. *Anesth Analg*. 1995;81:207.

157. Kshatri AM, Kingsley CP. *Anesthesiology*. 1996;84:475.

158. Agrawal P, et al. *J Anesth*. 2010;24:976.

159. Peters G, et al. *Anaesthesia*. 2007;62:860.

160. Phillips J, et al. *Anaesthesia*. 2007;62:300.

161. Kobayashi S, et al. *J Anesth*. 2004;18:277.

162. Keijzer C, et al. *Acta Anaesthesiol Scand*. 2007;51:31.

163. Yamakage M, et al. *Anaesthesia*. 2009;64:287.

164. Olympio MA. *APSF Newsl*. 2005;20(25).

165. Marini F, et al. *Acta Anaesthesiol Scand*. 2007;51:625.

166. Higuchi H, et al. *Anesth Analg*. 2000;91:434.

166a. The Sodasorb manual of CO_2 absorption. https://www.shearwater.com/?s=sodasorb+manual. Accessed 8-22-19 TG.

167. Adriani J. Carbon dioxide absorption. In: Adriani J, ed. *The Chemistry and Physics of Anesthesia*. 2nd ed. Springfield, Ill: Charles C Thomas; 1962:151.

168. Dewey & Almy Chemical Division. *The Sodasorb Manual of CO_2 Absorption*. New York: Grace; 1962.

168a. Wang TC, Bricker JL. *Environ. Int*. 1979; 2:425.

169. Anders MW. *Annu Rev Pharmacol Toxicol*. 2005;45:147.

170. Totonidis S. *Kathmandu Univ Med J (KUMJ)*. 2005;3(181).

171. Kharasch ED, et al. *Anesthesiology*. 2002;96:173.

172. Fang ZX, et al. *Anesth Analg*. 1996;82:775.

173. Eger 2nd EI, et al. *Anesth Analg*. 1997;85(1154).

174. Eger 2nd EI, et al. *Anesth Analg*. 1997;84(160).

175. Frink Jr EJ, et al. *Anesthesiology*. 1992;77:1064.

176. Conzen PF, et al. *Anesthesiology*. 2002;97:578.

177. Kharasch ED, et al. *Anesth Analg*. 2001;93:1511.

178. Higuchi H, et al. *Anesth Analg*. 2001;92:650.

179. Obata R, et al. *Anesth Analg*. 2000;91:1262.

180. Mazze RI, et al. *Anesth Analg*. 2000;90:683.

181. Morio M, et al. *Anesthesiology*. 1992;77:1155.

182. Versichelen LF, et al. *Anesthesiology*. 2001;95:750.

182a. Förster H, et al. *Anaesthesist*. 2000;49(106).

182b. Stabernack CR, et al. *Anesth Analg*. 2000;90(1428).

183. Deleted in proofs.

184. Berry PD, et al. *Anesthesiology*. 1999;90:613.

185. Baxter PJ, Kharasch ED. *Anesthesiology*. 1997;86:1061.

186. Woehlick HJ, et al. *Anesthesiology*. 1997;87:228.

187. Fang ZX, et al. *Anesth Analg*. 1995;80.

188. Holak E, et al. *Anesth Analg*. 2003;96:757.

189. Bonome C, et al. *Anesth Analg*. 1999;89:909.

190. Coppens MJ, et al. *Anaesthesia*. 2006;61:462.

191. Neumann MA, et al. *Anesth Analg*. 1999;89:768.

191a. Keijzer C1, et al. *Acta Anaesthesiol Scand*. 2005;49:815.

192. Fatheree RS, Leighton BL. *Anesthesiology*. 2004;101:531.

193. Wu J, et al. *Anesthesiology*. 2004;101:534.

194. Castro BA, et al. *Anesthesiology*. 2004;101(537).

195. Laster M, et al. *Anesth Analg*. 2004;99:769.

196. Holak E, et al. *Anesth Analg*. 2003;96:757.

197. Andrews JJ, et al. *Anesthesiology*. 1990;72(59).

198. Hunt HE. *Anesthesiology*. 1955;16(190).

199. Brown ES. *Anesthesiology*. 1959;20(41).

199a. Daley T. Submarine Air Monitoring and Atmosphere Purification Conference 2009, San Diego, CA.

199b. Wang TC. *Aviat Space Environ Med*. 1981;52:104.

200. Mapleson WW. *Br J Anaesth*. 1998;80:263.

201. Willis BA, et al. *Br J Anaesth*. 1975;47:1239.

202. Rose DK, Froese AB. *Can Anaesth Soc J*. 1979;26:104.

203. Froese AB, Rose DK. A detailed analysis of T-piece systems. In: Steward DJ, ed. *Some Aspects of Paediatric Anaesthesia*. Amsterdam: Elsevier North-Holland Biomedical Press; 1982:101.

204. Sykes MK. *Br J Anaesth*. 1968;40:666.

204a. Kaul T, Mittal G. *Indian J Anaesth*. 2013;57:507.

205. Dorsch JA, Dorsch SE. Mapleson breathing systems. In: Dorsch JA, Dorsch SE. eds. *Understanding Anesthesia Equipment*. 5th ed. Baltimore: Williams & Wilkins; 2008:209.

205a. Kain ML, Nunn JF. *Anesthesiology*. 1968;29:964–974.

206. Andersen PK, et al. *Acta Anaesthesiol Scand*. 1989;33:439.

207. Bain JA, Spoerel WE. *Can Anaesth Soc J*. 1972;19:426.

208. Pethick SL. *Can Anaesth Soc J*. 1975;22:115.

209. Aarhus D, et al. *Anaesthesia*. 1997;52:992.

209a. Hussey SG. *Arch Dis Child - Fetal Neonatal Ed*. 2004;89:F490–F493.

209b. ISO 10651-4:2002, Lung ventilators -- Part 4: Particular requirements for operator-powered resuscitators, 2002.

209c. Lien S, et al. *J Clin Anesth*. 2013;25:424–425.

209d. Lucy MJ, et al. *Pediatr Anesth*. 2013;97:492.

209e. Haupt J. *The History of Anesthesia at Draeger*. Lubeck, Germany: Draegerwerk AG; 1996.

209f. Jaber S, et al. *Anesthesiology*. 2006;105:944–952.

209g. Sáez JA. *Anesthesiology*. 2015;122:922.

209h. Modak RK, Olympio MA. Anesthesia Ventilaors. In: Ehrenwerth J, Eisenkraft JB, Berry JM, eds. *Anesthesia Equipment: Principles and Applications*. Philadelphia, PA: Elsevier Saunders; 2013.

209i. Saied N, et al. *Simul Healthc*. 2012;7:380–389.

210. Feeley TW, Bancroft ML. *Int Anesthesiol Clin*. 1982;20(83).

211. Khalil SN, et al. *Anaesth Analg*. 1987;66:1334.

212. Sommer RM, et al. *Anesth Analg*. 1988;67:999.

213. Bourke D, Tolentino D. *Anesth Analg*. 2003;97:492.

214. Maquet Critical Care. *FLOW-i 4.2 User's Manual*. Solna, Sweden: Maquet Critical Care;2015.

214a. Thille AW, et al. *Int Care Med*. 2009;35:1368.

214b. Boussen S, et al. *Respir Care*. 2013;58:1911–1922.

214c. Delgado C, et al. *Respir Care*. 2017;62:34–41.

214d. Walker SG, et al. Breathing Circuits. In: *Anesthesia Equipment: Principles and Applications*. Philadelphia, PA: Elsevier Saunders; 2013:95–124.

214e. Deleted in proofs.

214f. Carette R, et al. *J.Clin Monit Comput*. 2016;30:341–346.

214g. De Cooman S, et al. *BMC Anesthesiol*. 2008;8:4.

214h. Singaravelu S, Barclay P. *Br J Anaesth*. 2013;110:561–566.

214i. Wetz AJ, et al. *Acta Anaesthesiol Scand*. 2017;61:1262–1269.

214j. Datex-Ohmeda. *Aisys CS2 User's Reference Manual*. Madison, WI: Datex-Ohmeda; 2016.

215. Riutort KT, et al. The anesthesia workstation and delivery systems. In: 6th ed. Barash PG, Cullen BF, Stoelting RK, eds. *Clinical Anesthesia*. Philadelphia: Lippincott Williams & Wilkins; 2009:644.

216. U.S. Department of Health, Education and Welfare. *Criteria for a Recommended Standard: Occupational Exposure to Waste Anesthetic Gases and Vapors.* Washington, DC: U.S. Department of Health, Education and Welfare; 1977.

216a. International Standards Organization, 2007. ISO 7396-2.

217. McGregor DG. Waste anesthetic gases: information for management in anesthetizing areas and the postanesthesia care unit (PACU). ASA Task Force on Trace Anesthetic Gases. Park Ridge, IL: American Society of Anesthesiologists;1999: 3.

217a. Anesthetic Gases: Guidelines for Workplace Exposures | Occupational Safety and Health Administration https://www.osha.gov/dts/osta/anestheticgases/index.html (Accessed 12.20.18).

218. Kanmura Y, et al. *Anesthesiology.* 1999;90:693.

219. Eisenkraft JB, McGregor DG. Waste Anesthetic Gases and Scavenging Systems. In: Ehrenwerth J, Eisenkraft JB, Berry JM, eds. *Anesthesia Equipment: Principles and Applications.* Philadelphia, PA: Elsevier Saunders; 2013:125–147.

220. Dorsch JA, Dorsch SE. Controlling trace gas levels. In: Dorsch JA, Dorsch SE, eds. *Understanding Anesthesia Equipment.* 5th ed. Baltimore: Williams & Wilkins; 2008:373.

221. Carvalho B. *Br J Anaesth.* 1999;83:532.

222. Elakkumanan LB, et al. *J Anaesthesiol Clin Pharmacol.* 2012;28:270.

223. Joyal JJ, et al. *Anesthesiology.* 2012;116:1162.

224. North American Dräger. *Scavenger Interface for air Conditioning: Instruction Manual.* Telford, Pa: North American Dräger; 1984.

225. ASTM: Standard specification for anesthetic gas scavenging systems: transfer and receiving systems (ASTM F1343-02). In: *Medical devices and services.* vol. 13.01. Conshohocken, PA: ASTM International;2005: 554.

226. Saxena S, et al. *Anesth Patient Saf Found.* 2016;31:17.

227. Deleted in proofs.

228. Carstensen P. *APSF Newsl.* 1986;1:13–20.

229. Langford R, et al. *Eur J Anaesthesiol.* 2007;24:1050–1056.

230. Allen M, Lees DE. *ASA Newsl.* 2004;68:22.

231. Moreno-Duarte I, et al. *A A Case Rep.* 2017;8:192–196.

231a. Deleted in proofs.

232. March MG, Crowley JJ. *Anesthesiology.* 1991;75:724.

233. Lees DE. *APSF Newsl.* 1991;6(25).

234. Withiam-Wilson MJ. *APSF Newsl.* 1991;6(25).

234a. Eisenkraft JB, et al. Respiratory Gas Monitoring. In: *Anesthesia Equipment: Principles and Applications.* Philadelphia, PA: Elsevier Saunders; 2013:191–222.

234b. Cohen JB, Chaudhry T. *Anesth Patient Saf Found Newsl 27.* 2012.

234c. Huang J, et al. *J Anaesthesiol Clin Pharmacol.* 2012;28:230–231.

235. Anesthesia apparatus checkout recommendations. *Fed Regist.* 94–16618, 1994.

236. Degani A, Wiener EL. *Hum Factors.* 1993;35(345).

237. Federal Aviation Administration, Office of Integrated Safety Analysis, Human Factors Analysis Division: Human performance considerations in the use and design of aircraft checklists.

238. Tibbles PM, Edelsberg JS. *N Engl J Med.* 1996;3341642.

23 静脉麻醉药

JAAP VUYK，ELSKE SITSEN，MARIJE REEKERS
宦烨　黄长盛　译　郭曲练　审校

要　点	■ 1934 年硫喷妥钠应用于临床标志着现代静脉麻醉的开始。现如今，静脉麻醉药已广泛应用于麻醉诱导、麻醉维持以及各种情况下的镇静。

■ 丙泊酚是目前最常用的静脉麻醉药，是一种烷基酚，目前多配制成脂肪乳剂。丙泊酚起效、消除快，其静脉输注时量相关半衰期在连续输注小于 3 h 时约为 10 min，连续输注达 8 h 时小于 40 min。其作用机制可能是增强 γ- 氨基丁酸 （GABA）诱导的氯离子电流。丙泊酚主要通过降低心排血量与外周血管阻力，使血压呈剂量依赖性地降低，并对通气有中度抑制作用。丙泊酚具有独特的止呕作用，该作用在低于镇静浓度时仍存在。越来越多的证据表明丙泊酚可能有抗肿瘤的潜力。

■ 在应用丙泊酚前，巴比妥类药物是最常用的静脉麻醉诱导药物。硫喷妥钠单次给药起效和消除迅速，但反复或长时间给药后迅速累积，从而延长麻醉苏醒时间。美索比妥与丙泊酚相似，起效消除快，适用于 2 h 内的短小手术。巴比妥类药物以钠盐的形式在 pH 为碱性时稀释于水溶液中。与丙泊酚类似，巴比妥类药物主要通过作用于 GABA$_A$ 受体产生催眠作用。巴比妥类药物具有脑保护作用，除用于麻醉诱导外，主要用于脑保护。此类药物导致中度剂量依赖性的动脉血压下降（主要是周围血管扩张导致）和呼吸驱动力减弱。巴比妥类药物禁用于卟啉病患者。

■ 苯二氮䓬类药物主要用于抗焦虑、遗忘或清醒镇静。水溶性苯二氮䓬类药物咪达唑仑与其他苯二氮䓬类药物（如地西泮）相比起效消除快、副作用小，是最常用的静脉制剂。咪达唑仑的起效时间比丙泊酚和巴比妥类药物慢，尤其是大剂量或长时间输注时，其消除时间明显长于丙泊酚或美索比妥。在肝、肾衰竭时，咪达唑仑消除时间可能延长。苯二氮䓬类通过 GABA 受体产生作用。氟马西尼是一种特异性苯二氮䓬类拮抗剂，可逆转苯二氮䓬类药物的作用。使用氟马西尼时应谨慎，因其拮抗作用持续时间常短于苯二氮䓬类药物的作用时间。苯二氮䓬类药物一般仅引起动脉血压轻度下降和呼吸轻中度抑制。瑞马唑仑是最新的苯二氮䓬类药物，可通过血浆酯酶快速清除，作用时间极短。

■ 氯胺酮是苯环己哌啶衍生物，主要（但不完全）通过拮抗 N- 甲基 -D- 天冬氨酸 （NMDA）受体发挥作用。氯胺酮产生催眠和镇痛的分离状态。它用于麻醉诱导和维持。氯胺酮在较大剂量时可引起明显的精神性不良反应及其他副作用。它目前主要用于镇痛方面。该药起效迅速，即使在输注数小时后也有相对快速的消除作用。它具有拟交感作用，可维持心脏功能。氯胺酮对呼吸的影响很小，并能保留自主反射。此外，正在进行的研究表明，氯胺酮可能起到抗抑郁的作用。

■ 依托咪酯是一种咪唑衍生物，主要用于麻醉诱导，尤其适用于老年和心血管疾病患者。依托咪酯可迅速起效，即使在持续输注后，也可迅速消除。诱导用量即可抑制肾上腺皮质醇合成，增加 ICU 患者死亡率。依托咪酯的主要优点是对心血管和呼吸系统的影响轻微。

- 右美托咪定是最近投入使用的静脉麻醉药。它是一种高选择性 α_2 肾上腺素能受体激动剂，能产生镇静、抗交感、催眠和镇痛作用。右美托咪定被批准用于 ICU 的插管初期和机械通气患者的镇静，可长达 24 h。这可能利于预防患者发生谵妄。第二个适应证是对非插管患者的镇静。随着使用的增加，右美托咪定还可用于有创或放射性操作过程中的镇静，也可作为中枢或外周神经阻滞的辅助药物。它的主要作用是作为蓝斑 α_2 受体的激动剂。其对呼吸的影响很小。心率和心排血量呈剂量依赖性下降。
- 氟哌利多是一种丁酰苯类强安定剂，最初用于神经安定麻醉。因其可延长 QT 间期而仅限于治疗术后恶心呕吐（postoperative nausea and vomiting, PONV），而一些国家已不再使用。在美国，该药被黑框警告，小剂量氟哌利多（< 1.25 mg）并没有被美国食品药品管理局批准应用于 PONV，所以黑框警告与该作用无关。一些杂志述评对 PONV（0.625 ～ 1.25 mg）剂量引起的临床上显著 QT 间期延长提出了质疑，而回顾已报道的病例或其他文献并未证实此作用。低剂量氟哌利多仍然是一种有效的止吐疗法，并在许多欧洲国家使用（另见第 80 章）。

静脉麻醉的历史可追溯至 1656 年，Percival Christopher Wren 和 Daniel Johann Major 最早使用鹅毛笔和球囊将葡萄酒和麦芽酒注射至犬的静脉中。1665 年，德国博物学家兼内科医师 Sigismund Elsholz 首次尝试在人体实施静脉麻醉，并提出了静脉注射阿片类药物的可能性。1905 年，Fedoroff 在圣彼得堡使用氨基甲酸 -2- 戊酯使静脉麻醉得到进一步的发展，1936 年，硫喷妥钠的应用标志着进入了现代麻醉新纪元[1]。特别是在过去 30 年中，静脉麻醉药的药代动力学和药效动力学及其相互作用得到了进一步研究，越来越多的短效静脉麻醉药的发明，使得麻醉科医师可以根据患者需求进行个体化用药，而非群体化用药。如今的麻醉科医师可以依靠现代静脉给药技术，如靶控输注和中枢神经系统（central nervous system，CNS）监测设备，来进一步优化和个性化静脉麻醉的应用。本章将介绍静脉麻醉药的药理学及其在现代麻醉中的地位。

丙泊酚

历史

自 20 世纪 70 年代进入临床，丙泊酚已经成为目前最常用的静脉麻醉药。英国帝国化学公司研究各种苯酚衍生物对大鼠的催眠作用时发现了 ICI 35868，即丙泊酚。1977 年第一代丙泊酚的溶剂为聚氧乙基蓖麻油[2]，但因可引起类过敏反应而被撤回，1986 年改用大豆油–丙泊酚水溶剂剂型重新上市。丙泊酚可用于麻醉诱导和维持，也可用于手术室及手术室外镇静。

理化性质

丙泊酚属于烷基酚类化合物（图 23.1），该化合物对动物有催眠作用[3-5]。烷基酚具有高度脂溶性，但不溶于水[6]。目前已有多种不同配方的丙泊酚上市，广泛使用的配方为 1% 丙泊酚，10% 大豆油，以 1.2% 纯化卵磷脂作为乳化剂，2.25% 甘油作为张力调节剂，以及氢氧化钠调节 pH。考虑到微生物可能在乳剂中滋生，加入依地酸钠（EDTA）以抑制细菌生长。丙泊酚 pH 为 7，因为溶液中含有脂肪微粒，性状为略黏稠的白色乳剂。在欧洲还有浓度为 2% 的配方，该配方中含有中、长链甘油三酯混合物。所有市售配方的丙泊酚室温下都很稳定，且见光不易分解，可使用 5% 葡萄糖溶液进行稀释。丙泊酚浓度可在全血及呼出气中测定[7-10]。

2008 年 12 月，美国食品药品管理局（US Food and Drug Administration，FDA）通过了磷丙泊酚（Lusedra）用于成人诊断性及治疗性操作的麻醉。磷丙泊酚是一种水溶性丙泊酚前体，在肝通过碱性磷酸酶代谢为活化丙泊酚。1 mmol 磷丙泊酚可分解出 1 mmol 丙泊酚。

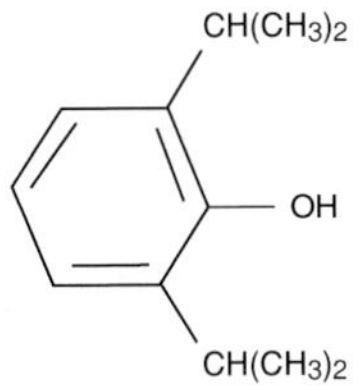

图 23.1　**丙泊酚的结构，为烷基酚衍生物**

1.86 mg 磷丙泊酚大约等效于 1 mg 丙泊酚。2010 年 8 月，六项针对磷丙泊酚药代动力学和药效动力学的研究结论分析不准确，相关文章被撤回[11-12]。自此，鲜有关于磷丙泊酚药代和药效动力学的数据发表。虽然磷丙泊酚仍可应用于监护麻醉，但关于该药物的有效数据过少，且正如一篇综述所述，大多药代动力学和药效动力学数据均来自美国[13]。与丙泊酚不同，磷丙泊酚无注射痛，但有报道称该药因通过磷酸酶代谢，可能会在注射数分钟后导致轻中度会阴感觉异常和瘙痒。

药代动力学

丙泊酚在肝内被氧化成 1,4- 二异丙基对苯二酚。丙泊酚和 1,4- 二异丙基对苯二酚与葡萄糖醛酸连接成丙泊酚 -1- 葡萄糖醛酸、对苯二酚 -1- 葡萄糖醛酸和对苯二酚 -4- 葡萄糖醛酸，可从肾排出[14-15]。应用丙泊酚麻醉 2.5 h 后，患者排出丙泊酚及其代谢产物的时间将超过 60 h[15]。以原型从尿中排出者不足 1%，仅 2% 从粪便排泄。丙泊酚的代谢产物无活性。丙泊酚的清除率超过肝血流量（> 1.5 L/min），提示可能有肝外代谢或肾外清除途径。接受肝移植而处于无肝期的患者能够对丙泊酚进行代谢证实了肝外代谢的存在。肾是肝外最重要的丙泊酚代谢场所[16-17]。肾对丙泊酚的代谢可达到总清除率的 30%，这可以解释丙泊酚的代谢超过肝血流的情况。肺也可能是丙泊酚重要的肝外代谢场所[18-19]。在羊体内，单次给药后，肺部可以摄取并首过消除大约 30% 的丙泊酚，人体内注输丙泊酚时，其跨肺浓度差值为 20% ～ 30%，而且体循环中动脉内丙泊酚代谢产物 2,6- 双异丙基 -1,4- 对苯二酚浓度亦较高。

众所周知，丙泊酚有抑制血流动力学的作用，并能降低肝血流量，因此会降低经肝代谢药物的清除率，尤其是对摄取率高的药物[20]。另外丙泊酚是 CYP3A4 的抑制剂[21]，两种药物（例如丙泊酚和咪达唑仑）对酶活性位点具有竞争作用，因此完全性抑制细胞色素 P450 系统活性可能会在用药即刻产生，这与酶诱导剂不同，后者需要数天甚至数周的时间。血内丙泊酚浓度达到 3 μg/ml 时，短时间内就可以将 CYP3A4 的活性降低大约 37%。

磷丙泊酚[22-28, 28a] 是水溶性丙泊酚前体药物，化学名称为磷酸 2,6- 二异丙基苯氧甲基单酯二钠盐（$C_{13}H_{19}O_5PNa_2$），该前体药物可被碱性磷酸酯酶水解而释放出丙泊酚、甲醛和磷酸盐。甲醛进一步代谢成甲酸盐，主要被氧化成 CO_2，最终排出体外。单次静脉给药 400 mg 后，192 h 内可以在尿中发现超过 71% 的磷丙泊酚。肾清除率少于 0.02%，总清除率大约 0.28 L/（h·kg），终末消除半衰期为 0.88 h，磷丙泊酚和普通丙泊酚的药代动力学不受种族、性别或轻中度肾功能不全的影响，另外磷丙泊酚的药代动力学不受年龄和碱性磷酸酶浓度的影响。目前为止，没有发现磷丙泊酚和芬太尼、咪达唑仑、吗啡或丙泊酚之间存在药代动力学方面的相互作用，这可能是因为磷丙泊酚不经细胞色素 P450 代谢[13]。

丙泊酚的药代动力学可按二室及三室模型来描述（表 23.1）[28b]。丙泊酚单次注射后，其全血药物浓度由于再分布和消除迅速下降（图 23.2）。丙泊酚初始分布

表 23.1　常用静脉麻醉药的药代动力学参数

药物	消除半衰期（h）	清除率 [ml/（kg·min）]	Vd_ss（L/kg）
右美托咪定	2 ～ 3	10 ～ 30	2 ～ 3
地西泮	20 ～ 50	0.2 ～ 0.5	0.7 ～ 1.7
氟哌利多	1.7 ～ 2.2	14	
依托咪酯	2.9 ～ 5.3	18 ～ 25	2.5 ～ 4.5
氟马西尼	0.7 ～ 1.3	5 ～ 20	0.6 ～ 1.6
氯胺酮	2.5 ～ 2.8	12 ～ 17	3.1
劳拉西泮	11 ～ 22	0.8 ～ 1.8	0.8 ～ 1.3
美索比妥	2 ～ 6	10 ～ 15	1.5 ～ 3
咪达唑仑	1.7 ～ 2.6	6.4 ～ 11	1.1 ～ 1.7
丙泊酚	4 ～ 7	20 ～ 30	2 ～ 10
硫喷妥钠	7 ～ 17	3 ～ 4	1.5 ～ 3

Vd_ss：稳态时的表态分布容积

From Reves JG, Glass P, Lubarsky DA, et al. Intravenous anesthetics. In：Miller RD, Eriksson LI, Fleischer LA, et al, eds. Miller's Anesthesia, 7th ed. Philadelphia：Churchill Livingstone；2010；719-768.

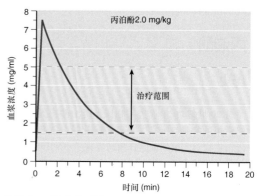

图 23.2　丙泊酚诱导剂量 2.0 mg/kg 时全血药物浓度的时程变化模拟图。手术麻醉所需的血药浓度为 2 ～ 5 μg/ml，血药浓度低于 1.5 μg/ml 时通常可清醒

半衰期为 2 ～ 8 min。三室模型可更好地描述丙泊酚的药代动力学，其初始和慢相分布半衰期分别为 1 ～ 8 min 和 30 ～ 70 min，消除半衰期为 4 ～ 23.5 h[29-34]。丙泊酚连续输注 8 h 后，其静脉输注时量相关半衰期小于 40 min（图 23.3）[35]。应用丙泊酚麻醉或镇静后苏醒时的浓度需要降至 50% 以下，即使长时间输注也会快速苏醒。丙泊酚中央室分布容积为 6 ～ 40 L，稳态时分布容积为 150 ～ 700 L。由于老年人心排血量减少，故中央室较小。心排血量减少导致血浆峰值浓度增高，在药代动力学分析中即表现为中央室容积较小。丙泊酚清除率极高，为 1.5 ～ 2.2 L/min。如前所述，其清除率超过肝血流量，并且已经证明存在肝外代谢途径。

基于脑电图（electroencephalogram，EEG）抑制情况得出丙泊酚的平衡常数约为 0.3 min，血浆药物浓度和脑电图效应之间的平衡半衰期（T1/2$_{ke0}$）为 2.5 min，达峰效应时间为 90 ～ 100 s。丙泊酚的脑电图效应起效时间似乎与年龄无关。降低动脉压力的作用起效时间较长（2 倍时间），并随年龄的增大而延长[36]。若以脑电图和血流动力学参数作为测量指标，则老年人对丙泊酚呈血药浓度依赖性的敏感程度增加。丙泊酚的药代动力学可受多种因素（如性别、体重、既存疾病、年龄、合用药等）的影响[37-39]。一些研究表明，丙泊酚可能表现为非线性代谢[40]。丙泊酚摄取率高，可通过减少心排血量和肝血流量影响自身清除[41]。因此，2 倍剂量的丙泊酚所达到的血药浓度可能高于单倍剂量丙泊酚血药浓度的 2 倍。相反，拟交感作用所致的心排血量增加可引起丙泊酚血药浓度下降。在出血性休克模型中发现，在代偿期丙泊酚的血

药浓度可增加 20%，出现失代偿性休克后血药浓度可快速显著升高[42]。

在足月新生儿和早产儿中，丙泊酚清除率的差异主要与新生儿的停经后月龄和出生后月龄有关，因为新生儿清除功能的发育非常迅速。这些新生儿的用药剂量需要极其谨慎地计算[43-44]。女性丙泊酚的分布容积和清除率高于男性，但二者清除半衰期相似。老年人清除率下降，中央室容积变小[45]，均由于老年人心排血量减少所致。正因为这些原因，加之老年人对丙泊酚敏感性增加，80 岁及以上的老年患者仅需 20 岁年轻患者 50% 的丙泊酚剂量就可达到相同的镇静催眠程度[29, 38, 45-46]。儿童中央室容积相对较大（50%），清除率较快（25%）[31, 47]。3 岁以上儿童的分布容积和清除率应按体重进行调整（见第 77 章）。3 岁以下的儿童，其药代动力学参数也与体重成一定比例，但是与成人及年长儿童相比，其中央室及全身清除率均较高。上述发现是此年龄段丙泊酚所需剂量增加的原因[48-49]。肝病可增加稳态和中央室容积，清除率不变，但消除半衰期略延长，恢复时间也相应略延长[50-51]。在临床上，有肝病的患者无需显著调整丙泊酚剂量，这可能由于丙泊酚的肝外代谢消除弥补了肝功能减退的影响。

咪达唑仑对丙泊酚的药代动力学有影响[52]。当体内咪达唑仑血药浓度为镇静浓度 200 ng/ml 时，丙泊酚的血药浓度可升高近 25%。咪达唑仑可将丙泊酚清除率从 1.94 L/min 减少至 1.61 L/min，Cl$_2$（快速分布清除）从 2.86 L/min 降至 1.52 L/min，Cl$_3$（慢速分布清除）从 0.95 L/min 降至 0.73 L/min。丙泊酚 0.79 ～ 0.92 的高摄取率表明，丙泊酚的代谢清除可能不受酶抑制的影响，但是对肝灌注量变化十分敏感。咪达唑仑能够引起丙泊酚药代动力学改变，其主要原因在于两者合用后对于血流动力学的影响。

相应的，丙泊酚也对咪达唑仑的药代动力学有影响[20]。当丙泊酚血药浓度达到镇静程度时，咪达唑仑的血药浓度增加 27%。与丙泊酚合用时，咪达唑仑中央室缩小，向周围组织分布和消除的速度减慢。例如，阿芬太尼已被证明能够通过减少丙泊酚的清除而增加丙泊酚血药浓度[53]。这一发现与其他催眠药和阿片类药物合用丙泊酚时药代动力学的相互作用研究结果一致。丙泊酚通过减少阿芬太尼的消除以及快速、慢速分布清除，使阿芬太尼血药浓度增高。丙泊酚与瑞芬太尼合用，前者可通过减小后者中央室容积、降低后者分布清除率的 41% 以及消除清除率的 15%，进而增高后者的血药浓度。肾病对丙泊酚代谢无影响。

如前所述，有关磷丙泊酚的药代动力学数据十分

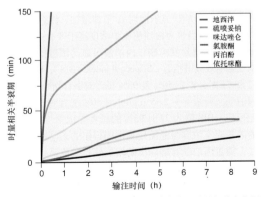

图 23.3 常用静脉麻醉药的时量相关半衰期。时量相关半衰期是药物停止输注后血浆浓度降低 50% 所需的时间。横轴为输注时间。药物血药浓度下降的快慢与输注时间直接相关（即输注时间越长，半衰期越长）。依托咪酯、丙泊酚和氯胺酮的半衰期明显短于硫喷妥钠和地西泮，因此更适于长时间输注

稀少。欧洲进行的 I 期及 II 期研究结果检验存在明显偏差，导致了第 6 版相关内容撤稿。目前，未启动进一步的药代动力学研究。磷丙泊酚在人体的药代动力学仍需进一步研究。

磷丙泊酚的蛋白结合率极高（98%）[13]，分布容积小（0.3 L/kg），总清除速度达 0.36 L/（kg·h），终末消除半衰期为 0.88 h。单次输注 6 mg/kg 的磷丙泊酚，在 4 min 内达到峰值，然后磷丙泊酚快速代谢为丙泊酚，于 12 min 达到血浆丙泊酚峰值。输注该剂量磷丙泊酚后，磷丙泊酚最大血药浓度为 78.7 μg/ml，丙泊酚最大血药浓度为 1.08 μg/ml。磷丙泊酚和丙泊酚的总体清除速度分别为 0.36 L/（kg·h）和 3.2 L/（kg·h），半衰期分别为 0.88 h 和 1.13 h。

药效动力学

对中枢神经系统的影响

丙泊酚主要通过与 γ- 氨基丁酸（γ-aminobutyric acid，GABA）受体的 β 亚单位结合，增强 GABA 介导氯电流，从而产生催眠作用。GABA 受体跨膜区域的 $β_1$、$β_2$、$β_3$ 亚单位上的位点对丙泊酚的催眠作用至关重要[54-55]。α 亚单位和 $γ_2$ 亚单位似乎也参与调控丙泊酚对 GABA 受体的作用。丙泊酚可以直接或间接地发挥作用。丙泊酚间接发挥作用，是通过 GABA 增强离子通道活性，从而使浓度–效应关系曲线左移。而丙泊酚浓度较高的情况下，可以直接作用并激活 $GABA_A$ 受体[56-58]。从意识清醒状态到意识模糊状态的具体机制和变化的部位目前还未研究透彻。一些专家认为脑干–丘脑唤醒回路的正常功能至关重要，而也有部分研究者认为额顶叶联合皮质的活性与意识的清醒更具关联性。丙泊酚作用于海马的 $GABA_A$ 受体，抑制海马和前额叶皮质释放乙酰胆碱[59]。丙泊酚也可能通过 $α_2$ 肾上腺素能受体系统产生间接的镇静作用[60]。静息状态下的功能核磁共振成像（fMRI）表明，丙泊酚的作用可能与 CNS 中某部分有关，在丙泊酚的镇静下该部分辨识能力下降并进入木僵状态[61]。这种常规的模式在解剖结构上包括后扣带回、内侧额叶和双侧顶叶皮质，即所谓的默认模式通路（default mode network，DMN）。通过正电子发射断层显像发现，丙泊酚的催眠作用可能与丘脑和楔前叶区域的活动降低有关，这些区域可能在丙泊酚诱导的意识丧失过程中起着重要作用[62]。

丙泊酚还有可能通过调控门控钠通道对谷氨酸的

N- 甲基 -D- 门冬氨酸（N-methyl-d-aspartate，NMDA）亚型产生广泛的抑制，该作用也可能与药物对中枢神经系统（CNS）的影响有关[63-64]。有研究发现丙泊酚对脊髓神经元具有直接抑制作用。丙泊酚可作用于急性分离的脊髓背角神经元的 $GABA_A$ 受体和甘氨酸受体[65]。患者使用丙泊酚的欣快感与伏隔核多巴胺浓度的增加有关（常见于药物滥用和追求享乐行为）[66]。丙泊酚的止呕作用可能与其作用于 GABA 受体降低极后区的 5- 羟色胺水平有关[67]。

给予丙泊酚 2.5 mg/kg 后，其催眠作用起效迅速（一次臂–脑循环），90 ～ 100 s 达到峰值效应。单次注射丙泊酚引起意识消失的半数有效剂量（effective dose，ED_{50}）为 1 ～ 1.5 mg/kg。催眠的作用时间为剂量依赖性，2 ～ 2.25 mg/kg 时为 5 ～ 10 min[52]。年龄可显著影响诱导剂量，2 岁以下时最大（ED_{95} 为 2.88 mg/kg），随年龄的增加而降低[53]。在儿童和老年人中，这是药代动力学改变的直接作用。儿童相对而言具有一个较大的中央室，因此需要一个高剂量以达到类似的血液药物浓度[68-70]。另外，儿童体内丙泊酚的快速消除也需要一个较大的维持剂量。随着年龄的增加，意识消失所需丙泊酚血药浓度降低。

丙泊酚亚催眠剂量有镇静和遗忘作用。在未接受刺激的志愿者中，丙泊酚至少需以 2 mg/（kg·h）的速度输注方可产生遗忘作用。有报道称即使以更大速度输注丙泊酚仍可发生术中知晓。在外科手术过程中，若仅用丙泊酚作为麻醉药，则需加快输注速度使血药浓度超过 10 μg/ml 以防止发生术中知晓。丙泊酚也易产生欣快感。丙泊酚给药后可出现幻觉、性幻想及角弓反张。

丙泊酚 2.5 mg/kg 单次注射后继以持续输注以观察其对脑电图的影响，显示初期 α 节律增加，然后转为 γ 和 θ 频率。当快速输注使血中浓度高于 8 μg/ml 时，脑电图可出现暴发抑制。丙泊酚可血药浓度依赖性地降低脑电双频谱指数（bispectral index，BIS），BIS 值在 63 和 51 时分别有 50% 及 95% 患者对语言指令无反应。丙泊酚血药浓度为 2.35 μg/ml 时 50% 患者对语言指令无反应。BIS 值为 77 时 95% 的患者无记忆[71]。丙泊酚的效应室浓度与经原始脑电图得出的光谱熵有相关性，随着丙泊酚麻醉深度的增加熵指数值降低。丙泊酚对癫痫脑电图的影响具有争议性。丙泊酚可能通过 GABA 的激动，NMDA 受体的抑制作用和调节慢钙离子通道来抑制癫痫样活动。然而，同样的 GABA 激动和甘氨酸拮抗剂可诱发癫痫发作和脑电图癫痫性变化[72]，特别是在麻醉诱导或麻醉苏醒期。丙泊酚具有剂量依赖性的抗惊厥作用。丙泊酚也被用于治疗癫痫发作，但是丙泊酚也可以导致癫痫大发作，而且可用于癫痫灶的皮质定位[73]。

不幸的是，丙泊酚具有成瘾性。药物滥用的严重潜在问题是产生药物耐受，而药物耐受又会造成进一步的药物滥用。丙泊酚作为镇静药物在重症监护治疗病房（ICU）中应用，但是其中 20%～40% 的患者必须不断加大用药剂量以维持相同的镇静效果[74]。在大众群体中，丙泊酚滥用情况尚不清楚，但是应该低于其他药物。对于医护人员而言，丙泊酚容易获得，也确实发生过自我给药致死的病例报告。一些研究者已经提出医护人员滥用丙泊酚的发生率更高[75-76]，因而这些研究者建议实行更严格的丙泊酚管理政策。与丙泊酚不同，2009 年美国药品执法局（Drug Enforcement Administration，DEA）将磷丙泊酚划分为管制药物。

丙泊酚可使颅内压（intracranial pressure，ICP）正常或升高的患者的颅内压降低（见第 57 章），但 ICP 的下降（30%～50%）与脑灌注压（cerebral perfusion pressure，CPP）的显著下降有关[77]。因此在头颅损伤的患者中使用丙泊酚时应该控制剂量，只需提供轻至中度的镇静状态即可［即：血药浓度维持在 2 μg/ml，输注速度维持在 25～75 μg/（kg·min）][78]。麻醉药具有神经保护作用，因为麻醉药能够减少氧耗，因此有益于能量的供需平衡，而且麻醉药还能够增加神经组织对缺氧的耐受性。丙泊酚并没有直接的预处理效果，但是可能减弱谷氨酸介导的兴奋性中毒[79-81]。丙泊酚可使眼内压骤降 30%～40%。与硫喷妥钠相比，丙泊酚降低眼内压的幅度较大，并可更有效地防止琥珀胆碱和气管插管引起的眼内压升高。在丙泊酚输注过程中，脑对二氧化碳的正常反应和自动调节功能得以维持。

丙泊酚是否有神经保护作用仍存在争议[82]。在大鼠的不完全脑缺血模型中，致暴发抑制剂量的丙泊酚与芬太尼相比可显著改善神经系统预后，并减轻脑组织损伤。同输注脂肪乳注射剂的清醒对照组相比，缺血性损伤后即刻或 1 h 后输注镇静浓度的丙泊酚均可显著减少梗死面积[83-84]。亚麻醉剂量的丙泊酚还能够介导幼鼠脑的神经细胞凋亡[85]。此外，在大鼠中，麻醉剂量的丙泊酚引起发育中大鼠脑组织在皮质和丘脑处伴随有细胞死亡的复杂变化[86]。丙泊酚的神经保护作用可能与其减轻缺血性损伤对腺苷三磷酸（ATP）、钙、钠和钾的影响以及抑制脂质过氧化的抗氧化作用有关。当前证据表明，丙泊酚能使神经元免受兴奋中毒引起的缺血性损伤，但仅对较轻的缺血性损伤具有神经保护作用，且在很长的恢复期后，这种保护作用不再持续。儿童长期应用丙泊酚镇静可引起

神经系统预后不良[87]。

许多麻醉相关的药物可降低丙泊酚药理作用的需求剂量或血药浓度。"需求剂量"通常指达到给定效果的所需浓度。若无其他药物影响，应用丙泊酚时，对语言指令反应消失的 Cp_{50}（50% 的个体对特定刺激无反应的血药浓度）是 2.3～3.5 μg/ml[88-90]，而防止切皮时体动的 Cp_{50} 是 16 μg/ml。增加芬太尼或阿芬太尼的血药浓度（剂量）可显著减少丙泊酚的 Cp_{50}。术前给予苯二氮䓬类药物（劳拉西泮，1～2 mg）及术中复合 66% 氧化亚氮时，丙泊酚切皮的 Cp_{50} 为 2.5 μg/ml[91]。若改用吗啡（0.15 mg/kg）作为麻醉前用药，可降至 1.7 μg/ml。小手术中所需丙泊酚血药浓度（复合 66% 氧化亚氮）为 1.5～4.5 μg/ml，大手术为 2.5～6 μg/ml[92]。血药浓度降至 1.6 μg/ml 以下时通常患者可苏醒，而 1.2 μg/ml 以下则可恢复定向力。阿片类药物的血药浓度较高的情况下，苏醒延迟。当丙泊酚与几个阿片类药物，包括瑞芬太尼、阿芬太尼、舒芬太尼和芬太尼等联合使用时，确保足够的麻醉深度以及术后最迅速恢复意识的最优丙泊酚血药浓度见表 23.2。在联合瑞芬太尼的情况下，推荐使用相对大剂量阿片类药物的麻醉方案，而联合芬太尼的情况下，应使用大量的丙泊酚，从而确保术后迅速恢复（图 23.4）。当血中丙泊酚与效应室达到平衡时，清醒所需血药浓度（2.2 μg/ml）则更接近于对语言指令反应消失的血药浓度[93]。

对呼吸系统的影响

诱导剂量的丙泊酚即可引起呼吸暂停，发生率和持续时间取决于剂量、注射速度及术前用药[94]。诱导剂量的丙泊酚导致呼吸暂停的发生率为 25%～30%。但是血二氧化碳分压（$PaCO_2$）在无手术刺激的诱导期不会出现异常，代谢抑制进一步防止 $PaCO_2$ 升高。丙泊酚所致呼吸暂停可长达 30 s 以上。若合用阿片类药物（作为麻醉前用药或诱导前给药），可明显增加长时间呼吸暂停（30 s 以上）的发生率[92, 95]。输注丙泊酚 100 μg/（kg·min）维持麻醉可使潮气量减少 40%、呼吸频率增加 20%，而每分通气量的变化不确定。输注速度由 100 μg/（kg·min）加倍至 200 μg/（kg·min）时，可使潮气量进一步降低，但呼吸频率不变[96]。与其他催眠药物一样，药物的呼吸抑制作用、代谢抑制导致 CO_2 产生减少与呼吸暂停导致 $PaCO_2$ 的增加、伤害刺激的水平的相互作用结果影响自主通气的情况。丙泊酚 50～120 μg/（kg·min）也可抑制机体对缺氧的通气反应，可能与直接作用于颈动脉体化学感

表 23.2　丙泊酚和阿片类药物维持效应室浓度的输注方案 *

阿片类	阿芬太尼 EC₅₀ ～ EC₉₅ (90 ～ 130 ng/ml)	芬太尼 EC₅₀ ～ EC₉₅ (1.1 ～ 1.6 ng/ml)	舒太尼 EC₅₀ ～ EC₉₅ (0.14 ～ 0.2 ng/ml)	瑞芬太尼 EC₅₀ ～ EC₉₅ (4.7 ～ 8.0 ng/ml)
单次注射量	30 s 给予 25 ～ 35 µg/kg	30 s 给予 3 µg/kg	30 s 给予 0.15 ～ 0.25 µg/kg	30 s 给予 1.5 ～ 2 µg/kg
维持剂量 1	50 ～ 75 µg/ (kg·h) 维持 30 min	1.5 ～ 2.5 µg/ (kg·h) 维持 30 min	0.15 ～ 0.22 µg/kg 维持	13 ～ 22 µg/ (kg·h) 维持 20 min
维持剂量 2	30 ～ 42.5 µg/ (kg·h) 维持	1.3 ～ 2 µg/kg/h 维持至 150 min		11.5 ～ 19 µg/ (kg·h) 维持
维持剂量 3		0.7 ～ 1.4 µg/kg/h 维持		
丙泊酚	丙泊酚 EC₅₀ ～ EC₉₅ (3.2 ～ 4.4 µg/ml)	丙泊酚 EC₅₀ ～ EC₉₅ (3.4 ～ 5.4 µg/ml)	丙泊酚 EC₅₀ ～ EC₉₅ (3.3 ～ 4.5 µg/ml)	丙泊酚 EC₅₀ ～ EC₉₅ (2.5 ～ 2.8 µg/ml)
单次注射量	30 s 给予 2.0 ～ 2.8 mg/kg	30 s 给予 2.0 ～ 3.0 mg/kg	30 s 给予 2.0 ～ 2.8 mg/kg	30 s 给予 1.5 mg/kg
维持剂量 1	19 ～ 12 mg/ (kg·h) 维持 40 min	9 ～ 15 mg/ (kg·h) 维持 40 min	9 ～ 12 mg/ (kg·h) 维持 40 min	7 ～ 8 mg/ (kg·h) 维持 40 min
维持剂量 2	7 ～ 10 mg/ (kg·h) 维持 150 min	7 ～ 12 mg/ (kg·h) 维持 150 min	7 ～ 10 mg/ (kg·h) 维持 150 min	6 ～ 6.5 mg/ (kg·h) 维持 150 min
维持剂量 3	之后 6.5 ～ 8 mg/ (kg·h) 维持	之后 6.5 ～ 11 mg/ (kg·h) 维持	之后 6.5 ～ 8 mg/ (kg·h) 维持	之后 5 ～ 6 mg/ (kg·h) 维持

该最佳输注方案来源于女性患者下腹部手术的数据。该数据仅作为指导，使用时应调整。
Reproduced from Vuyk J，Mertens MJ，Olofsen E，et al. Propofol anesthesia and rational opioid selection：determination of optimal EC50-EC95 propofol-opioid concentrations that assure adequate anesthesia and a rapid return of consciousness. Anesthesiology. 1997；87：1549-1562，with permission from Lippincott Williams and Wilkins.，1997；and Kataria BK，Ved SA，Nicodemus HF，et al. The pharmacokinetics of propofol in children using 3 different data-analysis approaches. Anesthesiology. 1994；80：104-122.
* 当联合用药时，±15% 的效应室浓度之内可以使 50% ～ 95% 患者对手术刺激无体动，且输注结束后患者苏醒最快速

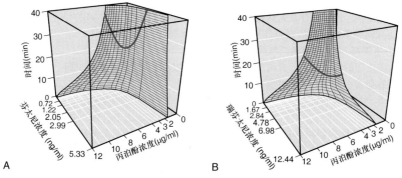

图 23.4　以对 50% 手术刺激无反应的血液或血浆浓度靶控输注丙泊酚复合芬太尼或丙泊酚复合瑞芬太尼 300 min 后，停药后的 40 min 内丙泊酚和芬太尼 (A) 或瑞芬太尼 (B) 效应室浓度的计算机模拟图。x-y 平面底部的数字代表靶控输注时的浓度。从 x-y 平面逐渐上升的曲线代表丙泊酚和芬太尼或丙泊酚和瑞芬太尼浓度的下降。与 x-y 平面平行的曲线点平面代表连续的、每 1 min 的时间间隔。粗蓝色线条表示 50% 患者苏醒时的丙泊酚-芬太尼-时间关系和丙泊酚-瑞芬太尼-时间关系 (Reproduced from Vuyk J，Mertens MJ，Olofsen E，et al. Propofol anesthesia and rational opioid selection：determination of optimal EC50-EC95 propofol-opioid concentrations that assure adequate anesthesia and a rapid return of consciousness. Anesthesiology. 1997；87：1549-1562，with permission from Lippincott Williams and Wilkins©，1997.)

受器有关[97]。丙泊酚可以诱导慢性阻塞性肺疾病患者的支气管扩张。丙泊酚减轻迷走神经（低浓度）和乙酰胆碱（高浓度）诱发的气管收缩，并且可能直接作用于毒蕈碱受体。丙泊酚通过产生磷酸肌醇和抑制钙活化而抑制受体耦联信号转导途径。丙泊酚的支气管扩张作用可能与其保存剂有关。含有焦亚硫酸盐的丙泊酚（与不含有焦亚硫酸盐的丙泊酚相比）不能抑制迷走神经或乙酰胆碱诱发的支气管收缩。丙泊酚还可通过抑制 K^+-ATP 介导的肺血管舒张，增加缺氧性肺血管收缩的程度。丙泊酚亦影响成人呼吸窘迫综合

征时肺的病理生理过程。在脓毒性内毒素血症的动物模型中发现，10 mg/（kg·h）的丙泊酚可明显减轻氧自由基介导的以及环氧合酶催化的脂质过氧化过程。此外，PaO_2 及血流动力学也可维持接近基础水平。在人体尚未证实丙泊酚的上述益处。

对心血管系统的影响

丙泊酚应用于麻醉诱导和维持时，其对心血管系统的影响已经得到了评估[98]（表30.3）。丙泊酚最显著的作用是在麻醉诱导期间降低动脉压[98a]。在不存在心血管疾病的患者中，丙泊酚诱导剂量 2 ～ 2.5 mg/kg 可使收缩压降低 25% ～ 40%。平均动脉压和舒张压也有类似的变化。动脉压的下降与心排出量/心脏指数减少（±15%）、心搏指数减少（±20%）及全身血管阻力降低（15% ～ 25%）有关。左室每搏做功指数也降低（±30%）。丙泊酚还影响右室功能，可显著降低右室收缩末期压力-容积曲线的斜率。

丙泊酚可降低瓣膜性心脏病患者的肺动脉压力和肺毛细血管楔压，这可能是前负荷和后负荷均降低的结果。丙泊酚诱导后血压下降是血管扩张的结果，是否有直接的心肌抑制作用尚存在争议。丙泊酚引起心排血量下降可能与其对心脏交感神经活性的作用有关。丙泊酚的血流动力学反应要远落后于其催眠作用。丙泊酚效应室平衡的半衰期，对于催眠作用而言是 2 ～ 3 min，对于血流动力学的抑制作用而言约

7 min[36]。这意味着患者在麻醉诱导后失去意识的几分钟后，血流动力学的抑制作用才开始增加。

高血药浓度的丙泊酚可抑制 α 而非 β 肾上腺素能受体的正性肌力作用，从而增强 β 肾上腺素能受体的舒张作用。临床上，丙泊酚的心肌抑制和血管扩张作用呈剂量依赖性和血药浓度依赖性[99]。丙泊酚的血管扩张作用是由于交感神经活性的降低。其机制与直接影响平滑肌细胞内钙动员、抑制内皮细胞前列环素合成、减少血管紧张素 II 诱发的钙内流[100-101]、激活 ATP 敏感钾通道以及刺激 NO 合成有关。NO 合成可能受脂肪乳剂而非丙泊酚调控。

给予诱导剂量丙泊酚后心率变化不明显。可能是因为其重调或抑制压力感受器反射，从而减弱了机体对低血压的心动过速反应。丙泊酚也呈剂量依赖性降低心脏的副交感张力，对窦房结功能、正常房室传导途径和附加传导通路的直接作用很小，可剂量依赖性减弱心率对阿托品的反应性。丙泊酚可抑制房性（室上性）心动过速，因此电生理检查时应避免应用。单次给药后，血药浓度的峰值能达到 80 ～ 100 μg/ml，远高于持续输注可能达到的峰值。由于丙泊酚的血管扩张及心肌抑制作用呈血药浓度依赖性，所以持续输注时（麻醉维持）血压下降程度较单次注射诱导后低。丙泊酚输注可显著降低心肌血流量和心肌耗氧量，结果是心肌总的氧供-氧耗比例得以维持。与挥发性麻醉药比较，丙泊酚对在体外循环或非体外循环下接受心脏手术患者的心肌保护作用的争论较小。两

表23.3	非巴比妥类催眠药物麻醉诱导后血流动力学的变化						
	地西泮	氟哌利多	依托咪酯*	氯胺酮	劳拉西泮	咪达唑仑	丙泊酚
HR	− 9±13	不变	− 5±10	0 ～ 59	不变	− 14±12	− 10±10
MBP	0 ～ 19	0 ～ 10	0 ～ 17	0±40	− 7 ～ 20	− 12 ～ 26	− 10 ～ 40
SVR	− 22±13	− 5 ～ 15	− 10±14	0±33	− 10 ～ 35	0 ～ 20	− 15 ～ 25
PAP	0 ～ 10	不变	− 9±8	44±37	不变	不变	0 ～ 10
PVR	0 ～ 19	不变	− 18±6	0±33	不变	不变	0 ～ 10
PAO	不变	25±50	不变	不变	不变	0 ～ 25	不变
RAP	不变	不变	不变	15±33	不变	不变	不变
CI	不变	不变	− 20±14	0±42	0±16	0 ～ 25	− 10 ～ 30
SV	0 ～ 8	0 ～ 10	0 ～ 20	0 ～ 21	不变	0 ～ 18	− 10 ～ 25
LVSWI	0 ～ 36	不变	0 ～ 33	0±27		− 28 ～ 42	− 10 ～ 20
dP/dt	不变	—	0 ～ 18	不变		0 ～ 12	下降

* 瓣膜疾病的患者偏差较大

CI，心脏指数；dP/dt，等容收缩期左心室内压力上升的最大速率；HR，心率；LVSWI，左心室每搏做功指数；MBP，平均血压；PAO，肺动脉楔压；PAP，肺动脉压；PVR，肺血管阻力；RAP，右房压；SV，每搏量；SVR，全身血管阻力。

From Reves JG, Glass P, Lubarsky DA, et al. Intravenous anesthetics. In: Miller RD, Eriksson LI, Fleischer LA, et al, eds. Miller's Anesthesia, 7th ed. Philadelphia: Churchill Livingstone; 2010: 719-768.

项在接受心脏手术患者中比较丙泊酚和七氟烷的大型研究表明七氟烷组患者术后肌钙蛋白水平低且血流动力学更稳定。另有一项在非体外循环下的冠状动脉分流术中比较地氟烷和丙泊酚的研究得出了相似的结果。相反的，一项研究在体外循环手术过程中比较了高剂量丙泊酚 [120 μg/（kg·min）]、低剂量丙泊酚 [60 μg/（kg·min）] 以及手术全程吸入异氟烷，得出高剂量丙泊酚组患者肌钙蛋白水平得以改善，血流动力学更加平稳。该研究提示丙泊酚的心肌保护作用可能是剂量依赖性的[102]。最后，对冠状动脉旁路移植术患者而言，丙泊酚与吸入麻醉药组合能够提供最佳的预处理和后处理策略。心肌损伤和心功能的检验指标表明用异氟烷进行预处理，再用丙泊酚进行后处理，协同作用减少缺血后心肌再灌注损伤[103]。在使用丙泊酚维持麻醉时，心率变化是不确定的。其中低血压的程度、患者心脏代偿能力以及其他药物的使用可能是影响心率变化的决定因素。

其他作用

同硫喷妥钠一样，丙泊酚不能增强肌肉松弛剂的神经肌肉阻滞作用，也不影响诱发肌电图和颤搐张力，但有报道单用丙泊酚即可提供良好的气管插管条件。丙泊酚不诱发恶性高热，故适用于有恶性高热倾向的患者[104-106]。丙泊酚单次注射或长时间输注不影响皮质醇合成以及机体对促肾上腺皮质激素（adrenocorticotropic hormone，ACTH）的正常反应。乳剂配方的丙泊酚也不影响肝、血液系统以及纤溶功能。但是离体环境中，脂质乳剂本身可减少血小板聚集。已有对丙泊酚现有组成成分发生过敏反应的报告。其中至少有一部分患者的免疫反应完全是由丙泊酚而非脂质溶剂造成的。对丙泊酚发生类过敏反应的患者大部分有变态反应病史。对多种药物过敏的患者应慎用丙泊酚[107-109]。溶于脂肪乳剂的丙泊酚本身不诱发组胺释放。磷丙泊酚代谢生成丙泊酚和甲酸，但给予磷丙泊酚后甲酸浓度不增加。小剂量（亚催眠剂量，成人剂量 10 mg）丙泊酚具有明显止吐作用，作用的中值浓度是 343 ng/ml[110]，这个浓度的丙泊酚也具有轻微的镇静作用。给予单次注射量丙泊酚 10 ~ 20 mg 后再以 10 μg/（kg·min）的速度输注即可达到此浓度。乳腺手术中用丙泊酚维持麻醉预防术后恶心呕吐（postoperative nausea and vomiting，PONV）效果优于静注昂丹司琼 4 mg（见第 80 章）。以丙泊酚 1 mg/（kg·h）[17 μg/（kg·min）] 的速度输注对癌症化疗也有极好的止吐作用。亚催眠剂量的丙泊酚可

以缓解胆汁淤积性瘙痒，还可用于治疗椎管内阿片类药物引起的瘙痒，疗效与纳洛酮相同。

丙泊酚可降低多形核白细胞趋化性，但是不影响其黏附、吞噬及杀伤作用。丙泊酚的这种作用不同于硫喷妥钠，后者可抑制多形核白细胞的上述所有趋化性反应。但是丙泊酚可抑制多形核白细胞对金黄色葡萄球菌和大肠埃希菌的吞噬和杀伤作用。这些发现与应用丙泊酚引起致命性全身感染增多密切相关[111]。值得注意的是，在发生感染的医院，对打开的丙泊酚药瓶和装有丙泊酚的注射器进行有害微生物培养均呈阳性。丙泊酚的溶剂脂肪乳剂是良好的培养基。已在丙泊酚制剂中加入依地酸二钠或焦亚硫酸盐抑制细菌生长。操作中应严格遵守无菌操作规程。丙泊酚与胰腺炎的发生有关[112]。胰腺炎的发生似乎与高甘油三酯血症有关。发生高甘油三酯血症的患者往往年龄较大，长时间于 ICU 住院并接受了长时间持续输注。如需用丙泊酚长时间镇静或者以大剂量输注（尤其对于老年人），需常规监测血清甘油三酯浓度。

临床应用

麻醉诱导和维持

丙泊酚可用于麻醉诱导和维持（框 23.1）。静脉诱导剂量为 1.0 ~ 2.5 mg/kg，决定诱导剂量的最佳生理指标为年龄、去脂体重及中枢血容量[113]。麻醉维持过程中可以基于 BIS 对丙泊酚进行滴定，以达到足够的麻醉深度并避免用药过量。术前给予阿片类药物和（或）苯二氮䓬类药物可明显减少诱导剂量[114-116]。老年患者的诱导剂量需要降低，60 岁以上的患者推荐麻醉诱导剂量是 1 mg/kg（有麻醉前用药）至 1.75 mg/kg（无麻醉前用药）。另外，老年人和病情较重（ASA Ⅲ ~ Ⅳ 级）患者在使用丙泊酚后易发生严重的低血压，尤其是与阿片类药物合用时（见第 65 章）。对于病情较重或心脏外科患者，为避免低血压的发生，应在容许范围内给予一定量的液体负荷，并滴定给药直至到达需

框 23.1　丙泊酚静脉用法及用量	
全身麻醉的诱导	1 ~ 2.5 mg/kg，静脉输注，剂量随年龄增加而减少
全身麻醉的维持	50 ~ 150 μg/（kg·min），静脉输注，复合 N₂O 或阿片类药物
镇静	25 ~ 75 μg/（kg·min），静脉输注
止吐	10 ~ 20 mg，静脉输注，每 5 ~ 10 min 重复给药，或应用 10 μg/（kg·min）静脉输注

N₂O，氧化亚氮

要的麻醉状态。一般情况下，因为药代动力学和药效动力学的原因，老年患者（＞80岁）需要的剂量是年轻患者（＜20岁）的一半[117]。儿童诱导时 ED95 增加（2～3 mg/kg），主要原因是药代动力学的差异。与成年人相比，儿童应用丙泊酚时中央室较小，代谢清除率增加，分布容积大[69]。在短时间手术或操作中，与硫喷妥钠或巴比妥类药物相比，无论应用何种麻醉药物进行维持，应用丙泊酚诱导均可以迅速苏醒，并较早恢复精神运动功能。

有数种给药方案可使丙泊酚达到合适的血药浓度。给予诱导剂量后通常以 100～200 μg/（kg·min）的速度输注，根据个体需求和手术刺激调整输注速度。复合应用丙泊酚时，阿片类药物、咪达唑仑、可乐定及氯胺酮所需的输注速度和血药浓度均降低[20, 118]。由于阿片类药物使丙泊酚麻醉所需血药浓度降低，阿片类药物和丙泊酚的相对剂量可显著影响停药后清醒和恢复所需的时间。同时，阿片类药物也影响丙泊酚的药代动力学和药效动力学。阿芬太尼可以使丙泊酚的终末清除率从 2.1 L/min 降至 1.9 L/min，分布清除率从 2.7 L/min 降至 2.0 L/min，外周分布容积从 179 L 降至 141 L。丙泊酚的药代动力学参数受心排血量、心率和血浆中阿芬太尼浓度的影响[39]。与此相似，咪达唑仑使丙泊酚的代谢清除率从 1.94 L/min 降至 1.61 L/min，Cl_2 从 2.86 L/min 降至 1.52 L/min，Cl_3 从 0.95 L/min 降至 0.73 L/min。因此，如果同时应用咪达唑仑和阿芬太尼，丙泊酚的浓度将升高 20%～30%[53]。苏醒最快的输注速度组合如下：丙泊酚 1～1.5 mg/kg 诱导后以 140 μg/（kg·min）的速度输注 10 min，然后降至 100 μg/（kg·min）；阿芬太尼 30 μg/kg 诱导后以 0.25 μg/（kg·min）的速度输注，或者芬太尼 3 μg/kg 诱导后以 0.02 μg/（kg·min）的速度输注。

如前所述，随年龄的增加，丙泊酚输注所需药量逐渐减少，而儿童和婴儿的所需药量较高。单独应用丙泊酚时，意识消失所需血药浓度为 2.5～4.5 μg/ml，手术所需血药浓度（复合 N_2O）为 2.5～8 μg/ml。丙泊酚复合阿片类药物进行全凭静脉麻醉时需要相似的血药浓度。对丙泊酚的药代动力学和相应血药浓度的了解，使得应用基于药代动力学模型的输注系统连续输注丙泊酚维持麻醉成为可能。对丙泊酚维持麻醉与新型挥发性麻醉药维持麻醉的苏醒情况进行的 meta 分析表明，二者麻醉后恢复时间差异很小，但是应用丙泊酚维持麻醉的患者恶心、呕吐的发生率显著降低。

丙泊酚可用于心脏手术的麻醉维持。丙泊酚麻醉诱导时减少剂量和滴定给药，维持期间在 50～200 μg/（kg·min）范围内滴定调节输注速度并复合阿片类药物，术中血流动力学的可控性和缺血性事件的发生与安氟烷/阿片类药物复合麻醉或以阿片类药物为主的麻醉相似。

在失血性休克的情况下，丙泊酚的浓度升高。休克影响丙泊酚的药代动力学和药效动力学。休克导致室间清除率减慢，并使浓度效应曲线左移，这表明达到 BIS 值的 50% 最大效应时所需的效应室浓度降低至 1/2.7[119]。这些药代动力学的改变可以随液体复苏而恢复。失血性休克可以使 BIS 值从基线水平降低 50% 时和伤害性刺激后无体动反应时所需的丙泊酚剂量分别降低 54% 和 38%。失血性休克使达到最大 BIS 值效果 50% 的效应室浓度从（11.6±3.8）μg/ml 降至（9.1±1.7）μg/ml，50% 无体动时的效应室浓度从（26.8±1.0）μg/ml 降至（20.6±1.0）μg/ml[120]。

镇静

丙泊酚镇静可用于外科手术及重症监护治疗病房（ICU）中机械通气的患者[120a]。如前所述，丙泊酚可产生耐受性，因此在短时间内进行反复麻醉时及长时间输注时，丙泊酚的使用量需要增加[74]。健康患者局部麻醉时应用丙泊酚镇静，所需输注速度仅为全身麻醉的一半或更少，即 30～60 μg/（kg·min）。老年患者（超过 65 岁）和病情较重的患者所需输注速度与 20 岁患者相比降低 50%，因此应按个体化原则调节输注速度。丙泊酚的药代动力学特征使其成为维持长时间（天）镇静较理想的选择，但是在使用中还必须权衡其他因素的影响，例如对血流动力学影响、耐受性、罕见的高甘油三酯血症（和潜在性胰腺炎）以及丙泊酚输注综合征。长时间丙泊酚镇静方案中应该考虑可能的"镇静假期"，并使用能达到理想的镇静水平的最小用药剂量。此外，FDA 还特别建议取消丙泊酚用于儿童的长期镇静。在美国重症医学学院的镇静指南中，亦推荐接受丙泊酚长期镇静的患者应监测其是否出现无法解释的代谢性酸中毒或心律失常。在输注高剂量丙泊酚时如果出现了血管升压药或收缩药需求量增加或心力衰竭则需要考虑更换镇静药。丙泊酚最大输注速度的推荐量是 80 μg/（kg·min）[＜5 mg/（kg·h）][122]。总体来说，丙泊酚输注速度超过 30 μg/（kg·min）时患者通常会发生遗忘。

不良反应和禁忌证

2016 年 12 月，FDA 发布警告，对包括丙泊酚在内的全身麻醉药对胎儿大脑发育的潜在风险表示担忧。动物实验表明，发育中的胎儿大脑长时间或反复接触丙泊酚可能与丙泊酚的神经毒性有关。因此，尽量减少胎儿接触丙泊酚和其他全身麻醉药物是重要且明智的[121a, 121b]。

除了催眠作用外，越来越多的证据表明丙泊酚可能通过直接或间接的方式影响癌症的进展。丙泊酚发挥抗肿瘤作用的部分原因是调节 miRNAs 的表达和转移。此外，丙泊酚通过调节免疫细胞和细胞因子影响免疫抑制的程度。这导致一些癌症的癌细胞迁移率降低，另一些癌症的癌细胞凋亡增加。丙泊酚对癌症调节作用的临床意义有待进一步研究调查[121c]。使用丙泊酚麻醉诱导常发生注射痛、呼吸暂停、低血压，偶尔还可引起注射部位静脉的血栓性静脉炎[122]。选用较粗的静脉、避免手背静脉，以及在丙泊酚药液中加入利多卡因或改变丙泊酚组成成分均可减少注射痛的发生。合并应用其他药物以及转移注意力的方法已被研究用于减少丙泊酚导致的注射痛。应用小剂量的丙泊酚、阿片类药物、非甾体抗炎药、氯胺酮、艾司洛尔或美托洛尔、镁、闪光、可乐定 / 麻黄素组合、地塞米松以及甲氧氯普胺（胃复安）等方法进行预处理可不同程度地缓解注射痛。

丙泊酚输注综合征较为罕见，但是可危及生命，当丙泊酚输注速度是 4 mg/（kg·h）或输注时间超过 48 h 时可能发生[123]。然而，也有小剂量给药仅 3 h 发生该并发症的病例报道[124]。最早的报道见于儿童，之后成年危重患者也有报道[125-126]。丙泊酚输注综合征的临床表现有急性顽固性心动过缓甚至心脏停搏，伴有以下一项或多项：代谢性酸中毒（碱缺失 > 10 mmol/L）、横纹肌溶解、高脂血症和肝大或脂肪肝。其他表现还有伴有急性心力衰竭的心肌病、骨骼肌病、高钾血症和高脂血症。导致这种症状和体征的原因包括肌肉损伤和细胞内毒性内容物的释放。主要危险因素是氧供不足、脓毒症、严重脑损伤及大剂量的丙泊酚。该综合征的诱因可能是遗传性脂肪酸代谢疾病，如重链酰基辅酶 A（medium-chain acyl CoA，MACD）缺乏症和碳水化合物供给偏低。高脂血症的诱因可能是肝脂质调节障碍，有可能与氧合代谢或葡萄糖的缺乏相关。在某些情况下，血脂升高可能是发生丙泊酚输注综合征的第一个指征。

巴比妥类

历史

巴比妥类药物发现于 20 世纪早期，最早发现的

在一次臂脑循环时间内能够导致意识丧失的药物是环己烯巴比妥。1934 年，Waters 与 Lundy 将硫喷妥钠引入临床后，由于其起效迅速、作用时间短且无环己烯巴比妥钠的兴奋作用而成为临床首选药[127]。尽管在珍珠港袭击期间，硫喷妥钠由于引起多例患者的死亡而被称为"比敌人炸弹更能造成军人死亡"，但是其仍在临床中普遍使用[128]。数十年来虽然还有许多其他巴比妥类衍生物被合成，但是临床上无一能超过硫喷妥钠的成功和普及。

理化性质

化学性质与制剂

巴比妥类药物是巴比妥酸（2,4,6-三氧六氢嘧啶）的衍生物，是具有催眠作用的药物，而巴比妥酸是由丙二酸和脲缩合而成的嘧啶核，无催眠作用（图23.5）。巴比妥类药物主要有两类，一类为在 2 位碳原子上有 O，另一类为在 2 位碳原子上有 S——分别具有氧巴比妥类酸盐与硫巴比妥类酸盐的特点。2 位碳原子上的氧或硫发生酮-烯醇互变异构，变为具有活性的烯醇形式，在碱性溶液中形成水溶性的巴比妥酸盐。这种溶剂可以静脉应用。巴比妥酸通过互变异构为烯醇形式可生成巴比妥酸盐，若 5 位碳原子上的氢原子被芳香基或烷基取代则使巴比妥酸盐具有催眠作用。仅硫巴比妥酸盐类药物硫喷妥钠和硫戊巴比妥钠以及氧巴比妥酸盐类药物美索比妥常用于麻醉诱导（图 23.6）。巴比妥酸盐的配制包括制成钠盐（按重量比，与 6% 无水碳酸氢钠混合），然后与水、5% 葡萄糖注射液或生理盐水配制成药液，硫喷妥钠的浓度为2.5%，硫戊巴比妥钠为 2%，美索比妥为 1%。硫巴比妥钠酸盐类配制后冷藏，药性可保持稳定 1 周，而美索比妥可长达 6 周。若溶液碱性下降，巴比妥类药物可以游离酸的形式发生沉淀，因此巴比妥类药物不能用乳酸林格液配制或与其他酸性溶液混合。不能与巴比妥类药物同时给药或在溶液中混合的药物有：阿曲库铵、维库溴铵、罗库溴铵、琥珀胆碱、阿芬太尼、

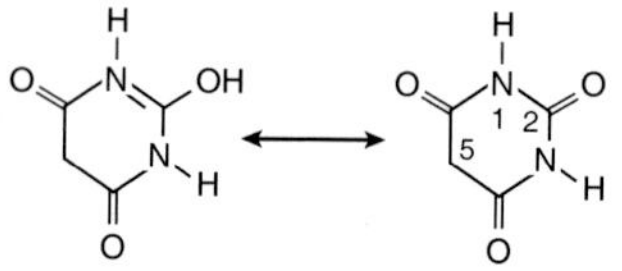

图 23.5 巴比妥酸的酮、烯醇互变异构形式，其中 1、2 及 5 位是具有催眠作用的巴比妥酸盐的取代部位

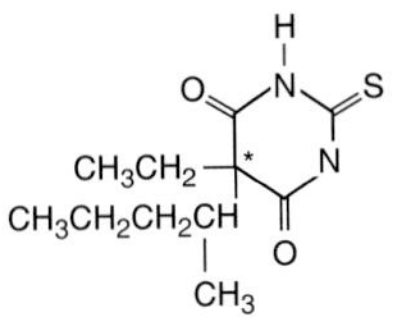

图 23.6　常用于诱导的具有催眠作用的巴比妥酸盐，其不对称中心用星号表示

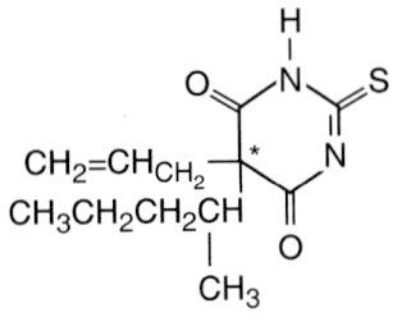

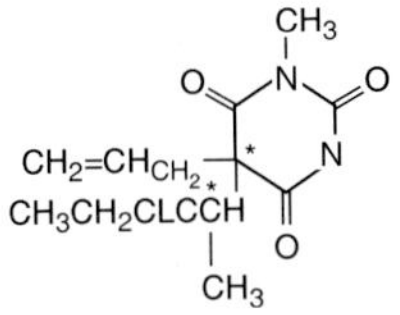

舒芬太尼、多巴酚丁胺、多巴胺、S- 氯胺酮和咪达唑仑。研究发现，快速诱导时，若将硫喷妥钠与维库溴铵或泮库溴铵混合可形成沉淀，并有可能阻塞静脉通路[129]。

构效关系

　　巴比妥酸盐核的 C5、C2 及 C1 发生取代反应会改变药物的药理学活性。C5 被芳香基或烷基取代，则具有催眠和镇静作用。C5 被苯基取代，则具有抗惊厥作用。增加 C5 烷基的一个或两个侧链的长度可增强催眠效能。临床应用的巴比妥类药物 C2 位均有氧或硫原子。2 位被硫原子取代，起效更迅速，如硫喷妥钠。1 位被甲基或乙基取代，虽然起效更快，但是可能发生兴奋性不良反应，包括肌震颤、肌张力增高及不自主运动，如美索比妥。

药代动力学

代谢

　　除苯巴比妥钠外，所有巴比妥类药物均经肝代谢。形成的代谢产物绝大多数无活性，为水溶性，经尿排出。巴比妥类药物的生物转化分为四种途径：① C5 位芳香基、烷基或苯基部分氧化；②氮原子位脱烷基；③硫巴比妥酸盐类在 C2 位脱硫基；④巴比妥酸环的破坏[130]。最重要的途径是氧化，可生成有极性（带电荷）的醇类、酮类、苯酚或羧酸。这些代谢产物可从尿中排出，或者与葡萄糖醛酸结合后经胆汁排泄。巴比妥酸环在体内非常稳定，只有极少部分

水解裂开。能诱导氧化微粒酶的药物可增强巴比妥类药物的代谢。长期使用巴比妥类药物亦可诱导此酶。由于巴比妥类药物能诱导肝药酶，因此不建议急性间断性卟啉病患者使用，因为巴比妥类药物可激活 γ - 氨基乙酰丙酸合成酶，从而使卟啉生成增加[131]。

　　如前所述，除苯巴比妥钠外，所有巴比妥类药物均经肝代谢而消除。苯巴比妥钠主要经肾排泄，大约 60% ～ 90% 以原形排泄。用碳酸氢钠碱化尿液可增加苯巴比妥钠的肾排泄。而其他巴比妥类药物仅有极少量以原形经肾排泄。

　　美索比妥在肝代谢，经氧化生成乙醇，也可发生氮原子脱烷基化。美索比妥与硫喷妥钠的分布半衰期、分布容积和蛋白结合相似。但是两者血浆清除半衰期差异显著（美索比妥为 4 h，而硫喷妥钠长达 12 h）。这是因为美索比妥的肝清除率［平均为 7.8 ～ 12.5 ml/（kg·min）］要比硫喷妥钠快 3 倍[132]。美索比妥的肝摄取率（肝血流量相关的清除率）约为 0.5，提示肝可摄取进入肝药量的 50%，而硫喷妥钠的肝摄取率仅为 0.15。

　　巴比妥类药物的药代动力学可用生理模型和房室模型描述[133]。在这两种药代动力学模型中，单次诱导剂量药效消失的主要机制均为快速再分布。在生理模型中，巴比妥钠先与中心血容量混合，然后迅速分布至血流灌注丰富但是容积小的组织（如脑组织），接着缓慢再分布至无脂肪组织（肌肉），此时诱导剂量的药效消失。在这些模型中，由于脂肪组织灌注率很低且药物清除缓慢，因此巴比妥类药物脂肪组织的摄取和代谢清除对其诱导剂量药效的消失作用不大。硫喷妥钠和美索比妥是诱导最常用的巴比妥类药物，二者的房室模型参数见表 23.1。房室模型可用来解释连续输注硫喷妥钠时苏醒延迟的原因，即药效的消失主要取决于药物被脂肪组织缓慢摄取及重新分布以及通过肝代谢或清除的过程。长时间输注巴比妥类药物时，使用非线性 Michaelis-Menten 代谢来计算其药代动力学最为接近。常用剂量（4 ～ 5 mg/kg）的硫喷妥钠为一级动力学（即单位时间内药物从机体以恒定比例清除），但是大剂量（300 ～ 600 mg/kg）应用时，受体达到饱和状态，则发生零级动力学，即单位时间内从机体清除的药量恒定。因为女性患者分布容积略大，其清除半衰期较长[134]。妊娠亦可增加硫喷妥钠的分布容积使其清除半衰期延长[135]。即使在肝硬化的晚期，硫喷妥钠的清除率也未发生改变。硫喷妥钠由于其亲脂性、分布容积较大以及肝清除率较低，在组织内可发生蓄积，尤其是在大剂量长时间给药时。硫喷妥钠反复给药可致血浆药物浓度升高。虽然目前

在临床上不常用，但是设计合理的输注方案可使其血药浓度恒定、维持需要的催眠效果。

药理学

作用机制

巴比妥类药物对 CNS 作用机制除了作用于 $GABA_A$ 受体外，其他的作用机制尚不清楚[136-137]。NMDA 受体在巴比妥类药物作用中可能发挥作用[138-140]。巴比妥类药物对 CNS 的生理作用可分为两类：一类为增强抑制性神经递质的突触作用，另一类为阻断兴奋性神经递质的突触作用[141]。GABA 是哺乳类中枢神经系统主要的抑制性神经递质，$GABA_A$ 受体是唯一被证实参与巴比妥类药物产生麻醉作用的位点[137]。$GABA_A$ 受体是一种氯离子通道，至少由 5 个亚基构成，是 GABA、巴比妥类药物、苯二氮䓬类药物及其他分子的特异性作用部位。结合位点位于特定亚基的连接处，相邻亚基的结合决定了丙泊酚、依托咪酯或戊巴比妥等药物的亲和力和选择性。每个亚基都存在多种类型，导致 $GABA_A$ 受体的组成多种多样。对这些结合位点组成的深入了解有助于开发新的临床麻醉药[141a]。巴比妥类药物与 $GABA_A$ 受体结合可增强氯离子的电传导，使突触后神经元细胞膜超极化，兴奋性阈值升高，从而增强或模拟 GABA 的作用。低浓度时，巴比妥类药物可使 GABA 与其受体解离减少，延长 GABA 激活的氯离子通道的开放时间，从而增强 GABA 的作用，其镇静-催眠作用可能与此有关。高浓度时，巴比妥类药物作为激动剂直接激活氯离子通道，而无须与 GABA 结合。"巴比妥麻醉"与其在较高浓度时的拟 GABA 作用有关[137]。

巴比妥类药物的第二个机制是抑制兴奋性神经递质的突触传递作用，如谷氨酸、乙酰胆碱。巴比妥类药物特异性作用于突触离子通道而阻断兴奋性中枢神经系统的传导。而在谷氨酸 -NMDA 受体系统，硫喷妥钠可发挥不依赖 GABA 受体的效应。两项关于大鼠额叶皮质的研究显示，硫喷妥钠呈浓度依赖性地降低中枢神经系统细胞外谷氨酸水平，同时降低 NMDA 受体门控电流[139-140]。

对脑组织代谢的影响（参见第 57 章）

同其他中枢神经系统抑制剂一样，巴比妥类药物对脑组织代谢的影响较大。巴比妥类药物可剂量依赖性降低脑氧代谢率（$CMRO_2$），从而可导致脑电图进行性减慢，ATP 消耗率下降，以及减轻不完全性脑缺血的损伤。在不存在硫喷妥钠清除的情况（体外循环）下，代谢的抑制和药物需求之间存在一定相关性[142]。当脑电图变为等电位时，脑组织的代谢活动降至基础值的 50%[143]，$CMRO_2$ 不再进一步降低。实验结果证实了脑组织的代谢与其功能是耦联的。但是，巴比妥类药物仅能减少与神经元信号和冲动传导有关的代谢活动，不影响基础代谢功能。唯一可抑制细胞基础代谢活动的方法是低温[143]。因此，硫喷妥钠对脑代谢抑制程度最大可达 50%，减少氧需求，降低 $CMRO_2$，所有代谢能量都用于维持细胞完整性。$CMRO_2$ 下降的同时，脑血流量（cerebral blood flow，CBF）减少及颅内压下降，脑灌注也呈平行趋势下降。随着 $CMRO_2$ 的降低，脑血管阻力增加，CBF 减少[144]。CBF 与 $CMRO_2$ 比值不变。而且即使巴比妥类药物降低平均动脉压（mean arterial pressure，MAP），也不干扰脑灌注压（CPP），因为 CPP = MAP − ICP。巴比妥类药物虽然可使平均动脉压降低，但是颅内压下降程度更大，所以脑灌注压并不降低。

药效动力学

巴比妥类药物剂量足够大时可产生意识消失、遗忘和呼吸循环抑制，即全身麻醉作用。全身麻醉时，对疼痛和其他伤害性刺激的反应减弱。但是关于疼痛的研究发现巴比妥类药物实际上可降低痛阈。巴比妥类药物仅在低血药浓度时有抗镇痛作用，可以在小剂量诱导或硫喷妥钠麻醉苏醒时发生。巴比妥类药物的遗忘作用远不如苯二氮䓬类药物明显。

对中枢神经系统的影响

脂溶性高、离子化低的药物通过血脑屏障快，起效迅速[137]。大多数巴比妥类药物为非离子化形式。硫喷妥钠和美索比妥脂溶性比戊巴比妥钠高，因此临床上起效也比戊巴比妥钠快[145]。只有非离子形式的药物才能直接穿过细胞膜。硫喷妥钠解离常数（pKa）为 7.6，因此，在生理 pH 下，大约 50% 为非离子化形式，这可以在一定程度上解释给药后硫喷妥钠在 CSF 中迅速蓄积的情况[146]。美索比妥在 pH 7.4 时，75% 为非离子形式，因此起效略快于硫喷妥钠。随着 pH 的降低，例如灌注减少时，由于巴比妥类药物非离子形式增多，更多的药物可通过血脑屏障[146]。

蛋白质结合也影响中枢神经系统作用的起效时间，因为只有未结合的药物（游离的药物）才能通过血脑屏障[147]。巴比妥类药物与白蛋白及其他血浆蛋白结合率高，硫巴比妥酸盐类结合程度高于氧巴比妥酸盐类。药物的蛋白结合程度受生理 pH 及能改变机体蛋白质总量的疾病状态的影响。大多数巴比妥类药物在 pH 约为 7.5 时，蛋白结合程度最大。最后一个影响药物穿过血脑屏障快慢的因素是血浆药物浓度，导致浓度梯度的存在。血药浓度的决定因素有两个：给药**剂量**和给药**速度**。例如，相同时间内硫喷妥钠给药越多，患者麻醉的比例越高[148]。以绝对剂量计算，2 mg/kg 可使 20% 的患者产生麻醉作用，而 2.4 mg/kg 可以使 80% 的患者产生麻醉效果。与此类似，注药速度也影响硫喷妥钠的作用。给药时间为 5 s 者产生麻醉所需药量明显低于给药时间为 15 s 者。

脑组织和血浆药物浓度存在平衡，所以影响巴比妥类药物起效速度的因素也影响其药效消失的快慢。药物的脂溶性、离子化程度以及 CSF 血药浓度也影响药物从 CSF 回到血浆的过程。随着血浆药物浓度的降低，脑组织和 CSF 中的药物浓度也下降。决定药物从血浆清除的因素对药物作用消失的影响最为重要。通常分为快速再分布相、缓慢的代谢和二次再分布相。Brodie 等在其经典的药理学研究中指出硫喷妥钠用药后苏醒是由血药浓度迅速下降所致[149]。他们还进一步说明，硫喷妥钠血药浓度迅速下降并非由于药物代谢，而是再分布至整个机体其他组织的缘故。血浆药物浓度与起效和药效消失的关系以及与药物再分布的关系详见图 23.7。硫喷妥钠单次给药后 5～10 min 患者即可清醒，这时药物从血运极丰富的中枢神经组织再分布至血运丰富的无脂肪组织。多次给药或持续输注时，药效消失依赖于药物从血中清除，该过程受一级代谢的影响较再分布的影响更大，而且与其时量相关递减时间存在一定关系（图 23.3）。老年患者由于中枢神经系统敏感性增高、代谢改变或中央分布容积较年轻人小，可发生苏醒延迟[150]。老年患者初始分布容积较年轻人小，所以所需剂量较低。儿童（小于 13 岁）与成年人相比，硫喷妥钠总清除率较高，血浆清除时间短，理论上苏醒应较快，尤其是反复给药时[151]。硫喷妥钠和美索比妥分布并无太大差异，因此苏醒时间相似。但是两者整体清除率不同，美索比妥较高，这种差异可以解释患者应用这两种药后精神运动技能恢复存在的差异及使用美索比妥后患者完全恢复的时间较短。尽管存在残余作用，但是美索比妥的清除较硫喷妥钠快，因此一些临床医师在需要患者快速苏醒时，例如门诊麻醉，偏好使用美索比妥。由于巴比妥类药物早期和晚期恢复均有延迟，因此大多数已被丙泊酚所取代。

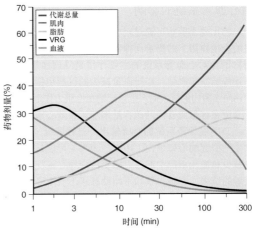

图 23.7　硫喷妥钠单次注射后，因为药物从血中分布至机体组织，血中剩余的硫喷妥钠的比例迅速降低。组织浓度达到峰值所需时间与巴比妥类药物的组织容量及血流量有关。组织容量大或血流量少时，组织浓度达到峰值所需时间长。大多数硫喷妥钠首先被血运丰富的组织（vessel-rich group，VRG）所摄取。然后再分布至肌肉，较少一部分分布到脂肪组织。在这整个过程中，少部分的硫喷妥钠被肝清除和代谢。与组织清除不同，肝的清除是累积性的。图中可见代谢速度与早期脂肪的清除速度相等。早期脂肪清除与代谢的总和与肌肉的清除相同 [Redrawn from Saidman LJ. Uptake, distribution and elimination of barbiturates. In：Eger EI（ed）. Anesthetic Uptake and Action. Baltimore：Williams & Wilkins；1974.]

对呼吸系统的影响

巴比妥类药物可引起剂量依赖性中枢性呼吸抑制。脑电图抑制和每分通气量存在相关性，从而证明呼吸抑制为中枢性的。硫喷妥钠 3.5 mg/kg 给药后 1～1.5 min 呼吸抑制（测量血中 CO_2 浓度的斜率）和每分通气量减少的程度最大。这些参数迅速恢复到给药前水平，15 min 内药效几乎消失[152]。慢性肺疾病患者对硫喷妥钠引起的呼吸抑制的敏感性略增加。通常硫喷妥钠诱导时的通气方式被称作"双重呼吸暂停"。给药期间出现首次呼吸暂停，持续约数秒，接着可能有数次接近正常潮气量的呼吸，然后是一段较长的呼吸暂停，约 25 s，至少 20% 的病例会出现此种情况，因此，硫喷妥钠麻醉诱导时必须给予辅助或控制通气以保证充分气体交换。美索比妥同其他巴比妥类药物一样也是中枢性呼吸抑制药物[152]。诱导剂量（1.5 mg/kg）可显著降低二氧化碳通气反应曲线的斜率，并在给药后 30 s 降至最低[153]。美索比妥给药后 60 s 潮气量降至最低，15 min 内可恢复至基础值。与药物对通气的影响不同，给予美索比妥（1.5 mg/kg）后 5 min 内患者即可清醒。

对心血管系统的影响

巴比妥类药物可通过对中枢和外周（对血管和心脏的直接作用）的影响而抑制心血管系统。巴比妥类药物诱导对心血管系统的主要作用是外周血管扩张，导致静脉系统淤血。心排血量减少的机制包括：①减少钙向细胞内的流入而产生直接的负性肌力作用；②由于潴留在容量血管内的血容量增加，导致心室充盈减少；③中枢神经系统的交感输出一过性降低[154]。硫喷妥钠引起的心率增快（10%～36%）可能是心排血量减少和血压下降引起压力感受器介导心脏交感神经反射的结果。心脏指数和平均动脉压不变或降低。血流动力学的变化与硫喷妥钠的输注速率有关。在研究的剂量范围内，未发现硫喷妥钠血浆药物浓度与血流动力学作用之间存在关联。心脏病患者对硫喷妥钠和美索比妥的反应差别很小。冠状动脉疾病患者应用硫喷妥钠（1～4 mg/kg）麻醉会导致心率的上升（11%～36%），这具有潜在的危害性，因为心率上升势必伴随着心肌耗氧量的上升。在最近一项犬的研究中，应用硫喷妥钠的诱导过程中或诱导后可使 QT 间期延长，T 波低平并增加 QT 间期离散度[150]。因此，硫喷妥钠可能不适用于有室性节律异常敏感性或长 QT 期的患者，如酸中毒患者或者有长 QT 间期的患者（如已接受过长期的透析治疗或者有进行性肝硬化的患者）。冠状动脉正常的患者能够提供足够的冠状动脉血流以满足心肌耗氧量的增加[155]。由于硫喷妥钠能够明显降低心排血量（69%）和动脉血压，因此避免应用于血容量不足的患者[156]。代偿功能差的患者使用硫喷妥钠诱导后可能导致严重的血流动力学抑制。

其他影响

巴比妥类药物注射的并发症有：感觉有大蒜或洋葱味（40% 的患者）、变态反应、局部组织刺激，偶尔发生组织坏死。可能在头、颈和躯干部出现一过性的荨麻疹。也可能出现面部水肿、荨麻疹、支气管痉挛和过敏等更严重的不良反应。治疗过敏可给予对症支持治疗。与美索比妥相比，硫喷妥钠和硫戊巴比妥诱导时较少引起兴奋症状；美索比妥引起咳嗽、呃逆、肌震颤和抽搐的发生率要高约 5 倍。硫喷妥钠和硫戊巴比妥钠引起的组织刺激和局部并发症要多于美索比妥。

偶尔可发生药物误注入动脉内，后果可能很严重。损伤的程度与药物浓度有关。治疗措施有：①动脉内输入盐水以稀释药物；②肝素化以防止血栓形成；③进行臂丛神经阻滞。总之，只有经静脉给予硫喷妥钠才能显著避免局部毒性作用。

苯巴比妥在实验中作为细胞素色素 P450（CYP），尤其是 CYP2B 的诱导剂用于啮齿类动物中。在人类肝细胞的培养中，苯巴比妥可通过雄烷受体（CAR）诱导 CYP2B6、CYP2C9、CYP2C19 和 CYP3A4。这种现象可能会导致其他药物的代谢变化[157]。相反，硫喷妥钠的代谢可受同时使用的药物如 5- 羟色胺再摄取抑制剂（selective serotonin reuptake inhibitors，SSRIs）的影响。而 SSRIs 经常在电休克治疗和经硫喷妥钠或戊巴比妥诱导麻醉时使用[158]。

临床应用

麻醉诱导和维持

临床上巴比妥类药物可用于麻醉诱导和维持以及麻醉前给药。美索比妥是为电惊厥疗法患者提供麻醉的首选药物[159]。其他应用于此领域的巴比妥类药物是硫喷妥钠和硫戊巴比妥钠。巴比妥类药物也偶尔用于为可能发生不完全性脑缺血的患者提供脑保护。硫喷妥钠、硫戊巴比妥钠和美索比妥是静脉麻醉和麻醉维持最常用的三种巴比妥类药物。硫喷妥钠是一种很好的麻醉诱导药物，其起效迅速（15～30 s）、诱导平稳，优于其他可用药物。硫喷妥钠广泛应用的另一个原因是苏醒较快，尤其是单次注射诱导后。硫喷妥钠反复给药能可靠地维持意识消失及遗忘，因此可用于全身麻醉的维持。但是硫喷妥钠并非平衡麻醉中催眠药的最佳选择。一项麻醉药物对术中知晓风险的作用的回顾型研究表明，与硫喷妥钠、氯胺酮和安慰剂相比，苯二氮䓬类药物降低了术中知晓发生率。与硫喷妥钠相比，氯胺酮和依托咪酯可降低觉醒度。但是由于偏倚、小事件发生率以及意识定义的异质性，证据并不充分[160]。

美索比妥是麻醉诱导时唯一可与硫喷妥钠媲美的静脉巴比妥类药物。诱导剂量为 1～2 mg/kg，诱导和苏醒迅速。美索比妥也可作为催眠药用于麻醉维持，同硫喷妥钠一样也无镇痛作用。因此术中应辅以阿片类药物或挥发性麻醉药以维持满意的平衡麻醉。美索比妥消除较硫喷妥钠快，外周部位需较长时间才能发生蓄积和饱和，因此用于麻醉维持优于硫喷妥钠。美索比妥短时间输注（< 60 min）时，调整输注速度维持催眠 [50～150 μg/(kg·min)]，患者的苏醒与丙泊酚相似。尚未明确其输注的安全上限，但是有报道，神经外科患者应用大剂量美索比妥

（24 mg/kg）后出现癫痫发作[154]。美索比妥可以直肠给药且吸收迅速，可以作为儿科患者麻醉前用药。推荐剂量为 25 mg/kg，经直肠缓慢给药（配成 10% 溶液，使用 14F 导管插入直肠 7 cm 缓慢给药）[161]。采用此方式给药，患儿可迅速入睡，14 min 内血浆浓度达到峰值。

剂量

最常用的两种巴比妥类药物的剂量见表 23.4。硫喷妥钠和硫戊巴比妥钠的常用剂量均为 3 ～ 4 mg/kg，约是美索比妥的 2 倍（1 ～ 2 mg/kg）。剂量效应研究表明硫喷妥钠 ED_{50} 范围为 2.2 ～ 2.7 mg/kg，美索比妥 ED_{50} 为 1.1 mg/kg[147]。巴比妥类药物用于麻醉诱导时患者的量效个体差异虽然小于苯二氮䓬类药物，但是麻醉诱导所需硫喷妥钠的剂量仍有显著差异[148]。患者间的剂量差异性与出血性休克、心排血量、去脂体重、肥胖、性别和年龄有关。出血性休克、低体重、老年和肥胖可通过降低中央室分布容积，导致患者对药物反应具有差异性。严重贫血、烧伤、营养不良、全身恶性疾病、尿毒症、溃疡性结肠炎或肠梗阻患者诱导时应减少巴比妥类药物的剂量。

禁忌证

下列情况应考虑禁止静脉使用巴比妥类药物：

1. 呼吸道梗阻或气道不通畅的患者，硫喷妥钠可加重其呼吸抑制；

2. 严重的血流动力学不稳定或休克患者；

3. 哮喘持续状态，硫喷妥钠可使气道管理和通气进一步恶化；

4. 卟啉病的患者，硫喷妥钠可加重病情或触发急性发作；

5. 没有适当的给药设备（静脉输液设备）或气道管理设备（人工通气装置）时，不应使用硫喷妥钠。

表 23.4　巴比妥类药物麻醉诱导和维持的推荐剂量			
药物	诱导剂量（mg/kg）*†	起效（s）	静脉维持给药剂量
硫喷妥钠	3 ～ 4	10 ～ 30	每 10 ～ 12 min 给药 50 ～ 100 mg
美索比妥	1 ～ 1.5	10 ～ 30	每 4 ～ 7min 给药 20 ～ 40 mg

* 成人和儿童静脉剂量按 mg/kg 大致相同。

† 甲乙炔巴比妥钠对儿童可直肠给药，每次剂量为 20 ～ 25 mg/kg

From Reves JG, Glass P, Lubarsky DA, et al. Intravenous anesthetics. In：Miller RD, Eriksson LI, Fleischer LA, et al, eds. Miller's Anesthesia, 7th ed. Philadelphia：Churchill Livingstone；2010：719-768.

苯二氮䓬类

历史

苯二氮䓬类药物包含一大类麻醉中常用的抗焦虑、镇静和催眠药物。此类药物通过 GABA_A 受体发挥作用，GABA_A 受体也是临床静脉麻醉药物的主要靶点[162]。目前临床麻醉应用中，咪达唑仑常在麻醉诱导前即刻给药。其他苯二氮䓬类受体激动剂如地西泮、劳拉西泮、替马西泮及拮抗剂氟马西尼，在临床中均有应用。瑞马唑仑是极短效 GABA_A 受体激动剂，可能是未来麻醉应用中有效的苯二氮䓬类药物。苯二氮䓬类药物应用广泛，对该药物的成瘾性是全球性的问题。目前正在研究苯二氮䓬类药物奖赏相关效应的神经机制。Reynolds 等在他们的研究结果中得出结论，含有 α2- 和 α3- 亚单位的 GABA_A 受体是苯二氮䓬类奖赏相关效应的关键介质。这一发现对开发不易上瘾的新药具有重要意义[163]。

肿瘤的外科治疗通常是多种癌症的首选治疗方法。有很多因素会影响残余癌细胞转移和扩散。咪达唑仑广泛应用于全身麻醉，体内外研究表明，咪达唑仑与右美托咪定相比，咪达唑仑在超临床剂量下对某些类型的癌症具有抗肿瘤作用[163a]。

1954 年，Sternbach 合成了苯二氮䓬类药物，1959 年甲氨二氮䓬（利眠宁，Librium）成为首个苯二氮䓬类专利药物。1963 年，配方进一步优化，合成了地西泮，并于 1965 年开始静脉用药诱导麻醉[164]，奥沙西泮（舒宁，Serax）是地西泮的一种代谢产物，1961 年由 Bell 合成。1971 年为了增强药效，将奥沙西泮的 C 位用氯取代，合成了劳拉西泮（Ativan）。下一个主要的成就是 1976 年 Fryer 和 Walser 合成了咪达唑仑（Versed，Dormicum），第一个主要用于临床麻醉的水溶性苯二氮䓬类药物[166]。

理化性质

麻醉最常用的四种苯二氮䓬类受体激动剂是咪达唑仑、地西泮、劳拉西泮及替马西泮（图 23.8）。这些临床应用的苯二氮䓬类药物理化性质见表 23.5。这些药物分子较小，而且在生理 pH 下为脂溶性。

临床应用的苯二氮䓬类药物中，咪达唑仑在体内的脂溶性最高[167]，但是由于其溶解度为 pH 依赖性的，因此在酸性缓冲介质（pH 为 3.5）中配制时成为水溶性。咪达唑仑的咪唑环使其在溶液中性质稳定，而在生理 pH 下咪唑环迅速关闭，因此具有亲脂性。

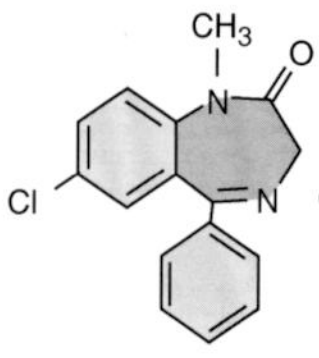

地西泮 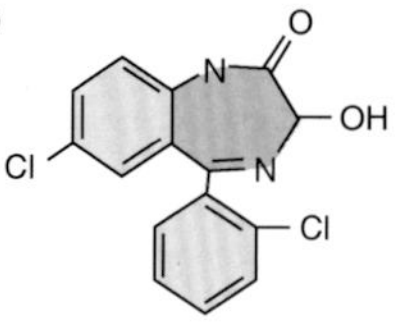　　　　劳拉西泮 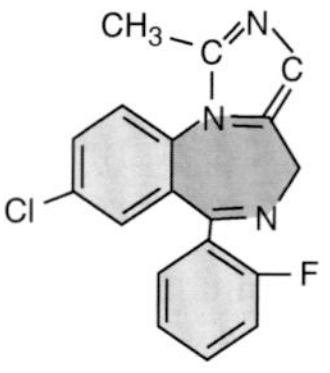　　　　咪达唑仑 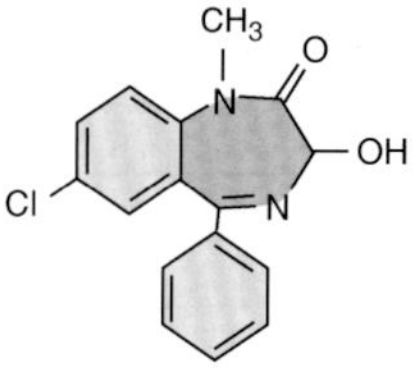　　　　替马西泮

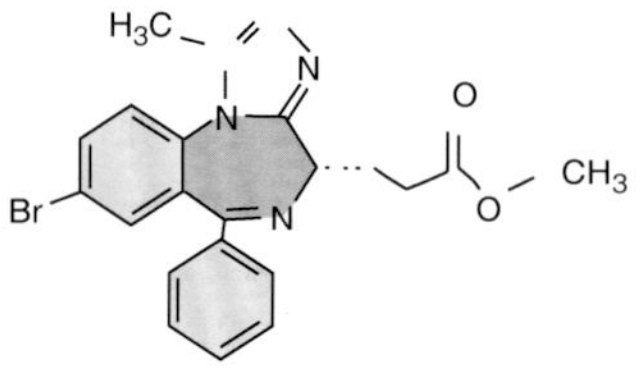

瑞马唑仑 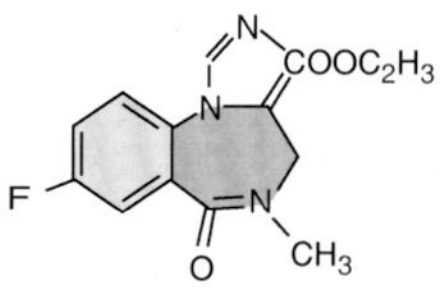　　　　　　　　氟马西尼

图 23.8　六种苯二氮䓬类药物的结构

表 23.5　苯二氮䓬类药物的理化特性

	分子量	pKa	水中溶解度	脂溶性
	Da		g/L	Log P
地西泮	284.7	3.4	0.051	2.801
劳拉西泮	321.2	1.3	0.12	2.382
替马西泮	300.7	1.6，11.7	0.28	2.188
咪达唑仑	325.8（盐酸化，362.2）	6.0	0.004（2.0，pH 1）	3.798
瑞马唑仑	439.3（苯磺酸，597.5）	5.3	0.008（7.5，pH 1）	3.724
氟马西尼	303.3	0.86	0.042	2.151

* 水中溶解度是指在无缓冲的水中的溶解度，插入成分为在酸性 pH 中的最大溶解度

From Saari TI, Uusi-Oukari M, Ahonen J, Olkkola KT. Enhancement of GABAergic activity：neuropharmacological effects of benzodiazepines and therapeutic use in anesthesiology. Pharmacol Rev. 2011；63（1）：243-267.

这些药物具有高度亲脂性，因此中枢神经系统作用起效迅速，分布容积也较大。

药代动力学

根据代谢和血浆清除速度将临床应用的四种苯二氮䓬类药物分为短效（咪达唑仑）、中效（劳拉西泮、替马西泮）及长效（地西泮）（表 23.6）。所有苯二氮䓬类药物血浆清除曲线可用二室和三室模型描述。

四种苯二氮䓬类药物的蛋白结合和分布容积无明显差别，但是清除差别巨大。可能影响苯二氮䓬类药物药代动力学的因素有年龄、性别、种族、酶诱导及肝肾疾病。此外，苯二氮䓬类药物的药代动力学还受肥胖影响，药物从血浆分布至脂肪组织，故分布容积增加。虽然清除速度未改变，但肥胖患者分布容积增加，药物返回到血浆的速度减慢，导致肥胖患者清除

表 23.6　苯二氮䓬类药代动力学参数

	清除半衰期（h）	清除率［ml/（kg·min）］Vd（L/kg）	血浆蛋白结合率（%）	研究者（年份）	出口地氟烷分压（mmHg）
咪达唑仑	1.7～3.5	5.8～9.0	1.1～1.7	94～98	Dundee 等（1984）
地西泮	20～50	0.2～0.5	0.7～1.7	98～99	Greenblatt 等（1980）
劳拉西泮	11～22	0.8～1.5	0.8～1.3	88～92	Greenblatt 等（1979）
替马西泮	6～8	1.0～1.2	1.3～1.5	96～98	Fraschini 和 Stankov（1993）
瑞马唑仑 *	0.4	4521 ml/min	36.4 L	N.A.	Upton 等（2010）
氟马西尼	0.7～1.3	13～17	0.9～1.9	40～50	Klotz 和 Kanto（1998）

* 从羊体内得出的非房室分析
N.A. 无可用数据
From Saari TI, Uusi-Oukari M, Ahonen J, Olkkola KT. Enhancement of GABAergic activity：neuropharmacological effects of benzodiazepines and therapeutic use in anesthesiology. Pharmacol Rev. 2011；63（1）：243-267.

半衰期延长[168]。总体来说，某些人群，如老年人，尽管药代动力学影响轻微，但是对苯二氮䓬类药物较为敏感；因此，应用这些药物时，要将非药代动力学因素考虑在内。

咪达唑仑：口服咪达唑仑可彻底吸收，血浆浓度在 30 ～ 80 min 内达到峰值[169]。经消化道和肝显著的首过消除后，生物利用度低于 50%[169-170]。静脉给予咪达唑仑分布迅速，分布半衰期为 6 ～ 15 min[170]，血浆蛋白结合率高达 94% ～ 98%。

咪达唑仑的肝摄取率较低，仅为 0.30 ～ 0.44，但是高于血浆中未结合的游离形式咪达唑仑的比例[169]。因此，咪达唑仑的蛋白结合率不会限制肝摄取率。咪达唑仑的肝提取率情况决定了它的代谢清除可能受酶活性和肝血流变化的双重影响。

咪达唑仑清除半衰期为 1.7 ～ 3.5 h[170-171]。血浆清除速度为 5.8 ～ 9.0 ml/（kg·min），高于其他苯二氮䓬类药物，这是因为咪达唑仑融合的咪唑环在体内迅速氧化，比其他苯二氮䓬类药物二氮䓬环亚甲基团的代谢更为迅速[172]。

咪达唑仑的药代动力学受肥胖、年龄及肝硬化影响。由于脂溶性高（生理 pH 内），咪达唑仑选择性分布于脂肪组织，所以肥胖患者清除半衰期延长[168]。肝硬化减少咪达唑仑的代谢，进而减慢血浆清除率[173]。

咪达唑仑由 CYP3A4 和 CYP3A5 代谢[174]，主要代谢产物为 1- 羟甲基咪达唑仑（= α - 羟基咪达唑仑）和 4- 羟基咪达唑仑[175]。与咪达唑仑相比，这些代谢产物具有类似的镇静作用，当给药持续时间较长时，这些代谢物可能累积。同咪达唑仑一样，这些代谢物迅速结合并随胆液排出，在肥胖 / 超重青少年中的外周分布体积明显增加[175a]。相比之下，1- 羟甲基咪达唑仑的药效不如咪达唑仑，对受体的亲和力约为 60%，弱于咪达唑仑。代谢产物比咪达唑仑本身清除得更快，这使得它们在肝、肾功能正常的患者中很少受到关注。然而，对于肾功能受损的患者，它们会引起严重的镇静作用[176]。

地西泮：口服地西泮生物利用度近 94%[177]，口服约 60 min 后达到血浆浓度峰值[178]。地西泮与血浆蛋白结合广泛，分布容积范围是 0.7 ～ 4.7 L/kg，血浆清除速度为 0.2 ～ 0.5 ml/（kg·min）[179]。

影响地西泮药代动力学的因素包括肥胖、肝功能和年龄，且年龄影响更为显著。随年龄增长，地西泮清除率显著降低[180]。

地西泮在肝主要由 CYP2C19 和 CYP3A4 代谢。地西泮通过该途径进行 80% 的生物转化[181-183]。其代谢产生 N- 去甲基地西泮，它与地西泮药效动力学相

似，但其消除半衰期长达 200 h。N- 去甲基地西泮进一步代谢为奥沙西泮，后者也有药理活性。

替马西泮也是地西泮的代谢产物，主要结合成替马西泮葡萄糖醛酸，有一小部分去甲基生成奥沙西泮，进一步结合生成奥沙西泮葡萄糖醛酸[184]。

劳拉西泮：口服生物利用度高达 90%，口服后近 2 h 达到血浆浓度峰值，平均消除半衰期为 15 h，范围为 8 ～ 25 h[185]。劳拉西泮分布容积较大，为 0.8 ～ 1.3 L/kg[186]，与血浆蛋白结合率高（> 90%）。

劳拉西泮清除速度为 0.8 ～ 1.8 ml/（kg·min），在肝内结合生成无活性的葡萄糖醛酸，高达 70% 的代谢产物由尿液排出。劳拉西泮的药代动力学受年龄影响较小，也不受性别和肾病的影响，但其清除速度会因肝功能不全而减慢[187]。

瑞马唑仑（CNS 7056）

瑞马唑仑是一种新型药物，是 GABA$_A$ 受体短效激动剂，与 GABA$_A$ 受体有高亲和力，在血浆中由非特异性酯酶快速降解为羧酸代谢物 CNS 7054。将羧酸酯基团融入瑞马唑仑的苯二氮䓬类内核之中，导致该药物容易被非特异性酯酶降解[188]。在羊的前期实验中，瑞马唑仑比咪达唑仑起效时间快、镇静程度深且恢复更快。在羊的实验中，瑞马唑仑与丙泊酚不同，其镇静程度无剂量依赖性[189]。在人体中，瑞马唑仑消除迅速 [平均消除速度为（70.3±13.9）L/h]，分布容积相对较大 [稳定期分布容积为（34.83±9.4）L]。该药系统清除速度与体重无明显相关性。在人体，该药的镇静程度和持续时间呈剂量相关性[190]。瑞马唑仑试验证实其程序性镇静的安全性；与咪达唑仑相比，它能更快地恢复神经精神功能。与丙泊酚相比，瑞马唑仑可由内镜医师安全使用，而不是必须由经过麻醉培训的医疗人员使用。

药效动力学

苯二氮䓬类药物选择性地作用于 GABA$_A$ 受体，GABA$_A$ 受体在 CNS 中介导突触传递的快速抑制。苯二氮䓬类药物通过增强 GABA 活化氯离子通道的开放导致超极化，进而增强对 GABA 的反应。一系列化合物可能是 GABA$_A$ 受体的内源性配体的候选物质（如地西泮结合抑制剂或其他物质）。该领域尚有待研究[191]。

苯二氮䓬类药物的外周结合位点（又称转运蛋白，18 kDa 或 TSPO）不与 GABA 受体相连，但是存在于

很多组织中，如外周免疫细胞和胃肠道。虽然它们的确切功能和药理学意义仍然存在大部分未知的领域，但是 TSPO 可能与炎症的激活有关[192]。

对中枢神经系统的影响

所有苯二氮䓬类药物都具有催眠、镇静、抗焦虑、遗忘、抗惊厥和中枢性肌肉松弛作用。因为药效动力学方面的差异（例如抗惊厥作用），这些药物的效果和效能各不相同。神经递质 GABA 是一种抑制性神经递质，控制一个氯离子通道的状态。该氯离子通道的激活可导致超极化状态（在阈电位远端增加膜电位），是 GABA 系统分类为"抑制"的原因。苯二氮䓬类药物与其受体具有高亲和力，这种结合是立体定向的，并且具有饱和性，三种受体激动剂亲和力从高到低（即效能）依次为：劳拉西泮＞咪达唑仑＞地西泮。咪达唑仑的效能约为地西泮的 3～6 倍，而劳拉西泮为地西泮的 5～10 倍[193]。如前所述，对苯二氮䓬类的作用机制已有一定的了解[194-195]，苯二氮䓬类配体与 GABA$_A$ 受体的相互作用一定程度上可以从生化、分子药理学、遗传突变和临床模式方面进行解释。GABA$_A$ 各种亚型介导不同作用（遗忘、抗惊厥、抗焦虑和催眠）[195]。GABA$_A$ 受体是由 18 个或 18 个以上亚基构成的五聚体（图 23.9）。不同结合形式的五聚体出现在脑的不同部位；这种多样性可能导致了生理功能和药理的特异性。五聚体的 α 亚基有 6 个异构体（α$_1$～α$_6$）[187]。镇静、顺行性遗忘及抗惊厥作用由 α$_1$ 亚基介导[195]，而抗焦虑和肌肉松弛作用由 α$_2$ 亚基介导。"苯二氮䓬类受体"在嗅球、大脑皮质、小脑、海马、黑质、下丘脑分布最为密集，在纹状体、脑干下段和脊髓分布较少。脊髓上的苯二氮䓬类受体在镇痛方面有重要作用，但是需要进一步阐明机制[196]。鞘内注射咪达唑仑可降低中间神经元中由 GABA 介导的神经传递的兴奋性，导致了脊髓背侧角神经元的兴奋性的下降[196]。一篇 meta 分析结果发现，鞘内注射咪达唑仑可辅助围术期镇痛，减少恶心、呕吐的发生率[197]。

苯二氮䓬类药物可剂量相关性地减少 CMRO$_2$。咪达唑仑和地西泮可使 CBF/CMRO$_2$ 比值维持正常[198]。咪达唑仑、地西泮和劳拉西泮都能提高局麻药所致癫痫发作的阈值，并降低暴露于致死局麻药剂量中小鼠的死亡率。咪达唑仑通过防止脂质过氧化和线粒体损伤发挥神经保护作用，外周苯二氮䓬类受体与该作用相关[199]。

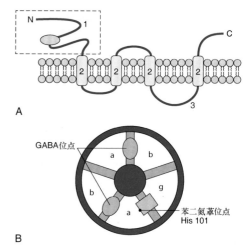

图 23.9　γ - 氨基丁酸（GABA）受体示意图。（A）GABA 受体亚单位部分嵌入脂质双分子层。1，N- 末端位于细胞膜外，此区域主要负责配体结合以及与离子通道的结合，不同的亚基与不同功能性受体结合；2，四个跨膜区域形成的负离子通道，负责疏水性配体结合、离子选择透过性和结合位点；3，跨膜片段 3、4 之间的细胞内节段，是负责调解磷酸化位点和细胞内因子在适当位置结合受体的位置。（B）γ - 氨基丁酸（GABA）和苯二氮䓬类结合位点形成的五聚体复合物结构示意图 [From Saari TI, Uusi-Oukari M, Ahonen J, Olkkola KT. Enhancement of GABAergic activity: neuropharmacological effects of benzodiazepines and therapeutic use in anesthesiology. Pharmacol Rev. 2011; 63（1）: 243-267.]

对呼吸系统的影响

同大多数静脉麻醉药一样，苯二氮䓬类药物可呈剂量依赖性地抑制呼吸中枢。苯二氮䓬类药物通过两种方式影响呼吸。首先，它们对肌张力有影响，从而导致上呼吸道阻塞的危险性增加[200]。其次，它们能够降低 CO$_2$ 通气反应曲线的斜率[201]。另外，镇静剂量的咪达唑仑抑制低氧时的通气反应[202]。

虽然受体不同，但是苯二氮䓬类药物在合用阿片类药物时会协同产生呼吸抑制[203]。老年、消耗性疾病以及其他呼吸抑制药物都可增加苯二氮䓬类药物引起呼吸抑制的发生率和程度。

对心血管系统的影响

下丘脑室旁核（paraventricular nucleus，PVN）是心血管系统维持自律和内分泌平衡的重要场所。PVN 收集传入刺激并调节血容量。延髓腹外侧区是紧张性调节动脉压的主要脑部区域[204]。正常情况下，交感神经系统被抑制，这种抑制取决于 GABA 能信号和一氧化氮[205]。

单独使用苯二氮䓬类药物对血流动力学的影响不大。主要的血流动力学变化是由于全身血管阻力降低所引起的动脉压轻度降低。苯二氮䓬类药物可维持血流动力学相对稳定的原因是维持了稳态反射机制，不过有证据表明咪达唑仑和地西泮均可影响压力感受器反射，对血流动力学的影响呈剂量相关性，但是超过某一平台血药浓度后，动脉压变化很小。咪达唑仑和地西泮的平台血药浓度分别为 100 ng/ml 和 900 ng/ml。苯二氮䓬类药物麻醉诱导后心率、心室充盈压和心排血量不变。最近的一些研究使用心率变异性变量作为测量指标，评估苯二氮䓬类药物对自主神经–心脏调节的影响，得出了一个双相效应的结论。第一、迷走神经张力降低，第二、心脏起搏器可能减少静脉麻醉前用药的剂量。对于左心室充盈压升高的患者而言，地西泮和咪达唑仑可使左心室充盈压降低，心排血量增加，产生"硝酸甘油样"作用。需要注意的是，咪达唑仑不能阻断气管插管和手术的应激反应。

药物相互作用

药代动力学方面的相互作用

苯二氮䓬类药物的药代动力学可能因药物相互作用而改变。细胞色素（cytochrome）P450 经常参与苯二氮䓬类药物的代谢，因此诱导或者抑制 CYP 功能的药物通常能够导致苯二氮䓬类药物的药代动力学变化。

咪达唑仑的代谢几乎全部由 CYP 系统，特别是 CYP3A4 所介导，因此在使用咪达唑仑时，CYP 介导的药物相互作用是较为常见的。

当咪达唑仑给药时，若同时使用唑类抗真菌药物（以及其他药物），后者可通过抑制 CYP3A 而显著抑制咪达唑仑的代谢[206]。口服咪达唑仑由于首过代谢消除，更容易受到这些抑制剂的影响[207]。

地西泮主要通过 CYP2C19 和 CYP3A4 代谢。不同 CYP2C19 的等位基因活性不同，因而能够产生超速、快速、中等和弱代谢的基因型[208-209]。不同的代谢介导因子对药代动力学和药效动力学的影响也不相同[210-211]。CYP3A4 的强抑制剂对地西泮的药代动力学影响很小[212-213]。CYP2C19 的抑制剂，如奥美拉唑、氟伏沙明、环丙沙星都基本上能够延长地西泮的血浆半衰期[214-216]。丙磺舒和丙戊酸通过降低劳拉西泮葡萄糖苷酸的形成和清除来影响劳拉西泮的代谢[217-218]。由于瑞马唑仑的代谢无 CYP 依赖性，因此药物相互作用不显著。

药效动力学间的相互作用

所有靶向作用于 CNS 的苯二氮䓬类药物都会与其他靶向作用于 CNS 的药物产生相互作用，特别是抑制中枢神经系统的药物。

在麻醉中，阿片类药物常与苯二氮䓬类药物合用，进而产生协同作用[219]。咪达唑仑和氯胺酮之间是相加作用[220]，而硫喷妥钠和咪达唑仑以及丙泊酚和咪达唑仑之间的催眠作用是协同的[20, 221]。

临床应用

术前用药

苯二氮䓬类药物是术前最常用的药物。术前使用的目的是抗焦虑、镇静、遗忘、降低迷走和交感张力以及减少 PONV[222]。顺行记忆会受到影响，但是逆行记忆不会受到影响。

地西泮、劳拉西泮和咪达唑仑通过口服或者静脉给药用于术前镇静。咪达唑仑是成人和儿童最常用的苯二氮䓬类术前用药[223]。咪达唑仑的成人口服用量是 7.5 ～ 15 mg，地西泮是 5 ～ 10 mg，替马西泮是 10 ～ 20 mg[224]。年龄、ASA 分级、焦虑程度和手术时长及类别均影响药物的用量。劳拉西泮最常用于会发生长期和强烈的焦虑的情况，如心脏外科手术。通常情况下，术前 2 h 口服 2 ～ 4 mg 劳拉西泮[225]。

对于儿童患者，咪达唑仑耐受性良好，且有多种剂型可用（某些国家有经鼻给药）。按 0.025 mg/kg 剂量给药后 10 ～ 20 min 可产生镇静和抗焦虑的作用。

咪达唑仑在高达 1.0 mg/kg（最大 20 mg）时对呼吸和氧饱和度的影响都很小。

镇静

在小手术和诊断性手术操作时，缓解焦虑并遗忘不良事件是良好镇静的主要目的。适当的镇静能够提高患者的满意度[222]。虽然患者在使用苯二氮䓬类药物期间似乎意识清醒记忆连贯，但是他们都无法回忆起手术的操作和过程[226]。为达到这种效果，苯二氮䓬类药物应该滴定给药，滴定的终点是形成足够的镇静和构音障碍（表 23.7）。咪达唑仑起效较快，给药后 2 ～ 3 min 内达到峰值效应，地西泮达峰效应时间略长，而劳拉西泮则更长。药物的作用时间主要取决于所用剂量。虽然咪达唑仑单次注射起效快于地西泮，但两者恢复的速度相似，可能是由于它们早期血

表 23.7　苯二氮䓬类药物静脉应用和剂量			
	咪达唑仑	地西泮	劳拉西泮
诱导	0.05 ～ 0.15 mg/kg	0.3 ～ 0.5 mg/kg	0.1 mg/kg
维持	0.05 mg/kg prn	0.1 mg/kg prn	0.02 mg/kg prn
	1 μg/（kg·min）		
镇静*	0.5 ～ 1mg 反复给药	2 mg 反复给药	0.25 mg 反复给药
	0.07 mg/kg 肌内注射		

* 逐渐增量直至达到所需镇静程度。
prn，根据患者催眠和遗忘的需要
(From Reves JG, Glass P, Lubarsky DA, et al. Intravenous anesthetics. In: Miller RD, Eriksson LI, Fleischer LA, et al, eds. Miller's Anesthesia, 7th ed. Philadelphia: Churchill Livingstone; 2010: 719-768.)

药浓度衰减（再分布）方式相似[227]（图 23.10）。而劳拉西泮镇静，尤其是遗忘作用起效较慢，但作用时间也较前两种苯二氮䓬类药物长[228]。劳拉西泮产生的遗忘作用时间不可预测，当患者需要或希望术后即刻恢复记忆时不宜应用。与其他应用于清醒镇静的镇静催眠药物相比，苯二氮䓬类药物的镇静程度、遗忘的可靠性以及维持呼吸、循环功能方面都较好。咪达唑仑镇静与丙泊酚相比，除丙泊酚苏醒或清醒较快外，两者大体相似。经过培训的非麻醉专业的工作人员使用丙泊酚镇静是安全的[229-230]。

有研究表明，瑞马唑仑是上消化道内镜操作中较好的镇静药物，因为其术后的恢复时间较咪达唑仑更短且稳定[188, 190]。咪达唑仑应用于区域麻醉和硬膜外麻醉镇静时，应注意监测镇静深度和呼吸功能[231]。

两项研究报道了剖宫产术中咪达唑仑应用于子痫前期产妇的镇静或恶心呕吐的预防；结果表明咪达唑仑单次静脉注射的剂量是安全的，它对 Apgar 评分、

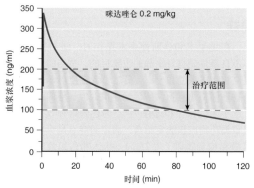

图 23.10　咪达唑仑 0.2 mg/kg 诱导剂量时血浆浓度-时间变化的模拟图。手术时产生催眠和遗忘作用所需血浆药物浓度为 100 ～ 200 ng/ml，血浆浓度低于 50 ng/ml 时通常可清醒

神经行为评分、持续的氧饱和或者母亲回忆分娩场景的能力都不会有影响[232]。Nitsun 等在收集的 24 h 分泌的乳汁中发现 0.005% 剂量的咪达唑仑可转移到乳汁中[233]。尽管这些研究仍需被证实，但他们强调了咪达唑仑临床应用对母婴安全的重要性。

更长时间的镇静，如 ICU 镇静，也可以应用苯二氮䓬类药物。长时间输注苯二氮䓬类药物可发生药物蓄积，例如应用咪达唑仑，其活性代谢产物的血药浓度可显著升高。有综述表明应用苯二氮䓬类药物镇静的利弊[234]。主要的优点有遗忘作用、血流动力学稳定；与丙泊酚相比，其缺点是停止输注后有时需较长时间药效方能消失，与右美托咪定相比，其引发谵妄的比例更高。2013 年，重症监护医学会和美国重症监护医学会联合发表修改后的《ICU 成人患者的疼痛、焦虑和诱妄临床实践指南》。该指南建议使用非苯二氮䓬类药物进行镇静可能比使用苯二氮䓬类药物（如咪达唑仑或劳拉西泮）进行镇静，更能提高 ICU 机械通气患者的临床预后[235]。为避免药物过量或机械通气时间延长，需要循证改善镇静方法。每天中断镇静对减少 ICU 停留时间和气管插管时间没有作用[236]。

麻醉诱导和维持

苯二氮䓬类药物中的咪达唑仑可用于麻醉诱导。咪达唑仑和其他苯二氮䓬类药物用于全麻诱导时，起效的快慢受许多因素的影响，包括剂量、给药速度、术前给药情况、年龄、ASA 分级及合用的其他麻醉药物。对于术前用药的患者，咪达唑仑的诱导剂量为 0.1 ～ 0.2 mg/kg，对于没有术前用药的患者，其剂量增加到 0.3 mg/kg，起效时间为 30 ～ 60 s。血药浓度和脑电图效应之间的半数时间为 2 ～ 3 min[237]。

老年患者咪达唑仑的需要量较年轻人小（图 23.11）[238]。

与丙泊酚相同，咪达唑仑与其他麻醉药物合用（协同诱导）时可发生协同作用，咪达唑仑与阿片类药物、丙泊酚等其他催眠药合用时可发生协同作用（图 23.12）[20.52, 239]。

麻醉苏醒时间与咪达唑仑和其他辅助药物的剂量有关。

苯二氮䓬类药物无镇痛作用，必须与其他麻醉药物合用以提供充分的镇痛；但作为全身麻醉维持用药，苯二氮䓬类药物可提供催眠和遗忘作用。麻醉剂量的咪达唑仑遗忘作用时间约为 1 ～ 2 h。

苯二氮䓬类药联合阿片类药物（如芬太尼）或吸入麻醉药物（如挥发性麻醉药、一氧化氮）使用时，单

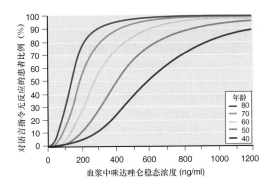

图 23.11 根据咪达唑仑的参数化药代动力学模型模拟的浓度-反应曲线示意图（Redrawn with modification from Mohler H, Richards JG. The benzodiazepine receptor：a pharmacological control element of brain function. Eur J Anaesthesiol. 1988；Suppl 2：15-24.）

次以剂量 0.05 ～ 0.15 mg/kg 给药后，以 0.25 ～ 1 μg/(kg·min) 的速度输注，血药浓度水平可达到 50 ～ 100 ng/ml[240]。这个浓度水平能够使患者保持睡眠和遗忘状态，而且术毕可唤醒。在某些患者或与阿片类药物联合使用时可能需要较小的输注剂量。咪达唑仑、地西泮和劳拉西泮反复单次注射或持续输注也可发生药物蓄积。如果反复注射苯二氮䓬类药物发生蓄积，唤醒时间可延长。与地西泮和劳拉西泮相比，咪达唑仑由于时量相关半衰期短，清除率高，使用时顾虑相对较小。瑞马唑仑同样也可能是个较好的选择，它代谢更快，而且在以羊为模型的动物实验中，它较咪达唑仑恢复更迅速[189-190]。

恶心和呕吐的预防

大量研究强调了苯二氮䓬类药物，尤其是咪达唑仑在预防术后恶心呕吐（PONV）的作用。最近一项关于静脉注射咪达唑仑对 PONV 影响的 meta 分析表明，咪达唑仑可以显著减少 PONV 总体发生率，并减少补救性止吐药的使用。Jung 等发现中耳手术的女性患者诱导后静脉注射咪达唑仑 0.075 mg/kg 可减少 PONV 的发病率，并减少止吐药的需求，而疼痛强度和疲倦程度与安慰剂组无差别[241]。此外，咪达唑仑和地塞米松组合用药比咪达唑仑单一用药更能有效地预防 PONV[242]。静脉注射昂丹司琼 4 mg 和咪达唑仑 2 mg 相比，微创妇产科和泌尿外科手术后 PONV 的发病率无明显差异[243]。

与安慰剂或者静脉注射地塞米松（0.5 mg/kg）相比，静脉注射咪达唑仑 0.05 mg/kg 可有效减少儿童（4 ～ 12 岁）斜视手术后 PONV 的发生。单独用咪达唑仑或者联合应用咪达唑仑-地塞米松时无一例儿童发生呕吐[244-245]。

在 2010 年腹腔镜妇科手术患者的双盲、安慰剂对照和三臂临床试验中，Fuji 等比较了咪达唑仑 0.050 mg/kg 和 0.075 kg/mg 两种剂量对 PONV 的预防效果。两种剂量对 PONV（PONV 发生率分别为 30% 和 27%）的预防效果没有显著差异，但都比安慰剂（67%）效果好[246]。

不良反应和禁忌证

苯二氮䓬类药物很少发生变态反应，也不抑制肾上腺功能。咪达唑仑最主要的问题是呼吸抑制。而劳拉西泮和地西泮除呼吸抑制外，还有静脉刺激症状、

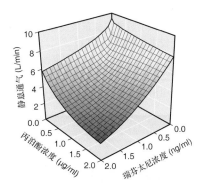

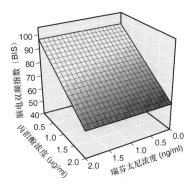

图 23.12 计算机模拟丙泊酚和瑞芬太尼对静息通气和 BIS 相互作用的曲面模型。群体相应曲面模型表明，丙泊酚和瑞芬太尼对呼吸的影响是协同的，而对 BIS 无影响。因为无论丙泊酚的浓度如何，瑞芬太尼对 BIS 都无影响。在此剂量范围内，BIS 随丙泊酚剂量的增加呈线性下降。丙泊酚每增加 1.4 μg/ml，BIS 下降 25%（From Nieuwenhuijs DJ, Olofsen E, Romberg RR, et al. Response surface modeling of remifentanil-propofol interaction on cardiorespiratory control and bispectral index. Anesthesiology. 2003；98：312-322.）

血栓性静脉炎的不良反应，上述问题与水溶性差及必需的溶剂有关[165]。苯二氮䓬类药物用于镇静或麻醉诱导及维持时，可能发生术后遗忘及镇静作用过深或时间过长，偶尔可抑制呼吸。可用氟马西尼来拮抗其残余作用[247]。

氟马西尼

氟马西尼（Anexate，Romazicon）是第一个被批准临床使用的苯二氮䓬类受体拮抗剂[248]。氟马西尼是一种苯二氮䓬类受体的配体，并且亲和力大、特异性高、内在活性低。氟马西尼同激动剂一样也结合苯二氮䓬类受体，与受体的相互作用呈血药浓度依赖性。由于氟马西尼是苯二氮䓬类受体的竞争性拮抗剂，所以其拮抗作用是可逆、可竞争的。在人体内中，氟马西尼内在活性低，对苯二氮䓬类受体激动作用非常弱，明显低于临床应用的激动剂[249]。同所有受体的竞争性拮抗剂一样，氟马西尼并不是替换激动剂，而是在激动剂与受体解离时占领受体。受体配体结合的半衰期仅为数毫秒至数秒，然后立即形成新的配体–受体结合物。激动剂或拮抗剂与受体的结合始终处于动态过程。激动剂与全部受体的比值代表其药效，但是拮抗剂可改变其比值，变化的大小取决于拮抗剂的浓度和解离常数。氟马西尼亲和力较高，若剂量足够大，可替换亲和力较弱的激动剂，如地西泮。但氟马西尼代谢清除较快，激动剂占领受体的比例再次增加，可能会发生再次镇静和呼吸抑制（图 23.13）。这种情况

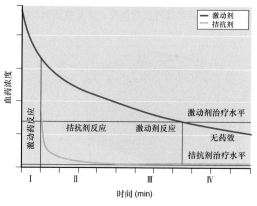

图 23.13　短效拮抗剂与长效激动剂相互作用导致再次镇静的示意图。上面的曲线代表激动剂从血中的清除，下面的曲线代表拮抗剂自血浆的清除。有四种情况：Ⅰ，激动剂作用；Ⅱ，拮抗剂作用（拮抗剂逆转激动剂作用）；Ⅲ，激动剂作用（随着短效拮抗剂的消失，激动剂重新恢复作用或再次镇静）；Ⅳ，无作用，激动剂和拮抗剂均消除（二者均低于治疗作用浓度）

在应用氟马西尼拮抗咪达唑仑时出现的可能性较小，因为咪达唑仑代谢清除较其他苯二氮䓬类受体激动剂快。另一个重要发现是激动剂剂量极大时（如剂量错误或自杀时），小剂量的氟马西尼可减轻中枢神经系统的深度抑制（意识消失、呼吸抑制），这是通过减少激动剂的受体占有率实现的，但不能减小低受体占有率时的效应（催眠、遗忘）。

相反，激动剂量较小时，大剂量的氟马西尼几乎可完全逆转激动剂所有的作用。若动物或人体对苯二氮䓬类受体激动剂产生躯体依赖性，氟马西尼可加重戒断症状[250]。但在麻醉时应用氟马西尼拮抗苯二氮䓬类受体激动剂并无大碍。

理化性质

氟马西尼的化学结构与咪达唑仑及其他经典的苯二氮䓬类药物相似，但是苯基被羧基取代（图 23.8）。性状为无色结晶状粉末，解离常数为 1.7，水溶性较弱，但足以配制成水溶液。其辛醇／水缓冲（pH 7.4）分配系数为 14，pH 7.4 时为中度脂溶性[251]。

药代动力学

同其他苯二氮䓬类药物一样，氟马西尼完全（99%）在肝代谢，并迅速从血浆清除。已知的代谢产物有三种：N- 去甲基氟马西尼、N- 去甲基氟马西尼酸和氟马西尼酸[252]。这些代谢产物不具备药理活性。尿液中主要的代谢产物为去甲基的自由酸及其葡萄糖醛酸结合产物。氟马西尼代谢快，框 23.2 列举了各种临床情况下的药代动力学情况。其分布容积大，血管外的分散迅速。

与大多数苯二氮䓬类受体激动剂相比，氟马西尼清除较快，清除半衰期短[253]，只有瑞马唑仑比其清除快，清除半衰期短。氟马西尼血浆半衰期约为 1 h，在麻醉使用的所有苯二氮䓬类药物中是最短的。氟马西尼从血中清除迅速，接近肝血流量，提示其肝清除部分

框 23.2　氟马西尼的用法和剂量	
拮抗苯二氮䓬类药物 *	0.2 mg 反复给药[†]，最多至 3 mg
昏迷的诊断	0.5 mg 反复给药，最多至 1 mg

* 拮抗每种苯二氮䓬类药物所需的剂量取决于其残余量和种类（即效能越高，所需剂量越大）（见正文）。

[†] 应逐渐给药进行拮抗，每 1～2 min 增加 0.2 mg，直至达到需要的程度

（From Reves JG, Glass P, Lubarsky DA, et al. Intravenous anesthetics. In Miller RD, Eriksson LI, Fleischer LA, et al, eds. Miller's Anesthesia, 7th ed. Philadelphia：Churchill Livingstone；2010；719-768.）

依赖于肝血流。与其他苯二氮䓬类药物相比，氟马西尼未结合的比例较高，血浆蛋白结合率约为 40%。随着拮抗剂被清除，如果受体部位残留的激动剂浓度足够高，可能发生再次镇静[254]。为了维持长时间恒定的血药浓度，需反复给药或持续输注，输注速度可为 30 ～ 60 µg/min［0.5 ～ 1 µg/（kg·min）］[255]。

药效动力学

在无苯二氮䓬类受体激动剂时，氟马西尼几乎无任何中枢神经系统作用。志愿者和患者给予临床剂量氟马西尼对脑电图和脑代谢没有影响。氟马西尼无抗惊厥作用，却可逆转苯二氮䓬类药物对局麻药所致惊厥的拮抗作用[256]。对于苯二氮䓬类药物引起的中枢神经系统抑制的患者，氟马西尼可迅速逆转其意识消失、呼吸抑制、镇静、遗忘及精神运动功能障碍等作用[257]。氟马西尼可以在激动剂给药前、给药期间及给药后应用，以阻断或拮抗激动剂对中枢神经系统的作用。

氟马西尼可成功拮抗苯二氮䓬类药物，如咪达唑仑、地西泮、劳拉西泮和氟硝西泮的作用，也可以拮抗儿童水合氯醛及大麻中毒[258-259]、卡马西平和酒精过量[260]以及抗组胺药物摄入过量[261]的作用。氟马西尼起效迅速，1 ～ 3 min 达到最大效应，与 C- 氟马西尼在大脑的出现时间吻合[257]。氟马西尼通过在苯二氮䓬类受体部位替换出激动剂而产生拮抗作用，其起效和作用时间符合质量作用定律。存在激动剂的情况下给予氟马西尼，则对呼吸具有显著影响，因为其可以拮抗激动剂引起的呼吸抑制作用（例如，给予由咪达唑仑造成呼吸暂停的志愿者）。氟马西尼（1 mg）对咪达唑仑（0.13 mg/kg）引起的呼吸抑制的拮抗作用可持续 3 ～ 30 min。激动剂种类或剂量不同时，氟马西尼对呼吸抑制的拮抗作用持续时间也不同。

静注氟马西尼剂量逐渐增至 3 mg 时，对缺血性心脏病患者的心血管参数无明显影响[257, 262]。与纳洛酮拮抗阿片类药物不同，氟马西尼拮抗激动剂时对心血管无影响[263]。氟马西尼确实可拮抗镇静作用，但氟马西尼给药后血中儿茶酚胺水平并不升高，但用药后，患者苏醒加快，可能伴随儿茶酚胺水平的上升[264]。氟马西尼拮抗咪达唑仑的镇静作用，同时也能够恢复减弱的心脏压力反射功能[265]。

在健康的受试者中，氟马西尼并不会改变眼内压，但是在给予咪达唑仑后，氟马西尼能够逆转咪达唑仑造成的眼内压降低（Romazicon package insert；www.fda.gov）。

临床应用和剂量

苯二氮䓬类药物拮抗剂应用（框 23.2）包括诊断性及治疗性逆转苯二氮䓬类受体激动剂的作用。当怀疑苯二氮䓬类药物过量时，氟马西尼可从 0.2 ～ 0.5 mg 逐渐增加剂量至 2 mg。氟马西尼更常用于拮抗苯二氮䓬类药物进行麻醉前用药、持续镇静或全麻后的残余镇静作用，可有效地逆转苯二氮䓬类药物引起的镇静、呼吸抑制和遗忘作用。氟马西尼对激动剂不同作用的拮抗效果存在差异，它较易拮抗苯二氮䓬类受体激动剂的催眠和呼吸抑制作用，对遗忘作用则较差[266-267]。

所需剂量随拮抗的苯二氮䓬类药物的不同而异，拮抗的作用时间取决于激动剂和氟马西尼二者的药代动力学。单次注射氟马西尼拮抗长效苯二氮䓬类药物时，因为其作用时间短，应加强监测。如果使用 1 mg 氟马西尼恢复清醒后 2 h 内，患者并无再次镇静，则以后出现再次镇静的可能性不大。为防止出现再次镇静，可持续输注氟马西尼以拮抗作用时间较长的苯二氮䓬类受体激动剂。氟马西尼的药代动力学特征不随苯二氮䓬类激动剂（地西泮、咪达唑仑、氟硝西泮、劳拉西泮）的变化而变化，反之亦然。

不良反应和禁忌证

氟马西尼大量口服或静脉给药毒性反应均很少[257]。它没有局部或组织刺激作用，也无组织毒性。同所有苯二氮䓬类药物一样，其安全范围广，甚至高于激动剂，因为它没有显著的中枢神经系统抑制作用。在几个星期或更长时间里，大剂量使用苯二氮䓬类药物的患者中，使用氟马西尼可能会导致出现包括癫痫在内的戒断反应。

苯环己哌啶类（氯胺酮）

历史

氯胺酮（Ketalar）于 1962 年由 Stevens 合成，1965 年由 Corssen 和 Domino 首次在人体应用，1970 年投入临床，至今仍在临床中广泛应用。氯胺酮通过 NMDA 受体上的苯环己哌啶（phencyclidine，PCP）位点产生分离性的麻醉效果，这与其他麻醉药物抑制中枢神经系统的机制不同。氯胺酮由二种光学异构体组成：S（＋）氯胺酮和 R（－）氯胺酮。氯胺酮通常不抑制心血管和呼吸系统，但是同其他苯环己哌啶类药物一样，具有一些精神方面的副作用[268]。氯胺酮 S（＋）

（Ketanest）异构体的镇痛效果更强，为普通氯胺酮的 3 ～ 4 倍，清除率更强，副作用也更少。尽管如此，氯胺酮 S（＋）异构体除了镇痛外，还会产生精神症状、认知障碍、记忆障碍，以及减少反应时间等作用。最近由于氯胺酮对痛觉过敏和阿片类药物耐受的影响、在慢性疼痛中的应用、潜在的神经保护作用、全凭静脉麻醉的普及和 S（＋）氯胺酮在某些国家的应用，氯胺酮又引起大家对它在全身静脉麻醉中应用的关注[269]。近期，氯胺酮因其抗抑郁作用而受到越来越多的关注。

理化性质

氯胺酮（图 23.14）分子量为 238 kD，为部分溶于水的白色结晶盐，解离常数为 7.5。脂溶性为硫喷妥钠的 5 ～ 10 倍。氯胺酮只有 12% 与蛋白质结合。注射后的生物利用率为 93%，而口服后由于其较高的首过代谢作用，生物利用率只有 20%[270]。

药代动力学

氯胺酮由肝微粒体酶代谢[271-272]。主要的代谢途径为 N- 去甲基化形成去甲基氯胺酮（代谢产物 Ⅰ），然后羟基化生成羟基去甲基氯胺酮。这些产物与水溶性葡萄糖醛酸衍生物结合，经尿排泄。目前还没有对氯胺酮主要代谢产物的活性进行深入的研究，但是去甲基氯胺酮的活性明显低于氯胺酮（20% ～ 30%）。最近更多的去甲基氯胺酮模型表明，它确实有助于延长单次推注或持续输注氯胺酮的镇痛时间，但是这个结论还存在一定的争议[271, 273-274]。与之前报道的不同，S－去甲氯胺酮对 S（＋）氯胺酮的镇痛作用可能有一定的负面影响，但是对认知损害没有影响。这能够解释氯胺酮终止注射后产生氯胺酮相关的兴奋现象（如痛觉过敏和异常性疼痛）[271, 273-274]。

应用氯胺酮时，单次注射麻醉剂量（2 ～ 2.5 mg/kg

静注）、亚麻醉剂量（0.25 mg/kg 静注）及持续输注（稳态血浆药物浓度为 2000 ng/ml）后的药代动力学都已得到研究。

无论剂量多少，氯胺酮的血浆清除都可用二室模型来描述。表 23.1 为单次注射的药代动力学参数。值得注意的是，快速分布使其具有相对较短的分布半衰期（11 ～ 16 min）。脂溶性高导致其分布容积相当大，为 3 L/kg[272, 275]。氯胺酮的清除率也相当高，为 890 ～ 1227 ml/min，所以消除半衰期较短，只有 2 ～ 3 h。氯胺酮体内平均总清除率（1.4 L/min）与肝血流量大致相当。低剂量的阿芬太尼能够增加氯胺酮的分布和清除。另外，阿芬太尼还可使氯胺酮在脑的分布增多。当应用靶控输注装置给志愿者输注低剂量氯胺酮时，使用 Clements 的药代动力学模型可提供最好的准确性。氯胺酮两种异构体的药代动力学不同。S（＋）氯胺酮的清除率和分布容积均大于 R（－）氯胺酮。研究发现，靶控输注 S（＋）氯胺酮 1 h 并联合应用丙泊酚时，S（＋）氯胺酮的药代动力学参数准确性提高，其中央室容量显著降低（167 ml/kg）[276]。他们还指出，氯胺酮的清除率并不是正态分布，且与年龄无关。S（＋）氯胺酮对脑电图的抑制作用似乎也强于 R（－）氯胺酮或消旋混合物。氯胺酮给药途径的可选择性越来越多，特别是通过口服和鼻腔喷雾。通过任意途径摄入都会产生明显的首过代谢。通过口服生物利用度为 20% ～ 30%，通过鼻腔途径约为 40% ～ 50%。在临床和实验研究中注意到，停止给药能够引起痛觉过敏反应[273-275, 277-278]。而且，没有观察到浓度和效应之间的延迟。这表明 S（＋）氯胺酮穿过血脑屏障和受体动力学的速度极快。

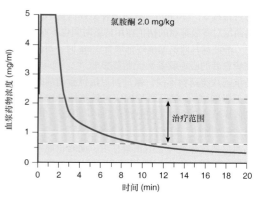

图 23.15　氯胺酮 2.0 mg/kg 诱导剂量后血浆浓度时程变化的模拟图。手术时产生催眠和遗忘作用所需血浆药物浓度为 0.7 ～ 2.2 μg/ml，血浆浓度低于 0.5 μg/ml 时通常可清醒

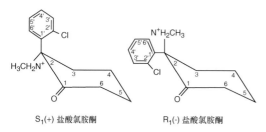

S$_1$(+) 盐酸氯胺酮　　　　R$_1$(-) 盐酸氯胺酮

图 23.14　氯胺酮制剂中的立体异构体

药效动力学

对中枢神经系统的影响

氯胺酮产生剂量相关的意识消失和镇痛作用。氯胺酮作用于多个受体，包括 NMDA 受体、阿片类受体和单胺能受体。在氯胺酮浓度较高的情况下，σ 阿片类受体会受到影响，毒蕈碱受体被阻断，而 GABA 的神经传导反而变得更顺畅。氯胺酮最重要的作用是通过抑制 NMDA 受体介导的谷氨酸进入 GABA 能系统，进而导致皮质和边缘系统的兴奋度改变，最终丧失意识。在脊髓水平，氯胺酮通过 NMDA 受体产生强效镇痛作用，并抑制乙酰胆碱的释放[273-275]。给予氯胺酮后患者处于一种木僵状态，与其他麻醉药物产生的类似正常的睡眠作用不同，这种麻醉状态称为"分离麻醉"。氯胺酮的镇痛作用较强，但是患者可睁眼，并保留多数反射。虽然角膜反射、咳嗽反射和吞咽反射可能都存在，但不一定具有保护作用。氯胺酮麻醉后患者对手术或麻醉没有记忆，但其遗忘作用不如苯二氮䓬类药物。氯胺酮分子量小、pKa 接近生理 pH 且具有相对高的脂溶性，因此可迅速通过血脑屏障，给药后 30～60 s 即可起效，1 min 左右可达最大效应。

氯胺酮给药后，瞳孔轻度扩张并可发生眼球震颤。常有流泪和流涎，骨骼肌张力增高，手、腿、躯干和头可有协调但无目的的运动。尽管个体差异较大，但认为全麻所需的最低血药浓度为 0.6～2.0 μg/ml，儿童可能略高，为 0.8～4.0 μg/ml。全麻剂量（2 mg/kg）的氯胺酮单次注射，作用可维持 10～15 min（图 23.15），对人、地点和时间的定向力可在 15～30 min 内完全恢复。S（+）异构体较消旋混合物苏醒更迅速（相差数分钟）[279-280]，这是由于产生相同麻醉作用所需的剂量较小，而且肝生物转化较快（快 10%）。由于氯胺酮血药浓度与中枢神经系统作用相关性良好，所以其作用时间较短可能与其从脑和血中再分布至其他组织有关。

临床上氯胺酮常与苯二氮䓬类药物合用，氯胺酮的作用时间可被延长。与苯二氮䓬类药物合用时，S（+）异构体与消旋化合物在给药 30 min 清醒程度无差异，但在 120 min 时则前者显著优于后者。氯胺酮产生镇痛作用的血药浓度远低于意识消失所需的浓度。

氯胺酮在术后镇痛中具有重要作用。血药浓度 ≥ 0.1 μg/ml 时可使痛阈升高[277, 281-282]，这意味着氯胺酮全麻术后镇痛的时间相当长，亚麻醉剂量的氯胺

酮即可产生镇痛作用。氯胺酮可抑制中枢痛觉敏化，也可减弱阿片类药物的急性耐受。NMDA 受体在阿片类药物诱导的痛觉过敏和镇痛耐受的过程中至关重要，预防性使用氯胺酮则能预防中枢敏化及阿片类药物诱导的长时间的痛觉过敏。同其他 NMDA 受体拮抗剂一样，氯胺酮能够避免由阿片类药物引起的痛觉过敏[283]。氯胺酮在中枢神经系统的主要作用部位可能是丘脑-新皮质投射系统。药物可选择性抑制皮质（尤其是联络区）及丘脑部分的神经元功能，同时兴奋边缘系统部分，包括海马。此过程使中脑和丘脑区域的非特异性路径产生**功能性分裂**。氯胺酮作为兴奋性谷氨酸 NMDA 受体的拮抗剂发挥作用。NMDA 受体在颞叶皮质、海马、基底神经节、小脑和脑干高表达，以上部位均显著受氯胺酮影响。有证据表明，氯胺酮能够抑制内侧延髓网状结构冲动的传递，该部位对于伤害性的情感-情绪冲动从脊髓向更高级的脑部传送过程非常重要。在经历剧烈疼痛的志愿者中，功能磁共振成像（fMRI）研究显示氯胺酮通过降低继发性体感皮质（S2）、岛叶和前扣带皮质的活化对疼痛处理产生剂量依赖效应的影响。氯胺酮可占领脑和脊髓的阿片受体，这可能与其部分镇痛作用有关[284-285]。S（+）异构体可作用于阿片类 μ 受体，与其镇痛作用部分有关。与 NMDA 受体的相互作用可能也介导其全麻作用和某些镇痛作用。氯胺酮对脊髓的镇痛作用据推断可能是对背角神经元产生广动力范围神经活动抑制作用的结果。在静息状态的 fMRI 研究中表明，低剂量的氯胺酮能够诱导脑部发生联通性的变化，这些区域的功能涉及运动、幻觉发生和疼痛处理。氯胺酮的镇痛作用可能来自多种途径：有效减少疼痛感知区域和疼痛传递的连接。此外，氯胺酮还影响脑部涉及内源性疼痛抑制区域的连接[286-287]。

虽然有些药物已用来拮抗氯胺酮，但还没有特异性的受体拮抗剂可以拮抗氯胺酮所有的中枢神经系统作用。

氯胺酮可增加脑代谢、脑血流和颅内压。它具有中枢兴奋作用，脑电图可有广泛的 θ 波活动以及海马癫痫小发作样活动，使 $CMRO_2$ 增加。氯胺酮引起 CBF 的增加要超过 $CMRO_2$ 的增加。随着脑血流的增加以及交感神经系统反应明显增强，颅内压也增高。硫喷妥钠或地西泮可阻断氯胺酮引起的 $CMRO_2$ 增高和 CBF 的增加。氯胺酮不影响脑血管对 CO_2 的反应性，因此降低 $PaCO_2$ 可减弱氯胺酮引起的颅内压升高。

S（+）氯胺酮可影响大鼠脑缺血再灌注后 4 h 凋亡调节蛋白质的表达。因此，氯胺酮的神经保护作用除了与能减少细胞坏死有关外，还与抗凋亡机制有关。

与此相反，氯胺酮或其他麻醉药物（如丙泊酚和吸入麻醉药）使新生动物的脑组织凋亡加重并且使树突棘的形态发生变化。这一发现已经引起了对新生儿使用氯胺酮的争议。*Anesthesiology* 杂志编辑和美国 FDA 麻醉和生命支持药物顾问委员会提醒，要根据现有可用数据谨慎改变临床实践。

氯胺酮与其他苯环己哌啶类药物一样，在患者麻醉苏醒期有精神方面的不良反应，称作**苏醒反应**。临床上常表现为梦境、灵魂出窍的经历（一种灵魂飘离躯体的感觉）和幻觉（对真实的外在感觉体验的曲解），严重程度和分级不同。梦境和幻觉可引起兴奋、迷惑、欣快及恐惧。可在苏醒后 1 h 内发生，一至数小时后逐渐减弱。氯胺酮这种苏醒反应是继发于氯胺酮对听觉和视觉中继核的抑制，从而对听觉和视觉产生了错误的感受或理解。其发生率范围是 3% ～ 100%。成人单用氯胺酮或主要应用氯胺酮麻醉时，其发生率为 10% ～ 30%。影响苏醒反应发生的因素有：年龄、剂量、性别、精神敏感性及合用的药物。儿童不良的苏醒反应发生率低于成人，男性低于女性。大剂量或大剂量快速给药都可增加不良反应的发生率。此外，某些性格类型也易于发生苏醒反应。艾森克（Eysenck）人格调查表得分高的患者较易出现苏醒反应，而平时多梦的患者若使用氯胺酮，术后住院时做梦的可能性也较大。许多药物可用来减少氯胺酮术后不良反应的发生，降低其严重程度，其中苯二氮䓬类药物最为有效，可减弱或治疗氯胺酮的苏醒反应。除了不良的心理反应外，越来越多的人认为氯胺酮具有抗抑郁作用。该适应证的使用剂量通常是 0.5 mg/kg，持续 40 min 的输注。这常会引起患者在一天内剧烈的情绪变化，通常持续 3 ～ 12 天。每 2 ～ 4 天一次的维持剂量可延长这种作用[288]。氯胺酮抗抑郁作用的确切机制尚不清楚。

对呼吸系统的影响

氯胺酮不改变机体对 CO_2 的反应性，可以反映出其对中枢性呼吸动力影响轻微。氯胺酮诱导剂量（2 mg/kg）单次静脉注射可使每分通气量一过性（1 ～ 3 min）降低。大剂量偶可致呼吸暂停，但很少见。在 μ - 阿片敲除小鼠的模型中，在脊椎以上水平 S（＋）氯胺酮与阿片类受体系统相互作用。该作用导致 S（＋）氯胺酮诱导的呼吸抑制和脊髓以上水平的镇痛[282, 290]。若辅助应用镇静药或其他麻醉药则可发生明显的呼吸抑制。氯胺酮可影响儿童的通气功能，尤其是单次给药时。氯胺酮具有舒张支气管平滑肌的作用。对于反应性气道疾病或支气管痉挛的患者，应用氯胺酮可改善肺的顺应性。

氯胺酮与氟烷或恩氟烷同样能有效预防实验诱导产生的支气管痉挛，其作用机制可能是氯胺酮拟交感反应的结果，但研究发现氯胺酮可直接抵抗氯化氨甲酰胆碱及组胺对分离的支气管平滑肌的致痉挛作用。由于氯胺酮具有支气管扩张作用，因此可用于治疗传统疗法无效的哮喘持续状态。呼吸方面潜在的问题是氯胺酮给药后可引起流涎增多，尤其是儿童，该问题可以应用抗胆碱药物（如阿托品或格隆溴铵）进行纠正。

对心血管系统的影响

氯胺酮通过双相机制增加动脉压、增快心率和心排血量。氯胺酮有直接抑制心脏和负性肌力的作用，但是由于激活交感神经系统而产生间接的激动心脏的作用。氯胺酮能够引起全身性儿茶酚胺的释放，抑制迷走神经，抑制外周神经以及非神经组织（如心肌）摄取去甲肾上腺素，还可抑制交感神经释放去甲肾上腺素[291]。大剂量使用或重复给药时，突触前儿茶酚胺的储备消耗殆尽，则主要表现为对心脏的抑制作用。小剂量使用氯胺酮，即可刺激心血管系统，造成心动过速、体循环和肺动脉高压、心排血量以及心肌耗氧量增加。氯胺酮的心血管刺激作用通常较为明显，因此，在 S（＋）氯胺酮输注结束后，心血管抑制效应会变得更加明显，因为此时心排血量可减少到低于给药前[273]。S（＋）氯胺酮对心血管的刺激作用的特点是达到 243 ng/ml 的浓度时，心排血量增加 1 L/min[273]，该作用起效快，氯胺酮对心脏作用起效和消失的半衰期为 1 ～ 2 min。血流动力学指标升高引起心脏做功和心肌耗氧量增加。健康的心脏可通过增加心排血量、降低冠状动脉血管阻力而增加冠状动脉氧供以满足氧耗的需要。先天性心脏病患者使用氯胺酮麻醉诱导后，分流方向、分流率及全身氧合无显著变化。对于肺动脉压升高的患者（如二尖瓣疾病患者及一些先天性心脏病患者），氯胺酮引起肺血管阻力的增加程度明显大于体循环阻力的增加。将氯胺酮直接注入中枢神经系统可立即引起交感神经血流动力学反应。氯胺酮还可使交感神经元释放去甲肾上腺素，在静脉血中可以检测到。巴比妥类药物、苯二氮䓬类药物及氟哌利多可阻断此作用。氯胺酮造成的中枢性交感神经反应通常要超过其直接的抑制作用。氯胺酮某些外周神经系统的作用对血流动力学的影响不确定。氯胺酮可通过可卡因效应抑制神经元内儿茶酚胺的摄取，也可抑制神经元外去甲肾上腺素的摄取。

心血管系统的兴奋作用并不总是有利的，可使用药物来阻断氯胺酮引起的心动过速和血压升高。最好的方法可能是预先给予苯二氮䓬类药物，适量的地西泮、氟硝西泮及咪达唑仑均能减弱氯胺酮的血流动力学作用。无论同时使用或不使用苯二氮䓬类药物，氯胺酮持续输注技术也可以减弱其引起的心动过速和血压升高。吸入麻醉药和丙泊酚可减弱氯胺酮的血流动力学作用。

临床应用

氯胺酮有许多独特的药理学特征，特别是易发生苏醒反应（发生率为 10% ~ 20%），所以并不适合于临床常规应用。不过氯胺酮在麻醉诱导时的拟交感作用和支气管扩张作用使其在麻醉中仍占有一席之地。氯胺酮可用于麻醉前给药、镇静、全麻诱导和维持。小剂量氯胺酮用于预防性镇痛、预防和治疗阿片类药物耐受、痛觉过敏和急性或慢性疼痛越来越受到关注。

麻醉诱导和维持

氯胺酮的心血管刺激作用尤其适合于低血容量、脓毒症时心血管抑制等心血管系统不稳定患者的麻醉诱导。氯胺酮具有支气管扩张和强效镇痛作用，又可使用高浓度氧气，因此特别适合于气道反应性疾病患者的诱导。大量失血的创伤是氯胺酮快速序贯诱导的典型适应证。氯胺酮对脓毒症休克患者也可能有利。但如果患者入手术室前因创伤或脓毒症而导致儿茶酚胺储存耗竭，那么氯胺酮则表现出其内在的心肌抑制作用。这些患者即使应用氯胺酮，也不能减少适当的术前准备，包括补足血容量。其他可以应用氯胺酮麻醉的心脏病是心脏压塞和限制性心包炎。氯胺酮可通过交感兴奋作用维持心率和右房压，因此非常适于此类患者的麻醉诱导和维持。氯胺酮也常用于先天性心脏病患者，特别是易于发生右向左分流者。也有氯胺酮用于恶性高热易感患者的报道。氯胺酮复合丙泊酚或咪达唑仑持续输注可为瓣膜病及缺血性心脏病患者提供满意的心脏手术麻醉。氯胺酮与苯二氮䓬类药物或与苯二氮䓬类药物及舒芬太尼合用可减弱或消除心动过速和高血压，以及术后的精神紊乱。这种给药方法血流动力学波动小，镇痛充分，遗忘作用可靠且恢复平稳。丙泊酚联合低剂量氯胺酮作为一个全凭静脉麻醉措施用于非心脏手术患者越来越受到欢迎。这种联合用药的优点是血流动力学稳定及在允许自主通气时产生极少的呼吸抑制。

疼痛管理

术后疼痛是很多患者关心的重要问题，30% ~ 50% 的患者术后镇痛处理不当。通过不同途径结合多种镇痛药物的多模式镇痛是管理术后疼痛的较好模式。而氯胺酮作为多模式术后镇痛中的一种药物，越来越多地得到应用。多年来，围术期氯胺酮镇痛的剂量逐步下降，通过术后小剂量使用氯胺酮镇痛，降低了 33% 的镇痛药消耗。数项低剂量氯胺酮的围术期应用（20 ~ 60 mg）的 meta 分析已经完成，表明了阿片类药物的使用减少或镇痛效果的改善，以及阿片类药物诱导的副作用，尤其是 PONV 的减少。其副作用，尤其是精神方面的副作用极少，特别是同时给予苯二氮䓬类药物时。

硬膜外腔或骶管注射氯胺酮（0.5 ~ 1 mg/kg）效果明确。虽然该剂量的氯胺酮镇痛效果似乎得到了证实，但其安全性还未得到监管部门的批准。氯胺酮消旋混合物中的防腐剂可能具有神经毒性，但目前的研究表明无防腐剂的 S（+）氯胺酮是安全的。已证实硬膜外使用无防腐剂的 S（+）氯胺酮对于辅助糖皮质激素治疗慢性腰痛和继发性神经根型颈椎病是安全有效的[292]。因为氯胺酮具有循环系统和呼吸系统的优势，可通过静脉滴注，甚至滴鼻给药，用于四肢骨折后镇痛。

氯胺酮对阿片类药物耐受和痛觉过敏的作用及其直接的镇痛作用促进了它在慢性疼痛中的应用。氯胺酮可能在癌性疼痛、慢性中枢和周围神经性疼痛、幻肢痛和肢体缺血性疼痛、纤维肌痛、复杂区域性疼痛综合征、内脏疼痛和偏头痛的治疗中有效。多项开放性研究表明，氯胺酮对癌痛的镇痛作用是肯定的。然而，到目前为止，随机对照试验还不能证明氯胺酮对该适应证的临床获益[293]。因此，虽然氯胺酮能有效缓解术后疼痛，减少阿片类药物的消耗，但对于大多数其他适应证，氯胺酮的疗效有限且没有任何有益的效果。

镇静

常在麻醉前联合使用氯胺酮与巴比妥类药物或苯二氮䓬类药物和止涎剂（格隆溴铵），以便于麻醉管理。麻醉前用药可减少氯胺酮的需要量，止涎剂可减少氯胺酮引起的唾液分泌。氯胺酮可用作成人及儿童区域麻醉的补充或辅助用药，增强主要麻醉形式（局麻）的效果。此外，在急诊科，氯胺酮越来越多地用于时间短且较疼痛的手术，使用剂量为 0.1 ~ 0.6 mg/kg。如前所述，因为氯胺酮具有镇静和镇痛的双重作用，并且对血流动力学有利，因此氯胺酮可用于 ICU 患者。甚至在保持适当通气时，还可用于头部损伤患者[294-295]。

氯胺酮尤其适合于手术室外儿科手术的镇静。患儿苏醒的不良反应较成人少，因此，氯胺酮可灵活应用于儿科。

剂量与给药途径

氯胺酮可经静脉、肌肉、口、鼻及直肠给药，无防腐剂的溶液可硬膜外或鞘内给药。临床上绝大多数为经静脉和肌肉给药，可迅速达到治疗血药浓度。所需剂量取决于欲达到的治疗作用及给药途径。不同治疗目的所需氯胺酮的静脉和肌内注射推荐剂量见框 30.3。鼻内给药起效时间接近静脉注射给药；口服 3～10 mg/kg，可在 20～45 min 产生镇静作用。镇静时，氯胺酮肌内注射剂量为 2～4 mg/kg。口服给药剂量范围为 3～10 mg/kg，一项研究表明 6 mg/kg 的剂量在 20～25 min 内达到满意效果，而另有研究表明 10 mg/kg 可使 87% 儿童在 45 min 内达到镇静效果。

不良反应和禁忌证

氯胺酮的禁忌证与其特殊的药理作用和患者所患疾病有关。ICP 升高且自主呼吸的患者应谨慎使用氯胺酮，因其可升高 ICP，有报道氯胺酮可导致呼吸暂停。在临床上，氯胺酮越来越多地应用于颅脑损伤患者（无论是否合并其他损伤）的紧急气道管理。在这种情况下，目前所知的处理 ICP 升高的方式仍然有效[294-295]。

在机械通气患者中，因为氯胺酮保留 CBF 对 CO_2 的反应，具有潜在的神经保护效应，因此其用于头部创伤患者的镇静可能是有价值的。开放性眼外伤或其他眼科疾病禁用氯胺酮，因为氯胺酮可导致眼内压升高进而产生有害后果。由于氯胺酮引起高血压、心动

框 23.3　氯胺酮的用法及剂量	
全身麻醉诱导 *	0.5～2 mg/kg，IV 4～6 mg/kg，IM
全身麻醉维持	0.5～1 mg/kg，IV，复合 50%N_2O 15～45 μg/（kg·min），IV，复合 50%～70%N_2O 30～90 μg/（kg·min），IV，不复合 N_2O
镇静和镇痛	0.2～0.8 mg/kg，IV，给药时间 2～3 min 2～4 mg/kg，IM
超前或预防性镇痛	0.15～0.25 mg/kg，IV

* 若给予咪达唑仑或硫喷妥钠等辅助用药时，剂量应减少
（From Reves JG, Glass P, Lubarsky DA, et al. Intravenous anesthetics. In：Miller RD, Eriksson LI, Fleischer LA, et al, eds. Miller's Anesthesia, 7th ed. Philadelphia；Churchill Livingstone；2010：719-768.）

过速及心肌耗氧量相应增加，故禁止其作为单独麻醉药物应用于缺血性心脏病患者。同样，由于氯胺酮可能引起血压突然变化，也不可用于动脉瘤患者。患有精神分裂症等精神疾病、对氯胺酮或同类药物有过不良反应病史者都是氯胺酮的禁忌证。此外，若有其他病因（如震颤性谵妄、可能存在脑外伤等）可能发生术后谵妄时，应慎用氯胺酮，以免氯胺酮引起的拟精神病作用干扰鉴别诊断。

前文提到，氯胺酮或其他 NMDA 受体拮抗剂可加重新生动物脑组织凋亡，但其临床意义尚不清楚。由于氯胺酮的防腐剂三氯叔丁醇具有神经毒性，因此禁止蛛网膜下腔或者硬膜外给药。S（＋）氯胺酮为无防腐剂溶液。椎管内或硬膜外腔使用氯胺酮目前还未被 FDA 批准。氯胺酮用于儿童或新生儿的围术期最佳镇痛剂量为 0.5 mg/kg。对于骶管麻醉，使用氯胺酮和局部麻醉药进行镇痛，能够减少非阿片类镇痛药的使用量，并将镇痛效果由 2.26 h 延长至 5.3 h[296-300]。

最后，滥用氯胺酮可能会对肝、肾产生毒性。此外，当对 I 型复杂区域性疼痛患者治疗其慢性疼痛时，16 天内 2 次超过 100 h 滴注 S（＋）氯胺酮会导致肝毒性的增加[298,301-302]。

依托咪酯

历史

依托咪酯首次报道于 1965 年[303]，1972 年开始进入临床。依托咪酯特点包括：血流动力学稳定、呼吸抑制小、有脑保护作用、毒性小、药代动力学原因使其单次注射或持续输注后均苏醒迅速。在 20 世纪 70 年代，依托咪酯因为这些良好特性而在临床上广泛用于麻醉的诱导和维持，以及危重患者的长期镇静。但是在 20 世纪 80 年代，一些关于该药单次注射和输注可暂时抑制皮质醇合成的报道减弱了依托咪酯的使用热情[304-305]。由于依托咪酯的该项副作用以及其他的缺点（如注射疼痛、浅表性血栓性静脉炎、肌阵挛、恶心呕吐发生率较高等），有数篇社论对其在现代麻醉中的地位提出了质疑[306-307]。之后，该药的应用明显减少，不过因为重新发现依托咪酯在生理方面的优势及在急诊科与 ICU 的广泛应用，且没有任何关于依托咪酯麻醉诱导或短时间输注引起具有临床意义的肾上腺皮质抑制的新报道，其应用又开始逐渐增加。

理化性质

依托咪酯是咪唑的衍生物，化学名称为 R（+）戊乙基 -1H- 咪唑 -5 羧化硫酸盐。其化学结构示意图见图 23.16。依托咪酯的 pKa 为 4.2，在生理 pH 条件下是疏水性的。为增加其溶解度，可以于 35% 丙烯乙二醇（Amidate；Hospira Inc.，Lafe Forest，IL）或脂质乳剂（Etomidate-Lipuro；B. Braun，Melsungen，Germany）中配置成 0.2% 的溶液[308]。

药代动力学

目前已经对依托咪酯单次剂量和持续输注后的药代动力学进行了研究。0.3 mg/kg 单次注射后血浆清除的时程变化见图 23.17。以开放的三室模型描述依托咪酯的药代动力学最为合适[309]。

其初始分布半衰期为 2.7 min，再分布半衰期为 29 min，清除半衰期是 2.9 ～ 5.3 h[310]。肝对依托咪酯的清除率较高［18 ～ 25 ml/（kg·min）］，肝摄取率为 0.5±0.9[309]，再分布是单次剂量依托咪酯作用消失的机制（框 23.4），因此肝功能障碍应该不会影响单次诱导剂量的苏醒过程。依托咪酯的蛋白结合率为 75%。

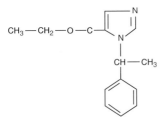

图 23.16 依托咪酯的结构为咪唑类衍生物

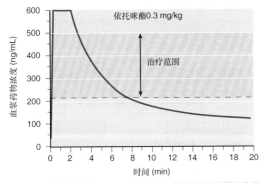

图 23.17 依托咪酯 0.3 mg/kg 诱导剂量后血浆浓度时程变化的模拟图。手术时产生催眠所需血浆药物浓度为 300 ～ 500 ng/ml，血浆浓度低于 225 ng/ml 时通常可清醒

框23.4 依托咪酯的使用及剂量

全麻诱导	0.2 ～ 0.6 mg/kg IV
镇静及镇痛	因抑制皮质类固醇的合成，故仅限于短暂的镇静期

IV：静脉注射（From Reves JG，Glass P，Lubarsky DA，et al. Intravenous anesthetics. In Miller RD，Eriksson LI，Fleischer LA，et al，eds. Miller's Anesthesia，7th ed. Philadelphia：Churchill Livingstone；2010：719-768.）

在猪的失血性休克模型中，当平均动脉压降至 50 mmHg 时，依托咪酯的药代动力学和药效动力学并不受影响[311]。而在同样动物模型中，其他静脉麻醉药的药代动力学和药效动力学均发生显著变化。依托咪酯在肝硬化患者中的分布容积增加 1 倍，但是其清除率正常，因此其消除半衰期为正常的 2 倍[312]。其初始分布半衰期及临床药效可能不变。年龄增加可使依托咪酯的初始分布容积减少，清除率下降[313]。

依托咪酯较丙泊酚而言其消除半衰期较短，清除快，因此适合于单次、多次给药或持续输注[314]。然而静脉持续输注仅在依托咪酯进入临床最初十年里使用过，目前普遍认为的肾上腺抑制限制了它的使用。依托咪酯主要在肝代谢，通过酯酶水解为依托咪酯相应的羧酸（主要代谢产物）或去乙醇基团[315]。主要的代谢产物无药理活性。只有 2% 的药物以原形排出，其余以代谢产物形式从肾（85%）和胆汁（13%）排泄。当病情（如肝、肾疾病）影响血清蛋白时，游离（未结合）药物的比例可发生不同程度的变化，可能使其药理作用增强[316]。

药效动力学

对中枢神经系统的影响

依托咪酯对中枢神经系统的主要作用是通过 GABA_A 受体实现催眠效果[317-318]。正常诱导剂量（0.3 mg/kg）经过一次臂-脑循环即可产生催眠作用。依托咪酯的催眠作用几乎完全是通过 GABA_A 而产生的[318-319]。该机制包括不同浓度的依托咪酯产生的两种作用。第一个是对 GABA_A 受体的正调节：通过临床剂量相关浓度的激动剂激活受体。在依托咪酯的作用下，低剂量的 GABA 激活 GABA_A 受体[320]。第二个作用称为直接激活或者变构激动，在超过临床使用浓度的情况下，依托咪酯能够直接激活 GABA_A 受体[321]。这两种作用表明 GABA_A 受体上存在两个独立的结合位点[318]。位于 $\alpha 1 \beta 2 \gamma 2$ GABA_A 受体的这两个结合位点对药物相互作用和门控效应具有同等的、非协同的作用。依托咪酯 0.2 ～ 0.3 mg/kg 可使

CBF 减少 34%，$CMRO_2$ 减少 45%，而平均动脉压不变。因此，CPP 可维持正常或升高，脑氧供需比值净增加[322]。当依托咪酯剂量足以引起脑电图暴发抑制时，可使颅内压升高的患者 ICP 急剧下降 50%，使升高的颅内压降到接近正常水平[323]。插管后 ICP 的降低仍可维持一定时间。为了维持依托咪酯对 ICP 的作用，需要快速输注 60 μg/（kg·min）。依托咪酯的神经保护作用仍然存在争议。依托咪酯对听觉诱发电位的潜伏期及幅度的影响呈剂量依赖性[324]。

初步动物实验表明，在急性胎儿窘迫和缺氧损伤的情况下，丙泊酚和咪达唑仑对胎儿大脑的保护作用可能要优于依托咪酯[199, 325-326]，是剖宫产的首选麻醉药物。依托咪酯可引起惊厥大发作，还可使癫痫灶的脑电活动增强，已经证实该特点可以用于手术消融前的癫痫灶定位[327-328]。单次给药后，BIS 值降低，苏醒过程中可恢复到基线水平[329]。在持续输注期间，BIS 值能够准确判断镇静和催眠深度[330]。

对呼吸系统的影响

依托咪酯与其他麻醉诱导的药物相比对通气影响较小。对健康患者及有气道反应性疾病的患者都不会诱发组胺释放[331]。依托咪酯可抑制对二氧化碳的通气反应，但是在任何给定的二氧化碳张力下，通气的驱动力比等效剂量的美索比妥高[153]。依托咪酯诱导可引起短时间的过度通气，有时随后伴有相似的短时间的呼吸暂停[332]，导致 $PaCO_2$ 轻度升高（±15%），但动脉氧分压（PaO_2）不变[333]。依托咪酯对肺血管张力的作用与氯胺酮和丙泊酚相似，即降低乙酰胆碱和血管舒缓激肽对血管松弛剂的影响[334]。

对心血管系统的影响

依托咪酯的血流动力学稳定性与其不影响交感神经系统和压力感受器功能相关。依托咪酯作用于 α_2-肾上腺素受体，引起血压升高；这可能有助于麻醉诱导后心血管的稳定。与其他起效迅速的诱导药不同，依托咪酯对心血管功能的影响轻微[335-336]。依托咪酯可用于缺血性心脏病或瓣膜性心脏病患者非心脏手术时的麻醉，也可用于心功能差的患者[337-338]。与丙泊酚相比，患者在接受依托咪酯进行麻醉诱导时，更易发生高血压和心动过速[339]。心肌氧供需比例保持良好[340]。由于依托咪酯无镇痛作用，因而需要复合应用阿片类药物以预防窥喉和气管插管引起的交感神经反射。

在失血性休克的情况下，用依托咪酯进行麻醉诱导具有一定优势。与其他药物相比，在猪失血性休

克模型中，依托咪酯的药效动力学和药代动力学改变很小[311]。

对内分泌系统的影响

1983 年 Ledingham 和 Watt 回顾性分析了 ICU 的患者在长期接受依托咪酯输注后的死亡率高于长期接受苯二氮䓬类药物的患者，他们认为导致患者死亡率上升的原因可能是继发于依托咪酯长期输注的肾上腺皮质抑制[304]。

不久依托咪酯就被证实了具有肾上腺皮质抑制作用[305, 341]。

依托咪酯对内分泌系统的特异性作用是可逆地呈剂量依赖性地抑制 11β-羟化酶，导致皮质醇的生物合成减少。11β-羟化酶为细胞色素 P450 依赖性，它的阻断可引起盐皮质激素合成减少以及中间产物（11-去氧皮质酮）增多（图 23.18）。后续的研究表明，依托咪酯的类固醇合成抑制效果比镇静剂效果更好[341-342]。肾上腺皮质抑制的相应依托咪酯浓度（< 10 ng/ml）比催眠所需的浓度（> 200 ng/ml）要低得多。肾上腺皮质抑制和催眠所需依托咪酯浓度的不同也许能够解释这两种作用持续时间的差异[57]。

在危重患者中依托咪酯的使用和依托咪酯诱导的肾上腺毒性问题再次引起人们的关注。2015 年，Cochrane 对用于危重患者气管插管的单剂量依托咪酯与其他气管插管诱导药物比较的一项综述显示，并没

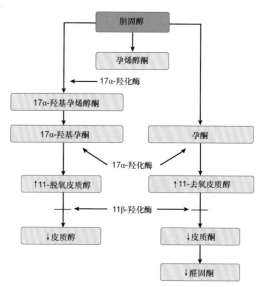

图 23.18　**皮质醇和醛固酮的生物合成途径**。依托咪酯通过作用于 11-羟化酶（主要部位）和 17α-羟化酶（次要部位）影响皮质醇和醛固酮的合成

有确凿证据证明依托咪酯增加死亡率[343]。如前所述，依托咪酯可持续抑制肾上腺皮质类固醇长达 72 h，但是这种抑制效果对临床的影响并不确定[344]。

脓毒症休克的皮质类固醇治疗（the Corticosteroid Therapy of Septic Shock，CORTICUS）研究将 500 名脓毒症休克患者随机分组，接受低剂量皮质类固醇或安慰剂治疗，其中 20% 的患者使用了依托咪酯。研究表明，低剂量的皮质类固醇的治疗并未改善长期预后[345]。CORTICUS 群体的回顾性分析表明，在研究前 28 天使用了依托咪酯的患者死亡率更高，且补充皮质类固醇并无改善[346-347]。其他旨在研究依托咪酯的死亡率和 ICU 住院时间的关系的调查结果也无明确结论[348-351]。总之，依托咪酯单次给药对危重患者的影响仍不明确。

临床应用

麻醉诱导

依托咪酯的诱导剂量为 0.2 ～ 0.6 mg/kg[352]。术前使用阿片类药物、苯二氮䓬类药物或巴比妥类药物时，诱导剂量需要减少。常规给药 0.3 mg/kg 后，麻醉出现时间较快（一个臂脑循环）。曾使用依托咪酯的各种输注方案进行麻醉维持或催眠，但从依托咪酯对肾上腺皮质抑制的报道出现后，便不再使用其进行连续输注。

当患者有心血管疾病、反应性气道疾病、颅内高压，或者任何合并疾病要求选用不良反应较少或对机体有利的诱导药物时，最适合选择依托咪酯。在起效迅速的诱导药中，依托咪酯血流动力学的稳定性独树一帜。在多个研究中，依托咪酯可用于冠状动脉旁路手术或瓣膜手术等有心血管系统损害的患者，也可用于需全麻行经皮冠状动脉成形术、主动脉瘤修复术和胸腔手术患者的麻醉诱导。对于心脏电复律来说，依托咪酯是一个可接受的选择，因其起效迅速、苏醒快、能够维持血流动力学极不稳定患者的血压且可保留自主呼吸[353]。依托咪酯已成功应用于神经外科手术，如巨型动脉瘤切除术，是神经外科手术麻醉诱导过程的合理选择[354]。此外，依托咪酯被认为是可以降低升高的颅内压，同时能够维持脑灌注压或冠脉灌注压的麻醉药物，这点也很重要。

外伤患者体液容量状态不确定时可用依托咪酯诱导。虽然依托咪酯没有氯胺酮的间接拟交感作用，但也无直接心肌抑制作用，也不干扰对术后谵妄的鉴别诊断。当依托咪酯用于创伤患者时，意识丧失本身可与肾上腺素能输出减少有关，且控制通气可加重降低

的前负荷对心血管的影响。虽然依托咪酯诱导的过程并没有直接心血管药物的效果，但是这两个因素可能会引起动脉血压明显降低。

依托咪酯短时间镇静可用于血流动力学不稳定的患者，如心脏复律患者或行短小手术需镇静的急性心肌梗死或不稳定型心绞痛患者[353]。在电惊厥治疗中，依托咪酯引起的惊厥较其他催眠药物持续时间长[355-356]。使用依托咪酯进行诱导是发生苏醒期谵妄的独立危险因素[357]。

肾上腺皮质醇增多症的治疗

依托咪酯在治疗内源性肾上腺皮质醇增多症中具有特殊的地位。已被证实是一种有效的肠外治疗方案。血流动力学不稳定、脓毒血症或精神疾病患者的治疗应该在重症监护条件下进行[358]。

不良反应

虽然依托咪酯诱导时血流动力学稳定、呼吸抑制小，但可引起恶心呕吐、注射痛、肌阵挛性运动及呃逆等副作用。近期投入使用的脂质乳剂依托咪酯引起术后恶心的发生率与丙泊酚相同或更高[359-361]。

脂质乳剂依托咪酯的注射疼痛、血栓性静脉炎和组胺释放的发生率较低[362-363]。在依托咪酯给药前即刻注射利多卡因 20 ～ 40 mg 基本上可消除疼痛。

肌肉运动（肌阵挛）和呃逆的发生率差异较大（0 ～ 70%），但术前 60 ～ 90 s 给予镇静药物如咪达唑仑或小剂量的镁可减少肌阵挛的发生[364-365]。

新型依托咪酯衍生物

依托咪酯是一个众所周知、使用广泛的麻醉诱导药物，其局限性正如之前所提到的，有肾上腺皮质抑制、PONV 和肌阵挛。对依托咪酯进行修饰，产生出更好的依托咪酯衍生物会具备更好的效用。Methoxycarbonyletomidate（MOC）是依托咪酯的衍生物，迅速代谢成为羧酸化 MOC（MOC-ECA）。MOC 的效能几乎与依托咪酯相同，麻醉诱导的作用持续时间很短，这是因为其被非特异性酯酶快速代谢。临床前试验表明，MOC 不是肾上腺素类固醇合成的抑制剂[366]。但是其代谢物累积可导致苏醒延迟，使之不太适合持续输注。

Carboetomidate 是另外一种衍生物，一个五元吡咯环代替了咪唑。在蝌蚪和大鼠中，Carboetomidate 能够有效减少肾上腺抑制作用，Carboetomidate 激活 $GABA_A$ 受体而具备潜在的催眠功能，同时还能够把血流动力学的变化降低到最小[367]。另一个潜在的优

点是它可以抑制大鼠模型的 5-HT$_3$ 受体，可能减少呕吐的发生。

另一种依托咪酯衍生物，甲氧羰基-碳依托咪酯（MOC-carboetomidate），具有良好的效果，且不抑制肾上腺和母体化合物的效力，但作用时间较长，不利于长期输注。

环丙基甲氧基甲酯（cyclopropyl-methoxycarbonyl metomidate，CPMM）和二甲基甲氧基甲酯（dimethyl-methoxycarbonyl metomidate，DMMM）是依托咪酯的最新衍生物。在 2 h 的持续输注后，它们效力更高、恢复时间更快。到目前为止，它们在动物研究和炎症脓毒症模型中最有前景。

右美托咪定

历史

α_2- 肾上腺素能受体激动剂具有镇静、抗焦虑、催眠、镇痛和交感神经阻滞作用。α_2- 肾上腺素能受体激动剂的麻醉作用最早发现于接受可乐定治疗的患者[368]。之后不久发现可乐定能降低氟烷的最低肺泡有效浓度（minimum alveolar concentration，MAC）[369]。可乐定对 α_2 受体和 α_1 受体的选择性比例为 220∶1，而右美托咪定为 1600∶1，是选择性较高的 α_2 肾上腺素能受体激动剂。它在 1999 年被美国引进用于临床实践，被 FDA 批准仅用于机械通气成年 ICU 患者的短时间镇静（< 24 h）。现在右美托咪定已经用于 ICU 长期镇静和抗焦虑，也可用于 ICU 外的多种情况，包括手术室里镇静和辅助镇痛，诊室和操作室的镇静及其他适应证，如成人和小儿患者戒断 / 戒毒时的改善措施[370-371]。

理化性质

右美托咪定是美托咪定的右旋异构体，多年来美托咪定已被兽医用于镇静和止痛[372]，右美托咪定对 α_2 受体的特异性（$\alpha_2/\alpha_1 = 1600∶1$）比可乐定（$\alpha_2/\alpha_1 = 220∶1$）更高，是完全的 α_2 受体激动剂[373]。其 pKa 值为 7.1。右美托咪定属于咪唑类的 α_2 受体激动剂亚属，与可乐定类似，其结构见图 23.19。在水中完全溶解，100 μg/ml 右美托咪定和 9 mg/ml NaCl 水溶液混合可配成透明等渗溶液。输注前，将药液用生理盐水、5% 葡萄糖、甘露醇或乳酸林格液稀释至 4 μg/ml 或 8 μg/ml 的浓度。右美托咪定不得与安

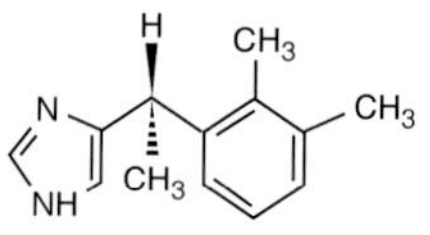

图 23.19　右美托咪定的化学结构

氟替拉辛 B、安氟替拉辛 B 脂质体、地西泮、苯妥英钠、吉妥珠单抗、伊立替康或泮托拉唑联合使用。

代谢及药代动力学

右美托咪定几乎全部需要进行生物转化，仅有极少量药物原型通过尿液和粪便排出。其生物转化途径包括直接葡萄糖醛酸化以及细胞色素 P450 介导的代谢。右美托咪定的主要代谢途径包括通过直接 N- 葡萄糖醛酸化转化为无活性代谢产物、CYP2A6 介导的羟基化以及 N- 甲基化。CYP2A6 基因多态性不影响临床给药方案[374]。右美托咪定的蛋白结合率为 94%，其全血和血浆的药物浓度比值为 0.66。右旋美托咪定对心血管系统有影响，可能引起心动过缓、一过性高血压及低血压，并可影响其自身的药代动力学。右美托咪定大剂量时可引起显著的血管收缩，导致药物分布容积减少。减少负荷剂量或增加给药时间可避免血压升高。

右美托咪定的药代动力学基本上为非线性[375]。对志愿者的研究发现以三室模型描述其药代动力学最佳（表 23.1）。随后在不同患者群体中进行的许多研究都对其临床药代动力学和药效动力学进行了研究，Weerink 等对研究结果进行了回顾和总结[376]。研究结果之一是，目前采用的体重调整剂量仅适用于非肥胖人群。对于肥胖患者，去脂体重可能更合适，但该结论仍有待调查。

在肝损伤程度不同（Child-Pugh 分级 A、B、C）的受试者中发现，右美托咪定的清除率较正常人要低。不同程度（轻微、中等、严重）肝损伤患者的右美托咪定平均清除率分别为正常人的 74%、64% 以及 53%。

右美托咪定的药代动力学参数不受肾功能损害（肌肝清除率 < 30 ml/min）或年龄的影响。严重肾病患者体内右美托咪定与血浆蛋白的结合程度较低，使其具有更强的镇静作用。右美托咪定清除率与身高有关[375, 377]。右美托咪定的消除半衰期为 2 ~ 3 h，输注 10 min 后的时量相关半衰期为 4 min，输注 8 h 为 250 min。患者术后应用右美托咪定镇静，其药代动力学与志愿者相似[378]。暂未发现临床相关的细胞色素 P450 介导的药物相互作用。

药理学

右美托咪定非选择性地作用于膜结合 G 蛋白偶联 α₂ 肾上腺素受体。细胞内途径包括腺苷酸环化酶的抑制和钙、钾离子通道的调节。人类已被描述三种亚型的 α₂ 肾上腺素受体：α₂A、α₂B 和 α₂C（图 23.20）[379]。α₂A 肾上腺素受体主要分布在外周，而 α₂B 和 α₂C 分布在脑和脊髓。在外周血管中位于突触后的 α₂ 肾上腺素受体引起血管收缩，而突触前的 α₂ 肾上腺素受体抑制去甲肾上腺素释放，可减弱血管收缩。α₂ 肾上腺素受体激动剂的总反应与中枢神经系统和脊髓的 α₂ 肾上腺素受体兴奋有关。这些受体都参与了 α₂ 肾上腺素受体的交感抑制、镇静和抗伤害作用[380]。α₂ 受体激动剂的优势在于，其效应可以被其拮抗剂所中和（例如阿替美唑）[381]。目前阿替美唑尚未被批准用于人类。

对中枢神经系统的影响

镇静

α₂ 受体激动剂作用于蓝斑的 α₂ 受体产生镇静催眠作用，还通过作用于蓝斑和脊髓内的 α₂ 受体产生镇痛作用[382]。右美托咪定可减少蓝斑投射到腹外侧视前核的活动，因而使结节乳头核的 GABA 能神经递质和促生长激素神经肽释放增加，从而使皮质和皮质下投射区组胺的释放减少[383]。α₂ 受体激动剂可抑制 L 及 P 型钙通道的离子电导，增强电压门控钙离子激活的钾通道电导。右美托咪定的镇静作用与其他作用于 GABA 系统的镇静药物（丙泊酚和苯二氮䓬类药物）不同。α₂ 受体激动剂通过内源性睡眠促进作用途径发挥镇静作用，从而形成自然的睡眠模式（图 23.21）[384]。患者非常容易唤醒，并在气管插管过程中能接受并配合指令。如果无干扰，患者马上进入睡眠状态[385]。这个特点可使其安全地进行"每天唤醒"试验。这种重要的试验——ICU 机械通气患者撤除所有镇静药以评价其精神状态并进行滴定镇静——可缩短患者机械通气时间和 ICU 滞留时间[386-387]。右美托咪定达到显著但可唤醒的镇静程度的血药浓度为 0.2 ～ 0.3 ng/ml。血药浓度超过 1.9 ng/ml 会达到不可唤醒的深度镇静[388]。

与丙泊酚、劳拉西泮[389] 以及咪达唑仑[390] 相比，使用右美托咪定镇静会显著降低 ICU 患者的谵妄发生率。

虽然右美托咪定维持认知的确切机制尚不清楚，但有数据表明，可能是使用麻醉药物后 α5γ- 氨基丁酸 A 型受体表达的抑制发挥一定作用[391]。

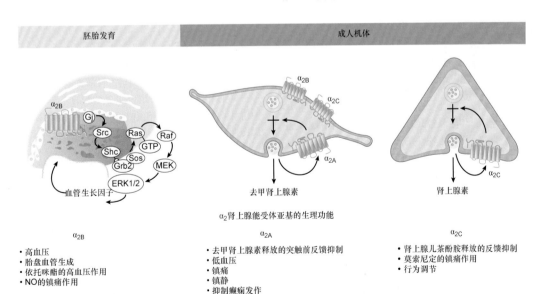

图 23.20　α₂ 肾上腺素受体的不同生理功能。该图上部描述了 3 种 α₂ 受体亚型在调节外周或中枢成年神经细胞去甲肾上腺素和肾上腺素的释放过程中具有突触前抑制反馈受体的作用。肾上腺也可见到负反馈环。在胎儿发育期间，α₂B 受体参与胎盘血管系统的发育。该图下部列出了一系列与 α₂ 肾上腺素受体相关的生理功能（From Paris A，Tonner PH. Dexmedetomidine in anaesthesia. Curr Opin Anaesthesiol. 2005；18：412-418.）

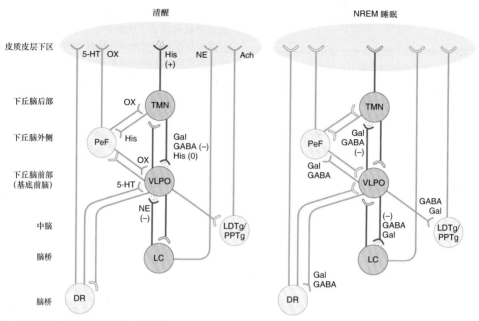

图 23.21　右美托咪定可诱导非快眼动睡眠模型（NREM）。右美托咪定（右图）对蓝斑（LC）的刺激解除了 LC 对腹外侧视前核（VLPO）的抑制。随后 VLPO 释放 γ - 氨基丁酸（GABA）到结节核（TMN）。这抑制了促进皮质和前脑觉醒的组胺的释放，诱导意识丧失（From Ebert T，Maze M. Dexmedetomidine：another arrow for the clinician's quiver. Anesthesiology. 2004；101：569-570. ）

镇痛

右美托咪定的镇痛作用是通过激活背角 $α_{2C}$ 和 $α_{2A}$ 受体，减少早期痛觉递质、P 物质、谷氨酸的分泌以及中间神经元的超极化，从而直接抑制痛觉传递[392]。术中和术后全身给予右美托咪定能够减少阿片类药物的使用[393]。这种效应对于术后易出现呼吸暂停或通气不足的患者有利，例如进行外科减重手术的患者[394]。在术后 ICU，与接受安慰剂的患者相比，接受右美托咪定输注的患者所需镇痛药物减少了 50%[385]。在全身麻醉中，右美托咪定能够降低吸入麻醉药的最低肺泡有效浓度（MAC）[395-396]。

类似于可乐定，右美托咪定作为中枢和外周神经阻滞的辅助用药被频繁使用。在儿童腹股沟疝修补术中行骶管麻醉时，1 μg/kg 右美托咪定可作为 0.25% 布比卡因（1 ml/kg）的辅助用药，以降低对疝囊牵拉的反应以及延长术后镇痛的时间[397]。已经在志愿者中研究了右美托咪定作为尺神经阻滞[398]和胫神经阻滞[399]的罗哌卡因的辅助用药的情况。这两项研究发现右美托咪定能够增强和延长感觉阻滞效果。这种效应可能由延长无髓鞘 C 纤维（感觉）以及少量 A 纤维（运动功能）的超极化引起。

对中枢神经系统的保护作用和对中枢神经系统的其他影响

中枢神经系统的保护作用尚未完全明确。在不完全脑缺血再灌注的动物模型中，右美托咪定可减少脑组织坏死，改善神经系统预后。目前普遍认同的观点是右美托咪定减少损伤时颅内儿茶酚胺的外流。神经保护作用可能是调节凋亡前蛋白和抗凋亡蛋白的结果[400]。损伤期间兴奋性神经递质谷氨酸盐的减少也可能解释一些保护效应[401]。

对于接受经蝶垂体切除的患者，右美托咪定不影响其腰部的脑脊液压力[402]。在其他的研究中，经颅多普勒成像测量表明，大脑中动脉血流速度随着右美托咪定浓度的增加而降低，但是 CO_2 的反应性和自动调节功能不变[403-404]。脑血流的降低并不伴随 $CRMO_2$ 的减少。最近，在一项有 6 名正常志愿者的研究中，给予右美托咪定达到 0.6 ng/ml 和 1.2 ng/ml 的血药浓度（无论有无过度通气）时，CBF 减少伴随 $CRMO_2$ 的下降，与预期结果一致[405]。这项研究提示，在脑氧供需关系的维持方面，还需对脑损伤进行更深入的研究。

右美托咪定已用于涉及神经生物监测的神经外科手术。术中使用右美托咪定对皮质诱发电位、振幅和潜伏期的影响很小。右美托咪定也适用于癫痫手术患者的麻醉辅助用药，因为右美托咪定并不会减弱癫痫病灶的癫痫样活动[406]。

对呼吸系统的影响

右美托咪定的血药浓度达到具有明显镇静作用的水平时，可使有自主呼吸的志愿者的每分通气量减少，但动脉氧合、pH 及 CO_2 通气反应曲线的斜率没有改变。在比较瑞芬太尼与右美托咪定对健康志愿者呼吸参数影响的一项研究中，即使应用对强烈刺激都无反应的剂量，高二氧化碳通气应答也不受影响[407]。右美托咪定也显示出高碳酸血症觉醒现象，这是正常睡眠中的现象。

对心血管系统的影响

Ebert 等对志愿者进行了实验，应用靶控输注系统提高右美托咪定的血药浓度（0.7～15 ng/ml）（图23.22）。最低的两个血药浓度可使平均动脉压降低

13%，然后逐渐升高 12%。随着右美托咪定血药浓度的升高，心率（最大值 29%）和心排血量（35%）进行性下降，在一个包含 401 个患者的临床 III 期试验中，右美托咪定最常见的血流动力学不良反应为：低血压（30%）、高血压（12%）和心动过缓（9%）[372]。给药初期血压升高可能是由于右美托咪定作用于外周 α_2 受体引起血管收缩所致。低血压和心动过缓可能是由静脉注射了较大的"负荷"剂量引起的。若不给予负荷剂量或者给药剂量小于 0.4 μg/kg 则会减少低血压的发生率及程度。"负荷剂量"给药时间超过 20 min 时，可使短暂性高血压最小化[408]。在几项研究中，静脉或肌注给药后，右美托咪定可使小部分患者发生严重的心动过缓（< 40 次/min），偶尔并发窦性停搏。通常情况下，这些情况可以自动缓解，或者通过抗胆碱药物轻易纠正，预后良好。当右美托咪定停止给药后（即使使用时间超过 24 h），也不会发生反跳效应[409]。可乐定和右美托咪定都可以减少围术期耗氧量和钝化手术期间交感反应，并可以改善心脏预后[410-411]。但是，仍然需要更多的研究来确定右美托咪定是否可

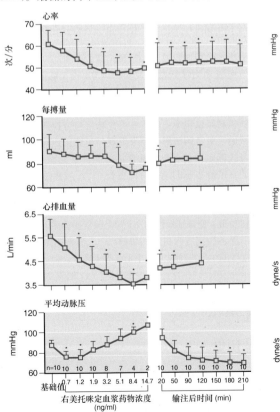

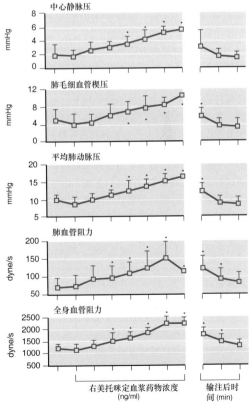

图 23.22　右美托咪定不断升高的血浆药物浓度的影响

以降低心肌缺血的风险。

临床应用

右美托咪定已被批准用于 ICU 中气管插管的成人患者的短期镇静。因其良好的抗焦虑、镇静、镇痛、抗交感和极小的呼吸抑制等优点，也被用于其他各种临床情况。右美托咪定已用于成人和小儿患者的放射学检查和有创检查的镇静。两项研究报道了与丙泊酚或咪达唑仑比较，右美托咪定成功用于 140 例 1 ～ 7 岁的儿童 MRI 扫描的镇静[412]。Gerlach 等人全面回顾了不同人群在各种手术操作下的镇静[413]。

右美托咪定作为麻醉前用药，静脉剂量为 0.33 ～ 0.67 μg/kg，于手术前 15 min 给药可有效地降低低血压和心动过缓等心血管不良反应的发生[396]。经鼻或口腔给药时，右美托咪定具有较高的生物利用度。这大幅提高了幼儿的依从性和吸收。术前 1 h 给药 3 ～ 4 μg/kg 是安全有效的。

一项研究比较了 40 例患者局部麻醉或区域阻滞下应用右美托咪定或丙泊酚作为镇静药的效能，结果右美托咪定（1 μg/kg，静脉注射时间超过 10 min）用于术中镇静的起效慢于丙泊酚［75 μg/(kg·min)，持续 10 min］，但是两者达到相同镇静程度时，对呼吸循环的影响相似。右美托咪定术中维持 BIS 指数在 70 ～ 80 之间的平均输注速度为 0.7 μg/(kg·min)。停止输注后，右美托咪定镇静时间较长，血压恢复也较慢。右美托咪定也能产生深度镇静，当其浓度为正常镇静浓度的 10 倍时可作为静脉麻醉药使用[414]。右美托咪定的这些特点，加之在较浅的镇静程度下患者配合良好，具有镇痛效果且对呼吸抑制轻微，使之成为适合清醒开颅手术、深部脑刺激、语言区域附近的手术或清醒颈动脉内膜剥除术等手术操作的催眠药物，能够维持理想镇静水平且波动更小和血流动力学更稳定[403]。最近的一项研究表明在手术结束时静脉注射右美托咪定 1 μg/kg，避免咳嗽、躁动、高血压、心动过速和寒战的发生，改善全身麻醉的质量，且不延长拔管时间[415]。减少阿片类药物对于术后易出现呼吸抑制的减重手术患者来说是有益的[394]。

右美托咪定还可以用来进行戒毒治疗。急速阿片类脱毒、可卡因戒断以及长期镇静后导致的医源性苯二氮䓬类药物和阿片类药物耐受都可使用右美托咪定进行治疗[416]。也有 ICU 机械通气的儿科患者在出现阿片类药物或苯二氮䓬类药物的戒断反应时使用右美托咪定进行处理的报道[417]。

右美托咪定可能会减少唾液分泌，患者会感觉到口干。加之其对呼吸系统的影响很小，这种作用有利于清醒状态下的纤支镜气管插管，这一应用也迅速走向成熟[418]。此外，右美托咪定还能够降低眼内压及寒战阈值[419]。

全身麻醉在肿瘤手术中的应用仍存在争议。对肺癌和神经胶质瘤细胞系的体内外作用的研究表明右美托咪定增强了肿瘤的增殖和迁移，主要是通过上调抗凋亡蛋白的表达。这些发现的临床相关性仍有待确定[163a]。

重症监护治疗病房

右美托咪定用于术后机械通气患者镇静时优于丙泊酚。在一项研究中表明，右美托咪定组心率较慢，而两组平均动脉压相似。右美托咪定组 PaO_2/FiO_2 比值显著高于丙泊酚组。停止输注后两组拔管时间相似，均为 28 min。右美托咪定组的患者对在 ICU 的回忆较多，但总体上这段记忆都是愉悦的[421]。其他几项研究已证实与丙泊酚或苯二氮䓬类药物相比，右美托咪定镇静可减少阿片类药物的用量（超过 50%）。很多研究发现右美托咪定用于镇静时，停药后血流动力学更稳定，这对心肌缺血风险较高的患者显然是有益的[422]。ICU 镇静时，负荷剂量为 0.5 ～ 1.0 μg/kg。不给予负荷剂量或减小剂量可减少严重心动过缓和其他血流动力学紊乱的发生。以 0.1 ～ 1 μg/(kg·h) 的速度输注通常可维持充分的镇静。谵妄是 ICU 滞留时间延长和死亡率增加的危险因素[423]。在一项双盲随机对照试验中，使用右美托咪定与劳拉西泮用于机械通气患者的镇静，结果发现，与劳拉西泮相比，右美托咪定组具有更长的存活时间，且无谵妄或昏迷，适宜镇静水平的维持时间更长[389]。与咪达唑仑和丙泊酚相比，右美托咪定组患者能更好地表述疼痛[386]。右美托咪定的独特特征（即提供充分的镇静而呼吸抑制轻微）使该选择性的 α_2 肾上腺素受体激动剂能有助于患者撤离呼吸机时的镇静[424]。右美托咪定经 FDA 批准的给药维持时间为小于或等于 24 h，但已经有多项研究表明长期给药（甚至多于 30 天）的安全性[390]。

氟哌利多

历史

Janssen 等合成了第一个丁酰苯化合物——氟哌啶醇，成为神经安定麻醉中的主要成分[298, 301]。DeCastro 及 Mundeleer 于 1959 年将氟哌啶醇与苯哌利定（也是由 Janssen 合成的一个哌替啶的衍生物）合用，成为神经安定麻醉的先驱。氟哌利多是氟哌啶醇的衍生物，芬太尼是苯哌利定的同源化合物，两者均由 Janssen 合成。DeCastro 及 Mundeleer 将两者组合，发现效果优于氟哌啶醇和苯哌利定。该镇静安定麻醉配方镇痛起效更快，呼吸抑制较轻，锥体外系不良反应也较少。在美国用于神经安定麻醉的主要药物是 Innovar，其成分为固定比例的氟哌利多和芬太尼。现代麻醉中神经安定麻醉几乎不再使用。氟哌利多在麻醉中主要用于止吐、镇静和止痒。此外，氟哌利多还被用作抗精神病药和减少躁动[425]。

2001 年，FDA 发布了一个关于氟哌利多可能引起致命的心律失常的黑框警告，建议只有在持续心电图监测下方可使用该药物。氟哌利多在一些国家已经停用，而在未停用的国家其外包装上也有关于可能发生致命心律失常的措辞严厉的警告，因此氟哌利多的使用已明显减少。很多杂志社论、文章及读者来信都对小剂量氟哌利多是否能引起 QT 间期延长、心律失常以及死亡提出质疑，并且对相关的病例进行了回顾[298, 426-430]。在欧洲，25 个拥有欧洲麻醉学会理事会成员的国家中有 19 个报道了常规使用 0.5 ~ 2.5 mg 氟哌利多来预防 PONV。但是在 2007 年，一个国际共识小组不顾 FDA 的警告，将其推荐为一线止吐药[298, 431]。

氟哌利多是一种丁酰苯类药物，是吩噻嗪类的氟化衍生物（图 23.23）。丁酰苯类药物具有中枢神经系统抑制作用，特点是明显的宁静和木僵状态。丁酰苯类药物是强效止吐药。氟哌利多是强效的丁酰苯类药物，与同类的其他药物一样，它在中枢的作用部位与多巴胺、去甲肾上腺素及 5-羟色胺相同[298, 432]。丁酰苯类药物可能通过占领突触后膜的 GABA 受体，减少突触传递，导致多巴胺在突触间裂隙堆积。特别是氟哌利多可引起 GABA$_A$ 受体的 α_1、β_1 和 γ_2 亚基的亚极量抑制和 α_2 乙酰胆碱受体的完全抑制。氟哌利多引起焦虑、烦躁不安和多动可能与 GABA 受体的亚极量抑制有关[298, 433]。可能发生多巴胺和乙酰胆碱的失衡，从而可引起中枢神经系统正常信号的传导发生变化。化学感受器触发区是呕吐中枢，"红色"的星状细胞将神经安定药物分子从毛细血管转运至化学感受器触发区的多巴胺能突触，进而占据 GABA 受体，这可能是氟哌利多的止呕作用机制。

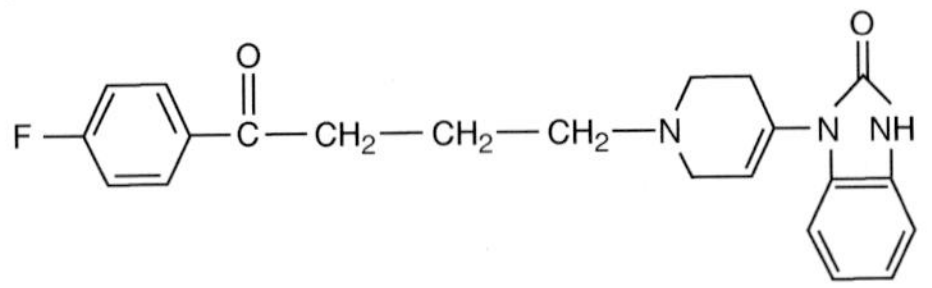

图 23.23　**氟哌利多的结构，为丁酰苯类衍生物**

药代动力学

氟哌利多在肝进行生物转化，生成两种主要代谢产物。其血浆消除可用二室模型描述。药代动力学[298, 434]见表 23.1。

药效动力学

对中枢神经系统的影响

还没有关于神经安定麻醉药对人体脑血流和 $CMRO_2$ 影响的研究。氟哌利多可使犬脑血管显著收缩，脑血流减少 40%。氟哌利多不会引起 $CMRO_2$ 的明显变化。清醒患者的脑电图常显示频率下降，偶尔可减慢。在使用预防呕吐的小剂量氟哌利多后，药物排出时可导致平衡障碍。氟哌利多可引起锥体外系症状，加重帕金森病的病情，因此，对于此类退行性病变患者要谨慎用药。它在极罕见的情况下可诱发恶性神经安定综合征。

对呼吸系统的影响

氟哌利多单独应用时对呼吸系统影响轻微。氟哌利多（0.044 mg/kg）可使外科患者呼吸次数略减少，静脉注射（3 mg）对志愿者的潮气量无明显影响。关于呼吸系统方面尚无更详细的研究。

对心血管系统的影响

同大多数抗精神病药物一样，氟哌利多可延长心肌复极化过程，引起 QT 间期延长、诱发尖端扭转型室性心动过速[298, 435]，该作用为剂量依赖性，当有其他导致 QT 间期延长的原因并存时，可能有临床意义。氟哌利多还有类似奎尼丁样的抗心律失常作用。氟哌利多可引起血管扩张，导致血压下降（表 23.3）。可能是由于 α-肾上腺素能受体被中度阻断所引起的。氟哌利多不影响多巴胺引起的肾血流量增加（通过肾血流计的方法）。氟哌利多对心肌收缩力影响不大。

临床应用

目前，围术期应用氟哌利多主要限于其止吐和镇静作用。它是有效的止呕药，静脉注射剂量范围 10 ~ 20 μg/kg（相当于 70 kg 个体给予 0.6 ~ 1.25 mg）[298, 436]。当氟哌利多剂量低于 1 mg 时能够产生止呕作用，同时，由于心脏的副作用可能是剂量依赖性的，因此静脉注射剂量低于 1 mg 来预防 PONV 较为明智[437]。对于手术时间持续 1 h 的患者，在麻醉开始时给予氟哌利多，恶心呕吐的发生率可降低大约 30%。在诱导时给予该剂量药物对苏醒时间的影响不大，若在术毕时给药，则可能发生残余催眠作用。氟哌利多止呕的总体效能与昂丹司琼相同，不良反应也相似，但是氟哌利多更为划算。氟哌利多与 5- 羟色胺拮抗剂和（或）地塞米松合用，止吐作用增强。氟哌利多还可有效地治疗和预防阿片类药物引起的瘙痒，静脉注射和硬膜外腔给药均可。此种用法还可有效地减少恶心的发生，但会加深镇静。不过，硬膜外腔给予氟哌利多的安全性尚未得到充分证实，因此这种给药方式还未获得批准。

小结

很多种不同的静脉麻醉药物都可以用于全身麻醉或镇静。一定要基于患者对催眠、遗忘及镇痛的需求来选择药物，可以选择一种药物，但更多时候是联合用药。药物的选择应使患者个体的生理和（或）病理生理状态与药物的药理学相符合。此外，基于上述药代动力学和药效动力学的相互作用，可以选择最佳剂量的药物组合来进行催眠镇痛。休克患者的麻醉诱导应选择起效迅速且不会进一步加重血流动力学紊乱的药物。为了安全有效地进行麻醉诱导、维持镇静或全身麻醉，临床医师应了解每一种静脉麻醉药的临床药理特点。对某一患者来说，并没有哪一种药物是绝对合适的，只有知识丰富的医师才能明智且恰当地用药，实施高质量的麻醉。

致谢

感谢编辑和出版商 J.G. Reeves、Peter S.A. Glass、David A. Lubarsky、Matthew D. McEvoy 和 Richardo Martinez-Ruiz 博士在上一版著作中就这一主题的章节撰写，他们的工作成为了本章节的基础。

参考文献

1. Jarman R. *Postgrad Med*. 1946;22:311.
2. Glen JB, et al. *Br J Anaesth*. 1982;54:231.
3. Adam HK, et al. *Br J Anaesth*. 1980;52:743.
4. Glen JB. *Br J Anaesth*. 1980;52:230.
5. Glen JB. *Br J Anaesth*. 1980;52:731.
6. James R, Glen JB. *J Med Chem*. 1980;23:1350.
7. Grossherr M, et al. *Br J Anaesth*. 2009;102:608.
8. Grossherr M, et al. *Xenobiotica*. 2009;39:782.
9. Liu B, et al. *J Clin Monit Comput*. 2012;26:29.
10. Cowley NJ, et al. *Anaesthesia*. 2012;67:870.
11. Struys MMRF, et al. *Eur J Anaesthesiol*. 2010;27:395.
12. Struys MMRF, et al. *Anesthesiology*. 2010;112:1056.
13. Garnock-Jones KP, Scott LJ. *Drugs*. 2010;70:469.
14. Vree TB, et al. *J Chromatogr B Biomed Sci Appl*. 1999;721:217.
15. Bleeker C, et al. *Br J Anaesth*. 2008;101:207.
16. Takizawa D, et al. *Clin Pharmacol Ther*. 2004;76:648.
17. Takizawa D, et al. *Anesthesiology*. 2005;102:327.
18. Kuipers JA, et al. *Anesthesiology*. 1999;91:1780.
19. Reekers M, et al. *Adv Exp Med Biol*. 2003;523:19.
20. Lichtenbelt BJ, et al. *Anesth Analg*. 2010;110:1597.
21. Chen TL, et al. *Br J Anaesth*. 1995;74:558.
22. Candiotti K, et al. *Crit Care Med*. 2010;38:U268.
23. Candiotti KA, et al. *Anesth Analg*. 2011;113:550.
24. Gan TJ, et al. *J Clin Anesth*. 2010;22:260.
25. Cohen LB, et al. *J Clin Gastroenterol*. 2010;44:345.
26. Abdelmalak B, et al. *Curr Pharm Des*. 2012;18:6241.
27. Patwardhan A, et al. *Anesth Analg*. 2012;115:837.
28. Sneyd JR, Rigby-Jones AE. *Br J Anaesth*. 2010;105:246.
28a. Feng AY, et al. *J Anaesthesiol Clin Pharmacol*. 2017;33(1):9.
28b. van den Berg JP, et al. *Br J Anaesth*. 2017;119(Issue 5):918.
29. Vuyk J, et al. *Br J Anaesth*. 2001;86:183.
30. Schnider TW, et al. *Anesthesiology*. 1999;90:1502.
31. Marsh B, et al. *Br J Anaesth*. 1991;67:41.
32. Marsh BJ, et al. *Can J Anaesth*. 1990;37:S97.
33. Gepts E, et al. *Anesth Analg*. 1987;66:1256.
34. Schuttler J, Ihmsen H. *Anesthesiology*. 2000;92:727.
35. Hughes MA, et al. *Anesthesiology*. 1992;76:334.
36. Kazama T, et al. *Anesthesiology*. 1999;90:1517.
37. Shafer A, et al. *Anesthesiology*. 1988;69:348.
38. Vuyk J, et al. *Anesthesiology*. 2000;93:1557.
39. Mertens MJ, et al. *Anesthesiology*. 2004;100:795.
40. Leslie K, et al. *Anesth Analg*. 1995;80:1007.
41. Upton RN, et al. *Anesth Analg*. 1999;89:545.
42. Kazama T, et al. *Anesthesiology*. 2002;97:1156.
43. Allegaert K, et al. *Br J Anaesth*. 2007;99:864.
44. Allegaert K, et al. *Neonatology*. 2007;92:291.
45. Kirkpatrick T, et al. *Br J Anaesth*. 1988;60:146.
46. Vuyk J. *Acta Anaesthesiol Belg*. 2001;52:445.
47. Kataria BK, et al. *Anesthesiology*. 1994;80:104.
48. Murat I, et al. *Anesthesiology*. 1995;83:A1131.
49. Murat I, et al. *Anesthesiology*. 1996;84:526.
50. Servin F, et al. *Anesthesiology*. 1988;69:887.
51. Servin F, et al. *Br J Anaesth*. 1990;65:177.
52. Vuyk J, et al. *Anesth Analg*. 2009;108:1522.
53. Mertens MJ, et al. *Anesthesiology*. 2001;94:949.
54. Krasowski MD, et al. *Mol Pharmacol*. 1998;53:530.
55. Krasowski MD, et al. *Neuropharmacology*. 2001;41:952.
56. Forman SA, Ruesch D. *Biophys J*. 2003;84:87A.
57. Forman SA. *Anesthesiology*. 2011;114:695.
58. Ruesch D, et al. *Anesthesiology*. 2012;116:47.
59. Franks NP. *Nat Rev Neurosci*. 2008;9:370.
60. Kushikata T, et al. *Anesth Analg*. 2002;94:1201.
61. Stamatakis EA, et al. *PLoS One*. 2010;5:e14224.
62. Xie G, et al. *Br J Anaesth*. 2011;106:548.
63. Lingamaneni R, et al. *Anesthesiology*. 2001;95:1460.
64. Lingamaneni R, Hemmings HC. *Br J Anaesth*. 2003;90:199.
65. Dong XP, Xu TL. *Anesth Analg*. 2002;95:907.
66. Pain L, et al. *Anesth Analg*. 2002;95:915.
67. Gelb AW, et al. *Anesthesiology*. 1995;83:A752.
68. Rigby-Jones AE, et al. *Anesthesiology*. 2002;97:1393.
69. Rigby-Jones AE, Sneyd JR. *Paediatr Anaesth*. 2011;21:247.
70. Murray DM, et al. *Br J Anaesth*. 2002;88:318P.
71. Glass PS, et al. *Anesthesiology*. 1997;86:836.
72. San-Juan D, et al. *Clin Neurophysiol*. 2010;121:998.
73. Hodkinson BP, et al. *Lancet*. 1987;2:1518.
74. Wilson C, et al. *Clin Toxicol*. 2010;48:165.
75. Kirby RR, et al. *Anesth Analg*. 2009;108:1182.
76. Wischmeyer PE, et al. *Anesth Analg*. 2007;105:1066.
77. Noterman J, et al. *Neurochirurgie*. 1988;34:161.
78. Steiner LA, et al. *Anesth Analg*. 2003;97:572.
79. Adembri C, et al. *Crit Care Med*. 2002;30:A24.
80. Adembri C, et al. *Anesthesiology*. 2006;104:80.
81. Adembri C, et al. *CNS Drug Rev*. 2007;13:333.
82. Kotani Y, et al. *J Cereb Blood Flow Metab*. 2008;28:354.
83. Gelb AW, et al. *Anesthesiology*. 2002;96:1183.
84. Gelb AW. *Anesth Analg*. 2003;96:33.
85. Cattano D, et al. *Anesth Analg*. 2008;106:1712.

86. Pesic V, et al. *Int J Dev Neurosci.* 2009;27:279.
87. Lanigan C, et al. *Anaesthesia.* 1992;47:810.
88. Vuyk J, et al. *Anesthesiology.* 1992;77:3.
89. Vuyk J, et al. *Anesthesiology.* 1996;84:288.
90. Vuyk J, et al. *Anesthesiology.* 1997;87:1549.
91. Spelina KR, et al. *Br J Anaesth.* 1986;58:1080.
92. Smith C, et al. *Anesthesiology.* 1994;81:820.
93. Kazama T, et al. *Anesth Analg.* 1998;86:872.
94. Dahan A, et al. *Adv Exp Med Biol.* 2003;523:81.
95. Nieuwenhuijs DJ, et al. *Anesthesiology.* 2003;98:312.
96. Goodman NW, et al. *Br J Anaesth.* 1987;59:1497.
97. Jonsson MM, et al. *Anesthesiology.* 2005;102:110.
98. Larsen R, et al. *Anaesthesia.* 1988;43(suppl):25.
98a. de Wit F, et al. *BJA: British Journal of Anaesthesia.* 2016;116(6):784.
99. Pagel PS, Warltier DC. *Anesthesiology.* 1993;78:100.
100. Samain E, et al. *Anesthesiology.* 2000;93:U169.
101. Samain E, et al. *Anesth Analg.* 2000;90:546.
102. Xia ZY, et al. *Anesth Analg.* 2006;103:527.
103. Huang ZY, et al. *Clin Sci.* 2011;121:57.
104. Denborough M, Hopkinson KC. *Lancet.* 1988;1:191.
105. Denborough MA. *Anesthesiology.* 2008;108:156.
106. Foster PS, et al. *Clin Exp Pharmacol Physiol.* 1992;19:183.
107. Mertes PM, Laxenaire MC. *Anaesthesia.* 2002;57:821.
108. Laxenaire MC, et al. *Anesthesiology.* 1992;77:275.
109. Laxenaire MC. *Ann Fr Anesth Reanim.* 1994;13:498.
110. Gan TJ, et al. *Anesthesiology.* 1997;87:779.
111. Bennett SN, et al. *N Engl J Med.* 1995;333:147.
112. Devlin JW, et al. *Pharmacotherapy.* 2005;25:1348.
113. Kazama T, et al. *Anesthesiology.* 2003;98:299.
114. Mertens MJ, et al. *Anesthesiology.* 2003;99:347.
115. Minto CF, et al. *Anesthesiology.* 2000;92:1603.
116. Short TG, et al. *Br J Anaesth.* 1992;69:162.
117. Reich DL, et al. *Anesth Analg.* 2005;101:622.
118. Lichtenbelt BJ, et al. *Clin Pharmacokinet.* 2004;43:577.
119. Johnson KB, et al. *Anesthesiology.* 2004;101:647.
120. Kurita T, et al. *Anesth Analg.* 2009;109:398.
120a. Reade MC, Finfer S. *N Engl J Med.* 2014;370:444.
121. Jacobi J, et al. *Crit Care Med.* 2002;30:119.
121a. Olutoyin OA, et al. *Am J Obstet Gynecol.* 2018;218:98.
121b. Malhotra A, et al. *Brain Sci.* 2017;7(8):107.
121c. Jiang S, et al. *Eur J Pharmacol.* 2018;831:1.
122. Jalota L, et al. *BMJ.* 2011;342:d1110.
123. Roberts R, et al. *Crit Care Med.* 2008;36:A180.
124. Fodale V, La Monaca E. *Drug Saf.* 2008;31:293.
125. Otterspoor LC, et al. *Curr Opin Anaesthesiol.* 2008;21:544.
126. Fudickar A, Bein B. *Minerva Anestesiol.* 2009;75:339.
127. Lundy JS. *J Am Assoc Nurse Anesth.* 1966;34:95.
128. Bennetts FE. *Br J Anaesth.* 1995;75:366.
129. Mahisekar UL, et al. *J Clin Anesth.* 1994;6:55.
130. Mark L. *Clin Pharmacol Ther.* 1963;4:504.
131. Granick S. *J Biol Chem.* 2012;238:PC2247.
132. Breimer DD. *Br J Anaesth.* 1976;48:643.
133. Henthorn TK, et al. *Clin Pharmacol Ther.* 1989;45:56.
134. Christensen JH, et al. *Br J Anaesth.* 1980;52:913.
135. Morgan DJ, et al. *Anesthesiology.* 1981;54:474.
136. Downie DL, et al. *Anesthesiology.* 2000;93:774.
137. Tomlin SL, et al. *Anesthesiology.* 1999;90:1714.
138. Fredriksson A, et al. *Anesthesiology.* 2007;107:427.
139. Liu H, Yao S. *Exp Brain Res.* 2005;167:666.
140. Liu H, et al. *Can J Anaesth.* 2003;53:442.
141. Judge SE. *Br J Anaesth.* 1983;55:191.
141a. Forman SA, Miller KW. *Anesth Analg.* 2016;123(5):1263.
142. Stullken EH, et al. *Anesthesiology.* 1977;46:28.
143. Baughman VL. *Anesthesiol Clin North Am.* 2002;20(vi):315.
144. Albrecht RF, et al. *Anesthesiology.* 1977;47:252.
145. Pancrazio JJ, et al. *J Pharmacol Exp Ther.* 1993;265:358.
146. Mark LC, et al. *J Pharmacol Exp Ther.* 1957;119:35.
147. Burch PG, Stanski DR. *Anesthesiology.* 1983;58:146.
148. Stella L, et al. *Br J Anaesth.* 1979;51:119.
149. Brodie BB, et al. *J Pharmacol Exp Ther.* 1960;130:20.
150. Homer TD, Stanski DR. *Anesthesiology.* 1985;62:714.
151. Sorbo S, et al. *Anesthesiology.* 1984;61:666.
152. Gross JB, et al. *Anesthesiology.* 1983;58:540.
153. Choi SD, et al. *Anesthesiology.* 1985;62:442.
154. Todd MM, et al. *Anesth Analg.* 1985;64:681.
155. Sonntag H, et al. *Acta Anaesthesiol Scand.* 1975;19:69.
156. Dundee JW, Moore J. *Anaesthesia.* 1961;16:50.
157. Touw DJ. *Drug Metabol Drug Interact.* 1997;14:55.
158. Bajwa SJ, et al. *J Anaesthesiol Clin Pharmacol.* 2011;27:440.
159. Ding Z, White PF. *Anesth Analg.* 2002;94:1351.
160. Messina AG, et al. *Cochrane Database Syst Rev.* 2016;10:CD007272.
161. Rodriguez E, Jordan R. *Emerg Med Clin North Am.* 2002;20:199.
162. Winsky-Sommerer R. *Eur J Neurosci.* 2009;29:1779.
163. Reynolds LM, et al. *Neuropsychopharmacology.* 2012;37(11):2531.
163a. Wang C, et al. *Anesthesiology.* 2018;129:1000–1014.
164. Stovner J, Endresen R. *Lancet.* 1965;2:1298.
165. Reves JG, et al. *Anesthesiology.* 1985;62:310.
166. Wesolowski AM, et al. *Pharmacotherapy.* 2016;36(9):1021–1027.
167. Greenblatt DJ, et al. *Clin Pharmacokinet.* 1983;8:233.
168. Greenblatt DJ, et al. *Anesthesiology.* 1984;61:27.
169. Thummel KE, et al. *Clin Pharmacol Ther.* 1996;59:491.
170. Allonen H, et al. *Clin Pharmacol Ther.* 1981;30:653.
171. Greenblatt DJ, et al. *Pharmacology.* 1983;27:70.
172. Dundee JW, et al. *Drugs.* 1984;28:519.
173. Pentikainen PJ, et al. *J Clin Pharmacol.* 1989;29:272.
174. Wandel C, et al. *Br J Anaesth.* 1994;73:658.
175. Heizmann P, et al. *Br J Clin Pharmacol.* 1983;16(suppl 1):43S–49S.
175a. van Rongen A, et al. *Br J Clin Pharmacol.* 2015;80:1185.
176. Bauer TM, et al. *Lancet.* 1995;346:145–147.
177. Divoll M, et al. *Anesth Analg.* 1983;62:1.
178. Gamble JA, et al. *Anaesthesia.* 1975;30:164.
179. Greenblatt DJ, et al. *Clin Pharmacol Ther.* 1980;27:301.
180. Klotz U, et al. *J Clin Invest.* 1975;55:347.
181. Andersson T, et al. *Br J Clin Pharmacol.* 1994;38:131.
182. Jung F, et al. *Drug Metab Dispos.* 1997;25:133.
183. Yang TJ, et al. *Drug Metab Dispos.* 1999;27:102.
184. Locniskar A, Greenblatt DJ. *Biopharm Drug Dispos.* 1990;11:499.
185. Greenblatt DJ, et al. *J Pharm Sci.* 1979;68:57.
186. Greenblatt DJ. *Clin Pharmacokinet.* 1981;6:89.
187. Saari TI, et al. *Pharmacol Rev.* 2011;63:243.
188. Rogers WK, McDowell TS. *IDrugs.* 2010;13:929.
189. Upton RN, et al. *Br J Anaesth.* 2009;103:848.
190. Antonik LJ, et al. *Anesth Analg.* 2012;115:274.
191. Tsukagoshi E, et al. *J Pharmacol Sci.* 2011;115:221.
192. Ostuni MA, et al. *Inflamm Bowel Dis.* 2010;16:1476.
193. Mould DR, et al. *Clin Pharmacol Ther.* 1995;58:35.
194. Mohler H, Richards JG. *Eur J Anaesthesiol Suppl.* 1988;2:15.
195. Mohler H, et al. *J Pharmacol Exp Ther.* 2002;300:2.
196. Kohno T, et al. *Anesthesiology.* 2006;104:338.
197. Ho KM, Ismail H. *Anaesth Intensive Care.* 2008;36:365.
198. Forster A, et al. *Anesthesiology.* 1982;56:453.
199. Harman F, et al. *Childs Nerv Syst.* 2012;28:1055.
200. Norton JR, et al. *Anesthesiology.* 2006;104:1155.
201. Sunzel M, et al. *Br J Clin Pharmacol.* 1988;25:561.
202. Alexander CM, Gross JB. *Anesth Analg.* 1988;67:377.
203. Tverskoy M, et al. *Anesth Analg.* 1989;68:282.
204. Coote JH. *Exp Physiol.* 2007;92:3.
205. Li YF, et al. *Am J Physiol.* 2006;291:H2847.
206. von Moltke LL, et al. *J Clin Pharmacol.* 1996;36:783.
207. Olkkola KT, et al. *Anesth Analg.* 1996;82:511.
208. Goldstein JA. *Br J Clin Pharmacol.* 2001;52:349.
209. Sim SC, et al. *Clin Pharmacol Ther.* 2006;79:103.
210. Ishizaki T, et al. *Clin Pharmacol Ther.* 1995;58:155.
211. Qin XP, et al. *Clin Pharmacol Ther.* 1999;66:642.
212. Ahonen J, et al. *Fundam Clin Pharmacol.* 1996;10:314.
213. Luurila H, et al. *Pharmacol Toxicol.* 1996;78:117.
214. Kamali F, et al. *Eur J Clin Pharmacol.* 1993;44:365.
215. Andersson T, et al. *Eur J Clin Pharmacol.* 1990;39:51.
216. Perucca E, et al. *Clin Pharmacol Ther.* 1994;56:471.
217. Abernethy DR, et al. *J Pharmacol Exp Ther.* 1985;234:345.
218. Samara EE, et al. *J Clin Pharmacol.* 1997;37:442.
219. Vinik HR, et al. *Anesth Analg.* 1989;69:213.
220. Hong W, et al. *Anesthesiology.* 1993;79:1227.
221. McClune S, et al. *Br J Anaesth.* 1992;69:240.
222. Bauer KP, et al. *J Clin Anesth.* 2004;16:177.
223. Kain ZN, et al. *Anesthesiology.* 1998;89:1147.
224. Hargreaves J. *Br J Anaesth.* 1988;61:611.
225. Pollock JS, Kenny GN. *Br J Anaesth.* 1993;70:219.
226. George KA, Dundee JW. *Br J Clin Pharmacol.* 1977;4:45.
227. Cole SG, et al. *Gastrointest Endosc.* 1983;29:219.
228. McNulty SE, et al. *Anesth Analg.* 1995;81:404.
229. Lee SH. *Dig Dis Sci.* 2012;57:2243.
230. Garewal D, et al. *Cochrane Database Syst Rev(6).* 2012:CD007274.
231. Tverskoy M, et al. *Reg Anesth.* 1996;21:209.
232. Frolich MA, et al. *Can J Anaesth.* 2006;53:79.
233. Nitsun M, et al. *Clin Pharmacol Ther.* 2006;79:549.

234. Walder B, et al. *Anesth Analg.* 2001;92:975.
235. Barr J, et al. *Crit Care Med.* 2013;41:263.
236. Mehta S, et al. *JAMA.* 1985;308:2012.
237. Breimer LT, et al. *Clin Pharmacokinet.* 1990;18:245.
238. Jacobs JR, et al. *Anesth Analg.* 1995;80:143.
239. Melvin MA, et al. *Anesthesiology.* 1982;57:238.
240. Theil DR, et al. *J Cardiothorac Vasc Anesth.* 1993;7:300.
241. Jung JS, et al. *Otolaryngol Head Neck Surg.* 2007;137:753.
242. Heidari SM, et al. *Adv Biomed Res.* 2012;1:9.
243. Lee Y, et al. *Anaesthesia.* 2007;62:18.
244. Riad W, et al. *Eur J Anaesthesiol.* 2007;24:697.
245. Riad W, Marouf H. *Middle East J Anesthesiol.* 2009;20:431.
246. Fujii Y, Itakura M. *Clin Ther.* 2010;32:1633.
247. Rinehart JB, et al. *Neurologist.* 2012;18:216.
248. Brogden RN, Goa KL. *Drugs.* 1991;42:1061.
249. File SE, Pellow S. *Psychopharmacology (Berl).* 1986;88:1.
250. Cumin R, et al. *Experientia.* 1982;38:833.
251. Haefely W, Hunkeler W. *Eur J Anaesthesiol Suppl.* 1988;2:3.
252. Klotz U, Kanto J. *Clin Pharmacokinet.* 1988;14:1.
253. Klotz U, et al. *Eur J Clin Pharmacol.* 1984;27:115.
254. Lauven PM, et al. *Anesthesiology.* 1985;63:61.
255. Kleinberger G, et al. *Lancet.* 1985;2:268.
256. Yokoyama M, et al. *Anesth Analg.* 1992;75:87.
257. Amrein R, et al. *Resuscitation.* 1988;16(suppl):S5.
258. Rubio F, et al. *Lancet.* 1993;341:1028.
259. Donovan KL, Fisher DJ. *BMJ.* 1989;298:1253.
260. Zuber M, et al. *Eur Neurol.* 1988;28:161.
261. Lassaletta A, et al. *Pediatr Emerg Care.* 2004;20:319.
262. Rouiller M, et al. *Ann Fr Anesth Reanim.* 1987;6:1.
263. Duka T, et al. *Psychopharmacology (Berl).* 1986;90:351.
264. Nilsson A. *Acta Anaesthesiol Scand Suppl.* 1990;92:51.
265. Ueda K, et al. *Acta Anaesthesiol Scand.* 2013;57:488.
266. Weinbrum A, Geller E. *Acta Anaesthesiol Scand Suppl.* 1990;92:65.
267. Ghoneim MM, et al. *Anesthesiology.* 1989;70:899.
268. White PF, et al. *Anesthesiology.* 1982;56:119.
269. Bovill JG. *Anesth Analg.* 2007;105:1186.
270. Bovill JG, et al. *Lancet.* 1971;1:1285.
271. Nimmo WS, Clements JA. *Br J Anaesth.* 1981;53:186.
272. Clements JA, Nimmo WS. *Br J Anaesth.* 1981;53:27.
273. Olofsen E, et al. *Anesth Analg.* 2012;115:536.
274. Olofsen E, et al. *Anesthesiology.* 2012;117:353.
275. Dahan A, et al. *Eur J Pain.* 2011;15:258.
276. White M, et al. *Br J Anaesth.* 2006;96:330.
277. Sigtermans M, et al. *Eur J Pain.* 2010;14:302.
278. Noppers I, et al. *Anesthesiology.* 2011;114:1435.
279. Kharasch ED, Labroo R. *Anesthesiology.* 1992;77:1201.
280. Kharasch ED, et al. *Anesthesiology.* 1992;77:1208.
281. Sigtermans M, et al. *Anesthesiology.* 2009;111:892.
282. Sigtermans MJ, et al. *Pain.* 2009;145:304.
283. Weinbroum AA. *Pharmacol Res.* 2012;65:411.
284. Niesters M, et al. *Anesthesiology.* 2011;115:1063.
285. Niesters M, et al. *Pain.* 2011;152:656.
286. Niesters M, et al. *Anesthesiology.* 2012;117:868.
287. Niesters M, Dahan A. *Expert Opin Drug Metab Toxicol.* 2012;8:1409.
288. Lee EE, et al. *Gen Hosp Psychiatry.* 2015;37(2):178.
289. Nieuwenhuijs D, et al. *Clin Exp Pharmacol Physiol.* 2002;29:A77.
290. Sarton E, et al. *Anesth Analg.* 2001;93:1495.
291. Timm C, et al. *Anaesthesist.* 2008;57:338.
292. Amr YM. *Pain Physician.* 2011;14:475.
293. Jonkman K, et al. *Curr Opin Support Palliat Care.* 2017;11(2):88.
294. Bar-Joseph G, et al. *Crit Care Med.* 2009;37:A402.
295. Bar-Joseph G, et al. *J Neurosurg Pediatr.* 2009;4:40.
296. Dahmani S, et al. *Paediatr Anaesth.* 2011;21:636.
297. Dahmani S. *Paediatr Anaesth.* 2011;21:1081.
298. Schnabel A, et al. *Br J Anaesth.* 2011;107:601.
299. Walker SM, Yaksh TL. *Anesth Analg.* 2012;115:638.
300. Walker SM, et al. *Anesth Analg.* 2012;115:450.
301. Janssen PA. *Int J Neuropsychiatry.* 1967;3(suppl 1):S10.
302. Noppers IM, et al. *Pain.* 2011;152:2173.
303. Godefroi EF, et al. *J Med Chem.* 1965;8:220.
304. Ledingham IM, Watt I. *Lancet.* 1983;1:1270.
305. Wagner RL, White PF. *Anesthesiology.* 1984;61:647.
306. Longnecker DE. *Anesthesiology.* 1984;61:643.
307. Owen H, Spence AA. *Br J Anaesth.* 1984;56:555.
308. Doenicke A, et al. *Br J Anaesth.* 1997;79:386.
309. Van Hamme MJ, et al. *Anesthesiology.* 1978;49:274.
310. Schuttler J, et al. *Eur J Anaesthesiol.* 1985;2:133.
311. Johnson KB, et al. *Anesth Analg.* 2003;96:1360.
312. van Beem H, et al. *Anaesthesia.* 1983;38(suppl):61.
313. Arden JR, et al. *Anesthesiology.* 1986;65:19.
314. Sear J. Total intravenous anesthesia. In: Longnecker DE, Brown DL, Newman MF, Zapol WM, eds. *Anesthesia.* New York: McGraw-Hill Medical; 2008:897.
315. Heykants JJ, et al. *Arch Int Pharmacodyn Ther.* 1975;216:113.
316. Meuldermans WE, Heykants JJ. *Arch Int Pharmacodyn Ther.* 1976;221:150.
317. Evans RH, Hill RG. *Experientia.* 1978;34:1325.
318. Guitchounts G, et al. *Anesthesiology.* 2012;116:1235.
319. Cheng VY, et al. *J Neurosci.* 2006;26:3713.
320. Carlson BX, et al. GABA-A receptors and anesthesia. In: Yaksh TL, Lynich C, Zapol WM, et al., eds. *Anesthesia: Biologic Foundations.* Philadelphia: Lippincott-Raven; 1998:259.
321. Rusch D, et al. *J Biol Chem.* 2004;279:20982.
322. Cold GE, et al. *Acta Anaesthesiol Scand.* 1986;30:159.
323. Modica PA, Tempelhoff R. *Can J Anaesth.* 1992;39:236.
324. Thornton C, et al. *Br J Anaesth.* 1985;57:554.
325. Drummond JC, et al. *Neurosurgery.* 1995;37:742.
326. Flower O, Hellings S. *Emerg Med Int.* 2012;2012:637171.
327. Ebrahim ZY, et al. *Anesth Analg.* 1986;65:1004.
328. Pastor J, et al. *Epilepsia.* 2010;51:602.
329. Lallemand MA, et al. *Br J Anaesth.* 2003;91:341.
330. Kaneda K, et al. *J Clin Pharmacol.* 2011;51:482.
331. Guldager H, et al. *Acta Anaesthesiol Scand.* 1985;29:352.
332. Morgan M, et al. *Br J Anaesth.* 1977;49:233.
333. Colvin MP, et al. *Br J Anaesth.* 1979;51:551.
334. Ogawa K, et al. *Anesthesiology.* 2001;94:668.
335. Gooding JM, Corssen G. *Anesth Analg.* 1977;56:717.
336. Gooding JM, et al. *Anesth Analg.* 1979;58:40.
337. Bovill JG. *Semin Cardiothorac Vasc Anesth.* 2006;10:43.
338. Sprung J, et al. *Anesth Analg.* 2000;91:68.
339. Möller PA, Kamenik M. *Br J Anaesth.* 2013;110:388.
340. Larsen R, et al. *Anaesthesist.* 1988;37:510.
341. Fragen RJ, et al. *Anesthesiology.* 1987;66:839.
342. Diago MC, et al. *Anaesthesia.* 1988;43:644.
343. Bruder EA, et al. *Cochrane Database Syst Rev.* 2015;1:CD010225.
344. Cherfan AJ, et al. *Pharmacotherapy.* 2012;32:475.
345. Sprung CL, et al. *N Engl J Med.* 2008;358:111.
346. Lipiner-Friedman D, et al. *Crit Care Med.* 2007;35:1012.
347. Cuthbertson BH, et al. *Intensive Care Med.* 2009;35:1868.
348. Hildreth AN, et al. *J Trauma.* 2008;65:573.
349. Tekwani KL, et al. *Acad Emerg Med.* 2009;16:11.
350. Ray DC, McKeown DW. *Crit Care.* 2007;11:R56.
351. Jung B, et al. *Crit Care.* 2012;16:R224.
352. Nimmo WS, Miller M. *Contemp Anesth Pract.* 1983;7:83.
353. Canessa R, et al. *J Cardiothorac Vasc Anesth.* 1991;5:566.
354. Kim TK, Park IS. *J Korean Neurosurg Soc.* 2011;50:497.
355. Wang N, et al. *J ECT.* 2011;27:281.
356. Avramov MN, et al. *Anesth Analg.* 1995;81:596.
357. Radtke FM, et al. *Minerva Anestesiol.* 2010;76:394.
358. Preda VA, et al. *Eur J Endocrinol.* 2012;167:137.
359. St Pierre M, et al. *Eur J Anaesthesiol.* 2000;17:634.
360. Mayer M, et al. *Anaesthesist.* 1996;45:1082.
361. Wu J, et al. *Contraception.* 2013;87:55.
362. Doenicke AW, et al. *Br J Anaesth.* 1999;83:464.
363. Nyman Y, et al. *Br J Anaesth.* 2006;97:536.
364. Huter L, et al. *Anesth Analg.* 2007;105:1298.
365. Un B, et al. *J Res Med Sci.* 2011;16:1490.
366. Cotten JF, et al. *Anesthesiology.* 2009;111:240.
367. Cotten JF, et al. *Anesthesiology.* 2010;112:637.
368. Maze M, Tranquilli W. *Anesthesiology.* 1991;74:581.
369. Bloor BC, Flacke WE. *Anesth Analg.* 1982;61:741.
370. Gerlach AT, Dasta JF. *Ann Pharmacother.* 2007;41:245.
371. Tobias JD. *Pediatr Crit Care Med.* 2007;8:115.
372. Bhana N, et al. *Drugs.* 2000;59:263.
373. Virtanen R, et al. *Eur J Pharmacol.* 1988;150:9.
374. Wang L, et al. *Expert Rev Clin Pharmacol.* 2018;11(9):917.
375. Dyck JB, et al. *Anesthesiology.* 1993;78:821.
376. Weerink MAS, et al. *Clin Pharmacokinet.* 2017;56(8):893.
377. De Wolf AM, et al. *Anesth Analg.* 2001;93:1205.
378. Venn RM, et al. *Br J Anaesth.* 2002;88:669.
379. Aantaa R, Jalonen J. *Eur J Anaesthesiol.* 2006;23:361.
380. Paris A, Tonner PH. *Curr Opin Anaesthesiol.* 2005;18:412.
381. Aho M, et al. *J Clin Anesth.* 1993;5:194.
382. Guo TZ, et al. *Anesthesiology.* 1996;84:873.
383. Nelson LE, et al. *Anesthesiology.* 2003;98:428.
384. Angst MS, et al. *Anesthesiology.* 2004;101:744.

385. Venn RM, et al. *Anaesthesia*. 1999;54:1136.
386. Jakob SM, et al. *JAMA*. 2012;307:1151.
387. Kress JP, et al. *N Engl J Med*. 2000;342:1471.
388. Ebert TJ, et al. *Anesthesiology*. 2000;93(2):382.
389. Pandharipande PP, et al. *JAMA*. 2007;298:2644.
390. Riker RR, et al. *JAMA*. 2009;301:489.
391. Wang D-S, et al. *Anesthesiology*. 2018;129:477.
392. Ishii H, et al. *Eur J Neurosci*. 2008;27:3182.
393. McCutcheon CA, et al. *Anesth Analg*. 2006;102:668.
394. Hofer RE, et al. *Can J Anaesth*. 2005;52:176.
395. Aho M, et al. *Anesthesiology*. 1991;74:997.
396. Aantaa R, et al. *Anesthesiology*. 1990;73:230.
397. Xiang Q, et al. *Br J Anaesth*. 2013;110:420.
398. Marhofer D, et al. *Br J Anaesth*. 2013;110:438.
399. Rancourt MP, et al. *Anesth Analg*. 2012;115:958.
400. Engelhard K, et al. *Anesth Analg*. 2003;96:524.
401. Talke P, Bickler PE. *Anesthesiology*. 1996;85:551.
402. Talke P, et al. *Anesth Analg*. 1997;85:358.
403. Bekker A, Sturaitis MK. *Neurosurgery*. 2005;57:1.
404. Zornow MH, et al. *J Cereb Blood Flow Metab*. 1993;13:350.
405. Drummond JC, et al. *Anesthesiology*. 2008;108:225.
406. Talke P, et al. *J Neurosurg Anesthesiol*. 2007;19:195.
407. Hsu YW, et al. *Anesthesiology*. 2004;101:1066.
408. Riker RR, Fraser GL. *Pharmacotherapy*. 2005;25:8S.
409. Venn M, et al. *Intensive Care Med*. 2003;29:201.
410. Jalonen J, et al. *Anesthesiology*. 1997;86:331.
411. Talke P, et al. *Anesthesiology*. 1995;82:620.
412. Koroglu A, et al. *Anesth Analg*. 2006;103:63.
413. Gerlach AT, et al. *Ann Pharmacother*. 2009;43(12):2064.
414. Ramsay MA, Luterman DL. *Anesthesiology*. 2004;101:787.
415. Aouad MT, et al. *Anesth Analg*. 2017.
416. Maccioli GA. *Anesthesiology*. 2003;98:575.
417. Phan H, Nahata MC. *Paediatr Drugs*. 2008;10:49.
418. Maroof M, et al. *Can J Anaesth*. 2005;52:776.
419. Yazbek-Karam VG, Aouad MM. *Middle East J Anesthesiol*. 2006;18:1043.
420. Deleted in proofs.
421. Venn RM, Grounds RM. *Br J Anaesth*. 2001;87:684.
422. Triltsch AE, et al. *Crit Care Med*. 2002;30:1007.
423. Ely EW, et al. *JAMA*. 2004;291:1753.
424. Siobal MS, et al. *Respir Care*. 2006;51:492.
425. Khokhar MA, Rathbone J. *Cochrane Database Syst Rev*. 2016;12:CD002830.
426. Dershwitz M. *J Clin Anesth*. 2002;14:598.
427. Gan TJ, et al. *Anesthesiology*. 2002;97:287.
428. Gan TJ. *Anesth Analg*. 2004;98:1809.
429. White PF, et al. *Anesthesiology*. 2005;102:1101.
430. White PF, Abrao J. *Anesthesiology*. 2006;104:386.
431. Gan TJ, et al. *Anesth Analg*. 2007;105:1615.
432. Gan TJ. *Anesth Analg*. 2006;47–51.
433. Flood P, Coates KM. *Anesthesiology*. 2002;96:987.
434. Fischler M, et al. *Anesthesiology*. 1986;64:486.
435. Woolorton E. *CMAJ*. 2002;166:932.
436. Hill RP, et al. *Anesthesiology*. 2000;92:958.
437. Schaub I, et al. *Eur J Anesthesiol*. 2012;29:286.

24 阿片类镇痛药

MARK SCHUMACHER，KAZUHIKO FUKUDA

戴茹萍 译 徐军美 审校

要 点

- 阿片类药物是麻醉镇痛的重要组成部分，常常是术后疼痛处理的基础。
- 阿片类药物通过靶向作用于神经系统多个部位抑制疼痛，包括大脑、脊髓和周围神经系统。
- 随着对阿片受体分子药理学和阿片类药物引起的细胞反应的了解加深，临床上出现了创新性的镇痛技术。
- 阿片类药物能影响多个器官系统，包括呼吸和心血管系统，且导致多种副作用。合适的剂量和监测可减少这些副作用。
- 阿片类药物的药代动力学和药效动力学受许多因素的影响，如年龄、体重、器官衰竭、休克以及药物相互作用。为了合理地使用阿片类药物，这些因素都应加以考虑。
- 虽然新的阿片类药物给药方式如透皮贴剂提供了一定的临床优势，但它们也会带来额外的风险，如呼吸抑制。
- 阿片类镇痛药在急性疼痛管理中发挥着关键作用，但由于过量和成瘾的风险增加，它们在慢性非癌性疼痛的长期治疗中的作用受到质疑。

引言

阿片类药物的显著有益作用及其毒副作用和成瘾潜能为人熟知已有数百年的历史了。阿片样物质（opioid）广意是指与鸦片有关的所有化合物。"鸦片"一词来源于 opos，希腊语中的"汁"的意思，大意是指从鸦片罂粟的汁中提取出的药物。术语鸦片是指从罂粟衍生的天然产物，包括吗啡、可待因和二甲基吗啡。

公元前 3 世纪在 Theophrastus 的论著中第一次明确提到了鸦片。在中世纪，鸦片的应用备受关注。鸦片中含有 20 多种独特的生物碱。1806 年 Serturner 报道了从鸦片中分离出了一种纯净物，并以希腊梦神 Morpheus 的名字将其命名为吗啡。到 19 世纪中叶，纯生物碱已经开始取代天然鸦片制品而广泛应用于医学领域。自此，人们一直在努力地开发无副作用的人工合成或半合成阿片类镇痛药。但其中许多合成药物还仍然存在天然阿片样物质的副作用。随着人们对新型阿片受体激动剂的不断探索，已经合成了许多阿片受体拮抗剂及具有阿片受体激动/拮抗双重特性的化合物，这扩大了治疗上的选择范围，并为进一步研究

阿片类药物的作用机制提供了重要工具。此外，目前还发展出了阿片类药物的新型给药方式，包括患者自控镇痛（patient-controlled analgesia，PCA）和以计算机为基础的输注技术，阿片类药物继续作用于整个神经系统的共同结合位点。

阿片类药物药理学

阿片类化合物的分类

阿片类药物可分为天然型、半合成型和合成型三类（框 24.1）。天然型阿片类药物可分为两个化学类型：烷基菲类（吗啡和可待因）和苄基异喹啉类（罂粟碱）。半合成阿片类药物是吗啡的衍生物，在结构上存在一种至数种变化。合成的阿片类药物又分为 4 类：吗啡喃类衍生物（羟甲左吗喃）、二苯基或美沙酮衍生物（美沙酮、右旋丙氧酚）、苯基吗啡类（非那佐辛、喷他佐辛）以及苯基哌啶类衍生物（哌替啶、芬太尼、阿芬太尼、舒芬太尼和瑞芬太尼）。阿片类化合物结构如图 24.1[1] 及表 24.1[1] 所示。

框 24.1	阿片类化合物的分类

天然存在
  吗啡
  可待因
  罂粟碱
  二甲基吗啡
半合成
  海洛因
  二氢吗啡酮 / 吗啡酮
  二甲基吗啡衍生物（如埃托啡、丁丙吗啡）
人工合成
  吗啡喃系列（如羟甲左吗喃、布托啡诺）
  二苯基丙胺系列（如美沙酮）
  苯基吗啡类系列（如喷他佐辛）
  苯基哌啶类系列（如哌替啶、芬太尼、舒芬太尼、阿芬太尼、瑞芬太尼）

From Bailey PL，Egan TD，Stanley TH. Intravenous opioid anesthetics. In：Miller RD, ed. Anesthesia. 8th ed. Philadelphia：Saunders；2015. An imprint of Elsevier Inc.，p. 865.

根据阿片类化合物与其受体的相互作用，阿片类药物可分为激动剂、部分激动剂、混合激动-拮抗剂和拮抗剂。

阿片受体的基础研究

1973 年，三个不同团队的研究者，基于放射配基结合测定实验得知神经系统中阿片类药物的结合部位。从药理学实验中推断出了三类阿片受体。它们依次被命名为：吗啡型为 μ 受体，酮基环唑新型为 κ 受体，SKF10047（N-allylnormetazocine，正丙稀基）型为 σ 受体。另外，在小鼠输精管内发现了一种对脑啡肽具有高度亲和力的受体，特将其命名为 δ 受体。而且在大鼠输精管内还发现了与 β 内啡肽结合的 ε 受体。阿片类药物的药理作用与相关受体的关系已被研究（表 24.2）。

20 世纪 90 年代早期，分子生物学研究已阐明了阿片受体的分子结构及信号转导机制。作为阿片受体家族，4 种不同类型的互补 DNA（complementary DNAs, cDNA）被分离出来[2]，已证实其中 3 种在药理学上与 μ、δ 和 κ 阿片受体相对应。第 4 种受体与阿片配体之间亲和力不高。后来，一种新的称为痛敏肽 / 孤啡肽 FQ 的肽类被确认为阿片受体家族中第 4 个成员的内源性激动剂[3-4]。μ、δ、κ 阿片受体和痛敏肽受体彼此之间存在约 50% 的同源性氨基酸序列。3 种阿片受体激动剂及痛敏肽 / 孤啡肽 FQ 受体的特性见表 24.3。对阿片受体初级结构的亲水性分析表明，阿片受体具有 7 个跨膜区（图 24.2），这是 G 蛋白偶联受体的特征性结构[5]。晶体结构分析表明 μ-阿片受体由七个跨膜区和连接在口袋深处的吗啡喃配

体组成（图 24.3）[6]。此外，对小鼠阿片受体晶体结构的分析揭示了激动剂诱导的结构变化的细节，为开发新的配体提供基础[7]。

先前被归类为阿片受体成员的 σ（sigma）受体被证明是一种内质网驻留蛋白，并涉及许多疾病，从可卡因或酒精成瘾到最近报道的家族性成年或少年肌萎缩性侧索硬化症。σ-1 受体的氨基酸序列与任何其他哺乳动物蛋白都不相似[8]。

药理学上提出进一步将 μ-阿片受体分为 μ_1、μ_2 和 μ_3 三种亚型，但这些受体的分子特性还不清楚。各种阿片受体亚型存在可能的分子机制包括常见基因产物的选择性剪切、受体二聚化、常见基因产物和其他受体或信号分子的相互作用[9]。通过选择性剪切可以从一个 μ-阿片受体基因的基因产物当中生成多种不同的 μ-阿片受体（图 24.4）[10-11]。选择性剪切产物的分析显示配体结合和 G-蛋白激活部位的差异。多重选择性剪切的生理学意义还有待进一步的研究阐明。有趣的是，最近有报道称，针对小鼠的热刺激，炎性和神经性疼痛的强效镇痛药 3-碘苯甲酰基 -6β-纳曲酮胺的镇痛作用是由其与 mMOR-1G 的相互作用介导的，而 mMOR-1G 是一种截短的剪接变体，仅具有六个跨膜片段[12]。

G 蛋白偶联受体可以形成二聚体，同源二聚体（相同的受体）和异源二聚体（不同的受体类型）。这些同源二聚体和异源二聚体的存在已在培养的细胞和体内得到证实。在阿片受体（μ，δ，κ 和伤害感受器受体）中，分子的各种组合已显示形成二聚体，并且二聚体形成已显示影响配体结合特性和信号转导机制[13]。阿片受体二聚体形成的生理和临床意义将进一步阐明。例如，包含 μ-激动剂和 δ-拮抗剂药效基团的二价配体有效地桥接 μ-δ 阿片样物质受体异二聚体，并且在小鼠中表现出功效增强的和耐受性降低的趋势[14]。然而，在周围神经系统中，μ 和 δ 受体在感觉神经元的不同亚群中表达[15-16]。

总体而言，阿片受体在结构、配体结合和分布方面的多样性证明了它们在整个神经系统中起着重要和复杂的信号传导作用。

基因变异影响阿片类作用

在人类阿片类 μ-受体基因中已发现了几种单核苷酸多态性（彩图 24.5）[17]。A118G 突变，即外显子 1 处发生 A → G 的碱基替换，使天冬酰胺在位点 40 变成天冬氨酸（N40D）。它是导致人类阿片类 μ-受体基因产物改变的最为常见突变。有作者提示，A118G 纯合子变异的肿瘤患者需要口服更大剂量

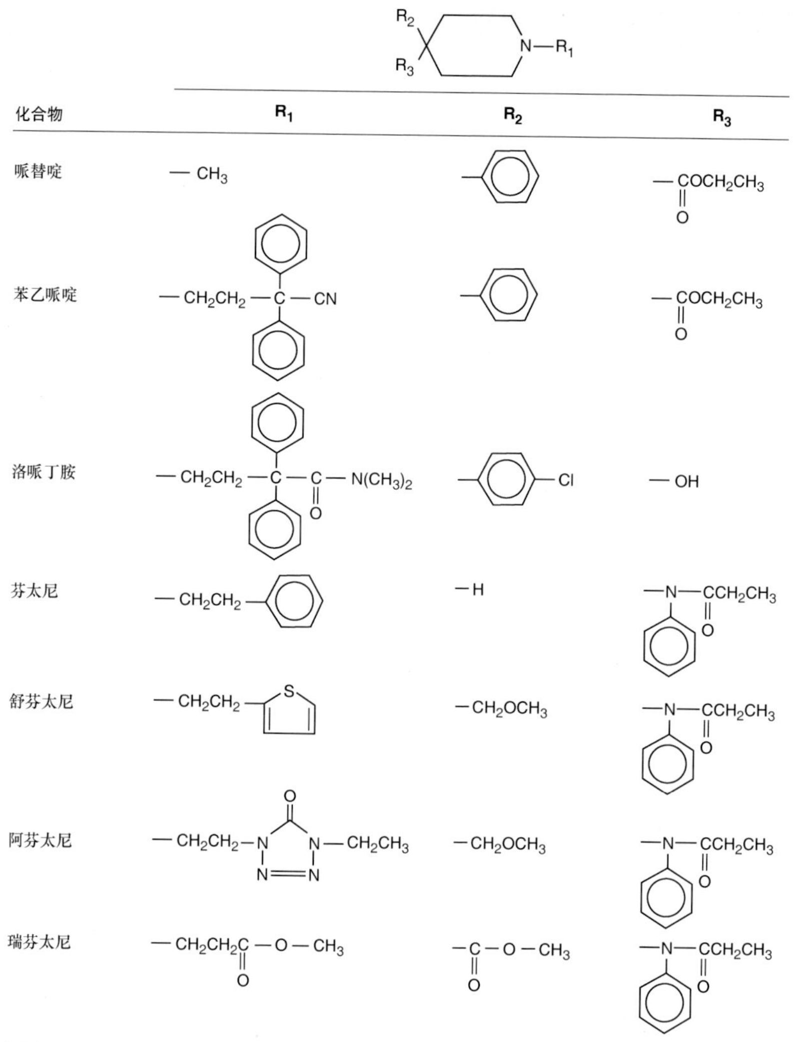

化合物	R₁	R₂	R₃
哌替啶	—CH₃	（苯环）	—COCH₂CH₃
苯乙哌啶	—CH₂CH₂—C—CN	（苯环）	—COCH₂CH₃
洛哌丁胺	—CH₂CH₂—C—C—N(CH₃)₂	—Cl（苯环）	—OH
芬太尼	—CH₂CH₂—（苯环）	—H	—N—CCH₂CH₃
舒芬太尼	—CH₂CH₂—（噻吩）	—CH₂OCH₃	—N—CCH₂CH₃
阿芬太尼	—CH₂CH₂—N（四唑环）N—CH₂CH₃	—CH₂OCH₃	—N—CCH₂CH₃
瑞芬太尼	—CH₂CH₂C—O—CH₃	—C—O—CH₃	—N—CCH₂CH₃

图 24.1　哌啶类和苯基哌啶类镇痛药的化学结构（From Gutstein HB，Akil H. Opioid analgesics. In：Hardman JG，Limbird LE，eds. Goodman and Gilman's the Pharmacological Basis of Therapeutics. 10th ed. New York：McGraw-Hill；2001：569-619.）

的吗啡来治疗长期疼痛[18]。人类阿片类 μ- 受体基因的 A118G 突变降低了吗啡 -6- 葡萄糖醛酸（M6G）的镇痛作用，但对 M6G 引起的呼吸抑制作用并无显著影响[19]。另外，A118G 纯合子变异的女性患者在经腹全子宫切除术后静脉 PCA 中消耗的吗啡量明显高于其他患者[20]。在一项涉及 18 项研究超过 4600 名患者的 meta 分析中观察到，A118G 具有更高的阿片类镇痛药需求[21]。另一项 meta 分析显示，亚洲人群中 A118G 多态性与对阿片类药物依赖或成瘾的敏感性之间存在显著关联[22]。体外实验表明，具有 A118G 突变的变异受体与 β- 内啡肽的亲和力更高，但比吗啡的效

价低[23]。在对人类 A118G 进行类似替代的小鼠模型研究表明，与 AA 基因型相比，GG 基因型在小鼠大脑某些区域对吗啡的镇痛反应降低[24]。一项研究还表明，在杂合的脑解剖组织中，118A 信使 RNA 的含量是 118G 信使 RNA 的 1.5 ～ 2.5 倍[25]。

总体而言，这些发现表明 118G 等位基因可能会导致 μ 阿片类药物受体的丰度和（或）功能发生变化，从而导致阿片类镇痛药的抗伤害感受力有所不同。这转而可能会在医务人员为患者提供最有效、最安全的阿片类药物的镇痛方案时产生误导。

位于外显子 1 上的人类 μ 阿片受体的 C17T 突变

表 24.1   与吗啡化学结构相关的阿片类药物和阿片类拮抗剂

Morphine

非专利商品名	化学基团和位置			
	3	6	17	其他变化[†]
吗啡	—OH	—OH	—CH₃	—
海洛因	—OCOCH₃	—OCOCH₃	—CH₃	—
氢吗啡酮	—OH	=O	—CH₃	(1)
氧吗啡酮	—OH	=O	—CH₃	(1), (2)
左啡诺	—OH	—H	—CH₃	(1), (3)
烯丙左吗喃	—OH	—H	—CH₂CH = CH₂	(1), (3)
可待因	—OCH₃	—OH	—CH₃	—
氢可酮	—OCH₃	=O	—CH₃	(1)
氧可酮	—OCH₃	=O	—CH₃	(1), (2)
纳美芬	—OH	=CH₂	—CH₂—<	(1), (2)
烯丙吗啡	—OH	—OH	—CH₂CHKCH₂	
纳洛酮	—OH	=O	—CH₂CH = CH₂	(1), (2)
纳曲酮	—OH	=O	—CH₂—<	(1), (2)
丁丙吗啡	—OH	—OCH₃	—CH₂—<	(1), (4)
布托啡诺	—OH	—H	—CH₂—◆	(1), (2), (3)
纳布啡	—OH	JOH	—CH₂—◆	(1), (2)

* 如上所述，数字 3、6 和 17 表示吗啡分子中的位置。
[†] 吗啡分子的其他变化如下：
（1）C7 和 C8 之间是单键而不是双键。
（2）OH 添加到 C14 中。
（3）C4 和 C5 之间没有 O。
（4）C6 和 C14 之间的内桥；在 C7 上被 1- 羟基 -1,2,2- 三甲基丙基取代
From Gutstein HB，Akil H：Opioid analgesics. In：Hardman JG，Limbird LE，eds. Goodman and Gilman's the Pharmacological Basis of Therapeutics. 10th ed. New York：McGraw-Hill；2001：569-619.

会导致在细胞外受体末端的受体蛋白 6 位氨基酸从丙氨酸变为缬氨酸。据报道，这种突变发生在阿片类药物依赖患者的总体比例较高，但 C17T 多态性对镇痛反应的影响尚不清楚。最近一项使用培养细胞的研究报告表明，许多阿片类药物通过 C17T 多态性对腺苷酸的抑制作用均降低，包含具有临床意义的药物吗啡、丁丙诺啡和芬太尼，以及内源性阿片类药物[26]，这表明这种多态性可能会影响个体对阿片类药物治疗的反应，而对药物滥用的敏感性可能是内源性阿片类药物系统破坏的原因。

已知除阿片样物质受体基因以外的基因遗传变异，会影响对阿片样物质的敏感性。已证实，人儿茶酚 -O- 甲基转移酶（catechol-O-methyltransferase，COMT）基因的 Val158Met 多态性，导致慢性癌症疼痛患者的阿片类药物用量差异[27]，并且与术后肾切除术患者阿片类药物用量差异有关[28]。COMT 会代谢生物胺，包括儿茶酚胺（如多巴胺，肾上腺素和去甲肾上腺素），因此 COMT 成为多巴胺能和肾上腺素能神经传递的关键调节剂，并可能影响阿片类药物的药理作用。一些研究探索了基因间相互作用与阿片样物质反应之间的关系。Kolesnikov 等已证明，与 A118 纯合患者相比，具有 μ 阿片受体 A118G 和 COMT G1974A 突变的杂

表 24.2 动物模型中阿片类药物及阿片受体的药理学作用

	作用		
	受体	激动剂	拮抗剂
镇痛			
脊髓以上	μ，δ，κ	镇痛	无作用
脊髓	μ，δ，κ	镇痛	无作用
呼吸功能	μ	减退	无作用
胃肠道	μ，κ	活动减弱	无作用
精神障碍	κ	增加	无作用
进食	μ，δ，κ	反馈增加	反馈减少
镇静	μ，κ	增加	无作用
利尿	κ	增加	—
激素分泌			
催乳素	μ	释放增加	释放减少
生长激素	μ和（或）δ	释放增加	释放减少
神经递质释放			
乙酰胆碱	μ	抑制	
多巴胺	δ	抑制	

合患者消耗的吗啡药量明显更少[29]。随着对基因变异性的临床影响的研究继续开展，可能揭示基因间相互作用与术后吗啡消耗之间存在更大的复杂性[30]。

内源性阿片肽

脑啡肽、β 内啡肽、强啡肽已被证明分别是 δ、μ 和 κ 阿片受体的内源性激动剂。这些多肽从哺乳动物组织中被纯化出来后，它们前体的 cDNA 也已被克隆。前阿黑皮素原的 cDNA 克隆和氨基酸测定表明，这种前体蛋白的裂解不仅能产生 β 内啡肽，也能产生其他几种神经肽，包括甲硫氨酸脑啡肽、促肾上腺皮质激素（adrenocorticotropic hormone，ACTH）以及 α 促黑素细胞激素。前脑啡肽原的氨基酸测序表明，这个前体分裂含出 4 个甲硫氨酸的脑啡肽和含 1 个亮氨酸的脑啡肽。此外，强啡肽原（强啡肽的前体）的主要结构产生了 κ - 阿片受体的强啡肽、亮吗啡和新内啡肽。

1995 年，一种与强啡肽序列具有高度同源性的新型内源性阿片肽被分离出来[3-4]。该多肽被称为孤啡肽 FQ 或痛敏肽，因为与其他内源性阿片肽不同的是，在某些情况下它能降低疼痛阈值。药理学及生理学的研究表明，孤啡肽 FQ/ 痛敏肽的行为及疼痛调节特点与其他三种经典的阿片肽不同[31]。针对孤啡肽 FQ/ 痛敏肽对疼痛敏感性影响的研究出现了矛盾的结果，这可能提示此作用依赖于动物的行为状态。孤啡肽 FQ/ 痛敏肽的前体前痛敏肽原已被克隆，其氨基酸序列提示除孤啡肽 FQ/ 痛敏肽外，还存在其他的前痛敏肽原衍生的神经肽[32]。

在寻找对 μ 受体具有高亲和力、高选择性的配体过程中，发现了一组被称为内啡肽 -1 和内啡肽 -2 的新型内源性阿片类物质[33]。它们是 4 肽结构，分别具有 Tyr-Pro-Trp-Phe 和 Tyr-Pro-Phe-Phe 序列。这个内吗啡肽基因还没有被克隆，关于其解剖分布、与阿片受体相互作用的形式、体内功能以及对阿片受体具有高选择性的其他相关肽存在的可能性等，还有待进一步了解。最近证实，在神经性疼痛的小鼠模型中，中枢和周围给予内啡肽 -1 和内啡肽 -2 均产生有效的抗痛觉过敏作用[34]，并且在大鼠骨癌痛模型中，内啡肽 -2 的下调与机械性异常疼痛相关[35]。

阿片受体的细胞内信号转导机制

阿片受体属于 G 蛋白偶联受体家族。阿片受体激活能引起百日咳毒素敏感性 G 蛋白［G_i 和（或）G_o］的激活。通过对培养的细胞转染克隆的阿片受体

表 24.3 阿片受体的特点

	μ	δ	κ	痛敏肽
组织生物鉴定	豚鼠回肠	小鼠输精管	兔输精管	—
内源性配基	β - 内啡肽，内吗啡肽	亮 - 内啡肽，甲硫氨酸脑啡肽	强啡肽	痛敏肽
激动剂	吗啡，芬太尼，DAMGO	DPDPE，δ 啡肽	丁丙诺啡，戊唑辛 U50488H	—
拮抗剂	纳洛酮，纳曲酮	纳洛酮，纳曲吲哚	纳洛酮，NorBNI	—
G 蛋白偶联	$G_{i/o}$	$G_{i/o}$	$G_{i/o}$	$G_{i/o}$
腺苷酸环化酶	抑制	抑制	抑制	抑制
电压门控钙通道	抑制	抑制	抑制	抑制
内向整流钾通道	活化	活化	活化	活化

DPDPE，［D- 青霉胺[2]，D- 青霉胺[5]］脑啡肽；DAMGO，［D- 亮氨酸[2]，甲基丙醇[4]，甘氨酸[5]］脑啡肽；NorBNI，norbinaltorphimine

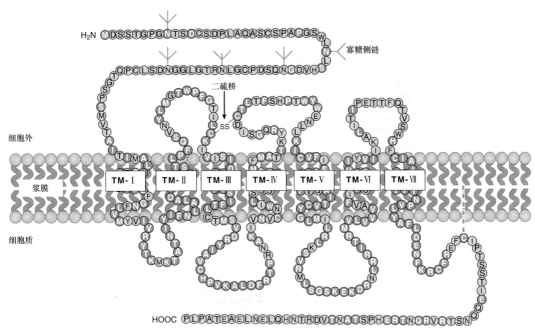

图 24.2　**μ 阿片受体的结构图**。实心圆代表的是 μ 阿片受体与 δ 阿片受体之间相同的氨基酸残基。TM- Ⅰ 至 TM-Ⅶ显示的是推断出的组成疏水性氨基酸残基的跨膜片段

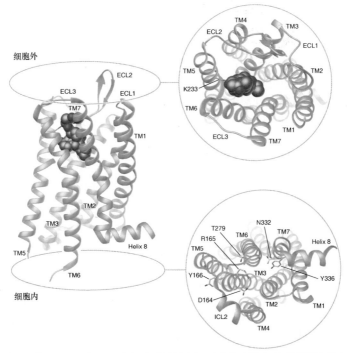

图 24.3　**μ 阿片受体结构的整体视图**。从膜平面（左）、细胞外侧（上）和细胞内侧（下）的视图显示了 μ 阿片受体的典型 7 跨膜 G 蛋白偶联受体结构。β-FNA 是一种源自吗啡的半合成阿片类药物拮抗剂，显示在黑色球体中（From Manglik A, Kruse AC, Kobilka TS, et al. Crystal structure of the μ-opioid receptor bound to a morphinan antagonist. Nature. 2012；485：321-326. ）

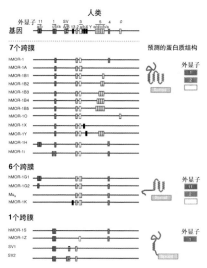

图 24.4 人类中的 μ 阿片受体剪接。变异体分为全长，7 个跨膜（7TM），6 个跨膜（6TM）和 1 个跨膜（1TM），其预测结构在右侧显示，并且外显子颜色编码以匹配剪接示意图（From Pasternak GW，Pan YX. Mu opioids and their receptors: evolution of a concept. Pharmacol Rev. 2013; 65: 1257-1317.）

cDNA 并使细胞表达阿片受体，有助于分析阿片受体激活后的细胞内信号转导机制（图 24.6）[2]。阿片受体的激活能抑制腺苷酸环化酶，导致细胞内环腺苷酸（cyclic adenosine monophosphate，cAMP）含量减少。电生理上，阿片受体抑制电压门控型钙离子通道，激活内向整流的钾离子通道，其结果是阿片受体的激活使神经兴奋性降低。然而，腺苷酸环化酶在阿片样物质受体激活中的作用是复杂的。例如，阿片类药物的长期耐受性被认为与腺苷酸环化酶活性的超活化有关，这是对急性阿片类药物给药后 cAMP 含量下降的反调节反应[36]。通过用百日咳毒素预处理细胞可防止这种作用，这表明有 G 蛋白［Gi 和（或）Go］参与。

除腺苷酸环化酶外，还有其他调节成分参与阿片受体结合与细胞反应的偶联。近来的研究表明，阿片受体可激活细胞外信号相关的激酶，它们是一组有丝分裂原活化的蛋白激酶[37]。阿片类药物介导的细胞外信号相关激酶的激活可导致花生四烯酸释放增加[37]和即刻早期基因 c-fos 和 junB 的表达[38]。

阿片受体长期暴露于其激动剂可诱发细胞适应机制，这可能与阿片类药物耐受、依赖和戒断症状有关。有研究报道短期脱敏很可能与阿片受体的蛋白激酶 C 磷酸化有关[39]。许多其他激酶也可能与此有关，包括 G 蛋白偶联受体激酶家族的蛋白激酶 A 和 β 肾上腺素能受体激酶（β-adrenergic receptor kinase，

BARK）[40]。BARK 选择性地磷酸化激动剂结合受体，从而加强了与 β 抑制蛋白的相互作用，后者可干扰 G 蛋白的偶联和促进受体内化。β 抑制蛋白 2 在信号转导中充当骨架蛋白，由 β 抑制蛋白 2 参与的阿片受体活化参与到了调节 c-Src、Akt 和丝裂原活化蛋白激酶的激活当中（彩图 24.7）[41]。c-Src 抑制剂达沙替尼减弱或逆转了吗啡诱导的小鼠耐受性，表明由 β 抑制蛋白 2 募集的 c-Src 参与了吗啡诱导的耐受性[42]。在缺乏 β 抑制蛋白 2 的小鼠中，吗啡引起的急性镇痛作用增强，表明该蛋白有助于调节体内对阿片类药物的反应性[43]。因此，相关激酶对 β 抑制蛋白 2 的修饰在与阿片受体激动剂的结合能力及与其产生并维持镇痛反应的能力之间起着至关重要的作用。

与其他 G 蛋白偶联受体一样，阿片受体可通过经典的细胞内吞途径进行快速的激动剂介导的内化[44-45]。这些过程可按配体功能的不同被分别诱导。例如，某一种激动剂，如埃托啡和脑啡肽，能引起 μ- 受体的快速内化；而吗啡虽然同样能降低腺苷酸环化酶的活性，但并不能导致所有细胞，如 HEK293 细胞的 μ- 受体内化[46]。尽管这些发现可能表明不同的配体会在受体中引起不同的构象变化，从而导致不同的细胞内活动，但他们还发现中枢神经系统（central nervous system，CNS）神经元亚群（如纹状体）中仍存在快速依赖吗啡的 μ 受体内吞作用[47]。总之，这些发现可能有助于解释各种阿片类药物的功效和滥用潜力的差异[48]。

偏向激动

与相同的 G 蛋白偶联受体结合的化学性质不同的配体，可以使受体在多种活性构象中稳定。这样，G 蛋白偶联细胞信号传导途径的差异激活可能会产生不同的生理结果，这种现象称为偏向激动。通过偏向激动设计的药物可以选择性激活所需的信号通路，同时通过相同的受体亚型和相关的副作用使其他信号通路的影响最小化。

吗啡与 μ 阿片受体蛋白结合，与信号蛋白（包括 $G_{i/o}$ 和 β- 抑制蛋白）形成活性复合物。$G_{i/o}$ 信号传导途径可介导吗啡的镇痛作用，而 β- 抑制蛋白信号传导途径会导致令人不快的副作用，包括成瘾性、呼吸抑制和胃肠道影响。研究表明在 β- 抑制蛋白 2 基因敲除小鼠中，吗啡的镇痛作用增强，但吗啡诱导的呼吸抑制和便秘减轻[49]。该领域的新兴研究包括 Manglik 等的一份报告，他们通过计算筛选了 300 万个分子，生成了化合物 PZM21，该化合物显示出高 $G_{i/o}$ 偏向信号，并无便秘、呼吸抑制、运动过度及成

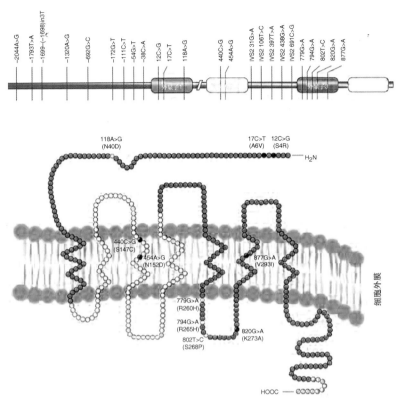

彩图 24.5　**报道的 μ 阿片受体的突变与该基因的外显子组织有关。**该基因中显示了经常发生突变（＞1%）或被提议具有功能性后果的 24 个氨基酸交换的突变。氨基酸用圆圈表示，根据其编码的外显子着色。黑色圆圈表示在相应位置的自然发生的突变，红色圆圈表示在分子水平显示功能改变的突变。核苷酸交换和氨基酸交换指示突变（From Lötsch J，Geisslinger G. Are μ-opioid receptor polymorphisms important for clinical opioid therapy? Trends Mol Med. 2005；11：82.89.）

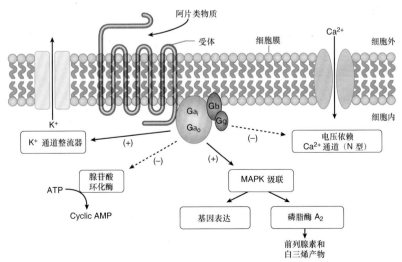

图 24.6　**与阿片受体有关的细胞内信号转导机制。**阿片受体激动剂与阿片受体结合后导致 G 蛋白激活。腺苷酸环化酶活性与电压依赖性 Ca^{2+} 通道被抑制。另一方面，内向性整流 K^+ 通道和有丝分裂原激活的蛋白激酶（MAPK）级联反应被激活。AMP，腺苷一磷酸；ATP，腺苷三磷酸

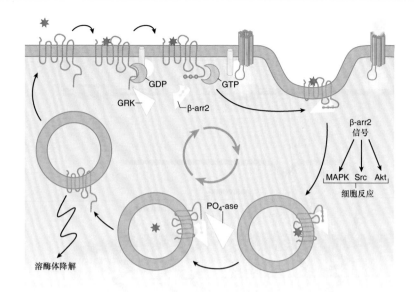

彩图 24.7　μ 阿片受体中 β 抑制蛋白 2（β-arr2）和 G 蛋白的循环、信号通路和降解。蓝星代表阿片激动剂。三聚体膜复合物由棕色和绿色标注，G- 蛋白的 α、β、γ 亚基分别由蓝色标注。α 亚基与鸟苷二磷酸（GDP；休眠状态）或鸟苷三磷酸（GTP；激活状态）相连。β γ 二聚体直接与电压依赖性钙通道反应抑制钙离子内流（黄色标注）。GRK，G 蛋白偶联受体激酶；MAPK，丝裂原活化蛋白激酶；PO$_4$-ase，磷酸酶（From Hales TG. Arresting the development of morphine tolerance and dependence. Br J Anaesth. 2011；107：653-655.）

瘾相关的行为[50]。这些发现的临床重要性尚待进一步证实，因为其他报道显示吗啡和 PZM21 在小鼠中的不良反应几乎没有差异[51]。然而，一项对健康志愿者进行的随机、双盲、安慰剂对照的交叉研究[51]中测试了 TRV130，后者是一种"G 蛋白偏向"的 μ 阿片配体，具有与吗啡相似的 G 蛋白偶联功效，但其受体磷酸化、β- 抑制蛋白 2 募集和内在化显著降低。TRV130 比吗啡产生更大的镇痛作用，但呼吸抑制作用减轻，恶心减轻（图 24.8）。随着其他阿片受体偏向激动剂候选药物的问世，对于减少伤害的新一代临床有效镇痛药的希望也就越来越大。

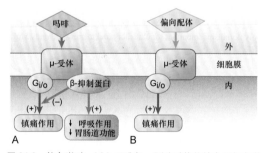

图 24.8　偏向激动。（A）吗啡与 μ 阿片受体的结合不仅会激活 G 蛋白（G$_{i/o}$）的镇痛作用，而且还会募集 β- 抑制蛋白，从而抑制 G 蛋白偶联并导致通气不足和胃肠道功能障碍。（B）TRV130 是一种 G 蛋白偏向激动剂，其与 G 蛋白的偶联作用与吗啡相似，但 β- 抑制蛋白的募集较少，从而产生与吗啡相似的镇痛作用，对呼吸和胃肠道功能的影响也较小

阿片药物镇痛的机制

大脑

　　在研究阿片类药物的镇痛作用时，应全面考虑大脑调节疼痛的不同回路，以及在这些回路中各种不同受体的功能[53]。阿片类药物具有镇痛作用，其机制在于能够直接抑制脊髓背角伤害性刺激的上传，且可以激活从中脑下行经延脑头端腹内侧区（rostral ventromedial medulla，RVM）到达脊髓背角的疼痛控制回路。Petrovic 等利用实验动物疼痛模型和正电子发射断层扫描（positron emission tomography，PET）技术来研究短效 μ 阿片类激动剂瑞芬太尼的作用机制，发现瑞芬太尼能激活前扣带回腹侧、岛叶、眶额皮质和脑干区域[54]。而被激活的脑干区域与参与痛觉调制的脑部区域［如导水管周围灰质（periaqueductal gray，PAG）] 相重叠。有意思的是，安慰剂也能激活这些大脑区域，推测有可能是通过内源性阿片样物质的释放而起作用的[55]。

免疫组化研究及原位杂交分析表明，阿片受体在中枢神经系统（CNS）[56] 各个区域均有表达，这些区域包括杏仁核、中脑网状结构、PAG 和 RVM。然而阿片受体在这些区域中的作用还不完全清楚。

将微量的吗啡注射到 PAG 或对这一区域进行直接电刺激，可产生镇痛作用，且纳洛酮可阻断此作用。阿片类药物在 PAG 的作用可影响 RVM，后者反过来可通过作用于下行抑制通路来调节脊髓背角伤害性刺激的传导。因此，阿片类药物不仅能通过对脊髓的直接作用产生镇痛作用，而且还能通过神经介导方式作用于给药部位以外的区域产生镇痛作用。有趣的是，Dogrul 和 Seyrek 报告说，脊髓 5- 羟色胺 7（5-HT$_7$）受体在全身吗啡的镇痛效应中至关重要[57]。

阿片类药物在延髓通路的作用对于其镇痛效能而言非常关键。阿片类药物在前脑的作用参与了阿片类药物的镇痛作用。在甲醛（福尔马林）测试痛敏实验中，大鼠去脑可阻断阿片类药物的镇痛作用[58]；将阿片类药物微量注射到前脑的几个区域也可产生镇痛作用[59]。在甩尾实验和福尔马林实验中，通过损伤杏仁体中央核或使其可逆性失活，全身应用吗啡所产生的镇痛作用被终止。这进一步证实，与伤害性感受急性期一样，阿片类药物在前脑的作用是其发挥组织损伤后镇痛作用的原因[60]。

阿片受体在下行疼痛控制回路的分布表明，μ 受体和 κ 受体间具有相当多的重叠。κ 受体和 μ 受体间的相互作用对调节高位伤害性感受中枢和脊髓背角的伤害性刺激传递都可能非常重要。μ 受体在下行疼痛控制回路产生镇痛作用的原因（至少部分），是通过去除 PAG 区 RVM 投射神经元和 RVM 区脊髓投射神经元的 GABA 能神经元（传递或分泌 γ 氨基丁酸）的抑制作用而实现的[53]。μ 受体激动剂的作用仅表现为镇痛，而 κ 受体激动剂的作用可表现为镇痛或拮抗镇痛。在脑干，κ 受体激动剂与 μ 受体激动剂表现为相反的疼痛调节作用[61]。

脊髓

吗啡的全身镇痛作用部分是通过脊髓背角中 PAG 和 RVM 对伤害性感受过程的净抑制作用介导的。研究表明，吗啡通过激活 RVM 中的 5- 羟色胺能神经元，增加脊髓背角中的 5-HT 的释放，而昂丹司琼鞘内预处理减弱了吗啡对正常大鼠的镇痛作用，表明 5-HT$_3$ 血清素能受体参与了吗啡的镇痛[62]。

除下行性抑制作用，局部脊髓机制也参与了阿片类药物的镇痛作用。在脊髓，阿片类药物可发挥突触前作用或突触后作用。阿片受体在胶状质中有大量表达，在该区域阿片类药物能抑制初级感觉神经元释放 P 物质。目前已知组胺受体参与了脊髓伤害性传递，并且以前的研究表明组胺能受体也参与吗啡的镇痛作用。有研究发现 H$_1$ 拮抗剂和 H$_3$ 激动剂可增强吗啡的镇痛和抗水肿作用，这表明可以探索组胺能和阿片样物质脊柱系统以改善镇痛效果，并增强外周抗炎作用[63]。

阿片受体配体结合已确定在脊髓背角的突触前和突触后部位。众所周知，阿片类药物能够减少由疼痛诱发的初级伤害性传入感受器所释放的速激肽。然而，阿片类药物对速激肽信号传导的抑制程度仍存在争议[64]。这些结果表明，尽管阿片类药物可以减少速激肽从初级传入伤害感受器的释放，但速激肽的减少可能不是突触后传递疼痛神经元作用的主要调节机制。

外周机制

阿片类药物也可通过外周机制产生镇痛作用[65]。炎症部位浸润的免疫细胞可释放内源性阿片样物质，这些物质对位于初级感觉神经元的阿片受体产生作用[65]。有趣的是，在 1 型和 2 型大麻素基因敲除小鼠中，注射到爪的吗啡使福尔马林导致的炎症抗伤害感受作用分别降低了 87% 和 76%[66]。这一发现可能表明，疼痛途径中内源性大麻素的释放可能是由外周机制引起的阿片类镇痛作用。

针灸

针灸和电针已被证明可以通过外周、脊髓和脊髓上的机制激活多种生物活性化学物质来减轻疼痛。从机制上讲，内源性阿片类物质和阿片类受体已显示出在各种疼痛模型中参与针灸和电针诱发的镇痛作用[67]。卡拉胶诱发大鼠炎性疼痛模型的研究表明，通过脚掌压力阈值评估，在足三里穴（ST36）电针治疗前 1 h，足底内注射纳洛酮或针对 μ，δ 或 κ 阿片受体的选择性拮抗剂，可剂量依赖性地阻断电针产生的机械性痛觉过敏的抑制作用[68]。在辣椒素诱导的后足炎性疼痛模型中，前肢后溪穴（SI3）和三阳络穴（TE8）用 2 Hz 的四组脉冲 100 Hz 的频率刺激，显著提高了注射爪的机械疼痛阈值。鞘内注射的 μ 或 δ 阿片受体拮抗剂阻止了这种镇痛作用，但 κ 阿片受体拮抗剂却没有阻止这种镇痛作用[69]。针灸和电针的确切机制，包括阿片受体以外的生理系统的参与，还有待进一步阐明。

情绪改变及奖赏效应的机制

阿片类药物产生欣快、安静以及其他情绪改变（包括奖赏特性）的机制仍然是研究的热点，特别是在目前阿片类药物转移和滥用范围不断扩大的环境下。行为学和药理学研究结果认为，多巴胺通路，特别是涉及伏核（NAcc）的多巴胺通路，参与了药物相关的奖赏效应。功能性磁共振成像研究表明，静脉注射小剂量的吗啡（4 mg）诱发脑部与奖赏有关的区域（包括伏隔核、豆状核下延伸的杏仁核、眶额皮质、海马）出现阳性信号；产生与镇静催眠药（如丙泊酚和咪达唑仑）作用类似的皮质区信号减弱[70]。这些结果与药理学研究结果相一致。

伏核壳部可能直接参与了药物所致的奖赏效应的情绪与动机过程。三种类型的阿片受体均存在于伏核中，并且认为其至少部分与阿片类药物的动机效应有关[56]。选择性 μ 受体和 δ 受体激动剂，按照位置偏爱实验和颅内自身给药模式的研究结果来看，是奖赏性的。相反，选择性 κ 受体激动剂产生厌恶的作用。阿片类药物对动机的正面效应部分是由伏隔核水平释放的多巴胺所介导的。

蓝斑含有去甲肾上腺素能神经元和高浓度的阿片受体，据推测，其在警觉、惊慌、恐惧及焦虑中起重要作用。外源性阿片肽和内源性阿片肽均能抑制蓝斑基因的神经活性。

基因敲除小鼠的分析

人们主要通过药理学和生理学的方法对阿片受体和内源性阿片肽的生理作用进行研究，然而对这些蛋白的功能作用进行分析较为困难。通过分子生物学的方法使某一特异的基因失活，制造出基因敲除小鼠。通过对基因敲除小鼠的分析，可明确各种阿片受体和内源性阿片肽前体的生理特性[71]。

在 μ 受体基因敲除小鼠，吗啡的镇痛作用、奖赏作用以及戒断作用均消失[72]；在 μ 受体敲除小鼠，不再能观察到吗啡所致的呼吸抑制[73]。因此，μ 受体是吗啡作用的阿片类系统中必要组成部分。在 μ 受体基因敲除小鼠，氯胺酮所致的呼吸抑制及抗伤害作用减弱[74]，提示氯胺酮的这些作用与其同 μ 受体的相互作用有关。μ 受体敲除小鼠七氟烷的最低肺泡有效浓度（MAC）较野生型小鼠明显增高，表明 μ 受体与七氟烷的麻醉效能有关[73]。在脊髓水平，δ 选择性阿片类药物对 δ 受体基因敲除小鼠的镇痛作用明显降低[75]；而在脊髓上水平，δ 受体激动剂对

其仍有镇痛作用，这提示存在第二个 δ 受体镇痛系统。破坏 δ 受体可使 δ 受体激动剂的镇痛、运动力低下及厌恶等作用消失，并且导致（小鼠）在腹部收缩实验中呈高反应性，说明 δ 受体与内脏化学性疼痛的感知有关[76]。利用基因敲除小鼠进行的药理研究表明，μ 受体可能不会介导 N_2O 的抗伤害性感受作用[77]，N_2O 发挥其抗伤害性感受作用，并通过复杂的机制（包括激活 κ 受体和脊髓中的下行抑制途径）降低小鼠挥发性麻醉药的 MAC，而其催眠能力不依赖于 κ 受体的激活[78]。

在 β- 内啡肽缺乏的小鼠，吗啡可产生正常的镇痛作用，但纳洛酮可拮抗的、应激所致的镇痛作用消失[79]。前脑啡肽原敲除小鼠较野生型小鼠更焦虑，而且雄性小鼠表现出更强的攻击性[80]。突变鼠与对照组相比，对疼痛刺激反应的显著差异主要出现在脊髓上水平，而不是脊髓水平。

因此，通过基因敲除鼠的分析，阐明了阿片系统各组成部分的功能作用。μ 阿片受体仍然被认为是阿片激动作用的有效和抗伤害性感受的主要信号受体。

阿片类药物对阿片受体以外靶目标的作用

分子药理学研究表明，阿片类药物可与阿片受体以外的其他分子相互作用。在心肌细胞中，吗啡以非纳洛酮敏感性方式抑制电压依赖性 Na^+ 电流，这表明存在不依赖于阿片受体的信号转导机制[81]。丁丙诺啡，是部分 μ 阿片类药物受体激动剂，也有局部麻醉药的特性，是通过与作用于局部麻醉药相同的结合部位，阻断电压门控位点 Na^+ 通道来实现的[82]。哌替啶是 μ 受体和 κ 受体激动剂，且已证实哌替啶可阻断两栖动物外周神经[83]以及爪蟾（Xenopus）卵母细胞表达系统的电压依赖性 Na^+ 通道[84]。另外，哌替啶在 α_{2B}-肾上腺素能受体亚型呈激动剂活性[85]。Yamakura 等表明，高浓度的阿片类药物，包括哌替啶、吗啡、芬太尼、可待因和纳洛酮，可直接抑制 N-甲基-D-门冬氨酸（N-methyl-D-aspartate，NMDA）受体在爪蟾卵母细胞中的表达[86]。美沙酮在临床上作为 l 和 d 同分异构体的外消旋混合物使用。外消旋物的阿片样作用似乎完全取决于 l- 美沙酮的作用，而 d- 美沙酮则发挥 NMDA 拮抗剂的作用[87]。市场上可买到的瑞芬太尼溶液 Ultiva（含有甘氨酸）可直接激活非洲爪蟾卵母细胞中表达的 NMDA 受体[88]。此外，对大鼠脊髓的电生理研究发现，盐酸瑞芬太尼不能直接激活 NMDA 受体，在使用 Ultiva 后记录到的 NMDA

电流与甘氨酸的存在有关。应用盐酸瑞芬太尼可强化甘氨酸诱发的 NMDA 电流，这可能是通过 μ 阿片类药物受体通路所介导的[89]。与胃肠动力、内脏痛、恶心呕吐等直接或间接相关的血清素 5-HT$_{3A}$ 受体可被吗啡、氢吗啡酮以及纳洛酮竞争性地抑制。然而，芬太尼类药物没有明显地影响 5-HT$_{3A}$ 受体的活性[90-91]。曲马多镇痛的机制很复杂，基本上由两种作用组成，即对去甲肾上腺素能血清素能系统的重摄取抑制和对 μ 阿片受体的激活。μ 阿片受体拮抗剂纳洛酮只能部分逆转曲马多的镇痛作用。此外，曲马多作为辣椒素受体（TRPV1）激动剂，异源性表达于体外培养的细胞[92]。曲马多可能激活了感觉神经元上的辣椒素受体，引起了血管活性肽的局部释放和传入纤维的显著脱敏作用[93]。目前还不清楚阿片类药物的哪些"脱靶"作用具有生理学或临床意义。

痛敏肽 / 孤啡肽 FQ 的生理机制

痛敏肽 / 孤啡肽 FQ 是含有 17 个氨基酸的多肽，其序列与阿片肽类似。痛敏肽 / 孤啡肽 FQ 及其前体 mRNA 存在于整个下行疼痛控制回路。痛敏肽 / 孤啡肽 FQ 受体 mRNA 在脊髓前角的表达强于脊髓背角，但背角的配体结合水平更高。在小鼠，特异性破坏痛敏肽 / 孤啡肽 FQ 受体对基础痛觉敏感性无影响，但特异性破坏痛敏肽 / 孤啡肽 FQ 前体则在甩尾实验中使小鼠对痛觉的基本反应增强，提示痛敏肽 / 孤啡肽 FQ 在调节基本痛觉敏感性中的重要作用[94-95]。鞘内注射痛敏肽 / 孤啡肽 FQ 具有镇痛作用[96]；然而脊髓上水平注射则会产生痛觉过敏、抗阿片样作用或痛觉过敏 / 镇痛双向作用[97]。痛敏肽 / 孤啡肽 FQ 对存在于 RVM 中的促痛及镇痛神经元均产生抑制作用[98]。在动物，痛敏肽 / 孤啡肽 FQ 对疼痛的反应取决于先前存在的疼痛状态。还已经报道了痛敏肽 / 孤啡肽 FQ 参与多项生理功能，例如调节进食、体重稳态和应激反应，以及精神病如抑郁、焦虑、药物或酒精依赖等[99]。

非肽痛敏肽 / 孤啡肽 FQ 受体激动剂的全身给药表明，这种化合物在动物疼痛模型中是有效的镇痛药。据报道，痛敏肽 / 孤啡肽 FQ 受体激动剂（Ro64-6198）具有抗伤害感受和抗痛觉过敏的功效，并且没有阿片类药物的副作用，例如瘙痒、呼吸抑制和成瘾[100]。由于痛敏肽 / 孤啡肽 FQ 和阿片类药物受体激动剂可以通过不同的靶目标调节疼痛，因此将两种机制结合起来可能构成创新镇痛药开发的一种新方法。西博帕多是一种新合成的化合物，具有痛敏肽 / 孤啡肽 FQ

和阿片类药物受体激动剂活性，在多种急性和慢性疼痛大鼠模型（甩尾、类风湿性关节炎、骨癌、脊髓神经结扎、糖尿病性神经病）中，显示出有效的抗伤害性和抗痛觉过敏作用[101]。在 1 期临床试验中，与完全的 μ 阿片受体激动剂产生的呼吸暂停相比，西博帕多产生的呼吸抑制作用具有上限效应[102]。

阿片受体在外周血单核细胞上的表达是有争议的。Williams 等报道人外周血单核细胞会表达孤啡肽受体，而没有 μ、δ 或 κ 阿片类药物受体[103]。外周血单核细胞产生的孤啡肽也许参与了免疫功能的调控。

阿片类药物的神经生理作用

阿片类药物的镇痛作用

在人类，吗啡类药物能产生镇痛、困倦、情绪改变以及意识模糊等作用。阿片类药物镇痛的一个显著特点是不伴有意识消失。当相同剂量的吗啡应用于正常、无痛的个体时，可能有不愉快的体验。吗啡样阿片类药物缓解疼痛作用具有相对的选择性，且不影响其他感觉形式。患者常反映疼痛仍然存在，但他们感觉较舒服。区别疼痛是由于刺激伤害性受体并由神经通路（伤害性疼痛）传递而来，还是由于神经元结构的损害所引起非常重要，后者引起神经超敏性疼痛（神经性疼痛）。尽管阿片类镇痛药对伤害性疼痛有效，但对神经性疼痛效果较差，常需要较大的剂量[104]。

阿片类药物的镇痛作用如副作用一样，个体差异很大。一项药理基因组学的双生子研究显示阿片类药物的个体差异很有可能与基因和环境因素相关[105-106]。动物和人类研究表明，阿片类药物介导的行为存在性别差异[107]。Sarton 等以健康志愿者为对象研究了吗啡对实验中所致疼痛的影响，证实在吗啡镇痛作用中存在着性别差异。吗啡效能在女性中较强，但起效和消除速度较慢[108]。与之相反，阿芬太尼在人体疼痛实验模型检测个体变异的调查中，没有发现性别差异[109]。在遗传因素对疼痛敏感性影响的研究中，表明男性在热性皮肤疼痛和肌肉压力疼痛方面的疼痛阈值均高于女性[110]。性别在疼痛敏感性和阿片类药物作用方面的差异仍然有待阐明。

在口服吗啡治疗慢性疼痛的病例中证实，阿片类药物的药代动力学和药效动力学特点全天都在变化[111]。舒芬太尼蛛网膜下腔镇痛显示出一种时间分布模式，在处于第一产程的孕妇，其一天内的变异度可达 30%[112]。Scavone 等报告称，注射药物的时机似乎不会影响芬太尼的硬膜外-腰麻或全身使用氢吗啡酮的持续作用时间[113]。在临床实践中时间生物学潜在的影响还不清楚，昼夜节律对阿片类药物作用的影响的临床研究还有待批准。

对于阿片类药物产生的外周镇痛作用仍有争议。一篇新近的综述通过 meta 分析得出结论，认为关节内应用吗啡有确切的镇痛作用，但作用较轻微[114]。这种作用可能呈剂量依赖性，且不能完全排除全身作用的可能。有报道在臂丛神经阻滞的局麻药中加入吗啡可提高成功率并改善术后镇痛的效果[115]。相反，添加舒芬太尼可能并不会延长臂丛神经阻滞的作用时间[116]。

尽管疼痛刺激的类型、遗传学、性别、给药时间或作用部位（中枢与外周）的效果不同，但阿片类药物仍然是最有效的止痛药物之一。

阿片类药物对意识的影响

皮质的乙酰胆碱来源于前脑基底部，对于维持正常的认知功能与觉醒至关重要。无名质内注射吗啡或静脉注射吗啡可明显降低大鼠额叶前部皮质乙酰胆碱的释放，这可能是阿片类药物引起意识改变的神经化学基础[117]。尽管使用大剂量的阿片类药物能使人意识消失，但是这种基于阿片类药物的麻醉效果是不可预计且不一致的[118]。因此，阿片类药物不能单独用于诱导麻醉[119]。阿片类药物的麻醉效能用 MAC 值来评定[120]。在人体，芬太尼能使异氟烷切皮时的 MAC 值降低至少 80%[121]。芬太尼血浆浓度与 MAC 值的减少之间的关系呈非线性，且芬太尼降低异氟烷 MAC 的作用存在亚 MAC 封顶效应。芬太尼能呈剂量依赖性地降低七氟烷的 MAC：3 ng/ml 的芬太尼使七氟烷 MAC 降低 61%[122]。而 6 ng/ml 的芬太尼只能使七氟烷 MAC 再降低 13%，同样也呈现出封顶效应。即使像舒芬太尼、芬太尼、瑞芬太尼、阿芬太尼等大多数阿片类药物"降低吸入麻醉药 MAC"的效能比已经确定，但阿片类药物没有完全降低 MAC 的能力，也就是说，阿片类药物不是全能的麻醉药。阿片类药物必须和其他的麻醉药物配伍才能产生"完全的麻醉"[121, 123-125]。艾司洛尔作为一种短效 β_1 受体拮抗剂，与阿芬太尼合用时，可明显降低异氟烷的 MAC；若不与阿芬太尼同时应用，则无此作用[126]。这种药物间相互作用的机制还不十分清楚。研究证明，硬膜外输注芬太尼，即使在其血浆浓度低于静脉应用芬太尼时，其降低异氟烷苏醒浓度的作用仍强于静脉内输注芬太尼，这可能是通过调节脊髓伤害性刺激的传入而实现的[127]。

50% 患者在直接喉镜气管插管时无体动反应的 MAC（MAC-TI）值要高于手术切皮时无体动反应的 MAC 值（MAC）。七氟烷的 MAC-TI 为 3.55%，随着加用 1 μg/kg、2 μg/kg 和 4 μg/kg 的芬太尼，MAC-TI 值明显降低到 2.07%、1.45%、1.37%，在 2 μg/kg 和 4 μg/kg 芬太尼组之间无显著差异，呈现出封顶效应[128]。抑制 50% 患者手术切皮时交感神经反应的 MAC（MAC-BAR）随血浆芬太尼浓度的升高而降低，最开始阶段呈陡直下降，随后呈现封顶效应[122]。

脑电双频谱指数（bispectral index，BIS）已被用于评价麻醉药对大脑的作用。与单纯应用丙泊酚相比，同时应用芬太尼、阿芬太尼、瑞芬太尼或舒芬太尼时，丙泊酚在较低的效应室浓度和较高的 BIS 值时，即可引起意识消失[129]。另外，Wang 等报道瑞芬太尼的输注 [（0.1～0.4）μg/（kg·min）] 并未明显改变使 BIS 值降到 50 及以下时的丙泊酚中位有效浓度（EC_{50}）[130]。这一结果提示，镇痛浓度的阿片类药物增强了丙泊酚的催眠作用，但并不改变 BIS 值。相反，有报道发现，持续输注瑞芬太尼（效应部位靶浓度为 0.25 ng/ml、2.5 ng/ml 和 10 ng/ml），同时调节丙泊酚的输注速度，使 BIS 值维持在 60 左右，则瑞芬太尼可使 BIS 值呈剂量依赖性下降，提示瑞芬太尼具有镇静或催眠作用[131]。反应曲面分析显示可以考虑联合应用阿片类药物和镇静类药物来镇静和抑制各种伤害性刺激反应[132]。同麻醉期间服用阿片类药物对 BIS 的作用相反，长期使用阿片类药物对 BIS 的影响尚不清楚。最近有报道称，对于长期慢性阿片类药物使用者（口服吗啡的每日剂量至少为 60 mg，且持续 4 周），其 BIS 维持在 50 以下所需的七氟烷的呼气末浓度为 0.84%，低于初次使用阿片类药物的患者（1.18%）[133]。

阿片类药物作为手术镇痛的主要药物会在术后第一个晚上抑制睡眠。然而，阿片类药物对睡眠和昼夜节律的影响还不是很清楚。一项人体研究显示整夜持续输注瑞芬太尼可抑制快速眼动睡眠而没有减少夜间褪黑素的分泌，这可能表明阿片类药物对昼夜节律的影响很小[134]。

综上所述，围术期的阿片类药物已被证明可剂量依赖性地降低 MAC，众所周知，它们与催眠药协同产生镇静作用。但是，其影响 BIS 的能力可能会因阿片类药物的使用情况而异。

幻觉

阿片类药物引起的幻觉是阿片类药物治疗的罕见但严重的不良反应，通常归因于潜在的精神疾病或人格障碍，而不是阿片类药物的直接神经生物学作用[135]。阿片类药物引起的幻觉通常被描述为听觉、视觉或极少见的触觉幻觉。尽管许多报道提到吗啡是罪魁祸首，但没有证据表明，特定的阿片类药物与整个人群更低的幻觉发生率相关。此外，还有芬太尼、美沙酮、曲马多、氢吗啡酮、丁丙诺啡、喷他佐辛和（或）羟考酮引起相关的幻觉或精神状态改变的报道。然而，吗啡代谢产物的积累，特别是吗啡-3-葡萄糖醛酸，与神经系统现象的发展有关[136]。已经提出了许多假设来解释阿片类药物引起幻觉的原因。这些假设的共同点是阿片类药物引起的多巴胺失调。过度激活的多巴胺能途径会导致听觉和视觉幻觉[137]。如果可行的话，对阿片类药物引起幻觉的最简单的治疗方法是中止阿片类药物治疗。有报道描述了纳洛酮和 κ-选择性阿片拮抗剂成功用于治疗与精神分裂症相关的幻觉，尽管已证实此类 κ-选择剂与没有诊断出精神疾病的受试者或患者的幻觉相关[138]。

脑电图

提高吸入麻醉药浓度可产生连续的脑电图（electroencephalogram，EEG）改变，最终导致暴发性抑制和 EEG 平坦。相反，阿片类药物具有封顶效应。增加阿片类药物剂量，一旦达到此封顶效应，再增加剂量时不再影响 EEG[139]。

尽管不同的阿片类药物在血浆和大脑之间的平衡能力和效率不同，但芬太尼、阿芬太尼、舒芬太尼和瑞芬太尼的作用仍是一致的（图 24.9）[140]。小剂量芬太尼（$2 \sim 5$ μg/kg）产生轻微的 EEG 改变，而大剂量芬太尼（$30 \sim 70$ μg/kg）可引起高电压慢波（δ 波），提示患者已进入麻醉状态。虽然应用大剂量芬太尼和其他阿片类药物后可引起一过性、孤立的尖波（常常是在额颞部），但这并不具有普遍意义。在一项研究吗啡（$3 \sim 10$ mg）对于耳科手术后过夜止痛者（14.8±2.8 岁）的脑电图的影响，结果表明，与清醒和非快速眼动睡眠相比，吗啡降低了高频 β_1（$13.5 \sim 20$ Hz）和 β_2（$20 \sim 30$ Hz）脑电功率，并降低了额叶和枕叶 β_2 脑电活动之间的连贯性，表明吗啡可产生深层的镇静状态（彩图 24.10）[141]。Khodayari-Rostamabad 等研究了瑞芬太尼对健康志愿者静息脑功能连接的影响及其与认知功能和镇痛的关系[142]。瑞芬太尼的使用与皮质功能的连接性发生重大改变有关，这似乎破坏了维持正常脑功能的复杂皮质网络，并可能成为阿片类药物镇静作用的生物标志物。

作为一种效应部位作用的衡量方法，EEG 可用于

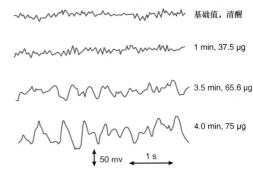

基础值，清醒

1 min，37.5 μg

3.5 min，65.6 μg

4.0 min，75 μg

↕ 50 mv   1 s

图 24.9 舒芬太尼（输注的总剂量显示在右侧栏中）输注过程中特征性的脑电图（EEG）4 s 描记图。清醒患者的 EEG 的基线由 β 波和 α 波混合组成。1 min 时，EEG 上 β 波消失，主要以 α 波为主（$8 \sim 13$ Hz）3.5 min 时，EEG 由 θ 波（$4 \sim 7$ Hz）和 δ 波（< 4 Hz）混合组成；4.0 min 时，EEG 由高振幅的 δ 波组成（From Scott JC，Cooke JE，Stanski DR. Electroencephalographic quantitation of opioid effect：comparative pharmacodynamics of fentanyl and sufentanil. Anesthesiology. 1991；74：34-42.）

评价药物作用的起效时间和药物的效能比。瑞芬太尼的边缘频谱与血浆浓度非常相似[143]，而芬太尼和舒芬太尼的边缘频谱的恢复时间明显延后（图 24.11）[144]。在健康的志愿者中，从顶叶剪辑中提取的近似熵显示出与瑞芬太尼浓度显著相关，并且被证明适合评估瑞芬太尼对 EEG 的作用[145]。建立在脑电图研究基础上的效能比，与那些通过降低异氟烷 MAC 值 50% 所需的阿片类药物血浆浓度的研究结果相似。总体而言，阿片类药物会在脑电图中产生剂量依赖性变化，可模仿挥发性麻醉药的剂量变化，但阿片类药物在较高剂量下显示出封顶效应。

诱发反应

由于阿片类药物并不明显影响胫后或正中神经诱发的感觉诱发电位（sensory-evoked potential，SEP），因此，SEP 可用于阿片类药物麻醉中脊髓功能的监测[146]。尽管瑞芬太尼使听觉诱发电位呈剂量依赖性降低[147]，但瑞芬太尼输注（靶浓度 1 ng/ml、2 ng/ml、3 ng/ml）并不影响诱发电位的振幅和潜伏期[148]。在健康志愿者，输注 3 μg/kg 芬太尼并不显著影响经颅刺激引出的运动诱发反应的振幅与潜伏期[149]。Kawaguchi 等报道，异氟烷或七氟烷联合芬太尼麻醉时，围术期监测肌源性运动诱发电位是可行的[150]。

中潜伏期听觉诱发电位（middle latency auditory-evoked potentials，MLAEP）和衍生电位越来越多地用于麻醉深度的替代监测。阿片类药物注射后，中潜

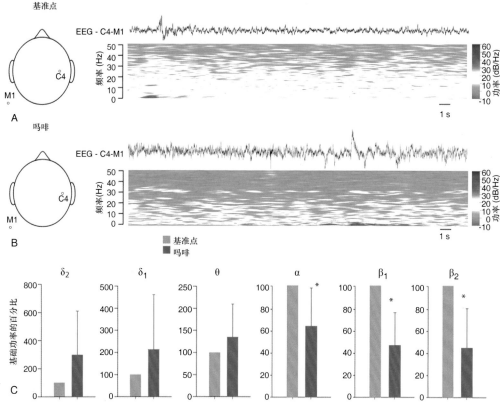

彩图 24.10　**吗啡对脑电频谱含量的影响**。基线和吗啡给药后 30 s 时的脑电图活动和 C4-M1（C4＝中心电极；M1＝乳突电极）衍生的功率谱图。在有代表性的患者（a）和分析组数据（B 和 C）中，吗啡降低了高频功率（α、β$_1$ 和 β$_2$）。10 例患者的平均数据显示吗啡降低了 α（$P = 0.039$，$n = 10$）、β$_1$（$P = 0.003$，$n = 10$）和 β$_2$（$P = 0.020$，$n = 10$）的功率，但没有改变 δ$_2$（$P = 0.375$，$n = 10$）、δ$_1$（$P = 0.922$，$n = 10$）和 θ（$P = 0.331$，$n = 10$）的功率。数据显示为平均值 ±95% 置信区间。* 平均值与基线有显著性差异，$P < 0.05$（From Montandon G，Cushing SL，Campbell F，et al. Distinct cortical signatures associated with sedation and respiratory rate depression by morphine in a pediatric population. Anesthesiology. 2016；125：889-903.）

伏期听觉诱发反应发生改变。这可能是通过阿片类药物抑制中潜伏期听觉诱发反应的直接作用所致，或通过抑制伤害性刺激的 CNS 觉醒作用的间接作用所致。Wright 等研究了瑞芬太尼［1 µg/（kg·min）或 3 µg/（kg·min）］在插管和非插管患者中对中潜伏期听觉诱发反应的作用，发现瑞芬太尼在抑制气管插管相关的觉醒中对中潜伏期听觉诱发反应有作用，而在无气管插管刺激时无作用[151]。与此相似的是，Schraag 等发现单独应用瑞芬太尼对中潜伏期听觉诱发电位无显著影响，而瑞芬太尼浓度持续升高可明显降低麻醉需要的丙泊酚的效应室浓度[152]。

脑血流量和脑代谢率

　　阿片类药物通常会在一定程度上降低脑代谢率和

颅内压（intracranial pressure，ICP），尽管与其合用的其他药物或麻醉药以及患者的状态都可能影响这些改变。当同时应用的麻醉药引起血管扩张时，阿片类药物更可能引起脑血管收缩。当与 N$_2$O 合用时，阿片类药物也会降低脑血流量（cerebral blood flow，CBF）。当单独应用阿片类药物或与能引起脑血管收缩的药物同时应用时，阿片类药物常常对 CBF 没有影响或仅引起 CBF 轻度增加。

　　在几种动物模型中发现，应用外源性阿片类药物对软脑膜动脉直径有轻微的影响，但大脑动脉内存在内源性阿片样物质的活性[153]。在小猪中，芬太尼、阿芬太尼和舒芬太尼可剂量依赖性地缩小动脉血管直径，此作用可被纳洛酮逆转[154]。PET 证实，在健康志愿者中，芬太尼所致的 CBF 改变存在区域性差异[155]。

　　在其他报道中，舒芬太尼（0.5 µg/kg，静脉注射

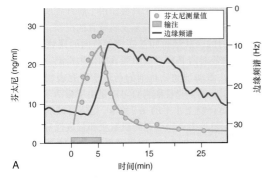

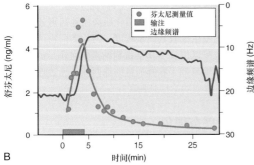

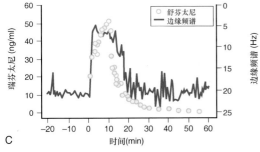

图 24.11　边缘频谱与阿片类药物血清浓度的时间曲线。芬太尼（A）与舒芬太尼（B）的输注速率分别为 150 μg/min 和 18.75 μg/min。瑞芬太尼（C）以 3 μg/（kg·min）的速率输注 10 min。芬太尼组和舒芬太尼组边缘频谱的变化滞后于药物血清浓度的变化，而瑞芬太尼组两者的变化几乎呈平行关系（From Scott JC，Ponganis KV，Stanski DR. EEG quantitation of narcotic effect：the comparative pharmacodynamics of fentanyl and alfentanil. Anesthesiology. 1985；62：234-241；and Egan TD，Minto CF，Hermann DJ，et al. Remifentanil versus alfentanil：comparative pharmacokinetics and pharmacodynamics in healthy adult male volunteers. Anesthesiology. 1996；84：821-833.）

IV）对健康志愿者的 CBF 无明显影响[156]。阿芬太尼（25～50 μg/kg，IV）应用于异氟烷（0.4%～0.6%）-N₂O 麻醉的患者，可引起大脑中动脉血流速度降至最低[157]。一项针对人类志愿者的 PET 研究表明，瑞芬

太尼在疼痛处理相关区域（例如额外侧前额叶皮质，顶叶下皮质和辅助运动区）的局部脑血流呈剂量依赖性变化[158]。在择期行幕上肿瘤手术并应用 N₂O 的患者中，瑞芬太尼［1 μg/（kg·min）］和相似剂量的芬太尼［2 μg/（kg·min）］均可使 CBF 降低，但并不显著影响脑血管对二氧化碳的反应性[159]。

阿片类药物引起的神经兴奋和局灶性癫痫样发作能引起局部脑代谢增高。在大鼠中，大剂量阿芬太尼引起的区域性糖利用增加，不仅与癫痫样活动有关，而且与神经性病变有关[160]。人体 PET 检查证实，以 1～3 μg/（kg·min）持续输注瑞芬太尼能引起大脑葡萄糖的脑代谢速率显著增加[161]。总之，阿片类药物一般不会显著影响 CBF 的测量。

颅内压

通常认为，在控制通气条件下，阿片类药物对颅内压（ICP）的影响最小。在采用异氟烷 -N₂O 复合麻醉实施开颅手术的幕上占位性病变患者中，使用阿片类药物不会显著增加 ICP[162-163]。用阿片类药物实施镇痛不会改变头颅损伤患者的 ICP[164]。在立体定位脑瘤活检术中，使用瑞芬太尼［4.2±1.8 μg/（kg·min）］进行轻度镇静的患者，与丙泊酚 4.3±2.5 mg/（kg·min）镇静的患者相比，其颅内压并未增高，并且瑞芬太尼组可更好地维持脑灌注压[165]。

在幕上占位性病变切除的开颅患者中，使用阿片类药物可能会增加 ICP，尤其是颅内顺应性受损时。在一项对重度颅脑损伤患者的自动调节功能有所保留和受损的研究中，吗啡（0.2 mg/kg）和芬太尼（2 μg/kg）可适度提高 ICP，这一发现预示着阿片类药物引起的 ICP 升高除了血管扩张因素外还存在其他的机制[166]。还有研究者表明脑积水患儿注射阿芬太尼（70 μg/kg）后，ICP 没有改变[167]。这些阿片类药物对 ICP 影响的差异是受测量方法还是其他药物的影响，目前还不清楚。如果阿片类药物确实增加了 ICP，是由阿片类药物直接引起脑血管扩张，还是由阿片类药物引起的血压降低间接引起的尚不清楚。

神经保护

虽然某些早期研究证明 μ 阿片受体激动剂对缺血的大脑有潜在的副作用；但其他研究证明，某些阿片类药物如 κ 受体激动剂，至少在动物模型中对局灶性缺血具有神经保护作用[168]，也有研究者证实，δ-阿片受体的激活延长了小鼠在致死性缺氧环境中

的生存时间[169]。一项关于大鼠小脑脑片的离体实验证明用临床相似浓度的吗啡预处理能产生急性神经保护作用，这是通过 δ_1- 阿片受体的激活、腺苷三磷酸（ATP）敏感型 K^+ 通路激活以及线粒体产生的自由基所介导的[170]。在大鼠局灶性缺血模型中，与未麻醉的清醒大鼠相比，芬太尼既没有增加也没有减少脑损伤[171]。事实证明，在超临床的浓度，瑞芬太尼虽然没有坏死作用，但对未成熟的小鼠大脑具有阿片样物质和 NMDA 受体以及线粒体依赖性凋亡途径的离体抗凋亡作用[172]。一项最新研究报告称，在小鼠脑缺血再灌注模型中，κ 阿片受体上调并起关键作用，并且 κ 阿片受体的活化可以保护血脑屏障、减少细胞凋亡和抑制炎症，可能有保护大脑并改善神经系统结局的作用[173]。尽管在动物模型中存在与潜在的神经保护作用相互矛盾的证据，但尚无明显证据表明对人类具有神经保护作用。

肌强直

阿片类药物可增强肌张力并可引起肌强直。阿片类药物麻醉引起肌强直的发生率差异很大，这主要与阿片类药物给药的剂量及速度的差异、是否同时应用 N_2O、是否同时应用肌肉松弛药以及患者的年龄等因素有关。阿片类药物所致肌强直的特点是肌张力进行性增强，直至出现严重的僵直并可能导致严重的后果（表 24.4）。临床上明显的肌强直常在患者意识开始消失或意识消失后即刻出现。轻微的肌强直可见于清醒患者，如声音嘶哑。已证实，阿片类药物给药后引起的声门关闭是导致使用呼吸囊和面罩通气困难的主要原因。尽管一般认为阿片类药物对 ICP 的影响很小，但已证明阿芬太尼诱导的强直可引起大鼠 ICP 的升高[174]。延迟性或术后肌强直很可能与血中阿片浓度出现第二个高峰有关，其机制如同再发性呼吸抑制。

阿片类药物引起肌强直的确切机制还不完全清楚。预先应用肌肉松弛药能减少或防止肌强直的发

表 24.4　阿片类药物引起的肌强直相关的潜在问题

系统	问题
血流动力学	CVP ↑，PAP ↑，PVR ↑
呼吸系统	顺应性↓，FRC ↓，通气↓ 高碳酸血症，低氧血症
其他	氧耗量↑，颅内压↑，芬太尼血浆浓度↑

CVP，中心静脉压；FRC，功能残气量；PAP，肺动脉压；PVR，肺血管阻力

Modified from Bailey PL, Egan TD, Stanley TH. Intravenous opioid anesthetics. In: Miller RD, ed. Anesthesia. 8th ed. Philadelphia: Saunders; 2015. An imprint of Elsevier Inc., p. 876.

生，因此肌强直不是由于直接作用于肌纤维所致。阿片类药物引起的中枢神经系统肌强直的机制，涉及网状结构内的网状脑桥和基底神经节内的尾状核[175]。人们在中枢神经系统寻找肌强直的发生机制。一项应用选择性激动剂和拮抗剂的药理学研究表明，阿片类药物引起的全身性肌强直可能是由于激活了中枢 μ 受体，而脊髓上水平的 δ_1 和 κ 受体可减弱这种作用[176]。阿片类药物引起的肌紧张和强直性症状（其发生率随年龄增加，肌肉运动类似于锥体外系副作用）与帕金森病相似，提示两者有相似的神经化学机制。帕金森病患者，尤其是治疗不完全者，可出现类似于使用阿片类药物后肌张力障碍的反应[177]。

预先或同时应用非去极化肌肉松弛药可显著降低肌强直的发生率及其严重程度。阿片类药物诱导的肌肉强直也可以用 μ 受体拮抗剂纳洛酮逆转。诱导剂量的硫喷妥钠或低于麻醉剂量的地西泮、咪达唑仑可预防、减轻或成功治疗肌强直。

神经兴奋现象

在动物，芬太尼能引起 EEG 出现癫痫发作的表现，但在人体应用芬太尼、阿芬太尼和舒芬太尼并未发现癫痫发作的证据。瑞芬太尼在相对健康的成年患者中可引起广泛的强直-阵挛样发作[178]。吗啡在硬膜外和鞘内注射时会引起强直-阵挛发作[179]。人体大剂量应用芬太尼、舒芬太尼和阿芬太尼后，偶可见脑电图上出现局灶性神经兴奋表现（如尖波和棘波活动）。

阿片类药物引起的神经兴奋现象的机制尚不完全清楚。兴奋性阿片作用可能与偶联有丝分裂原活化的蛋白激酶级联反应有关[180]。理论上对于 CBF 和代谢的局部增加也应予以考虑，因为即使是局部的长时间癫痫活动也能引起神经元损伤或细胞死亡。大剂量芬太尼、阿芬太尼和舒芬太尼也可导致大鼠边缘系统的高代谢及组织病理性改变[181]。小鼠离体海马的实验性研究显示吗啡产生的效应是通过 μ 和 κ 阿片受体选择性激活而非 δ 阿片受体的激活来介导的[182]。在大鼠，咪达唑仑、纳洛酮及苯妥英钠均能预防大剂量芬太尼所致的 EEG 上显示的癫痫样活动及脑组织学损伤[183]。

志愿者通过磁共振成像对 CBF 检测表明，扣带回皮质对瑞芬太尼［0.05 ～ 0.2 μg/（kg·min）］最敏感，并且这种易感性受血清载脂蛋白 E 基因型的影响[184]。这些结果支持以下观点：围术期使用阿片类药物引起的边缘区域的神经激活对术后出现认知功能障碍有一定的作用。

瞳孔大小

　　吗啡和大多数 μ 受体和 κ 受体激动剂通过对副交感神经支配的瞳孔产生兴奋作用而引起瞳孔收缩。光会激发动眼神经核的兴奋，从而导致瞳孔收缩，高碳酸血症、缺氧和伤害感受会抑制瞳孔收缩。阿片类药物能解除动眼神经核的皮质抑制，从而引起乳头肌的收缩（图 24.12）[185]。一项研究报道，静脉内注射吗啡（0.125 mg/kg），瞳孔直径在 1 h 时缩小 26%，瞳孔直径完全恢复需要 6 h 以上[186]。瞳孔扩张反射被成功地用于评价平衡麻醉中的麻醉药的成分。瞳孔测试仪对于指导手术后即刻吗啡的使用来说可能是一个有用的工具[187]。一项前瞻性随机研究评估了在妇科手术术中瞳孔测量监测对围术期阿片类药物消耗的影响。结果表明，使用瞳孔测量法指导术中镇痛可减少术中瑞芬太尼的用量和术后吗啡的需求量[188]。瞳孔不稳定是瞳孔直径的波动，即使在休息良好的个体中，在环境光照下也会出现瞳孔不稳定（pupillary unrest under ambient light，PUAL）。尽管其潜在机制尚不清楚，阿片类药物可抑制 PUAL。健康志愿者服用芬太尼会减少 PUAL 的发生，且减少的幅度大于瞳孔直径的变化[189]。PUAL 的预处理效果与对阿片类药物的镇痛反应相关，且阿片类药物使用后表现出较高 PUAL 改变水平的患者，使用阿片类药物会获得更好的镇痛作用[190]。

　　众所周知，使用阿片类药物后瞳孔收缩，瞳孔测定法的使用可能有助于指导术中阿片类药物的使用剂量以优化镇痛。

体温调节和寒战

　　基于阿片类药物的麻醉，可能会将热调节阈值降低至与强效吸入麻醉药相似的程度[191]。然而，哌替啶在阿片类药物中的独特之处在于，它可以有效地终止或减弱寒战的程度。哌替啶的抗寒战作用主要与降低寒战阈值有关[192]，该作用可能是 κ 受体的活性介导的[193]。但是，相对特异性的 κ 受体激动剂纳布啡没有表现出显著的抗寒战活性[194]。哌替啶对 α_{2B}-肾上腺素受体亚型具有激动作用，这一发现表明该作用与哌替啶的抗寒战作用有关[85]。阿芬太尼、吗啡和芬太尼在治疗术后寒战方面不如哌替啶有效。但是，阿芬太尼和奈福泮是一种中枢性镇痛药，可共同降低人体的寒战阈值[195]。曲马多（0.5 mg/kg）对产后硬膜外麻醉寒战的抑制作用与哌替啶（0.5 mg/kg）一样有效[196]。一项随机对照试验的定量系统回顾发现，对于胃肠外药物干预措施，在预防术后寒战方面，哌替啶 12.5 ～ 35 mg 和曲马多 35 ～ 220 mg 优于对照[197]。

　　瑞芬太尼与术后寒战的发生率增加有关，而与术中低温无关。较高剂量的瑞芬太尼在麻醉后发生寒战的可能性较高，这可能反映了阿片类药物的急性耐受性和对 NMDA 受体的刺激作用[198]。麻醉诱导时给予小剂量氯胺酮 0.5 mg/kg，然后以 0.3 mg/（kg·h）持续输注，可预防瑞芬太尼引起的麻醉后寒战。

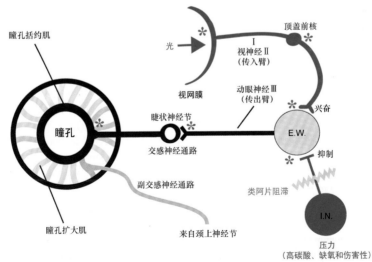

图 24.12　**控制人类瞳孔大小和瞳孔光反射的通路和神经中枢。** 彩色结构是调节瞳孔光反射的中枢神经中枢和通路。Edinger-Westphal（E.W.）核神经元是由兴奋性和抑制性输入所修饰的起搏细胞。阿片类药物阻断了对 E.W. 核的抑制作用。绿色星号（*）表示高碳、缺氧和阿片物质可能干扰光反射的位置。* = 高碳、缺氧和阿片类物质可能干扰光反射的位置。*IN*, 抑制神经元（From Rollins MD, Feiner JR, Lee JM, et al. Pupillary effects of high-dose opioid quantified with infrared pupillometry. Anesthesiology. 2014; 84: 1037-1044.）

瘙痒症

阿片类药物引起的瘙痒，是阿片类药物的长期挑战之一。除了吗啡外，组胺释放曾经被认为是造成这种现象的原因，但其并不是真正原因，因为无组胺释放作用的阿片类药物也能引起瘙痒。中枢神经系统和周围神经系统机制都有研究。面部的瘙痒不一定是阿片类药物直接作用在三叉神经核水平所引起的表现，而是阿片类药物激发了远端部位神经传递的反射性反应。尚不清楚为什么即使在脊髓阿片类药物治疗后，面部也易出现瘙痒。有趣的是，阿片类药物拮抗剂可减轻胆汁淤积引起的瘙痒症[199]。猴鞘内应用吗啡所致的瘙痒可能是通过 μ 受体介导的[200]。吗啡通过激活一种瘙痒特异性 μ 阿片受体亚型（MOR1D[11]），从而诱导促胃液素释放肽受体与 MOR1D 异二聚体的激活，而这两者的异二聚体使神经元的磷脂酶 $β_3$ 和细胞内 Ca^{2+} 增加，造成小鼠的瘙痒[201]。

纳洛酮可逆转阿片类药物引起的瘙痒，这一发现支持瘙痒症是由受体介导的中枢性机制引起的。然而阿片类拮抗剂并不是抗瘙痒症的理想药物，因为这些药物同样可逆转阿片类药物的镇痛作用。甲基纳曲酮是一种外周作用的 μ 阿片类拮抗剂，皮下注射 12 mg 甲基纳曲酮，不能降低在椎管内麻醉下行择期剖宫产术患者鞘内注射吗啡 100 μg 引起瘙痒的严重程度或发生率，提示外周机制对脊髓阿片类药物引起的瘙痒没有显著作用[202]。昂丹司琼，一种 5- 羟色胺受体拮抗剂，已被提出用于治疗脊髓或硬膜外吗啡引起的瘙痒[203]，一项 meta 分析已证明预防性使用 5-HT3 拮抗剂显著降低瘙痒的严重程度和治疗的需要[204]。另一项 meta 分析显示，预防性静脉注射 8 mg 昂丹司琼不会降低芬太尼或舒芬太尼诱发的瘙痒发生率，但可能会减少对瘙痒缓解药物的需求[205]。混合或部分阿片类激动剂（如纳布啡和布托啡诺）作为止痒药越来越受欢迎，因为它们可以部分拮抗 μ 受体功能，并保持完整的 k 作用以维持镇痛作用[206]。实际上，在动物模型中，κ 阿片受体的激活可以抑制皮下和鞘内注射吗啡引起的瘙痒[207]。

喷他佐辛是 κ 阿片受体的激动剂和 μ 阿片受体的部分激动剂，近期研究较充分。在剖宫产分娩的产妇中，治疗鞘内注射吗啡诱导的瘙痒症，喷他佐辛 15 mg 的效果优于昂丹司琼 4 mg[208]。有报道称，κ 受体激动剂的止痒作用可能不需要 κ 受体与 β 抑制素之间的相互作用[209]。据报道，非甾体抗炎药（nonsteroidal antiinflammatory drugs，NSAIDs）替诺昔康对治疗硬膜外芬太尼所致的瘙痒有效[210]。静脉注射氟哌利多（1.25 mg）、丙泊酚（20 mg）或阿立必利（100 mg）能减少椎管内麻醉下行剖宫产术鞘内注射 0.2 mg 吗啡引起的瘙痒症[211]。对于实施下肢手术的腰麻患者，术前使用加巴喷丁可防止鞘内吗啡注射引起的瘙痒[212]。

由于阿片类药物引起的瘙痒症仍然是一项临床挑战，因此目前的策略已从组胺释放（吗啡）的后果转向治疗，并专注于利用 μ 阿片受体的部分阻滞 / 激活，κ 受体激活和非阿片受体途径。

阿片类药物引起的痛觉过敏

越来越多的证据表明，阿片类药物引起的痛觉过敏（opioid-induced hyperalgesia，OIH）可能是阿片类药物给药的主要不良反应，尤其是在有效成分和剂量增加的情况下。在实验动物模型中，阿片类药物在反复给药或连续给药后引起痛觉过敏[213]。一项评估痛觉过敏临床意义的系统回顾表明，术中使用大剂量的瑞芬太尼与术后急性疼痛轻微（但显著）增加有关，其评估标准为：术后 24 h 静息疼痛强度，24 h 吗啡使用量，动态疼痛强度及术后的痛觉过敏[214]。在对 24 名健康男性志愿者进行的随机、双盲、交叉研究中，发现与低剂量（1 μg/kg）芬太尼相比，高剂量芬太尼（10 μg/kg）可使芬太尼给药后 4.5 ～ 6.5 h 的痛觉过敏面积增加。这一结果表明芬太尼也能在人体内产生痛觉过敏[215]。

OIH 是由于脊髓对谷胱甘肽和 P 物质致敏引起的[216]。糖原合酶激酶 -3β（glycogen synthase kinase-3β，GSK-3β）的激活，导致瑞芬太尼通过调节脊髓背角 NMDA 受体的可塑性引起痛觉过敏[217]，并进一步证明抑制 GSK-3β 会导致 α- 氨基 -3- 羟基 -5- 甲基 -4- 异噁唑受体（α-amino-3-hydroxy-5-methyl-4-isoxazolepropionic acid receptor，AMPAR）在脊髓背角的表达和功能的调节，可以预防瑞芬太尼诱导的术后痛觉过敏[218]。重要的是，阿片类药物的突然停药也可能诱导痛觉过敏，尽管其机制尚不清楚。与瑞芬太尼突然停药（2.5 ng/ml，30 min）后引起的痛觉过敏高发生率不同，瑞芬太尼每 5 min 逐渐停药 0.6 ng/ml 后，未观察到痛觉过敏的发生[219]。

有报道称氯胺酮可以预防 OIH 和随之而来的急性阿片耐受，提示 NMDA 受体参与了该过程[220-221]。美沙酮具有 μ 阿片受体激活和 NMDA 拮抗的双重特性。阿片类药物引起的痛觉过敏是由于 l- 美沙酮（μ 阿片受体激动剂）的外消旋体引起的，并被 d- 美沙酮（NMDA 拮抗剂）所拮抗[222]。丁丙诺啡是一种具有 NMDA 拮抗剂活性的阿片类药物，在术中接受瑞芬太尼输注的大型肺部手术患者中，使用低剂量丁丙诺啡（25 μg/h，24 h）可避免术后继发性痛觉过敏的发生[223]。给予布托啡诺（0.2 μg/kg）对瑞芬太尼［0.3 μg/（kg·min）］腹腔镜胆囊切除术后痛觉过敏也有明显的预防作用[224]。N₂O 是一种吸入麻醉药，是一种有效的 NMDA 拮抗剂。术中给予 70%N₂O 可显著降低术后丙泊酚［约 120 μg/（kg·min）］和瑞芬太尼［0.3 μg/（kg·min）］引起的术后痛觉过敏[225]。一项随机、双盲、前瞻性研究表明，相对高剂量的瑞芬太尼［0.2 μg/（kg·min）］可增强甲状腺手术患者的切口周围痛觉过敏，术中硫酸镁［诱导时为 30 mg/kg，随后为 10 mg/（kg·h）］可预防瑞芬太尼引起的痛觉过敏[226]。

其他的研究策略主要集中在吗啡戒断大鼠脊髓环氧化酶-2（COX-2）的上调，和前列腺素 E2 释放的增加上[227]。在人体试验中，瑞芬太尼［0.1 μg/（kg·min）］静脉输注 30 min 后的痛觉过敏可通过在瑞芬太尼输注前给予帕瑞昔布（环氧化酶-2 抑制剂）预防[228]，提示环氧化酶-2 参与了痛觉过敏。另外，据报道，超低剂量的纳洛酮可阻断瑞芬太尼诱导的痛觉过敏，但不会改变吸入麻醉下大鼠的阿片类药物的耐受性，同时纳洛酮也阻断了与痛觉过敏相关的 MAC 增加[229]。对于接受择期甲状腺手术的患者，术中应用纳洛酮［0.05 μg/（kg·min）］可以减轻瑞芬太尼 4 ng/ml 输注引起的术后痛觉过敏[230]。

β₂- 肾上腺素能受体基因的遗传变异可能解释了不同品系小鼠产生痛觉过敏的部分差异，而选择性 β₂- 肾上腺素能受体拮抗剂丁氧胺，在小鼠体内可以剂量依赖性地逆转痛觉过敏[231]。在小鼠体内或鞘内注射 5-HT₃ 受体拮抗剂昂丹司琼，能预防或逆转阿片类药物引起的耐受或痛觉过敏[232]。

有趣的是，痛觉过敏的发生可能受到与阿片类药物合用的全身麻醉药影响。当接受乳腺癌手术的女性使用七氟烷或丙泊酚麻醉，BIS 值维持在 40～50 时，术中瑞芬太尼输注（效应位点目标 4 ng/ml）引起的术后痛觉过敏在七氟烷麻醉下显著，而在丙泊酚麻醉下不明显[233]。

对心脏手术术后的随访研究表明，术中瑞芬太尼以剂量依赖的方式来预测术后 1 年的慢性胸痛的发生[234]。可以预见，围术期的痛觉过敏与外周和中枢疼痛敏感有关，因此与术后慢性疼痛的发生相关[235]。这表明，术后早期瑞芬太尼引起的痛觉过敏可能是慢性疼痛发生率较高的原因。

总的来说，人体试验的数据支持在一些特定环境中存在痛觉过敏。因为氯胺酮可以治疗 OIH，临床上与痛觉过敏相关的机制包括 NMDA 受体。尽管芬太尼等所有强效阿片类药物显然都能诱发痛觉过敏，但瑞芬太尼等超强效阿片类激动剂可能带来更大的风险。痛觉过敏的表达条件应明确，其临床意义的程度尚待阐明[236]。

阿片类药物的呼吸作用

呼吸抑制作用是阿片类药物最严重的副作用。尽管早期的一些研究表明 μ 受体和 δ 受体均参与了呼吸与疼痛的调节，但在呼吸与疼痛调节中起重要作用的尾髓区 μ 受体的激活能抑制麻醉状态下大鼠对高碳酸血症的反应[237]。此外，吗啡或 M6G 对 μ 阿片受体敲除小鼠无明显的呼吸抑制作用[238]。能影响 M6G 镇痛作用的 μ 阿片受体核苷酸位点 118 位的基因多态性对 M6G 的呼吸抑制并没有显著影响[19]。这个结果表明，镇痛和呼吸抑制可能是通过 μ- 受体激活的不同信号转导机制来介导的。

对呼吸道的影响

阿片类药物的镇咳作用是众所周知的，并且起源于中枢。阿片类药物可以减弱或消除气管插管时的躯体和自主神经反射，可使患者耐受气管插管而无呛咳或"弓背跃起"。相反，连续两次给予 1.5 μg/kg 芬太尼不能有效地预防 2～6 岁儿童七氟烷麻醉后的喉痉挛[239]。阿片类药物也有助于避免哮喘患者支气管运动张力增加。此外，芬太尼还具有抗毒蕈碱、抗组织胺能和抗 5- 羟色胺能的作用，在患有哮喘或其他支气管痉挛性疾病的患者中，芬太尼可能比吗啡更适合。

气管黏膜纤毛运动是防止呼吸道感染的重要防御措施之一，研究表明，吗啡对气道黏膜的纤毛运动具有抑制作用，但对体外鼻纤毛运动频率无影响[240]。阿片类药物可以影响咽部功能、气道保护以及呼吸和吞咽动作的协调。镇静剂量的吗啡（0.1 mg/kg）与咽部功能障碍、呼吸和吞咽不协调的发生率增加有关，这些可能会破坏呼吸道的保护，还可能增加吸入性肺炎的风险[241]。

更有效的阿片类药物如瑞芬太尼（效应部位浓度为 2 ng/ml），可抑制丙泊酚或七氟烷麻醉后拔管引起的咳嗽[242]。相反，当通过静脉推注芬太尼、舒芬太尼和阿芬太尼时，会引起 50% 的患者出现短暂咳嗽。通过外周静脉给予芬太尼，快速注射芬太尼会引起咳嗽，但随着注射时间的延长，咳嗽的发生率显著降低[243]，在芬太尼给药前 1 min 注射 1.5 mg/kg 利多卡因也可以降低咳嗽的发生率[244]。meta 分析表明，当用于抑制阿片类药物引起的咳嗽时，利多卡因的最低有效剂量为 0.5 mg/kg[245]。也有报道称，在注射芬太尼（125 或 150 μg）前 1 min 预先使用芬太尼 25 μg，可有效抑制芬太尼引起的咳嗽[246]。丙泊酚、α_2 激动剂（可乐定、右美托咪定）、吸入性 β_2 激动剂（特布他林、沙丁胺醇）和 NMDA 受体拮抗剂（氯胺酮、右美沙芬）对芬太尼引起的咳嗽也有抑制作用[247]。一项前瞻性随机对照研究表明，芬太尼静脉给药前的呼气动作（包括对声门开放的强制呼气），可显著降低大多数患者芬太尼引起咳嗽的发生率和严重程度[248]。Li 及其同事报告说，在接受妇科手术的非吸烟妇女，麻醉诱导期间出现芬太尼引起的咳嗽患者，术后恶心呕吐（postoperative nausea and vomiting，PONV）的概率更高[249]。

　　总之，阿片类药物能产生有效的镇咳作用，有助于降低气管插管时气道的反应。然而，阿片类药物的种类和给药速率不同，它们可能会引起短暂的咳嗽，这种咳嗽可以通过使用预先给予药物如利多卡因来缓解。在使用阿片类药物时应小心谨慎，因为它们也会影响呼吸道的生理性保护。

▌呼吸抑制

　　镇痛不足可引起呼吸变浅，进而导致包括肺不张在内的术后呼吸功能障碍。因此，阿片类药物可作为术后镇痛的基础成分，预防或纠正呼吸障碍。然而，阿片类药物也可以剂量依赖性地抑制呼吸，这是最令人担忧的副作用。阿片类药物导致呼吸抑制的概率从 0.1% 到 37% 不等，具体取决于给药途径、药物的类型、监测阿片类药物引起呼吸抑制的定义和方法以及研究的类型（前瞻性还是回顾性研究），阿片类药物引起的呼吸抑制是围术期死亡和脑损伤的一个重要原因[250]。

　　作用于 μ 受体的阿片类药物主要通过对脑干呼吸中枢的直接作用产生剂量依赖性的呼吸抑制[251]。阿片类药物能显著抑制二氧化碳对通气的刺激作用。高碳酸血症反应可被分为中枢和周围两部分。有报道指出，吗啡对中枢性（高碳酸血症反应）的改变在男女性别中相同；而外周性改变在女性中更明显[252]。此外，阿片类药物可提高呼吸暂停的阈值和静息呼气末二氧化碳分压（图 24.13）。阿片类药物也可抑制低氧的通气驱动作用。

　　阿片类药物剂量过大时，常常使呼吸频率显著减慢；而中枢神经系统的缺氧性损伤可抵消这一作用。使用阿片类药物后呼吸周期中呼气时间延长，因而呼

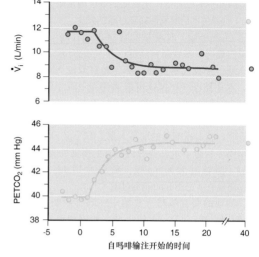

图 24.13　吗啡用药［t = 0 min 时刻单次注射 100 μg/kg，继以 30 μg/（kg·min）持续输注］对单一患者静息每分吸气量（$\dot{V}_i$）和静息呼气末 CO_2 分压（PETCO$_2$）的影响。数据以单指数曲线拟合。$\dot{V}_i$ 数据估计的时间常数为 3.0 min，PETCO$_2$ 数据估计的时间常数为 2.6 min。时间延迟为 1 ~ 2 min（From Sarton E，Teppema L，Dahan A. Sex differences in morphine-induced ventilatory depression reside within the peripheral chemoreflex loop. Anesthesiology. 1999；90：1329-1338.）

吸频率的降低较潮气量的减少更为明显。对呼吸周期的监测可敏感地发现芬太尼所致的呼吸抑制，并可作为动态监测阿片类药物效应的一种方法[253]。大剂量阿片类药物通常会引起自主呼吸消失但并不一定引起意识消失。接受大剂量阿片类药物的患者仍可对语言指令有反应，并可遵医嘱做呼吸动作。

　　镇痛剂量的吗啡引起呼吸抑制的高峰时间较等效剂量的芬太尼慢，小剂量吗啡引起的呼吸抑制持续时间常常较相当剂量的芬太尼长。血浆芬太尼浓度在 1.5 ~ 3.0 ng/ml 水平时，常使 CO_2 的通气反射作用明显降低。给予大剂量芬太尼（50 ~ 100 μg/kg）后呼吸抑制能持续数小时。当应用中大剂量（20 ~ 50 μg/kg）或更多芬太尼时，应预计到患者术后可能需要使用机械通气支持。无论瑞芬太尼的剂量大小，其作用在终止给药后 5 ~ 15 min 均能迅速而完全地清除。瑞芬太尼和阿芬太尼在健康人抑制每分通气量的半数有效浓度（EC_{50}）分别是 1.17 ng/ml 和 49.4 ng/ml[254]。在健康志愿者中，1 μg/kg 的芬太尼和 0.5 μg/kg 瑞芬太尼引起每分通气量减少的最大值（~50%）相似，而在呼吸抑制的发生和恢复方面，瑞芬太尼则更快[255]。纳洛酮已成为阿片类药物所致呼吸抑制的标准治疗方法。然而曾有报道，鞘内应用吗啡后可引起纳洛酮抵

抗性呼吸抑制[256]。

对于呼吸节律的形成和呼吸运动神经元的激活，兴奋性突触驱动的一个主要组成部分是通过 α-氨基-3-羟基-5-甲基-4-异恶唑丙酸（amino-3-hydroxy-5-methyl-4-isoxazolepropionate，AMPA）受体[257]。这一发现引领了谷氨酸受体调控剂（AMPA 受体的正调节因子）治疗阿片类药物引起的呼吸抑制的研究[258]。从中缝核释放的 5-HT 能有效地改变呼吸运动神经元、preBötzinger 复合体（preBötC）和其他脑干呼吸核的兴奋性。用贝非拉多激活 5-HT$_{1A}$ 受体可缓解芬太尼导致的大鼠呼吸抑制[259]。preBötC 是产生呼吸节律的主要区域，也是阿片类药物引起呼吸抑制的主要靶点。然而，已有研究表明，preBötC 在一定程度上介导阿片类药物对呼吸时相的影响，但并不介导阿片类药物对呼吸频率的抑制[260]。通过基因敲除小鼠和药理学方法，G-蛋白门控内向整流 κ 通道被证实参与了 μ 型阿片类受体和阿片类药物介导的呼吸抑制[261]。GAL021 是一种钙激活钾（calcium-activated potassium，BKCa）通道阻滞剂，在健康人群中，它可以刺激颈动脉体，反射性引起呼吸加深加快，初步显示它可以逆转阿芬太尼引起的呼吸抑制。

影响阿片类药物所致呼吸抑制的因素

许多因素可影响阿片类药物所致呼吸抑制的程度及持续时间（框 24.2）。

老年患者对麻醉药及阿片类药物的呼吸抑制作用较为敏感，当按体重给予阿片类药物时，其血浆浓度较高。此外，由于新生儿或婴儿血脑屏障未发育完全，吗啡易进入脑组织，因而按千克体重给予吗啡后，新生儿较成人易产生更严重的呼吸抑制。

当与其他中枢神经系统抑制剂同时应用时，包括强效吸入麻醉药、巴比妥类、苯二氮䓬类和大多数

框 24.2　使阿片类药物诱发的呼吸抑制作用加重或延长的因素
大剂量
睡眠
高龄
CNS 抑制
吸入麻醉药、酒精、巴比妥类药物、苯二氮䓬类药物
肾功能不全
过度通气、低碳酸血症
呼吸性酸中毒
清除率下降
肝血流量下降
血浆阿片类药物水平出现二次高峰
阿片类药物从肌肉、肺、脂肪和肠道中再摄取
疼痛

静脉镇静药和催眠药，阿片类药物的呼吸抑制作用能够增强和（或）延长；但氟哌啶醇、东莨菪碱和可乐定不增强芬太尼或其他阿片类药物的呼吸抑制作用。奇怪的是，Stenik 和他的同事观察到，当同时口服 0.7 g/kg 乙醇与 80 mg 吗啡后，呼气末二氧化碳的浓度下降，这表明乙醇对阿片类药物引起的呼吸抑制有刺激作用[263]。然而，据报道，在从未接受过阿片类药物的志愿者中，口服 20 mg 羟考酮后，乙醇（1 g/L 呼气乙醇浓度）引起的窒息事件显著增加，呼气末 CO_2 亦增加[264]。

虽然阿片类药物效应消失常常是由于再分布和肝代谢所致而不是通过肾排泄，但肾功能可影响阿片类药物的作用持续时间。吗啡的代谢产物 M6G 具有很强的呼吸抑制特性，当肾功能不全时，M6G 发生蓄积，导致明显的呼吸抑制。

过度通气所致低碳酸血症能增强并延长芬太尼（10～25 μg/kg）所致的术后呼吸抑制作用，而术中高碳酸血症则产生相反的作用。这些现象可能的解释包括脑内阿片类药物的渗透及清除增加（低碳酸血症使非离子化的芬太尼增多及脑血流减少）。在因焦虑或疼痛导致过度通气的患者，即使静脉给予小剂量阿片类药物也会由于呼吸暂停阈值突然变化而导致一过性呼吸暂停。根据每分通气量、呼气末二氧化碳分压和呼吸速率的测定，高氧（吸入 50% 的氧气）比常氧状态下的瑞芬太尼（50 μg，大于 60 s 持续注射）导致的呼吸抑制更明显[265]。因为在呼吸抑制的最初几分钟脉搏血氧测量仍处于正常值，所以在高氧状态下测量动脉血氧饱和度时，呼吸抑制可能被掩盖。

所有血浆半衰期比纳洛酮长的阿片类激动剂，都有可能随着时间的推移出现再麻醉现象（renarcotization），尤其是在使用大剂量纳洛酮拮抗阿片类药物导致的呼吸抑制时。

总的来说，尽管还有其他的途径，阿片类药物仍主要通过激活脑干呼吸中枢的 μ 型受体来抑制呼吸。阿片类药物的剂量依赖性呼吸抑制，提高了窒息的阈值，降低了 CO_2 和缺氧对呼吸的刺激。阻断或逆转阿片类药物引起的呼吸抑制的研究工作正在进行中，包括以 AMPA、5-HT$_{1A}$ 和钙激活钾通道为关注点的研究。μ 型受体拮抗剂纳洛酮仍是临床上最常用的逆转阿片类药物引起的呼吸抑制的药物，然而当阿片类药物具有比纳洛酮更强的受体的亲和力和（或）更长的半衰期时，纳洛酮的有效性将会受限。

阿片类药物的心血管效应

大量研究证实，当使用大剂量阿片类药物作为唯

一或主要的麻醉用药时，整个手术过程中血流动力学稳定。这种显著的生理状态是许多互补机制的结果。

神经机制

脑干中整合心血管反应和维持心血管稳态的关键区域是孤束核、背侧迷走核、疑核以及臂旁核。其中，孤束核和臂旁核在血管紧张素分泌和血流动力学控制方面起重要作用，含脑啡肽的神经元和阿片受体就分布在这些区域。将 μ- 受体激动剂直接注射到大鼠的中枢神经系统常常会产生低血压和心动过缓[266]。作为介导镇痛作用的关键区域，中脑导水管周围灰质的腹外侧区对血流动力学的控制有影响[267]。阿片类药物也能通过下丘脑-垂体-肾上腺轴经受体介导作用来调节应激反应。大多数阿片类药物降低交感张力，增强迷走和副交感张力。对于容量不足及依赖于高交感张力或外源性儿茶酚胺来维持心血管功能的患者，使用阿片类药物后易发生低血压。

阿片类药物对心率的主要而常见的影响是通过刺激中枢迷走核团产生心动过缓。阿片类药物的交感阻断作用与其所致心动过缓的作用有关。与其他阿片类药物相反，哌替啶很少导致心动过缓，而能引起心动过速。哌替啶导致的心动过速可能是由于其与阿托品的结构相似，或是由于其主要代谢物去甲哌替啶导致的，也可能是哌替啶对中枢神经系统的毒性作用的早期表现。

心脏机制

阿片类药物的直接心脏效应，尤其是对心肌收缩的影响，明显弱于其他静脉和吸入麻醉药。然而，阿片受体被证实存在于不同种属的心肌细胞。

收缩力

吗啡通过作用于心肌内表达的 δ_1 阿片受体，降低 Ca^{2+} 瞬变，但不影响心脏收缩，并且能增强肌丝钙敏感性[268]。在兔心室肌细胞，吗啡通过 δ 型和 κ 型阿片受体的介导，通过增强 L 型 Ca^{2+} 电流，进而延长动作电位的时程；并通过非阿片样受体介导机制增加内向整流 K^+ 电流，进而引起静息膜电位的超极化[269]。另一方面，吗啡通过非纳洛酮敏感性机制，降低从非心力衰竭患者及心力衰竭患者心脏采集的心房肌标本的等长收缩力[270]。芬太尼几乎不影响心肌收缩力[271]。绝大部分情况下，使用大剂量芬太尼后，大多数血流动力学指标保持不变。使用临床浓度的阿芬太尼通过提高心肌细胞收缩器对 Ca^{2+} 的敏感性，增加心室肌细胞的收缩力[272]。在心室肌，阿芬太尼可减轻 TNF-α 和 IL-β 通过干扰肌质网的钙调控和钙电流而产生的负性肌力作用，但该作用并非由阿片受体所介导[273]。在一项使用经胸超声心动图（transthoracic echocardiography，TTE）的研究显示，对保留自主呼吸的健康对象持续靶控输注瑞芬太尼［目标效应室浓度 2 ng/ml，输注速率 0.08 ～ 0.09 μg/（kg·min）］并不对左心室舒缩功能产生影响[274]。

心脏节律传导

阿片类药物所致的心动过缓是通过中枢神经系统介导的，然而亦有阿片类药物直接作用于心脏起搏细胞产生效应的报道。芬太尼有抑制心脏传导的作用，通常认为是通过直接的膜作用所介导的，并非由阿片受体作用所致[275]。冠状动脉旁路移植术的患者麻醉诱导时，注射芬太尼后 QT 间期显著延长[276]。然而，芬太尼（2 μg/kg）或瑞芬太尼（1 μg/kg）预处理能够显著减少丙泊酚或七氟烷诱导后喉镜检查和气管插管相关的 QTc 间期延长[277-278]。在预激综合征患者中，舒芬太尼和阿芬太尼对正常通路或旁路均无电生理作用[279-280]。临床上，阿片类药物引起的心脏传导异常罕见；但在应用钙通道阻滞剂或 β 肾上腺素能受体阻滞剂的情况下，这种现象相对较易发生。

阿片类药物麻醉的综合作用是抗心律失常。纳洛酮、吗啡及左啡诺（羟甲左吗喃）对冠状动脉结扎的大鼠具有抗心律失常作用[281]。阿片类药物抗心律失常的作用机制可能是直接作用于心肌细胞离子通道。在大鼠，阿片受体拮抗剂较激动剂具有更明显的抗心律失常作用[282]。阿片类药物的一些电生理作用与 Ⅲ 类抗心律失常药相似。

心肌缺血

确定阿片类药物对心肌缺血的影响及其导致的结果等较为复杂，因为实验研究结果可能取决于实验动物的种类及实验设计本身等因素。在心肌缺血的家兔模型上，芬太尼在中枢及外周的阿片受体参与下具有抗心律失常和抗心肌缺血的功能[283]。阿片类药物能模拟缺血预处理作用。与缺血预处理作用相似，刺激阿片受体可导致心肌梗死面积缩小[284]。尽管阿片类药物预处理的保护效应主要是通过调节心脏内的 κ 和 δ 阿片类受体而实现的[285]，但瑞芬太尼的部分保护效应是通过激动心脏以外的 μ 受体而产生的[286]。小剂量吗啡鞘内注射预处理能提供与心肌缺血预处理及吗啡静脉注射预处理相当的心肌保护作用，该作用机制可

能与 δ、κ 及 μ 阿片受体相关[287]。预处理晚期效应，即用药后 24 h 仍存在的心肌保护作用，同样也可以在大鼠心脏由吗啡诱导的阿片受体激活所产生[288]。

远隔脏器（如小肠、肾、上肢）由短暂缺血产生的远程预处理的心肌保护作用似乎与经典的心肌缺血预处理同样有效。已证明，远程缺血预处理的心肌保护作用是通过心肌 κ 阿片受体介导的[289]。在再灌注早期，短暂的缺血和再灌注循环能保护心脏不发生梗死。这种现象称为后处理，被证明是由心脏 δ 型阿片类受体的激活所介导的[290]。当单独用药时，吸入麻醉也可能具有对缺血再灌注损伤的保护作用。这种麻醉药引起的后处理效应可被吗啡通过激活磷脂酰肌醇 -3- 激酶和阿片受体而增强[291]。短暂的运动（1～3 天中等强度）可以保护心脏，降低由心肌缺血再灌注引起的组织损伤和死亡的风险。研究显示，在大鼠体内，心脏中产生的内源性阿片类物质可通过 δ 型受体对抗运动诱发的心肌缺血再灌注损伤[292]。刺激 δ₁ 阿片受体可通过线粒体 ATP 敏感性 K^+ 通道产生氧自由基，从而减少心肌细胞的氧化应激反应及细胞死亡[293]。腺苷 A_1 受体和蛋白激酶 C 也被认为参与了阿片类药物的心肌保护作用[294-295]。阿片类药物心肌保护作用的实验研究结果是否适用于临床上降低冠状动脉疾病患者的发病率及病死率，还有待于进一步的临床研究[296]。临床上，大剂量阿片类药物能维持心肌灌注及氧供需比，其上述作用可能等于或优于以吸入麻醉为主的麻醉方法。

冠脉循环

阿片类药物对冠状血管的舒缩或心肌代谢无明显作用，不发生窃血现象，且并不减弱大的冠状动脉分支动脉对血管活性药的反应能力[297]。冠状动脉传导性受动脉压力反射调节，主动脉压力上升可导致冠脉扩张。低浓度的芬太尼（1～2 ng/ml）可增强血管压力反射，但似乎随着芬太尼浓度的上升此反射被抑制[298]。

循环反射

一项观察按预定的压力灌注对颈动脉窦压力感受器反射影响的实验研究发现，中等剂量芬太尼对压力感受器反射无明显影响，而大剂量芬太尼能抑制此反射[299]。芬太尼、舒芬太尼和瑞芬太尼可显著增强斜视手术中牵拉眼外肌导致的眼心反射[300]。在丙泊酚 [12 mg/（kg·h）] 和阿芬太尼 [0.04 mg/（kg·h）] 麻醉下行斜视矫正术的患儿，眼心反射几乎在每个患者均发生；房室节律紊乱也很常见[301]。

组胺释放

吗啡可引起组胺释放，并可激活交感-肾上腺素能系统。应用吗啡之后，血浆组胺浓度增高引起终末小动脉扩张，并产生直接的心脏正性变时性和变力性作用。对预先应用 H_1 和 H_2 受体拮抗剂的患者，尽管其血浆组胺水平相似，但其心血管反应却明显减弱。以可待因和哌替啶为例的其他阿片类药物能激活肥大细胞，进而释放组胺，其机制可能并非是通过 μ 受体介导的[302]。与吗啡、哌替啶不同，芬太尼、阿芬太尼、舒芬太尼和瑞芬太尼不引起血浆组胺增加，因此低血压的发生率亦较少。

血管机制

用药理学的方法确定了一种新型的阿片受体亚型——$μ_3$ 受体。其对阿片类生物碱敏感，而对阿片肽不敏感（包括先前提到的那些对 μ 受体具有亲和力的肽类）。这个受体能在人类内皮细胞中表达，通过产生 NO 使血管扩张。吗啡引起的血管扩张作用可能部分是通过激活 $μ_3$ 受体实现的[303]。阿芬太尼、芬太尼和舒芬太尼在犬体内作用的药理学研究也证明了，它们具有使外周血管平滑肌松弛的作用，确切的机制仍在研究中[304-305]。通过将舒芬太尼输注入肱动脉后测量前臂的血流量发现，舒芬太尼对人体的血管组织有直接的舒张作用，此作用可能不是通过神经源性或全身性机制介导的[306]。超临床剂量的阿芬太尼可减轻去氧肾上腺素导致的大鼠主动脉血管平滑肌细胞收缩，这可能是通过阻断 L 型钙通道，进而抑制 Ca^{2+} 内流所致[307]。瑞芬太尼可引起短暂的血流动力学不稳定，然而这种变化可能并不仅仅是由于自主神经系统或中枢神经系统被抑制，或是中枢性的迷走神经兴奋导致的。一个在大鼠胸主动脉模型的药物研究表明，瑞芬太尼的血管扩张作用可能是通过内皮依赖性机制（如前列环素及 NO 释放）和非内皮依赖性机制（可能是通过抑制电压依赖性钙通道）所致[308]。在心排血量完全靠人工心脏预加载的患者当中，瑞芬太尼诱发了剂量依赖的全身血管显著舒张而对血管容量却没有明显影响[309]。

阿片类药物会影响肺循环和体循环。一项研究表明，去氧肾上腺素通过激活 $α_{1B}$ 肾上腺能受体收缩犬的肺血管；当芬太尼与 $α_{1B}$ 肾上腺能受体结合并直接抑制其作用后，该效应减弱[310]。猫的药理学研究表明，舒芬太尼和瑞芬太尼对肺血管床均有潜在的血管扩张作用，其可能受组胺和阿片类敏感通路的调节[311-312]。

阿片类药物与休克

阿片类药物常常用于需外科干预控制出血的患者。一项动物研究显示，在诱发休克状态前使用吗啡预处理，能减少肠系膜小静脉微循环的白细胞黏附和血管通透性，这项发现提示在急救复苏当中使用吗啡的益处[313]。

内源性阿片类药物通过抑制中枢和外周交感神经，促进低血容量性休克的病理发展，并在严重出血时导致低血压。Liu 等报道，选择性 δ - 阿片类受体拮抗剂（ICI 174,864）对大鼠创伤出血性休克的早期管理有益，提示了 δ - 阿片类受体在出血性休克中的病理生理作用[314]。

阿片类药物的内分泌效应

阿片类药物可引起多种内分泌反应（表 24.5）[315]。在人体，阿片类药物通常会增加生长激素、甲状腺刺激激素和催乳素，减少黄体生成激素、睾酮、雌二醇和催产素。阿片类药物对抗利尿激素和 ACTH 的影响是相互矛盾的。阿片类药物滥用导致的主要内分泌紊乱是性腺功能减退，尤其是对于男性滥用者。

手术引起的激素及代谢反应极其严重，并可能导致手术死亡率的增加。阿片类药物能在神经轴索的几个不同水平，通过减弱伤害性感受以及影响中枢介导

表 24.5 动物及人类使用阿片类药物后急、慢性内分泌系统改变

激素	急性		慢性	
	动物	人类	动物	人类
生长激素	↑	↑	=	?
泌乳素	↑	↑	↑	↑ / =
促甲状腺激素	↓	↓	?	? / =
促肾上腺皮质激素	↑	↑	↓ / ↑	↓ / =
黄体生成素	↓	↓	↓	↓
卵泡刺激素	↓	↓	↓	↓
雌激素	↓	↓	↓	↓
睾酮	↓	↓	↓	↓
抗利尿激素	↑ / ↓	↑ / ↓	↑ / ↓	↓ / =
催产素	↓	↓	↓ / =	↓ / =

↑，刺激；↓，抑制；↑ / ↓，冲突；=，无变化；?，未研究。https://www.ncbi.nlm.nih.gov/pmc/articles/PMC2852206/
From Vuong C, Van Uum SH, O'Dell LE, et al. The effects of opioids and opioid analogs on animal and human endocrine systems. Endocr Rev. 2010；31：98-132.

的神经内分泌反应来降低应激反应。神经内分泌应激反应的主要组成部分包括，促肾上腺皮质激素释放激素的脑部中枢（如下丘脑室旁核）以及蓝斑 - 去甲肾上腺素 / 自主神经系统区域。应激性激素水平的升高被认为是不良效应，因为它们能加重血流动力学的不稳定性并促进术中及术后分解代谢。阿片类药物是垂体 - 肾上腺素轴的强效抑制剂[316]。内源性阿片肽不仅可作为其他激素分泌的调节剂，而且它本身也可能发挥着应激性激素的作用。该结论的主要根据是，研究发现 β 内啡肽和 ACTH 均来自于相同的前阿黑皮素原前体，且在应激过程中同时被分泌。

吗啡能呈剂量相关性地降低手术创伤所致的应激反应。吗啡能阻止 ACTH 释放、抑制手术引起的血浆皮质醇增高并减弱垂体 - 肾上腺轴对手术应激的反应。吗啡可通过增加血浆组胺释放、激活肾上腺髓质释放以及促进交感神经末梢释放儿茶酚胺等来提高某些应激反应性激素的水平。

与吗啡相比，芬太尼及其同类物在调节手术引起的激素反应方面更为有效。芬太尼控制应激反应引起的激素水平变化呈剂量依赖性。在行小儿心脏手术时，大于或等于 50 μg/kg 的芬太尼有助于降低其高血糖反应，使血糖在整个手术过程中低于 200 mg/dl[317]。与此相反，无论是芬太尼，还是舒芬太尼，单独使用时均不能完全阻断交感及激素应激反应，或许在阿片类药物相关的应激反应控制方面不存在剂量反应关系[318]。一项随机对照研究显示，瑞芬太尼［0.85 μg/（kg·min）］较芬太尼（总量分别为 15 μg/kg 和 28 μg/kg）能更好地消除心脏手术相关的高血压应激反应和皮质醇的分泌，但低血压的发生率也增加[319]。

降低应激反应与转归

在许多情况下，能减轻应激反应的麻醉技术或麻醉药可能降低发病率和死亡率。Anand 和 Hickey[320] 评估了新生儿行心脏手术时舒芬太尼与吗啡 - 氟烷麻醉相比对激素反应、代谢反应、发病率及死亡率的不同影响。值得注意的是，研究结果显示，术后死亡率有显著的统计学差异（在舒芬太尼组，30 人中有 0 人死亡；而在氟烷 + 吗啡麻醉组，15 人中有 4 人死亡）。Mangano 等也报道[321]，在心肌血管重建后，用舒芬太尼从［1 μg/（kg·h）］术后充分镇痛的患者较用吗啡［（2.2±2.1）mg/h］间断行术后镇痛的患者，心电图示心肌缺血的发生率及其严重程度均明显降低。此外，心脏手术的患者大剂量的阿片类药物［瑞芬太尼 0.85 μg/（kg·min）或芬太尼 28 μg/kg］可降低术后

心肌梗死的发生率[319]。

手术可导致很多不同激素的变化。然而对同时伴发的神经、细胞、免疫和生化方面的改变还研究尚少，且对激素的改变如何影响转归尚不十分了解[322]。需要更进一步的研究来完全阐明控制手术所致应激反应与预后之间的关系。

总之，阿片类药物提供围术期心血管稳定性的潜在机制包括：交感神经张力降低和副交感神经活动增强，这常导致心动过缓；心脏收缩力的变化较小；具有抗心律失常的作用；可能通过模仿内源性阿片肽/预处理途径来起到心脏保护剂的作用，从而降低缺血的影响；对冠脉循环无明显影响；除吗啡诱导的组胺能机制外，产生适度的血管平滑肌松弛作用；根据阿片类药物的不同，通过神经系统和肾上腺-垂体轴减少手术应激反应。

阿片类药物的耐受性

阿片类药物依赖和耐受的确切机制尚不明确，但涉及了一系列因素，包括：遗传、分子、细胞、生理及功能性因素。长期应用阿片类药物能导致，大脑主要的去甲肾上腺素能核团-蓝斑的腺苷酸环化酶抑制和蛋白激酶 A 活性降低，cAMP 途径上调[323]。在耐受出现之前或耐受发生过程中，出现 μ- 受体密度的改变并非是阿片类药物产生耐受所必需的[324]。阿片类药物耐受性的发生机制可能涉及蛋白激酶信号转导级联反应，通过调节靶基因表达将细胞外信号与细胞的改变联系起来。中枢皮质激素受体（glucocorticoid receptors，GR）与神经元可塑性的细胞机制密切相关，而神经元可塑性与阿片类药物耐受的细胞机制有着很多相同的细胞间信号传递步骤。研究表明，给予大鼠吗啡的同时给予 GR 拮抗剂，能明显地延缓对吗啡镇痛作用耐受的发展；相反，GR 激动剂地塞米松则促进了吗啡耐受的发展，从而提示了脊髓 GR 在大鼠吗啡耐受细胞机制方面的重要作用[325]。胆囊收缩素和 NMDANO 系统也被证实参与了阿片类药物急性耐受性的形成[326]；此外，这也会受到脊髓 5- 羟色胺活性的影响[327]。趋化因子驱动的神经炎症可能是病理性疼痛的主要机制之一。阿片耐受患者和啮齿动物均趋化因子 CXCL1 上调，拮抗鞘内 CXCL1/CXCR2 信号传导会影响阿片耐受的发生和程度[328]。阿片耐受性患者的脑脊液中的趋化因子 CXCL12 明显上调，CXCL12 中和性抗体和 CXCR4 拮抗剂（与 CXCL12 相互作用的受体）减弱了大鼠的吗啡耐受性[329]。

相对于老年大鼠，吗啡耐受在青年大鼠中出现更

为迅速，且不大可能是因为药物代谢率和清除率不同所致，提示衰老可能参与了吗啡耐受的发生发展[330]。研究表明，包括星形胶质细胞和小胶质细胞在内的胶质细胞在脊髓水平的激活可能在阿片类药物耐受的形成中扮演了重要角色[331-332]。然而，阿片类药物诱导胶质细胞活化的机制还不完全清楚。

以往认为，短期应用阿片类药物只会产生镇痛作用，而阿片类药物的耐受和依赖只发生在长期用药后。然而在动物或人体中，短期应用阿片类药物也被观察到可快速发生耐受[333-334]。在地氟烷麻醉下行腹部大手术时，与术中输注小剂量瑞芬太尼 [0.1 μg/（kg·min）] 相比，输注瑞芬太尼 [0.3 μg/（kg·min）] 的患者术后疼痛程度及吗啡需要量均增加，这提示出现了急性瑞芬太尼耐受[335]。但也有研究报道，靶控输注阿芬太尼和瑞芬太尼作为术后镇痛并不引起阿片类药物耐受[336]。健康志愿者持续输注瑞芬太尼 [0.08 μg/（kg·min）] 3 h 并不降低疼痛阈值[337]。另一方面，术中使用 [0.3 μg/（kg·min）] 瑞芬太尼约 3 h 不会引起急性耐受，但对幼儿施用 [0.6 μg/（kg·min）] 和 [0.9 μg/（kg·min）] 瑞芬太尼可在术后 24 h 产生急性耐受，表现为明显剂量相关地增加术后芬太尼的使用[338]。这些结果间的差异可能是因为所使用的方法不同以及样本量有限，该领域还有待进一步研究。

阿片类药物的差异耐受性是临床阿片类药物的一个重要现象，不同的阿片类药物作用靶点对阿片类药物产生耐受性的速率和程度不同[339]。在一项以恒河猴为研究对象的研究中，急性吗啡给药可产生剂量依赖性镇痛，慢性吗啡给药产生剂量依赖性镇痛作用的耐受，而在慢性阿片类药物给药的动物中，未发现有呼吸抑制效应耐受（图 24.14）[340]。在人类中，接受慢性阿片类药物控制疼痛的患者，尤其是高剂量的患者，最可能已经产生了阿片类药物耐受。然而，几乎没有数据可以帮助预测个体阿片类镇痛作用缺失的程度或临床影响，或其对阿片类药物的呼吸抑制作用的抵抗力/脆弱性。正如后文所述，对于长期服用阿片类药物的人，药物过量和死亡的风险将剂量依赖性地增加。

阿片类药物依赖患者的管理

在阿片成瘾患者或阿片类药物使用失调（opioid use disorder，OUD）患者的麻醉管理方面，需要考虑一系列的问题[341]。阿片成瘾患者的并发症包括心肺问题、肾问题及贫血。长期应用吗啡能引起肾上腺增

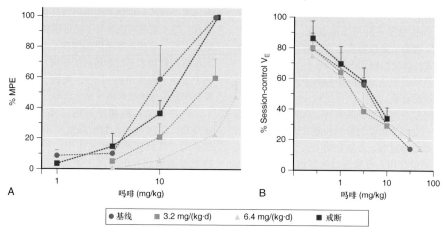

图 24.14　**慢性阿片类药物给药对猕猴镇痛和呼吸反应的影响。**这些动物在基线条件下给予 3.2 mg/（kg·d）或 6.4 mg/（kg·d）的药物，持续 4 周，并在戒断后进行研究。在每个疗程结束后，研究人员会给他们注射不同剂量的吗啡，并评估他们的镇痛和呼吸反应。采用缩尾延迟（tail withdrawal latency）评估镇痛效果，并以最大可能效应（maximum possible effect，MPE）的百分比表示；呼吸抑制表现为每分通气量（V_E）的减少。结果显示，对阿片类药物的镇痛作用存在可逆耐受性（A），但对呼吸抑制没有耐受性（B）（From Paronis CA，Woods JH. Ventilation in morphine-maintained rhesus monkeys. ii：tolerance to the antinociceptive but not the ventilatory effects of morphine. J Pharmacol Exp Ther. 1997；282：355-362.）

生和皮质类固醇分泌功能的损害。病毒性和非病毒性肝炎、获得性免疫缺陷综合征、骨髓炎、肌无力和神经系统并发症亦可见于 OUD 患者和多物质使用障碍者。由于对疼痛低估和处理不足在阿片类药物依赖的患者中很常见，因此认识到对这些患者的短期疼痛管理的目标非常重要（框 24.3）[342]。阿片类药物依赖或 OUD 患者的麻醉处理包括术前用药中使用适当剂量阿片类药物、术中和术后补充应用阿片类药物以及使用非阿片类镇痛药和神经阻滞。对于 OUD 患者或急性阿片类药物过量的患者，尚无理想的麻醉药物或麻醉技术，正确使用阿片类药物拮抗剂有可能可行。如前所述，利用区域麻醉方法的联合技术以及低剂量氯胺酮和 α_2- 受体激动剂的同时使用已获得成功，治疗过程中，液体对循环系统的支持以及监测动脉血气和肺功能至关重要。

由于 OUD 患者的复发、过量和死亡的风险很高，

药物辅助治疗（medication-assisted treatment，MAT）常用的处方是具有不同药代动力学和药效动力学特性的阿片类药物，如美沙酮或丁丙诺啡。与美沙酮相比，盐酸纳洛酮具有潜在的注射抑制作用，并且具有更好的安全性，因此每天联合使用丁丙诺啡和纳洛酮正在成为一些国家的 MAT 首选[343]。还有其他治疗方法，包括使用大剂量纳洛酮或纳曲酮快速阿片类药物解毒。采用这种治疗方法时，给予阿片拮抗剂前需行全麻诱导，同时也需行数小时的麻醉维持以防止患者出现戒断症状[344-345]。对阿片成瘾者，应用纳洛酮（总剂量 12.4 mg）阻断 μ 阿片受体后可导致交感神经兴奋，包括血浆儿茶酚胺浓度增高以及心血管刺激，这些可用 α_2 受体激动剂加以阻断[346]。考虑到神经生物学、成瘾中涉及的社会因素以及反复暴露的可能性（在围术期通常是医学因素所致），即使有包括 MAT 在内的持续进行的治疗项目，也不能保证长期的阿片类药物戒断[347]。

阿片类药物的肾及尿流动力学作用

阿片类药物对肾功能有显著影响。μ 受体激活能引起抗利尿作用，并减少电解质排泄；κ 受体激活主要引起利尿作用，但几乎不影响电解质的排泄。阿片类药物的间接作用包括抑制或改变 ADH 及心房尿钠肽的分泌。用药后血浆 ADH、肾素及醛固酮水平并

框 24.3　阿片类药物依赖患者急性疼痛管理目标
1. 对高危患者群体的认识，包括因各种慢性疼痛（肌肉骨骼病，神经源性疾病，镰状红细胞病，HIV 相关疾病，姑息治疗）接受长期阿片治疗的患者，毒品滥用者，阿片维持方案中正在康复的成瘾者 2. 防治戒断症状和并发症 3. 对心理情感障碍疾病如焦虑进行对症治疗 4. 在急性期进行有效的镇痛治疗 5. 使其复原到可接受且合适的阿片维持治疗状态

HIV，人类免疫缺陷病毒

无增高，表明在人体芬太尼、舒芬太尼、阿芬太尼或（可能也包括）瑞芬太尼很有可能保护肾功能或对肾功能影响轻微。如果在阿片类药物麻醉及手术过程中肾功能确有改变，那么这种改变很可能是继发于全身或肾血流动力学的改变而出现的。

阿片类药物引起尿潴留的机制仍不是很明确。阿片类药物对下尿路的作用包括以尿潴留为特征的排尿障碍，尤其是鞘内应用阿片类药物后。鞘内注射吗啡和芬太尼可呈剂量依赖性地抑制逼尿肌收缩和减少排尿冲动[348]。下尿路功能恢复至正常所需的时间，在使用 10 μg 和 30 μg 舒芬太尼后分别为 5 h 和 8 h；使用 0.1 mg 和 0.3 mg 吗啡后分别是 14 h 和 20 h。对尿流动力学的影响方面，并不是所有的阿片激动剂作用都相同；吗啡似乎作用尤为显著。Malinovsky 等比较了静脉应用吗啡（10 mg）、丁丙诺啡（0.3 mg）、芬太尼（0.35 mg）和纳布啡（20 mg）对尿流动力学的影响[349]。结果表明，所有的阿片类药物均能改变膀胱感觉，但只有应用芬太尼和丁丙诺啡后，才有膀胱逼尿肌收缩降低。静脉输注瑞芬太尼［0.15 μg/（kg·min）］引起的尿潴留，可以由单次静脉注射甲基纳曲酮（0.3 mg/kg）或者纳洛酮（0.01 mg/kg）所逆转[350]。甲基纳曲酮的尿潴留逆转作用表明，外周机制可能参与了阿片类药物引起的膀胱功能障碍。

一项成人慢性肾病患者行骨科手术的回顾性研究显示，使用瑞芬太尼进行麻醉处理的患者术后肾小球滤过率明显高于未使用瑞芬太尼的患者。这一发现可能提示，使用瑞芬太尼进行麻醉管理，对患有慢性肾病的成年患者可能具有肾保护作用[351]。

阿片类药物对消化系统的作用

对胃肠道的作用

人工合成阿片类药物对胃肠道的副作用包括恶心、呕吐、流体动力学的改变、胃排空和胃蠕动受抑制、消化吸收时间延长。这些都可能导致术后肠梗阻（表 24.6）[352]。驱动这些效应的阿片依赖机制很复杂，影响胃肠道运动的机制可能涉及在整个肌间丛中表达的阿片受体。在肠肌层神经元存在几种阿片受体：κ 和 μ 受体激动剂能调节肠肌层神经丛的胆碱能传递。κ 受体激动剂通过百日咳毒素敏感性 G 蛋白作用于豚鼠回肠，抑制 N- 型电压敏感性 Ca^{2+} 通道，在调节乙酰胆碱释放方面较 μ 受体激动剂作用更强[353]。

关于吗啡对食管动力的影响的研究很少。吗啡

表 24.6　阿片类药物对胃肠道的影响

药理学反应	临床症状
胃蠕动和排空减少	纳差；胃食管反流增加
幽门肌紧张度减少	恶心呕吐
酶分泌减少	消化延迟；大便干结
抑制大肠和小肠的蠕动	药物吸收延迟；排便紧迫感；排便不尽；肠胀气；腹胀；便秘
水分和电解质吸收增加	大便干结
非推进节段收缩增加	痉挛；腹部绞痛；疼痛
肛门括约肌紧张度增加	排便不尽

From Viscusi ER，Gan TJ，Leslie JB，et al. Peripherally acting mu-opioid receptor antagonists and postoperative ileus：mechanisms of action and clinical applicability. Anesth Analg. 2009；108：1811-1822.

（80 μg/kg）能增加食管的运动速度，但并没有改变运动的幅度或食管原发性蠕动的持续时间，同时它也缩短了吞咽引起的食管下段括约肌松弛的持续时间并降低其松弛程度[354]。阿片类药物通过作用于脊髓上（迷走神经介导）、脊髓水平以及外周机制而延迟胃排空。鞘内注射吗啡（0.4 mg）能明显降低胃十二指肠的蠕动速度和对乙酰氨基酚的吸收，肌注吗啡（4 mg）可产生额外的作用[355]。与可待因（1 mg/kg，IV）或吗啡（0.125 mg/kg，IV）相比，曲马多（1.25 mg/kg，IV）的胃排空抑制作用较小，但仍能检测到[356]。硬膜外以及鞘内应用阿片类药物均降低胃肠道的活动[355]。吗啡用药后的大鼠，由于肠蠕动力的降低，促进了肠道微生物从肠管向肠外部位的转位[357]。丙泊酚［负荷剂量 0.3 mg/kg，维持剂量 1.0 mg/（kg·h）］可以消除由吗啡（0.1 mg/kg，IV）所致的胃张力下降，但并不能消除吗啡引起的胃排空延迟[358]。

纳洛酮可逆转阿片类药物引起的胃排空延迟。甲基纳曲酮是一种不能透过血脑屏障的纳洛酮的四级衍生物，它能减弱吗啡引起的胃排空延迟，提示在阿片类药物对胃肠道作用中，有外周机制的参与[359]。纳洛酮（0.7 mg/kg）明显抑制大鼠胃对生理盐水和牛奶的排空[360]。这一观察可能提示，阿片类药物可以通过作用于非阿片受体的机制来影响胃肠道。甲氧氯普胺（10 mg）静脉注射（而非肌内注射）也能逆转吗啡所致的胃排空延迟[361]。

阿片类药物的肠道作用较为复杂。吗啡不能明显改变由口到回肠的转运时间，因为吗啡在降低肠运动之前，会使其推进活动增强。阿片类药物增强大部分肠管的张力，但降低其推进力。便秘是服用阿片类药物的患者常见的副作用。与吗啡或羟考酮所引起的抑制作用相比，纳洛肼更有效地减弱了芬太尼对胃肠道传

递的抑制作用。纳洛酮甲硫醇减弱吗啡诱导的胃肠道抑制作用，比减弱羟考酮诱导的胃肠道抑制作用显著[362]。因此，μ 阿片受体激动剂诱导胃肠道运输的抑制，并通过不同的机制导致便秘。

对肝、胆的影响

所有阿片类药物通过阿片受体介导的机制，呈剂量和药物依赖性地增加胆管压力及 Oddi 括约肌（胆总管十二指肠括约肌）张力。然而，临床上阿片类药物对胆管的作用常较小。虽然传统的教科书认为吗啡可引起 Oddi 括约肌 "痉挛"，而不应被用于急性胰腺炎患者，但目前没有研究或证据表明吗啡禁忌用于急性胰腺炎患者[363]。除哌替啶外，其他阿片类药物增加胆管压力的作用均可被纳洛酮逆转。经胆管镜 Oddi 括约肌测压表明，常规剂量的吗啡可增加胆总管的压力；哌替啶对其没有影响；曲马多则抑制 Oddi 括约肌运动[364]。Fragen 等研究了瑞芬太尼 [0.1 μg/(kg·min)] 对造影剂从胆囊流入十二指肠的影响，结果表明，瑞芬太尼延迟了造影剂从胆囊向十二指肠的流入，但其延迟时间短于以前报道的吗啡或哌替啶[365]。

在麻醉和手术过程中，阿片类药物对肝功能的影响很小，但对缺血-再灌注损伤有影响。瑞芬太尼预处理能够减轻肝缺血再灌注引起的损伤。这种效应由诱导型一氧化氮合酶和消耗型活性氧介导，而阿片受体并不参与[366]。正常和肝硬化大鼠肝持续缺血 1 h，并在缺血前 10 min 静脉内或鞘内给予吗啡，可通过阿片受体的机制防止再灌注 6 h 后缺血再灌注损伤[367]。瑞芬太尼可能通过肝白细胞介素 18 介导，显著减轻了大鼠肝缺血再灌注损伤引起的血清氨基转移酶水平的升高和肝组织学变化[368]。这些报道可能提示了阿片类药物在肝手术麻醉管理中的有益作用。

恶心和呕吐

术后恶心呕吐是困扰患者和麻醉科医师的一个严重问题。对术后恶心呕吐的病因、治疗及其预防已进行了广泛的研究（图 24.15）[369]。术中阿片类药物的应用是发生术后恶心呕吐的一个危险因素[370]。阿片类药物很可能通过 δ 受体刺激位于延髓网状结构后区化学感受器触发带，从而导致恶心呕吐的发生。阿芬太尼与约等效剂量的芬太尼和舒芬太尼相比，术后恶心呕吐的发生率较低[371]。

在平衡麻醉或全凭静脉麻醉（TIVA）中，丙泊酚的使用可显著降低阿片类药物所致恶心呕吐的发生

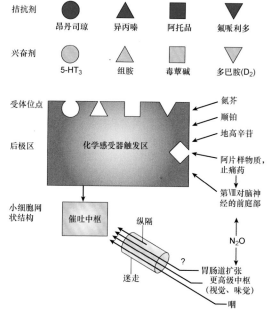

图 24.15　化学感受器触发带和呕吐中枢上不同麻醉相关药物和刺激的激动及拮抗作用位点（From Watcha MF, White PF. Postoperative nausea and vomiting: its etiology, treatment, and prevention. Anesthesiology. 1992；77：162-184.）

率。当应用阿片类药物时，应考虑预防恶心呕吐的发生，包括抗胆碱能活性药、丁酰苯、多巴胺拮抗剂、5-羟色胺拮抗剂及指压疗法。昂丹斯琼是 5-HT₃ 受体拮抗剂，被证实对阿片所致的术后恶心呕吐有效[372]。一项 meta 分析认为，在接受鞘内注射吗啡的剖宫产产妇当中预防性地使用 5-HT₃ 受体拮抗剂能显著减少术后恶心呕吐和止呕治疗的需求[204]。对于预防剖宫产术后采用硬膜外吗啡（3 mg）镇痛所致的恶心呕吐，静注地塞米松（8 mg）和静注氟哌利多（1.25 mg）同样有效[373]。研究证明，大麻素受体激动剂在一些临床情况下是有效的止吐药。动物实验表明大麻素受体激动剂通过激活大麻素 CB1 受体来抑制阿片类药物引起的干呕及呕吐[374]。对很多患者采用持续小剂量纳洛酮的输注 [0.25 μg/(kg·h)] 可改善阿片类药物包括恶心、呕吐和瘙痒在内的副作用，大部分并未逆转镇痛效果[375]。对于接受鞘内注射吗啡的剖宫产患者预防性经皮使用东莨菪碱是有效的，但同时口干和视力模糊等副作用的风险增加[376]。

总之，预防和治疗阿片类药物引起的恶心和呕吐仍然是一个临床挑战。包括给予 5-HT₃ 受体拮抗剂和（或）类固醇地塞米松在内的策略在对照试验中显示出疗效。然而此类方法需要使用额外的药物，而这些

药物本身可能会带来其他副作用。

阿片类药物的其他作用

产科

在取卵和分娩前，胃肠外给予阿片类药物仍然是常用的镇痛方法。

阿芬太尼和哌替啶已安全应用于体外受精时获取人类卵子的操作[377]。至少在动物模型中，芬太尼、舒芬太尼、阿芬太尼等阿片类药物的致畸作用很小。μ 和 κ 受体激动剂可抑制大鼠子宫颈扩张引起的伤害性感受[378]，但雌激素可降低 μ 受体激动剂而非 κ 受体激动剂的镇痛作用[379]。肠道外应用阿片类药物，尤其是吗啡或哌替啶，可加重主动脉-腔静脉压迫及相应的低血压反应。母体应用阿片类药物的致命性副作用包括心率变异性降低。母体应用吗啡或哌替啶后，会引起新生儿出现副作用。胎儿酸中毒又增加了阿片类药物从母体向胎儿的转运。限制第一产程阿片类药物的应用可使阿片类药物对新生儿的影响降到最低。在剖宫产前应用短效阿片类药物阿芬太尼可降低母体的应激反应，但会导致 Apgar 评分略降低[380]。在一项随机双盲对照试验当中，对实施选择性剖宫产的患者单次输注 1 μg/kg 的瑞芬太尼能够减少麻醉诱导和气管插管后血流动力学的波动，但瑞芬太尼可透过胎盘，可能会引起轻微的新生儿呼吸抑制[381]。

由于胎儿在孕 26 周即能感知疼痛，所以胎儿术后有效的镇痛是必需的。研究表明，绵羊羊膜囊内滴注舒芬太尼后能被绵羊胎儿吸收；与母体羊相比，绵羊胎儿的血浆药物浓度明显更高[382]。

在接受阿片类药物静脉镇痛的母亲中，母乳中可检测到吗啡和哌替啶[383-384]。据报道，虽然芬太尼和吗啡在母乳中均被浓缩，其母乳与血浆中的比例为 2∶1 ～ 3∶1，但对新生儿未见有明显影响。患有 OUD 或服用处方阿片类药物的母亲的新生儿会表现出阿片类药物戒断症状，通常被称为新生儿戒断综合征（neonatal abstinence syndrome，NAS），需要适当的治疗和观察[385-386]。

类过敏反应

真正的阿片类药物的过敏反应及全身类过敏反应罕见，而由保存剂或组胺引起的局部反应更常见。在猝死于海洛因注射的成瘾者中，32% 可见血清类胰蛋

白酶增高（> 10 μg/ml），但并没发现其与 IgE 水平相关，从而支持肥大细胞的脱颗粒反应并非由过敏反应介导这一假说[387]。该报告也提示，很多海洛因致死是由全身类过敏反应所导致的。

眼部效应

在麻醉诱导期应用芬太尼、舒芬太尼和阿芬太尼有助于防止眼内压的增高。只要在气管插管前达到适宜的麻醉浓度，芬太尼、阿芬太尼和舒芬太尼分别以 2.5 μg/kg、10 μg/kg 和 0.1 μg/kg 的小剂量即足以达到目的。据报道，瑞芬太尼（1 μg/kg）联合丙泊酚（2 mg/kg）或硫喷妥钠（5 mg/kg）可有效防止琥珀胆碱和气管插管所引起的眼内压增高[388-389]。

免疫效应

阿片类药物可通过获得性免疫、固有免疫和神经内分泌系统影响免疫功能（框 24.4）[390]。研究免疫细胞上的经典阿片受体（μ、δ 和 κ）功能的文献表明，临床使用的阿片类药物与免疫功能之间存在包括通过间接机制在内的复杂关系。但是，由于在阿片类药物集中给药后，μ 阿片受体基因敲除小鼠没有免疫调节作用，因此阿片类药物的中枢免疫调节作用是由阿片受体介导的[391]。

研究表明，大鼠注射吗啡 15 mg/kg 后 0.5 ～ 1 h，可观察到其对自然杀伤（natural killer，NK）细胞活性、脾 T 细胞和 B 细胞增生及干扰素产生的最大抑制作用[392]。其时程与吗啡的镇痛作用几乎一致。术后注射吗啡（10 mg，IM）对 NK 细胞活性无明显影响，而曲马多（100 mg，IM）可增强 NK 细胞活性[393]。有报道称，静脉应用芬太尼引起 NK 细胞毒性的快速增强，这与外周血中 CD16+ 和 CD8+ 细胞百分比的增加相一致[394]。在平衡麻醉中，与芬太尼（1000 μg）相比，吗啡（40 mg）能抑制对心脏手术和 CPB 产生炎症反答的一些细胞因子或情况（IL-6、CD11b、CD18、术后高热）[395]。

吗啡免疫抑制作用的潜在机制已被证实是通过激活 μ3 受体，以 NO 依赖的方式抑制由炎症刺激诱发的 NF-κβ 激活[396]。有研究者分别报道了在体外培养的人外周血淋巴细胞中吗啡对细胞凋亡的直接作用——可能会损害机体的免疫功能[397]。但是也有报道认为吗啡对细胞凋亡相关分子没有影响，并不会引起人外周血淋巴细胞的凋亡[398]。

关于阿片类药物对中性粒细胞的影响，有报道称，瑞芬太尼（而不是舒芬太尼、阿芬太尼或者芬太尼）可以减弱人中性粒细胞在脂多糖中的暴露，并且可以减少细胞内信号通路的激活：包括 p38 和 ERK1/2，以及通过涉及 κ 阿片受体的机制影响促炎性细胞因子的表达：包括 TNF-α、IL-6 和 IL-8[399]。也有研究报道瑞芬太尼可以减弱脂多糖诱导的急性肺损伤，通过下调 NF-κβ 通路从而抑制促炎细胞因子的产生。这提示瑞芬太尼对急性肺损伤或者脓毒症的急性呼吸窘迫综合征有益处[400]。

对接受择期结直肠手术成年患者的一项前瞻性研究表明，基于瑞芬太尼的麻醉（11.6%）比基于芬太尼的麻醉（3.4%）更可能引起手术部位感染[401]。这项研究发现可能的原因是，阿片类药物诱发的免疫抑制或者是阿片类药物戒断引发的免疫抑制。

癌症的进展

尽管没有直接证据支持需要改变癌症患者的麻醉方法，但是流行病学研究表明，接受了阿片类药物的全身麻醉患者比接受局部或区域阻滞麻醉的患者癌症复发的概率要大[402]。阿片类药物可以直接刺激肿瘤细胞的增殖和侵袭，以及抑制肿瘤细胞的凋亡，或者间接的通过免疫抑制影响癌症的复发[403]。在人非小细胞肺癌中 μ 受体的过度表达可促进肿瘤的生长和形成[404]。另外，研究者报道 μ-阿片受体 A118G 基因型的女性乳腺癌死亡率降低，这提示阿片通路可能参与肿瘤的生长[405]。从动物和体外培养的细胞中提取的阿片样物质，可能通过多种机制促进肿瘤的生长和转移，然而也有报道称阿片样物质能够介导多种抗癌途径（图 24.16）[406]。有临床前研究表明，当联合使用甲基纳曲酮，阻断外周而非中心的 μ 受体并进行化学疗法测试时，μ 受体的抑制作用能逆转 μ-受体在癌症进展中的不利影响[407]。

阿片类药物对癌症预后影响的机制之一是其影响血管生成。吗啡能通过各种机制刺激血管生成，包括 NO、MAPK、VEGF 和 Rho/Rho 激酶[408]。Blebea 等人报道了，阿片受体的激活通过内源性阿片配体抑制血管生成[409]。虽然同时有关于阿片类药促进和抑制血管生成的报道，但是一般认为是促血管生成（或者新血管生成）的效应占主导地位。

阿片样生长因子受体（opioid growth factor receptor，OGFR）同时存在于细胞核和细胞质中，也被称做蛋白酸-脑啡肽。OGFR 与经典的阿片受体（μ、δ 和 κ）的区别是它没有任何的镇痛作用，其功能为细胞增殖的负调节因子。吗啡也可以与肺癌组织中表达的 OGFR 相互作用，并可能抑制肺癌的进展[410]。

伤口愈合

局部使用阿片类药物，已用于减少皮肤伤口的疼痛。除镇痛作用外，外周阿片受体系统还可以通过影响细胞分化、迁移和黏附来影响皮肤的稳态。初级传入神经元上的外周阿片受体的激活既减少这些神经细胞的兴奋性，也抑制 P 物质和降钙素基因相关肽逆向释放，而这在伤口修复中起主要作用。局部应用吗啡能显著减少闭合伤口的肌成纤维细胞和巨噬细胞的数量[411]。这些发现限制了阿片类药物作为镇痛策略在皮肤伤口疼痛中的局部应用。相反，δ 阿片受体的激活破坏细胞间黏附并促进迁移的角化细胞表型，而这两者是伤口快速愈合所必需的[412]。如果这些不同

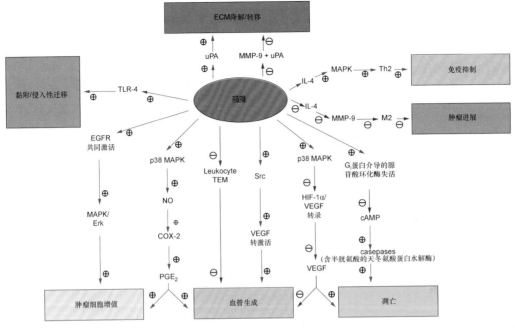

图 24.16　**吗啡对癌细胞的影响**。值得注意的是，由于吗啡的剂量、给药方式和使用的动物模型不同，同样的途径可能有相反的结果。cAMP，环磷酸腺苷；COX-2，环氧合酶 -2；ECM，细胞外基质；EGFR，表皮生长因子受体；ERK，细胞外调节激酶；HIF-1α，缺氧诱导因子 1α；IL，白细胞介素；M2，巨噬细胞的"替代"激活；MAPK，丝裂原活化蛋白激酶；MMP，基质金属蛋白酶；NO，一氧化氮；PGE₂，前列腺素 2；Src，非受体酪氨酸激酶；TLR-4，Toll 样受体 4；Th2，T 辅助细胞 2；uPA，尿激酶纤维蛋白溶酶原激活剂；VEGF，血管内皮细胞生长因子（From Sekandarzad MW，van Zundert AAJ，Lirk PB，et al. Perioperative anesthesia care and tumor progression. Anesth Analg. 2017；124；1697-1708.）

的发现可以有利于伤口愈合和增强局部镇痛，阿片类药物在伤口愈合方面有很大的应用潜力。大多数的临床研究都没有关注阿片类药物对伤口愈合的作用，但是有大量的研究发现阿片类药物在镇痛的同时并没有延迟伤口的愈合。需要更大规模的临床试验来证实，阿片类药物是否通过抑制促炎细胞因子的释放来影响伤口愈合，或者如动物实验所展示的通过增生性瘢痕的发展来影响伤口愈合[413]。

阿片类药物的药代动力学和药效动力学

随着现代药物检验分析技术和计算机的普遍应用，研究者可以结合药代－药效动力学模型分析药理学参数，从而将药物反应分为药代动力学和药效动力学两个方面。药代动力学参数说明阿片类药物剂量与血液（或其他体液）中阿片类药物浓度之间的关系。药效动力学参数说明血（或其他体液）中阿片类药物浓度和阿片类药物的效应之间的关系。

计算机模拟技术预测"静脉时量相关半衰期"，将药物可变长度连续输注达到一个稳定的药物浓度后停止，药物浓度下降 50% 所需的时间（见第 26 章）。这种模拟旨在为药代动力学参数提供更多的临床意义。静脉时量半衰期和计算机模拟可以帮助临床医师更理智地选择阿片类药物。连续输注 1 h 以后，芬太尼的静脉时量相关半衰期几乎是阿芬太尼或舒芬太尼的 6 倍。瑞芬太尼的静脉时量相关半衰期与输注时间无关。

理化特性

阿片类药物呈弱碱性。当溶解在溶液中时，它们离解成质子化成分和游离碱片段，其相对比例取决于 pH 和离子解离常数（pKa）。游离碱较质子化成分脂溶性高。高脂溶性有利于阿片类药物转运到生物相或作用部位。因此脂溶性高的阿片类药物起效更为迅速。然而，由于阿片受体识别质子化形式的阿片分子，因此阿片类药物作用强度与药物生物相的离子化浓度密切相关。

所有阿片类药物都能在一定程度上与血浆蛋白结合，包括白蛋白和 α_1-酸性糖蛋白，只有非离子化的、未结合的部分才构成可扩散部分，产生浓度梯度，促进阿片类药物从血中向目标组织扩散。因此，脂溶性和蛋白结合力均可影响阿片类药物的起效速度。

单个药物的药代动力学特点

麻醉中常用阿片类药物典型的药代动力学参数如表 24.7 所示。

吗啡

吗啡与芬太尼类药物的药代动力学有显著区别。这主要是由于吗啡的脂溶性相对较低。肺对吗啡几乎没有首过消除效应。吗啡的 pKa（8.0）比生理 pH 高，因此静脉注射后，只有一小部分（10% ～ 20%）吗啡呈非离子型。吗啡进出大脑比其他阿片类药物慢，20% ～ 40% 的吗啡与血浆蛋白结合，多数是与白蛋白相结合。

吗啡主要以结合方式经肝代谢，但肾在吗啡的肝外代谢中起关键作用。吗啡的主要代谢产物是吗啡 -3- 葡萄糖醛酸（M3G），它不与阿片受体结合，只有很小或几无镇痛作用。实际上，M3G 可拮抗吗啡，这一作用可能与吗啡镇痛治疗中的反应及耐受的变异性有关。有报道指出 M3G 可导致动物的癫痫发作以及儿童的痛觉超敏[414]。M6G 占吗啡代谢产物的 10%，是一种强于吗啡的 μ 受体激动剂，其作用持续时间与吗啡相似。有研究者报道，即使在肾功能正常的患者，M6G 在吗啡的镇痛方面也起着实质性作用[415]。最近的一项研究报告，根据浓度-时间曲线下的面积进行分析，经口服、皮下、静脉和直肠注射吗啡后，M6G 对镇痛的平均贡献率分别为 96.6%、85.6%、85.4% 和 91.3%[416]。在肾功能不全患者中，口服吗啡时，M6G 产生的镇痛作用占 97.6%。尤其在肾功能不全患者，M6G 的蓄积增加呼吸抑制等副作用发生率。除了肾功能，M6G 的蓄积也可能受到被丙磺舒抑制的跨膜转运蛋白的影响[417]。M6G 可产生与吗啡相似的呼吸抑制，但是它们在通气控制系统的作用部位可能不一样[418]。研究者认为，μ 受体的单核苷酸多态性对 M6G 相关阿片类药物毒性的易感性有影响[419]。由于吗啡的肝摄取率高，因而其口服给药的生物利用度（20% ～ 30%）显著低于肌肉或皮下注射。这表明事实上，当口服吗啡时，M6G 是主要的活性化合物（图 24.17）[420]。与该报道中提出的 M6G 具有高效能相反，其他研究表明短期静脉应用 M6G 并无有效的镇痛作用[421]。

芬太尼

血浆芬太尼浓度的衰减过程可用典型的三室模型来描述。肺具有明显的首过效应，并一过性摄取约 75% 的芬太尼注射剂量。约 80% 的芬太尼与血浆蛋白结合，且相当一部分（40%）被红细胞摄取。芬太尼的作用时间相对较长，多与其在人体组织中分布广泛有关。芬太尼在肝主要经脱烷和羟基化后，代谢物在注射后 1.5 min 后即可在血浆中出现。静脉注射芬太

表 24.7　常用阿片受体激动剂的理化及药代动力学数据					
	吗啡	芬太尼	舒芬太尼	阿芬太尼	瑞芬太尼
pKa	8.0	8.4	8.0	6.5	7.1
pH 7.4 时的非游离部分（%）	23	< 10	20	90	67 ？
辛醇-水分配系数	1.4	813	1778	145	17.9
血浆蛋白结合（%）	20 ～ 40	84	93	92	80 ？
扩散分数（%）	16.8	1.5	1.6	8.0	13.3 ？
$t_{1/2}\alpha$	1 ～ 2.5	1 ～ 2	1 ～ 2	1 ～ 3	0.5 ～ 1.5
$t_{1/2}\beta$	10 ～ 20	10 ～ 30	15 ～ 20	4 ～ 17	5 ～ 8
$t_{1/2}\gamma$	2 ～ 4	2 ～ 4	2 ～ 3	1 ～ 2	0.7 ～ 1.2
Vd_c（L/KG）	0.1 ～ 0.4	0.4 ～ 1.0	0.2	0.1 ～ 0.3	0.06 ～ 0.08
Vd_{ss}（L/KG）	3 ～ 5	3 ～ 5	2.5 ～ 3.0	0.4 ～ 1.0	0.2 ～ 0.3
清除率［ml/（kg·min）］	15 ～ 30	10 ～ 20	10 ～ 15	4 ～ 9	30 ～ 40
肝摄取率	0.6 ～ 0.8	0.8 ～ 1.0	0.7 ～ 0.9	0.3 ～ 0.5	NA

NA，不适用；pKa，离子解离常数；$t_{1/2}\alpha$、β、γ，分别为三室模型的半衰期；Vd_c，中央室的分布容积；Vd_{ss}，稳态分布容积
From Bailey PL，Egan TD，Stanley TH. Intravenous opioid anesthetics. In：Miller RD，ed. Anesthesia. 8th ed. Philadelphia：Saunders；2015. An imprint of Elsevier Inc.，p. 887.

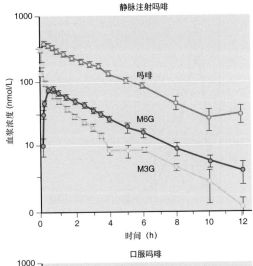

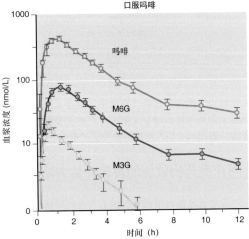

图 24.17　静脉注射和口服吗啡后吗啡、吗啡 -6- 葡萄糖醛酸（M6G）和吗啡 -3- 葡萄糖醛酸（M3G）的平均血浆浓度（From Osborne R，Joel S，Trew D，et al. Morphine and metabolite behavior after different routes of morphine administration：demonstration of the importance of the active metabolite morphine-6-glucuronide. Clin Pharmacol Ther. 1990；47：12-19.）

尼 48 h 后，人体的尿液中仍可测到其主要代谢产物去甲芬太尼。

阿芬太尼

　　静脉注射阿芬太尼后，其血浆浓度可用二室或三室模型来描述。阿芬太尼与血浆蛋白（主要是糖蛋白）结合的比例（90%）较芬太尼高。由于其相对低的 pKa（6.5），在生理 pH 下，阿芬太尼大部分（90%）呈非解离形式。因此，尽管阿芬太尼蛋白结合力更强，但其溶解部分比芬太尼更多。这也在一定程度上

解释了为什么阿芬太尼在静脉注射后达到峰值效应的潜伏期短。

　　阿芬太尼的主要代谢途径与舒芬太尼相似，包括氧化脱羟作用和脱甲基作用、芳香基的羟化作用和葡萄糖醛酸化。阿芬太尼降解产物几乎无阿片活性。人体阿芬太尼代谢主要（如果不是唯一的话）由细胞色素 P450 3A3/4（CYP3A3/4）完成[422]。众所周知，这种酶在人体内表现的活性范围至少相差 8 倍。阿芬太尼也可经人肝微粒体 CYP3A5 代谢，其在遗传药理学表达水平有大于 20 倍的差异，因此人肝对阿芬太尼代谢存在显著的个体差异[423]。体外试验表明，临床剂量的丙泊酚浓度影响阿芬太尼和舒芬太尼在猪和人肝微粒体部分的氧化代谢降解[424]。

舒芬太尼

　　舒芬太尼的药代动力学特性适合通过三室模型来描述。静脉注射舒芬太尼后，肺对舒芬太尼的首过摄取、保存、释放与芬太尼相似[425]。舒芬太尼的 pKa 与吗啡（8.0）相同，因此在生理 pH 下只有一小部分（20%）以非游离形式存在。舒芬太尼脂溶性为芬太尼的 2 倍，与血浆蛋白（包括 α_1- 酸性糖蛋白）高度结合（93%）。

　　舒芬太尼主要代谢途径包括脱羟作用、氧化脱甲基作用和芳香基羟化作用。主要代谢产物包括 N- 苯基丙酰胺。

瑞芬太尼

　　虽然在化学性质上与芬太尼同类物有关，但是瑞芬太尼具有独特的酯键结构。这一酯键使瑞芬太尼易被血和组织中的非特异性酯酶水解。一旦停止输注，瑞芬太尼会被快速水解，其血药浓度迅速下降（图 24.18）[426]。因此瑞芬太尼是首个用于全身麻醉的超短效阿片类药物。

　　三室模型能最好地描述瑞芬太尼的药代动力学特性。瑞芬太尼的清除率比正常肝血流量快数倍，这与其存在广泛的肝外代谢的原理相一致。然而，瑞芬太尼在肺内无明显代谢或潴留[427]。它是一种弱碱，其 pKa 为 7.07。它具有高脂溶性，pH 为 7.4 时，其辛醇 / 水分配系数为 19.9。瑞芬太尼能与血浆蛋白（主要是 α_1- 酸性 t 糖蛋白）高度结合（70%）。瑞芬太尼的游离碱部分含有甘氨酸，而甘氨酸被证实为一种抑制性神经递质，给啮齿类动物鞘内注射时可产生可逆性肌无力，因此瑞芬太尼不能用于蛛网膜下腔或硬膜外麻醉[428]。

　　瑞芬太尼的主要代谢途径是去酯化，形成一种羟

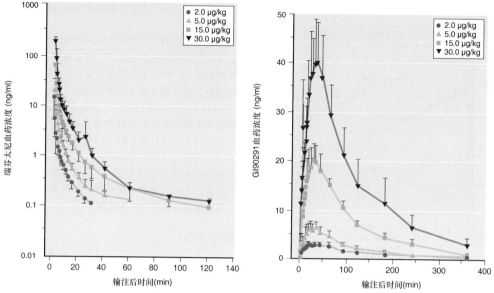

图 24.18　分别注射 2 μg/kg、5 μg/kg、15 μg/kg 和 30 μg/kg 瑞芬太尼 1 min 后瑞芬太尼及其代谢产物 GI90291 的平均（±SD）血药浓度－时间曲线 [From Westmoreland CL，Hoke JF，Sebel PS，et al. Pharmacokinetics of remifentanil（GI87084B）and its major metabolite（GI90291）in patients undergoing elective inpatient surgery. Anesthesiology. 1993；79：893-903.]

基酸代谢产物—GR90291（图 24.19）[429]，其效力约为瑞芬太尼的 0.001 ~ 0.003 倍。GR90291 对 μ- 受体亲和力低，难以通过血脑屏障，因此在体内效力低[430]。GR90291 的排泄依赖于肾清除机制。实际上，来自犬的研究表明，即使在肾衰竭的情况下，临床剂量的瑞芬太尼代谢产物也完全无活性。肾衰竭或肝衰竭对其

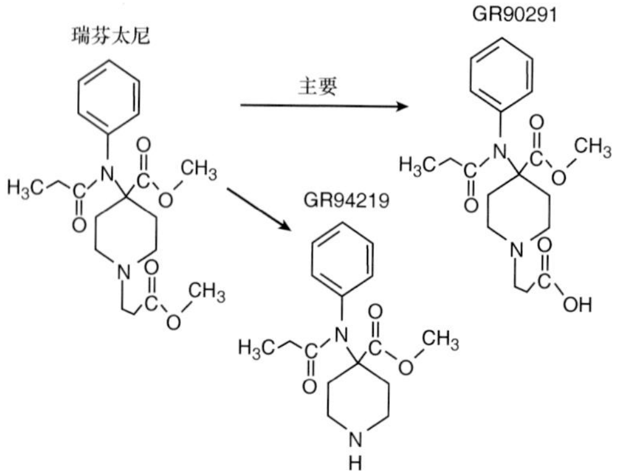

图 24.19　**瑞芬太尼的代谢途径。**瑞芬太尼的主要代谢途径是经血浆和组织非特异性酯酶的脱酯化作用形成一羧基化酸性代谢产物（GI90291），其效能仅为原化合物的 1/3000 ~ 1/1000。其余一小部分的代谢途径是将瑞芬太尼 N- 脱烷基化形成 GI94219 [From Egan TD，Lemmens HJ，Fiset P，et al. The pharmacokinetics of the new short-acting opioid remifentanil（GI87084B）in healthy adult male volunteers. Anesthesiology. 1993；79：881-892.]

药代动力学无明显影响。在血中，瑞芬太尼主要被红细胞中的酶代谢。瑞芬太尼不是假性胆碱酯酶的理想底物，因此不受假性胆碱酯酶缺乏的影响[431]。

阿片类药物效能的替代评估方法

由于对镇痛作用尚无分辨能力高的评估方法，因此对阿片类药物的效能常用一些替代评估方法来估计。评估阿片类药物效能的一种常用替代方法是测定对切皮刺激无体动反应所需吸入麻醉药 MAC 值的降低（图 24.20）[125]。但是对于手术室外麻醉中阿片类药物效能的评估，MAC 法无效。

为了指导阿片类麻醉药使用，常常监测患者痛觉生理反应的间接体征：如出汗、运动、心率和血压等。但是这些体征特异性低，据此指导用药会导致术中镇痛药的剂量不足或过量。镇痛伤害指数（Analgesia Nociception Index，ANI）是一项基于心电图分析的无创性的镇痛指标[432]。ANI 监测心率随呼吸的变化，这种反应主要是由副交感神经系统刺激对心脏房结的变化所介导的。腰椎间盘切除和椎板切除手术的患者，在七氟烷麻醉期间接受 ANI 指导芬太尼给药能使患者在恢复室的疼痛减少。这可能是术中更客观使用芬太尼的结果[433]。

另一种广泛应用的评估阿片类药物效能的方法是

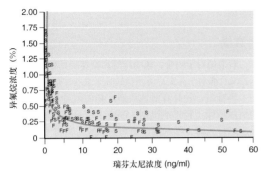

图 24.20　随着实测全血瑞芬太尼浓度的上升，能使 50% 患者对切皮刺激无体动反应所需异氟烷的浓度出现下降。F 代表有体动反应的患者，S 代表无体动反应的患者。实线是一例 40 岁患者数据的逻辑回归曲线（From Lang E，Kapila A，Shlugman D，et al. Reduction of isoflurane minimal alveolar concentration by remifentanil. Anesthesiology. 1995；85：721-728. ）

EEG。由于 EEG 具有无创性，且当实验动物意识消失或呼吸暂停时仍是一种有效的方法，因而具有优势。傅立叶频谱分析中，原始的 EEG 信号的改变可被转换成边缘频谱值的显著降低。边缘频谱是脑电频率的一个定量参数，当脑电信号功率低于某设定值（常为 95%）时可被检出。虽然阿片类药物引起的 EEG 改变的临床意义还不清楚，但由于 EEG 改变与药物临床效能之间具有成比例性和可重复性，所以使用 EEG 作为

评估阿片类药物效应的一种替代方法在临床上是可靠的。然而，由于这种替代评估方法并不总是用于评价临床感兴趣的药效（镇痛作用），因此对基于这种替代评估方法所估计的效力必须谨慎解读。

影响阿片类药物药代动力学和药效动力学的因素

年龄

年龄可影响阿片类药物的药代动力学和药效动力学。临床上新生儿对所有阿片类药物清除速率均较慢的现象很明显[434]。可能是因为包括细胞色素 P450 系统在内的代谢机制尚未发育成熟，在出生后 1 年内，新生儿阶段所见的对阿片类药物清除时间延长的现象可迅速恢复至成人水平[434]。

成年人和儿童对于阿片类药物的术中需要量不同。为了抑制切皮时的体动和自主神经反应，儿童（2～11岁）瑞芬太尼的输注速率几乎比成人（20～60 岁）高 2 倍[435-436]。随着年龄的增长，在老年人，药代动力学改变可能起次要作用，药效动力学的差异是老年患者药物需要量降低的主要原因。年龄与瑞芬太尼的中央室分布容积、清除率以及效能呈负相关（图 24.21）[437]。药代动力学和药效动力学改变的综合作用结果使老年患者需要的瑞芬太尼剂量减少了 50% 或更多。

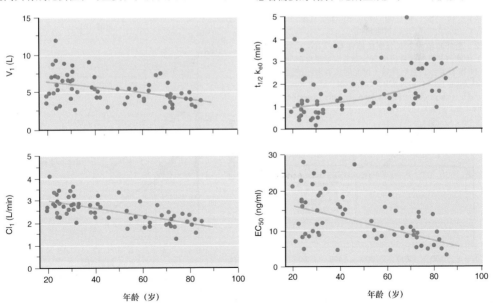

图 24.21　瑞芬太尼的药效动力学和药代动力学参数与年龄的关系。V_1 和 Cl_1 是一个三室模型的估计值。$t_{1/2}k_{e0}$ 是与 k_{e0} 相对应的半衰期，是反映药物从效应室清除的一阶速率常数（From Minto CF，Schnider TW，Shafer SL. Pharmacokinetics and pharmacodynamics of remifentanil. II. Model application. Anesthesiology. 1997；86：24-33. ）

体重

很多阿片类药物药代动力学参数，尤其是清除率，与瘦体重更密切相关。在肥胖患者，根据总体重计算的给药剂量与瘦体重计算的剂量相比，可引起效应部位瑞芬太尼浓度明显增高[438]。相反，对于较瘦的患者，以总体重计算给药，其药物浓度并不比按瘦体重计算的高很多（图 24.22）。临床上肥胖患者和消瘦患者药物的静脉时量相关半衰期并无明显不同（图 24.23）。大量证据表明，与总体重相比，瘦体重是预测药物代谢能力的一个较好指标。理想体重是一个与瘦体重密切相关且医师容易估计的参数，因此它可能是一个更易于接受的替代方法。因为肥胖和肥胖相关的疾病不断增加且越来越多，肥胖患者将经常会面临麻醉和手术。知晓并理解肥胖对阿片类药物配置的影响是当代麻醉实践中的一个重要问题。作为回应，现在已有报道新的药代动力学模型已经结合了体重对其的影响[439-440]。

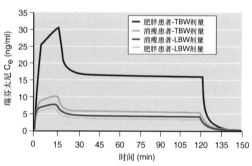

图 24.22　肥胖和消瘦患者分别按瘦体重（LBW）和总体重（TBW）计算给药量时计算机模拟的瑞芬太尼浓度时间变化曲线。按 TBW 计算给药后导致一例肥胖患者血药浓度急骤升高（From Egan TD，Huizinga B，Gupta SK，et al. Remifentanil pharmacokinetics in obese versus lean patients. Anesthesiology. 1998；89；562-573.）

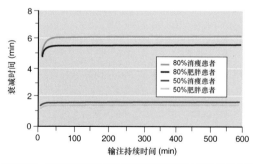

图 24.23　肥胖和消瘦患者计算机模拟的瑞芬太尼时量相关半衰期（50% 衰减时间）和 80% 衰减时间。注意：在临床情况下肥胖和消瘦患者的两条曲线并无太大差别（From Egan TD，Huizinga B，Gupta SK，et al. Remifentanil pharmacokinetics in obese versus lean patients. Anesthesiology. 1998；89；562-573.）

肾衰竭

肾衰竭对于吗啡，氢吗啡酮和哌替啶具有重要的临床意义。而对于芬太尼类药物的临床重要性则不明显。

吗啡是一种具有活性代谢产物的阿片类药物，它的消除依赖于肾排泄机制。吗啡主要是在肝通过结合反应进行代谢，以水溶性葡萄糖醛酸化合物（M3G 和 M6G）的形式经肾排出。肾在吗啡的结合反应中也起重要作用，约占药物代谢的 40%[441]。因此肾衰竭患者可出现非常高水平的 M6G 和危及生命的呼吸抑制（图 24.24）[442]。考虑到肾衰竭所引起的这些改变，

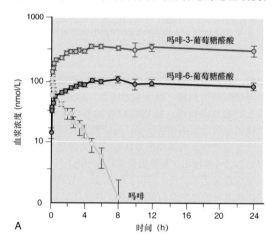

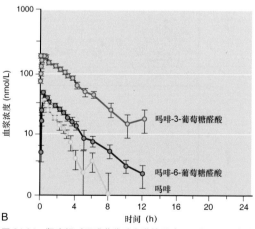

图 24.24　**肾衰竭对吗啡药代动力学的影响**。图中显示了肾衰竭（a）和肾功能正常（b）患者静脉注射 0.1 mg/kg 吗啡时，吗啡及其代谢物的血浆浓度的时间依赖性变化（From Osborne R，Joel S，Grebenik K，et al. The pharmacokinetics of morphine and morphine glucuronides in kidney failure. Clin Pharmacol Ther. 1993；54；158-167.）

对于肾清除机制有严重改变的患者，最好不要选择使用吗啡。在有肾功能不全的患者中使用氢吗啡酮也会出现类似的问题。

肾衰竭也引起哌替啶临床药理学的明显改变。其主要代谢产物去甲哌替啶具有镇痛及中枢神经系统兴奋作用。这些活性代谢产物经肾排泄，因此对于肾衰竭的患者，临床医师需要特别关注去甲哌替啶蓄积导致潜在的中枢神经系统毒性。

虽然血浆蛋白结合力的降低可能改变阿片类药物中芬太尼类的游离部分，但肾衰竭对芬太尼类药物的临床药理学无明显影响。当存在肾损害时，芬太尼、阿芬太尼、舒芬太尼和瑞芬太尼并不产生高活性的代谢产物蓄积，它们的清除率也并没有明显延长[443]。肾功能受损不改变瑞芬太尼的药代动力学及药效动力学。在临床上，输注瑞芬太尼过程中产生的 GI90291 对肾衰竭患者似乎无明显的影响。

肝衰竭

尽管肝是阿片类药物生物转化的主要代谢器官，然而除了进行肝移植的患者，其他围术期患者肝衰竭的程度对大多数阿片类药物的药代动力学没有太大影响。除代谢能力降低外（如细胞色素 P450 系统和结合能力），肝病也可引起肝血流、肝细胞总量及血浆蛋白结合力降低。全身含水量的增多以及晚期肝病引起的水肿可以改变药物的分布特性。如在早期酒精中毒时所见的酶诱导作用实际上可增强肝的代谢能力。

吗啡由于具有大量的肝外代谢途径进行代偿，所以进展期肝病，如肝硬化和肝癌，相对并不改变其药代动力学。肝血流减少可减慢血浆吗啡浓度降低的速度。曾有报道，肝切除术后 M6G/ 吗啡（M6G-to-morphine）和 M3G/ 吗啡（M3G-to-morphine）比值明显下降，循环中吗啡浓度增加，这主要是吗啡清除率变慢所致[444]。肝硬化患者哌替啶的代谢下降导致了患者药物蓄积，并可能导致与肝性脑病相似的中枢神经系统的抑制作用。尽管这些患者去甲哌替啶的清除也减少，但是去甲哌替啶相较于哌替啶来说，比值低，含量相对较少，因此仍以哌替啶的麻醉作用为主[445]。肝病不影响芬太尼和舒芬太尼的降解[446]。其他肝病或其他疾病（如休克）引起肝血流的下降能影响阿芬太尼、芬太尼和舒芬太尼的药代动力学参数。与之前志愿者对照组历史数据相比，轻到中度肝硬化的患者阿芬太尼的清除率明显下降[447]。瑞芬太尼是一种药代动力学完全不受肝影响的阿片类药物（图 24.25）[448]。在原位肝移植的无肝期，其药代动力学保持不变[449]。

有研究者报道称，在慢性肝衰竭合并轻度肝性脑病的患者上应用 0.25 ～ 0.5 μg/（kg·min）的瑞芬太尼，既能够满足其围术期镇痛需求，又不会导致其神经功能减退[450]。

总而言之，肾功能受损，肝外葡萄糖醛酸化和清除能力下降，会严重影响吗啡的代谢。因此对肾衰竭的患者而言，芬太尼是更安全的选择。原因在于芬太尼的代谢产物没有活性。相反的，只有在严重肝衰竭的情况下，才能明显的观察到在临床中吗啡或者芬太尼清除率的改变。

心肺转流术

心肺转流术（cardiopulmonary bypass，CPB；体外循环）能显著影响大多数阿片类药物的药代动力学。由于 CPB 引起分布容积（继发于管道预充）、酸

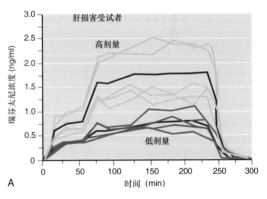

A

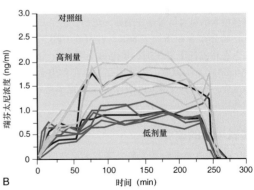

B

图 24.25　肝病患者（A）与对照组患者（B）瑞芬太尼血药浓度的时间依赖性变化。低剂量组，瑞芬太尼以 0.0125 μg/（kg·min）输注 1 h，然后以 0.025 μg/（kg·min）输注 3 h。高剂量组，瑞芬太尼以 0.025 μg/（kg·min）输注 1 h，然后以 0.05 μg/（kg·min）输注 3 h（From Dershwitz M，Hoke JF，Rosow CE，et al. Pharmacokinetics and pharmacodynamics of remifentanil in volunteer subjects with severe liver disease. Anesthesiology. 1996；84：812-820.）

碱平衡的变化、器官血流量、血浆蛋白浓度以及体温等变化，此外药物与转流回路的结合，这些因素均影响阿片类药物的药代动力学。

作为心脏手术术前用药，CPB 一开始，吗啡浓度就明显降低。Miller 等检验了 CPB 对芬太尼血浆浓度的影响，显示在 CPB 开始时血浆芬太尼总浓度明显下降，未结合部分浓度升高[451]。芬太尼总浓度在 CPB 期间保持相对稳定，直到接近 CPB 结束时平均总浓度增加，和复温的时间一致。人群药代动力学模型适用于 CPB 下行冠状动脉旁路移植术患者的浓度时间曲线数据，显示临床上 CPB 对芬太尼药代动力学作用不明显，并且在术中包括使用了 CPB 时可根据一个简单的三室模型能精确地预测芬太尼的浓度[452]。阿芬太尼清除时间的延长主要是由于 CPB 增加了分布容积。CPB 组稳定期的分布容积（Vd$_{ss}$）和阿芬太尼的中央室容积比非转流组明显更大[453]。然而，阿芬太尼的清除半衰期在常温 CPB、低温 CPB 和非转流组均无明显差异。常温 CPB 组和低温 CPB 组的 Vd$_{ss}$ 和清除率没有明显不同。即使结合蛋白浓度发生了复杂的变化，CPB 下阿芬太尼的游离部分仍保持恒定[454]。在低温 CPB 下行择期心肌血管重建手术的成年患者，持续输注瑞芬太尼 1.0 ～ 2.0 g/（kg·min）并未出现蓄积和隔离[427]。Russell 等报道，常温 CPB 对瑞芬太尼的清除无明显影响，但由于体温对血液和组织酯酶活性的影响，低温 CPB 使其清除平均减少 20%[455]。接受房间隔缺损修补的儿科患者的 Vd$_{ss}$、中央室容积和消除半衰期（t$_{1/2\alpha}$ 和 t$_{1/2\beta}$）没有变化，但转流后时段的清除值增加 20%[456]。接受低温 CPB 下冠状动脉旁路移植术的患者持续输注瑞芬太尼后，由于 CPB 的建立，其分布容积增加了 86%，并且在 CPB 后保持增加，在体温低于 37℃时，体温每下降 1℃，清除率减少 6.37%[457]。因此，虽然瑞芬太尼在 CPB 期间的清除减少，然而即使在 CPB 中，瑞芬太尼仍是非常短效的药物。

酸碱平衡的改变

pH 的改变影响芬太尼、舒芬太尼和阿芬太尼与蛋白质的结合，使蛋白结合力在碱中毒时升高，酸中毒时降低。这种作用芬太尼大于舒芬太尼，而舒芬太尼大于阿芬太尼。当 pH 在 7.4 ～ 7.0 之间变化，芬太尼（52%）药物游离部分的相关改变较舒芬太尼（29%）和阿芬太尼（6%）高得多。阿片类药物与血浆蛋白的结合力对 pH 的依赖很明显与其有机相部分和水相部分的比值相关对应，因此提示血浆蛋白和阿片类药物的相互作用具有疏水性。离子化的增加减少

了芬太尼经肝代谢和肾排泄的量。手术期间发生的术中通气过度能明显影响舒芬太尼的药代动力学并引起分布容积的增加和清除半衰期的延长。

因此，术中尤其发生在术后即刻的呼吸性碱中毒和呼吸性酸中毒，能延长并加重阿片类药物引起的呼吸抑制。

失血性休克

对于失血性休克的患者，临床上常通过减少阿片类药物的剂量来减轻对血流动力学的影响，并防止阿片类药物作用时间延长。这种药效的延长至少部分归因于药代动力学机制。以猪为研究对象的实验研究表明，失血性休克时，芬太尼的中央室清除率、中央室以及第二房室分布容积显著降低，并且在使用任意剂量的芬太尼时其血浆浓度均较高，且时量相关半衰期延长（图 24.26）[458]。失血性休克也会改变瑞芬太尼的药代动力学，有研究表明在休克患者中（相对于正常人），使用更低剂量的瑞芬太尼就能获得目标靶浓度（图 24.27）[459]。然而，由于瑞芬太尼代谢迅速，时量相关半衰期的改变很小。在逐步失血模型中，猪在接受瑞芬太尼［0.5 g/（kg·min）］和丙泊酚［单次快速 2 mg/kg 注射后以 6 mg/（kg·h）速率维持］的全凭静脉麻醉（total intravenous anesthesia，TIVA）后，血浆中瑞芬太尼浓度的增长幅度是丙泊酚增长幅度的 3 倍[460]。因此对于失血量过多的 TIVA 患者，瑞芬太尼的剂量应比丙泊酚的剂量减少更多。

阿片类药物代谢的遗传变异

所有的阿片类药物大部分通过细胞色素 P450（cytochrome P450，CYP）酶代谢，仅有小部分通过尿苷二磷酸葡萄糖醛酸基转移酶（UDP-glucuronosyltrans-

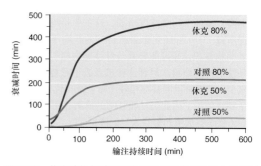

图 24.26　休克动物与对照组动物计算机模拟的芬太尼的时量相关半衰期（50% 衰减）和 80% 衰减时间（From Egan TD, Kuramkote S, Gong G, et al. Fentanyl pharmacokinetics in hemorrhagic shock: a porcine model. Anesthesiology. 1999；91：156-166.）

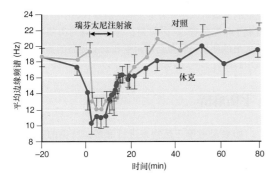

图 24.27 瑞芬太尼输注期间平均边缘频谱的时间变化曲线。这张图分别显示了对照组动物和出血性休克动物的边缘频谱的测量值（From Johnson KB，Kern SE，Hamber EA，et al. Influence of hemorrhagic shock on remifentanil：a pharmacokinetic and pharmacodynamic analysis. Anesthesiology. 2001；94：322-332.）

ferase，UGT）代谢。尽管 *CYP3A4* 基因参与了许多阿片类药物的代谢，但是对于弱阿片类药物（可待因、二氢可待因、羟考酮、氢可酮和曲马多），高度多态的 CYP2D6 具有更大的临床意义。因为以上药物的羟基代谢物（吗啡、二氢吗啡丙酮和氢吗啡酮）作用更强，其对 μ 受体的亲和力提高了约 30 倍。*CYP2D6* 基因具有高度多态性，目前已经发现 100 个等位基因的变异位点，其中一些变异位点显著的升高或降低细胞色素 P450（CYP）酶的活性。某些情况下，药物基因变异后阿片类药物代谢增快，上述弱阿片类药物（可待因、二氢可待因、羟考酮、氢可酮和曲马多）的代谢产物活性更强，就可能导致非预期性阿片类药物过量的后果。在临床上，因为经常开具处方，为儿童使用含有可待因的药物，以上变异导致的非预期性过量就值得特别关注。另一方面来说，有的变异使有效代谢物产物减少，亚治疗结果改变[461]。最后，UGT 主要介导丁丙诺啡、可待因、二氢可待因、二氢吗啡、氢吗啡酮、吗啡、纳洛酮、纳曲酮和羟吗啡酮等药物葡萄糖醛酸的形成。*UGT2B7* 基因具有多态性，

目前识别的等位基因变异点少于 20 个。UGT 等位基因突变导致的代谢差异可能会影响类阿片的药代动力学[461]。

应用阿片类药物的麻醉技术

镇痛

在麻醉性监护和区域麻醉中常用阿片类药物缓解疼痛。单次应用阿片类药物能明显缓解疼痛。吗啡起效慢，不能快速滴注起效。哌替啶（50～100 mg，IV）可产生不同程度的镇痛作用，但对重度疼痛患者有效性不确切。单次静注芬太尼（1～3 g/kg）、阿芬太尼（10～20 g/kg）或舒芬太尼（0.1～0.3 g/kg）能产生强效的、持续时间较短的镇痛作用。常用的输注速度分别是：芬太尼 0.01～0.05 g/（kg·min）、舒芬太尼 0.0015～0.01 g/（kg·min）、阿芬太尼 0.25～0.75 g/（kg·min）以及瑞芬太尼 0.05～0.25 g/（kg·min）。达到各种不同目的所需的血浆阿片类药物浓度如表 24.8 所列。

中枢神经元兴奋性的改变在疼痛的产生中起重要作用。在大鼠中，小剂量芬太尼能阻断活体脊髓的中枢致敏突触的形成，有研究表明可能存在芬太尼的超前镇痛作用，但更大剂量时则没有这种作用[462]。事实上，芬太尼或其他强效类阿片的剂量增加可能会产生痛觉过敏状态（如前所述）。硬膜外应用芬太尼或布比卡因行超前镇痛可减轻根治性前列腺切除术后疼痛并促进恢复[463]。相反，行经腹膜肾肿瘤切除术的患者术前静脉复合使用吗啡、氯胺酮、可乐定并不能发挥临床上相应的术后镇痛作用[464]。Aida 等报道，超前镇痛的疗效根据手术类型的不同而存在差异，硬膜外应用吗啡行超前镇痛对四肢和胸部手术能产生可靠效果，但对腹部手术则无效[465]。一项 meta 分析显示：全身应用阿片类药物行超前镇痛的效果不确定[466]。因此临

表 24.8 阿片类药物血浆浓度（或瑞芬太尼的全血浓度）的大致范围

	芬太尼	舒芬太尼	阿芬太尼	瑞芬太尼
主要药物	15～30	5～10	400～800	—
大手术	4～10	1～3	200～400	2～4
小手术	3～6	0.25～1	50～200	1～3
自主呼吸	1～3	< 0.4	< 200	0.3～0.6
镇痛	1～2	0.2～0.4	50～150	0.2～0.4

From Bailey PL，Egan TD，Stanley TH. Intravenous opioid anesthetics. In：Miller RD，ed. Anesthesia. 8th ed. Philadelphia：Saunders；2015. An imprint of Elsevier Inc，p. 895.

床上提前应用阿片类药物是否可产生超前镇痛作用还不能确定，且可能要全局考虑前后全程的用药方案。

应用阿片类药物行 PCA 是目前术后镇痛的基础用药方法，但有关阿片类药物治疗急性疼痛的最佳药代动力学的问题仍很复杂。如果不结合时间考虑效应部位的药物浓度，则阿片类药物的选择以及药物剂量、给药方法和频度等都不可能达到最佳化。吗啡和芬太尼常用于 PCA，欧洲国家麻醉科医师也常将吡拉西胺用于 PCA。一项随机双盲研究证实，在子宫动脉栓塞的年轻女性中，效应室控制的瑞芬太尼用于 PCA，并设置缓慢且逐步适应的参数是可行的[467]。阿片类药物与其他药物联用可增强 PCA 的效果。对于开胸手术，阿片类药物联合氯胺酮用于静脉 PCA 的效果优于单独使用阿片类药物，但是增加的氯胺酮对于骨科和腹部手术的疗效并不明显[468]。尽管基于阿片类药物的 PCA 是有效的，但是患者存在个体差异，需警惕阿片类药物有引起呼吸抑制的风险，因此需要适当的监护和监测。

镇静

在重症监护治疗病房（intensive care unit，ICU）的危重患者，常常面临着大量伤害性刺激和应激性压力，会感到紧张和焦虑。因此 ICU 患者通常需要在镇痛的同时复合镇静以缓解其焦虑，提高对气管导管的耐受性，改善机械通气时顺应性。吗啡、芬太尼和舒芬太尼是 ICU 中常用的静脉镇痛药。一项随机双盲研究表明，瑞芬太尼 [0.15 μg/（kg·min）] 和吗啡 [0.75 μg/（kg·min）] 可以提供相同水平的镇静，以瑞芬太尼为

基础的方案可以使患者更快地从镇静状态中苏醒过来，有利于早期拔管[469]。可是，强力型阿片类药物如瑞芬太尼的使用可导致药物耐受和前文提到的痛觉过敏（OIH）。

平衡麻醉

如果采用单一药物来进行麻醉，所需的剂量常会导致血流动力学过度抑制。相应来说，"平衡麻醉"的概念是平衡使用不同的麻醉药物和技术以达到麻醉的作用（即镇痛、遗忘、肌肉松弛以及在保持内环境稳态的前提下消除自主神经反射）。举例而言，作为平衡麻醉的一个组成部分，阿片类药物可以减少术前疼痛和焦虑，降低气道操作时的躯体和自主神经系统反应，提高血流动力学稳定性，减少吸入麻醉药的需要量以及术后镇痛作用。为达到使患者意识消失和面对伤害性刺激时（如切皮）无痛的麻醉深度，较单独应用丙泊酚和其他镇静 - 催眠药物而言，联合使用阿片类药物能够大大地减少镇静药物的剂量（图 24.28）[470]。在伤害性刺激前后，联合应用阿片类药物与镇静 - 催眠药和（或）挥发性麻醉药的目的在于提供合适深度的麻醉状态并保持血流动力学稳定，但这种理想状态并不是每次都能实现[471-472]。

阿片类药物的给药时机、给药速度以及追加剂量也应根据患者的特殊情况以及预计的手术时间而定以避免出现问题。在手术马上要结束前就给予大剂量的任何阿片类药物都易导致术后呼吸抑制。然而镇痛浓度的阿片类药物对吸入麻醉药的苏醒 MAC 值影响轻微[473]。

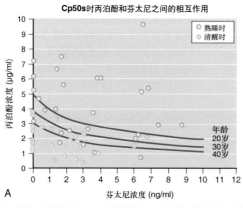

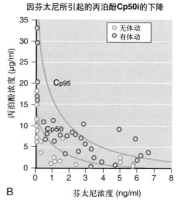

图 24.28　（A）药物开始输注 10 min 后对言语命令有反应及无反应患者测得的芬太尼和丙泊酚浓度。实线代表的是按年龄段（10 岁）结合能使 50% 患者对言语命令无反应（CP50s）时测得的芬太尼浓度所模拟出的丙泊酚浓度。（B）通过增加芬太尼浓度使 50% 或 95% 患者对切皮刺激无体动反应（CP50i 和 CP95i）时，所需丙泊酚浓度出现下降。实线为逻辑回归曲线（From Smith C，McEwan AI，Jhaveri R，et al. The interaction of fentanyl on the Cp50 of propofol for loss of consciousness and skin incision. Anesthesiology. 1994；81：820-828.）

理想的阿片类药物应能达到以下要求：快速滴定，有效防止伤害性刺激的不良反应出现，追加剂量小，不抑制心血管功能，能及时恢复适当的自主呼吸，产生有效的术后镇痛且副作用小。由于阿芬太尼和瑞芬太尼峰值效应的起效时间超短（$1 \sim 2$ min），因此它们的快速滴定能发挥最佳效应。可以认为舒芬太尼、阿芬太尼和瑞芬太尼在很多方面优于芬太尼。与芬太尼相比，应用阿芬太尼和舒芬太尼后较少需要使用纳洛酮来拮抗阿片类药物的不良呼吸抑制作用。使用瑞芬太尼后很少需要进行药物拮抗。

芬太尼

麻醉诱导常联合应用负荷剂量的芬太尼（$2 \sim 6$ μg/kg）以及镇静-催眠药（以硫喷妥钠或丙泊酚最常用）和肌松剂。麻醉维持常常用低浓度的强效吸入麻醉药，并追加一定剂量的芬太尼［每 $15 \sim 30$ min 间断静脉注射 $25 \sim 50$ μg，或以（$0.5 \sim 5.0$）μg/（kg·h）的速度持续输注］。

芬太尼术后镇痛所需的血浆浓度约为 1.5 ng/ml[474]，当血浆芬太尼浓度为 1.67 ng/ml 和 3.0 ng/ml 时，切皮时异氟烷的 MAC 值分别降低 50% 和 63%[121]。血浆芬太尼浓度从 3.0 ng/ml 升高到 10 ng/ml 后，仅能将异氟烷 MAC 的降低值由 63% 增至 82%。芬太尼也能降低术中丙泊酚的需要量。行脊柱融合手术的患者，为将平均动脉压的波动控制在对照值的 15% 以内，在输注芬太尼使其血浆浓度分别维持在 0 ng/ml、1.5 ng/ml、3.0 ng/ml 和 4.5 ng/ml 时，所需丙泊酚的平均输注速率分别为（10.1 ± 2.5）mg/（kg·h）（均值 ± 标准差）、（7.5 ± 1.2）mg/（kg·h）、（5.7 ± 1.1）mg/（kg·h）和（4.9 ± 1.2）mg/（kg·h）[475]。

不同患者之间阿片类药物的药代动力学和药效动力学差异相当大。有研究者报道，肥胖患者以总体重计算芬太尼的剂量可能导致药物过量[474]。如前所述，在这种情况下，根据偏瘦的体重和（或）理想体重计算芬太尼剂量可能更有价值。然而，若采用芬太尼平衡麻醉技术，在药代动力学原理的指导下，按照预计的刺激大小和患者可能出现的反应以滴定法给药则常可维持血流动力学稳定，且无痛的患者可以迅速苏醒。反复给药或持续输注芬太尼常导致明显的自主呼吸抑制。

阿芬太尼

由于阿芬太尼能够迅速渗透入脑组织，所以阿芬太尼在血浆浓度比舒芬太尼和芬太尼稍高时，即可达到血浆和 CNS 的平衡。这种特性可以解释为什么在应用镇静-催眠药前或与其同时给药时，小剂量阿芬太尼（$10 \sim 30$ μg/kg）有效。

阿芬太尼（$25 \sim 50$ μg/kg，IV）加上睡眠剂量的小剂量任何镇静-催眠药（如 $50 \sim 100$ mg 硫喷妥钠）的滴注，常可有效防止喉镜暴露及气管插管时出现明显的血流动力学变化。据报道，阿芬太尼与 2.5 mg/kg 的丙泊酚共同应用于插入经典喉罩时，其最佳剂量为 10 μg/kg[476]。对于短小手术，可通过追加输注阿芬太尼［$0.5 \sim 2.0$ μg/（kg·min）］或间断单次静脉注射（$5 \sim 10$ μg/kg）来完成。在同时应用强效吸入麻醉药行平衡麻醉时，相对较低的血浆阿芬太尼浓度（如 29 ng/ml）可降低异氟烷 MAC 值约 50%[123]。据报道，在丙泊酚麻醉中，丙泊酚的血液靶浓度为 3 μg/ml 时，阿芬太尼的 EC_{50} 在气管插管时为 92 ng/ml，切皮时为 55 ng/ml，打开腹膜时为 84 ng/ml，术中腹腔内操作时为（66 ± 38）ng/ml[477]。丙泊酚引起的血流动力学改变可能对阿芬太尼的药代动力学有重要影响。丙泊酚（靶浓度 1.5 μg/ml）使阿芬太尼的清除率减少 15%，快速分布清除率减少 68%，慢速分布清除率减少 51%，滞后时间减少 62%[478]。应在手术结束前 $15 \sim 30$ min 尽量降低阿芬太尼的输注量或重复给药，以避免出现残余呼吸抑制的副作用。

舒芬太尼

据报道，避免喉镜暴露和气管插管时血流动力学反应的舒芬太尼平均血浆 CP_{50} 为 1.08 ng/ml，变化范围在 $0.73 \sim 2.55$ ng/ml 之间。对于儿童的麻醉诱导，以 0.3 μg/kg 的大剂量舒芬太尼结合丙泊酚可以完全消除气管插管时的心血管反应[479]。在血压正常的健康成年患者中，0.1 μg/kg 的舒芬太尼单次注射后，以 0.08 μg/（kg·min）持续静脉注射至少 5 min，可有效减轻插管时的心血管反应[480]。麻醉维持可间断追加一定剂量的舒芬太尼［间断静注 $0.1 \sim 0.25$ μg/kg 或持续输注 $0.5 \sim 1.5$ μg/（kg·h）］。舒芬太尼切皮时的 CP_{50}［（2.08 ± 0.62）ng/ml］是未术前用药患者气管插管时的 2 倍[481]。切皮时舒芬太尼、芬太尼和阿芬太尼的 CP_{50} 的比值约为 1：2：150，这一比值与传统的以药物剂量为基础计算的比值有所不同，但可能更为准确。在行冠状动脉旁路移植术的患者，舒芬太尼剂量大于（1.25 ± 0.21）ng/ml 时，可使手术过程中需要的异氟烷浓度降至 0.5% 以下[482]。

瑞芬太尼

由于瑞芬太尼作用持续时间很短，为维持阿片类药物的作用，应在初始单次给药之前或给药后即开始输注［$0.1 \sim 1.0$ μg/（kg·min）］。在平衡麻醉中瑞芬太尼的维持输注速度范围是 $[0.1 \sim 1.0\ \mu g/(kg \cdot min)]$。瑞芬太尼能有效抑制自主神经、血流动力学以及躯体对伤害性刺激的反应，能使患者最可预测性的快速从麻醉状态恢复而没有呼吸抑制。以 $[(0.1 \pm 0.05)\ \mu g/(kg \cdot min)]$ 的速率输注，可在维持镇痛的条件下恢复自主呼吸及反应性。一项随机、双盲、安慰剂对照研究证实，局部麻醉下进行门诊手术的患者，联合应用瑞芬太尼 $[0.05 \sim 0.1\ \mu g/(kg \cdot min)]$ 和咪达唑仑 2 mg 可产生有效的镇静及镇痛作用[483]。

随着瑞芬太尼麻醉的兴起，临床上发现大剂量的瑞芬太尼停药后会导致痛阈降低，痛觉过敏，这与急性疼痛仍然持续存在有关。因此需要预见此现象并及时采用替代的镇痛方案。在使用以瑞芬太尼为主的麻醉行腹部大手术时，围术期应用吗啡（0.15 mg/kg 或 0.25 mg/kg，IV）或芬太尼（0.15 mg）并不能完全充分而及时地控制术后疼痛[484-485]。应用氯胺酮 [0.15 mg/kg 静脉注射，而后以 2 μg/(kg·min) 维持] 可以减少腹部手术中瑞芬太尼及术后吗啡的用量，且不增加不良反应的发生[486]。斜视矫正手术的患儿联合应用七氟烷（2.5%）和瑞芬太尼 [1 μg/kg 静脉注射，以 0.1 ~ 0.2 μg/(kg·min) 维持] 麻醉，与芬太尼（2 μg/kg，随后每 45 min 追加 1 μg/kg）相比，术后呕吐发生较少，但术后疼痛评分较高[487]。

采用输注小剂量瑞芬太尼缓解术后疼痛的方法也有报道。腹部或胸外科手术应用丙泊酚 [75 mg/(kg·min)] 和瑞芬太尼 [0.5 ~ 1.0 mg/(kg·min)] 行全身麻醉后，持续输注瑞芬太尼 [0.05 mg/(kg·min) 或 0.1 mg/(kg·min)]，可提供充分的术后镇痛[488]。

全凭静脉麻醉

许多不同的静脉药的各种不同组合配方都可用于 TIVA。最常见的组合方式是以一种阿片类药物与另一种易产生催眠和遗忘作用的药物联合应用。例如，阿芬太尼和丙泊酚的联合应用是一种优秀的 TIVA 配方。阿芬太尼在降低对伤害性刺激反应的同时，能够提供镇痛并维持血流动力学稳定。相反地，丙泊酚具有催眠、遗忘和止吐的作用。以阿芬太尼（25 ~ 50 μg/kg）和丙泊酚（0.5 ~ 1.5 mg/kg）麻醉诱导，继以阿芬太尼 [0.5 ~ 1.5 μg/(kg·min)] 和丙泊酚 [80 ~ 120 μg/(kg·min)] 持续输注维持，为各种不同手术的患者提供完全的麻醉。有研究者提出，当联合应用的丙泊酚的血中浓度为 3.5 μg/ml 时，阿芬太尼的浓

度低至 85 ng/ml 仍能提供理想的麻醉和苏醒条件[489]。Stanski 和 Shafer 建议，阿芬太尼的单次剂量和初始输注速率应当是 30 μg/kg 和 0.35 μg/(kg·min)，丙泊酚为 0.7 mg/kg 和 180 μg/(kg·min)[490]。应该知道的是，这些数据是仅根据对中等疼痛手术患者的 EC_{50} 计算出来的，麻醉科医师应根据实际情况相应地调整剂量。对耳鼻喉科的短小手术，应用瑞芬太尼和丙泊酚行 TIVA 的术后自主呼吸恢复时间要短于使用阿芬太尼和丙泊酚联合麻醉[491]。

维持输注速率因患者状态及手术刺激强度的大小而异。初始推荐的用量为：丙泊酚 [75 ~ 125 μg/(kg·min)] 和阿芬太尼 [1.0 ~ 2.0 μg/(kg·min)]。麻醉结束前 5 ~ 10 min 停止输注静脉麻醉药。手术结束前阿芬太尼的输注速率不需要调整到低于 [0.25 ~ 0.5 μg/(kg·min)] 以下。一项多中心评估证实，行择期手术的住院患者静脉注射瑞芬太尼 [1 μg/kg IV，之后以 1.0 μg/(kg·min) 持续输注并复合丙泊酚 [75 μg/(kg·min)]，可有效控制气管插管反应[492]。推荐在气管插管后瑞芬太尼的输注速率为 [0.25 ~ 0.4 μg/(kg·min)]。咪达唑仑-阿片类药物联合应用也能提供完全的麻醉效果。但即使氟马西尼能拮抗苯二氮䓬类作用，咪达唑仑-阿芬太尼 TIVA 仍不可能与丙泊酚-阿芬太尼 TIVA 相比[493]。

当使用吸入麻醉药受到限制时，TIVA 技术就显得尤为重要了。只要牢记平衡麻醉的目的，联合应用现代阿片类药物和其他药物，应用输液泵给药并对药代动力学知识有更深入的了解，临床医师就可以成功地开展各种 TIVA 技术。TIVA 中阿片类药物的大致剂量和输注速度如表 24.9 中所列。

心脏手术以阿片类药物为基础（大剂量阿片类药物）的麻醉

在以阿片类药物为基础的麻醉技术中，阿片类

表 24.9　全凭静脉麻醉阿片类药物的负荷剂量、维持输注速率和追加维持剂量的大致范围

	负荷剂量	维持输注速率	追加剂量
阿芬太尼	25 ~ 100	0.5 ~ 2 μg/(kg·min)	5 ~ 10 μg/kg
舒芬太尼	0.25 ~ 2	0.5 ~ 1.5 μg/(kg·h)	2.5 ~ 10 μg
芬太尼	4 ~ 20	2 ~ 10 μg/(kg·h)	25 ~ 100 μg
芬太尼	1 ~ 2	0.1 ~ 1.0 μg/(kg·min)	0.1 ~ 1.0 μg/kg

From Bailey PL，Egan TD，Stanley TH. Intravenous opioid anesthetics. In：Miller RD, ed. Anesthesia. 8th ed. Philadelphia：Saunders；2015. An imprint of Elsevier Inc., p. 897.

药物可作为主要或唯一的麻醉药。大剂量阿片类药物麻醉是作为一种无应激的麻醉方法应用于心脏外科手术。吗啡最先被用于大剂量阿片类药物麻醉，随后推荐使用的是芬太尼和舒芬太尼。即使在心脏手术麻醉中，有些因素也限制了大剂量阿片类药物麻醉的广泛应用，这些因素包括：缺乏使用大剂量阿片类药物对预后明显有利的证据、药物费用增加以及大剂量阿片类药物的应用能影响心脏手术患者"快通道"技术的应用等。然而对于行心脏手术或其他大手术的患者，阿片类药物，特别是在持续输注时，仍然是最为有效的麻醉药之一。

为了降低心脏手术的费用，快通道麻醉方法的应用已越来越普遍。据 Engoren 等报道，更昂贵但作用时间更短的阿片类药物舒芬太尼和瑞芬太尼能同样做到快速拔管、相似的住院留治时间和费用与芬太尼相似，这些结果提示上述任何一种阿片类药物都能被推荐用于快通道心脏手术[494]。

芬太尼

已经在很多不同技术中应用芬太尼完成了麻醉[495-496]。芬太尼快速或缓慢注射的剂量范围是（5 ～ 75 μg/kg）。这些剂量所达到的芬太尼血浆浓度（10 ～ 30 ng/ml）常足以保证在整个麻醉诱导和插管过程中血流动力学稳定。心脏手术中，以 [0.1 ～ 1.0 μg/（kg·min）] 速度持续输注芬太尼，直到 CPB 开始或持续整个 CPB 过程中。大剂量芬太尼麻醉也已被证实可有效、安全地用于小儿心脏手术。研究者指出，芬太尼（25 ～ 50 μg/kg）与异氟烷（0.2% ～ 0.4%）联合应用可有效地抑制婴幼儿心脏直视手术 CPB 前期的血流动力学及应激反应

（图 24.29）[497]。研究者报道，59 例符合条件的患者中有 57 例在停止输注芬太尼 [总剂量（127±64）μg/kg] 并使用纳洛酮 [总剂量（3.4±2.6）μg/kg] 拮抗后的（34±14）min 内成功拔管，在纳洛酮的持续输注下，患者苏醒完全，无需机械通气支持，（11±7）h 后停用纳洛酮[498]。这些结果提示，个体化的纳洛酮滴注有利于大剂量阿片类药物麻醉的开展，从而能保持这种麻醉的优势。又有研究指出，大剂量芬太尼（50 μg/kg）麻醉与老年人冠状动脉旁路移植术后 3 个月或 12 个月的术后认知功能障碍发生率的差异无关。相反，小剂量芬太尼（10 μg/kg）麻醉所需的术后机械通气时间更短，且术后 1 周内认知功能障碍的发生率可能更高[499]。

舒芬太尼

大剂量舒芬太尼麻醉的优点包括麻醉诱导更迅速、术中和术后能更好地减少或消除高血压事件，能在更大程度上降低左心室每搏做功，增加心排血量且血流动力学更稳定。舒芬太尼的诱导剂量范围是（2 ～ 20 μg/kg），可单次给药或在 2 ～ 10 min 内缓慢输注。在大剂量麻醉中，舒芬太尼的常用总剂量为（15 ～ 30 μg/kg）。但对于用劳拉西泮作为术前用药的患者，从血流动力学控制和 EEG 表现方面看，将舒芬太尼的麻醉诱导剂量从 3 μg/kg 增加到 15 μg/kg 并无进一步的优势[500]。联合应用的其他药物可显著影响舒芬太尼的需要量。对于行冠状动脉手术的患者，舒芬太尼的诱导量和总维持量分别为（0.4±0.2）μg/kg 和（2.4±0.8）μg/kg，并与一定剂量的丙泊酚 [（1.5±1）mg/kg 诱导，总量（32±12）mg/kg] 联合应用。当用咪达唑

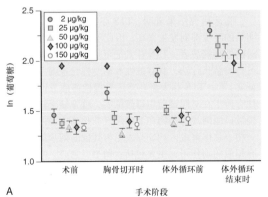

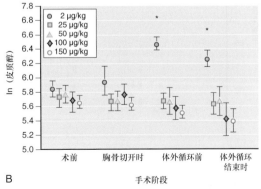

图 24.29 　婴幼儿开胸心脏手术体外循环前芬太尼联合小剂量（0.2% ～ 0.4%）异氟烷麻醉对应激反应的抑制作用。不同手术时段、不同芬太尼剂量下的 In（葡萄糖）（A）和 In（皮质醇）（B）（均值 ± 标准差）。以星号标示的 2 μg/kg 剂量组的值要明显高于其他剂量组（P < 0.01）(From Duncan HP，Cloote A，Weir PM，et al. Reducing stress responses in the pre-bypass phase of open heart surgery in infants and young children：a comparison of different fentanyl doses. Br J Anaesth. 2000；84；556-564.)

仑代替丙泊酚时，舒芬太尼的需要量为原来的 3 倍[501]。依托咪酯和阿片类药物联合应用能提供极好的麻醉效果，并且几乎没有血流动力学波动。麻醉的维持中，以舒芬太尼［1.0 ～ 2.0 μg/（kg·h）］持续输注维持麻醉，既可保持以阿片类药物为基础的麻醉的优点，又可避免出现术后阿片作用时间延长。

瑞芬太尼

　　瑞芬太尼已被应用于心脏麻醉[455]。在微创冠状动脉旁路移植术中，用瑞芬太尼 2 μg/kg 和丙泊酚诱导，以瑞芬太尼 0.25 μg/（kg·min）或 0.5 μg/（kg·min）维持麻醉，可提供适当的麻醉，且患者可快速苏醒和拔管（图 24.30）[502]。Kazmaier 等比较了在行择期冠状动脉旁路术的患者，大剂量瑞芬太尼［2.0 μg/（kg·min）］麻醉与瑞芬太尼［0.5 μg/（kg·min）］复合丙泊酚（靶控输注的目标血浆浓度为 2.0 μg/ml）麻醉的效果[503]。结果显示，大剂量瑞芬太尼降低每搏指数、心率、平均动脉压、心肌血流量和心肌摄氧量，其麻醉效果与瑞芬太尼-丙泊酚联合麻醉的效果之间没有差别。Geisler 等检验了大剂量瑞芬太尼麻醉用于冠状动脉旁路移植术患者的有效性和安全性[504]。持续输注瑞芬太尼［1.0 ～ 2.0 μg/（kg·min）］，并联合应用丙泊酚［3 mg/（kg·h）］，

能严重抑制大部分患者对手术刺激的反应，但肌肉强直会发生在用瑞芬太尼行麻醉诱导者。这些研究者们得出的结论是，以高于 1.0 μg/（kg·min）的速度开始输注瑞芬太尼无明显优势，且瑞芬太尼不适合单独用于麻醉。

阿片类药物的其他应用

经皮治疗系统

　　经皮给药方式一般要求药物水溶性和脂溶性均较高、分子量低、效能高且很少有或无皮肤刺激。芬太尼可用于经皮治疗系统（transdermal therapeutic system, TTS）。芬太尼经皮给药具有以下潜在的优势：无肝首过代谢效应；能提高患者的依从性、方便性和舒适度；镇痛作用持久。尽管存在显著的变异，TTS 中芬太尼的常用剂量为 20 μg/h、50 μg/h、75 μg/h 和 100 μg/h，其血药浓度可从低于 1.0 ng/ml 到 2.0 ng/ml 之间波动。在 10 名成人患者（25 ～ 38 岁）和 8 名老年患者（64 ～ 82 岁）中对芬太尼（50 μg/h）经皮给药的药代动力学进行了比较[505]。研究者指出芬太尼经皮给药的平均半数时间（从使用贴剂开始至血浆浓度到达 2 倍所需的用药时间）在成人组和老年组中分别为 4.2 h 和 11.1 h；平均最大血浆浓度分别是 1.9 ng/ml 和 1.5 ng/ml。而在到达最大血浆浓度的所需时间和撤掉贴剂后的消除半衰期上，两组患者没有显著差异。体温升高能加速芬太尼从贴剂的释放或从皮下脂肪组织的分布。Portenoy 等证明，重复使用芬太尼 TTS 可达稳态血清浓度，而重复使用 TTS 在撤药后芬太尼的表观半衰期相对较长，这可能与药物从皮下脂肪组织中持续被吸收有关[506]。

　　临床研究结果表明，TTS 芬太尼用于术后镇痛，明显的呼吸抑制发生率高，因此不推荐这种用法[507]。对癌性疼痛患者，TTS 芬太尼可作为口服吗啡的一种可行的替代疗法，其有效性和耐受性已被很多实验所证实[508]。TTS 芬太尼在非恶性慢性疼痛方面的有效性有待于在对照试验中得到证实，就像缺乏证据证明慢性口服阿片类药物在治疗恶性非疼痛方面的有效性一样。总体来说，TTS 芬太尼与其他的阿片类药物有相似的副作用，主要包括：镇静、恶心、呕吐和便秘。与口服吗啡相比，TTS 芬太尼引起的胃肠道不良反应较少。

　　丁丙诺啡具有低分子量、高亲脂性、高效价等特点，适用于透皮吸收。除了在管理 OUD 中的应用，丁丙诺啡 TDS 可能对缓解中到重度癌性疼痛有效[509]。丁丙诺啡 TTS 用于非阿片类镇痛无效的严重非癌性疼

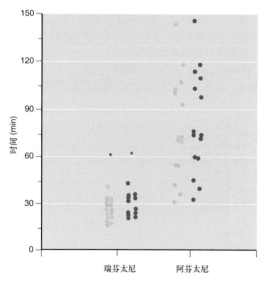

图 24.30　瑞芬太尼＋丙泊酚或阿芬太尼＋丙泊酚麻醉下微创直视冠状动脉旁路移植术患者的清醒时间（灰圈点）和拔管时间（蓝圈点）（From Ahonen J, Olkkola KT, Verkkala K, et al. A comparison of remifentanil and alfentanil for use with propofol in patients undergoing minimally invasive coronary artery bypass surgery. Anesth Analg. 2000；90：1269-1274.）

痛的研究正在兴起。Poulain 等人研究了丁丙诺啡 TDS 在癌性疼痛患者中的作用，发现在接受丁丙诺啡 TDS 组，轻中度疼痛评分降低（从 3.5±2.2 到 1.5±1.5），而安慰剂组疼痛评分恶化（从 1.5±1.5 到 2.7±1.9）[510]。在美国丁丙诺啡透皮治疗目前有五个剂量梯度：5 μg/h、7.5 μg/h、10 μg/h、15 μg/h 和 20 μg/h，并且应用 7 天后，它的生物利用度下降到了 15%。

离子电渗疗法

离子电渗疗法是一种通过外部电流增强药物经皮吸收的技术。临床剂量的吗啡和芬太尼可通过离子电渗疗法给药。盐酸芬太尼经皮离子电渗系统（iontophoretic transdermal system，ITS）作为一种新型术后镇痛方法，在美国和欧洲已被批准用于急性痛以及中度至重度的术后疼痛的治疗[511]。这种系统允许患者通过离子电渗疗法技术，以无创方式自我调控使用预先设定好剂量的芬太尼。为了比较患者自控盐酸芬太尼 ITS（10 min 内输注 40 μg）和标准的吗啡静脉 PCA（每间隔 5 min 输注 1 mg；最大量 10 mg/h）的有效性和安全性，人们进行了一项前瞻性、随机对照的平行组试验[512]。结果发现，芬太尼 ITS 能提供和标准吗啡静脉 PCA 相似的效果，其阿片类药物相关的副作用的发生率也类似。与现有的 PCA 给药模式相比，芬太尼 ITS 具有很多临床优势[511]。其独特的给药方式能避免出现与穿刺相关的损伤和感染，而且其程式化的电子设计也消除了发生手工设置错误和药物过量的风险。另外，该系统的紧凑型设计也利于更多的患者术后能早期活动。患者自控性芬太尼 ITS 具有成为急性术后疼痛治疗中一种重要措施的潜力。Panchal 等报道，芬太尼 ITS 能显著降低镇痛空白的发生率，镇痛空白是患者无法止痛的一段时间，从而有助于吗啡静脉 PCA 无效的术后疼痛管理[513]。然而，鉴于输入剂量的潜在变化和其他因素，ITS 系统可能受到医院的监测设备的限制。

经黏膜给药

与经皮给药相似，经口咽部和鼻咽部黏膜给药也能消除肝首过代谢效应（药物直接吸收入体循环），并能提高患者的舒适度和依从性。

丁丙诺啡是一种人工合成的强效吗啡类似物，具有阿片受体的激动-抑制双重效应，半衰期长，易于从舌下黏膜组织吸收。口服后该药几乎完全被肝代谢，仅有一小部分能到达体循环。舌下应用丁丙诺啡后的全身生物利用度是静脉给药的 50%。舌下含服丁丙诺啡（0.3 mg）与经皮给药丁丙诺啡（5 μg/h、10 μg/h

和 20 μg/h）对髋关节和（或）膝关节骨性关节炎疼痛的疗效进行比较，发现其镇痛效果相当[514]。于 2015 年获得美国食品和药物管理局批准，丁丙诺啡用于慢性疼痛的治疗。它由柔韧的水溶性聚合物薄膜组成，黏附在口腔黏膜上，几分钟内溶解。该制剂的生物利用度为 46%～65%，对于每天需口服等价于 80 mg 硫酸吗啡镇痛的患者是非常有效的[515]。

含服吗啡用于术后镇痛的初步经验效果良好，然而，对于接受下腹部手术的女性患者中，与安慰剂相比，含服吗啡并没有显著减少术后哌替啶的用量，而且患者含服吗啡后表示有异味，很难接受[516]。吗啡的脂溶性较低，注定其不会是经黏膜给药的首选。而脂溶性较高的阿片类药物，如丁丙诺啡、芬太尼和美沙酮，舌下吸收效果优于脂溶性较低的药物如吗啡。

经口腔黏膜吸收的枸橼酸芬太尼（oral transmucosal fentanyl citrate，OTFC）是一种芬太尼的固体剂型，它将芬太尼与糖混合制制成菱形片，再将其固定在一个小棒上。芬太尼的一部分经口腔黏膜吸收，其余部分被吞服后经胃肠道吸收。推荐剂量为 5～20 μg/kg[517]。OTFC 应在手术前（或有痛操作前）30 min 给药，以达到峰值效应。OTFC 应用后 15～30 min 血浆浓度达到峰值，为（2.0±0.5）ng/ml，1 h 后降至 1 ng/ml 以下[518]。与经皮芬太尼不同，OTFC 停用后，黏膜组织中无明显蓄积。OTFC 的全身生物利用度为 50%，这是经口和胃肠道双重吸收的结果。OTFC 的生物利用度与丁丙诺啡（55%）相似，但远大于吗啡含剂和其他低脂溶性阿片类药物。Egan 等证实，OTFC 重复给药并不引起药代动力学的改变，其血浆浓度的降低速度与静脉给药时一样迅速（图 24.31）[519]。此外，Kharasch 等指出，OTFC 的药代动力学在老年志愿者[（67±6）岁]中没有改变，所以在老年人中 OTFC 的剂量也不需要改变[520]。OTFC 后，利福平造成的肝和肠 CYP3A 诱导和葡萄汁造成的肠 CYP3A 抑制，对芬太尼峰值浓度和临床效果的影响很小，有研究显示，首过代谢也是以最低限度影响 OTFC 的生物利用度[521]。据报道，扁桃体切除术的患儿术前应用 OTFC 对术后镇痛有效[522]。但 OTFC 可诱发围术期呕吐及呼吸抑制。有研究就 OTFC 对暴发性癌痛的治疗作用进行了评估[523]。因为 OTFC 中的芬太尼可被迅速吸收，且患者很容易自我管理控制给药，因此它可能是治疗暴发性癌痛的理想药物。

对阿片类药物经鼻黏膜给药也已进行了研究。舒芬太尼在儿童经鼻黏膜给药的副作用包括通气顺应性降低（胸壁强直），低氧血症，手动通气受损，恶心和呕吐[524]。已有关于芬太尼、阿芬太尼、舒芬太尼、

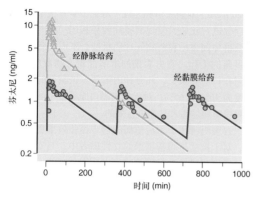

图24.31　经口腔黏膜吸收的枸橼酸芬太尼（OTFC）及经静脉给药后血浆芬太尼浓度典型的时间依赖性变化曲线。800 µg OTFC按6 h间隔给药3次；芬太尼以50 µg/min静脉持续输注，输注总量为15 µg/kg（From Egan TD，Sharma A，Ashburn MA，et al. Multiple dose pharmacokinetics of oral transmucosal fentanyl citrate in healthy volunteers. Anesthesiology. 2000；92：665-673.）

布托啡诺、羟考酮和丁丙诺啡的在健康志愿者中的药代动力学研究报告[525]。当生物利用度为46%～71%时，达到最大血浆浓度的平均时间为5～50 min。芬太尼、哌替啶、布托啡诺在术后疼痛中的作用也已经被研究。平均起效时间为12～22 min，峰值效应时间为24～60 min。对于剖宫产术后镇痛，相同剂量的布托啡诺经鼻黏膜给药较静脉给药能提供更优质和更长时间镇痛作用。PCA芬太尼经鼻黏膜给药用于术后镇痛是有效的[526]。对阿片类药物经鼻黏膜给药也已进行了研究。经鼻黏膜给予芬太尼（2 µg/kg）、肌内注射吗啡（0.1 mg/kg）和静脉注射吗啡（0.1 mg/kg）在控制术后疼痛以及行双侧鼓膜切开置管术的儿童控制谵妄发生的疗效上并无显著差异[527]。一种新型经鼻给药的吗啡配方由一水合吗啡和壳聚糖组成，壳聚糖是一种无毒、天然黏附于贝类的物质。这种新配方可用于智齿拔出的患者，作为静脉吗啡的一种无创性替代[528]。瑞芬太尼（4 µg/kg）的鼻腔给药可以为七氟烷诱导的小儿提供2～3 min良好的插管条件[529]。

芬太尼（300 µg）吸入后15 min的血浆药物浓度较低（0.1 ng/ml），而其镇痛作用要较预计的强[530]。吸入脂质体包裹的芬太尼也被证明是一种无创的给药途径，其血浆芬太尼浓度可迅速增高，且维持时间较长[531]。吸入枸橼酸芬太尼喷雾能显著改善终末期癌症患者的呼吸感知、呼吸频率和氧饱和度[532]。这种便宜且方便实施的治疗方法也许能明显缓解临终患者的呼吸困难。特殊而有效的肺内给药系统的出现促进了针对吸入阿片类药物（如芬太尼和吗啡）对重度疼

痛（如术后痛或癌痛）治疗作用的评估[533]。有报道显示瑞芬太尼经吸入给药能很快被吸收，药理活性强，消除的快速并且对啮齿类动物的呼吸组织没有损伤[534]。

直肠黏膜是经黏膜给药的另一部位。30 mg硫酸吗啡控释栓剂的生物利用度要明显高于口服30 mg硫酸吗啡控释片，这可能是由于直肠给药能部分避免肝的生物转化[535]。直肠给予吗啡水凝胶用于儿童患者的术前用药和镇痛也可能有效[536]。

口服控释药物

尽管阿片类镇痛药的首过代谢作用高，但吗啡已被制成一种口服缓释片（sustained-release tablet，MST），并已对其在术前用药、术后镇痛以及慢性癌痛治疗中的作用进行了评估。MST被用于解除术前焦虑及缓解术后疼痛的效果并不确切，其原因可能是由于其峰值效应的起效时间（3 h～5 h）延迟有关，胃排空障碍和药物从小肠吸收都会加剧峰值效应的延迟出现。此外，越来越多的证据表明，慢性使用阿片类药物缓释制剂治疗非癌症疼痛增加了致命过量用药的风险，但与其他非阿片类镇痛方式相比没有显著好处。作为慢性癌痛的治疗药物，MST已被证实是一种极佳的配方[537]。

经腹子宫切除术后存在中至重度疼痛的女性患者中，对单次口服羟考酮控释剂（20 mg或40 mg）和口服吗啡控释剂（45 mg或90 mg）的止痛效能进行了随机、双盲比较试验[538]。结果显示，羟考酮控释剂（20 mg或40 mg）的总体镇痛效能以及峰值效应与口服吗啡控释剂（45 mg或90 mg）相似。也就是说口服羟考酮控释剂的效能是口服吗啡控释剂的2倍。一项随机、双盲、交叉设计试验表明，在癌痛治疗中，口服羟考酮控释剂与口服吗啡控释剂一样安全有效[539]。

吗啡硬膜外缓释剂（DepoDur）

DepoDur是运用储库泡沫技术运载吗啡的一种新型药物，这种药物运载系统由多泡脂质微粒组成，并由非同心水房包裹活性药物。硬膜外给予5 mg标准吗啡和给予5 mg DepoDur后比较血浆吗啡浓度，其终末半衰期是有差异的，而峰值浓度却相差很小，并且DepoDur的系统性吸收峰值出现较晚。一项随机对照研究证实，5～15 mg的DepoDur对于选择性剖宫产的术后镇痛是有潜在好处的，并在术后24～48 h没有明显增加不良反应的发生[540-541]。与单次硬膜外注射普通吗啡相比，DepoDur能够提供更长的术后镇痛，减少下腹部手术[542]、全髋置换术[543]和全膝关节成

形术[544]术后阿片类药物的使用。DepoDur 的副作用类似于硬膜外给予吗啡，包括恶心、呕吐、瘙痒和低血压。在使用 DepoDur 之前硬膜外大剂量注入利多卡因会改变 DepoDur 的药代动力学和药物效应[545]。

其他阿片受体激动剂

可待因

可待因（甲基吗啡）的效力比吗啡低，大约是 1/（6～7），口服-胃肠外给药的效能比高（2:3），血浆半衰期为 2～3 h。可待因口服后具有轻到中度的镇痛作用，但镇咳作用较强。细胞色素 P450 2D6（CYP2D6）是负责将可待因 O-脱甲基代谢为吗啡的酶[546]。静脉应用 IV 可待因会产生严重的低血压，因而不被推荐也不允许使用。

羟考酮

尽管羟考酮已广泛用于疼痛治疗 90 多年，但其药代动力学特性仍不清楚。羟考酮在人体中主要经肝细胞色素 P450 代谢，只有 10% 经尿液原型排除。利福平是多种药物代谢酶的强效引物，它能诱导细胞色素 P450，减少静注和口服羟考酮的血浆浓度，并能适当减弱羟考酮的药理学作用[547]。羟考酮几种代谢产物的镇痛作用还没有彻底弄清[548]。全身给药时羟考酮是有效的止痛剂，但是鞘内给药时镇痛作用则很弱[549]。研究者表明，在腹腔镜子宫切除术后使用静脉 PCA 时，羟考酮比吗啡对于内脏痛的缓解更有效[550]。有研究者关于其药理学作用而非镇痛方面的研究报道，羟考酮引起的呼吸抑制在发作的范围和速度上呈剂量相关性，并且比等量的吗啡作用强[551]。

哌替啶

哌替啶（杜冷丁）主要是 μ-阿片类受体激动剂，它的药理学作用与吗啡相似但不完全一样。哌替啶有时能引起 CNS 的兴奋，很大程度上是由于其代谢产物去甲哌替啶的蓄积所引起，表现为震颤、肌肉抽搐和痉挛发作。哌替啶有局部麻醉作用。

与吗啡不同的是，静脉注射哌替啶后其首过消除约为 65%。哌替啶与血浆蛋白的亲和力比吗啡更高，大部分（70%）与 α$_1$-酸性糖蛋白结合。与吗啡类似，由于其肝摄取率相对较高，因此肝血流量决定了其生

物转化。哌替啶的主要代谢产物去甲哌替啶也有镇痛活性，其导致动物痉挛发作的强度约为哌替啶的两倍。去甲哌替啶的消除 t$_{1/2}$ 比哌替啶要长得多，所以重复给药很容易在肾衰竭患者引起毒性产物的蓄积，并可能引起痉挛发作。

哌替啶常常用于术后镇痛。一项对比研究显示，将吗啡、哌替啶和曲马多用于剖腹子宫切除术后静脉 PCA，可以得到同等的疼痛评分[552]。静脉注射 50 mg 哌替啶和 1 mg 布托啡诺 15 min 后能显著降低产妇中重度分娩疼痛，但镇痛往往不足[553]。哌替啶可作为 PCA 用于分娩[554]。哌替啶（12.5～35 mg）对于术后震颤的预防和治疗也有作用[197, 555]。

氢吗啡酮

氢吗啡酮结构上与吗啡相似，但其效能约为吗啡的 5～10 倍。对于肾衰竭的患者，氢吗啡酮可能比吗啡更能耐受，这是由于它的酮基位于苯环的 6 位上，而这种活性 6-葡萄糖醛酸代谢产物的结构在吗啡是没有的[556]。然而，由于氢吗啡酮-3-葡萄糖醛酸盐的清除率降低和潜在积累，在肾功能不全和肾衰竭的情况下，氢吗啡酮仍具有更高的风险。单次剂量给药后氢吗啡酮可在 10～20 min 内达到峰值效应，而等效吗啡剂量需要 20 min 才能达到峰值。氢吗啡酮镇痛作用持续 4～5 h。氢吗啡酮已被用于成人和小儿的急性或慢性疼痛的治疗[557]。氢吗啡酮 PCA 可为妇产科手术患者提供良好的术后镇痛，且在阿片类相关副作用上，吗啡和氢吗啡酮并没有显著区别[558]。

左啡诺

左啡诺（羟甲左吗喃）是吗啡喃系列中唯一有效的半合成阿片激动剂，它具有较长的半衰期。其效能为吗啡的 5 倍，肌注-口服效能比为 1:2。羟甲左吗喃可能特别适合用于慢性疼痛且出现吗啡耐受的患者，这可能是因为阿片受体活性不同的原因。羟甲左吗喃的镇痛作用是通过与 μ-、δ-和 κ-受体的相互作用而介导的。羟甲左吗喃同时也是一种 NMDA 受体拮抗剂。此药物过长的 t$_{1/2}$ 增加了药物蓄积的风险[559]。

美沙酮

美沙酮是一种 μ-阿片受体激动剂，在临床使用的阿片类药物中半衰期最长。美沙酮还具一项额外的

优点，其某种异构体对 NMDA 受体有抑制作用。而 NMDA 受体是阿片耐受、痛觉过敏和慢性疼痛发生过程中重要的环节。此外，美沙酮抑制 5- 羟色胺和去甲肾上腺素的再吸收，这可能在镇痛和抗抑郁中发挥作用。与吗啡或海洛因相比，美沙酮本身产生滥用的可能性较小，美沙酮治疗被视为衡量药物辅助治疗方法的"黄金标准"测量（MAT）方法，作为 OUD 综合治疗方案的一部分。

美沙酮的效能与吗啡相同，但作用时间较长。美沙酮血浆半衰期很长，且个体差异大（13 ～ 100 h）。尽管有上述特性，大多数患者仍需要每 4 ～ 8 h 周期用药来维持镇痛作用。临床上主要用于防止出现阿片类药物戒断症状及治疗慢性疼痛。研究者证实，术后镇痛有效剂量的美沙酮（20 mg）与依托咪酯合用也可用作麻醉诱导，同时美沙酮也可能具有组胺释放作用[560]。在接受后路脊柱融合手术的患者中，手术开始时美沙酮 0.2 mg/kg 减少了围术期阿片类药物的需求，降低了疼痛评分，提高了患者的满意度[561]。然而，围术期使用美沙酮是一个主要的临床挑战，因为术后患者半衰期的巨大差异，可能导致非预期的呼吸抑制。

羟吗啡酮

羟吗啡酮是一种半合成的阿片激动剂，特异性地与 μ- 阿片受体结合，它已被批准用于急性和慢性疼痛的治疗。由于其主要是在肝代谢，中到重度肝功能损害的患者禁忌口服给药[562]。羟吗啡酮结构上也与吗啡相关，其效能为吗啡的 10 倍，但作用时间相似。术后急性中到重度疼痛的患者，口服即释羟吗啡酮片（10 mg、20 mg、30 mg）与安慰剂相比，能呈剂量依赖性地缓解疼痛，这种作用能持续数天，其安全特性与即释羟考酮相似[563]。

哌腈米特

哌腈米特是一种结构上与哌替啶相关的人工合成阿片类药物，作用于阿片 μ 受体，在一些欧洲国家常用于术后镇痛[564]。由于血流动力学影响小和副作用较少，哌腈米特比其他强效阿片类药物更适合用在早期预处理来控制术后疼痛。与吗啡相比，它的相对镇痛效力大约 0.7。肌内注射 7.5 ～ 15 mg 镇痛效果可维持 4 ～ 6 h[564]。它的药代动力学分析表明，哌腈米特分布广泛而消除缓慢，推荐间断给药[565]。一项随机对照试验表明，哌腈米特用于剖宫产术后静脉 PCA 可以

与口服羟考酮产生一样满意的镇痛效果[566]。结果也阐明哌腈米特用于子宫切除术后静脉 PCA 与口服吗啡产生一样满意的镇痛效果[567]。

曲马多

曲马多是由 CYP2D6 和 CYP3A4 代谢的前体药物，具有更强的阿片类镇痛作用，尤其是 O- 去甲基化产物 M1。CYP2D6 酶的效率和数量在个体间存在显著的差异。因此，大的表型变异影响代谢的速度和曲马多的积累或消除率[568]。

曲马多是一种具有双重作用机制的人工合成的可待因 4- 苯基 - 哌啶类似物。曲马多刺激 μ- 阿片受体，对 δ- 和 κ- 阿片受体的作用较弱[569]；与三环类抗抑郁药相似，曲马多也通过减少去甲肾上腺素和 5- 羟色胺的再摄取来激活脊髓水平的疼痛抑制作用。也有研究者提示曲马多具有直接的 5- 羟色胺释放作用[570]。鉴于曲马多的镇痛作用仅能部分被纳洛酮逆转，它的 5- 羟色胺和去甲肾上腺的效应可能代表其主要的镇痛作用。

曲马多的效能为吗啡的 1/10 ～ 1/5。在大鼠，曲马多能降低异氟烷的 MAC 值，且作用可被纳洛酮拮抗[571]。静脉应用曲马多能有效缓解开胸手术后疼痛[572]。镇痛剂量的曲马多的呼吸抑制作用较轻，部分原因是由它的非阿片受体所介导的，对胃肠道运动功能影响轻微[573]。曲马多不可单独作为中等疼痛手术的药物选择。缓解 80% 患者疼痛的剂量要远远多于 50 ～ 100 mg 常用剂量[574]。

曲马多和利多卡因联合用于静脉区域麻醉可以产生更快的感觉阻滞[575]。曲马多与 1.5% 的甲哌卡因合用于臂丛神经阻滞能以剂量依赖的方式延长镇痛时间，且其产生的副作用是可接受的[576]。膝关节镜手术后也可在关节腔内使用曲马多来镇痛。100 mg 曲马多和 0.25% 布比卡因联合用于膝关节镜手术患者的关节腔内，相比单独使用这两种药物能显著延长镇痛时间[577]。

曲马多对大肠杆菌和表皮葡萄球菌有剂量和时间相关的杀菌作用，对金黄色葡萄球菌和铜绿假单胞菌有抗菌活性。曲马多的这种抗菌特性可以用于减少区域麻醉后的细菌感染[578]。

曲马多联合促性腺激素可导致高血清素能状态，5- 羟色胺综合征，可以是亚急性或慢性，范围从轻微到严重。轻者无发热，可出现腹泻、震颤、心动过速、颤抖、发汗或散瞳等症状[579]。重者有神经肌肉过度活跃、自主神经过度活跃、精神状态改变、胃肠道症状甚至死亡的报告。能与曲马多发生相互作用的血清

素类药物包括选择性血清素再摄取抑制剂、血清素-去甲肾上腺素再摄取抑制剂、三环类抗抑郁药、曲坦类药物（如舒马曲坦）、抗精神病药物、抗惊厥药物、抗帕金森病药物、含右美沙芬的咳嗽和感冒药物、含有百忧草的草药产品，以及抑制血清素代谢的药物，如单胺氧化酶抑制剂。由于在曲马多突然停用时可能出现血清素能和去甲肾上腺素能撤退现象，因此在曲马多停用时，逐渐减量或对症支持是必要的[568]。

吗啡 -6- 葡萄糖醛酸

M6G 是一种吗啡的强效代谢产物。和吗啡不同，M6G 不能代谢清除，只能经肾排出，因为它是一种肝和肠道内多重耐药性转运蛋白的底物，可存在肠肝循环[580]。M6G 的镇痛作用存在延迟（血液-作用部位平衡半衰期为 4 ～ 8 h），部分原因可能与其通过血脑屏障的速度和脑室分布速度都很慢有关。在人类，M6G 的效能仅为吗啡的一半。将 M6G 作为镇痛药使用已见报道。Osborne 等报道，M6G 静脉注射（0.5 ～ 4 mg IV）对癌性疼痛有效，作用持续 2 ～ 24 h，且无恶心呕吐发生[581]。与鞘内应用硫酸吗啡（500 μg）一样，全髋置换术后给予 M6G（100 μg 和 125 μg 鞘内注射）可提供极佳的镇痛作用[582]。在一项随机双盲研究中，术后 24 h 内，M6G 与吗啡有相似的镇痛作用。然而，M6G 的起效时间可能比吗啡要晚[583]。对于小鼠和人类，M6G 可以反常地增加其对于疼痛的敏感性。在 μ、κ 和 δ 阿片受体敲除的小鼠中，M6G 的促伤害性作用得以体现，而这可能是由于 NMDA 受体激活所导致[584]。

阿片类药物激动拮抗剂

1942 年，Weijland 和 Erickson 成功地合成了第一个阿片类激动-拮抗剂烯丙吗啡，并发现它能强效拮抗吗啡几乎所有的特性。虽然烯丙吗啡具有强镇痛作用，但由于它有致幻作用，因此不适于临床。小剂量烯丙吗啡被用作阿片类药物拮抗剂。

阿片类药物激动-拮抗剂常常是由氮己哌啶烷化产生及在吗啡上加上 3 碳的侧链，如丙基、烯丙基或甲基烯丙基。丁丙诺啡是 μ 受体的部分激动剂。其他化合物是 μ 受体拮抗剂及 κ 受体完全或部分激动剂。因为阿片激动-拮抗剂很少引起欣快感，且多无觅药行为和生理性依赖，因此鲜有滥用倾向（但并非不存在）。

这些化合物的剂量数据如表 24.10 所示。激动-拮抗剂的呼吸抑制作用与吗啡相似，但存在封顶效应（表 24.11）。这些药物对心血管系统的作用各不相同（表 24.12）。

喷他唑辛

喷他唑辛的镇痛作用主要与刺激 κ- 受体有关。喷他唑辛的效能是吗啡的 1/4 ～ 1/2。喷他唑辛在 30 ～ 70 mg 出现镇痛作用和呼吸抑制作用的双重封顶效应。虽然喷他唑辛的成瘾性小于吗啡，但长期应用也能导致生理性依赖。烯丙吗啡样烦躁不安的副作用常见，尤其是在老年患者大剂量使用后（> 60 mg）。

表 24.10 阿片类激动-拮抗剂和吗啡的剂量

	肌内注射等效镇痛剂量（mg）	镇痛时间（h）	口服-肌内注射效能比
吗啡	10	4 ～ 5	1 : 6
丁丙诺啡	0.3 ～ 0.4	> 6	1 : 2*
布托啡诺	2	3 ～ 4	—
纳布啡	10	3 ～ 6	1 :（4 ～ 5）
喷他佐辛	40	3	1 : 3

* 舌下-脊柱效能比

表 24.11 激动-拮抗剂与吗啡相比的呼吸抑制作用 *

药物	剂量相关呼吸抑制作用
吗啡	按剂量成比例递增
丁丙诺啡	成人 0.15 ～ 1.2 mg 出现封顶效应
布托啡诺	30 ～ 60 μg/kg 出现封顶效应
纳布啡	成人 30 mg 出现封顶效应
喷他佐辛	存在封顶效应，有致幻作用

* 低或中等剂量纳洛酮可快速逆转上述所有药物（除布托啡诺外）在治疗剂量下的呼吸效应
From Zola EM, McLeod DC. Comparative effects and analgesic efficacy of the agonist-antagonist opioids. Drug Intell Clin Pharm. 1983；17：411.

表 24.12 激动-拮抗剂与吗啡相比的血流动力学作用

药物	心肌工作负荷	血压	心率	肺动脉压
吗啡	↓	= ↓	= ↓	= ↓
丁丙诺啡	↓	↓	↓	?
布托啡诺	↑	= ↑	= ↑	↑
纳布啡	↓	= ↓	= ↓	= ↓
喷他佐辛	↑	↑	↑	↑

From Zola EM, McLeod DC. Comparative effects of analgesic efficacy of the agonist-antagonist opioids. Drug Intell Clin Pharm. 1983；17：411.

纳洛酮能逆转镇痛药的烦躁不安作用。喷他唑辛能抑制心肌收缩力，升高动脉血压、心率及体循环血管阻力、肺动脉压和左室做功指数。喷他唑辛也能升高血中儿茶酚胺水平。喷他唑辛抑制大鼠的胃排空及胃肠转运；而 U50488H，一种纯 κ 受体激动剂，对二者无明显抑制作用[585]。因此可以推断，喷他唑辛对胃肠道功能的影响是通过阿片受体以外的其他机制所引起的。

剖宫产或者分娩镇痛脊椎麻醉应用阿片类药物后瘙痒的发生率为 50%～100%，有研究发现，单次静脉注射 15 mg 的喷他唑辛能减少瘙痒的发生率或减轻瘙痒的程度[586]治疗效果好。喷他佐辛由于 PONV 发生率高，镇痛作用有限，只能部分拮抗其他阿片类药物的作用，且有引起不良心血管反应和致幻作用，因此应用范围有限。

布托啡诺

布托啡诺是 κ 受体激动剂，其对 μ 受体是拮抗或部分激动作用。其作用效能是吗啡的 5～8 倍，仅供胃肠外使用。肌内注射后起效迅速，在 1 h 内出现镇痛的峰值效应。布托啡诺的作用持续时间与吗啡相似，其血浆半衰期仅为 2～3 h。虽然布托啡诺（10 mg，IM）的呼吸抑制作用与相同剂量的吗啡一样，但更大剂量用药时出现封顶效应。布托啡诺的副作用包括困倦、出汗、恶心和中枢神经系统刺激症状。在健康志愿者，布托啡诺（0.03 mg/kg 或 0.06 mg/kg，IV）无明显心血管作用。然而在心脏病患者布托啡诺能引起心脏指数、左心室舒张末压及肺动脉压的显著升高。

由于布托啡诺仅轻微降低恩氟烷的 MAC 值，因此它不能像其他芬太尼衍生物一样作为一种麻醉药。其滥用及成瘾倾向较吗啡或芬太尼弱。应用布托啡诺后能引起急性胆管痉挛，但胆管压力的升高较等效剂量的芬太尼或吗啡低。经鼻给药能有效缓解偏头痛和术后疼痛[587]。

丁丙诺啡

丁丙诺啡是一种二甲基吗啡的衍生物，是 μ- 受体部分激动剂，其结构与吗啡相似，但效能约为其 33 倍。芬太尼能迅速从 μ 受体解离（半衰期 6.8 min），而丁丙诺啡的亲和力高，解离时间长（半衰期 166 min）。丁丙诺啡的作用起效慢，峰值效应可出现在 3 h 以后，作用时间延长（＜10 h）。丁丙诺啡的分布容积 2.8 L/kg，清除率是 20 ml/（kg·min）。丁丙诺啡代谢产物的血

浆浓度可能与其母体药物的浓度相似甚至超过它。葡萄糖醛酸的代谢产物都具有生物活性，并可能影响丁丙诺啡的整个药理学作用[588]。

丁丙诺啡产生的主观作用（如欣快感）与吗啡相似。丁丙诺啡能降低每分通气量，在 3 μg/kg 时，呼吸抑制作用出现平台（封顶效应），约为基础值的 50%，不同于芬太尼的作用，芬太尼能呈剂量依赖性地抑制呼吸，在剂量大于 2.9 μg/kg 时导致呼吸暂停（图 24.32）[589]。丁丙诺啡已被成功用作术前用药（0.3 mg，IM），在平衡麻醉中作为镇痛药物（4.5～12 μg/kg）以及术后镇痛（0.3 mg，IM）。与其他激动-拮抗剂一样，丁丙诺啡不能单独作为麻醉使用，如果使用了其他 μ 受体激动剂，则其受体的动态作用特性限制了它的应用。长期用药后停用丁丙诺啡会缓慢出现阿片类药物的戒断症状（5～10 天）。

由丁丙诺啡和纳洛酮按 4∶1 的固定比例组成的舌下含服联合片，可以缓解 OUD（在阿片成瘾患者或阿片类药物使用障碍）患者的疼痛。然而，丁丙诺啡 / 纳洛酮的独特药理作用使其相对于完整的 μ 受体激动剂而言是一种弱镇痛药。研究调查的功效丁丙诺啡 / 纳洛酮或丁丙诺啡单独用于非恶性疼痛的治疗正在进行。丁丙诺啡 / 纳洛酮缓解慢性阿片类药物依赖患者的疼痛的机制可能包括扭转阿片引起的痛觉过敏，改善阿片耐受性和 OUD[590]。

在啮齿动物行为测试表明，急性给予 κ 阿片受体激动剂和拮抗药分别起到促进抑郁和抗抑郁作用。这些研究为日后 κ 阿片受体拮抗剂用于人类抗抑郁治疗提供了可能[591]。在一项初步临床研究中发现，低剂量的丁丙诺啡具有 κ 受体拮抗剂活性，开始给药 1 周内显著缓解难治性抑郁症患者的抑郁症状[592]。

纳布啡

纳布啡是结构与羟吗啡酮和纳洛酮相关的阿片类激动-拮抗剂，能与 μ 受体、κ 受体和 δ 受体结合。纳布啡对 μ 受体呈拮抗作用，对 κ 受体呈激动作用。脊髓上和脊髓的 κ 受体激活能导致有限的镇痛、呼吸抑制和镇静作用。与其他激动-拮抗剂一样，纳布啡干扰纯 μ 受体激动剂的镇痛作用。大鼠联合应用纳布啡与吗啡时，能呈剂量依赖性地阻断吗啡的耐受性和依赖性的形成，而并不减弱吗啡的抗伤害作用[593]。纳布啡只有胃肠外使用的剂型。其作用起效迅速（5～10 min），持续时间长（3～6 h），因为其血浆清除半衰期长达 5 h。

纳布啡已被用作清醒镇静或平衡麻醉中的镇痛

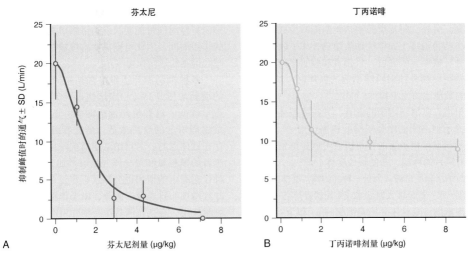

图 24.32 **芬太尼（A）与丁丙诺啡（B）引起的通气下降作用的剂量–反应关系。**反应是指每一剂量药物作用下通气抑制的最大反应。图中的曲线是按 Hill 方程拟合的曲线；0 μg/kg 是空白对照。数据以均数 ± 标准差（SD）表示（From Dahan A, Yassen A, Bijl H, et al. Comparison of the respiratory effects of intravenous buprenorphine and fentanyl in humans and rats. Br J Anaesth. 2005；94：825-834.）

药，同时也已用于术后镇痛及慢性疼痛的治疗。在心肌血管重建术患者中，作者比较了持续输注纳布啡［0.05 ～ 0.1 mg/（kg·min）］与持续输注芬太尼［0.15 ～ 0.3 g/（kg·min）］的差异[594]。结果显示，纳布啡缺乏抑制气管内插管和手术操作中心血管和激素反应的能力，因此研究者们得出结论，持续输注纳布啡不能推荐用于心肌血管重建术患者的麻醉。用作术后硬膜外 PCA 时，氢吗啡酮（0.075 mg/ml）和纳布啡（0.04 mg/ml）联合应用，与单纯应用吗啡酮相比，患者恶心的发生率低，且较少需要留置尿管[595]。一项针对妇产科手术患者的随机双盲对照研究表明，吗啡和纳布啡合用于静脉 PCA 中有相互协同作用，并且可以减少瘙痒的发生率[596]。

一项前瞻性、随机、双盲的研究证实，纳布啡（4 mg，IV）与昂丹司琼（4 ～ 8 mg，IV）一样，能有效预防剖宫产术后鞘内注射吗啡所引起的瘙痒症[597]。有报道显示，纳布啡与哌替啶类似，都能快速有效地抑制寒战[598]。但是，一项就随机对照试验的定量系统性回顾并不支持此结论[197]。

地佐辛

地佐辛的效能略强于吗啡，起效比吗啡快，两者作用持续时间相似。尽管在西方国家临床上已不再使用地佐辛，但在中国，地佐辛正在普及作为围术期疼痛治疗的替代药物。药理研究显示，地佐辛具备独特

的分子药理学特性，包括部分 μ 受体激动，κ 受体拮抗，去甲肾上腺素和 5- 羟色胺再摄取抑制（通过肾上腺素转运蛋白和 5- 羟色胺转运蛋白）[368]。虽然有研究显示，门诊腹腔镜手术中给予丙泊酚和 N$_2$O 时，地佐辛能有效地替代芬太尼，但术后恶心的发生率较高，患者留治时间延长[599]。在全麻下行关节镜手术的成年患者中，地佐辛（5 mg，IV）和吗啡（5 mg，IV）的术后镇痛效果和副作用均相似[600]。有报道显示，静脉给予地佐辛（0.1 mg/kg）可以有效地抑制芬太尼（5 μg/kg）引起的呛咳[601]。

美普他酚

由于美普他酚（消痛定）能与 μ1 受体特异性结合，因此它的呼吸抑制作用轻微。给予患者消痛定（2.5 mg/kg）和巴比妥类药物后，气管插管时未观察到有心血管反应，而使用芬太尼（5 μg/kg）的患者的血压和心率则明显升高[602]。由于消痛定的不良反应（恶心呕吐）限制了它在重度疼痛方面的应用。

阿片类药物拮抗剂

纳洛酮

临床上，阿片类药物拮抗剂主要用于阿片类药物

过量或阿片类药物麻醉患者自主呼吸不佳时促进自主呼吸恢复。另外，阿片类药物拮抗剂能减少或逆转多种阿片类药物治疗（如神经轴索镇痛技术）时出现的恶心呕吐、瘙痒、尿潴留、肌强直和胆管痉挛。据报道，在拮抗硬膜外注射吗啡引起的瘙痒时，纳洛酮－纳布啡的效能比约为（40∶1）[603]。

据报道，应用纳洛酮的患者，其吗啡需要量显著减少，提示纳洛酮能增强吗啡的镇痛作用[604]。纳洛酮的这种明显自相矛盾的作用机制可能是纳洛酮增强了内源性阿片的释放，并使阿片受体上调。

虽然纳洛酮通常被认为是一种纯的阿片受体拮抗剂，但它能像吗啡一样延缓大鼠盐水或牛奶的胃排空[360]。而且，大剂量纳洛酮对体外培养细胞的 μ- 和 κ- 阿片受体有部分激动作用[605]。

纳洛酮的拮抗呼吸抑制作用

20 世纪 50 年代早期，烯丙吗啡和左洛啡烷（烯丙左吗喃）作为阿片受体拮抗剂已被研究。因为它们不良反应的发生率高及呼吸抑制逆转作用不完全，因而不被临床接受。纳洛酮在 20 世纪 60 年代后期开始应用于临床。曾有关于其不良反应（心率增快、血压升高）及较严重并发症（如肺水肿）的报道。最初纳洛酮的推荐剂量是 0.4 ～ 0.8 mg。静脉注射纳洛酮起效迅速（1 ～ 2 min），半衰期和作用时间都很短，30 ～ 60 min。如果无静脉通路，经气管给予与静脉相似剂量的纳洛酮后也可被有效吸收。纳洛酮的拮抗作用受到了丁丙诺啡与 μ- 受体亲和力高且解离缓慢的影响，其逆转作用决于丁丙诺啡的剂量和纳洛酮给药

的正确时间窗（图 24.33）[606]。由于丁丙诺啡的呼吸抑制持续时间可能要长于纳洛酮单次注射或短期输注的作用时间，因此可能需要持续输注纳洛酮来维持对呼吸抑制的逆转作用[606]。

多种机制参与了纳洛酮拮抗阿片类药物后引起的动脉血压升高、心率增快以及其他明显的血流动力学改变。这些机制包括疼痛、迅速苏醒以及未必是疼痛引起的交感激活。当患者因术中体温丢失而存在低体温时，若用纳洛酮拮抗阿片类药物作用，则患者的氧耗量和每分通气量可增加 2 ～ 3 倍[607]。这种代谢需求的增加也会导致心血管系统处于应激状态并且增加心排血量。另外，由于伴随出现的交感神经刺激作用，在拮抗阿片类药物作用时高碳酸血症越严重，所引起的心血管刺激作用也越强。对嗜铬细胞瘤或嗜铬细胞组织肿瘤的患者，逆转阿片类药物的后果可能是灾难性的。然而，有研究者报道，静脉给予纳洛酮（10 mg）并不显著影响血浆儿茶酚胺浓度和血压[608]。

使用纳洛酮后出现再发性呼吸抑制是由于纳洛酮的半衰期较短所致。"再次麻醉"现象常常发生在使用纳洛酮拮抗长效阿片类药物（如吗啡）时。但这在临床实践中并不常见，因为阿片类药物的浓度通常刚好高于呼吸抑制的阈值，并且仅用一次或仅几次有效推注剂量的纳洛酮治疗就足以逆转大多数阿片类药物引起的呼吸抑制[251]。与芬太尼和舒芬太尼相比，短效的阿片类药物（如阿芬太尼）很少会造成再次麻醉的危险，因为血浆衰变曲线较快且阿片受体结合较弱。纳洛酮尽管对 μ、δ 和 κ 受体均有亲和力，但

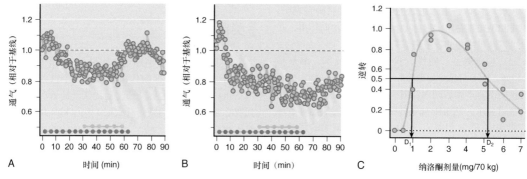

图 24.33　**纳洛酮对丁丙诺啡引起的呼吸抑制的逆转作用取决于纳洛酮给药的正确时间窗的选择。** 0.2 mg 丁丙诺啡引起的呼吸抑制能被 2 mg（A）和 6 mg（B）纳洛酮逆转，单一个体的给药时间大于 30 min。图上背景中蓝色区域是空白对照组的结果，对照组以生理盐水取代纳洛酮给药。浅蓝色圆点和深蓝色圆点分别代表了输注丁丙诺啡和纳洛酮。（C）0 mg（空白对照）、0.5 mg 和 7 mg 纳洛酮对输注 0.2 mg 丁丙诺啡引起的呼吸抑制的逆转作用。逆转作用以纳洛酮引起的通气变化计算，数值范围为 0（其作用与对照组无区别）至 1（与用药前基础水平相同）（From van Dorp E，Yassen A，Sarton E，et al. Naloxone reversal of buprenorphine-induced respiratory depression. Anesthesiology. 2006；105；51-57. ）

对介导阿片类药物效应（呼吸抑制和镇痛作用）最主要的 μ 受体亲和力最强。采用滴定的方式妥善使用纳洛酮，可以在保障充分镇痛的前提下，恢复足够的自主呼吸[251]。

纳洛酮的其他应用

低剂量纳洛酮不仅可以阻止急性阿片物质耐受性发生，而且可以改善阿片类药物引起的不良反应。以 [0.25 μg/（kg·h）] 的速度注射纳洛酮可以预防以 [0.30 μg/（kg·min）] 速度大剂量注射瑞芬太尼导致的急性阿片耐受，更快地恢复肠道功能，并缩短结直肠癌开放手术后的住院时间[609]。

有报道称纳洛酮可以逆转酒精、巴比妥酸盐和苯二氮䓬类的作用。但是，也有报道称，纳洛酮可增强大鼠苯二氮䓬类和巴比妥类药物的抗焦虑作用[610]。不建议用纳洛酮去逆转对过量苯二氮䓬类和巴比妥类药物的影响。尽管有人提出小鼠实验中氯胺酮可通过 μ 阿片受体参与镇痛[74]。纳洛酮对氯胺酮导致的烧伤患者继发性痛觉过敏无作用[611]。

有证据表明内源性阿片肽参与失血性休克期间对心血管调节的控制。对败血症患者进行 1 L 液体冲击治疗时，以 0.03 mg/kg 初始剂量推注纳洛酮，然后以 [0.2 mg/（kg·h）] 的速度输注，可见平均动脉压明显增加，但并不影响生存率[612]。这种作用可能是通过增加和（或）降低拮抗内源性阿片类药物在中枢介导的交感神经张力增加和副交感神经张力降低。但是，纳洛酮在治疗休克中的临床应用尚待确定，还需要进行其他随机临床试验以评估其有效性[613]。

一项研究表明，阿片类药物可影响感觉神经元的兴奋性和抑制性调节功能，而超低剂量的纳洛酮可以选择性地阻止阿片类药物的兴奋性作用[614]。一项前瞻性随机双盲研究表明，腋窝胸膜丛神经阻滞中将超低剂量的纳洛酮（100 ng）添加到 34 ml 1.5% 含或不含芬太尼的利多卡因溶液中，会延长首次手术后出现疼痛和运动阻滞的时间，并延长作用时间[615]。

据报道，纳洛酮可减轻动物中缺血性或创伤性神经系统损伤后的神经功能缺损[616]。一项人体的随机对照试验证实，纳洛酮 [初始计量 5.4 mg/kg，持续以 4.0 mg/（kg·h）输注 23 h] 并不能改善急性脊髓损伤后的神经功能恢复[617]。但是，胸腹主动脉瘤修复术的患者中，联合使用脑脊液引流和纳洛酮能降低发生截瘫的风险[618]。纳洛酮可能对中暑[619]和胆汁淤积性瘙痒症也有治疗作用[620]。虽然有报道称静脉使用纳洛酮能缓解阿片类药物抵抗的中枢性卒中后疼

痛，但一项双盲试验结果表明静脉使用纳洛酮对缓解中枢性卒中后疼痛并无作用[621]。

纳曲酮

纳曲酮是一种 μ、δ 和 κ 阿片受体拮抗剂。其作用时间较纳洛酮长（血浆 $t_{1/2}$ 分别为 8 ~ 12 h 和 0.5 ~ 1.5 h），且口服有效。一项双盲、安慰剂对照研究表明，行剖宫产术的患者预防性口服纳曲酮（6 mg）能有效减少硬膜外给予吗啡引起的瘙痒症和呕吐，但镇痛时间缩短[622]。

作为阿片类药物依赖的处方治疗方法，将盐酸纳曲酮的缓释剂与阿片类药物的治疗直接进行比较，阿片类药物的治疗包括每天使用盐酸丁丙诺啡和盐酸纳洛酮。研究表明，纳曲酮缓释剂每月一次肌内注射 380 mg，与丁丙诺啡-纳洛酮在维持海洛因和其他非法物质的短期禁欲方面一样有效，应被视为治疗阿片类药物依赖的治疗选择[343]。重要的是，由于严重的阿片类药物戒断的可能性，纳曲酮的诱导要求个体完全脱离阿片类药物。

纳美芬

纳美芬对 μ 受体的亲和力较对 δ 受体或 κ 受体强。纳美芬和纳洛酮的作用强度相同。口服（0.5 ~ 3.0 mg/kg）和肠道外（0.2 ~ 2.0 mg/kg）给药后，其作用时间长。口服后纳美芬的生物利用度是 40% ~ 50%，1 ~ 2 h 达到血浆峰值浓度。纳美芬的平均终末清除半衰期是 8.5 h，而纳洛酮为 1 h。用吗啡行静脉 PCA 患者，预防性应用纳美芬可显著减少对止吐药和止痒药物的需求[623]。

甲基纳曲酮

甲基纳曲酮是第一个不通过血脑屏障的季胺类阿片受体拮抗剂[352]。它能逆转阿片类药物通过外周阿片受体介导的副作用，而对阿片类药物通过 CNS 阿片受体介导的阿片作用（如镇痛作用）无影响。在健康志愿者，甲基纳曲酮（0.3 mg/kg）能减轻吗啡（0.09 mg/kg）引起的胃排空延迟[359]。甲基纳曲酮已被证实对阿片类药物引起的便秘有效。据报道，皮下注射甲基纳曲酮（0.15 mg/kg）可以使得持续接受阿片类药物治疗 2 周以上造成 3 天及以上便秘的患者发生轻泻，迅速缓解便秘症状[624]。也有研究报道，甲

基纳曲酮（每天一次 12 mg）不影响阿片类镇痛药在慢性非癌性痛患者中引起的便秘，这类患者每天口服 50 mg 以上的吗啡或等效药物[625]。由于甲基纳曲酮不透过硬膜，因此可能对拮抗硬膜外使用阿片类药物通过外周受体介导的副作用有效[626]。一项随机双盲安慰剂对照研究表明了甲基纳曲酮和阿维莫泮（另一种作用于外周阿片类受体的拮抗剂）应用于肠梗阻术后的有效性[352]。

纳洛塞醇

甲基纳曲酮因受到皮下给药的限制，仅被批准用于治疗晚期癌症患者使用阿片类药物引起的便秘。纳洛塞醇是一种口服的 μ- 阿片受体拮抗剂，是纳洛酮的聚乙二醇化衍生物。聚乙二醇化赋予 P- 糖蛋白转运蛋白底物特性，因此限制了纳洛塞醇穿过血脑屏障的能力。对患有非癌性疼痛使用阿片类药物引起的便秘的门诊患者进行的双盲研究表明，与安慰剂相比，每日剂量 12.5 mg 或 25 mg 纳洛塞醇与安慰剂相比可改善肠蠕动，并且不会改变疼痛评分和每日阿片类药物剂量[627]。

药物与阿片类药物相互作用

基本原理

阿片类药物常常和其他麻醉药联合应用以产生最佳麻醉效果。在麻醉中，大多数同时应用的药物都存在相互作用。虽然这些药物间相互作用中的一部分是我们所刻意追求的，但另一部分则是非必要的和副作用。药物间相互作用的机制通常有三种：药学的、药代动力学的和药效动力学的[628]。

药学上的相互作用是化学反应，如经静脉通道同时给予碱性硫喷妥钠溶液和酸性琥珀胆碱溶液时会产生沉淀物。当使用一种药物会改变另一种药物的药代动力学或其配置时，则发生了药代动力学相互作用。一种药物引起的血流动力学改变能影响另一药物的药代动力学表现。舒芬太尼较阿芬太尼的肝摄取率高，因而更易受肝血流量下降的影响。西咪替丁可以通过减少肝血流量和降低肝代谢来延长阿片类药物作用。当丙泊酚存在时，血浆阿片类药物的水平也可能升高[629]。负责 50 余种药物氧化代谢的细胞色素 P450 的同工酶 CYP3A4 所引起的阿片类药物代谢下降也可能参与了药代动力学的相互作用。很多化合物，包括多种药物，都能与细胞色素 P450 系统相互作用，从而导致其活性增强（酶诱导）或抑制（框 24.5）[628]。对于使用红霉素的患者，阿芬太尼可能因患者代谢受损而导致作用时间延长，而舒芬太尼则没有延长[630-631]。

在动物和人，阿片类药物和吸入麻醉药间药效动力学的相互作用以经典的 MAC 降低来评估。虽然镇痛剂量的阿片类药物与吸入麻醉药间存在显著的协同作用，但阿片类药物引起的 MAC 降低具有封顶效应。阿片类药物与镇静 - 催眠药如丙泊酚间的药效动力学协同作用则比较深奥。选择使用一种时量相关半衰期短的阿片类药物时，可以使用较大的剂量，同时减少丙泊酚的用量，而不影响麻醉恢复时间。因此，当与瑞芬太尼联用时，丙泊酚的最佳血浆浓度约仅为与阿芬太尼联用时的 30%[629]。

为了保证在一定强度范围的伤害性刺激作用下维持对血流动力学的最佳调控，需要确定阿片类药物和镇静 - 催眠药的给药剂量方案及其适当的血浆浓度。然而令我们对药物相互作用更加难以理解的是，观察发现，对于不同类型的伤害性刺激，药物间相互作用亦不同。

框 24.5　能抑制或诱导细胞色素 P450 酶的药物
抑制药
抗生素
大环内酯类
醋竹桃霉素
红霉素
氟喹诺酮类
异烟肼
唑类抗真菌药
酮康唑
伊曲康唑
钙通道阻滞剂
地尔硫䓬
维拉帕米
奥美拉唑
西咪替丁
丙泊酚
西柚汁
诱导药
巴比妥类药物
抗癫痫药
卡马西平
苯妥因
扑痫酮
利福平
氯醛比林
乙醇
雪茄烟

From Bovill JG. Adverse drug interactions in anesthesia. J Clin Anesth. 1997；9（Supp）：3S.

镇静-催眠药

苯二氮䓬类药物

阿芬太尼能呈剂量依赖性地降低麻醉诱导时咪达唑仑的半数有效量（ED_{50}）。相反，在抗伤害感受作用方面，这两种药物间的相互作用可能弱于相加作用[632]。咪达唑仑在脊髓水平能增强阿片类药物的抗伤害感受作用，但在脊髓上水平则抑制其作用[633]。许多研究表明，苯二氮䓬类阿片类药物间的相互作用在除镇痛作用外的其他许多方面都呈协同作用（强于相加作用）。阿片类药物的心血管和呼吸系统作用能被同时使用的苯二氮䓬类药物所显著改变[634]。在麻醉下的兔身上，咪达唑仑和芬太尼能协同性地抑制膈神经的活性[635]。联合应用苯二氮䓬类和阿片类药物，虽有时可维持心室功能，但可引起明显的、有时甚至是严重的血压、心脏指数、心率和体循环血管阻力下降。补液可能减轻两类药物联用时发生的循环抑制。

巴比妥类药物

如果大剂量巴比妥类药物与阿片类药物联合应用，能引起或加重低血压。巴比妥类-阿片类药物合用后的低血压是由于血管扩张、心脏充盈下降以及交感神经系统活性下降所致。在与阿片类药物同时应用时，建议减少巴比妥类药物的诱导剂量。

丙泊酚

丙泊酚-阿片类药物合用能导致意识消失并阻断对伤害性刺激的反应。然而，当丙泊酚单次静注用于麻醉诱导时，可引起中到重度的低血压。丙泊酚-芬太尼以及丙泊酚-舒芬太尼麻醉均可为冠状动脉旁路移植术提供良好的条件，但平均动脉压可能降到威胁冠脉灌注的水平，尤其是在麻醉诱导期。在健康志愿者，加用阿芬太尼（效应部位浓度为 50 ng/ml 或 100 ng/ml）并不影响丙泊酚引起的 BIS 改变，但可阻断疼痛刺激引起的 BIS 升高[636]。在行脊柱融合手术患者，输注芬太尼（血中浓度达 1.5 ~ 4.5 ng/ml）可降低维持平均动脉压稳定所需的丙泊酚的输注速度，但会导致患者自主睁眼时间及定向力恢复时间延迟[475]。在门诊妇科腹腔镜手术的患者，在麻醉诱导时应用芬太尼（25 ~ 50 μg，IV）可减少丙泊酚的维持用量，但不能提供有效的术后镇痛，并增加了术后止吐药的用量[637]。有关丙泊酚和阿片类药物间药代动力学和药效动力学的相互作用已有报道。靶控输注阿芬太尼（靶浓度 80 ng/ml）能使血浆丙泊酚浓度提高 17%，并减小其药物清除率、分布清除率和外周分布容积[638]。

依托咪酯

依托咪酯可以小剂量地与阿片类药物联用，且对心血管系统的稳定性影响轻微。在择期行冠状动脉旁路移植术患者，依托咪酯（0.25 mg/kg）和芬太尼（6 μg/kg）联合用药引起的诱导后和气管插管后低血压的程度要低于丙泊酚（1 mg/kg）和芬太尼（6 μg/kg）联合用药[639]。

氯胺酮

据报道，许多关于阿片类药物和氯胺酮（一种 NMDA 受体拮抗剂）的组合研究可以优化针对各种疼痛情况的镇痛治疗。氯胺酮可预防大鼠的阿片耐受性和痛觉过敏，有文献提示氯胺酮与阿片类药物联合用于术后镇痛是有效的。药理研究表明，内源性阿片类药物以及 μ 阿片受体和 δ 阿片受体也参与氯胺酮诱导的中枢痛觉感受，但 κ 阿片受体不参与该作用[640]。

在急性围术期内，结果因临床情况而异。在健康受试者皮内注射辣椒素的疼痛中，氯胺酮（2.5 mg 或 10 mg 静脉注射）和阿芬太尼（0.25 mg 或 1 mg 静脉注射）的联合应用与上述任何药物单独大剂量使用相比，在缓解疼痛方面没有任何优势[641]。此外，联合应用氯胺酮 1 mg/ml 和吗啡 1 mg/ml 在术后镇痛中对接受腹部大手术的患者没有益处[642]。与上述研究结论相矛盾的是，Lauretti 等报告说口服氯胺酮和经皮硝酸甘油可有效减少癌性疼痛患者每日口服吗啡的剂量[643]。一项前瞻性随机双盲对照研究表明，术中或术后 48 h 内使用氯胺酮[0.5 mg/kg 单次给药后 2 μg/（kg·min）]可以增强术后镇痛效果，并显著减少吗啡的使用量[644]。此外，有研究报道，小剂量的氯胺酮和美金刚（一种长效口服 NMDA 受体拮抗剂）对于阿片类药物耐受患者的顽固性疼痛有效[645]。Webb 等指出，对于围术期给予曲马多的腹部手术患者，小剂量氯胺酮是有益的补充[646]。

吸入麻醉药

吸入麻醉药常与阿片类药物合用以保证出现遗忘作用，并增强对患者制动作用及维持血流动力学稳定。心脏手术中阿片类药物与吸入麻醉药合用的临床研究证实，联合应用两类药物能较好地维持心排血量，且能最低限度地降低平均动脉压[647]。尽管对血流动力学的控制"良好"，但阿片类药物和强效吸入麻醉药合用并不总能改善心肌缺血。一些强效吸入麻醉药能提高交感神经系统活性，可能增加心脏病患者发生心肌缺血的风险[648]。预先给予小剂量芬太尼

（1.5 μg/kg）能明显减轻这些反应。阿芬太尼（10 g/kg）对减轻这些反应同样有效。

肌肉松弛药

在大剂量阿片类药物麻醉期间，泮库溴铵常被用作肌肉松弛药。泮库溴铵的抗迷走作用能减轻阿片类药物所致的心动过缓并支持血压。在冠状动脉旁路移植术中，舒芬太尼（3～8 μg/kg）和泮库溴铵（120 μg/kg）合用能引起平均动脉压、心率和心排血量显著升高，但并不引起心肌缺血[649]。泮库溴铵诱发的心动过速治疗简便、快速，对心肌缺血和围术期心肌梗死无明显影响。许多因素改变了泮库溴铵和其他肌肉松弛剂与阿片类药物联合使用时对血流动力学的影响，包括：肌肉松弛药的剂量、给药时机和给药速度，以及给药前血管内容量、左心室功能，以及是否使用其他具有自主神经系统作用的药物等。

维库溴铵和大剂量阿片类药物合用时可能产生负性变时和负性肌力作用，导致心率减慢，心排血量、血压下降以及缩血管药的需要量增加。行冠状动脉手术的患者，舒芬太尼（40 μg/kg）和维库溴铵（0.1 mg/ml）将导致插管后心率、平均动脉压和全身血管阻力下降，但心排血量无明显变化，也无出现新的心肌缺血的证据[650]。

芬太尼（50 μg/kg）麻醉下行择期冠状动脉旁路移植术的患者，哌库溴铵（0.6 mg/kg；约相当于 2 倍的 ED95）对血流动力学参数的影响幅度很小，如每搏指数增加 15%，心脏指数增加 11%，肺毛细血管楔压下降 25%[651]。在芬太尼麻醉下行择期冠状动脉旁路移植术患者，美维库铵（0.15 mg/kg 或 0.2 mg/kg）能导致平均动脉压和体循环阻力下降，这可能是通过组胺释放作用介导的；而阿曲库铵（0.5 mg/kg）不会引起明显的血流动力学的改变[652]。

单胺氧化酶抑制剂

在阿片类药物与其他药物相互作用中，MAOI 具有最严重的、可能致死的相互作用。哌替啶与 MAOI 合用，能引起 5-羟色胺综合征，其原因为 CNS 的血清素 1A（5-HT1A）受体部位存在过量的血清素（5-HT）；5-羟色胺综合征主要表现为意识模糊、发热、寒战、出汗、共济失调、反射亢进、肌阵挛和腹泻。苯基哌啶类阿片类药物（哌替啶、曲马多和美沙酮）是 5-HT 再摄取的弱抑制剂，在与 MAOI 合用时都参与

了血清素毒性反应；而吗啡、可待因、羟考酮和丁丙诺啡等已知都不是 5-HT 再摄取抑制剂，不会加剧与 MAOI 合用时的血清素毒性反应[653]。阿芬太尼可以与 MAOI 合用，不会出现并发症[654-655]。

钙通道阻滞剂

由于阿片类药物能通过激活 G 蛋白抑制电压依赖型 Ca^{2+} 通道，因此钙通道阻滞剂可能增强阿片类药物的作用。大量的动物实验及一些临床研究证实，L 型钙通道阻滞剂能增强阿片类药物的镇痛作用。然而也有一项研究报道，L 型钙通道阻滞剂并不能增强临床相关剂量吗啡的镇痛效果[656]。N 型钙通道参与了脊髓感觉神经元神经递质的释放。鞘内应用 N 型钙通道阻断剂–芋螺毒素（ω-conotoxin）GVIA，能产生抗伤害性作用，在脊髓水平能与阿片类药物产生协同作用[657]。

镁

镁具有抗伤害性作用，可能是由于其具有 NMDA 受体的拮抗作用所致。静脉使用硫酸镁［术前 50 mg/kg 及术中 8 mg/（kg·h）］能明显减少术中及术后芬太尼的需要量[658]。但镁通过血脑屏障的通路有限。分娩镇痛的患者鞘内注射芬太尼（25 μg）加硫酸镁（50 mg），与单纯注射芬太尼相比，镇痛时间明显延长[659]。镁很可能通过中枢和外周的双重机制增强阿片类药物的镇痛作用[660]。一项随机双盲前瞻性研究显示，相对高浓度的瑞芬太尼［0.2 μg/（kg·min）］可增加甲状腺切除术后的患者切口周围痛觉过敏，而术中使用硫酸镁［诱导剂量 30 mg/kg，随后 10 mg/（kg·h）］可防止瑞芬太尼诱导的痛觉过敏的发生[226]。

非甾体抗炎药

非甾体抗炎药（NSAIDs），如布洛芬、双氯芬酸和酮洛酸已在围术期用于减少阿片类药物的用量。围术期应用双氯芬酸（75 mg，每日 2 次）可减少经腹全子宫切除术后吗啡的用量，并减少镇静、恶心等不良反应的发生[661]。在一次随机双盲试验中，0.1 mg/kg 吗啡比 30 mg 酮洛酸缓解术后疼痛的效果更好。然而，在术后早期，吗啡与酮洛酸合用可以减少术后阿片类药物的需要量以及阿片类药物相关的副作用[662]。NSAIDs 被认为可以防止阿片类药物诱导的痛觉过敏

或急性阿片类耐受，后者可增加术后阿片类药物的需求量。一项随机双盲安慰剂对照研究表明，在腰麻下进行剖腹子宫切除术的女性患者，8 mg 氯诺昔康可以预防因术中使用芬太尼而造成的术后吗啡使用量的增加[663]。

对乙酰氨基酚

对乙酰氨基酚有类似于 NSAIDs 的镇痛和解热作用，但其抗炎的作用很弱。当对乙酰氨基酚与芬太尼联合用于由父母或护士控制的小儿静脉术后镇痛，对乙酰氨基酚具有很强的芬太尼"节俭"效果，并能减少副作用[664]。另一方面，一项随机、安慰剂对照、双盲的研究显示，接受标准丙泊酚-瑞芬太尼麻醉的儿童在接受脊柱手术后，静脉注射对乙酰氨基酚 [90 mg/(kg·d)] 能改善止痛效果，但并未减少 24 h 内羟考酮的使用量[665]。

加巴喷丁

加巴喷丁是 γ- 氨基丁酸的结构类似物，它与脊髓电压门控 Ca^{2+} 通道的 $α_2δ$ 亚基结合，从而对神经病理性疼痛也有镇痛作用。研究者提示吗啡和加巴喷丁之间的药效动力学和药代动力学相互作用都可增强镇痛效果[666]。此外，鞘内注射加巴喷丁可以预防因反复鞘内注射吗啡所引起的阿片类药物耐受[667]。全身性和鞘内运用加巴喷丁也可能防止阿片类药物诱发的痛觉过敏的发生[668]。术前服用普瑞巴林是一种很有前景的加强术后疼痛控制的方法。一项随机、三盲、安慰剂对照的研究表明，术前对肾切除术患者给予 300 mg 普加巴林可减少术后阿片类药物的用量，并减少机械痛觉过敏的面积[669]。

抗抑郁药

三环类抗抑郁药可能会使慢性阻塞性肺疾病的患者发生呼吸抑制，也有研究报道使用三环类抗抑郁药的患者对 CO_2 的敏感性降低。一项动物研究证实，用阿米替林进行预处理可在药效上加重吗啡引起的高碳酸血症[670]。这个发现提示了如果患者正在接受三环类抗抑郁药的联合治疗，那么吗啡的剂量需要逐步减少[671]。度洛西汀是一种强效的选择性血清素和去甲肾上腺素再摄取抑制剂，它在围术期的使用可以减少膝关节置换术后吗啡的需要量[672]。

苯海拉明

苯海拉明作为一种 5- 羟色胺 H_1 受体拮抗剂，常作为镇静药、止痒药和止吐药使用。单独应用时，通过增强低氧和高碳酸血症的通气驱动作用，能轻度刺激通气。研究证实，苯海拉明能对抗阿芬太尼引起的对二氧化碳通气反射的抑制作用[673]。

局部麻醉药

系统性使用局部麻醉药可以显著减轻疼痛和加快出院。围术期系统性复合利多卡因麻醉可以显著减少非卧床患者的阿片类药物需要量[674]。有意思的是，先前的研究表明阿片耐受患者在术后疼痛使用局部麻醉药效果差。在一项研究中研究了全身性给予吗啡（每天皮下注射 7 次吗啡 10 mg/kg）对利多卡因诱导的大鼠离体坐骨神经复合动作电位阻滞作用的影响，研究表明利多卡因的作用在最后一次吗啡注射后 35 天内，周围神经的固有变化以及利多卡因效能的减退仍然存在[675]。因为接受中等剂量的阿片类药物的患者，局部麻醉药的效力也可能降低，所以有必要进行进一步的研究，以更好地指导围术期全身应用利多卡因。

参考文献

1. Gutstein HB. Akil H. In: Hardman JG, Limbird LE, eds. *Goodman and Gilman's the Pharmacological Basis of Therapeutics*. 10th ed. New York: McGraw-Hill; 2001:569.
2. Minami M, Satoh M. *Neurosci Res*. 1995;23:121.
3. Reinscheid RK, et al. *Science*. 1995;270:792.
4. Meunier JC, et al. *Nature*. 1995;377:532.
5. Reuben SS, et al. *Anesth Analg*. 2002;94:55, table of contents.
6. Manglik A, et al. *Nature*. 2012;485:321.
7. Huang W, et al. *Nature*. 2015;524:315.
8. Kourrich S, et al. *Trends Neurosci*. 2012;35:762.
9. Dietis N, et al. *Br J Anaesth*. 2011;107:8.
10. Pasternak GW, et al. *Pharmacol Rev*. 2013;65:1257.
11. Pasternak GW. *Clin J Pain*. 2010;26(suppl 10):S3.
12. Lu Z, et al. *J Clin Invest*. 2015;125:2626.
13. Gomes I, et al. *Annu Rev Pharmacol Toxicol*. 2016;56:403.
14. Daniels DJ, et al. *Proc Natl Acad Sci*. 2005;102:19208.
15. Scherrer G, et al. *Cell*. 2009;137:1148.
16. Woolf CJ. *Cell*. 2009;137:987.
17. Lotsch J, et al. *Trends Mol Med*. 2005;11:82.
18. Klepstad P, et al. *Acta Anaesthesiol Scand*. 2004;48:1232.
19. Romberg RR, et al. *Anesthesiology*. 2005;102:522.
20. Chou WY, et al. *Anesthesiology*. 2006;105:334.
21. Hwang IC, et al. *Anesthesiol*. 2014;121:825.
22. Haerian BS, et al. *Pharmacogenomics*. 2013;14:813.
23. Kroslak T, et al. *J Neurochem*. 2007;103:77.
24. Mague SD, et al. *Proc Natl Acad Sci*. 2009;106:10847.
25. Zhang Y, et al. *J Biol Chem*. 2005;280:32618.
26. Knapman A, et al. *Br J Pharmacol*. 2015;172:2258.
27. Rakvag TT, et al. *Mol Pain*. 2008;4:64.
28. Candiotti KA, et al. *Anesth Analg*. 2014;119:1194.
29. Kolesnikov Y, et al. *Anesth Analg*. 2011;112:448.
30. De Gregori M, et al. *J Pain*. 2016;17:628.
31. Mogil JS, Pasternak GW. *Pharmacol Rev*. 2001;53:381.
32. Nothacker HP, et al. *Proc Natl Acad Sci U S A*. 1996;93:8677.

33. Zadina JE, et al. *Nature*. 1997;386:499.
34. Wang CL, et al. *Anesth Analg*. 2017;125:2123.
35. Chen L, et al. *Neuroscience*. 2015;286:151.
36. Avidor Reiss T, et al. *J Biol Chem*. 1996;271:21309.
37. Fukuda K, et al. *J Neurochem*. 1996;67:1309.
38. Shoda T, et al. *Anesthesiology*. 2001;95:983.
39. Mestek A, et al. *J Neurosci*. 1995;15:2396.
40. Pei G, et al. *Mol Pharmacol*. 1995;48:173.
41. Hales TG. *Br J Anaesth*. 2011;107:653.
42. Bull FA, et al. *Anesthesiology*. 2017;127:878.
43. Bohn LM, et al. *Science*. 1999;286:2495.
44. Trapaidze N, et al. *J Biol Chem*. 1996;271:29279.
45. Gaudriault G, et al. *J Biol Chem*. 1997;272:2880.
46. Keith DE, et al. *J Biol Chem*. 1996;271:19021.
47. Haberstock-Debic H, et al. *J Neurosci*. 2005;25:7847.
48. Hashimoto T, et al. *Anesthesiology*. 2006;105:574.
49. Raehal KM, et al. *J Pharmacol Exp Ther*. 2005;314:1195.
50. Manglik A, et al. *Nature*. 2016;537:185.
51. Hill R, et al. *Br J Pharmacol*. 2018;175:2653.
52. Soergel DG, et al. *Pain*. 2014;155:1829.
53. Fields HL, et al. *Annu Rev Neurosci*. 1991;14:219.
54. Petrovic P, et al. *Science*. 2002;295:1737.
55. Wager TD, et al. *Science*. 2004;303:1162.
56. Mansour A, et al. *Trends Neurosci*. 1995;18:22.
57. Dogrul A, Seyrek M. *Br J Pharmacol*. 2006;149:498.
58. Matthies BK, Franklin KB. *Pain*. 1992;51:199.
59. Manning BH, et al. *Neuroscience*. 1994;63:289.
60. Manning BH, Mayer DJ. *Pain*. 1995;63:141.
61. Pan ZZ, et al. *Nature*. 1997;389:382.
62. Kimura M, et al. *Anesthesiology*. 2014;121:362.
63. Stein T, et al. *Anesth Analg*. 2016;123:238.
64. Trafton JA, et al. *J Neurosci*. 1999;19:9642.
65. Stein C. *N Engl J Med*. 1995;332:1685.
66. Desroches J, et al. *Neuroscience*. 2014;261:23.
67. Zhang R, et al. *Anesthesiology*. 2014;120:482.
68. Taguchi R, et al. *Brain Res*. 2010;1355:97.
69. Kim HY, et al. *Pain*. 2009;145:332.
70. Becerra L, et al. *Anesth Analg*. 2006;103:208, table of contents.
71. Kieffer BL. *Trends Pharmacol Sci*. 1999;20:19.
72. Sora I, et al. *Proc Natl Acad Sci U S A*. 1997;94:1544.
73. Dahan A, et al. *Anesthesiology*. 2001;94:824.
74. Sarton E, et al. *Anesth Analg*. 2001;93:1495, table of contents.
75. Zhu Y, et al. *Neuron*. 1999;24:243.
76. Simonin F, et al. *EMBO J*. 1998;17:886.
77. Koyama T, et al. *Br J Anaesth*. 2009;103:744.
78. Fukagawa H, et al. *Br J Anaesth*. 2014;113:1032.
79. Rubinstein M, et al. *Proc Natl Acad Sci U S A*. 1996;93:3995.
80. Konig M, et al. *Nature*. 1996;383:535.
81. Hung CF, et al. *Br J Anaesth*. 1998;81:925.
82. Leffler A, et al. *Anesthesiology*. 2012;116:1335.
83. Brau ME, et al. *Anesthesiology*. 2000;92:147.
84. Wagner 2nd LE, et al. *Anesthesiology*. 1999;91:1481.
85. Takada K, et al. *Anesthesiology*. 2002;96:1420.
86. Yamakura T, et al. *Anesthesiology*. 1999;91:1053.
87. Davis AM, Inturrisi CE. *J Pharmacol Exp Ther*. 1999;289:1048.
88. Hahnenkamp K, et al. *Anesthesiology*. 2004;100:1531.
89. Guntz E, et al. *Anesthesiology*. 2005;102:1235.
90. Wittmann M, et al. *Anesth Analg*. 2006;103:747.
91. Wittmann M, et al. *Anesth Analg*. 2008;107:107.
92. Marincsak R, et al. *Anesth Analg*. 2008;106:1890.
93. Minami K, et al. *Arch Pharmacol*. 2015;388:969.
94. Nishi M, et al. *EMBO J*. 1997;16:1858.
95. Koster A, et al. *Proc Natl Acad Sci U S A*. 1999;96:10444.
96. Yamamoto T, Sakashita Y. *Anesth Analg*. 1999;89:1203.
97. Grisel JE, et al. *Neuroreport*. 1996;7:2125.
98. Pan Z, et al. *Neuron*. 2000;26:515.
99. Witkin JM, et al. *Pharmacol Ther*. 2014;141:283.
100. Ko MC, et al. *Neuropsychopharmacology*. 2009;34:2088.
101. Linz K, et al. *J Pharmacol Exp Ther*. 2014;349:535.
102. Dahan A, et al. *Anesthesiology*. 2017;126:697.
103. Williams JP, et al. *Anesth Analg*. 2007;105:998, table of contents.
104. Jadad AR, et al. *Lancet*. 1992;339:1367.
105. Angst MS, et al. *Anesthesiology*. 2012;117:22.
106. Angst MS, et al. *Pain*. 2012;153:1397.
107. Kest B, et al. *Anesthesiology*. 2000;93:539.
108. Sarton E, et al. *Anesthesiology*. 2000;93:1245; discussion, p 6A.
109. Olofsen E, et al. *Anesthesiology*. 2005;103:130.
110. Sato H, et al. *Mol Pain*. 2013;9:20.
111. Gourlay GK, et al. *Pain*. 1995;61:375.
112. Debon R, et al. *Anesthesiology*. 2004;101:978.
113. Scavone BM, et al. *Anesth Analg*. 2010;111:986.
114. Gupta A, et al. *Anesth Analg*. 2001;93:761.
115. Kapral S, et al. *Anesth Analg*. 1999;88:853.
116. Bouaziz H, et al. *Anesth Analg*. 2000;90:383.
117. Osman NI, et al. *Anesthesiology*. 2005;103:779.
118. Streisand JB, et al. *Anesthesiology*. 1993;78:629.
119. Jhaveri R, et al. *Anesthesiology*. 1997;87:253.
120. Michelsen LG, et al. *Anesthesiology*. 1996;84:865.
121. McEwan AI, et al. *Anesthesiology*. 1993;78:864.
122. Katoh T, et al. *Anesthesiology*. 1999;90:398.
123. Westmoreland CL, et al. *Anesth Analg*. 1994;78:23.
124. Brunner MD, et al. *Br J Anaesth*. 1994;72:42.
125. Lang E, et al. *Anesthesiology*. 1996;85:721.
126. Johansen JW, et al. *Anesth Analg*. 1998;87:671.
127. Inagaki Y, Tsuda Y. *Anesth Analg*. 1997;85:1387.
128. Katoh T, et al. *Br J Anaesth*. 1999;82:561.
129. Lysakowski C, et al. *Br J Anaesth*. 2001;86:523.
130. Wang LP, et al. *Anesth Analg*. 2007;104:325.
131. Koitabashi T, et al. *Anesth Analg*. 2002;94:1530.
132. Kern SE, et al. *Anesthesiology*. 2004;100:1373.
133. Oh TK, et al. *Anesth Analg*. 2017;125:156.
134. Bonafide CP, et al. *Anesthesiology*. 2008;108:627.
135. Sivanesan E, et al. *Anesth Analg*. 2016;123:836.
136. Smith MT. *Clin Exp Pharmacol Physiol*. 2000;27:524.
137. Johnson SW, et al. *J Neurosci*. 1992;12:483.
138. Welch EB, et al. *J Clin Pharm Ther*. 1994;19:279.
139. Chi OZ, et al. *Can J Anaesth*. 1991;38:275.
140. Gambus PL, et al. *Anesthesiology*. 1995;83:747.
141. Montandon G, et al. *Anesthesiology*. 2016;125:889.
142. Khodayari-Rostamabad A, et al. *Anesthesiology*. 2015;122:140.
143. Egan TD, et al. *Anesthesiology*. 1996;84:821.
144. Scott JC, et al. *Anesthesiology*. 1991;74:34.
145. Noh GJ, et al. *Anesthesiology*. 2006;104:921.
146. Langeron O, et al. *Br J Anaesth*. 1997;78:701.
147. Crabb I, et al. *Br J Anaesth*. 1996;76:795.
148. Haenggi M, et al. *Anesth Analg*. 2004;99:1728.
149. Kalkman CJ, et al. *Anesthesiology*. 1992;76:502.
150. Kawaguchi M, et al. *Anesth Analg*. 1996;82:593.
151. Wright DR, et al. *Eur J Anaesthesiol*. 2004;21:509.
152. Schraag S, et al. *Anesth Analg*. 2006;103:902.
153. Thorogood MC, Armstead WM. *Anesthesiology*. 1996;84:614.
154. Monitto CL, Kurth CD. *Anesth Analg*. 1993;76:985.
155. Adler LJ, et al. *Anesth Analg*. 1997;84:120.
156. Mayer N, et al. *Anesthesiology*. 1990;73:240.
157. Mayberg TS, et al. *Anesthesiology*. 1993;78:288.
158. Wagner KJ, et al. *Anesthesiology*. 2001;94:732.
159. Ostapkovich ND, et al. *Anesthesiology*. 1998;89:358.
160. Kofke WA, et al. *Anesth Analg*. 1992;75:953.
161. Kofke WA, et al. *Anesth Analg*. 2002;94:1229.
162. Warner DS, et al. *Anesth Analg*. 1996;83:348.
163. Jamali S, et al. *Anesth Analg*. 1996;82:600.
164. Lauer KK, et al. *Can J Anaesth*. 1997;44:929.
165. Girard F, et al. *Anesth Analg*. 2009;109:194.
166. de Nadal M, et al. *Anesthesiology*. 2000;92:11.
167. Markovitz BP, et al. *Anesthesiology*. 1992;76:71.
168. Takahashi H, et al. *Anesth Analg*. 1997;85:353.
169. Bofetiado DM, et al. *Anesth Analg*. 1996;82:1237.
170. Lim YJ, et al. *Anesthesiology*. 2004;100:562.
171. Soonthon Brant V, et al. *Anesth Analg*. 1999;88:49.
172. Tourrel F, et al. *Anesth Analg*. 2014;118:1041.
173. Chen C, et al. *Crit Care Med*. 2016;44:e1219.
174. Benthuysen JL, et al. *Anesthesiology*. 1988;68:438.
175. Coruh B, et al. *Chest*. 2013;143:1145.
176. Vankova ME, et al. *Anesthesiology*. 1996;85:574.
177. Mets B. *Anesth Analg*. 1991;72:557.
178. Haber GW, Litman RS. *Anesth Analg*. 2001;93:1532, table of contents.
179. Parkinson SK, et al. *Anesthesiology*. 1990;72:743.
180. Gutstein HB, et al. *Anesthesiology*. 1997;87:1118.
181. Kofke WA, et al. *Anesth Analg*. 1996;83:141.
182. Saboory E, et al. *Anesth Analg*. 2007;105:1729, table of contents.
183. Sinz EH, et al. *Anesth Analg*. 2000;91:1443.
184. Kofke WA, et al. *Anesth Analg*. 2007;105:167.
185. Rollins MD, et al. *Anesthesiology*. 2014;121:1037.
186. Knaggs RD, et al. *Anesth Analg*. 2004;99:108.
187. Aissou M, et al. *Anesthesiology*. 2012;116:1006.

188. Sabourdin N, et al. *Anesthesiology*. 2017;127:284.
189. Bokoch MP, et al. *Auton Neurosci*. 2015;189:68.
190. Neice AE, et al. *Anesth Analg*. 2017;124:915.
191. Kurz A, et al. *Anesthesiology*. 1995;83:293–299.
192. Ikeda T, et al. *Anesthesiology*. 1998;88:858.
193. Kurz M, et al. *Anesthesiology*. 1993;79:1193.
194. Greif R, et al. *Anesth Analg*. 2001;93:620.
195. Alfonsi P, et al. *Anesthesiology*. 2009;111:102.
196. Tsai YC, et al. *Anesthesiology*. 2001;93:1288.
197. Kranke Pet al. *Anesth Analg*. 2002;94:453, table of contents.
198. Nakasuji M, et al. *Br J Anaesth*. 2010;105:162.
199. Jones EA, Bergasa NV. *JAMA*. 1992;268:3359.
200. Ko MC, Naughton NN. *Anesthesiology*. 2000;92:795.
201. Liu XY, et al. *Cell*. 2011;147:447.
202. Paech M, et al. *Br J Anaesth*. 2015;114:469.
203. Borgeat A, Stirnemann HR. *Anesthesiology*. 1999;90:432.
204. George RB, et al. *Anesth Analg*. 2009;109:174.
205. Prin M, et al. *Anesth Analg*. 2016;122:402.
206. Dunteman E, et al. *J Pain Symptom Manage*. 1996;12:255.
207. Ko MC, et al. *J Pharmacol Exp Ther*. 2003;305:173.
208. Tamdee D, et al. *Anesth Analg*. 2009;109:1606.
209. Morgenweck J, et al. *Neuropharmacology*. 2015;99:600.
210. Colbert S, et al. *Anaesthesia*. 1999;54:76.
211. Horta ML, et al. *Br J Anaesth*. 2006;96:796.
212. Sheen MJ, et al. *Anesth Analg*. 2008;106:1868.
213. Celerier E, et al. *Anesthesiology*. 2000;92:465.
214. Fletcher D, Martinez V. *Br J Anaesth*. 2014;112:991.
215. Mauermann E, et al. *Anesthesiology*. 2016;124:453.
216. Li X, Clark JD. *Anesth Analg*. 2002;95:979, table of contents.
217. Yuan Y, et al. *Anesth Analg*. 2013;116:473.
218. Li YZ, et al. *Anesth Analg*. 2014;119:978.
219. Comelon M, et al. *Br J Anaesth*. 2016;116:524.
220. Laulin JP, et al. *Anesth Analg*. 2002;94:1263, table of contents.
221. Kissin I, et al. *Anesth Analg*. 2000;91:1483.
222. Holtman Jr JR, Wala EP. *Anesthesiology*. 2007;106:563.
223. Mercieri M, et al. *Br J Anaesth*. 2017;119:792.
224. Kong M, et al. *J Clin Anesth*. 2016;34:41.
225. Echevarria G, et al. *Br J Anaesth*. 2011;107:959.
226. Song JW, et al. *Anesth Analg*. 2011;113:390.
227. Dunbar SA, et al. *Anesthesiology*. 2006;105:154.
228. Troster A, et al. *Anesthesiology*. 2006;105:1016.
229. Aguado D, et al. *Anesthesiology*. 2013;118:1160.
230. Koo CH, et al. *Br J Anaesth*. 2017;119:1161.
231. Liang DY, et al. *Anesthesiology*. 2006;104:1054.
232. Liang DY, et al. *Anesthesiology*. 2011;114:1180.
233. Shin SW, et al. *Br J Anaesth*. 2010;105:661.
234. van Gulik L, et al. *Br J Anaesth*. 2012;109:616.
235. Voscopoulos C, Lema M. *Br J Anaesth*. 2010;105(suppl 1):i69.
236. Angst MS, Clark JD. *Anesthesiology*. 2006;104:570.
237. Zhang Z, et al. *Anesthesiology*. 2007;107:288.
238. Romberg R, et al. *Br J Anaesth*. 2003;91:862.
239. Erb TO, et al. *Anesthesiology*. 2010;113:41.
240. Selwyn DA, et al. *Br J Anaesth*. 1996;76:274.
241. Hardemark Cedborg AI, et al. *Anesthesiology*. 2015;122:1253.
242. Kim H, et al. *Anaesthesia*. 2012;67:765.
243. Lin JA, et al. *Anesth Analg*. 2005;101:670, table of contents.
244. Pandey CK, et al. *Anesth Analg*. 2004;99:1696, table of contents.
245. Sun L, et al. *Anesthesia*. 2014;28:325.
246. Hung KC, et al. *Anaesthesia*. 2010;65:4.
247. Kim JE, et al. *Anesthesia*. 2014;28:257.
248. Ambesh SP, et al. *Br J Anaesth*. 2010;104:40.
249. Li CC, et al. *Br J Anaesth*. 2015;115:444.
250. Lee LA, et al. *Anesthesiology*. 2015;122:659.
251. Dahan A, et al. *Anesthesiology*. 2010;112:226.
252. Sarton E, et al. *Anesthesiology*. 1999;90:1329.
253. Smart JA, et al. *Br J Anaesth*. 2000;84:735.
254. Glass PS, et al. *Anesthesiology*. 1999;90:1556.
255. Gelberg J, et al. *Br J Anaesth*. 2012;108:1028.
256. Krenn H, et al. *Anesth Analg*. 2000;91:432.
257. Funk GD, et al. *J Neurophysiol*. 1993;70:1497.
258. Ren J, et al. *Anesthesiology*. 2009;110:1364.
259. Ren J, et al. *Anesthesiology*. 2015;122:424.
260. Stucke AG, et al. *Anesthesiology*. 2015;122:1288.
261. Montandon G, et al. *Anesthesiology*. 2016;124:641.
262. Roozekrans M, et al. *Anesthesiology*. 2014;121:459.
263. Setnik B, et al. *Hum Psychopharmacol*. 2014;29:251.
264. van der Schrier R, et al. *Anesthesiology*. 2017;126:534.
265. Niesters M, et al. *Br J Anaesth*. 2013;110:837.
266. Feldman PD, et al. *Brain Res*. 1996;709:331.
267. Keay KA, et al. *Brain Res*. 1997;762:61.
268. Nakae Y, et al. *Anesth Analg*. 2001;92:602.
269. Xiao GS, et al. *Anesthesiology*. 2005;103:280.
270. Llobel F, Laorden ML. *Br J Anaesth*. 1996;76:106.
271. Kawakubo A, et al. *J Anesth*. 1999;13:77.
272. Graham MD, et al. *Anesth Analg*. 2004;98:1013, table of contents.
273. Duncan DJ, et al. *Br J Pharmacol*. 2007;150:720.
274. Bolliger D, et al. *Br J Anaesth*. 2011;106:573.
275. Weber G, et al. *Acta Anaesthesiol Scand*. 1995;39:1071.
276. Lischke V, et al. *Acta Anaesthesiol Scand*. 1994;38:144.
277. Chang DJ, et al. *Anaesthesia*. 2008;63:1056.
278. Kweon TD, et al. *Anaesthesia*. 2008;63:347.
279. Sharpe MD, et al. *Can J Anaesth*. 1992;39:816.
280. Sharpe MD, et al. *Anesthesiology*. 1994;80:63.
281. Sarne Y, et al. *Br J Pharmacol*. 1991;102:696.
282. McIntosh M, et al. *Eur J Pharmacol*. 1992;210:37.
283. Lessa MA, Tibirica E. *Anesth Analg*. 2006;103:815.
284. Schultz JE, et al. *Circ Res*. 1996;78:1100.
285. Zhang Y, et al. *Anesthesiology*. 2005;102:371.
286. Zhang Y, et al. *Anesthesiology*. 2004;101:918.
287. Li R, et al. *Anesth Analg*. 2009;108:23.
288. Frassdorf J, et al. *Anesth Analg*. 2005;101:934, table of contents.
289. Zhang SZ, et al. *Anesthesiology*. 2006;105:550.
290. Jang Y, et al. *Anesthesiology*. 2008;108:243.
291. Weihrauch D, et al. *Anesth Analg*. 2005;101:942, table of contents.
292. Miller LE, et al. *Exp Physiol*. 2015;100:410.
293. McPherson BC, Yao Z. *Anesthesiology*. 2001;94:1082.
294. Kato R, Foex P. *Br J Anaesth*. 2000;84:608.
295. Kato R, et al. *Br J Anaesth*. 2000;84:204.
296. Warltier DC, et al. *Anesthesiology*. 2000;92:253.
297. Blaise GA, et al. *Anesthesiology*. 1990;72:535.
298. Moore PG, et al. *Clin Exp Pharmacol Physiol*. 2000;27:1028.
299. Lennander O, et al. *Br J Anaesth*. 1996;77:399.
300. Arnold RW, et al. *Binocul Vis Strabismus Q*. 2004;19:215.
301. Hahnenkamp K, et al. *Paediatr Anaesth*. 2000;10:601.
302. Blunk JA, et al. *Anesth Analg*. 2004;98:364, table of contents.
303. Stefano GB. *J Neuroimmunol*. 1998;83:70.
304. White DA, et al. *Anesth Analg*. 1990;71:29.
305. Sohn JT, et al. *Anesthesiology*. 2004;101:89.
306. Ebert TJ, et al. *Anesth Analg*. 2005;101:1677.
307. Sohn JT, et al. *Eur J Anaesthesiol*. 2007;24:276.
308. Unlugenc H, et al. *Acta Anaesthesiol Scand*. 2003;47:65.
309. Ouattara A, et al. *Anesthesiology*. 2004;100:602.
310. Sohn JT, et al. *Anesthesiology*. 2005;103:327.
311. Kaye AD, et al. *Anesth Analg*. 2006;102:118.
312. Kaye AD, et al. *Eur J Pharmacol*. 2006;534:159.
313. Charleston C, et al. *Anesth Analg*. 2006;103:156, table of contents.
314. Liu L, et al. *Anesthesiology*. 2013;119:379.
315. Vuong C, et al. *Endocr Rev*. 2010;31:98.
316. Delitala G, et al. *J Endocrinol*. 1994;141:163.
317. Ellis DJ, Steward DJ. *Anesthesiology*. 1990;72:812.
318. Philbin DM, et al. *Anesthesiology*. 1990;73:5.
319. Myles PS, et al. *Anesth Analg*. 2002;95:805, table of contents.
320. Anand KJ, Hickey PR. *N Engl J Med*. 1992;326:1.
321. Mangano DT, et al. *Anesthesiology*. 1992;76:342.
322. Plunkett JJ, et al. *Anesthesiology*. 1997;86:785.
323. Nestler EJ, Aghajanian GK. *Science*. 1997;278:58.
324. Chan KW, et al. *Eur J Pharmacol*. 1997;319:225.
325. Lim G, et al. *Anesthesiology*. 2005;102:832.
326. Kissin I, et al. *Anesth Analg*. 2000;91:110.
327. Li JY, et al. *Anesth Analg*. 2001;92:1563.
328. Lin CP, et al. *Anesthesiology*. 2015;122:666.
329. Lin CP, et al. *Anesth Analg*. 2017;124:972.
330. Wang Y, et al. *Anesth Analg*. 2005;100:1733.
331. Narita M, et al. *Neuroscience*. 2006;138:609.
332. Mika J, et al. *Brain Behav Immun*. 2009;23:75.
333. Chia YY, et al. *Can J Anaesth*. 1999;46:872.
334. Vinik HR, Kissin I. *Anesth Analg*. 1998;86:1307.
335. Guignard B, et al. *Anesthesiology*. 2000;93:409.
336. Schraag S, et al. *Anesth Analg*. 1999;89:753.
337. Gustorff B, et al. *Anesth Analg*. 2002;94:1223, table of contents.
338. Kim SH, et al. *Anesthesiology*. 2013;118:337.
339. Hayhurst CJ, Durieux ME. *Anesthesiology*. 2016;124:483.
340. Paronis CA, Woods JH. *J Pharmacol Exp Ther*. 1997;282:355.
341. Mitra S, Sinatra RS. *Anesthesiology*. 2004;101:212.
342. Mehta V, Langford RM. *Anaesthesia*. 2006;61:269.
343. Tanum L, et al. *JAMA Psychiatry*. 2017;74:1197.

344. Kienbaum P, et al. *Anesthesiology*. 1998;88:1154.
345. Hensel M, et al. *Br J Anaesth*. 2000;84:236.
346. Kienbaum P, et al. *Anesthesiology*. 2002;96:346.
347. Clark DJ, Schumacher MA. *Anesth Analg*. 2017;125:1667.
348. Kuipers PW, et al. *Anesthesiology*. 2004;100:1497.
349. Malinovsky JM, et al. *Anesth Analg*. 1998;87:456.
350. Rosow CE, et al. *Clin Pharmacol Ther*. 2007;82:48.
351. Terashi T, et al. *Anesthesia*. 2013;27:340.
352. Viscusi ER, et al. *Anesth Analg*. 2009;108:1811.
353. Kojima Y, et al. *J Pharmacol Exp Ther*. 1994;268:965.
354. Penagini C, et al. *Am J Physiol*. 1996;271:G675.
355. Thorn SE, et al. *Acta Anaesthesiol Scand*. 1996;40:177.
356. Crighton IM, et al. *Anesth Analg*. 1998;87:445.
357. Runkel NS, et al. *Dig Dis Sci*. 1993;38:1530.
358. Hammas B, et al. *Acta Anaesthesiol Scand*. 2001;45:1023.
359. Murphy DB, et al. *Anesthesiology*. 1997;87:765.
360. Asai T, Power I. *Anesth Analg*. 1999;88:204.
361. McNeill MJ, et al. *Br J Anaesth*. 1990;64:450.
362. Mori T, et al. *J Pharmacol Exp Ther*. 2013;347:91.
363. Thompson DR. *Am J Gastroenterol*. 2001;96:1266.
364. Wu SD, et al. *World J Gastroenterol*. 2004;10:2901.
365. Fragen RJ, et al. *Anesth Analg*. 1999;89:1561.
366. Yang LQ, et al. *Anesthesiology*. 2011;114:1036.
367. Wang Y, et al. *Br J Anaesth*. 2012;109:529.
368. Liu R, et al. *Anesthesiology*. 2014;120:714.
369. Watcha MF, White PF. *Anesthesiology*. 1992;77:162.
370. Gan TJ. *Anesth Analg*. 2006;102:1884.
371. Langevin S, et al. *Anesthesiology*. 1999;91:1666.
372. Rung GW, et al. *Anesth Analg*. 1997;84:832.
373. Tzeng JI, et al. *Br J Anaesth*. 2000;85:865.
374. Simoneau II , et al. *Anesthesiology*. 2001;94:882.
375. Monitto CL, et al. *Anesth Analg*. 2011;113:834.
376. Harnett MJ, et al. *Anesth Analg*. 2007;105:764.
377. Lok IH, et al. *Hum Reprod*. 2002;17:2101.
378. Sandner-Kiesling A, Eisenach JC. *Anesthesiology*. 2002;97:966.
379. Sandner-Kiesling A, Eisenach JC. *Anesthesiology*. 2002;96:375.
380. Gin T, et al. *Anesth Analg*. 2000;90:1167.
381. Ngan Kee WD, et al. *Anesthesiology*. 2006;104:14.
382. Strumper D, et al. *Anesthesiology*. 2003;98:1400; discussion, p 5A.
383. Wittels B, et al. *Anesthesiology*. 1990;73:864.
384. Spigset O. *Acta Anaesthesiol Scand*. 1994;38:94.
385. Doberczak TM, et al. *J Pediatr*. 1991;118:933.
386. McQueen K, Murphy-Oikonen J. *N Engl J Med*. 2016;375:2468.
387. Edston E, van Hage-Hamsten M. *Allergy*. 1997;52:950.
388. Alexander R, et al. *Br J Anaesth*. 1998;81:606.
389. Ng HP, et al. *Br J Anaesth*. 2000;85:785.
390. Al-Hashimi M, et al. *Br J Anaesth*. 2013;111:80.
391. Gaveriaux-Ruff C, et al. *Proc Natl Acad Sci U S A*. 1998;95:6326.
392. Nelson CJ, et al. *Anesth Analg*. 1997;85:620.
393. Sacerdote P, et al. *Anesth Analg*. 2000;90:1411.
394. Yeager MP, et al. *Anesth Analg*. 2002;94:94.
395. Murphy GS, et al. *Anesth Analg*. 2007;104:1334, table of contents.
396. Welters ID, et al. *Anesthesiology*. 2000;92:1677.
397. Yin D, et al. *Nature*. 1999;397:218.
398. Ohara T, et al. *Anesth Analg*. 2005;101:1117, table of contents.
399. Hyejin J, et al. *Immunopharmacol Immunotoxicol*. 2013;35:264.
400. Zhang Y, et al. *Inflammation*. 2014;37:1654.
401. Inagi T, et al. *J Hosp Infect*. 2015;89:61.
402. Bovill JG. *Anesth Analg*. 2010;110:1524.
403. Lennon FE, et al. *Anesthesiology*. 2012;116:940.
404. Lennon FE, et al. *Anesthesiology*. 2012;116:857.
405. Bortsov AV, et al. *Anesthesiology*. 2012;116:896.
406. Sekandarzad MW, et al. *Anesth Analg*. 2017;124:1697.
407. Singleton PA, et al. *Cancer*. 2015;121:2681.
408. Mahbuba W, Lambert DG. *Br J Anaesth*. 2015;115:821.
409. Blebea J, et al. *J Vasc Surg*. 2000;32:364–373.
410. Kim JY, et al. *Anesth Analg*. 2016;123:1429.
411. Rook JM, et al. *Anesthesiology*. 2008;109:130.
412. Bigliardi PL, et al. *Br J Pharmacol*. 2015;172:501.
413. Stein C, Kuchler S. *Trends Pharmacol Sci*. 2013;34:303.
414. Lotsch J. *Anesthesiology*. 2009;110:1209.
415. Romberg R, et al. *Anesthesiology*. 2004;100:120.
416. Klimas R, Mikus G. *Br J Anaesth*. 2014;113:935.
417. Skarke C, et al. *Anesthesiology*. 2004;101:1394.
418. Teppema LJ, et al. *Anesthesiology*. 2008;109:689.
419. Lotsch J, et al. *Anesthesiology*. 2002;97:814.
420. Osborne R, et al. *Clin Pharmacol Ther*. 1990;47:12.
421. Motamed C, et al. *Anesthesiology*. 2000;92:355.

422. Kharasch ED, Thummel KE. *Anesth Analg*. 1993;76:1033.
423. Klees TM, et al. *Anesthesiology*. 2005;102:550.
424. Janicki PK, et al. *Br J Anaesth*. 1992;68:311.
425. Boer F, et al. *Br J Anaesth*. 1992;68:370.
426. Westmoreland CL, et al. *Anesthesiology*. 1993;79:893.
427. Duthie DJ, et al. *Anesth Analg*. 1997;84:740.
428. Buerkle H, Yaksh TL. *Anesthesiology*. 1996;84:926.
429. Egan TD. *Clin Pharmacokinet*. 1995;29:80.
430. Cox EH, et al. *Anesthesiology*. 1999;90:535.
431. Stiller RL, et al. *Anesthesiology*. 1995;83:A381.
432. Lang E, et al. *Anesthesiology*. 1996;85:721.
433. Upton HD, et al. *Anesth Analg*. 2017;125:81.
434. Olkkola KT, et al. *Clin Pharmacokinet*. 1995;28:385.
435. Munoz HR, et al. *Anesth Analg*. 2007;104:77.
436. Munoz HR, et al. *Anesthesiology*. 2002;97:1142.
437. Minto CF, et al. *Anesthesiology*. 1997;86:10.
438. Egan TD, et al. *Anesthesiology*. 1998;89:562.
439. Eleveld DJ, et al. *Anesthesiology*. 2017;126:1005.
440. Kim TK, et al. *Anesthesiology*. 2017;126:1019.
441. Mazoit JX, et al. *Clin Pharmacol Ther*. 1990;48:613.
442. Osborne R, et al. *Clin Pharmacol Ther*. 1993;54:158.
443. Murphy EJ. *Anaesth Intensive Care*. 2005;33:311.
444. Rudin A, et al. *Anesth Analg*. 2007;104:1409, table of contents.
445. Danziger LH, et al. *Pharmacotherapy*. 1994;14:235.
446. Tegeder I, et al. *Clin Pharmacokinet*. 1999;37:17.
447. Baririan N, et al. *Clin Pharmacokinet*. 2007;46:261.
448. Dershwitz M, et al. *Anesthesiology*. 1996;84:812.
449. Navapurkar VU, et al. *Anesthesiology*. 1995;83:A382.
450. Dumont L, et al. *Br J Anaesth*. 1998;81:265.
451. Miller RS, et al. *J Clin Pharm Ther*. 1997;22:197.
452. Hudson RJ, et al. *Anesthesiology*. 2003;99:847.
453. Petros A, et al. *Anesth Analg*. 1995;81:458.
454. Hynynen M, et al. *Br J Anaesth*. 1994;72:571.
455. Russell D, et al. *Br J Anaesth*. 1997;79:456.
456. Davis PJ, et al. *Anesth Analg*. 1999;89:904.
457. Michelsen LG, et al. *Anesth Analg*. 2001;93:1100.
458. Egan TD, et al. *Anesthesiology*. 1999;91:156.
459. Johnson KB, et al. *Anesthesiology*. 2001;94:322.
460. Kurita T, et al. *Anesth Analg*. 2011;107:719.
461. Somogyi AA, et al. *Clin Pharmacol Ther*. 2007;81:429.
462. Benrath J, et al. *Anesthesiology*. 2004;100:1545.
463. Gottschalk A, et al. *JAMA*. 1998;279:1076.
464. Holthusen H, et al. *Reg Anesth Pain Med*. 2002;27:249.
465. Aida S, et al. *Anesth Analg*. 1999;89:711.
466. Ong CK, et al. *Anesth Analg*. 2005;100:757, table of contents.
467. Lipszyc M, et al. *Br J Anaesth*. 2011;106:724.
468. Carstensen M, Moller AM. *Br J Anaesth*. 2010;104:401.
469. Dahaba AA, et al. *Anesthesiology*. 2004;101:640.
470. Smith C, et al. *Anesthesiology*. 1994;81:820.
471. Vuyk J, et al. *Anesthesiology*. 1996;84:288.
472. Kazama T, et al. *Anesthesiology*. 1997;87:213.
473. Katoh T, et al. *Br J Anaesth*. 1994;73:322.
474. Shibutani K, et al. *Br J Anaesth*. 2005;95:377.
475. Han T, et al. *Anesth Analg*. 2000;90:1365.
476. Yu AL, et al. *Anesthesiology*. 2006;105:684.
477. Vuyk J, et al. *Anesthesiology*. 1993;78:1036; discussion, p 23A.
478. Mertens MJ, et al. *Anesthesiology*. 2001;94:949.
479. Xue FS, et al. *Br J Anaesth*. 2008;100:717.
480. Iannuzzi E, et al. *Minerva Anestesiol*. 2004;70:109.
481. Glass PS, et al. *Anesthesiology*. 1990;73:A378.
482. Thomson IR, et al. *Anesthesiology*. 1998;89:852.
483. Avramov MN, et al. *Anesthesiology*. 1996;85:1283.
484. Fletcher D, et al. *Anesth Analg*. 2000;90:666.
485. Kochs E, et al. *Br J Anaesth*. 2000;84:169.
486. Guignard B, et al. *Anesth Analg*. 2002;95:103, table of contents.
487. Eltzschig HK, et al. *Anesth Analg*. 2002;94:1173, table of contents.
488. Calderon E, et al. *Anesth Analg*. 2001;92:715.
489. Vuyk J, et al. *Anesthesiology*. 1995;83:8.
490. Stanski DR, Shafer SL. *Anesthesiology*. 1995;83:1.
491. Wuesten R, et al. *Anesthesiology*. 2001;94:211.
492. Hogue Jr CW, et al. *Anesth Analg*. 1996;83:279.
493. Vuyk J, et al. *Anesth Analg*. 1990;71:645.
494. Engoren M, et al. *Anesth Analg*. 2001;93:859.
495. Bell J, et al. *Br J Anaesth*. 1994;73:162.
496. Howie MB, et al. *Anesth Analg*. 1996;83:941.
497. Duncan HP, et al. *Br J Anaesth*. 2000;84:556.
498. Takahashi M, et al. *J Anesth*. 2004;18:1.
499. Silbert BS, et al. *Anesthesiology*. 2006;104:1137.

500. Sareen J, et al. *Can J Anaesth*. 1997;44:19.
501. Jain U, et al. *Anesthesiology*. 1996;85:522.
502. Ahonen J, et al. *Anesth Analg*. 2000;90:1269.
503. Kazmaier S, et al. *Br J Anaesth*. 2000;84:578.
504. Geisler FE, et al. *J Cardiothorac Vasc Anesth*. 2003;17:60.
505. Thompson JP, et al. *Br J Anaesth*. 1998;81:152.
506. Portenoy RK, et al. *Anesthesiology*. 1993;78:36.
507. Sandler AN, et al. *Anesthesiology*. 1994;81:1169.
508. Grond S, et al. *Clin Pharmacokinet*. 2000;38:59.
509. Schmidt-Hansen M, et al. *Cochrane Database Syst Rev*. 2015:CD009596.
510. Poulain P, et al. *J Pain Symptom Manage*. 2008;36:117.
511. Power I. *Br J Anaesth*. 2007;98:4.
512. Viscusi ER, et al. *JAMA*. 2004;291:1333.
513. Panchal SJ, et al. *Anesth Analg*. 2007;105:1437.
514. James IG, et al. *J Pain Symptom Manage*. 2010;40:266.
515. Aiyer R, et al. *Anesth Analg*. 2018;127:529.
516. Manara AR, et al. *Br J Anaesth*. 1990;64:551.
517. Friesen RH, Lockhart CH. *Anesthesiology*. 1992;76:46.
518. Streisand JB, et al. *Anesthesiology*. 1991;75:223.
519. Egan TD, et al. *Anesthesiology*. 2000;92:665.
520. Kharasch ED, et al. *Anesthesiology*. 2004;101:738.
521. Kharasch ED, et al. *Anesthesiology*. 2004;101:729.
522. Dsida RM, et al. *Anesth Analg*. 1998;86:66.
523. Mystakidou K, et al. *Drug Deliv*. 2006;13:269.
524. Zedie N, et al. *Clin Pharmacol Ther*. 1996;59:341.
525. Dale O, et al. *Acta Anaesthesiol Scand*. 2002;46:759.
526. Striebel HW, et al. *Anesth Analg*. 1996;83:548.
527. Hippard HK, et al. *Anesth Analg*. 2012;115:356.
528. Christensen KS, et al. *Anesth Analg*. 2008;107:2018.
529. Verghese ST, et al. *Anesth Analg*. 2008;107:1176.
530. Worsley MH, et al. *Anaesthesia*. 1990;45:449.
531. Hung OR, et al. *Anesthesiology*. 1995;83:277.
532. Coyne PJ, et al. *J Pain Symptom Manage*. 2002;23:157.
533. Farr SJ, Otulana BA. *Adv Drug Deliv Rev*. 2006;58:1076.
534. Bevans T, et al. *Anesth Analg*. 2016;122:1831.
535. Babul N, et al. *J Pain Symptom Manage*. 1992;7:400.
536. Lundeberg S, et al. *Acta Anaesthesiol Scand*. 1996;40:445.
537. Klepstad P, et al. *Pain*. 2003;101:193.
538. Curtis GB, et al. *Eur J Clin Pharmacol*. 1999;55:425.
539. Bruera E, et al. *J Clin Oncol*. 1998;16:3222.
540. Carvalho B, et al. *Anesth Analg*. 2005;100:1150.
541. Carvalho B, et al. *Anesth Analg*. 2007;105:176.
542. Gambling D, et al. *Anesth Analg*. 2005;100:1065.
543. Viscusi ER, et al. *Anesthesiology*. 2005;102:1014.
544. Hartrick CT, et al. *Bone Joint Surg Am*. 2006;88:273.
545. Atkinson Ralls L, et al. *Anesth Analg*. 2011;113:251.
546. Caraco Y, et al. *Drug Metab Dispos*. 1996;24:761.
547. Nieminen TH, et al. *Anesthesiology*. 2009;110:1371.
548. Lemberg KK, et al. *Anesth Analg*. 2008;106:463, table of contents.
549. Lemberg KK, et al. *Anesthesiology*. 2006;105:801.
550. Lenz H, et al. *Anesth Analg*. 2009;109:1279.
551. Chang SH, et al. *Anaesthesia*. 2010;65:1007.
552. Unlugenc H, et al. *Anesth Analg*. 2008;106:309, table of contents.
553. Nelson KE, Eisenach JC. *Anesthesiology*. 2005;102:1008.
554. Douma MR, et al. *Br J Anaesth*. 2010;104:209.
555. Kranke P, et al. *Anesth Analg*. 2004;99:718, table of contents.
556. Felden L, et al. *Br J Anaesth*. 2011;107:319.
557. Quigley C, Wiffen P. *J Pain Symptom Manage*. 2003;25:169.
558. Hong D, et al. *Anesth Analg*. 2008;107:1384.
559. Prommer E. *Support Care Cancer*. 2007;15:259.
560. Bowdle TA, et al. *Anesth Analg*. 2004;98:1692, table of contents.
561. Murphy GS, et al. *Anesthesiology*. 2017;126:822.
562. Chamberlin KW, et al. *Ann Pharmacother*. 2007;41:1144.
563. Gimbel J, Ahdieh H. *Anesth Analg*. 2004;99:1472, table of contents.
564. Morlion B, et al. *Br J Anaesth*. 1999;82:52.
565. Bouillon T, et al. *Anesthesiology*. 1999;90:7.
566. Dieterich M, et al. *Arch Gynecol Obstet*. 2012;286:859.
567. Dopfmer UR, et al. *Eur J Anaesthesiol*. 2001;18:389.
568. Miotto K, et al. *Anesth Analg*. 2017;124:44.
569. Halfpenny DM, et al. *Br J Anaesth*. 1999;83:909.
570. Bamigbade TA, et al. *Br J Anaesth*. 1997;79:352.
571. de Wolff MH, et al. *Br J Anaesth*. 1999;83:780.
572. James MF, et al. *Anesth Analg*. 1996;83:87.
573. Wilder Smith CH, Bettiga A. *Br J Clin Pharmacol*. 1997;43:71.
574. Thevenin A, et al. *Anesth Analg*. 2008;106:622, table of contents.
575. Acalovschi I, et al. *Anesth Analg*. 2001;92:209.
576. Robaux S, et al. *Anesth Analg*. 2004;98:1172, table of contents.
577. Zeidan A, et al. *Anesth Analg*. 2008;107:292.
578. Tamanai-Shacoori Z, et al. *Anesth Analg*. 2007;105:524.
579. Boyer EW, Shannon M. *N Engl J Med*. 2005;352:1112.
580. van Dorp EL, et al. *Anesth Analg*. 2006;102:1789.
581. Osborne R, et al. *Br J Clin Pharmacol*. 1992;34:130.
582. Grace D, Fee JP. *Anesth Analg*. 1996;83:1055.
583. Hanna MH, et al. *Anesthesiology*. 2005;102:815.
584. van Dorp EL, et al. *Anesthesiology*. 2009;110:1356.
585. Asai T, et al. *Br J Anaesth*. 1998;80:814.
586. Hirabayashi M, et al. *Anesth Analg*. 2017;124:1930.
587. Zacny JP, et al. *Anesth Analg*. 1996;82:931.
588. Brown SM, et al. *Anesthesiology*. 2011;115:1251.
589. Dahan A, et al. *Br J Anaesth*. 2005;94:825.
590. Chen KY, et al. *Anesthesiology*. 2014;120:1262.
591. Falcon E, et al. *Neuropsychopharmacology*. 2016;41:2344.
592. Nyhuis PW, et al. *J Clin Psychopharmacol*. 2008;28:593.
593. Lee SC, et al. *Anesth Analg*. 1997;84:810.
594. Weiss BM, et al. *Anesth Analg*. 1991;73:521.
595. Parker RK, et al. *Anesth Analg*. 1997;84:757.
596. Yeh YC, et al. *Br J Anaesth*. 2008;101:542.
597. Charuluxananan S, et al. *Anesth Analg*. 2003;96:1789, table of contents.
598. Wang JJ, et al. *Anesth Analg*. 1999;88:686.
599. Ding Y, White PF. *Anesth Analg*. 1992;75:566.
600. Cohen RI, et al. *Anesth Analg*. 1993;77:533.
601. Sun ZT, et al. *J Anesth*. 2011;25:860.
602. Freye E, Levy JV. *Eur J Anaesthesiol*. 2007;24:53.
603. Kendrick WD, et al. *Anesth Analg*. 1996;82:641.
604. Gan TJ, et al. *Anesthesiology*. 1997;87:1075.
605. Fukuda K, et al. *Anesth Analg*. 1998;87:450.
606. van Dorp E, et al. *Anesthesiology*. 2006;105:51.
607. Just B, et al. *Anesthesiology*. 1992;76:60.
608. Staessen J, et al. *J Cardiovasc Pharmacol*. 1990;15:386.
609. Xiao Y, et al. *Acta Anaesthesiol Scand*. 2015;59:1194.
610. Belzung C, et al. *Eur J f Pharma*. 2000;394:289.
611. Mikkelsen S, et al. *Anesthesiology*. 1999;90:1539.
612. Hackshaw KV, et al. *Crit Care Med*. 1990;18:47.
613. Boeuf B, et al. *Crit Care Med*. 1998;26:1910.
614. Crain SM, Shen KF. *Pain*. 2000;84:121.
615. Movafegh A, et al. *Anesth Analg*. 2009;109:1679.
616. Benzel EC, et al. *J Spinal Disord*. 1992;5:75.
617. Bracken MB, et al. *N Engl J Med*. 1990;322:1405.
618. Acher CW, et al. *J Vasc Surg*. 1994;19:236; discussion 247.
619. Romanovsky AA, Blatteis CM. *J Appl Physiol*. 1996;81:2565.
620. Bergasa NV. *Curr Treat Options Gastroenterol*. 2004;7:501.
621. Bainton T, et al. *Pain*. 1992;48:159.
622. Abboud TK, et al. *Anesth Analg*. 1990;71:367.
623. Joshi GP, et al. *Anesthesiology*. 1999;90:1007.
624. Thomas J, et al. *N Engl J Med*. 2008;358:2332.
625. Webster LR, et al. *J Pain Res*. 2015;8:771.
626. Murphy DB, et al. *Br J Anaesth*. 2001;86:120.
627. Chey WD, et al. *N Engl J Med*. 2014;370:2387.
628. Bovill JG. *J Clin Anesth*. 1997;9:3S.
629. Vuyk J. *J Clin Anesth*. 1997;9:23S.
630. Bartkowski RR, et al. *Anesthesiology*. 1993;78:260.
631. Bartkowski RR, McDonnell TE. *Anesthesiology*. 1990;73:566.
632. Schwieger IM, et al. *Anesthesiology*. 1991;74:1060.
633. Luger TJ, et al. *Eur J Pharmacol*. 1995;275:153.
634. Bailey PL, et al. *Anesthesiology*. 1990;73:826.
635. Ma D, et al. *Acta Anaesthesiol Scand*. 1998;42:670.
636. Iselin Chaves IA, et al. *Anesth Analg*. 1998;87:949.
637. Sukhani R, et al. *Anesth Analg*. 1996;83:975.
638. Mertens MJ, et al. *Anesthesiology*. 2004;100:795.
639. Haessler R, et al. *J Cardiothorac Vasc Anesth*. 1992;6:173.
640. Pacheco Dda F, et al. *Brain Res*. 2014;1562:69.
641. Sethna NF, et al. *Anesth Analg*. 1998;86:1250.
642. Reeves M, et al. *Anesth Analg*. 2001;93:116.
643. Lauretti GR, et al. *Anesthesiology*. 1999;90:1528.
644. Zakine J, et al. *Anesth Analg*. 2008;106:1856.
645. Grande LA, et al. *Anesth Analg*. 2008;107:1380.
646. Webb AR, et al. *Anesth Analg*. 2007;104:912.
647. Searle NR, et al. *Can J Anaesth*. 1996;43:890.
648. Weiskopf RB, et al. *Anesthesiology*. 1994;81:1350.
649. Shorten GD, et al. *Can J Anaesth*. 1995;42:695.
650. Cote D, et al. *Can J Anaesth*. 1991;38:324.
651. McCoy EP, et al. *Can J Anaesth*. 1993;40:703.
652. Loan PB, et al. *Br J Anaesth*. 1974;74:330.
653. Gillman PK. *Br J Anaesth*. 2005;95:434.
654. Ure DS, et al. *Br J Anaesth*. 2000;84:414.
655. Beresford BJ, et al. *J Ect*. 2004;20:120.
656. Hasegawa AE, Zacny JP. *Anesth Analg*. 1997;85:633.

657. Omote K, et al. *Anesthesiology*. 1996;84:636.
658. Koinig H, et al. *Anesth Analg*. 1998;87:206.
659. Buvanendran A, et al. *Anesth Analg*. 2002;95:661, table of contents.
660. Kroin JS, et al. *Anesth Analg*. 2000;90:913.
661. Ng A, et al. *Br J Anaesth*. 2002;88:714.
662. Cepeda MS, et al. *Anesthesiology*. 2005;103:1225.
663. Xuerong Y, et al. *Anesth Analg*. 2008;107:2032.
664. Hong JY, et al. *Anesthesiology*. 2010;113:672.
665. Hiller A, et al. *Spine*. 2012;37:E1225.
666. Eckhardt K, et al. *Anesth Analg*. 2000;91:185.
667. Hansen C, et al. *Anesth Analg*. 2004;99:1180, table of contents.
668. Van Elstraete AC, et al. *Anesthesiology*. 2008;108:484.
669. Bornemann-Cimenti H, et al. *Br J Anaesth*. 2012;108:845.
670. Luccarini P, et al. *Anesthesiology*. 2004;100:690.
671. Kozer E, et al. *Anesth Analg*. 2008;107:1216.
672. Ho KY, et al. *Br J Anaesth*. 2010;105:371.
673. Babenco HD, et al. *Anesthesiology*. 1998;89:642.
674. McKay A, et al. *Anesth Analg*. 2009;109:1805.
675. Liu Q, Gold MS. *Anesthesiology*. 2016;125:755.

25 非阿片类镇痛药

LUCY LIN CHEN，JIANREN MAO

张宗旺 译 王月兰 审校

> **要　点**
> ■ 随着对疼痛通路和机制的深入了解，人们意识到离子通道在伤害性信号的转导、传递和调节方面发挥着重要的作用。这为急、慢性疼痛，尤其神经病理性疼痛治疗的新药研发开辟了新途径。
> ■ 本章列举的许多药物，尽管其确切机制尚未明了，但它们通常是多药联合治疗策略的组成部分，而这种联合治疗方法正被越来越多地应用于慢性疼痛的管理。

引言

近年来随着对疼痛机制认识的不断深入，多种非阿片类药物逐渐应用于急、慢性疼痛的治疗。鉴于全球对阿片类药物滥用和药物过量的日益关注，选择非阿片类镇痛药更具特别的意义。除了对乙酰氨基酚和非甾体抗炎药（nonsteroidal antiinflammatory drugs，NSAIDs），几种新型的非阿片类镇痛药也可用于急、慢性疼痛，尤其是神经病理性疼痛的治疗。这些非阿片类镇痛药包括：阻断电压敏感的钠通道和钙通道型药物，促进氯离子通道开放型药物，通过增强内源性 γ- 氨基丁酸（γ-aminobutyric acid，GABA）系统功能以及调节 N- 甲基 -D- 天冬氨酸（N-methyl-D-aspartate，NMDA）的受体活性等作用的药物。尤其是离子通道阻滞剂，大多数此类镇痛药未必产生典型的镇痛作用（即提高基础痛觉的阈值），但能通过靶向病理性疼痛的特殊机制发挥其抗痛觉过敏作用[1]。

本章简要讨论 NSAIDs 和对乙酰氨基酚，重点描述框 25.1 中列举的几种常用于疼痛治疗的离子通道阻滞剂，主要分为两类：钠通道阻滞剂和钙通道阻滞剂。

非甾体抗炎药

NSAIDs 包括布洛芬、萘普生、吲哚美辛、酮咯酸和双氯芬酸，这些药常用于肌筋膜疼痛、术后疼痛和慢性疼痛的治疗。最近的一项 Cochrane 综述纳入了16 项随机对照临床试验（2144 例患者），比较了急性软组织损伤患者口服 NSAIDs 和其他口服镇痛药（包括对乙酰氨基酚复合或不复合阿片类药物）后的疼痛

> **框 25.1　离子通道阻滞型镇痛药（推荐剂量）**
>
> **钙通道阻滞剂**
> 加巴喷丁：初始剂量 100 ～ 300 mg/d；滴定最高达 1800 ～ 3600 mg/d
> 普瑞巴林：初始剂量：75 ～ 150 mg/d；滴定最高达 450 ～ 600 mg/d
> 唑尼沙胺：初始剂量：50 ～ 100 mg/d；滴定最高达 450 mg/d
> 齐考诺肽：初始剂量：0.1 μg/h；滴定最高达 0.4 μg/h
> 左乙拉西坦：初始剂量：250 ～ 500 mg/d；滴定最高达 2000 mg/d
>
> **钠通道阻滞剂**
> 利多卡因：用于利多卡因试验：1 mg/kg 缓慢静脉推注或滴注
> 美西律：初始剂量：150 ～ 300 mg/d；滴定最高达 600 mg/d
> 卡马西平：初始剂量：100 mg/d；滴定最高达 600 mg/d
> 奥卡西平：初始剂量：150 mg/d；滴定最高达 900 mg/d
> 拉莫三嗪：初始剂量：25 ～ 50 mg/d；滴定最高达 250 ～ 500 mg/d
> 托吡酯：初始剂量：50 ～ 100 mg/d；滴定最高达 300 ～ 400 mg/d

缓解和功能恢复效果。NSAIDs 与对乙酰氨基酚或阿片类药物的镇痛作用相似且口服 7 天后功能恢复无差异[2]，但口服阿片类药物导致更多不良反应[3]。尽管单独应用对乙酰氨基酚、吲哚美辛或双氯芬酸都可减轻疼痛，但对乙酰氨基酚与双氯芬酸的联合应用效果更好[4]。如果没有禁忌证，如肾功能不全，术后早期常可经静脉使用酮咯酸（15 mg 或 30 mg）[5]。酮咯酸现已也用于儿科手术患者[6-7]。最近的一项 meta 分析也发现，NSAIDs 用于缓解急性肾绞痛与阿片类药物或对乙酰氨基酚效果相当[8]。

出于减少胃肠道不良反应的考虑，环氧合酶 2（COX-2）抑制剂可作为 NSAIDs（混合性 COX-1/COX-2 抑制剂）的替代品。尽管最近的临床研究，包括审查长期心血管安全性问题的 PRECISION 试验数据，均支持 NSAIDs 和 COX-2 抑制剂都具有一定程度的心血管风险，但是 COX-2 抑制剂与增加心血管不良

事件风险的相关性较为明确[9]。

对乙酰氨基酚

几十年来，口服对乙酰氨基酚已被广泛用于治疗轻、中度的疼痛。最近，静脉用对乙酰氨基酚已在美国上市。一项针对结直肠手术患者的随机临床试验结果表明，静脉使用对乙酰氨基酚可减少术后阿片类药物的使用量，缩短患者住院时间，改善镇痛效果，缩短术后肠功能恢复时间并降低术后肠梗阻的发生率[10]。在后路脊柱融合术[11]、开颅术[12]、玻璃体切除术[13]、食管切除术[14-15]和全关节置换术中[16]，都得到相似的结果。

在接受特发性脊柱侧弯手术治疗的青少年患者人群中，与术后单纯使用阿片类药物相比，静脉使用对乙酰氨基酚联合酮咯酸可以降低患者术后阿片类药物的需要量，并且严重便秘的患者更少[17]。在 Premier 数据库中一项针对 61 017 例胆囊切除术患者的回顾性分析显示，31 133 例（占 51%）静脉使用对乙酰氨基酚的患者住院时间缩短，住院费用降低，平均每日吗啡的用量减少，呼吸抑制、恶心和呕吐的发生率降低[18]。但也有些研究未能得出类似上述优势结论[19-21]。对长期使用对乙酰氨基酚，尤其合并饮酒的患者，其肝的副作用应特别关注。最近，9 项前瞻性队列研究分析显示产前长期使用对乙酰氨基酚对胎儿神经发育可能产生不良影响[22]。

钙通道阻滞剂

钙通道开放是突触传递过程中一个重要步骤，它能促进突触前部位释放神经递质和神经调质。细胞内钙离子浓度的改变除了能调节细胞膜的兴奋性，还能启动细胞内的级联反应。因此，阻断钙通道在疼痛和镇痛过程的调节中均发挥重要作用。能够减少钙离子内流到神经元或神经胶质细胞内的药物可以用于各种疼痛的辅助或替代性治疗，尤其是慢性神经病理性疼痛。大多数用于降血压的钙通道阻滞剂，鉴于其副作用和作用部位，可能适用于慢性疼痛的治疗。作为常见的钙离子阻滞剂，加巴喷丁、普瑞巴林、唑尼沙胺、齐考诺肽和左乙拉西坦等已被用于治疗疼痛。

加巴喷丁

加巴喷丁最初被美国食品和药物管理局（FDA）

批准用作抗惊厥药（部分性癫痫发作），目前已广泛用于治疗神经病理性疼痛。尽管加巴喷丁的作用机制尚不清楚，但它已被证实通过结合 α_2-δ 亚基阻断电压门控的钙通道[23]，从而减少了钙离子的内流。通过阻止钙离子内流，减少了初级伤害性感受传入信号中谷氨酸和 P 物质的释放，从而调节伤害性感受传递。加巴喷丁已被用于治疗糖尿病性神经痛、带状疱疹后神经痛、三叉神经痛、复杂区域疼痛综合征和由人类免疫缺陷病毒（HIV）感染、癌症、多发性硬化症和脊髓损伤所致的痛性周围神经病变。

糖尿病性神经痛是一种常见于糖尿病患者的顽疾。多达 25% 的糖尿病患者可能被自发痛、痛觉超敏、痛觉过敏、感觉异常和其他疼痛症状所困扰[24]。带状疱疹后神经痛是另一类常见的神经病理性疼痛。带状疱疹后神经痛的发生率大约为 9% ～ 34%，随着年龄增长而显著升高。许多药物已被尝试用来治疗糖尿病性神经痛和带状疱疹后神经痛，包括三环类抗抑郁药（tricyclic antidepressants，TCAs），如阿米替林、去甲替林、丙咪嗪和地昔帕明。由于三环类抗抑郁药副作用明显，加巴喷丁已越来越多地应用于此类疼痛的治疗。

加巴喷丁可有效减轻几种典型的神经性疼痛症状，如烧灼痛、枪击样痛、痛觉过敏和痛觉超敏[25-26]。抗抑郁药和加巴喷丁达到 50% 疼痛缓解至少需要数量分别为 3.4 和 2.7[27]。尽管抗抑郁药和加巴喷丁可有效缓解疼痛，但抗抑郁药可能带来显著的副作用。加巴喷丁的初始推荐剂量为每天 100 ～ 300 mg，每 1 ～ 3 日酌情增加 100 ～ 300 mg，直至每天 1800 ～ 3600 mg。使用过程中可能出现轻、中度不良反应，通常在治疗开始后 7 ～ 10 天内消退；严重的副作用包括情绪波动、水肿和自杀倾向。通常，缓慢递增剂量可显著减少一些难以忍受的副作用，如头晕。除单独应用外，加巴喷丁还常常与 TCAs 以及其他抗惊厥药联合进行多模式药物治疗[1]。多模式药物治疗可以提供更好的镇痛效果，且每种药物的用量更少。加巴喷丁还可以治疗复杂区域疼痛综合征、幻肢痛、三叉神经痛、肿瘤相关的神经病理性痛、多发性硬化症、脊髓损伤、HIV 病毒感染相关的感觉神经病变和舌咽神经痛。

加巴喷丁在急性术后疼痛中的治疗作用尚不清楚。

普瑞巴林

普瑞巴林是一种对电压敏感型钙通道 α_2-δ 亚基具有高度亲和力的抗惊厥药，其作用机制与加巴喷丁相似。普瑞巴林通过减少钙离子内流，从而减少兴奋性神经递质，包括谷氨酸、P 物质、降钙素基因相关肽等的释放。普瑞巴林对 GABA 或苯二氮䓬类受体不具有活性，因此与这类药物之间没有明显的相互作用。

普瑞巴林已被用于治疗糖尿病性神经痛和带状疱疹后神经痛，且效果显著[28-29]。它起效迅速，有些患者在首日接受普瑞巴林（每天 300 mg）治疗后即可达到缓解疼痛的效果。治疗 1 周后可观察到持续的睡眠改善。头晕、嗜睡和轻至中度外周水肿为常见的不良反应[30]。普瑞巴林的严重不良反应包括行为改变，如情绪波动和自杀倾向。应用普瑞巴林前，建议检查肌酐基础水平。此外，普瑞巴林（平均剂量为每天 450 mg）对存在弥漫性肌肉骨骼疼痛、睡眠障碍和疲劳等临床表现的纤维肌痛患者有效。

唑尼沙胺

唑尼沙胺可阻断电压敏感的钠通道和 N 型钙通道。研究表明，唑尼沙胺可用于治疗躁狂症、帕金森病和脑卒中后中枢性疼痛或预防偏头痛[31-32]。其可能的作用机制包括调节单胺类神经递质的释放和清除自由基。唑尼沙胺（每天 540 mg）对治疗糖尿病性神经痛有效。唑尼沙胺的耐药性难以评估，因为此药经常用于多模式药物联合治疗。因此，对该药疗效和不良反应的认识仍十分有限。

齐考诺肽

齐考诺肽是一种从海蜗牛僧袍芋螺中提取的 ω-芋螺毒素的合成肽类似物。它能有效地选择性阻断 N 型电压敏感的钙通道。该药物被美国 FDA 批准仅可用于鞘内注射吗啡等方法难以治疗的严重疼痛患者的鞘内注射。在早期的临床试验中，初始鞘内输注速率为 0.4 μg/h，且频繁进行滴定，齐考诺肽表现出严重的中枢神经系统和精神方面的不良反应[33]。近期发现，齐考诺肽可有效治疗由癌症、获得性免疫缺陷综合征和三叉神经痛引起的慢性疼痛[34-35]。齐考诺肽在术后疼痛处理中的作用尚不清楚。鉴于齐考诺肽明显的不良反应和受限的给药途径，尚无证据常规用于急性术后疼痛管理。

齐考诺肽初始的鞘内输注速率应从 0.1 μg/h 开始，通过缓慢滴定增加剂量，每周不超过初始剂量的 2 ～ 3 倍。如果最初的齐考诺肽试验有效，则需要长期使用植入鞘内输注系统[36]。严重精神疾病患者可

能不适合该疗法。患者在长期使用齐考诺肽后不会出现耐药性，在这一点上齐考诺肽可能优于鞘内注射吗啡。齐考诺肽会导致神经系统方面的不良反应，因此必须严格筛选患者并进行监测。通过小剂量缓慢增加的方法可避免全身毒性反应的发生。

左乙拉西坦

左乙拉西坦是 FDA 批准的用于治疗癫痫的抗惊厥药[37]。其作用机制尚不清楚，可能影响多个神经递质系统，包括多巴胺能、谷氨酸能和 GABA 能系统。但其作用机制之一是抑制了 N 型电压敏感的钙通道。左乙拉西坦有助于改善肿瘤相关的神经丛病变、周围神经痛和带状疱疹后神经痛，还用于预防偏头痛，剂量范围是每天 500 ～ 2000 mg。在此剂量范围内，左乙拉西坦在临床试验中耐受性良好。常见的不良反应是眼干和头晕[38]。

钠通道阻滞剂

钠通道主要参与神经传导。钠通道根据其对河豚毒素（tetrodotoxin，TTX）的敏感性可分为两大类：TTX 敏感型（TTX-sensitive，TTX-S）和 TTX 抵抗型（TTX-resistant，TTX-R）钠通道。TTX-S 钠通道主要表达于中、大型背根神经节神经元，而 TTX-R 钠通道主要表达于小直径背根神经节神经元，例如 C 型传入纤维神经元。当周围神经受到损伤或被切断时（轴突切断术），TTX-S 和 TTX-R 钠通道的表达都可能发生改变，并产生异常的高频自发异位放电。适当剂量范围的钠通道阻滞剂可抑制异位放电而不会阻断正常的神经传导，这就是钠通道阻滞剂治疗慢性疼痛，特别是神经性疼痛的基础。关于选择性 Nav 1.7 和 Nav 1.8 钠通道阻滞剂临床应用的研究正在进行中。目前，几种代表性的钠通道阻滞剂包括利多卡因、美西律、卡马西平、奥卡西平、拉莫三嗪和托吡酯[39]。

利多卡因

利多卡因属于局部麻醉药，同时也是抗心律失常药。自 20 世纪 80 年代以来，静脉使用利多卡因已被用作诊断手段，并在某些情况下还用作顽固性神经病理性疼痛的治疗方法[39]。已经证明，这种治疗方式可以改善由神经系统疾病引起的慢性疼痛，包括脑卒中、神经源性面部疼痛和肌筋膜疼痛[40-41]。静脉使

用利多卡因后，高达 78% 的患者呈现积极的疗效[42]。但这种方法的主要缺陷是持续时间短，需要频繁的治疗。

5% 利多卡因贴剂、非处方凝胶或乳膏提供局部镇痛，全身反应最小。利多卡因贴剂已用于治疗神经性疼痛，如糖尿病性神经痛、带状疱疹后神经痛和周围神经病变。它可以减少上述疾病所致的痛觉过敏和痛觉超敏[43]。尽管支持证据薄弱且不明确，利多卡因贴剂已被用于治疗慢性腰背痛。某些情况下，利多卡因贴剂已用于多模式药物治疗，如将利多卡因贴剂和加巴喷丁联合使用[1]。

美西律

美西律是口服利多卡因制剂，可用于弥补静脉注射利多卡因缓解疼痛作用时间短的缺陷。在许多情况下，先采用利多卡因静脉注射来测试和确定其是否有效。如果有效，可口服美西律来维持疗效[44-45]。这种疗法还能够用于其他治疗无效的糖尿病性神经痛患者[46]。美西律可单独用于治疗幻肢痛和脊髓损伤后疼痛[46]。

利多卡因和美西律治疗方案也适用于纤维肌痛和肌筋膜疼痛的治疗。此外，个案报道表明，口服美西律可用于治疗原发性红斑性肢痛症、骨转移痛和头痛。

卡马西平

卡马西平的主要作用机制是阻滞钠通道，可以减少 A δ 纤维和 C 纤维的自发放电。卡马西平已被批准用于治疗三叉神经痛。三叉神经痛是一种神经病理性疼痛，其特征是沿三叉神经分布区阵发的闪电样、刀割样和枪击样痛[47]。卡马西平的使用已有数十年，在一系列临床试验中被证实其疗效显著优于安慰剂对照组。它曾作为三叉神经痛治疗的"金标准"，至今仍是三叉神经痛的药物治疗选择之一，在开始后 5 ～ 14 天内有 89% 的患者对治疗有效。然而，卡马西平有显著的药物相互作用，以及一系列副作用，如中枢神经系统的不良反应。在美国，FDA 已对该药物发布了黑匣子警告，包括再生障碍性贫血和粒细胞缺乏症。由于新研发的抗惊厥药物具有更少且程度更轻的副作用，卡马西平在临床的应用受到诸多限制。

奥卡西平

奥卡西平是卡马西平的类似物，作为一种钠通道阻滞剂，能够稳定神经细胞膜。与卡马西平相比，奥卡西平具有较少的药物相互作用和不良反应，尤其是严重血液病并发症的发生。奥卡西平最常见的副作用是头昏、嗜睡、低血压、恶心和无症状轻度低钠血症。奥卡西平已被用于治疗其他抗惊厥药治疗无效的顽固性三叉神经痛[48]。这种新型药物的中位剂量为 750 mg/d，治疗三叉神经痛时与卡马西平疗效相当，但副作用发生率显著降低。

奥卡西平还可以缓解糖尿病性神经痛和复杂区域疼痛综合征。对卡马西平和加巴喷丁反应不佳的带状疱疹后神经痛的患者，采用奥卡西平每天 150 mg 起始并逐渐增加到每天 900 mg 维持，可明显减轻带状疱疹后神经痛的痛觉超敏。因该药具有良好的耐受性，可作为其他钠通道阻滞剂的合理替代品。

拉莫三嗪

拉莫三嗪具有多种作用机制，包括阻滞钠通道和钙通道[49]。拉莫三嗪可有效治疗三叉神经痛、神经切断后神经痛和与 HIV 病毒感染相关神经痛。每天服用拉莫三嗪 75 ～ 300 mg，烧灼痛和枪击样痛的疼痛程度可减轻 33% ～ 100%，枪击样痛发作的频率可降低 80% ～ 100%。在脊髓损伤的患者中，拉莫三嗪能够将总体痛觉水平降低至不完全性脊髓损伤患者水平之下，而对于完全性脊髓损伤的患者，拉莫三嗪对于自发痛和诱发痛的治疗效果十分有限。

拉莫三嗪标准的经典起始剂量为每天 25 ～ 50 mg，可分次逐渐增加剂量，2 ～ 3 周后达到每天 250 ～ 500 mg，每天多次服药。在大剂量（大于 300 mg/d）的情况下，药物的耐受性通常较低。10% 的患者可在服用此药后出现皮疹，Stevens-Johnson 综合征的发生率为 0.3%。其他的不良反应包括轻度头晕、嗜睡、恶心和便秘。

托吡酯

托吡酯是另一种具有多种作用机制的药物，其作用之一为阻滞电压敏感的钠通道。它还可能增强 GABA 抑制作用，阻滞电压敏感的钙通道，并抑制谷氨酸受体亚型（非 NMDA 受体）。托吡酯可导致明显的体重下降（可达 7%），这种副作用可能对某些患有慢性疼痛疾病的患者有益。每日服用托吡酯剂量在 400 mg 或以上时可减轻神经性疼痛症状，改善睡眠质量和减轻体重[48]。在用于治疗慢性腰椎源性神经根痛时，托吡酯的疗效尚无定论，主要是由于临床试验中退出率过高且不良反应发生较为频繁。托吡酯每天 30 ～ 80 mg 用于治疗慢性紧张性头痛、偏头痛和丛集性头痛时，其效果优于安慰剂，且耐受性良好[50]。

参考文献

1. Vorobeychik Y, et al. *CNS Drugs*. 2011;25:1023.
2. Lyon C, et al. *J Fam Pract*. 2018;67(2):110.
3. Fathi M, et al. *Am J Emerg Med*. 2015;33(9):1205.
4. Woo WW, et al. *Ann Emerg Med*. 2005;46(4):352.
5. Duttchen KM, et al. *J Clin Anesth*. 2017;41:11.
6. Dorman RM, et al. *J Pediatr Surg*. 2017.
7. Marzuillo P. *Acta Paediatr*. 2017.
8. Pathan SA, et al. *Eur Urol*. 2017.
9. Walker C, et al. *Postgrad Med*. 2018;130(1):55–71.
10. Aryaie AH, et al. *Surg Endosc*. 2018.
11. Olbrecht VA, et al. *Clin J Pain*. 2017.
12. Artime CA, et al. *J Neurosurg Anesthesiol*. 2017.
13. Sadrolsadat SH, et al. *Anesth Pain Med*. 2017;7(3):e13639.
14. Ohkura Y, et al. *Medicine (Baltimore)*. 2016;95(44):e5352.
15. Ohkura Y, et al. *Surg Today*. 2017.
16. Sun L, et al. *Medicine (Baltimore)*. 2018;97(6):e9751.
17. Chidambaran V, et al. *Paediatr Anaesth*. 2018.
18. Hansen RN, et al. *Curr Med Res Opin*. 2018:1–7.
19. Sola R, et al. *Eur J Pediatr Surg*. 2018.
20. Towers CV, et al. *Am J Obstet Gynecol*. 2017.
21. Huang PS, et al. *J Arthroplasty*. 2017.
22. Bauer AZ, et al. *Horm Behav*. 2018.
23. Mao J, et al. *Anesth Analg*. 2000;91:680.
24. Backonja MM, et al. *JAMA*. 1831;280:1998.
25. Rauck RL, et al. *J Pain Symptom Manage*. 2013;46:219.
26. Beal B, et al. *Clin Interv Aging*. 2012;7:249.
27. Collins SL, et al. *J Pain Symptom Manage*. 2000;20:449.
28. Lesser H, et al. *Neurology*. 2004;63:2104.
29. Boyle J, et al. *Diabetes Care*. 2012;35:2451.
30. Jensen MP, et al. *Clin J Pain*. 2012;28:683.
31. Bialer M. *Adv Drug Deliv Rev*. 2012;64:887.
32. Kothare SV, et al. *Expert Opin Drug Metab Toxicol*. 2008;4:493.
33. Wermeling DP, et al. *Phamacotherapy*. 2005;25:1084.
34. Backonja MM. *Semin Neurol*. 2012;32:264.
35. Michiels WB, et al. *Clin J Pain*. 2011;27:352.
36. Rauck RL, et al. *Pain Pract*. 2009;9:327.
37. Lukyanetz EA, et al. *Epilepsia*. 2002;43:9.
38. Crepeau AZ, et al. *Expert Rev Neurother*. 2010;10:159.
39. Mao J, et al. *Pain*. 2000;87:7.
40. Nikolajsen L, et al. *Clin J Pain*. 2010;26:788.
41. Carroll I, et al. *Clin J Pain*. 2007;23:702.
42. Peterson P, et al. *Neurol Res*. 1986;8:189.
43. Argoff CE, et al. *Curr Med Res Opin*. 2004;20:S21.
44. Jungehulsing GJ, et al. *Eur J Neurol*. 2013;20:331.
45. Holbech JV, et al. *Eur J Pain*. 2011;15:608.
46. O'Connor AB, et al. *Am J Med*. 2009;122:S22.
47. Cruccu G, et al. *CNS Drugs*. 2013;27:91.
48. Wang QP, et al. *CNS Drugs*. 2011;25:847.
49. Wiffen PJ, et al. *Cochrane Database Syst Rev*. 2011;16(2):CD006044.
50. Hershey LA, et al. *Curr Treat Options Neurol*. 2013;15:56.

26 静脉药物输注系统

MICHEL MRF STRUYS，ANTHONY RAY ABSALOM，STEVEN L. SHAFER
廖琴 李丹 译 欧阳文 审校

要点

- 多房室模型用于描述麻醉药物的药代动力学。考虑到药物在外周组织的蓄积，准确的静脉给药需要动态调整维持输注速率。
- 生物相是药物的作用部位。静脉麻醉药物的起始、维持和滴定必须考虑药物在血浆和效应部位之间平衡的延迟效应。
- 某些药物的效应直接反映其在生物相的浓度（直接效应模型），某些药物的效应则反映药物反馈系统的变化（间接效应模型）。阿片类药物对通气和二氧化碳之间反馈的动态影响就是药物间接效应的实例之一。
- 在稳态下，效应室靶浓度与血浆靶浓度相同。效应室靶浓度的需求受患者的生理特征、手术刺激和联合用药的影响。理想情况下，在对镇静催眠药（挥发性麻醉药或丙泊酚）和镇痛药（阿片类药物）设定靶浓度时，应考虑到药物之间的协同作用。
- 为了达到有效的靶浓度，根据药物靶浓度和分布容积来计算初始剂量，然后根据靶浓度和清除率来计算维持输注速率的传统算法是不准确的。初始剂量应该根据峰效应时药物靶浓度和分布容积来计算。维持输注速率最初必须考虑药物在外周组织中的分布，当血浆和外周组织药物浓度达到平衡后，药物维持输注速率才减少到靶浓度时的清除率。
- 消除半衰期并不能反映血浆药物浓度的时间曲线。时量相关半衰期是药物浓度下降到特定程度所需的时间，根据它可以计算维持稳定血浆浓度的输注持续速率。时量相关半衰期恰当的引入了静脉麻醉药物分布的多室模型。时量相关半衰期是药物浓度下降 50% 所需的时间。
- 阿芬太尼、芬太尼、舒芬太尼、瑞芬太尼、丙泊酚、硫喷妥钠、美索比妥、依托咪酯、氯胺酮、咪达唑仑和右美托咪定都能静脉持续输注给药。相关注意事项、输注速率和滴定原则都会在本章进行阐述。
- 靶控输注（TCI）使用药代动力学模型来计算静脉麻醉药物达到特定的血浆或效应室浓度的输注速率。用于输注镇静催眠药和阿片类药物的各种血浆和效应室 TCI 系统已经在全世界上市（美国除外）。
- 闭环药物输注系统使用脑电图频率中位数、脑电双频指数（BIS）或者听觉诱发电位来控制静脉麻醉药的输注。尽管这些系统在临床表现良好，但还有待深入研究。

引言

麻醉药物必须到达作用部位方能起效。1628 年，William Harvey 在《*Exercitatio Anatomica de Motu Cordis et Sanguinis in Animalibus*》中证实静脉血可进入动脉循环，并通过心脏到达躯体各器官。这使人们很快认识到静脉注射药物可迅速转运至整个机体，因此为了保证静脉药物的成功输注，静脉通道当然是必不可少的。

麻醉药物静脉输注方法的进步依赖于科技的发展。在 17 世纪中期，Christopher Wren 和他的牛津大学同伴使用羽毛茎和动物膀胱成功将药物注射入犬和人类，令他们意识丧失。Frances Rynd（1801—1861）和 Charles Pravaz（1791—1853）分别发明了空心皮下注射针头和单功能注射器，而现在使用的针头、导管和注射器，都是在这些早期用具的基础上演变而来的。到了 20 世纪，人们开始使用塑料制造导管和注射器等用具，首先是采用聚氯乙烯，接着是聚四氟乙烯和之后的聚氨酯。1950 年，Massa 发明了 Rochester 针头（图 26.1）[1]，首次引入了"套管针"的概念，直到今天这都是静脉通道的金标准[2]。

　　尽管在 18 世纪我们就掌握了静脉输注药物的基本原理，但是直到 20 世纪 30 年代，巴比妥类药物的发现才使得静脉麻醉诱导变得普遍起来，在过去的 20 年，通过静脉给药维持麻醉已经变得切实可行、安全和普遍。美索比妥和硫苯妥钠等静脉麻醉药物，虽然适用于麻醉诱导，却并不适用于麻醉维持。因为硫苯妥钠的蓄积会导致心血管的不稳定和苏醒延迟，而美索比妥又伴随着兴奋性现象和癫痫样脑电图改变。接

下来的一代静脉麻醉药，例如氯胺酮、安泰酮以及依托咪酯，虽然它们拥有着令人满意的药代动力学特性，但又因为各自的副作用如幻觉、过敏反应以及肾上腺抑制等，限制了它们的使用。1977 年，丙泊酚的发明为临床提供了一种既适用于麻醉诱导又适用于麻醉维持的静脉麻醉药物。直到现在，丙泊酚依然是最常用的静脉麻醉药物之一[3]。如今适用于持续静脉输注的还包括一些阿片类药物，如阿芬太尼、舒芬太尼和短效的瑞芬太尼。除此之外，一些非去极化肌松药在特定的情况下也可用于持续输注。

　　无论是单次给药还是持续输注目前主要还是采用标准的剂量指南，却忽略了量效关系中的个体差异性[4]。不同于吸入麻醉可以实时持续监测其吸入和呼气末浓度，临床上静脉输注药物的血浆浓度和靶器官的药物浓度均不能立即检测出来，因此通过手动调节静脉药物注射从而使其维持在特定的血浆浓度也是不太可能的，如果要达到特定的效应室浓度则更加复杂。通过运用药代药效动力学原则可以达到患者个体化剂量最佳化。此外，最近的研究还提示静脉输注不同药物时，为了达到最佳的药物输注，还需要考虑药代动力学和药效动力学之间的相互作用[5-6]。临床医师还可以通过计算机技术采用终末治疗目的作为负反馈信号来调节静脉药物的输注（图 26.2）。

　　20 世纪 50 年代第一台机械输注泵的发明大大提高了静脉药物输注的质量。最近引入的计算机药代动

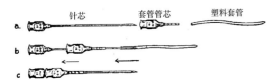

图 26.1　明尼苏达州罗切斯特厂销售的 Massa 塑料针的组件详情（From Massa DJ. A plastic needle. Anesthesiology. 1951；12：772-773. Used with permission.）

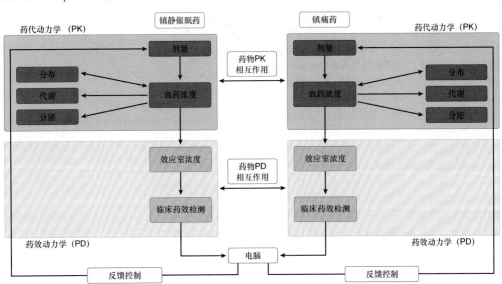

图 26.2　镇静催眠类药和阿片类药物的剂量-反应关系示意图。展示了关系中的药代动力学（灰色区域）和药效动力学（蓝色区域）部分。闭环控制药物输注运用临床上的检测方法作为负反馈控制，药物的 PK 和 PD 相互作用在图中也有显示（From Sahinovic MM, Absalom AR, Struys MM. Administration and monitoring of intravenous anesthetics. Curr Opin Anaesthesiol. 2010；23：734-734. Used with permission.）

力学模型驱动的持续输注装置，就是采用计算机控制的输注泵，按照药物已知的药代动力学特性，使其达到特定的血浆浓度[7]。由此第一个商业靶控输注（target-controlled infusion，TCI）装置诞生于欧洲，是由 Zeneca 公司专门为丙泊酚输注而开发的。从那时起，许多国家（美国除外）都批准了 TCI 用于麻醉药物的输注[8]。

麻醉药物输注系统发展的最终目标是闭环输注系统。该系统已经用于不同种类的药物如肌松药、镇静催眠药和阿片类药物。这些系统的控制变量包括加速肌电描记术、自动血压测量和脑电图描记术等技术中获得的各种药效动力学测量指标。

量效关系可以划分为三个方面（图 26.2）：①药代动力学定义为给药剂量和血浆浓度之间变化的时间曲线；②血浆浓度和（或）靶器官的浓度与临床药效之间的关系定义为药效动力学；③当血液系统不是药物的作用部位时，需要将药代动力学和药效动力学结合起来。

在回顾静脉麻醉药物的输注技术和装置之前，本章将会给大家介绍一些药代动力学和药效动力学的基本原理，以便更好地理解如何静脉用药才能达到最佳的效果。关于药代动力学和药效动力学原理的详细阐述可以见本书第 23 章。

药代动力学

寻求最佳静脉药物输注剂量的目的是在特定的时间内，尽可能准确达到和维持药物治疗作用的同时，还要避免剂量相关的药物副作用。对于麻醉来说，这个过程包括快速起效，维持过程平稳和药物输注结束后的快速苏醒。许多静脉药物的药代动力学可以用多室药代动力学模型来描述，这种模型假定药物直接注射到血浆，并立即与血浆混合产生一个即刻的血药浓度峰值。

临床上最简单的办法就是在需要的时间内，通过单次注射使血药浓度一直维持在治疗浓度之上（图 26.3）。虽然无法维持恒定的浓度，但至少应该不低于治疗浓度。遗憾的是，如果我们采用单次注射，那么初始剂量必须足够大，大到一直到手术结束均能够使血药浓度高于治疗浓度。但是在某些时候，超大的初始剂量可能会由于超高的初始血浆浓度导致大量的副作用。因此，通过反复给予较小剂量的药物来维持血药浓度大于最低治疗浓度，其危害相对于单次大剂量注射可能要小得多。然而即使这样，想维持恒定的血药浓度仍然是太不可能的。

为了使药物作用时间曲线与麻醉需求的变化相一致，应当根据麻醉需求持续滴定药物输注速率。比较

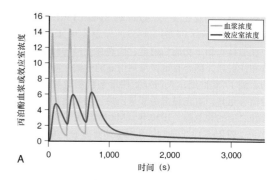

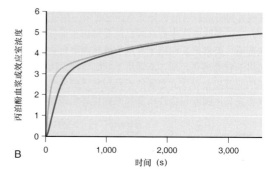

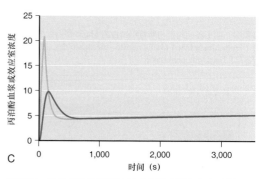

图 26.3　反复单次注射丙泊酚（在零时间点和之后的 5 min 和 10 min 时间点反复单次给予 1 mg/kg）（A），持续输注丙泊酚［10 mg/（kg·h）］（B），单次注射（2 mg/kg）丙泊酚，接着持续输注［10 mg/（kg·h）］后（C）预测的血浆药物浓度（Cp）和效应室浓度（Ce）。该模拟患者为 45 岁男性，80 kg，175 cm；Schnider 模型

典型的就是给予足够的药量，使其达到治疗所需的血药浓度。之后的手术过程中，药物还需要持续滴定。这个给药方案并不会使药物浓度过高（因此避免了浓度相关的副作用风险），但又伴随着其他的问题。大剂量单次注射尽管剂量过高，但却可以在一开始就达到有效的治疗浓度（effective concentration，EC），而持续输注给药却因为药物浓度增加缓慢所以需要很长的时间才能起效。由于血药浓度一开始增加迅速，接

近平衡后逐渐变缓慢，因此需要很长的时间来达到稳态（图 26.3）。例如丙泊酚，至少需要 1 h 的时间才能使血药浓度达到 95% 以上的稳态浓度。尽管简单的持续输注在达到稳态后可以维持恒定的血药浓度，同时可以避免药物过量，然而在临床上却没有可行性。因此，将初始单次注射与随后递减的持续输注相结合就变得更加实用[9-10]。

运用药代动力学模型去计算给药方案能够快速达到和维持一个治疗浓度，同时避免药物蓄积或过量。在本章，我们将阐述如何运用药代动力学模型去精确计算静脉药物的给药剂量。

药代动力学模型是运用数学方式来描述机体如何处理药物的。通过给予某种已知剂量的药物和所测得的血药浓度来估算药代动力学模型的参数数值。这个数学模型涉及了随时间变化的药物应用剂量 $I(t)$ 和药物浓度 $C(t)$。这些模型形式多样。图 26.4 就显示了在时间点零点单次注射后血浆和效应室浓度随着时间变化的情况。药物浓度在单次注射后持续下降，其下降的速率与血浆中的药物剂量呈一定的比例关系，通过使用指数模型可以描述上述过程。在单指数曲线中，血浆浓度随时间变化情况可以用函数 $C(t) = Ae^{-kt}$ 表示，其中 A 表示时间点零点时的浓度，k 是

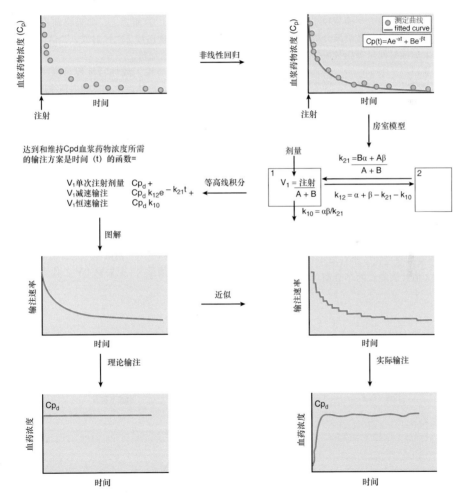

图 26.4　药代动力学模型指导药物输注的步骤。一般来说，药代动力学模型来源于实验，实验中单次注射药物后间断测量血药浓度。用非线性回归来分析浓度随时间变化的数据，从而得到单指数、双指数或三指数曲线。指数式衰减曲线与一、二或三室药代动力学模型之间存在代数学关系。BET（bolous-elimination-transfer）输注方案包括：一次首剂，一段持续输注以抵消药物从体内清除，以及一段指数式衰减输注以抵消药物从血浆转移至身体其他部位。BET 输注可以维持血药浓度在特定值。实际使用输注泵施行 BET 方案时需要间断改变输注速率，可大致达到 BET 输注效果

描述浓度下降速率的常数。当血药浓度对数对时间作图呈线性关系，静脉麻醉药物的药代动力学更为复杂，因为在单次注射后，在指数关系的终末期结束之前可以看到一个血药浓度快速下降的过程（即血药浓度对数对时间曲线的直线部分），该过程可以通过几个单指数曲线进行叠加来分析，结果就变成一个多指数曲线。例如，单次静脉注射后的血药浓度可以用含两个指数的方程式 $C(t) = Ae^{-\alpha t} + Be^{-\beta t}$，或含三个指数的方程式 $C(t) = Ae^{-\alpha t} + Be^{-\beta t} + Ce^{-\gamma t}$ 来描述。

前面提到的单次注射仅仅是静脉给药方式中的一种。更为普遍的方法是将输注分解成为一系列小剂量的单次注射，然后对每次小剂量的注射进行单独分析。麻醉中常用的药代动力学模型独立地考虑每一次给药，并通过随时间的多指数衰减分析其贡献。每次小剂量药物注射后随时间呈多指数模型衰减的数学公式为（公式 26.1）：

$$C(t) = I(t) * \sum_{i=1}^{n} A_i e^{-\lambda_i t} \qquad (26.1)$$

其中 $C(t)$ 代表时间 t 时的血浆浓度，$I(t)$ 代表药物输入量（如单次或持续输注）。星号后的总和（本章后面会阐述）代表每次小剂量注射后药物分布的函数关系（因此该公式名称为**分布函数**）。注意，此函数如前所述，也是 n 次指数之和。

药代动力学模型的建立就是估算上述公式中各个参数值的过程。整数 n 是指数的值（例如，房室数），多为 2 或 3。每个指数均关联一个系数 A_i 和一个指数 λ_i。λ 值与半衰期呈反比（半衰期 $= \ln 2/\lambda = 0.693/\lambda$），即最小的 λ 值代表最长的半衰期。A 值是每个半

衰期对药物总体分布的相对影响。如果某种药物的终末半衰期很长，但其系数与其他药物相比非常小，则其长半衰期很可能就没有临床意义。相反，如果某种药物的半衰期非常长且其系数也相对很大，则该药物即使短暂注射后也能维持很长时间。星号（*）代表被称为"**卷积**"的数学过程，即将药物持续输注分解为数次小剂量注射，然后把结果加起来，观察到时间点 t 时不同次给药处置所产生的总浓度。

药代动力学模型具有一些非常有意义的特点，使其可长期适用于药代动力学分析。最重要的是，药代动力学模型很好地描述了研究中的各项观察内容，这也是一个模型的**必要条件**。其次，这些模型具有极佳的**线性特征**。简而言之，如果将剂量 I 加倍（例如，以同样的剂量连续 2 次注射或以 2 倍速率持续输注），那么浓度也将加倍。

更进一步说，线性特征表示系统（即根据药物的给药剂量，机体产生相应的血药浓度）遵循叠加原理。叠加原理说明，多重输入的线性系统的反应，可以用每个个体输入反应的总和来计算。换言之，当机体用随时间多指数衰减的关系来处理每次小剂量的药物，则每个小剂量药物的分布都不会影响其他单次小剂量药物的分布。

这些模型之所以被广泛应用的第三个原因在于，模型可以将给药时的非直观指数形式，经过数学计算，转换为简便直观的房室模型（图 26.5）。房室模型的基本参数是分布容积（中央室容积、快平衡和慢平衡周围室容积）和清除率（全身清除、房室之间的快速和缓慢清除）。中央室（V_1）代表分布容积，包

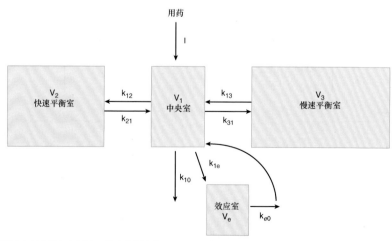

图 26.5　三室模型（包括生物相）阐述了静脉药物注射后最基本的药代动力学过程。I 是用时间函数表示的给药方案；k_{10} 是反映药物从中央室不可逆性清除的速率常数；k 是房室之间的速率常数；V_1 是中央室容积，常用升或升 / 千克表示

括药物与血液迅速混合部分以及首过肺脏摄取。周围室由组织和器官组成，显示与中央室不同的药物蓄积（或消散）的时程和程度。在三室模型中，两个周围室大致分别代表内脏和肌肉组织（快平衡）以及脂肪贮备（慢平衡）。房室容积的总和为稳态时的表观分布容积（Vd_{SS}），是稳态时体内药量与血浆药物浓度的比值。房室之间的速率常数（k_{12}、k_{21} 等）描述了药物在中央室和周围室之间的转运。清除速率常数（k_{10}）是指将中央室药物不可逆性生物转化或清除的速度。

尽管在生理学范畴，房室模型仅仅是从已知的血浆浓度到多指数分布函数的简单的数学转换过程。因此，有关容积和清除率［可能除了全身清除率和 Vd_{SS}（容积的代数总和）之外］的生理学解释，完全都是推测的。

这些模型之所以被广泛应用的最后一个原因在于，它们可以用来设定药物输注方案。如果我们将分布函数（公式 26.2）

$$\sum_{i=1}^{n} A_i e^{-\lambda_i t} \qquad (26.2)$$

简化为 $D(t)$，则我们可以将浓度、剂量和药代动力学模型 $D(t)$ 的关系表示为（公式 26.3）：

$$C(t) = I(t) * D(t) \qquad (26.3)$$

* 是前文提到的卷积符号。在通常的药代动力学研究中，$I(t)$ 是患者的给药剂量，$C(t)$ 是我们测定的随时间变化的药物浓度。我们的目的是得到 $D(t)$，即药代动力学分布函数。通过公式 26.3 可简单换算出 $D(t)$（公式 26.4）：

$$D(t) = \frac{C(t)}{I(t)} \qquad (26.4)$$

其中 —*— 符号表示**去卷积法**（deconvolution），是卷积法的逆运算。去卷积法与除法相似，但它不是

单纯的数值而是函数。当我们根据已知的药代动力学模型和预计的血浆浓度趋势来设定给药方案时，$D(t)$（药代动力学）和 $C_T(t)$（预定的靶浓度）数值是已知的，则给药方案为（公式 26.5）：

$$I(t) = \frac{C_T(t)}{D(t)} \qquad (26.5)$$

因此，通过使用计算原始药代动力学相同的方法，根据预设靶浓度 $C_T(t)$ 和药代动力学模型 $D(t)$，我们可以计算出所需的输注速度 $I(t)$。遗憾的是，该公式可能得出负值，这显然是不可能的。因为我们不可能从患者体内将药物回抽出来（即负值输注），所以临床医师必须根据血浆浓度随时间变化的趋势严格限定，以防止出现负值输注速率。

标准的药代动力学模型有一个重要的缺陷：它假设药物在单次注射后会立即在中央室完全混合，这样药物在时间零点就达到峰浓度。而实际上药物由静脉注射部位到达动脉循环大约需要 30～45 s。这个模型忽略掉这段时间可能并无大碍，但当我们想要将这个单次注射后机体内的药物浓度与其药效相关联时便会出现问题[11]，这在运用效应室 TCI 中显得更加重要[12]。正在修改的标准多指数药代动力学模型将输注速率纳入考虑范围，期望提供更加精确的药物注射后 1 min 的血药浓度。最近，Masui 等[13]发现了一个含时间延滞（给药后一段时间才能用的药代动力学模型）的二室模型和系统前房室模型的药代动力学模型，该模型可以准确描述丙泊酚在 10～160 mg/（kg·h）输注速度范围内的早期药理阶段。输注速度会影响药代动力学。年龄也是时间延滞的协变量（图 26.6）。除了房室模型以外，各种各样以生理学为基础的模型也发展成为模拟麻醉药物的药代动力学特性[14]。迄今为止，这些模型在预测药物浓度的时间曲线中表现并不突出[13]。因此还没有哪个模型可以用于控制静脉药物输注装置。

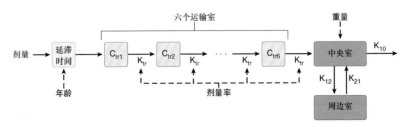

图 26.6　包含延滞时间和 6 个运输室的二室药代动力学模型体系。中央室和周边室之间的平衡速率通过以下公式计算：$K_{12} = Cl_2 \div V_1$，$K_{21} = Cl_2 \div V_2$。清除率通过以下公式计算：$K_{10} = Cl_1 \div V_1$，Cl_1 指中央室的清除率；Cl_2 指周围室的清除率；V_1 是中央室的分布容积；V_2 是周边室的分布容积。延滞时间表示的是剂量的时移，就好像药物实际上是在一段时间后才被建立药代动力学模型。运输室是指一个由前系统效应室链表示的多步骤过程（From Masui K，Kira M，Kazama T，et al. Early phase pharmacokinetics but not pharmacodynamics are influenced by propofol infusion rate. Anesthesiology. 2009；111：805-817. Used with permission. ）

药效动力学

生物相

麻醉过程中药物滴定的目的是使药物在作用位点，被定义为**"效应室"**或**"生物相"**，达到和维持一个稳定的药物治疗浓度。对于大多数麻醉药物，血浆并不是生物相，药物进入到动脉循环之后，在到达治疗浓度之前也会有一个延迟，原因是药物需要额外的时间运输到靶器官、渗透到组织、结合至受体并传导到细胞内最终发生作用。这种介于血浆峰浓度和效应室峰浓度之间的延迟称为**迟滞现象**（hysteresis）。图 26.7 就是一个关于迟滞现象的例子，是 Soehle 等人在实验中发现并发表的[15]，实验中持续输注两个时间段的丙泊酚，运用药代-药效动力学模型模拟血浆浓度和效应室浓度的时间曲线，并通过脑电双频指数（BIS）来检测药物在脑组织中的作用。在药物血浆浓度和观察到的 BIS 的时间曲线之间可以看到一个明显的延迟。血浆药物浓度和效应曲线呈逆时针滞后回线，这个回线代表了血浆浓度而不是效应室浓度。运用非线性混合效应模型，可以使效应室浓度和临床作用之间的迟滞效应最小化。典型的 S 型人群模型也在图 26.7 中有描述。

生物相的药物浓度至少在人体内是无法测量的。通过快速检测药物效应可以计算出药效时间曲线，进而运用数学模型来计算药物在生物相（或效应室）的流入流出速率，同样血浆浓度和所测药物作用的时间曲线可以通过 Hull[16] 和 Sheiner[17] 发明的**效应室**概念相联系。效应室浓度并不是实际可测的浓度，而是一个虚拟的无实际容量的理论上的房室的浓度，因此，也就不存在有大量的药物。对于任一效应室浓度，都可以观察到与之对应的药物作用，它们之间的关系通常是非线性和静态的（并不一定依赖于时间）。如果血浆浓度维持恒定，则该模型认为在达到平衡的时候效应室浓度与血浆浓度相等。血浆和效应室浓度之间的延迟用 K_{e0} 来描述，即效应室平衡速率常数[18]（图 26.5）。

药效用来描述药物在血浆和生物相之间相互转运的时间曲线，其测量方法不尽相同。对于一些药物的药效可以采用直接检测的方式，如肌松药，可以通过观察外周神经刺激反应（如抽搐）来检测。很多研究者通过运用肌电图中的 T1%（最大刺激时的 T1 反应相对于基础值 T1 反应的百分比）来检测新型药物如罗库溴铵[19] 和顺阿曲库铵[20] 的药效。对于其他类型的药物如阿片类药和镇静催眠药，实际临床作用（如意识

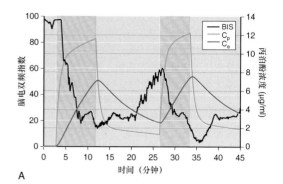

A

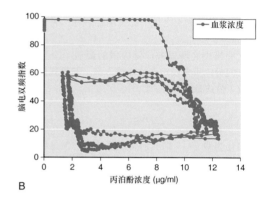

B

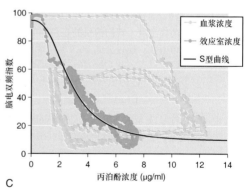

C

彩图 26.7 （A）显示血浆药物浓度（Cp）和脑电双频指数（BIS）监测的催眠镇静效果之间迟滞现象的时间过程。丙泊酚在阴影部分恒定输注，产生了血浆浓度（Cp）（橙线）和效应室浓度（Ce）（蓝线）。相关的 BIS 值由红色实线表示。（B）Cp 和 BIS 之间的关系反映了迟滞回路。（C）重新建模以后，效应室和 BIS 之间的迟滞现象达到最小化［（A）Modified from Soehle M，Kuech M，Grube M，et al. Patient state index vs bispectral index as measures of the electroencephalographic effects of propofol. Br J Anaesth. 2010；105：172-178. Used with permission；（B and C）Courtesy M. Soehle，Bonn，Germany.］

丧失，遗忘，记忆丢失，镇痛作用等）则无法测定。正是由于这些原因，一些替代的方法开始用来量化临床药效的时间曲线，这些替代方法多种多样。例如，采用警觉 / 镇静观察评估量表（Observer's Assessment of Alertness/Sedation，OAA/S）去观察丙泊酚输注时的镇静效应[21]。Egan 等[22]采用痛觉刺激器和痛觉测验计来检测瑞芬太尼输注过程中疼痛和镇痛之间的平衡关系。大量自发和诱发的脑电图来源和处理的方法用于检测阿片类药物和镇静催眠药在脑组织中的作用[15, 23-27]。Ludbrook 等人采用检测颈动脉和颈静脉的丙泊酚浓度来估计其进入大脑并达到平衡的过程，同时监测了 BIS，发现脑组织中药物浓度（通过质量守恒计算而得）与 BIS 值的变化有着密切的联系[28]。

直接效应模型

正如前文血浆药代动力学所示，生物相浓度是药物输入函数（在这里是指随时间变化的血浆药物浓度）和生物相分布函数的卷积。这种关系可表示为（公式 26.6）

$$C_{biophase}(t) = C_{plasma}(t) * D_{biophase}(t) \quad (26.6)$$

生物相的分布函数是典型的单指数衰减模型（公式 26.7）

$$D_{biophase}(t) = k_{e0}e^{-K_{e}0t} \quad (26.7)$$

单指数分布函数显示：效应室只是在标准房室模型中与血浆室相连的辅助室（图 26.5）。效应室是一个假想室，将血浆药物浓度时间曲线与药效时间曲线联系起来。k_{e0} 是药物从效应室清除的速率常数。根据定义，效应室从中央室仅获取微量药物，并不会影响血浆药代动力学。

我们无法直接测定 $C_{biophase}(t)$ 和 $D_{biophase}(t)$，但我们能测定药效。因为所观察的药效是生物相药物浓度的函数，所以我们可预测药效为（公式 26.8）

$$Effect = f_{PD}[C_{plasma}(t) * D_{biophase}(t), P_{PD}, k_{e0}] \quad (26.8)$$

其中，f_{PD} 是药效动力学模型（典型的 S 形曲线），P_{PD} 是药效动力学模型参数，k_{e0} 是血浆与生物相达到平衡的速率常数。利用非线性回归分析可以得到两个值即 P_{PD} 和 k_{e0}，这两个值能很好地预测药效时间曲线，这个方法称为**环路崩溃**（loop-collapsing）（图 26.7）。这些参数可帮助拟定给药方案，从而达到预期的药效曲线[29-30]。

若维持一个恒定的血药浓度，生物相药物浓度达到这个血药浓度的 50% 时所需时间（$t_{1/2}k_{e0}$）可以通

过 0.693/k_{e0} 来计算。单次注射后，达到生物相浓度峰值所需的时间是包含了血浆药代动力学和 k_{e0} 的函数。如果单次注射后血药浓度迅速下降（如腺苷，其半衰期仅为数秒），则不论 k_{e0} 数值高低，效应室浓度都会在注射后数秒内到达峰值。若药物的 k_{e0} 较大，并且单次注射后血浆浓度下降缓慢（如泮库溴铵），则其效应室峰值浓度主要取决于 k_{e0}，而非血浆药代动力学。

精确估计 k_{e0} 需要一个结合快速血标本采集和频繁药效检测的综合药代药效研究，而不是一个整体的药物量效关系模型。历史上常常将药代动力学模型的时间常数和 k_{e0} 合并在一起，导致了临床上药效结果的预测可能不准。Coppen 等人发现根据丙泊酚已知的药代-药效动力学模型发展而来的儿童 BIS 药代动力学模型，并不能够保证药代动力学的准确性和提供足够的药效动力学参数信息。[31] 如果没有综合的药代-药效动力学模型的存在，那么通过合适的药代动力学模型得到的单次注射后达到峰效应的时间（t_{peak}）可以用来重新估计 k_{e0}。在这种情形下，这种方法可能会更加确切地预测量效关系时间曲线[32-33]。然而，正确的 t_{peak} 协变量需要在特定的人群中估算[34]。药效的时间曲线特定的针对某一反应（例如药物在脑中的效应通过特定处理的脑电图测定）。其他副作用的时间变化趋势（如镇静催眠药的血流动力学作用）常常遵守另一个不同的轨迹[35-36]。几种静脉麻醉药到达峰效应的时间和 $t_{1/2}k_{e0}$ 的数值列在表 26.1 中。

目前讨论的包含 k_{e0} 值的计算方法都是基于一个假设，该假设认为血浆浓度和临床效果之间的迟滞现象是由于血浆和生物相之间药物转移延迟导致的，因此认为麻醉是一个不依赖于作用通道和状态、前后对称的平稳过程。尽管这个假设已经广泛运用，但仍可

表 26.1 单次注射后达到峰效应的时间和 $t_{1/2}k_{e0}$ 数值

药物	到达峰效应时间（min）	$t_{1/2}k_{e0}$（min）
吗啡	19	264
芬太尼	3.6	4.7
阿芬太尼	1.4	0.9
舒芬太尼	5.6	3.0
瑞芬太尼	1.8	1.3
氯胺酮	—	3.5
丙泊酚	1.6	1.7
硫喷妥钠	1.5	1.5
咪达唑仑	2.8	4.0
依托咪酯	2.0	1.5

* 通过脑电图测量
k_{e0} 是药物从作用部位转移至外周的速率常数
$t_{1/2}k_{e0} = 0.693/k_{e0}$，

能不是最佳的。动物实验显示在麻醉诱导和苏醒过程中神经系统处理和参与通路有所不同[37-38]。另有动物实验表明意识丧失和意识恢复时所测得脑组织药物浓度也显著不同[39]。如果这些实验数据能够被证实，那么我们就需要一个更复杂的模型（如合并了另一个连续的效应室模型）来描述药效的时间曲线。有几个研究小组以人为研究对象研究了这一假设，然而迄今为止发表的研究结果均不一致。一项专门针对这一主题的临床研究找到了支持神经惰性这个概念的相关证据[40]。另外两个研究针对这些数据进行了二次分析，其中一个研究也找到了支持神经惰性概念的证据[41]，而另一个研究发现神经惰性并不存在于所有受试者，似乎只有在丙泊酚（而不是七氟烷）中才会出现，而且只有某些特定的药效终点才会出现[42]。

间接效应模型

迄今为止，正如公式 26.8 所示，我们讨论的临床药效是药物在效应室浓度的即时函数。例如，一旦镇静催眠药到达脑组织或肌松药到达肌肉组织，药效几乎都是立即可以观察到的。然而，某些其他药物的药效就复杂得多，如阿片类药物对通气的影响，阿片类药物在给药的开始表现为呼吸抑制，然后导致二氧化碳逐渐蓄积；蓄积的二氧化碳通过兴奋呼吸从而部分抵消药物产生的呼吸抑制效应，呼吸抑制是药物直接和间接效应相结合的一个具体实例。阿片类药物的直接效应就是抑制呼吸，而间接效应是增加了动脉内的二氧化碳张力。对阿片类药物诱发的呼吸抑制时间曲线建模时就需要同时考虑这两方面。Bouillon 等人建立的通气抑制模型，就整合了直接效应和间接效应[43-45]。如果是间接效应模型，为了阐述药物诱发的通气抑制，需要考虑药物治疗的整体趋势，可参见下列微分方程（公式 26.9）：

$$\frac{d}{dt}PaCO_2 = k_{el} \cdot \left[1 - \frac{Cp(t)^\gamma}{C_{50}^\gamma + Cp(t)^\gamma}\right]_F \cdot \left[\frac{P_{biophase}CO_2(t)}{P_{biophase}CO_2(0)}\right] \cdot PaCO_2(t) \tag{26.9}$$

其中，$PaCO_2$ 是动脉血 CO_2 分压，$P_{biophase}CO_2$ 是生物相（如脑干呼吸控制中枢）的 CO_2 分压，k_{el} 是 CO_2 清除速率常数，C_{50} 是通气降低 50% 时效应室阿片类药物浓度，F 是 CO_2 对通气驱动影响的陡度或**增益**。

剂量对生物相的影响

临床效应的延迟具有重要的临床意义。单次注射

后，血浆浓度会瞬间达到峰值，然后稳步下降。效应室浓度则由零开始并随时间逐渐增加，直至它与下降的血浆浓度相等。在这之后，血浆浓度继续下降，血浆与生物相之间的浓度梯度促使药物由生物相向外转运，效应室的浓度也随之下降。单次注射后，效应室浓度上升至峰值的速率决定了必须向血浆中注射多少药物才能产生相应的效应。如阿芬太尼，其血浆与效应室浓度可迅速达到平衡（k_{e0} 值高），使得效应室浓度迅速升高，大约 90 s 可达到峰值。此时，大约 60% 的阿芬太尼被分布至周围组织或从机体清除。芬太尼单次注射后，效应室浓度上升则缓慢得多，需 3～4 min 才到达峰值[46]。此时，初始剂量 80% 以上的芬太尼已经被分布至周围组织或被清除。由于生物相到平衡的速度缓慢，芬太尼比阿芬太尼所需的给药剂量要大，这样使得芬太尼的药物作用消退速率低于阿芬太尼。

这种药代动力学的差异提示，拟定给药方案时必须考虑 k_{e0}。若需快速起效，则应选择 k_{e0} 较大的药物（$t_{1/2}k_{e0}$ 较短）。例如，快速诱导时首选阿芬太尼或瑞芬太尼，因为其效应室浓度到达峰值的时间与气管插管时间相一致。而使用非去极化肌松药进行慢诱导时，则应当选择起效稍慢的阿片类药物，以求与肌松药的峰效应相一致。这种情况，单次注射芬太尼或舒芬太尼诱导就更加适宜。常用的阿片类药物达到峰效应所需时间参见图 26.8。了解 k_{e0}（或达到峰效应所需时间）有助于临床医师对药效进行评估，明确用药时机。例如，咪达唑仑达峰时间较慢，重复注射应间隔至少 3～5 min，避免药物过量。

精确的 k_{e0} 值在 TCI 滴定到特定的效应室浓度的过程中也非常重要，因为要达到特定的效应室靶浓度所需初始计量不仅与药代学相关，还与 k_{e0} 相关[47]。

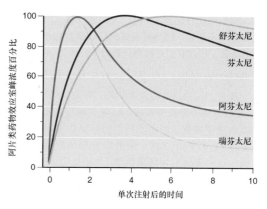

图 26.8　依据 k_{e0} 和药代动力学参数模拟的常用阿片类药物起效和达峰时间。k_{e0} 是药物从效应室转移到外周的速率常数

药物效能

单一药物

要提供最佳的麻醉方案，我们必须了解准确的药物治疗浓度。因此了解药物效能的相关知识是非常重要的。类似于吸入麻醉药的最低肺泡有效浓度（minimum alveolar concentration，MAC），C_{50} 为静脉麻醉药提供了一个相对药物效能的测量方法，它指的是能够让 50% 的人对于切皮刺激没有体动反应的药物浓度[48]。

临床效应不同（全 / 无或者持续作用），对 C_{50} 的解释也不同。它可以是使 50% 的患者对特定刺激（如切皮、插管、劈开胸骨）不产生反应（如体动、高血压、儿茶酚胺释放等）的药物浓度。在这种情况下，每种刺激和反应的组合都有不同的 C_{50}。当 C_{50} 被定义为 50% 的患者产生反应时的药物浓度时，每个特定患者发生反应的概率也为 50%。当把 C_{50} 定义为 50% 的患者会发生反应的药物浓度时，其前提是所有的患者均有发生反应的能力。有些药物表现出封顶效应，例如，阿片类药物对伤害性刺激反应的抑制。当药物具有封顶效应时，某些患者即使是在药物剂量无限升高的情况下也不会产生相应的效应。在这种情况下，C_{50} 就不是使 50% 患者产生药效的药物浓度，而是在能够产生效应的患者中，使一半的患者产生效应的药物浓度。

有关静脉麻醉药和阿片类药物在不同临床反应和药物相互作用时的最佳浓度已确定（表 26.2）[49-56]。

C_{50} 的另一种解释是指产生 50% 最大生理反应的药物浓度。例如对于 EEG 反应时的 C_{50} 是指产生 50% 的最大 EEG 反应抑制时的药物浓度。目前已经测定出阿片类药物阿芬太尼[57]、芬太尼[57]、舒芬太尼[58] 和瑞芬太尼[59-61] 的 EEG 反应 C_{50}。其他已经测定的药物还有硫喷妥钠[51, 62-63]、依托咪酯[56]、丙泊酚[24] 和苯二氮䓬类药物[57, 64]（表 26.2）。一些其他的测量方法，如采用对伤害性刺激反应性的瞳孔放大[65] 以及压力痛觉[22] 来测量阿片类药物效能，C_{50} 值稍有不同，表明药物效能的观察还取决于药效的测量方法。

如前所述，C_{50} 可以用来比较药物间的效能。例如 Glass 等人[66] 运用呼吸抑制的测量方法比较瑞芬太尼与阿芬太尼的药物效能。在这个实验中，对于每分通气量抑制的 C_{50} 在瑞芬太尼和阿芬太尼分别是 1.17 ng/ml 和 49.4 ng/ml。通过不同的 C_{50} 值，他们推断出瑞芬太尼的效能大约是阿芬太尼的 40 倍。

为了完全排除用药史的干扰，C_{50} 必须在稳态下进行测定，但这种做法几乎是不可能的，因为大多数麻醉药需连续输注达数小时才能到达稳态。然而如果药物能在血浆和效应室之间快速达到平衡，而研究者能够等待足够长的时间，还是可以进行测定的。例如，Ausems 等人[67-68] 采用持续输注阿芬太尼的方法，使效应室浓度与血浆浓度快速达到平衡，同时记录达到平衡后的测量。

Hull 等[16] 和 Sheiner 等[17] 提出在稳态下的第二种替代方法，即使用数学模型来计算药物在测量时间点的效应室浓度。效应室和血浆浓度之间的关系可参见图 26.5 以及数学公式 26.6。计算效应室浓度与确定产生药效时的稳态血浆浓度是相同的。当采用 C_{50} 来反映效应室浓度时，可以称为 Ce_{50}，以便与在血浆浓度基础上测定的 C_{50} 值（后来被称为 Cp_{50}）相区别。然而，这种区别是人为的。在这两种情况下，C_{50} 都代表与特定的药效有关的稳态血药浓度。

表 26.2　特定效应的稳态浓度

药物	抑制 EEG 的 C_{50}*	切皮刺激的 C_{50}†	意识丧志的 C_{50}‡	自主通气的 C_{50}§	异氟烷 MAC 减低的 C_{50}	MEAC
阿芬太尼（ng/ml）	500～600	200～300	—	170～230	50	10～30
芬太尼（ng/ml）	6～10	4～6	—	2～3	1.7	0.5～1
舒芬太尼（ng/ml）	0.5～0.75	（0.3～0.4）	—	（0.15～0.2）	0.15	0.025～0.05
瑞芬太尼（ng/ml）	10～15	4～6	—	2～3	1.2	0.5～1
丙泊酚（μg/ml）	3～4	4～8	2～3	1.33	—	—
硫苯妥钠（μg/ml）	15～20	35～40	8～16	—	—	—
依托咪酯（μg/ml）	0.53	—	0.55	—	—	—
咪达唑仑（ng/ml）	250～350	—	125～250	—	—	—

* 抑制 EEG 的 C_{50} 是使最大 EEG 减慢 50% 时的稳态血药浓度，但咪达唑仑的 C_{50} 是与 EEG 激活 50% 相关。
† 切皮的 C_{50} 是抑制 50% 的患者的躯体或自主神经反应的稳态血药浓度。
‡ 意识丧失的 C_{50} 是 50% 的患者对言语命令丧失反应的稳态血药浓度。
§ 自主通气的 C_{50} 是 50% 的患者有足够的自主通气时的稳态血药浓度。
括号内的值是与阿芬太尼 C_{50} 相比估算而来（详见文中所述）
EEG，脑电图；MAC，最低肺泡有效浓度；MEAC，能够提供手术后镇痛的最低有效血浆浓度第三种替代方法是使用电脑控制的药物输注系统达到伪稳态的状态。这是假定存在一个稳定的状态，为了达到这个稳定的血浆浓度，给药的速度是不同的。这种方法已经成为测定麻醉药 C_{50} 的最新方法，而且以前参考的许多 C_{50} 值都是在采用电脑输注系统达到的伪稳态下测定出来的。通常会在伪稳态条件下对血浆浓度进行两次或两次以上的测量，以验证情况是否确实如此[40-42]。通常情况下，维持恒定的血浆稳态浓度需要 4～5 个血浆效应室平衡半衰期（如芬太尼，需要 10～15 min）。若使用电脑控制输注系统，则不需要等待如此长的时间。

效应室 TCI 可以设定效应室靶浓度而非血浆靶浓度，从而迅速建立起血浆 - 效应室平衡[29, 47]。例如 Kodaka 等人预测丙泊酚在不同类型喉罩置入时的效应室浓度 C_{50} 在 3.1～4.3 µg/ml[69]。Cortinez 等人运用 TCI 确定了瑞芬太尼和芬太尼在体外冲击碎石中减轻疼痛与可能的副作用发生之间的 C_{50}，发现它们的 C_{50} 值分别为 2.8 ng/ml 和 2.9 ng/ml[70]。在 C_{50} 时，每分钟呼吸频率低于 10 次的概率在瑞芬太尼和芬太尼分别为 4% 和 56%。

同样，TCI 也被用于估计右美托咪定的各种 C_{50} 值，比如：对 BIS（BIS～48）的半数最大效应的浓度为 2.6 ng/ml，对警觉/镇静评估（MOAA/S）量表的半数最大效应的浓度为 0.438 ng/ml，对低血压的半数最大效应浓度为 0.36 ng/ml，对高血压的半数最大效应的浓度为 1.6 ng/ml[71-72]。

因此，有数种方法可以根据稳态浓度确定 C_{50}。C_{50} 可通过效应室数学模型，或使用电脑控制的药物输注系统迅速达到伪稳态来测定。不论采取何种方式，都必须在生物相（作用部位）和血浆或血液（药物浓度实际测量部位）之间达到平衡或模仿此类平衡，才能定义浓度 - 效应关系。

当 C_{50} 被定义为一半的人群发生反应时的药物浓度，它也可以是典型个体发生反应的概率为 50% 时的药物浓度。然而，每个个体不会都是典型个体，他们都有属于自己的 C_{50} 值。从临床上来说，对于相同的刺激，不同的患者有不同的麻醉需求。例如，芬太尼最低有效镇痛剂量是 0.6 ng/ml，但个体差异范围为 0.2～2.0 ng/ml[73]。阿芬太尼[74]和舒芬太尼[75]的最低有效镇痛浓度也存在相似的个体差异，有 5～10 个差异因子，这种差异范围包括刺激强度的变化以及患者的个体差异。

关于这种个体间的药效动力学差异，一个已知的影响因素就是患者年龄。Eleveld 等人根据大量的患者和志愿者的丙泊酚药代药效数据发现，丙泊酚在 BIS 为 47 时候的效应室浓度在患者年龄为 20、40 和 70 岁

的时候，分别为 3.5、3.1 和 2.6 µg/ml[76]。

尽管年龄对 C_{50} 有很强的影响，但是还不足以解释所有的个体差异性。在设定临床用药方案时，必须要考虑这种个体差异的范围。由于这种变异性的存在，我们必须根据每个患者对给定刺激的特定麻醉需求来调节静脉麻醉用药。

药效动力学的相互作用

在使用第二种药物时，药物间的相互作用会使第一种药物的 C_{50} 发生偏移。这种药物相互作用可以是累加，增效（协同）或是减效（拮抗）。如等效图（图 26.9）所示，两药合用的效应为两药分别单独使用效应之和称为累加，联合作用大于累加为协同，小于累加称为拮抗。一般来说，作用累加的两种药物通常有同样的作用机制，而协同或拮抗的两种药物却是不同的作用机制[77]。Hendrickx 等人（图 26.10）总结了人和动物有关催眠和制动情况下药物相互作用的文献和数据[77]。

观察相互作用图谱中的等效线（是指达到特定药物反应的 50% 概率水平）可以提供药物相互作用的规律，但对于提供药物作用的其他信息却很有限（例如临床上更重要的是对药物反应达到 95% 的概率水平）。药物相互作用可能在药物反应的不同水平会有不同（如在 50% 反应水平时为作用相加，而在 95% 反应水平则是协同作用），最终的目的是能够描述药物在所有水平的反应曲面。药效反应曲面模型是一个三维（甚至更高）立体结构，描述了两种或更多种药物浓度和联合作用时的量化关系（图 26.11）。反应曲面模型代表了药物相互作用，它整合了相互作用的所有药物的浓度反应曲线[78-79]。运用数学定义的反应曲面，任何两种或更多的药物相互作用的药效可以预测[80-81]。文献中可以找到根据不同方法得到的反应曲面模型[82]。

临床麻醉中通常同时使用挥发性麻醉药和阿片类

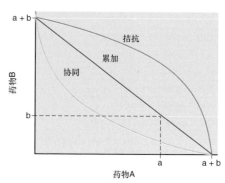

图 26.9   药效动力学的相互作用

图例：■ 协同　□ 累加　■ 拮抗　　　　←　制动

	GABA	GABA_BDZ	NMDA	α₂	阿片类药物	多巴胺	钠通道	氟烷	安氟烷	异氟烷	七氟烷	地氟烷	氧化亚氮	氙气
GABA	2 1	3	2*		2a 2a 5			1a			1		3	
GABA_BDZ	8+1a**	1¶	1a	2a				3						
NMDA	2 1	1¶						4a	1a	1a				
α₂	1	3a			1a			3a						
阿片类药物	10+4a 1 2	5+3a	2a					1+3a	7a	4+8a	2+1a	2		
多巴胺	1													
钠通道	1a 1a		1a											
氟烷						1				1a	1a	1a	1a 2	1+1a
安氟烷													2a 1	
异氟烷						1					1a		3a 2	1a†
七氟烷	1				1	1							2+2a	1+1a†
地氟烷														1+1a§
氧化亚氮											1	2		
氙气											1	1		

↑　镇静催眠 →

彩图 26.10　表格总结了人和动物在不同药物相互作用下达到镇静催眠和制动时的实验数据。药物根据药理学分为：激活 γ- 氨基丁酸（GABA）的药物（丙泊酚、硫苯妥钠、美索比妥和依托咪酯），作用于苯二氮䓬 -GABA 受体（GABA_BDZ）的药物（咪达唑仑、地西泮），作用于 N- 甲基 -D- 天冬氨酸盐（NMDA）受体的拮抗剂（氯胺酮），肾上腺素 α₂ 受体激动剂（右美托咪定、可乐定），阿片类药物（吗啡、阿芬太尼、芬太尼、舒芬太尼和瑞芬太尼），多巴胺受体拮抗剂（氟哌利多、胃复安），钠通道阻断剂（利多卡因、布比卡因）和吸入麻醉药。表格的右上部分（粗黑体线以上）总结了药物在达到制动时的相互作用，表格的左下部分（粗黑体线以下）总结的是药物在达到催眠镇静时的相互作用。协同作用由绿色代表，累加作用由黄色代表，拮抗作用由深橘色代表。数字代表的是达到特定相互作用的研究例数。如果一个研究描述了两个作用（如异氟烷同时与芬太尼和阿芬太尼作用），则分开计算。动物实验在数字后带有后缀 a，人体实验没有后缀。* 重新分析：丙泊酚-氯胺酮在人体相互作用达到制动时的作用为拮抗。** 重新分析：硫苯妥钠-咪达唑仑在人体相互作用达到催眠镇静时作用为相加。† 由于猪的氙气 MAC 值不确定，因此没有纳入猪的数据。¶ 重新分析：氯胺酮-咪达唑仑在人体相互作用达到催眠镇静时作用为拮抗，在达到制动作用时作用为累加。§ 地氟烷与氧化亚氮在一组小样本的 18 ～ 30 岁左右的患者中作用为拮抗（From Hendrickx JF, Eger EI 2nd, Sonner JM, et al. Is synergy the rule? A review of anesthetic interactions producing hypnosis and immobility. Anesth Analg. 2008；107：494-506. Used with permission. ）

药物。根据给予特定剂量的阿片类药物观察其对挥发性麻醉药 MAC 的减少程度，可以得知该阿片类药物的效能[83-85]。MAC 下降实验反映了一个一般性原则，就是无论使用何种阿片类药物或何种挥发性麻醉药，低浓度的阿片类药物会导致 MAC 的大幅降低（图26.12），而随着阿片类药物浓度的增加，MAC 会持续降低直到达到一个平台，之后，再增加阿片类药物剂量不会再导致 MAC 继续降低[86]。

前面提到的 MAC 下降实验反应的是一个特定剂量的阿片类药物在剂量-反应曲线上一个点的作用，却也成了研究具体的曲面相互作用的基础[87]。为了描述七氟烷和瑞芬太尼相互作用对语言命令（OAA/S 测量）和疼痛刺激（压力痛觉，电刺激和热刺激）的反应，Manyam 等人运用分对数模型构建了一个对任意药效反应的反应曲面，发现七氟烷和瑞芬太尼对所有反应的效应都是协同的。具体地说，就是瑞芬太尼在效应室浓度为 1.25 ng/ml 时产生的效能，相对于对疼痛刺激没有体动反应时的七氟烷的效能的一半还要高[88]。因为这个研究不是在稳态的状态下进行的，因此他们通过计算的七氟烷效应室浓度和一个代替了

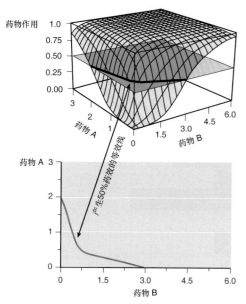

图 26.11　反应曲面和标准等效线之间的关系。传统的等效线分析，无论是针对剂量或者浓度，都只描述两个药物达到 50% 药效的药物浓度，因此无法得到完整的反应曲面（From Minto CF, Schnider TW, Short TG, et al. Response surface model for anesthetic drug interactions. Anesthesiology. 2000；92：1603-1616. Used with permission.）

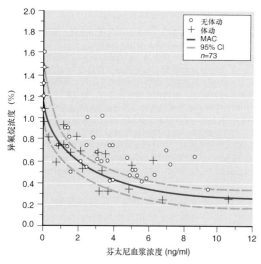

图 26.12　异氟烷和芬太尼在消除切皮时躯体反应时的相互作用［如：异氟烷最低肺泡有效浓度（MAC）降低］。实线代表同时使用芬太尼和异氟烷使 50% 的患者在切皮时无体动反应的药物浓度，虚线代表每一种芬太尼和异氟烷组合的 MAC 的 95% 置信区间（CI）（From McEwan AI, Smith C, Dyar O, et al. Isoflurane MAC reduction by fentanyl. Anesthesiology. 1993；78：864-869. Used with permission.）

分对数模型的 Greco 模型作了进一步的研究[89]。发现计算七氟烷在效应室浓度与呼气末浓度之间的延滞时间可以提高对麻醉中反应能力的预测，却对于准确预测恢复期伤害性刺激反应毫无作用。他们认为这个模型可能可以预测临床中一些感兴趣的事件，但仍需要进一步大样本量的观察。Heyse 等人（图 26.13）应用固定的 $C50_O$ 分层模型进行分析，发现七氟烷和瑞芬太尼在忍受摇动和大喊大叫（tolerance to shaking and shouting，TOSS），强直刺激（tolerance to tetanic stimulation，TTET），喉罩置入（tolerance to laryngeal mask airway insertion，TLMA）和喉镜检查（tolerance to laryngoscopy，TLAR）时在麻醉的镇静催眠和镇痛方面表现出强协同作用，同时显示了在研究药物相互作用时曲面模型的重要性[82, 90]。

对于全凭静脉麻醉，不同药物组合和不同浓度之间的相互作用关系已经描述过了。"平衡"麻醉的理论是假设药物在其麻醉效应上表现为协同作用，而非毒性作用。这种协同作用在某些药物组合中得到了证实[77, 91]（图 26.10）。Zanderigo 等人[92]发明了一个全新的药物相互作用模型——幸福模型（well-being model），用来描述药物联合作用后的正效应和负效应（图 26.14）。

更有价值的研究证实丙泊酚和阿片类药物在镇痛催眠相关特定的节点能够产生显著的协同作用。这在麻醉方案的制订中是非常重要的，麻醉方案就是依赖药物的相互作用达到麻醉状态——使患者意识消失或者使患者对伤害性刺激不做出反应。不同的用药目的需要联合使用不同的麻醉药物。Vuky 等人根据不同的麻醉要求，包括对气管插管刺激无反应，对切皮和腹膜牵拉无反应，以及麻醉苏醒等，明确了丙泊酚和阿芬太尼相互作用的特点（图 26.15）[93]。在这些反应中，气管插管是最强的刺激，要消除这个刺激如果不合并使用阿片类药物，丙泊酚浓度至少要达到 12 μg/ml。更多以 Vuky 等人的实验数据为基础的理想药物联合方案相关信息见表 26.3。

Minto 等人发表了关于联合使用咪达唑仑-阿芬太尼，丙泊酚-阿芬太尼和咪达唑仑-丙泊酚对口头命令反应消失时的反应曲面图（图 26.16）[78]。他们还对反应曲面方法学进行了扩展，用于描述三种药物同时的相互作用。如果要全面阐述三种药物相互作用，则需要四维立体图形。如果只描述在 50% 药效时的相互作用，则三维立体图形即可满足要求（图 26.17）。

除了这些直接反应，各种研究采用连续监测方法研究催眠镇静药和阿片类药物之间的相互作用。联合用药对于自发和诱发脑电图来源指数产生的效应非常

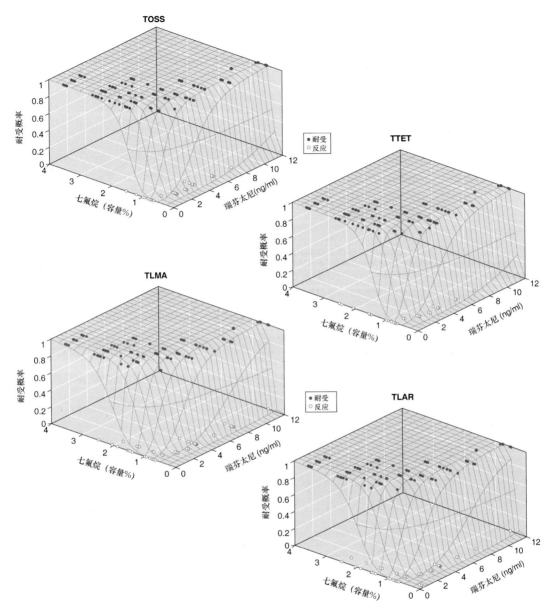

图 26.13　耐受摇动和大声呼喊（TOSS）、强直刺激（TTET）、喉罩置入（TLMA）和应用固定的 C50（O）分层模型行喉镜检查（TLAR）时的反应曲面。在可能性为 0.5 时的实线代表 50% 等效线（From Heyse B，Proost JH，Schumacher PM，et al. Sevoflurane remifentanil interaction. comparison of different response surface models. Anesthesiology. 2012；116：311-323. Used with permission. ）

重要，但往往这些研究无法提供足够的数据来建立完整的反应曲面模型[24, 94-95]。幸运的是，也有大量设计严谨的研究，运用曲面模型技术反应催眠镇静药和阿片类药物的相互作用。Bouillon 等发现运用 BIS 和 EEG 测量镇静时，丙泊酚和瑞芬太尼具有协同作用。他们同样发现丙泊酚在这两个测量指数上的敏感性高于瑞芬太尼[96]。另有研究发现阿片类药物在 BIS 上有着不一致的结果[97]。最近，Gambus 等[98] 运用了适应性神经模糊推理系统建立了一个在内镜检查时联合使用丙泊酚和瑞芬太尼的镇静−镇痛作用模型，同时运用了自发和诱发脑电图来源指数［如 BIS 或听觉诱发指数（AAI/2）以及意识指数（IoC）］。他们发现基

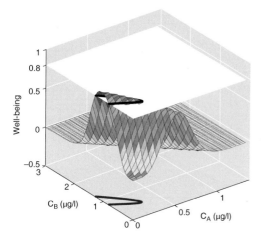

图 26.14　在没有相互作用的情况下，定义药物 A 和 B 联合使用的最佳浓度范围。最佳浓度范围来自 well-being 曲面和代表 well-being 值为 0.8 的平面交义的地方（From Zanderigo E, Sartori V, Sveticic G, et al. The well-being model. A new drug interaction model for positive and negative effects. Anesthesiology. 2006；104：742-753. Used with permission.）

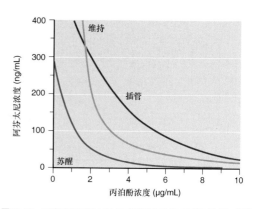

图 26.15　丙泊酚和阿芬太尼在三种麻醉需求下的相互作用：插管反应（黑线）、麻醉维持（浅蓝线）、麻醉后苏醒的药物浓度（深蓝线）。曲线表示了发生各种反应 50% 概率时的药物浓度（Modified from Vuyk J, Lim T, Engbers FH, et al. The pharmacodynamic interaction of propofol and alfentanil during lower abdominal surgery in women. Anesthesiology. 1995；83：8-22.）

表 26.3　丙泊酚 / 阿片类药物联合使用麻醉苏醒最快

输注持续时间（min）		丙泊酚 / 阿芬太尼（μg/ml；ng/ml）	丙泊酚 / 舒芬太尼（μg/ml；ng/ml）	丙泊酚 / 瑞芬太尼（μg/ml；ng/ml）
15	$C_{optimal}$	3.25/99.3	3.57/0.17	2.57/4.70
	$C_{awakening}$	1.69/65.0	1.70/0.10	1.83/1.93
	苏醒时间（min）	8.2	9.4	5.1
60	$C_{optimal}$	3.38/89.7	3.34/0.14	2.51/4.78
	$C_{awakening}$	1.70/64.9	1.70/0.10	1.83/1.93
	苏醒时间（min）	12.2	11.9	6.1
300	$C_{optimal}$	3.40/88.9	3.37/0.14	2.51/4.78
	$C_{awakening}$	1.70/64.9	1.70/0.10	1.86/1.88
	苏醒时间（min）	16.0	15.6	6.7

$C_{optimal}$ 代表有 50% 的概率对外科手术刺激产生反应相关的药物相互作用；$C_{awakening}$ 浓度代表了再次恢复意识时的预估药物浓度；苏醒时间代表 50% 患者从停止输注到恢复意识的时间（From Vuyk J, Mertens MJ, Olofsen E, et al. Propofol-opioid concentrations that assure adequate anesthesia and a rapid return of consciousness. Anesthesiology. 1997；87：1549-1562；and modified from Absalom A, Struys MMRF. An Overview of TCI and TIVA. ed 2. Gent, Belgium；Academia Press；2007. Used with permission.）

于这个模型，丙泊酚和瑞芬太尼在达到 Ramsay 镇静评分四分时效应室浓度分别在（1.8 μg/ml，1.5 ng/ml）到（2.7 μg/ml，0 ng/ml）之间，此时 BIS 值为 71～75，AAI/2 值为 25～30，IoC 值为 72～76。伤害性刺激的存在使得需要增加丙泊酚和瑞芬太尼浓度才能达到相同程度的镇静作用[98]。

联合用药的其他效果也有所研究。Bouillon 等人和 Nieuwenhuijs 等人调查了联合使用催眠镇静药和阿片类药物对于呼吸循环的影响[97, 99]。这些数据反映了丙泊酚和瑞芬太尼在相对低的浓度时对呼吸的影响有着剂量依赖性。当联合使用时，其显著的协同效应

会导致严重的呼吸抑制。

在某些具有挑战的情况下，如患者需要短时间保留自主呼吸，曲面模型同样可以用于优化药物输注。LaPierre 等[100]人研究了在不同需求，如患者对食管置入器械无反应、反应完全丧失或是呼吸抑制需要干预等情况下，瑞芬太尼和丙泊酚的相互作用。他们发现使患者对食管置入器械无反应，同时又不产生呼吸抑制或反应完全丧失时，瑞芬太尼 - 丙泊酚效应室浓度分别波动在 0.8～1.6 ng/ml 和 1.5～2.7 μg/ml。然而要完全阻断患者对食管器械置入的反应同时又避免呼吸抑制和（或）反应完全丧失是很难做到的。所以

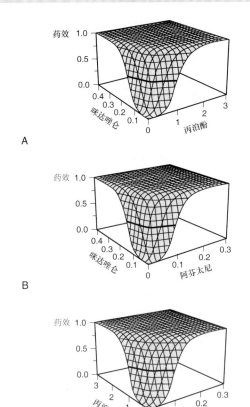

A

B

C

图 26.16　丙泊酚和咪达唑仑（A）、阿芬太尼和咪达唑仑（B）、阿芬太尼和丙泊酚（C）联合作用对言语命令产生睁眼概率的反应曲面。图示 10%、20%、30%、40%、50%、60%、70%、80% 和 90% 反应的等效线（From Minto CF, Schnider TW, Short TG, et al. Response surface model for anesthetic drug interactions. Anesthesiology. 2000；92：1603-1616.）

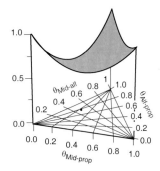

图 26.17　在 50% 药效（C_{50}）时丙泊酚、咪达唑仑和阿芬太尼相互作用的关系。曲面向下偏转表示协同作用，用 C_{50} 下降的分数表示。三条边表示丙泊酚对咪达唑仑（$\theta_{Mid-prop}$）、阿芬太尼对咪达唑仑（$\theta_{Mid-alf}$）和阿芬太尼对丙泊酚（$\theta_{Alf-prop}$）的相对含量。三条边之间的平面代表三种药同时使用的相对协同作用（From Minto CF, Schnider TW, Short TG, et al. Response surface model for anesthetic drug interactions. Anesthesiology. 2000；92：1603-1616.）

我们必须接受器械置入时一定程度的不适感，使患者的反应变迟钝而不是完全消失，从而避免发生呼吸抑制和反应完全丧失。

在前面提到的 Bouillon 等的研究中，他们还利用反应曲面模型确定了丙泊酚和瑞芬太尼在耐受喉镜检查（probability to tolerate laryngoscopy，PTOL）时的相互作用关系[96]。Luginbuhl 联合 Bouillon 的团队对 PTOL 进行了标准化，产生了一个新的指数即有害刺激反应指数（noxious stimulus response index，NSRI）[101]。NSRI 由 0 到 100 之间的整数表示，其中 50 对应 50% 的 PTOL 反应，20 对应 90% 的 PTOL 反应。

由于催眠药物如丙泊酚和七氟烷在临床上经常顺序使用，因此我们应熟知它们之间的相互作用关系。Schumacher 等[102] 运用曲面模型技术检测它们联合

使用对 TOSS 以及三种有害刺激（TTET、TLMA 和 TLAR）的影响。发现对于脑电图的抑制和提高刺激耐受程度，丙泊酚和七氟烷作用是相加的。其他研究者在 C_{50} 水平上发现了类似的结果[103]。Hammer 等[104] 研究了在小儿食管胃十二指肠内镜检查中使用丙泊酚和右美托咪定的相互药代动力学作用，总结出在给予 1 μg/kg 的右美托咪定超过 10 min 后同时使用的丙泊酚，不影响丙泊酚在 50% 患儿中达到足够麻醉深度（EC_{50}）的药物浓度。

Hannivoort 等利用反应曲面模型进一步研究建立了一个新的模型，该模型可以预测七氟烷、丙泊酚和瑞芬太尼的联合使用对 PTOL 和 NSRI 的影响[105]。

尽管这些药物的药代药效模型和药物相互作用模型本质上是为了对现实情况提供定性和定量表现。这些模型基于很多假设，因此也包含了不少错误[106]。尽管如此，这些模型还是为临床医师提供了有用的信息，帮助指导他们合理用药。有关药物相互作用的信息，包括 NSRI，已被整合到市场上可用的麻醉显示监视器，van den Berg 等将这些内容以及如何运用到临床进行了简要的总结[107]。

设定给药方案

单次注射剂量的计算

浓度是药物剂量与容积的比值。我们可以对浓度的定义加以转换，以便明确在已知容积的情况下，要

达到预期浓度所需的药量（公式 26.10）：

$$药量 = C_T \times 容积 \qquad (26.10)$$

其中，C_T 是预期浓度或靶浓度。此公式常常用来计算达到指定浓度所需的首次剂量（负荷剂量）。在麻醉药使用中应用该概念存在的问题是：分布容积有数种，比如 V_1（中央室容积）、V_2、V_3（周围室容积）和 Vd_{ss}（单个容积总和）。通常 V_1 远远小于 Vd_{ss}，因此，负荷剂量应介于 $C_T \times V_1$ 和 $C_T \times Vd_{ss}$ 之间。

下面我们将讨论在使用硫苯妥钠时，联合使用芬太尼来减弱气管插管时引起的血流动力学变化所需的药物剂量。与硫苯妥钠合用进行插管时，芬太尼的 C_{50} 约为 3 ng/ml，V_1 和 Vd_{ss} 分别是 13 L 和 360 L。因此根据前面的公式，芬太尼减弱血流动力学反应的合适剂量在 39 μg（3.0 ng/ml×13 L）到 1080 μg（3.0 ng/ml×360 L）之间。当单次注射芬太尼 39 μg 后即可立即达到预期的血浆浓度，但血药浓度会很快降至预期靶浓度以下，因此效应室浓度达不到所需的 3.0 ng/ml 靶浓度。而采用芬太尼 1080 μg 单次注射则会生成很高血药浓度，并可持续数小时（图 26.18）。此外，如果通过上述公式计算得出的芬太尼推荐剂量在 39～1080 μg，显然也是不合理的。

早期提出的药物单次注射剂量用药指南是为了达到特定的血浆浓度而设计的。然而血浆并不是药物的作用位点，因此在血药浓度的基础上计算初始给药剂量并不科学。正如前面所指出的，通过了解静脉麻醉药的 k_{e0}，我们可以设定给药方案以达到预期的效应室浓度。通过选择使效应室达到预期峰浓度的初始给药方案，可以避免患者药物过量。

单次给药后血浆浓度从注射后初始浓度（药量/V_1）下降到峰效应时的浓度的过程，主要是由于药物分布到比中央室容积更大的机体组织容积中，这就引入了 Vd_{pe} 的概念：即达到峰效应时的表观分布容积[28, 94]，或者是血浆与效应室之间达到伪平衡时的表观分布容积[95]。若到达峰效应时血浆药物浓度与效应室药物浓度相同，则 Vd_{pe} 的大小可按以下公式计算（公式 26.11）：

$$Vd_{pe} = \frac{单次注射剂量}{C_{pe}} \qquad (26.11)$$

其中，C_{pe} 是峰效应时的血浆药物浓度。

我们假定临床目标是选择达到特定的药效而又不发生药物过量反应的给药剂量。我们调整一下公式 26.11，用 C_T，即靶浓度（峰效应时同样的血浆和效应室药物浓度）来取代 C_{pe}，再来计算初始剂量（公式 26.12）：

$$单次初始剂量 = C_T \times Vd_{pe} \qquad (26.12)$$

芬太尼的 Vd_{pe} 为 75 L，因此要达到 3.0 ng/ml 的效应室峰浓度，需要使用 225 μg 的芬太尼，其在 3.6 min 内即可达到峰效应。该给药方案比先前推荐的在 39～1080 μg 之间选择给药剂量更为合理。表 26.4 列出了芬太尼、阿芬太尼、舒芬太尼、瑞芬太尼、丙泊酚、硫喷妥钠和咪达唑仑的 V_1 和 Vd_{pe}。表 26.1 列出了常用静脉麻醉药达到峰效应所需时间以及 $t_{1/2}k_{e0}$。

维持输注速度

我们用药物的系统清除率 Cl_S 乘以血浆浓度来定

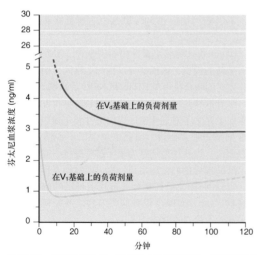

图 26.18　以芬太尼为例，药代动力学模拟显示，根据简单的药代动力学参数所得出的输注方案具有局限性。这些输注方案的目的是使芬太尼血浆（Cp）浓度达到 3 ng/ml。上方深蓝色曲线代表显示根据分布容积给予负荷剂量，接着根据清除率持续输注药物，其结果是导致了短时期的高血药浓度。如果根据中央室容量来计算负荷剂量，其后的持续输注不变，药物在外周室的分布会使其血药浓度下降至预期浓度以下，直到各室之间达到稳态，如下方浅蓝色曲线所示

表 26.4	峰效应时的分布容积	
药物	V_1（L）	Vd_{pe}（L）
芬太尼	12.7	75
阿芬太尼	2.19	5.9
舒芬太尼	17.8	89
瑞芬太尼	5.0	17
丙泊酚	6.7	37
硫喷妥钠	5.6	14.6
咪达唑仑	3.4	31

V_1，中央室容积；Vd_{pe}，峰效应时的表观分布容积

义药物排出体外的速率。为维持既定的靶浓度 C_T，药物输注的速度必须与药物排出体外的速率相同。因此（公式 26.13），

$$维持输注速率 = C_T \times Cl_S \qquad (26.13)$$

许多药物，包括所有的静脉麻醉药，都是多房室药代模型。这些药物分布至周围组织的同时又从机体被清除，因组织与血浆的药物水平在不断平衡，所以药物在组织分布速率也随时间而变化。只有当药物在周围组织与血浆完全平衡（常需数小时）后，公式 26.13 才是正确的。而在其他时间点，公式得出的维持输注速率常低于维持靶浓度所需的输注速率。

在某些情况下，用公式简单计算维持速率是可以接受的。例如，如果药物的首剂和输注速率是基于 Vd_{pe} 而得出的，那么该药物在给药与达到峰效应之间存在明显的延迟，因为当效应室浓度达到靶浓度时，大多数药物已分布至周围组织，所以用清除率乘以靶浓度得出的维持输注速度就更为准确，这是因为 Vd_{pe} 比 V_1 能更好地反映药物分布至周围组织的情况。遗憾的是，大多数麻醉药的血浆与效应室迅速平衡，而 Vd_{pe} 不能充分反映这种分布过程，所以这种方法并不适宜。

这种情况，我们就需要采用具有数学意义和临床意义的方法。由于药物向外周组织的分布随时间逐渐减少，因此用于维持预期浓度的药物输注速度也应该随时间而减慢。如果初始注射剂量是基于 Vd_{pe} 设定的，则在达到效应室峰浓度之前不必再用药。在达到效应室浓度峰值之后，维持预期浓度的（近似）正确公式为（公式 26.14）：

$$维持输注速率 = C_T \times V_1 \times \\ (k_{10} + k_{12}e^{-k_{21}t} + k_{13}e^{-k_{31}t}) \quad (26.14)$$

此公式指出，为了维持 C_T 需要在注射初期快速输注。随着时间的变化，输注速率逐渐下降（图 26.14）。当达到平衡时（$t = \infty$），输注速率下降至 $C_T \times V_1 \times k_{10}$，这与 $C_T \times Cl_S$ 是相等的。临床上没有麻醉科医师会选择这样复杂的公式，幸运的是，一些简单的技术可用于解决这个复杂的问题。

图 26.19 是求解公式 26.14 的列线图。它显示了关于芬太尼、阿芬太尼、舒芬太尼和丙泊酚等不同药物，为维持其所需的药物浓度在不同时间的输注速率。此列线图非常复杂，所以我们将进行详细阐述：

y 轴代表靶浓度 C_T，x 轴表示从麻醉用药开始后的时间（如从初始给药开始）。推荐的初始靶浓度

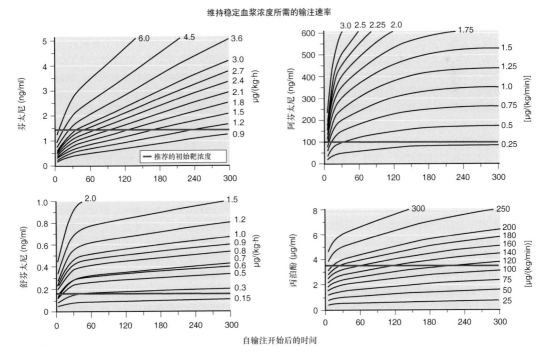

维持稳定血浆浓度所需的输注速率

图 26.19 维持芬太尼、阿芬太尼、舒芬太尼或丙泊酚浓度稳定时，所需的维持输注速率列线图。y 轴代表预期浓度，x 轴是相对于初始输注的时间。斜线表示维持 y 轴上的特定浓度所需的不同时间点的输注速率

（蓝线表示）基于 Vuyk 等人[93]关于丙泊酚和阿芬太尼的研究结果（图 26.15），根据其相对效能推算出芬太尼和舒芬太尼的初始靶浓度[108]。靶浓度曲线及对角线的交点代表相应时间点的输注速度。例如，为了维持舒芬太尼浓度在 0.16 ng/ml 的水平，5 min 的输注速率为 0.6 μg/（kg·h），10 min 的输注速率为 0.5 μg/（kg·h），20 min 时的输注速率约为 0.4 μg/（kg·h），40 min 时的输注速率约为 0.3 μg/（kg·h）。当然，也可以根据临床具体情况和对静脉药物所需剂量的评估，来选择靶浓度以及不同时间的输注速率。

麻醉苏醒

麻醉苏醒取决于当药物停止输注后影响药物从效应室清除的药代动力学特点及药效动力学特点。

终端消除半衰期常用来评价药物作用时间的长短，但血药浓度下降速率主要取决于药物从中央室的清除与再分布。再分布和清除对于药物浓度下降速度的影响取决于药物的持续时间和停止输注的时间[108-109]，因为这些过程有着不同的速率常数。

1985 年，Schwilben[110]建立了一个数学模型，将吸入麻醉药失效的时间趋势与麻醉药物输注时间联系起来。同样，Fisher 和 Roser[111]证实随着用药时间的延长，肌松药在周围容积的分布和蓄积会导致苏醒缓慢。他们提出了两种测定恢复时程的方法：一种是肌颤搐张力从 5% 恢复至 25% 所需的时间，另一种则是从 25% 恢复至 75% 所需的时间。

从那时起，我们就把药物持续输注并保持恒定浓度后（如根据公式 26.14 输注），任意时间停止输注时血浆浓度下降 50% 所需的时间定义为 **时-量相关半衰期**（context-sensitive half-time）（图 26.20）[109]，其中，时量是指输注持续时间。选择 "下降 50%" 来定义，一方面是因为传统（半衰期是指在一室模型中药物浓度下降 50% 所需的时间），另一方面是因为（粗略来说），患者术后苏醒是需要大多数镇静催眠药浓度下降 50% 左右。根据情况不同，临床上有时也要求下降浓度并非是 50%。此外，有时我们感兴趣的是血浆浓度，有时则是效应室浓度。另一个常用概念是 "时-量相关**下降时间**（context-sensitive decrement time）"[112]，这个概念中特别提到了浓度下降，就是模型中的房室（血浆或效应室）浓度下降。例如，芬太尼效应室浓度下降 70% 所需时间与输注持续时间之间的关系，被定义为 "时量相关 70% 效应室下降时间"。

阿芬太尼、芬太尼、舒芬太尼和瑞芬太尼的时量相关效应室下降时间见图 26.21。为了确定持续输注

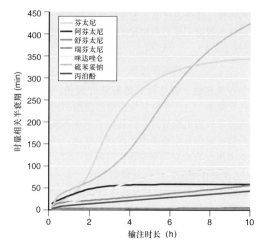

彩图 26.20　在芬太尼、舒芬太尼、阿芬太尼、丙泊酚、咪达唑仑和硫苯妥钠药代动力学模型中用时量相关半衰期作为输注时间（时量）的函数（From Hughes MA, Glass PSA, Jacobs JR. Context-sensitive half-time in multicompartment pharmacokinetic models for intravenous anesthetic drugs. Anesthesiology. 1992；76：334-341.）

的停药时间（使患者在手术后适时苏醒），临床医师应了解患者苏醒时所需的药物浓度降低的程度、输注持续时间（时量）以及必要的时量相关效应室浓度下降时间。

时量相关下降时间与清除半衰期有着根本的不同。在单指数衰减模型中，浓度每下降 50% 都需要相同的时间，这个时间与给药方式无关。但时量相关半衰期则不同，首先，从概念名称上，我们能看出浓度下降 50% 所需时间与药物输注时间有关；其次，浓度下降百分比的微小变化可引起所需时间的明显延长。正如图 26.21 所示，在某些情况下药物浓度下降 60% 所需的时间是药物浓度下降 50% 所需时间的 2 倍以上。

"时-量相关下降时间" 这个概念的确立，是基于血浆或效应室浓度可以维持在恒定水平这个假设，然而在临床上这几乎是不可能的。但是，只有假定药物浓度维持在恒定水平，才能建立有关血浆与效应室浓度下降至预期水平时所需时间的数学模型。因为血浆和效应室浓度很少能保持恒定，所以时量相关下降时间被用作解释静脉药物药代动力学的一般指南，而不是任何药物或输注方案的绝对预测指标。自动药物输注系统可根据每个患者的实际药量，提供更精确地预测血浆或效应室浓度下降到预期水平所需的时间。这将有助于临床医师明确停止输注的最佳时机。

时-量相关下降时间主要阐述麻醉苏醒过程中的药代动力学，而药效动力学在苏醒过程中也同样重

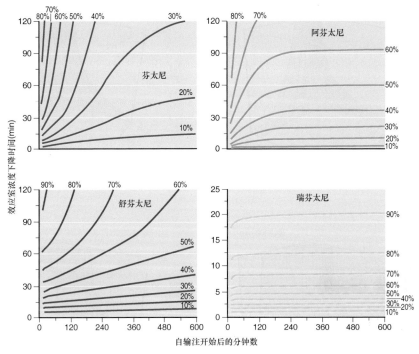

图 26.21 阿芬太尼、芬太尼、舒芬太尼和瑞芬太尼的时-量相关效应室浓度下降时间。表示输注停止后从维持的效应室浓度到下降一定百分比（用每条曲线标记）所需的时间

要。Bailey[113] 整合了药代-药效动力学模型，提出了**"平均有效时间"**的概念，它是指麻醉维持在使 90% 的患者对术中刺激无反应，到患者恢复反应的平均时间。平均有效时间表明，若药物的浓度-效应关系曲线平缓，则其浓度必须显著下降方可使患者彻底清醒，这常造成患者苏醒延迟；相反，若药物的浓度-效应关系曲线曲线陡峭，则药物浓度少量下降患者即可迅速苏醒。大多数镇静催眠药的浓度-效应关系曲线陡峭程度适中。

药物的药效动力学相互作用在麻醉苏醒过程中也具有重要作用。药物的相互作用可以让任意两种药物通过不同比例的配伍达到相同的麻醉状态，选择最佳比例的药物配伍，可以使患者的苏醒更加迅速。例如，阿片类药物与镇静催眠药合用，则麻醉后恢复主要取决于阿片类药物和镇静催眠药的药物浓度、两种药物的浓度下降速度、对伤害性刺激反应消失（即麻醉维持状态）和意识消失的相对协同作用。尽管阿片类药物和镇静催眠药浓度下降的趋势可由各自的时量相关下降时间表示（图 26.22；也见图 26.15），有关相对协同作用对临床节点的影响，可通过药物在麻醉及苏醒过程中相互作用的不同模型来获得。

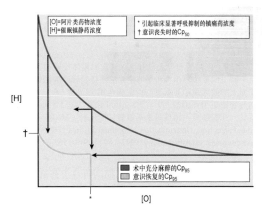

图 26.22 镇静催眠药和阿片类药物在消除伤害性刺激的体动和手术结束后自主通气恢复并苏醒中的相互作用。如图所示，术后恢复的时间取决于术中两种药物的浓度、药物下降到苏醒所需水平的时间以及有足够的自主通气的时间（即它们的时量相关下降时间）

Vuyk 等人[54] 根据丙泊酚与芬太尼、舒芬太尼、阿芬太尼和瑞芬太尼在麻醉维持及苏醒中的相互作用，通过模型预测丙泊酚与上述阿片类药物合用后的苏醒时间（图 26.23 和图 26.24）。苏醒时间随阿片类

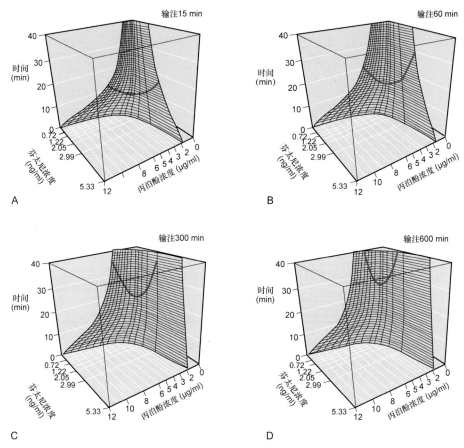

图 26.23　丙泊酚和芬太尼对消除切皮时躯体反应和苏醒时间的相互关系的模拟图。x 轴代表芬太尼浓度，y 轴代表丙泊酚浓度。低平面上的蓝线显示丙泊酚 / 芬太尼维持足够麻醉深度的相互作用关系。当输注停止，两种药物浓度均下降，用 z 轴表示。苏醒平面上的蓝线显示芬太尼与丙泊酚合用 15 min（A）、60 min（B）、300 min（C）、600 min（D）后麻醉苏醒时间。最快苏醒的最佳药物配伍为丙泊酚 3.0 ～ 3.5 μg/ml 和芬太尼 1.5 ng/ml。当丙泊酚或芬太尼浓度增加，苏醒时间则延长。此外，药物输注时间越长，苏醒越慢，尤其是未采用最佳配伍时（Modified from Vuyk J, Mertens MJ, Olofsen E, et al. Propofol anesthesia and rational opioid selection. Determination of optimal EC50-EC95 propofol-opioid concentrations that assure adequate anesthesia and a rapid return of consciousness. Anesthesiology. 1997；87；1549-1562.）

药物的种类不同以及麻醉维持期间阿片类药物和丙泊酚之间的相对平衡而变化。例如，图 26.23 的左上图，模拟了丙泊酚 / 芬太尼维持麻醉 15 min 后苏醒的情况。该模拟图假定麻醉中丙泊酚和芬太尼浓度恒定，这与时量相关下降时间的前提相同。曲面图最低的曲线是芬太尼和丙泊酚相互作用的曲线，其范围由左侧的芬太尼（0）和丙泊酚（12 μg/ml）到右侧的芬太尼（5.33 ng/ml）和丙泊酚（1.8 μg/ml）。理论上，这条曲线上的任何一点都能确保维持相同的麻醉深度。若麻醉维持 15 min 后停止，两种药物浓度均下降。通过相互作用曲线上不同точ向上画的线可以看出，在关闭注射后，丙泊酚和芬太尼的浓度在下降，而不同的点

与下平面的距离表示苏醒时间。所有上行线条共同构成 "**苏醒平面**"。苏醒平面中的蓝色线条显示芬太尼 / 丙泊酚相互作用模型中预测苏醒的时间点。

图 26.23 显示，1.8 μg/ml 丙泊酚和 5.33 ng/ml 芬太尼维持麻醉 15 min 后（相互作用曲线的右侧边线），大约需要 12 ～ 17 min 两种药物的浓度才会下降至苏醒水平。然而，如果麻醉维持保持在 3.5 μg/ml 丙泊酚和 1.5 ng/ml 芬太尼（相互作用曲线中央部分），则停药后 8 min 即可苏醒。采用芬太尼复合丙泊酚麻醉达 60 min、300 min、600 min，作用曲线显示患者能够迅速苏醒的芬太尼血药浓度为 1.0 ～ 1.5 ng/ml，相对应的丙泊酚浓度需要达到 3.0 ～ 3.5 μg/ml 才能维持足够的麻醉

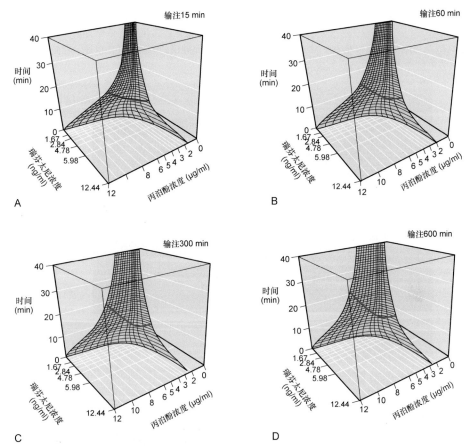

图 26.24 丙泊酚和瑞芬太尼对消除切皮时躯体反应和苏醒时间的相互关系的模拟图。x 轴代表瑞芬太尼浓度，y 轴代表丙泊酚浓度。低平面上的蓝线显示丙泊酚 / 瑞芬太尼维持麻醉的相互作用关系。当输注停止，两种药物浓度均下降，用 z 轴表示。苏醒平面上的蓝线显示瑞芬太尼与丙泊酚合用 15 min（A）、60 min（B）、300 min（C）、600 min（D）后麻醉苏醒时间。最快苏醒的最佳药物配伍为丙泊酚 2.5 μg/ml 和瑞芬太尼 5 ～ 7 ng/ml。并且，若没有使用最佳的瑞芬太尼剂量，则输注时间增加对苏醒时间的影响不大，但丙泊酚剂量增加会使苏醒延迟（Modified from Vuyk J，Mertens MJ，Olofsen E，et al. Propofol anesthesia and rational opioid selection. Determination of optimal EC50-EC95 propofol-opioid concentrations that assure adequate anesthesia and a rapid return of consciousness. Anesthesiology. 1997；87；1549-1562.）

深度。同样，Vuyk 等发现，阿芬太尼和舒芬太尼的浓度超过其镇痛范围上限（如阿芬太尼 80 ng/ml；舒芬太尼 0.15 ng/ml）也几乎没有临床益处，反而只能造成苏醒延迟。从上述情况得出结论，如果患者麻醉不充分，为防止术后苏醒延迟，应增大镇静催眠药的浓度而不要使阿片类药物浓度超过其镇痛范围上限。

瑞芬太尼因其特殊的药代动力学特性情况则不同（图 26.24）。瑞芬太尼的高清除率可使其在停药后阿片类效应迅速消失。在瑞芬太尼和丙泊酚维持期间，下方平面再次显示相同的麻醉状态（图 26.24）。大剂量瑞芬太尼可减少维持麻醉所必需的丙泊酚的剂量[114]。然而苏醒平面图显示，大剂量的瑞芬太尼和适度降低的丙泊酚剂量合用时，可显著加速麻醉后苏醒。例如，当采用 3 μg/ml 丙泊酚合并 2.5 ng/ml 瑞芬太尼维持麻醉 600 min 后，其苏醒时间大约需 12 min（图 26.24D）。如果瑞芬太尼浓度增至 5 ng/ml，丙泊酚浓度可降至 2 ～ 2.5 μg/ml，停药后 6 min 之内即可苏醒。有人认为这样会使患者有发生术中知晓的风险，因为 2 μg/ml 丙泊酚浓度低于其苏醒的 C_{50}[115]。因此，麻醉期间应将这种技术同术中 EEG 监测相结合，以保证麻醉充分[21, 115]。

药物信息显示

将所有的药理学知识进行整合，其中包括药物相互作用以及测量患者对特定药物剂量的反应可以用来描述多种药物完整的剂量–反应关系，从而使药物输注最佳化，优化患者诊疗方案[116-117]。例如，彩图26.25 是建议的药物相互作用显示界面。

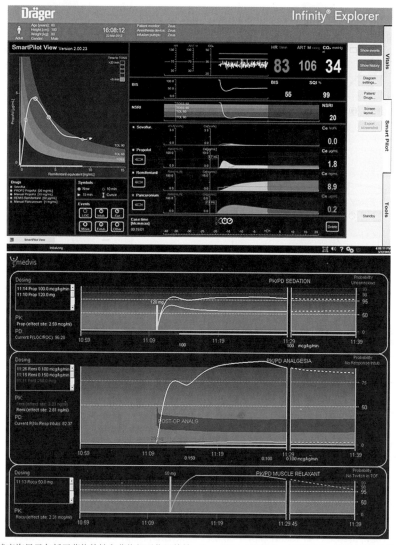

彩图 26.25   在线查询显示包括了药物特性和药物相互作用特性。SmartPilot（德尔格，吕贝克市，德国）（图上半部分显示）是一个二维显示器，显示了基于药代动力学模型，药效动力学模型以及麻醉效应等联合使用药物（阿片类药物和静脉或吸入催眠镇静药）的效应室药物浓度。灰暗色区域显示麻醉不同水平；黄色点表示效应室浓度的联合作用；白线表示回顾性浓度；黑色点和箭头表示根据现在的输注情况计算出来的 10 和 15 min 后的预测值。事件标记可以设定为患者麻醉水平相关的特定状态：实时曲线，趋势和单一药物的效应室浓度预测，麻醉效果［伤害性刺激反应指数（NSRI）］和相关脑电双频指数（BIS），主要生命体征，事件标记作为解释的参考。Medvis 显示器（Medvis，盐湖城，犹他州）（图下半部分显示）运用药代–药效动力学模型预测药物在过去、现在和 10 min 以后的效应室浓度以及药效。药物剂量，如单次注射和持续输液，是通过单独的数据接口或用户界面进行管理的。药物分为镇静药（上图）、镇痛药（中图）和肌松剂（下图）。药效通过人群的无意识概率（上图）、对插管刺激无反应概率（中图）和对四个强制性刺激无反应概率（下图）描述。除此之外，第二药代动力学终点，术后疼痛代表对于术后疼痛治疗窗的指南。镇静催眠药和镇痛类药物的协同作用由图中的白色曲线表示。例如，上图显示只用丙泊酚，则无意识概率在 50% ~ 95%（黄色曲线），但当丙泊酚联合阿片类药物使用时，无意识概率大于 95%（白色曲线）。相似的，丙泊酚在中图中也有加强阿片类药物的作用

静脉输注装置和技术

手动静脉输注

输注静脉麻醉药物时，输注方案可由一系列不同装置来执行，从简单的 Cair clamp 或 Dial-a-Flo（雅培实验室）到复杂的电脑控制输注泵。然而，机械设计的简单性并不一定与易用性相关联，这促进了输注装置技术在过去十年里的发展。

输注装置可以分为控制泵或正压容积式泵。由名称所示，控制泵包含控制重力产生流速的机制，而容积式泵包含主动泵出装置。

输注静脉麻醉药最常用的泵是各种机制的容积式注射器。这种泵准确性极高，并非常适合麻醉药物的输注。其中一项重要的改进，就是临床医师可以输入患者的体重、药物浓度和输注速率［剂量/（单位体重·单位时间）］，然后注射泵可以计算出单位时间内的输注体积作为输注速率。这种注射泵还能简单地采用阶段输注方案即先给予负荷剂量，接着给予维持输注。现在很多注射泵还能自动识别注射器型号。未来输注装置的发展趋势是在输注泵中整合入药物图书馆，包括药物分类、指导用药方案和最大剂量警报。这些注射泵技术的革新将会使得静脉麻醉药物的使用更加便捷和安全。

除了注射泵，完整的静脉输注系统硬件表现必须更为完美[5]，它可以在每个单位时间输注准确的药量。如果药物输注装置有很大的"死腔（dead space）"，那实际输注速率可能根据共同输注的其他液体流量而改变[118]。建议运用抗反流活瓣以防止药物反流到药液袋内。其他的一些因素包括输注系统内（注射器或者输液管）顺应性过高和注射器润滑度不足，使得在输注速率很低的时候注射器会间断推进，通常出现在靶浓度过低、药物浓度过高或采用大容量的注射器时[5]。

在我们讨论药代动力学时就知道，手动静脉输注联合运用了单次给药和持续输注。表 26.5 给出了常规输注泵输注静脉麻醉药的推荐指导方案，该方案是基于这些药物的药代-药效动力学模型。然而最佳的药物输注速率还是要以观察和检查患者为基础，个体对相同的药物剂量或浓度的反应差异很大，因此针对不同的患者需要采用滴定给药从而达到适当的药物水平。在不同的手术类型（如浅表手术与上腹部手术）中，维持足够麻醉深度的药物浓度也会不同。当手术结束时需要药物浓度降低，因此在手术快结束时常降低输注速率以求快速苏醒。

当输注速度不足以维持足够的麻醉深度时，追加单次注射剂量和加大输注速度都能迅速提高血浆（生物相）药物浓度。各种刺激性操作也都要求在短时间内维持较高的药物浓度，（如喉镜置入、气管插管、切皮等）。因此，在这些强刺激时，需要调整输注方案，在短时间提供高峰浓度。对于气管插管，一般首次负荷剂量就能达到血药浓度要求；但是，对于切皮等手术操作，就应再追加剂量。

输注方案（表 26.5）并不能达到通过标准化挥发罐使用吸入麻醉药物时的方便和精确，尤其是当用户需要根据输注方案中给出的基于质量的输注速率计算体积输注速率（ml/h）时。运用这种计算器泵使得麻醉科医师的工作简单化，以前用户需要输入患者的体重和药物浓度，以后则只需输入基于质量的输注速率，该速率可以用于计算体积输注速率，这种类似挥发罐的方便和精确程度就可以通过 TCI 装置，例如商

表 26.5　手动输注方案				
药物	**麻醉**		**镇静或镇痛**	
	负荷量（μg/kg）	维持输注［μg/（kg·min）］	负荷量（μg/kg）	维持输注［μg/（kg·min）］
阿芬太尼	50～150	0.5～3	10～25	0.25～1
芬太尼	5～15	0.03～0.1	1～3	0.01～0.03
舒芬太尼	0.5～5	0.01～0.05	0.1～0.5	0.005～0.01
瑞芬太尼	0.5～1.0	0.1～0.4	*	0.025～0.1
氯胺酮	1500～2500	25～75	500～1000	10～20
丙泊酚	1000～2000	50～150	250～1000	10～50
咪达唑仑	50～150	0.25～1.5	25～100	0.25～1
美索比妥	1500～2500	50～150	250～1000	10～50
右美托咪定			0.5～1 over 10 min	0.2～0.7

* 当镇痛或镇静时，瑞芬太尼不需给初始负荷剂量，因为其起效迅速，可引起呼吸暂停或肌肉强直。负荷剂量后，由于药物再分布需要一开始给予较高的输注速率，随后调整到维持足够麻醉或镇痛水平的最低输注速率。当使用阿片类药物作为氧化亚氮-麻醉药技术或心脏手术麻醉的一部分时，需使用表中的麻醉剂量。当阿片类药物用于平衡麻醉的一部分时，需用表中的镇痛剂量

用的 TCI 泵来实现。

物输注速率[120]。

计算机控制给药

在本章的引言部分讨论过最佳的患者个体化剂量需要通过药代药效动力学原则进行调整。运用量效关系，药物滴定需要尽可能地接近药效。滴定达到特定药效或者特定的效应室浓度会更加有利。因为对于大部分静脉麻醉药（不同于吸入麻醉药）并不能持续监测效应室或血浆浓度，因此需要使用电脑建立药物模型，不断更新麻醉药品输注速率从而维持估计的药效或药物浓度（彩图 26.26）。

TCI 技术就是通过滴定达到一个特定的血浆或效应室浓度。TCI 是一个**闭环控制系统**（closed-loop control system）。最近有关 TCI 的发展史被总结发表了出来[119]，在这个闭环系统中，临床医师是**控制者**，只是这个控制是间断，而且在时间上也是不规则的[120]。在其他的麻醉药物闭环控制应用中，控制理论越来越多地用于发展电脑控制药物输注系统。电脑控制闭环输注系统使得观察和介入过程更加正式化，从而提供更加精确的调控。这些系统运用了一个持续的药效信号，计算观察值与设定值（由用户选择）之间的误差，从而不断地调整药物输注速率。一些电脑控制药物输注系统试图通过预测可能的药效从而提前调整药

靶控输注系统

装置

由于微处理器控制注射泵的发展，以及更好地对量效关系的了解使得 TCI 系统也得以发展。TCI 是一个电脑或微处理器控制系统，该系统能够达到用户预设的效应室或组织药物浓度。临床医师根据临床需求对患者进行观察或药效测量，并运用 TCI 系统去输注药物，从而达到一个预期的药物浓度，通常也称为靶浓度。TCI 系统应用多房室的药代–药效动力学模型来计算达到靶浓度所需的药物输注速率（图 26.4），为了执行复杂的计算和控制输注泵需要一台电脑或者微处理器。靶浓度的设定通常为血浆或效应室浓度[3]。

目前所用的 TCI 系统是采用 Kruger-Thiemer[121]理论，达到和维持某种具有多房室模型药代动力学特性药物在稳态时的血药浓度。Schwilden 等人[7]首次在临床上实施该输注方案，又称为 BET 方案（图26.4）。该方案最初是根据二室模型设计的，简而言之，输注开始给予一个能够达到靶浓度的负荷剂量；其次持续输注以弥补药物清除丢失的药量，当清除率恒定以后，单位时间内清除的药量与血浆药物浓度成正比，到达稳态血浆浓度时，清除的药量可以通过恒

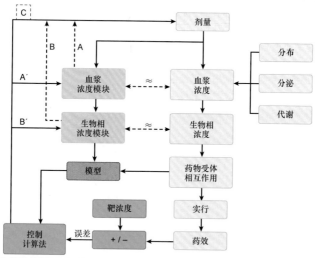

彩图 26.26　决定给药剂量和药效（黄色）关系的药代药效动力学过程示意图。药代动力学因素如再分步，代谢和（或）分泌等决定了药物剂量和药物在生物相浓度的关系。在生物相，药物与受体结合达到药效。靶控输注（TCI）利用模型估算血浆或生物相药物浓度（红色），计算需要达到靶控血浆浓度（A）或效应室浓度（B）的药物剂量。电脑控制闭环反馈通过测量实际药效和预测药效之间的误差来控制药物的输注（蓝色）。更好的闭环系统不是采用剂量作为直接执行器，而是利用 TCI 系统的模拟变量作为执行器变量（A/A'，B/B'）。TCI 系统减少了剂量–效应关系的复杂性。高级控制计算法将考虑到持续更新的相互作用模型（浅绿色）（Modified from Struys M, de Smet T. Principles of drug actions：target-controlled infusions and closed-loop administration. In：Evers AS，Maze M，Kharasch ED, eds. Anesthetic Pharmacology：Basic Principles and Clinical Practice. Cambridge：Cambridge University Press；2011：103-122. Used with permission.)

定速率输注的药物所补充；最后，药物输注还需要考虑到药物在外周组织的分布和运输，再分布的药量随着时间以指数方式递减，如同中央室和外周室之间的梯度一样，补充再分布的药量需要以指数递减速率补充药物从中央室**丢失**的量直到达到稳态[4]。

BET 方案也存在一些缺点，首先它需要药物输注前机体是一个无药物使用的状态，而这在改变靶浓度的输注过程中几乎是不可能的。除此之外，最近的研究总结出大部分麻醉药的药代动力学是三室而不是二室模型。本章节前面也提及过血浆并不是药物的作用位点，因此开发出了效应室控制 TCI 计算法[29]。在 20 世纪 90 年代，大量的以电脑为基础的 TCI 由斯坦福大学

（STANPUMP，加州），斯坦陵布什大学（STELPUMP，南非），杜克大学［电脑辅助持续输注（CACI），北卡罗莱纳州］和根特大学（RUGLOOP，比利时）的研究者所发明。德国埃朗根和荷兰莱顿市的研究团体发明了可以模拟药代动力学的软件（分别是 IVA-SIM 和 TIVA）。最终，阿斯利康公司（伦敦）生产了第一台市售 TCI 泵。它是基于 Kennyt 团队的设计原型[122]，使用阿斯利康特定的载药注射器达到设定的血浆靶浓度。尽管这个技术从未在美国使用[8]，但已成为许多国家日常临床工作中用于调节最佳药物输注的破冰之作。最近，许多公司已经开始销售在血浆和效应室控制模式下输注多种药物的**开放型 TCI 泵**（图 26.27）[8, 119]。

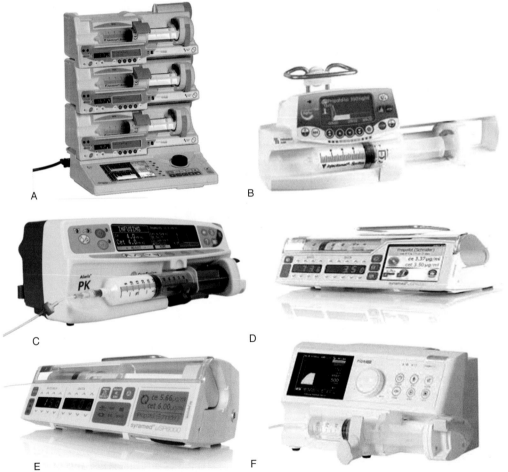

图 26.27　靶控输注（TCI）泵。（A）费森尤斯公司 Base Primea 注射泵；（B）费森尤斯公司 TIVA 注射泵；（C）BD 公司 Alaris PK 注射泵；（D）Arcomed 公司的 μSP 6000 注射泵；（E）Arcomed 公司的 μVP 7000 注射泵；（F）Bionet 公司的 PION TCI 注射泵；（G）B. Braun 公司的 Infusomat Space and Perfusor Space 注射泵；（H）Veryark Concert-CL 注射泵；（I）MedCaptain 公司的 HP TCI 泵［（A 和 B）Courtesy Fresenius Kabi AG, Homburg, Germany；（C）Courtesy BD, Franklin Lakes, NJ；（D 和 E）Courtesy Arcomed, Zurich, Switzerland；（F）Courtesy Bionet, Seoul, Korea；（G）Courtesy B. Braun Medical Inc., Bethlehem PA；（H）Courtesy PRHOINSA, Madrid, Spain；（I）Courtesy Medcaptain, Shenzhen, P.R. China.］

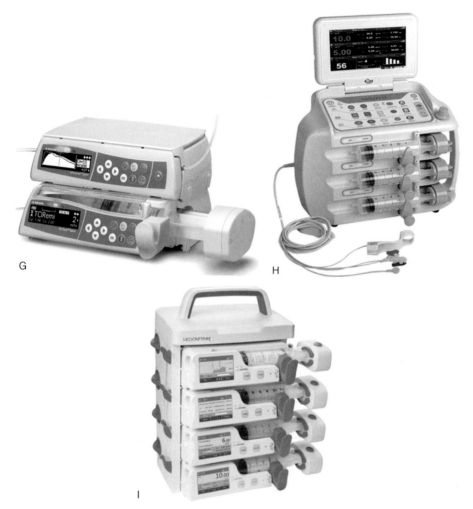

图 26.27　（续）

效应室控制的 TCI 需要能够精确地描述血浆（图 26.28A）和效应室浓度（图 26.28B）之间平衡速度的速率常数。Wakeling 等人[123] 和 Struys 等人[47] 已经证明了这种 TCI 的优势，这种模型目前已经在欧洲地区广泛使用。

2016 年发表了有关 TCI 发展史以及 TCI 设备的发展和使用的详细描述[8, 124]。

靶控输注的评估

采用靶控输注静脉麻醉药物，需要对其准确度（定义为预期浓度和实测浓度的差异）以及与使用自动药物输注系统的患者预后进行比较评估。药代动力学模型驱动装置的误差来自于软件、硬件以及药代动力学的个体差异性（图 26.29）。

软件的误差是因为错误地应用了药代动力学的数学模型，由软件程序计算出的输注速率可以用电脑模拟来检测，因此软件误差非常容易鉴别和校正[125]。在目前的注射泵技术中，输液泵给药错误（即在目前的注射泵技术中，未能正确注入系统预期药量）并不常见，而且对于设备的总体精确度影响也较小[126]。前面提到的安全审查也只发现了两份关于 TCI 设备的公司问题报告，这些问题都是由于软件编程错误造成的，都没有造成患者实质性的伤害[127]。

误差的主要原因是生物学个体差异性，主要包括两个方面：①药代动力学模型常常出错[106]；②个体的药代动力学与模型程序中的设定并不一致。个体

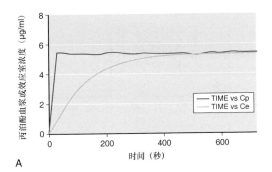

A

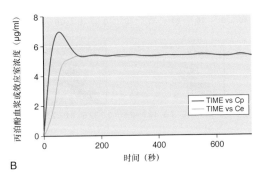

B

图 26.28　模拟丙泊酚血浆（A）控制比上效应室控制（B）TCI

远比简单的房室模型复杂得多[106]，因为药代动力学模型本身就是错的，即使个体的药代动力学参数绝对准确，也没有任何模型能精确地预测浓度。另外，即使药代动力学模型能真实地反映生理学本质，模型参数也仅仅是人群均数而非个体的准确参数，即使通过对反映个体差异的因素（如年龄、性别、低血容量和其他药物的联合使用）进行参数调整，它们仍然会与个体真正的药代动力学参数有所偏差。因此生物学个体差异性从根本上消除了自动药物输注装置达到精确靶浓度的可能性。重要的是我们必须意识到无论使用

何种给药方式，生物学个体差异性永远存在。尽管如此，TCI 装置造成的个体差异永远比单次剂量注射后观察到的个体差异要小[128]。电脑控制的药物输注必须根据临床上所需达到的治疗目标来决定。可能的目标包括达到预期的血药浓度，预期药效和产生预期药效的时间曲线。在过去的十年中，研究者按照这些不同的目标对自动给药系统进行了精确的调节。

衡量自动药物输注系统的最佳方法就是评估其能够快速达到并维持设定的靶浓度的能力。设定的靶浓度和实测靶浓度之间的差异可以用几种方式来描述。经典的图示法是用预计血浆药物浓度比上实测血浆药物浓度绘成 X-Y 平面图（图 26.30），或者是实测和预计药物浓度比给药时间（图 26.31）。用数字表示，就是所测浓度与预计值相差多远。这个差异通常用执行误差来描述，即所测浓度和靶浓度之间的差别占靶浓度的百分比，如 [（所测浓度－靶浓度）÷ 靶浓度 ×100%][129]。个体或群体的执行误差的中位数被定义为执行误差中位数（median performance error，MDPE），代表的是这个系统的平均上下偏差。MDAPE 通常用于药物自动输注装置的误差评定。MDAPE 为 0 是最完美的。MDAPE 为 20% 时，意味着有一半的血药浓度在目标值的 20% 内，而另一半则不在此范围内。进一步评估系统的准确性采用的是观察系统能否维持恒定的靶浓度。Varvel 等人[129]让一组临床医师来评价药物自动输注系统，结果表明 MDAPE 能像有经验的临床医师一样较好地预测药物自动输注装置的效果。

如前所述，执行误差不可能都为零。但是正负误差的相互抵消是可能的，因此药物自动输注设备的 MDPE 可以为 0%。MDPE 并不能表明执行误差的范围（因为正负执行误差可相互抵消），但它能表明系统达到的血药浓度是否超过（＋ MDPE）或低于（－ MDPE）预期的靶浓度。

多个研究小组评价了所有镇痛药和镇静药的许多

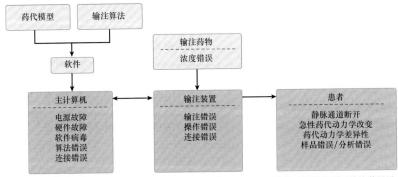

图 26.29　药代动力学模型驱动药物输注的主要误差来源。市售的装置中，计算机功能整合到了输注装置里。IV，静脉

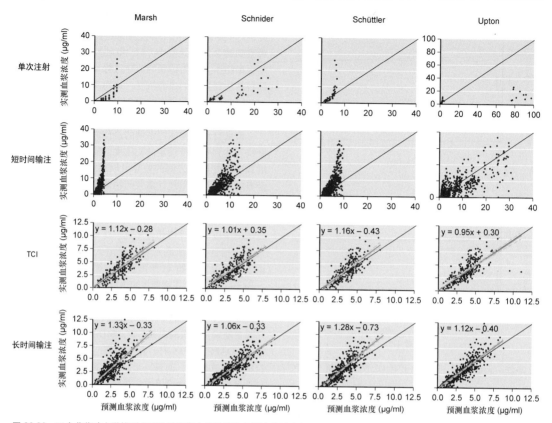

图 26.30　四个药代动力学模型中丙泊酚预测血浆浓度与实测血浆浓度之比。每个点代表了一个单独的样本，细黑线代表恒等线。在 TCI 和长时间输注时，蓝色实线表示回归线，浅蓝色点状线代表回归曲线的 95% 置信区间。公式代表了线性回归的方程式（From Masui K，Upton RN，Doufas AG，et al. The performance of compartmental and physiologically based recirculatory pharmacokinetic models for propofol. A comparison using bolus，continuous，and target-controlled infusion data. Anesth Analg. 2010；111：368-379. Used with permission.)

不同药代动力学组合的准确性。大多数研究纳入了健康志愿者或低风险患者，评估他们使用不同模型在镇静或麻醉状态下的准确性，这些研究包括了丙泊酚[13、31、130-137]，咪达唑仑[138]，氯胺酮[139]，右美托咪定[140-141]，芬太尼[142-144]，阿芬太尼[67、145-147]，舒芬太尼[138、148-149]和瑞芬太尼[150-151]的成人模型，以及儿童的丙泊酚模型[152-155]。

很少有研究在 ICU 中实施。然而 Marsh 模型在不同的成年人群使用丙泊酚镇静中的表现也已经得到了研究[156-157]。

根据这些研究结果，这些药动模型的预期性能充其量能达到 MDAPE 的 20% ～ 30% 左右。

TCI 模型选择：成人丙泊酚模型

大多数静脉药物的多房室药代药效模型已经发表。所有麻醉药中，有关丙泊酚药代动力学的测定是最多的（图 26.6）。Coetzee 等人比较了 1995 年前发表的几个模型的准确性，结果发现使用 Marsh 等人发表的丙泊酚 TCI 模型具有很好的准确度（MDPE-7%；MDAPE18%）[130]。

市面上第一台 TCI 系统（Diprifusor）就是基于 Marsh 模型建立的。有关血浆控制 TCI 系统的临床研究显示这类模型可满足各种各样的临床需要[158-162]。Marsh 模型的主要缺点是缺乏效应室的相关信息，只有体重这唯一一个变量。后来，Schnider 等人[163-164]评估了年龄、身高、体重和去脂体重等变量在新的药代药动联合三室模型中的作用。大范围的研究人群（18 ～ 81 岁，体重 44 ～ 123 kg）证明了该模型适用的广泛性。也有研究评估了该模型在不同情况下的准确性。例如，Masui 等人[13]研究了丙泊酚在已发表的

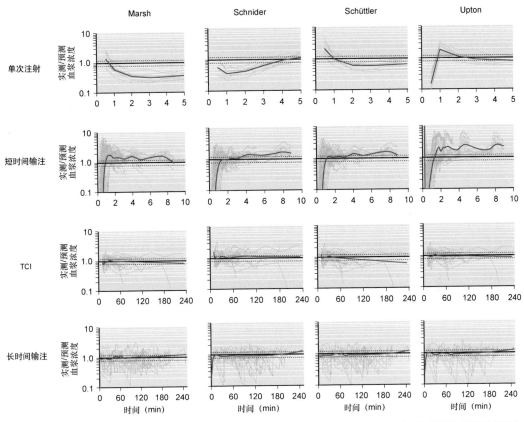

图 26.31 实测 / 预测血药浓度比上给药时间的时间曲线。点状线代表实测 / 预测血药浓度（Cp）的可接受范围，深蓝色线代表人群数据的 Friedman 超光滑曲线（From Masui K，Upton RN，Doufas AG，et al. The performance of compartmental and physiologically based recirculatory pharmacokinetic models for propofol：a comparison using bolus，continuous，and target-controlled infusion data. Anesth Analg. 2010；111：368-379. Used with permission. ）

四个模型中单次注射或短时间持续输注时实测血浆浓度与预测浓度之间的差别，发现在所有的三室模型中均存在偏差（图 26.30 和图 26.31）。长时间输注丙泊酚时，Marsh[152] 和 Schüttler[165] 模型与其他两个模型相比，在高浓度时的实测血浆浓度与预测血浆浓度之比更加不如人意，而所有的模型在使用 TCI 注射时显示出更小的偏差。在单次注射组，1 min 后，三室模型会有一个持续五分钟的预测偏高的过程，这个过程在 Schnider 模型中 4 min 后会得到解决。与其他模型相比，Marsh 模型在单次和短时间输注时的 MDPE 和 MDAPE 值更佳。短时间输注时，Schnider 和 Schüttler 模型的 MDAPE 值更好。所有模型在模拟 TCI 时显示出相似的 MDPE 和 MDAPE 值。在长时间输注时，Marsh 和 Schüttler 模型会低估血药浓度。有趣的是，由 Upton 等人[14] 发明的再循环模型并没有显示出更好的药代动力学模型时间曲线。Schüttler 模型有一个

主要的应用缺陷，就是它把单次或持续输注作为显著变量，大大减少了 TCI 的运用。

另外一个关于 Schnider 模型的不足就是它采用了去脂体重，该值是由 James 发明的公式计算得出[12]。然而去脂体重公式并不适用于非常肥胖的患者（负值！）。因此在改变人群的因素如肥胖时，就会影响丙泊酚的药代动力学。理想状态下，在临床使用之前，输注模型应适用于广泛的人群。因此一个可能的解决办法就是用类比法来描述肥胖患者的丙泊酚药代动力学特性。在运用类比法时，生长和发育都可以通过经典变量（如体重，年龄，性别）进行研究。大小是主要的变量，一个 70 kg 的人通过类比法，其大小可以用系数 0.75 代表清除率，1 代表容积。Anderson 和 Holford[166] 都提倡使用这种系数来表示，它不光得到了分形几何学概念的支持，还有通过对生物学不同区域观察的支持[167]。

Cortinez 等[168]通过肥胖和非肥胖患者数据推出的人群药代动力学模型,可以描述丙泊酚在大范围体重范围内的药代动力学。使用总体重的类比法作为容积和清除率大小的模型比使用其他方法能够更好地描述丙泊酚在肥胖患者中的药代动力学特征。有研究运用该模型对肥胖患者进行丙泊酚 TCI 输注,并与前面的四种模型(Marsh、Schnider、Eleveld 和 van Kralingen)进行了比较[133],发现所有的模型都低估了药物浓度(如实测浓度高于预测浓度),Eleveld 模型的预测值最准确,在 Marsh 和 Schnider 两种模型中,当运用校正体重[校正体重=理想体重+40%×(实际体重−理想体重)]代替实际体重值时,它们的 MDPE 和 MDAPE 值在四种模型中最低。

最近,Cortinez 等使用了前三项研究中 47 名患者的数据,发明了一个新的肥胖患者的药代药效模型并对其进行了前瞻性评估[169]。有趣的是,在模型的建立过程中,使用类比法并不能够提高新模型的适应性,因此该模型使用了效应室容积和清除率与总体重的线型比例。在研究的第二部分采用该新模型在肥胖患者中进行了前瞻性测试,发现其药代药效动力学成分均表现良好。关于药代动力学成分,Eleveld 模型的预测表现比其他旧的模型和这个新模型以及 Schnider 模型均好。

最近有研究关注丙泊酚模型在低体重患者中的表现。Lee 等人研究了 Marsh 和 Schnider 模型在低体重成人中的表现,发现尽管两种模型都在临床可以接受的范围内,但是 Marsh 模型高估了血浆药物浓度,而 Schnider 模型则低估了血浆药物浓度[135]。

有趣的是,当采用旧的实际体重类比法的 Cortinez 模型,在正常体重志愿者中进行研究,发现其预期表现可以接受,并与 Schnider 模型类似[170]。如前所述,新的 Cortinez 模型使用容积和清除率与实际体重的线型比例[169]不太适用于正常体重的患者,因此该模型也不推荐用于正常体重的患者。

不同的丙泊酚药代-药效动力学模型与不同的 k_{e0} 值相关,有时以非常不同的方式导出[12]。当采用效应室作为靶点的时候,精准给药不仅仅是需要准确的药代动力学模型,k_{e0} 值的有效性也很重要。首先,当靶浓度增加时,k_{e0} 值将决定血浆浓度超射的程度。其次,它决定了血浆和效应室尚未达到平衡时的效应室浓度预估值。如果假设效应部位药物浓度与临床药效没有滞后性,那么通过记录观察到的临床药效以及比较预估效应室浓度和临床药效之间的时程,去评估丙泊酚药代-药效动力学模型的整体准确性就显得比较合理。Barakat 等人通过观察丙泊酚在 TCI 输注(固定的效应室靶浓度 2 μg/ml)后的 BIS 值和 MOAA/S 值去比较 Marsh 和 Schnider 两种模型[171],接下来他们比较了预估效应室浓度和实测临床药效(BIS 和 MOAA/S 值)之间的时间曲线的形状。他们发现,与 Schnider 模型相比,Marsh 模型的效应室浓度曲线(k_{e0} 值为 0.26 min^{-1})与临床药效曲线更为相似[171]。

有关前述原理更客观的应用就是当 TCI 系统预估的效应室浓度稳定时,观察一段时间内的临床药效。运用这个方法,我们可以推断出效应室(靶)浓度保持恒定以及没有其他变化(如没有其他药物的使用和新的刺激)的时候,哪个模型测定的临床药效可以保持不变,哪个模型就最准确。

Coppens 等[172]采用这个方法比较了 Schnider 和 Marsh 模型,首先通过手动输注丙泊酚使患者意识消失,接着采用效应室 TCI 模型持续输注,将意识消失时的预估效应室浓度设置为靶控浓度。他们发现在 20 个使用 Marsh 模型的患者中,BIS 值增高,且所有患者在接下来的 20 min 恢复意识。另一方面,在 40 个使用 Schnider 模型的患者中(20 个患者有固定的 k_{e0} 值,20 个患者通过 Schnider 药代动力学参数和固定的达峰时间 1.6 min 计算出各自的 k_{e0} 值),只有一个患者意识恢复,且在接下来的 20 min BIS 有下降的整体趋势。

Thomson 等人将同样的原理应用到一项研究中,他们试图采用 Marsh 模型确定镇静时最适合的 k_{e0} 值。他们把患者分为六组,每组采用不同 k_{e0} 值(分别为 1.2、0.8、0.7、0.6、0.5 和 0.2 min^{-1})的 Marsh 模型进行镇静。每个患者最开始的靶浓度为 0.5 μg/ml。一旦效应室浓度和血浆药浓度达到平衡,效应室靶浓度按照每次 0.2 μg/ml 增加,直到 MOAA/S 值达到 3 分,效应室浓度恒定了以后,记录两种视觉反应时间。有趣的是,当 k_{e0} 值为 0.6 min^{-1} 总体表现最好,但还是要注意个体间的差异性。在每个组中都有患者的镇静水平(通过反应时间反应)保持稳定,而在除 1.2 min^{-1} 组以外的其他组中,都有患者的反应时间减少(建议降低镇静深度);而在除 0.2 min^{-1} 组以外的其他组中,也都有患者反应时间增加(建议增加镇静深度)。

如前所述,对于丙泊酚输注而言,没有哪个是公认的最佳模型。临床医师对模型和使用方式的选择(靶点设定为血浆还是效应室,以及实施效应室靶控输注的方法)主要是实用,同时基于地理和历史的问题,设备的可用性,以及设备供应商的可选择性等[8, 12]。我们需要更多的基础研究去更好地了解麻醉药物导致意识丧失的机制以及决定是否有前面提到的迟滞效应发生，然后影响我们对于效应室模型建模所需的药物计量学原理的理解[120]。

目前，有各种不同的丙泊酚成人和儿童模型不光应用于研究，还应用于临床，而且已经用于商业化的 TCI 系统中，这也产生了潜在的混乱和错误。荷兰格罗宁根的一个团队将大量丙泊酚的药代药效研究的数据，包括一系列的特征数据（年龄，体重以及患者对比志愿者等），运用非线性混合效应模型建立了一个适用于所有患者的新模型。最初只产生了一个药代动力学模型[174]，这个模型可以给大量患者提供药代动力学参数，从儿童到老年患者以及肥胖患者。后来一个完整的药代-药效动力学模型产生了，药代动力学部分与上一个模型结构相同，但参数略有更新，为 S 型 Emax 药效动力学模型[76]。两种模型的药代动力学成分的内部测试显示，其性能与专为特定亚群（儿童、老人及肥胖人士）设计的专业模型结果相似或表现更好[76, 174]。

靶控输注模型选择：儿童丙泊酚模型

现有两个儿童丙泊酚药代动力学模型用于临床 TCI 系统。Kataria 等人运用三室模型，将体重作为唯一有意义的协变量，描述了丙泊酚在 3 ～ 11 岁儿童中的血浆浓度时间曲线。通过调整体重调节分布容积和清除率显著地提高了药代动力学的准确性。通过患者其他变量或运用混合作用模型来调节药代动力学并不能够进一步提高药代动力学参数描述观察结果的能力[175]。Glasgow 研究团队发明的一种丙泊酚 TCI 替代模型，即 Paedfusor 模型，将 Schüttler 等[165]发表的一个初级模型整合进了该模型中，其准确性高于 Kataria 模型。在这个研究中，Coppens 等人[31]首次发表了儿童中丙泊酚的药代-药效动力学模型，通过 BIS 测量显示出 k_{e0} 为 0.79 min^{-1}，Ce_{50} 为 3.85 μg/ml（表 26.6）。最近的研究比较了 11 种不同的儿童丙泊酚模型在长时间麻醉中的预测能力[176]，发现 Short[177]儿童模型表现最佳。

在表 26.6 中，有几种不同的儿童模型可供选择，这可能导致错误。这个问题以及可能的解决办法就是采用 Eleveld 通用模型，这已经在前面讨论过了[76, 174]。

靶控输注的模型选择：阿片类药物

表 26.7 显示了临床使用的有关瑞芬太尼、芬太尼、舒芬太尼和阿芬太尼的药代-药效动力学模型。Gepts 等人[178]发明的协变量模型用于舒芬太尼的时候，即使在肥胖患者中其准确度可以达到 MDPE 在 −2.3% ～ 22.3%，MDAPE 在 18.5% ～ 29%[138, 148-149]。有多种药代动力学模型用于阿芬太尼。使用真实的人口分析

对这些早期研究结果进行综合分析，发明了一种新型阿芬太尼模型[179]。在一个比较实验中发现 Maitre 阿芬太尼模型（MDPE，35%；MDAPE，36%）优于 Scott 模型（MDPE，12%；MDAPE，28%）[180]，也有部分研究结果相反[181]。

研究人员建立了一个没有协变量的芬太尼房室模型用于 TCI[143]，并同时在肥胖和非肥胖患者中进行了测试[144]。该模型中，肥胖患者的模拟血浆浓度需要进行特别校对[144]。通过对自愿者和患者的研究开发了大量关于瑞芬太尼的药代药效动力学三室模型，然而只有 Minto 发表的模型用于 TCI[61, 182]。该模型 MDPE 为 − 15%，MDAPE 为 20%[150]，均在可接受的范围内。因为缺乏一些用于阿片类药物的药代药效动力学联合模型，因此可运用 **tpeak 算法**根据单次注射阿芬太尼，芬太尼和舒芬太尼后达到峰效应的时间分别为 1.4、3.6 和 5.6 min，计算出相应的效应室浓度[32]。

已经开发出了儿童初级瑞芬太尼模型。RigbyJones 等人[183]在一项儿童瑞芬太尼药代动力学的研究中使用类比法，报道了一个用于体重为 10.5 kg 的固定的类比函数可以用于大范围不同体重的儿童。最近，Eleveld 等人运用一系列有关瑞芬太尼的药代药效动力学研究，这些研究包含了不同年龄、身高和体重的患者，发明了一种可以通过类比法计算清除率的模型[184]。这个模型在内部测试中表现良好，适用于各种人群，但目前还需要一些外部的前瞻性评估。

除了丙泊酚和阿片类药物，描述苯二氮䓬类，神经肌肉阻滞剂，氯胺酮和右美托咪定的血浆浓度时间曲线和临床作用的效应室模型也已经发表，虽然这些药物目前为止还没有纳入市售的 TCI 泵中。

合理的靶浓度选择

没有单一的用药方案、药物浓度或药物组合可以适用于所有的患者。虽然药代动力学和药效动力学的个体差异性部分原因是已知的，但大部分原因仍然无法解释。

前面所提到的大部分药代-药效动力学模型都来源于人群的药理学研究。患者之间的个体差异性限制了预估个体药物浓度的准确性，但如果模型的建立是在参数模型或非线性混合作用模型探索出的大量可能的协变量基础上建立的，那么个体差异性可以得到抵消。当该模型在肥胖、老年、儿童、糖尿病、饮酒患者或是与该研究人群不类似的患者中使用，需要非常谨慎。目前应用的 TCI 并不适用于超过模型建立时的研究人群以外的患者。如 Absalom 等人所述，将特定的 TCI 算法用于原本研究人群以外的患者，有可能会导致严重的后果[12]。

表 26.6 镇静催眠药靶控输注系统的常用药代-药效动力学模型

药物/模型	V_1	V_2	V_3	k_{10} (min^{-1})	k_{12} (min^{-1})	k_{13} (min^{-1})	k_{21} (min^{-1})	k_{31} (min^{-1})	k_{e0} (min^{-1})	TPPE (min)
丙泊酚/Marsh[149]	0.228 L/kg	0.363 L/kg	2.893 L/kg	0.119	0.112	0.042	0.055	0.0033	0.26*	NA
丙泊酚/Schnider[228-229]	4.27 L	18.9 ~ 0.391 (53 岁) L	238 L	$0.443 + 0.0107 \times$ (体重 − 77) − $0.0159 \times$ (LBM − 59) + $0.0062 \times$ (身高 − 177)	$0.302 − 0.0056$ (53 岁)	0.196	$(1.29 − 0.024 \times$ [年龄 − 53] ÷ (18.9 − $0.391 \times$ [年龄 − 53])	0.0035	0.456	1.69
丙泊酚/Paedfusor[230]	0.458 L/kg	1.34 L/kg	8.20 L/kg	$70 \times$ 体重$^{-0.3} ÷ 458.3$	0.12	0.034	0.041	0.0019	NA	NA
丙泊酚/Kataria[229]	0.52 L/kg	1.0 L/kg	8.2 L/kg	0.066	0.113	0.051	0.059	0.0032	NA	NA
氯胺酮/Domino[232]	0.063 L/kg	0.207 L/kg	1.51 L/kg	0.4381	0.5921	0.59	0.2470	0.0146	NA	NA

LBM, 去脂体重; TPPE, 到达峰效应的时间
*k_{e0} 独立于 Schuttler 等人的 PK 模型[231]

表 26.7 镇痛药靶控输注系统的常用药代-药效动力学模型

药物	瑞芬太尼	舒芬太尼	芬太尼	阿芬太尼
模型	Minto[54, 173]	Gepts[170]	Shafer[147]	Maitre[171]
V_1	$[5.1 - 0.0201 (年龄 - 40)] + 0.072 \times$ (LBM - 55) L	14.3 L	6.09 L	♂ = 0.111 L/kg ♀ = 1.15×0.111 L/kg
V_2	$[9.82 - 0.0811 (年龄 - 40)] + 0.108$ (LBM - 55) L	63.4 L	28.1 L	12.0 L
V_3	5.42 L	251.9 L	228 L	10.5 L
k_{10} (min^{-1})	$[2.6 - 0.0162 (年龄 - 40)] + 0.0191$ (LBM - 55) ÷ V1	0.0645	0.083	< 40 岁 = 0.356/V1 > 40 岁 = 0.356 - [0.00269 (年龄 - 40)] ÷ V1
k_{12} (min^{-1})	$[2.05 - 0.0301 (年龄 - 40)] / V1$	0.1086	0.4713	0.104
k_{13} (min^{-1})	$[0.076 - 0.00113 (年龄 - 40)] / V1$	0.0229	0.22496	0.017
k_{21} (min^{-1})	K12×V1÷V2	0.0245	0.1021	0.067
k_{31} (min^{-1})	K13×V1÷V2	0.0013	0.00601	< 40 岁 = 0.0126 > 40 岁 = 0.0126 - 0.000113 (年龄 - 40)
k_{e0} (min^{-1})	0.595 - 0.007 (年龄 - 40)	NA	0.147*	0.77*

LBM，去脂体重
*k_{e0} 独立于 Scott 等人的 PK 模型[39]。

这些研究者比较了两个最近运用的计算肥胖患者丙泊酚效应室浓度的方法，一个运用固定的 k_{e0} 值，另一个运用固定的 t_{peak}（见本章上文"直接作用模型"部分）。

由于临床使用的模型并不是基于肥胖患者的数据，因此就不要期望它们在肥胖患者中准确地发挥作用。Tachibana 等人研究了肥胖对于 Marsh 模型表现力的影响，发现效应室容积与体重成线性相关[134]。在他们的研究中，他们采用了一个丙泊酚靶控血浆浓度（4 μg/ml），发现在非肥胖患者中偏移非常低，在肥胖患者中实测浓度要持续高于预测浓度，但当他们将 BMI 等值进行校正以后，偏移则减少。

越来越多的证据表明性别、民族和种族差异可能是人群药代-药效动力学模型差异性的主要原因，需要在设计给药方案时考虑进去[185]。

不同因素的影响通常非常复杂。在一个有关年龄和性别对丙泊酚清除率的影响研究中发现，清除率在女性较高（随年龄降低），而年龄因素对男性患者的清除率无影响[186]。另一个研究发现月经周期的不同时期与丙泊酚的 EC_{50}（预期值）的变化相关[187]。Xu 等人[55]研究证实种族差异可以显著影响丙泊酚的药代动力学和药效动力学，他们评估了中国人群中丙泊酚-瑞芬太尼 TCI 的 C_{50} 以及意识丧失和对伤害性刺激失去反应时的 BIS 值，结果显示出意识丧失时的预测血浆浓度和效应室浓度比之前发表的在高加索人群中的数值要低。

使用同一种药物不同的配方时也需要注意。对于丙泊酚来说，Calvo 等人[188]发现其药代动力学和药效动力学在所有的配方中并不完全一样，导致了所观察到的作用差异性增加。由于前面提到的因素，没有单一种给药方案、药物浓度或药物联合方法可以用于所有的患者。一些用药指南可以通过 50% ~ 95% 患者有确切临床药效动力学时的 EC 来确定（表 26.3）。在麻醉中使用所有药物均需经过临床判断，并根据患者的临床反应来滴定靶浓度。

另一个造成临床上丙泊酚作用差异性的主要原因就是合并用药这个因素（见上文讨论）。合并用药可以影响丙泊酚的药代动力学和（或）药效动力学。就这一点而言，很好理解催眠镇静药和阿片类药物的相互作用。但是，大量药物可以与镇静催眠药相互作用，包括一些在术前长期使用的药物[107]。

最后，在每一个个体中，其他影响单个药物模型准确性的原因还有药物泄露，失血过多导致的休克或药物药代动力学的相互作用[189-191]。这些影响药物药代药效动力学的因素数量非常多，不可能在建模的时候都考虑进去，就更不要说根据不同种族来建模了。因此考虑到现有模型的准确性和复杂性，所以才更需要临床医师根据临床药效来滴定麻醉药物。

靶控输注的优点

TCI 可以快速达到和维持一个稳定的浓度从而达到一个预期的药物作用，而不考虑靶效应室里的绝对药物浓度。在很多病例中使用 TCI 甚至可以减少药物反应曲线的个体差异性[128]。尽管文献中还存在着矛盾，但在许多早期比较 TCI 和手动输注的研究中，临床结果还是有所提升的。

20 世纪 80 年代，Ausems 等人[192]比较了使用药代动力学模型给药和间断单次注射阿芬太尼。发现自动药物输注在诱导时肌肉强直，低血压和心动过速的发生率均较低。在维持期血流动力学平稳，大多数麻醉时间血压和心率波动在 15% 以内，TCI 使用后苏醒期较少使用纳洛酮。在心脏手术中采用药代动力学模型驱动芬太尼输注时，较少使用辅助药来维持血流动力学的稳定；与单次注射相比，较少发生低血压或高血压[193]。

Theil 等人[194]在一个小样本量的心脏手术双盲试验中，比较了芬太尼-咪达唑仑手动输注和药代动力学模型驱动输注两种方法，同时滴定给药（包括安慰剂组），目标是维持血流动力学波动在基础值的 20% 以内。结果发现两种输注方法均能提供良好的血流动力学，最大的区别就是手动组中药物血浆浓度的变异性较大，也就是说药代动力学模型驱动输注维持在更窄的治疗范围。

瑞芬太尼 TCI 可以用更少的药量和类似于丙泊酚的输注速率在术中和术后维持更好的血流动力学[195]。年龄显著地影响了瑞芬太尼的药代动力学，因此纳入了年龄因素的 TCI 模型，与传统的 μg/（kg·min）输注相比，可以更好的滴定药物。对于保留自主呼吸的深度镇静患者而言，Moerman 等人[196]发现联合使用瑞芬太尼和丙泊酚在结肠镜检查时，比单纯使用丙泊酚效果更好。与手动输注相比，瑞芬太尼 TCI 输注减少了丙泊酚用量，降低了呼吸暂停和呼吸抑制的发生率。其他人也证实了这个结果[192]。

运用第一台市售 TCI 系统（Diprifusor），早期研究发现血浆靶控 TCI 输注丙泊酚显示出一些优势[159, 197-198]。尽管这是第一次使用该装置，但结果显示临床医师更倾向于选择 TCI 系统。

Passot 等人[199]观察比较了高风险老年患者在行髋关节骨折手术时，使用 TCI 输注和手动输注丙泊酚，发现 TCI 输注可以提高丙泊酚诱导的血流动力学作用的时间曲线。Chen 等人使用丙泊酚滴定给药达到特定的 BIS 值，结果发现无论使用手动输注还是 TCI 系统，麻醉诱导和维持的丙泊酚诱导剂量和总剂量相似[200]。

Wang 等人比较了睡眠-唤醒-睡眠癫痫手术中 TCI 输注和手动输注丙泊酚的临床效果。发现在第一个睡眠周期过后，TCI 输注可以显著提高唤醒时间并获得更高的 BIS 值[201]。Chiang 等人在上、下消化道联合内镜检查中，比较了 TCI 输注和手动输注丙泊酚，也得到了相似的结果[202]，即与手动输注相比，

TCI 组的患者血流动力学和呼吸更加稳定，苏醒更快。

Irwin 团队最近比较了儿童使用 TCI 输注和手动输注丙泊酚的情况[203]。尽管在 TCI 组中，丙泊酚的总剂量更高，BIS 在最佳的范围内的时间更长，苏醒时间相似。但是作者认为 TCI 可以更容易地滴定丙泊酚，使其达到临床效果。

从理论上讲，TCI 更有利于 ICU 患者合理用药，因为 ICU 患者多为长时间用药。在这种情况下，考虑到药物的再分配和最终在各房室之间的平衡，从而降低注射速率，TCI 系统有可能帮助维持更稳定的镇静水平。McMurray 等人[156]研究了 122 名成人 ICU 患者的丙泊酚 TCI 输注，偏移和执行误差绝对值的中位数分别为 4.3% 和 19.6%，均在可接受的范围内。在镇静期间 84% 的时间里镇静水平是可以接受的，他们建议 ICU 镇静时，丙泊酚的血浆靶控浓度在 0.2 ～ 2.0 μg/ml。

总体来说，没有高质量的证据表明 TCI 输注比手动输注更优。然而，从第一台商用设备的引入以来，TCI 的使用已经变得越来越普遍。该系统在世界上至少 93 个国家注册使用，我们最近估计，仅在欧洲每年就有超过 200 万患者接受一种或多种药物 TCI 给药[8]。

血浆靶控和效应室靶控

Glass[123]和 Struys[47]各自的团队对丙泊酚进行了类似的研究，他们设定靶浓度为血浆浓度或效应室浓度，比较了意识丧失的时间和意识丧失时的血浆浓度和效应室浓度。在这两个研究中，无论是血浆浓度靶控还是效应室靶控，只要效应室浓度达到意识丧失时的浓度就会发生意识丧失。另外两个重要的发现就是：第一，无论靶浓度为血浆浓度还是效应室浓度，其血流动力学指标没有明显差异，尽管在效应室组血浆浓度值更高。说明至少在丙泊酚达到血流动力学波动的时间比达到麻醉的时间，结果相似或比后者更长[204]；第二，k_{e0} 依赖于其来源的药效动力学设定[32]。不能将从一个药效动力学设定中得到的 k_{e0} 值又用于另一个药效动力学的设定[31]。正如不同人口有不同的药效动力学，k_{e0} 值也会不同。因此最好采用根据临床情况所获得的 k_{e0} 值。决定靶浓度是血浆浓度好还是效应室浓度好的办法，最理想的还是应该采用闭环系统，将药效检测（如 BIS）作为对照组。在 Absalom 和 Kenny 的一个小样本量实验（每组 10 个患者）中，发现与血浆药代动力学模型相比，效应室药代动力学模型可以提高维持预期 BIS（通过 MDPE、MDAPE 和 wobble 测量）的能力以及缩短诱导时间[205]。目前，效应室控制 TCI 系统现已用于许多国家（不包括美国）[8]，他们可以更好地控制量效关系[47, 206-207]。

靶控输注的安全性

在非对较研究中，药代动力学模型驱动的输注已被用于大多数强效的阿片类药物以及镇静催眠药。不同的麻醉技术已经在药代动力学模型驱动的输注装置得到了测试，包括氧化亚氮-阿片类药物复合麻醉、复合挥发性麻醉药、全凭静脉麻醉、监护麻醉的镇静和 ICU 镇静等。在所有这些研究中，血流动力学和苏醒的检测结果都在正常临床预期范围内。依托咪酯、美索比妥、咪达唑仑、丙泊酚、硫苯妥钠、右美托咪定、阿芬太尼、芬太尼、瑞芬太尼和舒芬太尼均采用过 TCI 给药。当这些药物采用 TCI 系统用于全凭静脉麻醉或复合吸入氧化亚氮或挥发性麻醉药，在诱导、插管以及维持过程中，血流动力学保持良好。达到苏醒里程碑的时间，与手动输注方案中使用相似的药物组合所达到的时间相似。

最近的综述显示市售的 TCI 系统的安全性和可靠性具有示范意义，表明该系统按照预期和程序执行[127]。尽管 TCI 系统在世界各地的成千上万的患者中使用，然而不论医学文献、监管报告，还是公司安全报表都显示只有少数特定 TCI 设备使用可能会出现问题，其中很多是由于用户错误，导致产品召回或对患者造成伤害。

患者自控镇痛和镇静

患者自控镇痛（patient-controlled analgesia，PCA）是一种特殊的静脉给药方法，主要用于术后给予镇痛药物或治疗过程中的患者自控镇静（patient-controlled sedation，PCS）。PCA 可以被认为是一种计算机控制甚至闭环给药的方法，但目前所用的这些泵大多数不包括药代动力学或药效动力学算法。在某些情况下，PCA 或 PCS 泵被设置为低剂量、恒定或背景流量给药。额外的药量患者可以通过需要按压按键自行给予。最常见的是不提供**背景输注**，患者自己控制单次给药。为了避免药物过量，这些泵通常有一些安全措施，包括锁定时间和限制单位时间内总剂量等。PCA 是最常见的术后止痛药物给药技术，这些药物包括吗啡、氰苯双哌酰胺、芬太尼、曲马多等[208-212]。在一篇综述中，Walder 等人发现文献证实，在术后镇痛中，采用阿片类药物的 PCA 与传统的阿片类药物治疗相比，显著提高了镇痛效果和减少了肺部并发症的风险，总体来说，患者也喜采用 PCA 进行术后镇痛[213]。严格的医院指南可以避免镇静过量和呼吸抑制等副作用[214]。在分娩镇痛中，如果不能使用硬膜外镇痛，可以选择瑞芬太尼 PCA。试点实验表明这种替代方案在严格监管下是安全的[215-220]。然而最近发表的随机对照实验显示，与硬膜外镇痛相比，瑞芬太尼 PCA 不仅与较低的满意度相关，还与孕妇的低氧饱和度相关[221]。

PCA 尽管流行，但是还不够完美，他们可以单次注射，但这样会造成药物临床起效的时间与患者经受疼痛刺激的时间不能完美重合。PCS 技术也是一样，单次注射提供的镇静或抗焦虑作用的时间不能与患者经历的完全重合。TCI 技术因此被运用到 PCA 和 PCS 中，在患者维持镇痛和镇静的系统中，采用 TCI 注射镇痛药或镇静药，通常是在初始阶段设置一个固定的低靶浓度开始，当过了这个初始阶段，患者就可以改变靶浓度。在一些研究中，研究者运用算法增加或减少靶浓度[70, 74, 180, 211, 222-223]，在另一些患者中，一旦过了锁定时间，他们就可以通过按键增加靶浓度[224]。

Van den Nieuwenhuyzen 等人证明了阿芬太尼 PCA-TCI 在术后镇痛方面要优于常规的吗啡 PCA[74, 180, 222-223]。Cortinez 等人在体外冲击波碎石术中，进行了瑞芬太尼或芬太尼的效应室靶向 TCI 镇痛支持试验[70]。结果发现瑞芬太尼和芬太尼的 EC_{50} 分别为 2.8 ng/ml 和 2.9 ng/ml；在 EC_{50} 时，呼吸率低于 10 的概率在瑞芬太尼为 4%，芬太尼为 56%；而低氧血症、呕吐和镇静在芬太尼组更为频繁，使得该药物比瑞芬太尼更不适合用于临床。Lipszyc 等人[211]使用瑞芬太尼效应室 PCA-TCI 联合一种缓慢渐进的适应算法来治疗子宫动脉栓塞后的急性疼痛，结果显示它在给药的前 4 h 比吗啡 PCA 治疗效果更好。

Schraag 等人研究了瑞芬太尼患者维持镇痛系统在骨科手术后早期镇痛的有效性和安全性[224]。如果患者按压操作装置，那么靶浓度将增加 0.2 ng/ml，否则系统会逐步降低靶浓度。该系统可以提供满意的镇痛效果，而镇静和呼吸不良反应较少。

Jeleazcov 等人已经开发并研究了氢吗啡酮的 TCI-PCA 系统[225]。在这个系统中，患者可以通过按压按键而达到一个更高的靶浓度。他们发现在心脏手术后使用这个系统，镇痛效果更好，同时副反应适中。

PCS 系统的最初发展是使患者能够自行单次给药（丙泊酚或咪达唑仑），或偶尔增加药物输注速度[226-230]。有关 PCS 的质量和结果研究发现，它可以通过镇静和遗忘从而减少一些不舒服的诊疗项目如结肠镜检查中的不适和恐惧感。此外，PCS 通过增加患者的耐受使得检查过程变得容易。尽管丙泊酚没有镇痛作用，但是一些有关患者自控丙泊酚输注（单次注射或短时间持续输注）的研究显示它可以提供安全的浅镇静状态，患者也乐于自行控制[227, 229-230]。最近一个研究比较了在内镜逆行胆道造影过程中，医生控制的丙泊酚

TCI 与丙泊酚 PCS，发现 PCS 系统丙泊酚用量更少，苏醒更快[231]。

单次注射或手动给药方案可能会产生镇静水平的波动，Kenny 等人将 PCS 和丙泊酚 TCI 结合起来克服了这个问题，运用患者自控镇静系统，患者可以通过激活按钮设定一个特定的丙泊酚靶浓度。有了这个系统，患者可以在 1 s 内按压两次使靶浓度增加；如果没有按压，系统就保持靶浓度不变；但是 6 min 以后如果仍然没有按压，靶浓度会逐渐减少。初始浓度和锁定时间均有医生设置（通常默认为血浆和效应点浓度之间的平衡时间）。在各种需要镇静的应用过程中，他们的系统都被证实是可行的[232-235]。即使使用效应室控制 TCI 系统，一些自愿者还是处于无意识状态[236]。将 Kenny 等人发明的系统整合到 Marsh 模型中，Stonell 等人发明和检测了一个新的系统，该系统采用 Schnider 模型使丙泊酚靶向效应室维持镇静。他们比较了患者维持镇静和麻醉科医师控制镇静，发现患者维持镇静的副作用较少、镇静评分和 BIS 值较高，但诱导慢，两者在患者和操作者的满意度上结果是相似的[237]。

如果增加了对刺激反应的测试或测量，以及将控制算法纳入设备中，使设备在反应不充分时可以停止注射[238-241]，安全性有可能进一步提高。

Doufas 等人测试了自动反应检测在优化丙泊酚清醒镇静中的作用[242-243]。尽管志愿者被要求按下一个输送按钮来回应听觉和触觉的刺激，一个类似 TCI 的算法指导了丙泊酚的输注。该研究表明，在镇静的潜在严重副作用如丧失反应出现之前，自动反应性监测就会失效，这个监测对假阳性反应不敏感[244]。

这台设备的商业版本 SEDASYS（Ethicon Endo-Surgery，辛辛那提，俄亥俄州），在两项研究中进行了相关测试。该系统纳入了自动反应监测和内置的二氧化碳检测仪以及脉搏血氧仪，如果患者对刺激反应不充分，那么随后的输注速率的增加也是有限的；如果检测到呼吸暂停或缺氧，输注会暂停并需要给氧处理。在一项成功的可行性研究之后[245]，该系统被用于上消化道内镜和结肠镜检查时镇静的大型随机研究中，发现与标准治疗相比，该系统不良事件的发生率降低（5.8% *vs.* 8.7%）[246]。尽管这个装置在 2013 年就被 FDA 批准用于 ASA 1 和 2 级患者进行常规内镜检查时镇静使用，但糟糕的销售数据促使厂商做出了停止销售该设备的决定[247-248]。

闭环控制静脉药物输注

电脑控制药物输注的下一步就是持续药效监测并直接反馈给自动药物输注装置，从而提供一个持续闭环系统。这个系统可以避免临床医师根据间断观察到的治疗效果手动调节靶浓度。手动严密调节镇静催眠药需要丰富的临床经验，反复操作的过程可能分散临床医师的注意力，导致治疗达不到最佳化甚至威胁患者生命安全。使用闭环药物输注技术可以使得剂量滴定过程最佳化[4]。闭环系统的应用复杂且需要均衡各方面的因素，包括：①一个代表预期治疗作用的控制变量；②一个临床相关的调定点或对于这个变量的预期值；③一个调速控制器，在这里就是一个驱动药物的输注泵；④一个系统，这里是指一个患者；以及⑤一个准确稳定的控制算法[249]。

控制算法完全基于检测预期作用和实际观察作用之间的误差。文献描述了不同的控制策略操控闭环输注系统。微分控制（proportional-integral differential，PID）控制器常常用于工程应用，该控制器会根据差错大小，随着时间推移的误差积分和误差导数来调节输注速率。PID 控制器的微调在特定设置时十分困难，因为系统控制的复杂性、个体间的药理变异性以及无法对药物输注过量进行直接抵消。更加适合的方法是运用 PID 控制系统连接一个 TCI 系统去减少剂量和反应之间的复杂性（彩图 26.26）[250]。另一个可替代的控制策略是**基于模型的自适应控制**。这个控制器系统的本质是一个将剂量与浓度相关（药效动力学）以及浓度与药效相关（药代动力学）的一个药代-药效动力学模型。更新该模型目的在于解释实际药效和预测药效之间的差别。

一个可靠的检测临床药效的生理学信号是闭环技术中最重要的组成部分，利用主要的信号如动脉血压或肌肉活动来指导静脉闭环药物输注。例如，Kenny 等人[251] 成功评估在局部切除眼内黑色素瘤手术中使用控制性降压，联合采用樟磺咪芬和硝普钠闭环系统对于动脉血压的控制作用。在 20 世纪 80 年代和 90 年代，大量的研究者观察了阿曲库铵[252-253] 和维库溴铵[254] 闭环输注的准确性。然而，由于新型肌松拮抗药物舒更葡糖的引进，有关维库溴铵或罗库溴铵闭环输注的研究兴趣大大降低。

大量以脑电图为基础的麻醉深度监测，如 BIS、频谱熵和听觉诱发电位的商业化，再一次使得研究者对于静脉镇静催眠药物的闭环管理研究产生了兴趣。Sakai 等人[255] 运用早期版本的 BIS 作为控制变量，证实闭环系统可以提供围术期血流动力学的稳定和快速从丙泊酚的镇静催眠作用中苏醒。一个采用 BIS 和 PID 控制的血浆控制丙泊酚 TCI 系统在骨科手术[256] 和镇静过程中[257] 均表现良好。尽管这些研究者通过将控制系统更改为效应室靶控 TCI 来改进，他们同样也总结出 PID 控制器会面临一些稳定问题。Liu 等人运用一个根据 BIS 指导的不同计算法为基础的闭环 TCI 滴定给药，比较其与手动丙泊酚 TCI 在全身麻醉诱导和维持时的区别。结果发现闭环控制所需丙泊酚的量更少，诱导时间更长，但是血流动力学更稳定，麻醉过深（BIS < 40）发生率更低和苏醒更迅速[250, 258]。

Liu 等人在该基础上又发明了一个更高级的版本，即运用 BIS 作为控制变量，运用完全 PID 控制闭环输注丙泊酚和瑞芬太尼。一个基于规则的算法决定何时改变丙泊酚或瑞芬太尼的靶浓度。在一项多中心的研究中，该系统与手动输注相比，显示出更好的整体性能[259]。另一个类似的方法是运用可替代的脑电图来源的指标：频谱熵[260]。同一组研究团队已经将他们的系统用于不同患者在不同临床需求中，如镇静、小儿外科手术和肝移植等，该系统可客观的评价药物（例如，使用右美托咪定）和非药物（如镇静催眠）干预对于全身麻醉的麻醉药物需求的影响[261-269]。

印度的 Puri 等人开发了一个系统，将自适应 PID 算法纳入 BIS 指导的丙泊酚控制输注系统。该系统已经在很多情况下进行了大量的测试，如在全身麻醉和术后镇静中，成人和儿童中，在高海拔的地区以及在嗜铬细胞瘤和心力衰竭患者中，均表现满意[270-276]。在一个包括了 200 名以上患者的随机控制实验中显示，该系统与手动输注控制麻醉相比，明显更加准确（定义为 BIS 在目标范围内）[277]。

Dumont 和 Ansermino 领导的加拿大团队也发明了一个基于 PID 的闭环控制器。为了他们的系统，他们开发了自己的监测仪（NeuroSENSE，NeuroWave Systems 公司，克利夫兰海茨，俄亥俄州），它计算用于中枢神经系统监测的小波麻醉值（WAV_{CNS}）和突发抑制比例[278-279]。WAV_{CNS} 范围在 0 ～ 100，也用于 ICU 中监测镇静[280]。一项比较 WAV_{CNS} 与 BIS 和反应熵性能的研究发现，WAV_{CNS} 表现良好，尤其擅长捕捉快速发生的变化[281]。该系统包括一个 PID 算法，最初仅用于控制丙泊酚输注[282]。它包含一个输注安全系统，用于当反馈变量（WAV_{CNS}）不可用或药物注射超过预定限制时管理输注速率。后来，他们开发并测试了一种所谓的多输入单输出系统，其中输出仍然是 WAV_{CNS}，但控制器能够同时控制丙泊酚和瑞芬太尼的输注[282]。作者表明，即使在具有挑战性的条件下，如大量出血时[283]，他们的系统也可以提供强大、稳定和安全的麻醉深度控制，自动控制瑞芬太尼输注的加入也提高了控制质量[282]。

另一个在加拿大的团队已经逐渐将他们的闭环系统（McSleepy）提升到下一个层次。McSleepy 最初

的版本使用 PID 算法和 BIS 自动控制丙泊酚输注，与麻醉科医师手动控制相比，能够提供更准确和稳定的 BIS 值[284]。然后，他们进一步改进了 McSleepy 来实现对三种药物的闭环控制：丙泊酚和瑞芬太尼输注，以及罗库溴铵的单次注射[285]。对丙泊酚，联合使用比例积分算法与控制变量 BIS；对瑞芬太尼，采用基于规则的比例算法用于控制 Analgoscore（一个基于心率和血压的痛觉评分）[286]，最后，罗库溴铵的单次注射管理基于简单的规则，即以 TOF 值少于 25% 为标准。这个系统已经显示出可以安全的控制所有变量。这个系统已经被适应和用于心脏手术的全身麻醉[287]，最近该系统也适用于提供丙泊酚镇静[288] 和用于经导管主动脉瓣植入术中[289]。

基于模型自适应控制的 BIS 指导下的丙泊酚输注早前被 Struys 等用于椎管内麻醉和全身麻醉期间的镇静[290-291]。该控制算法基于诱导期间患者特定的药代动力学资料。与手动滴定丙泊酚输注相比，闭环组患者达到特定的 BIS 的速度更慢，但 BIS 值超高的情况较少，诱导后血流动力也更平稳。在麻醉维持期，闭环组对于 BIS 和收缩期血压的控制更好，苏醒更快。这些研究者将这些模型基础控制器与先前发表的 PID 控制器相比较，发现模型基础控制器表现更好，即使在 BIS 值较低或较高和突然波动的时候[292]。最近，De Smet 和 Struys 运用 Bayesian 优化控制器作为自适应部分（图 26.32）[293]，比较其与手动控制 BIS 指导下效应室控制丙泊酚 TCI 在日间妇产科手术中的可行性和准确性。发现闭环控制系统准确滴定丙泊酚使得 BIS 值更接近于设定点。与手动控制系统相比，闭环控制系统可以在临床可接受的时间内诱导麻醉且药物过量的情况更少。自动控制使得苏醒迅速。闭环控制组与手动控制组在血流动力学，呼吸稳定，以及肢体运动率和质量得分上均有相似的表现[294]。

替代闭环系统用于异氟烷给药的是一个级联结构的控制器，最早由 Gentilini 等人提出[295-296]。最近，Moore 和 Doufas 设计了一个闭环系统，运用称为强化学习（reinforcement learning）的智能系统技术，能够在噪音，非线性，时间延迟以及不确定[297-298] 的情况下达到最佳控制。

迄今为止，所有发明的闭环系统均在严密的实验条件下已经使用了。现在的挑战是如何证明其在临床中的安全性和实用性[299-300]。Liu 等人在一个大的多中心研究中[259]，显示出他们的系统可以提高控制麻醉深度的满意度。最近两个 meta 分析评估有关静脉麻醉和其他应用情况下闭环系统性能的数据[301-302]，均发现闭环技术可以提升准确度。

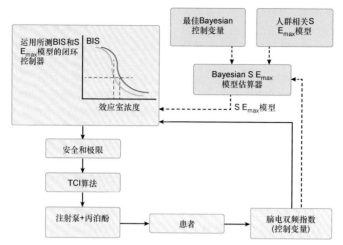

图 26.32　闭环系统流程图。实线代表的是闭环控制系统。控制器计算每个时间点所需要的效应室浓度，考虑到安全极限的问题，这个值还要传输到另一个额外的计算法。计算后的所需效应室浓度传到 TCI 计算法，驱动丙泊酚输注泵给患者注射丙泊酚。所测 BIS 用于闭环控制器的输入。点状线代表了 Bayesian S Emax 模型估算器。估算器接受到根据人群 S Emax 模型的信息，控制的最佳 Bayesian 变量和患者所测 BIS 值（From De Smet T，Struys MM，Greenwald S，et al. Estimation of optimal modeling weights for a Bayesian-based closed-loop system for propofol administration using the bispectral index as a controlled variable：a simulation study. Anesth Analg. 2007；105：1629-1638. Used with permission.）

Liu 等人也证明了使用他们的系统可以产生了几个次效益，如减少麻醉科医师的工作量等[303]。最终，临床医师将决定是否使有双重、交互、闭环系统的适应性智能计算机系统能更好地控制和改善患者的预后[120]。

虽然闭环技术和自动化在我们的日常生活中几乎无处不在，但闭环麻醉仍然只在研究中使用。最近的社论讨论了闭环技术与麻醉的相关性，以及该应用成为我们日常工作的例行部分的可能时间[304-306]。理论上的优势是明确的，因此，FDA 最近举办了一个研讨会，讨论在重症监测和麻醉状态下自动化的生理闭环控制医疗的监管，目前正在制定推荐和监管建议书[307]。

展望

所有现有的药物都有广泛的药代动力学和药效动力学的变异性。在实际麻醉中，不准确的剂量会造成严重的后果，而药物过量可能与血流动力学不稳定和苏醒时间延长相关，而剂量不足则尤其不可取，因为它会在全身麻醉中导致术中知晓，并造成严重的心理后果[308]。最近一项涉及英国和爱尔兰所有医院的研究表明，与吸入麻醉相比，静脉麻醉在全身麻醉时发生术中知晓的情况更为常见[309]。因此，对于静脉给药，仍然迫切需要一种方法来确保准确和个体化的估计和滴定给药。目前有一些新兴的技术和科技可能有助于实现这一目标。

众所周知，用于麻醉的催眠药物与其他常用药物有强烈的相互作用。虽然药代动力学相互作用很常见，但药效动力学相互作用的规模要大得多，因此在临床上常常高度相关。催眠药和阿片类镇痛药之间的相互作用具有很强的协同作用，因此当这些药物同时使用时，通常需要调整剂量以避免副作用。这些相互作用非常复杂，相互作用效应的大小取决于所有相互作用药物的血浆浓度和效应室浓度。两种药物之间的相互作用最好用三维反应曲面图来描述[80, 96, 99]。如前所述，建议的参数显示界面为麻醉科医师提供有关药物组合可能达到的临床效果的实时信息（图 26.25）。虽然临床上很少使用，但这些及类似的系统在未来可能会被更广泛地应用，以帮助指导麻醉科医师优化麻醉药物剂量。

丙泊酚[76]和瑞芬太尼的新型"通用"药代-药效动力学模型得到更广泛的实施和临床应用，这有可能对于安全性和准确性都有所提高[184]。目前用于实施 TCI 的模型是从年龄、体重和身高范围较窄的患者或志愿者的研究中开发出来的，所以这些模型自然只适用于具有相似特征的患者。另一方面，通用模型是对大量研究数据的综合分析，涉及大量具有不同特征的患者。基础数据的来源以及异速生长比例的使用，扩大了这些模型的适用性。一旦这些模型被前瞻性地验证，人们希望，对于丙泊酚和瑞芬太尼的单一、准确模型的应用将提高患者的安全性，并鼓励输注系统制造商将这些模型纳入他们的 TCI 泵中。这也可能有助于减少药物错误的可能性（例如，选择了不恰当的模型，或对所选模型缺乏了解），这也可能有助于提高 TCI 系统的普及程度和扩大其应用范围。

TCI 系统包含了人群药代动力学模型，旨在提供人群并非个体的药代动力学参数的最佳预估。当用药代-药效动力学模型来指导或确定单个患者的药物输注速率时，不可避免地会有一定程度的误差。对于药物的药代动力学行为和用于指导给药的药代动力学模型之间不匹配这个不可避免的问题，一个可能的解决方案就是实时测量实际药物浓度以及模型个性化。最近，一种能够在 5 min 内提供准确的血浆丙泊酚浓度即时测量的系统已经得到应用[310]。因此，该仪器测量的血浆丙泊酚浓度用于一个系统，该系统使用 Bayesian 方法更新了用于丙泊酚 TCI 给药的药代-药效动力学模型[136]。尽管结果有些令人失望——在适应偏差有所改善后，精确度并没有提高——这只是使用该系统的初步努力，未来的研究发展可能会显示更好的结果。

目前，临床上没有常规使用实时静脉药物血浆浓度的测量。这些测量可能会提高药物的输注或优化个体患者的 TCI 输注[311]。一些有前途的技术已经被描述。Takita 等人发现质子转移质谱测定的呼出的丙泊酚浓度与估计和测量的动脉丙泊酚浓度之间有很强的线性关系[312]。Miekisch 等人[313] 使用顶空固相微萃取法结合气相色谱质谱来测量肺泡（呼出）、动脉、中心静脉和外周血丙泊酚的浓度，发现呼出浓度和动脉浓度之间有很好的相关性。Perl 等人[314] 使用离子迁移谱联合一个多柱用于预分离［多柱-离子迁移谱（multicapillary column-ion mobility spectrometer，MCC-IMS）］。Hornuss 等人使用离子分子反应质谱分析[315-316]，Grossherr 等人使用气相色谱质谱分析[317]。后一组团队还描述了不同物种间丙泊酚的血-气分配系数和肺抽提比例之间的差异，这对于在动物中研究这项技术非常重要[318]。

Varadajan[319]、Ziaian 团队[320] 和 Kreuer 团队[321] 已经应用房室模型来描述呼出丙泊酚的动力学。Colin 等人的研究表明，标准的房室模型可以很容易地被额外的肺这个房室所扩大（用一个速率常数来模拟时间延迟）和比例因子（转换单位），从而能够预测血浆丙泊酚浓度以及在线 Bayesian 模型适应度[322]。有了这个模型，它也可以通过测量呼出的丙泊酚来估计 BIS 值。

最近一个使用了 MCC-IMS（Edmon，B. Braun，德国）的系统已经上市，并能够每分钟都提供测量。原型系统使用了参考气体发生器，以确认准确性和精确度超过呼出丙泊酚测量的临床范围[323]。

即使有了在线测量药物浓度和（或）完善药代动力学模型的方法，临床医师仍然面临对任何给定药物浓度的药效动力学反应的广泛变化的挑战。自动闭环控制系统，在本章已经详细讨论过，可能提供一个解决这一问题的办法。一个设计良好的系统和一个稳健的临床效果的测量应该有助于优化药物给药和在个人水平上通过准确的滴定给药达到临床效果。

最后，非线性混合效应建模（nonlinear mixed effects modeling，NONMEM）技术的使用目前被认为是药代-药效动力学分析和开发新模型的最新技术。新模型的发展包括使用输注速度、血浆浓度测量和临床效果的测量，以产生与我们的药理学知识一致的数学模型。

这个过程产生一个结构模型的参数，包括两个或更多的房室，再分配清除率和描述指数过程的代谢清除率参数。使用神经网络的人工智能方法正在为现代问题提供强大而有效的解决方案，不再需要从基于当前知识的模型开始[324]。这种"深度学习"方法最近被应用于 231 名患者的数据，用于学习如何预测与丙泊酚和瑞芬太尼不同血浆和效应室浓度相关的 BIS 值[325]。值得注意的是，该系统能够比基于传统药代-药效动力学模型的方法更准确地预测 BIS 值。鉴于几乎所有的麻醉科医师都能广泛便捷地接触到基于网络的技术，我们有理由想象这样一种情景，即来自世界各地数百万患者的数据被输入机器学习系统，这些系统能够学会预测对不同药物组合的反应。相反，要学会准确地预测给定反应所需的药物剂量，而不需要复杂的模型。

参考文献

1. Massa DJ, et al. *Proc Staff Meet Mayo Clin.* 1950;25:413.
2. Rivera AM, et al. *Acta Anaesthesiol Belg.* 2005;56:271.
3. Absalom A, Struys MM. In: *An overview of TCI & TIVA.* Gent: Academia Press; 2007.
4. Struys M, de Smet T. In: Evers AS, et al., ed. *Anesthetic Pharmacology: Basic Principles and Clinical Practice.* Cambridge: Cambridge University Press; 2011:103.
5. Sahinovic MM, et al. *Curr Opin Anaesthesiol.* 2010;23:734.
6. Struys MM, et al. *Br J Anaesth.* 2011;107:38.
7. Schwilden H. *Eur J Clin Pharmacol.* 1981;20:379.
8. Absalom AR, et al. *Anesth Analg.* 2016;122(1):70.
9. Shafer SL. *J Clin Anesth.* 1993;5:14S.
10. Shafer SL. *Semin Anesth.* 1993;12:222.
11. Avram MJ, Krejcie TC. *Anesthesiology.* 2003;99:1078.
12. Absalom AR, et al. *Br J Anaesth.* 2009;103:26.
13. Masui K, et al. *Anesth Analg.* 2010;111:368.
14. Upton RN, Ludbrook G. *Anesthesiology.* 2005;103:344.
15. Soehle M, et al. *Br J Anaesth.* 2010;105:172.
16. Hull CJ, et al. *Br J Anaesth.* 1978;50:1113.
17. Sheiner LB, et al. *Clin Pharmacol Ther.* 1979;25:358.
18. Schnider TW, et al. In: Evers AS, et al. ed. *Anesthetic Pharmacology. Basic Principles and Clinical Practice.* Cambridge: Cambridge University Press; 2011:57.
19. Fernandez-Candil J, et al. *Eur J Clin Pharmacol.* 2008;64:795.
20. Chen C, et al. *Br J Anaesth.* 2008;101:788.
21. Struys MM, et al. *Anesthesiology.* 2003;99:802.

22. Egan TD, et al. *Br J Anaesth*. 2004;92:335.
23. Glass PS, et al. *Anesth Analg*. 1993;77:1031.
24. Vanluchene AL, et al. *Anesthesiology*. 2004;101:34.
25. Vereecke HE, et al. *Anesthesiology*. 2005;103:500.
26. Bruhn J, et al. *Br J Anaesth*. 2006;97:85.
27. Jospin M, et al. *IEEE Trans Biomed Eng*. 2007;54:840.
28. Ludbrook GL, et al. *Anesthesiology*. 2002;97:1363.
29. Shafer SL, Gregg KM. *J Pharmacokinet Biopharm*. 1992;20:147.
30. Jacobs JR, Williams EA. *IEEE Trans Biomed Eng*. 1993;40:993.
31. Coppens MJ, et al. *Anesthesiology*. 2011;115:83.
32. Minto CF, et al. *Anesthesiology*. 2003;99:324.
33. Cortinez LI, et al. *Br J Anaesth*. 2007;99:679.
34. Schnider T, Minto C. *Anaesthesia*. 2008;63:206.
35. Mourisse J, et al. *Br J Anaesth*. 2007;98:737.
36. Mourisse J, et al. *Br J Anaesth*. 2007;98:746.
37. McKay ID, et al. *Anesth Analg*. 2006;102:91.
38. Kelz MB, et al. *Proc Natl Acad Sci U S A*. 2008;105:1309.
39. Friedman EB, et al. *PLoS One*. 2010;5:e11903.
40. Sepulveda PO, et al. *Anaesthesia*. 2018;73(1):40.
41. Warnaby CE, et al. *Anesthesiology*. 2017;127(4):645–657.
42. Kuizenga MH, et al. *Br J Anaesth*. 2018;120(3):525–536.
43. Bouillon T, et al. *Anesthesiology*. 2003;99(4):779–787.
44. Bouillon T, et al. *Anesthesiology*. 2004;100(2):240–250.
45. Martinoni EP, et al. *Br J Anaesth*. 2004;92(6):800–807.
46. Scott JC, et al. *Anesthesiology*. 1985;62:234.
47. Struys MM, et al. *Anesthesiology*. 2000;92:399.
48. Eger 2nd EI, et al. *Anesthesiology*. 1965;26:756.
49. Telford RJ, et al. *Anesth Analg*. 1992;75:523.
50. Vuyk J, et al. *Anesthesiology*. 1992;77:3.
51. Hung OR, et al. *Anesthesiology*. 1992;77:237.
52. Glass PS, et al. *Anesthesiology*. 1993;78:842.
53. Jacobs JR, et al. *Anesth Analg*. 1995;80:143.
54. Vuyk J, et al. *Anesthesiology*. 1997;87:1549.
55. Xu Z, et al. *Anesth Analg*. 2009;108:478.
56. Kaneda K, et al. *J Clin Pharmacol*. 2011;51:482.
57. Scott JC, Stanski DR. *J Pharmacol Exp Ther*. 1987;240:159.
58. Scott JC, et al. *Anesthesiology*. 1991;74:34.
59. Egan TD, et al. *Anesthesiology*. 1993;79:881.
60. Egan TD, et al. *Anesthesiology*. 1996;84:821.
61. Minto CF, et al. *Anesthesiology*. 1997;86:10.
62. Homer TD, Stanski DR. *Anesthesiology*. 1985;62:714.
63. Stanski DR, Maitre PO. *Anesthesiology*. 1990;72:412.
64. Schnider TW, et al. *Anesthesiology*. 1996;84:510.
65. Barvais L, et al. *Br J Anaesth*. 2003;91:347.
66. Glass PS, et al. *Anesthesiology*. 1999;90:1556.
67. Ausems ME, et al. *Anesthesiology*. 1986;65:362.
68. Ausems ME, et al. *Br J Anaesth*. 1985;57:1217.
69. Kodaka M, et al. *Br J Anaesth*. 2004;92:242.
70. Cortinez LI, et al. *Eur J Anaesthesiol*. 2005;22:56.
71. Colin PJ, et al. *Br J Anaesth*. 2017;119(2):200–210.
72. Colin PJ, et al. *Br J Anaesth*. 2017;119(2):211–220.
73. Gourlay GK, et al. *Anesth Analg*. 1988;67:329.
74. van den Nieuwenhuyzen MC, et al. *Anesth Analg*. 1995;81:671.
75. Lehmann KA, et al. *Acta Anaesthesiol Scand*. 1991;35:221.
76. Eleveld DJ, et al. *Br J Anaesth*. 2018;120(5):942–959.
77. Hendrickx JF, et al. *Anesth Analg*. 2008;107:494.
78. Minto CF, et al. *Anesthesiology*. 2000;92:1603.
79. Bouillon TW. *Handb Exp Pharmacol*. 2008;182:471.
80. Minto CF, et al. *Anesthesiology*. 2000;92:1603.
81. Short TG, et al. *Anesthesiology*. 2002;96:400.
82. Heyse B, et al. *Anesthesiology*. 2012;116:311.
83. Sebel PS, et al. *Anesthesiology*. 1992;76:52.
84. McEwan AI, et al. *Anesthesiology*. 1993;78:864.
85. Lang E, et al. *Anesthesiology*. 1996;85:721.
86. Egan TD, Minto CF. In: Evers AS, et al., ed. *Anesthetic Pharmacology. Basic Principles and Clinical Practice*. Cambridge: Cambridge University Press; 2011:147.
87. Short TG. *Anesth Analg*. 2010;111:249.
88. Manyam SC, et al. *Anesthesiology*. 2006;105:267.
89. Johnson KB, et al. *Anesth Analg*. 2010;111:387.
90. Heyse B, et al. *Anesthesiology*. 2014;120(6):1390.
91. Kissin I. *Anesth Analg*. 1993;76:215.
92. Zanderigo E, et al. *Anesthesiology*. 2006;104:742.
93. Vuyk J, et al. *Anesthesiology*. 1995;83:8.
94. Bruhn J, et al. *Anesthesiology*. 2003;98:621.
95. Ropcke H, et al. *J Clin Anesth*. 2001;13:198.
96. Bouillon TW, et al. *Anesthesiology*. 2004;100:1353.
97. Nieuwenhuijs DJ, et al. *Anesthesiology*. 2003;98:312.
98. Gambus PL, et al. *Anesth Analg*. 2011;112:331.
99. Bouillon T, et al. *Anesthesiology*. 1999;91:144.
100. LaPierre CD, et al. *Anesth Analg*. 2011;113:490.
101. Luginbuhl M, et al. *Anesthesiology*. 2010;112(4):872–880.
102. Schumacher PM, et al. *Anesthesiology*. 2009;111:790.
103. Sebel LE, et al. *Anesthesiology*. 2006;104:1176.
104. Hammer GB, et al. *Paediatr Anaesth*. 2009;19:138.
105. Hannivoort LN, et al. *Br J Anaesth*. 2016;116(5):624.
106. Shafer SL. *Anesthesiology*. 2012;116(2):240.
107. van den Berg JP, et al. *Br J Anaesth*. 2017;118(1):44–57.
108. Shafer SL. *Varvel. JR*. *Anesthesiology*. 1991;74:53.
109. Hughes MA, et al. *Anesthesiology*. 1992;76:334.
110. Schwilden H. *Anasth Intensivther Notfallmed*. 1985;20:307.
111. Fisher DM, Rosen JI. *Anesthesiology*. 1986;65:286.
112. Youngs EJ, Shafer SL. *Anesthesiology*. 81:833.
113. Bailey JM. *Anesthesiology*. 1995;83:1095.
114. Milne SE, et al. *Br J Anaesth*. 2003;90:623.
115. Struys MM, et al. *Anesthesiology*. 2002;96:803.
116. Syroid ND, et al. *Anesthesiology*. 2002;96:565.
117. Drews FA, et al. *Hum Factors*. 2006;48:85.
118. Murphy RS, Wilcox SJ. *J Med Eng Technol*. 2009;33:470.
119. Struys MM, et al. *Anesth Analg*. 2016;122(1):56–69.
120. Absalom AR, et al. *Anesth Analg*. 2011;112(3):516–518.
121. Kruger-Thiemer E. *Eur J Pharmacol*. 1968;4(3):317–324.
122. White M, et al. *Anaesthesia*. 1990;45:204–209.
123. Wakeling HG, et al. *Anesthesiology*. 1999;90(1):92–97.
124. Struys MMRF, et al. *Anesth Analg*. 2016;122(1):56–69.
125. Shafer SL, et al. *Anesthesiology*. 1988;68(2):261–266.
126. Adapa RM, et al. *Anaesthesia*. 2012;67:33.
127. Schnider TW, et al. *Anesth Analg*. 2016;122(1):79–85.
128. Hu C, et al. *Anesthesiology*. 2005;102:639.
129. Varvel JR, et al. *J Pharmacokinet Biopharm*. 1992;20:63.
130. Coetzee JF, et al. *Anesthesiology*. 1995;82:1328.
131. Cowley NJ, et al. *Eur J Anaesthesiol*. 2013;30(10):627–632.
132. Glen JB, et al. *Anaesthesia*. 2014;69(6):550–557.
133. Cortinez LI, et al. *Anesth Analg*. 2014;119(2):302–310.
134. Tachibana N, et al. *Eur J Anaesthesiol*. 2014;31(12):701–707.
135. Lee YH, et al. *Br J Anaesth*. 2017;118(6):883–891.
136. van den Berg JP, et al. *Br J Anaesth*. 2017;119(5):918–927.
137. Lee AKY, et al. *J Cardiothorac Vasc Anesth*. 2018;32(2):723–730.
138. Barvais L, et al. *J Cardiothorac Vasc Anesth*. 2000;14:402.
139. Absalom AR, et al. *Br J Anaesth*. 2007;98(5):615–623.
140. Hannivoort LN, et al. *Anesthesiology*. 2015;123(2):357–367.
141. Obara S, et al. *J Anesth*. 2018;32(1):33–40.
142. Glass PS, et al. *Anesthesiology*. 1990;73(6):1082–1090.
143. Shafer SL, et al. *Anesthesiology*. 1990;73(6):1091–1102.
144. Shibutani K, et al. *Anesthesiology*. 2004;101:603.
145. Lemmens HJ, et al. *Clin Pharmacokinet*. 1990;19:416.
146. Crankshaw DP, et al. *Anesth Analg*. 1993;76:556.
147. Sigmond N, et al. *Br J Anaesth*. 2013;111(2):197–208.
148. Hudson RJ, et al. *J Cardiothorac Vasc Anesth*. 2001;15:693.
149. Slepchenko G, et al. *Anesthesiology*. 2003;98:65.
150. Mertens MJ, et al. *Br J Anaesth*. 2003;90:132.
151. Cho YJ, et al. *Anesthesiology*. 2017;72(10):1196–1205.
152. Marsh B, et al. *Br J Anaesth*. 1991;67:41–48.
153. Absalom A, et al. *Br J Anaesth*. 2003;91(4):507–513.
154. Sepulveda P, et al. *Br J Anaesth*. 2011;107(4):593–600.
155. Choi BM, et al. *J Pharmacokinet Pharmacodyn*. 2015;42(2):163–177.
156. McMurray TJ, et al. *Anaesthesia*. 2004;59(7):636–641.
157. Cortegiani A, et al. *J Clin Pharmacol*. 2018.
158. Struys M, et al. *Eur J Anaesthesiol*. 1995;10(suppl):85.
159. Struys M, et al. *Anaesthesia*. 1997;52:41.
160. Hoymork SC, et al. *Acta Anaesthesiol Scand*. 2000;44:1138.
161. Macquaire V, et al. *Acta Anaesthesiol Scand*. 2002;46:1010.
162. Fabregas N, et al. *Anesthesiology*. 2002;97:1378.
163. Schnider TW, et al. *Anesthesiology*. 1998;88(5):1170–1182.
164. Schnider TW, et al. *Anesthesiology*. 1999;90(6):1502–1516.
165. Schüttler J, Ihmsen H. *Anesthesiology*. 2000;92:727.
166. Anderson BJ, Holford NH. *Annu Rev Pharmacol Toxicol*. 2008;48:303.
167. Anderson BJ, Holford NH. *Paediatr Anaesth*. 2010;20:1.
168. Cortinez LI, et al. *Br J Anaesth*. 2010;105:448.
169. Cortinez LI, et al. *Anesth Analg*. 2018.
170. Frederico Avendano C, et al. *Rev Esp Anestesiol Reanim*. 2016;63(10):556–563.
171. Barakat AR, et al. *Anaesthesia*. 2007;62:661.
172. Coppens M, et al. *Br J Anaesth*. 2010;104:452.
173. Thomson AJ, et al. *Anaesthesia*. 2014;69(5):420–428.
174. Eleveld DJ, et al. *Anesth Analg*. 2014;118(6):1221–1237.

175. Kataria BK, et al. *Anesthesiology.* 1994;80:104.
176. Hara M, et al. *Br J Anaesth.* 2017;118(3):415–423.
177. Short TG, et al. *Br J Anaesth.* 1994;72(3):302–306.
178. Gepts E, et al. *Anesthesiology.* 1995;83:1194.
179. Maitre PO, et al. *Anesthesiology.* 1987;66:3.
180. van den Nieuwenhuyzen MC, et al. *Anesthesiology.* 1993;79:481.
181. Raemer DB, et al. *Anesthesiology.* 1990;73:66.
182. Minto CF, et al. *Anesthesiology.* 1997;86:24.
183. Rigby-Jones AE, et al. *Br J Anaesth.* 2007;99:252–261.
184. Eleveld DJ, et al. *Anesthesiology.* 2017;126(6):1005–1018.
185. Chen L, Baker MD. *Pediatr Emerg Care.* 2006;22:485.
186. White M, et al. *Clin Pharmacokinet.* 2008;47(2):119–127.
187. Fu F, et al. *Br J Anaesth.* 2014;112(3):506–513.
188. Calvo R, et al. *Acta Anaesthesiol Scand.* 2004;48:1038.
189. Wietasch JK, et al. *Anesth Analg.* 2006;102:430.
190. Vuyk J, et al. *Anesth Analg.* 2009;108:1522.
191. Lichtenbelt BJ, et al. *Anesth Analg.* 2010;110:1597.
192. Ausems ME, et al. *Anesthesiology.* 1988;68:851.
193. Alvis JM, et al. *Anesthesiology.* 1985;63:41.
194. Theil DR, et al. *J Cardiothorac Vasc Anesth.* 1993;7:300.
195. De Castro V, et al. *Anesth Analg.* 2003;96:33.
196. Moerman AT, et al. *Anesth Analg.* 2009;108:828.
197. Kenny GN. *Eur J Anaesthesiol.* 1997;15(suppl):29.
198. Servin FS. *Anaesthesia.* 1998;53(suppl 1):82.
199. Passot S, et al. *Anesth Analg.* 2005;100:1338–1342.
200. Chen G, et al. *Eur J Anaesthesiol.* 2009;26:928.
201. Wang X, et al. *J Clin Anesth.* 2016;32:92–100.
202. Chiang MH, et al. *Endoscopy.* 2013;45(11):907–914.
203. Mu J, et al. *Br J Anaesth.* 2018;120(5):1049–1055.
204. Kazama T, et al. *Anesthesiology.* 1999;90:1517.
205. Absalom AR, Kenny GN. *Br J Anaesth.* 2003;90:737.
206. Raeder J. *Anesth Analg.* 2009;108:704.
207. Bejjani G, et al. *J Cardiothorac Vasc Anesth.* 2009;23:175.
208. Sveticic G, et al. *Anesthesiology.* 2003;98:1195.
209. Beilin B, et al. *Acta Anaesthesiol Scand.* 2005;49:78.
210. Ng KF, et al. *J Clin Anesth.* 2006;18:205.
211. Lipszyc M, et al. *Br J Anaesth.* 2011;106:724.
212. White I, et al. *Pharmacol Res.* 2012;66:185.
213. Walder B, et al. *Acta Anaesthesiol Scand.* 2001;45:795.
214. Cronrath P, et al. *Nurs Econ.* 2011;29:79.
215. Volmanen P, et al. *Acta Anaesthesiol Scand.* 2005;49:453.
216. Volmanen P, et al. *Acta Anaesthesiol Scand.* 2008;52:249.
217. Douma MR, et al. *Br J Anaesth.* 2010;104:209.
218. Volmanen P, et al. *Curr Opin Anaesthesiol.* 2011;24:235.
219. Volmanen PV, et al. *Acta Anaesthesiol Scand.* 2011;55:486.
220. Douma MR, et al. *Int J Obstet Anesth.* 2011;20:118.
221. Freeman LM, et al. *BMJ.* 2015;350:h846.
222. van den Nieuwenhuyzen MC, et al. *Br J Anaesth.* 1997;78:17.
223. van den Nieuwenhuyzen MC, et al. *Br J Anaesth.* 1999;82:580.
224. Schraag S, et al. *Br J Anaesth.* 1998;81(3):365–368.
225. Jeleazcov C, et al. *Anesthesiology.* 2016;124(1):56–68.
226. Loper KA, et al. *Anesth Analg.* 1988;67(11):1117–1119.
227. Osborne GA, et al. *Anaesthesia.* 1991;46:553–556.
228. Rudkin GE, et al. *Anaesthesia.* 1991;46:90–92.
229. Rudkin GE, et al. *Anaesthesia.* 1992;47:376–381.
230. Osborne GA, et al. *Anaesthesia.* 1994;49:287.
231. Mazanikov M, et al. *Endoscopy.* 2013;45(11):915–919.
232. Irwin MG, et al. *Anaesthesia.* 1997;52(6):525–530.
233. Murdoch JA, et al. *Br J Anaesth.* 1999;82(3):429–431.
234. Murdoch J, et al. *Br J Anaesth.* 2000;85(2):299–301.
235. Henderson F, et al. *Anaesthesia.* 2002;57(4):387–390.
236. Absalom AR, et al. *Anesthesiol in press.* 2000;93:A291.
237. Stonell CA, et al. *Anaesthesia.* 2006;61(3):240–247.
238. Chapman RM, et al. *Anaesthesia.* 2006;61(4):345–349.
239. O'Brien C, et al. *Anaesthesia.* 2013;68(7):760–764.
240. Anderson KJ, et al. *Anaesthesia.* 2013;68(2):148–153.
241. Allam S, et al. *Anaesthesia.* 2013;68(2):154–158.
242. Doufas AG, et al. *Anesthesiology.* 2001;94(4):585–592.
243. Doufas AG, et al. *Acta Anaesthesiol Scand.* 2003;47(8):944–950.
244. Doufas AG, et al. *Anesth Analg.* 2009;109(3):778–786.
245. Pambianco DJ, et al. *Gastrointest Endosc.* 2008;68(3):542–547.
246. Pambianco DJ, et al. *Gastrointest Endosc.* 2011;73(4):765–772.
247. Lin OS. *Intest Res.* 2017;15(4):456–466.
248. Goudra B, et al. *Anesth Analg.* 2017;124(2):686–688.
249. O'Hara DA, et al. *Anesthesiology.* 1992;77:563.
250. Liu N, et al. *Anesthesiology.* 2006;104:686.
251. Chaudhri S, et al. *Br J Anaesth.* 1992;69:607.
252. O'Hara DA, et al. *Anesthesiology.* 1991;74:258.

253. Edwards ND, et al. *Anaesthesia.* 1998;53:136.
254. Olkkola KT, et al. *Acta Anaesthesiol Scand.* 1991;35:420.
255. Sakai T, et al. *Acta Anaesthesiol Scand.* 2000;44:1007.
256. Absalom AR, et al. *Anesthesiology.* 2002;96:67.
257. Leslie K, et al. *Anaesthesia.* 2002;57:693.
258. Liu N, et al. *Eur J Anaesthesiol.* 2006;23:465.
259. Liu N, et al. *Anesth Analg.* 2011;112:546.
260. Liu N, et al. *Anesthesiology.* 2012;116:286.
261. Le Guen M, et al. *Intensive Care Med.* 2013;39(3):454–462.
262. Liu N, et al. *Can J Anaesth.* 2013;60(9):881–887.
263. Orliaguet GA, et al. *Anesthesiology.* 2015;122(4):759–767.
264. Restoux A, et al. *Br J Anaesth.* 2016;117(3):332–340.
265. Le Guen M, et al. *Anesth Analg.* 2014;118(5):946–955.
266. Liu N, et al. *Br J Anaesth.* 2014;112(5):842–851.
267. Le Guen M, et al. *Anesthesiology.* 2014;120(2):355–364.
268. Dumans-Nizard V, et al. *Anesth Analg.* 2017;125(2):635–642.
269. Bataille A, et al. *Eur J Anaesthesiol.* 2017.
270. Puri GD, et al. *Anaesth Intensive Care.* 2007;35(3):357–362.
271. Agarwal J, et al. *Acta Anaesthesiol Scand.* 2009;53(3):390–397.
272. Hegde HV, et al. *J Clin Monit Comput.* 2009;23(4):189–196.
273. Solanki A, et al. *Eur J Anaesthesiol.* 2010;27(8):708–713.
274. Puri GD, et al. *Indian J Aaesth.* 2012;56(3):238–242.
275. Biswas I, et al. *Paediatr Anaesth.* 2013;23(12):1145–1152.
276. Mahajan V, et al. *J Clin Anesth.* 2017;42:106–113.
277. Puri GD, et al. *Anesth Analg.* 2016;122(1):106–114.
278. Zikov T, et al. *IEEE Trans Biomed Eng.* 2006;53(4):617–632.
279. van Heusden K, et al. *IEEE Trans Biomed Eng.* 2013;60(9):2521–2529.
280. West N, et al. *J Clin Monit Comput.* 2018.
281. Bibian S, et al. *J Clin Monit Comput.* 2011;25(1):81–87.
282. West N, et al. *Anesth Analg.* 2017.
283. Brodie SM, et al. *A A Case Rep.* 2017;9(8):239–243.
284. Hemmerling TM, et al. *Can J Anaesth.* 2010;57(8):725–735.
285. Hemmerling TM, et al. *Br J Anaesth.* 2013;110(6):1031–1039.
286. Hemmerling TM, et al. *J Comput.* 2009;4:311–318.
287. Zaouter C, et al. *Anesth Analg.* 2016;123(4):885–893.
288. Zaouter C, et al. *J Clin Monit Comput.* 2017;31(2):309–317.
289. Zaouter C, et al. *Anesth Analg.* 2017;125(5):1505–1512.
290. Mortier E, et al. *Anaesthesia.* 1998;53(8):749–754.
291. Struys MM, et al. *Anesthesiology.* 2001;95(1):6–17.
292. Struys MM, et al. *Anesthesiology.* 2004;100(3):640–647.
293. De Smet T, et al. *Anesth Analg.* 2007;105(6):1629–1638.
294. De Smet T, et al. *Anesth Analg.* 2008;107(4):1200–1210.
295. Gentilini A, et al. *IEEE Trans Biomed Eng.* 2002;49(4):289–299.
296. Gentilini A, et al. *IEEE Trans Biomed Eng.* 2001;48(8):874–889.
297. Moore BL, et al. *Anesth Analg.* 2011;112(2):360–367.
298. Moore BL, et al. *Anesth Analg.* 2011;112(2):350–359.
299. Manberg PJ, et al. *Clin Pharmacol Ther.* 2008;84(1):166–169.
300. Liu N, et al. *Anesth Analg.* 2016;122(1):4–6.
301. Brogi E, et al. *Anesth Analg.* 2016;124(2):446–455.
302. Pasin L, et al. *Anesth Analg.* 2017;124(2):456–464.
303. Dussaussoy C, et al. *J Clin Monit Comput.* 2014;28(1):35–40.
304. Miller TE, et al. *Anesth Analg.* 2013;117(5):1039–1041.
305. Liu N, et al. *Anesth Analg.* 2016;122(1):4–6.
306. Loeb RG, et al. *Anesth Analg.* 2017;124(2):381–382.
307. Parvinian B, et al. *Anesth Analg.* 2017.
308. Tasbihgou SR, et al. *Anaesthesia.* 2018;73(1):112–122.
309. Pandit JJ, et al. *Br J Anaesth.* 2014;113(4):540–548.
310. Cowley NJ, et al. *Anaesthesia.* 2012;67(8):870–874.
311. Maitre PO, et al. *Anesthesiology.* 1988;69:652–659.
312. Takita A, et al. *Anesth Analg.* 2007;104(4):659–664.
313. Miekisch W, et al. *Clin Chim Acta.* 2008;395:32–37.
314. Perl T, et al. *Br J Anaesth.* 2009;103(6):822–827.
315. Hornuss C, et al. *Anesthesiology.* 2007;106(4):665–674.
316. Hornuss C, et al. *Anal Bioanal Chem.* 2012;403(2):555–561.
317. Grossherr M, et al. *Br J Anaesth.* 2009;102(5):608–613.
318. Grossherr M, et al. *Xenobiotica.* 2009;39(10):782–787.
319. Varadarajan BT. *Monitoring of Propofol in Breath; Pharmacokinetic Modeling and Design of a Control System.* Doctoral Thesis. Luebeck University; 2011.
320. Ziaian D, et al. *IEEE International Symposium on Medical Measurements and Applications.* MeMeA; 2014:1–5.
321. Kreuer S, et al. *Sci Rep.* 2014;4:5423.
322. Colin P, et al. *Clin Pharmacokinet.* 2016;55(7):849–859.
323. Maurer F, Walter L, Geiger M, et al. Calibration and validation of a MCC/IMS prototype for exhaled propofol online measurement. *J Pharm Biomed Anal.* 2017;145:293–297.
324. Gambus P, et al. *Anesthesiology.* 2018;128(3):431–433.
325. Lee HC, et al. *Anesthesiology.* 2018;128(3):492–501.

27 神经肌肉阻滞药药理学

SORIN J. BRULL，CLAUDE MEISTELMAN
姚伟锋 译 黑子清 审校

要　点

■ 哺乳动物的神经肌肉接头处存在两种烟碱型胆碱能受体。成人肌肉突触后膜的烟碱型胆碱能受体由 $\alpha_2\beta\delta\varepsilon$ 亚单位构成，而胎儿（未成熟）的烟碱型胆碱能受体由 $\alpha_2\beta\gamma\delta$ 亚单位构成。神经突触前膜的烟碱型受体也是一个五聚体，由 $\alpha_3\beta_2$ 亚单位构成。突触后受体的两个 α 亚单位都有一个与配体（乙酰胆碱）结合的位点。

■ 非去极化肌松药通过与乙酰胆碱竞争突触后膜的 α 亚单位来阻滞神经肌肉传导。不同的是，去极化肌松药琥珀胆碱直接作用于识别位点并使膜去极化时间延长，使突触后膜烟碱型胆碱能受体敏感度下降、钠离子通道失活，最终导致动作电位传导被抑制。

■ 通常用不同形式的刺激来判别运动终板不同的阻滞部位。对单刺激反应下降可能是由于突触后膜烟碱型胆碱受体被阻滞，而对强直刺激和四个成串刺激反应下降则是由于突触前膜烟碱型受体被阻滞。

■ 琥珀胆碱是目前唯一用于临床的去极化肌松药，特点是起效迅速，并且因能快速被丁酰胆碱酯酶水解而作用时间非常短暂。

■ 非去极化肌松药可根据化学结构分为甾体类、卞异喹啉类或其他化合物类，亦可按等效剂量的作用时程分为长效、中效和短效。

■ 非去极化肌松药的起效时间与效能成反比。除阿曲库铵外，非去极化肌松药摩尔效能可很好地预测药物的起效速度。如罗库溴铵的摩尔效能大约是维库溴铵的 13%，顺阿曲库铵的 9%，起效却比两药都快。

■ 与位于外周的拇内收肌相比，位于中轴的神经肌肉单元（如喉内收肌、膈肌、咀嚼肌）被阻滞速度快，持续时间短，恢复快。

■ 许多长效神经肌肉阻滞药在体内基本不代谢，主要以原形经肾排除。由于中效神经肌肉阻滞药可经多种途径分解、代谢和清除，故而比长效阻滞药分布和清除更快。美维库铵（短效神经肌肉阻滞药）几乎完全被丁酰胆碱酯酶水解而被迅速清除。

■ 使用非去极化肌松药后，必须通过客观（定量）的监测手段确保正常神经肌肉功能的完全恢复。残余肌松作用会降低食管上段的肌张力、吞咽时食管肌肉组织的协调性以及低氧性通气驱动能力。而且，残余的肌松作用可增加医疗费用和患者住院时间、发病率和死亡率。

发展史与临床应用

1942 年 Griffith 和 Johnson 描述了右旋筒箭毒碱（d-tubocurarine，dTc），它是一种安全并可为外科手术提供骨骼肌松弛的药物[1]。1 年以后，Cullen 也描述了在 131 例外科手术患者实施全麻中应用筒箭毒碱的情况[2]。1954 年，Beecher 和 Todd 报道与未应用肌松药的患者相比，应用筒箭毒碱的患者死亡率增高 6 倍[3]。死亡率升高的原因在于人们对神经肌肉阻滞药（neuromuscular blocking drugs，NMBDs）的临床药理学及其作用效果缺乏全面的了解；对术后残余的神经肌肉阻滞作用的影响没有足够的认识；肌力监测的指南尚未制定；以及拮抗残余肌松作用的药理学重要性也尚不为人知。

1952 年由 Thesleff[4] 和 Folds 等人[5] 引进的琥珀胆碱迅速得到广泛应用，并彻底改变了麻醉药物的使用情况，其快速起效和超短时效的特点满足了快速气管插管以及肌力快速恢复的要求。

1967 年，Baird 和 Reid 报道了首个合成的氨基甾体类肌松药泮库溴铵的临床应用[6]。中效 NMDBs 的发展建立在这类化合物代谢特点的基础上，并最终促进了氨基甾体类的维库溴铵[7] 和卞异喹啉类的阿曲库铵[8] 这两种肌松药在 20 世纪 80 年代的临床应用。维库溴铵是第一种心血管作用较小的中效肌松药。第一个短效的非去极化肌松药美维库铵[9] 和起效快速的中效非去极化肌松药罗库溴铵[10] 都是在 20 世纪 90 年代进入临床的。自从筒箭毒碱首次使用后，其他 NMDBs 也相继进入临床。这些阻滞药包括哌库溴铵、杜什库铵、顺阿曲库铵和瑞库溴铵。虽然上述药物现在并非都还在使用，但每一种药物至少在某一方面要超越其前身或有所改进。另外，其他 NMBDs 仍在研发中，如 CW 002[11] 和 CW 1759-50[11a, 11b]。

NMBDs 只能应用于麻醉状态下的患者，使其骨骼肌松弛。因为该类药物无镇痛和遗忘作用，故不能用于患者的制动。在多种出版物中，都有关于术中[12] 或重症监护治疗病房（intensive care unit，ICU）中[13] 发生知晓的报道。正如 Cullen 和 Larson 所述，"不恰当地使用肌松药可以为外科医师提供理想的手术条件[14]……而患者却处于完全不能接受的、无麻醉的肌松状态"[15]。另外，"用肌松药来弥补整体麻醉处理过程的不足……这也是对这种很有价值的麻醉辅助药的不当使用"[15]。因此，术中注射肌松药维持神经肌肉阻滞时必须监测神经肌肉阻滞时程并持续监测麻醉深度。

NMBDs 与大多数麻醉技术结合用于外科手术，并成为麻醉安全执业和现代外科技术发展的关键组分。正如先前 Foldes 等[5] 指出，肌松药的首次使用不仅是麻醉事业的革命，而且开辟了外科事业的新时代，使心胸外科、神经外科和器官移植外科有了飞跃式的发展。当然，目前 NMBDs 已经常规用于辅助气管插管和机械通气中，也常为多种外科手术提供神经肌肉阻滞状态。本章将对术中及重症监护时使用的 NMBDs 及抗胆碱酯酶药的药理学和临床应用情况做一综述。

神经肌肉阻滞药在神经肌肉接头处的作用原理

本部分简述神经肌肉阻滞的生理学，更详细内容参见第 12 章。

突触后效应

烟碱型乙酰胆碱受体（nicotinic acetylcholine receptor，nAChR）属于配体门控离子通道受体的五聚体大家族，包括 5- 羟色胺 3（5-hydroxytryptamine$_3$，5-HT$_3$），甘氨酸和 γ- 氨基丁酸（γ-aminobutyric acid，GABA）受体。它们在肌肉细胞中合成，并通过一种称为 rapsyn 的特殊蛋白锚定在终板膜上。在生命的最初几周，神经支配的发育导致 γ 亚单位被 ε 亚单位取代。成年哺乳动物的骨骼肌中，nAChR 是由两个 α 亚单位、一个 β 亚单位、一个 δ 亚单位和一个 ε 亚单位组成的五聚体（图 27.1）。受体按化学计量表示为 $α_2βεδ$，而在组织上则是 αεαδβ。

这些亚单位组成跨膜孔（一个通道）和细胞外结合囊泡，即乙酰胆碱和其他激动剂或拮抗剂的结合点[16]。受体则聚集在连接褶皱的顶端，该区域的受体密度为 10 000 ～ 30 000/$μm^2$。每个 α 亚单位都有一个乙酰胆碱结合位点，这些位点位于受体蛋白囊泡内 $α_H$- ε 和 $α_L$- δ 亚单位交界胞膜表面上方约 3.0 nm 处[17]。$α_H$ 和 $α_L$ 分别是 dTc 的高亲和力和低亲和力的结合位点，这可能是由于亚基间不同毗邻关系决定的[18]。例如，dTc 对 $α_H$- ε 位点的亲和力要比对 $α_L$- δ 位点的亲和力约高 100 ～ 500 倍[18]。胎儿的 nAChR 中含有一个 γ 亚单位而不是成人的 ε 亚单位，受体的单通道电导率较小且开放时间相对较长。与胎儿 nAChR 相比，成人的 nAChR 一旦被乙酰胆碱激活，其开放时间更短，对钠、钾、钙离子具有更高的传导性[16]。

在静息状态下乙酰胆碱受体的离子通道功能处于关闭状态。当 2 个乙酰胆碱分子同时与 α 亚单位结合时，乙酰胆碱受体构型发生改变，而使其离子通道开放。如果非去极化 NMBDs（例如，一种竞争性拮抗剂）的一个分子与 nAChR 的一个亚基结合，两个乙酰胆碱（激动剂）分子则无法与 α 亚基同时结合，神经肌肉传导被抑制[19]。

琥珀胆碱是去极化 NMBDs，令终板处去极化时间延长，产生与乙酰胆碱相似但更持久的去极化作用。这一机制导致：① nAChR 脱敏；②神经肌肉接头处电压门控钠离子通道失活；③接头周围细胞膜对

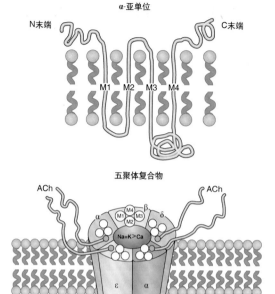

图 27.1　成年哺乳动物肌肉终板表面烟碱型乙酰胆碱受体（nAChR）亚单位的构成。成人乙酰胆碱受体（AChR）是由 5 个独立的亚单位（$\alpha_2\beta\delta\varepsilon$）构成的内膜蛋白。每个亚单位含有 4 个螺旋结构域分别称为 M_1、M_2、M_3 和 M_4。M_2 结构域构成通道孔。图的上部分表示的是位于膜脂质双分子层细胞外表面的包含 N 端和 C 端的独立 α 亚单位。在 N 端和 C 端之间，α 亚单位形成 4 个螺旋结构（M_1、M_2、M_3 和 M_4），分布在细胞膜的双分子层上。图的下半部分表示的是成年哺乳动物肌肉 nAChR 的五聚体结构。两个亚单位的 N 端组合成两个独立的乙酰胆碱（ACh）结合囊泡。这些囊泡位于 ε-α 亚单位和 δ-α 亚单位交界面。每个亚单位的 M_2 结构域是离子通道，该变构体离子通道对 Na^+ 及 K^+ 具有相同的通透性。Ca^{2+} 约占总通透性的 2.5%（From Naguib M, Flood P, McArdle JJ, et al. Advances in neurobiology of the neuromuscular junction: implications for the anesthesiologist. Anesthesiology. 2002; 96: 202-231, with permission from Anesthesiology.）

钾离子通透性增高[19]。最终因不能产生动作电位而导致神经肌肉传导被阻滞。

胎儿 nAChR 是弱导性通道而成人 nAChR 是强导性通道。功能性或手术去神经支配后，nAChR 水平上调，其特点是以胎儿型 nAChR 增多为主。这些受体对非去极化 NMBDs 产生抵抗，而对琥珀胆碱更加敏感[20-22]。

突触前效应

突触前受体参与调节乙酰胆碱在神经肌肉接头处的释放。运动神经末梢处同时存在烟碱受体和毒蕈碱受体。突触前烟碱受体被乙酰胆碱激活，并受正反馈系统调控而发挥作用。在高频刺激下，正反馈系统可调控乙酰胆碱从储存库向易释放库转运。当乙酰胆碱需求量大时（例如强直刺激期间），这有助于提供足够量的可供利用的乙酰胆碱[23]。这些突触前受体是 $\alpha_3\beta_2$ 神经受体亚型。大多数非去极化 NMBDs 对 $\alpha_3\beta_2$ 胆碱能受体具有显著的亲和力，而琥珀胆碱缺乏这一亲和力。非去极化和去极化 NMBDs 对这种神经胆碱能受体作用的不同可以解释使用任何一种非去极化肌松药后存在的典型衰减现象，而使用临床剂量的琥珀胆碱却没有衰减现象发生。G 蛋白偶联的毒蕈碱受体也参与乙酰胆碱释放的反馈调节[24]。突触前受体 M_1 和 M_2 结构域通过调节 Ca^{2+} 的内流参与乙酰胆碱释放的易化和抑制[24]。突触前的烟碱受体不直接参与乙酰胆碱的释放，而是参与乙酰胆碱的动员[25]。因此，非去极化 NMBDs 阻滞了突触前的烟碱受体后，妨碍了乙酰胆碱的快速积累，也就不能支持对强直刺激和四个成串（train-of-four，TOF）刺激的反应。而突触前毒蕈碱受体参与了释放机制介导的上调或下调。

琥珀胆碱的药理学

构效关系

所有 NMBDs 的结构都与乙酰胆碱的结构类似，为季铵类化合物。分子结构中季铵位点的阳电荷和乙酰胆碱的四价氮原子相似，因此神经肌肉接头部位的肌肉型和神经元型 nAChR 能吸引这些药物。同时，这些受体也存在于体内以乙酰胆碱为递质的其他部位，例如自主神经节内的烟碱型受体和自主神经系统中交感和副交感神经的 5 种不同的毒蕈碱型受体。另外，在神经肌肉接头突触前膜处还有大量的烟碱型受体和毒蕈碱型受体[19]。

去极化 NMBDs 琥珀胆碱由两分子乙酰胆碱通过醋酸-甲基基团相连接（图 27.2）。正如 Bovet 所述[26]，琥珀胆碱是一个小而有柔韧性的分子。与天然的配体乙酰胆碱类似，琥珀胆碱在神经肌肉接头和自主神经毒蕈碱位点可激活胆碱能受体，使乙酰胆碱受体中的离子通道开放。

药代动力学和药效动力学

琥珀胆碱是唯一起效迅速而作用时间短暂的 NMBDs。琥珀胆碱的 ED_{95}（抑制平均 95% 神经-肌肉

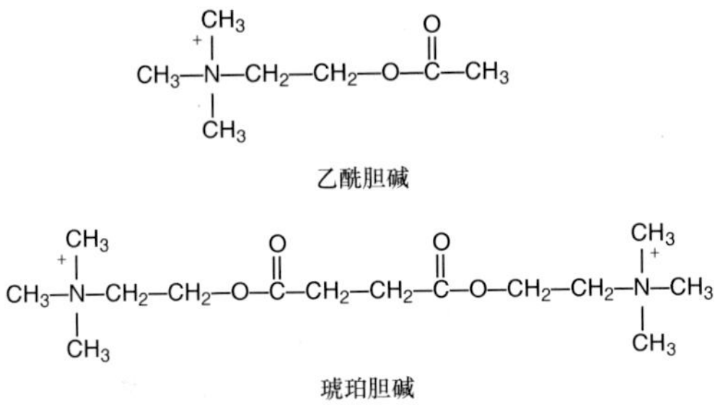

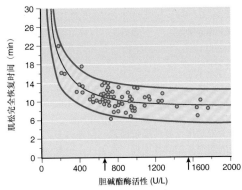

图 27.2 去极化神经肌肉阻滞药琥珀胆碱和乙酰胆碱的结构关系。琥珀胆碱含有两个乙酰胆碱分子，彼此间通过醋酸-甲基团相连。和乙酰胆碱相似，琥珀胆碱能够激活神经肌肉接头处的烟碱型受体

图 27.3 琥珀胆碱的神经肌肉阻滞时间与丁酰胆碱酯酶活性关系。丁酰胆碱酯酶活性的正常范围位于两个箭头间（From Viby-Mogensen J. Correlation of succinylcholine duration of action with plasma cholinesterase activity in subjects with the genotypically normal enzyme. Anesthesiology. 1980；53：517-520.）

反应所需量）是 0.51 ～ 0.63 mg/kg[27]。Kopman 及其同事利用剂量-效应累积技术估算出琥珀胆碱的效能更强[28]，其 ED95 低于 0.3 mg/kg。

给予 1 mg/kg 的琥珀胆碱大约 60 s 就能完全抑制神经肌肉对刺激的反应[29]。丁酰胆碱酯酶（也称为血浆胆碱酯酶或假性胆碱酯酶）基因表型正常、活性正常的患者，给予 1 mg/kg 的琥珀胆碱后肌力恢复到 90% 水平需要 9 ～ 13 min[30]。

琥珀胆碱作用时间短是因为它被丁酰胆碱酯酶迅速水解成琥珀单胆碱和胆碱。丁酰胆碱酯酶水解琥珀胆碱的能力很强，注射到体内的琥珀胆碱只有 10% 能到达神经肌肉接头[31]。与琥珀胆碱相比，最初的代谢产物（琥珀单胆碱）是一种非常弱的 NMBDs，随后被非常缓慢地代谢为琥珀酸和胆碱。琥珀胆碱的消除半衰期大约是 47 s[32]。

因为神经肌肉接头处不存在或几乎没有丁酰胆碱酯酶，所以琥珀胆碱引起的神经肌肉阻滞作用要等琥珀胆碱从神经肌肉接头处扩散回循环中才能被消除。因此，在琥珀胆碱到达神经肌肉接头之前和离开神经肌肉接头之后，丁酰胆碱酯酶可以通过控制琥珀胆碱的水解速度影响琥珀胆碱的起效时间和作用时间。

丁酰胆碱酯酶活性

丁酰胆碱酯酶在肝内合成并释放到血浆中。该酶的浓度下降和活性降低会延长琥珀胆碱的神经肌肉阻滞时间。该酶的活性是指单位时间内水解底物的分子数（μmol），通常表示为国际单位（IU）。丁酰胆碱酯酶活性的正常值范围很大[30]，当丁酰胆碱酯酶活性大幅度下降时，肌力恢复到 100% 基础水平所需的时间只有中等程度的延长（图 27.3）。

丁酰胆碱酯酶活性降低的因素有肝病[33]、高

龄[34]、营养不良、妊娠、烧伤、口服避孕药、单胺氧化酶抑制剂、二乙氧膦酰硫胆碱、细胞毒性药物、肿瘤性疾病、抗胆碱酯酶药物[35]、四氢氨基吖啶[36]、己芴铵[37]和甲氧氯普胺[38]。特布他林的前体班布特罗对丁酰胆碱酯酶活性有明显的抑制作用，使琥珀胆碱的阻滞作用时间延长[39]。β 受体阻滞药艾司洛尔对丁酰胆碱酯酶活性也有抑制作用，但是仅轻微延长琥珀胆碱阻滞时间[40]。

即使丁酰胆碱酯酶活性大幅度降低，琥珀胆碱作用时间也仅会中度延长，因此丁酰胆碱酯酶活性降低不是临床使用时的主要关注点。当由于严重肝病而使丁酰胆碱酯酶活性降低至正常的 20% 时，琥珀胆碱引起的呼吸停止时间也仅仅从正常的 3 min 延长至 9 min。当使用二乙氧膦酰硫胆碱治疗青光眼时，二乙氧膦酰硫胆碱导致丁酰胆碱酯酶活性降低到基础值的 49% 至 0，而神经肌肉阻滞作用时间仅改变 2 ～ 14 min。没有患者神经肌肉阻滞总时间超过 23 min[41]。

二丁卡因值和非典型丁酰胆碱酯酶活性

如果患者存在丁酰胆碱酯酶遗传性变异，琥珀胆碱引起的神经肌肉阻滞时间将会明显延长。Kalow 和 Genest[42] 发现，与正常的丁酰胆碱酯酶相比，丁酰胆碱酯酶遗传性变异表现为对二丁卡因有不同的反应。二丁卡因对正常的丁酰胆碱酯酶抑制作用很强而对异常的丁酰胆碱酯酶抑制作用相对较弱。这一发现促进了二丁卡因值试验的发展。在标准实验条件下，二丁卡因能抑制约 80% 的正常丁酰胆碱酯酶，抑制约 20% 异常的丁酰胆碱酯酶（表 27.1）。虽然二丁卡因抵抗

表 27.1　二丁卡因值与琥珀胆碱或美维库铵神经肌肉阻滞作用时间的关系

丁酰胆碱酯酶类型	基因型	发生率	二丁卡因值 *	对琥珀胆碱或美维库铵的反应
典型纯合子	$E_1^u E_1^u$	正常	70 ~ 80	正常
非典型杂合子	$E_1^u E_1^a$	1/480	50 ~ 60	延长 50% ~ 100%
非典型纯合子	$E_1^a E_1^a$	1/3200	20 ~ 30	延长至 4 ~ 8 h

* 二丁卡因值代表酶受到抑制的百分数

型的变异是最重要的影响因素，但是许多其他的丁酰胆碱酯酶变异相继被发现。有关这一论题的更详细信息可以参考 Jensen 和 Viby-Mogensen 的综述[43]。

虽然二丁卡因值能提示个体在丁酰胆碱酯酶方面的基因变异，但是它并不能反映血浆中该酶的浓度。它取决于检测血浆中丁酰胆碱酯酶的活性，可能受合并症、治疗用药和基因型的影响。

人们对于丁酰胆碱酯酶的分子生物学已经非常了解。已经检测出该酶的氨基酸序列，并且确定了造成大多数遗传变异的编码错误[43]。大部分变异是因为酶活性中心或邻近部位发生了单个氨基酸被错误取代或氨基酸的排列顺序错误。以非典型二丁卡因抵抗基因（A）为例，核苷酸 209 发生突变，鸟嘌呤被腺嘌呤取代。基因编码的这一变化导致丁酰胆碱酯酶 70 位点的甘氨酸被门冬氨酸取代。而对氟抵抗基因（F）来说，可能发生了两个氨基酸被错误取代，即 243 位点上蛋氨酸取代了苏氨酸，390 位点上缬氨酸取代了甘氨酸。表 27.1 总结了多种已知的丁酰胆碱酯酶的基因变异：70 位点氨基酸被取代写为 Asp Ø Gly。目前仍不断发现新的丁酰胆碱酯酶基因型的变异[44]。

副作用

心血管效应

琥珀胆碱可诱发多种心律失常，且表现各异。该药物可激活位于交感、副交感神经节上的胆碱能自主神经受体[45]和心脏窦房结上的毒蕈碱受体。当给予低剂量琥珀胆碱时，可能会出现负性变力作用和变时作用。若预先给予阿托品则会减弱这两种作用。当给予大剂量琥珀胆碱时，可能会出现正性变力和变时作用[46]，导致窦性心动过速。全身性自主神经兴奋明显的临床表现是心律失常，主要是窦性心动过缓、结性心律和室性心律失常。多个临床研究显示，在不同条件下气管插管刺激可引起强烈的自主神经兴奋，表现为心律失常。目前尚不清楚，心律不齐的原因究竟是由琥珀胆碱单独作用引起，还是气管插管引起的自主神经刺激也参与其中。在离体非洲爪蟾卵母细胞的

研究中证实，临床相关浓度的琥珀胆碱对神经节乙酰胆碱受体 $\alpha_3 \beta_4$ 亚型的表达无影响[47]，仅高浓度的琥珀胆碱会抑制该受体的表达[47]。由于非洲爪蟾卵母细胞表达模型方法学上不具有临床等效性，这些研究结果能否应用于临床尚不清楚。

窦性心动过缓　刺激心脏窦房结的毒蕈碱受体导致窦性心动过缓。迷走神经张力占主要作用时，例如未应用阿托品的儿童，窦房结的毒蕈碱受体受到刺激就会出现严重的窦性心动过缓。窦性心动过缓也见于成人，常现于首次给药约 5 min 后再次给药[48]。阿托品、神经节阻滞药和非去极化 NMBDs[49]可能会预防琥珀胆碱所致窦性心动过缓的发生。这些药物预防心动过缓的作用提示对心肌的直接作用，毒蕈碱受体刺激增加和刺激神经节等均与心动过缓反应相关。再次给予琥珀胆碱使窦性心动过缓发生率升高，表明琥珀胆碱的水解产物（琥珀单胆碱和胆碱）可能使心脏对再次给予琥珀胆碱的敏感性增加。

结性心律　琥珀胆碱用药后常发生结性心律。机制可能在于窦房结内的毒蕈碱受体兴奋性相对增加，使窦房结功能受到抑制而出现房室结起搏。第二次给予琥珀胆碱后结性心律的发生率升高，可预先给予 dTc 来预防[49]。

室性心律失常　在麻醉平稳的情况下，琥珀胆碱降低猴和犬心室对儿茶酚胺所诱导的心律失常的阈值。给犬使用琥珀胆碱之后，循环中儿茶酚胺浓度增加 4 倍，钾离子浓度增加 1/3[50]。人体使用琥珀胆碱后也能观察到儿茶酚胺水平升高[51]。其他的自主神经刺激（如气管内插管、缺氧、高碳酸血症和外科操作）均可增强琥珀胆碱的这一效应。某些药物如强心苷类、三环抗抑郁药、单胺氧化酶抑制剂、外源性儿茶酚胺和麻醉药（如氟烷）可能降低心脏变力作用的室性阈值或增加儿茶酚胺致心律失常的效应。因此，在应用这些药物时，要注意此项副作用。使用琥珀胆碱继发的严重窦性和房室结性心率减慢也可能会导致室性逸搏心律。由于药物的去极化作用，骨骼肌的钾离子释放将进一步促进室性心律失常的发生。

高钾血症

原本钾离子正常的患者使用琥珀胆碱，由于肌松药的去极化作用，使血浆钾离子水平增加约 0.5 mEq/dl。多数人都可以耐受钾离子的轻微升高，一般不会引起心律失常。乙酰胆碱通道激活后，钠离子内流同时伴钾离子外流。

肾衰竭患者对琥珀胆碱的反应与正常患者类似[52]。肾病尿毒症期的患者对琥珀胆碱诱发的高钾血症可能更为敏感，尽管支持这一观点的证据有限[52-53, 53a]。

伴有代谢性酸中毒和低血容量的患者使用琥珀胆碱后可能会发生严重的高钾血症[54]。代谢性酸中毒和低血容量的兔模型使用琥珀胆碱后静息钾离子水平很高，发生了严重的高钾血症[55]，此时钾离子来自胃肠道而非骨骼肌[56]。伴有代谢性酸中毒和低血容量的患者在应用琥珀胆碱之前，应该尽可能过度通气并给予碳酸氢钠以纠正酸中毒。一旦发生高钾血症，治疗措施包括：立即过度通气，静脉注射氯化钙或葡萄糖酸钙 500 ～ 1000 mg（超过 3 min），成人给予 10 U 常规胰岛素加入 50% 葡萄糖 50 ml 中静滴，儿童给予 0.15 U/kg 常规胰岛素加入 1.0 ml/kg 的 50% 葡萄糖中静滴。

Kohlschütter 等发现 9 例患有严重腹腔感染的患者给予琥珀胆碱之后，有 4 例出现血清钾离子浓度升高，超过基线 3.1 mEq/L[57]。在腹腔内感染超过 1 周的患者中，琥珀胆碱引起高钾血症反应的可能性会增加。

Stevenson 和 Birch 曾详细报道过这样一个病例：患者为闭合性脑外伤、无外周瘫痪，使用琥珀胆碱后发生了明显的高钾血症反应[58]。

给予身体创伤患者琥珀胆碱也会有高钾血症的风险[59]，该风险情况发生在外伤后 1 周，此时输注琥珀胆碱后血清钾离子进行性上升。这种高钾血症风险会持续存在。在该系列研究中，外伤 3 周后有 3 名严重创伤的患者出现明显的高钾血症，血清钾浓度增加超过 3.6 mEq/L。Birch 等发现，提前给予 6 mg 的 dTc 能防止琥珀胆碱引起的高钾血症反应[59]。在无感染和持续组织变性的情况下，大面积创伤后至少 60 天内或直到受损肌肉充分愈合前，患者都容易发生高钾血症。

另外，给予患有导致接头外乙酰胆碱受体增殖的疾病（如上下运动神经失神经、制动、烧伤和神经肌肉疾病）的患者琥珀胆碱可能会产生严重的高钾血症反应。神经肌肉疾病的患者对 NMBDs 的反应在本章后续部分还有详述。这些疾病包括伴有偏瘫或截瘫的脑血管意外、肌营养不良和吉兰-巴雷综合征。给予琥珀胆碱之后造成的高钾血症可达到使心脏停搏的水平。如需更深入了解获得性病理状态下琥珀胆碱诱发高钾血症的内容，请参考 Martyn 和 Richtsfeld 的综述[22]。

眼内压增加

琥珀胆碱通常会引起眼内压（intraocular pressure, IOP）的增加。注射琥珀胆碱 1 min 内 IOP 开始上升，2 ～ 4 min 达到高峰，6 min 时开始消退[60]。琥珀胆碱增加 IOP 的机制还不十分清楚，但是已知张力肌纤维收缩和（或）一过性脉络膜血管扩张参与了 IOP 的增加。据报道，舌下含服硝苯地平可减轻琥珀胆碱引起的 IOP 增加，提示循环系统参与琥珀胆碱引起 IOP 增加的机制[61]。除非前房开放，否则 IOP 增加并非眼科手术应用琥珀胆碱的禁忌证。虽然 Meyers 等人未能证实小剂量（0.09 mg/kg）的 dTc（"预先箭毒化"）能减弱琥珀胆碱引起的 IOP 增加[62]，但是许多其他研究人员已经发现预先注射小剂量非去极化 NMBDs（如 3 mg dTc 或 1 mg 泮库溴铵）将能预防琥珀胆碱诱发的 IOP 增加[63]。此外，Libonati 等人曾经描述过对 73 例患有眼贯通伤患者在麻醉处理中使用琥珀胆碱的体会[64]，该 73 例患者未发生眼内容物被挤出的情况。因此，尽管要考虑潜在风险，但在给予非去极化 NMBDs 进行预处理并快速诱导条件下，患有眼贯通伤的患者可考虑应用琥珀胆碱。琥珀胆碱只是增加 IOP 的众多因素之一[62]，其他因素还包括气管插管以及留置气管导管引起的呛咳等。减少 IOP 升高最为重要的是患者一定要处于良好的麻醉状态，防止肌张力过高或咳嗽动作。例如，咳嗽、呕吐和最大限度地强行关闭眼睑可能导致 IOP 升高，其升高幅度是琥珀胆碱的 3 ～ 4 倍（60 ～ 90 mmHg）[63a]。由于目前可用的非去极化 NMBDs 罗库溴铵起效迅速，所以可不使用琥珀胆碱而实施快速顺序诱导进行气管内插管。最后，如果在眼科手术过程中，患者的麻醉深度过浅则不能应用琥珀胆碱制动，应该提醒术者暂停手术操作并加深麻醉。必要时也可以用非去极化 NMBDs 加深神经肌肉阻滞程度。

胃内压增加

与琥珀胆碱引起持续 IOP 增加不同，琥珀胆碱引起的胃内压（intragastric pressure, IGP）增加变化性很大。琥珀胆碱引起 IGP 增加可能是由于腹部骨骼肌发生肌束颤搐造成的。腹部骨骼肌发生肌束颤搐会造成 IGP 增加并不奇怪，较多的腹部骨骼肌协同一致运动（如直腿抬高）可使 IGP 增高达 120 cm H_2O（88 mmHg）。另外，琥珀胆碱的胆碱能样效应也可能是增加 IGP 的部分因素。Greenan 发现，直接刺激迷走神经会引起胃内压持续增加 4 ~ 7 cmH_2O（3 ~ 5 mmHg）[65]。

Miller 和 Way 研究了 30 例使用琥珀胆碱的患者，发现其中有 11 例患者未发生 IGP 增加，而有 5 例患者 IGP 增加超过 30 cmH_2O（22 mmHg）[66]。琥珀胆碱引起的 IGP 增加可能与腹部骨骼肌发生肌束颤搐的强度相关。因此，当预先给予非去极化 NMBDs 预防肌束颤搐后，患者将不会出现 IGP 升高。

琥珀胆碱给药后 IGP 的增加是否足以导致贲门功能不全尚存在争议。一般来说，IGP 要超过 28 cm H_2O（21 mmHg）才能引起贲门功能不全。但是在妊娠、腹水、肠梗阻或食管裂孔疝引起腹胀时，食管入胃的正常斜角发生改变，IGP 小于 15 cm H_2O（11 mmHg）时便经常发生贲门功能不全[66]。在这些情况下，使用琥珀胆碱很容易引起胃内容物反流，因此应采取谨慎措施防止肌束震颤的发生。气管插管可以用非去极化 NMBDs 辅助完成或者在给琥珀胆碱前先给予非去极化 NMBDs 进行预处理。虽已明确琥珀胆碱可引起 IGP 增加，但其临床危害的证据不足。

婴儿和儿童使用琥珀胆碱后不会出现肌束颤搐或肌束颤搐非常轻微，因此该年龄段的患者使用琥珀胆碱不会出现 IGP 显著增加[67]。

颅内压增加

琥珀胆碱有增加颅内压的潜在危险[68]。短暂增加颅内压的机制和临床意义尚不清楚，但非去极化 NMBDs 预处理可避免颅内压的增加[68]。

肌痛

琥珀胆碱引起肌痛的发生率变化范围很大，为 0.2% ~ 89%[69]。琥珀胆碱引起肌痛更常见于小手术之后，特别是女性和门诊手术的患者更容易发生，而卧床患者肌痛发生率相对较低[70]。Waters 和 Mapleson 推测，琥珀胆碱引起的肌痛是继发于肌麻痹之前相邻的肌肉不同步收缩所导致的肌损伤[70]。使用琥珀胆碱后出现肌红蛋白血症和血清肌酸激酶上升证实了这一观点[71]。预先注射小剂量的非去极化 NMBDs 可以明显预防琥珀胆碱所诱发的肌束颤搐[71]。然而采用这种方法防止肌痛的效果尚不清楚，多数研究者报道预注非去极化 NMBDs 对防止肌痛的效果很

小[69]。前列腺素抑制剂（如赖氨酸乙酰水杨酸）预处理能有效降低琥珀胆碱引起的肌痛[72]，这提示前列腺素和环氧合酶对琥珀胆碱引起的肌痛发挥一定的作用。其他研究人员发现，即使没用琥珀胆碱，门诊腹腔镜手术（和使用阿曲库铵）的患者也发生了术后肌痛[73]。另有研究者报道，对于择期口腔手术患者，相比于预先使用维库溴铵和安慰剂，预先使用罗库溴铵可显著减少术后肌痛的发生率（42% 和 70% vs. 20%）[73a]。

咬肌痉挛

成人[74]和儿童[75]使用琥珀胆碱后咬肌张力增加是较为常见的反应。几项研究报告发现，在成人中咬肌的肌张力增加高达 500 g 并持续 1 ~ 2 min 为正常的现象[76]。多数情况下，所谓的咬肌痉挛（masseter muscle rigidity，MMR）可能仅仅代表了由琥珀胆碱引起一系列肌紧张改变中的极端情况。Meakin 等人指出，琥珀胆碱剂量不足可能是儿童频发痉挛的原因[75]。这种肌张力的增加是神经肌肉接头过强收缩的反应，但是不能作为恶性高热的诊断指标。虽然咬肌张力增加可能是恶性高热的早期征象，但是恶性高热并不总是伴有咬肌张力增加[76]。目前，单独 MMR 并不是更换麻醉药物以避免触发恶性高热的指征[77]。

过敏反应

关于琥珀胆碱引起的过敏反应的发生率存在一些争议。过敏反应的发生率可能接近 0.06%。几乎所有发生过敏反应的病例都是在欧洲或澳大利亚报道的。当肌松药与 IgE 发生交联时，就会出现脱颗粒现象以及组胺、中性粒细胞趋化因子和血小板活化因子的释放。这些介质的释放能够引起心血管衰竭，支气管痉挛和皮肤反应[77a]。至少在体外研究显示，有琥珀胆碱过敏史的患者可能与其他 NMBDs 存在交叉反应。出现交叉反应的原因是这些药物有着共同的结构特点——季铵离子。

临床应用

尽管使用琥珀胆碱有多种不良反应，但仍被临床应用。琥珀胆碱受到普遍欢迎可能是因为其起效迅速，神经肌肉阻滞充分，作用时间短。与过去相比，琥珀胆碱已不常规用于气管插管，但它仍然是快速顺序诱导气管插管时常用的一种肌松药。虽然人们推荐使用 1 mg/kg 剂量的琥珀胆碱 60 s 后辅助气管插管，

但仅用 0.5 ～ 0.6 mg/kg 的琥珀胆碱 60 s 后即可能满足插管条件[78]。将琥珀胆碱的剂量由 1.0 mg/kg 减为 0.6 mg/kg 后可降低血氧饱和度下降的发生率，但并不缩短膈肌恢复自主运动的时间[79]。只要不影响气管插管和随后的机械通气，那么减少琥珀胆碱使用量的做法是非常可取的[79]。

使用琥珀胆碱进行气管插管后，一般都应用非去极化 NMBDs 来维持神经肌肉阻滞。预先给予的琥珀胆碱会增强随后非去极化 NMBDs 的阻滞深度[80-81]，但是对作用时间的影响却不同。琥珀胆碱对泮库溴铵的作用时间无影响[82]，但增加阿曲库铵和罗库溴铵的作用时间[80, 83]，这些差异的原因尚不清楚。

通过神经肌肉阻滞监测发现，使用大剂量琥珀胆碱后阻滞的性质由去极化肌松药的特点（Ⅰ相阻滞）转为非去极化肌松药的特点（Ⅱ相阻滞）。显而易见，琥珀胆碱的使用剂量和持续时间均有助于这种转变，然而它们各自对此的相对贡献尚不清楚。

应用不同剂量琥珀胆碱单次静注后给予 TOF 刺激和强直刺激可以检测到强直后增强和衰减等现象[84]。好像某些Ⅱ相阻滞的特征明显源于初次剂量的琥珀胆碱（例如仅 0.3 mg/kg 小剂量）[84]。TOF 刺激后的衰减是由于 NMBDs 的突触前效应而致。大剂量使用琥珀胆碱后 TOF 出现衰减的可能原因是琥珀胆碱对突触前 $\alpha_3\beta_2$ 神经元 AChR 亚型的亲和力具有浓度依赖性，这个浓度常常超出了常规剂量的正常临床浓度范围[47]。

与抗胆碱酯酶的相互作用

新斯的明和溴吡斯的明抑制丁酰胆碱酯酶，也抑制乙酰胆碱酯酶。在拮抗残余肌松作用后如果再给予琥珀胆碱（比如拔管后喉痉挛），琥珀胆碱的作用会明显延长。新斯的明（5 mg）给药 5 min 后，琥珀胆碱（1 mg/kg）作用时间延长 11 ～ 35 min[35]。给予新斯的明 90 min 后，丁酰胆碱酯酶的活性仅恢复到不及其基线值的 50%。

非去极化神经肌肉阻滞药

NMBDs 在麻醉中的应用起源于南美洲印第安人弓箭上的毒药或者箭毒。有几种非去极化 NMBDs 是从天然植物中提纯而来。例如 dTc 是从亚马逊的藤本植物南美防己中分离获得。同样，甲筒箭毒和双烯丙毒马钱碱半合成的中间体来源于南美防己属和马钱属。马洛易亭（Malouetine）是第一个甾体类 NMBDs，最早来源于生长在中非刚果民主共和国丛林中的 *Malouetia bequaertiana*。泮库溴铵、维库溴铵、哌库溴铵、罗库溴铵、拉库溴铵、阿曲库铵、杜什库铵、美维库铵、顺阿曲库铵、更他氯铵和戈拉碘铵等 NMBDs 都是合成化合物。

非去极化 NMBDs 根据化学结构的不同可分为甾体类、苄异喹啉类、延胡索酸盐类和其他类；或根据等效剂量的起效时间和作用时程可以分为长效、中效和短效肌松药（表 27.2）。

构效关系

非去极化 NMBDs 最初被 Bovet 归类为 pachycurares[26]，认为是结合成精密环形结构具有胺功能的大分子。两类被广泛研究的合成类非去极化 NMBDs 是：①氨基甾体类，分子间距由雄（甾）烷骨架构成；②苄异喹啉类，分子间距由线性二酯链构成。箭毒例外，由二甲苯醚构成。想了解更详细的构效关系可参考 Lee 的论著[85]。

表 27.2 根据使用 2 倍 ED_{95} 剂量时作用时间对非去极化神经肌肉阻滞药的分类（T_1 时间为恢复到对照值的 25% 的时间）*

	临床作用时间			
	长效（> 50 min）	中效（20 ～ 50 min）	短效（10 ～ 20 min）	超短效（< 10 min）
甾体类	泮库溴铵	维库溴铵 罗库溴铵		
苄异喹啉类	*d*- 筒箭毒碱	阿曲库铵 顺阿曲库胺	美维库铵	
非对称混合氯化延胡索酸盐		CW 002		更他氯铵

* 大部分非去极化 NMBDs 为双季铵化合物，*d*- 筒箭毒碱、维库溴铵、罗库溴铵是单季铵化合物
T_1，四个成串刺激的第一个颤搐。

苄异喹啉化合物

dTc 是一种双苄基四氢异喹啉胺类结构的非去极化肌松药（图 27.4）。Everett 等通过磁共振光谱和甲基化 / 脱甲基化的研究证明了 dTc 含有 3 个 N- 甲基基团[86]。一个胺是四价（4 个氮基稳定荷电），另一个是三价（3 个 pH 依赖的氮基荷电）。在生理 pH 条件下，三价氮质子化使其带正电荷。Waser[87] 和 Hill 等[88] 总结了双苄异喹啉化合物的构效关系如下（图 27.4）：

1. 氮原子结合到异喹啉环中使得庞大的分子倾向于非去极化活性。

2. 带电荷的胺基团之间距离大约为 1.4 nm。

3. 起到阻断神经节和释放组胺作用的可能是叔胺基团。

4. 当 dTc 的叔胺基团和羟基基团甲基化后，即成为甲筒箭毒，其药效强于 dTc（在人类中是 2 倍），但是其阻断神经节和释放组胺作用要弱于 dTc（图 27.4）。甲筒箭毒有 3 个甲基基团，一个使 dTc 的叔胺基团季胺化，另外 2 个在酚羟基基团形成甲基乙醚。

5. 双季胺化合物活性要比单季胺化合物活性强，dTc 双季胺衍生物谷树箭毒的药效是 dTc 的 2 倍多（图 27.4）。

6. 季胺上的甲基若被大基团取代，则药效下降，作用时间减短。

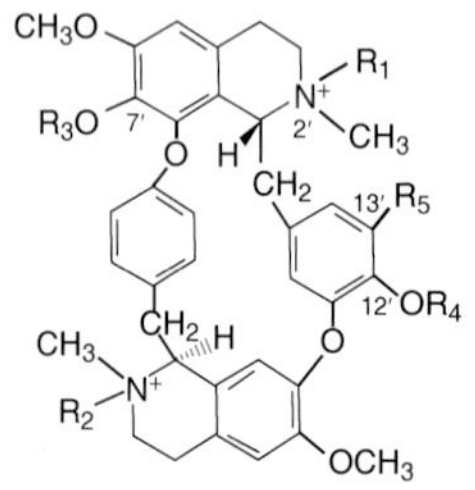
CH3O
R1
R3O
7′
2′
N+
CH3
H
O
CH2
13′
R5
12′
OR4
CH2
H
CH3
N+
R2
O
OCH3

环苄基异喹啉

环苄基异喹啉衍生物

名称	R_1	R_2	R_3	R_4	R_5	1	1′
d-筒箭毒碱	CH_3	H	H	H	H	*S*	*R*
甲筒箭毒	CH_3	CH_3	CH_3	CH_3	H	*S*	*R*
谷树箭毒	CH_3	CH_3	H	H	H	*S*	*R*

*R*和*S*代表命名碳原子的立体化学构象

图 27.4 *d*- 筒箭毒碱、甲筒箭毒和谷树箭毒的化学结构

阿曲库铵是一个通过二醚结构碳氢链把异喹啉的氮原子连接起来的二苄基取代的四氢异喹啉化合物（图 27.5）。四价氮原子与酯羰基之间的两个碳原子的间距令其易通过霍夫曼消除反应降解[89]，且阿曲库铵也能进行酯水解。在霍夫曼消除反应中，季铵基的碳氮键断裂转化为叔胺。这个反应主要取决于 pH 和温度，酸性越强、温度越高，反应越容易进行。

位于阿曲库铵的 2 个胺基基团的邻近 2 个手性碳原子上有 4 个手性中心，由 10 种同分异构体组成[89]。根据四氢异喹啉环的构型把这些异构体主要分为三种几何异构体，即：顺-顺、顺-反和反-反[89]，三种异构体的比例大约是 10∶6∶1，即顺-顺占 50% ～ 55%，顺-反占 35% ～ 38%，反-反占 6% ～ 7%。

顺阿曲库铵是阿曲库铵的 1-*R* 构型和 1′ -*R* 构型的顺式异构体，占阿曲库铵重量的 15% 左右，但其神经肌肉阻滞活性要比阿曲库铵强 50% 以上（图 27.5）。*R* 表示的是苄基四氢异喹啉环的绝对化学立体构型，*cis* 则代表碳 1- 位的二甲氧基和氮 1- 位的 2- 烷酯基的相对几何构型[90-91]。顺阿曲库铵与阿曲库铵一样通过霍夫曼消除反应而代谢，其活性大约是阿曲库铵的 4 倍，但顺阿曲库铵不会像阿曲库铵那样引起组胺的释放[90, 92]，这表明组胺释放可能是立体特异性的[90, 93]。

美维库铵结构因增加了甲氧基而不同于阿曲库铵

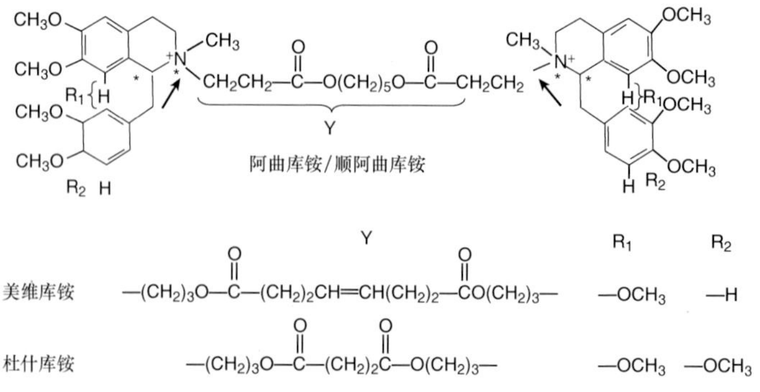
CH3O
CH3O
CH3
R1 {H
CH3O
CH3O
R2 H
CH2CH2—C—O(CH2)5O—C—CH2CH2
Y
阿曲库铵/顺阿曲库铵
OCH3
OCH3
H}R1 OCH3
OCH3
H R2
Y
R1
R2
美维库铵
—(CH2)3O—C—(CH2)2CH═CH(CH2)2—CO(CH2)3—
—OCH3
—H
杜什库铵
—(CH2)3O—C—(CH2)2C—O(CH2)3—
—OCH3
—OCH3

图 27.5 阿曲库铵、顺阿曲库铵、美维库铵和杜什库铵的化学结构。* 代表手性中心处；箭头代表霍夫曼消除的裂解部位

（图 27.5）。与其他异喹啉类肌松药相比，美维库铵的两氮原子之间的链长度较长（16 个原子）[88]。美维库铵包括了三种立体异构体[94]，活性最高的是反-反和顺-反异构体（各占重量的 57%、37%，w/w），这两者活性相同；顺-顺异构体（占重量的 6%，w/w）在动物（猫和猴子）的体内活性仅仅是另外两种异构体的 1/10[94]。美维库铵通过乙酰胆碱酯酶代谢为一分子二羧酸和一分子单酯，其代谢速度大约为琥珀胆碱的 70% ～ 88%[9]。

甾体类肌松药

甾体化合物具有潜在的神经肌肉阻滞的能力，其可能原因是化合物的两个氮原子中有一个被季铵化，其中促进化合物在突触后膜与胆碱受体（nAChR）作用的是乙酰酯基（乙酰胆碱样基团）。

泮库溴铵分子特点是 A 和 D 环上含有两个乙酰酯基团。泮库溴铵是一种具有抗迷走神经特性的强效 NMBDs，同时它也是丁酰胆碱酯酶的抑制剂（图 27.6）[95]。3 羟基或 17 羟基脱乙酰化会导致泮库溴铵活性下降[96]。

维库溴铵的 2- 哌啶位未甲基化，是泮库溴铵 N-去甲基化的一个衍生物（图 27.6）[7]。在生理 pH 条件下，类似 dTc，叔胺基团大部分被质子化。分子修饰的微小变化导致：①比泮库溴铵的活性略增加；②抗迷走神经作用显著降低；③在溶液中分子结构不稳定；

④脂溶性增加，导致维库溴铵的胆汁消除率比泮库溴铵高[88]。

维库溴铵因在 C3 和 C17 处的乙酰酯基水解而被降解。因为相邻的 2- 哌啶促进了 3- 乙酸根的水解，所以在水溶液中 C3 位的乙酸根比 C17 位的更易于被水解，C3 位的水解是维库溴铵的主要降解通路。因此，维库溴铵不能制备成具有足够保存期的即用型溶液甚至缓冲液。相反，泮库溴铵的 2- 哌啶被季铵化且不再呈碱性，因此不再利于 3- 乙酸根的水解。

罗库溴铵缺少泮库溴铵和维库溴铵甾核 A 环含有的乙酰酯基（图 27.6）。罗库溴铵的 2 位和 16 位引入环状取代基而非哌啶基，导致其起效时间比维库溴铵或泮库溴铵更快[97]。在罗库溴铵中，连接在维库溴铵和泮库溴铵四价氮原子上的甲基基团被烯丙基取代，这使罗库溴铵的活性分别比泮库溴铵和维库溴铵弱 6 倍和 10 倍[97-99]。罗库溴铵 A 环上的乙酰酯羟基化之后致使其在水溶液中变得稳定。室温下罗库溴铵可保存 60 天，而泮库溴铵则是 6 个月。保存期的差异主要原因是：生产罗库溴铵的最后步骤是灭菌，可引起罗库溴铵一定程度的降解，而泮库溴铵不需此工序。

不对称混合氯化延胡索酸盐及类似物

这些化合物和美维库铵有一些共同的结构特性。更他氯铵（Gantacurium）和 CW 002 是一类新的双季铵非去极化 NMBDs（图 27.7）。更他氯铵是一种

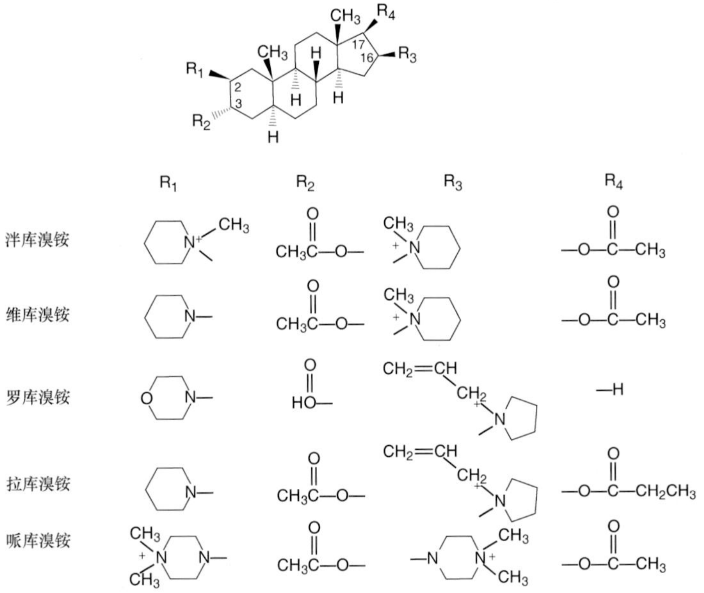

图 27.6　不同甾体类神经肌肉阻滞药的化学结构

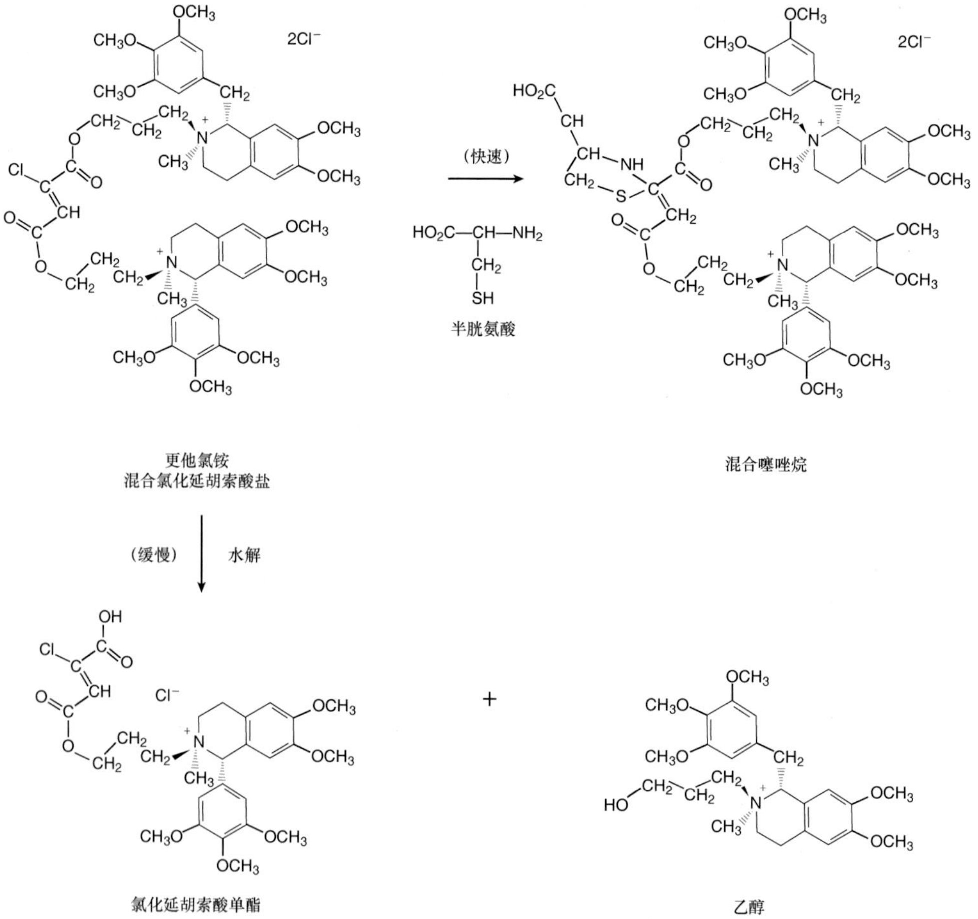

图 27.7　更他氯铵（混合氯化延胡索酸盐）的化学结构。在人体全血中更他氯铵有两种不经酶的失活方式：①以半胱氨酸取代氯，迅速形成明显失活的半胱氨酸产物；② 与氯相邻的酯键慢性水解为氯化延胡索酸单酯和乙醇（From Boros EE，Samano V，Ray JA，et al. Neuromuscular blocking activity and therapeutic potential of mixed-tetrahydroisoquinolinium halofumarates and halosuccinates in rhesus monkeys. J Med Chem. 2003；46：2502-2515.）

不对称混合氯化延胡索酸盐，因其起效迅速、持续时间短及特别的灭活方式而成为一种独特的非去极化NMBDs[11, 100]。由于在碳链末端的四价氮原子和氧原子之间存在 3 个甲基基团，该化合物不会发生霍夫曼消除反应[100]。

在健康志愿者和各种动物实验中发现更他氯铵的作用时间超短。在接受笑气-阿片类麻醉药麻醉的人类志愿者中，使用更他氯胺的 ED_{95} 为 0.19 mg/kg[100]，阻滞起效时间和恢复时间类似于琥珀胆碱。使用约 2.5 倍 ED_{95} 剂量更他氯铵后，1.5 min 达最大阻滞效果。给予 1 倍 ED_{95} 剂量更他氯铵后，自行恢复至 TOF 值 0.9 或以上的时间为 10 min；给予 2～3.5 倍 ED_{95} 剂量后，完全自行恢复的时间为 14～15 min。若开始自行恢复时给予抗胆碱酯酶药依酚氯铵，可加快恢复。给予 3 倍以上 ED_{95} 剂量会发生短暂的低血压和心动过速，这一发现表明给予该剂量的更他氯铵会引起组胺释放[100]。

更他氯铵有两种失活途径，一种是酯键慢性水解，另一种方式发生非常迅速，是通过与非必需氨基酸半胱氨酸内收产生生成一种新的化合物，该化合物不再与神经肌肉接头处的乙酰胆碱受体结合[101]。更他氯铵独特的失活途径可能为该药超短效持续时间做出了解释，也为缩短更他氯铵所致神经肌肉阻滞的恢复时间提供了一种新的方法。在给予更他氯铵 1 min 后注射 L- 半胱氨酸（10 mg/kg），可在 1～2 min 内迅速完全恢复神经肌肉功能[102]。

CW 002 是不对称延胡索酸更他氯铵的一种类似物，人们合成它以减缓其 L- 半胱氨酸内收速度。由于其代谢速度较慢，令其属于中效 NMBDs。在动物实验中，它所致的非去极化阻滞能够被新斯的明拮抗。使用 CW 002 后 1 min 给予 L- 半胱氨酸可有效加速神经肌肉功能恢复时间，而给予新斯的明则不能[22]。尚需要志愿者试验以确定其是否在起效时间、恢复和容易拮抗等方面比现有肌松药有所改善。

CW 011（不对称马来酸）是更他氯铵的非卤代烯烃双酯类似物，可在动物模型中进行 L- 半胱氨酸加成反应。由于这种内收反应比更他氯铵慢，其神经肌肉阻滞持续时间较长（约 21 min）。给予 5 倍 ED$_{95}$ 剂量的 CW 011 后，使用外源性 L- 半胱氨酸（50 mg/kg）可以在 2～3 min 内完全恢复神经肌肉功能[101]。

2006 年中止了更他氯铵的临床研究，但此后已测试了其他几种与更他氯铵类似的化合物。CW 1759-50 是一种快速起效的超短效 NMBDs，动物实验显示其无组胺释放副作用[11a, 11b]。因为 CW 1759-50 可被血浆 L- 半胱氨酸灭活，故其属于超短时效肌松药。单次推注和持续输注 CW 1759-50 的自行恢复（5%～95% 区间）时间相似（约 5～6 min），给予 L- 半胱氨酸拮抗则需约 2 min。

非去极化神经肌肉阻滞药的效能

药物的效能一般通过剂量-效应关系表示。产生预期肌松效能（例如 50%、90% 或 95% 颤搐抑制所需要的剂量通常分别表示为 ED$_{50}$、ED$_{90}$ 和 ED$_{95}$）所需的剂量就是 NMBDs 的效能[9, 98, 103-114]。各种 NMBDs 有不同的效能，见表 27.3 和图 27.8。有关影响 NMBDs 效能的因素，请参阅本章后面的药物相互作用部分。可有多种方法推导出非去极化 NMBDs 的量效曲线呈 S 型（图 27.8）。最简单的方法是在 25%～75% 神经肌肉阻滞之间的半对数曲线接近线性部分做线性回归；或者，把量效曲线全长做概率单位或分数变换转化为线性或者用 S 型 E$_{max}$ 模型对数据进行非线性回归：

$$Effect\ (e) = F\ (dose_e^\gamma,\ dose_e^\gamma + dose_{e50}^\gamma)$$

神经肌肉接头处 NMBDs 的浓度和效应关系还有更复杂的模型，将在后面讨论[115-116]。

影响 NMBDs 持续时间的因素。

起效时间

充分的证据表明，对于具有相似理化特性的 NMBDs，肌松强度较强的 NMBDs 起效时间较慢。该现象可以用安全范围的概念来解释。在神经肌肉阻滞前必须占据一定数量的神经肌肉接头的受体，拇内收肌完全阻滞前至少要占据 90% 以上的受体。当药物到达突触间隙时，大多数分子会与表达密度较高的受体结合。随着游离药物浓度的降低，更多的药物分子不断被摄入，直到突触间隙内外的游离药物浓度相等。与肌松强度较弱的 NMBDs 相比，强效 NMBDs 所需药物分子较少，且起效时间更慢[116a]。弱效的非去极化 NMBDs（例如，罗库溴铵）则有更多的分子从中央

表 27.3　非去极化神经肌肉阻滞药在人体的剂量-效应关系 *

	ED$_{50}$（mg/kg）	ED$_{90}$（mg/kg）	ED$_{95}$（mg/kg）	参考文献
长效				
泮库溴铵	0.036（0.022～0.042）	0.056（0.044～0.070）	0.067（0.059～0.080）	[98, 103]
d- 简箭毒碱	0.23（0.16～0.26）	0.41（0.27～0.45）	0.48（0.34～0.56）	[103]
中效				
罗库溴铵	0.147（0.069～0.220）	0.268（0.200～0.419）	0.305（0.257～0.521）	[98, 104-106]
维库溴铵	0.027（0.015～0.031）	0.042（0.023～0.055）	0.043（0.037～0.059）	[103]
阿曲库铵	0.12（0.08～0.15）	0.18（0.19～0.24）	0.21（0.13～0.28）	[103]
顺阿曲库铵	0.026（0.015～0.031）		0.04（0.032～0.05）	[107-109, 371]
短效				
美维库铵	0.039（0.027～0.052）		0.067（0.045～0.081）	[9, 110-112]
超短效				
更他氯铵	0.09		0.19	[100]

* 数据是报告值的中位数和范围。刺激尺神经拇内收肌的肌电图振幅或拇内收肌的收缩力分别下降 50%、90% 和 95% 时的药物剂量分别为 ED$_{50}$、ED$_{90}$ 和 ED$_{95}$

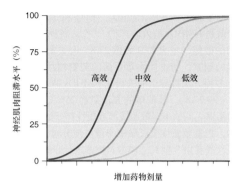

图 27.8　肌松药剂量相对神经肌肉阻滞的半对数曲线示意图。高效肌松药的代表是杜什库铵，中效肌松药的代表是阿曲库铵，低效肌松药的代表是戈拉碘铵。该图说明肌松药相对效能大约相差 2 个数量级的范围

室扩散到效应室。一旦进入效应室，所有分子都会迅速起效。低效药物与受体的结合较弱，这妨碍了药物的缓冲式扩散。缓冲式扩散见于药效更强的药物，它导致药物与受体的重复结合和解离，从而使强效药物保持在效应点附近，延长了作用的持续时间。这一现象可能是顺阿曲库铵起效时间比阿曲库铵慢的原因。然而，对于非常短效的药物，因为在血浆的快速代谢会使药物到达神经肌肉接头之前被破坏一部分，所以非常短效肌松药理想的 ED_{95} 可能更高（0.5 ～ 1.0 mg/kg）。这可以解释美维库铵起效时间相对较慢的现象。

血浆浓度对起效时间影响较小。动脉血药浓度在给药后 25 ～ 35 s 达到峰值，因此在神经肌肉阻滞开始之前。这一悖论可以通过假设作用部位（即神经肌肉接头）为效应室来解释，其中 NMBDs 的浓度与神经肌肉阻滞的程度直接相关[116b]。大多数中效 NMBDs 转移到效应室的速率常数相似，并且近似等于神经肌肉接头血流量除以神经肌肉接头/血浆分配系数。无论哪种肌松药，限制因素是药物到达神经肌肉接头所需的时间，而这又取决于心排血量、肌肉（和神经肌肉接头）与中央循环的距离以及肌肉血流量。因此，在大多数情况下，起效时间将取决于流向肌肉的血流量。在正常情况下，肌肉血流量随心排血量增加而增加，起效速度与心排血量直接相关。这可能解释了为什么婴儿和儿童更快出现神经肌肉阻滞，而老年患者比年轻患者更慢出现神经肌肉阻滞。

显而易见，肌松药最大阻滞强度直接受给药剂量的影响。然而，在亚麻痹范围内增加给药剂量时（即当最大阻滞在 0% ～ 100%），达到最大药效的时间与剂量无关。这是因为效应室达到峰值浓度的时间与剂量无关。然而，当给药剂量足以使神经肌肉反应完全消失时，达到最大阻滞的时间将取决于给药剂量。

持续时间

虽然普遍认为神经肌肉阻滞恢复期间 NMBDs 血浆浓度的下降速度决定了药物作用的持续时间和恢复速度，但该观点仍需进一步证实。有人认为，在一定程度上肌肉血流量是药效终止的限制因素。对于长效 NMBDs，因为神经肌肉接头和血浆浓度之间存在假性平衡，影响神经肌肉阻滞恢复的主要因素是血药浓度的下降速度，因此改变血流量不会影响其药效的持续时间。对于中效的 NMBDs，单次给药后血浆药物浓度下降的速度与肌肉的平衡半衰期略有不同。在恢复期，它可引起神经肌肉接头与血浆之间显著的浓度梯度，但如果恢复速率恒定，则神经肌肉接头和血浆之间的浓度比将保持相对恒定。

最重要的因素是恢复期间的血药浓度下降速率并不总是与 NMBDs 的终末半衰期相关，因为初次给药后，血浆药物浓度会因为重新分布而降低。只有当重新分布完成时，血浆药物浓度的下降才取决于终末半衰期，且下降速度将会变慢。对于泮库溴铵这样的长效 NMBDs，恢复时间将发生在终末半衰期内。在这种情况下，药效的持续时间将取决于血浆药物浓度的下降速率。这与中效的 NMBDs 的持续时间则不同。阿曲库铵的终末半衰期约为 20 min，而维库溴铵和罗库溴铵的消除半衰期均在 60 ～ 120 min。虽然存在这些差异，但这三种药物的作用时间和从神经肌肉阻滞中恢复的时间非常相似。这些明显的差异可解释为，分布相是最重要的因素，并且比长效 NMBDs 的持续时间更长[116c]。如果它们的药效持续时间和恢复速率几乎相同，则是由于再分布阶段血浆浓度降低到与恢复期水平相适应的结果。

临床管理

神经肌肉阻滞的主要目的是在麻醉诱导期令声门和下颌区肌肉松弛以辅助气管插管；松弛呼吸肌特别是膈肌以便控制通气；术中通常需要腹部肌肉和膈肌的松弛，特别是腹部手术、机器人手术和腹腔镜手术。从肌松状态恢复过程中，重要的是肌力的完全恢复，以确保自主通气、缺氧时呼吸的正常调节能力和上呼吸道肌群维持气道保护的能力。选择 NMBDs 首次剂量、追加使用 NMBDs 的时机、应用抗胆碱酯酶

药物的时机和解读监测结果的意义等均需要掌握不同肌群对 NMBDs 的敏感性差异。

虽然现在使用 NMBDs 辅助气管插管可能成为了常规操作，但是过去有人提议给大多数患者联合使用丙泊酚和快速起效阿片类药物可以提供良好到极好的气管插管条件，然而需要相对大剂量的阿片类药物以获得满意的插管条件。Mencke 等证明，在丙泊酚-芬太尼诱导方法中使用阿曲库铵可显著改善插管条件，且插管后声带损伤发生率由 42% 降到 8%[117]，术后声音嘶哑发生率也从 44% 降至 16%[117]。Combes 等证实，气管插管时使用 NMBDs 降低术后上呼吸道并发症的发生率，提供更好的插管条件，也减少了因深麻醉而引起的血流动力学不良反应的发生率[118]。不使用 NMBDs 实施气管插管的患者 Cormack 评分 3 ~ 4 分者增加 3 ~ 4 倍，困难气管插管更常见（12% *vs.* 1%）。在一项 10 万多名患者的队列研究中，Lundstrom 等证明未使用 NMBDs 与更困难的气管插管条件相关，优势比为 1.5[118a]。最近的一篇 Cochrane 综述表明，与不使用 NMBDs 相比，使用 NMBDs 可以创造最佳的插管条件[118b]。

当不宜追加使用 NMBDs 时，有几种方法可以用来增强外科松弛效果，包括应用挥发性麻醉药或丙泊酚加深全麻深度、使用区域麻醉、调整患者体位以及适当地调节神经肌肉阻滞深度。选择上述一种或几种方法取决于预计剩余手术时间、麻醉技术和手术操作的需求等。重要的是，确定追加 NMBDs 的恰当剂量和时机的唯一方法是通过客观（定量）手段来评估神经肌肉阻滞的深度[118c]。

重要的是要牢记有以上方法可供选择，以避免只依赖神经肌肉阻滞来达到所需的松弛程度。

不同肌群的敏感度差异

不同肌群神经接头对 NMBDs 效应的敏感度差异很大。Paton 和 Zaimis 在 1951 年证明了某些呼吸肌（如膈肌）比其他肌群对箭毒更耐药[118d]。阻滞膈肌需要的非去极化 NMBDs 剂量是拇内收肌需要剂量的 1.5 ~ 2 倍，因此阻断拇内收肌神经肌肉传递的 NMBDs 剂量不能完全阻滞膈肌[119]。类似地，喉内收肌比外周肌肉（如拇内收肌）对非去极化 NMBDs 更加耐药[120]，于是得出了 NMBDs 及其拮抗剂的推荐剂量。人们记录了维库溴铵、罗库溴铵、顺阿曲库铵和美维库铵等对喉内收肌的效应不足现象[120-122]。Plaud 等研究了 NMBDs 对拇内收肌和喉内收肌的药代动力学和药效动力学关系[123]，他们发现产生 50% 最大阻滞的效应室浓度在喉内收肌处（1.5 µg/ml）显

著高于拇内收肌处（0.8 µg/ml）。令人信服的证据显示，几乎所有药物在膈肌或喉肌的 EC_{50} 都比在拇内收肌高 50% ~ 100%，这些差异可由多种因素中的任何一个引起。Waud 等发现在使用箭毒后，膈肌的自由受体数量约 18% 时可发生神经肌传递，而在外周肌的自由受体数量达 29% 时才发生神经肌传递[124]。其原因可能是受体密度较高、乙酰胆碱释放较多和乙酰胆碱酯酶活性较低。与喉内收肌的快肌纤维相比，外周肌的慢肌纤维中乙酰胆碱受体密度较低，这部分解释了外周肌神经肌肉传递的安全范围降低的原因。肌肉对琥珀胆碱的敏感度与其他 NMBDs 不同，在相同剂量时琥珀胆碱是唯一的肌肉松弛剂——其在声带处引起的神经肌肉阻滞强于在内收肌引起的神经肌肉阻滞。一些数据显示，与非去极化 NMBDs 相比，琥珀胆碱的阻滞效果对以快肌纤维为主的肌肉更有效[125]。

尽管膈肌和喉内收肌对 NMBDs 相对耐药，但其神经肌肉阻滞起效时间明显比拇内收肌更快，Fisher 等提出的假说认为，中轴部位肌肉内的 NMBDs 在血浆和效应室之间可迅速达到平衡［更短的效应点平衡半衰期（$t_{1/2}k_{e0}$）］，这可以解释上述现象[126]。药物达到平衡的加速度可能仅代表区域血流差异。因此，决定非去极化 NMBDs 起效和消除时间的更重要的因素是肌肉血流（如药物到达组织的速率）而不是药物本身效能。膈肌或喉部每克肌肉平均血流量更多，令其在快速重分布发生前的短暂时间内接收到更高血浆峰浓度的药物。Plaud 等证实了这一假说，证明传递率常数（例如 $t_{1/2}k_{e0}$）在喉内收肌处（2.7 min）比拇内收肌处（4.4 min）更快[123]。由于呼吸肌和腹壁肌对神经肌肉阻滞耐受比拇内收肌更大，呼吸肌中 NMBDs 的血药浓度在神经肌肉功能开始恢复时比拇内收肌内下降得更快，所以其恢复发生得更快。

相反，上呼吸道肌肉对肌松药的药效特别敏感，咬肌对非去极化 NMBDs 的敏感性比拇内收肌高 15%[127]。甚至当拇内收肌肌力几乎恢复至基础水平时，上呼吸道肌肉还可能处于明显乏力状态。拇内收肌 TOF 值低于 0.9（使用校准的神经肌肉监测器）与咽喉功能受损、食管上段括约肌静息张力下降及吞咽相关肌肉协调能力减弱等相关，这些会导致吞咽失调或误吸发生率增加[128]。由于膈肌和喉肌对 NMBDs 的耐药性，患者咽部肌群可能肌力不足，但只要放置了气管导管就可以呼吸。然而一旦拔除气管导管，可能就无法维持气道开放和保护气道[129]。这可能是麻醉后恢复室（postanesthesia care unit，PACU）内 TOF < 0.9 的患者比那些 TOF ≥ 0.9 的患者更容易发生严重呼吸不良

事件的原因[129a]。一些研究证明，在应用 NMBDs 的患者中，未应用拮抗剂的患者术后肺炎的发生率是其他患者的 2 倍以上[129b]。

低氧状态通气量的增加主要由颈动脉体外周化学感受器的传入神经元调节。乙酰胆碱参与了传入神经元从颈动脉体向中枢神经系统（central nervous system，CNS）的传递过程。Eriksson 等已证明，部分的神经肌肉阻滞（TOF 为 0.7）可降低等碳酸低氧状态的通气反应，而不会改变对高碳酸血症的通气反应。在 TOF 恢复到 0.9 以上后，对缺氧的通气反应也恢复到对照值[129c]。这种相互作用的机制似乎是颈动脉体化学感受器在低氧状态自发的、可逆性抑制活动[129d]。

剂量

常用剂量指南

需要正确选择非去极化 NMBDs 的剂量并进行定量监测，以确保在不过量使用的情况下达到预期效果（表 27.4 和表 27.5）。

最大阻滞强度受剂量的直接影响，如果使用小剂量 NMBDs，可能不会发生神经肌肉阻滞，因为所用剂量不足以超过神经肌肉接头的安全范围。当使用的剂量低于达到 100% 神经肌肉阻滞需要的剂量时，达到最大效应所需时间取决于 NMBDs 的效能和到达肌肉的血流量，而不依赖于 NMBDs 所用的剂量。然而当使用剂量足以致神经肌肉阻滞达 100% 时，达到最大阻滞效应所需时间依赖于所用 NMBDs 的剂量。在高于某一剂量点之前，较大剂量会加快起效时间[130]。超过该剂量点后，增加 NMBDs 剂量不会进一步加快最大效应的起效时间，反而可能显著延长神经肌肉阻滞的总持续时间，导致术后残余肌松作用。

除了对 NMBDs 药效动力学、药代动力学和常用剂量指南等一般常识的了解之外，还需要根据患者对 NMBDs 反应的个体差异调整剂量以达理想效果。无论何时给患者应用 NMBDs，这种剂量调整都必须在定量（客观）的神经肌肉阻滞监测仪下进行。避免应用 NMBDs 过量的原因有三个：①使药物作用时

表 27.4　不同麻醉方法中使用非去极化肌松药应用指南（mg/kg）*					
	N₂O/O₂ 麻醉时的 ED₉₅	插管剂量	插管后追加剂量	肌松药剂量	
				N₂O	挥发性麻醉药 *
长效					
泮库溴铵	0.07	0.08 ～ 0.12	0.02	0.05	0.03
d- 筒箭毒碱	0.5	0.5 ～ 0.6	0.1	0.3	0.15
中效					
维库溴铵	0.05	0.1 ～ 0.2	0.02	0.05	0.03
阿曲库铵	0.23	0.5 ～ 0.6	0.1	0.3	0.15
顺阿曲库铵	0.05	0.15 ～ 0.2	0.1	0.3	0.04
罗库溴铵		0.6 ～ 1.0	0.1	0.3	0.15
短效					
美维库铵	0.08	0.2 ～ 0.25	0.05	0.1	0.08
N₂O/O₂ 复合静脉麻醉时维持 90% ～ 95% 颤搐抑制所需的持续输注剂量 [μg/（kg·min）]					
美维库铵	3 ～ 15				
阿曲库铵	4 ～ 12				
顺阿曲库铵	1 ～ 2				
维库溴铵	0.8 ～ 1.0				
罗库溴铵	9 ～ 12				

* 据报道，不同挥发性麻醉药可增强非去极化肌松药 20% ～ 50% 的肌松作用。然而最近数据表明，尤其使用中短效肌松药时，该变化可能没有这么大。故为使问题简单化，此表所有挥发性麻醉药增强肌松程度都假定为 40%。

* 给予推荐剂量肌松药可在浅麻醉下提供良好的插管条件。表中所列剂量为不使用肌松药或琥珀胆碱插管后可提供腹部满意肌松的剂量。该表试图标出常规指导剂量，肌松药的个体化用药需要外周神经刺激仪的指导。

ED₉₅，使 95% 神经肌肉反应抑制的平均剂量；N₂O，氧化亚氮；O₂，氧气

表 27.5 琥珀胆碱和非去极化神经肌肉阻滞药药效动力学

	麻醉	插管剂量 （mg/kg）	近似 ED95 倍数	最大阻滞 （%）	达最大阻滞时间 （min）	临床作用时间 * （min）	参考文献
琥珀胆碱	麻醉性镇痛剂或氟烷	0.5	1.7	100	—	6.7	[372]
琥珀胆碱	地氟烷	0.6	2	100	1.4	7.6	[373]
琥珀胆碱	麻醉性镇痛剂或氟烷	1.0	2	100	—	11.3	[372]
琥珀胆碱	地氟烷	1.0	3	100	1.2	9.3	[373]
琥珀胆碱	麻醉性镇痛剂	1.0	3	—	1.1	8	[374]
琥珀胆碱	麻醉性镇痛剂	1.0	3	—	1.1	9	[375]
琥珀胆碱	异氟烷	1.0	3	100	0.8	9	[140]
甾体类							
罗库溴铵	麻醉性镇痛剂	0.6	2	100	1.7	36	[142]
罗库溴铵	异氟烷	0.6	2	100	1.5	37	[140]
罗库溴铵	异氟烷	0.9	3	100	1.3	53	[140]
罗库溴铵	异氟烷	1.2	4	100	0.9	73	[140]
维库溴铵	异氟烷	0.1	2	100	2.4	41	[140]
维库溴铵	麻醉性镇痛剂	0.1	2	100	2.4	44	[376]
泮库溴铵	麻醉性镇痛剂	0.08	1.3	100	2.9	86	[148, 377]
泮库溴铵	麻醉性镇痛剂	0.1	1.7	99	4	100	[378]
苄异喹啉类†							
美维库铵	麻醉性镇痛剂	0.15	2	100	3.3	16.8	[9]
美维库铵	麻醉性镇痛剂	0.15	2	100	3	14.5	[142]
美维库铵	氟烷	0.15	2	100	2.8	18.6	[379]
美维库铵	麻醉性镇痛剂	0.2	2.6	100	2.5	19.7	[9]
美维库铵	麻醉性镇痛剂	0.25	3.3	100	2.3	20.3	[9]
美维库铵	麻醉性镇痛剂	0.25	3.3	—	2.1	21	[375]
阿曲库铵	麻醉性镇痛剂	0.5	2	100	3.2	46	[107]
顺阿曲库铵	麻醉性镇痛剂	0.1	2	99	7.7	46	[323]
顺阿曲库铵	麻醉性镇痛剂	0.1	2	100	5.2	45	[107]
顺阿曲库铵	麻醉性镇痛剂	0.2	4	100	2.7	68	[107]
顺阿曲库铵	麻醉性镇痛剂	0.4	8	100	1.9	91	[107]
d-筒箭毒碱	麻醉性镇痛剂	0.6	1.2	97	5.7	81	[378]

* 从注射插管剂量到颤搐恢复至对照的 25% 所需要的时间。
† 对于阿曲库铵和美维库铵，建议缓慢注射（30 s）以最大限度地降低对循环的影响。
ED_{95}，致 95% 神经肌肉反应抑制的平均剂量

间与预计的外科手术时间相匹配；②避免与大剂量 NMBDs 相关的不必要的心血管副作用；③避免引起术后残余神经肌肉阻滞。

初始剂量和维持剂量

　　NMBDs 初始剂量的大小取决于使用目的。用于辅助气管插管的传统剂量是 2 倍 ED_{95}（表 27.4）。然而，如果气管插管已经在未使用 NMBDs 情况下完成，使用 NMBDs 的目的只是提供外科操作所需的肌松，此时 NMBDs 所需的剂量略小于 ED_{95} 即可满足大多数手术（表 27.5）。单纯以外科松弛为目的的 NMBDs 的剂量不能预防不用 NMBDs 插管引起的声带损伤和术后

声音嘶哑。此外，使用定量监测（比如 TOF 值为零）而不是临床判断来确保最大限度的神经肌肉阻滞，它将降低喉镜检查时血流动力学的不稳定程度，且提供更好的插管条件[130a]。复合使用任何一种强效吸入麻醉药时，NMBDs 的初始剂量有必要下调（见"药物相互作用"部分），但应由定量肌松监测来指导其剂量。

为了避免残余肌松作用时间延长和（或）残余肌松作用拮抗不充分，使用 NMBDs 时应该使用满足外科肌松要求的最低剂量。而且临床上对患者的个体化管理应当在神经肌肉阻滞监测指导下进行，比较理想的是使用客观的神经肌肉监测技术，以便在术中安全使用 NMBDs 及其拮抗剂新斯的明或舒更葡糖（见第 43 章，肌松监测）。

如果患者的麻醉深度足够又有肌松监测时，几乎没有理由完全消除对周围神经刺激的 TOF 反应。然而如果需要维持较深的肌松状态以令膈肌和腹壁肌肉完全松弛，拇内收肌对尺神经刺激的反应可能消失。这种情况下可以使用拇内收肌处强直后计数（posttetanic count，PTC）或皱眉肌 TOF 进行神经肌肉阻滞深度监测[131-132]。NMBDs 的追加（维持）剂量只需要给予初始剂量的 1/10（长效肌松药）到 1/4（中效或短效肌松药）即可，且只有当先前肌松作用已经开始恢复的定量证据存在时才有必要给予追加剂量。

可持续输注中效或短效 NMBDs 来维持肌松水平，该方法有助于维持稳定的肌松水平，并根据手术需要调节肌松深度。每个患者的神经肌肉阻滞深度要适当，以便手术结束时肌松作用能迅速自主恢复或者很容易拮抗。推荐的神经肌肉阻滞深度见表 27.6[132a]。表 27.4 列出了使用静脉麻醉药复合吸入 N_2O-O_2 麻醉期间维持颤搐抑制 90%～95% 水平时（TOF 时出现一个颤搐反应）所需的 NMBDs 持续输注剂量的大概范围。复合强效吸入麻醉药时一般要减少 30%～50% 的 NMBDs 用量。

神经肌肉阻滞药与气管插管

神经肌肉阻滞的起效时间是满足快速安全气管插管的条件之一，它受几种因素的影响，包括肌肉血流量、药物到达神经肌肉接头的速度、受体的亲和力、血浆清除率和 NMBDs 的作用机制（去极化还是非去极化）[96, 116a, 133]（表 27.5 和图 27.9）。起效时间随 ED_{50} 的增加而缩短。当使用一种强效 NMBDs 时，其分子数比等效剂量效能较弱的药物分子数更少。由于浓度梯度较低，故强效 NMBDs 分子需要更长时间被转运到神经肌肉接头处。因此，强效肌松药的起效时间较慢。该观点是由 Kopman 等证实，他们发现当给予等效剂量的戈拉碘铵、dTc 和洋库溴铵后，强效的洋库溴铵起效慢，而较弱效的戈拉碘铵起效较快。除阿曲库铵外[135]，药物的摩尔效能（ED_{50} 或 ED_{95} 以 μM/kg 表示）都能很好地预计药物的起效速率（在拇内收肌处）[133]。多因素参与药物的摩尔效能：药物本身的效能（CE_{50}，即产生 50% 颤搐抑制时的生物相浓度），血浆和生物相（k_{e0}）药物浓度平衡速率，血浆清除的起始速率以及其他因素[136]。值得注意的是，罗库溴铵的摩尔效能（ED_{95}）为 0.54 μM/kg，大约是维库溴铵的 13%，仅有顺阿曲库铵的 9%，这解释了罗库溴铵在拇内收肌处的起效速率比维库溴铵和顺阿曲库铵更快的原因。Donati 和 Meistelman 提出了解释这种效能–起效呈反函数关系的模型[116a]。

分别给予 1 倍 ED_{95} 剂量的琥珀胆碱、罗库溴铵、瑞库溴铵、维库溴铵、阿曲库铵、美维库铵和顺阿曲库铵之后拇内收肌产生 95% 阻滞水平的时间，见彩图 27.10[114, 133, 135]。图中显示效能最强的顺阿曲库铵起效最慢，而效能最弱的罗库溴铵起效最快[114, 133, 135]。Bevan 也提出 NMBDs 快速的血浆清除率与快速的起效相关[137]。琥珀胆碱的快速起效与它的快速代谢及快速的血浆清除率相关。

表 27.6　基于主客观标准的神经肌肉阻滞深度的定义

阻滞深度	强直刺激后计数	TOF 计数	主观 TOF 比值	实测 TOF 比值
强烈（极深度）阻滞	0	0	0	0
深度阻滞	≥1	0	0	0
中度阻滞	NA	1～3	0	0
轻度（浅度）阻滞	NA	4	出现衰减	0.1～0.4
最小阻滞（近恢复）	NA	4	无衰减	＞0.4 但＜0.90
完全恢复（正常功能）	NA	4	无衰减	≥0.90～1.0

NA，不适用。

From Brull SJ，Kopman AF. Current status of neuromuscular reversal and monitoring. Challenges and opportunities. Anesthesiology. 2017；126：173，see Table 1.

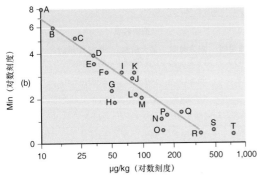

图 27.9　Bowman 等通过研究猫模型做出的甾体类神经肌肉阻滞药起效时间（纵坐标）-效能线性回归曲线[96]。数据显示低效能肌松药起效时间增加，并且支持罗库溴铵和瑞库溴铵（ORG 9487）的最终研发。A，哌库溴铵；B，ORG 8788；C，泮库溴铵；D，维库溴铵；E—M，ORG 9274，9360，9273，8715，6502，9216，7931，8730，7617；N，RGH-4201；O-T，ORG 9275，6368，8764，9382，7684（Data from Reference 96.）

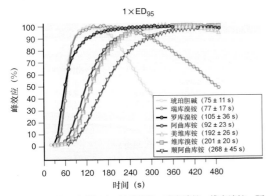

图 27.10　给予琥珀胆碱、罗库溴铵、瑞库溴铵、维库溴铵、阿曲库铵、美维库铵和顺阿曲库铵单倍 ED$_{95}$ 剂量时拇内收肌峰效应百分比。图例中括号内为达 95% 峰效应的时间（均数 ± 标准差，以秒为单位）（Data from references 114，133，and 135.）

　　神经肌肉阻滞在与插管条件有关的肌肉部位（喉内收肌、膈肌和咀嚼肌）比经典监测肌松效应的部位（拇内收肌）起效更为迅速（图 27.11）[121]。因此神经肌肉阻滞效应在这些位于中轴的肌肉发生速度更快，最大阻滞程度更小，持续时间更短，恢复速度也更快（表 27.7）[120-122，138-139]。

　　即使静脉给予大剂量 NMBDs 注射后也不会立即出现肌松状态。注射非去极化 NMBDs 后喉肌阻滞的起效时间要比拇内收肌阻滞的起效时间早 1～2 min。皱眉肌阻滞的形式（起效时间、阻滞深度和恢复速度）与喉肌[119]、膈肌和腹壁肌肉的阻滞形式类似。通过监测皱眉肌的神经肌肉阻滞起效情况，可预测气管插管条件的质量，皱眉肌处 TOF 反应消失（即 TOF 计数为

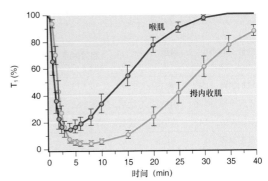

图 27.11　应用 0.07 mg/kg 剂量的维库溴铵后喉内收肌和拇内收肌处神经肌肉阻滞效果评价。喉内收肌起效和恢复更快。T1，四个成串刺激第一个颤搐（From Donati F, Meistelman C, Plaud B. Vecuronium neuromuscular blockade at the adductor muscles of the larynx and adductor pollicis. Anesthesiology. 1991；74：833-837.）

0）后有超过 90% 患者的插管条件为良好到极佳[131]。喉肌最大阻滞效应起效时间与拇内收肌开始出现颤搐减弱的时间具有相关性。

快速气管插管

　　大剂量罗库溴铵（0.9～1.2 mg/kg）或琥珀胆碱（1.5 mg/kg）可在 60～90 s 内提供完善的气管插管条件，故都可用于快速气管插管。因此如果不适合使用琥珀胆碱或存在琥珀胆碱禁忌证者，则可应用大剂量罗库溴铵[140]。可通过先注入小量的 NMBDs[141] 或联合应用 NMBDs[142] 的方法加快其他非去极化 NMBDs 的起效速度。虽然联合应用美维库铵和罗库溴铵能迅速起效，且不会过度延长作用时间，也无不良的副作用[142]，但是联合使用结构不同的化合物可能导致明显的神经肌肉阻滞时间延长。而且联合使用不同 NMBDs 并不总会产生加快起效速度的效果。

　　定时技术　这项技术要求对清醒患者输注一种快速起效的非去极化 NMBDs（如罗库溴铵）的单次插管剂量（2 倍 ED$_{95}$），然后在患者出现了以下任一肌无力的临床症状（如睑下垂或无法维持手臂举起）时输注麻醉诱导药物。使用该技术，0.6 mg/kg 罗库溴铵可在麻醉诱导后 45 s 内提供良好到极佳的插管条件[142a]。但由于清醒患者可能出现不适的症状以及与神经肌肉麻痹有关的回忆，故该项技术不再用于临床。

　　预注技术　自罗库溴铵引入临床后，已经很少使用预注技术。在给予插管剂量的非去极化 NMBDs 之前 2～4 min，预先注入小剂量的 NMBDs（大约是 ED$_{95}$ 的 20% 或者插管剂量的 10%）[141]。该方法仅能使大

表 27.7 喉内收肌和拇内收肌作用时程和峰效应时间 *

剂量（mg/kg）	麻醉	喉内收肌			拇内收肌			参考文献
		起效时间（s）	最大阻滞（% 抑制）	临床作用时间（min）	起效时间（s）	最大阻滞（% 抑制）	临床作用时间（min）	
琥珀胆碱，1.0	丙泊酚−芬太尼	34±12	100±0	4.3±1.6	56±15	100±0	8±2	[122]
罗库溴铵，0.25	丙泊酚−芬太尼	96±6	37±8	—	180±18	69±8	—	[121]
罗库溴铵，0.4	丙泊酚−芬太尼	92±29	70±15	—	155±40	99±3	24±7	[122]
罗库溴铵，0.5	丙泊酚−芬太尼	84±6	77±5	8±3	144±12	98±1	22±3	[121]
维库溴铵，0.04	丙泊酚−芬太尼	198±6	55±8	—	342±12	89±3	11±2	[120]
维库溴铵，0.07	丙泊酚−芬太尼	198±12	88±4	9±2	342±18	98±1	22±2	[120]
美维库铵，0.14	丙泊酚−阿芬太尼	137±20	90±7	5.7±2.1	201±59	99±1	16.2±4.6	[138]
美维库铵，0.2	丙泊酚−阿芬太尼	89±26	99±4	10.4±1.5	202±45	99±2	20.5±3.9	[139]

* 临床作用时间是指四个成串刺激第一个肌颤搐（T_1）恢复到对照值 25% 的时间，数值以均数 ± 标准差[122, 138-139]或标准误[120-121]表示

部分非去极化 NMBDs 的起效时间加快 30 ~ 60 s，即在第二次给药后约 90 s 内可完成气管插管。虽然预注技术在一定程度上改善了插管条件，但仍不能与琥珀胆碱提供的插管条件相媲美。因为麻醉诱导药物仅稍提前于插管剂量的 NMBDs 使用，故预注药物的剂量大小受其对清醒患者的作用限制。而且预注剂量会引起轻度的神经肌肉阻滞，增加患者的不适感，增加误吸、吞咽困难和呼吸困难的风险[143]。该法禁用于气道解剖结构异常患者，或者对 NMBDs 敏感性增加的患者（如重症肌无力和使用镁剂者）。

大剂量用药法实施快速气管插管 90 s 内必须完成气管插管时通常建议使用大剂量的 NMBDs。大剂量使用 NMBDs 必然会使肌松作用时间延长，并潜在性增加心血管副作用（表 27.5）[140, 144]。罗库溴铵的给药剂量从 0.6 mg/kg（2 倍 ED_{95}）增加到 1.2 mg/kg（4 倍 ED_{95}）时，神经肌肉完全阻滞的起效时间从 89 s 缩短到 55 s，但是其临床作用时间（从 T_1 恢复到基础值的 25%）从 37 min 延长到 73 min[140]。

小剂量 NMBDs 用于气管插管 小剂量 NMBDs 能用于日常气管插管。使用小剂量 NMBDs 可能有两个优点：①缩短神经肌肉阻滞作用的恢复时间；②减少抗胆碱酯酶药的需要量。当前可用的非去极化 NMBDs 中罗库溴铵起效时间最短[121-122]。给予 0.25 mg/kg 或 0.5 mg/kg 的罗库溴铵 1.5 min 后喉部肌肉出现最大阻滞效应[121]。这比报道给予等效剂量的维库溴铵（0.04 mg/kg 或 0.07 mg/kg）达到相同作用所需要的 3.3 min 更短[120]，仅比报道使用 0.25 mg/kg 或 0.5 mg/kg 琥珀胆碱的 0.9 min 稍长（表 27.7）[125]。

更好地了解影响气管插管条件的多种因素后，就可能以这种方式理智地使用 NMBDs。与经典监测的拇内收肌阻滞程度相比，插管条件与喉内收肌阻滞程度更为密切相关，图 27.12 证明了这该原理[136]。在足够的麻醉深度下，喉肌和（或）膈肌完全阻滞可能并

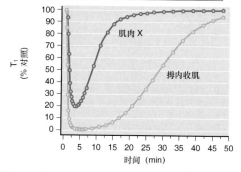

	肌肉 X	拇内收肌
EC_{50} (μg/ml)	3.00	1.18
$t_{1/2}k_{e0}$ (min)	1.93	3.85
Hill 系数	4.00	4.50

图 27.12 基于 Wierda 等报道的 Sheiner 模型[115]和数据的计算机模拟图。该模型中罗库溴铵作用于拇内收肌的 ED_{95} 是 0.33 mg/kg。在 0 时间点给予 0.45 mg/kg 罗库溴铵。肌肉 X 代表的肌肉（例如膈肌或喉内收肌）对非去极化肌松药的敏感性低于拇内收肌，但是肌肉中的血流量较大。在此例中，产生 50% 阻滞效应（EC_{50}）时罗库溴铵在肌肉 X 处的浓度是拇内收肌处浓度的 2.5 倍，但是在肌肉 X 处血浆与效应室之间的转运半衰期（$t_{1/2}k_{e0}$）只有拇内收肌处的一半。肌肉 X 与血浆中的罗库溴铵快速达到平衡导致肌肉 X 处肌松作用比拇内收肌起效更快。肌肉 X 处的 EC_{50} 较高，这可以解释该肌肉肌松恢复比拇内收肌更快。因为在肌松作用恢复前，拇内收肌处罗库溴铵的血药浓度须比肌肉 X 处更低。T_1，四个成串刺激第一个颤搐（From Naguib M，Kopman AF. Low dose rocuronium for tracheal intubation. Middle East J Anesthesiol. 2003；17：193-204，with permission from the Middle East Journal of Anesthesiology.）

不是达到满意插管条件的必要条件。Kopman 等人指出，用 12.5 μg/kg 阿芬太尼和 2.0 mg/kg 丙泊酚麻醉的患者注射 0.5 mg/kg（1.5 倍 ED$_{95}$）的罗库溴铵 75 s 后置入喉镜可能达到满意的插管条件[145]。他们预计 98% 的人群注射 1.5 倍 ED$_{95}$ 的罗库溴铵（0.5 mg/kg）都能产生 95% 以上的阻滞效果[145]。还有研究证实给予接近或低于 ED$_{95}$ 剂量的罗库溴铵也要比阿曲库铵[146] 或顺阿曲库铵[109] 起效更为迅速，作用时间也更短。在接受 15 μg/kg 阿芬太尼，2 mg/kg 丙泊酚，0.45 mg/kg 罗库溴铵麻醉的患者中，用药 75 ～ 90 s 后绝大多数患者能达到良好到极佳的插管条件。

代谢和消除

表 27.8 总结了 NMBDs 特殊的代谢（生物转化）和消除方式。表中列出的非去极化 NMBDs 中，泮库溴铵、哌库溴铵、维库溴铵、阿曲库铵、顺阿曲库铵和美维库铵是仅有的经过代谢和降解的 NMBDs。几乎所有的非去极化 NMBDs 分子中都含有酯链、乙酰酯基、羟基或甲氧基。这些取代基（特别是四价氮基团）使非去极化 NMBDs 具有很高的水溶性而脂溶性很低。NMBDs 分子的高亲水性使其易于经肾小球滤过而被消除，且不被肾小管分泌和重吸收。因此，所有的非去极化 NMBDs 分子的基本消除方式都是以母体分子形式从尿液中排出，长效 NMBDs 清除率受到肾小球滤过率限制 [1 ～ 2 ml/（kg·min）]。

甾体类化合物

长效神经肌肉阻滞药　泮库溴铵绝大部分经肾消除[147]，肝摄取量很有限。泮库溴铵有很小一部分（15% ～ 20%）在肝内进行 3 位脱乙酰化，但是

表 27.8　神经肌肉阻滞药的代谢和消除

药物	作用时间	代谢（%）	消除		代谢产物
			肾（%）	肝（%）	
琥珀胆碱	超短效	丁酰胆碱酯酶（98% ～ 99%）	< 2%	无	单酯（琥珀单胆碱）和胆碱；单酯的代谢比琥珀胆碱缓慢得多
更他氯铵	超短效	半胱氨酸（快）和酯水解（慢）	?	?	非活性半胱氨酸产物，氯化延胡索酸单酯和乙醇
美维库铵	短效	丁酰胆碱酯酶（95% ～ 99%）	< 5%	无	单酯和四价乙醇；代谢产物无活性，绝大部分不会进一步代谢
			（代谢产物经尿液和胆汁排出）		
阿曲库铵	中效	霍夫曼消除和非特异性酯酶水解（60% ～ 90%）	10% ～ 40%	无	N- 甲基罂粟碱、丙烯酸酯、乙醇和酸。虽然 N- 甲基罂粟碱有 CNS 刺激特性，但是其临床相关性可以忽略不计
			（代谢产物经尿液和胆汁排出）		
顺阿曲库铵	中效	霍夫曼消除（77%？）	肾消除占总量的 16%		N- 甲基罂粟碱和丙烯酸酯。继发四价单烯酸酯酶水解。由于顺阿曲库铵效能较高，霍夫曼消除产生 N- 甲基罂粟碱的速度比阿曲库铵慢 5 ～ 10 倍，对临床不产生影响
维库溴铵	中效	肝（30% ～ 40%）	40% ～ 50%	50% ～ 60% ≈ 60%	3-OH 代谢产物蓄积，肾衰竭时尤甚，其效能约是维库溴铵的 80%，可能是 ICU 患者恢复延迟的原因
			（代谢产物经尿液和胆汁排出）≈ 40%		
罗库溴铵	中效	无	10% ～ 25%	> 70%	无
泮库溴铵	长效	肝（10% ～ 20%）	85%	15%	3-OH 代谢物蓄积，肾衰竭时尤甚，其效能约是原形的 2/3
d- 筒箭毒碱	长效	无	80%（？）	20%	无

3-OH, 3- 羟基；?，未知；CNS，中枢神经系统；ICU，重症监护治疗病房

对泮库溴铵整体的消除影响甚小。泮库溴铵的 17 位也发生脱乙酰化，但其程度微弱并无临床意义。人们对麻醉中患者泮库溴铵脱乙酰化的代谢产物进行过个体化研究[148]。三种代谢产物中 3-OH 代谢物作用最强，约是泮库溴铵效能的 1/2，也是唯一在血浆中被检测出来的代谢产物。这种代谢产物和泮库溴铵具有相似的药代动力学特征和作用时程[148]。绝大部分 3-OH 代谢物最可能经肾排出[148]。少量泮库溴铵和其 3-OH 代谢物通过肝途径清除，严重肝肾功能紊乱时总体清除率延迟，作用时程也会明显延长[149-151]。

中效神经肌肉阻滞药 维库溴铵是泮库溴铵 2 位去甲基化的衍生物，因其 2 位点无四价甲基集团，故脂溶性要高于泮库溴铵，它的代谢速度是泮库溴铵的 2 ～ 3 倍。维库溴铵经载体介导的转运系统运至肝[152]，被肝的微粒体在 3 位脱乙酰化。维库溴铵有 12% 转化成 3- 脱乙酰化维库溴铵[153]，还有30% ～ 40% 以原形经胆汁排出[154]。虽然肝是维库溴铵主要的代谢器官，但是还有很大一部分要经肾消除（达 25%），两种代谢途径使维库溴铵的清除率可达3 ～ 6 ml/（kg·min）[153, 155]。

维库溴铵主要的代谢产物 3- 脱乙酰化维库溴铵本身也是一种强效的 NMBDs（约 80% 维库溴铵的效能），血浆清除率要低于维库溴铵，作用时间比维库溴铵长[153]。3- 脱乙酰化维库溴铵的清除率为 3.5 ml/（kg·min），其中经肾消除量大约占总消除量的 1/6[153]。伴有肾衰竭的 ICU 患者，3- 脱乙酰化维库溴铵在体内蓄积，使神经肌肉阻滞时间延长[156]。维库溴铵的其他代谢产物还有 17- 脱乙酰化维库溴铵和 3,17- 脱乙酰化维库溴铵，这两种代谢产物生成量均无临床意义。

罗库溴铵主要经肝代谢，还有一小部分（约10%）经尿液排出[157]，它经载体介导的主动转运系统到达肝[158]。据推测，17- 脱乙酰化罗库溴铵可能是罗库溴铵的代谢产物，其相对于原形药物具有较低（5% ～ 10%）的神经肌肉阻滞效能，且其在体内未被大量检测到。罗库溴铵的代谢主要通过胆汁排出。有机阴离子转运多肽 1A2（organic anion transporting peptide 1A2，OATP1A2）介导肝细胞摄取多种药物，其中包括罗库溴铵。该肽由 *SLCO1A2* 基因编码，并在肝胆管上的细胞（胆管细胞）中表达[158a]。最近已报道 *SLCO1A2* 基因具有遗传多态性，并显示能减少择期手术患者罗库溴铵的清除[158a]。胆管排泄的减少可能部分解释了为何罗库溴铵在某些患者中作用时间的显著延长[158b]。

苄异喹啉类化合物

短效神经肌肉阻滞药 美维库铵在血浆中被丁酰胆碱酯酶水解成单酯和胺醇[9]，经尿液和胆汁排出。这些代谢产物神经肌肉阻滞作用不到其原形化合物的1%，少于 5% 以原形经尿液排出。

美维库铵有三种异构体，其中最具药理活性的顺-反和反-反式两种异构体的清除率大约分别为 100 ml/（kg·min）和 50 ～ 70 ml/（kg·min）[94, 159-160]，这两种异构体的消除半衰期为 2 ～ 3 min[94]。第三种顺-顺式异构体只占美维库铵混合物的 4% ～ 8%，药理活性不足其他两种异构体的 10%[94]。因此，与其他两种异构体相比，尽管顺-顺式异构体消除半衰期较长（55 min），血浆清除率也较低［约 4 ml/（kg·min）］，但顺-顺式异构体对美维库铵的作用时程却无显著影响[94]。美维库铵具有快速经酶消除的特性而使其作用时程较短[9, 94]，然而一些罕见患者为非典型酶基因的纯合子，此时丁酰胆碱酯酶活性严重受损，使美维库铵的作用时程延长至数小时[161-164]。

CW 1759-50 是一种超短效非去极化 NMBDs，其研发目的是为了减少更他氯铵组胺释放方面的副作用。在实验室动物中，CW 1759-50 的 ED95 为 0.03 mg/kg（猫）和 0.069 mg/kg（恒河猴）。它的总作用时间（自行恢复）约 8 min，当给药剂量为 ED95 的 4 倍时，其总作用时间延长最少（12 min）[11a, 11b]。CW 1759-50 可被 L 型半胱氨酸迅速拮抗（2 min）。其在临床方面的应用正在被开发。

中效神经肌肉阻滞药 阿曲库铵有两种代谢途径：一种是霍夫曼消除，一种是经非特异性酯酶水解。霍夫曼消除是纯粹的化学过程，分子片断裂解成 N- 甲基罂粟碱（一种叔胺）和单价丙烯酸酯导致整个分子的正电荷消失。人们认为裂解的化合物无临床相关神经肌肉效能以及心血管活性[165]。

因为阿曲库铵经霍夫曼消除，所以它在 pH 为3.0 和温度为 4℃ 的条件下相对稳定，一旦注入血液循环中则变得不稳定。对阿曲库铵在缓冲液和血浆当中的裂解早期观察结果显示，阿曲库铵在血浆中降解速度较快，这提示可能存在酯基的经酶水解。还有进一步证据表明酯酶水解对于阿曲库铵降解可能比最初认识到的更为重要[166]。Fisher 等人通过对阿曲库铵的药代动力学分析认为还有相当一部分阿曲库铵的消除既非霍夫曼消除也非酯酶水解[167]。因此阿曲库铵的代谢途径比较复杂，可能还未被完全了解[167]。

N- 甲基罂粟碱是阿曲库铵的一种代谢产物，具有

CNS 刺激特性。由于它能穿过血脑屏障，所以被认为会引起兴奋和癫痫发作。然而，这种代谢物的血浆浓度非常低，故在手术室和 ICU 内使用阿曲库铵并不容易发生相关不良反应。

阿曲库铵是 10 种旋光异构体的混合物。顺阿曲库铵是阿曲库铵的 1R 顺 -1′ R 顺式异构体[90]。和阿曲库铵类似，顺阿曲库铵也是经霍夫曼消除，生成 N- 甲基罂粟碱和单价丙烯酸酯[168-169]，但无原形分子经酯酶水解。顺阿曲库铵的消除率为 5 ～ 6 ml/（kg·min），其中霍夫曼消除占总消除率的 77%。另外 23% 通过器官依赖方式消除，其中 16% 经肾消除[169]。因为顺阿曲库铵的效能约是阿曲库铵的 4 ～ 5 倍，所以 N- 甲基罂粟碱的生成量要比阿曲库铵少约 5 倍。与阿曲库铵类似，此代谢产物的蓄积在临床上不会引起任何影响。

长效神经肌肉阻滞药 dTc 代谢并不活跃，肾是其主要代谢途径，大约 50% 剂量都经肾途径消除。肝可能是其第二代谢途径。

不对称混合氯化延胡索酸盐

更他氯铵（gantacurium）和 CW 002 有两种化学机制降解，两种都是非酶性降解方式：①快速形成无明显活性的半胱氨酸内收产物；②酯键慢性水解为基本无活性的水解产物（图 27.7）[11, 170]。CW 1759-50 在生理 pH 和温度下被内源性 L 型半胱氨酸非酶性降解，这解释了其超短的作用时间。

总之，目前临床唯一应用的短效非去极化 NMBDs 美维库铵清除比较迅速，几乎全部被丁酰胆碱酯酶代谢后排出。因此美维库铵的血浆清除率要高于任何一种非去极化 NMBDs 的清除率[9]。中效 NMBDs 如维库溴铵、罗库溴铵、阿曲库铵和顺阿曲库铵因为存在多途径降解、代谢和（或）消除，清除率范围在 3 ～ 6 ml/（kg·min）。阿曲库铵要比长效肌松药清除速度快 2 ～ 3 倍[171-174]。罗库溴铵[175-179] 和顺阿曲库铵[168-169, 180] 也具有相似的清除率。长效 NMBDs 很少代谢或完全不代谢。大部分以原形消除，经肾排出，肝是次要代谢途径。

神经肌肉阻滞药的不良反应

在麻醉期间出现的不良反应中，NMBDs 似乎占有重要地位。英国药品安全局指出，NMBDs 有 10.8%（218/2 014）的药物不良反应，7.3%（21/286）的死亡归因于 NMBDs[181]。

自主神经效应

虽然 NMBDs 很少穿过血脑屏障，但它们可能与周围神经系统中特别是交感和副交感神经系统中的毒蕈碱受体和烟碱受体以及神经肌肉接头处的烟碱受体进行相互作用。

NMBDs 的神经肌肉阻滞效能（ED_{95}）和阻滞迷走神经（副交感）或交感神经节传导的效能（ED_{50}）相比较的剂量-反应比构成见表 27.9。这些比值被定义为肌松药的自主神经安全界值。比值越高，出现特殊的自主神经效应的概率越低，安全性越高。安全比值大于 5，则临床不会出现副作用；安全比值为 3 或 4，则副作用比较轻微；比值为 2 或 3 时会出现中度副作用；比值 ≤ 1 时会有强烈或显著的副作用。

减慢肌松药的注射速度并不会减轻这些自主神经反应。如果分次给药，自主神经反应呈剂量依赖并且随时间呈叠加趋势。如果与初始剂量一致，后续剂量产生的反应会与初始剂量的反应相似（即不会出现快速耐受性）。但如果存在组胺释放这种副作用，则事实并非如此。减慢肌松药的注射速度可减轻继发于组胺释放的心血管反应，而且这种反应具有快速耐受性。表 27.10 总结了 NMBDs 引起的自主神经效应。

组胺释放 季铵化合物（如 NMBDs）相对吗啡类叔胺化合物来说，一般都为弱组胺释放剂。尽管如此，当快速大剂量注射某些 NMBDs 时，面部、颈部和躯干上半部分可能出现红斑，动脉压有短暂下降，心率有轻微或中度增快，支气管痉挛比较罕见。组胺浓度超过基础水平 200% ～ 300%，同时含有组胺、前列腺素和其他血管活性物质的肥大细胞脱颗粒[182]，才会出现临床表现。位于皮肤、结缔组织和血管神经邻近部位的浆膜性肥大细胞是参与脱颗粒过程的主要

表 27.9	非去极化神经肌肉阻滞药自主神经大概安全范围*		
药物	迷走神经*	交感神经节*	组胺释放†
苄异喹啉类			
美维库铵	> 50	> 100	3.0
阿曲库铵	16	40	2.5
顺阿曲库铵	> 50	> 50	无
d- 筒箭毒碱	0.6	2.0	0.6
甾体类			
维库溴铵	20	> 250	无
罗库溴铵	3.0 ～ 5.0	> 10	无
泮库溴铵	3.0	> 250	无

* 以猫为受试者；† 以人体为受试者。
定义：产生自主神经不良效应（ED_{50}）所需神经肌肉阻滞药 ED_{95} 的倍数

表 27.10　神经肌肉阻滞药自主神经临床效应

药物	自主神经节	心脏毒蕈碱受体	组胺释放
去极化			
琥珀胆碱	刺激作用	刺激作用	轻微
苄异喹啉类			
美维库铵	无	无	轻微
阿曲库铵	无	无	轻微
顺阿曲库铵	无	无	无
d-筒箭毒碱	阻滞作用	无	中等
甾体类			
维库溴铵	无	无	无
罗库溴铵	无	轻微阻滞	无
泮库溴铵	无	中度阻滞	无

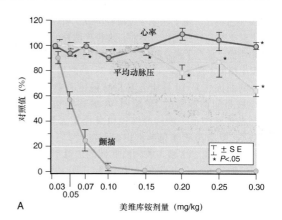

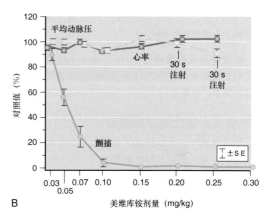

图 27.13　氧化亚氮–氧气–阿片类药物复合麻醉时患者对美维库铵的剂量反应。图中显示了每个剂量组的最大变化量（每组 $n = 9$）。（**A**）快速注射 2.5 ～ 3 倍 ED_{95} 剂量（0.20 ～ 0.25 mg/kg）的美维库铵，动脉压下降了 15% ～ 20%。（**B**）注射速度较慢时（30 s）动脉血压变化小于 10%（From Savarese JJ, Ali HH, Basta SJ, et al. The cardiovascular effects of mivacurium chloride［BW B1090U］in patients receiving nitrous oxide-opiate-barbiturate anesthesia. Anesthesiology. 1989；70；386-394.）

成分[182]。

　　低效能的甾体类肌松药曾有过组胺释放的副作用报道，但是这种副作用最常见于应用苄异喹啉类肌松药之后。组胺释放效应的作用时间较短（1 ～ 5 min），呈剂量相关，且在健康患者中无临床意义。抗组胺药物和非甾体抗炎药（如阿司匹林）都能防止 0.6 mg/kg 的 dTc 注入人体所诱发的心血管反应——低血压[183]。dTc 诱导的低血压最后步骤是由血管扩张前列腺素调控的[183]。通过减慢注射速度可降低 dTc 的血浆浓度峰值，故能很大程度地减轻心血管副作用。预防性联合应用 H_1 和 H_2 受体阻滞药也能减轻这种副作用[184]。如前所述，如果 NMBDs 的初始剂量引起轻度组胺释放，那么后续剂量只要不超过初始剂量将不会产生组胺释放作用，这就是组胺释放的重要特性——快速耐受性的临床证据。当过敏或类过敏反应出现时会引发更大程度的组胺释放，但是这些反应比较罕见。

自主神经机制产生的临床心血管表现

　　低血压　阿曲库铵和美维库铵引起低血压是组胺释放的结果，而 dTc 通过组胺释放和神经节阻滞产生低血压[185-186]。与其他 NMBDs 相比，dTc 引起神经节阻滞和组胺释放的剂量更接近于引起神经肌肉阻滞的剂量[113]。阿曲库铵和美维库铵的组胺释放安全范围比 dTc 高约 3 倍[182-183, 186]。快速注射超过 0.4 mg/kg 的阿曲库铵和 0.15 mg/kg 的美维库铵与组胺释放引发短暂性低血压相关（图 27.13）。

　　心动过速　泮库溴铵可引起心率中度增加，心排血量小幅度下降，全身血管阻力无或仅有轻微变化[187]。泮库溴铵引起心动过速的原因如下：①迷走神经作用[187]，

可能是抑制 M_2 受体的结果；②直接（抑制神经元对去甲肾上腺素的摄取）和间接的（肾上腺素能神经末梢释放去甲肾上腺素）交感神经刺激作用[188]。对人体研究后发现：不管是泮库溴铵还是阿托品注入人体后血浆中的去甲肾上腺素水平都会下降[189]。研究者假定心率和心率–血压乘积增加是因为泮库溴铵（或阿托品）通过压力感受器降低交感张力[189]。更确切地说，泮库溴铵松弛迷走神经效应使心率加快、血压上升、心排血量增加，反过来又影响压力感受器、降低交感神经张力。预先注射阿托品能减轻或消除泮库溴铵的心血管反应，该证据支持上述论断[187]。但人体尚未发现松弛迷走神经效应机制的正性变时效应[190]。

苄异喹啉类复合物使心率增快是组胺释放的结果。

心律失常　琥珀胆碱和 dTc 能够降低肾上腺素诱发心律失常的发生率[191]。氟烷麻醉期间泮库溴铵可能由于增强了房室间传导[192]而导致心律失常发生率有所增加[187]。有两例氟烷麻醉期间使用泮库溴铵的患者发生了快速心律失常（超过 150 次 / 分），并逐渐进展为房室分离[193]。这两个病例唯一相似之处是患者都服用过三环类抗抑郁药。

心动过缓　有病例报道，应用维库溴铵或阿曲库铵之后发生了严重的心动过缓，甚至心搏骤停[194-195]，所有这些病例都与使用阿片类药物相关。后续研究提示，维库溴铵或阿曲库铵本身并不会引起心动过缓[196]。当与能引起心动过缓的药物联合使用时（例如芬太尼），这些无松弛迷走神经效应的肌松药（如维库溴铵、顺阿曲库铵和阿曲库铵）就会诱发心动过缓。因此，有中度松弛迷走神经效应的泮库溴铵常用来对抗阿片类药物诱发的心动过缓。

呼吸效应　毒蕈碱胆碱能系统在调节气道功能方面发挥着重要作用。目前，已有 5 种毒蕈碱受体被克隆出来[197]，其中三种受体（$M_1 \sim M_3$）存在于气道内[198]：M_1 受体受交感神经支配，调节支气管舒张[199]；M_2 受体位于突触前节后副交感神经末梢（图 27.14），以负反馈机制限制乙酰胆碱的释放；M_3 受体位于突触后（图 27.14），调节气道平滑肌收缩（即支气管收缩）[199]。非去极化 NMBDs 在 M_2 和 M_3 受体都有不同的拮抗活性[200]。例如阻滞气道平滑肌的 M_3 受体能抑制迷走神经诱发的支气管收缩（即导致支气管扩张），而阻滞 M_2 受体则使乙酰胆碱释放增多，乙酰胆碱作用于 M_3 受体引起支气管收缩。

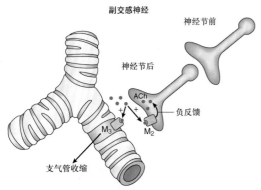

图 27.14　毒蕈碱（M_3）受体位于气道平滑肌（突触后膜）。乙酰胆碱（Ach）刺激 M_3 受体引起气道平滑肌收缩。M_2 受体位于副交感神经节后神经末梢（突触前膜），以负反馈机制限制乙酰胆碱的释放

瑞库溴铵对 M_2 受体的亲和力是 M_3 受体的 15 倍[200]，因此瑞库溴铵引起严重支气管痉挛的发生率很高（＞9%）[201-203]，导致其撤出医疗市场。在实验动物（豚鼠）中，CW 1759-50 被报道在 M_2 和 M_3 受体上的安全性是瑞库溴铵的 5 倍[11b]。

苄异喹啉类 NMBDs（顺阿曲库铵除外）与组胺释放相关，气道高敏感的患者注入这一类 NMBDs 可能会使气道阻力增加而导致支气管痉挛。

过敏反应　在某些国家麻醉期间发生危及生命的过敏反应（免疫介导）或类过敏反应的概率大概在 1/20 000 至 1/10 000 之间，其中约 1/6500 因使用 NMBDs 引起[204-205]。在法国，有报道称过敏性反应患者中最常见的过敏原因是 NMBDs（60.6%）、抗生素（18.2%）、染色剂（5.4%）和乳胶类（5.2%）[206, 206a]。在约 50% 的病例中，患者对 2 种或 2 种以上的 NMBDs 敏感，在不进行皮肤试验的情况下，也无法推断其交叉过敏。过敏反应是由免疫介导的，涉及 IgE 抗体与肥大细胞结合。类过敏反应不是由免疫介导的，一般是在非常罕见和高敏感患者当中发生的药理作用的放大反应。

然而，在以前未接触过任何非去极化 NMBDs 的患者中对其过敏者并不少见。NMBDs 与食物、化妆品、消毒剂和工业原料间可发生交叉反应[207]。对非去极化 NMBDs 致敏可能与止咳药福尔可定有关。在有神经肌肉阻滞药过敏史的患者当中 70% 会出现交叉反应[206]。在福尔可定从挪威市场撤出 6 年后，IgE 对 NMBDs（琥珀胆碱）致敏的发生率显著下降[207a]。

甾体类化合物（例如罗库溴铵、维库溴铵或泮库溴铵）不引起显著的组胺释放[186]。例如，4 倍 ED_{95} 剂量（1.2 mg/kg）的罗库溴铵也不会引起明显的组胺释放[208]。但是据报道，在法国琥珀胆碱和罗库溴铵导致过敏的发生率分别为 43.1% 和 22.6%[206]。Rose 和 Fisher 把罗库溴铵和阿曲库铵划分为中度过敏危险的肌松药[209]。他们还注意到罗库溴铵过敏报道数量的增加与该药物在市场上的占有份额呈线性相关。Watkins 声称"罗库溴铵在法国这么高的过敏发生率是难以解释的，如果研究者继续致力于将纯抗体介导的反应作为所有类过敏反应的解释，那么这一问题会一直无法阐明[210]。"所有非去极化 NMBDs 都可能诱发过敏反应，最近的出版物突出了过敏反应诊断程序标准化的需要，生化检测应当在过敏反应发生后快速实施。过敏反应后 60 ～ 90 min 可以检测到血浆内早期释放的组胺。根据过敏反应的严重程度不同，血清纤维蛋白溶酶浓度通常在 15 ～ 120 min 期间达到

高峰，并且作为过敏反应的标志物比组胺更具有特异性，这高度提示肥大细胞被激活。皮试仍然是发现导致过敏制剂的金标准[77a]，多年来人们一直争论合适的稀释浓度。例如，Laxenaire 使用 1:10 罗库溴铵稀释液做皮内试验[212]，而 Rose 和 Fisher 使用 1:1000 的稀释液[209]。Levy 等指出，1:10 罗库溴铵稀释液做皮内试验会产生假阳性结果，建议罗库溴铵至少应该稀释100 倍才能防止假阳性结果的产生[213]。Levy 等还发现，高浓度（ $\geq 10^{-4}$ M ）的罗库溴铵和顺阿曲库铵做皮内试验都能产生风团反应，顺阿曲库铵组还伴有轻中度肥大细胞脱颗粒反应[213]。然而，与对照组相比，人们认为使用非去极化 NMBDs 给过敏反应患者进行皮试是可靠的。在任何 NMBDs 疑似过敏反应的情况下，务必完成与其他市面上可销售的 NMBDs 发生交叉反应调查，以确定安全的替代方案。

所有 NMBDs 都能引起组胺 -N- 甲基转移酶非竞争性抑制，但是引起这种抑制所需的肌松药浓度远远超过临床用药浓度，只有维库溴铵例外，0.1 ~ 0.2 mg/kg 的维库溴铵就能引起明显的临床表现[214]，这就是给予维库溴铵后会偶尔发生严重支气管痉挛的原因[215]。处理过敏反应的目标请参考第 5 章和第 6 章。

药物相互作用及其他因素对神经肌肉阻滞药反应的影响

药物之间的相互作用是指给予一种药物以后改变了体内另一种药物的药效或药代动力学的现象。发生在体外药物之间的物理或化学的不相容性不能称为药物的相互作用[216]。

许多种药物都和 NMBDs 或其拮抗剂或者同时与这两类药物都有相互作用，综述所有这些药物相互作用超过了本章讲述的范畴[216-217]。在随后的章节中将讨论一些比较重要的药物与 NMBDs 及其拮抗剂的相互作用。

非去极化神经肌肉阻滞药的相互作用

人们认为两种非去极化 NMBDs 联合应用会出现叠加作用或者协同作用，此类药物未发现相互间拮抗作用的报道。已经有人证实，给予化学结构相关的两种药物会出现药物叠加作用，如阿曲库铵-美维库铵[218]或者甾体类 NMBDs 的不同配伍[98]。另一方面，联合应用化学结构不同（如甾体类肌松药和苄异喹啉类肌松药）的 NMBDs，例如泮库溴铵 -dTc[219]、泮库溴铵-甲筒箭毒[219]、罗库溴铵-美维库铵[142]、罗库溴

铵-顺阿曲库铵[109]等均会产生协同作用。在联合应用美维库铵-罗库溴铵时还发现了其额外的优点（起效迅速而且作用时间较短）[142]。虽然药物协同作用的确切机制还不清楚，但是人们已经提出了几种假说，包括神经肌肉接头处存在多个结合位点（突触前受体和突触后受体）[220]以及两个 α 亚单位（ α_H 和 α_L ）有不相等的结合亲和力。另外，泮库溴铵引起的丁酰胆碱酯酶抑制使美维库铵的血浆清除率降低，很大程度地增强了神经肌肉阻滞作用[221]。

在麻醉过程中联合应用两种不同的非去极化神经肌肉阻滞药会出现怎样的药代动力学反应，不仅取决于使用何种肌松药，还取决于给药的顺序[222-223]。大约要经过 3 个半衰期（这样第一种药物已经有 95% 被清除）才能出现第一种药物肌松效应的逆转而表现出第二种药物的阻滞作用特征。用过泮库溴铵后，维库溴铵的前两个维持剂量作用时间延长，但是第三个维持剂量引起的作用时间延长效应已经很弱，可忽略不计[222]。相似地，Naguib 等注意到初始剂量使用阿曲库铵之后，美维库铵第一个维持剂量使 10% 的颤搐恢复的平均时间明显延长（ 25 min ），而初始剂量是美维库铵时，该作用时间为 14.2 min[218]。但是美维库铵的第二个维持剂量作用时间无论初始剂量是阿曲库铵还是美维库铵都比较接近，前者是 18.3 min，后者是14.6 min。

使用阿曲库铵之后出现美维库铵第一个维持剂量作用时间明显延长[218]，以及使用泮库溴铵[222-223]之后维库溴铵维持剂量作用时间延长，这与药物的协同作用并不相关。联合应用阿曲库铵和美维库铵[218]或者联合应用维库溴铵和泮库溴铵[98]都仅表现为叠加作用。然而上述的作用时间延长可以归因于这些药物在受体位点的相对浓度。因为大多数受体还持续被初始剂量的肌松药占据，临床表现主要依赖于先行给予药物的药代动力学或药效动力学（或两者）而不是第二种药物（维持剂量）的药代动力学 / 药效动力学。但是随着第二种药物剂量逐渐增加，越来越多的受体开始被第二种药物占据，第二种药物的药理作用就会表现出来。

琥珀胆碱和非去极化神经肌肉阻滞药的相互作用

琥珀胆碱和非去极化 NMBDs 之间的相互作用取决于给药的顺序和药物的剂量[81, 224-225]。给予琥珀胆碱之前先给予小剂量不同的非去极化 NMBDs 能防止琥珀胆碱引起的肌肉颤搐，而且对琥珀胆碱的去极化神经肌肉阻滞作用具有一定的拮抗作用[27, 81]。因此在

使用非去极化 NMBDs 防止琥珀胆碱引起的肌颤作用之后，建议增加琥珀胆碱的给药剂量[27]。

关于先应用琥珀胆碱再使用非去极化 NMBDs 所产生药理效应的研究结果相互矛盾。有人报道先使用琥珀胆碱之后，泮库溴铵[224]、维库溴铵和阿曲库铵[225]的阻滞作用增强。与之相反，也有人报道先使用琥珀胆碱之后对泮库溴铵、罗库溴铵或美维库铵的阻滞作用无影响[81, 226-227]。

与吸入麻醉药相互作用

用强效的吸入麻醉药（不使用神经肌肉阻滞药）达到深度麻醉作用时，神经肌肉传导会轻微减慢，通过强直刺激或 TOF 刺激方式进行神经肌肉功能的监测会发现颤搐幅度受到抑制[228]。吸入麻醉药也能加强非去极化 NMBDs 的神经肌肉阻滞作用，吸入麻醉药令所需 NMBDs 的剂量减少，肌松药的作用时间和神经肌肉阻滞作用的恢复时间延长[229]，这些作用的程度依赖于以下几个因素：麻醉时间[228, 230-231]、吸入麻醉药种类[232]和吸入麻醉药的使用浓度（剂量）[233]。据增强肌松作用的大小，吸入麻醉药排序如下：地氟烷＞七氟烷＞异氟烷＞氟烷＞氧化亚氮-巴比妥-阿片类或丙泊酚麻醉（图 27.15）[234-236]。

弱效的麻醉药能产生相对较强的临床肌肉松弛效应主要源于它们具有更高的水溶性[237]。地氟烷和七氟烷的血/气和组织/气溶解度低，因此这两种新药物比其他以往吸入麻醉药更容易达到呼气末浓度和神经肌肉接头处的平衡。

挥发性麻醉药和 NMBDs 之间的相互作用是药效动力学间的相互作用而不是药代动力学间的相互作用[238]。其作用机制假说包括：① α 运动神经元和中间神经元突触间的中枢效应[239]；② nAChR 突触后抑制[240]；

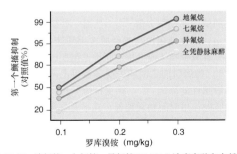

图 27.15　地氟烷、七氟烷、异氟烷 1.5 MAC 浓度麻醉和全凭静脉麻醉（TIVA）期间罗库溴铵所致神经肌肉阻滞累积剂量-效应曲线（From Wulf H, Ledowski T, Linstedt U, et al. Neuromuscular blocking effects of rocuronium during desflurane, isoflurane, and sevoflurane anaesthesia. Can J Anaesth. 1998；45：526-532, with permission from the Canadian Journal of Anaesthesia.）

③受体作用位点拮抗剂亲和力的增加[237]。

与抗生素相互作用

在没有 NMBDs 作用的情况下大多数抗生素都能引起神经肌肉阻滞作用。氨基糖苷类抗生素例如多黏菌素、林可霉素、克林霉素主要抑制突触前膜中乙酰胆碱的释放，也能降低突触后膜 nAChR 对乙酰胆碱的敏感性[241]，而四环素只表现为突触后活性。与 NMBDs 联合使用时，上述抗生素能增强神经肌肉阻滞药的作用[242]。尚未有关于头孢类和青霉素能增强 NMBDs 作用的相关报道。由于使用过氨基糖苷类抗生素之后，新斯的明拮抗 NMBDs 的肌松作用会比较困难[243]，故在 NMBDs 的肌松作用自行消退之前应持续控制通气。Ca²⁺不能用于加快神经肌肉阻滞作用的恢复，原因有如下两点：Ca²⁺产生的肌松拮抗作用不持久，而且还可能影响抗生素的抗菌效果。

温度

低温会延长非去极化 NMBDs 的作用时间[244-246]。肌肉温度在 35.2℃ 以下时，温度每下降 1℃ 拇内收肌收缩幅度就会下降 10%～16%[247-248]。为保持肌肉温度在 35.2℃ 以上，核心温度必须维持在 36℃ 以上[244]。给予 0.1 mg/kg 的维库溴铵，监测机械反应恢复到 10% 颤搐高度时发现：体温 36.4℃ 时恢复时间为 28 min，体温 34.4℃ 时恢复时间延长到 64 min[244]。出现作用时间延长的机制可能是药效动力学或（和）药代动力学[246]，包括肝肾排泄降低，药物分布容积发生了改变、受体亲和力局部弥散发生变化、神经肌肉接头处 pH 改变和神经肌肉传导不同成分低温后的净效应发生变化[244, 249]。低温降低罗库溴铵和维库溴铵的血浆清除率，延长其作用时间[246]。也有人报道了维库溴铵和温度相关的不同的药代动力学：温度下降时 k_{e0} 降低[0.023/(min·℃)]，这提示低温时药物在血循环和神经肌肉接头处达到平衡的时间稍延迟[246]。pH 降低，尤其是温度降低，会减慢阿曲库铵的霍夫曼消除过程[250]。实际上阿曲库铵的作用时间会因低温而明显延长[245]。例如，当监测诱发的机械反应时，0.5 mg/kg 阿曲库铵作用时间在体温 37℃ 时为 44 min，体温 34℃ 时为 68 min。

温度变化也会影响神经肌肉功能监测结果。例如，皮温冷却到 27℃ 时前臂监测维库溴铵的作用时间延长，且 PTC 在该臂中的监测结果将不可信[251]。同一个患者，用 TOF 方式监测神经肌肉功能也会因手臂处于不同的温度而出现不同的结果。两条手臂的温差越大，所得的监测结果相关性就越差[252]。

轻度低温不会影响新斯的明拮抗肌松的药理效应[253-255]。在健康志愿者中未发现低温能影响新斯的明的清除率、最大效应和作用时间[255]。轻度低温能延长舒更葡糖逆转罗库溴铵深度神经阻滞的时间（延长 46 s），这一时间延长在临床上是可接受的[255a]。

与镁和钙的相互作用

用于治疗先兆子痫和子痫毒血症的硫酸镁能增强非去极化 NMBDs 引起的神经肌肉阻滞作用[256-257]。给予 40 mg/kg 的硫酸镁，维库溴铵的 ED_{50} 会降低 25%，起效时间几乎缩短一半，恢复时间几乎延长一倍[257]。经硫酸镁治疗的患者，应用新斯的明后肌力恢复作用也会减弱[256]。硫酸镁会增强非去极化 NMBDs 的作用机制可能既有突触前效应又有突触后效应。高浓度的镁离子能抑制位于突触前神经末梢的钙通道，而钙离子能促进乙酰胆碱的释放[16]。另外，镁离子对突触后电位有抑制效应，使得肌纤维膜兴奋性降低。使用镁剂的患者，非去极化 NMBDs 的用量应减少且应借助客观监测仪仔细滴定其剂量以确保气管拔管前神经肌肉功能充分恢复。

镁离子和琥珀胆碱之间的相互作用是有争议的，然而最近的研究结果显示镁离子可能会拮抗琥珀胆碱的神经阻滞作用[258]。钙离子能刺激运动神经末梢释放乙酰胆碱，增强肌肉兴奋-收缩耦联的作用[16]。钙离子浓度增加会降低肌肉神经模型对 dTc 和泮库溴铵的敏感性[259]。甲状旁腺功能亢进的患者因高钙血症降低了机体对阿曲库铵的敏感性，致阿曲库铵的神经肌肉阻滞作用时间缩短[260]。

与锂相互作用

锂用于治疗双向型情感障碍（躁狂-抑郁症）。锂离子和钠离子、钾离子、镁离子和钙离子结构相似，因此可能会对所有这些离子的分布和药代动力学产生影响[261]。锂离子通过钠通道进入细胞内并容易在细胞内聚集。

锂离子通过激活钾离子通道抑制突触前的神经肌肉传导，抑制突触后的肌肉收缩[262]。锂和哌库溴铵联合应用会产生神经肌肉传导的协同抑制作用，而锂和琥珀胆碱联合应用则产生叠加作用[262]。有人报道碳酸锂和去极化及非去极化肌松药同时应用时，神经肌肉阻滞作用时间延长[263]。只有一例报道证实，应用锂的患者不延长使用琥珀胆碱后的恢复时间[264]。应用锂治疗后病情稳定的患者行外科手术时，应该减少 NMBDs 的给药量，逐渐追加给药、边给药边观察直至达到所需肌松水平。

与局部麻醉药和抗心律失常药相互作用

局部麻醉药对突触前膜和突触后膜都有影响。静脉应用大量的局部麻醉药后，绝大部分局麻药都会阻滞神经肌肉的传导。剂量较小时，局麻药会增强去极化以及非去极化 NMBDs 的神经肌肉阻滞作用[265]。还未有人研究过新斯的明能否拮抗局麻药与神经肌肉阻滞药联合应用导致的神经肌肉阻滞作用。普鲁卡因能抑制丁酰胆碱酯酶，可能通过降低丁酰胆碱酯酶对琥珀胆碱和美维库铵的水解，增强这两种药物的神经肌肉阻滞作用。

静脉小剂量应用局麻药会抑制强直后增强作用，人们认为这种抑制作用是神经接头前效应[266]。较大剂量局麻药能阻滞乙酰胆碱诱发的肌肉收缩，这表明局麻药有稳定接头后膜的作用[267]。普鲁卡因能在肌膜处取代钙离子从而抑制咖啡因诱发的骨骼肌收缩[268]。这些作用机制可能大部分都适用于局麻药。

几种抗心律失常药能增强 NMBDs 的阻滞作用。单纤维肌电图检查显示，维拉帕米和氨氯地平可减弱非神经肌肉疾病患者的神经肌肉传导功能[269]。临床报道提示维拉帕米能增强神经肌肉阻滞作用[270]并且影响使用丙吡胺患者的维库溴铵阻滞作用的恢复[271]，然而这些药物的相互作用临床意义可能不大。

与抗癫痫药物相互作用

在神经肌肉接头处抗惊厥药物都有抑制乙酰胆碱释放的作用[272-273]。长期接受抗惊厥药物治疗的患者对非去极化 NMBDs 有抵抗作用（美维库铵除外[274]，阿曲库铵可能也要除外[273]），临床表现为神经肌肉阻滞作用的恢复速度增快，需要增大剂量以获得神经肌肉完全阻滞作用。长期接受卡马西平治疗的患者维库溴铵的清除率增加 2 倍[275]。然而一些研究者将此归因于 α_1-酸性糖蛋白与神经肌肉阻滞药结合力增加、游离分数减少和（或）神经肌肉乙酰胆碱受体数目上调[276]。神经肌肉乙酰胆碱受体数目上调也是琥珀胆碱高敏感性的原因[277]。接受抗惊厥药物治疗的患者琥珀胆碱作用时间稍微延长，几乎无临床意义。但另一方面需要注意的是受体上调时，琥珀胆碱可能会有引发高钾血症的潜在危险。

与利尿剂的相互作用

早期研究结果显示给予实施肾移植手术患者单次剂量呋塞米之后（静注 1 mg/kg），dTc 的神经肌肉阻滞作用强度增加，作用时间延长[278]。

间接刺激大鼠的膈肌时，呋塞米能降低抑制 50% 肌肉颤搐所需的 dTc 的药物浓度，也能增加 dTc 和琥珀胆碱的神经肌肉阻滞强度[279]。呋塞米可能抑制环磷酸腺苷的生成，而且三磷酸腺苷裂解受到抑制，结果乙酰胆碱释放量降低。乙酰唑胺在大鼠膈制备过程中对于抗乙酰胆碱酯酶的效应有拮抗作用[280]。但是有一篇报道称 1 mg/kg 的呋塞米使泮库溴铵作用后肌肉颤搐反应恢复速度加快[281]。长期使用呋塞米对 dTc 和泮库溴铵引起的神经肌肉阻滞作用无影响[282]。

相反，甘露醇对非去极化神经肌肉阻滞药可能无影响，而且使用甘露醇或其他渗透性与肾小管利尿剂所产生的尿量增加对 dTc 以及其他 NMBDs 从尿中排出的速率无影响[283]。

与其他药物相互作用

用于治疗恶性高热的药物丹曲林能防止钙离子从肌浆网中释放，阻滞兴奋－收缩耦联作用。虽然丹曲林并没有阻滞神经肌肉的传导作用，但是肌肉对刺激的机械反应却受到抑制，相应地增强了非去极化神经肌肉阻滞效应[284]。

用于肾移植的免疫抑制剂硫唑嘌呤对肌松药引起的神经肌肉阻滞有轻微的拮抗作用[285]。

类固醇能够拮抗人体[286]以及动物[287]体内非去极化 NMBDs 的作用。这些药物之间相互作用的可能机制包括：类固醇作用于突触前运动神经末梢，促进乙酰胆碱的释放[288]；nAChR 的非竞争性抑制和通道阻滞[289]；内源性类固醇非竞争性作用于 nAChR[290]。长期联合应用皮质醇和神经肌肉阻滞药的药物治疗会导致持续性虚弱（见"神经肌肉阻滞药与危重患者衰弱综合征"部分）。

抗雌激素药物如他莫昔芬能增强非去极化 NMBDs 的作用[291]。

特殊人群

儿科患者

婴儿在刚出生时神经肌肉接头的发育尚未完全[16]，在人类出生 2 个月后神经肌肉间传导日趋成熟，但在大至 2 岁者仍可发现不成熟的接头。出生后第一个月的主要发育是位于神经肌肉接头外的胎儿型受体消失，被成人型受体取代，即 ε 亚基取代 γ 亚基。这些变化提示新生儿神经肌肉接头可能显示其对

NMBDs 反应改变的不成熟的证据，但 NMBDs 仍可安全应用于足月儿及早产儿。

健康婴儿应停止常规给药。在表面上看似健康的儿童中，如给予琥珀胆碱可能会出现难治性心搏骤停且伴有高血钾、横纹肌溶解症及酸中毒，尤其是对未能预计到的 Duchenne 型肌营养不良患者[292]（参见"琥珀胆碱并发症"部分）。

与成人相比，非去极化 NMBDs 在婴幼儿和儿童存在明显的年龄相关差异。儿童比其他年龄组患者对非去极化 NMBDs 的需要量更高。小于 1 周岁婴幼儿拇内收肌处的 ED_{95} 约低于年长儿童的 30%。虽然许多研究显示新生儿需要肌松药的剂量范围更大，但既往研究对新生儿是否对非去极化 NMBDs 比成人更敏感这一问题不清楚[293]。然而 Fisher 等近期在比较婴儿、儿童、成人的 NMBDs 药代动力学及药效动力学的研究中解释了这些表面上的矛盾[294-296]，使我们对这些药物用于儿童的临床药理学有了更清楚的理解。新生儿及婴儿对 dTc 的神经肌肉阻滞作用比成人更敏感[294]。新生儿和婴儿达到期望的神经肌肉阻滞水平所需的血浆浓度比成人分别低 57% 和 32%，但总剂量不应减少，因为新生儿和婴儿的稳态分布容积更大。分布容积增加是由于出生后第一个月细胞外液增加引起的，这种分布容积增加与较低的消除清除率一起，使其消除半衰期延长[294, 297]。在婴儿患者中所需的非去极化 NMBDs 给药频率少于（或给药间隔长于）年长的儿童。

阿曲库铵、维库溴铵、顺阿曲库铵、罗库溴铵和美维库铵常用于儿童，因为很多儿童外科手术操作时间短，与这些药单次插管剂量作用时程相匹配。婴儿和儿童的 NMBDs 起效时间比成人分别快 30% 和 40%。这种年龄相关效应可能由心排血量相对降低和循环时间增加等循环因素引起。

与长效 NMBDs 相似，婴儿对于维库溴铵的敏感度高于儿童（ED_{95} 分别为 0.047 mg/kg 及 0.081 mg/kg）[298-299]。因为维库溴铵的清除率未改变，所以维库溴铵用于婴儿作用时间延长很可能与分布容积增加相关[295, 297]。人们证实了婴儿依赖于其年龄的肌松药作用时间延长，给予婴儿 0.1 mg/kg 的维库溴铵几乎可产生约 60 min 的完全的神经肌肉阻滞时间。但在儿童和成人中，其神经肌肉阻滞时间仅为 20 min。因此在新生儿中，维库溴铵可作为一种长效的 NMBDs[295, 297]。

相比之下，阿曲库铵用于儿童和成人的作用时间无明显差别[300]。对于婴儿来说，阿曲库铵的分布容积与维库溴铵和 dTc 类似，都是增加的[296]，然而其清除速率也更迅速[296]。因此，婴儿、儿童及成人的

气管插管可以用同样剂量（0.5～0.6 mg/kg），且三组作用时间无明显差异。在大于 1 月龄的小儿患者中，阿曲库铵神经肌肉阻滞恢复略受年龄的影响，阿曲库铵导致儿童组胺释放和不良反应的发生率比成人低。在儿童，0.1 μg/kg（译者注：应为 mg/kg）顺阿曲库铵 2 min 即可起效，临床中平衡麻醉或氟烷麻醉时约可维持 30 min[301]。顺阿曲库铵应用于婴儿及儿童时 ED$_{95}$ 的计算值分别为 43 μg/kg 及 47 μg/kg[302]。婴儿和儿童患者维持 90%～99% 神经肌肉阻滞水平所需的平均注药速率相似[302]。

罗库溴铵作为一种中效 NMBDs，用于成人时比其他肌松药起效快，用于婴儿及儿童也是如此[303-304]。用于儿童 ED$_{95}$ 约为 0.4 mg/kg，比成人约高 20%～30%，但其起效时间比成人快[304]。对于儿童患者 0.6 mg/kg 罗库溴铵（约 60 s）与 0.1 mg/kg 维库溴铵（约 100 s）或 0.5 mg/kg 阿曲库铵（约 180 s）相比，其能够提供更好的插管条件[303]。有证据显示即使在婴儿吸入七氟烷诱导期间，加用 0.3 mg/kg 罗库溴铵能显著改善插管条件，明显降低诱导期喉痉挛引起的低氧饱和度等呼吸不良事件的发生率[305]。对于成人饱胃患者，建议应用 1.2 mg/kg 罗库溴铵进行快速诱导插管（60 s），可获得非常好的插管条件。

在儿童中，中效或短效 NMBDs 的恢复速度快于长效 NMBDs。儿童 30 μg/kg 的新斯的明剂量与成人 40 μg/kg 的常规剂量相当，并且提供了令人满意的对非去极化 NMBDs 的拮抗作用。新斯的明辅助恢复效果取决于年龄，儿童比婴儿或成人恢复速度更快[305a]。多项研究表明，当使用临床恢复标准进行儿童气管拔管时，TOF 比值应不超过 0.50～0.60，尽管 TOF 比值大于 0.90 是保证神经肌肉阻滞完全恢复所必需的。这些结果强调了对神经肌肉阻滞的客观（定量）评估的必要性，尤其是对婴儿和儿童，因为他们对非去极化肌松药存在敏感性和变异性。

老年患者

老年人应用 NMBDs 的药效动力学有所不同。通常随着机体的衰老会发生某些生理性的变化，包括体液总量和瘦体重减少、体内脂肪增多、肝肾血流量及肝酶活性降低、肾小球滤过率降低（成人约 20%/年），导致老年人对 NMBDs 的反应不同。随着机体老化，神经肌肉接头处的生理和解剖也有一定变化，包括：接头轴突与运动终板距离增加，运动终板的皱襞变平，运动终板的乙酰胆碱受体浓度下降，神经肌肉接头前轴突滤泡内乙酰胆碱含量减低，终端前轴突对

神经冲动反应释放的乙酰胆碱量减少[16]。

有些研究发现，老年人非去极化肌松药首次剂量需要量无变化，阿曲库铵、泮库溴铵和维库溴铵的剂量–效应曲线比年轻人的曲线轻度右移，然而未发现明显差异。给予单次剂量泮库溴铵后，未发现相应程度神经肌肉阻滞药血浆浓度有显著差异。该结果证实，在老年人和年轻成人中，非去极化肌松药的药效强度相同。NMBDs 起效时间延迟且与年龄相关[306]。这种与年龄相关效应可能由于心排血量下降、循环时间增加等老年人循环因素引起，这些因素导致生物相平衡更缓慢。老年人罗库溴铵神经肌肉阻滞药起效时间从 3.1 min 延长至 3.7 min，相似地，该年龄组顺阿曲库铵起效时间延长约 1 min。

研究发现几种目前可用的肌松药用于老年人后非去极化肌松药作用时间延长，维持神经肌肉阻滞的需要量减少，该人群的药代动力学改变可解释这些结果。分布和消除受到随年龄增长而出现的多种生理学改变的影响。不同于衰老过程相关的疾病状态，仅靠衰老作用难以阐明老年人神经肌肉阻滞作用改变的机制。

泮库溴铵[307]、维库溴铵[295, 308]及罗库溴铵[177]依靠肾和（或）肝代谢和消除，因此在老年人群中均显示出药代动力学和药效动力学的改变。因继发于排尿延迟导致的血浆清除率下降，年长者使用泮库溴铵出现恢复延迟。年龄超过 60 岁患者使用维库溴铵维持一定的神经肌肉阻滞所需剂量降低约 36%，且老年人自然恢复时间明显延长[25]。老年人血浆清除率低超过 50%，消除半衰期延长 60%[308]。维库溴铵作用的延长可能是药物消除减慢所致，这与年龄相关的肝肾血流量下降相一致。在老年人中罗库溴铵的作用时间和恢复指数增加，作用时间的延长可以由血浆清除率下降 27% 来解释。

对于不经肝肾代谢的药物，其药代动力学及药效动力学应不受年龄的影响。阿曲库铵有多种消除途径，经霍夫曼降解清除及酯水解，不依赖肝肾代谢，不受年龄影响。唯一的药代动力学改变是稳态分布容量略增加，引起消除半衰期稍延长。结果其作用时间、恢复指数以及持续输注期间所需剂量均不受年龄影响。顺阿曲库铵主要通过霍夫曼降解消除，与阿曲库铵不同是顺阿曲库铵不受特定酯酶的水解。由于顺阿曲库铵生物相平衡较慢，因此在老年患者中顺阿曲库铵起效略延迟。高龄患者的清除率并未下降。在老年人中该药的消除半衰期轻微延长，这是由于其稳态分布容积增加（10%）。这些药代动力学的微小变化与老年患者肌松恢复的改变无关。

老年人丁酰胆碱酯酶的活性仍在正常范围，但与青年人比大约降低 26%[309]。因为美维库铵经丁酰胆碱酯酶代谢，因此其清除率在老年人中略有降低，导致作用时间延长 20% ～ 25%[310]，恒速输注维持稳定肌松深度时剂量也要减少。琥珀胆碱代谢不受这些改变影响。

总之，当在老年人中以非去极化 NMBDs 维持一定肌松时，除阿曲库铵和顺阿曲库铵外，追加肌松药的时间间隔应延长。因为老年人肌松恢复普遍迟延，所以用药的选择和肌松深度监测十分重要。应用泮库溴铵后肌力恢复不完全与围术期老年人群肺部并发症的发生率增加相关[129]。PACU 内发生严重呼吸事件与神经肌肉阻滞恢复不全关系明确，故要强调客观监测的必要性以确保老年患者神经肌肉阻滞的恢复。

肥胖患者

在肥胖人群中，决定琥珀胆碱作用时间的血浆假性胆碱酯酶活性和细胞外液容量增加。对于达到完全神经肌肉阻滞及可预料的气管插管条件，推荐按总体重（total-body weight，TBW）计算给予 1 mg/kg 琥珀胆碱[311]。

最初研究显示，肥胖患者比非肥胖者需要更多的泮库溴铵，用以维持恒定的 90% 肌颤搐抑制。然而当采用体表面积（body surface area，BSA）校正以后，发现维持神经肌肉阻滞需要剂量无明显差异。

肥胖患者应首选使用中效 NMBDs。肥胖患者按照 TBW 使用维库溴铵会引起作用时间延长，但是维库溴铵药代动力学不因肥胖而改变。肥胖患者恢复时间延长可能是由于使用维库溴铵总剂量较大所致。按照 TBW，使用更大剂量肌松药时，血浆浓度下降的消除相比分布相慢很多[312]。罗库溴铵药代动力学不因肥胖而改变。同样地，按照总体重计算给药剂量后，罗库溴铵作用时间显著延长。相反，按照标准体重（ideal body weight，IBW）计算使用罗库溴铵，临床作用时间不到一半[313-314]。

当按照 TBW 计算给药剂量时阿曲库铵作用时间与 TBW 之间存在相关性。当按照 TBW 用药时，临床作用时间是按照 IBW 用药的两倍。肥胖与正常体重患者阿曲库铵的消除半衰期（19.8 min vs. 19.7 min）、稳态分布容积（8.6 L vs. 8.5 L）和总清除率（444 ml/min vs. 404 ml/min）无差异[315]。因为病态肥胖与正常体重患者相比，其肌肉质量和分布容积不变，所以按照 IBW 使用阿曲库铵可避免恢复时间延长[316]。当按照

TBW 使用顺阿曲库铵时，肥胖患者的作用时间也比按 IBW 给药时延长。

总之，非去极化 NMBDs 应用于肥胖人群时，给药剂量应按 IBW 计算，而非按其 TBW 计算，这样才不会导致用药相对过量并避免恢复延迟。当给予维持剂量时，强烈推荐实施客观监测以避免蓄积。

严重的肾疾病

NMBDs 含有季胺基团使其水溶性很强，因此通常在 pH 7.4 时完全解离，与血浆蛋白结合较弱。甾类肌松药主要消除方式是经肾小球滤过后经泌尿系统排出，肾衰竭影响非去极化肌松药的药理学特征，致药物经肾消除或代谢减缓。在一定程度上，只有阿曲库铵、顺阿曲库铵以及维库溴铵不依赖肾功能代谢。琥珀胆碱不依赖肾功能代谢，但它由血浆胆碱酯酶降解，严重肾衰竭患者血浆胆碱酯酶浓度轻度下降（表 27.11）。血浆胆碱酯酶活性下降程度通常是中度的（30%），不会导致琥珀胆碱所致神经肌肉阻滞时间延长。琥珀胆碱诱发短暂的血浆 K^+ 浓度升高（< 0.5 mmol/L），因此当血浆 K^+ 浓度在正常范围时，严重肾衰竭患者不是使用琥珀胆碱的禁忌证。NMBDs 用于肾衰竭患者时作用时间可能会延长。

肾衰竭并不影响患者对泮库溴铵[317]、阿曲库铵[318]、维库溴铵[319]或罗库溴铵[320]神经肌肉阻滞作用的敏感性（量效关系）。所有长效肌松药主要经肾清除，肾衰竭与这些药物的血浆清除率下降和消除半衰期增加相关[103]。泮库溴铵应用于严重肾衰竭患者，其消除半衰期增加 500%。药代动力学的改变导致以上药物应用于肾患者与肾功能正常患者相比，肌松作用时间延长且个体差异增大。由于用药潜在作用时间延长，以及有中、短效 NMBDs 可用，故不推荐肾衰竭患者使用长效 NMBDs。

阿曲库铵的药代动力学和作用时间不受肾衰竭的影响[321-322]，部分原因是霍夫曼消除和酯水解[173] 占阿曲库铵总清除率的 50%[167]。阿曲库铵主要代谢产物 N- 甲基罂粟碱经肾以原形状态被清除，在肾衰竭患者体内阿曲库铵消除半衰期延长[322]。即便持续使用阿曲库铵时，N- 甲基罂粟碱的血浆浓度仍比引起犬惊厥浓度的 1/10 低。

在慢性肾衰竭患者，顺阿曲库铵的作用时间并不延长[323]。霍夫曼消除占顺阿曲库铵总清除率的 77%[169]，肾排泄占其消除率的 16%[169]。N- 甲基罂粟碱的血浆峰浓度比使用等效剂量阿曲库铵后的 1/10 还低。在

表 27.11　肾功能正常及肾衰竭患者神经肌肉阻滞药的药代动力学

	血浆清除率［ml/（kg·min）］		分布容积（ml/kg）		消除半衰期（min）		参考文献
	肾功能正常	肾衰竭	肾功能正常	肾衰竭	肾功能正常	肾衰竭	
短效肌松药							
美维库铵同分异构体							[160]
顺–反	106	80	278	475	2.0	4.3	
反–反	57	48	211	270	2.3	4.3	
顺–顺	3.8	2.4*	227	244	68	80	
中效肌松药							
阿曲库铵	6.1	6.7	182	224	21	24	[172]
	5.5	5.8	153	141	19	20	[173] *†
	10.9	7.8	280	265	17.3	19.7	[322]
顺阿曲库铵	5.2	—	31	—	—	—	[169]
维库溴铵	3.0	2.5	194	239	78	97	[324]
	5.3	3.1*	199	241	53	83*	[325]
罗库溴铵	2.9	2.9	207	264*	71	97*	[175]
长效肌松药							
d-筒箭毒碱	2.4	1.5	250	250	84	132	[115]
泮库溴铵	74	20*	148	236*	97	475*	[149] †
	1.7	0.9	261	296*	132	257*	[380]

* 肾功能正常与肾衰竭间比较有显著性差异。
† 数值以 ml/min 表达，未进行体重校正。

终末期肾衰竭患者中，分布容积不变，但清除率下降 13%，消除半衰期从 30 min 增加到 34 min。

维库溴铵主要经肝代谢，但在肾衰竭患者体内，其清除率下降，消除半衰期延长[324-325]。有研究显示，与肾功正常人相比，肾衰竭患者应用 0.1 mg/kg 维库溴铵时其作用时间延长，个体差异增大[325]。但另有三项研究表明，在肾衰竭患者中 0.05～0.14 mg/kg 维库溴铵的作用时间并不延长，这一结果很可能是因为其用药剂量相对较小或样本量不足引起[324]。维库溴铵的主要代谢产物 3- 去乙酰维库溴铵具有 80% 维库溴铵的肌松作用[153]，有可能导致 ICU 内肾衰竭患者的肌无力时间延长[156]。肾衰竭患者术中应用维库溴铵或阿曲库铵所致的神经肌肉阻滞作用时间及恢复率相似[326]。

罗库溴铵的主要消除途径是经胆道和泌尿系统分泌，它被肝吸收并代谢和（或）排泄，在胆道和粪便内罗库溴铵浓度很高。使用 0.6 mg/kg 罗库溴铵后，多至 1/5 的药物可在 24 h 内从尿内以原形回收，人类尿内未发现其有活性的代谢产物。药代动力学研究显示，肾衰竭患者的罗库溴铵清除率下降 33%～39%[326a]，

该药的分布容积维持不变或轻微增加[175]。肾衰竭患者和无肾衰竭患者的消除半衰期分别是 70 min 和 57 min，而单次剂量和重复剂量的作用时间未受到明显影响[320]。

肾衰竭时，新斯的明的分布容积无明显变化，清除率减少 2/3，消除半衰期从 80 min 延长到 183 min。终末期肾衰竭患者依酚氯铵（滕喜龙）清除率明显降低，清除半衰期明显延长。

肝胆系统疾病

与肾清除相比，肝功能是非去极化肌松药药代动力学的中度影响因素。由于肝衰竭类型不同，肝胆系统疾病对 NMBDs 药代动力学的影响是复杂的（表 27.12）。肝硬化与细胞外液容量增加、水肿及肾功能不全相关。与急性肝衰竭相反，胆汁淤积可引起胆汁排泄减少，但与严重的肝衰竭无关。

虽然研究证明肝硬化患者对神经肌肉接头的敏感性不变，但是肝硬化患者肌松起效延迟，并且对非去极化肌肉松弛剂具有明显的耐受。这是分布容积增加，引起肝硬化患者体内肌松药稀释的结果。由于肌

表 27.12　肝功能正常及肝胆疾病患者神经肌肉阻滞药的药代动力学

	血浆清除率［ml/（kg·min）］		分布容积（ml/kg）		消除半衰期（min）		肝脏病理	参考文献
	正常	患病	正常	患病	正常	患病		
短效肌松药								
美维库铵同分异构体							肝硬化	[159]
顺-反	95	44*	210	188	1.53	2.48*		
反-反	70	32*	200	199	2.32	11.1*		
顺-顺	5.2	4.2	266	237	50.3	60.8		
中效肌松药								
阿曲库铵	5.3	6.5	159	207*	21	22	肝肾综合征	[318]
	6.6	8.0*	202	282*	21	25	肝硬化	[174]
顺阿曲库铵	5.7	6.6*	161	195*	23.5	24.4	移植相关	
维库溴铵	4.26	2.73*	246	253	58	84*	肝硬化	[154]
	4.30	2.36*	247	206	58	98*	胆汁淤积	[381]
	4.5	4.4	180	220	58	51	肝硬化	[155]
罗库溴铵	2.79	2.41	184	234	87.5	96.0	肝硬化	[176]
	217	217	16.4	23.4*	76.4	111.5*	混合性	[178] †
	296	189	151	264*	56	98*	肝硬化	[326c] †
	3.70	2.66*	211	248	92	143*	肝硬化	[179]
长效肌松药								
泮库溴铵	123	59*	261	307*	133	267*	胆汁淤积	[151] †
	1.86	1.45*	279	416*	114	208*	肝硬化	[150]
	1.76	1.47	284	425*	141	224*	胆汁淤积	[383]

* 肝功能正常患者与肝胆疾病患者间比较有显著性差异。
† 数值以 ml/min 或 L 表达，未做体重校正

松药依赖于肝功能消除，终末半衰期延长继发于分布容积增加或者胆汁排出减少[154]。大多数情况下，使用单次剂量非去极化肌松药后，作用时间不会延长，因其依赖药物分布。然而，当重复给药或者持续输注以后，由于肌松药依赖于肝消除，故可出现神经肌肉阻滞时间延长。

泮库溴铵主要通过肾消除，但是有 1/3 是通过肝代谢和排出的。肝硬化患者消除半衰期从 114 min 增加到 208 min[150]，这是分布容积增加 50% 以及血浆清除率降低 22% 的结果[150]。胆汁淤积引起泮库溴铵清除率下降 50%，致使其消除半衰期延长至 270 min。严重急性肝衰竭也导致血浆清除率下降和消除半衰期延长。

维库溴铵主要经胆道消除[326b]，只有小部分代谢为仍有维库溴铵 60% ～ 80% 效能的 3- 羟维库溴铵。据推测该代谢过程发生在肝内，因为研究发现总剂量的 40% 以原形及其代谢物的形式存在于肝和胆管内[147]。

轻度失代偿肝硬化患者清除率下降，而中央室分布容积和稳态分布容积增加，因而消除半衰期延长[154]。肝硬化患者维库溴铵作用时间与剂量相关。由于分布容积增加，0.1 mg/kg 剂量起效较慢，作用时间缩短。相反，由于肝硬化患者消除功能受损，给予 0.2 mg/kg 维库溴铵后，作用时间从 65 min 延长到 91 min。胆汁淤积致使血浆胆盐浓度升高，减少维库溴铵的肝吸收[147]，泮库溴铵也是如此，这可以解释一些研究者观察到的清除率下降的现象。胆道梗阻患者维库溴铵作用时间延长 50%。

罗库溴铵主要经胆道分泌，肝硬化患者中央室分布容积（＋33%）和稳态分布容积（＋43%）均增加，而清除率下降[326c]。肝硬化患者作用时间延长，和对照组相比其分布容积增加与起效时间延长存在相关性[176]。

阿曲库铵和顺阿曲库铵不经脏器清除[165, 168-169]，因此清除率应几乎不受肝病的影响。实际上，与其他

所有 NMBDs 相比，阿曲库铵及顺阿曲库铵的血浆清除率在患肝病的患者中有轻度增加（表 27.12）[174, 180]。因为这两种药物的清除在中央室内外均存在，提示分布容积增大将伴随清除率的增加[169]。在两项研究中[174, 180]，阿曲库铵和顺阿曲库铵在肝病患者中分布容积及清除率均增加，也支持这一理论[169]。肝病患者的肌松药清除率增加，并不反映为药物作用时间缩短[174, 180]。

阿曲库铵用于肝病患者可能会出现 N- 甲基罂粟碱的蓄积，目前受到关注。尽管 N- 甲基罂粟碱主要依赖肝清除机制，肝移植时其浓度可能与临床后遗症无关[327]。

由于肝病患者对非去极化肌松药反应的个体间差异较大大，故需在神经肌肉阻滞定量监测下进行滴定给药。

在患有严重肝病的患者中，由于肝内酶类的合成减少，导致丁酰胆碱酯酶活性降低。因此美维库铵异构体的血浆清除率下降大约 50%（表 27.12）[159]，作用时间延长约 3 倍[159]。

烧伤

烧伤患者可以使用肌松药辅助机械通气，以持续改善氧合状态。经过一段时间的制动，烧伤患者胎儿型（$\alpha_2\beta\gamma\delta$）和成人型（$\alpha_2\beta\epsilon\delta$）nAChR 均上调[328]。nAChR 的上调通常伴有非去极化 NMBDs 耐药作用，对琥珀胆碱的敏感度增加[329]。使 nAChR 上调的因素列于表 27.13。通常记录诱发的乙酰胆碱释放的定量含量烫伤大鼠受伤 72 h 后可发现反应性乙酰胆碱量子式释放显著增加[330]。乙酰胆碱释放增加也使烧伤患者对非去极化 NMBDs 产生耐药。在小鼠中，热损伤使其膈肌内乙酰胆碱酯酶在总量及特殊分子形式上出现改变[331]。

表 27.13　与乙酰胆碱受体上调和下调相关的因素	
nAChR 上调	**nAChR 下调**
脊髓损伤	重症肌无力
脑卒中	抗胆碱酯酶中毒
烧伤	有机磷中毒
长期制动	
长期使用神经肌肉阻滞药	
多发硬化	
吉兰-巴雷综合征	

nAChR，烟碱型乙酰胆碱受体

对非去极化 NMBDs 的耐药常见于烧伤总面积超过 25% 的患者[329, 332-333]。神经肌肉功能恢复到烧伤前水平可能需要几个月，甚至几年时间[334]。应用琥珀胆碱时血清钾离子浓度在正常范围内上升，但在烧伤患者中血清钾离子浓度会明显上升，并可能导致死亡[335]。有报道钾离子浓度可高达 13 mEq/L，并可导致室性心动过速、心室颤动、心搏骤停[335]。反应性高钾血症程度与烧伤严重程度并非紧密相关。一名仅有 8% 体表面积烧伤的患者出现了潜在致命性高钾血症[336]。烧伤后 24 h 内可安全应用琥珀胆碱。院前或者急诊室插管可以选用此药。然而，在烧伤最初的 24 h 后，肌肉已产生充分的反应性改变。由于发生高钾血症的不可预测性，烧伤后 24 h 最好避免应用琥珀胆碱。

肌细胞膜的功能异常与烧伤恢复过程一致。当正常皮肤长出、感染消退时，正常乙酰胆碱受体开始出现[334]。虽然研究证明患者被烧伤 3 年后，对琥珀胆碱的反应恢复正常[334]，但烧伤后患者高钾血症危险期的长短尚未明确。因此，保守的方法应让患者在烧伤后 24 h 以及至少在烧伤皮肤愈合 1～2 年内避免应用琥珀胆碱。

神经肌肉阻滞药与危重患者衰弱综合征

ICU 病房常将 NMBDs 与镇静剂和镇痛剂联合应用。ICU 应用 NMBDs 的适应证见框 27.1。但是支持 NMBDs 用于 ICU 的数据很少，并且是否对患者的肺功能或氧合有益尚未有定论[337]。然而一项多中心双盲试验显示某些急性呼吸窘迫综合征患者早期短时间使用顺阿曲库铵 48 h 可能有益[338]。该研究安慰剂组有一半使用了一次或多次剂量顺阿曲库铵，该研究效能不强，其对死亡率的影响处于统计学临界值，粗死亡率组间比较无差异。然而非去极化 NMBDs 有时会应用于 ICU 患者，在重症监护环境中需要特别关

框 27.1　已报道的 ICU 使用肌松药适应证
辅助机械通气
辅助气管插管
令患者耐受机械通气
肺充气压力过高，如急性呼吸窘迫综合征
颅内高压引起的过度通气
辅助诊断治疗操作
破伤风
癫痫持续状态
减少氧耗
消除寒战
减少呼吸做功

注的是使用 NMBDs 的患者未得到充分镇痛与镇静的危险[339]。这可以归咎于 ICU 的护士和医师不熟悉 NMBDs 的药理学[339-340]。例如，50%～70% 的 ICU 护士及住院医师认为泮库溴铵是一种抗焦虑药，其中 5%～10% 认为它是一种镇痛剂[339]。在英国，20 世纪 80 年代 ICU 将 NMBDs 当作镇静剂的错误用法普遍存在[341]。在 1980 年大约有 96% 的 ICU 患者接受了 NMBDs 来辅助机械通气。至 1986 年，机械通气患者使用 NMBDs 的比例已降至 16%[341]。现在重症治疗医师认识到 NMBDs 的副作用并且会避免其用于危重的 ICU 患者。对危重症成人进行神经肌肉麻痹的临床实践指南已经出版[341a]。在 ICU 使用 NMBDs 的具体适应证包括严重的难治性低氧血症；在心脏骤停后治疗性低温期间抑制颤抖；消除不必要的运动哮喘状态、颅内或腹腔内高压、大咯血或便于支气管镜或内窥镜检查等短期手术的患者；以及需要紧急气管插管的急性呼吸衰竭患者[341a]。

危重症患者停留 ICU 病房的时间延长与神经肌肉功能紊乱相关。后者可增加发病率，延长住院时间，使脱机困难，延长康复时间[342]。在 ICU 里，长期应用 NMBDs 引起的并发症列于框 27.2。在 ICU 病房，机械通气的维持时间、脓毒症、两个以上器官功能障碍、女性、应用激素和高碳酸血症是已知的神经肌肉功能紊乱的危险因素。重症患者中衰弱综合征是相对普遍的，并且初发症状可能多种多样。在一项关于 92 例临床诊断为衰弱综合征患者的回顾性研究中，肌电描记法的研究表明急性肌病 [重症肌病 (critical illness myopathy，CIM)] 是急性轴索神经病变 (重症神经病变) 的 3 倍 (分别为 43% 和 13%)[342]。1 例 ICU 内持续衰弱患者额外需要的费用大约为 $67 000[343]。神经肌肉衰弱的鉴别诊断见框 27.3。

重症肌病

Lacomis 等建议应用 CIM 即重症肌病[344]来替代目前文献中的术语，如：急性四肢麻痹性疾病[345]、ICU 内急性 (坏死性) 肌病、粗丝肌病、急性皮质醇肌病和重症监护肌病。

大多数关于 ICU 中 CIM 的报道集于哮喘持续状态患者中[346]，受感染的个体往往应用激素和非去极化 NMBDs 治疗。然而，肌病也被报道出现于哮喘患者中、应用激素而无瘫痪的慢性肺病患者中[347]和既未应用激素也未应用非去极化 NMBDs 的重度脓毒症患者中[348]。这种情况的主要原因是心肌细胞中肌球蛋白的丢失，伴随收缩能力的丧失。动物研

框 27.2　ICU 内肌松药应用的并发症
短期应用
特殊的，已知的药物不良反应
呼吸机故障或呼吸环路断开引起的通气不足
镇痛和（或）镇静不足
长期应用
卧床并发症
深静脉血栓和肺栓塞
周围神经损伤
褥疮溃疡
咳嗽无力
分泌物潴留和肺不张
肺内感染
烟碱型乙酰胆碱受体失调
停用肌松药后延迟性肌无力
持续神经肌肉阻滞
重症肌病
重症多神经病
以上因素混合存在
药物或其代谢产物的未知作用
乙酰胆碱和代谢性酸中毒 / 低血容量
3- 去乙酰维库溴铵与神经肌肉阻滞
N- 甲基罂粟碱与脑兴奋

框 27.3　ICU 内神经肌肉功能异常的一般原因
中枢神经系统
脓毒性或中毒 - 代谢性脑病
脑干卒中
中心性脑桥髓鞘溶解
前角细胞功能异常（如肌萎缩侧索硬化）
周围神经病变
重症多发性神经病
吉兰 - 巴雷综合征
卟啉病
副癌综合征
脉管炎
营养性和中毒性神经病
神经肌肉接头功能异常
重症肌无力
Lambert-Eaton 肌无力综合征
肉毒杆菌中毒
长期神经肌肉接头阻滞
肌病
重症肌病
恶病质肌病
横纹肌溶解
炎症性和感染性肌病
肌营养不良
中毒性肌病
酸性麦芽糖酶缺乏
线粒体性
低钾血症性
高代谢综合征伴横纹肌溶解（如神经阻滞药恶性综合征）

From Lacomis D. Critical illness myopathy. Curr Rheumatol Rep. 2002；4：403-408.

究还显示，与对侧对照组相比，制动的肌细胞胞质内类固醇受体的数量增加[349]。至少在某些患者中，长期制动可能是皮质类固醇治疗患者肌病的重要危险因素[350]，并且选择性肌肉萎缩是糖皮质激素敏感性改变的结果[349]。

脓毒症、制动和与负氮平衡相关的分解代谢也可导致肌病[16]。严重脓毒症患者尽管有正常或较高的血氧运输，骨骼肌仍存在低灌注现象[351]。在脓毒症的啮齿类动物模型中，已证实有 nAChR 的抗体[352]。这种肌无力症状在危重症患者中也可见到。有报道证实 CIM 患者骨骼肌内细胞因子的表达，激活了局部免疫[353]。

CIM 主要特点为弥漫性肌肉弛缓无力，且常包括面肌和膈肌的弛缓无力[344]。CIM 与重症多发性神经病（illness polyneuropathy，CIP）以及神经肌肉阻滞作用延长的临床表现有所重叠[344]。电生理研究和血清肌酐激酶浓度增加能够区分神经病变与肌病[344]。Lacomis 等声明"如果怀疑为其他肌病过程（如炎性肌病）或组织学结果会影响处理时，应考虑肌肉活检"[344]。

重症多发性神经病

危重疾病并发多发性神经病变被称为 CIP。CIP 同时影响感觉和运动神经，在多器官功能衰竭（multisystem organ failure，MOF）及全身炎症反应综合征（systemic inflammatory response syndrome，SIRS）的患者中 50% ~ 70% 发生 CIP[354]。有人提出假设，SIRS 通过释放细胞因子和自由基，损伤中枢或外周神经系统的微循环，从而产生 CIP[353]。微循环失调使外周神经系统易受损伤。

虽然对于危重症患者衰弱综合征没有特殊的治疗方法，越来越多的证据显示 ICU 住院期间早期理疗康复对患者有益。早前发现，危重病期间进行强化胰岛素治疗可降低 CIP 的风险，维持危重患者的血糖不高于 110 mg/ml 可降低 CIP 发生的风险。

CIM 与 CIP 的结局相似。有报道 CIP 患者的死亡率约为 35%。在一项研究中发现，发生 CIP 后能够生存下来的患者在随后的 1 ~ 2 年后 100%（13/13）出现了临床或神经生理学异常，所有患者的生活质量明显受到影响[355]。

临床相关问题

非去极化 NMBDs 是最常见的产生制动并引起去神经化状态的化学制剂。在这种情况下，包括成熟或接头 nAChR，其构成为 2 个 α 亚基，1 个 β、ε 和 δ 亚基；另外还有 2 个异构体，即非成熟 AChR 或 γ AChR 和神经 α 7AChR 等均在肌肉内表达。非成熟 AChR 亦指接头外受体，因为其主要表达于肌肉接头外部分。有人在已故的曾长期输注维库溴铵的危重病成人患者肌肉上发现 nAChR 上调[356]。上调是指有效受体的数量改变，但这些改变通常不包括异构体的改变。这三种类型受体可以在肌肉中共存。

琥珀胆碱可应用于 ICU 患者吗？

长时间制动后应用去极化 NMBDs 可能使 nAChR 上调，而使：① ICU 患者使用琥珀胆碱后心搏骤停的发生率增加[356]；② ICU 患者对非去极化 NMBDs 的需求增加[357]。更重要的是，琥珀胆碱更容易令非成熟 nAChR 去极化，可能诱发严重的 K^+ 外流，结果引起高钾血症。而且，α 7AChR 也能被琥珀胆碱去极化，这样就促进了 K^+ 从细胞内向细胞外间隙外流。因此，ICU 患者全身制动超过 24 h 后最好避免使用琥珀胆碱[16]。

非去极化神经肌肉阻滞药应当应用于 ICU 患者吗？

与非去极化 NMBDs 相关的持续性无力表现是一个独特的病理现象，而不是危重患者衰弱综合征的简单表现。一项前瞻性研究发现 ICU 患者应用 NMBDs 超过 2 天时，其持续肌无力发生率为 70%，而未用 NMBDs 的患者发生率为 0[358]。这项研究是非去极化 NMBDs 引起该并发症的有力证据。

在所有常规应用非去极化 NMBDs 患者中都发现有长期衰弱表现[156, 359-360]。大约有 20% 应用 NMBDs 超过 6 天的患者[359]、15% ~ 40% 应用大剂量激素的哮喘患者[346]以及 50% 应用维库溴铵的肾衰竭患者进展为延迟性衰弱[156]。临床上，应用甾体类 NMBDs 后肌松恢复延迟发生得更为频繁[156, 359]。

然而，人们发现 ICU 患者应用阿曲库铵后也发生延迟性衰弱[360]。而且阿曲库铵的应用使对于其代谢产物 N- 甲基罂粟碱的关注增加。在应用阿曲库铵的 ICU 患者脑脊液（cerebrospinal fluid，CSF）中也可以检测到 N- 甲基罂粟碱[361]。它具有兴奋作用，能够诱发动物癫痫发作[362]。人类的中毒剂量尚不清楚，但有报道患者应用阿曲库铵后出现癫痫发作，并未排除 N- 甲基罂粟碱诱发癫痫发作的可能[363-365]。一些证据也表明 N- 甲基罂粟碱能够激活神经元的烟碱受体[366]。顺阿曲库铵是阿曲库铵的同分异构体，由于它的效价是阿曲库铵的 4～5 倍，故其使用剂量小，N- 甲基罂粟碱引起的不良作用会减少[367]。

非去极化 NMBDs 是极化分子，不易透过血脑屏障，但是人们已经在 ICU 患者的脑脊液中发现维库溴铵和其长效活性代谢产物（3- 去乙酰维库溴铵）。NMBDs 及其代谢产物对于人类中枢神经系统的作用还未被深入研究，但是在大鼠实验中，阿曲库铵、维库溴铵、泮库溴铵注射到脑脊液中可导致剂量依赖性大脑兴奋性累积而引起癫痫[362]。大脑兴奋性增加以及接下来的脑耗氧增加对有脑缺血风险的 ICU 患者不利。有人也提出，非去极化 NMBDs 在 SIRS 时可以附着到神经上直接导致神经毒性[362]。

当必须使用非去极化肌松药时推荐使用周围神经刺激器监测，应当允许肌肉功能定期恢复。通过刺激周围神经调节用药剂量而非使用临床标准剂量，可以减少重症患者用药量，使肌肉功能恢复加速，且符合成本效益[369]。最近的研究表明每天中断镇静剂的使用可以缩短机械通气的时间和 ICU 的住院时间[370]。但是该方法对于 ICU 中肌无力患者是否适用尚不明确。当使用非去极化 NMBDs 时，框 27.4 指南可能对于最大限度地降低并发症的发生率有所帮助。正如极危重成人患者维持神经肌肉阻滞临床实践指南[337]所述："不管使用神经肌肉阻滞药的理由如何，我们强调应该先尝试所有其他能够使临床情况改善的方法，使用神经肌肉阻滞药是最后的选择。"在这一告诫中，我们还请求临床医师无论是在手术室还是 ICU，尽可能使用客观的监护仪来指导 NMBDs 的使用，并评估气管拔管的准备情况。第 43 章论述了定量神经肌肉监测的明确益处。

框 27.4　ICU 内使用神经肌肉阻滞药指南

避免使用神经肌肉阻滞药的情况：
　　使用最大剂量的镇痛剂和镇静剂时
　　手控通气参数与模式时
减少神经肌肉阻滞剂剂量至最小：
　　使用周围神经刺激器进行 TOF 监测
　　连续使用不能超过 2 天
　　单次注射而不是连续输注
　　仅在需要时使用且达到明确目标即可
　　定期允许肌松恢复
　　考虑替代疗法

致谢

编辑及出版商感谢 Mohamed Naguib 和 Cynthia A. Lien 医生在前一版本章节中的贡献，他们的工作是本版本章节的基础。

参考文献

1. Griffith H, Johnson GE. *Anesthesiology*. 1942;3:418.
2. Cullen SC. *Surgery*. 1943;14:216.
3. Beecher HK, Todd DP. *Ann Surg*. 1954;140:2.
4. Thesleff S. *Nord Med*. 1951;46:1045.
5. Foldes FF, et al. *N Engl J Med*. 1952;247:596.
6. Baird WL, Reid AM. *Br J Anaesth*. 1967;39:775.
7. Savage DS, et al. *Br J Anaesth*. 1980;52(suppl 1):3S.
8. Stenlake JB, et al. *Eur J Med Chem*. 1981;16:515.
9. Savarese JJ, et al. *Anesthesiology*. 1988;68:723.
10. Wierda JM, et al. *Br J Anaesth*. 1990;64:521.
11. Lien CA. *J Crit Care*. 2009;24:50.
11a. Savarese JJ. *Anesthesiology*. 2018;129:970.
11b. Deleted in proofs.
12. On being aware. *Br J Anaesth*. 1979;51:711.
13. Shovelton DS. *Br Med J*. 1979;1:737.
14. Poggesi I, et al. *Drug Metab Rev*. 2009;41:422.
15. Cullen SC, Larson CPJ. *Essentials of Anesthetic Practice*. Chicago: Year Book Medical; 1974.
16. Naguib M, et al. *Anesthesiology*. 2002;96:202.
17. Machold J, et al. *Eur J Biochem*. 1995;234:427.
18. Deleted in proofs.
19. Bowman WC. *Pharmacology of Neuromuscular Function*. 2nd ed. London: Wright; 1990.
20. Martyn JA. *Keio J Med*. 1995;44:1.
21. Kallen RG, et al. *Neuron*. 1990;4:233.
22. Martyn JA, Richtsfeld M. *Anesthesiology*. 2006;104:158.
23. Bowman WC. *Anesth Analg*. 1980;59:935.
24. Deleted in proofs.
25. Deleted in proofs.
26. Bovet D. *Ann NY Acad Sci*. 1951;54:407.
27. Szalados JE, et al. *Anesth Analg*. 1990;71:55.
28. Kopman AF, et al. *Anesth Analg*. 2000;90:1191.
29. Curran MJ, et al. *Br J Anaesth*. 1987;59:989.
30. Viby-Mogensen J. *Anesthesiology*. 1980;53:517.
31. Gissen AJ, et al. *Anesthesiology*. 1966;27:242.
32. Torda TA, et al. *Anaesth Intensive Care*. 1997;25:272.
33. Foldes FF, et al. *Anesth Analg*. 1956;35:609.
34. Lepage L, et al. *Clin Chem*. 1985;31:546.
35. Sunew KY, Hicks RG. *Anesthesiology*. 1978;49:188.
36. Lindsay PA, Lumley J. *Anaesthesia*. 1978;33:620.
37. Walts LF, et al. *Anesthesiology*. 1970;33:503.
38. Kao YJ, et al. *Br J Anaesth*. 1990;65:220.
39. Fisher DM, et al. *Anesthesiology*. 1988;69:757.
40. Barabas E, et al. *Can Anaesth Soc J*. 1986;33:332.
41. Pantuck EJ. *Br J Anaesth*. 1966;38:406.
42. Kalow W, Genest K. *Can J Biochem*. 1957;35:339.
43. Jensen FS, Viby-Mogensen J. *Acta Anaesthesiol Scand*. 1995;39:150.
44. Primo-Parmo SL, et al. *Pharmacogenetics*. 1997;7:27.
45. Galindo AHF, Davis TB. *Anesthesiology*. 1962;23:32.
46. Goat VA, Feldman SA. *Anaesthesia*. 1972;27:149.
47. Jonsson M, et al. *Anesthesiology*. 2006;104:724.
48. Stoelting RK, Peterson C. *Anesth Analg*. 1975;54:705.
49. Schoenstadt DA, Witcher CE. *Anesthesiology*. 1963;24:358.
50. Leiman BC, et al. *Anesth Analg*. 1987;66:1292.
51. Derbyshire DR. *Anesth Analg*. 1984;63:465.
52. Walton JD, Farman JV. *Anaesthesia*. 1973;28:666.
53. Powell JN, Golby M. *Br J Anaesth*. 1971;43:662.
53a. Thapa S, Brull SJ. *Anesth Analg*. 2000;91:237.
54. Schwartz DE, et al. *Anesth Analg*. 1992;75:291.
55. Antognini JF, Gronert GA. *Anesth Analg*. 1993;77:585.
56. Antognini JF. *Anesth Analg*. 1994;78:687.
57. Kohlschütter B, et al. *Br J Anaesth*. 1976;48:557.
58. Stevenson PH, Birch AA. *Anesthesiology*. 1979;51:89.
59. Birch Jr AA, et al. *JAMA*. 1969;210:490.
60. Pandey K, et al. *Br J Anaesth*. 1972;44:191.
61. Indu B, et al. *Can J Anaesth*. 1989;36:269.
62. Meyers EF, et al. *Anesthesiology*. 1978;48:149.
63. Miller RD, et al. *Anesthesiology*. 1968;29:123.
63a. Cunningham AJ, Barry P. *Can Anaesth Soc J*. 1986;33:195.
64. Deleted in proofs.
65. Greenan J. *Br J Anaesth*. 1961;33:432.
66. Miller RD, Way WL. *Anesthesiology*. 1971;34:185.
67. Salem MR, et al. *Anesthesiology*. 1972;44:166.
68. Minton MD, et al. *Anesthesiology*. 1986;65:165.
69. Brodsky JB, et al. *Anesthesiology*. 1979;51:259.

70. Waters DJ, Mapleson WW. *Anaesthesia.* 1971;26:127.
71. McLoughlin C, et al. *Anaesthesia.* 1992;47:202.
72. Naguib M, et al. *Br J Anaesth.* 1987;59:606.
73. Smith I, et al. *Anesth Analg.* 1993;76:1181.
73a. Findlay GP, Spittal MJ. *Br J Anaesth.* 1996;76:526.
74. Leary NP, Ellis FR. *Br J Anaesth.* 1990;64:488.
75. Meakin G, et al. *Br J Anaesth.* 1990;65:816.
76. Van der Spek AF, et al. *Anesthesiology.* 1987;67:459.
77. Littleford JA, et al. *Anesth Analg.* 1991;72:151.
77a. Dewachter P, et al. *Anesthesiology.* 2009;111:1141.
78. Naguib M, et al. *Anesthesiology.* 2003;99:1045.
79. Naguib M, et al. *Anesthesiology.* 2005;102:35.
80. Donati F, et al. *Br J Anaesth.* 1991;66:557.
81. Naguib M, et al. *Br J Anaesth.* 1995;74:26.
82. Erkola O, et al. *Anesth Analg.* 1995;80:534.
83. Dubois MY, et al. *J Clin Anesth.* 1995;7:44.
84. Naguib M, et al. *Anesth Analg.* 2004;98:1686.
85. Lee C. *Br J Anaesth.* 2001;87:755.
86. Everett AJ, et al. *J Chem Soc D.* 1970:1020.
87. Waser PG. Chemistry and pharmacology of natural curare compounds. Neuromuscular blocking and stimulating agents. In: Cheymol J, ed. *International Encyclopedia of Pharmacology and Therapeutics.* Oxford: Pergamon Press; 1972:205.
88. Hill SA, et al. *Bailliere's Clin Anesthesiol.* 1994;8:317.
89. Stenlake JB, et al. *Eur J Med Chem.* 1984;19:441.
90. Wastila WB, et al. *Anesthesiology.* 1996;85:169.
91. Lien CA. *Curr Opin Anesthesiol.* 1996;9:348.
92. Lien CA, et al. *Anesthesiology.* 1995;82:1131.
93. Savarese JJ, Wastila WB. *Acta Anaesthesiol Scand Suppl.* 1995;106:91.
94. Lien CA, et al. *Anesthesiology.* 1994;80:1296.
95. Stovner J, et al. *Br J Anaesth.* 1975;47:949.
96. Bowman WC, et al. *Anesthesiology.* 1988;69:57.
97. Wierda JM, Proost JH. *Eur J Anaesthesiol Suppl.* 1995;11:45.
98. Naguib M, et al. *Br J Anaesth.* 1995;75:37.
99. Goulden MR, Hunter JM. *Br J Anaesth.* 1999;82:489.
100. Belmont MR, et al. *Anesthesiology.* 2004;100:768.
101. Savarese JJ, et al. *Anesthesiology.* 2010;113:58.
102. Heerdt PM, et al. *Anesthesiology.* 2010;112:910.
103. Shanks CA. *Anesthesiology.* 1986;64:72.
104. Booij LH, Knape HT. *Anaesthesia.* 1991;46:341.
105. Bartkowski RR, et al. *Anesth Analg.* 1993;77:574.
106. Bevan DR, et al. *Can J Anaesth.* 1993;40:127.
107. Belmont MR, et al. *Anesthesiology.* 1995;82:1139.
108. Savarese JJ, et al. *Anaesthesist.* 1997;46:840.
109. Naguib M, et al. *Anesthesiology.* 1998;89:1116.
110. Weber S, et al. *Anesth Analg.* 1988;67:495.
111. Caldwell JE, et al. *Anesthesiology.* 1989;70:31.
112. Diefenbach C, et al. *Anesth Analg.* 1992;74:420.
113. Wierda JM, et al. *Can J Anaesth.* 1994;41:213.
114. Kopman AF, et al. *Anesthesiology.* 2000;93:1017.
115. Sheiner LB, et al. *Clin Pharmacol Ther.* 1979;25:358.
116. Holford NH, Sheiner LB. *Pharmacol Ther.* 1982;16:143.
116a. Donati F, Meistelman C. *J Pharmacokinet Biopharm.* 1991;19:537.
116b. Ducharme J, et al. *Clin Pharmacokinet.* 1993;24:507.
116c. Donati F. *Semin Anesth.* 1994;13:310–320.
117. Mencke T, et al. *Anesthesiology.* 2003;98:1049.
118. Combes X, et al. *Br J Anaesth.* 2007;99:276.
118a. Lundstrøm LH, et al. *Br J Anaesth.* 2009;103:283.
118b. Lundstrøm LH, et al. *Cochrane Database Syst Rev.* 2017;5:CD009237.
118c. Naguib M, Brull SJ. *Anesth Analg Nov.* 2017;30.
118d. Paton WD, et al. *J Physiol.* 1951;112:311.
119. Donati F, et al. *Anesthesiology.* 1990;73:870.
120. Donati F, et al. *Anesthesiology.* 1991;74:833.
121. Meistelman C, et al. *Can J Anaesth.* 1992;39:665.
122. Wright PM, et al. *Anesthesiology.* 1994;81:1110.
123. Plaud B, et al. *Clin Pharmacol Ther.* 1995;58:185.
124. Waud BE, Waud DR. *Anesthesiology.* 1972;37:417.
125. Meistelman C, et al. *Anesth Analg.* 1991;73:278.
126. Fisher DM, et al. *Anesthesiology.* 1997;86:558.
127. Smith CE, et al. *Anesthesiology.* 1989;71:57.
128. Sundman E, et al. *Anesthesiology.* 2000;92:977.
129. Berg H, et al. *Acta Anaesthesiol Scand.* 1997;41:1095.
129a. Murphy GS, Brull SJ. *Anesth Analg.* 2010;111:129.
129b. Bulka CM, et al. *Anesthesiology.* 2016;125:647.
129c. Eriksson LI, et al. *Anesthesiology.* 1993;78:693.
129d. Wyon N, et al. *Anesth Analg.* 1996;82:1252.
130. Chen BB, et al. *J Cardiothorac Vasc Anesth.* 1991;5:569.

130a. Nandi R, Basu SR, et al. *Indian J Anaesth.* 2017;61:910.
131. Plaud B, et al. *Anesthesiology.* 2001;95:96.
132. Lee HJ, et al. *Br J Anaesth.* 2009;102:869.
132a. Brull SJ, Kopman AF. *Anesthesiology.* 2017;126:173.
133. Kopman AF, et al. *Anesthesiology.* 1999;90:425.
134. Deleted in proofs.
135. Kopman AF, et al. *Anesth Analg.* 1999;89:1046.
136. Naguib M, Kopman AF. *Middle East J Anesthesiol.* 2003;17:193.
137. Bevan DR. *Can J Anaesth.* 1999;46:R88.
138. Plaud B, et al. *Anesthesiology.* 1996;85:77.
139. Hemmerling TM, et al. *Br J Anaesth.* 2000;85:856.
140. Magorian T, et al. *Anesthesiology.* 1993;79:913.
141. Mehta MP, et al. *Anesthesiology.* 1985;62:392.
142. Naguib M. *Anesthesiology.* 1994;81:388.
142a. Sieber TJ, Zbinden AM, et al. *Anesth Analg.* 1998;86:1137.
143. Engbaek J, et al. *Acta Anaesthesiol Scand.* 1985;29:117.
144. Savarese JJ, et al. *Anesthesiology.* 1989;70:386.
145. Kopman AF, et al. *Anesth Analg.* 2001;93:954.
146. Miguel RV, et al. *J Clin Anesth.* 2001;13:325.
147. Agoston S, et al. *Acta Anaesthesiol Scand.* 1973;17:267.
148. Miller RD, et al. *J Pharmacol Exp Ther.* 1978;207:539.
149. McLeod K, et al. *Br J Anaesth.* 1976;48:341.
150. Duvaldestin P, et al. *Br J Anaesth.* 1978;50:1131.
151. Somogyi AA, et al. *Br J Anaesth.* 1977;49:1103.
152. Mol WE, et al. *J Pharmacol Exp Ther.* 1988;244:268.
153. Caldwell JE, et al. *J Pharmacol Exp Ther.* 1994;270:1216.
154. Lebrault C, et al. *Anesthesiology.* 1985;62:601.
155. Arden JR, et al. *Anesthesiology.* 1988;68:771.
156. Segredo V, et al. *N Engl J Med.* 1992;327:524.
157. Khuenl-Brady K, et al. *Anesthesiology.* 1990;72:669.
158. Smit JW, et al. *Br J Pharmacol.* 1998;123:361.
158a. Costa ACC, et al. *Eur J Clin Pharmacol.* 2017;73:957–963.
158b. Leonard PA, Todd MM. *A A Case Rep.* 2017;9:190–192.
159. Head-Rapson AG, et al. *Br J Anaesth.* 1994;73:613.
160. Head-Rapson AG, et al. *Br J Anaesth.* 1995;75:31.
161. Goudsouzian NG, et al. *Anesth Analg.* 1993;77:183.
162. Maddineni VR, Mirakhur RK. *Anesthesiology.* 1993;78:1181.
163. Ostergaard D, et al. *Acta Anaesthesiol Scand.* 1993;37:314.
164. Naguib M, et al. *Anesthesiology.* 1995;82:1288.
165. Neill EA, et al. *Br J Anaesth.* 1983;55(Suppl 1):23S.
166. Stiller RL, et al. *Br J Anaesth.* 1985;57:1085.
167. Fisher DM, et al. *Anesthesiology.* 1986;65:6.
168. Lien CA, et al. *Anesthesiology.* 1996;84:300.
169. Kisor DF, et al. *Anesth Analg.* 1996;83:1065.
170. Boros EE, et al. *J Med Chem.* 2003;46:2502.
171. Fisher DM, et al. *Anesthesiology.* 1986;65:286.
172. Fahey MR, et al. *Anesthesiology.* 1984;61:699.
173. Ward S, et al. *Br J Anaesth.* 1987;59:697.
174. Parker CJ, Hunter JM. *Br J Anaesth.* 1989;62:177.
175. Szenohradszky J, et al. *Anesthesiology.* 1992;77:899.
176. Khalil M, et al. *Anesthesiology.* 1994;80:1241.
177. Matteo RS, et al. *Anesth Analg.* 1993;77:1193.
178. Magorian T, et al. *Anesth Analg.* 1995;80:754.
179. van Miert MM, et al. *Br J Clin Pharmacol.* 1997;44:139.
180. De Wolf AM, et al. *Br J Anaesth.* 1996;76:624.
181. Anaesthetists and the reporting of adverse drug reactions. *Br Med J (Clin Res Ed).* 1986;292:949.
182. Basta SJ. *Curr Opin Anaesthiol.* 1992;5:572.
183. Hatano Y, et al. *Anesthesiology.* 1990;72:28.
184. Scott RP, et al. *Br J Anaesth.* 1985;57:550.
185. Savarese JJ. *Anesthesiology.* 1979;50:40.
186. Naguib M, et al. *Br J Anaesth.* 1995;75:588.
187. Miller RD, et al. *Anesthesiology.* 1975;42:352.
188. Docherty JR, McGrath JC. *Br J Pharmacol.* 1978;64:589.
189. Roizen MF, et al. *J Pharmacol Exp Ther.* 1979;211:419.
190. Reitan JA, et al. *Anesth Analg.* 1973;52:974.
191. Wong KC, et al. *Anesthesiology.* 1971;34:458.
192. Geha DG, et al. *Anesthesiology.* 1977;46:342.
193. Edwards RP, et al. *Anesthesiology.* 1979;50:421.
194. Clayton D. *Br J Anaesth.* 1986;58:937.
195. Starr NJ, et al. *Anesthesiology.* 1986;64:521.
196. Cozanitis DA, Erkola O. *Anaesthesia.* 1989;44:648.
197. Bonner TI, et al. *Neuron.* 1988;1:403.
198. Mak JC, Barnes PJ. *Am Rev Respir Dis.* 1990;141:1559.
199. Coulson FR, Fryer AD. *Pharmacol Ther.* 2003;98:59.
200. Jooste E, et al. *Anesthesiology.* 2003;98:906.
201. Kron SS. *Anesthesiology.* 2001;94:923.
202. Naguib M. *Anesthesiology.* 2001;94:924.

203. Meakin GH, et al. *Anesthesiology*. 2001;94:926.
204. Laxenaire MC, et al. *Ann Fr Anesth Reanim*. 1990;9:501.
205. Fisher MM, More DG. *Anaesth Intensive Care*. 1981;9:226.
206. Mertes PM, et al. *Anesthesiology*. 2003;99:536.
206a. Tacquard C, et al. *Acta Anaesthesiol Scand*. 2017;61:290.
207. Baldo BA, Fisher MM. *Nature*. 1983;306:262.
207a. de Pater GH, Florvaag E, et al. *Allergy*. 2017;72:813.
208. Levy JH, et al. *Anesth Analg*. 1994;78:318.
209. Rose M, Fisher M. *Br J Anaesth*. 2001;86:678.
210. Watkins J. *Br J Anaesth*. 2001;87:522.
211. Deleted in proofs.
212. Laxenaire MC, Mertes PM. *Br J Anaesth*. 2001;87:549.
213. Levy JH, et al. *Br J Anaesth*. 2000;85:844.
214. Futo J, et al. *Anesthesiology*. 1988;69:92.
215. O'Callaghan AC, et al. *Anaesthesia*. 1986;41:940.
216. Naguib M, et al. *CNS Drugs*. 1997;8:51.
217. Miller RD. Factors affecting the action of muscle relaxants. In: Katz RL. ed. *Muscle relaxants*. Amsterdam: Excerpta Medica; 1975.
218. Naguib M, et al. *Br J Anaesth*. 1994;73:484.
219. Lebowitz PW, et al. *Anesth Analg*. 1981;60:12.
220. Paul M, et al. *Eur J Pharmacol*. 2002;438:35.
221. Motamed C, et al. *Anesthesiology*. 2003;98:1057.
222. Kay B, et al. *Anaesthesia*. 1987;42:277.
223. Rashkovsky OM, et al. *Br J Anaesth*. 1985;57:1063.
224. Katz RL. *Anesthesiology*. 1971;35:602.
225. Ono K, et al. *Br J Anaesth*. 1989;62:324.
226. Katz JA, et al. *Anesthesiology*. 1988;69:604.
227. Cooper R, et al. *Br J Anaesth*. 1992;69:269.
228. Kelly RE, et al. *Anesth Analg*. 1993;76:868.
229. Saitoh Y, et al. *Br J Anaesth*. 1993;70:402.
230. Miller RD, et al. *Anesthesiology*. 1972;37:573.
231. Miller RD, et al. *Anesthesiology*. 1976;44:206.
232. Rupp SM, et al. *Anesthesiology*. 1984;60:102.
233. Gencarelli PJ, et al. *Anesthesiology*. 1982;56:192.
234. Miller RD, et al. *Anesthesiology*. 1971;35:509.
235. Wulf H, et al. *Can J Anaesth*. 1998;45:526.
236. Bock M, et al. *Br J Anaesth*. 2000;84:43.
237. Paul M, et al. *Anesth Analg*. 2002;95:362.
238. Stanski DR, et al. *Anesth Analg*. 2002;95:362.
239. Pereon Y, et al. *Anesth Analg*. 1999;89:490.
240. Franks NP, Lieb WR. *Nature*. 1994;367:607.
241. Singh YN, et al. *Anesth Analg*. 1978;48:418.
242. Burkett L, et al. *Anesth Analg*. 1979;58:107.
243. Hasfurther D, Bailey P. *Can J Anaesth*. 1996;43:617.
244. Heier T, et al. *Anesthesiology*. 1991;74:815.
245. Leslie K, et al. *Anesth Analg*. 1995;80:1007.
246. Caldwell JE, et al. *Anesthesiology*. 2000;92:84.
247. Heier T, et al. *Anesthesiology*. 1989;71:381.
248. Heier T, et al. *Anesthesiology*. 1990;72:807.
249. Miller RD, et al. *J Pharmacol Exp Ther*. 1978;207:532.
250. Stenlake JB, Hughes R. *Br J Anaesth*. 1987;59:806.
251. Eriksson LI, et al. *Acta Anaesthesiol Scand*. 1991;35:387.
252. Thornberry EA, Mazumdar B. *Anaesthesia*. 1988;43:447.
253. Miller RD, et al. *J Pharmacol Exp Ther*. 1975;195:237.
254. Miller RD, Roderick LL. *Anesthesiology*. 1977;46:333.
255. Heier T, et al. *Anesthesiology*. 2002;97:90.
255a. Lee HJ, Kim KS, et al. *BMC Anesthesiol*. 2015;15:7.
256. Sinatra RS, et al. *Anesth Analg*. 1985;64:1220.
257. Fuchs-Buder T, et al. *Br J Anaesth*. 1995;74:405.
258. Tsai SK, et al. *Br J Anaesth*. 1994;72:674.
259. Waud BE, Waud DR. *Br J Anaesth*. 1980;52:863.
260. Al-Mohaya S, et al. *Anesthesiology*. 1986;65:554.
261. Price LH, Heninger GR. *N Engl J Med*. 1994;331:591.
262. Abdel-Zaher AO. *Pharmacol Res*. 2000;41:163.
263. Hill GE, et al. *Anesthesiology*. 1977;46:122.
264. Martin BA, Kramer PM. *Am J Psychiatry*. 1982;139:1326.
265. Usubiaga JE. *Anesth Analg*. 1967;46:39.
266. Usubiaga JE, Standaert F. *J Pharmacol Exp Ther*. 1968;159:353.
267. Kordas M. *J Physiol*. 1970;209:689.
268. Thorpe WR, Seeman P. *J Pharmacol Exp Ther*. 1971;179:324.
269. Ozkul Y. *Clin Neurophysiol*. 2007;118:2005.
270. van Poorten JF, et al. *Anesth Analg*. 1984;63:155.
271. Baurain M, et al. *Anaesthesia*. 1989;44:34.
272. Selzer ME, et al. *Brain Res*. 1984;304:149.
273. Ornstein E, et al. *Anesthesiology*. 1987;67:191.
274. Spacek A, et al. *Br J Anaesth*. 1996;77:500.
275. Alloul K, et al. *Anesthesiology*. 1996;84:330.
276. Kim CS, et al. *Anesthesiology*. 1992;77:500.

277. Melton AT, et al. *Can J Anaesth*. 1993;40:939.
278. Miller RD, et al. *Anesthesiology*. 1976;45:442.
279. Deleted in proofs.
280. Deleted in proofs.
281. Deleted in proofs.
282. Hill GE, et al. *Anesth Analg*. 1978;57:417.
283. Matteo RS, et al. *Anesthesiology*. 1980;52:335.
284. Lee C, Katz RL. *Br J Anaesth*. 1980;52:173.
285. Glidden RS, et al. *Anesthesiology*. 1988;68:595.
286. Meyers EF. *Anesthesiology*. 1977;46:148.
287. Leeuwin RS, et al. *Eur J Pharmacol*. 1981;69:165.
288. Parr SM, et al. *Br J Anaesth*. 1991;67:447.
289. Bouzat C, Barrantes FJ. *J Biol Chem*. 1996;271:25835.
290. Valera S, et al. *Proc Natl Acad Sci U S A*. 1992;89:9949.
291. Naguib M, Gyasi HK. *Can Anaesth Soc J*. 1986;33:682.
292. Henderson WA. *Can Anaesth Soc J*. 1984;31:444.
293. Goudsouzian NG, et al. *Anesthesiology*. 1974;41:95.
294. Fisher DM, et al. *Anesthesiology*. 1982;57:203.
295. Fisher DM, et al. *Clin Pharmacol Ther*. 1985;37:402.
296. Fisher DM, et al. *Anesthesiology*. 1990;73:33.
297. Fisher DM, Miller RD. *Anesthesiology*. 1983;58:519.
298. Meretoja OA, et al. *Anesth Analg*. 1988;67:21.
299. Wierda JM, et al. *Br J Anaesth*. 1997;78:690.
300. Goudsouzian N, et al. *Anesthesiology*. 1983;59:459.
301. Meretoja OA, et al. *Paediatr Anaesth*. 1996;6:373.
302. de Ruiter J, Crawford MW. *Anesthesiology*. 2001;94:790.
303. Scheiber G, et al. *Anesth Analg*. 1996;83:320.
304. Taivainen T, et al. *Paediatr Anaesth*. 1996;6:271.
305. Devys JM, et al. *Br J Anaesth*. 2011;106:225.
305a. Meakin G, et al. *Anesthesiology*. 1983;59:316.
306. Koscielniak-Nielsen ZJ, et al. *Anesthesiology*. 1993;79:229.
307. Duvaldestin P, et al. *Anesthesiology*. 1982;56:36.
308. Lien CA, et al. *Anesth Analg*. 1991;73:39.
309. Maddineni VR, et al. *Br J Anaesth*. 1994;72:497.
310. Maddineni VR, et al. *Br J Anaesth*. 1994;73:608.
311. Lemmens HJ, Brodsky JB. *Anesth Analg*. 2006;102:438.
312. Schwartz AE, et al. *Anesth Analg*. 1992;74:515.
313. Meyhoff CS, et al. *Anesth Analg*. 2009;109:787.
314. Leykin Y, et al. *Anesth Analg*. 2004;99:1086.
315. Varin F, et al. *Clin Pharmacol Ther*. 1990;48:18.
316. van Kralingen S, et al. *Br J Clin Pharmacol*. 2011;71:34.
317. Miller RD, et al. *J Pharmacol Exp Ther*. 1977;202:1.
318. Ward S, Neill EA. *Br J Anaesth*. 1983;55:1169.
319. Bevan DR, et al. *Can Anaesth Soc J*. 1984;31:491.
320. Khuenl-Brady KS, et al. *Anaesthesia*. 1993;48:873.
321. Hunter JM, et al. *Br J Anaesth*. 1982;54:1251.
322. Vandenbrom RH, et al. *Clin Pharmacokinet*. 1990;19:230.
323. Boyd AH, et al. *Br J Anaesth*. 1995;74:400.
324. Fahey MR, et al. *Br J Anaesth*. 1981;53:1049.
325. Lynam DP, et al. *Anesthesiology*. 1988;69:227.
326. Hunter JM, et al. *Br J Anaesth*. 1984;56:941.
326a. Robertson EN, et al. *Eur J Anaesthesiol*. 2005;22:4.
326b. Bencini AF, et al. *Br J Anaesth*. 1986;58:988.
326c. Servin FS, et al. *Anesthesiology*. 1996;84:1092.
327. Lawhead RG, et al. *Anesth Analg*. 1993;76:569.
328. Ward JM, et al. *J Burn Care Rehabil*. 1993;14:595.
329. Martyn JA, et al. *Anesthesiology*. 1980;52:352.
330. Edwards JP, et al. *Muscle Nerve*. 1999;22:1660.
331. Tomera JF, et al. *J Burn Care Rehabil*. 1993;14:406.
332. Marathe PH, et al. *Anesthesiology*. 1989;70:752.
333. Han T, et al. *Anesth Analg*. 2004;99:386.
334. Martyn JA, et al. *Anesthesiology*. 1992;76:822.
335. Schaner PJ, et al. *Anesth Analg*. 1969;48:764.
336. Viby-Mogensen J, et al. *Acta Anaesthesiol Scand*. 1975;19:169.
337. Murray MJ, et al. *Crit Care Med*. 2002;30:142.
338. Papazian L, et al. *N Engl J Med*. 2010;363:1107.
339. Loper KA, et al. *Pain*. 1989;37:315.
340. Hansen-Flaschen JH, et al. *JAMA*. 1991;266:2870.
341. Pollard BJ. *Br J Intens Care*. 1994;4:347.
341a. Murray MJ, et al. *Crit Care Med*. 2016;44:2079.
342. Lacomis D, et al. *Muscle Nerve*. 1998;21:610.
343. Rudis MI, et al. *Crit Care Med*. 1996;24:1749.
344. Lacomis D, et al. *Muscle Nerve*. 2000;23:1785.
345. Showalter CJ, Engel AG. *Muscle Nerve*. 1997;20:316.
346. Shee CD. *Respir Med*. 1990;84:229.
347. Hanson P, et al. *Muscle Nerve*. 1997;20:1371.
348. Deconinck N, et al. *Neuromuscul Disord*. 1998;8:186.
349. DuBois DC, Almon RR. *Endocrinology*. 1980;107:1649.

350. Hund E. *Crit Care Med*. 1999;27:2544.
351. Neviere R, et al. *Am J Respir Crit Care Med*. 1996;153:191.
352. Tsukagoshi H, et al. *Anesthesiology*. 1999;91:448.
353. De Letter MA, et al. *J Neuroimmunol*. 2000;106:206.
354. Tepper M, et al. *Neth J Med*. 2000;56:211.
355. Zifko UA. *Muscle Nerve Suppl*. 2000;9:S49.
356. Dodson BA, et al. *Crit Care Med*. 1995;23:815.
357. Coursin DB, et al. *Anesth Analg*. 69: 518.
358. Kupfer Y, et al. *Ann Intern Med*. 1992;117:484.
359. Op de Coul AA, et al. *Clin Neurol Neurosurg*. 1985;87:17.
360. Tousignant CP, et al. *Can J Anaesth*. 1995;42:224.
361. Gwinnutt CL, et al. *Br J Anaesth*. 1990;65:829.
362. Szenohradszky J, et al. *Anesth Analg*. 1993;76:1304.
363. Griffiths RB, et al. *Anaesthesia*. 1986;41:375.
364. Beemer GH, et al. *Anaesth Intensive Care*. 1989;17:504.
365. Eddleston JM, et al. *Br J Anaesth*. 1989;63:525.
366. Chiodini F, et al. *Anesthesiology*. 2001;94:643.

367. Chapple DJ, et al. *Br J Anaesth*. 1987;59:218.
368. Prielipp RC, et al. *Anesth Analg*. 1995;81:3.
369. Zarowitz BJ, et al. *Pharmacotherapy*. 1997;17:327.
370. Kress JP, et al. *N Engl J Med*. 2000;342:1471.
371. Kim KS, et al. *Br J Anaesth*. 1999;83:483.
372. Katz RL, Ryan JF. *Br J Anaesth*. 1969;41:381.
373. Kopman AF, et al. *Anesthesiology*. 2003;99:1050.
374. Wierda JM, et al. *Anesth Analg*. 1993;77:579.
375. Miguel R, et al. *Anesthesiology*. 1999;91:1648.
376. Agoston S, et al. *Br J Anaesth*. 1980;52(Suppl 1):53S.
377. Katz RL. *Anesthesiology*. 1971;34:550.
378. Savarese JJ, et al. *Anesthesiology*. 1977;47:277.
379. From RP, et al. *Br J Anaesth*. 1990;64:193.
380. Somogyi AA, et al. *Eur J Clin Pharmacol*. 1977;12:23.
381. Lebrault C, et al. *Br J Anaesth*. 1986;58:983.
382. Servin FS, et al. *Anesthesiology*. 1996;84:1092.
383. Westra P, et al. *Br J Anaesth*. 1981;53:331.

28 神经肌肉阻滞作用的拮抗

GLENN MURPHY，HANS D. DE BOER，LARS I. ERIKSSON，RONALD D. MILLER

吴范灿　姜妤　译　　徐世元　刘克玄　审校

<table>
<tr><td>要　点</td><td>■ 恰当地拮抗非去极化神经肌肉阻滞作用，对预防患者出现不良的临床结局至关重要。可通过药物充分逆转神经肌肉阻滞药（NMBDs）的残余阻滞作用，或者等待其自主恢复，两种方式均可达到肌肉力量完全恢复的效果。

■ 拇内收肌四个成串刺激（TOF）比值至少达到 0.90 方可认为神经肌肉阻滞充分恢复，可进行拔管，如果使用肌肉加速度描记仪（AMG）则 TOF 比值应达到 1.0。对肌肉松弛（肌松）情况进行量化监测是目前评估肌肉功能是否恢复至安全水平的唯一方法。

■ 残余的神经肌肉阻滞作用在麻醉后恢复室（PACU）中并非罕见，术后大约 30%～50% 患者 TOF 比值低于 0.90。

■ PACU 中 TOF 比值低于 0.90 的患者发生低氧血症、低氧期间呼吸控制能力受损、呼吸道梗阻、术后发生肺部并发症、出现肌无力症状以及 PACU 时间延长的概率增加。恰当的神经肌肉阻滞管理可降低甚至避免残余阻滞作用的发生，从而降低以上术后不良事件的发生率。

■ 新斯的明、溴吡斯的明、依酚氯铵能够抑制乙酰胆碱的分解，从而导致神经肌肉接头部位的乙酰胆碱增多。然而，这些药物对乙酰胆碱的抑制作用存在封顶效应。必须在自主呼吸恢复时才可考虑使用这些药物逆转神经肌肉阻滞。30～70 µg/kg 新斯的明可拮抗轻至中度神经肌肉阻滞。然而，如果神经肌肉功能已完全恢复时使用这些药物，理论上可导致反常的肌无力。

■ 舒更葡糖是一种改良的 γ- 环糊精，与甾体类 NMBDs 药物罗库溴铵和维库溴铵有高度亲和力。它能与这些甾体类 NMBDs 药物结合形成紧密螯合物使其失活，从而快速逆转此类药物的神经肌肉阻滞作用。

■ 2.0 mg/kg 与 4.0 mg/kg 的舒更葡糖分别能逆转轻中度、重度神经肌肉阻滞。16 mg/kg 的舒更葡糖可迅速逆转罗库溴铵的神经肌肉阻滞作用。舒更葡糖对神经肌肉阻滞的逆转起效迅速，且没有胆碱酯酶抑制剂所产生的不良反应。

■ 延胡索酸盐类药物更他氯铵［gantacurium（GW280430A，AV430A），CW002 和 CW011］是一类新的 NMBDs，主要通过半胱氨酸与自身双键结合形成无活性的加合物而失活。实验室研究表明，外源性给予 L- 半胱氨酸可在 2～3 min 内完全逆转深度神经肌肉阻滞。</td></tr>
</table>

历史

1595 年 Sir Walter Raleigh 在亚马逊旅行时发现箭毒可产生肌肉松弛效果[1]。1935 年，人们从南美藤本植物（*Chondrodendron tomentosum*）中提取出一种生物碱，并将其命名为右旋筒箭毒碱。几乎同一时期，伦敦的药理及生理学实验发现，乙酰胆碱是位于运动神经末梢的一种化学性神经递质[2]。同一实验室研究还发现，类毒扁豆碱样物质可逆转箭毒对蛙神经肌肉接头的阻滞作用[2]。在临床工作中，Bennett（1940）发现箭毒可以预防电休克治疗时的创伤并发症[3]。1942 年，Griffith 将箭毒的提取物成功用于 25 名外科手术患者，这些患者在没有使用拮抗剂（如新斯的明）的情况下神经肌肉功能完全恢复[4]。

1945 年有学者提出药物在拮抗神经肌肉阻滞中的重要性，尤其是认识到可使用新斯的明或毒扁豆碱拮抗箭毒的肌松作用，同时推荐将其作为手术室内使用肌松药后的拮抗药物[5]。1946 年，Cecil Gray 首次报道了在大量病例中使用箭毒的经验[1]。右旋氯化筒箭毒碱作为一种晶体提取物，用于 1049 例全麻病例，没有出现与其直接相关的术后并发症，只有两名患者使用了毒扁豆碱。然而，来自同一麻醉科随后的综述（1959）认为，"将新斯的明常规用于拮抗非去极化肌松药安全可行"[6]。在 20 世纪 60 年代中期，美国与欧洲的肌松药使用存在明显差异。当时有述评认为：大多数英国麻醉科医师武断地认为对肌松阻滞作用逆转的危险远低于神经肌肉阻滞残余的危险，因此大多数患者在麻醉结束时都使用了某些抗胆碱酯酶药拮抗神经肌肉阻滞残余作用。然而，在美国，更重视与逆转药物相关的发病率与死亡率，因此多使用更小剂量的箭毒，他们强调使用更小剂量的肌松药，因此不需要药物逆转残余作用[7]。实际上，在作者 Miller 接受高级医师培训的时代，主流观点是麻醉重点应该在于维持恰当的麻醉而并非使患者肌肉松弛，同时也认为箭毒不是麻醉药。

尽管有超过 70 年的研究历史，目前手术与麻醉结束时神经肌肉阻滞如何管理仍存在争议。一些临床麻醉科医师常规使用药物拮抗非去极化神经肌肉阻滞药（neuromuscular blocking drugs，NMBDs），而其他麻醉科医师则主张只有当存在明确的临床肌无力表现时方可使用拮抗剂。值得思考的是当没有临床肌无力表现时，患者是否存在具有临床意义的全身无力？神经肌肉阻滞的监测是否能改善患者治疗？本章的目的是介绍神经肌肉阻滞恢复不全的后果、抗胆碱酯酶药物在临床实践中的使用（益处、风险、局限性）以及逆转 / 拮抗肌松阻滞残余作用的新药进展。

神经肌肉阻滞的拮抗：目前的管理方法

大量研究观察了临床麻醉科医师在围术期如何评估并进行神经肌肉阻滞管理。在 20 世纪 50 年代后期，针对大不列颠及北爱尔兰麻醉科医师的一项调查显示[6]，44% 的受访者在使用右旋氯化筒箭毒碱或戈拉碘铵时"总是"或"几乎总是"使用新斯的明拮抗，2/3 的受访者使用 1.25 ～ 2.5 mg 新斯的明拮抗 NMBDs[6]。尽管不断增加的数据表明神经肌肉阻滞残余作用持续发生，最近调查显示，在过去几十年内临床医师关于拮抗肌松阻滞作用的态度并未发生明显变化。2003 年德国麻醉科医师的问卷调查显示，75% 的麻醉科医师在手术结束时并未常规使用新斯的明进行拮抗[8]。而对法国 1230 名高年资麻醉科医师的调查显示，"常规"或"经常"使用药物拮抗神经肌肉阻滞作用的只占到手术病例的 6% 和 26%[9]。相反，非去极化 NMBDs 的拮抗在英国则作为常规使用[10]。

为更好地了解 NMBDs 剂量、监测以及药物拮抗的情况，在美国与欧洲进行了一项关于神经肌肉阻滞使用情况的大规模综合调查[11]。受访者中使用非去极化肌松剂时"总是"采用抗胆碱酯酶药拮抗的比例，欧洲为 18%、美国为 34.2%。该调查结果提示，关于拮抗神经肌肉阻滞作用并无统一的共识以指导临床实践。尽管有些国际性的学术性组织制定了围术期相关指南，然而对不同国家的调查显示，绝大多数临床医师在手术室并没有监测或拮抗神经肌肉阻滞。令人惊讶的是，大多数麻醉科医师没有亲眼目睹过明显的与神经肌肉阻滞恢复不全直接相关的不良事件[11]。因此，相对于神经肌肉阻滞残余的风险，使用抗胆碱酯酶药逆转神经肌肉阻滞（见后文）的潜在风险可能被过高估计了。下文将重点论述神经肌肉阻滞残余的定义、发生率及临床并发症。

神经肌肉阻滞残余作用

神经肌肉阻滞残余作用的评估

为最大限度地保证患者安全，手术室内拔除气管导管应该在肌力完全恢复、神经肌肉阻滞残余作用被完全逆转（或自主恢复）后进行。因此，如何发现和治疗残余肌无力是提高术后疗效的关键。手术室内常用三种方法评价神经肌肉阻滞残余作用存在与否：肌无力的临床体征评估、神经肌肉阻滞定性监测（外周神经刺激器）、神经肌肉阻滞定量监测（客观）。围术期神经肌肉阻滞监测的类型详见第 43 章。

肌无力的临床体征评估　在右旋筒箭毒碱开始进入临床应用时，神经肌肉阻滞残余作用的判断与新斯的明的使用主要取决于手术结束后膈肌是否存在轻度、抽搐样运动[12]。如果没有观察到呼吸功能不佳的临床表现，则认为神经肌肉功能恢复，不需给予拮抗药物。20 世纪 60 年代，Harry Churchill-Davidson 首次在英国使用外周神经刺激仪，随后美国开始使用。然而，外周神经刺激仪并未常规使用。事实上，几十年后，评估神经肌肉阻滞功能恢复的最常用方法仍然是观察是否存在肌无力的临床体征[13]。而且，手术结束时临床医师判断是否给予拮抗剂的基本标准之一仍是有无肌无力的临床表现[11]。然而，几十年来，来自不同国家的一系列临床研究表明，肌肉力量的检测并不是判断神经肌肉阻滞是否充分恢复的敏感或可靠指标。最常用检测拔管的标准是通气方式"正常"、能够持续抬头[13]。遗憾的是，每种检测神经肌肉阻滞残余方法的敏感性都较差。当气管插管患者的神经肌肉功能恢复到可满足充分通气的程度时，负责保护并维持呼吸道开放的肌肉仍有明显的肌力受损现象[14]。其他研究者也观察到在四个成串刺激（train-of-four，TOF）比值为 0.50 甚至更低时，绝大多数受试者能维持 5 s 抬头[15-16]。监测肌肉力量的其他临床试验如持续手握力、抬腿或睁眼，也被证明在预测神经肌肉功能恢复方面敏感性低[17-18]（表 28.1）。

神经肌肉阻滞定性监测　定性神经肌肉阻滞监测仪，或更准确地称为外周神经刺激仪，是通过发送电刺激至周围神经，由临床医师视觉或触觉主观评估对神经刺激的反应（如手放在拇指上以观察尺神经刺激后肌肉收缩情况）（图 28.1）。临床有三种神经刺激方式用于评估残余肌松：TOF、强直刺激、双短强直刺激。TOF 刺激为每 0.5 s 发送 4 次超强刺激；强直刺激包括一系列快速刺激（50 Hz 或 100 Hz），常在 5 s 以上；双短强直刺激为发送两次 50 Hz 短爆发强直刺激，间隔 750 ms。这些神经刺激反应发生衰减则表明神经肌肉功能恢复不完全。虽然通过神经肌肉阻滞定性监测可了解神经肌肉阻滞早期恢复的情况并指导治疗，但其在监测轻度的神经肌肉阻滞残余作用（TOF 比值在 0.50 ～ 1.0 之间）时敏感性有限（图 28.2）。研究者观察到，当 TOF 比值超过 0.30 ～ 0.4 时，临床医师无法检测到衰减[19-21]。同样，当 TOF 比值大于 0.30 时，50 Hz 的强直刺激很难在 5 s 内观察到衰减[21-22]。使用双短强直刺激可提高临床医师检测到衰减的可能性；通

过这种方式检测到衰减的阈值约为 0.6 ～ 0.7[20-21, 23]。然而，无论采取何种神经刺激模式，通过定性的方式监测神经肌肉阻滞残余情况并非总是可靠。

神经肌肉阻滞定量监测　神经肌肉阻滞定量监测仪是能够发放周围神经刺激并量化记录诱发反应的设备。量化监测仪能够允许准确评估肌无力的程度，通过 TOF 刺激（显示为 TOF 比值）或单次颤搐刺激（对照"颤搐"的百分数相比的反应）的形式表达。虽然手术室内神经肌肉功能监测的五种不同定量方法在不断发展，目前只有肌肉加速度描记仪（AMG，available as the Stimpod，Xavant Technology，Pretoria，South Africa）一种方法被商业化生产，作为独立监测仪使用。原来在大多数临床试验中使用的便携式的 TOF 表 AMG 监测仪（Bluestar Enterprises，San Antonio，Texas）已经不在美国售卖（图 28.3）。一项比较 AMG 和标准定性监测（TOF 触觉衰减、双短强直刺激、5 Hz 强直刺激、100 Hz 强直刺激）的研究发现，AMG 是检测神经肌肉阻滞残余作用的最准确方法[21]（图 28.2）。此外，在手术室 AMG 的使用被证明可降低 PACU 神经肌肉阻滞残余的风险[24-27]，减少呼吸相关不良事件及神经肌肉阻滞恢复不全相关的肌无力的发生[26-27]。临床实践中，AMG 可有效评估气管导管拔除前神经肌肉功能是否完全恢复，并能客观指导手术结束时拮抗剂的使用剂量（见下文）。

全麻结束时仔细评估神经肌肉阻滞残余程度至关重要，可避免拔除气管导管后神经肌肉功能恢复不全所导致的潜在风险。然而，绝大多数临床医师所采用的方法（可按照指令抬头或保持稳定的呼吸状态；TOF 或强直神经刺激后无衰减）并不能确保神经肌肉阻滞完全恢复正常。量化的神经肌肉功能监测是目前用于评估肌肉功能是否恢复正常及指导拮抗剂安全使

表 28.1　640 名外科患者 TOF < 90% 时各种临床检测的敏感性、特异性、阳性及阴性预测值

变量	敏感性	特异性	阳性预测值	阴性预测值
不能微笑	0.29	0.80	0.47	0.64
不能吞咽	0.21	0.85	0.47	0.63
不能说话	0.29	0.80	0.47	0.64
全身无力	0.35	0.78	0.51	0.66
抬头无法持续 5 s	0.19	0.88	0.51	0.64
抬腿无法持续 5 s	0.25	0.84	0.50	0.63
不能握手持续 5 s	0.18	0.89	0.51	0.63
不能完成压舌板试验	0.22	0.88	0.52	0.64

试验的敏感性＝真阳性数 /（真阳性数＋假阴性数）；特异性＝真阴性数 /（真阴性数＋假阳性数）。真阳性是指患者试验评分阳性同时 TOF < 90%；假阴性是指患者试验结果阴性但 TOF < 90%；真阴性是指患者试验结果阴性但 TOF 并不 < 90%；假阳性是指患者试验评分阳性但 TOF 并不 < 90%。试验结果阳性是指不能微笑、吞咽、说话或全身无力等。

（From Cammu G，De Witte J，De Veylder J，et al. Postoperative residual paralysis in outpatients versus inpatients. Anesth Analg. 2006；102：426-429. ）

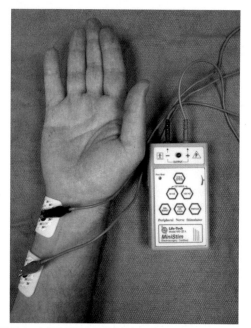

图 28.1　定性神经肌肉阻滞监测仪（或更准确地称为外周神经刺激仪）（MiniStim，Halyard Health 公司，佐治亚州罗斯维尔）通过发送电刺激至周围神经，由临床医师视觉或触觉主观评估对神经刺激的反应（如手放在拇指上以观察尺神经刺激后肌肉收缩情况）。该图中为刺激尺神经，主观评估拇指运动

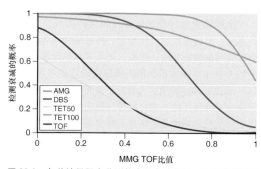

图 28.2　各种神经肌肉监测技术的衰减监测。分别使用肌肉加速度描记仪（AMG）、四个成串刺激（TOF）、双短强直刺激（DBS）、50 Hz 强直刺激（TET50）或 100 Hz 强直刺激（TET100）评估神经肌肉阻滞残余作用。测量一侧的拇内收肌机械肌动描记（MMG）的 TOF 比值。在恢复期，由一个盲法的观察者评估另外一侧触觉的衰减情况（From Capron F, Fortier LP, Racine S, Donati F. Tactile fade detection with hand or wrist stimulation using train-of-four, double-burst stimulation, 50-hertz tetanus, 100-hertz tetanus, and acceleromyography. Anesth Analg. 2006；102：1578-1584.）

用的唯一方法。为避免神经肌肉阻滞残余的可能，应使用神经肌肉阻滞定量监测。神经肌肉监测的介绍详见第 43 章。

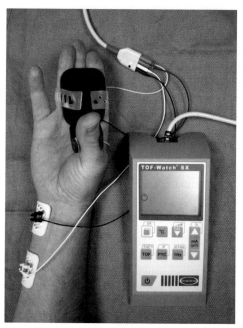

图 28.3　定量神经肌肉功能监测仪（肌肉加速度描记仪）（TOF-Watch AMG，Bluestar Enter prises，San Antonio，TX）。通过置于拇指的压电式敏感器检测尺神经刺激后产生的拇指运动。为了改善反应的协调性，使用手指适配器以产生持续的前负荷力。压电式传感器能检测出拇指运动的加速度，该加速度与肌肉收缩力呈正比

神经肌肉阻滞残余的定义

神经肌肉阻滞定量监测：TOF 比值低于 0.70 和低于 0.90　传统采用定量的神经肌肉阻滞监测方法定义神经肌肉阻滞作用。尽管外周神经刺激仪在 20 世纪 60 年代即开始使用，但 Ali 等在 20 世纪 70 年代早期才首次描述了外周神经刺激仪将尺神经-拇内收肌作为监测部位，在神经肌肉功能监测中的应用[28-29]。通过比较第四个（T4）与第一个（T1）电刺激激发的机械或肌电图反应（TOF 反应），监测神经肌肉功能恢复的程度。此后不久，他们又进行了几项研究，检测手部残余阻滞程度（定义为 T4/T1 比，即 TOF 比值）与周围肌无力症状及肺活量的相关性[30-32]。当拇内收肌 TOF 比值小于 0.60 时，可出现肌无力、气管牵引感（tracheal tug）、上睑下垂的临床表现及体征。当 TOF 比值恢复到 0.70 时，大多数患者可以抬头、静眼、握手、伸舌、肺活量超过 15 ml/kg。因此，在这些数据的基础上，TOF 比值为 0.70 被作为给予非去极化 NMBDs 的全麻结束时神经肌肉功能恢复的标准。然而，在最近的研究中观察到，当 TOF 比值达到 0.90 时，仍可能出现明显的肌无力及呼吸功能受损的临床

表现。当 TOF 比值低于 0.90 时，清醒志愿者仍可表现出咽部功能受损、呼吸道梗阻、胃内容物误吸风险增加、低氧通气控制功能受损、不舒适的肌无力主诉等表现[33-37]。外科手术患者中，TOF 比值低于 0.90 与呼吸相关不良事件及 PACU 时间延长存在相关性[38-39]。目前，业内一致同意拇内收肌 TOF 比值至少应恢复至 0.90（当使用 AMG 时甚至要求达到 1.0）方代表神经肌肉功能充分恢复。

临床症状与体征 神经肌肉阻滞残余的患者可能存在多种临床表现，包括：无法按照指令抬头、握手、睁眼或伸舌；切牙不能咬住压舌板；不能微笑、吞咽、说话、咳嗽，眼睛无法追逐移动的物体；或者不能进行深呼吸或肺活量样呼吸[40]。目前有报道的神经肌肉阻滞残余症状包括患者在完成上述试验时自觉很困难，以及视物不清、复视、面部无力、面部麻木、全身无力[37, 40]。虽然 TOF 比值达到 0.90 ～ 1.0 时绝大多数患者主要肌群均恢复到满意的肌肉力量，但在部分患者仍然可能存在肌无力的症状与体征。相反，有明显残余阻滞的少部分患者（TOF 比值 < 0.70）可能并未有相应的肌无力表现。神经肌肉阻滞残余作用最常用及准确的定义应该不仅包括客观与量化的监测数据［TOF 比值 < 0.90，同时通过 AMG、机械肌动描记法（mechanomyography，MMG）或肌电图（electromyography，EMG）证明］，也应包括神经肌肉功能恢复受损的临床证据［吞咽困难、无法讲话或按照指令抬头、复视和（或）全身无力］。

神经肌肉阻滞残余的发生率

PACU 内发生神经肌肉阻滞残余并非偶发事件。1979 年，Viby-Mogensen 检测了新斯的明逆转右旋筒箭毒碱、戈拉碘铵或泮库溴铵的效果[41]。抵达 PACU 后，42% 患者 TOF 比值低于 0.70，24% 无法按照指令抬头 5 s（大多数 TOF 比值 < 0.70）。作者认为平均剂量为 2.5 mg 的新斯的明不能充分逆转神经肌肉阻滞。随后研究发现，使用长效 NMBDs 的患者神经肌肉阻滞残余的发生率大致相同，21% ～ 50% 的患者在术后早期阶段 TOF 比值小于 0.70[42-44]。使用中效 NMBDs 替代长效 NMBDs，结果发现术后神经肌肉阻滞残余作用降低[44-46]。随着长效 NMBDs 在临床使用的日益减少，许多研究者期望 PACU 中的神经肌肉阻滞残余会越来越少。然而，神经肌肉阻滞恢复不全依然是一个常见的术后问题。大规模的研究（150 ～ 640 名受试者）发现，大约 31% ～ 50% 的患者在术后拇内收肌 TOF 比值小于 0.90，并且有神经肌肉阻滞残余的显著临床表现[17, 47-48]。最近一项来自 32 个医疗中心的调查研究显示，在 1571 个患者中，尽管 78% 的患者接受新斯的明拮抗治疗，仍有 58% 的患者拔除气管导管时 TOF 比值小于 0.9[49]。Naguib 等对 24 项临床研究进行 meta 分析，统计了 NMBDs 类型及 TOF 与神经肌肉阻滞残余的相关性[44]。在使用中效 NMBDs 时总的神经肌肉阻滞残余作用（定义为 TOF 比值小于 0.90）发生率为 41%（表 28.2）。结论认为，在世界范围内，术后短时间内神经肌肉阻滞残余的发生率仍较高；由于目前的临床监测手段不全，该并发症的发生率并未随时间呈下降趋势。

各研究对于术后神经肌肉阻滞残余的发生率报道不一，从 5% ～ 93%[44]。许多因素可能影响气管导管拔除后的神经肌肉阻滞恢复情况，这可解释各报道间的差异（框 28.1）。如果将 TOF 比值为 0.90 作为阈值，残余神经肌肉阻滞的发生率更常见（与之前使用 0.70 相比）（表 28.2）。同样的，如果在 NMBDs 拮抗与 TOF 监测之间存在短时间隔，通常可以观察到神经肌肉阻滞残余（对比在拔管时测定 TOF 与在 PACU 内测定的 TOF）[50]。此外，神经肌肉阻滞残余定量监测技术可能影响患者术后 TOF 比值小于 0.90 的发生率。例如，与 MMG 比较，AMG 常过高估计神经肌肉阻滞恢复的程度[21]。下文将讨论其他影响神经肌肉阻滞残余的因素。

表 28.2 肌松药类型与 TOF 相关的神经肌肉阻滞残余作用发生率

人群亚组	RNMB 发生率 *	置信区间	异质性	
			P 值	不一致率†（%）
长效 MR（TOF 比值 < 0.70）	0.351	（0.25 ～ 0.46）	< 0.001	86.7
中效 MR（TOF 比值 < 0.70）	0.115	（0.07 ～ 0.17）	< 0.001	85.9
长效 MR（TOF 比值 < 0.90）	0.721	（0.59 ～ 0.84）	< 0.001	88.1
中效 MR（TOF 比值 < 0.90）	0.413	（0.25 ～ 0.58）	< 0.001	97.2

* RNMB 发生率为加权平均值。这种对随机效应模型的加权考虑了不同研究之间及同一研究之内的相关差异。
† 不一致率为研究间的差异无法用随机性来解释的比例
MR，肌松药；RNMB，神经肌肉阻滞残余；TOF，四个成串刺激
（From Naguib M, Kopman AF, Ensor JE. Neuromuscular monitoring and postoperative residual curarisation: a meta-analysis. Br J Anaesth. 2007; 98: 302-316.）

框 28.1 术后神经肌肉阻滞残余发生率的影响因素

术前因素

1. 神经肌肉阻滞残余的定义
   - TOF 比值＜ 0.70（1990 年前）
   - TOF 比值＜ 0.90（1990 年后）
   - 存在肌无力的症状或体征
2. 患者因素
   - 年龄（老年患者为高危因素）
   - 性别
   - 已有健康问题（肾或肝功能不全、神经肌肉功能障碍）
   - 使用影响神经肌肉功能传递的药物（抗癫痫药）

术中麻醉因素

1. 术中使用的 NMBDs 类型
   - 中效 NMBDs（低风险）
   - 长效 NMBDs（高风险）
2. 术中使用的 NMBDs 剂量
3. 神经肌肉功能监测的使用
   - 定性监测（研究尚无明确结论）
   - 定量监测（低风险）
4. 神经肌肉阻滞维持的深度
   - "深度阻滞"（TOF 计数为 1 ～ 2）（高风险）
   - "轻度阻滞"（TOF 计数为 2 ～ 3）（低风险）
5. 术中麻醉药的类型
   - 吸入麻醉药（高风险）
   - TIVA（低风险）

与神经肌肉阻滞残余拮抗的相关因素

1. 拮抗剂的使用（低风险）
   - 新斯的明
   - 溴吡斯的明
   - 依酚氯铵
   - 舒更葡糖
2. 拮抗剂的剂量
3. 拮抗剂的使用与神经肌肉阻滞残余定量监测的时间间隔

神经肌肉阻滞残余监测的相关因素

1. 神经肌肉阻滞残余监测的客观方法
   - 机械肌动描记法（MMG）
   - 肌电描记法（EMG）
   - 加速肌动描记法（AMG）
   - Kinemyography（KMG）
   - 肌音描记法（PMG）
2. 神经肌肉阻滞残余监测的时机
   - 立即

术后因素

1. 呼吸性酸中毒与代谢性碱中毒（高风险）
2. 低体温（高风险）
3. PACU 中使用的药物（抗生素、阿片类）（高风险）

NMBDs，神经肌肉阻滞药；PACU，麻醉后恢复室；TIVA，全凭静脉麻醉；TOF，四个成串刺激

神经肌肉残余阻滞的副作用

有研究发现，大约一半的患者进入 PACU 时 TOF 比值低于 0.90，这与 AMG、MMG 或 EMG 测定结果相近[44]。残余肌无力对临床预后的影响尚缺乏有效记录。然而即使最低限度的神经肌肉阻滞也可能影响临床预后。下文综述了神经肌肉阻滞残余对清醒志愿者及手术后患者的影响。

神经肌肉阻滞残余的副作用：清醒志愿者的相关研究 手术患者在围术期接受多种麻醉药的注射，药物之间的相互作用影响了神经肌肉阻滞残余对临床结局影响的判断。清醒志愿者试验在没有其他麻醉药干扰的情况下，可以更准确地定量监测 NMBDs 的效果并评估阻滞程度对生理系统的影响。一般情况下，这些研究采取个体化滴定 NMBDs，使清醒研究者达到不同 TOF 比值，然后测量对呼吸系统的影响，观察肌无力的症状与体征。

早期志愿者的研究结果认为，当 TOF 比值为 0.60 ～ 0.70 时，呼吸功能受损较小[32]。与正常对照组相比，TOF 比值为 0.60 时呼吸频率、潮气量、呼气峰流速并未改变，而肺活量与吸气力量均显著降低[32]。但作者认为，这些变化临床意义不大。随后的研究揭示了 TOF 比值在 0.90 ～ 1.0 时存在咽部及呼吸功能受损。咽部肌肉功能的恢复对气管导管拔除后呼吸道

通畅的维持至关重要。来自瑞典 Karolinska 研究所的系列研究发现，对志愿者使用不同程度的神经肌肉阻滞，观察咽部、食管上端的功能及呼吸与吞咽的协调性[33-34]。当拇内收肌 TOF 比值低于 0.90 时，年轻成人志愿者咽部功能异常的发生率为 17% ～ 28%（图 28.4）[33]，60 岁以上患者发生率增加 2 倍以上，并与食管上括约肌静息张力降低、口服造影剂吞咽异常

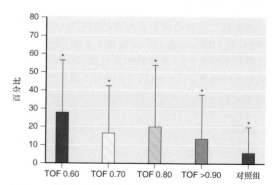

图 28.4 用阿曲库铵诱导年轻志愿者出现部分神经肌肉功能阻滞，在达到相应稳态的拇内收肌 TOF 比值为 0.60、0.70、0.80、＞ 0.90 以及对照组出现咽部功能不全的概率。TOF，四个成串刺激（Modified from Sundman E，Witt H，Olsson R，et al. The incidence and mechanisms of pharyngeal and upper esophageal dysfunction in partially paralyzed humans. Anesthesiology. 2000；92：977-984.）

及误吸（喉部渗透）有关[33-34, 51]。Eikermann 等实施了数项研究，观察神经肌肉阻滞残余对清醒志愿者呼吸肌功能的影响。予清醒受试者输注罗库溴铵，滴定 TOF 比值至 0.50 ～ 1.0。在最小残余阻滞（TOF 比值约为 0.80）时，发现存在吸气流速受损及上呼吸道梗阻[35]，上呼吸道容积及上呼吸道舒张肌功能明显降低[52]，上呼吸道关闭压力及塌陷的概率增加（图 28.5）[53]。此外，来自人体的呼吸控制研究发现，神经肌肉阻滞残余抑制低氧条件下的呼吸代偿，同时使得高碳酸血症时亦无法刺激呼吸的代偿。人体志愿者试验中，使用阿曲库铵、维库溴铵或泮库溴铵使

拇内收肌 TOF 比值达 0.70 时，其低氧性通气反应与 TOF 比值自然恢复至高于 0.90 后相比，降低 30%（图 28.6）[54]。低氧期间呼吸动力的增加主要通过来自双侧颈动脉分叉处颈动脉体部位的外周化学感受器的传入信号介导，而高碳酸血症期间呼吸节律受 CO_2 与脑干化学感受器作用的调节。动物实验中，使用非去极化 NMBDs 通过阻断颈动脉体氧信号通路内胆碱能神经元亚型受体使得颈动脉体化学感受器的启动几乎完全消失[55]。

清醒志愿者的研究结果表明，当处于较低程度神经肌肉阻滞残余时，受试者有肌无力的主观感受。给

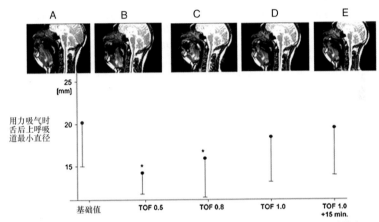

图 28.5　清醒志愿者中研究神经肌肉阻滞残余对呼吸肌功能的影响。输注罗库溴铵，滴定至 TOF 比值为 0.5 ～ 1.0，使用呼吸道磁共振成像技术测量声门上呼吸道的直径与容积。使用肌松药前（基础值）用力吸气时（A）、稳态 TOF 比值为 0.50（B）、0.80（C）、TOF 比值恢复至 1.0（D）及 15 min 后（E）监测舌后上呼吸道最小直径。如图为一名志愿者的结果，神经肌肉功能部分阻滞期间用力吸气时上呼吸道直径缩小。* $P < 0.05$ *vs.* 基础值（From Eikermann M，Vogt FM，Herbstreit F，et al. The predisposition to inspiratory upper airway collapse during partial neuromuscular blockade. Am J Respir Crit Care Med. 2007；175：9-15.）

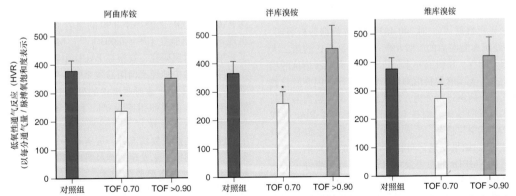

图 28.6　给予不同肌松药物（阿曲库铵、泮库溴铵及维库溴铵），输注前（对照组）、输注期间 TOF 比值达 0.70 稳态时、恢复后（TOF 比值＞ 0.90）时低氧性通气反应（HVR）的对比。数据以（均数 ± 标准差）形式表示。* $P < 0.01$，SpO_2 脉搏氧饱和度（From Eriksson LI. Reduced hypoxic chemosensitivity in partially paralysed man：a new property of muscle relaxants. Acta Anaesthesiol Scand. 1996；40：520-523.）

予小的"初始"剂量泮库溴铵，使清醒志愿者 TOF 比值达 0.81 时，受试者主诉视物模糊、吞咽及睁眼困难、咀嚼无力[56]。TOF 比值在 0.60～0.70 时，部分受试者主诉复视、发音困难、主观吞咽困难等症状[34]。输注米库氯铵 TOF 比值达 0.81 时，所有受试者出现视物模糊[57]。Kopman 等观察了 10 名志愿者在不同 TOF 时的神经肌肉阻滞残余的症状与体征[37]。检测点为基础情况下（输注米库氯铵前）、TOF 比值 0.65～0.75、0.85～0.95、完全恢复（TOF 比值为 1.0）。所有受试者在 TOF 比值为 0.70 时有明显症状与体征（不能维持切牙咬合、无帮助下坐立、用吸管饮水、视觉模糊、面部麻木、讲话及吞咽困难、全身无力），其中 7 名受试者在 TOF 比值恢复到 1.0 后视觉症状持续达 90 min。

神经肌肉阻滞残余的副作用：外科手术患者　清醒志愿者在 TOF 比值为 0.50～0.90 时出现呼吸功能受损，并有一系列肌无力的症状。PACU 中 TOF 比值小于 0.90 的术后患者也出现相似的不良事件。神经肌肉功能的不完全恢复是术后早期低氧事件、呼吸道梗阻、出现肌无力的不良主观感觉、PACU 时间延长、出现肺部并发症的危险因素之一。

显而易见，围术期神经肌肉功能情况与术后并发症及死亡率之间存在相关性。Beecher 等采集了 10 所大学医院在 1948—1952 年间与麻醉相关原因造成患者死亡的数据[58]。在麻醉相关的死亡风险上，使用 NMBDs（主要为筒箭毒碱和十烷双铵）患者是未使用 NMBDs 患者的 6 倍（1：370 vs. 1：2100）。虽然作者的结论认为"使用肌松药时，麻醉死亡率明显增加"[58]，但文章并未报告或分析使用了 NMBDs 的患者给予药物拮抗的相关情况。另一项大规模研究收集了南非一个机构 10 年间（1967—1976 年）麻醉相关的死亡数据[59]。对 240 483 例麻醉数据分析表明，"神经肌肉阻滞后的呼吸功能不全"是死亡的第二大原因。同样，该研究并未提供神经肌肉阻滞拮抗的相关信息。英国麻醉科医师协会针对"完全因麻醉导致的死亡"病例进行分析，发现继发于神经肌肉阻滞药的术后呼吸功能衰竭是主要死亡原因[60]。Rose 等观察 PACU 中与患者、手术及麻醉因素相关的危急呼吸事件[61]，结果发现，与麻醉药相关的因素中，使用大剂量 NMBDs 的患者最常出现危急呼吸事件（未分析拮抗的情况）。有两项研究分析了因麻醉药导致患者术后进入 ICU 的情况，结果发现最常见的原因分别为"神经肌肉阻滞拮抗失败""神经肌肉阻滞拮抗后通气不足"[62-63]。Sprung 等总结分析了 10 年间发生心搏骤停患

者的医疗记录（518 284 例麻醉中有 223 例）[64]。其中最重要的原因是使用 NMBDs，包括药物逆转不充分导致的低氧血症和胆碱酯酶抑制剂导致的心脏停搏。荷兰的一项大型病例对照研究观察 3 年间所有接受过麻醉的患者（n = 869 483），评估麻醉管理对患者术后 24 h 内昏迷或死亡的风险[65]。NMBDs 的拮抗效果与这些并发症的风险降低明显相关［比值比 0.10，95% 置信区间（CI），0.03～0.31］。2016 年和 2017 年发表的两项研究分析了神经肌肉阻滞拮抗不全和术后肺炎的相关性[66-67]。Bulka 等观察在 13 100 名手术患者中，相比较接受新斯的明拮抗的患者，未接受新斯的明拮抗的患者术后发生肺炎的风险升高至 2.26 倍[66]。另一项类似的研究，对 11 355 名非心脏病患者的回顾性分析显示在接受 NMBDs 的患者中，与给予新斯的明拮抗的患者相比，未接受新斯的明的患者发生呼吸系统并发症（呼吸机脱机失败、再次插管、肺炎）的风险明显增加（比值比 1.75）[66]。流行病学研究因此建议，术后早期神经肌肉阻滞恢复不全与不良事件间存在相关性。显然，这些研究的一个重要缺陷是并未在手术结束时对神经肌肉阻滞残余进行量化。因此，其中的因果关系（神经肌肉阻滞残余导致术后并发症）只能作为建议提出，而尚未被证实。

考虑到以上的局限性，为了进一步观察神经肌肉阻滞残余与不良预后之间的关系，学者们进行了许多关于 PACU 中 TOF 的定量研究。有几项临床研究关注术后神经肌肉阻滞残余与不良呼吸事件间的相关性。Bissinger 等进行的一项观察性研究发现，PACU 中 TOF 比值小于 0.70 的患者（60%）较 TOF 比值大于 0.70 的患者（10%）更易发生低氧血症（P < 0.05）[68]。另一项矫形外科的小型研究发现患者随机输注泮库溴铵或罗库溴铵，与 TOF 比值大于 0.90 的患者（7/30）相比，到达 PACU 时 TOF 比值小于 0.90 的患者（24/39）更易出现术后低氧血症（P = 0.003）[69]。Murphy 等实施了一项病例对照研究，观察在 PACU 中发展为严重呼吸事件的患者中神经肌肉阻滞残余的发生率及严重程度[38]。其中发生严重呼吸事件的患者中 74% TOF 比值小于 0.70，而对照组则为 0%（两组年龄、性别与外科手术情况无差异）。因为这两组患者在围术期除了神经肌肉功能恢复情况外一般资料并无差别，这些发现提示，临床上未发现的神经肌肉阻滞残余是术后呼吸不良事件的重要危险因素。同一组研究人员的另一项研究观察了 AMG 监测在术后呼吸事件中的作用[26]。与随机接受标准定性监测的患者相比，接受 AMG 监测的患者很少有术后 TOF 比值小于 0.90，且早期低氧血症和呼吸道梗阻的发生率较低。一项研

究将 114 名患者随机分为新斯的明拮抗组和安慰剂组（盐水），结果发现在安慰剂组术后神经肌肉阻滞残余及低氧血症的发生率更高[70]。PACU 中神经肌肉阻滞残余也可导致术后第一周肺部并发症增多。Berg 等将 691 例患者随机分为泮库溴铵、阿曲库铵、维库溴铵组[71]。对 PACU 中的 TOF 定量，观察术后 6 天肺部并发症的情况。结果发现，在泮库溴铵组，TOF 比值小于 0.70 的患者（16.9%）较之大于 0.70 的患者（4.8%）更易发生肺部并发症。值得注意的是，该研究还表明随着年龄增加，术后肺部并发症的发生率不断增加，提示与外科日益增加的老年患者具有明显的临床相关性。Norton 等连续评估 202 例患者进入 PACU 时神经肌肉阻滞的恢复情况，其中 30% 的患者 TOF 比值大于 0.9；存在神经肌肉阻滞残余的患者出现严重呼吸系统事件、气道梗阻、低氧血症、呼吸衰竭的概率明显升高[72]。一项观察性研究纳入 150 例 18 ～ 50 岁的患者和 150 例 70 岁以上的患者，评估神经肌肉阻滞恢复不全（TOF 比值＜ 0.9）与气管导管拔除至出院期间不良事件的相关性[73]。结果老年患者神经肌肉阻滞残余的风险更高（58% vs. 30%），与 TOF 比值大于 0.9 的老年患者相比，TOF 比值小于 0.9 的老年患者气道梗阻、低氧事件及肌无力症状的发生率明显升高[73]。一项来自西班牙的多中心研究共纳入 26 个医学中心和 763 例患者，其中 27% 的患者 TOF 比值小于 0.9，这些患者呼吸系统不良事件的发生率和再次插管的风险升高[74]。另外一项研究（纳入 340 例患者）发现存在神经肌肉阻滞残余的患者术后出现呼吸系统不良事件的概率升高 6 倍以上[75]。

神经肌肉阻滞残余导致患者产生不愉快的肌无力症状。"全身无力"的症状是监测 PACU 中患者是否 TOF 比值小于 0.90 的最敏感"试验"[17]。与使用罗库溴铵的患者相比，矫形外科患者给予泮库溴铵后，在 PACU 期间更易同时发生 TOF 比值小于 0.90 及视物不清和全身无力的症状[69]。在未接受抗胆碱酯酶药的心脏手术患者中也观察到类似结果[76]。有研究观察 155 名 PACU 中出现术后神经肌肉阻滞残余患者的主观感受，共发现 16 种肌无力的症状[27]。存在肌无力症状是 TOF 比值小于 0.90 的预测因素（敏感性与特异性佳）。

术后 NMBDs 的残余可影响临床恢复并延长 PACU 停留时间。在一项随机接受泮库溴铵或罗库溴铵的小型临床研究中，泮库溴铵组患者符合并达到出室标准所需时间更长。观察所有患者，结果发现与术后 TOF 比值大于 0.90 的患者相比，小于 0.90 的患者 PACU 停留时间明显延长[69]。另一项研究连续纳入

246 名患者，检测到达 PACU 时的 TOF 比值[39]。结果发现，与神经肌肉功能完全恢复的患者相比，TOF 比值小于 0.90 的患者 PACU 停留时间明显延长（323 min vs. 243 min）。多元回归分析提示，只有年龄与神经肌肉阻滞残余两个因素与 PACU 停留时间独立相关。

综上，过去 50 年来，大量研究证明了轻度神经肌肉阻滞残余对人体志愿者和外科手术患者的影响。清醒志愿者研究发现，TOF 比值小于 0.90 的受试者上呼吸道张力与直径减小，出现上呼吸道梗阻和伴有呼吸道完整性受损的咽部功能障碍、食管上端张力降低、误吸风险增加、低氧性通气功能受损，并存在令人不愉快的肌无力症状。流行病学的结局研究表明，神经肌肉阻滞功能恢复不全与主要的并发症、死亡率间存在相关性。前瞻性临床研究发现，PACU 中 TOF 比值小于 0.90 的患者出现低氧血症、呼吸道梗阻、术后肺部并发症、肌无力的症状及 PACU 停留时间延长的风险增加。这些数据提示，神经肌肉阻滞残余是关乎患者术后早期安全的重要问题。因此，对神经肌肉阻滞进行适当的拮抗以及评估神经肌肉阻滞恢复程度是两个能够改善患者预后的临床要点。

拮抗（逆转）神经肌肉阻滞作用的药物

神经肌肉阻滞作用的拮抗理论上可能通过 3 种作用机制实现：①突触前乙酰胆碱释放增加；②乙酰胆碱酯酶清除乙酰胆碱减少，因此增加受体结合的竞争力；③效应部位 NMBDs 浓度降低，释放突触后受体。

抗胆碱酯酶逆转神经肌肉阻滞作用

非去极化 NMBDs 主要通过竞争性拮抗或阻断神经肌肉接头后乙酰胆碱与烟碱型乙酰胆碱受体（nAChR）的结合，从而抑制神经肌肉传导。非去极化 NMBDs 和乙酰胆碱与 nAChR 的结合存在竞争关系。如果神经肌肉接头部位乙酰胆碱浓度高，则乙酰胆碱将与突触后受体结合，并促进神经肌肉传导及肌肉收缩。相反，如果神经肌肉接头部位存在更高浓度非去极化 NMBDs，将优先与 α 受体亚型结合，阻滞中心核开放及肌肉去极化。关于神经肌肉接头的详细描述见第 12 章。

NMBDs 效应的逆转机制之一是与神经肌肉接头部位乙酰胆碱浓度增加有关。可以通过使用胆碱酯酶抑制剂，抑制分解神经肌肉接头部位乙酰胆碱的酶

（乙酰胆碱酯酶）的活性。临床常用的三种抗胆碱酯酶药物为：新斯的明、依酚氯铵、溴吡斯的明，其中最常用的是新斯的明。在过去 60 年以来，抗胆碱酯酶药是临床唯一用来逆转神经肌肉阻滞作用的药物，直到最近舒更葡糖的出现。

抗胆碱酯酶药的作用机制

乙酰胆碱是主要的神经递质，其在运动神经末梢部位合成、储存并通过胞吐作用释放。乙酰胆碱酯酶位于神经肌肉接头部位，通过水解乙酰胆碱，控制神经兴奋在神经肌肉接头中传递。乙酰胆碱的快速水解消除突触部位过量的神经递质，防止过度刺激及突触后肌肉的强直性兴奋。从突触前膜释放的乙酰胆碱分子有几乎一半在到达 nAChR 之前被乙酰胆碱酯酶水解[77]。乙酰胆碱酯酶的作用非常迅速，能在 $80 \sim 100 \mu s$ 内水解乙酰胆碱分子。乙酰胆碱酯酶集中在神经肌肉接头部位，每个乙酰胆碱分子大约有 10 个酶结合位点[78]。然而，低浓度的乙酰胆碱酯酶沿着肌肉纤维长度分布。每个乙酰胆碱酯酶分子的活性表面存在两个重要结合位点，即阴离子位点与酯解位点。乙酰胆碱酯酶上的阴离子位点负责与乙酰胆碱上阳性季铵基团的静电结合。酯解位点在乙酰胆碱分子另一端与氨基甲酸酯基团共价结合，负责水解过程（图 28.7）[78]。此外，有研究提出还存在一个次要或外周阴离子位点，配体与该位点的结合将导致酶失活。

抗胆碱酯酶药物能与乙酰胆碱酯酶的阴离子位点和酯解位点相互作用。这些药物的主要特点为酶前体抑制（依酚氯铵）或 oxydiaphoretic（酸转运）抑制（新斯的明、溴吡斯的明）。依酚氯铵分别通过静电力和氢键与阴离子位点和酯解位点迅速结合[77-78]。快速结合可能是依酚氯铵在临床应用中起效时间短的原因。在与依酚氯铵结合时，胆碱酯酶失活，而依酚氯铵并未代谢。然而，依酚氯铵与乙酰胆碱酯酶的相

互作用较弱且时间短暂。这种作用的分解半衰期约为 $20 \sim 30 s$，且药物与酶之间的作用呈竞争性并可逆。由于结合的时间相对短暂，因此依酚氯铵在逆转神经肌肉阻滞方面的作用有限。新斯的明与溴吡斯的明是乙酰胆碱酯酶 oxydiaphoretic 抑制剂，与阴离子位点相结合。同时，这些药物将氨基甲酸酯基团转移至乙酰胆碱酯酶的酯解位点，形成共价结合[77-78]。这个反应导致酶的失活以及药物的水解。新斯的明与乙酰胆碱酯酶之间相互作用更强，分解半衰期约为 7 min[78]。因此，相对于依酚氯铵，新斯的明与溴吡斯的明的酶抑制作用持续时间更长。这些分子水平的相互作用对临床作用的时间并无太大的影响。临床效用的持续时间主要取决于血浆抗胆碱酯酶的清除[79]。

有报道称抗胆碱酯酶也可产生突触前作用[79]。实验研究发现这些接头前作用可能有助于神经肌肉传导。抗胆碱酯酶能够可逆性增加神经末梢的动作电位和不应期持续时间。由于乙酰胆碱释放量决定着突触后膜去极化的程度与持续时间，胆碱酯酶抑制剂可能延长神经刺激后乙酰胆碱释放的响应时间[79]。乙酰胆碱的额外释放，同时伴随着因乙酰胆碱酯酶抑制后的水解降低，导致终板电位延长及肌肉纤维的反复触发。这些接头前作用可能解释当缺乏 NMBDs 时给予抗胆碱酯酶剂，肌肉的自发性收缩现象[79]。

虽然新斯的明、溴吡斯的明及依酚氯铵能够抑制乙酰胆碱的分解，使神经肌肉接头部位乙酰胆碱增加，临床仍存在乙酰胆碱浓度达最大时出现的"天花板"效应。随着乙酰胆碱浓度的增加，部分神经递质从神经肌肉接头部位弥散出去，而多余的乙酰胆碱再被摄入运动神经末梢。随着弥散与再摄取过程在酶抑制释放增加后达到平衡状态时，神经肌肉接头处的乙酰胆碱达到"峰"浓度[78]。一旦乙酰胆碱酯酶在抗胆碱酯酶剂的作用下达到最大限度的抑制，乙酰胆碱达到峰浓度，此时给予更大剂量的药物并不能进一步增加乙酰胆碱浓度或促进神经肌肉阻滞的恢复。抗胆碱酯酶剂的"天花板"效应是所有临床药物的重要缺点：如果神经肌肉接头部位存在更多 NMBDs，神经肌肉阻滞作用则不能被充分逆转。

抗胆碱酯酶药的药代动力学及药效动力学特性

大量临床研究观察了新斯的明、溴吡斯的明、依酚氯铵的药代动力学及药效动力学特性。

新斯的明、溴吡斯的明、依酚氯铵的药代动力学特性见表 28.3。绝大多数研究采用二室模型观察各药物的药代动力学特点。单次注射后，血浆药物浓度迅

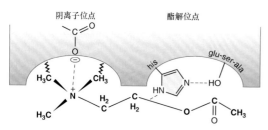

图 28.7　乙酰胆碱酯酶分子上的活性结合位点。乙酰胆碱（ACh）上的阳性季铵基团与酶上带负电荷阴离子位点通过静电力结合。ACh 另一端的氨基甲酸酯基团与酯解部位形成共价键并水解代谢（From Caldwell JE. Clinical limitations of acetylcholinesterase antagonists. J Crit Care. 2009；24：21-28.）

表 28.3　伴或不伴有肾衰竭患者使用新斯的明（N）、溴吡斯的明（P）和依酚氯铵（E）的药代动力学

	不伴有肾衰竭			伴有肾衰竭		
	N	P	E	N	P	E
分布半衰期（T½α，min）	3.4	6.7	7.2	2.5	3.9	7.0
清除半衰期（T½β，min）	77	113	110	181	379	304
中央室容积（L/kg）	0.2	0.3	0.3	0.3	0.4	0.3
总血浆清除率［ml/（kg·min）］	9.1	8.6	9.5	4.8	3.1	3.9

参考文献［73-76］。
(From Naguib M, Lien CA. Pharmacology of muscle relaxants and their antagonists. In: Miller RD, ed. Miller's Anesthesia. 7th ed. Philadelphia: Saunders; 2010.)

速达到峰值并在开始的 5 ～ 10 min 内很快下降。此后在清除阶段血浆浓度缓慢下降[79]。一般而言，三种肌松药的药代动力学特性相似。早期研究提示，依酚氯铵因作用持续时间太短而不适用于临床，然而，使用更大剂量（0.5 ～ 1.0 mg/kg）后依酚氯铵的清除半衰期与新斯的明或溴吡斯的明并无明显区别，同时依酚氯铵可产生快速、持久的神经肌肉阻滞逆转作用[80-81]。与其他抗胆碱酯酶药相比，溴吡斯的明的清除半衰期更长，这可能是其作用持续时间较其他药物更长的原因[82]。

抗胆碱酯酶药的药代动力学受肾功能、年龄及体温的影响。三种药物的清除半衰期在肾功能不全或衰竭时受影响（表 28.3）。大约 50% 血浆清除的新斯的明经肾排泄；在"无肾"患者中清除半衰期明显延长，血浆清除率降低[83]。同样，肾功能与血浆 70% ～ 75% 的溴吡斯的明及依酚氯铵清除有关[82, 84]。肾衰竭患者的抗胆碱酯酶药血浆清除率下降使得在预防术后"再箭毒化"（NMBDs 持续时间长于拮抗剂的时间，导致神经肌肉阻滞残余作用的加重）的风险时存在"安全范围"。对老年患者（＞70 岁）依酚氯铵的药代动力学也有研究。与年轻人群相比，老年患者血浆清除率明显降低［（5.9±2）ml/（kg·min）vs. 12.1±4 ml/（kg·min）］，清除半衰期延长［（84.2±17）min vs.（56.6±16）min］[85]。轻度低温（中心温度降低 2℃）时中效 NMBDs 的作用时间可延长 2 倍以上[86]。人体志愿者降温至 34.5℃，结果发现，新斯的明的中央分布容积降低 38%，最大阻滞起效时间从 4.6 min 增加至 5.6 min[87]。然而，新斯的明的清除率、最大效应及作用持续时间并未因体温下降而改变。因此，如果低温影响神经肌肉阻滞恢复的程度，可能是继发于 NMBDs 的药理学效应，而非抗胆碱酯酶药。

依酚氯铵的起效时间快于新斯的明与溴吡斯的

明。三种临床常用抗胆碱酯酶药在对右旋筒箭毒碱的神经肌肉阻滞作用的拮抗达到等效剂量时，拮抗剂的达峰效应时间依酚氯铵（0.8 ～ 2.0 min）明显快于新斯的明（7 ～ 11 min）或溴吡斯的明（12 ～ 16 min）（图 28.8）[80]。在使用其他长效或中效 NMBDs 的患者中也观察到相似结果。在中度神经肌肉阻滞（使用泮库溴铵或阿曲库铵后单次颤搐刺激恢复 10%）时使用更大剂量依酚氯铵（0.5 ～ 1.0 mg/kg），依酚氯铵的起效时间快于新斯的明[88-89]。在使用维库溴铵深度肌松（单次颤搐刺激恢复＜10%）时，依酚氯铵 1.0 mg/kg 与新斯的明 0.04 mg/kg 起效时间相似（两者均快于 0.5 mg/kg 的依酚氯铵）[90]。深度阻滞时拮抗泮库溴铵，依酚氯铵 1.0 mg/kg 比新斯的明 0.04 mg/kg 起效时间更快[90]。这些发现提示，拮抗剂的起效时间受所用的抗胆碱酯酶药种类及剂量、围术期使用的 NMBDs 及拮抗时神经肌肉阻滞深度的影响。

抗胆碱酯酶药的作用时间不仅取决于药物的药代动力学特性，也取决于拮抗时神经肌肉接头部位的 NMBDs 浓度。神经肌肉阻滞的持续时间因 NMBDs 代谢和清除随着时间的延长呈降低趋势。在稳定的神经肌肉阻滞持续期间，为了准确评估抗胆碱酯酶药的作用时间，研究人员对输注右旋筒箭毒碱达到 90% 单次颤搐抑制程度的患者使用抗胆碱酯酶药[80]。结果发现，等效剂量的新斯的明（0.043 mg/kg）与依酚氯铵（0.5 mg/kg）持续时间相似（图 28.9）。然而，这两种药物的持续时间明显低于溴吡斯的明（0.21 mg/kg）。

临床常用的抗胆碱酯酶药等效剂量可通过构建剂量反应曲线计算获得。一般情况下，新斯的明的效能高于溴吡斯的明，而后者效能高于依酚氯铵。新斯的

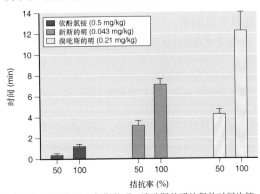

图 28.8　依酚氯铵、新斯的明、溴吡斯的明的起效时间比较。图中数值为均数 ± 标准误差。依酚氯铵的起效时间明显快于新斯的明与溴吡斯的明（From Cronnelly R, Morris RB, Miller RD. Edrophonium: duration of action and atropine requirement in humans during halothane anesthesia. Anesthesiology. 1982; 57: 261-266. ）

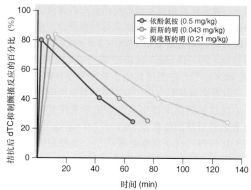

图 28.9　等效剂量的新斯的明、溴吡斯的明、依酚氯铵的拮抗持续时间。图中数值为均数。依酚氯铵与新斯的明的持续时间并无差异，但短于溴吡斯的明的。dTC，d-筒箭毒碱（From Cronnelly R，Morris RB，Miller RD. Edrophonium：duration of action and atropine requirement in humans during halothane anesthesia. Anesthesiology. 1982；57：261-266.）

明/溴吡斯的明效能比为 4.4 ～ 6.7（即新斯的明效能为溴吡斯的明的 4.4 ～ 6.7 倍）[80, 91]。新斯的明比依酚氯铵效能更高，根据剂量反应曲线估算其效能比为 5.7 ～ 19.5 [80, 91-92]。文献中效能比变异性较大，主要与几个因素有关，即研究所使用的 NMBDs 类型、代表神经肌肉阻滞恢复的终点、使用抗胆碱酯酶药时的神经肌肉阻滞深度。

　　总之，药代动力学及药效动力学研究提示，新斯的明、溴吡斯的明及依酚氯铵在恰当的等效剂量下均可有效拮抗神经肌肉阻滞作用。下面的内容将总结决定这些药物在临床应用中拮抗神经肌肉阻滞作用效果的因素。

使用抗胆碱酯酶药后神经肌肉功能充分恢复的决定因素

　　给予肌松拮抗药物时的神经肌肉阻滞深度或 TOF 计数　给予拮抗药物时神经肌肉阻滞的深度是影响手术结束时使用抗胆碱酯酶药完全拮抗神经肌肉阻滞效果的主要麻醉因素。与舒更葡糖不同（见下面章节），抗胆碱酯酶药拮抗神经肌肉阻滞只有在存在肌力自主恢复证据的情况下方可进行。Kirkegaard-Nielsen 等研究了阿曲库铵阻滞后新斯的明拮抗的最佳时机[93]。在深度阻滞（第一次颤搐刺激高度达到 8% 之前）期间给予新斯的明 0.07 mg/kg，结果拮抗时间明显延长。相似的研究也探索了在深肌松情况下［强直后计数（posttetanic count，PTC）> 13］使用新斯的明拮抗阿曲库铵[94]。早期给予新斯的明不会缩短总的恢复时间，对临床并无益处。拮抗深度维库溴铵阻滞也获得类似结果[95]。给予插管剂量的维库溴铵 15 min 后或

单次颤搐刺激高度恢复到对照组的 10% 时，给予新斯的明 0.07 mg/kg，两者 TOF 比值达到 0.75 的总时间无差别。

　　拮抗时如果 TOF 计数越高，则使用抗胆碱酯酶药后 TOF 比值达到 0.90 所需时间越短。两个研究观察了在不同 TOF 计数时拮抗神经肌肉阻滞残余的效果。Kirkegaard 等观察使用顺阿曲库铵的患者，随机在 TOF 反应再次出现第一、二、三、四次颤搐（TOF 计数 1 ～ 4）时给予新斯的明拮抗（0.07 mg/kg）[96]。TOF 计数为 1 时拮抗，达到 TOF 比值需要 0.90 的中位（范围）时间为 22.2 min（13.9 ～ 44.0 min）。然而，即使存在四次颤搐反应，需要达到 TOF 比值为 0.90 的时间为 16.5 min（6.5 ～ 143.3 min）（表 28.4）。Kim 等实施了一项类似研究，使用罗库溴铵的患者通过 TOF 反应监测，当出现第一个至第四个 TOF 反应时随机给予拮抗[97]。使用七氟烷进行麻醉维持的患者，当在 TOF 计数为 1 时逆转达到 TOF 比值为 0.90 所需要的中位时间（范围）为 28.6 min（8.8 ～ 75.8 min），当 TOF 计数为 4 时逆转达到 TOF 比值为 0.90 所需要的中位时间为 9.7 min（5.1 ～ 26.4 min）。两个试验中，拮抗时间存在较大个体差异[96-97]，这可能与 NMBDs 的个体差异有关。部分患者逆转时间明显延长（达 143 min），原因尚不清楚，可能由于阻滞效应存在"天花板效应"（拮抗剂的峰效应后存在一个平台期，此时抗胆碱酯酶药的清除与自主呼吸恢复之间的平衡决定恢复曲线斜率）[96]。这两个研究发现，在绝大多数患者给予抗

表 28.4　四个成串刺激（TOF）计数为 1 ～ 4 时给予新斯的明至 TOF 比值恢复至 0.70、0.80 和 0.90 的时间（min）

TOF 比值	分组 *			
	I	II	III	IV
0.70				
中位数	10.3[†]	7.6[‡]	5.0	4.1
范围	5.9 ～ 23.4	3.2 ～ 14.1	2.0 ～ 18.4	2.4 ～ 11.0
0.80				
中位数	16.6[†]	9.8[‡]	8.3	7.5
范围	8.9 ～ 30.7	5.3 ～ 25.0	3.8 ～ 27.1	3.0 ～ 74.5
0.90				
中位数	22.2	20.2	17.1	16.5
范围	13.9 ～ 44.0	6.5 ～ 70.5	8.3 ～ 46.2	6.5 ～ 143.3

TOF，四个成串刺激。
* 组 I ～ IV 分别为 TOF 计数 1 ～ 4 时给予拮抗。
[†] P < 0.05，组 I > 组 II、III、IV。
[‡] P < 0.05，组 II > 组 IV

（From Kirkegaard H，Heier T，Caldwell JE. Efficacy of tactile-guided reversal from cisatracurium-induced neuromuscular block. Anesthesiology. 2002；96：45-50.）

胆碱酯酶药的 10 min 内，不能达到神经肌肉阻滞功能的完全恢复（TOF 比值＞0.90）。结合研究数据和专家意见，在 TOF 计数出现第四次"颤搐"之前不应使用新斯的明[98]。

给予抗胆碱酯酶药与气管导管拔除之间的时间间隔　研究发现，从对神经刺激 TOF 存在四次反应开始，到 TOF 比值达到 0.90，多数患者需要 15 min 时间[96-97]。如果在拮抗时 TOF 计数为 1 ～ 3，达到 TOF 比值 0.90 则需要更长的时间（20 ～ 30 min）。为确保患者安全，气管拔管时应确保神经肌肉功能充分恢复。因此，一般而言，应在麻醉科医师预测手术室内拔除气管导管的 15 ～ 30 min 前使用抗胆碱酯酶药拮抗。然而，临床情况下，抗胆碱酯酶药经常在手术结束时使用，此后不久即拔除气管导管。来自欧洲与美国的一项针对麻醉科医师的调查显示，受访者中有大约一半在使用抗胆碱酯酶药与气管导管拔除之间只有 5 min 甚至更短时间[11]。在一个对 120 名手术患者的研究中，麻醉科医师通过临床指征与定性监测方法判断神经肌肉阻滞功能已经完全恢复时拔管并通过 TOF 定量监测神经肌肉功能恢复情况（图 28.10）[73]。结果发现，拔管前的平均 TOF 比值为 0.67，88% 的患者 TOF 比值低于 0.90。值得注意的是，在使用拮抗药物时，中位 TOF 计数为 4，而在使用新斯的明与气管导管拔除之间的平均时间只有 8 min。在多组研究中神经肌肉阻滞残余的频发可能与围术期抗胆碱酯酶药并未尽早给予从而无法确保神经肌肉功能的充分恢复相关。

围术期使用的神经肌肉阻滞剂类型（长效 vs. 中效）　给予抗胆碱酯酶药后神经肌肉功能的恢复包括两个完全独立的过程。首先是新斯的明、溴吡斯的明

或依酚氯铵对神经肌肉接头部位乙酰胆碱酯酶的抑制。其次为随着时间的延长，由于药物的再分布与清除作用，神经肌肉接头部位的 NMBDs 浓度自发性降低。NMBDs 在血浆中再分布与清除的速度影响了抗胆碱酯酶药使用后神经肌肉功能恢复的快慢。因此，对神经肌肉阻滞的充分拮抗与所应用的 NMBDs 有关。研究观察了依酚氯铵（0.75 mg/kg）与新斯的明（0.05 mg/kg）拮抗阿曲库铵、维库溴铵、泮库溴铵稳态输注（单次颤搐刺激抑制程度为对照组的 10%）后的拮抗效果[99]。逆转后 20 min TOF 比值为 0.80 和 0.95（分别为依酚氯铵或新斯的明拮抗阿曲库铵）、0.76 和 0.89（依酚氯铵或新斯的明拮抗维库溴铵）、0.44 和 0.68（依酚氯铵或新斯的明拮抗泮库溴铵）。另一项临床研究观察了接受中效（罗库溴铵、维库溴铵、阿曲库铵）或长效 NMBDs（泮库溴铵）后神经肌肉功能恢复情况[100]。在颤搐高度恢复至基础值 25% 时给予新斯的明（0.04 mg/kg）拮抗，15 min 后监测 TOF 比值。接受中效 NMBDs 的患者 TOF 比值恢复至 0.88 ～ 0.92，而泮库溴铵组只有 0.76（图 28.11）。

大量临床研究关注使用中效或长效 NMBDs 的患者在 PACU 中神经肌肉阻滞残余作用的发生率。这些研究均发现，与长效 NMBDs 相比，使用中效 NMBDs 的患者很少发生神经肌肉阻滞残余作用。一项纳入 24 个临床研究的 meta 分析针对不同肌松药类型的神经

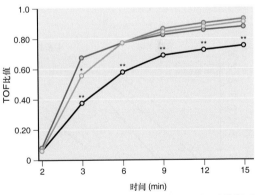

图 28.11　当颤搐高度恢复至基础值的 25% 时给予新斯的明 40 μg/kg，每 3 min 记录 TOF 比值（浅蓝线为罗库溴铵组、深蓝线为维库溴铵组、灰线为阿曲库铵组、黑线为泮库溴铵组）。* P ＜ 0.05，单向方差分析与 Duncan 多重分类检验（维库溴铵组 vs. 罗库溴铵组和阿曲库铵组）；** P ＜ 0.01，单向方差分析与 Duncan 多重分类检验（泮库溴铵组 vs. 维库溴铵组、罗库溴铵组和阿曲库铵组）（From Baurain MJ, Hoton F, D'Hollander AA, et al. Is recovery of neuromuscular transmission complete after the use of neostigmine to antagonize block produced by rocuronium, vecuronium, atracurium and pancuronium? Br J Anaesth. 1996; 77: 496-499.）

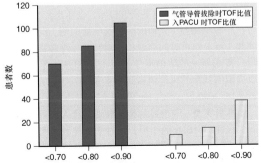

图 28.10　气管导管拔除前即刻与进入 PACU 时的 TOF 监测结果。图示监测时 TOF 比值＜0.70、0.80 和 0.90 时的患者数（总人数为 120 人）。（From Murphy GS, Szokol JW, Marymont JH, et al. Residual paralysis at the time of tracheal extubation. Anesth Analg. 2005；100：1840-1845.）

肌肉阻滞残余作用（定义为 TOF 比值 < 0.90）发生率进行研究[44]。使用中效 NMBDs 的患者发生肌松残余的风险明显低于使用长效 NMBDs 的患者（41% *vs.* 72%）。因此，文章结论认为，围术期使用作用时间更短的 NMBDs，发生术后早期神经肌肉功能恢复不全的概率降低。

抗胆碱酯酶药的类型与剂量　当存在较深的神经肌肉阻滞时，使用新斯的明、溴吡斯的明或依酚氯铵后，神经肌肉功能很难在 10 ~ 15 min 内完全恢复。部分研究人员建议，依酚氯铵在拮抗深度肌松作用中效果差于新斯的明，因为新斯的明和依酚氯铵的剂量反应曲线的斜率并不平行（依酚氯铵的剂量反应曲线更平坦，图 28.12）[90, 92]。相反，更大剂量的依酚氯铵（约 1.0 mg/kg）的恢复效能与新斯的明及溴吡斯的明并无明显差异，同时依酚氯铵可产生快速持久的神经肌肉阻滞作用拮抗效果[88, 90]。三种药物针对中度神经肌肉阻滞作用的拮抗效果相近，但依酚氯铵的起效时间可能更快。

一般而言，大剂量抗胆碱酯酶药比小剂量更容易产生迅速、有效的神经肌肉阻滞的拮抗作用。这种观点直到使用抗胆碱酯酶药出现最大效应剂量方得到改变。此时，乙酰胆碱酯酶被最大程度抑制，额外剂量的抗胆碱酯酶药并不会产生进一步的拮抗作用。新斯的明和依酚氯铵的最大效应剂量仍不清楚，但可能与阻滞深度、围术期使用的 NMBDs 类型有关。超过极量

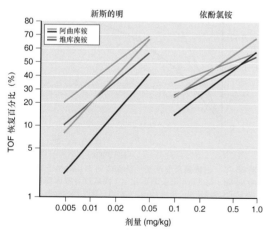

图 28.12　使用功能剂量的新斯的明或依酚氯铵拮抗后 5 min（深蓝线）或 10 min（浅蓝线），通过 TOF 评估剂量－反应曲线。依酚氯铵曲线斜率较新斯的明更为平坦（From Smith CE, Donati F, Bevan DR. Dose-response relationships for edrophonium and neostigmine as antagonists of atracurium and vecuronium neuromuscular blockade. Anesthesiology. 1989；71：37-43.）

（新斯的明 60 ~ 80 μg/kg、依酚氯铵 1.0 ~ 1.5 mg/kg）后继续使用抗胆碱酯酶药并无进一步益处。深度肌松阻滞下使用时，与给予单次剂量新斯的明相比，再次给予新斯的明（70 μg/kg）通常并不会缩短恢复时间[95]。

年龄

婴儿与小儿　在婴儿及小儿患者中，拮抗右旋筒箭毒碱产生神经肌肉阻滞效能的 50% 所需的新斯的明剂量明显低于成人，分别为 13 μg/kg、15 μg/kg、23 μg/kg[101]。拮抗药的达峰时间与持续时间在三类人群中并无差异。药代动力学模型研究发现，尽管清除半衰期婴儿与小儿低于成人，但三种的分布半衰期与分布容积相似。与成人相同，拮抗时的神经肌肉阻滞程度是决定恢复程度的主要因素之一[102-103]。与成人相比，小儿神经肌肉阻滞后的自主恢复发生得更快[103]。然而，当使用新斯的明拮抗不同程度的神经肌肉阻滞时，达到阻滞恢复的时间小儿与成人相似（与自主恢复相比，TOF 比值达到 0.90 的时间降低 30% ~ 40%）[103]。因此，临床上小儿与成人在使用神经肌肉阻滞拮抗剂时并无明显差别。

老年患者　老龄化过程中发生的生理变化可导致老年患者对 NMBDs 的反应发生变化。这些变化包括体脂增加、全身水分的减少及心、肝、肾功能的降低。此外，老年人神经接头部位的解剖学发生变化，比如运动终板 nAChR 浓度的降低及突触前膜神经的乙酰胆碱释放减少。所有这些因素均引起在老年患者中，绝大多数 NMBDs 的效应延长。在一项比较年轻患者与老年患者（> 70 岁）的研究中，老年患者的依酚氯铵血浆清除率降低，清除半衰期延长。尽管血浆中存在更高浓度的依酚氯铵，然而拮抗剂的持续时间并未增加。相反，Young 等研究发现，老年患者（> 60 岁）中新斯的明与溴吡斯的明的起效时间明显长于年轻患者[104]。这些研究提示，老年患者 NMBDs 与抗胆碱酯酶药（新斯的明与溴吡斯的明）的血浆浓度和（或）作用时间均延长，能够减少再箭毒化的风险。接受新斯的明的老年患者（> 70 岁）术后神经肌肉阻滞残余的风险明显高于接受相似剂量的年轻患者（18 ~ 50 岁，58% *vs.* 30%）[73]。

麻醉类型　与静脉麻醉药相比，吸入麻醉药增强非去极化 NMBDs 的作用，同时干扰神经肌肉阻滞的拮抗[105]。Kim 等观察患者接受丙泊酚或七氟烷麻醉（表 28.5）[97]。与丙泊酚组相比，七氟烷组患者达到 TOF 比值为 0.70、0.80、0.90 的时间更长。随机接受异氟烷或丙泊酚的研究也得出类似结果，即吸入异氟烷导致神经肌肉阻滞恢复时间延长[105-106]。这些发现

表 28.5 丙泊酚或七氟烷麻醉期间使用新斯的明拮抗使 TOF 比值恢复至 0.70、0.80 和 0.90 的时间（min）

TOF 比值	分组			
	I	II	III	IV
丙泊酚				
0.70	4.7（2.5～7.8）[†]	4.0（1.5～7.5）	3.4（0.9～5.5）	2.1（0.6～3.8）[‡, §]
0.80	6.4（3.1～10.8）	5.5（2.2～9.3）	4.4（0.9～7.1）[‡]	3.3（0.7～4.9）[‡, §]
0.90	8.6（4.7～18.9）	7.5（3.4～11.2）	5.4（1.6～8.6）[‡]	4.7（1.3～7.2）[‡, §]
七氟烷				
0.70	10.9（3.6～28.9）[¶]	8.3（2.5～22.3）[¶]	6.6（2.4～18.5）[‡, ¶]	5.4（2.2～14.3）[‡, §, ¶]
0.80	16.4（5.9～47.5）[¶]	13.5（5.1～37.2）[¶]	10.8（4.2～29.2）[‡, ¶]	7.8（3.5～19.3）[‡, §, ¶]
0.90	28.6（8.8～75.8）[¶]	22.6（8.3～57.4）[¶]	15.6（7.3～43.9）[‡, ¶]	9.7（5.1～26.4）[‡, §, ¶]

* 组 I～IV 分别为 TOF 计数为 1～4 时给予拮抗。
[†] 数值为中位数（范围）。
[‡] $P < 0.05$，与组 I 相比。
[§] $P < 0.05$，与组 II 相比。
[¶] $P < 0.0001$，与丙泊酚组相比
TOF，四个成串刺激
（From Kim KS，Cheong MA，Lee HJ，Lee JM. Tactile assessment for the reversibility of rocuronium-induced neuromuscular blockade during propofol or sevoflurane anesthesia. Anesth Analg. 2004；99：1080-1085.）

提示，相对于吸入麻醉药，使用全凭静脉麻醉时，在使用抗胆碱酯酶药 10～15 min 内 TOF 比值达到 0.90 以上的可能性增加。

持续输注 vs. 单次注射 NMBDs 神经肌肉阻滞作用的恢复也受使用 NMBDs 方式的影响。Jellish 等研究单次注射或持续输注罗库溴铵及顺阿曲库铵的神经肌肉阻滞恢复特点[106]。顺阿曲库铵组 TOF 比值恢复至 0.75 的时间与使用方式无关，而罗库溴铵采取持续输注时恢复时间延长[106]。作者的结论为，顺阿曲库铵可能是长时间手术的较好选择，因为其恢复不受输注时间的影响。

肾功能 如前所述，新斯的明、溴吡斯的明、依酚氯铵的血浆清除 50%～75% 经肾排泄。在无肾患者中三种抗胆碱酯酶药的清除半衰期均延长，总血浆清除率降低（表 28.3）。肾衰竭患者使用非去极化 NMBDs 的药代动力学特性也发生类似变化。因此，抗胆碱酯酶药拮抗的使用在肾功能正常及受损的患者并无明显差异。肾衰竭患者术后神经肌肉阻滞残余的发生更可能继发于围术期 NMBDs 的使用不当，而非抗胆碱酯酶药的剂量不当。

酸碱状态 有实验研究代谢及呼吸酸碱平衡状态对神经肌肉阻滞拮抗的影响。Miller 等发现，呼吸性碱中毒与代谢性酸中毒不影响拮抗右旋筒箭毒碱或泮库溴铵阻滞所需的新斯的明剂量。然而，在呼吸性酸中毒与代谢性碱中毒期间，达到完全神经肌肉阻滞作用拮抗所需的新斯的明剂量需要加倍[107-108]。虽然并没有这方面的临床研究，这些实验室的研究结果提示，存在呼吸性酸中毒与代谢性碱中毒时，充分拮抗神经肌肉阻滞作用可能比较困难。临床医师应该特别注意到呼吸性酸中毒时神经肌肉阻滞残余的风险。许多麻醉药（阿片类药物、苯二氮䓬类药物、挥发性麻醉药）在术后早期阶段可潜在抑制通气动力。这种呼吸抑制可能导致呼吸性酸中毒，从而影响抗胆碱酯酶药对神经肌肉阻滞作用的拮抗。神经肌肉阻滞残余进一步抑制呼吸肌肌力及换气动力，并增加术后不良事件的发生率。

神经肌肉功能监测 手术室内应该使用定量与定性神经肌肉监测指导 NMBDs 及拮抗剂的使用。一般而言，手术结束时如果存在深度神经肌肉阻滞（TOF 刺激为 1～2 次反应），应该给予更大剂量的抗胆碱酯酶药。此类临床情况下，应该考虑使用最大剂量的新斯的明（70 μg/kg）、依酚氯铵（1.0～1.5 mg/kg）或溴吡斯的明（350 μg/kg）。如果 TOF 刺激中四次有三次存在可观察到的第四次衰减反应，应使用中等剂量的抗胆碱酯酶药（40～50 μg/kg 新斯的明，0.5 mg/kg 依酚氯铵或 200 μg/kg 溴吡斯的明）。如果四次反应存在且无衰减，应考虑使用低剂量的抗胆碱酯酶药（即 20 μg/kg 新斯的明，见后文）。

定量监测也用于指导抗胆碱酯酶药的剂量使用。Fuchs-Buder 等研究在 AMG 监测指导下，TOF 比值为 0.4 或 0.6 时给予新斯的明（10、20 或 30 μg/kg）拮抗，此时新斯的明的剂量反应曲线（图 28.13）[109]。

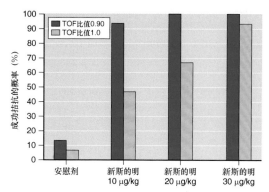

图 28.13　使用不同剂量新斯的明或安慰剂后 10 min 内成功拮抗的可能性。当 TOF 比值为 0.40 时给予新斯的明或安慰剂。TOF，四个成串刺激（From Fuchs-Buder T，Meistelman C，Alla F，et al. Antagonism of low degrees of atracurium-induced neuromuscular blockade：dose-effect relationship for neostigmine. Anesthesiology. 2010；112：34-40.）

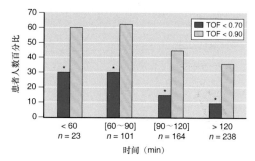

图 28.14　单次气管插管剂量的中效非去极化肌松药（罗库溴铵、维库溴铵或阿曲库铵）后神经肌肉阻滞残余的发生率，并显示给予肌松药至到达 PACU 时间间隔相关的神经肌肉阻滞残余发生率。神经肌肉阻滞残余定义为 TOF 比值低于 0.70 或低于 0.90。n＝患者数。* 与 TOF 比值＜ 0.90 相比具有显著差异（From Debaene B，Plaud B，Dilly MP，Donati F. Residual paralysis in the PACU after a single intubating dose of nondepolarizing muscle relaxant with an intermediate duration of action. Anesthesiology. 2003；98：1042-1048.）

接受 20 μg/kg 新斯的明的所有患者在 10 min 内 TOF 比值达到 0.90。这些发现证明，如果使用定量监测神经肌肉功能恢复情况，小剂量新斯的明可安全使用。如果通过一个外周神经刺激仪监测肌肉恢复功能，TOF 刺激无衰减，TOF 比值可能至少为 0.40，但也可能达到 0.90 或 1.0。在肌肉功能完全恢复情况下，新斯的明可能产生反常性肌无力（见后文）。如果在定性神经肌肉功能监测下指导使用新斯的明拮抗较浅的神经肌肉阻滞，必须考虑这种反常肌无力的风险。

临床上很多时候神经肌肉功能监测并未得到广泛使用，抗胆碱酯酶药的使用主要根据最后一次 NMBDs 的剂量及停止麻醉药的时间。临床研究并不支持这样做。一项研究中患者接受单次插管剂量的维库溴铵（0.1 mg/kg），NMBDs 使用后 4 h，仍有 8.4% 的患者 TOF 比值低于 0.80[110]。Debaene 等通过一个大型队列研究，给予患者单次插管剂量的维库溴铵、罗库溴铵或阿曲库铵，观察神经肌肉阻滞残余的发生率[47]。其中对 239 名患者给予 NMBDs 后 2 h 监测发现，37% 的患者 TOF 比值＜ 0.90（图 28.14）。Murphy 等的研究纳入了 120 名患者，单次给予 1 倍 ED95 剂量的罗库溴铵（平均剂量 25 mg）[111]，尽管经过平均持续时间为 161 min 的手术，仍有 21% 的患者在手术结束时 TOF 比值未达到 0.9。这些研究与大量的药代动力学及药效动力学研究均证明，自主神经肌肉功能恢复的时间过程个体差异非常大。为了发现并恰当管理可能存在神经肌肉阻滞恢复延迟的患者，需要开展定量神经肌肉功能监测。

胆碱酯酶缺乏的患者　使用琥珀胆碱或米库氯铵

后神经肌肉阻滞的持续时间主要取决于血浆胆碱酯酶的水解速度。那些存在血浆胆碱酯酶表型及活性异常的患者，NMBDs 的临床作用明显延长。与正常胆碱酯酶活性的患者相比，非典型性血浆胆碱酯酶基因表现纯合子型的患者米库氯铵效力增加 4～5 倍[112]。给予胆碱酯酶缺乏患者标准气管插管剂量的米库氯铵，神经肌肉功能恢复时间需要 4～8 h[113]。非典型性血浆胆碱酯酶基因的患者使用琥珀胆碱后出现类似的恢复时间延长的情况[114]。

临床使用人血浆胆碱酯酶拮抗非典型血清胆碱酯酶患者的神经肌肉阻滞。1977 年，Scholler 等报道了 15 例神经肌肉阻滞后呼吸恢复明显延迟的患者，这些患者使用单次剂量的琥珀胆碱后出现呼吸恢复延迟至几小时[115]。所有患者在使用人血浆胆碱酯酶后平均 10 min 内均恢复充分的自主呼吸。Naguib 等使用三倍剂量的纯化人血浆胆碱酯酶成功拮抗 1 例米库氯铵致深度神经肌肉阻滞病例。此后，他们建立了正常人群血浆胆碱酯酶拮抗的剂量反应曲线[113, 116]。在一项观察外源性血浆胆碱酯酶拮抗米库氯铵神经肌肉阻滞效果的研究中，纳入 11 例非典型血清胆碱酯酶表现纯合子型患者[117]。在予插管剂量的米库氯铵 30 min 或 120 min 后，给予纯化胆碱酯酶（2.8～10 mg/kg）。给予胆碱酯酶可使血浆胆碱酯酶恢复正常，米库氯铵清除率增加 9～15 倍，清除半衰期缩短。TOF 刺激的首次反应出现在 13.5 min，TOF 比值达到 0.80 的时间为 30～60 min。这些研究提示，因血浆胆碱酯酶活性降低或异常导致的神经肌肉阻滞作用时间延长，可通过使用人血浆胆碱酯酶而成功治疗。处理非典型性血浆胆碱酯酶患者神经肌肉阻滞作用延长的方式，取决于能否尽快获得人血浆胆碱酯酶及权衡费用与等待呼吸自然恢复导致延迟拔管的费用的结果。

框 28.2 总结了临床医师使用抗胆碱酯酶药拮抗 NMBDs，从而降低神经肌肉阻滞残余风险的临床管理策略。

胆碱酯酶抑制剂相关的并发症

胆碱酯酶抑制剂相关的肌无力　胆碱酯酶抑制剂可拮抗中度至轻度的神经肌肉阻滞。然而，如果神经肌肉功能完全恢复后使用胆碱酯酶抑制剂，可能导致反常性肌无力。体外实验发现，大剂量新斯的明、溴吡斯的明及依酚氯铵可导致胆碱能药物高反应性、多次神经刺激后更快消退（TOF 降低）[118]。存在轻度神经肌肉阻滞残余患者，再次给予新斯的明 2.5 mg，TOF、强直刺激高度及强直后消退现象均降低[119-120]。Caldwell 等研究给予单次剂量维库溴铵后 1 ～ 4 h，使用新斯的明（20 或 40 μg/kg）拮抗神经肌肉阻滞残余[110]。52 名患者 TOF 比例增加，8 名患者降低；TOF 比值降低只发生在拮抗时，TOF 比值为 0.90 或更高的患者（且给予新斯的明 40 μg/kg，而非 20 μg/kg）。

Eikermann 等研究了神经肌肉功能恢复后使用新斯的明的临床并发症。给予 TOF 比值恢复至 1.0 后的大鼠新斯的明，结果出现上呼吸道扩张肌张力及容积降低、膈功能受损、每分通气量降低[121-122]。健康志愿者研究发现，给予罗库溴铵后，当 TOF 恢复至 1.0

时给予新斯的明，导致颏舌肌功能受损、上呼吸道梗阻增加[123]。神经肌肉功能完全恢复时给予新斯的明可能对术后患者的呼吸功能产生不利影响。这种作用的机制包括：上气道呼吸肌对过多乙酰胆碱的敏感性降低，乙酰胆碱与 ACh 受体脱敏感；去极化阻滞；开放性通道阻滞。相反，Murphy 等随机选择 90 名手术患者，当手术结束 TOF 比值达到 0.9 ～ 1 时，给予 40 μg/kg 的新斯的明或生理盐水[111]。结果发现在接受新斯的明拮抗的患者中，未见 TOF 降低，各组间在气道梗阻、低氧事件或肌无力症状方面均没有差异。其他研究表明在神经肌肉功能完全恢复时给予舒更葡糖似乎对上呼吸道张力或正常呼吸并无不良影响[121]。

恶心与呕吐　目前业界对应用抗胆碱酯酶药物致术后恶心呕吐的报道争论不一。除在神经肌肉接头处发挥作用外，全身使用胆碱酯酶抑制剂可能产生麻醉及手术中不希望出现的不良作用。除了在神经肌肉接头部位的作用，胆碱酯酶抑制剂作用于胃肠道产生毒蕈碱样作用，刺激胃液分泌、胃肠道动力增加。更小剂量新斯的明联合阿托品使用可降低食管下端括约肌张力[124]。而且，新斯的明可作用于中枢系统产生恶心与呕吐症状。鞘内注射新斯的明增加恶心、呕吐的发生率，可能与其对脑干的直接作用有关。

抗胆碱药（如阿托品、格隆溴铵）常与胆碱酯酶抑制剂合用以降低拮抗时产生的毒蕈碱样副作用。抗胆碱能药物可能具有止吐作用[125]。小儿镇静时给

框 28.2　使用抗胆碱酯酶类拮抗剂降低神经肌肉阻滞残余的临床应用策略

定量监测（如肌肉加速度描记仪）

1. TOF 计数为 1 或无反应——应延迟拮抗直至神经肌肉功能出现恢复（TOF 计数为 2 或更高）
2. TOF 计数为 2 或 3——使用抗胆碱酯酶药（新斯的明 70 μg/kg、依酚氯铵 1.0 ～ 1.5 mg/kg 或溴吡斯的明 350 μg/kg）。待拇内收肌 TOF 比值为 0.90 时拔除气管导管
3. TOF 比值≥ 0.40——给予中等剂量抗胆碱酯酶药拮抗（新斯的明 40 ～ 50 μg/kg、依酚氯铵 0.5 mg/kg 或溴吡斯的明 200 μg/kg）。待拇内收肌 TOF 比值为 0.90 时拔除气管导管
4. TOF 比值 0.40 ～ 0.70——使用药物拮抗，选用低剂量新斯的明 20 μg/kg
5. TOF 比值≥ 0.70，避免使用抗胆碱酯酶药；如果使用，可能出现由抗胆碱酯酶药诱发的肌无力

定性监测（外周神经刺激器）

1. TOF 计数为 1 或无反应——延迟拮抗直至可检测到神经肌肉对刺激产生反应（TOF 计数为 2 或更高）
2. 手术结束时 TOF 计数为 2 或 3——使用抗胆碱酯酶药（新斯的明 70 μg/kg、依酚氯铵 1.0 ～ 1.5 mg/kg 或溴吡斯的明 350 μg/kg）。要求至少在拔除气管导管前 15 ～ 30 min

进行拮抗

3. 手术结束时 TOF 计数为 4 并可观察到衰减（相当于拇内收肌 TOF 比值＜ 0.40）——使用抗胆碱酯酶药（新斯的明 40 ～ 50 μg/kg、依酚氯铵 0.5 mg/kg 或溴吡斯的明 200 μg/kg）。要求至少在拔除气管导管前 15 ～ 30 min 进行拮抗
4. 手术结束时 TOF 计数为 4 但没有观察到衰减（相当于拇内收肌 TOF 比值≥ 0.40）——使用药物拮抗，选用低剂量新斯的明 20 μg/kg 未使用神经肌肉功能监测

1. 应考虑使用抗胆碱酯酶药。即使单次使用插管剂量的中效 NMBDs，仍有相当一部分患者神经肌肉功能自主恢复需要几小时
2. 只有当存在神经肌肉功能恢复的证据时方可使用抗胆碱酯酶药，因为深度肌松情况下使用抗胆碱酯酶药可延迟神经肌肉功能恢复
3. 抗胆碱酯酶药使用与否不能以观察肌力量的临床试验为依据（抬头 5 s）。即使存在较深神经肌肉阻滞时（TOF 比值＜ 0.50），部分患者仍可完成这些试验。当患者成功完成这些试验时，其他肌肉群（如咽部肌肉）可能仍存在明显肌力损伤的情况

NMBDs，神经肌肉阻滞药；TOF，四个成串刺激

（Modified from Brull SJ, Murphy GS. Residual neuromuscular block. Lessons unlearned. Part Ⅱ: methods to reduce the risk of residual weakness. Anesth Analg. 2010；111：129-140. ）

予阿托品（不给予胆碱酯酶抑制剂），呕吐的发生率（5.3%）明显低于格隆溴铵（10.7%）或不使用抗胆碱能药物（11.4%）时[126]。同样，随机接受阿托品的外科患者恶心发生率明显低于接受格隆溴铵的患者[127]。阿托品是一种很容易通过血脑屏障的叔胺，从而产生中枢作用，而格隆溴铵是季铵，不能通过血脑屏障。阿托品对于恶心、呕吐的这种影响可能继发于中枢神经系统作用。

几个随机临床试验就胆碱酯酶抑制剂是否导致术后恶心和呕吐的发生率增加进行了研究。遗憾的是，绝大多数研究纳入对象较少（39～120 名患者）。两个系统综述对其中的局限性进行了讨论。Tramer 与 Fuchs-Buder 综合分析 8 个试验中 1134 名患者的数据信息，试验中在给予长效或中效 NMBDs 后，使用新斯的明或依酚氯铵拮抗或等待神经肌肉阻滞自然恢复[128]。所有试验数据分析显示，任何剂量的新斯的明均未增加拮抗早期及迟发的恶心、呕吐的发生率。然而，另外有研究数据表明，更大剂量（2.5 mg）的新斯的明拮抗可能增加恶心、呕吐的发生风险。而依酚氯铵致恶心、呕吐的研究未见报道。此后又有系统综述剔除不同的抗胆碱能药物混杂因素后，分析了新斯的明对术后恶心和呕吐的影响[125]。系统综述共纳入了研究新斯的明作用的 10 个临床随机试验（993 名患者）。结果发现，格隆溴铵或阿托品与新斯的明联合使用不会增加恶心和呕吐的发生率，而新斯的明剂量大小也不增加其风险（表 28.6）。阿托品能够降低呕吐风险，但格隆溴铵则无此作用。因此，结论认为，当前尚没有足够证据认为新斯的明或依酚氯铵与术后恶心和呕吐有关。

心血管效应　胆碱酯酶抑制剂使用后可产生明显的迷走效应——心动过缓及其他缓慢型心律失常，如

交界性节律、室性逸搏、完全性心脏传导阻滞、心搏骤停。这些缓慢型心律失常的发生过程与胆碱酯酶抑制剂的起效时间一致，依酚氯铵起效最快，其次为新斯的明，而溴吡斯的明最慢[90]。为了对抗这些心血管副作用，使用胆碱酯酶抑制剂的同时常合并用阿托品或格隆溴铵。阿托品与格隆溴铵可产生毒蕈碱样（副交感神经）阻滞效果，但并不阻断烟碱样受体。相对于格隆溴铵（2～3 min），阿托品的起效时间明显更快（约 1 min），但两者的持续时间相近（30～60 min）。不管是否同时给予抗胆碱能药物，应用胆碱酯酶抑制剂拮抗后缓慢型心律失常的发生率较高（部分研究中达到 50%～60%）[129]。心律失常的发生率受胆碱酯酶抑制剂及抗胆碱能药物种类、剂量及背景麻醉药（阿片类 vs. 吸入麻醉药与 NMBDs 类型）的影响。

有几项研究观察了各种胆碱酯酶抑制剂/抗胆碱能药物联合使用对心率及节律的影响。一般情况下，首选阿托品联合依酚氯铵，因为两种药物均起效迅速。依酚氯铵-阿托品混合使用后心率轻微增加，而依酚氯铵-格隆溴铵混合使用后心率降低，甚至出现严重的心动过缓[130]。类似的是，新斯的明的胆碱能效应起效时间与格隆溴铵的抗胆碱作用相似；预防新斯的明导致的心动过缓，格隆溴铵优于阿托品[131]。如阿托品与依酚氯铵（0.5～1.0 mg/kg）联用，推荐剂量 5～7 μg/kg，特定情况下也可使用更大剂量的阿托品[130, 132]。如果 1/4 个剂量的格隆溴铵联合 1 剂量新斯的明使用（即 1 mg 格隆溴铵联合 4 mg 新斯的明），则心率变化甚微[131]。因为溴吡斯的明的起效时间很慢，当同时使用阿托品或格隆溴铵时常出现心动过速。

最近有研究关注手术后阿托品与格隆溴铵分别联

表 28.6　与对照组相比，新斯的明相关的早期及迟发性术后恶心和呕吐（来自 meta 分析）

结果	抗胆碱药	研究数量	受试者数量	相对风险（95% CI）
早期恶心（0～6 h）	阿托品与格隆溴铵	6	584	1.24（0.86～1.80）
	阿托品	1	79	0.67（0.36～1.26）
	格隆溴铵	5	505	1.39（0.97～1.99）
早期呕吐（0～6 h）	阿托品与格隆溴铵	8	768	1.05（0.72～1.55）
	阿托品	2	199	0.75（0.52～1.08）
	格隆溴铵	6	568	1.35（0.88～2.06）
迟发性恶心（6～24 h）	格隆溴铵	4	337	1.09（0.76～1.57）
迟发性呕吐（6～24 h）	格隆溴铵	4	337	1.01（0.58～1.78）

CI，置信区间（From Cheng CR, Sessler DI, Apfel CC. Does neostigmine administration produce a clinically important increase in postoperative nausea and vomiting? Anesth Analg. 2005；101：1349-1355.）

合应用新斯的明对自主神经控制的影响。在发生生理性应激事件时，心率与动脉血压受交感与副交感神经系统调节。抗胆碱能药物降低传出副交感神经对心率的调节，同时抑制心脏压力反射的敏感性及心率变异性。术中副交感神经系统的抑制可使患者容易发生心律失常。健康志愿者在使用阿托品（20 μg/kg）或格隆溴铵（7 μg/kg）后也可能出现压力反射敏感性及高频心率变异性明显降低[133]。虽然两组恢复至基础值的时间均有延长，然而，与格隆溴铵相比（82～111 min），使用阿托品的患者恢复时间更长（177～212 min）。在接受全麻的健康患者使用新斯的明与抗胆碱能药物拮抗后也观察到相似的结果[134]。使用新斯的明50 μg/kg，联合阿托品20 μg/kg或格隆溴铵8 μg/kg拮抗神经肌肉阻滞作用。结果发现，使用新斯的明后2 h，阿托品组患者出现持久性压力反射敏感性及高频心率变异性受损，而格隆溴铵组患者这些参数均回到基础水平。这些研究发现，与阿托品相比，格隆溴铵较少影响副交感神经系统对心率的控制。

支气管收缩　手术患者使用新斯的明后可发生支气管痉挛[135-136]。胆碱酯酶抑制剂（如新斯的明）能兴奋气道平滑肌上的毒蕈碱样受体，从而诱发气管收缩。新斯的明与溴吡斯的明能导致呼吸肌磷脂酰肌醇反应（毒蕈碱激动剂导致的平滑肌收缩反应），最终出现支气管收缩[137]。这种反应被阿托品这一直接的支气管扩张药抑制。依酚氯铵不会导致磷脂酰肌醇反应。颈部脊髓损伤患者，单独使用新斯的明可导致支气管收缩，而联合使用格隆溴铵则可使支气管舒张[138]。如果使用胆碱酯酶抑制剂的同时使用抗胆碱能药物，围术期发生支气管痉挛的风险似乎很低。

舒更葡糖逆转神经肌肉阻滞作用

舒更葡糖（Sugammadex，Org 25969）是一种经过修饰的 γ-环糊精，是首个选择性肌松拮抗药，它通过与NMBDs（su指糖，gammadex指结构性分子 γ-环糊精）包裹结合使其失活。舒更葡糖能够逆转罗库溴铵及维库溴铵导致的神经肌肉阻滞作用，2008年首次用于临床，现在被全球大多数国家（包括美国和中国）批准用于小儿与成人。舒更葡糖与罗库溴铵或维库溴铵形成的复合物不受神经肌肉阻滞程度的影响（深度至较浅），与胆碱酯酶抑制剂相比可导致快速的药理学拮抗。因此，舒更葡糖可明显降低PACU的术后神经肌肉残余阻滞作用[139]。

构效关系与作用机制

环糊精类分为三种未经修饰的天然分子，分别含有6、7和8个环寡糖（例如，葡萄糖单位通过1～4个糖基键结合），被称为 α-、β- 和 γ- 环糊精[140-141]。它们的三维结构类似一个中空的截短的锥体或者面包圈的形态。由于拥有羟基极性基团，其结构外部亲水且存在一个疏水空腔。通过疏水相互作用将亲脂性分子捕获至环糊精的空腔内，因而形成一个水溶性客体−主体螯合物。舒更葡糖据此原理构建形成环形结构，它是一种经过修饰的 γ-环糊精。虽然未修饰的 γ-环糊精有一个比其他环糊精类大的亲脂性空腔（7.5～8.3Å），但仍然不足以容纳较大的罗库溴铵分子刚性结构。因此人们通过增加8个侧链来修饰这个空腔，使其达到11Å，以更适合罗库溴铵的四个疏水甾环，并且在侧链尾部加上带有负电荷的羧基基团，以增强其与罗库溴铵带正电荷的季铵基团静电结合[141-142]（图28.15）。罗库溴铵−舒更葡糖螯合物的稳定性取决于分子间相互作用力（范德华力），包括热动力学（氢键）和疏水作用[141-143]。舒更葡糖通过与甾体类NMBDs（罗库溴铵与维库溴铵）按1:1比例形成十分紧密的螯合物（图28.16）[141]。舒更葡糖与泮库溴铵有一定结合力，但作用相对较弱，临床效果不明显。罗库溴铵−舒更葡糖螯合物的分子量为2532 g/mol（舒更葡糖为2002 g/mol，罗库溴铵为530 g/mol），舒更葡糖−维库溴铵螯合物的分子量为2640 g/mol（维库

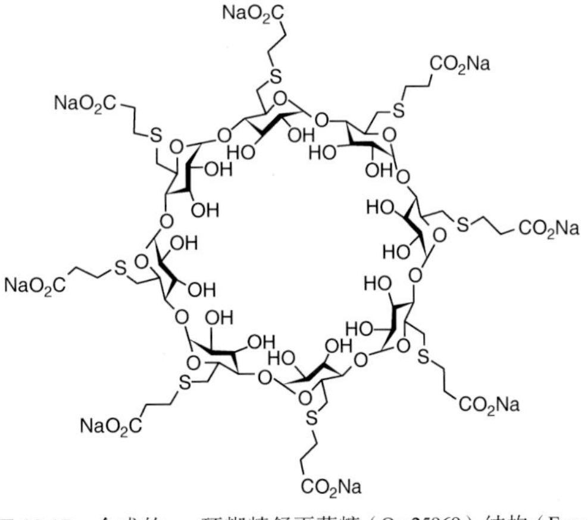

图28.15　合成的 γ-环糊精舒更葡糖（Org25969）结构（From Bom A，Bradley M，Cameron K，et al. A novel concept of reversing neuromuscular block. Chemical encapsulating of rocuronium bromide by a cyclodextrin-based synthetic host. Angew Chem. 2002；41：266-270.）

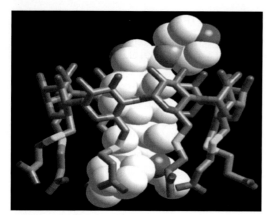

图 28.16　舒更葡糖–罗库溴铵螯合物（From Bom A, Bradley M, Cameron K, et al. A novel concept of reversing neuromuscular block. Chemical encapsulating of rocuronium bromide by a cyclodextrin-based synthetic host. Angew Chem. 2002；41：266-270. ）

溴铵分子量为 638 g/mol）[141]。罗库溴铵–舒更葡糖螯合物处于一种平衡状态，1 g 分子浓度的舒更葡糖与罗库溴铵的结合 / 分离率为 25 000 000：1，即意味着舒更葡糖与罗库溴铵紧密包裹，结合速度为分离速度的 25 000 000 倍。舒更葡糖与维库溴铵的结合力比罗库溴铵小 2.5 倍，但已足以形成紧密结合的复合物[141]。舒更葡糖与罗库溴铵的迅速结合导致血浆游离罗库溴铵迅速降低，从而产生促使罗库溴铵从神经肌肉阻滞接头效应部位向血浆转移的浓度压力梯度，然后血浆中游离出的罗库溴铵分子又被游离舒更葡糖分子包裹。当罗库溴铵从神经肌肉接头部位移除后，神经肌肉阻滞效应被逆转。给予舒更葡糖后血浆总的罗库溴铵浓度（游离及与舒更葡糖结合的罗库溴铵）增加[144]。因为舒更葡糖是一种选择性结合剂，与胆碱能传递的分子成分（胆碱酯酶、烟碱受体或毒蕈碱受体）并无直接或间接关系，因此，使用时并不需要同时给予抗胆碱能药物[145]。

药代动力学

目前，对健康志愿者及手术患者舒更葡糖与罗库溴铵的药代动力学特性均有研究[146]。在未使用神经肌肉阻滞剂的志愿者单独使用舒更葡糖 0.1 ~ 0.8 mg/kg，表现为剂量–线性药代动力学特性，分布容积为 18 L，消除半衰期为 100 min，血浆清除率为 120 ml/min，24 h 最多有 80% 从尿中排出[146]。拮抗罗库溴铵的神经肌肉阻滞作用时，舒更葡糖包裹后，除了与之结合外，罗库溴铵甚少游离分布到效应部位。罗库溴铵持续输注至稳态神经肌肉阻滞时，给予舒更葡糖后血浆罗库溴铵浓度增加；罗库溴铵被舒更葡糖包裹，从效应部位（包括神经肌肉接头）再分布至中央室（大多数为舒更葡糖复合物）[144]。随着舒更葡糖剂量的增加，罗库溴铵分布容积降低，直至在更高剂量下罗库溴铵的分布容积达到舒更葡糖的分布容积[144]。这种包裹作用改变了罗库溴铵的药代动力学。未使用舒更葡糖情况下，罗库溴铵主要通过胆汁分泌代谢（> 75%），少量通过肾排泄（10% ~ 25%）[147]。舒更葡糖与罗库溴铵药代动力学特性的主要差别为舒更葡糖清除比罗库溴铵慢 3 倍[146]。单独使用时罗库溴铵经尿排泄的速度慢且量少，但同时给予舒更葡糖（2.0 mg/kg 甚至更大剂量）时，罗库溴铵的血浆清除率降低 2 倍以上[146]。清除率降低是因为罗库溴铵–舒更葡糖复合物是一个大分子物质，不能经胆汁排泄，同时其抑制肾排泄。与舒更葡糖结合后，罗库溴铵的清除率降低并接近于肾小球滤过率（120 ml/min）[147]。然而，给予舒更葡糖 4.0 ~ 8.0 mg/kg 后罗库溴铵的肾排泄增加超过 1 倍[147]，罗库溴铵在血浆被包裹，虽然血浆总的罗库溴铵浓度增加，但游离浓度迅速降低。这样导致效应部位（神经肌肉接头）游离罗库溴铵浓度高而血浆浓度低的浓度压力梯度[144]，从而促使游离罗库溴铵分子迅速扩散至血浆并被舒更葡糖包裹。因此，给予舒更葡糖后罗库溴铵血浆浓度的增加解释了舒更葡糖可快速拮抗神经肌肉阻滞的作用机制。

因为肾排泄是舒更葡糖与罗库溴铵–舒更葡糖复合物清除的主要途径，有研究针对透析在临床实践中的作用进行探讨。一项研究纳入严重肾损伤患者但病例数较小，透析结果发现，血浆舒更葡糖与罗库溴铵清除率分别为 78 ml/min 和 89 ml/min。因此，采用高流量透析方法的血液透析技术用于严重肾损伤患者，可有效清除舒更葡糖及罗库溴铵–舒更葡糖复合物[148]。

药效动力学

舒更葡糖在健康患者中的临床使用

舒更葡糖的首次人体研究纳入男性志愿者，与安慰剂对比，舒更葡糖（0.1 ~ 8.0 mg/kg）拮抗罗库溴铵导致的神经肌肉阻滞，呈明显的剂量依赖性，且神经肌肉阻滞恢复时间迅速[146]。罗库溴铵 0.6 mg/kg 注射后 3 min，给予 8 mg/kg 的舒更葡糖，2 min 内 TOF 比值恢复到 0.90，安慰剂组则为 52 min。降低舒更葡糖剂量到 4 mg/kg，TOF 比值恢复到 0.9 的时间短于 4 min[146]。一项研究观察了手术患者使用罗库溴铵 0.6 mg/kg，当 TOF 计数为 2 时使用不同剂量的舒更葡糖，神经肌肉阻滞恢复时间与之前的研究类似[149]。舒更葡糖呈剂量依赖性地缩短中位恢复时间，安慰剂组为 21 min，而舒更葡糖 4.0 mg/kg 组为 1.1 min[149]。另一项研究中，舒更葡糖对罗库溴铵（0.6 mg/kg）或维库溴铵（0.1 mg/kg）导致的神经肌肉阻滞表现出更快速有效的拮抗[150]。使用舒更葡糖 4.0 mg/kg 后，TOF 比值恢复至 0.90 的平均时间罗库溴铵组为 1.1 min，维库溴铵组为 1.5 min（图 28.17 和图 28.18）[150]。使用不同剂量舒更葡糖（2.0 ~ 16.0 mg/kg）在不同时点（罗库溴铵后 3 ~ 15 min），拮抗更大剂量罗库溴铵（1.0 ~ 1.2 mg/kg）的神经肌肉阻滞作用，结果发现，与安慰剂组相比，舒更葡糖组呈剂量依赖性，且拮抗迅速、有效[151-154]。

胆碱酯酶抑制剂如新斯的明因为封顶效应不能拮抗深度神经肌肉阻滞作用（如 PTC 为 1 ~ 2），而舒更葡糖则可有效拮抗深度神经肌肉阻滞作用[152, 155]。舒更葡糖的最佳剂量为 4.0 mg/kg，可在几分钟内使 TOF 比值恢复至 0.90（表 28.7）[150-155]。因此，舒更葡糖 2.0 mg/kg 与 4.0 mg/kg 可有效拮抗罗库溴铵与维库溴铵的中度及深度神经肌肉阻滞。因为新斯的明单独使用即可产生神经肌肉效应，因此必须在 TOF 自主

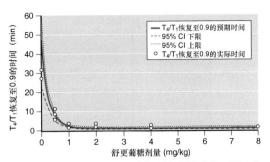

图 28.18　维库溴铵 0.1 mg/kg 后给予舒更葡糖拮抗，T4/T1 恢复至 0.9 时的剂量反应曲线。T4/T1 比值，神经肌肉阻滞恢复程度（From Suy K，Morias K，Cammu G，et al. Effective reversal of moderate rocuronium- or vecuronium-induced neuromuscular block with sugammadex，a selective relaxant binding agent. Anesthesiology. 2007；106：283-288.）

恢复到一定程度时方可使用新斯的明。相反，舒更葡糖单独使用不会产生神经肌肉效应，即使 TOF 刺激无反应亦可使用。舒更葡糖的出现使得麻醉科医师可以维持深度神经肌肉阻滞状态直至手术结束。

与胆碱酯酶抑制剂（如新斯的明）相比，深度罗库溴铵肌肉神经阻滞（对 TOF 及 PTC 均无反应）可被舒更葡糖迅速拮抗。一项多中心研究中，患者随机接受罗库溴铵 1.2 mg/kg，3 min 后给予 16 mg/kg 的舒更葡萄，或者单独给予 1.0 mg/kg 的琥珀胆碱[156]。给予舒更葡糖开始至首次刺激（T1）恢复 90% 的平均时间为 2.9 min，TOF 比值恢复至 0.90 的时间为 2.2 min[156]。相反，琥珀胆碱神经肌肉阻滞的 T1 自主恢复 90% 的时间为 10.9 min。因此，使用 16 mg/kg 舒更葡糖拮抗大剂量罗库溴铵，恢复时间明显快于琥珀胆碱的自主恢复（图 28.19）[156]。这一发现得到了另一项随机试验的验证，其观察快速序贯诱导麻醉及气管插管后如何快速恢复，分别使用罗库溴铵 1.0 mg/kg 联合舒更葡糖 16 mg/kg，与琥珀胆碱 1.0 mg/kg 对比[157]。气管插管至自主呼吸的中位时间为琥珀胆碱组 406 s，而罗

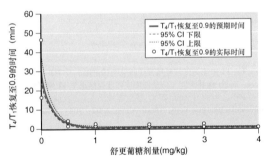

图 28.17　罗库溴铵 0.6 mg/kg 后给予舒更葡糖拮抗，T4/T1 恢复至 0.9 时的剂量反应曲线　T4/T1 比值，神经肌肉阻滞恢复程度（From Suy K，Morias K，Cammu G，et al. Effective reversal of moderate rocuronium- or vecuronium-induced neuromuscular block with sugammadex，a selective relaxant binding agent. Anesthesiology. 2007；106：283-288.）

表 28.7　使用舒更葡糖或安慰剂（NaCl 0.9%）拮抗罗库溴铵（1.2 mg/kg）神经肌肉阻滞作用的恢复时间 *

	安慰剂组 （n = 4）	舒更葡糖				
		2.0 mg/kg （n = 5）	4.0 mg/kg （n = 5）	8.0 mg/kg （n = 12）	12.0 mg/kg （n = 7）	16.0 mg/kg （n = 7）
均数（SD）	122.1（18.1）	56.5（5.4）	15.8（17.8）	2.8（0.6）	1.4（0.3）	1.9（2.2）
中位数	126.1	55.3	12.3	2.5	1.3	1.3
最小值-最大值	96.8 ~ 139.4	50.5 ~ 65.1	3.3 ~ 46.6	2.2 ~ 3.7	1.0 ~ 1.9	0.7 ~ 6.9

* 从使用舒更葡糖或安慰剂至 TOF 比值恢复至 0.90 的时间（min）。
SD，标准差
（From de Boer HD，Driessen JJ，Marcus MA，et al. Reversal of a rocuronium-induced（1.2 mg/kg）profound neuromuscular block by sugammadex：a multicenter，dose-finding and safety study. Anesthesiology. 2007；107：239-244.）

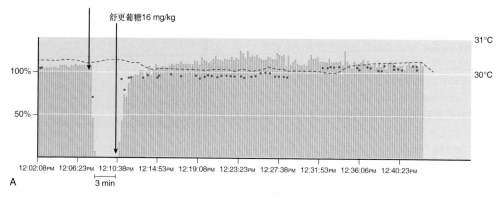

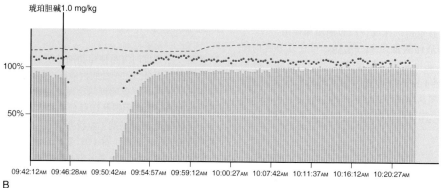

图 28.19 （A）静脉注射罗库溴铵 1.2 mg/kg 3 min 后给予舒更葡糖 16 mg/kg，T1 颤搐高度恢复情况（浅蓝色描记图）及 TOF 比值（深蓝色点图）。110 s 后第一次颤搐高度（T1）恢复 90% 及 TOF 比值为 0.94。起效-偏移时间（即从罗库溴铵注射结束至 T1 恢复 90% 的时间）为 4 min 47 s。（B）静脉注射琥珀胆碱 1.0 mg/kg 后 T1 自然恢复至 90%，时间为 9 min 23 s。黑色虚线代表手部皮肤温度（摄氏度）（From Naguib M. Sugammadex：another milestone in clinical neuromuscular pharmacology. Anesth Analg. 2007；104：575-581.）

库溴铵-舒更葡糖组为 216 s（表 28.8）[157]。这些数据证明舒更葡糖拮抗大剂量罗库溴铵的神经肌肉阻滞作用不仅显著快于琥珀胆碱的自主恢复，而且恢复自主呼吸速度更快（即该剂量可代替琥珀胆碱用于气管插管）。在临床实践及未预测的困难气道（无法气管插管、无法通气的情况），为快速恢复自主呼吸，可使用舒更葡糖拮抗罗库溴铵的神经肌肉阻滞作用。

与新斯的明或依酚氯铵比较，使用舒更葡糖后神经肌肉阻滞恢复的时间明显不同[158-160]。一项临床研究中，给予患者罗库溴铵 0.6 mg/kg 后，当第二次颤搐刺激（TOF 刺激出现第二次反应或 T2）出现时单次注射罗库溴铵维持神经肌肉阻滞[158]。给予最后一次剂量罗库溴铵后 15 min，给予新斯的明 70 μg/kg、依酚氯铵 1 mg/kg 或舒更葡糖 4.0 mg/kg，TOF 比值达到 0.90 的平均时间新斯的明组为舒更葡糖组的 10 倍以上（1044 s vs. 107 s），依酚氯铵组为舒更葡糖组的 3 倍以上（331 s）。Blobner 等比较罗库溴铵阻滞后 TOF 反应出现第二次颤搐刺激时使用舒更葡糖 2 mg/kg 或新斯的明 50 μg/kg 的神经肌肉阻滞恢复时间，结果与前述相似[159]。另外一项研究也支持拮抗罗库溴铵的深度神经肌肉阻滞作用时，舒更葡糖明显优于新斯的明[160]。PTC 为 1 ～ 2 时使用舒更葡糖 4.0 mg/kg，超过 97% 的患者在 5 min 内 TOF 比值恢复至 0.90。相反，给予新斯的明 70 μg/kg，只有 73% 的患者在 30 ～ 60 min 恢复，23% 需要 60 min 以上的时间方能恢复至 TOF 比值为 0.90（图 28.20）。

一项随机研究比较舒更葡糖拮抗罗库溴铵（0.6 mg/kg）与新斯的明拮抗顺阿曲库铵（0.15 mg/kg）的效果[161]。从使用拮抗剂至 TOF 比值恢复至 0.90 的时间，舒更葡糖 2.0 mg/kg 的恢复时间比新斯的明 50 μg/kg 快 4.7 倍（1.9 min vs. 9.0 min）。

与新斯的明或依酚氯铵不同，麻醉药的选择（例如丙泊酚 vs. 七氟烷）并不影响舒更葡糖对罗库溴铵所致神经肌肉阻滞作用拮抗的能力[162-163]。假如使用

表 28.8 使用琥珀胆碱或罗库溴铵−舒更葡糖进行快速序贯诱导及气管插管后如何快速恢复自主呼吸

	琥珀胆碱（1 mg/kg）（n = 26）	罗库溴铵（1 mg/kg）舒更葡糖（16 mg/kg）（n = 29）	P 值
操作开始至气管插管的时间（s）	330（313 ～ 351）	324（312 ～ 343）	0.45
气管插管条件			0.13
优	20（76%）	27（93%）	
良	6（24%）	2（7%）	
差	0（0%）	0（0%）	
气管插管困难评分			0.23
≤ 5	24（92%）	28（100%）	
> 5	2（8%）	0（0%）	
从气管插管至自主呼吸的时间（s）	406（313 ～ 507）	216（132 ～ 425）	0.002
从气管插管至 T1 恢复 90% 的时间（s）	518（451 ～ 671）（n = 17）	168（122 ～ 201）（n = 27）	< 0.0001
从注射 NMBDs 至 T1 恢复 90% 的时间（s）	719（575 ～ 787）（n = 17）	282（242 ～ 319）（n = 27）	< 0.0001

* 数据包括气管插管条件、自主呼吸恢复时间、使用琥珀胆碱或罗库溴铵−舒更葡糖后神经肌肉功能恢复情况
（From Sørensen MK，Bretlau C，Gätke MR，et al. Rapid sequence induction and intubation with rocuronium-sugammadex compared with succinylcholine. A randomized trial. Br J Anaesth. 2012；108：682-689.）

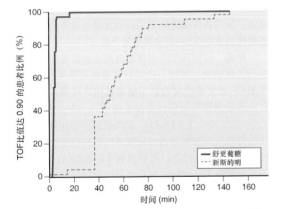

图 28.20 使用舒更葡糖 4 mg/kg 或新斯的明 70 μg/kg 拮抗罗库溴铵导致的深度神经肌肉阻滞作用，TOF 比值恢复至 0.90 的时间（From Jones RK，Caldwell JE，Brull SJ，et al. Reversal of profound rocuronium-induced blockade with sugammadex：a randomized comparison with neostigmine. Anesthesiology. 2008；109：816-824.）

推荐剂量的舒更葡糖拮抗不同程度的神经肌肉阻滞作用，术后发生或再次出现神经肌肉功能恢复不全的概率甚微。

舒更葡糖在小儿与老年患者中的临床使用

小儿　有一项纳入 8 例婴儿（28 天至 23 个月）、24 例小儿（2 ～ 11 岁）及 31 例青少年（12 ～ 17 岁）的临床试验，观察了舒更葡糖在小儿中的使用[164]。采用丙泊酚、阿片类药物及罗库溴铵 0.6 mg/kg 麻醉，当

T2 再次出现时分别给予舒更葡糖 0.5 mg/kg、1.0 mg/kg、2.0 mg/kg、4.0 mg/kg 或安慰剂，TOF 比值恢复至 0.90 的时间均呈剂量依赖性缩短。该研究并未观察到残余神经肌肉阻滞作用或再箭毒化的情况，没有副作用发生。最近的一例个案报道中，7 月龄患儿使用舒更葡糖后成功拮抗维库溴铵的神经肌肉阻滞作用[165]。另一个病例报道了 2 岁患儿使用舒更葡糖拮抗罗库溴铵的神经肌肉阻滞作用后，因再次手术使用罗库溴铵麻醉成功的病例[166]。最近一项系统综述表明，与新斯的明或安慰剂相比，舒更葡糖拮抗罗库溴铵诱导的肌松作用更加迅速，且心动过缓的发生率低[167]。

舒更葡糖可安全用于小儿及青少年（2 ～ 17 岁）。2 岁以下患儿舒更葡糖的使用经验仍然有限。

老年患者　已有研究对老年患者使用舒更葡糖拮抗神经肌肉阻滞作用的效果进行了评估。一项研究纳入 150 例患者，分为三组：成年组（18 ～ 64 岁）、老年组（65 ～ 75 岁）和高龄组（75 岁以上）[168]。使用气管插管剂量罗库溴铵 0.6 mg/kg，必要时单次注射 0.15 mg/kg 维持肌肉松弛。最后一次使用罗库溴铵当 T2 再次出现时给予舒更葡糖 2.0 mg/kg，成年组恢复时间比 65 岁组稍短（相差 0.7 min）。一般情况下，老年患者由于心排血量降低而导致循环时间延长，推测这是使用舒更葡糖后恢复时间延长的原因之一[169-170]。然而，根据这些结果，老年人使用舒更葡糖不需调整剂量[168]。如果需要短时间内快速拮抗神经肌肉阻滞作用，可考虑采用更高剂量的舒更葡糖[171]。

舒更葡糖在特殊人群患者中的临床使用

心脏病　有研究评估心脏疾病患者使用舒更葡糖的安全性与有效性，结果发现舒更葡糖并不影响心电图（QTc 间期没有延长的表现）[172-173]。一项研究观察舒更葡糖对正常人群 QTc 间期的影响（舒更葡糖剂量最高达 32 mg/kg，单独使用或联合使用罗库溴铵或维库溴铵），结果发现，舒更葡糖不会导致 QTc 间期延长[173]。有个案报道一位长 QT 综合征的患者，使用舒更葡糖 2 mg/kg 拮抗维库溴铵的神经肌肉阻滞作用，QT 间期并无影响[174]。综合现有资料，健康患者或存在心血管并存疾病的患者，使用舒更葡糖拮抗不会增加心血管副作用的发生风险（亦可见"胆碱酯酶抑制剂相关的并发症"部分）。

肺疾病　有肺部疾病的患者术后肺部并发症如肺炎、呼吸功能衰竭及潜在肺疾病恶化风险增加[175]。有研究关注此类患者中舒更葡糖的使用[175]。77 例手术患者诊断或既往患有肺部疾病，舒更葡糖最大使用剂量 4.0 mg/kg，拮抗罗库溴铵的神经肌肉阻滞作用。与其他未患有肺疾病的成年患者相比，舒更葡糖对罗库溴铵的拮抗作用起效迅速，没有神经肌肉阻滞残余或再箭毒化的表现[176]。接受舒更葡糖治疗的 77 例患者中，有两例出现支气管痉挛，分别发生在舒更葡糖使用后 1 min 与 55 min。两例患者为哮喘发作，没有证据表明其与舒更葡糖有关。在其他肺疾病高风险患者（囊性纤维化与终末期肺疾病），也有成功使用舒更葡糖的报道[177]。与胆碱酯酶抑制剂（如新斯的明）相比，舒更葡糖用于有肺部疾病患者神经肌肉阻滞作用的拮抗有潜在优势，因为舒更葡糖与毒蕈碱胆碱能系统关系甚微，不需要同时使用抗胆碱能药物（亦可见"胆碱酯酶抑制剂相关并发症"部分）。

肾衰竭　有研究纳入 15 例严重肾损害的患者（肌酐清除率 < 30 ml/min），并与 15 例肾功能正常的患者（肌酐清除率 > 80 ml/min）进行对比，观察舒更葡糖拮抗罗库溴铵神经肌肉阻滞作用的效果[178]。当 T2 再次出现时给予舒更葡糖 2 mg/kg，两组恢复特性或神经肌肉阻滞残余的发生率均无明显差异（表 28.9）。在另外一项研究中，针对严重肾损害（肌酐清除率 < 30 ml/min）的患者，观察舒更葡糖 4 mg/kg 对罗库溴铵引起深度神经肌肉阻滞的作用，结果发现拮抗效果快速且稳定[179]。中重度肾损害的患者肾清除率下降，血液中舒更葡糖和罗库溴铵-舒更葡糖复合物浓度升高[180]。两个病例报告了在小儿肾移植手术中使用舒更葡糖拮抗罗库溴铵引起的神经肌肉阻滞，表现出快速完全的拮抗效果，并未观察到残余神经肌肉阻滞及再箭毒化的情况[181]。近期有研究纳入 57 例因严重肾损害行肾移植手术的患者，评估罗库溴铵和舒更葡糖的长期疗效和安全性，结果发现罗库溴铵和舒更葡糖在肾移植手术患者中有效且安全[182]。因为肾损害患者罗库溴铵-舒更葡糖复合物是否能充分清除尚不清楚，目前对于严重肾衰竭患者并不推荐使用舒更葡糖。然而，对于轻度或中度肾功能不全的患者仍可使用，因为它的安全性与健康患者相似[178]。理论上讲，因为罗库溴铵/维库溴铵-舒更葡糖复合物的分子量大，透析可能降低其血浆浓度。对于严重肾损害的患者，使用高流量透析方法的血液透析可有效清除舒更葡糖及罗库溴铵-舒更葡糖复合物[148]。

肝病　目前尚没有舒更葡糖用于肝损害的动物实验及人体研究。然而，已知舒更葡糖或罗库溴铵/维库溴铵-舒更葡糖复合物不能通过胆汁排泄，因为该复合物过大而抑制胆汁排泄途径[183]。用一个药代动力学-药效动力学（PK-PD）模型模拟肝功能受损患者快速拮抗罗库溴铵导致的深度神经肌肉阻滞作用的过程[183]。在此条件下，罗库溴铵 1.2 mg/kg 后 3 min 给予舒更葡糖 16 mg/kg，肝功能受损对拮抗时间影响甚微。然而，其他情况下（T2 再次出现时给予舒更葡糖 2 mg/kg；15 min 后给予 4 mg/kg），肝功能受损患者罗库溴铵 1.2 mg/kg 诱导的神经肌肉阻滞作用恢复时间长于健康患者[183]。对于肝胆疾病患者，使用舒更葡糖后神经肌肉功能的恢复可能快于使用抗胆碱酯酶药（但恢复速度慢于无肝胆疾病的患者）。拮抗恢复速度

表 28.9　伴或不伴有肾衰竭患者使用舒更葡糖（T2 出现时给予 2 mg/kg）拮抗罗库溴铵的肌松作用，TOF 的恢复时间

	患者分组		
	CL_CR < 30 ml/min（n = 15）	CL_CR ≥ 80 ml/min（n = 14）*	ANOVA
TOF 比值恢复至 0.7，均数（SD）	1.45（0.47）	1.17（0.38）	NS
TOF 比值恢复至 0.8，均数（SD）	1.60（0.57）	1.32（0.45）	NS
TOF 比值恢复至 0.9，均数（SD）	2.00（0.72）	1.65（0.63）	NS

ANOVA，方差分析；CL_CR，全血肌酐清除率；NS，无差异；SD，标准差；TOF，四个成串刺激
* 对照组一名患者因 TOF 监测不准确而被排除（肾功能正常）
（From Staals LM, Snoeck MM, Driessen JJ, et al. Multicenter, parallel-group, comparative trial evaluating the efficacy and safety of sugammadex in patients with end-stage renal failure or normal renal function. Br J Anaesth. 2008；101：492-497.）

减慢的原因尚不清楚，需要进一步临床研究。根据这些有限的数据，对于肝胆疾病的患者，应该谨慎使用舒更葡糖。

肥胖 肥胖特别是病理性肥胖患者［体重指数（BMI）> 40 kg/m²］，围术期出现心血管及呼吸系统并发症的风险高[184]。这些患者术后容易发生严重呼吸事件，包括换气不足、低氧血症、呼吸道梗阻、急性呼吸功能衰竭[38, 68]。术后神经肌肉阻滞残余可能进一步增加此类患者术后并发症的风险，这可能与上呼吸道的完整性受损及上呼吸道塌陷有关[33-34]。因此，拔除气管导管之前，必须迅速并充分拮抗神经肌肉阻滞作用。此时，舒更葡糖可促使神经肌肉功能充分恢复，很少发生恢复不全，因而较传统的抗胆碱酯酶药更具优势[184]。决定病理性肥胖患者的舒更葡糖恰当剂量，成为其是否有能力充分捕获剩余 NMBDs 分子的一个关键问题。而肥胖患者 NMBDs 的剂量应基于瘦/理想体重（因为这些药物为亲水性，其分布容积受肥胖影响甚微），舒更葡糖在肥胖患者的剂量仍存在争议。为确保神经肌肉功能充分恢复，舒更葡糖的剂量应足以拮抗外周室与中央室的浓度梯度，并有效包裹所有罗库溴铵分子。舒更葡糖剂量不足时可能无法抑制罗库溴铵的再分布，导致神经肌肉阻滞作用再次出现。

舒更葡糖的产品说明书中的推荐剂量基于患者的实际体重。然而，因为其较低的稳态分布容积（估计为 0.16 L/kg）限制向血管间隙的分布，采用瘦/理想体重而不是实际体重决定舒更葡糖的剂量似乎更为合适[178]。然而，在最近发表的关于舒更葡糖在肥胖患者（BMI > 30）使用剂量的 pooled 分析（纳入 27 项试验）中，作者发现对于肥胖和非肥胖患者采用实际体重计算推荐剂量的舒更葡糖均能使患者神经肌肉功能快速恢复，对肥胖患者不需进行剂量调整[185]。几项研究基于无脂肪或瘦/理想体重的变异性探讨舒更葡糖的剂量[186-189]。在一项研究中，通过瘦/理想体重计算的 4 mg/kg 舒更葡糖用于拮抗病理性肥胖患者罗库溴铵产生的深度肌肉松弛作用[188]。约 40% 患者在此情况下拮抗不充分，需要根据瘦/理想体重计算的追加 2 mg/kg 舒更葡糖才能使 TOF 比值达到 0.90。作者结论认为，通过瘦/理想体重计算的舒更葡糖剂量不足以拮抗病理性肥胖患者的深度及中度神经肌肉阻滞[188]。

另一项病理性肥胖患者的研究，观察罗库溴铵致中度神经肌肉阻滞（T1～T2）情况下舒更葡糖 2.0 mg/kg 的拮抗效果[187]。采用四种方法校正体重：瘦/理想体重、瘦/理想体重 + 20%、瘦/理想体重 + 40%、实际体重。该研究发现，通过计算瘦/理想体重 + 40%，舒更葡糖 2.0 mg/kg 可有效拮抗罗库溴铵致中度神经肌肉阻滞[187]。这个发现在最近的一项研究也得到了证实[190]。然而，与实际体重相比，瘦/理想体重组恢复时间更长，个体变异度较大[187-188]。此外，一例病理性肥胖患者使用亚治疗剂量的舒更葡糖后再次出现神经肌肉阻滞情况[189]。所以目前认为舒更葡糖的剂量应基于实际体重，直至有更充分的研究证据出现。

剖宫产与妊娠患者 晚期妊娠及剖宫产患者如果采取全身麻醉，常使用硫喷妥钠或丙泊酚联合快速起效的 NMBDs 实施快速序贯诱导。琥珀胆碱作为原型 NMBDs 用于此类手术产生理想的气管插管条件已经有数十年[191]。罗库溴铵可作为替代琥珀胆碱用于快速序贯诱导的肌松药，其剂量高于 1.0 mg/kg 时不仅可以起效时间不超过 60 s，而且可达到与琥珀胆碱类似的理想气管插管条件[192]。然而，罗库溴铵 1.0 mg/kg 或更大剂量时产生深度神经肌肉阻滞，且阻滞时间延长（常超过 2 h）。此外，产科患者气管插管失败的概率与非妊娠女性相比增加至少 8 倍[193]。气管插管失败或"无法插管、无法通气"的情况下，即使超过 1.2 mg/kg 剂量的罗库溴铵，也可使用舒更葡糖 16 mg/kg 快速拮抗[156]。

动物实验发现，舒更葡糖胎盘分布量较小（< 2%～6%）。舒更葡糖对妊娠或胚胎、胎儿或新生儿出生后发育均无不良影响[191, 194-195]。虽然目前尚没有舒更葡糖在人乳汁中的数据，但估计分泌量甚小，缺乏临床意义，且一般情况下环糊精类药物的口服吸收量甚微。因此，舒更葡糖可用于母乳喂养的女性。有两项研究检测了接受罗库溴铵与舒更葡糖的产科患者（7 例与 18 例患者），未观察到副作用[194-195]。舒更葡糖在产科麻醉中的有效性与安全性尚无定论，但没有使用舒更葡糖后母体或新生儿发生严重副作用的案例报告。

神经肌肉功能障碍 神经肌肉功能障碍患者常因为肌无力而导致围术期呼吸系统并发症发生率增加[196-197]。此类患者，琥珀胆碱可能诱发威胁生命的潜在副作用，因而禁忌使用。即使单次使用非去极化 NMBDs，有时亦会导致自主神经肌肉功能恢复时间延长。因此，多种因素导致此类患者术后肌无力的风险增加，其中一个因素即为神经肌肉阻滞残余[196-197]。神经肌肉功能的快速恢复对保证患者安全及降低肺部并发症至关重要。然而，使用抗胆碱酯酶药（如新斯的明）拮抗，尤其是神经肌肉功能紊乱者，术后并发症增加[197]。

多个病例报告和病例系列描述了舒更葡糖用于拮抗各种神经肌肉功能紊乱患者，如重症肌无力、营养不良性肌强直、脊髓性肌萎缩症（图 28.21）[197-204]。一般而言，舒更葡糖的使用方法根据实际体重及拮抗时的神经肌肉阻滞情况进行调整。舒更葡糖可迅速拮抗神经肌肉阻滞，效果与正常患者相似。虽然尚缺乏神经肌肉功能紊乱患者的研究数据，但病例报道提示此类患者应考虑使用舒更葡糖作为拮抗药物（如替代新斯的明）。目前尚需要进行更大样本的临床研究以确认舒更葡糖的效果。

药物副作用及相互作用

舒更葡糖对于已知有此类药物过敏史的患者禁忌使用。在一些病例中报告了可能出现的超敏反应，值得我们重视。然而，由于超敏反应发生率低，这增加了研究的难度。在最近一项单中心的回顾性分析中，调查了 3 年来与舒更葡糖相关的 I 型超敏反应，发现术中超敏反应的总发生率为 0.22%（95% CI，0.17% ～ 0.29%），I 型超敏反应的发生率为 0.059%（95% CI，0.032% ～ 0.10%）。研究共有 15 479 例患者接受舒更葡糖拮抗治疗，其中与舒更葡糖相关的 I 型超敏反应的发生率为 0.039%（6 例；95% CI，0.014% ～ 0.084%）[205]。我们需要设计前瞻性研究来证实舒更葡糖引起 I 型超敏反应，血清胰蛋白酶水平（阳性预测值为 93%，阴性预测值为 54%）、皮肤试验（金标准）、血清和尿液中组织胺的浓度均有助于诊断。近期，嗜碱性粒细胞激活试验被应用于检测超敏反应的诱发复合物，具有较高的特异性和敏感性。然而，还需更多的研究来证实该方法可用于鉴定舒更葡糖引起的 I 型超敏反应[206]。

其他有报道的副作用包括咳嗽、肢体活动、嗅觉异常、尿中 N- 乙酰-氨基葡萄糖苷酶增加[183]。使用舒更葡糖后出现咳嗽及肢体活动可能与麻醉深度不足有关，而非舒更葡糖的直接副作用。早期的研究显示，在健康志愿者中，舒更葡糖给药后引起活化部分凝血活酶时间和凝血酶原时间延长。然而，在一项更深入的研究中，调查舒更葡糖对患者术后出血和凝血因素的影响，结果发现舒更葡糖引起活化部分凝血活

酶时间和凝血酶原时间轻度短暂（＜1 h）延长，但在常规用药时，并未增加出血风险[207]。

我们知道环糊精类是一种可与其他复合物包裹形成螯合物的媒介。舒更葡糖可与罗库溴铵或维库溴铵以 1：1 分子比形成紧密复合物。然而，因其作用机制，也可能发生舒更葡糖与其他相关药物作用的情况[208]。理论上讲，两种重要的药物相互作用可能发生。首先，舒更葡糖除了与甾体类神经肌肉阻滞药物作用外，尚可与内源性分子或药物结合，导致其被包裹而效果降低。然而，与甾体类或非甾体类分子如可的松、阿托品、维拉帕米形成复合物，临床意义并不大，因为与这些药物的结合力比与罗库溴铵的结合力低 120 ～ 700 倍[208]。临床前研究发现，即使剂量达到 500 mg/（kg·d），舒更葡糖与其他甾体类药物的相互作用也可忽略不计[209]。其次，如舒更葡糖对其他分子的亲和力非常高，这些分子可能取代罗库溴铵或维库溴铵与舒更葡糖形成复合物，导致神经肌肉阻滞作用再次发生。这种药物相互作用可能产生潜在的临床安全性问题[208]。目前已经被开发出一种模型方法用以评估 300 种化合物（包括围术期常用药物）与舒更葡糖之间可能出现的置换作用[208]。在化合物的筛选中，托瑞米芬、夫西地酸、氟氯西林三种药物被认为可能具有置换作用[208]。然而，当舒更葡糖与这些药物合用时，没有发生神经肌肉阻滞作用再次出现的情况[208]。一项临床研究发现，使用舒更葡糖拮抗后，氟氯西林不会导致神经肌肉阻滞作用再次发生，也未发生其他具有临床意义的相互作用[210]。

特殊情况

舒更葡糖拮抗神经肌肉阻滞作用后再次气管插管

气管拔管前给予舒更葡糖的患者，如果需要再次气管插管，循环中的舒更葡糖可能与再次使用的罗库溴铵或维库溴铵发生作用，因此需要考虑。在此情况下，有两种方案可供选择以达到充分的神经肌肉阻滞效果。舒更葡糖使用 24 h 内，推荐使用非甾体类 NMBDs

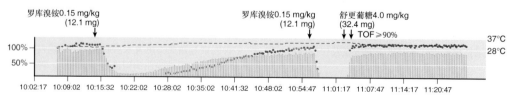

图 28.21　一例重症肌无力患者使用舒更葡糖拮抗实际描记曲线。从首次剂量罗库溴铵产生深度肌肉松弛作用至 TOF 比值为 0.90 的自然恢复时间为 36.5 min。再次给予罗库溴铵，同时使用舒更葡糖 4.0 mg/kg，TOF 比值恢复至 0.90 的时间为 2.7 min。浅蓝色描记曲线表示 T1 恢复情况，蓝色点图表示 TOF 恢复情况，黑色虚线表示手部皮肤温度（摄氏度）（From de Boer HD, van Egmond J, Driessen JJ, et al. A new approach to anesthesia management in myasthenia gravis: reversal of neuromuscular blockade by sugammadex. Rev Esp Anesthesiol Reanim. 2010；57：81-84.）

代替罗库溴铵或维库溴铵。这一保守的用药策略主要考虑舒更葡糖的最大清除时间。然而，临床前及临床研究发现，即使在 24 h 以内使用罗库溴铵也可产生安全有效的神经肌肉阻滞效果[211]。一个纳入健康志愿者的模型研究发现，舒更葡糖拮抗后 5 ~ 60 min 使用高剂量的罗库溴铵可产生充分的神经肌肉阻滞作用（T1 = 0%）[212]。舒更葡糖拮抗后 5 min 给予罗库溴铵 1.2 mg/kg 可产生快速的神经肌肉阻滞作用（T1 = 0%），平均起效时间约为 3 min。舒更葡糖使用 30 min 后，罗库溴铵 1.2 mg/kg 的起效时间为 1.5 min。因此，在使用舒更葡糖至再次使用罗库溴铵的时间间隔与其起效时间呈负相关，神经肌肉阻滞的持续时间与该间隔时间直接相关。

根据罗库溴铵与舒更葡糖的共同分布容积，采用模型计算等效剂量，使用较大剂量舒更葡糖（8 ~ 20 mg/kg）进行二次拮抗理论上可行[211]。

神经肌肉阻滞作用的拮抗不全　虽然舒更葡糖与罗库溴铵及维库溴铵包裹形成致密复合物，仍有病例报道发生神经肌肉阻滞拮抗不完全[151, 213]。一个研究药物剂量的试验中，一例健康患者使用舒更葡糖 0.5 mg/kg 拮抗后 TOF 反应暂时性降低[213]。TOF 比值开始时达到 0.70，后降至 0.30，此后逐渐增加至 0.90（图 28.22）。作者推测 TOF 比值降低与外周室非结合罗库溴铵再分布有关，以致没有足够的舒更葡糖进行包裹。另有两例类似病例，健康患者接受较低剂量舒更葡糖（0.5 mg/kg）拮抗罗库溴铵诱导的深度

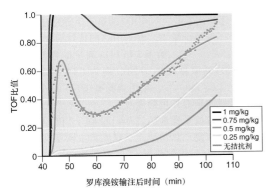

图 28.22　不同剂量舒更葡糖产生的 TOF（点图）与模拟结果（实线）发生神经肌肉阻滞反跳的舒更葡糖剂量范围较小。模拟图提示，该患者使用舒更葡糖剂量超 1 mg/kg，可充分拮抗神经肌肉阻滞并避免反跳现象发生。TOF，四个成串刺激（From Eleveld DJ，Kuizenga K，Proost JH，et al. A temporary decrease in twitch response during reversal of rocuronium-induced muscle relaxation with a small dose of sugammadex. Anesth Analg. 2007；104：582-584.）

神经肌肉阻滞后出现拮抗不全[151]。Duvaldestin 等采用低剂量舒更葡糖（0.5 和 1.0 mg/kg）拮抗深度神经肌肉阻滞，结果有 5 例患者发生再次神经肌肉阻滞作用[163]。另一项研究对比舒更葡糖单次剂量 1.0 mg/kg（15 例）和 4 mg/kg（60 例）拮抗深度神经肌肉阻滞（PTC = 1）的作用效果，发现前者拮抗肌松所需时间明显长于后者[214]。其中值得注意的是，接受舒更葡糖 1 mg/kg 的 7 例患者中有 3 例出现神经肌肉阻滞残余，4 例出现神经肌肉阻滞的再次发生，而接受推荐剂量 4 mg/kg 的患者未出现神经肌肉阻滞的再次发生。在舒更葡糖拮抗维库溴铵诱导的神经肌肉阻滞也可观察到相似的情况，小剂量组（0.5 和 1.0 mg/kg）拮抗肌松所需的时间更长，患者出现神经肌肉阻滞残余和神经肌肉再次阻滞的发生率升高[215]。因此，舒更葡萄的剂量不足与神经肌肉阻滞残余或神经肌肉阻滞再次发生的风险相关，应根据神经肌肉阻滞的深度适当调整剂量。

女性患者　舒更葡糖可能与激素类避孕药产生作用。有研究关注舒更葡糖可能包裹第三种药物，从而降低其临床效果。模拟药代动力学－药效动力学，采取相对保守的假设模型，使用舒更葡糖 4 mg/kg 可能结合 34% 的游离依托孕烯[209]。单次使用舒更葡糖降低依托孕烯的作用时间，与错失一日量的口服避孕药效果类似。应该告知正在服用激素类避孕药的患者，使用舒更葡糖后避孕效果降低的可能。此类患者应在其后 7 天考虑使用其他非激素类避孕方法。

电休克治疗　电休克治疗为经皮使用轻度电刺激大脑治疗选择性神经紊乱（如重度抑郁）的方法。与电休克治疗相关的强直－阵挛性发作可导致损伤，如肢体骨折及脊柱压缩性骨折。麻醉尤其是 NMBDs 的使用，可降低强直－阵挛导致的运动过度，减少不受控制的强直性肌肉收缩相关的生理损伤[216]。琥珀胆碱常用于此类患者，然而其存在众所周知的诸多不良反应[216]。罗库溴铵在电休克治疗中可产生与琥珀胆碱相同的治疗效果，可替代使用[217]。然而，罗库溴铵需要增加剂量以缩短起效时间，导致神经肌肉阻滞作用时间延长。有几个研究报道了舒更葡糖在电休克治疗中的使用。结果发现，舒更葡糖可迅速、有效拮抗罗库溴铵产生的神经肌肉阻滞作用，不会产生残余阻滞或其他不良反应[217-220]。因此，罗库溴铵与舒更葡糖的联合使用可替代琥珀胆碱用于电休克治疗。然而，此种情况下舒更葡糖的恰当剂量尚不清楚。

使用新斯的明确保神经肌肉阻滞作用得到充分拮抗是麻醉史中的重要策略之一。手术结束时较深的神经肌肉阻滞作用很可能导致残余阻滞作用。随着舒更葡糖的出现，腹腔镜检查的整个手术期间均可维持深度神经肌肉阻滞。深度神经肌肉阻滞可在较小的气腹压力下提供更充分的手术空间[221]，也可降低吸气压力从而改善患者预后[221]。此外，Staehr-Rye 等认为深度神经肌肉阻滞可为手术创造良好条件，降低术后疼痛及恶心、呕吐发生率[222]。最近一项 meta 分析同样表明腹腔镜手术期间维持深度神经肌肉阻滞可实现较低的气腹压力，改善手术条件和减少术后疼痛[223]。当 TOF 比值低于 0.90 时，舒更葡糖 2 ～ 8 mg/kg 可逆转神经肌肉阻滞作用。

最近有研究报道了日本使用舒更葡糖的临床经验[224]。值得注意的是，虽然神经肌肉阻滞在围术期并未常规监测，拔除气管导管时常测定 TOF 比值。纳入 249 例患者的研究分为三组：自主呼吸患者（$n = 23$）、新斯的明拮抗组（$n = 109$）及舒更葡糖组（2.7 mg/kg，$n = 117$）。虽然舒更葡糖组最少发生神经肌肉阻滞残余，然而令人惊讶的是，三组均存在较高的神经肌肉阻滞残余发生率[224]。

Naguib 等撰写述评论述在缺乏神经肌肉功能监测的情况下如何使用舒更葡糖[225]。虽然强烈建议使用恰当的监测，但关于舒更葡糖的合适剂量仍有争议。使用高于推荐剂量的新斯的明，拮抗效果并未改善，但是仍有充分理由相信，使用高于 2.7 mg/kg 舒更葡糖拮抗时更有效。其他争论认为，如果使用恰当的监测，舒更葡糖剂量没有必要高于 2.0 mg/kg。当然，也存在另一种可能，似乎更大剂量的舒更葡糖联合神经肌肉功能监测更为理想。

结论认为，舒更葡糖为拮抗神经肌肉阻滞作用提供一种创新性概念。虽然舒更葡糖的费用是限制其广泛使用的重要因素，仍有许多机构常规使用舒更葡糖拮抗神经肌肉阻滞作用。我们推测，将来无论是否使用更大剂量舒更葡糖，常规神经肌肉功能监测将成为全球手术麻醉中的强制性要求。

神经肌肉阻滞药延胡索酸盐与其拮抗药半胱氨酸

延胡索酸盐是最近研制成功的一类新型非去极化 NMBDs。这些 NMBDs 是烯族（双键）异喹啉二酯混合物，与对称性苄基异喹啉碱类如米库氯铵不同，有其独特的失活方式。新研发的药物更他氯铵［gantacurium（GW280430A，AV430A），CW002 与

CW011］与 L- 半胱氨酸结合，形成低活性的降解产物（图 28.23）。给予 L- 半胱氨酸能迅速灭活延胡索酸复合物并拮抗其神经肌肉阻滞作用。

更他氯铵是一种非对称性 α- 延胡索酸氯代盐，是琥珀胆碱的替代品[226]。更他氯铵起效迅速，持续时间短，主要因为药物与血浆中游离半胱氨酸快速反应并迅速失活。半胱氨酸与更他氯铵通过中心延胡索酸双键快速结合，改变更他氯铵的立体化学构型，使其不能与神经肌肉阻滞接头部位的 nAChR 结合。降解也可能通过一个更慢的途径进行（pH 敏感性酯解），生成两种不具有神经肌肉阻滞功能的产物[226-227]。CW002（对称性延胡索酸盐）与 CW011（非对称性马来酸盐）是正在研发中的 NMBDs，中心双键碳被非卤素（氯）替代。氯的缺乏导致半胱氨酸结合减慢，CW002 与 CW011 的失活慢于更他氯铵，导致持续时间与中效 NMBDs 一致。

半胱氨酸是一种非必需的内源性氨基酸，由一分子丝氨酸和一分子甲硫氨酸合成。包括 L- 与 D- 对映体。L- 半胱氨酸是一种正常的蛋白质结构成分，在婴儿中属于条件性必需氨基酸[228]。在临床治疗中有应用，常被加入小儿全胃肠外营养液中，剂量约为 80 mg/（kg·d）。半胱氨酸的乙酰化衍生物（N- 乙酰基 -L- 半胱氨酸）可用于治疗急性对乙酰氨基酚中毒。L- 半胱氨酸在临床应用的治疗剂量时未见明显毒性。目前有研究将 L- 半胱氨酸用于拮抗延胡索酸盐类 NMBDs 的神经肌肉阻滞作用。有几项研究探讨了可有效拮抗更他氯铵、CW002、CW011 神经肌肉阻滞作用的 L- 半胱氨酸剂量。

关于延胡索酸类 NMBDs 的第一个研究对象是更他氯铵。等效剂量下，猴子中总的持续时间是米库氯铵的 1/3 ～ 1/2。给予 3 倍 ED95 剂量的更他氯铵，达到 95% 刺激恢复的时间分别为（8.5±0.5）min、（22.0±2.6）min[227]。给予依酚氯铵 0.5 mg/kg 可加快神经肌肉阻滞作用的恢复。一项人体志愿者的研究表明，从给予更他氯铵 0.4 mg/kg（2 倍 ED95）至 TOF 比值恢复至 0.90 以上，观察自主恢复或依酚氯铵 0.5 mg/kg 拮抗的差异[229]。拮抗组的平均恢复时间明显快于自主呼吸组（3.8 min vs. 14.3 min）。以猴子作为实验对象观察使用半胱氨酸拮抗更他氯铵的效果[228]。使用更他氯铵 1 min 后给予单次剂量 L- 半胱氨酸（10 mg/kg），与自主恢复相比［（10.4±3.1）min］，恢复时间明显缩短［（3.0±1.0）min］（$P < 0.001$）。在 1 min 时使用 L- 半胱氨酸拮抗更他氯铵，恢复时间明显快于依酚氯铵。这些研究提示，虽然更他氯铵是一种短效的 NMBDs，使用 L- 半胱氨酸仍可进一步促

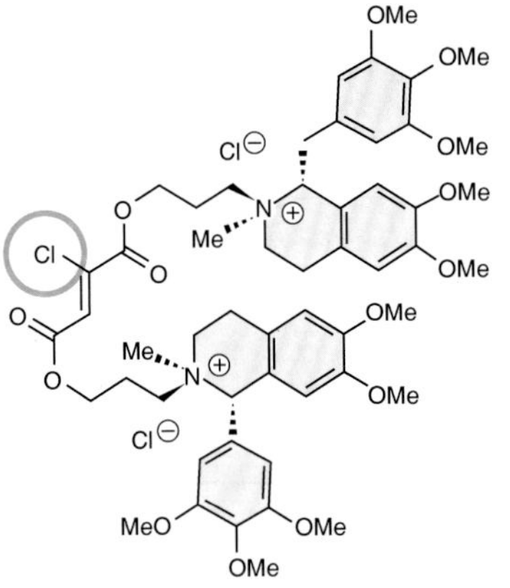

更他氯铵

A　GW280430A, AV 430A

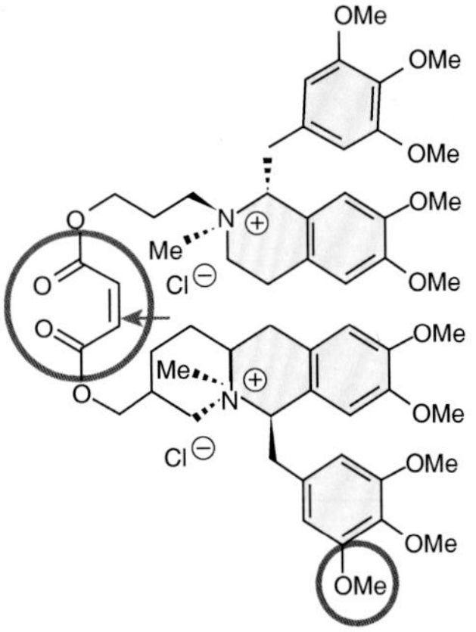

B　CW 011

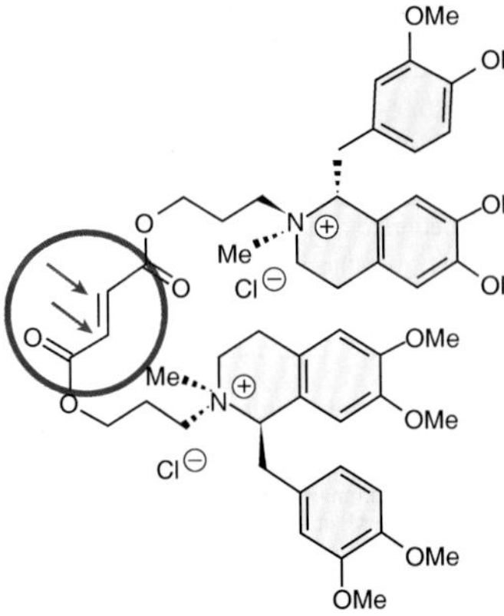

C　CW 002

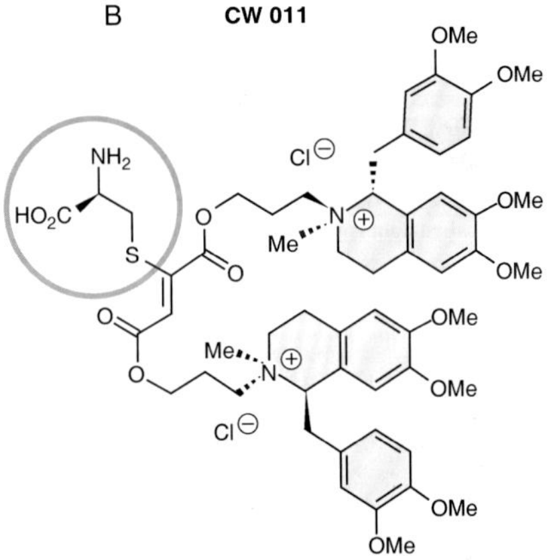

NB 1043-10

D　CW 002的 L-半胱氨酸结合物

图 28.23　更他氯铵（A），CW011（B），CW002（C）的化学式。其化学特点为：位于更他氯铵（一种延胡索酸氯代盐）烯族双键上的氯取代基（浅蓝色圈），加速 L- 半胱氨酸的结合反应。延胡索酸盐 CW002 不含卤素（氯）取代基，对称结构，与 L- 半胱氨酸的结合能力低于更他氯铵。但由于其分子中烯族碳（深蓝色圈）与 α- 羧基相连，从而具有活性。马来酸盐 CW011 为非对称结构，其中一个异喹啉结构含有一额外的甲氧基取代基（灰色圈）。其可减少 L- 半胱氨酸进入烯烃（灰色箭头），并降低结合速度。NB 1043-10（CW002 的 L- 半胱氨酸结合物）的化学结构见图 D。浅蓝色圈为重点标示的 L- 半胱氨酸结合位点［From Savarese JJ，McGilvra JD，Sunaga H，et al. Rapid chemical antagonism of neuromuscular blockade by l-cysteine adduction to and inactivation of the olefinic（double-bonded）isoquinolinium diester compounds gantacurium（AV430A），CW 002，and CW 011. Anesthesiology. 2010；113：58-73.］

进其神经肌肉阻滞的恢复。

与更他氯铵相反，CW002 与 CW011 持续时间在短效与中效 NMBDs 之间。给猴子 4 ～ 5 倍 ED_{95} 剂量 CW002 与 CW011，阻滞持续时间为更他氯铵的 3 倍以上（分别为 28.1 min、33.3 min、10.4 min），但只有顺阿曲库铵的一半[228]。使用 CW002 后 1 min 给予新斯的明不会促进神经肌肉功能的恢复。使用半胱氨酸（50 mg/kg）快速拮抗 CW002，拮抗效果非常明显［95% 基础颤搐高度持续（2.2±0.3）min，1 ～ 2 min 后 TOF 比值达到 100%］（图 28.24）[228]。采用同一方案观察 CW 011 的效果，结果与 CW 002 相似。与更他氯铵相比（10 mg/kg），充分拮抗 CW002 与 CW011（50 mg/kg）需要更大剂量的 L- 半胱氨酸；这可能与 L- 半胱氨酸和这些复合物结合的速度降低有关，但 CW002 与 CW011 结合的作用更强。也有实验室以犬作为研究对象，观察 L- 半胱氨酸拮抗 CW002（9 倍 ED_{95}）的效果[230]。L- 半胱氨酸（50 mg/kg）将中位阻滞持续时间从 70 min（自主恢复）缩短至低于 5 min。高达 200 mg/kg 剂量对血流动力学影响甚微，也不会产生解剖、生化或组织学变化的器官毒性。

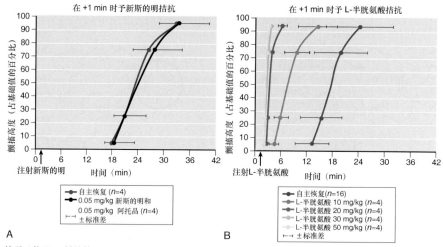

图 28.24　给予 4 倍 ED$_{95}$ 剂量的 CW002（0.15 mg/kg）1 min 后用新斯的明（0.05 mg/kg 新斯的明＋ 0.05 mg/kg 阿托品）或 L- 半胱氨酸（10、20、30、50 mg/kg）拮抗的效果的比较。新斯的明没有缩短肌力恢复时间（A），而 L- 半胱氨酸能够缩短肌力恢复时间，并且呈现剂量依赖性（B），当剂量为 50 mg/kg 时达到峰值。数据采自接受麻醉的猴〔From Savarese JJ，McGilvra JD，Sunaga H，et al. Rapid chemical antagonism of neuromuscular blockade by l-cysteine adduction to and inactivation of the olefinic（double-bonded）isoquinolinium diester compounds gantacurium（AV430A），CW 002，and CW 011. Anesthesiology. 2010；113：58-73.〕

　　总结，延胡索酸盐是一类新的 NMBDs，主要通过自身的双键与半胱氨酸加合形成复合物，生成不能与神经肌肉接头结合的非活性产物。实验室研究显示，给予外源性 L- 半胱氨酸，2 ～ 3 min 内即可充分拮抗深度神经肌肉阻滞作用。这些研究提示，即使在刚给予大剂量 NMBDs 后不久，延胡索酸类 NMBDs 的化学性拮抗剂也可以快速充分地拮抗其神经肌肉阻滞作用。早期临床研究观察了志愿者使用更他氯铵的药理学效应，最近有研究观测 CW002 用于志愿者的情况。在动物实验中 L- 半胱氨酸的最佳拮抗剂量为 50 mg/kg。L-半胱氨酸拮抗更他氯铵、CW002 及 CW011 的恰当剂量尚不清楚。而且需要进一步研究探讨大剂量半胱氨酸是否对人体产生不良反应。如果以后的研究与早期结果一致，延胡索酸类 NMBDs 的出现使临床医师在整个手术期间维持深度神经肌肉阻滞，而且发生术后神经肌肉阻滞残余风险的可能很小。

参考文献

1. Gray TC, et al. JA. *Proc R Soc Med*. 1946;39:400.
2. Cowan SL. *J Physiol*. 1938;15:215.
3. Bennett AE. *JAMA*. 1940;114:322.
4. Griffith HR, Johnson GE. *Anesthesiology*. 1942;3:418.
5. Adams RC. *Surg Clin North Am*. 1945;25:735.
6. Gray TC, Wilson F. *Anesthesiology*. 1959;20:519.
7. Churchill-Davidson HC. *Anesthesiology*. 1965;26:132.
8. Fuchs-Buder T, et al. *Anaesthesist*. 2003;52:522.
9. Duvaldestin P, et al. *Ann Fr Anesth Reanim*. 2008;27:483.
10. Osmer C, et al. *Eur J Anaesthesiol*. 1996;13:389.
11. Naguib M, et al. *Anesth Analg*. 2010;111:110.
12. Cullen SC. *Anesthesiology*. 1944;5:166.
13. Grayling M, Sweeney BP. *Anaesthesia*. 2007;62:806.
14. Pavlin EG, et al. *Anesthesiology*. 1989;70:381.
15. Eikermann M, et al. *Anesthesiology*. 2003;98:1333.
16. Pedersen T, et al. *Anesthesiology*. 1990;73:835.
17. Cammu G, et al. *Anesth Analg*. 2006;102:426.
18. Hayes AH, et al. *Anaesthesia*. 2001;56:312.
19. Viby-Mogensen J, et al. *Anesthesiology*. 1985;63:440.
20. Brull SJ, Silverman DG. *Anesth Analg*. 1993;77:352.
21. Capron F, et al. *Anesth Analg*. 2006;102:1578.
22. Dupuis JY, et al. *Can J Anaesth*. 1990;37:397.
23. Brull SJ, Silverman DG. *Anesth Analg*. 1991;73:627.
24. Mortensen CR, et al. *Acta Anaesthesiol Scand*. 1995;39:797.
25. Gätke MR, et al. *Acta Anaesthesiol Scand*. 2002;46:207.
26. Murphy GS, et al. *Anesthesiology*. 2008;109:389.
27. Murphy GS, et al. *Anesthesiology*. 2011;115:946.
28. Ali HH, et al. *Br J Anaesth*. 1970;42:967.
29. Ali HH, et al. *Br J Anaesth*. 1971;43:473.
30. Ali HH, et al. *Br J Anaesth*. 1971;43:478.
31. Ali HH, Kitz RJ. *Anesth Analg*. 1973;52:740.
32. Ali HH, et al. *Br J Anaesth*. 1975;47:570.
33. Sundman E, et al. *Anesthesiology*. 2000;92:977.
34. Eriksson LI, et al. *Anesthesiology*. 1997;87:1035.
35. Eikermann M, et al. *Anesthesiology*. 2003;98:1333.
36. Eriksson LI, et al. *Anesthesiology*. 1993;78:693.
37. Kopman AF, et al. *Anesthesiology*. 1997;86:765.
38. Murphy GS, et al. *Anesth Analg*. 2008;107:130.
39. Butterly A, et al. *Br J Anaesth*. 2010;105:304.
40. Murphy GS, Brull SJ. *Anesth Analg*. 2010;111:120.
41. Viby-Mogensen J, et al. *Anesthesiology*. 1979;50:539.
42. Beemer GH, Rozental P. *Anaesth Intensive Care*. 1986;14:41.
43. Howardy-Hansen P, et al. *Acta Anaesthesiol Scand*. 1989;33:167.
44. Naguib M, et al. *Br J Anaesth*. 2007;98:302.
45. Andersen BN, et al. *Acta Anaesthesiol Scand*. 1988;32:79.
46. Bevan DR, et al. *Anesthesiology*. 1988;69:272.
47. Debaene B, et al. *Anesthesiology*. 2003;98:1042.
48. Hayes AH, et al. *Anaesthesia*. 2001;56:312.
49. Yu B, Ouyang B, Ge S. *Curr Med Res Opin*. 2016;32:1.

50. Murphy GS, et al. *Anesth Analg.* 2005;100:1840.
51. Cedborg AI, et al. 2014;120:312–325.
52. Eikermann M, et al. *Am J Respir Crit Care Med.* 2007;175:9.
53. Herbstreit F, et al. *Anesthesiology.* 2009;110:1253.
54. Eriksson LI. *Acta Anaesthesiol Scand.* 1996;40:520.
55. Eriksson LI. *Anesth Analg.* 1999;89:243.
56. Isono S, et al. *Anesthesiology.* 1991;75:980.
57. Heier T, et al. *Anesthesiology.* 2010;113:825.
58. Beecher HK, Todd DP. *Ann Surg.* 1954;140:2.
59. Harrison GG. *Br J Anaesth.* 1978;50:1041.
60. Cooper AL, et al. *Anaesthesia.* 1989;44:953.
61. Rose DK, et al. *Anesthesiology.* 1994;81:410.
62. Cooper AL, et al. *Anaesthesia.* 1989;44:953.
63. Barnes PJ, Havill JH. *Anaesth Intensive Care.* 1980;8:404.
64. Sprung J, et al. *Anesthesiology.* 2003;99:259.
65. Arbous MS, et al. *Anesthesiology.* 2005;102:257.
66. Bulka CM, et al. *Anesthesiology.* 2016;125:647.
67. Bronsert MR, et al. *Anesth Analg.* 2017;124:1476.
68. Bissinger U, et al. *Physiol Res.* 2000;49:455.
69. Murphy GS, et al. *Anesth Analg.* 2004;98:193.
70. Sauer DK, et al. *Eur J Anaesthesiol.* 2011;28:842.
71. Berg H, et al. *Acta Anaesthesiol Scand.* 1997;41:1095.
72. Norton M, et al. *Rev Esp Anestesiol Reanim.* 2013;60:190.
73. Murphy GS, et al. *Anesth Analg.* 2003;96:1301.
74. Errando CL, et al. *Minerva Anestesiol.* 2016;82:1267.
75. Xará D, et al. *Arch Bronconeumol.* 2015;51:69.
76. Murphy GS, et al. *Anesth Analg.* 2003;96:1301.
77. Naguib M, et al. *Anesthesiology.* 2002;96:202.
78. Caldwell JE. *J Crit Care.* 2009;24:21.
79. Bevan DR, et al. *Anesthesiology.* 1992;77:785.
80. Cronnelly R, et al. *Anesthesiology.* 1982;57:261.
81. Morris RB, et al. *Anesthesiology.* 1981;54:399.
82. Cronnelly R, et al. *Clin Pharmacol Ther.* 1980;28:78.
83. Cronnelly R, et al. *Anesthesiology.* 1979;51:222.
84. Morris RB, et al. *Br J Anaesth.* 1981;53:1311.
85. Matteo RS, et al. *Anesth Analg.* 1990;71:334.
86. Heier T, Caldwell JE. *Anesthesiology.* 2006;104:1070.
87. Heier T, et al. *Anesthesiology.* 2002;97:90.
88. Ferguson A, et al. *Anesthesiology.* 1980;53:390.
89. Jones RM, et al. *Br J Anaesth.* 1984;56:453.
90. Rupp SM, et al. *Anesthesiology.* 1986;64:711.
91. Donati F, et al. *Anesthesiology.* 1987;66:471.
92. Smith CE, et al. *Anesthesiology.* 1989;71:37.
93. Kirkegaard-Nielsen H, et al. *Can J Anaesth.* 1996;43:932.
94. Engbaek J, et al. *Anesthesiology.* 1990;72:803.
95. Magorian TT, et al. *Anesthesiology.* 1990;73:410.
96. Kirkegaard H, et al. *Anesthesiology.* 2002;96:45.
97. Kim KS, et al. *Anesth Analg.* 2004;99:1080.
98. Hunter JM. *Br J Anaesth.* 2017;119(Suppl 1):i53.
99. Kopman AF. *Anesthesiology.* 1986;65:572.
100. Baurain MJ, et al. *Br J Anaesth.* 1996;77:496.
101. Fisher DM, et al. *Anesthesiology.* 1983;59:220.
102. Meistelman C, et al. *Anesthesiology.* 1988;69:97.
103. Bevan JC, et al. *Anesth Analg.* 1999;89:333.
104. Young WL, et al. *Anesth Analg.* 1988;67:775.
105. Reid JE, et al. *Can J Anaesth.* 2001;48:351.
106. Jellish WS, et al. *Anesth Analg.* 2000;91:1250.
107. Miller RD, et al. *Anesthesiology.* 1975;42:377.
108. Miller RD, Roderick LL. *Br J Anaesth.* 1978;50:317.
109. Fuchs-Buder T, et al. *Anesthesiology.* 2010;112:34.
110. Caldwell JE. *Anesth Analg.* 1995;80:1168.
111. Murphy G, et al. *Anesthesiology.* 2018;128:27.
112. Ostergaard D, et al. *Acta Anaesthesiol Scand.* 1995;39:1016.
113. Naguib M, et al. *Anesthesiology.* 1995;82:1288.
114. Levano S, et al. *Anesthesiology.* 2005;102:531.
115. Scholler KL, et al. *Can Anaesth Soc J.* 1977;24:396.
116. Naguib M, et al. *Anesthesiology.* 1995;83:694.
117. Østergaard D, et al. *Anesthesiology.* 2005;102:1124.
118. Bartkowski RR. *Anesth Analg.* 1987;66:594.
119. Goldhill DR, et al. *Anaesthesia.* 1989;44:293.
120. Astley BA, et al. *Br J Anaesth.* 1987;59:983.
121. Eikermann M, et al. *Br J Anaesth.* 2008;101:344.
122. Eikermann M, et al. *Anesthesiology.* 2007;107:621.
123. Herbstreit F, et al. *Anesthesiology.* 2010;113:1280.
124. Brock-Utne JG, et al. *Anesth Analg.* 1978;57:171.
125. Cheng CR, et al. *Anesth Analg.* 2005;101:1349.
126. Green SM, et al. *Acad Emerg Med.* 2010;17:157.
127. Salmenperä M, et al. *Acta Anaesthesiol Scand.* 1992;36:445.
128. Tramèr MR, Fuchs-Buder T. *Br J Anaesth.* 1999;82:379.
129. Urquhart ML, et al. *Anesthesiology.* 1987;67:561.
130. Azar I, et al. *Anesthesiology.* 1983;59:139.
131. Ostheimer GW. *Anesth Analg.* 1977;56:182.
132. Naguib M, et al. *Anesth Analg.* 1988;67:650.
133. Parlow JL, et al. *Anesth Analg.* 1997;84:155.
134. van Vlymen JM, Parlow JL. *Anesth Analg.* 1997;84:148.
135. Sun KO. *Anaesth Intensive Care.* 1993;21:457.
136. Pratt CI. *Anaesthesia.* 1988;43:248.
137. Shibata O, et al. *Anesth Analg.* 1996;82:1211.
138. Radulovic M, et al. *J Rehabil Res Dev.* 2004;41:53.
139. Miller RD. *Anesth Analg.* 2007;104:477.
140. Booij LHDJ, et al. *Semin Anesth Perioperat Med Pain.* 2002;21:92.
141. Bom A, et al. *Angew Chem.* 2002;41:266.
142. Adam JM, et al. *J Med Chem.* 2002;45:1806.
143. Baker MT, Naguib M. *Anesthesiology.* 2005;103:860.
144. Epemolu O, et al. *Anesthesiology.* 2003;99:632.
145. Caldwell JE, Miller RD. *Anaesthesia.* 2009;64(Suppl 1):66.
146. Gijsenbergh F, et al. *Anesthesiology.* 2005;103:695.
147. Sparr HJ, et al. *Anesthesiology.* 2007;106:935.
148. Cammu G, et al. *Br J Anaesth.* 2012;109:382.
149. Sorgenfrei IF, et al. *Anesthesiology.* 2006;104:667.
150. Suy K, et al. *Anesthesiology.* 2007;106:283.
151. Groudine SB, et al. *Anesth Analg.* 2007;104:555.
152. de Boer HD, et al. *Anesthesiology.* 2007;107:239.
153. Lemmens HJ, et al. *BMC Anesthesiol.* 2010;10:15.
154. Mosing M, et al. *Br J Anaesth.* 2010;105:480.
155. Shields M, et al. *Br J Anaesth.* 2006;96:36.
156. Lee C, et al. *Anesthesiology.* 2009;110:1020.
157. Sørensen MK, et al. *Br J Anaesth.* 2012;108:682.
158. Sacan O, et al. *Anesth Analg.* 2007;104:569.
159. Blobner M, et al. *Eur J Anaesthesiol.* 2010;27:874.
160. Jones RK, et al. *Anesthesiology.* 2008;109:816.
161. Flockton EA, et al. *Br J Anaesth.* 2008;100:622.
162. Vanacker BF, et al. *Anesth Analg.* 2007;104:563.
163. Duvaldestin P, et al. *Anesth Analg.* 2010;110:74.
164. Plaud B, et al. *Anesthesiology.* 2009;110:284.
165. Buchanan CC, O'Donnell AM. *Paediatr Anaesth.* 2011;21:1077.
166. Nishi M, et al. *Masui.* 2011;60:1189.
167. Liu G, et al. *Sci Rep.* 2017;7(1):5724.
168. McDonagh DL, et al. *Anesthesiology.* 2011;114:318.
169. Suzuki T, et al. *Br J Anaesth.* 2011;106:823.
170. Yoshida F, et al. *Acta Anaesthesiol Scand.* 2012;56:83.
171. Carron M, et al. *Clin Interv Aging.* 2018;13:13.
172. Dahl V, et al. *Eur J Anaesthesiol.* 2009;26:874.
173. de Kam PJ, et al. *Clin Drug Investig.* 2010;30:599.
174. Riley RH, et al. *Anaesth Intensive Care.* 2010;38:1138.
175. Craig RG, Hunter JM. *Anaesthesia.* 2009;64(Suppl 1):55.
176. Amao R, et al. *J Clin Anesth.* 2012;24:289.
177. Porter MV, Paleologos MS. *Anaesth Intensive Care.* 2011;39:299.
178. Staals LM, et al. *Br J Anaesth.* 2008;101:492.
179. Panhuizen IF, et al. *Br J Anaesth.* 2015;114(5):777.
180. Min KC, et al. *Int J Clin Pharmacol Ther.* 2017;55(9):746.
181. Carlos RV, et al. *Eur J Anaesthesiol.* 2016;33:383.
182. Ono Y, et al. *Eur J Anaesthesiol.* 34(e-suppl 55):397
183. Craig RG, Hunter JM. *Anaesthesia.* 2009;64(Suppl 1):55.
184. Ogunnaike BO, et al. *Anesth Analg.* 2002;95:1793.
185. Monk TG, et al. *Am J Ther.* 2017;24(5):e507–e516.
186. Gaszynski T, et al. *Br J Anaesth.* 2012;108:236.
187. Van Lancker P, et al. *Anaesthesia.* 2011;66:721.
188. Llauradó S, et al. *Anesthesiology.* 2012;117:93.
189. Le Corre F, et al. *Can J Anaesth.* 2011;58:944.
190. Duarte NMDC, et al. *Rev Bras Anestesiol.* 2018;68(3):219.
191. Sharp LM, Levy DM. *Curr Opin Anaesthesiol.* 2009;22:357.
192. Abrishami A, et al. *Cochrane Database Syst Rev.* 2009;(4):CD007362.
193. Dahl V. Spreng UJ. *Curr Opin Anaesthesiol.* 2009;22:352.
194. Pühringer FK, et al. *Br J Anaesth.* 2010;105:657.
195. Williamson RM, et al. *Acta Anaesthesiol Scand.* 2011;55:694.
196. Blichfeldt-Lauridsen L, Hansen BD. *Acta Anaesthesiol Scand.* 2012;56:17.
197. Baraka AS, Jalbout MI. *Curr Opin Anaesthesiol.* 2002;15:371.
198. Steward PA, et al. *Rev Esp Anestesiol Reanim.* 2012.
199. Vilela H, et al. *J Anesth.* 2012;26:306.
200. Unterbuchner C, et al. *Anaesthesia.* 2010;65:302.
201. de Boer HD, et al. *Rev Esp Anestesiol Reanim.* 2010;57:181.
202. Mavridou P, et al. *Acta Anaesthesiol Belg.* 2011;62:101.
203. de Boer HD, et al. *Eur J Anaesthesiol.* 2014;31(12):715.
204. Vymazal T, et al. *Ther Clin Risk Manag.* 2015;11:1593.
205. Miyazaki Y, et al. *Anesth Analg.* 2018;126(5):1505.

206. Horiuchi T, et al. *Anesth Analg*. 2018;126(5):1509.
207. Rahe-Meyer N, et al. *Anesthesiology*. 2014;121(5):969.
208. Zwiers A, et al. *Clin Drug Investig*. 2011;31:101.
209. US Food and Drug Administration. *Sugammadex, NDA 22-225, Anesthetic and Life Support Drugs Advisory Committee March*. ;11 ; 2008. http://wwwfdagov/ohrms/dockets/ac/08/slides/2008-4346s1-01-Schering-Plough-corebackuppdf>2008.
210. Kam PJ, et al. *Clin Drug Investig*. 2012;32:203.
211. de Boer HD, et al. *Can J Anaesth*. 2008;55:124.
212. Cammu G, et al. *Br J Anaesth*. 2010;105:487.
213. Eleveld DJ, et al. *Anesth Analg*. 2007;j104:582.
214. Drobnik L, et al. *Eur J Anaesthesiol*. 2010;27:866.
215. Asztalos L, et al. *Anesthesiology*. 2017;127:441.
216. Mirzakhani H, et al. *Acta Anaesthesiol Scand*. 2012;56:3.
217. Turkkal DC, et al. *J Clin Anesth*. 2008;20:589.
218. Hoshi H, et al. *J Anesth*. 2011;25:286.
219. Kadoi Y, et al. *J Anesth*. 2011;25:855.
220. Batistaki C, et al. *J ECT*. 2011;27:e47.
221. Lindekaer AL, et al. *J Vis Exp*. 2013;76:1.
222. Staehr-Rye AK, et al. *Dan Med J*. 2013;60:A4579.
223. Bruintjes MH, et al. *BJA*. 2017;118(6):834.
224. Kotake Y, et al. *Anesth Analg*. 2013;117:345.
225. Naguib M, et al. *Anesth Analg*. 2013;117:297.
226. Lien CA. *Br J Anaesth*. 2011;107(Suppl 1):i60.
227. Savarese JJ, et al. *Anesthesiology*. 2004;100:835.
228. Savarese JJ, et al. *Anesthesiology*. 2010;113:58.
229. Belmont MR, et al. *Anesthesiology*. 2004;100:768.
230. Sunaga H, et al. *Anesthesiology*. 2010;112:900.

29 局部麻醉药

PHILIPP LIRK，CHARLES B. BERDE
王海英 曹嵩 译 喻田 审校

<table>
<tr><td>要　点</td><td>

- 局部麻醉药（局麻药）阻滞电压门控性钠通道，从而阻断了轴突上神经冲动的产生和传导。此外，局部麻醉药还具有广泛的生物学作用，这些作用有利有弊。
- 现有的局部麻醉药可以分为两大类：氨基酯类和氨基酰胺类。
- 现有局部麻醉药效能低、特异性不强的部分原因是它们在钠通道结合位点的结构约束力较弱。局部麻醉药的大多数特性由其在水性环境与生物膜的脂相环境中快速溶解、可逆性质子化和弥散能力决定的。
- 叔胺基团的可逆性质子化使局部麻醉药在碱性环境中倾向于带电荷较少，而在中性和酸性环境中则带电荷较多；中性及碱性形式的局部麻醉药在脂性环境溶解性较好；带电荷的酸性形式的局部麻醉药水溶性较好。
- 酯类局部麻醉药主要经血浆酯酶代谢，酰胺类局部麻醉药主要经肝与细胞色素P450连接的酶代谢。
- 局部麻醉药的全身毒性主要有心脏毒性（包括房室传导阻滞、心律失常、心肌抑制、心搏骤停）和脑毒性（包括烦躁、昏睡、抽搐及广泛性中枢神经系统抑制）。低氧血症和酸中毒可加重上述毒性反应。布比卡因过量引起的心肺复苏尤为困难，因此防止局部麻醉药误入血管或超剂量非常重要。超声引导阻滞可降低全身毒性的发生率，而脂肪乳剂有助于局部麻醉药中毒后的复苏。
- 局部麻醉药的原液浓度对神经系统具有直接毒性作用。局部麻醉药液通常以经组织扩散和经浓度梯度弥散的方式自注射部位扩散至神经，因此神经内部局部麻醉药浓度通常（但不是绝对）低于产生毒性的阈值。当局部麻醉药被注射至局限性腔隙时，其局部毒性的风险增大。
- 合理使用局部麻醉药需要了解以下问题：①每个患者的临床状态；②所需区域麻醉和镇痛的部位、强度和持续时间；③影响局部麻醉药在神经附近分布的解剖因素；④合适的药物选择与用量；⑤给予局部麻醉药后对其临床效应进行不间断的评估。
- 为了降低局部麻醉药的全身毒性，并增强其对感觉神经的选择性阻滞，开发了单一立体异构体的局部麻醉药制剂（相对于之前常见的消旋混合型），但目前尚缺乏真正意义上的选择性感觉神经阻滞局部麻醉药。
- 改善局部麻醉作用的最重要研究途径是缓释制剂、靶向特定钠通道亚型和靶向伤害感受性纤维。
</td></tr>
</table>

局部麻醉效果源于神经冲动的阻断和感觉的消失。临床现有的局部麻醉药均为氨基酯类或氨基酰胺类。局部应用足够浓度的局部麻醉药可阻断相应部位神经元和肌细胞膜电冲动的传导。除了能阻断冲动的传导外，局部麻醉药还能阻断多种受体、增强谷氨酸的释放，也能抑制细胞内某些信号通路。全身给予局部麻醉药则会导致全身多系统的功能改变，如心肌、骨骼肌、平滑肌、外周和中枢神经系统以及心脏特殊传导系统的冲动传递都会受到影响。通过表面给药、外周神经末梢或神经干邻近部位注射、硬膜外腔或蛛

网膜下腔给药能阻断躯体不同部位的感觉传导。毒性反应可分为全身或局部的。急性局部麻醉药中毒最常累及中枢神经系统和心血管系统。

基础药理学

化学特性

局部麻醉药的分子结构

以利多卡因和普鲁卡因为例（图 29.1），典型的局部麻醉药分子均含有通过中间链相连的芳香环和叔胺基团。中间链通常可分为酯链（图 29.1）或酰胺链（图 29.2）。

因此局部麻醉药可分为酯类和酰胺类。分子结

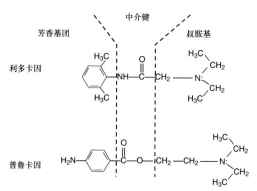

图 29.1 两类局部麻醉药的结构：酰胺类局部麻醉药利多卡因和酯类局部麻醉药普鲁卡因。它们都有一个疏水的芳香基团，通过一个酰胺键或酯键与亲水的叔胺基相连

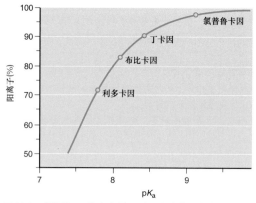

图 29.2 药物的 pK_a 指在生理 pH（7.4）条件下溶液中质子化阳离子形式的局部麻醉药含量。例如 pK_a 最低的利多卡因，其质子化分子含量最低，而中性形式分子含量最高。反之亦然，如 pK_a 最高的氯普鲁卡因。在溶液中，单个药物分子以千分之一秒的速度进行质子化和去质子化过程

构中的芳香基团具有亲脂性（亲细胞膜）；而叔胺基团则表现为相对亲水性，这是因为该基团部分质子化，在生理 pH 范围内携带正电荷（图 29.2）。常用局部麻醉药分子结构详见表 29.1，其理化特性详见表 29.2。

结构-活性关系——理化性质

局部麻醉药内在效能和作用时间明显取决于其分子特性。

亲脂性-亲水性的平衡

局部麻醉药的亲脂和亲水程度取决于其结构中叔胺和芳香环上以及叔胺旁的烷基取代基的大小。"亲脂性"代表复合物与脂类（这里特指细胞膜上的脂类）结合的趋势，近似于其在疏水性溶剂（如辛醇）中取得的分配平衡[1]。尽管对不带电荷的局部麻醉药而言，辛醇/缓冲体系分配系数等同于细胞膜/缓冲体系分配系数，但辛醇模型明显低估了细胞膜对带电荷、质子化的局部麻醉药的分隔作用。因为细胞膜表面的极性区域是局部麻醉药物富集的区域，辛醇模型并不适用于这一区域[2]。本章我们使用"亲水性"代表辛醇/缓冲体系的分配，作为局部麻醉药的理化性质之一。

化合物通过增加烷基取代基团来增强其疏水性能。亲脂的局部麻醉药通常麻醉效能更强，阻滞时间更长[3-5]。例如，依替卡因的胺基基团末端比利多卡因多 3 个碳原子，因此在分离的坐骨神经阻滞实验中，依替卡因效能是利多卡因的 4 倍，阻滞时间是利多卡因的 5 倍。

氢离子浓度

局部麻醉药在溶液中能迅速解离平衡，成为不带电荷的碱性（B）形式和带电荷的阳离子（BH$^+$）形式。当氢离子浓度（$\log_{10}^{-1}[-\text{pH}]$）达到某一特定值时，溶液中部局部麻醉药碱性电荷等于带电荷的阳离子电荷，此时的氢离子浓度的对数被称为 pK_a。局部麻醉药物带电比例和 pH 的关系为：

$$\frac{[\text{BH}^+]}{[\text{B}]} = 10\,\text{p}K_a - \text{pH}$$

不同局部麻醉药在水溶液中的 pK_a 值见表 29.2。局部麻醉药被质子化的趋势取决于所处环境因素，例如温度、离子强度和溶剂。局部麻醉药在膜周围极性相对较低的环境中的 pK_a 比局部麻醉药溶液中低。

表 29.1 临床常用局部麻醉药

通用名 * 和商品名	化学结构	临床应用年份	主要用法	代表剂型
可卡因	$CH_2-CH-CHCOOCH_3$ $NCH_3-CHOOC_6H_5$ $CH_2-CH-CH_2$	1884	表面麻醉	40 mg/ml 溶液
苯佐卡因 （Americaine）	$H_2N-\phi-C(O)-OC_2H_5$	1900	表面麻醉	200 mg/ml
普鲁卡因 （Novocain）	$H_2N-\phi-COOCH_2CH_2N(C_2H_5)_2$	1905	表面麻醉 浸润麻醉 脊椎麻醉	200 mg/ml 10 mg/ml 或 20 mg/ml 溶液 100 mg/ml 溶液
二丁卡因 （Nupercaine）	$N-OC_4H_9$ $CONHCH_2CH_2N(C_2H_5)_2$	1929	脊椎麻醉	0.667 mg/ml、2.5 mg/ml 或 5 mg/ml 溶液
丁卡因 （Pontocaine）	$H_9C_4-N(H)-\phi-COOCH_2CH_2N(CH_3)_2$	1930	脊椎麻醉	Niphanoid 粉剂 20 mg/ml 或 10 mg/ml 溶液
利多卡因 （Xylocaine）	CH_3 $NHCOCH_2N(C_2H_5)_2$ CH_3	1948	浸润麻醉 外周神经阻滞 硬膜外麻醉 脊椎麻醉 表面麻醉 表面麻醉	5 mg/ml 或 10 mg/ml 溶液 10 mg/ml、15 mg/ml 或 20 mg/ml 溶液 10 mg/ml、15 mg/ml 或 20 mg/ml 溶液 50 mg/ml 溶液 20 mg/ml 凝胶 25 mg/ml、50 mg/ml 软膏
氯普鲁卡因 （Nesacaine）	Cl $H_2N-\phi-COOCH_2CH_2N(C_2H_5)_2$	1955	浸润麻醉 外周神经阻滞 硬膜外麻醉	10 mg/ml 溶液 10 mg/ml 或 20 mg/ml 溶液 20 mg/ml 或 30 mg/ml 溶液
甲哌卡因 （Carbocaine）	CH_3 $NHCO-N(CH_3)$ CH_3	1957	浸润麻醉 外周神经阻滞 硬膜外麻醉	10 mg/ml 溶液 10 mg/ml 或 20 mg/ml 溶液 10 mg/ml、15 mg/ml 或 20 mg/ml 溶液
丙胺卡因 （Citanest）	CH_3 $NHCOCH(CH_3)-NH-C_3H_7$	1960	浸润麻醉 外周神经阻滞 硬膜外麻醉	10 mg/ml 或 20 mg/ml 溶液 10 mg/ml、20 mg/ml 或 30 mg/ml 溶液 10 mg/ml、20 mg/ml 或 30 mg/ml 溶液
布比卡因 （Marcaine）	CH_3 $NHCO-N(C_4H_9)$ CH_3	1963	浸润麻醉 外周神经阻滞 硬膜外麻醉 脊椎麻醉	2.5 mg/ml 溶液 2.5 mg/ml 或 5 mg/ml 溶液 2.5 mg/ml、5 mg/ml 或 7.5 mg/ml 溶液 5 mg/ml 或 7.5 mg/ml 溶液
罗哌卡因 （Naropin）	CH_3 $NHCO-N(C_3H_7)$ CH_3	1992	浸润麻醉 外周神经阻滞 硬膜外麻醉	2.5 mg/ml 或 5 mg/ml 溶液 5 mg/ml 或 10 mg/ml 溶液 5 mg/ml 或 7.5 mg/ml 溶液

* 美国药典（United States Pharmacopeia，USP）命名法

From Covino B，Vassallo H. Local Anesthetics：Mechanisms of Action and Clinical Use. Orlando，FL：Grune and Stratton；1976.

表 29.2　局部麻醉药体外相对传导–阻滞强度和理化特性

药物	相对传导–阻滞效能 *	理化特性	
		pK$_a$ †	疏水性 †
低效能			
普鲁卡因	1	8.9	100
中效能			
甲哌卡因	1.5	7.7	136
丙胺卡因	1.8	8.0‡	129
氯普鲁卡因	3	9.1	810
利多卡因	2	7.8	366
高效能			
丁卡因	8	8.4	5822
布比卡因	8	8.1	3420
依替卡因	8	7.9	7320

* 数据来源于从兔分离的迷走神经和坐骨神经 C 类纤维。
† 36℃时的 pK$_a$ 和疏水性；疏水性等于碱基的辛醇缓冲分配系数。数值是浓度比值。
‡ 25℃时测得的数据
From Strichartz GR, Sanchez V, Arthur GR, et al. Fundamental properties of local anesthetics. II. Measured octanol：buffer partition coefficients and pKa values of clinically used drugs. Anesth Analg. 1990；71：158-170.

也就是说，膜与碱基形式局部麻醉药结合的能力比其与质子化的阳离子形式局部麻醉药的结合能力更强。溶剂 pH 会通过改变局部麻醉药的碱基化与质子化的比例来影响药物活性。例如，炎性组织的 pH 低于正常组织，局部麻醉药在该环境中易被质子化，故局部麻醉药在炎性组织中的浸润能力比正常组织中差（见本章后续内容）。pK$_a$ 与阳离子形式局部麻醉药百分含量的相互关系见图 29.2。如后文所述，pH 对局部麻醉药的临床治疗效果的双重影响，这主要是因为局部麻醉药的注射部位以及碱性状态下的局部麻醉药有更强的组织穿透能力。

外周神经解剖

　　每条外周神经轴突均覆有细胞膜，即轴突膜。无髓鞘的神经，例如自主神经节后传出纤维和感受伤害的 C 类传入纤维，含有许多轴突。这些轴突由一个施万细胞鞘包绕。而绝大多数粗大的运动纤维和感觉神经纤维由多层髓鞘覆盖。髓鞘由施万细胞的细胞膜组成，并随着神经的生长包绕在神经轴突表面。髓鞘的包绕使得神经冲动的传导速度大大增加。这得益于髓鞘使轴膜和周围具有导电性的盐类介质绝缘开来，促使神经冲动产生的动作电流只能沿着轴突胞质传递到

郎飞结。郎飞结是髓鞘上的周期性中断，动作电位正是在该处形成（图 29.3）。促进神经冲动产生的钠通道在有髓神经纤维的郎飞结处高度富集[7a]，而无髓神经轴突周围仅有少量钠离子通道分布（图 29.3）。根据神经纤维粗细和生理特性对外周神经进行的分类见表 29.3。值得注意的是，神经纤维的类别不仅取决于其直径和髓鞘厚度，还取决于神经元的膜结构和离子通道的组成[6]。

　　每个轴突都覆盖着结缔组织——神经内膜。典型的外周神经由多个轴突束组成。每条神经纤维均由各自的结缔组织，即神经内膜覆盖。包含多条轴突的每个轴突束外面还包绕着另一层结缔组织——上皮样神经束膜。整条神经又由一层疏松的神经鞘——神经外膜包绕（图 29.4）。为了到达神经轴突，局部麻醉药分子必须穿过神经周围的所有结构，如坐骨神经远端的神经旁膜、神经外膜、神经束周围膜和神经内膜，以及神经质膜。扩散的主要障碍是神经束膜[7a]。此外，神经由神经组织和非神经组织（如结缔组织或脂肪组织）以及血管组成。例如，当进行坐骨神经阻滞时，应记住这里神经束横断面约 60% 为非神经组织[8]。

轴突膜的结构

　　生物膜具有脂质双分子层结构。脂质双分子层上包含有蛋白质，有些蛋白质分子覆盖在双分子层表面，有些则横跨或埋藏在碳氢化合物核心之内（图29.5）。该双层结构的性质由磷脂决定。磷脂有长的疏水的脂肪酰基尾巴，尾巴位于膜的中央部；其极性

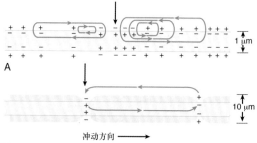

图 29.3　冲动沿无髓鞘 C 类纤维轴突（A）和有髓鞘轴突（B）传播的"局部回路电流"模式图。在冲动传播期间，电流由冲动起始部位（大的垂直箭头）自左向右进入轴突，并穿过轴浆（局部环形电流）使相邻的膜去极化。轴突膜旁边的＋－号表示轴突膜的极化状态：静息状态下膜内为阴性；动作电位主极化相则相反转为阴性，局部回路电流流过区为弱阴性。此电流在无髓纤维以相对均一的方式向前传播，在有髓纤维则以跳跃方式前进，同时使几个郎飞结去极化

表 29.3	基于解剖、生理和功能的外周神经分类						
纤维类型	亚型	髓鞘	直径 （μm）	传导速率 （m/sec）	部位	功能	对局部麻醉药传 导阻滞的敏感性
A	α	+	6～22	30～120	肌肉的传出纤维	运动	++
	β	+	6～22	30～120	皮肤关节的传入纤维	触觉，本体感觉	++
	γ	+	3～6	15～35	肌梭的传出纤维	肌张力	++++
	δ	+	1～4	5～25	感觉神经传入纤维	痛觉，冷温度觉，触觉	+++
B		+	<3	3～15	交感神经节前纤维	多种自主神经功能	++
C	sC	−	0.3～1.3	0.7～1.3	交感神经节后纤维	多种自主神经功能	++
	dC	−	0.4～1.2	0.1～2.0	感觉神经传入纤维	多种自主神经功能痛觉， 热温度觉，触觉	+

From Bonica JJ. Principles and Practice of Obstetric Anesthesia and Analgesia. Philadelphia：FA Davis；1967.

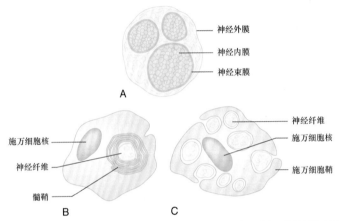

图 29.4　外周神经横切面（A）显示：最外层是神经外膜、内层是神经束膜（包绕神经束）、神经内膜（包绕每条神经纤维）。每条有髓纤维（B）外面均有由施万细胞组成的多层膜性髓鞘包绕，施万细胞纵向拉伸可达轴突直径的 100 倍。髓鞘之间的狭窄连接，即郎飞结，含有支持动作电位的传导离子通道。无髓鞘纤维（C）以 5～10 根轴突组成一束，每条轴突均由施万细胞紧密包绕但只形成一层模型结构

亲水性头部基团由两性离子（同时含有正电荷和负电荷）组成，且与胞质或细胞外液接触。膜内物质存在侧向和旋转扩散两种运动形式，这就使得脂类和某些蛋白质能在这个液态镶嵌模型中运动，但大多数膜蛋白固定在膜的特定区域，并与特定细胞骨架蛋白相连接[9]。细胞膜与细胞质之间存在动态相互作用。尽管本章重点介绍局部麻醉药对离子通道的阻滞作用，但值得注意的是，这些局部麻醉药同时也调控许多其他的细胞活动，包括调控代谢通路和信号传导通路。

神经传导生理学

　　静息条件下，神经膜可选择性地允许 K^+ 通过，而 Na^+ 较难通过，这可使得静息状态下膜内外之间保持约 -60 mV～-90 mV 电势差。这一离子梯度由经

膜通上的钠钾泵通过耗能机制来维持。钠钾泵持续将细胞内钠离子转运至细胞外，同时利用 ATP 提供的能量源摄取胞外的 K^+ 到细胞内。尽管膜对 K^+ 具有选择通透性，但细胞内与细胞外 K^+ 浓度比为 150 mM：5 mM，或 30：1。这一浓度梯度是通过将通透到胞外的 K^+ 通过主动传输运回胞内维持的。根据 Nernst 方程，安静状态时神经主要表现为钾电极的特性：

$$E_m \approx E_k = \left(\frac{-RT}{F} \right) \ln \left(\frac{[K^+]_i}{[K^+]_o} \right)$$

　　其中，E_m 是静息电位，E_k 是钾离子平衡电位，R 是气体常数，T 是绝对温度，F 是 Faraday 常数，$[K^+]_i$ 和 $[K^+]_o$ 分别是细胞内和细胞外的钾离子浓度。因此，对于 K^+ 而言，K^+ 平衡电位

$$E_k = -58 \log 30 （或 -85.7）mV$$

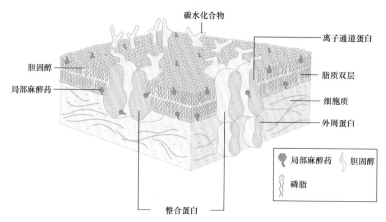

图 29.5　典型的细胞膜含脂质双分子层骨架，由磷脂和胆固醇分子构成（大约 5∶1 比例）并嵌入膜整合蛋白。这些蛋白质通常被细胞外的碳水化合物所糖基化，包括对细胞间通讯极为重要的受体和离子通道。"外周蛋白"有调节功能，并通过细胞骨架和细胞外基质的相互作用将膜蛋白固定于脂质膜中。本图也显示了局部麻醉药的可能结合位点

　　Na⁺在细胞外液中的离子浓度高，情况恰好相反，Na⁺的 Nernst 电势 E_{Na} 约为 +60 mV。在动作电位传导期间，膜对 Na⁺选择通透性可暂时高于对 K⁺的选择通透性。这样，膜电位由负电位转变为正电位，并不断重复变化。电位改变的过程以及此过程中相应的变化可见图 29.6。这些变化对理解局部麻醉药的传导阻滞效应提供了基础。

　　离子通过一类特殊的蛋白质穿过细胞膜，这类蛋白质即离子通道（ion channels）[10]。通道的构象对膜电位十分敏感；膜去极化后可使 Na⁺和 K⁺通道构象都变为开放状态。而 Na⁺通道激活后随即关闭，转变为失活状态。局部的膜去极化是从膜兴奋区域沿轴突进行传导，并且开放 Na⁺和 K⁺通道，但是 Na⁺通道开放更迅速，因此 Na⁺内向电流（图 29.6）去极化能力更强，随着 Na⁺内流，神经进一步去极化并引发更多的 Na⁺通道开放，使 Na⁺内流增强（图 29.7）。在神经**去极化**相的这种 Na⁺内流是通过正反馈调节实现的，直至某些 Na⁺通道失活，并且有足够的 K⁺通道开放改变电流的平衡，最终导致净外向电流形成，外向电流使膜**复极化**（图 29.7）。一次动作电位后，大的有髓鞘神经纤维中 Na⁺和 K⁺浓度几乎没有变化，但细小的无髓鞘神经纤维中则会造成约 10% 的 Na⁺和 K⁺浓度变化。此过程中内流入细胞的 Na⁺和外流的 K⁺，可以通过钠钾泵的离子转运作用恢复到静息状态。

　　若去极化太微弱不足以激活足够的 Na⁺通道，不能形成净内向电流，则该去极化低于膜兴奋性**阈值**。细胞不同区域的兴奋性阈值不同，且会随时间变化。例如，当上一个兴奋刚结束时，某些 Na⁺通道仍处于失活状态，而某些 K⁺通道仍处于激活状态，此时

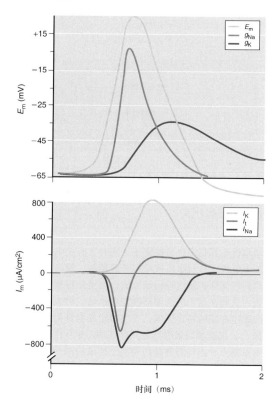

图 29.6　膜电位（E_m）、电压门控钠（g_{Na}）钾（g_k）通道决定了动作电位传播过程相关膜电流 I_m（I_{Na} 和 I_K）。该模型来源于 Hodgkin 和 Huxley 对乌贼巨大轴突的研究（见 Hodgkin[7b]），并适用于所有无脊椎动物和有脊椎动物神经纤维。总离子电流（I_t）是 I_{Na} 和 I_K 的总和，其方向是：动作电位去极化相内流（负值），而复极化相外流（正值）（From Hodgkin A. The Conduction of the Nervous Impulse. Springfield, IL: Charles C. Thomas; 1964.）

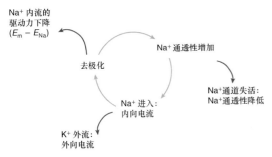

图 29.7 动作电位可以理解为构成再生、去极化、不应期、复极化各因素之间的循环关系。阳性因素（蓝色箭头）通过正反馈环路加快去极化速率。阴性因素（灰色箭头）减弱或抵消阳性因素的作用，最终使 K⁺ 外流、膜复极化

的膜电位阈值高于静息电位，此时膜对于外界刺激处于不应期。然而，随时间延长，Na^+ 通道的失活逐渐消退，K^+ 通道恢复至关闭状态，膜阈值逐渐恢复至初始静息电位水平。动作电位是一种去极化波，沿着轴突由膜的兴奋区域传导至非兴奋区域。膜兴奋后发生去极化的区域，离子电流（动作电流）进入轴突并沿着轴浆向周围膜传导，从而使相邻区域去极化（图 29.3）。

尽管理论上此**局部回路电流**可沿着兴奋区域向轴突的两个方向传导，但由于冲动传导过后的区域刚经历去极化，膜处于绝对不应期，所以冲动传导只能是单向的。局部回路电流在有髓轴突相互绝缘的结间区域传导速度很快（图 29.3）。多个郎飞结能几乎无延时地以此方式同时去极化并达到兴奋阈值。单个冲动并非各自从一个郎飞结到另一个郎飞结进行传导，而是在粗大的轴突上数厘米的范围内同时产生去极化（图 29.3）。事实上，局部回路电流作用非常强大，以至于可以跳过两个完全没有兴奋的郎飞结（如被局部麻醉药阻滞了的神经）而直接兴奋第三个郎飞结。如果郎飞结的兴奋性被部分抑制，如有些 Na^+ 通道被阻滞，则后续郎飞结的冲动幅度会在后面数厘米范围内递减[11]。这种情况可能在局部麻醉中发生，我们会在后文阐述。然而，当大量的 Na^+ 通道被阻滞后，局部回路电流不足以使相邻静息区域去极化达阈值，这样神经冲动就完全被阻断了。

局部麻醉药作用机制（药效动力学）

活性形式

局部麻醉药分子上的碱基水溶性很差，但易溶于

疏水性的有机溶剂。鉴于这一化学性质，以及为了优化保质期，市售局部麻醉药多为盐酸盐剂型。当药物注射入活体组织时，药物的 pKa 和组织 pH 决定了溶液中自由碱基或带正电的阳离子形式的药物含量（见前文）。组织主要是通过亲脂性吸收来摄取药物。据此，可通过有效下调药物的 pKa 以增加中性和碱基形式的药物，以及限制注射部位附近局部麻醉药的弥散来改变药物的活性。相同浓度的中等疏水性局部麻醉药比亲水性局部麻醉药或高度疏水性局部麻醉药起效更迅速，因为中等疏水性局部麻醉药（如利多卡因）与高度疏水性局部麻醉药（如丁卡因）相比组织吸附力更低，与亲水性局部麻醉药（如 2-氯普鲁卡因）相比，膜渗透性更高。高度疏水性局部麻醉药内在效能强（表 29.2），应用浓度相对较低因此弥散速度和起效时间均减慢。

是阳离子形式的局部麻醉药还是中性碱基形式的局部麻醉药阻滞了神经冲动传导？局部麻醉药溶液碱性越强，神经传导阻滞作用效果越好。在对无髓鞘神经的研究中发现，叔胺基局部麻醉药在碱性环境中的起效速度比在中性 pH[12] 环境中快，因为碱性基团有更高的膜穿透能力，这就加快了局部麻醉药到达其结合部位的速度。直接调控轴浆 pH（或采用稳定带电荷的季胺类同源物内灌注）显示，麻醉药的主要效能取决于细胞质表面的阳离子基团种类[13-14]。然而，某些不带电荷的碱基形式也具有内源性药理学活性，这解释了苯佐卡因为何可以作为表麻药应用。局部麻醉药以其芳香部分附着在结合位点，而带电部分则伸入钠通道的管腔[15]。

局部麻醉药的电生理学效应

局部麻醉药几乎不影响神经细胞膜的静息电位。随着神经阻滞的局部麻醉药浓度的增加，动作电位去极化速度和幅度也逐渐降低，直至冲动消失。然而，无法直接从神经冲动的所得信息中直接分离到局部麻醉药与 Na^+ 通道相互结合的信息。利用电压钳技术可以直接测定 Na^+ 电流和局部麻醉药对 Na^+ 通道的抑制效应（图 29.8A）。当分离的神经细胞膜迅速去极化至一恒定值时，离子电流的时相即可测得。亚临床剂量的局部麻醉药（如 0.2 mM 利多卡因）能减低初始去极化过程中的 Na^+ 电流，而临床剂量（如 1% 利多卡因，浓度约为 40 mM）则可以彻底阻滞 Na^+ 电流。如果反复刺激以行去极化试验，如刺激频率超过 5 Hz，已经部分抑制（紧张性抑制）的 Na^+ 电流会在随后的刺激中进一步减弱，直至抑制状态达到一个新的稳定

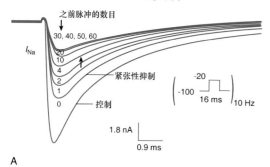

0.2mmol/L利多卡因

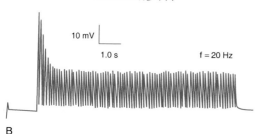

0.8mmol/L利多卡因

图 29.8　局部麻醉药对膜兴奋性的"使用依赖性"效应。（A）采用间断刺激（张力测试）或每秒 10 次成串刺激（相测试，参见 E_m 方式）引发去极化，并利用电压钳技术测定激活的 Na^+ 电流。在应用 0.2 mmol/L（0.005%）利多卡因获得平衡后，所测定的电流与对照组相比下降了约 30%。应用去极化相刺激，每次去极化后电流均呈动态性下降，当电流降至对照组电流 75% 时达到相位抑制的稳态值。相测试结束后数秒内电流恢复至张力水平。（B）局部麻醉药以相方式抑制动作电位。在应用 0.8 mmol/L（0.02%）利多卡因取得平衡时，动作电位较未用药时的基础值下降约 20%。采用每秒 20 次成串刺激诱发相位抑制，导致电流进一步下降至对照组的 30% 左右。正如 A 图中电子流，当高频刺激结束后动作电位的相位抑制迅速恢复

水平[13-14]。这种频率依赖的抑制，又叫"相位性抑制"。当刺激减慢或停止时，这种相位性抑制将会逆转，而 Na^+ 电流会恢复到静息状态下神经呈现出的紧张性抑制水平。在生理状态下的"使用依赖性"动作电位的阻滞类似于在电压钳下观察到的 Na^+ 电流相位抑制（图 29.8B）。

相位性作用是去极化时局部麻醉药对 Na^+ 通道某构象具有选择性亲和力的一种表现。通道在开放和失活状态时均比静息状态时更易于与局部麻醉药相结合。反复去极化使与局部麻醉药结合的钠通道的比例增加；这些结合状态的药物分子与通道解离的过程明显慢于从正常失活状态中恢复，这样就造成在阻滞条件下出现通道使用依赖性蓄积，并出现相位性阻滞现象。

局部麻醉药选择性地与一种开放状态的通道结合

后，会使被结合通道的当前状态变得更稳定。因此，在相位性抑制期间，更多失活状态的通道与局部麻醉药物相结合，这样使得激活更难。在药物与通道结合过程中，状态依赖性亲和力以及局部麻醉药物对通道状态转变的调节二者之间的关系，被称为可调受体模型[17]。膜去极化可使局部麻醉药与受体的结合增加，其原因有二：通道激活时可产生更多的结合位点（防卫型受体模型）；药物从失活状态的通道解离的速度比从静息状态的通道解离速度慢（可调受体模型）。

局部麻醉药产生紧张性和相位性抑制作用的能力同样取决于其结构、疏水性和 pKa。在 Na^+ 通道上似乎有一个单一但复杂的，局部麻醉药的结合位点，在静止时具有紧张性亲和力，并且由于去极化而导致了相位性亲和力增加。钠通道可能受到多种药物或毒素/毒液的影响，并且不同的位点进行相应编号。局部麻醉药的结合位点称为位点 9，而河豚毒素（tetrodotoxin，TTX）或石房蛤毒素（saxitoxin，STX）的结合位点的通道外孔称为位点 1。

局部麻醉药特性

结合位点

Na^+ 通道特定氨基酸的人工变异使我们确定了局部麻醉药与 Na^+ 通道的直接作用部位。Na^+ 通道主要的功能性蛋白（α 亚基）包含 4 个结构域（D-1 ～ D-4），每个区域均含有 6 次跨膜的螺旋状构（S1 ～ S6，图 29.9A）。每个结构域均含有一环结构，称为 P 区域，P 区域与跨膜的 S5 ～ S6 节段胞外的末端相连。P 区域从跨膜区之间向内延伸，这样当 α 亚基折叠时，每个 P 环提供 1/4 离子选择性孔道的圆柱形结构，最终形成通道开放时的最狭窄部分（图 29.9B）。通道的电压敏感性源自带正电荷的 S4 部分，当膜去极化时，S4 部分会向外滑动或摆动。通过某种未知的联系，S4 节段的这种运动方式导致 S6 部分的构象重排，形成靠近胞浆面的通道入口。S6 的运动使通道完成开闭转换；但通道失活是由于 D-3 和 D-4 区域之间的胞质环与胞质开口相互结合造成的。

局部麻醉药与关闭状态下的 Na^+ 通道的前内侧相结合（图 29.9C）。D-1、D-3 和 D-4 区域的 S6 节段氨基酸的突变都可以改变局部麻醉药的作用，从而表明这些区域可以组成一个足够小的药效基团以便三面同时与局部麻醉药接触，或者局部麻醉药分子可在这三个节段内迅速移动。疏水性强的局部麻醉药分子与处于关闭状态的 Na^+ 通道结合的速率常数较大，表明药物分子可以通过某种"疏水通路"到达结合部位（也

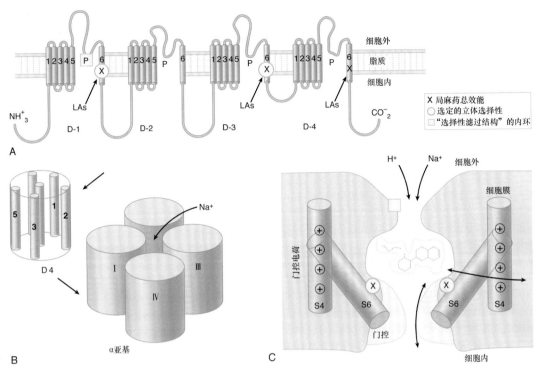

图 29.9 决定局部麻醉药（LA）作用的钠离子通道结构特点。（A）浆膜钠通道 α 亚基的单肽排列具有一致性的特点。具有同源性序列的 4 个区域（D-1 ~ D-4），每个区域含有 6 个 α 螺旋跨膜节段（S1 ~ S6）。（B）每个区域折叠后形成一个圆柱样束状节段，并汇聚形成通道的功能性四价结构。C. 膜去极化造成带正电荷的 S4 节段原发性运动，然后通道被激活。当连接 D-3 和 D-4 区域的环状结构与通道胞浆端结合后导致通道快速失活。与每个区域的 S5 和 S6 节段相连的细胞外 4 个蛋白质环的部分跨膜结构共同组成 P 区域，该区域最狭窄部分是通道开放时的离子通道。通道的不同氨基酸变异显示，与 LA 结合有关的残基位于通道内侧孔（X，位于 S6 节段上），即离子识别选择性滤过结构的内部区域（P 区域的框），这些残基影响相位抑制的空间选择（圆环，也位于 S6 节段上）。S6 节段横切的通道预测图示，呈门样结构，激活后重新排列导致通道开放，使布比卡因分子经亲水性途径进入或离开。失活（关闭）通道与 LA 分子的解离过程不再通过 S6 节段（前孔），而是非常缓慢地经过节段侧方，经疏水性途径穿过膜。进入孔径的 Na^+ 将与 LA 分子竞争性结合位点，H^+ 可缓慢通过孔径，可经过细胞外开口进入或离开，这样可使结合的 LA 分子质子化或去质子化，从而参与调节局部麻醉药分子从通道的解离速度

可以从结合部位解离）。该路径可能经由膜的侧面进入通道，也可能从控制通道通透性的疏水性氨基酸残基通过。对关闭或失活状态通道的慢性阻滞可能通过疏水性通路有关，该通路也有助于解释紧张性抑制。带电状态的局部麻醉药从关闭或失活状态的 Na^+ 通道解离的速度比非电离状态的局部麻醉药慢，这提示离子键参与了局部麻醉药与 Na^+ 通道的结合或仅仅是因为电离状态的局部麻醉药分子从疏水性通路移动的速度较慢。简而言之，疏水性使药物到达受体部位，而电荷使药物在该部位附着。

相位抑制的神经生理学特性

局部麻醉对不同类型神经纤维的影响不同。该差

异在一定程度上是由药代动力学因素造成的，尤其在临床阻滞起效阶段和恢复阶段，药物的纵向和辐射状弥散会在神经内部和沿着神经出现药物浓度的差异。这种差异与动态的使用依赖性抑制相叠加，可造成冲动传导的不同。这种冲动传导的差异和神经纤维的种类、神经纤维在神经内部的位置，以及其功能和电生理学特性有关。

不同种类的神经纤维对局部麻醉药阻滞的敏感性也不同。在体实验条件下可以实现对外周神经的持续超灌注，使局部麻醉药浓度达到平衡。局部麻醉药对外周神经持续表面灌流至平衡的在体实验以及采用单次经皮注射局部麻醉药的实验[18]，这些能模拟临床外周神经阻滞的实验均显示：小的有髓神经纤维（A γ 运动神经纤维和 A δ 感觉神经纤维）最先被

阻滞，造成冲动消失，其后阻滞的是粗大的有髓纤维（Aα 和 Aβ），最后为小的无髓 C 类纤维。事实上，无髓 C 类纤维中神经冲动传导速度最慢（传导速度为 $0.5 \sim 0.8$ m/s）的纤维对局部麻醉药的抵抗性是最强[18]。在临床上，通常采用针对 Aδ 感觉纤维的检测方法进行阻滞效果的测试，而上述发现表明，温度觉消失或针刺感减退并不能保证对所有类型感觉纤维都产生了完善而可靠的阻滞。

选择性阻断 Na$^+$ 通道亚型

生理学研究目前已经鉴定出 9 种不同的 Na$^+$ 通道亚型，并对它们进行了测序。外周神经中至少存在 4 种 Na$^+$ 通道，其中有的只存在于伤害性感受的传入神经纤维中。选择性阻断这些 Na$^+$ 通道既阻断了痛觉又不影响其他功能，因此具有重要的临床意义。尽管能够通过某些天然的短肽类毒素选择性阻滞 Na$^+$ 通道[19]，但局部麻醉药对不同钠通道的选择性较低[20]，这可能是由于对不同种通道的亚型而言，局部麻醉药效基团十分相似，且局部麻醉药分子本身有数个旋转轴，这就使得局部麻醉药在结构模型上对静态的结合位点选择性较差。选择性阻断不同的钠通道亚型可导致不同的效果，因为它们在神经中分布不均，对激活的反应也不同。具体而言，Nav1.7 亚型的主要功能之一是充当初级感觉神经元末端的放大器，而 Nav1.8 对于这些神经元的重复发射至关重要，Nav1.9 则能够产生持久性可以增加膜兴奋性的电流[21]。本章结尾部分总结了有望改善局部麻醉药神经阻滞特性的研究进展。

与人类疼痛和疼痛失敏有关的 Na$^+$ 通道亚型特性

现在，已经知道原型神经元钠通道（Nav1.7、Nav1.8 和 Nav1.9）中的几种突变可能导致自发性疼痛[22-23]或严重的选择性痛感障碍[24]。这取决于突变的类型和遗传模式。例如，Nav1.7 中的突变可能导致该通道功能丧失，最严重时可导致先天性的对痛敏消失。相比之下，同一通道中的激活突变可引发红斑性肌痛或阵发性极度疼痛疾病[21]。分子生物学研究证实，该病与多个明显的 Na$_V$1.7 突变有关[22-23]。当这些突变的 Na$^+$ 通道基因插入到不表达 Na$^+$ 通道的细胞上时，可引起自发的，对温度敏感的内向电流[21]。最近还发现某些内脏疼痛的临床前模型（例如，膀胱炎）对专门针对 NaV1.7 通道的疗法没有反应，而 NaV1.9 通道阻滞有效[25]。此外需要注意非神经源性钠通道也会产生严重的临床后果。例如，骨骼肌中 Nav1.4 钠通道亚型的突变会产生肌强直，周期性麻痹

和先天性肌无力[26]。

异常冲动通常被认为是多种膜兴奋性失调所致多种疾病的典型特征，这种现象包括在神经病理性疼痛以及特定种类的遗传性肌强直疾病过程中的异常重复放电。全身应用利多卡因能消除异常冲动的传导，该剂量不影响正常冲动的传导。这种异常冲动对局部麻醉药（如利多卡因）的敏感性，似乎是与异常表达的 Na$^+$ 通道引起的膜缓慢去极化和动作电位叠加有关，而不是与特定的通道亚型对这些药物的选择性敏感性有关[27]。

局部麻醉药作用机制小结

有关局部麻醉药对神经冲动阻滞的研究发现可按年代小结如下：

1. 局部麻醉药溶液注射在神经附近。神经旁的游离药物分子是通过组织结合、血液循环和酰胺类局部麻醉药分子在局部被水解共同作用被清除的。最终剩余的药物分子能渗透过神经鞘膜。

2. 局部麻醉药分子渗透过神经轴突膜，并停留在轴突浆中。这一过程的速度和强度取决于药物的 pKa、碱基亲脂性以及阳离子的种类。

3. 局部麻醉药与电压门控式 Na$^+$ 通道上的位点相结合，通过抑制通道向激活型构象变化，从而阻止通道开放。局部麻醉药分子主要结合于通道的孔内并阻挡了 Na$^+$ 的通过。

4. 在局部麻醉起效和恢复过程中，冲动的阻滞是不完全的，部分被阻滞的纤维因被反复刺激造成局部麻醉药与 Na$^+$ 通道的使用依赖性结合，从而进一步被阻滞。

5. Na$^+$ 通道上的一个局部麻醉药分子结合位点足以导致局部麻醉药的静息（紧张性）效应和使用依赖性（相位）效应。药物经过多种通路可到达该结合部位，但临床局部麻醉时，最主要的通路是轴突膜内的疏水性通路。

6. 临床上阻滞起效和恢复的速度取决于局部麻醉药分子相对缓慢地进出整个神经的过程，而与离子通道的快速结合和解离无关。局部麻醉药从 Na$^+$ 通道解离仅需数秒钟，但产生的有效临床阻滞时间可持续数小时。

临床药理学

局部麻醉的成功运用，不仅需要掌握不同局部麻醉药的药理学特性，还需具备神经阻滞的操作技能。

局部麻醉药物的剂量受多重因素的影响，如神经阻滞的类型、手术操作以及患者的生理状态等。

　　常用的酯类局部麻醉药包括普鲁卡因、氯普鲁卡因、丁卡因以及真正意义上的第一个局部麻醉药可卡因。临床常用的酰胺类局部麻醉药包括利多卡因、甲哌卡因、丙胺卡因、布比卡因（包括消旋体和左旋体）、罗哌卡因和依替卡因。酯类和酰胺类局部麻醉药在化学结构稳定性、生物转化部位及潜在过敏性均各不相同。酰胺类局部麻醉药十分稳定，但酯类局部麻醉药在溶液中的稳定性则相对较差。酯类局部麻醉药在血浆中被胆碱酯酶水解，酰胺类则在肝经酶解。但有两种局部麻醉药例外：酯类局部麻醉药中的可卡因，主要在肝经羧酸酯酶代谢；酰胺类局部麻醉药中的阿替卡因，主要用于口腔科麻醉，其芳香环上的甲酯集团在血浆羧酸酯酶作用下断裂后导致其丧失活性。

　　p- 对氨基苯甲酸是酯类局部麻醉药的一种代谢产物，它能使少数患者发生过敏反应。酰胺类局部麻醉药代谢后不产生 p- 对氨基苯甲酸，因此酰胺类局部麻醉药所引发的过敏反应十分罕见。

▌概述

　　不同的局部麻醉药在临床的重要特性包括效能、起效速度、麻醉作用持续时间、感觉运动阻滞选择性差异等。正如前文所述，各个局部麻醉药物的特点是由其理化特性决定的（表 29.2）。

麻醉效能

　　局部麻醉药分子必须穿过神经细胞膜，并与 Na^+ 通道上的疏水性位点相结合才能发挥作用，因此认为疏水性是局部麻醉药内在麻醉效能的主要决定因素[5]。但在临床实际运用时，局部麻醉药效能与疏水性之间的相互关系，并不像在离体单根神经上得出的结果那样精确。局部麻醉药在体与离体环境下出现的效能差异可能与多种因素有关，包括局部麻醉药的电荷、疏水性（影响局部麻醉药分子在生物膜上的弥散与穿透）和血管扩张药或血管收缩能力（影响局部麻醉药物从注射部位摄取至中心血液循环的初始速度）。

起效时间

　　在离体神经中，传导阻滞起效时间与药物的理化特性有关。在体条件下，起效时间也取决于给予的局部麻醉药物的剂量或浓度。例如，0.25% 布比卡因起效较 0.75% 的慢。因为氯普鲁卡因的全身毒性低，使得其可以高浓度（如 3%）地运用于人体，因此氯普鲁卡因的起效时间快。

作用持续时间

　　不同麻醉药的作用持续时间差异很大。普鲁卡因和氯普鲁卡因均为短效局部麻醉药。利多卡因、甲哌卡因和丙胺卡因则是中效局部麻醉药，而丁卡因、布比卡因、罗哌卡因和依替卡因则是长效局部麻醉药。

　　在人体，局部麻醉药的持续时间受局部麻醉药对外周血管的效应影响很大。许多局部麻醉药对血管平滑肌分子具有双重效应：在低浓度时可使血管收缩；但在较高浓度，包括临床应用的浓度时则使血管扩张[28]。同时，不同局部麻醉药的血管舒张作用程度不同。局部麻醉药对血管张力及局部血流的作用十分复杂，并受浓度、时间、血管床距离药物注射部位远近等因素影响。例如，皮肤表面麻醉药物 EMLA（是利多卡因和丙胺卡因的低共熔混合物），使用最初约 1 h 以内收缩皮肤血管，然而在 2 h 后可引起血管扩张。

感觉 / 运动差异阻滞

　　另一个重要的临床问题是局部麻醉药可引起感觉和运动的差异性阻滞。20 世纪 80 年代布比卡因在硬膜外阻滞中的使用逐渐增多，特别是在较低浓度时，布比卡因相对于当时传统的长效局部麻醉药（如依替卡因），不但能有效地阻断感觉传递，还不引起运动功能的明显抑制。布比卡因以硬膜外给药的方式广泛被应用于产科镇痛和术后镇痛，因为它能良好阻滞痛觉的传递，而对肌力的影响较小。其他关于新型局部麻醉药的选择性感觉阻滞将在后续的手性局部麻醉药部分详述。

　　传统书籍通常认为直径较小的神经轴突，例如 C 类纤维，比粗大的轴突更容易被局部麻醉药阻滞。但在单根神经纤维中观察单次冲动的消除时，发现对局部麻醉药的敏感性正好相反（前文已讨论）[29-30]。如在成串冲动传导过程中出现的重复刺激可产生进一步的对兴奋的相位性抑制。受解剖结构上的限制，鞘内不同位置暴露于局部麻醉药的神经的长度不同，这有可能解释临床所见的脊髓麻醉和硬膜外麻醉的阻滞差异性。暴露于低浓度局部麻醉药中的神经如长度较长，宜可以产生阻滞[26]。然而，上述原因并不能解释外周神经阻滞导致的神经功能选择性消失。其他因素包括：药物可沿神经弥散；药物对 Na^+ 通道或 K^+ 通道的选择性不同[32]；不同神经类型中各种离子通道比例不同等。由于影响因素的复杂性，临床医师最好不要仅凭借某诊断性神经阻滞中缓解疼痛所需的药物剂量或浓度，就试图定论该慢性疼痛疾病中所涉及的神经类型[33]。

影响局部麻醉药在人体作用的因素

局部麻醉药剂量

随着局部麻醉药剂量的增加，药物作用时间延长，阻滞起效时间缩短，产生满意麻醉效果的概率增加。通过增加药液容积或药液浓度都可以增加药物剂量。例如，硬膜外应用布比卡因时，浓度从 0.125% 升高到 0.5%，而注射容积保持不变（10 ml），其起效更快，镇痛效果更强，感觉阻滞时间也延长[29]。麻醉药溶液容积可能会影响局部麻醉药扩散的范围。例如，硬膜外麻醉时给予 1% 利多卡因 30 ml 比用 3% 利多卡因 10 ml 的阻滞平面要高出 4.3 个皮肤节段。

临床中，在对患者个体实施某一特殊部位阻滞时，应在对局部麻醉药过量引起副作用（如全身毒性、运动和自主神经的过度抑制）风险与容量或者浓度不足导致阻滞失败的风险之间权衡利弊后，进行局部麻醉药容量及浓度的选择。通过增加容量来弥补穿刺部位定位不准确（所致阻滞不全）在不同部位阻滞中产生效果各异。超声引导下神经阻滞技术的出现使进针位置极其精准，使用较之前没有超声引导下神经阻滞技术时所推荐的局部麻醉药剂量更小的量即可获得满意的阻滞效果。最近的一项针对超声引导下股神经阻滞的随机试验表明，采用超声引导定位达到 50% 或 95% 阻滞成功所需的容量分别仅为采用神经刺激定位法所需剂量的 57% 或 54%[35]。感兴趣的读者会发现该研究实验数据的置信区间（如变异度）非常大。不同的局部麻醉药量-效关系不同，这一现象对统计设计的影响已经有报道[36]。受局部麻醉药毒性作用的限制，大多数临床情况下的目标应该是选择成功率高的局部麻醉药剂量；也就是说，临床通常会选择 95% 有效剂量（ED_{95}）的而不是选择 ED_{50}。当对患有慢性疼痛，痛觉过敏或先前局部麻醉失败的患者进行区域麻醉时，这些考虑尤其重要。同样，大幅度降低剂量可在 30 min 后提供令人满意的阻滞作用（临床研究的共同终点），但与此同时，阻滞作用的持续时间可能缩短。局麻作用持续时间很重要，足够的阻滞时间可以包含手术后的剧烈疼痛时期，如果该时期比使用普通局部麻醉药所能达到的更长，并且在连续技术不可行的情况下，佐剂/添加剂可能有助于延长阻滞时间。

局部麻醉药物佐剂

肾上腺素 缩血管药物，通常使用肾上腺素，常加入到局部麻醉药溶液中，以降低局部麻醉药经血管吸收的速率，使更多的局部麻醉药分子到达神经膜，提高麻醉深度及作用持续时间，同时也有助于我们判断局部麻醉药是否误注射入血管。但是试验剂量的肾上腺素可能产生假阴性和假阳性。这在一些特殊的病患易发，如接受全身麻醉的成人或儿童、分娩期的孕妇和应用 β 肾上腺素受体阻滞剂的患者[37]。临床上使用的溶液通常含有 5 µg/ml 或 1 : 200 000 的肾上腺素，反映了肾上腺素血管收缩作用与全身性副作用之间的平衡。肾上腺素延长麻醉持续时间的程度取决于局部麻醉药的种类以及注射部位。肾上腺素可以明显延长短效局部麻醉药（如利多卡因）局部浸润麻醉和外周神经阻滞的持续时间；应用布比卡因行硬膜外及外周神经阻滞时，肾上腺素仅可轻度加强阻滞效果，而对延长阻滞时间则几乎没有作用[36]。脊髓 α_2 肾上腺素能受体可激活内源性镇痛机制。

可乐定和右美托咪定 α_2 激动剂可乐定将局部麻醉药的作用延长了约 2 h，并且在不同的研究之间存在很大的差异[38]，其推测的作用机制包括对 α_2 受体和对超极化诱导的电流的作用[39]。然而，大量的研究显示阴性结果和不良的全身性事件值得引起重视，其中包括低血压、心动过缓和镇静作用，因此建议将可乐定的剂量限制为 0.5 ~ 1 µg/kg 理想体重。右美托咪定是一种更具特异性的 α_2 激动剂，通过长效局部麻醉药将运动阻滞和感觉阻滞延长约 4 h[40]。与可乐定相似，右美托咪定也被证明可以抑制超极化诱导的电流[41]。然而，全身不良反应的风险仍然很高，并且尚未确定最佳剂量。当使用可乐定或右美托咪定作为神经阻滞佐剂时，似乎没有增加神经毒性的风险。

丁丙诺啡 部分阿片 µ 受体激动剂丁丙诺啡通过两种机制加强了对阿片受体的阻断，即 κ 和 δ 阿片受体的阻断，以及电压门控钠通道阻断特性的阻断[42]。长效局部麻醉药的阻断作用延长大约 6 h 左右，但恶心和呕吐的发生率很高，因此很大程度上限制了丁丙诺啡的使用[43]。在神经毒性方面，丁丙诺啡被认为是安全的。

地塞米松 目前可以延长阻滞持续时间且副作用最小、最有效的佐剂是地塞米松，它可以将中效局部麻醉药的持续时间延长 2 ~ 3 h，而将长效局部麻醉药的阻滞平均延长至 10 h[44]。地塞米松的静脉内或神经外给药可延长阻滞时间。尽管事实上地塞米松的神经内给药似乎比全身使用更为有效，但许多医疗机构通过全身性给予地塞米松避免将不宜同时应用的药物混合在一起，从而避免了超说明书使用的问题，同时获得了地塞米松的止吐作用。成人通常使用 4～10 mg 的地塞米松[45]。地塞米松的确切作用机制尚不清楚，并且其神经毒性副作用尚未充分研究。

注射部位

局部麻醉药鞘内给药和皮下注射起效最快，但作用持续时间最短。臂丛神经阻滞则起效最慢，但作用持续时间也最长。例如，鞘内应用布比卡因可于 5 min 之内起效，并持续 3～4 h。然而，当布比卡因应用于臂丛神经阻滞时，起效时间约为 20～30 min，麻醉持续时间（至少包含阻断痛觉的时间）10 h[46]。这种麻醉和镇痛起效及持续时间上的差异，部分与注射部位的解剖结构有关，其可影响局部麻醉药的弥散速率及经血管吸收速率，从而导致不同类型的区域阻滞所需局部麻醉药剂量不同。例如，在脊髓麻醉中，脊髓神经没有鞘外包绕，局部麻醉药溶液直接与脊髓附近的神经组织接触，因而起效迅速。但脊椎麻醉的用药量相对较少，所以阻滞时间较短。

另一方面，因局部麻醉药沉积部位与臂丛神经距离相对较远，局部麻醉药分子必须弥散穿过数层组织屏障方能到达神经膜，所以臂丛神经阻滞起效较慢。臂丛神经阻滞持续时间较长，可能与下列因素有关：局部麻醉药在臂丛神经鞘内被血管吸收较少；臂丛麻醉用药量较大；与局部麻醉药接触的神经节段相对较长。

局部麻醉药的碳酸化和 pH 调节

在对离体神经进行阻滞时，在局部麻醉药溶液中加入碳酸氢钠后阻滞起效更迅速，最低有效阻滞浓度有所降低[47]。尽管在离体神经试验中已明确二氧化碳会影响局部麻醉药活性，但临床上碳酸化局部麻醉药的应用价值仍存在争议[48]。至少在周围神经阻滞方面，广泛开展的超声引导神经阻滞可以获得更快，更可靠的阻滞效果，这也导致了碳酸化局部麻醉药的作用不再重要。

局部麻醉药混合液

区域阻滞中混合应用局部麻醉药可以相互弥补局部麻醉药各自的不足：短效局部麻醉药如氯普鲁卡因和利多卡因作用时间短；长效局部麻醉药如丁卡因和布比卡因起效慢。将氯普鲁卡因和布比卡因相混合，理论上有明显的临床优越性，因为氯普鲁卡因起效快，毒性低，而布比卡因作用时间长；但临床研究的结果则不尽然[49]。此外，在区域阻滞技术中应用导

管技术，可实现先用起效快的局部麻醉药，如利多卡因、甲哌卡因、氯普鲁卡因等，再用长效或短效的局部麻醉药。临床医师应警惕，混合液中的每一种局部麻醉药都不能使用极量，也不要错误地认为各种局部麻醉药毒性反应是相互独立的[50]。局部麻醉药混合使用时毒性实际上是相加的。此外，使用超声引导的神经阻滞一般可缩短起效时间，并使得临床局部麻醉药的混合使用不再那么重要。

妊娠

妊娠妇女硬膜外麻醉和脊椎麻醉的平面扩散及阻滞程度均超过未妊娠妇女。妊娠对局部麻醉药效应的影响可能是妊娠导致的机械性因素（硬膜外静脉扩张减少了硬膜外和蛛网膜下腔间隙容量）和激素的共同作用，尤其是黄体酮可直接导致神经对局部麻醉药的敏感性增加[51]。后者可能更为重要，因为在妊娠的前 3 个月，硬膜外和蛛网膜下腔血管管径还没发生变化，而硬膜外麻醉平面扩散已经明显增快[52]。对于各个妊娠阶段的孕妇，局部麻醉药用量都应适当减低。

不同区域阻滞的局部麻醉药选择

考虑到解剖学结构，区域麻醉可分为浸润麻醉、静脉区域麻醉（intravenous regional anesthesia，IVRA）、外周神经阻滞（包括各种神经丛阻滞）、中枢神经阻滞以及表面麻醉。另外一种局部麻醉药注射的方法——肿胀麻醉也属于上述分类中的一种。肿胀麻醉广泛应用于诊室整形外科手术。

浸润麻醉

各种局部麻醉药均可用于浸润麻醉。局部麻醉药皮内或皮下注射后可立即起效。然而，麻醉持续时间各不相同（表 29.4）。肾上腺素可延长所有局部麻醉药浸润麻醉的持续时间，其与利多卡因合用时这种延长作用更为显著。浸润麻醉中局部麻醉药的选择主要取决于所需的麻醉持续时间。

充分实施浸润麻醉所需要的药物剂量，取决于麻醉所要阻滞区域的面积和预期的手术操作时间。当需要麻醉的面积较大时，应采用稀释后的较大容积的局部麻醉药溶液。这在婴儿或儿童手术中尤为重要。例如，4 kg 体重的婴儿接受浸润麻醉时允许的利多卡因最大安全剂量是 5 mg/kg，故 4 kg 婴儿所用利多卡因最大量为 5 mg/kg×4 = 20 mg，即 2% 利多卡因 1 ml 或 0.5%

表 29.4　浸润麻醉

药物	普通溶液			加入肾上腺素的溶液	
	浓度（%）	最大剂量（mg）	持续时间（min）	最大剂量（mg）	持续时间（min）
短效					
普鲁卡因	1～2	500	20～30	600	30～45
氯普鲁卡因	1～2	800	15～30	1000	30
中效					
利多卡因	0.5～1	300	30～60	500	120
甲哌卡因	0.5～1	300	45～90	500	120
丙胺卡因	0.5～1	350	30～90	550	120
长效					
布比卡因	0.25～0.5	175	120～240	200	180～240
罗哌卡因	0.2～0.5	200	120～240	250	180～240

利多卡因 4 ml。当利多卡因即使稀释至 0.3%～0.5% 时，也能有效地用于浸润麻醉。所以当需要浸润麻醉的面积较大时，稀释倍数越大越安全。

局部麻醉药溶液皮下注射时患者经常感到疼痛，部分原因是局部麻醉药溶液呈酸性，还有部分原因是利多卡因会短暂激活瞬时受体电位香草酸亚型 1（transient receptor potential vanilloid-1，TRPV-1）和瞬时受体电位锚蛋白 1（transient receptor potential ankyrin-1，TRPA-1）通道，从而引起疼痛，随后钠通道阻滞使神经元沉默[53]。例如，中和利多卡因溶液的酸性（向利多卡因中加入碳酸氢钠）可减轻利多卡因皮肤浸润麻醉时引起的疼痛[54]，还能使其起效更加迅速（见上文）。

浸润止痛法和留置导管给药法越来越多地被应用到多模式术后镇痛中[55-57]。特别是，诸如 Exparel 之类的缓释制剂已被引入临床实践中（请参见"长效局部麻醉药和感觉特异阻滞局部麻醉药研究进展"部分）。

静脉区域麻醉

静脉区域麻醉（IVRA）又被称为 Bier 阻滞，是将局部麻醉药静脉内注射到止血带闭塞的肢体中。局部麻醉药从周围血管床扩散到非血管组织，如轴突和神经末梢。这种局部麻醉方式的安全性和有效性都取决于流向受累肢体的血流中断和闭塞止血带的逐渐释放。

利多卡因和丙胺卡因是 IVRA 最常用的药物。布比卡因等具有较大的心脏毒性的药物不应用于 IVRA。人们可能会认为氨基酯连接的局部麻醉药在血液中会水解，因此具有安全性。但是，据报道氯普鲁卡因引起血栓性静脉炎。通常，大约 3 mg/kg，不含肾上腺素和防腐剂的利多卡因（40 ml 0.5% 溶液）用于上肢手术。对于下肢的外科手术，可以使用 50～100 ml 的 0.25% 利多卡因溶液。尽管 IVRA 的安全性被认为非常好，但据报道，剂量低至 1.4 mg/kg 的利多卡因也会引起癫痫发作，并可能导致心血管衰竭[58]。

外周和神经干神经阻滞

抑制外周神经系统神经纤维传导功能的区域麻醉操作都可称为外周神经阻滞。这种区域麻醉可人为地分为小神经阻滞和大神经阻滞。小神经阻滞是指单一神经（如尺神经、桡神经）的麻醉，而大神经阻滞是指两条或多条相互独立的神经或神经丛或者非常大的神经（如股神经和坐骨神经）的近端阻滞。

绝大多数局部麻醉药可用于小神经阻滞。大多数局部麻醉药起效迅速，药物的选择主要取决于麻醉所需持续时间。局部麻醉药的作用持续时间各不相同，参见表 29.5。超声引导使得周围神经阻滞和跨多条神经的最小局部麻醉药量计算已成为可能。每平方毫米神经横截面积的容积约为 0.1 ml 局部麻醉药液[59-60]。然而，如前所述，与"传统"高剂量相比，在阻滞后 30 min 达到感觉阻滞的最小体积也可能意味着阻滞持续时间减少，因为临床医师习惯于传统的、使用刺激器引导的区域麻醉。

上肢手术的臂丛神经阻滞是最常见的主要周围神经阻滞技术，但是现在许多下肢手术是在周围神经阻滞下进行麻醉或术后镇痛的。使用这些阻滞剂时，各种药物之间的起效时间存在显著差异（表 29.6）。通

表 29.5 小神经阻滞

药物	常用浓度（%）	普通溶液		平均持续时间（min）	
		常用容积（ml）	剂量*（mg）	未加入肾上腺素的溶液	加入肾上腺素的溶液
普鲁卡因	2	5～20	100～400	15～30	30～60
氯普鲁卡因	2	5～20	100～400	15～30	30～60
利多卡因	1	5～20	50～200	60～120	120～180
甲哌卡因	1	5～20	50～200	60～120	120～180
丙胺卡因	1	5～20	50～200	60～120	120～180
布比卡因	0.25～0.5	5～20	12.5～100	180～360	240～420
罗哌卡因	0.2～0.5	5～20	10～100	180～360	240～420

* 剂量以 70 kg 成人为准。儿童剂量见第 76 章

表 29.6 大神经阻滞

药物	常用浓度（%）	常用容积（ml）	最大剂量（mg）无/有肾上腺素	起效时间（min）	持续时间（min）
利多卡因	1～2	30～50	350/500	10～20	120～240
甲哌卡因	1～1.5	30～50	350/500	10～20	180～300
丙胺卡因	1～2	30～50	400/600	10～20	180～300
布比卡因	0.25～0.5	30～50	175/225	20～30	360～720
左布比卡因	0.25～0.5	30～50	200/225	20～30	360～720
罗哌卡因	0.2～0.5	30～50	200/250	20～30	360～720

另请参见第 46 章。剂量是针对 70 kg 的成人，并且是含肾上腺素的溶液。对于儿童，具有特定危险因素的患者以及特定位置的阻滞药（例如肌间沟），应减少剂量。当两个或多个阻滞同时进行时，每个单独阻滞的剂量总和不应超过此表列出的最大剂量

常，具有中等效力的药物比具有更高效力的化合物表现出更快的起效时间。除了上肢和下肢的手术外，周围神经阻滞已广泛用于治疗胸部和腹部手术后的疼痛。

对于诸如胸外科的浅表胸部手术，已经成功地使用了诸如 PECS-1 和 PECS-2 之类的区域阻滞和 Serratus 平面阻滞。一些医院也将近侧肋间神经阻滞和椎旁阻滞用于乳房切除术和重建术，但还需要更多的研究来确定其疗效，明确适应证和特定于手术的技术细节[61]。在胸腔镜手术（video-assisted thoracoscopic surgery，VATS）和开胸手术后的疼痛治疗中，椎旁和近侧肋间神经阻滞技术似乎和硬膜外镇痛同样有效，且具有较小的副作用[62]。

外周神经和神经丛输注

持续输注给予局部麻醉药正被广泛地用来缓解术后几天内的疼痛[56, 63]，还在数周到数月时间输注以治疗慢性恶性和非恶性的疼痛。但是，由于现有的局部麻醉药的选择性差，长时间使用导管输注有时与术后早期活动的理念相冲突，尤其是在涉及中轴和下肢阻滞技术时。长时间输注在理论上有延迟的全身蓄积

性毒性的可能性。但是，创伤或手术后急性期反应的导致 α_1 酸性糖蛋白增加，这种酸性糖蛋白在结合游离的局部麻醉药方面很有效，并降低了游离局部麻醉药蓄积的风险[64]。

中枢神经轴索阻滞

普鲁卡因和丁卡因起效缓慢而较少应用于硬膜外麻醉，但理论上任何局部麻醉药均可用于硬膜外麻醉（表 29.7）。硬膜外麻醉时，中等效能的局部麻醉药维持时间为 1～2 h，而长效局部麻醉药可达 3～4 h。加入肾上腺素（1：200 000）可明显延长中短效局部麻醉药的作用时间，但对长效局部麻醉药的持续时间延长有限。应用氯普鲁卡因、利多卡因、甲哌卡因和丙胺卡因进行腰段硬膜外麻醉时，起效时间约为 5～15 min，而布比卡因起效较慢。

大多数情况下，0.125% 布比卡因硬膜外单次给药可产生足够的镇痛效果，且只轻微阻滞运动功能[65]。0.0625%～0.1% 的布比卡因持续硬膜外输注可用于分娩镇痛，合用阿片类药物或其他类型的镇痛药物时效果更好。0.25% 布比卡因可产生更强的镇痛效果（尤

表 29.7   硬膜外麻醉 *

加入肾上腺素的局部麻醉药（1∶200 000）	常用浓度（%）	常用容积（ml）	总剂量（mg）无 / 有肾上腺素	通常起效时间（min）	通常持续时间（min）
氯普鲁卡因	2 ～ 3	15 ～ 30	700/900	5 ～ 15	30 ～ 90
利多卡因	1 ～ 2	15 ～ 30	350/500	5 ～ 15	
甲哌卡因	1 ～ 2	15 ～ 30	350/500	5 ～ 15	60 ～ 180
丙胺卡因	1 ～ 3	15 ～ 30	350/500	5 ～ 15	
布比卡因	0.25 ～ 0.5	15 ～ 30	175/225	15 ～ 20	180 ～ 350
左布比卡因	0.25 ～ 0.75	15 ～ 30	200/250	15 ～ 20	180 ～ 350
罗哌卡因	0.2 ～ 0.75	15 ～ 30	200/250	15 ～ 20	180 ～ 350

* 也可参见 45 章。剂量以 70 kg 成人为准，并加入肾上腺素。在儿童、高风险患者和特殊部位硬膜外麻醉（如高位胸段）时应减低剂量

其是硬膜外麻醉联合浅全麻时），但可造成中度的运动阻滞。0.5% ～ 0.75% 布比卡因运动阻滞更明显，故适用于较大手术操作时的麻醉，尤其是硬膜外麻醉未联合全身麻醉时。需要强调的是，术中单次给予高浓度局部麻醉药（如 0.25% 布比卡因）是安全有效的，但是应避免长期输注高浓度的局部麻醉药。在某些患者中，增加局部麻醉药量或添加佐剂（如肾上腺素和亲脂性阿片类药物）对于获得足够的阻滞强度是必要的。与连续输注相比，单次注射向头端扩散范围更广。当将浓缩的布比卡因溶液用于输注时，它们可能会产生过度的局部作用，并伴有不必要的和非常长时间的运动阻滞的风险。适用于脊椎麻醉的局部麻醉药见表 29.8。布比卡因广泛应用于脊椎麻醉，既可以用作高比重溶液，浓度为 0.75%，含 8.25% 葡萄糖，也可以使用接近等比重（虽然略微低比重）的 0.5% 溶液。布比卡因鞘内给药，其麻醉作用与丁卡因相似[66]。

加入血管收缩药可延长脊椎麻醉的作用时间。例如，向丁卡因、利多卡因或布比卡因溶液中加入 0.2 ～ 0.3 mg 肾上腺素可使麻醉持续时间延长 50% 甚至更多[67-68]。向丁卡因溶液中加入 1 ～ 5 μg 去氧肾上腺素也可延长脊椎麻醉时间达 50% 甚至更多。胸段和腰骶段相比，肾上腺素对腰骶段布比卡因或利多卡因脊髓麻醉时间的延长作用更明显。

表面麻醉

有许多局部麻醉药可用于表面麻醉（表 29.9）。利多卡因、地布卡因、丁卡因和苯佐卡因等最常用于

表 29.8   脊椎麻醉 *

药物	常用浓度（%）	常用容积（ml）	总剂量（mg）	比重	葡萄糖浓度（%）	通常持续时间（min）
普鲁卡因	10.0	1 ～ 2	100 ～ 200	重比重	5.0	30 ～ 60
利多卡因	1.5，5.0	1 ～ 2	30 ～ 100	重比重	7.5	30 ～ 90
甲哌卡因	4	1 ～ 2	40 ～ 80	重比重	9.0	30 ～ 90
丁卡因	0.25 ～ 1.0	1 ～ 4	5 ～ 20	重比重	5.0	90 ～ 200
	0.25	2 ～ 6	5 ～ 20	轻比重		90 ～ 200
	1.0	1 ～ 2	5 ～ 20	等比重		90 ～ 200
二丁卡因	0.25	1 ～ 2	2.5 ～ 5.0	重比重	5.0	90 ～ 200
	0.5	1 ～ 2	5 ～ 10	等比重		90 ～ 200
	0.06	5 ～ 20	3 ～ 12	轻比重		90 ～ 200
布比卡因	0.5	3 ～ 4	15 ～ 20	等比重		90 ～ 200
	0.75	2 ～ 3	15 ～ 20	重比重	8.25	90 ～ 200
左布比卡因	0.5	3 ～ 4	15 ～ 20	等比重		90 ～ 200
	0.75	2 ～ 3	15 ～ 20	重比重		90 ～ 200
罗哌卡因	0.5	3 ～ 4	15 ～ 20	等比重		90 ～ 200
	0.75	2 ～ 3	15 ～ 20	重比重		90 ～ 200

* 剂量以 70 kg 成人为准。孕妇、高龄患者，应减低剂量。儿童剂量参见第 76 章

表 29.9　表面麻醉药的各种配方

成分	浓度（%）	剂型	应用部位
苯佐卡因	1～5	乳剂	皮肤、黏膜
	20	油膏	皮肤、黏膜
	20	气雾剂	皮肤、黏膜
可卡因	4	溶液	耳、鼻、喉
地布卡因	0.25～1	乳剂	皮肤
	0.25～1	油膏	皮肤
	0.25～1	气雾剂	皮肤
	0.25	溶液	耳
	2.5	栓剂	直肠
Cyclomine	0.5～1	溶液	皮肤、口咽部、气管支气管树、尿道、直肠
利多卡因	2～4	溶液	口咽部、气管支气管树、鼻
	2	胶浆	尿道
	2.5～5	油膏	皮肤、黏膜、直肠
	2	粘剂	口咽部
	10	栓剂	直肠
	10	气雾剂	牙龈黏膜
丁卡因	0.5～1	油膏	皮肤、直肠、黏膜
	0.5～1	乳剂	皮肤、直肠、黏膜
	0.25～1	溶液	鼻、气管支气管树
EMLA	利多卡因，2.5	乳剂	完整皮肤
	丙胺卡因，2.5		
TAC	丁卡因，0.5	溶液	破损皮肤
	肾上腺素，1：200 000		
	可卡因，11.8		
LET	利多卡因，4%	溶液	破损皮肤
	肾上腺素，1：20 000		
	丁卡因，0.5%		

EMLA，利多卡因和丙胺卡因的低共熔混合物；LET，利多卡因-肾上腺素-丁卡因；TAC，丁卡因-肾上腺素-可卡因
From Covino B，Vassallo H. Local Anesthetics：Mechanisms of Action and Clinical Use. Orlando，FL：Grune and Stratton；1976.

表面麻醉。通常，这些制剂应用于黏膜或破损皮肤时可产生有效的但相对短的麻醉作用。它们的功效取决于药物的剂型、熔点、浓度和皮肤通透性[69]。利多卡因和丁卡因喷雾剂常用于气管插管前的气管麻醉以及支气管镜和食管镜检查前的黏膜麻醉。

已有多种表面局部麻醉药的复方制剂可穿透完整的皮肤。EMLA 是一种含 2.5% 利多卡因和 2.5% 丙胺卡因的共熔混合物，广泛应用于完整皮肤表面麻醉，如静脉穿刺、深静脉置管、皮肤移植、包皮环切术等[70]。但使用时必须提前 45～60 min 涂抹并覆盖于皮肤上，以便达到充分的皮肤麻醉效果。延长涂抹时间可增强皮肤渗透深度和镇痛。EMLA 即使在新生儿中应用也是安全的，因为丙胺卡因引起高铁血红蛋白血症的发生率极低。EMLA 可有效应用于新生儿包皮环切术，但效果不如阴茎背神经阻滞[70-71]。市面上还有多种表面麻醉制剂，包括丁卡因凝胶[72]、利多卡因脂质体等[73]。使用物理方法可加快局部麻醉药穿透皮肤

的速度，如离子电渗疗法、局部加热法、电穿孔技术以及其他的无针加压注射技术都可以加快皮肤的镇痛[74]。Synera（最初名为 S-Caine）是利多卡因和丁卡因的混合制剂，并包含一个加热装置（打开包装即启动了氧气促发的放热反应）。Synera 起效迅速并有扩血管作用[75]。

小儿急诊科通常通过切开皮肤进行局部麻醉，以将液体应用到需要缝合的撕裂伤中。曾经是给予由丁卡因、肾上腺素和可卡因组成的混合物（称为 TAC）。TAC 应用于完整的皮肤无效；相反，它从黏膜表面的快速吸收会导致毒性甚至致命的反应。另一种可能的物质是 ELA-max，一种利多卡因脂质体制剂，可用于割伤或擦伤[76]。此外，Lidoderm 贴片已用于局部治疗带状疱疹后遗神经痛[77]。

由于对可卡因的毒性及其娱乐性使用和滥用的可能性存在担忧，强烈建议使用不含可卡因的局部用药，并建议使用替代品，例如将 α_1 肾上腺素能激动

剂（羟甲唑啉或去氧肾上腺素）与局部麻醉药（例如 2% ~ 4% 利多卡因）组合，建议婴幼儿使用更大稀释倍数的溶液。

肿胀麻醉

这是整形外科医师经常使用的局麻方法。如在吸脂过程中，皮下注射大量低浓度含有肾上腺素和其他成分的局部麻醉药溶液。利多卡因的总剂量为 35 ~ 55 mg/kg 时，不会造成血药浓度明显升高，其血浆浓度为安全血浆浓度约为 5 μg/ml 或低于 5 μg/ml，但值得注意的是，这些浓度只能在输注后最多 20 h 达到峰值，具体取决于渗透部位[78]。尽管注射剂量很大，但已有案例报道安全性非常好[79]。但是，也有几个案例报道了存在多个危险因素的患者在整形手术过程中发生心搏骤停和死亡。很多因素都可能使患者状态不稳定或恶化，如局部麻醉药浓度过高、合用镇静剂等[80]。肿胀麻醉时影响局部麻醉药摄取和清除的因素还需进一步研究。

全身应用局部麻醉药治疗术后疼痛和神经病理性疼痛

过去十年来，全身给予利多卡因具有抑制 G 蛋白偶联受体（尤其是 Gq11 亚家族受体）的潜在药理作用，因此已得到广泛研究。全身性局部麻醉药具有强效抗炎作用，但仅在内脏外科手术中显示其临床意义；与安慰剂相比，它们可减轻炎症和疼痛，并加快康复速度[81]。

各种局部麻醉药、抗心律失常药、抗惊厥药以及其他 Na^+ 通道阻滞剂可以静脉内、口服或同时使用，以缓解多种形式的慢性神经病理性疼痛[82]。临床结果不尽相同[83]。尽管静脉应用利多卡因后出现的阳性反应口服美西律也可以达到，但一些患者无法耐受美西律。当通过利多卡因输注逆转神经病理性疼痛的时，正常的伤害感受和其他感觉方式不受影响，这表明该疾病相关的神经生理变化对这些药物治疗的敏感性很高，在血浆中所需的该药物浓度比需要用于阻断外周神经正常脉冲的浓度低 50 ~ 100 倍。实验室研究表明，在损伤部位或其他部位（例如背根神经节）产生的异位冲动活动会导致神经病理性疼痛，并且这种冲动对使用依赖性的 Na^+ 通道阻滞剂特别敏感。值得注意的是，在某些情况下，无论是在临床上还是在动物模型中[84]，在单次静脉内输注药物（例如利多卡因）后，先前存在的神经病理性疼痛的缓解可持续数天、数周或数月，远远超出了这些药物的作用时间或可能影响神经阻滞的任何因素。这一神奇作用的机制仍不明确。理论上，在患有钠通道功能获得性突变的遗传综合征（例如原发性红斑性肢痛病）的患者中，其镇痛效果更佳。同时，经最近的临床经验以及转化试验证实，美西律有潜力使由一种相关的特定突变引起的红斑性肢痛病患者的钠电流正常化[85]。

药代动力学

局部麻醉药的血浆浓度取决于注射剂量、药物注射部位的吸收速率、组织分布速率和生物转化清除率[79-80]。而患者相关因素，诸如年龄、心血管系统状态以及肝功能状态等也会影响局部麻醉药的生物降解和血药浓度。

吸收

局部麻醉药的吸收取决于药物注射部位的血液灌注情况、给药剂量、体积、是否添加血管收缩药以及药物本身的药理学特性[86-87]。比较经不同途径给予同一药物药后的血药浓度，发现肋间神经阻滞时局部麻醉药的血药浓度最高，依次是尾段硬膜外阻滞、腰段硬膜外阻滞、臂丛阻滞和皮下浸润。当局部麻醉药溶液注射到血运丰富的区域时，其吸收更快更强，这具有相当重要的临床意义，因为相同剂量的局部麻醉药在一些部位可能有潜在毒性，而在其他部位则可能没有。例如，400 mg 利多卡因（不含肾上腺素）阻滞肋间神经时，静脉血药浓度平均峰值可达到 7 μg/ml，这在某些患者足以引起中枢神经系统毒性症状，而这一剂量的利多卡因用于臂丛神经阻滞，产生的最大血药浓度仅为 3 μg/ml，很少引起毒性反应。

局部麻醉药最大血药浓度与给药总量有关。对于大多数局部麻醉药而言，用药总量与血药浓度峰值之间存在一定的比例关系。肾上腺素能降低药物吸收入血的速率，从而降低其潜在的全身毒性反应。5 μg/ml 的肾上腺素（1 : 200 000）可显著降低利多卡因和甲哌卡因的血药浓度峰值，且这一作用不受注射部位影响。局部麻醉药的吸收遵循双相模式，最初的快速峰反映了液相，后来的第二个峰则较慢，这与从脂肪室再吸收相对应[88]。在局部麻醉药溶液中添加肾上腺素会减慢第一阶段[89]。临床最终效果是一个更充分的阻滞，以及全身作用的减少[90]。

分布

通常情况下，局部麻醉药的全身分布可用二室模型进行描述[91]。快速消除相与快速平衡组织（即血运丰富的组织）对局部麻醉药的摄取有关。血液中的缓慢消除相只存在于特定的局部麻醉药[86]。局部麻醉药可分布至全身各组织，但不同组织中的浓度各不相同。总体而言，血供越丰富的器官所含的局部麻醉药浓度越高。局部麻醉药可迅速被肺组织清除，当局部麻醉药流经肺循环时，血药浓度迅速降低[92-93]。

生物转化和清除

局部麻醉药的代谢模式根据其化学分类而变化。酯类或普鲁卡因类似的药物在血浆中通过假胆碱酯酶水解；氯普鲁卡因的清除非常快[94-95]。酰胺类局部麻醉药经肝的酶作用降解。利多卡因代谢速度稍快于甲哌卡因，而布比卡因则比甲哌卡因慢[71, 96-97]。酰胺类局部麻醉药代谢产物经肾排除，只有不到 5% 以原型经尿液排出体外。

患者状态对药代动力学的影响

患者的年龄将影响局部麻醉药的生理降解。利多卡因静脉注射后，在 22 ～ 26 岁年龄段的志愿者中的半衰期平均为 80 min；而在 61 ～ 71 岁年龄段的志愿者中明显延长，达 138 min[98]。

新生儿肝的酶系统尚未成熟，因此利多卡因、布比卡因和罗哌卡因的清除时间均延长[99]。布比卡因在成人的消除半衰期为 3.5 h，而在新生儿和小婴儿则可延长达 8 h ～ 12 h。婴儿持续输注局部麻醉药后消除时间延长是值得关注的问题，布比卡因输注速率过快可导致抽搐发作[100]。因此，我们建议在儿童或成年人中布比卡因持续输注时，最大速率为 0.4 mg/（kg·h），新生儿和小婴儿则不应超过 0.2 mg/（kg·h）[101]。在某些小婴儿中，即使以 0.2 mg/（kg·h）的速率输注布比卡因，48 h 后其血浆浓度仍可达到中毒范围[102]。同样，在新生儿中利多卡因持续输注速率不应超过 0.8 mg/（kg·h）。单乙基甘氨酰二甲苯是利多卡因的主要代谢产物，其蓄积有致惊厥作用。新生儿持续输注利多卡因可导致单乙基甘氨酰二甲苯蓄积，从而增加利多卡因的毒性。在新生儿中，硬膜外应用氯普鲁卡因具有独特的优势，其血浆清除迅速，即使是早产新生儿也能将其迅速清除[103]。

肝血流下降或肝的酶功能损伤，可使血中酰胺类局部麻醉药水平显著升高。肝功能正常的志愿者中，利多卡因平均半衰期为 1.5 h，但患有肝病的患者其半衰期可达 5.0 h。在充血性心力衰竭的患者中，利多卡因的清除也明显延长[104]。

一些患者若使用了其他中枢神经系统抑制剂，局部麻醉药的中枢神经系统的抑制表现为没有前期的兴奋作用。

毒性

如果应用剂量适当，给药部位准确，局部麻醉药的应用是相对安全的。然而，如果剂量过大、误入血管或鞘内，则可导致全身或局部毒性反应。此外，一些局部麻醉药会引起一些特定的不良反应，如酯类局部麻醉药引起的过敏反应，丙胺卡因导致的高铁血红蛋白血症。

全身毒性

局部麻醉药的全身性毒性反应主要累及 CNS 和心血管系统。通常，CNS 比心血管系统更为敏感，因此引起 CNS 毒性反应的局部麻醉药剂量和血药浓度通常较引起循环系统衰竭的小和低。但是，最近一项对 93 例病例的回顾表明，最初的症状差异很大；并且只有 60% 的患者实际上表现出典型的中毒表现，主要表现为轻微的 CNS 症状（例如，口部刺痛，金属味，耳鸣），然后是重度的 CNS 症状（癫痫发作）和心血管系统衰竭（cardiovascular collapse，CC）[105]。总体而言，对于神经刺激器引导的阻滞，局部麻醉后出现全身毒性发病率估计为 1 : 1000，而超声引导的局部麻醉这一概率估计为 1 : 1600[106]。

中枢神经系统毒性反应

局部麻醉药引起 CNS 毒性的初期症状包括头晕和眩晕，然后是视觉和听觉异常，如注意力不能集中和耳鸣。其他 CNS 中毒时的主观症状还包括：定向力异常以及困倦。CNS 中毒的客观体征本质上是一些 CNS 兴奋的表现，包括寒战、肌肉抽搐、面部肌群和四肢远端震颤，最终发生强直-阵挛性惊厥。如果局部麻醉药剂量过大或静脉注射过快，可以从最初的 CNS 兴奋症状迅速进入 CNS 抑制状态。表现为抽搐发作停止、呼吸抑制甚至呼吸停止。在某些患者，CNS 表现为抑制前没有兴奋阶段，尤其是在服用 CNS 抑制药后。CNS 兴奋症状可能是由于局部麻醉药对大脑皮质抑制性通路的阻断所致，同时也与刺激兴奋性神经递质谷氨酸的释放有关。抑制性通路的阻断造成易化神经元以一种无对抗性方式运行，导致兴奋性增强，造成惊厥。若局部麻醉药的剂量继续增加，可造成抑制通路和易化通路的同时抑制，并最终引发整个 CNS 的抑制。

通常，各种局部麻醉药的效能与其静脉应用所产生的 CNS 毒性之间具有相关性[107]。局部麻醉药不慎误入血管造成的惊厥可通过小剂量静脉应用苯二氮䓬类药物如咪达唑仑或小剂量的丙泊酚缓解。虽然丙泊酚作用更快，但应避免大剂量使用，尤其是在血流动力学不稳定的患者中[108]。呼吸性或代谢性酸中毒可使局部麻醉药引起 CNS 毒性的风险增加[109]。$PaCO_2$ 升高使脑血流增加，局部麻醉药入脑更迅速。此外，CO_2 弥散入神经元，使细胞内 pH 降低，有助于药物从碱基形式转化成为阳离子形式。阳离子形式的局部麻醉药不能快速穿过神经膜，在细胞内聚集，从而增加了局部麻醉药的 CNS 毒性。高碳酸血症和酸中毒可降低局部麻醉药的血浆蛋白结合率[110]。因此，在局部麻醉药全身毒性发作期间应维持正常血碳酸水平。

临床上应注意高碳酸血症和酸中毒对局部麻醉药毒性效应的影响。抽搐时通气不足可造成呼吸性合并代谢性酸中毒，进一步加重 CNS 毒性。若发生局部麻醉药中毒，应立即辅助通气、循环支持以预防或纠正高碳酸血症和酸中毒，以及纠正缺氧，上述三者均可加重局部麻醉药的 CNS 毒性。综上所述，再结合全国性的关于围术期的注意事项的临床指南，临床医师进行大神经传导阻滞时，应按照常规操作准备下列物品：常规基本生命体征监护设备；氧气罐或中心供氧设备；通气设备，包括可行正压通气的呼吸囊和面罩；预防痉挛的解痉药，如咪达唑仑、劳拉西泮、地西泮或硫喷妥钠。

心血管系统毒性

局部麻醉药对心脏及外周血管具有直接效应，并通过阻滞交感神经或副交感神经传出纤维间接影响循环系统功能。

直接心脏效应　局部麻醉药的主要作用机制是阻断心脏钠通道，导致负性肌力和心律不齐。局部麻醉药通过延长恢复时间减少浦肯野纤维和心肌细胞的传导，从而直接起到心脏效应。局部麻醉药的其他方面包括抑制脂肪酸的代谢，干扰钙的稳态以及干扰线粒体呼吸链[111]。局部麻醉药的主要心脏电生理作用是

降低浦肯野纤维和心室肌去极化的速率[112]。该速率的降低被认为是由于心脏膜中快速钠通道的可用性降低所致。局部麻醉药还可以减少动作电位持续时间和有效不应期。但是，这种作用是剂量依赖性和药物特异性的。具体而言，电生理研究表明，局部麻醉药的高血药浓度会延长通过心脏各个部位的传导时间，心电图提示 PR 间隔和 QRS 波群时间的增加会导致这种情况。极高的局部麻醉药浓度会降低窦房结中的自发起搏点活动，从而导致窦性心动过缓和窦性停搏。同样，各种药物对心肌电生理的影响性质也有所不同。布比卡因比利多卡因更能抑制浦肯野纤维和心室肌的快速去极化（V_{max}）。此外，给予布比卡因的乳头肌，从使用依赖性阻滞中恢复的速度较给予利多卡因的乳头肌慢。恢复率慢导致动作电位间期的 Na^+ 通道可用性恢复不完全，尤其心率快时更明显。利多卡因和布比卡因之间的效应差异使利多卡因具有抗心律失常特性而布比卡因则有致心律失常特性。所有的局部麻醉药都会对心肌产生剂量依赖性的负性肌力作用。心脏收缩力的下降大致与传导阻滞能力成正比。因此，布比卡因和丁卡因比利多卡因有更强的心脏抑制剂作用。局部麻醉药可能会通过影响钙离子内流以及肌质网钙离子释放而降低心肌收缩力[113]，以及抑制心脏肌膜 Ca^{2+} 电流和 Na^+ 电流。最后，布比卡因抑制线粒体的代谢，而其他长效局部麻醉药如罗哌卡因抑制线粒体的代谢的作用稍弱[114]，而利多卡因的作用更小。

直接外周血管效应　局部麻醉药对外周血管平滑肌具有双相效应[103]。低浓度利多卡因和布比卡因使大鼠提睾肌中的血管收缩，但高浓度时无论在离体组织还是在在体实验，均引起血管扩张。可卡因是唯一在各种浓度下均引起血管收缩的局部麻醉药。其具有抑制运动前神经元摄取去甲肾上腺素的效应，因此增强了神经源性血管收缩。

心血管系统毒性比较

所有的局部麻醉药，尤其是布比卡因，均可引起快速而复杂的心血管抑制。布比卡因的心脏毒性与利多卡因在下列方面有明显不同：

1. 布比卡因和依替卡因造成不可逆性心血管功能衰竭（CC）所需的剂量与引发 CNS 毒性（如惊厥）的剂量之比（即 CC/CNS 比值）低于利多卡因[115]。

2. 快速静脉应用大剂量布比卡因，常可引发室性心律失常甚至致命性心室颤动，而利多卡因较少见。

CNS 毒性在局部麻醉药致心律失常的发生中也有一定作用。

3. 与非妊娠动物或孕妇相比，妊娠动物或孕妇对布比卡因的心脏毒性效应更为敏感[116]。在美国，0.75% 的布比卡因溶液已不再推荐用于产科麻醉。

4. 布比卡因引发心血管功能衰竭后，心脏复苏较难成功。酸中毒和缺氧可显著增强布比卡因的心脏毒性[117]。相反，脂肪乳剂对抗布比卡因诱导的毒性最为有效。尽管在布比卡因过量的情况下在实验或临床上使用了许多不同的复苏药物，但目前的指南仍侧重于标准心肺复苏，即使用滴定算出的而非固定剂量的肾上腺素，及早给予脂肪乳剂以及血流动力学不稳定时不使用丙泊酚[108]。布比卡因诱发的室性心律失常不应使用血管升压素、钙通道阻滞剂、β 受体阻滞剂或其他具有抗心律不齐效能的局部麻醉药（如利多卡因）进行治疗[118]。

药代动力学研究发现，在给药后 3 min 内，脂肪乳（Intralipid）可使心脏布比卡因浓度降低 11%，在 15 min 内使脑布比卡因含量降低 18%[119]。尽管这些发现是理论上的，但他们强调了不应将脂肪乳视为具有完全的拮抗特性的解毒剂。相反，有限的证据表明，它将大大降低靶器官中布比卡因的浓度，最有可能改善新陈代谢，并可能对钠通道有直接的有益作用。脂肪乳虽然能有效缓解局部麻醉药中毒反应，但谨慎的局部麻醉操作仍是重中之重[120]。

局部麻醉药误入静脉或过量后行心脏复苏临床建议：

1. 当布比卡因诱发心跳停止或室性心动过速需进行心脏复苏时，没有药物有确切疗效（尽管我们建议使用脂肪乳治疗）。首先要着重强调心肺复苏的基本原则，包括维持气道通畅，保证氧合和通气。如果有需要应立即进行胸外心脏按压。

2. 因局部麻醉药诱发的循环功能衰竭复苏十分困难，所以避免血管内大剂量注射局部麻醉药及避免局部麻醉药过量非常重要。

3. 推注局部麻醉药时采用负压回抽技术并不能绝对排除误入血管的可能。所以行大神经阻滞时应遵循分次给药原则。发生循环功能衰竭前通常，但不是一定，都会出现心电图改变，应密切注意心电图变化（包括 QRS 波型、速率、节律或异位性）。这可以在给予致命剂量的药物前提醒我们停药，从而挽救患者的生命。

4. 基于动物实验结果[121]和越来越多的病例报道，我们建议行大规模神经阻滞操作的医疗机构应常规准备脂肪乳（如 20% 的 Intralipid）以备紧急使用。如果患者在应用布比卡因、罗哌卡因或者其他局部麻醉药后发生严重的心血管抑制或循环骤停，除了立即行基础生命支持和启动 ACLS 程序外，应同时快速给予 20% 的脂肪乳 1.5 ml/kg（成人大约为 100 ml），必要时还可继续以 0.25 ml/（kg·min）的速度输注 10 min。

对映体局部麻醉药：罗哌卡因和左布比卡因

市售的布比卡因是（R）和（S）立体异构体的外消旋混合物。为解决意外静脉注射布比卡因所造成的心血管系统毒性作用，已研发出单一对映体局部麻醉药以期获得更高的安全性。罗哌卡因（耐乐品）[122]及左布比卡因（Chirocaine）[123]就是这种具有立体选择性的新型局部麻醉药。罗哌卡因是单一立体异构体，与左布比卡因的区别在于哌啶环上的丁基取代了丙基（图 29.2）。通过对分子结构的改造，有望降低罗哌卡因和左布比卡因的心脏毒性。同时，甲哌卡因和布比卡因的左旋体经肝代谢速度较各自的右旋体慢，这可能在长期输注时有更多的全身蓄积。

布比卡因的特征之一是可使心肌细胞动作电位后钠通道的恢复明显减慢，而罗哌卡因的这一作用较布比卡因小。除了这种电活动的差异外，罗哌卡因对离体心脏的负性变力作用则明显小于布比卡因。布比卡因对钙电流的选择性抑制是导致电生理和机械毒性机理差异的原因。

是否罗哌卡因的治疗指数较布比卡因高呢，尤其是在考虑到心肌毒性后？临床试验证明，在臂丛[124]和腰段硬膜外[125]阻滞中，布比卡因与罗哌卡因的麻醉效能没有明显区别。另一研究比较了 0.5% 布比卡因和 0.75% 罗哌卡因在腰段硬膜外阻滞时对运动和感觉阻滞的效能，也未显示明显区别[126]。总体来看，布比卡因的局部阻滞效能比罗哌卡因相当或稍高（约 1.3 ~ 1.5 倍）。动物和临床试验也都证实两者在感觉和运动阻滞时效方面相当或布比卡因略长。

具有相当阻滞效能剂量的局部麻醉药物是否具有相当的毒性呢？总体上罗哌卡因的心脏毒性小于布比卡因。动物实验证实，布比卡因较罗哌卡因更易干扰传导，也更易导致心脏衰竭或心室颤动。经犬静脉注射大剂量罗哌卡因或布比卡因诱发心搏骤停后，罗哌卡因组行心脏复苏的成功率明显高于布比卡因组[127]。

罗哌卡因比布比卡因具有更高的安全性可能和消除了右旋体的毒性以及哌啶环上的丙基被丁基取代有关。经比较，罗哌卡因对妊娠状态与非妊娠状态的羊的心脏毒性没有区别，这与布比卡因不同[128]。

与左布比卡因注射部位相关的临床研究为数众多。尽管众多研究对比了布比卡因、左布比卡因和罗哌卡因[129-130]，有关在不同部位给药后、以感觉和运动阻滞为终点的研究得出的结论显示，三者的效能与作用时间并不一致。临床医师应该注意布比卡因的重量百分比是以其自由碱基形式的含量计算的；而其他局部麻醉药则是以盐酸盐形式计算的[131]。

酸中毒和缺氧

与加重 CNS 毒性一样，高碳酸血症、酸中毒和缺氧可加重利多卡因和布比卡因对离体心脏组织中的负性变力、变时作用。缺氧合并酸中毒可使布比卡因的心脏抑制效应恶化[132]。缺氧和酸中毒也会加重羊静注布比卡因引起的心律失常的发生率和死亡率。在某些患者中，局部麻醉药误入血管造成抽搐后很快发生高碳酸血症、酸中毒和缺氧[133]。因此，布比卡因误入血管后发生的心脏抑制，部分可能与抽搐所造成的酸中毒和缺氧相关，酸中毒和缺氧又进一步加重了布比卡因的内在心脏毒性。

间接心血管效应

脊髓麻醉或硬膜外麻醉平面过高会造成严重低血压。一项患者围术期心搏骤停的随访研究证实，脊髓麻醉或硬膜外麻醉下发生心搏骤停的患者为一般健康的患者[134]。心搏骤停常发生在同时存在麻醉平面高、大剂量应用镇静药及伴有心动过缓的低血压一段时间之后，并且通常与麻醉科医师未能及时发现该问题、气道支持（尤其是镇静的患者）不及时以及未及时应用 α 与 β 肾上腺素能激动药如肾上腺素有关。尽管轻至中度低血压对具有间接拟交感作用的药物，如麻黄碱或去氧肾上腺素的反应良好，但脊髓麻醉后发生严重低血压合并严重心动过缓时大多数情况下应及时递增性地给予肾上腺素进行治疗，初始剂量为 0.1 ～ 1 µg/kg。

高铁血红蛋白血症

高铁血红蛋白血症是在大剂量应用丙胺卡因后发生的一种特殊的全身性不良反应[135]。通常，600 mg 才能在成人引发明显的临床高铁血红蛋白血症。肝降解丙胺卡因生成 O-甲苯胺，它能将血红蛋白氧化成高铁血红蛋白。严重的高铁血红蛋白血症应静脉注射亚甲蓝治疗。在新生儿中，应用标准剂量的 EMLA 行表面麻醉仅产生极少量的高铁血红蛋白，故在大多数婴幼儿中应用 EMLA 是安全的。患有罕见的代谢紊乱性疾病时或复合使用使高铁血红蛋白还原减慢的药物时，新生儿发生高铁血红蛋白血症的易感性增加。

过敏

尽管患者应用局部麻醉药后可能会产生一些全身性或局部性的症状，但前瞻性研究发现这些反应很少能被确诊为过敏反应[136-137]。酯类局部麻醉药，例如普鲁卡因比酰胺类局部麻醉药较易产生过敏样反应，然而即使是酯类局部麻醉药的这些反应绝大部分也不是过敏。与氨基酰胺不同，氨基酯是对氨基苯甲酸的衍生物，已知会引起过敏。一些酰胺类局部麻醉药制剂中含有防腐剂——对羟基苯甲酸甲酯，其化学结构与 p-氨基苯甲酸相似，但现在大部分的酰胺类局部麻醉药制剂可以不使用含防腐剂的保存液[138]。局部麻醉药安瓿被乳胶抗原污染可能与过敏反应有关，虽然这种污染很难被确定。少数对酯类和酰胺类局部麻醉药都过敏的患者不能应用局部麻醉药物进行脊椎麻醉，应考虑使用哌替啶作为替代[128]。

局部组织毒性

临床应用的酯类和酰胺类局部麻醉药，如果其神经内浓度过高，都可能产生直接神经毒性[139]。但在大量临床实践过程中却很少发生神经损伤。尽管局部麻醉药的原液浓度和注射浓度均远高于其生理学有效范围，但药物在分布过程中不断被稀释，所以不会引起损伤。如果药物没有经过上述的稀释过程，则可能造成长期或永久性神经缺陷。因此，在狭窄的鞘内应用 5%（200 mM）的高浓度的利多卡因溶液很容易导致短暂或持续的神经根综合征甚至马尾综合征[140]。研究发现，如此高浓度局部麻醉药直接作用于裸露的神经纤维，可在 5 min 之内导致不可恢复的传导阻滞[141]。临床医师应该意识到局部麻醉药原液对神经具有损伤作用，而原位或组织中的稀释效应对防止局部麻醉药局部毒性反应非常重要。

马尾综合征被认为是一个灾难性不良事件，另一个并发症则是短暂性神经系统综合征，后者是一种暂时的放射性刺激，通常由局部麻醉药引起并受患者体位的影响[142]。采用推荐剂量和浓度的局部麻醉药进行单次脊椎麻醉也可发生局限性和一过性的神经症状（后背痛、感觉异常、神经根痛和感觉迟钝）[143]。实验研究和系统性综述文章均报道了低浓度的利多卡因和甲哌卡因比布比卡因与丙胺卡因更易导致一过性神经症状的发生[144]。将利多卡因从 5% 稀释到 1% ～ 2% 不会降低脊椎麻醉后发生一过性神经症状的危险性。研究设计的不同、问卷的不同以及纳入标准的不同可能是导致不同研究中心得出的神经根后遗症发生率不同的原因。通过 meta 分析排除了由上述设计不同造成的差异之后，发现应用利多卡因脊椎麻醉后一过性神经症状的发生率是布比卡因的 6.7 倍，是丙胺卡因的 5.5 倍[144]。局部麻醉药溶液中加入血管收缩药也能增加脊椎麻醉后一过性神经症状的发生率[145]，但在目前的剂量范围内，血管收缩剂作为佐剂的神经外给药似乎是安全的[146]。局部麻醉药的神经毒性似乎与传导阻滞无关，因为使用强效 Na^+ 通道阻滞药如海藻毒素、新蛤蚌毒素和河豚毒素，可造成强烈的传导阻滞，但并不引发神经损伤相关的组织学和行为学改变[147]。

利多卡因、甲哌卡因、丙胺卡因、布比卡因和依替卡因肌内注射会造成骨骼肌变化[148]。通常，强效和长效的局部麻醉药（如布比卡因和依替卡因）比弱效和短效的局部麻醉药（如利多卡因和丙胺卡因）更易导致注射部位局部的骨骼肌损伤。据我们所知，对骨骼肌的这种作用是可逆的，这是由于骨骼肌的再生潜力和受影响的肌肉范围相对较小，这就是为什么它在临床上常常不明显的原因。

长效局部麻醉药和感觉特异阻滞局部麻醉药研究进展

有多种延长神经阻滞时效的方法正在研究之中。首先，人们一直在努力使用已研发药物，如三环类抗抑郁药[149-150]或四级局部麻醉药衍生物作为新型局部麻醉药[151]，但因为这些药物的神经毒性限制了其在临床中的应用。

缓释剂型

采用脂质体胶囊化技术能延长阻滞持续时间，其机制取决于剂量及脂质体生理学特性（表面电荷、大小和层状结构）[141-143]。该作用方式相关的研究已进行了几十年，但是近来才引入临床。脂质体布比卡因（Exparel）已获准用于渗透性镇痛[152]，但其阻断周围神经的剂量反应尚不清楚[153]。最近的一项研究表明，在肌间沟阻滞时[154]，将 Exparel 与布比卡因联合使用具有潜在益处，美国 FDA 扩大 Exparel 适用范围至选择性神经阻滞。尽管有充分的基础研究数据，但这些制剂的临床益处（尤其是对于神经阻滞）以及与普通的长效局部麻醉药相比，并不像人们想象的那样令人信服。其他的缓释方式包括将局部麻醉药物嵌入

骨蜡、聚乳酸、聚乙醇酸，以及基于脂肪酸的可生物降解的聚合物和脂质体制剂[7]。还有一种缓释制剂的形式是光触发的按需释放。

位点 1 阻断剂

采用钠通道位点 1 阻断剂复合局部麻醉药或肾上腺素能药物也是一种延长局部麻醉药阻滞时间的方法[148]。钠通道位点 1 阻断剂新蛤蚌毒素已经开始一期和二期临床试验[149-151]。将钠通道位点 1 阻断剂与局部麻醉药或肾上腺素能药物联合能显著延长阻滞时间和提高治疗指数[155]。理论上钠通道位点 1 阻断剂前景乐观，因为其对局部神经[137]、肌肉[152]组织不具毒性，并且对心脏的毒性很小[153]。

靶向特定的钠通道亚型

通过针对性阻断特定的钠通道亚型，已确定疼痛状况有关的 9 种不同的亚型。例如，Nav1.7 亚型与躯体疼痛、痛觉过敏[156]或对疼痛不敏感的遗传综合征有关[157]。有一种单克隆抗体，其阻断 Nav1.7 的钠电流的能力是其他类型钠通道的 1000 倍[158]。重要的是，内脏痛的动物模型表明 Nav1.9 在这些综合征中具有重要作用[25]。

靶向痛觉神经纤维

当通过利多卡因或辣椒素激活 TRPV-1 通道，利多卡因的四价衍生物靶向结合伤害感受器时，周围神经感觉选择性地被阻断，这一发现振奋人心。TRPV 通道在小的感觉纤维中表达较多[159]。起初的研究充满了希望，但随后对神经毒性的顾虑[151]阻止了这种混合衍生物进入临床实践。然而，局部麻醉药的特定变体对特定纤维具有靶向作用的概念已经得到证实；并且，如能发现具备这些作用且神经毒性较低的药物组合，则这种策略可能前景可观。有关局部麻醉药的任何四元衍生物是否比其母体化合物具有更低的神经毒性尚无定论。

综上所述，几种方向的研究可能会产生新的局部麻醉药或新的局部麻醉药应用方式，但目前只有脂质体布比卡因进入临床实践。这些新策略有可能使我们更接近区域麻醉的终极目标——患者将受益于量身定制的外科手术阻滞，随后是长时间的充分的感觉（甚至伤害感受）阻滞，而不会损害运动功能。

局部麻醉失败的生物学机制：炎症、痛觉过敏、快速耐药、遗传变异

局部麻醉失败通常源于给药失败、容量及浓度不足或者临床麻醉决策的错误。然而，即使正确选择了药物及临床技术，仍然有许多生物学因素可能导致局部麻醉失败。

如牙周脓肿或严重牙髓炎的患者，以常规剂量行局部麻醉失败率可达 70%。炎症部位局部麻醉失败是药代动力学和药效动力学因素综合作用的结果。药代动力学因素包括：①局部血流增加导致局部麻醉药从注射部位神经周围移除的速度加快；②局部组织酸中毒使以盐酸盐形式存在的局部麻醉药比例增大，而局部麻醉药的盐酸盐形式很难穿透神经细胞膜；③局部组织水肿，使局部麻醉药弥散至神经的距离增加且进一步稀释了局部麻醉药。药效动力学因素包括：炎症既影响了外周敏化又影响中枢神经敏化[120]。下颌骨牙齿感染时，下牙槽神经阻滞（在感染部位的远端实施麻醉）仍然有较高的失败率。增加局部麻醉药的浓度仍可达到满意的阻断作用，尽管时间较短。在临床实践中，这些患者需要较大量的局部麻醉药才能达到足够的镇痛效果。虽然炎症部位的组织更难麻醉，但并非不可能。

随着时间的推移，持续输注的局部麻醉药的有效性的明显降低，这可能是由许多与耐受性本身无关的原因所导致，包括导管移位和皮炎起源或伤害性输入强度的改变。接受硬膜外大剂量注射的产科患者，在下次注射之前疼痛的复发导致了阻断的强度和持续时间的减少，而在疼痛消失之前重复注射，可阻止这种迅速出现的耐受性或快速免疫[160]。术后患者全身性阿片类药物的共同给药可防止接受胸膜硬膜外布比卡因输注的患者的节段性阻滞消退[161]。在大鼠中的研究表明，它涉及药代动力学和药效动力学机制。在大鼠模型中，速激肽与痛觉过敏的发展相关[162]，抑制痛觉过敏的药物（包括 N- 甲基 -D- 天冬氨酸受体拮抗剂和一氧化氮合酶抑制剂[163]）也可预防快速耐受的发生。相反，重复坐骨神经痛注射利多卡因会导致神经内利多卡因含量降低，并减少阻滞持续时间[164]。然而，确切的作用机制尚未确定，持续使用长效局部麻醉药的临床意义尚不清楚。

有时患者主诉"局部麻醉药对我不起作用"。尽管此声明可能反映了先前的技术问题或各种其他过程以及患者或操作时特定的因素，但在某些情况下，这些问题可能涉及遗传或获得型的局部麻醉反应性异常。已显示大鼠脑 α- 亚基跨膜区段Ⅱ IS6 中的一些突变会降低钠通道与局部麻醉药和抗惊厥药之间的亲和力[165]，并且还在钠通道亚型 Nav1.7[166] 或 Nav1.5[167] 中进行了类似的研究，局部麻醉药结合位点特定部位的不同突变导致这些通道对钠通道阻滞药的反应不同，这表明局部麻醉药与"受体"的结合比通常认为的更加动态、流动而且依赖其结构特性。一项临床研究支持了这一点，该研究表明，以标准化方式进行测试时，有部分报告低效局部麻醉的人确实表现出部分抗药性，并且一些患者对特定的局部麻醉药具有选择性抗药性[168]。Clendenen 等发表了关于局部麻醉药物抵抗的基因研究，他以一个具有局部麻醉药遗传特性的家庭为研究对象[167]，初步结果提示局部麻醉药抵抗性可通过后天获得。反复暴露于蝎子叮咬会引起对局部麻醉药的耐药性[169]。蝎子毒素与钠通道发生相互作用，尽管该作用发生在局部麻醉药（与部位 9 结合）以外的其他部位（部位 3 和 4）[170]，因此毒素对钠通道功能的持续调节是钠通道和局部麻醉药理学另一个值得探索的领域。

结论

在一个多世纪以来，局部麻醉一直是患者围术期管理的核心技术。不断深入的研究将有助于我们尽可能了解局部麻醉药，以及如何最佳地使用它们，最终让生命相托的患者受益。

致谢

编辑、出版商、Charles B. Berde 博士和 Philipp Lirk 博士感谢 Gary Strichartz 博士在上一版中对本章的贡献。上一版的内容是本章内容的基石。

参考文献

1. Sanchez V, et al. *Anesth Analg.* 1987;66:159.
2. Zhang J, et al. *Biophys J.* 2007;92:3988.
3. Courtney KR. *J Pharmacol Exp Ther.* 1980;213:114.
4. Gissen AJ, et al. *Anesthesiology.* 1980;53:467.
5. Docherty RJ, Farmer CE. *Handb Exp Pharmacol.* 2009;194:519.
6. Lawson SN. *Exp Physiol.* 2002;87:239.
7a. Lirk P, et al. *Anesth Analg.* 2017.
7b. Hodgkin A, et al. *The Conduction of the Nervous Impulse.* Springfield, IL: Charles C. Thomas; 1964.
8. Moayeri N, Groen GJ. *Anesthesiology.* 2009;111:1128.
9. Ritchie JM, Rogart RB. *Proc Natl Acad Sci U S A.* 1977;74:211.
10. Savio-Galimberti E, et al. *Front Pharmacol.* 2012;3:124.
11. Ritchie JM, et al. *J Pharmacol Exp Ther.* 1965;150:160.
12. Hille B. *J Gen Physiol.* 1977;69:475.
13. Narahashi T, et al. *J Pharmacol Exp Ther.* 1970;171:32.

14. Strichartz GR. *J Gen Physiol*. 1973;62:37.
15. Haeseler G, et al. *Br J Pharmacol*. 2002;137:285–293.
16. Courtney KR, et al. *Anesthesiology*. 1978;48:111.
17. Hille B. *J Gen Physiol*. 1977;69:497.
18. Gokin AP, et al. *Anesthesiology*. 2001;95:1441.
19. Ekberg J, et al. *Proc Natl Acad Sci U S A*. 2006;103:17030.
20. Chevrier P, et al. *Br J Pharmacol*. 2004;142:576.
21. Bennett DL, Woods CG. *Lancet Neurol*. 2014;13:587–599.
22. Fertleman C, et al. *Neuron*. 2006;52:767.
23. Sheets PL, et al. *J Physiol*. 2007;581:1019.
24. Cox JJ, et al. *Nature*. 2006;444:894.
25. Hockley JR, et al. *J Physiol*. 2017;595:2661–2679.
26. Cannon SC. *Handb Exp Pharmacol*. 2017.
27. Persaud N, Strichartz G. *Pain*. 2002;99:333.
28. Johns RA, et al. *Anesthesiology*. 1985;62:141.
29. Fink BR. *Cairns AM: Anesthesiology*. 1984;60:111.
30. Fink BR, Cairns AM. *Anesth Analg*. 1987;66:948.
31. Raymond SA, et al. *Anesth Analg*. 1989;68:563.
32. Drachman D, Strichartz G. *Anesthesiology*. 1991;75:1051.
33. Hogan QH, Abram SE. *Anesthesiology*. 1997;86:216.
34. Littlewood DG, et al. *Br J Anaesth*. 1979;49:75.
35. Casati A, et al. *Br J Anaesth*. 2007;98:823.
36. Pace NL, Stylianou MP. *Anesthesiology*. 2007;107:144.
37. Tobias J. *Anesth Analg*. 2001;93:1156.
38. Popping DM, et al. *Anesthesiology*. 2009;111:406–415.
39. Kroin JS, et al. *Anesthesiology*. 2004;101:488–494.
40. Ping Y, et al. *Medicine (Baltimore)*. 2017;96:e5846.
41. Brummett CM, et al. *Anesthesiology*. 2011;115:836–843.
42. Kosel J, et al. *Expert Rev Clin Pharmacol*. 2016;9:375–383.
43. Kirksey MA, et al. *PLoS One*. 2015;10:e0137312.
44. Choi S, et al. *Br J Anaesth*. 2014;112:427–439.
45. Chong MA, et al. *Reg Anesth Pain Med*. 2017;42:319–326.
46. Klein SM, et al. *Anesth Analg*. 1998;87:1316–1319.
47. Wong K, et al. *Anesth Analg*. 1993;76:131.
48. DiFazio CA, et al. *Anesth Analg*. 1986;65:760.
49. Cohen SE, Thurlow A. *Anesthesiology*. 1979;51:288.
50. Kytta J, et al. *Reg Anesth*. 1991;16:89–94.
51. Popitz-Bergez FA, et al. *Reg Anesth*. 1997;22:363.
52. Fagraeus L, et al. *Anesthesiology*. 1983;58:184.
53. Leffler A, et al. *J Clin Invest*. 2008;118:763–776.
54. McKay W, et al. *Anesth Analg*. 1987;66:572.
55. Thornton PC, Buggy DJ. *Br J Anaesth*. 2011;107:656.
56. Gupta A, et al. *Acta Anaesthesiol Scand*. 2011;55:785.
57. Liu SS, et al. *J Am Coll Surg*. 2016;203:914–932.
58. Guay J. *J Clin Anesth*. 2009;21:585–594.
59. Eichenberger U, et al. *Reg Anesth Pain Med*. 2009;34:242–246.
60. Latzke D, et al. *Br J Anaesth*. 2010;104:239–244.
61. Abrahams M, et al. *Reg Anesth Pain Med*. 2016;41:275–288.
62. D'Ercole F, et al. *J Cardiothorac Vasc Anesth*. 2018;32:915–927.
63. Ilfeld BM. *Anesth Analg*. 2011;113:904.
64. Veering BT, et al. *Anesthesiology*. 2002;96:1062–1069.
65. Cohen SE, et al. *Anesthesiology*. 2000;92:387.
66. Brull SJ, Greene NM. *Anesth Analg*. 1989;69:342.
67. Yilmaz-Rastoder E, et al. *Reg Anesth Pain Med*. 2012;37:403.
68. Chambers WA, et al. *Anesth Analg*. 1981;60:417.
69. Kumar M, et al. *J Anaesthesiol Clin Pharmacol*. 2015;31:450–456.
70. Butler-O'Hara M, et al. *Pediatrics*. 1998;101:E5.
71. Arthur GR, et al. *Br J Anaesth*. 1979;51:481.
72. Browne J, et al. *Can J Anaesth*. 1999;46:1014.
73. Eichenfield LF, et al. *Pediatrics*. 2002;109:1093.
74. Galinkin JL, et al. *Anesth Analg*. 2002;94:1484.
75. Sethna NF, et al. *Anesthesiology*. 2005;102:403.
76. Friedman PM, et al. *Dermatol Surg*. 2001;27:1019–1026.
77. Davies PS, et al. *Drugs*. 2004;64:937–947.
78. Klein JA, Jeske DR. *Anesth Analg*. 2016;122:1350–1359.
79. Houseman TS, et al. *Dermatol Surg*. 2002;28:971.
80. Grazer FM, de Jong RH. *Plast Reconstr Surg*. 2000;105:436.
81. Kranke P, et al. *Cochrane Database Syst Rev*. 2015;7:CD009642.
82. Tremont-Lukats IW, et al. *Anesth Analg*. 2005;101:1738.
83. Carroll I, et al. *Clin J Pain*. 2007;23:702.
84. Araujo MC, et al. *Pain*. 2003;103:21.
85. Cregg R, Cox JJ, et al. *Br J Pharmacol*. 2014;171:4455–4463.
86. Tucker GT. *Br J Anaesth*. 1986;58:717–731.
87. Rosenberg PH, et al. *Reg Anesth Pain Med*. 2004;29:564.
88. Tucker GT, Mather LE. *Br J Anaesth*. 1975;47:213.
89. Lee BB, et al. *Anesth Analg*. 2002;95:1402–1407. Table of contents.
90. Hermanides J, et al. *Br J Anaesth*. 2012;109:144–154.
91. McCann ME, et al. *Anesth Analg*. 2001;93:893–897.
92. Lofstrom JB. *Int Anesthesiol Clin*. 1978;16:53.
93. Aoki M, et al. *Drug Metab Dispos*. 2010;38:1183–1188.
94. Kuhnert BR, et al. *Anesth Analg*. 1986;65:273.
95. Kuhnert BR, et al. *Anesthesiology*. 1980;53:21.
96. Scott DB, et al. *Br J Anaesth*. 1973;45:1010.
97. Katz JA, et al. *Anesth Analg*. 1990;70:16.
98. Nation RL, et al. *Br J Clin Pharmacol*. 1977;4:439.
99. Bösenberg AT, et al. *Paediatr Anaesth*. 2005;15:739.
100. Lonnqvist PA. *Paediatr Anaesth*. 2012;22:39–43.
101. Berde CB. *Anesth Analg*. 1992;75:164.
102. Larsson BA, et al. *Anesth Analg*. 1997;84:501.
103. Henderson K, et al. *J Clin Anesth*. 1993;5:129.
104. Thomson PD, et al. *Ann Intern Med*. 1973;78:499.
105. Di Gregorio G, et al. *Reg Anesth Pain Med*. 2010;35:181–187.
106. Barrington MJ, Kluger R. *Reg Anesth Pain Med*. 2013;38:289–297.
107. Scott DB. *Br J Anaesth*. 1975;47:328.
108. Neal JM, et al. *Reg Anesth Pain Med*. 2018;43:150–153.
109. Englesson S. *Acta Anaesthesiol Scand*. 1974;18:79.
110. Burney RG, et al. *Anesth Analg*. 1978;57:478.
111. Weinberg GL. *Anesthesiology*. 2012;117:180–187.
112. Clarkson CW, Hondeghem LM. *Anesthesiology*. 1985;62:396.
113. Chamberlain BK, et al. *J Biol Chem*. 1984;259:7547.
114. Sztark F, et al. *Anesthesiology*. 1998;88:1340–1349.
115. de Jong RH, et al. *Anesth Analg*. 1982;61:3.
116. Morishima HO, et al. *Anesthesiology*. 1985;63:134.
117. Rosen MA, et al. *Anesth Analg*. 1985;64:1089.
118. Neal JM, et al. *Reg Anesth Pain Med*. 2018;43:113–123.
119. Kuo J, Akpa BS. *Anesthesiology*. 2013;118:1350–1361.
120. Lirk P, et al. *Eur J Anaesthesiol*. 2014;31:575–585.
121. Weinberg GL, et al. *Anesthesiology*. 1998;88:1071.
122. Moller R, Covino BG. *Anesthesiology*. 1990;72:322.
123. Rutten AJ, et al. *Br J Anaesth*. 1991;67:247.
124. Hickey R, et al. *Anesthesiology*. 1991;74:639.
125. Brown DL, et al. *Anesthesiology*. 1990;72:633.
126. Katz JA, et al. *Reg Anesth*. 1990;15:250.
127. Feldman HS, et al. *Anesth Analg*. 1991;73:373.
128. Santos AC, et al. *Anesthesiology*. 1989;70:991.
129. Camorcia M, et al. *Anesthesiology*. 2005;102:646.
130. Benhamou D, et al. *Anesthesiology*. 2003;99:1383.
131. Rosenberg PH, Schug SA. *Br J Anaesth*. 2005;94:544.
132. Sage DJ, et al. *Anesth Analg*. 1984;63:1.
133. Moore DC, et al. *Anesthesiology*. 1980;53:259.
134. Lee LA, et al. *Anesthesiology*. 2004;101:143.
135. Lund P. *Cwik J: Anesthesiology*. 1980;53:259.
136. Ring J, et al. *Chem Immunol Allergy*. 2010;95:190–200.
137. Dewachter P, et al. *Anesthesiology*. 2009;111:1141–1150.
138. Eggleston ST, Lush LW. *Ann Pharmacother*. 1996;30:851–857.
139. Werdehausen R, et al. *Br J Anaesth*. 2009;103:711–718.
140. Rigler ML, et al. *Anesth Analg*. 1991;72:275–281.
141. Lambert LA, et al. *Anesthesiology*. 1994;80:1082–1093.
142. Kouri ME, Kopacz DJ. *Anesth Analg*. 2004;98:75–80. Table of contents.
143. Freedman JM, et al. *Anesthesiology*. 1998;89:633.
144. Eberhart LH, et al. *Anaesthetist*. 2002;51:539.
145. Sakura S, et al. *Anesthesiology*. 1997;87:771.
146. Neal JM. *Reg Anesth Pain Med*. 2003;28:124–134.
147. Sakura S, et al. *Anesth Analg*. 1995;81:338.
148. Brun A. *Acta Anaesthesiol Scand*. 1959;3:59–73.
149. Gerner P. *Reg Anesth Pain Med*. 2004;29:286–289.
150. Sudoh Y, et al. *Pain*. 2003;103:49–55.
151. Schwarz SK, et al. *Anesthesiology*. 2010;113:438–444.
152. Joshi GP, et al. *J Surg Orthop Adv*. 2015;24:27–35.
153. Ilfeld BM, et al. *Anesthesiology*. 2013;117:1248–1256.
154. Vandepitte C, et al. *Reg Anesth Pain Med*. 2017;42:334–341.
155. Lobo K, et al. *Anesthesiology*. 2015;123:873–885.
156. Yang Y, et al. *J Med Genet*. 2004;41:171–174.
157. Goldberg YP, et al. *Clin Genet*. 2007;71:311–319.
158. Lee JH, et al. *Cell*. 2014;157:1393–1404.
159. Binshtok AM, et al. *Anesthesiology*. 2009;111:127–137.
160. Bromage PR, et al. *J Clin Pharmacol*. 1969;9:30.
161. Lund P, et al. *Lancet*. 1985;2:1156.
162. Lee KC, et al. *Anesthesiology*. 1994;81:1284.
163. Wilder RT, et al. *Anesth Analg*. 1996;83:1251.
164. Choi RH, et al. *Life Sci*. 1997;61:PL177.
165. Yarov-Yarovoy V, et al. *J Biol Chem*. 2001;276:20–27.
166. Panigel J, Cook SP. *J Neurogenet*. 2011;25:134–139.
167. Clendenen N, et al. *Minerva Anestesiol*. 2016;82:1089–1097.
168. Trescot AM. *Pain Physician*. 2003;6:291–293.
169. Panditrao MM, et al. *Indian J Anaesth*. 2013;57:236–240.
170. Israel MR, et al. *Adv Pharmacol*. 2017;79:67–116.

第 3 部分

麻醉管理

30 麻醉风险

RACHEL A. HADLER，MARK D. NEUMAN，LEE A. FLEISHER

范议方　菅敏钰　陈唯韫　查燕萍　译　韩如泉　易杰　审校

要　点	
	■ 围术期风险因素涉及多个方面，包括麻醉、手术和患者个体差异等。
	■ 麻醉（和手术）相关风险通常被界定为术后30天内出现的并发症和死亡事件，但是30天后出现的事件仍可能被认为与麻醉和（或）手术相关。
	■ 麻醉的总体风险与基于器官的特异性并发症和处理（即救治）的速度有关。
	■ 在麻醉相关风险的文献中，不同研究报道的发病率和死亡率差异显著，在某种程度上归因于各研究间对麻醉相关风险定义的多样化。
	■ 既往麻醉相关风险的研究认为麻醉相关呼吸抑制是麻醉相关死亡和昏迷的主要原因。由此推动了麻醉后恢复室（postanesthesia care unit，PACU）的建立。
	■ 麻醉相关心搏骤停的研究发现，这种心搏骤停与麻醉用药、气道管理和中心静脉通路的技术问题有关。
	■ 使用多变量模型能找出与风险升高有关的因素。人们已应用该模型建立了多种危险指数用以预测手术预后。
	■ 对产妇死亡率的调查结果显示，虽然麻醉导致并发症的绝对发生率并未降低，但是区域麻醉可改善患者的预后。
	■ 小儿围术期心搏骤停（Pediatric Perioperative Cardiac Arrest，POCA）登记档案中，心搏骤停的最常见原因是药物相关和心血管事件。
	■ 随着医院门诊部、门诊手术中心和内科诊所进行外科手术的数量和种类的增长，围术期风险的评估及管理面临新的挑战。
	■ 多年来，麻醉患者安全基金会和美国麻醉科医师协会（American Society of Anesthesiologists，ASA）等团体建立了多项举措，旨在通过完善制度、制定标准化流程、人因工程学以及模拟训练等方面来降低麻醉风险。
	■ 新的证据表明，麻醉药物、通气策略或技术的选择可能影响患者的预后。

引言

自现代麻醉发展以来，麻醉一直被认为是一种高危职业[1]，面临着特殊患者的麻醉风险和麻醉从业人员的职业风险。从公共健康方面来看，了解这些风险的本质及其程度具有多层重要性。对每位患者而言，获悉准确的围术期并发症发生率是决定麻醉和手术的前提。另外，由于患者、医师及医院的差别使得围术期并发症的发生率及死亡率呈现很大的差异，认识这些对评估及提高医疗质量会有很大帮助。

由于麻醉风险定义颇多，因此要明确这些风险异常复杂。由于观察不同时期（如术中、术后48 h、住院期间、术后30天或更长时间）的并发症发病率和死亡率，使获取患者麻醉与手术风险的结论变得更加复杂，并且很难判断术后不良事件何时可以恢复到基线水平（表30.1）。例如，门诊手术患者，其手术当天的死亡风险远低于术后1个月[2]。围术期释放的无症状性心肌酶，会在数月或数年内对患者造成危害[3-5]。一些研究只考虑仅归咎于麻醉管理的不良事件，而另外一些研究则会关注术后整体发病率和死亡率（麻醉可使其改变），因而两者的结论肯定不同。由于与麻醉直接相关的死亡率低，因此只关注术中阶段的研究将现代麻醉管理称为保证患者安全的"成功故事"。

表 30.1　麻醉相关发病率、死亡率研究的时间和观察事件		
各项研究	研究年份	观察事件
Beecher 和 Todd	1954	所有手术相关死亡
Dornette 和 Orth	1956	在外科病房或恢复意识失败后的死亡
Clifton 和 Hotten	1963	任何麻醉状态下或可归因于麻醉或麻醉后无法恢复意识的死亡
Harrison	1978	术后 24 h 内死亡
Marx 等	1973	术后 5 天内死亡
Hovi-Viander	1980	术后 3 天内死亡
Lunn 和 Mushin	1982	术后 6 天内死亡
Tiret 和 Hatton	1986	术后 24 h 内的并发症
Mangano 等	1996	术后 2 年内死亡
Monk 等	2005	术后 1 年内死亡

Modified from Derrington MC, Smith G. A review of studies of anaesthetic risk, morbidity, and mortality. Br J Anaesth. 1987；59（7）：815-833.

表 30.2　常见结局指标及示例	
结局指标	示例
死亡	
无法救治	术后并发症所致死亡
并发症	
严重	心肌梗死
	肺炎
	肺栓塞
	肾衰竭或肾功能不全
	术后认知功能障碍
轻微	恶心
	呕吐
	再次入院
患者满意度	
生活质量	

因此，麻醉被美国国家医学研究院誉为在患者安全方面为"一个取得了巨大进步的领域"[6]。

然而，围术期预后的关注点不同使问题更加复杂。例如既往确诊有冠状动脉疾病病史的患者行高风险手术，术中出现心动过速并继发心肌梗死，该患者出现不良预后的原因可能会归结为冠状动脉疾病和术中心率控制欠佳。在这种情形下，可以认为围术期心肌梗死主要是由于患者疾病所致，也可以认为这是一个可通过麻醉管理获得预防的事件，这两种看法对于定义和减少麻醉风险的寓意截然不同。

最后，麻醉相关不良事件关注点的多样性使有关麻醉风险文献的解读变得复杂化。以往研究者关注的是死亡和主要不良事件如心肌梗死、肺炎和肾衰竭的发生。但最近的研究中又增加了对患者经济负担、功能保留和生活质量等以患者为中心的预后情况及患者满意度的考虑（表 30.2）。例如，门诊手术后意外再住院或术后恶心呕吐导致的出院延迟，这不仅降低了患者的生活质量，亦加重了其经济负担。

本章内容回顾了有关围术期不良事件潜在原因相关的现有理论知识，并解读了有关术中麻醉和围术期风险的种类和程度方面的历史和当代文献。然后，通过统计风险指数回顾分析患者、麻醉科医师和设备层面决定麻醉和围术期风险的研究，这是临床患者分类的基础。本文也针对产科患者、儿科患者和老年患者风险决定因素方面的文献进行了回顾。最后，本文讨论了与麻醉风险相关的研究和临床治疗的未来方向，并着重探讨了麻醉风险知识更新对医疗卫生政策的影响。

围术期风险的构成

围术期风险呈多因素性，且取决于麻醉、患者和手术特异性因素的相互作用（图 30.1）。就麻醉层面，吸入麻醉药和静脉麻醉药的选择及药物影响，以及麻醉从业人员的技能都是重要的影响因素。同样，外科医师的技术和手术本身亦会影响围术期风险。另外，医生可在术后过程多个点影响预后。尽管特异性局部或器官性的并发症如围术期心肌梗死、中心静脉导管相关性血行感染的发生率可因麻醉或手术治疗而有所不同，但是对于已经出现并发症（即无法补救）的患者所提供的治疗程度的不同，可以较大程度地解释不同医院间手术预后的差异[7-9]。值得注意的是，尽管以往的研究者指出医院规模和转归的关系已缩小了医院间的差异[10-11]，最近的研究表明当地的质量改进措施，而非大范围的努力，即可能最大限度地对手术结局产生有意义的改善[12]。

麻醉可以在多个时间点影响整体手术风险，这使得评估麻醉和手术风险更加复杂，但是也为降低此类风险提供了机会。基于这些挑战与机遇，下节内容的目标旨在概括此领域的知识现状，包括用于理解手术和麻醉后预后模式的随机和非随机性（即观察性）研究设计的相对优缺点。

研究设计的相关问题

研究类型

在介绍有关麻醉和围术期风险的文献之前，需了解各种研究设计的优点和局限性。前瞻性队列研究是

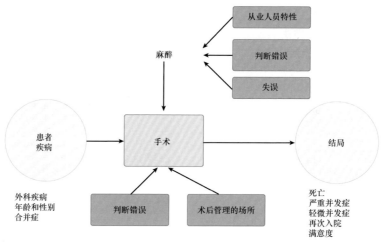

图 30.1 围术期不良预后影响因素构成图。手术、麻醉和患者特性均会影响预后。麻醉相关因素包括判断错误、失误以及从业人员特性。外科手术本身及手术地点和术后治疗都可影响预后

指对各研究对象进行一段时间的观察，并得出结局指标的发生率。目标是确定哪些患者出现了结局指标。对于围术期死亡率的研究，可通过回顾个别病例以确定死亡率的原因。另外，在队列研究中可以获得所有患者的数据，并且可以使用多变量回归技术确定与发病率或死亡率相关的离散因素。例如，Goldman 研究小组在一项前瞻性队列研究中，确定了引发围术期心脏事件和死亡的相关因素[13]，并推动了心脏危险指数的制定。

虽然前瞻性队列研究有助于确定围术期结局的危险因素，但是仍有很大的局限性。研究中所纳入患者的范围，包括其基本特征和所接受的临床治疗，均可影响研究结果。失访亦会造成额外的偏倚。如果没有预测到可能影响结局的一些变量，进而没有收集相关数据，则可能会影响对该队列研究的结果。同样我们不可能搜集假定危险因素和给定结局之间关系的所有可能混杂因素，这就限制了队列研究所能支持的因果推论的程度。

随机临床试验比观察性队列研究提供了更强有力的因果关系证据。在随机试验中，研究对象被随机分配至两种或多种治疗方法中的一种（可能包括安慰剂组），观察特定结局的发展。在围术期风险方面，可使用随机试验来确定一种干预或麻醉方案改善术后预后的效率。例如，围术期低体温与围术期缺血（发病率的指标）发生率的增高相关[14]。在一项随机临床试验中，使用充气复温毯维持正常体温可显著降低围术期心脏事件的发生率[15]。随机临床试验通常建立在队列研究中产生的关于结果决定因素的假设基础上，检测针对与不良预后相关的特定风险因素的干预措施。

随机临床试验的优势来自其高的内部效度；随机方案及使用安慰剂（或可接受的替代治疗）提供有力证据，证明结果与干预措施有关。重要的是，这些试验具有较低的外部效度，因为在特定试验中测试的干预可能不如在更异质人群中扩散时有效或以相同方式有效。另外也会受样本量所限，临床试验可能通常不能发现各组结局间的细微差异或罕见事件的差别。

回顾性研究包括确定患者的预后和定义与预后相关的危险因素。病例对照研究就是回顾性研究，纳入具有特定结局指标的患者。通常这些患者为前瞻性队列研究中的一部分。某种结局的危险因素的发生率与相应对照组该因素的发生率进行比较，使结论效率更高，说服力更强。随着对照组样本量的增加，病例组与对照组的比例将发生变化，并会产生更强的说服力。另一种回顾性设计涉及对可识别的不良事件的系统回顾以发现模式误差。例如，Cheney 等[16]开发了美国麻醉科医师协会终审案例项目（American Society of Anesthesiologists' Closed Claims Project，ASA-CCP），用来评定麻醉相关风险。通过获得法律诉讼的主要事件的记录，他们可以判定导致不良结局的因素。通过这种方法可以鉴定出导致诉讼的并发症发病率。这种方法的局限性在于总体人群中的实际并发症的发生率并不清楚，仅知道终审诉讼的数量。未进入诉讼的案例并不在数据库中。

麻醉相关风险研究的内在问题

研究麻醉相关风险面临着一系列的方法学挑战。最首要的问题是关键预后具有多种定义，如围术期死

亡率。特别是手术或麻醉或两者所致死亡的时间框定义不一致。值得注意的是，许多手术相关事件发生在出院之后，而这种预后难以监测。由此，美国手术和预后大型前瞻性汇总登记部门，即美国国家手术质量改进项目（National Surgical Quality Improvement Program，NSQIP），要求对所有患者实施 30 天随访以实现对所有患者的预后进行一致的评估。

第二个问题是研究目标人群术后关键预后的主要指标的观察记录不充分。虽然最近一些作者质疑现代麻醉管理的安全性[17]，但是麻醉相关死亡依然不常见。1987 年进行的围术期死亡内部调查（Confidential Enquiry into Perioperative Deaths，CEPOD），得出麻醉相关死亡率是 1/185 000，而在大约 30 年前，Beecher 和 Todd 报道的结果是 1/2680[18-19]。因此，目前若想得到麻醉所致死亡的相关危险因素，需要大样本队列研究，需要从行政资源处获得数据，或者在多个医疗机构收集数年的资料。也有多方努力以期建立大型流行病学数据库来处理该问题，如 Dennis Mangano 和心脏手术围术期缺血多中心研究，该小组使用其数据库来评估诸如心脏手术后心房颤动（房颤）的发生率及其重要性、围术期服用阿司匹林与心脏手术结果的关系等问题[20-21]。另外胸外科医师协会、美国退伍军人管理机构、NSQIP 和新英格兰北部心血管疾病研究组也建立了心脏手术数据库[22-25]。这些数据库可用来确定不良事件的危险因素，比较地区与全国的并发症发生率，并可作为教学参考。美国的多中心围术期预后指标研究小组收集并汇总了术中及术后的电子信息资料[26]。虽然这些数据库可以为改善医疗质量提供非常重要的信息，但是一些医院规模较小且不具备足够的医疗设施，因此这些结果能否被推广尚未可知。

各个医院的管理和患者所出现的并发症不同，因此对围术期风险的判断变得更为复杂。除外疾病本身、手术种类和麻醉方法的影响，各医院间术后管理的差异也是很重要的一个方面。比如，肺栓塞的发生率可能与护理水平及患者术后活动次数有关[27]。同样，每天查房的重症监护医生和较高的护士配备比例也可能影响结果[28]。

风险问题的不断变化也会使得对麻醉风险的判定有所改变。死亡等结局指标会受患者本身、麻醉与手术的影响，特定时间内的麻醉和手术相关并发症会受患者病情发展趋势的影响。通过对风险因素进行调整后，短期内死亡率的变化可能会对麻醉和手术管理质量的改变有所帮助。但长期观察时，基于死亡率随时间变化的差异性，就麻醉或手术安全性的暂时性变化可能难以得出确切的结论。例如，通过改进麻醉技术让高龄和病情危重的患者能够接受手术治疗，麻醉安全性提高了，但死亡率未有明显变化，因为以往对病情重的患者不会施行手术。随着风险较高手术的开展，麻醉相关并发症变得更为复杂。

麻醉相关死亡率研究

20 世纪初以来，关于独立于外科手术的麻醉风险的研究在麻醉研究领域占据着重要的位置。虽然目前的趋势更倾向于研究围术期并发症的多重因素，即不仅仅局限于麻醉方面[30]，但既往对麻醉安全性的研究无疑推动了现代围术期医学的发展。这一部分研究历史为目前的科研和临床奠定了基础。

1980 年以前的研究对麻醉相关死亡率报道的差异很大（表 30.3）。Beecher 和 Todd 于 1954 年统计了10 家医院的麻醉相关死亡率，这是最早发表的主要分析麻醉相关预后的文献[18]，该研究共纳入 599 548 个麻醉过程，发现全因死亡率为 1/75（1.3%）。2680 例手术中有 1 例麻醉是主要死亡原因；1560 例手术中有1 例麻醉是主要或相关死亡原因。Dornette 和 Orth[31]对其所在医院 12 年围术期死亡的调查发现：完全由麻醉所致为 1/2427，完全或部分由麻醉所致为 1/1343，这进一步验证了 Beecher 和 Todd 的研究结论。但是Dripps 等在一个类似的单机构纵向研究中发现麻醉可归因死亡率为 1/852[32]。其原因可能为 Dripps 的研究观察至术后 30 天，而非仅限于术中和术后 48 h，或参

表 30.3　对 1980 年以前麻醉相关死亡率的评估

研究者	年份	麻醉例数	主要原因	主要和相关原因
Beecher 和 Todd	1954	599 548	1：2680	1：1560
Dornette 和 Orth	1956	63 105	1：2427	1：1343
Schapira 等	1960	22 177	1：1232	1：821
Phillips 等	1960	—	1：7692	1：2500
Dripps 等	1961	33 224	1：852	1：415
Clifton Hotton	1963	205 640	1：6048	1：3955
Memery	1965	114 866	1：3145	1：1082
Gebbie	1966	129 336		1：6158
Minuck	1967	121 786	1：6766	1：3291
Marx 等	1973	34 145		1：1265
Bodlander	1975	211 130	1：14 075	1：1703
Harrison	1978	240 483		1：4537
Hovi-Viander	1980	338 934	1：5059	1：1412

From Ross AF, Tinker JH. Anesthesia risk. In: Miller RD, ed. Anesthesia, ed 3. New York, NY: Churchill Livingstone; 1990; 722.

加研究的患者其疾病的严重程度也不一致。

随后 1960—1980 年间又相继报道了许多相关研究[33]。下面介绍一些美国开展的研究：巴尔的摩麻醉研究委员会分析了 1024 例手术当日或术后第一天的死亡病例[34]以及一些单中心研究[35-36]。这些研究报道的麻醉相关死亡率差别很大，最高的是 Schapira 等人的研究[35]，结果为 1/1232，最低的是巴尔的摩麻醉研究委员会的研究，结果为 1/7692。同时期国际上其他一些国家进行的相关研究的研究方法和结果也存在差异[37-40]。

纵观 1980 年以前发表的关于麻醉风险的研究，各研究间的差异很大，体现在麻醉相关死亡率的定义以及报道的死亡率。但这些研究认为，单纯麻醉所致死亡是相对罕见的事件，而且随着时间的推移，麻醉相关死亡率逐渐降低，这也说明了麻醉安全性得到了提高。

1980 年以后的研究范围扩展至某一区域或整个国家，重点强调了随着时间推移，麻醉相关死亡率的变化。Holland[41]报道了澳大利亚新南威尔士州的患者术后 24 h 的死亡率。经分析发现麻醉相关死亡率呈下降趋势，由 1960 年的 1/5500 下降至 1984 年的 1/26 000。基于上述结果，研究人员认为对于所有手术患者来说，1984 年的麻醉安全较 1960 年提高了 5 倍以上[42]。

Tiret 等[43]在法国卫生部的组织下进行了一项关于麻醉相关并发症的前瞻性试验，随机选取了 1978—1982 年间法国 460 家公立和私立医院的 198 103 例手术患者。全部归因于麻醉的死亡率为 1/13 207，部分归因于麻醉的为 1/3810（表 30.4）。这项研究还证实了以前的研究结果，即严重并发症主要发生于高龄、急诊、ASA 分级高的合并症较多等患者。值得注意的是，本研究发现术后呼吸抑制是由麻醉导致患者死亡和昏迷的主要原因。几乎所有发生呼吸抑制的患者均应用了麻醉药和肌肉松弛药，有些患者手术结束时未使用抗胆碱酯酶药予以拮抗。

法国这项研究的结果显示麻醉相关死亡率较低，证明了麻醉安全性的提高。这一结果也被源自芬兰[44]和英国[45]的研究所证实，其中很重要的一个作用是

表 30.4　部分或完全与麻醉相关并发症的发生率

并发症	部分相关	完全相关	总计 *
所有并发症	1∶1887	1∶1215	1∶739
死亡	1∶3810	1∶13207	1∶1957
死亡和昏迷	1∶3415	1∶7924	1∶2387

* 麻醉总例数：198 103

From Tiret L，Desmonts JM，Hatton F，Vourc'h G. Complications associated with anaesthesia—a prospective survey in France. Can Anaesth Soc J. 1986；33：336-344.

推动了英国 CEPOD 的成立。后者对英国 3 大区域 1987 年 1 年内近 100 万例麻醉进行了评估。

CEPOD 的结果不仅验证了早期的研究成果，还证实麻醉的安全性远远高于先前的研究。这一研究发现 485 850 例患者术后 30 天内的死亡人数是 4034 例，死亡率为 0.7% ～ 0.8%。单纯由麻醉引发的仅有 3 例，发生率为 1/185 000。由麻醉部分所致有 410 例，发生率为 7/10 000（表 30.5）[19]。在 CEPOD 队列研究中的 5 个主要致死原因如表 30.6 所述。410 例围术期死亡患者中，有 9 例由误吸所致，18 例由心搏骤停所致。最终研究认为大约 20% 的围术期死亡可避免。与麻醉科医师和外科医师有关的因素包括无法合理应用现有知识（而非知识匮乏）、设备故障、疲劳和对培训人员监督不足，尤其是在非工作时间换班（表 30.7）。

自 1987 年的 CEPOD 后又出现了一些大规模的全国性研究，其结果与上述报道有所不同。丹麦的 Pedersen 等[46]进行了一项前瞻性研究，观察了 7306 例麻醉，发现麻醉相关并发症有 43 例（1/170），死亡 3 例（1/12 500），发生率远远高于 CEPOD 的结论。43 例患者出现的并发症根据发生率依次为：心功能衰竭 16 例（37%），区域麻醉后严重术后头痛 9 例（21%）和术中知晓 8 例（19%）。

美国的 Li 等[47]通过 1999—2005 年国内多因素死亡数据资料中的国际疾病分类（International Classification of Diseases，ICD）编码，在人群水平研究麻醉相关死亡事件的流行病学特征。虽然 Li 的研究

表 30.5　围术期死亡内部调查中各风险所致死亡率

风险构成	死亡率
患者	1∶870
手术	1∶2860
麻醉	1∶185 056

Modified from Buck N，Devlin HB，Lunn JL. Report of a confidential enquiry into perioperative deaths. Nuffield Provincial Hospitals Trust，The King's Fund Publishing House，London，1987.

表 30.6　围术期内部调查中的主要死亡原因及其构成比

死亡原因	所占百分比
支气管肺炎	13.5
充血性心力衰竭	10.8
心肌梗死	8.4
肺栓塞	7.8
呼吸衰竭	6.5

Modified from Buck N，Devlin HB，Lunn JL. Report of a confidential enquiry into perioperative deaths，Nuffield Provincial Hospitals Trust，The King's Fund Publishing House，London，1987.

表 30.7 围术期死亡内部调查中医师级别在各手术时间点内所占比例

分级	麻醉科医师		手术医师	
	日间 *	夜间 †	日间 *	夜间 †
具有会诊资质的医师	50	25	45	34
其他	50	75	55	66

* 表示周一至周五，9 AM ～ 7 PM。
† 表示周一至周五，7 PM ～ 9 AM，以及周六和周日

Modified from Buck N, Devlin HB, Lunn JL. Report of a confidential enquiry into perioperative deaths, Nuffield Provincial Hospitals Trust, The King's Fund Publishing House, London, 1987.

在针对 ICD 编码方面较复杂[48]，但他们发现人群水平的麻醉相关死亡事件极其罕见，这与 CEPOD 的结果一致。另外还发现，美国国内每年完全因麻醉所致的死亡患者有 34 例，部分由麻醉所致有 281 例，麻醉相关死亡率较 20 世纪 40 年代降低了 97%。

最近欧洲的一些研究不仅仅局限于观察麻醉相关不良事件，而是囊括了更加宽泛的围术期预后指标，尤其是高危患者，即 Lagasse 及先前的研究人员所认为的术后死亡的主要人群[17]。在 2011 年的一份报告中，NCEPOD 研究人员前瞻性地收集了英国国家卫生服务机构在 1 周内接受住院手术的所有患者的数据，不包括产科、心脏外科、移植或神经外科病例[49]。除了前瞻性地收集了患者临床治疗和预后数据外，还进行了关于医疗机构资源和实践水平的调查。该研究显示术后 30 天内的总死亡率为 1.6%，而所有死亡病例中有 79% 来自于占研究对象 20% 的高危患者。同时也发现对这些患者的围术期管理存在着很大差异，所有死亡的高危患者中仅有少数接受了有创动脉压、中心静脉压或心排血量等监测，所有死亡的高危患者中有 48% 从未进入重症监护治疗病房进行术后管理。另一项研究收集了欧洲 28 个国家自 2011 年 4 月 4 日至 11 日期间的资料，得出的结果与之类似[50]。该研究认为欧洲"重症监护资源分配不合理"，强调了"救治"，即防止出现术后并发症的患者死亡，对决定手术预后的重要性。在美国术后死亡患者术后进入重症监护治疗病房的比例高于英国[51]，这一差别也可以作为解释先前研究中美国风险校正术后死亡率低于英国的原因[52]。

美国的 Whitlock 等[52a] 回顾性分析了 2010—2014 年间在国家临床麻醉预后登记中的 2 948 842 例病例。研究发现围术期死亡率为 33/100 000，其独立危险因素有 ASA 分级高、急诊、就诊时间、年龄小于 1 岁或大于 65 岁。校正混杂因素后发现于下午 6 点后就诊的患者其死亡率仍然较高，这表明影响围术期死亡率的一些因素是可以避免的。麻醉后 48 h 内死亡的患者最常出现的问题是血流动力学不稳定（35.0%）和呼吸系统并发症（8.1%）。但是由于数据所限，本研究并未指出麻醉相关的死亡人数。

总之，对麻醉相关死亡率的研究，仍未彻底阐明麻醉风险。由 1987 年 CEPOD 的报道或 Li 等的研究结果，我们看到现代麻醉已经较为安全，极少出现不良事件。但其他一些研究对此提出了质疑。最近一些研究的关注点已经超越了麻醉本身对整个手术风险的研究，即摒弃"麻醉到底有多安全？"的旧观念，转变为"麻醉科医师如何使手术更安全？"这一新思路。这些研究的不同结果，不仅说明了麻醉风险会随时间而发生变化，还揭示了不同阶段麻醉风险定义的变化以及如何评价、描述和减少这些风险的方法变化，这也可能或多或少与所处的既定时代有关。

术中心搏骤停的相关因素分析

评估围术期麻醉相关死亡率的另一种方法中，有研究评估了术中致死性和非致死性心搏骤停。与评估麻醉相关死亡率不同，术中心搏骤停研究通过研究比死亡更常见且会严重影响远期预后的不良事件来评估麻醉更为广泛的潜在风险。

这些研究提供了术中心搏骤停的发生率和原因。其中 Keenan 和 Boyan[53] 研究了 1969—1983 年间在弗吉尼亚医学院出现的与麻醉相关的心搏骤停的发生率和原因。结果发现，163 240 例患者中有 27 例出现了心搏骤停，发生率为 1.7/10 000。死亡 14 例，死亡率为 0.9/10 000。儿童出现心搏骤停的概率比成人高 3 倍，而在急诊患者中高达 6 倍。其中 75% 的原因是麻醉管理不当，尤其是通气不足和吸入麻醉药过量。另外还发现除 1 例外，其他心搏骤停前几乎均会出现心动过缓，因此早诊断、早治疗可有效预防并发症的发生。

Olsson 和 Hallen[54] 研究了瑞典斯德哥尔摩的卡罗琳斯卡医院 1967—1984 年间术中心搏骤停的发生率，结果与上述研究类似。研究者共收集了 250 543 例患者数据，其中心搏骤停 170 例，60 例死亡，死亡率为 2.4/10 000。除去不可避免的死亡病例（如脑动脉瘤破裂、外伤），麻醉所致死亡率为 0.3/10 000。麻醉相关心搏骤停的主要原因是通气不足（27 例）、应用琥珀胆碱后心搏骤停（23 例），以及诱导后低血压（14 例）。ASA 分级较高、有严重合并症的患者心搏骤停的发生率很高。值得注意的是，在研究期间心搏骤停的发生率呈逐渐降低趋势。另外一些研究也有类似的结果，包括 Biboulet 等[55] 和 Newland 等[56] 的研究。

表 30.8　样本量超过 40 000 例的心搏骤停事件表

研究	年限	麻醉例数	心搏骤停发生率
Hanks 和 Papper	1947—1950	49 728	1 : 2162
Ehrenhaft 等	1942—1951	71 000	1 : 2840
Bonica	1945—1952	90 000	1 : 6000
Blades	1948—1952	42 636	1 : 21 318
Hewlett 等	1950—1954	56 033	1 : 2061
Briggs 等	1945—1954	103 777	1 : 1038
Keenan 和 Boyan	1969—1978	107 257	1 : 6704（P）
Cohen 等	1975—1983	112 721	1 : 1427（C）
Tiret 等	1978—1982	198 103	1 : 3358（C）
Tiret 等	1978—1982	198 103	1 : 11 653（P）
Keenan 和 Boyan	1979—1988*	134 677	1 : 9620（P）
Newland 等	1989—1999	72 959	1 : 14 493（P）
Newland 等	1989—1999	72 959	1 : 7299（C）
Olsson 等	1967—1984	250 543	1 : 33 000
Biboulet 等	1989—1995	101 769	1 : 7828
Kawashima 等	1994—1998	2 363 038	1 : 10 000（P）
Sprung 等	1990—2000	518 294	1 : 20 000（P）
Braz 等	1996—2005	53 718	1.9 : 10 000（P）

* 自 1984 年脉搏血氧饱和度仪问世以来，再未发生可预防的呼吸性心搏骤停。
C，相关原因；P，主要原因
Modified from Brown DL. Anesthesia risk：a historical perspective. In：Brown DL，ed. Risk and Outcome in Anesthesia. 2nd ed. Philadelphia，PA：Lippincott；1992：14。

Sprung 等[57] 通过对美国一家教学医院 1989—1999 年间 72 529 例患者心搏骤停发生率和预后的

研究也证实了上述结果。另外也发现全身麻醉患者心搏骤停的发生率呈下降趋势（1990—1992 年间为 7.8/10 000；1998—2000 年间为 3.2/1000）。区域麻醉（1.5/10 000）和监测麻醉（monitored anesthesia care，MAC）（0.7/10 000）过程中心搏骤停发生率在研究期间无明显差别（图 30.2）。最近 Ellis 小组[57a] 应用制度质量改进数据库发现了 1999—2009 年间围术期 24 h 内发生的所有心搏骤停事件。他们发现在 217 365 例麻醉患者中有 161 例出现心搏骤停，其中 14 例直接由麻醉导致（0.6/10 000），23 例与麻醉相关（1.1/10 000）。在麻醉直接所致的事件中，绝大多数（64%）是由麻醉诱导或苏醒期间气道并发症引起，相关死亡率为 29%。

Kawashima 研究小组在日本于 1994—1998 年进行调查研究发现直接由麻醉引起的心搏骤停的发生率更低[58]。每年由麻醉所致心搏骤停的发生率约为 1/10 000（95% CI，0.88 ~ 1.12）。每年术中或术后 7 天内归因于麻醉的死亡率为 0.21/10 000（0.15 ~ 0.27）。其中心搏骤停的两个主要原因是药物过量或用药错误（15.3%）和严重心律失常（13.9%）。手术室中由麻醉所致的心搏骤停患者中的 53.2%、死亡患者中的 22.2%，其原因是可以预防的人为因素。因麻醉所致心搏骤停的预防如表 30.9 所示。

美国密歇根州的 Kheterpal 等通过观察 7700 例非心脏手术患者研究心脏不良事件（包括心搏骤停，心肌梗死和严重心律失常）的危险因素。研究发现有 83 例患者（1.1%）出现不良事件。并分析得出 9 种独立危险因素：①年龄 ≥ 68 岁；②体重指数 ≥ 30 kg/m²；③急诊手术；④既往有冠状动脉介入或心脏手术病史；⑤充血性心力衰竭；⑥脑血管疾病；⑦高血压；⑧手

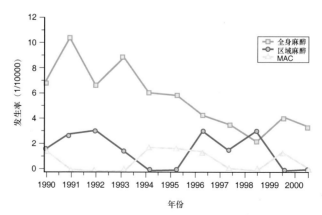

图 30.2　不同研究年份以及麻醉方法的心搏骤停发生率。MAC，监测麻醉（From Sprung J，Warner ME，Contreras MG，et al. Predictors of survival following cardiac arrest in patients undergoing noncardiac surgery：a study of 518，294 patients at a tertiary referral center. Anesthesiology. 2003；99：259-269.）

表 30.9　麻醉和手术过程中完全由麻醉因素所致心搏骤停的发生率及其预后

	心搏骤停	预后				
		完全康复	手术室内死亡	术后 7 天内死亡	植物生存状态	其他
5 年内总例数	237	185	13	15	9	15
每 10 000 例中发生比例	1.00	0.78	0.05	0.08	0.04	0.06
95% CI	0.88 ～约 1.12	0.66 ～约 0.89	0.2 ～约 0.08	0.02 ～约 0.13	0.03 ～约 0.05	0.02 ～约 0.10
比例	100%	78.1%	5.5%	6.3%	3.8%	6.3%
95% CI		55.3 ～约 100	1.7 ～约 9.3	3.0 ～约 9.7	2.5 ～约 5.3	1.7 ～约 11.0

$N = 2\,363\,038$。CI，置信区间

Reproduced with permission from Kawashima Y，Takahashi S，Suzuki M，et al. Anesthesia-related mortality and morbidity over a 5-year period in 2，363，038 patients in Japan. Acta Anaesthesiol Scand. 2003；47：809-817.

术时间 $\geqslant 3.8$ h；⑨术中输注浓缩红细胞 $\geqslant 1$ U[60]。

综上所述，围术期心搏骤停的发生率很低，并且呈逐年下降趋势。这些研究强调患者本身的病理生理状态和术中管理在术中和术后发生心搏骤停风险中的作用，并重点提示良好的通气管理、合理地选择麻醉药种类和剂量均会预防这些不良事件的发生。

门诊手术患者围术期并发症死亡率和发病率

在美国，大约 60% 的手术是在门诊进行的，而且这一比例每年都在增加。门诊手术的类型和范围在不断变化，越来越多复杂的手术也开始在门诊进行，其围术期风险也越来越高。

值得注意的是，早年基于两种门诊手术——扁桃体切除和单纯乳房切除术的安全性研究使得人们对在门诊环境中进行手术的风险产生担忧。最早倡导进行的门诊手术是扁桃体切除术。尽管 1968 年的 40 000 例扁桃体切除术门诊病例中没有死亡病例，关于患者选择和术后监护时间的细节尚不明确。根据保险公司和各州的要求，在门诊进行扁桃体切除术成为常规[62]。从 20 世纪 80 年代中期开始，一直持续到 90 年代，许多文章评估了扁桃体切除术后早期出院的预后情况。例如，1987 年俄亥俄州立大学的 Carither 等[63] 观察了 3000 例扁桃体切除术的预后情况，他们证实术后早期出院可能有危险，而且经济学节省依据不足。据报道，术后 5 ～ 24 h 因创面活动性出血而再入院的比例在 0.2% ～ 0.5% 之间[64-67]。最近，Cote 和他在儿科麻醉学会的共同研究者使用了一种调查工具和 ASA-CCP 分析，以调查与儿童扁桃体切除术相关的不良事件。他们确认了在 1999—2010 年间发生的 111 起事件。死亡是最常见的结果（66%），其次是神经损伤（11%）和住院时间延长（10%）。有阻塞性睡眠呼吸

暂停（obstructive sleep apnea，OSA）风险的儿童更多地归因于呼吸暂停，而无阻塞性睡眠呼吸暂停风险的儿童更有可能发生继发性出血的不良事件。50% 的术后事件患者接受了术后阿片类药物治疗，其中 61% 的儿童在 24 h 内发生了呼吸暂停。事件发生在多个地点［手术室、麻醉后恢复室（PACU）和出院后］。尽管大部分前述数据存在局限性，但这些研究清楚地表明，即使在门诊手术室，扁桃体切除术仍然是一个具有显著相关风险的手术。

乳房切除术是门诊外科手术发展历程中第二个进行研究的重要手术类型。美国医疗保险公司 Medicare 的分析显示，由 Medicare 支付保费的患者中，在门诊行乳房切除术的患者占所有乳房切除术患者的比例，从 1986 年的低到可忽略不计，增长至 1995 年的 10.8%[68]。与住院 1 天进行单纯乳房切除术的患者比较，在门诊进行该类手术的患者有较高的再入院率，其校正后的比值比（odds ratio，OR）为 1.84。此外，住院 1 天的患者因感染（4.1/1000 vs. 1.8/1000）、恶心呕吐（1.1/1000 vs. 0/1000）和肺栓塞或深静脉血栓（1.1/1000 vs. 0/1000）而再入院的比例更低。

最近的研究表明，对于一些手术，仅仅在门诊环境中实施麻醉可能会增加并发症的风险。2013 年，Cooper 等[68a] 回顾了在 Surveillance、Epidemiology 和 End Results 数据库中接受门诊非切除息肉结肠镜检查的非癌症医疗保险患者的数据，并比较了接受与不接受深度镇静（实施麻醉患者的预后包括住院治疗和吸入性肺炎）。此研究中 100 359 例患者中有 35 128 例（21.2%）接受了麻醉，整体并发症在接受麻醉的患者中更为常见（0.22% vs. 0.16%，$P < 0.001$）。在接受麻醉患者组，误吸也更为常见（0.14% vs. 0.1%，$P = 0.02$）。多因素分析还显示，实施麻醉与并发症风险增高相关（OR 1.46，95% CI 1.09 ～ 1.94）。

与这些特定过程的研究相反，Warner 等[69] 在

1993 年发表的有关门诊手术 1 个月内的主要发病率和死亡率的文章，有力地论证了门诊手术的安全性和可行性。在 Warner 研究的 38 598 例患者中，有 4 例死亡。在这 4 例死亡病例中，有 2 例是由术后 1 周以后发生的心肌梗死所致；另外 2 例死于车祸（图 30.3）。这些发现的部分结果是，在 20 世纪 90 年代初到现在，门诊手术的应用急剧增加，同时门诊手术的地点数量和类型也相应增加。现在，此类场所不仅包括独立的门诊手术中心（ambulatory surgery centers，ASCs）和医生诊所，而且还包括介入影像学中心以及不属于任何其他医疗机构的其他诊断和治疗场所。

在这种门诊手术场所不断拓展的背景下，研究者希望了解在不同场所进行相同手术操作的相对安全性。Fleisher 等 [2] 于 1994—1999 年间的医疗保险受益人中选择了一组在国内具有代表性的样本（5%）进行索赔分析，其中涉及 16 种不同的手术操作，包括 564 267 例手术，其中 360 780 例在门诊进行，175 288 例在 ASCs 进行，28 199 例在医生诊所进行。手术当日，在医生诊所进行的手术没有死亡报道，但在 ASCs 有 4 例死亡（2.3/100 000），在医院门诊手术中心死亡 9 例（2.5/100 000）。术后 7 天死亡率在诊所、ASCs 和医院门诊分别为 35/100 000、25/100 000 和 50/100 000。术后

7 天内患者转为住院患者的发生率在诊所、ASCs 和医院门诊分别为 9.08/100 000、8.41/100 000 和 21/100 000。很显然，该研究结论的局限性在于无法进一步甄别这些预后的不同是由于手术患者选择的不同，抑或是诊疗场所间医疗水准优劣所造成的。

Chukmaitov 等比较了 1997—2004 年佛罗里达州 ASCs 和医院门诊手术患者的预后质量 [71]。尽管他们的结论受到不同情况下治疗患者数据差异的限制，但他们推断，在这两大类诊疗中心进行手术所出现的预后差异，与这些机构的组织架构、操作流程和治疗策略有关。

关于在 ASCs 进行麻醉和手术安全性的文献日益增多，而形成鲜明对照的是基于医生诊所进行的手术并发症发生率的量化研究却极为有限。美国门诊整形手术协会通过给会员邮寄问卷调查，来评定在诊所实施手术的并发症发生率 [72]。调查问卷的回馈率为 57%。结果显示，0.47% 的患者至少有一次并发症，包括出血、高血压、感染和低血压，57 000 例患者中有 1 例死亡。尽管绝对数值很低，但这项研究的重要性在于，小型的门诊手术操作死亡率居然是目前估计的麻醉相关并发症所致死亡率的 3 倍之高，结果令人担忧。

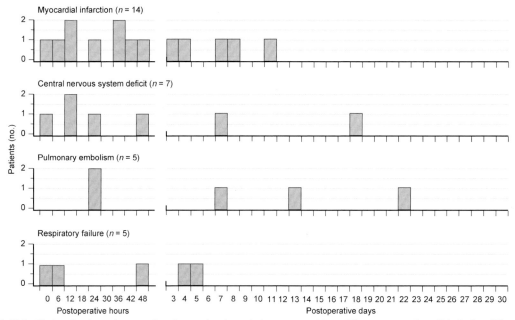

Fig.30.3　Timing of perioperative events in patients undergoing ambulatory surgery. Many of the events occurring within the first 48 hours are probably related to the stress of surgery. A subset of events occurring after this period may be related to background event rates. The overall rate of morbidity was lower than expected for a similar cohort of age-matched nonsurgical patients.［From Warner MA，Shields SE，Chute CG. Major morbidity and mortality within 1 month of ambulatory surgery and anesthesia. JAMA. 1993；270（12）：1437-1441.］（由于授权限制，本图保留英文）

Vila 等回顾了 2000 年 4 月 1 日至 2002 年 4 月 1 日提交给佛罗里达医学委员会的所有不良事件报告[73]。诊所和 ASCs 的不良事件发生率分别为 66/100 000 和 5.3/100 000。每 100 000 例手术的死亡率在诊所为 9.2 例，在 ASC 为 0.78 例。与 ASCs 相比，在诊所进行手术操作的损伤和死亡的相对危险度（relative risk，RR）分别为 12.4（95% CI 9.5 ～ 16.2）和 11.8（95% CI 5.8 ～ 24.1）。因此，作者得出结论，如果所有诊所手术都在 ASCs 中进行，每年大约可以避免 43 例损伤和 6 例死亡。然而，其他几个研究小组也分析了佛罗里达的数据，但无法证明在诊所环境下的风险增加[74-76]。

总之，尽管早的研究强调门诊手术的危险性源于过早出院，但更多最近的分析表明，如果正确选择手术患者，许多手术可以在门诊安全实施。虽然已观察到在不同手术场所（如医院门诊部和 ASCs）施行的手术操作其预后有所不同，但根据现有的文献仍然可以认为，如果能正确选择患者，则门诊手术可以在不同的手术环境下安全进行，不良事件发生率可以控制在很低水平。考虑到随着时间的推移，门诊手术的范围逐渐扩大，有更多合并症的患者和更为复杂的手术操作过程都被纳入此范畴，对这些门诊手术的麻醉风险演变本质开展动态的、持续的评估非常必要。

麻醉信息管理系统的使用

在过去的 40 年里，计算机数据库的使用提高了评估围术期风险和并发症的能力。

作为最早针对麻醉后死亡进行计算机分析的研究之一，Marx 等[36] 在总数为 34 145 例外科手术后患者的队列研究中，确定了在术后 7 天内死亡的病例总数为 645 例。近年来随着麻醉电子记录系统的出现，可以使我们更好地洞察在手术时麻醉相关事件的原因。这一系统与其他数据系统的联合应用将有助于分析患者术后转归的情况。首个应用信息系统的研究是 Sanborn 等[77]，他们使用计算机中的麻醉记录来识别术中并发症，研究证明围术期死亡更多发生于罹患术中并发症的患者。Reich 等同样使用计算机麻醉记录来评估血流动力学变化与术中风险的关系[78]。发现肺动脉高压、心肺转流术中的低血压和心肺转流术后的肺动脉舒张期高血压是与死亡率、卒中和围术期心肌梗死相关的独立预测因子。

最近，密歇根大学麻醉信息管理系统的数据被用来分析围术期风险的预测因素，包括面罩通气不足和术后急性肾损伤。在之前对 22 660 例患者的评估中[79]，

下颌前突受限或严重受限、颈部解剖异常、睡眠呼吸暂停、打鼾和体重指数大于或等于 30 kg/m^2 是 3 级或 4 级面罩通气和插管困难的独立预测因素。在一项对 15 102 例术前肌酐清除率正常并接受非心脏手术的患者进行的回顾性分析[80] 中，121 例（0.8%）发生急性肾衰竭，14 例（0.1%）需要肾替代治疗。7 个独立的术前预测因素为：年龄、急诊手术、肝病、体重指数、高危手术、周围血管闭塞性疾病、需要慢性支气管扩张药物治疗的慢性阻塞性肺疾病。急性肾衰竭与术后 30 天、60 天和 1 年内任何原因引起的死亡率增加有关。

在努力开展单中心研究工作的同时，另两项主要工作也先后启动，即试图从多中心收集麻醉电子数据，这样可以更为有效地比较手术麻醉的预后情况，并能确定与麻醉预后相关的危险因素。第一项工作，即于 2008 年创立多中心围术期预后研究组，该组由密西根大学的研究者主导。该项目目前收集了来自两个国家的 50 多个参与研究的麻醉科的电子麻醉数据。到目前为止，该小组已经发表了一系列观察性研究，包括一份关于围术期和产科硬膜外置管术后硬膜外血肿风险和结局的报告[26] 以及随后的一项评估血小板减少的产妇采用椎管内麻醉后硬膜外血肿的风险的报告[80a]。其他项目已经评估了面罩通气困难和直接喉镜气管插管困难的预测因素[80b]，以及在直接喉镜检查后各种成功的抢救插管技术[80c]。多中心围术期预后研究组最近建立了多中心围术期临床试验先导组，一个致力于临床和转化研究的分支机构。

第二项工作，是建立美国国家麻醉临床预后登记制度，该制度由 ASA 创立的非盈利组织——美国麻醉质量研究所来维护。这个大规模的数据库收集纸质版和电子版麻醉病例数据，用于评估麻醉临床实践，力图从各个细节方面进行优化，以做好麻醉风险评估和麻醉质量评价，并为该专业的整体科研做准备。该登记处已经公布了与围术期死亡率有关的数据（前已引用）。

研究发病率和死亡率根源的其他方法

尽管与麻醉直接相关的死亡率日渐下降，但其中的确切原因尚不清楚。多种因素包括新的监测手段、新型麻醉药物的应用及麻醉科医师的技术进步等应该对预后改善起到了重要作用。然而，要基于流行病学数据来找出降低此种危险性的某一个相关因素非常困难。而且，尽管新型监测手段，特别是脉搏氧饱和度的应用会改善临床预后，但目前没有随机试验来支持

这个结论。鉴于上述局限性，我们需要通过其他一系列手段来连续监测并发症及其发生原因。

ASA-CCP 是源于 ASA 的一个专业责任委员会组织，ASA-CCP 建立了了解麻醉重要并发症确切原因的重要途径。ASA-CCP 在全国范围内对与麻醉相关不良事件的封闭式保险索赔进行了持续调查。在 ASA-CCP 早期发表的数据中，Caplan 等对导致麻醉从业人员索赔的致命及非致命的预后都做了相关回顾，在致命事件中，900 例索赔中有 14 例健康患者在蛛网膜下腔阻滞麻醉过程中发生了意外心搏骤停[81]。研究者对这些病例进行了详细分析以区分何种麻醉管理模式可能导致发生该意外，目前发现了两种：过度镇静引发通气不足和高位脊髓交感神经阻滞后复苏不当。

Tinker 等[82] 质疑 ASA-CCP 的结果以确定监测设备在预防麻醉不良事件中的作用。他们回顾了 1097 例麻醉相关索赔案，确定 31.5% 的意外可以通过额外的监测来预防，主要包括脉搏氧饱和度和呼气末 CO_2 监测。与不可避免的损伤相比，通过增加监测可以避免的损伤不仅对患者造成了更大的危害，而且医疗花费也更多。Caplan 等[83] 对术中呼吸事件的后续研究（表 30.10）进一步证实了这些发现。这些索赔代表了最大的单个损害因素（34%），85% 的患者发生死亡或脑损害。通气不足、气管导管误入食管和困难气管插管是呼吸事件的主要原因。研究者认为，大多数的不良事件可以通过更完善的监测手段来予以避免，如脉搏氧饱和度和呼气末 CO_2 的监测（图 30.4）[84]。在 ASA-CCP 对 MAC 的较新评估中，与 MAC 相关的 121 项索赔中有 40% 以上涉及死亡或永久性脑损伤。

表 30.10　美国麻醉科医师协会麻醉已结案起诉案例研究中呼吸不良事件的分布情况

事件	病例数	占 522 例呼吸事件中的比例
通气不足	196	38
气管导管误入食管	94	18
困难气管插管	87	17
吸入氧浓度不足	11	2

From Caplan RA，Ward RJ，Posner K，Cheney FW. Unexpected cardiac arrest during spinal anesthesia：a closed claims analysis of predisposing factors. Anesthesiology. 1998；68（1）：5-11.

在绝对或相对过量使用镇静剂或阿片类药物后，呼吸抑制是最常见的并发症（21%，$n = 25$）。

丹麦患者保险协会建立了一个与美国相似的登记系统[85]。1996—2004 年，有 1256 例不良事件与麻醉相关，24 例死亡病例被认为是麻醉操作的结果：与气道管理相关的有 4 例，与通气管理相关的有 2 例，与中心静脉导管放置相关的有 4 例，药物错误致死 4 例，输液泵致死 4 例，还有 4 例与局部神经阻滞导致的并发症有关。大量出血导致 1 例死亡，还有 1 例死因不明。

Cooper 等[86-87] 通过研究"关键事件"来检验围术期死亡率，关键事件是指能够预防、可能造成不良后果的事件，包括不造成损害或仅造成暂时损害的事件。本次调查从麻醉科医师、住院医师及注册麻醉护师（certified registered nurse anesthetists，CRNAs）那里收集麻醉中发生人为失误和设备故障的资料，从中找出高发事件（如呼吸回路断开）并探究未及时发现

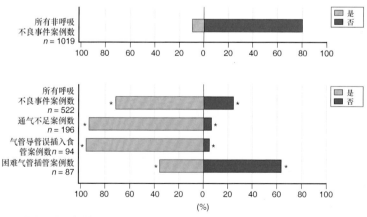

图 30.4　美国麻醉科医师协会已结案麻醉索赔案例研究中不良事件与可预防的并发症之间的关系。与呼吸系统并发症相关的可预防事件显著多于所有非呼吸系统并发症相关的可预防事件。在呼吸系统并发症中，困难气管插管案例组出现的可预防并发症数量最少（与非呼吸系统相关并发症案例组相比，$P < 0.05$）[From Caplan RA，Posner KL，Ward RJ，Cheney FW. Adverse respiratory events in anesthesia：a closed claims analysis. Anesthesiology. 1990；72（5）：828-833.]

失误的原因（如麻醉者松懈）。研究者们确认，设备故障是麻醉事故（4%）的小部分原因，主要因素是人为失误，建议未来对麻醉相关并发症发病率和死亡率的研究应根据预防措施来对事件进行分类，而不单单看其所造成的结果。

其他国家也开发了类似的数据库，例如澳大利亚事件监测研究。该数据库中的数据已用于评估通气、血管通路和 PACU 中的问题[88-89]。

与麻醉相关的死亡率问题

既往研究的重点都在于直接与麻醉处理有关的术中或院内死亡，然而，围术期并发症还可能增加术后即刻以外时间段的死亡风险。例如，围术期卒中或心肌梗死可导致患者在分析时段之外发生死亡。值得注意的是，最近的研究表明，围术期即便发生轻微的心肌梗死或不稳定性心绞痛都与长期生存恶化有关[91]。这些晚期死亡是否应归因于麻醉并发症？答案取决于患者预后及其与麻醉管理的关系。

Monk 等研究了麻醉对长期生存的潜在影响[92]。通过运用多参数协同风险比例模型（multiple variate COX proportional hazards models），他们确认了 3 个预测死亡率的独立危险因素：患者并存疾病（RR，16.116）、累积深度镇静时间（脑电双频指数 < 45）（RR 1.244/h）和术中低血压（RR 1.036/min）。这些研究结果是否真实反映了围术期麻醉管理与长期预后之间的病理生理联系，或者只是统计学意义方面的相关联，尚待更多的研究工作来确定。然而，此项研究及其他研究都证明了全面麻醉评估与患者短期及长期预后关系的重要性，其目的就是为了优化患者短期和长期的预后。

与患者因素相关的风险

以往很多研究都表明，围术期发病率和死亡率随着患者伴发疾病的存在而增加。1941 年提出的 ASA 分级系统[93]，成为了在外科手术患者中广为应用的评估患者合并症严重程度的分级方法。自此以后，ASA 分级系统已为麻醉实践引入了标准的术语体系，并有助于对不同医疗中心的研究结果进行有效的统计比较[94]。

ASA 分级与患者死亡率之间的这种相关性十分明确地反映了并存病与术后不良预后之间的联系。1961 年 Dripps 等[32] 的研究表明，如同 ASA 分级所评估

的那样，随着患者并存疾病严重程度的增加，其死亡率也随之增加。一些研究者重新评定了手术死亡率和 ASA 分级之间的关系并得到了类似的结论[43, 46, 95]。

加拿大的 Cohen 等[96] 根据 1975—1984 年间政府的主要死亡统计数据，分析了 100 000 例接受麻醉操作的患者在术后 7 天内的死亡率。他们收集了每例患者的年龄、术前情况、ASA 分级、所采用的麻醉技术监测水平及其他因素。在接受麻醉操作的患者中，术后 7 天的总体死亡率是 71.04/10 000。死亡率的风险指标详见表 30.11。

ASA 分级系统的缺陷之一就是麻醉分级评估由麻醉实施者个性化完成，这就使得各个麻醉实施者彼此

表 30.11　所有病例中与术后 7 天死亡概率增加相关的危险因素

变量	所有操作：术后 7 天内死亡的相对危险度	95% 置信区间
患者相关的因素		
年龄（岁）		
60 ～ 79 vs. < 60	2.32	1.70 ～ 3.17
80 + vs. < 60	3.29	2.18 ～ 4.96
性别（女 vs. 男）	0.77	0.59 ～ 1.00
ASA 分级（3 ～ 5 vs. 1 ～ 2）	10.65	7.59 ～ 14.85
外科相关的因素		
大手术 vs. 小手术	3.82	2.50 ～ 5.93
中等手术 vs. 小手术	1.76	1.24 ～ 2.5
麻醉时间（≤ 2 h vs. < 2 h）	1.08	0.77 ～ 1.50
急诊 vs. 择期	4.44	3.38 ～ 5.83
其他其他因素		
手术年份（1975—1979 vs. 1980—1984）	1.75	1.32 ～ 2.31
手术室或恢复室并发症（是 vs. 否）	1.42	1.06 ～ 1.89
麻醉相关的因素 *		
麻醉科医师的经验（≥ 8 年 > 600 例 vs. < 8 年 < 600 例）	1.06	0.82 ～ 1.37
	0.76	0.51 ～ 1.15
吸入麻醉复合阿片类药物 vs. 单纯吸入麻醉	1.41	1.01 ～ 2.00
单纯阿片类药物 vs. 单纯吸入麻醉	0.79	0.47 ～ 1.32
阿片类药物复合吸入麻醉 vs. 单纯吸入麻醉	0.53	0.29 ～ 0.98
蛛网膜下腔滞 vs. 单纯吸入麻醉	2.94	2.20 ～ 3.84
麻醉药物数量（1 ～ 2 vs. 3）		

* 采用 5 种最常用的麻醉技术进行的所有手术
Modified from Cohen MM, Duncan PG, Tate RB. Does anesthesia contribute to operative mortality? JAMA. 1988；260（19）：2859-2863.

之间在分级上可能存在差异，正如 Owen 等[97] 所证实的一样。鉴于这些局限性，其他研究试图确定与特定器官系统相关的围术期不良事件最密切相关的患者特征。在评估与患者病情直接相关的风险时，必须了解该方法的局限性。所有这些研究均评估了临床或实验室危险因素对确定的围术期并发症的预测价值。在研究中要引入队列研究的方法。理想的研究类型当然是前瞻性研究，对结果是否有意义要进行严格的盲法评估。尽管如此，许多关于围术期危险因素的研究只针对特定的患者，包括回顾性设计，这些方法极大地限制了其普遍性和有效性。许多研究使用多元模型来确定与风险增加相关的因素。为了探讨风险因素而进行多参数建模的主要限制就是这个假设：手术过程本身是一个"黑匣子"，难以依靠所掌握的有关危险因素的知识来改善术中监护效果（图 30.5）。然而，麻醉科医师通过调控高危患者的术中因素确实最大限度地减少了并发症。随着临床医疗水平的改变和对高危患者病情的深入认识，与特定临床因素相关的医疗风险一定会降低。在目前的临床实践中，很难仅依靠设计和完成一些研究而将那些个体化医疗处理策略转变为公认的权威方法。

过去通常采用将手术风险量化的一种方法是探究单一危险因素与一系列围术期不良事件之间的关系。例如，许多研究评估了高血压在围术期风险中的重要性。Goldman 和 Caldera[98] 运用队列研究的方式评估了全身麻醉下接受非心脏手术患者的风险情况。尽管其中舒张压 > 110 mmHg 的患者数量太少以至于无法得出统计性结论，但他们认为高血压与围术期风险增

加并无关联。相反，Hollenberg 等[99] 认为高血压和左心室肥厚是围术期心肌缺血的预测因素，但他们并不认为这些因素与围术期主要并发症发病率之间存在独立的相关性。最近，Baron 等[99a] 分析了 28 个欧洲国家的围术期治疗前瞻性研究的数据，以评估血红蛋白水平对住院死亡率的影响。他们发现重度（血红蛋白 < 8 g/dl）或中度（8 ~ 11 g/dl）血红蛋白降低患者的住院死亡率更高，住院时间更长，且术后进入重症监护治疗病房的可能性更高。

检查单个危险因素对围术期预后影响的另一种方法是尽力找出一个或多个围术期不良事件的多个危险因素。许多学者采用前瞻性或回顾性队列研究，来确定发生致命和非致命心肌梗死的最大风险患者。其中最早的一项尝试确定心脏危险因素的研究是 Goldman 等在麻省总医院进行的[13]。他们研究了 1001 例 45 岁以上行非心脏手术的患者。通过多元回归分析，他们确定了 9 个与围术期发病率和死亡率增加相关的临床因素。每一个危险因素在回归方程中进行权重计算而转换成指标的分值。分值增加，则围术期心脏并发症的发病率和死亡率都升高。

有几项研究报告评价了 Goldman 心脏风险指数在外科手术人群中的有效性[100-101]。对于接受血管外科手术的患者，心脏风险指数的有效性更具争议。一些研究[102-104] 能够证实心脏并发症发生率随心脏风险增加而增加的相似（如果不相同）的模式。但是，其他一些研究均未能证明心脏风险指数与围术期心脏并发症之间存在任何关系，而心脏风险指数为 I 或 II 的患者并发症发生率很高[105-106]。在 16 277 例接受非心脏手术的患者中，将 ASA 分级与 Goldman 心脏风险指数进行比较[106]，尽管客观的 Goldman 心脏风险指数并不比更加主观的 ASA 分级有价值，但两者均显示出一定的预测价值。

自引入 Goldman 心脏风险指数以来，一些研究者也提出了评估非心脏手术心脏事件的其他风险指标，比如 Detsky 改良风险指数[107]，它证实了 Goldman 确定的许多因素，并允许根据手术类型计算并发症的预测概率，然后根据列线图来计算 Detsky 改良风险指数。Detsky 改良风险指数曾作为美国内科医师学院指南中术前评估危险分层的入门经典[108]。Lee 等[109] 创建了修正心脏风险指数（Revised Cardiac Risk Index，RCRI），包含了 6 个额外风险因素：高危的手术类型、缺血性心脏病史、充血性心力衰竭病史、脑血管病史、术前应用胰岛素治疗以及术前血清肌酐水平超过 2.0 mg/dl。主要的心脏并发症发生率随着危险因素数量的增加而上升。Ford 等[110] 进行了 meta 分析来检

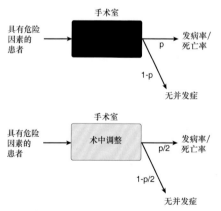

图 30.5　危险因素的"黑匣子"概念。危险因素的发展过程，具有危险因素的患者进入手术间，其发生并发症的概率为 p。如果麻醉科医师意识到危险因素的重要性并能够调整临床处理策略则会降低危险性（p/2），此时危险因素不再重要。但如果忽略了此危险因素，则患者可能会再次发生并发症

验 RCRI 的效果，结果发现 RCRI 尽管在非心脏手术后发生心脏事件的低风险和高风险患者可进行中度区分，但其在预测死亡或预测血管手术后心脏事件上并不满意。

Gupta 等[111]借助美国外科医师学会手术质量改善项目（NSQIP）系统收集的数据来评价非心脏手术后的心血管事件危险性。这个模型中包含了 5 个参数：手术类型、相关器官的功能状态、异常的肌酐水平、ASA 分级和高龄。该研究显示，这个危险预测模型较 RCRI 而言在风险辨识方面获得了改善，但在该模型中加入 RCRI 却并未使其功能得到进一步完善。

非心脏手术患者血管事件队列评估研究（Vascular Events in Noncardiac Surgery Patients Cohort Evaluation Study，VISION）是由一个跨国研究小组开展的，正在积极研究围术期主要血管事件及其对死亡率的影响。在 2016 年对 12 个国家 / 地区的 15 000 多例患者进行的研究中，Berwanger 等[111a]指出术前使用他汀类药物可以降低以下综合结果的风险，包括全因死亡率、非心脏手术后心肌损伤（myocardial injury after noncardiac surgery，MINS），和在 30 天内发生卒中（RR = 0.83，95% CI 0.40 ～ 0.83，P = 0.007）。围术期他汀类药物的使用也与全因死亡率、心血管死亡率和非心脏手术后心肌损伤的降低有关；但是，他汀类药物使用者和非他汀类药物使用者，其心肌梗死或卒中的风险在统计学上没有显著差异。

在对同一患者队列的二次分析中，Abbot 等[111b]调查了术前心率升高与术后 30 天内非心脏手术后心肌损伤之间的关系。术前心率按十分位数分层。结果显示，在参与研究的患者中，7.9% 发生非心脏手术后心肌损伤，2.8% 发生心肌梗死，2.0% 的患者死亡。在调整混杂因素之后，最高心率十分位数（术前心率大于 96 次 /min）与围术期非心脏手术后心肌损伤（OR 1.48，P < 0.01）、心肌梗死（OR 1.71，P < 0.01）和死亡率（OR 3.16，P < 0.01）的风险增加相关。心率下降最低（< 60 次 /min）与死亡率降低独立相关（OR 0.05，P = 0.02）。在第二个亚组分析中，术前高凝状态与非心脏手术后心肌损伤的较高风险相关。

除了确定那些最有可能发生术后心血管事件的患者外，最近的研究还试图为其他一系列基于器官的术前结果开发统计学模型。其中包括心脏[112]和非心脏手术[60]患者的急性肾损伤、术后呼吸衰竭[113-114]、心脏手术后卒中[115]以及颈动脉内膜切除术[116]的风险模型。

与努力确定特定器官并发症的危险因素不同，其他研究人员试图开发风险预测模型，以确定那些在

术后即刻期内因任何原因而有死亡风险的患者。例如，罗彻斯特大学的 Glance 等使用 NSQIP 数据演绎出了用于非心脏手术后 30 天内所有原因造成死亡的预测积分系统，并应用此积分系统进行实际验证。他们确认了 3 个能高度预测术后 30 天死亡的危险因素：① ASA 分级；② 急诊手术；③ 手术类型。ASA 分级为 Ⅰ、Ⅱ、Ⅲ、Ⅳ 或 Ⅴ 级患者的评分分别对应为 0、2、4、5 或 6 分；中危和高危手术分别对应为 1 或 2 分；急诊手术定为 1 分。危险分值小于 5 分的患者其预测死亡风险概率低于 0.5%，而危险分值在 5 ～ 6 分的患者死亡风险概率在 1.5% ～ 4%。危险分值超过 6 分的患者其死亡风险概率超过 10%。[117]

这类风险因素指标除了具有临床的实用性之外，还是医疗卫生政策的重要内容。因为它提供了这样一个指标，将风险因素调整后，得以比较不同医院和医生进行心脏手术的患者死亡率。例如，纽约州每年要公布各手术医师和各医院施行心脏冠状动脉搭桥术的死亡率资料[118-120]。在比较不同医院之间的死亡率时，显然要对各医院的风险因素加以调整，以免某些高水准的医疗中心会仅仅因为收治高比例的病情复杂患者而归类于"手术效果差"的那一类。

除了需要辨识围术期临床危险因素外，过去和现在的研究都在关注遗传学和基因组学对重大外科手术预后的影响。尤其自从阐明了恶性高热的遗传类型后，人们已经充分了解基因型对围术期风险的影响。恶性高热揭示了常染色体显性遗传疾病与麻醉药物不良反应之间的清晰联系[121]。尽管基因多态性与麻醉间的关联性尚未清晰阐明，但评估基因多态性对总体围术期预后的兴趣正在逐步提升。例如，已有文献显示载脂蛋白 E4（apolipoprotein E4）可以调节包括冠状动脉搭桥术等多种急性缺血损害事件后的神经损伤和恢复过程[122]。血小板整联蛋白受体诱导的糖化蛋白 Ⅲa 复合体的多态性与术后认知功能下降有关[123-124]。需要进一步的研究来确定影响麻醉管理策略、药物选择及其他治疗方面的特定基因图谱。

特殊患者群体

产科

对产科患者进行麻醉具有独特的挑战性，因为母亲和胎儿两者都有潜在的并发症风险。幸运的是产妇的死亡率很低，分娩中与麻醉相关的部分只占产妇死亡总数的一小部分。因此，对围产期并发症的研究需

要汇聚多个临床医疗中心的大量患者。

　　早期人们除了确定手术麻醉的整体风险外，在 1974—1985 年间还同时进行了系列的研究，试图确定美国和英国产科并发症的发生率，并评估麻醉本身对该群体的不良事件起到的作用。Kaunitz 等[125] 根据美国所有 50 个州的数据，得出麻醉相关死亡率为 0.6/100 000。Endler 等[126] 研究了 1972—1984 年密歇根州的出生情况，发现婴儿安全出生病例的产妇麻醉相关死亡率为 0.82/100 000。15 例产妇死亡中有 11 例是剖宫产患者。肥胖和急诊手术是许多产妇患者的危险因素。较早期的研究中发现，产科麻醉的主要问题是与区域麻醉相关的并发症，而此后的研究则表明，气道安全不能得到保障是产妇死亡的主要原因。在该系列研究的最后 2 年中没有发生与麻醉相关的产妇死亡。Rochat 等[127] 调查了自 1980—1985 年间美国 19 个地区的产妇死亡情况。该报告称，与麻醉相关的死亡率是 0.98/100 000。他们还观察到，在他们的研究期间产妇的死亡率并没有随着时间的推移而下降。

　　一项在英格兰和威尔士的内部调查评估了 1952 年以来产妇死亡情况[128]。Morgan[128] 报告了 1952—1981 年间与麻醉相关的产妇死亡情况（表 30.12）。产妇总体死亡率随着时间推移而降低，但是与麻醉相关的死亡率却上升，尽管与麻醉相关的死亡病例绝对数量还是有所下降。后来的报告指出，气管插管困难是一个主要的危险因素。该项研究的另一个重要发现就是，实施产科麻醉的医师的经验是麻醉相关产妇死亡率的最重要的影响因素。

　　最近的研究证实，产科麻醉的危险性随着时间推移呈进行性下降。Hawkins 等[129] 从美国疾病控制和预防中心（the Centers for Disease Control and Prevention，CDC）的国家孕妇死亡监控系统中获取了 1979—1990 年间出生和胎儿死亡数据来分析产科麻醉的可能风险。他们确认在这一研究期间有 129 例产妇死亡与麻醉相关。绝大多数（82%）死亡发生于剖宫产期间，

表 30.12　英格兰和威尔士内部调查的产妇死亡率数据

年份	每 1000 例生产中的产妇死亡率	麻醉相关死亡人数	麻醉相关死亡百分比	可避免因素的百分比
1952—1954	0.53	49	4.5	—
1955—1957	0.43	31	3.6	77
1958—1960	0.33	30	4.0	80
1961—1963	0.26	28	4.0	50
1964—1966	0.20	50	8.7	48
1967—1969	0.16	50	10.9	68
1970—1972	0.13	37	10.4	76
1973—1975	0.11	31	13.2	90
1976—1978	0.11	30	13.2	93
1979—1981	0.11	22	12.2	100

From Morgan M. Anaesthetic contribution to maternal mortality. Br J Anaesth. 1987；59（7）：842-855.

与麻醉相关的产妇死亡率随着时间推移而逐步降低（表 30.13），这可能归因于越来越多地使用椎管内阻滞。全身麻醉下行剖宫产术的产妇死亡病例中，73% 与气道管理问题相关。

　　Panchal 等[130] 随后进行了一项回顾性病例对照研究，他们使用州政府的匿名分娩数据库调查了 1984—1997 年间的患者记录。在 14 年研究期间，共有 822 591 例产妇因分娩住院，其中有 135 例产妇死亡。与分娩住院期间死亡率相关的最常见诊断为先兆子痫或子痫（22.2%）、产后出血或产科休克（22.2%）、肺部并发症（14%）、血栓或羊水栓塞或两者兼有（8.1%），以及与麻醉相关的并发症（5.2%）。需要注意的是，Panchal 的研究中提及了每年每 100 000 例活婴生产中产妇死亡率在人种之间有所不同（图 30.6）。尽管造成这种不同的潜在原因尚未阐明，但 Panchal 的发现也提示，随着时间的推移，孕产妇死亡率的总体风险以及这种风险因种族而异的程度都

表 30.13　美国 1979—1984 年和 1985—1990 年不同麻醉类型下剖宫产手术中麻醉相关死亡例数、死亡率和风险比

人数	死亡例数		死亡率		风险比	
	1979—1984 年	1985—1990 年	1979—1984 年	1985—1990 年	1979—1984 年	1985—1990 年
全身麻醉 33		32	20.0*（95% 置信区间 17.7 ～ 22.7）	32.3*（95% 置信区间 25.9 ～ 49.3）	2.3（95% 置信区间 1.9 ～ 2.9）	16.7（95% 置信区间 12.9 ～ 21.8）
区域阻滞 19		9	8.6†（95% 置信区间 1.8 ～ 9.4）	1.9†（95% 置信区间 1.8 ～ 2）	参照	参照

* 每 1 000 000 全身麻醉下的剖宫产手术。
† 每 1 000 000 区域麻醉下的剖宫产手术

Modified from Hawkins JL，Gibbs CP，Orleans M，et al. Obstetric anesthesia work force survey，1981 versus 1992. Anesthesiology. 1997；87（1）：135-143.
CI，置信区间

可得到改善。

　　越来越多的最近的研究继续把与麻醉有关的产妇死亡表述为一个重要事件，尽管极其罕见。尤为重要的是，通过关于产科麻醉不良预后的最新分析，更应强调在此类人群中气道管理的特殊危险性[131-132]。2004 年，产科麻醉及围产期学会成立了严重并发症资料库计划，从而更好地掌握产科麻醉相关的严重并发症的发生率。D'Angelo 等[132A]收集了 30 个研究机构 5 年期间超过 257 000 例麻醉预后。他们共发现 157 例严重并发症，其中 85 例与麻醉有关（每 3000 例麻醉有 1 例主要并发症）。产妇死亡 30 例，无一例确定与麻醉有关。可归因于麻醉的常见并发症包括高位椎管内阻滞、窒息和未识别的导管误入蛛网膜下腔（表 30.14）。

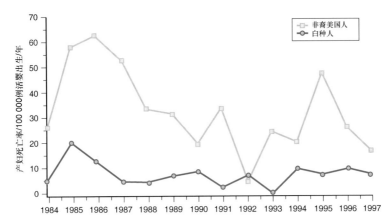

图 30.6　根据出院总结 1984—1997 年间马里兰州不同人种的产妇死亡率 [From Panchal S，Arria AM，Labhsetwar SA. Maternal mortality during hospital admission for delivery：a retrospective analysis using a state-maintained database. Anesth Analg. 2001；93（1）：134-141.]

表 30.14　产科麻醉相关严重并发症的发生率

严重并发症	总例数	发生率（95% 置信区间）	麻醉相关例数	发生率（95% 置信区间）
死亡	30	1：10 250（1：7180 ～ 1：15 192）	0	9.69
心搏骤停	43*	1：7151（1：5319 ～ 1：9615）	2	1：128 398（1：35 544 ～ 1：1 060 218）
心肌梗死	2	1：153 758（1：42 562 ～ 1：1 269 541）	2	1：128 398（1：35 544 ～ 1：1 060 218）
硬膜外脓肿 / 脑膜炎	4		4	1：62 866（1：25 074 ～ 1：235 620）
硬膜外血肿	1		1	1：251 463（1：46 090 ～ 1：10 142 861）
严重神经伤	27	1：11 389（1：7828 ～ 1：17 281）	7	1：35 923（1：17 805 ～ 1：91 244）
误吸	0		0	15.23
插管失败	10		10	1：533（1：290 ～ 1：971）
高位椎管内阻滞	58		58†	1：4366（1：3356 ～ 1：5587）
过敏反应	5‡	1：61 499（1：26 353 ～ 1：189 ～ 403）	0	
窒息	25	1：8455（1：5714 ～ 1：12 500）	16	1：10 042（1：6172 ～ 1：16 131）
未识别的导管误入蛛网膜下腔	14		14	1：15 435（1：9176 ～ 1：25 634）
总计	157§	1：1959（1：1675 ～ 1：2294）	85¶	1：3021（1：2443 ～ 1：3782）

* 14 例心搏骤停没有导致产妇死亡。
† 还包括分娩过程中给予局部麻醉药所致的高位椎管内阻滞引起的窒息。
‡ 麻醉实施者给予药物，但并不是麻醉药物引起的过敏反应。
§ 共有 157 例严重并发症。但是，一些并发症在超过一个类别中多次被列出。
¶ 麻醉相关并发症 85 例；但是，一些并发症在超过一个类别中多次被列出

Modified from D'Angelo R，Smiley RM，Riley ET，Segal S. Serious complications related to obstetric anesthesia：the serious complication repository project of the society for obstetric anesthesia and perinatology. Anesthesiology. 2014；120（6）：1505-1512.

总之，以往大量的研究已显示，与产科麻醉相关的主要并发症发生率和死亡率的风险随着时间推移而显著下降。然而近来的研究则提示，不良预后还在不断地发生。因此，对于接受全身麻醉的剖宫产患者应给予特别关注。由于使用大型数据库对这些风险进行了越来越精确的量化，需要进一步的研究来验证这些发现，并确定不同医疗服务的影响（包括使用不同的麻醉技术）以及处于不同医疗机构和医疗环境中产妇预后的情况。

儿科

目前有关儿科患者的麻醉相关风险的研究较少。这类研究的两个主题是：小婴儿的麻醉风险性高；配备有专门儿科麻醉设施的医疗中心的麻醉相关风险较低。最近，人们也尝试定义与年幼时暴露于麻醉对神经认知功能风险。

在 1954 年 Beecher 和 Todd 有关麻醉预后的传统研究中 [18]，10 岁以下的儿童发生了"不成比例"的与麻醉相关的死亡。类似的，来自巴尔的摩麻醉研究委员会的 Graff 等 [133] 报道了儿科组 335 例术中死亡病例，其中有 58 例完全或部分归因于麻醉。各年龄组中麻醉导致的死亡事件所占比例相对恒定，为 16.6% ～ 21.7%。在 Beecher 与 Todd 之后进行的研究以及巴尔的摩麻醉研究学会提供了后续的儿童麻醉相关风险的细节。Tiret 等 [134] 对 1978—1982 年间法国 440 所医院中儿科患者出现的严重麻醉并发症进行了

前瞻性研究，40 240 例患者中有 27 例出现严重并发症，其中有 12 例心搏骤停和 1 例死亡。婴儿的严重并发症和心搏骤停的发生率均明显高于年龄稍大的儿童。婴儿的并发症多涉及呼吸系统，主要是气道问题和误吸。稍大的儿童则主要为呼吸和心脏并发症，且最常发生于麻醉诱导和恢复阶段。

Cohen 等 [135] 研究了 20 世纪 80 年代 Winnipeg 儿童医院的 29 220 例麻醉手术，获取了每位患者在 72 h 内的病情记录和术后随访资料。并发症包括死亡、心搏骤停、药物反应、气道梗阻，以及恶心呕吐、心律失常和咽喉痛等轻微并发症。新生儿多行血管或心脏及腹部手术，年龄较大的儿童多行肢体手术。不满 1 周岁的婴儿更常出现心搏骤停（2901 例手术中发生 4 例）。术后，年龄较大的儿童多见恶心呕吐等小的并发症，而婴儿及年幼儿童更常出现呼吸事件（表 30.15）。与成人相比，儿童出现的并发症是不同的，而且往往持续到术后阶段。对 1982—1987 年间每两年进行比较发现，术中并发症的发生率较稳定，而术后的并发症发生率则在降低。

最近，van der Griend 等报道了在澳大利亚墨尔本皇家儿童医院的 56 263 例儿童接受 10 185 例麻醉后 24 h 和 30 天麻醉相关死亡率情况。指出 24 h 全因死亡率为 13.4/10 000，30 天全因死亡率为 34.5/10 000。麻醉相关死亡率则要低得多，为 1/10 188 或者 0.98/10 000。10 例麻醉相关死亡病例中，先前的医疗状况被认为是一个重要因素 [136]。

与调查小儿外科患者的死亡率及其预测因素不

表 30.15　各年龄组围术期事件总结

	< 1 月龄（361 例）	1 ～ 12 月龄（2544 例）	1 ～ 5 岁（13 484 例）	6 ～ 10 岁（7184 例）	> 10 岁（5647 例）
术中事件	14.96	7.31	7.10	12.22	9.69
恢复室事件	16.61	7.23	12.20	14.88	15.23
术后事件					
小事件 *	13.57	10.30	20.32	31.49	32.44
大事件 †	23.82	7.51	3.26	3.37	3.33
任何事件 ‡					
观察患者群	48.89	25.92	37.50	50.52	51.33
所有患者	41.55	23.47	33.16	45.04	45.78

* 包括恶心呕吐，咽喉痛，肌痛，头痛，牙齿不适，体位不适，四肢不适，眼部不适，哮鸣，温度异常，行为问题，血栓静脉炎，动脉相关疾病，意识问题以及其他。
† 包括其他呼吸疾病，心血管功能紊乱，神经瘫痪，肝功能紊乱，肾功能紊乱，惊厥，手术并发症，死亡。
‡ 占总麻醉量的百分比，所有麻醉中在术中，恢复室或术后晚期至少出现 1 例并发症。
所有数值都是以总麻醉例数为分母的事件百分比
Modified from Cohen MM, Cameron CB, Duncan PG. Pediatric anesthesia morbidity and mortality in the perioperative period. Anesth Analg. 1990；70（2）: 160-167.

同的是，一些研究者重点关注了小儿麻醉中的心搏骤停。例如，Flick 等[137] 观察研究了 1988 年 11 月 1 日到 2005 年 6 月 30 日在梅奥医学中心接受手术，且发生过围术期心搏骤停的年龄小于 18 岁的患者。这项研究中总共包括了 92 881 例麻醉，4242 例（5%）为先天性心脏畸形修复。在非心脏手术中，围术期心搏骤停的发生率为 2.9/10 000，而在心脏手术中的发生率为 127/10 000。因麻醉导致的围术期心搏骤停的发生率为 0.65/10 000。新生儿（0～30 日龄）心脏手术心搏骤停的发生率（435/10 000）和死亡率（389/10 000）最高。

波士顿儿童医院的研究人员进行了一项数据注册登记研究，以评估先天性心脏病手术患者的心搏骤停的发生率[138]。在 5 年内的 5213 例麻醉中，40 例患者共发生了 41 次心搏骤停，总体发生率为 0.79%。11 例心搏骤停（26.8%）被归因于与麻醉（21.1/10 000）很可能相关（n = 6）或可能相关（n = 5），但无死亡率。

大规模临床研究的注册登记以及质量改进对明确儿科患者麻醉中心搏骤停的原因和预后非常有帮助。1994 年建立了儿科围术期心搏骤停登记系统（Pediatric Perioperative Cardiac Arrest Registry，POCA）[139]，目的是明确与麻醉中儿童出现心搏骤停有关的临床因素及预后。在最初的 4 年里，数据库的 63 个医疗机构中共发生了 289 例心搏骤停事件，其中 150 例认为与麻醉有关（1.4/10 000），死亡率 26%。引起心搏骤停的最常见原因是药物及心血管因素，与麻醉相关的心搏骤停最常见于不满 1 岁和有严重基础疾病的患者。2007 年 POCA 登记发布了一项更新[140]。1998—2004 年，193 例（49%）心搏骤停与麻醉有关。心血管原因导致的心搏骤停最常见，占所有心搏骤停的 41%，失血导致的低血容量及由于大量输库存血导致的高血钾是最常见的心血管原因（图 30.7）。与之前研究所不同的是，药物相关的心搏骤停只占所有心搏骤停的 18%。

2010 年，POCA 研究人员报告了与麻醉相关的心搏骤停对已有心脏疾病的儿童的影响，比较了 245 例无心脏疾病儿童的心搏骤停和 127 例有心脏疾病儿童的心搏骤停。与无基础心脏疾病的儿童相比，存在基础心脏疾病的儿童多为 ASA Ⅲ、Ⅳ或 Ⅴ级，更易发生由心血管原因所致的心搏骤停。患有基础心脏疾病儿童的死亡率比无基础心脏疾病的儿童要高（33% *vs.* 23%），但将数据按照 ASA 分级调整后，二者并无差别[141]。

近年来，研究人员对幼儿时期接受麻醉如何影响

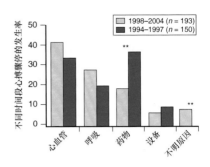

图 30.7 小儿围术期心搏骤停（POCA）中麻醉相关的心搏骤停的原因，登记表中 1998—2004 年与 1994—1997 年数据对比。（** P < 0.01 1998—2004 *vs.* 1994—1997，Z 检验）[From Bhananker SM, Ramamoorthy C, Geiduschek JM, et al. Anesthesia-related cardiac arrest in children: update from the Pediatric Perioperative Cardiac Arrest Registry. Anesth Analg. 2007; 105（2）: 344-350.]

神经认知发育越来越感兴趣。2016 年，Sun 等[141a] 发表了一项在美国四所大学医院进行的为期 4 年的同胞配对队列研究。研究共纳入了 105 对同胞兄弟姐妹，其中 1 例在 36 月龄之前曾接受过吸入麻醉下的腹股沟疝修补术。对同胞兄弟姐妹进行的神经认知测试均未显示智商在统计学上有显著差异。另一项研究（Ing 等）[141b] 分析了西澳大利亚州孕妇队列的数据，评估一组包括 2868 例 3 岁以下儿童的队列中接受麻醉与神经心理、学业和行为结局之间的关系。他们发现了神经心理学测验和 ICD-9 编码的临床结果之间的差异，但并未发现学术成就有任何差异，提示特定测试的独特属性可以解释不同研究中描述的认知结果的差异。在另一项队列研究中，Backeljauw 等[141c] 配对了一项语言发展研究中 5～18 岁参与者，他们在 4 岁前接受过手术麻醉及未接触过麻醉的对照组。研究发现，接受麻醉组受试者的听力理解和智商表现评分低于未接受麻醉组并具有统计学差异，并且这些变化与关键大脑区域（枕叶皮质和小脑）较低的灰质密度有关。鉴于这些相互矛盾的结果，需要进一步研究以更详细地评估和量化这种影响。

老年患者

自从现代外科发展的早期以来，年龄与手术风险关系的争论就一直存在于研究和临床工作中。老年患者手术麻醉风险一直是重要的研究领域，尤其是未来 30 年美国 65 岁以上人口比例迅速增加。

老年群体手术麻醉安全性研究的一个关键问题

是对于围术期风险而言,如何定义"老年"这一概念。关于"高龄"已经有多种定义,包括 65 岁以上、70 岁以上、80 岁以上或 90 岁以上。例如 Denney 和 Denson[142] 评估了 90 岁以上患者的手术风险。他们通过对在芝加哥大学南加州医学中心行 301 次手术的 272 例患者的研究发现,老年患者伴有严重肠梗阻时围术期死亡率可高达 63%。而 Djokovic 和 Heldey-Whyte[143] 采用的研究方法则略有不同,他们研究了 500 例 80 岁以上患者的术后预后,发现可以用 ASA 分级来预测死亡率,患者的并存疾病越多其风险也越高。心肌梗死是术后死亡的主要原因。无明显并存疾病(ASA Ⅰ 级)的患者死亡率不到 1%。

Del Guercio 和 Cohn[144] 研究了术前以有创监测的方法监测老年患者血流动力学及心肺功能参数,以预测老年人手术风险的应用价值。在外科 ICU 连续治疗的 148 例 65 岁以上的患者中,只有 13.5% 的患者生理指标正常,63% 的患者伴有严重的或不可纠正的功能缺陷,所有这些患者在随后的手术中均死亡。

Del Guercio 和 Cohn 的研究是强调基础合并症而非衰老本身是导致老年患者围术期死亡率明显增加的几项研究之一。最近,越来越多的文献开始关注功能障碍及慢性老年综合征,如虚弱、痴呆在老年患者中对于决定手术预后的重要性。Robinson 等研究了一组 110 例平均年龄 74 岁的手术患者,发现其术后 6 个月内死亡率为 15%。其中具有统计学意义的术后 6 个月内死亡率的预测因素包括认知功能障碍、近期跌倒、低蛋白血症、贫血、功能依赖以及基础并存疾病。值得注意的是,功能依赖是术后 6 个月内死亡的最强的预测因子。在任一患者中存在 4 个或以上危险因素可有效预测术后 6 个月内死亡(敏感性 81%;特异性 86%)[145]。类似的,Finlayson 等发现养老院中老人在接受重大胃肠手术后的死亡率高于美国 Medicare 医疗保险覆盖的总体人群,其高死亡率很可能与此人群中存在基础疾病及功能障碍的比例较高有关[146]。

在此背景下,在老年患者中,关于手术麻醉的风险的焦点集中到了更广义的"风险"上,除了传统的并发症发生率和死亡率之外,也包括了功能预后和生活质量。Finlayson 等对养老院的 6822 例因结肠癌接受肠切除手术的老年患者的研究显示,该人群的术后 1 年内死亡率为 53%,存活者中 24% 的日常独立生活能力下降。多因素回归分析显示,大于 80 岁、手术出院后再入院、手术并发症以及术前功能下降均为术后 1 年功能下降的预测因素[147]。随着老年人口的持续增长,研究者最近开始评估麻醉对老年人的神经认知影响。

在确定老年人群围术期管理的最佳策略时,与患者治疗目标相关的结局指标变得越来越重要。ASA 最近建立了围术期脑部健康计划(Fleisher)[147a],致力于探索麻醉药暴露与术后认知功能和谵妄之间的潜在关系。第 83 章将更详细地讨论该主题。

与麻醉药物直接相关的风险

大量研究评估了麻醉选择对患者预后的影响,这也是本书通篇讨论的问题。总体看来,虽然有越来越多的关于麻醉选择的研究,但似乎没有对某一特定手术或某种类型手术的完美的麻醉方法。在 Cohen 等[96] 针对加拿大的 100 000 例麻醉手术所进行的一项多因素分析中,药物的选择并没有提供除了患者疾病和手术本身之外更多的预后信息。为在单因素分析中,监测下的麻醉(MAC)似乎预后较差,但这是因为只有对病情较重的患者才会实施这类麻醉(表 30.11)。

麻醉药物是否存在内在毒性是长期困扰麻醉领域的一个问题。例如,最近很多研究探讨氟烷和七氟烷的毒性。氟烷的问题是其可能会导致暴发性及潜在致死性肝坏死。在报道了几例氟烷麻醉后发生肝坏死的病例后,对 34 所医疗机构的 856 500 例麻醉手术进行了回顾性研究[148-150]。除 7 例患者外,其他患者出现的肝坏死皆可由麻醉外的其他原因解释。由此可见,氟烷也许能够导致肝炎和肝衰竭,但发病率相当低。

而对七氟烷的担心是其代谢物复合物 A 可能具有潜在肾毒性。虽然一些实验室的研究结果证明七氟烷与碱石灰反应可生成具有肾毒性的复合物 A[151-152],然而在美国的临床研究却未能证实这种潜在的损害作用[153-154]。

最近某些研究试图确定并量化其他麻醉归因效应。2016 年,Wigmore 等[154a] 发表了一项回顾性队列研究的结果,该研究在英国纳入了 7000 多例初次接受恶性肿瘤切除手术的患者,他们分别接受了吸入麻醉和静脉麻醉,在对其进行了倾向匹配后评估了生存和复发预后。在对混杂因素进行调整之后,研究结果显示使用挥发性麻醉药的患者与使用吸入剂的患者的死亡风险比为 1.46,这一结果需要进一步的前瞻性研究来证实。

2008 年,GALA 研究者[154b] 发表了一项比较局部麻醉和全身麻醉下行颈动脉内膜剥脱手术患者预后的随机对照试验，研究共纳入 3526 例有或没有症状的颈动脉狭窄患者。主要结果包括卒中、心肌再梗死以及 30 天死亡率。在接受全身麻醉的患者中，4.8% 出现了上述事件，而在接受局部麻醉的患者中则是 4.5%（每 1000 例患者中有 3 例是可避免的）。局麻或全身麻醉对个体主要预后、30 天生活质量、住院时间或手术时长并无确定的统计学意义的影响。在一项 2015 年发表的回顾性队列研究中，van den Berg 等[154c] 考察了是否接受全身麻醉与急性缺血卒中患者行动脉内介入治疗的预后之间的关系。与接受全身麻醉的患者相比，接受非全身麻醉的患者有更高的比例预后良好（非全身麻醉 26%，全身麻醉 14%），尽管这两组之间没有显著差异。研究还发现非全身麻醉组的死亡率无显著提高。作者提出麻醉药可能改变脑血流的自动调节能力；然而，这些结果有一混杂因素，即全身麻醉组患者动脉再通时间最多可延迟 20 min。

大量研究曾经试图界定高危患者最"安全"的麻醉药。在 20 世纪 80 年代末期，人们曾关注于异氟烷导致的冠状动脉狭窄或冠状动脉侧枝的患者发生窃血现象，从而引起心肌缺血[155-156]。人们针对行冠状动脉旁路移植术的患者进行了一系列研究，旨在评估围术期心脏发病率和死亡率，以确定异氟烷在全身麻醉中的应用价值[157-160]。总体而言，这些研究都未发现患者预后上的差异，也支持了对于同一个体有多种安全的全身麻醉方法这一观点。其他研究集中在全身麻醉相对椎管内麻醉或区域麻醉的相对安全性上（Basques 等）[161-162, 162a]。对于行下肢和盆腔手术的患者，区域麻醉与较低的移植物栓塞和深静脉血栓发生率、较少的出血量、较短的住院时间（Neuman 等）[162b]、较低的术区感染风险及较低的住院时间延长风险（Helwani 等）[162c] 相关。在 OSA 患者中，区域麻醉与较低的重大并发症发生率相关（Memtsoudis 等）[162d]。一项最近由 O'Donnell 等[162e] 发表的 meta 分析则并未显示区域麻醉具有优势。尽管他们能够确定由区域麻醉引起的住院时间的微小差异，但不同研究之间在结果报告方面的差异使得他们无法确定两种方法之间的其他差异。目前仍有两项在进行中的随机对照试验，REGAIN（Neuman 等）[162f] 和 RAGA-delirium（Li 等）[162g]，试图量化麻醉药物的选择在髋部骨折手术中对并发症发生率、死亡率、认知功能等预后的影响。

在血管外科手术患者中的重要发现是接受区域麻醉时移植物栓塞的发生率降低，而且在腹股沟下旁路手术后需要二次手术的情况也减少了。然而，其中规模最大的一项试验却未能证明不同麻醉方法产生的预后存在着差异[163-165]。因为研究中整个群体的并发症发生率就很低，所以不可能发现由麻醉方法导致的患者预后上的差异。Rogers 等[162] 汇总之前几项研究的结果，发表了一项比较区域麻醉和全身麻醉的 meta 分析报告，发现椎管内阻滞可以减少术后死亡及其他严重的并发症，但至今仍未明确这种麻醉方法究竟有多大的优势。有关区域麻醉和全身麻醉的比较详见 45 章和 46 章。

最近人们还对围术期通气方式的影响进行了研究：2015 年，Ladha 的研究组[165a] 发表了一项基于医院的注册登记研究，评估了 69 239 例需要进行气管插管的非心脏手术患者的预后。与标准治疗相比，大约有 50% 的患者接受了保护性通气策略［小潮气量和高呼气末正压（positive end-expiratory pressure，PEEP）］。保护性通气定义为 PEEP 为 5 cmH$_2$O，平台压为 16 cmH$_2$O 或更低，与术后呼吸系统并发症的风险降低相关。高驱动压和平台压与术后呼吸系统并发症风险增加相关。Severgnini 等[165b] 将接受择期开放腹部手术的 56 例患者随机分为标准机械通气策略（潮气量为 9 ml/kg 理想体重，无 PEEP）或"肺保护性"通气（7 ml/kg 理想体重，PEEP 10 cmH$_2$O，肺复张）。接受保护性通气的患者术后几天均表现出更好的呼吸功能，并且临床肺部感染评分降低。两组之间的住院时间没有差异。

与手术相关的风险

手术过程本身可以显著影响围术期风险。事实上每一项研究都证实了急诊手术会增加额外的风险[98]。在一些病例中，手术相关风险取决于基础疾病和手术应激。作为手术操作中的一类，心血管手术是历史上并发症发生率和死亡率最高的手术。（第 54 章对心脏手术的风险进行了全面的评估。）在非心脏手术中，血管外科是风险最高的手术之一。虽然传统上认为主动脉重建术的风险最高，但几项研究表明，腹股沟远端手术的心脏相关并发症发生率与其相近，可能由于此类手术患者一般有较严重的冠状动脉疾病[166-167]。其他高风险血管手术还包括截肢[168]。腹部、胸部以及骨科手术也与高风险相关[13, 168]。

Eagle 等[170] 评估了冠状动脉疾病及其治疗手段对围术期心脏发病率和死亡率的影响。其研究对象是因冠心病接受过治疗，并又在随后接受重大非心脏手术的患者。其中，血管手术的心肌梗死或死亡风险最大，术后发生并发症和死亡的总概率大于 5%。总概率在 1%～5% 间的手术包括腹部、胸部及头颈部手术。低风险手术包括乳房、皮肤、尿路和骨科手术。最终，美国心脏协会/美国心脏病学会诊断治疗心血管疾病评估心脏工作组以这样的分组为基础，制定了非心脏手术围术期心血管系统评估联合指南中的外科风险部分[171]。更多近期的致力于建立统计学模型来预测手术预后的研究，例如 Gupta[111] 和 Glance[117] 等的研究都显示了手术类型本身对总体手术风险的重要影响。

对体表手术的围术期并发症的发生率进行评估的研究结果总体来说比较乐观。Backer 等[172] 评估了有冠状动脉疾病病史的眼科患者在围术期发生心肌再梗死率，证实眼科手术后心脏发病率相当低，包括近期发生心肌梗死的患者。很多其他研究也证实了类似的结果[69, 173]。

很多近期的研究提示手术时长可能影响围术期风险。Kim 等[173a] 回顾了一个 2005—2011 年间接受全身麻醉手术的超过 100 万例患者，显示手术时长与静脉血栓栓塞的发生风险相关。在针对具体的手术及不同专业类别的手术的分析中，也显示了相同的结果。

与手术地点和术后监护有关的风险

像冠状动脉旁路移植和腹主动脉瘤修补术这样的大手术的围术期风险在不同的医院中是有差异的[9-10, 174]，多项研究证实了外科手术量与死亡率间的关系。虽然手术技术确实会影响并发症和死亡事件的发生率，但局部因素也起了很重要的作用，如手术量较小可能会导致麻醉技术欠佳以及术后护理不善。目前还不知道以上每个因素对总体发病率和死亡率的具体影响。

虽然从未在随机临床试验中验证在 ICU 中进行术后监测和护理的临床价值，但许多研究者已经指出，这种做法是近年来发病率和死亡率得以改善的主要原因之一。多名研究者建议若能在术后对行血管大手术的患者进行更深入的监测，那么就无需在术前进行心脏检查和血管重建[171]。风险评估的潜在价值之一是能够确定什么样的患者应当转到医疗资源更为丰富的医学中心进行救治。围术期发病率和死亡率较低的患者可在当地医院做手术，而风险性较高的患者应转入具有更大手术量的医疗中心。

与麻醉实施者相关的风险

在过去的 10 年间，人们对麻醉实施者的角色和技术对于患者预后的影响给予了极大的关注。历史上，有各种不同的麻醉实施者在不同级别的监管下实施麻醉。已有一系列研究评估了麻醉实施者个人的技术和培训水平对预后的可能影响。在一项如今已成为经典的研究中，Slogoff 和 Kents[175] 研究了不同麻醉科医师麻醉下行冠状动脉旁路移植术的患者的围术期心肌缺血情况和心脏发病率的联系。值得注意的是，围术期心肌缺血和心肌梗死的发生率因麻醉科医师不同而不同，因而作者得出结论认为操作者的技术和经验可能影响患者风险。后续的工作已经转向麻醉实施者个体水平是否对麻醉的预后有所影响。Arbous 等报告了一项在荷兰进行的超过 1 年的病例对照研究[176]，发现在操作水平与降低 24 h 内昏迷和死亡风险相关的独立因素是：①使用清单检查麻醉设备；②在麻醉维持阶段可以使用电话、寻呼机或对讲机可以直接找到麻醉科医师；③在同一例麻醉中不更换麻醉科医师；④在麻醉维持阶段有一名全职麻醉护士和一名兼职麻醉科医师；⑤在紧急时候两人（麻醉科医师及一个住院医师或麻醉科护士）而非一人在场。这个研究是极少数的试图阐明麻醉操作因素，而不是特定的药物或技术在对麻醉结果的影响的研究之一，且其结果令人震惊，尽管该研究在结果报告和数据匹配上存在一些问题。关于麻醉实施者的特征不同会影响预后这一发现还需要进一步验证。

人们开始注意到麻醉管理中的交接班对患者预后的影响。在 2018 年，Jones 等发表了一项回顾性队列研究，评估了 313 066 例接受大手术患者的预后情况，包括全因死亡率，再入院率，以及术后重大并发症发生率。研究发现，完全的麻醉交接班（一位或一组麻醉实施者永久离开并由其他人取代）与研究的主要结局的发生率增加相关，同时也与更高的 ICU 入住率及更长的住院时间相关。这样研究主要的局限性在于无法控制接班麻醉科医师以及外科医师的工作经验，以及仅仅通过计费代码来确定是否经历的麻醉交接班。

几项研究对并发症和风险与麻醉实施者模式之间的关系进行了研究。作为美国北卡罗来纳州麻醉研究委员会中的一员，Bechtoldt[177] 对北卡罗来纳州在 1969—1976 年间约 2 百万例麻醉操作中出现的 900 例围术期死亡事件进行了评估。结果显示麻醉小组（由麻醉科医师和 CRNA 组成）出现的麻醉相关死亡率最低（1∶28 166），牙科医师指导麻醉时出现的死亡率最高（1∶11 432），而麻醉护士组出现的死亡率居中（1∶20 723）。一项斯坦福医疗研究中心[178] 的研究也得出了类似的结果：麻醉护士组出现死亡和严重并发症的概率比预测值高 11%，临床医师组比预测值低 3%，而麻醉小组则比预测值低 20%。这两项研究都存在明显的方法学局限性。

特定类型的麻醉者也许只有在特定的情况下才能发挥最大的作用，例如，对于有严重合并症或在围术期罹患并发症的患者，若他们的麻醉实施者具备相关的技能，那么他们就会从中受益。我们可以通过评价患者罹患并发症后的生存率来研究这些问题。宾夕法尼亚大学的 Silber 等[7] 就是如此。他们对从 531 所医院随机抽取出的 5972 例手术患者的病历进行研究，评估了患者和医院的特点，后者包括医师数量和类型，委员会认证资格，以及医务人员的比例。研究的结果显示，30 天死亡率与患者的自身情况有关。在每所医院中，意外发生后抢救失败（如阻止患者死亡）的数量与委员会认证的麻醉科医师占全部工作人员的比例成反比。围术期生存率的改善明显与委员会认证的麻醉科医师的数量增多有关。以此为基础，这些研究者又进行了后续的研究[179, 181]，但是分析仍然受到数据库特点所限[181]。与之相对的是，Pine 等评估了 8 个特定手术的死亡率[182]，并基于逐步 logistic 回归分析推导出特定手术的风险校正模型。他们发现没有麻醉科医师的医院的评估结果与有麻醉科医师参与或有相关麻醉监护的医院的评估结果相似。作者未对抢救失败及死亡原因进行评估。

最近，Needleman 和 Minnick 发表在健康服务研究类文献上的研究对比了由不同产科麻醉团队实施麻醉师产妇的预后情况[183]；虽然作者观察到，由护士在没有或很少有麻醉科医师监督下实施麻醉时的产妇并发症发生率与全部由麻醉科医师来实施麻醉有差异，但是有关风险校正和研究设计的缺陷限制了这一研究的结果用于政策制定[184]。类似的，一项 2010 年由 Dulisse 和 Cromwell 所做的研究提示已经颁布的允许麻醉护士独立实施麻醉或在麻醉科医师的监管下实施麻醉不会改变手术患者的总体预后[185]。然而，由于新法规并没有相关数量或类型的在没有麻醉科医师监管下的手术的重大变化，Dulisse 和 Cromwell 的工作并不能直接回答由于麻醉实施者类型的不同究竟会增加还是降低麻醉的安全性。

最终，就像 Smith 等[186] 2004 年发表的关于麻醉实施者的影响的综述中所总结的，目前尚不能证明患者预后与麻醉实施者类型之间的关系。麻醉护士和其他非医师的麻醉实施者对提供麻醉照护是至关重要的，无论是在美国或是在其他任何地方都是如此，所以明确这些人员的工作范围将是未来学术界研究和政治争论的进一步方向。

提高麻醉的安全性

过去的几十年里，人们为了提高麻醉的安全性而做了大量的工作。1984 年，Cooper、Kitz 和 Ellison 在波士顿共同主办了的第一届"可预防的麻醉死亡和并发症"国际论坛，来自世界各地的约 50 名麻醉科医师参加了此次论坛。经过大量讨论，大会针对预后、发病率及死亡率建立了一整套定义系统（框 30.1）。然而，除了其具体结论外，论坛仍是具有重大历史意义的事件，它是提高患者安全性工作中的一个开创性的早期事件，也是建立麻醉患者安全基金会（Anesthesia Patient Safety Foundation，APSF）的背景。自 1985 年 10 月正式成立后，APSF 为了实现其持续改善患者的麻醉安全的目标，在以下几个方面积极运作：①安全研究与教育；②患者安全项目和运动；③国内和国际交流。至此，APSF 致力于推动研究，改进医疗，并在现今范围内进行知识的传播（框 30.2）。总体而言，这些工作强调了体制水平的改进、医疗服务的标准化、人力工程学，以及减少麻醉中可避免的不良事件和管理危机的模拟训练的潜在作用。通过这项工作，APSF 将"患者安全"这一概念正式作为临床医疗的准则，并为其他诸如美国国家患者安全委员会建立了模型，这使得 APSF 不仅成为了麻醉与围术期医疗领域，还成为了更广义整个医疗领域的患者安全的领导者[197]。

除了 APSF 所做的努力，其他有影响力的组织如 ASA 则通过创立和传播临床工作的标准和指南来改善患者安全。总的来说，标准和指南都代表了临床医师从可获得的证据中总结的特定的治疗方法的获益和风险。通常，临床工作标准提示在某种情况下患者应该接受某项治疗或某种医疗行为。只有针对各组干预的

> **框 30.1 1984 年国际研讨会关于预防性麻醉发病率和死亡率的拟定定义**
>
> 结果
> 　正常
> 　操作中止
> 　并发症
> 　死亡
> 并发症
> 　非计划内的、不需要的、不良后果的麻醉
> 死亡
> 　死亡发生于从给予一种或多种药物后进行手术操作，到麻醉恢复之前
> 　死亡发生于减轻病痛的过程中
> 　死亡发生于麻醉药物发挥正常药效时

Modified from Pierce EC Jr. The 34th Rovenstine Lecture. 40 years behind the mask: safety revisited. Anesthesiology. 1996; 84（4）: 965-975.

框 30.2　麻醉患者安全基金会（APSF）所关注的领域，1985—2012

- 将模拟教学应用于麻醉培训和评估
- 改进术中监测的标准
- 将患者安全核查清单应用于术中管理
- 推动困难气道管理方法的标准化
- 预防药物相关的不良事件
- 将一次性麻醉设备重复使用或尝试再消毒
- 使用缺少现代化安全设施的过时麻醉机的安全问题
- 协助世界麻醉科医师联盟建立实践标准
- 外科部门的危机管理，包括团队协作、团队训练以及资源管理
- "产出压力"，导致危险的疏忽和偷工减料
- 由非麻醉专业人员实施静脉药物镇静
- 麻醉气体污染和管道气体输送中断
- 静脉药物污染
- 基于办公室的麻醉的特殊风险
- 患有睡眠呼吸暂停的患者及其术后管理
- 术后认知功能障碍（特别是老年患者）
- 在全身麻醉后可能出现的远期并发症和死亡
- 术后视觉丧失，特别是脊柱后路手术
- 手术部位错误
- 残余肌松及术后并发症
- 评估和管理不良事件的流程
- 持续存在由恶性高热导致的死亡
- 患有冠状动脉疾病并已行支架植入术患者的风险与挑战
- 对现有麻醉机校验流程的维护
- 麻醉管理对于肿瘤复发的可能影响
- 手术区域火灾

Modified from Eichhorn JH. The Anesthesia Patient Safety Foundation at 25: a pioneering success in safety, 25th anniversary provokes reflection, anticipation. Anesth Analg. 2012; 114（4）: 791-800.

概率和利用度的评估结果能够确定，选择这一治疗或策略将会得到一致赞同后，才能将此治疗或策略称为标准。目前，ASA 建立了一套临床麻醉的实践标准，它规定了术中监测的最基本要求[198]。

与标准不同的是，指南比标准要灵活些，在对大多数病例的管理中医师应遵守指南。指南也应该能够根据患者、环境及其他因素进行适当调整以满足不同的需要，与标准类似，指南也应该是效价比较高的方法。ASA 针对不同问题采纳了许多具体的指南，目的是要以此为基础进行最优化的操作。这些问题包括：困难气道的处理[199]，肺动脉导管的应用[200]，以及血液成分的利用[201]。与此类似，世界卫生组织近期强调了一份简单的术前核查清单的重要性，这是从诸如航空业等其他高危行业中借鉴而来的，目的是减少围术期不良事件的发生率[202]。一项由 Haynes 等[203] 所做的多中心国际研究的结果显示核查清单的使用可以改善患者预后，这在一定程度上推动了人们对标准化安全检查使用兴趣的增长，为进一步降低麻醉风险提供了新的潜在机会。

APSF 和其他组织从航空业借鉴了经验并应用于麻醉管理中，已经开始使用模拟教学对麻醉实施者进行培训，并评估其在危急情况下的决策能力[204-208]。到目前为止，已经建立了一系列不同个体的标准化场景用于对比，同时也一直在研究应如何更好地将模拟教学这一技术应用于麻醉培训和再认证。这些努力与来自多中心围术期预后小组和麻醉质量中心收集的关于患者预后的大样本数据库的对不良事件的监测加强一起，最终将会对国内和国际麻醉管理安全的持续改进发挥作用。

总结

过去的几十年里，麻醉相关风险似乎大大降低。完全由麻醉导致的死亡已较为罕见，但患者的病情以及外科手术的类型对整体预后的影响很大。虽然麻醉风险的降低可以成为这些年来麻醉实施者的一项重要成就，它同样也对未来麻醉实施者在保证不同患者获得同样的外科治疗结局的同时更大程度地减少手术并发症发生率和死亡率提出了新的挑战。同时，应继续保持警惕，以保证在院内和院外保持同样高的麻醉标准。最后，麻醉科医师应在基于系统的思考中发挥作用，以改善围术期管理以及接受手术和麻醉的患者的短期和长期预后。

参考文献

1. Snow SJ. Blessed Days of Anesthesia: How Anaesthetics Changed the World. Oxford: Oxford University Press; 2008.
2. Fleisher LA, et al. Arch Surg. 2004;139:67.
3. Devereaux PJ, et al. JAMA. 2012;307:2295.
4. Levy M, et al. Anesthesiology. 2011;114:796.
5. Mangano DT, et al. JAMA. 1992;268:233.
6. Institute of Medicine Committee on Quality of Health Care in America. To Err Human: Building a Safer Health System. The National Academies Press; 2000.
7. Silber JH, et al. Med Care. 1992;30:615.
8. Silber JH, et al. Med Care. 2007;45:918.
9. Ghaferi AA, et al. Ann Surg. 2009;250:1029.
10. Birkmeyer JD, et al. N Engl J Med. 2002;346:1128.
11. Birkmeyer JD, et al. N Engl J Med. 2003;349:2117.
12. Finks JF, et al. N Engl J Med. 2011;364:2128.
13. Goldman L, et al. N Engl J Med. 1977;297:845.
14. Frank SM, et al. Anesthesiology. 1993;78:468.
15. Frank SM, et al. JAMA. 1997;277:1127.
16. Cheney FW, et al. Anesthesiology. 1989;261:1599.
17. Lagasse RS. Anesthesiology. 2002;97:1609.
18. Beecher HK, Todd DP. Ann Surg. 1954;140(2).
19. Buck N, et al. Report of a Confidential Enquiry into Perioperative Deaths. London: Nuffield Provincial Hospitals Trust; 1987.
20. Mangano DT. N Engl J Med. 2002;347:1309.
21. Mathew JP, et al. JAMA. 1996;276:300.
22. Clark RE. Best Pract Benchmarking Healthc. 1996;1:62.
23. Grover FL, et al. Ann Thorac Surg. 1996;62:1229.
24. Grover FL, et al. Ann Thorac Surg. 1996;62(S6).
25. Nugent WC. Ann Thorac Surg. 1997;64:S68.
26. Bateman BT, et al. Anesth Analg. 2013;116:1380.

27. Todd CJ, et al. *BMJ.* 1995;310:904.
28. Aiken LH, et al. *JAMA.* 2002;288:1987.
29. Memery HN. *JAMA.* 1965;194:1185.
29a. Minuck M. *Can Anaes Soc J.* 1967;14:197.
30. Takala J. *Anesth Analg.* 2011;112:745.
31. Dornette WH, Orth OS. *Curr Res Anesth Analg.* 1956;35:545.
32. Dripps RD, et al. *JAMA.* 1961;178:261.
33. Gebbie D. *Can Anaesth Soc J.* 1966;13:390.
34. Phillips OC, et al. *JAMA.* 1960;174:2015.
35. Schapira M, et al. *Anesth Analg.* 1960;39:149.
36. Marx GF, et al. *Anesthesiology.* 1973;39:54.
37. Clifton BS, Hotten WI. *Br J Anaesth.* 1963;35:250.
38. Dinnick OP. *Anaesthesia.* 1964;19:536.
39. Bodlander FM. *Br J Anaesth.* 1975;47:36.
40. Harrison GG. *Br J Anaesth.* 1978;50:1041.
41. Holland R. *Br J Anaesth.* 1987;59:834.
42. Warden JC, Horan BF. *Anaesth Intensive Care.* 1996;24:66.
43. Tiret L, et al. *Can Anaesth Soc J.* 1986;33:336.
44. Tikkanen J, Hovi-Viander M. *Acta Anaesthesiol Scand.* 1995;39:262.
45. Lunn JN. *Anaesthesia.* 1980;35:617.
46. Pedersen T, et al. *Acta Anaesthesiol Scand.* 1990;34:176.
47. Li G, Warner M, et al. *Anesthesiology.* 2009;110:759.
48. Lagasse RS. *Anesthesiology.* 2009;110:698.
49. Findlay G, et al. *Knowing the Risk: A Review of the Perioperative Care of Surgical Patients.* London: National Confidential Enquiry into Patient Outcome and Death; 2011.
50. Pearse R, et al. *Lancet.* 2012;380:1059.
51. Wunsch H, et al. *Am J Respir Crit Care Med.* 2009;180:875.
52. Bennett-Guerrero E, et al. *Br J Surg.* 2003;90:1593.
52a. Whitlock EL, et al. *Anesthesiology.* 2015;123(6):1312.
53. Keenan RL, Boyan CP. *JAMA.* 1985;253:2373.
54. Olsson GL, Hallen B. *Acta Anaesthesiol Scand.* 1988;32:653.
55. Biboulet P, et al. *Can J Anaesth.* 2001;48:326.
56. Newland MC, et al. *Anesthesiology.* 2002;97:108.
57. Sprung J, et al. *Anesthesiology.* 2003;99:259.
57a. Ellis SJ, et al. *Anesthesiology.* 2014;120(4):829–838.
58. Kawashima Y, et al. *Acta Anaesthesiol Scand.* 2003;47:809.
59. Deleted in proof.
60. Kheterpal S, et al. *Anesthesiology.* 2009;110:58.
61. Chiang TM, et al. *Arch Otolaryngol.* 1968;88:307.
62. Raymond CA. *JAMA.* 1986;256:311.
63. Carithers JS, et al. *Laryngoscope.* 1987;97:422.
64. Brigger MT, Brietzke SE. *Otolaryngol Head Neck Surg.* 2006;135:1.
65. Gabalski EC, et al. *Laryngoscope.* 1996;106:77.
66. Mitchell RB, et al. *Arch Otolaryngol Head Neck Surg.* 1997;123:681.
67. Schloss MD, et al. *Int J Pediatr Otorhinolaryngol.* 1994;30:115.
67a. Coté CJ, et al. *Anesth Analg.* 2014;118(6):1276–1283.
68. Warren JL, et al. *J Natl Cancer Inst.* 1998;90:833.
69. Warner MA, et al. *JAMA.* 1993;270:1437.
70. Deleted in proof.
71. Chukmaitov AS, et al. *Health Serv Res.* 2008;43:1485.
72. Morello DC, et al. *Plast Reconstr Surg.* 1997;99:1496.
73. Vila H Jr, et al. *Arch Surg.* 2003;138:991.
74. Coldiron B, et al. *Dermatol Surg.* 2004;30:1435.
75. Coldiron BM, et al. *Dermatol Surg.* 2008;34:285.
76. Clayman MA, Seagle BM. *Plast Reconstr Surg.* 2006;118:777.
77. Sanborn KV, et al. *Anesthesiology.* 1996;85:977.
78. Reich DL, et al. *Anesth Analg.* 1999;89:814.
79. Kheterpal S, et al. *Anesthesiology.* 2006;105:885.
80. Kheterpal S, et al. *Anesthesiology.* 2007;107:892.
80a. Lee LO, et al. *Anesthesiology.* 2017;126(6):1053.
80b. Kheterpal S, et al. *Anesthesiology.* 2013;119(6):1360.
80c. Aziz MF, et al. *Anesthesiology.* 2016;125(4):656.
81. Caplan RA, et al. *Anesthesiology.* 1988;68(5).
82. Tinker JH, et al. *Anesthesiology.* 1989;71:541.
83. Caplan RA, et al. *Anesthesiology.* 1990;72:828.
84. Bhananker SM, et al. *Anesthesiology.* 2006;104:228.
85. Hove LD, et al. *Anesthesiology.* 2007;106:675.
86. Cooper JB. *Int Anesthesiol Clin.* 1984;22:167.
87. Cooper JB, et al. *Anesthesiology.* 1984;60:34.
88. Singleton RJ, et al. *Anaesth Intensive Care.* 1993;21:664.
89. Van der Walt JH, et al. *Anaesth Intensive Care.* 1993;21:650.
90. Deleted in proof.
91. Lopez-Jimenez F, et al. *J Am Coll Cardiol.* 1997;29:1241.
92. Monk TG, et al. *Anesth Analg.* 2005;100:4.
93. Saklad M. *Anesthesiology.* 1941;2:281.
94. Keats AS. *Anesthesiology.* 1978;49:233.
95. Vacanti CJ, et al. *Anesth Analg.* 1970;49:564.
96. Cohen MM, et al. *JAMA.* 1988;260:2859.
97. Owens WD, et al. *Anesthesiology.* 1978;49:239.
98. Goldman L, Caldera DL. *Anesthesiology.* 1979;50:285.
99. Hollenberg M, et al. *JAMA.* 1992;268:205.
99a. Baron DM, et al. *Br J Anaesth.* 2014;113(3):416.
100. Zeldin RA. *Can J Surg.* 1984;27:402.
101. Larsen SF, et al. *Eur Heart J.* 1987;8:179.
102. Domaingue CM, et al. *Anaesth Intensive Care.* 1982;10:324.
103. Jeffrey CC, et al. *Anesthesiology.* 1983;58:462.
104. White GH, et al. *Am J Surg.* 1988;156:103.
105. Lette J, et al. *Ann Surg.* 1990;211:84.
106. McEnroe CS, et al. *J Vasc Surg.* 1990;11:497.
107. Detsky AS, et al. *J Gen Intern Med.* 1986;1:211.
108. Palda VA, Detsky AS. *Ann Intern Med.* 1997;127:313.
109. Lee TH, et al. *Circulation.* 1999;100:1043.
110. Ford MK, et al. *Ann Intern Med.* 2010;152:26.
111. Gupta PK, et al. *Circulation.* 2011;124:381.
111a. Berwanger O, et al. *Eur Heart J.* 2016;37(2):177.
111b. Abbott TE, et al. *Br J Anaesth.* 2016;117(2):172.
111c. Gorka J, et al. *Br J Anaesth.* 2017;118(5):713.
112. Wijeysundera DN, et al. *JAMA.* 2007;297:1801.
113. Arozullah AM, et al. *Ann Intern Med.* 2001;135:847.
114. Arozullah AM, et al. *Ann Surg.* 2000;232:242.
115. Hogue CW Jr, et al. *Circulation.* 1999;100:642.
116. McCrory DC, et al. *Stroke.* 1993;24:1285.
117. Glance LG, et al. *Ann Surg.* 2012;255:696.
118. Hannan EL, et al. *JAMA.* 1990;264:2768.
119. Hannan EL, et al. *Ann Thorac Surg.* 1994;58:1852.
120. Hannan EL, et al. *Am Heart J.* 1997;134:1120.
121. Hopkins PM. *Br J Anaesth.* 2000;85:118.
122. Tardiff BE, et al. *Ann Thorac Surg.* 1997;64:715.
123. Fox AA, et al. *Anesthesiology.* 2009;110:738.
124. Muehlschlegel JD, et al. *Circulation.* 2010;122:S60.
125. Kaunitz AM, et al. *Obstet Gynecol.* 1985;65:605.
126. Endler GC, et al. *Am J Obstet Gynecol.* 1988;159:187.
127. Rochat RW, et al. *Obstet Gynecol.* 1988;72:91.
128. Morgan M. *Br J Anaesth.* 1987;59:842.
129. Hawkins JL, et al. *Anesthesiology.* 1997;86:277.
130. Panchal S, et al. *Anesth Analg.* 2001;93:134.
131. Mhyre JM, et al. *Anesthesiology.* 2007;106:1096.
132. Bloom SL, et al. *Obstet Gynecol.* 2005;106:281.
132a. D'Angelo R, et al. *Anesthesiology.* 2014;120(6):1505.
133. Graff TD, et al. *Anesth Analg.* 1964;43:407.
134. Tiret L, et al. *Br J Anaesth.* 1988;61:263.
135. Cohen MM, et al. *Anesth Analg.* 1990;70:160.
136. van der Griend BF, et al. *Anesth Analg.* 2011;112:1440.
137. Flick RP, et al. *Anesthesiology.* 2007;106:226.
138. Odegard KC, et al. *Anesth Analg.* 2007;105:335.
139. Morray JP, et al. *Anesthesiology.* 2000;93(6).
140. Bhananker SM, et al. *Anesth Analg.* 2007;105:344.
141. Ramamoorthy C, et al. *Anesth Analg.* 2010;110:1376.
141a. Sun LS, et al. *JAMA.* 2016;315(21):2312.
141b. Ing CH, et al. *Anesthesiology.* 2014;120(6):1319.
141c. Backeljauw B, et al. *Pediatrics.* 2015;136(1):e1.
142. Denney JL, Denson JS. *Geriatrics.* 1972;27:115.
143. Djokovic JL, Hedley-Whyte J. *JAMA.* 1979;242:2301.
144. Del Guercio LR, Cohn JD. *JAMA.* 1980;243:1350.
145. Robinson TN, et al. *Ann Surg.* 2009;250:449.
146. Finlayson E, et al. *Ann Surg.* 2011;254:921.
147. Finlayson E, et al. *J Am Geriatr Soc.* 2012;60:967.
147a. Fleisher LA. *ASA Monitor.* 2016;80(1):6.
148. Subcommittee of the National Halothane Study of the Committee on Anesthesia NAoS, National Research Council. *JAMA.* 1966;197:775.
149. Aach R. *JAMA.* 1970;211:2145.
150. DeBacker LJ, Longnecker DS. *JAMA.* 1966;195:157.
151. Levine MF, et al. *Anesthesiology.* 1996;84:348.
152. Nishiyama T, et al. *Anesth Analg.* 1996;83:574.
153. Conzen PF, et al. *Anesth Analg.* 1995;81:569.
154. Rooke GA, et al. *Anesth Analg.* 1996;82:1159.
154a. Wigmore TJ, et al. *Anesthesiology.* 2016;124(1):69.
154b. Lewis SC, et al. *Lancet.* 2008;372(9656):2132.
154c. van den Berg LA, et al. *Stroke.* 2015;46(5):1257.
155. Becker LC. *Anesthesiology.* 1987;66:259.
156. Buffington CW, et al. *Anesthesiology.* 1987;66:280.
157. Leung JM, et al. *Anesthesiology.* 1991;74:838.
158. Leung JM, et al. *J Am Coll Cardiol.* 1992;20:1205.
159. Slogoff S, Keats AS. *Anesthesiology.* 1989;70:179.

160. Slogoff S, et al. *Anesth Analg.* 1991;72:22.
161. Neuman MD, et al. *Anesthesiology.* 2012;117:72.
162. Rodgers A, et al. *BMJ.* 2000;321:1493.
162a. Basques BA, et al. *J Bone Joint Surg Am.* 2015;97(6):455.
162b. Neuman MD, et al. *JAMA.* 2014;311(24):2508.
162c. Helwani MA, et al. *JBJS.* 2015;97(3):186.
162d. Memtsoudis SG, et al. *Reg Anesth Pain Med.* 2013;38(4):274.
162e. O'Donnell CM et al: *Br J Anaesth.*120(1):37.
162f. Neuman MD, et al. *BMJ Open.* 2016;6(11):e013473.
162g. Li T, et al. *BMJ Open.* 2017;7(10):e016937.
163. Christopherson R, et al. *Anesthesiology.* 1993;79:422.
164. Bode RH Jr, et al. *Anesthesiology.* 1996;84(3).
165. Tuman K, et al. *Anesth Analg.* 1990;70:S414.
165a. Ladha K, et al. *BMJ.* 2015:351.
165b. Severgnini P, et al. *Anesthesiology.* 2013;118(6):1307.
166. Krupski WC, et al. *J Vasc Surg.* 1992;15:354.
167. L'Italien GJ, et al. *J Vasc Surg.* 1995;21:935.
168. Ashton CM, et al. *Ann Intern Med.* 1993;118:504.
169. Deleted in proof.
170. Eagle KA, et al. *Circulation.* 1997;96:1882.
171. Fleisher LA, et al. *Circulation.* 2007;116:1971.
172. Backer CL, et al. *Anesth Analg.* 1980;59:257.
173. Schein OD, et al. *N Engl J Med.* 2000;342:168.
173a. Kim JS, et al. *JAMA surgery.* 2015;150(2):110.
174. Kantonen I, et al. *Eur J Vasc Endovasc Surg.* 1997;14:375.
175. Slogoff S, Keats AS. *Anesthesiology.* 1985;62:107.
176. Arbous MS, et al. *Anesthesiology.* 2005;102:257.
176a. Jones PM, et al. *JAMA.* 2018;319(2):143.
177. Bechtoldt AA Jr. *N C Med J.* 1981;42:253.
178. Forrest W. Outcome—the effect of the provider. In: Hirsch R, Forrest W, eds. *Health Care Delivery in Anesthesia.* Philadelphia: George F Stickley; 1980:137.
179. Silber JH. *LDI Issue Brief.* 2000;6:1.
180. Deleted in proof.
181. Silber JH, et al. *Anesthesiology.* 2002;96:1044.
182. Pine M, et al. *AANA J.* 2003;71:109.
183. Needleman J, Minnick AF. *Health Serv Res.* 2009;44:464.
184. Neuman MD, et al. *Health Serv Res.* 2010;45:1390.
185. Dulisse B, Cromwell J. *Health Aff (Millwood).* 2010;29:1469.
186. Smith AF, et al. *Br J Anaesth.* 2004;93:540.
187. Deleted in proof.
188. Deleted in proof.
189. Deleted in proof.
190. Deleted in proof.
191. Deleted in proof.
192. Deleted in proof.
193. Deleted in proof.
194. Deleted in proof.
195. Deleted in proof.
196. Deleted in proof.
197. Eichhorn JH. *Anesth Analg.* 2012;114:791.
198. American Society of Anesthesiologists. *Standards for Basic Anesthesia Monitoring.* Park Ridge, Ill: American Society of Anesthesiologists; 2011.
199. American Society of Anesthesiologists. *Anesthesiology.* 2003;98:1269.
200. American Society of Anesthesiologists Task Force on Pulmonary Artery Catheterization. *Anesthesiology.* 2003;99:988.
201. American Society of Anesthesiologists. *Anesthesiology.* 2006;105:198.
202. *WHO Surgical Safety Checklist and Implementation Manual.* World Health Organization; 2008. http://www.who.int/patientsafety/safesurgery/ss_checklist/en/index.html.
203. Haynes AB, et al. *N Engl J Med.* 2009;360:491.
204. Gaba DM, et al. *Anesthesiology.* 1987;66:670.
205. Holzman RS, et al. *J Clin Anesth.* 1995;7:675.
206. Howard SK, et al. *Aviat Space Environ Med.* 1992;63:763.
207. Popp HJ, et al. *Int J Clin Monit Comput.* 1991;8:151.
208. Schwid HA, O'Donnell D. *Anesthesiology.* 1992;76:495.

31 术前评估

DUMINDA N. WIJEYSUNDERA，EMILY FINLAYSON

车璐 夏迪 韩侨宇 廖玥 译 倪文 黄宇光 冯艺 审校

要 点	■ 麻醉术前评估是患者围术期管理的临床基础，可降低患者围术期的患病率并改善临床预后。
	■ 术前评估的主要目的是为了获取患者病史中有价值的信息，评估围术期风险，优化麻醉方案。
	■ 麻醉前评估应当包含有针对性的体格检查、记录合并疾病、通过术前宣教减轻患者的焦虑、确保所患基础疾病得到优化处理、有选择地转诊给医疗专家会诊、开具相应术前检查、开始实施可降低麻醉风险的干预措施、讨论围术期治疗事项、安排合适的术后治疗，以及必要时建议推迟或取消手术。
	■ 合并的基础疾病可能会影响麻醉和围术期管理，这就要求麻醉科医师对内科学的诸多方面都应有所了解，并具备大量的内科学知识。
	■ 患者需要做与病史、预期的手术方式以及术中失血风险相关的术前诊断和实验室检查。常规进行术前检查并不合理，因为其既昂贵，而且往往临床上也不恰当。
	■ 麻醉术前评估门诊能提高手术室利用效率、减少手术取消和延期的发生率、降低住院费用，并提高患者医疗质量。
	■ 由多个医学专业发表的最新术前评估共识和循证医学指南对患者的麻醉及术前准备具有重要影响。
	■ 麻醉科医师必须知晓并遵从由医疗卫生机构发布的涉及术前评估问题的日益增加的监管和报告要求。
	■ 麻醉科医师是围术期医学专家，因此在评估与麻醉或手术相关的风险、与患者讨论相关风险、并与外科团队和会诊医师及其他医学专家共同合作进行围术期管理上占有独特的地位。

术前评估是实施麻醉的必要组成部分。术前评估的临床实践和范围都发生了显著变化，主要是因为医院收治患者模式发生了快速转变，从术日前晚收治入院转变为术日晨收入院。近年来，术前评估已成为围术期外科之家模式的重要组成部分，其目的是开展一个对围术期进行整体管理的综合模式[1]。作为围术期医师的重要职责之一，这种转变使术前评估也发生了相应的变化。这种职责范围的拓宽意味着麻醉科医师的角色从传统的术中麻醉管理者延伸到了利用自己的专业知识和技能对患者复杂的内科情况以及手术相关问题进行综合管理的围术期专家[2]。这一新的更广义的角色定义意味着麻醉科医师在患者术前评估中承担着评估和优化治疗的职责[3]。本章对术前评估的实践进行了全面讨论，并对相关概念、现有证据和基于共识的临床实践指南加以综述。

麻醉前评估的演变

所有需要麻醉的手术患者都需要接受麻醉实施者的术前评估。而评估的临床实践已经发生了显著变化。以往，麻醉科医师仅在手术开始前或手术前一天对患者进行第一次评估，而把术前评估和准备的相关工作留给了外科医师、家庭医师或其他专科医师。在一些国家，这种方法仍然是麻醉前评估的标准模式。然而在许多国家，远在预定的手术操作之前，麻醉科医师就越来越多地在患者的术前评估和准备工作中扮着领导者的角色，在自身存在高危因素或者即将接受高危手术的患者中更是如此。

这种变化的发生有诸多原因。第一，极少数患者会在手术日前被收治入院。在很多国家，术前一天收治入院的传统模式缺乏经济效益。例如，美国的绝大多数手术都采取门诊手术或日间手术的模式，包括复杂神经外科手术、心脏手术和肿瘤根治性手术。第二，外科患者中合并内科疾病的老年衰弱患者日益增多[4]，需要在麻醉前评估和手术开始之间有充足时间进行必要的检查、干预和内科优化治疗。对于一个患有极高风险合并症的患者，麻醉科医师的术前会诊可以帮助我们共享手术的决策过程（见后文"衰弱、老年病和老年外科患者"一节）。第三，麻醉管理已经不仅仅局限于手术室内。术前评估是麻醉科医师作为围术期医师在术前、术中、术后进行综合医疗服务的重要组成部分。考虑到麻醉科医师在围术期医学方面的作用，尤其是麻醉管理和手术相关医学问题方面的独特专业知识，由麻醉科医师担当术前评估的领导者角色符合逻辑。这种理念是围术期外科之家模式的重要组成部分[1]。

术前评估门诊的发展对麻醉科医师深入开展术前评估起到重要作用。这些门诊也带来了新的临床和管理挑战。在一个医疗机构中，如果多数患者均在术前评估门诊完成术前评估，那么麻醉科医师评估合并复杂疾病患者的时间则会相应减少。因此，麻醉科医师必须要非常高效和准确地评估患者病史，进行体格检查、鉴别诊断，并给出围术期处理方案。相反，对于一家仅要求对高危患者进行术前评估门诊会诊的医院，麻醉科则必须与外科及时沟通，制订出一套通用的流程，以便能确保获得患者安全实施麻醉所需的信息，并能适当地判别出需要进行术前麻醉会诊的患者。麻醉前评估不仅范围和时机发生了显著变化，也越来越多地被临床指南影响和约束。例如，医疗保健机构认证联合委员会要求记录所有外科患者术前 30 天内的病史和体格检查结果，并在手术开始前 48 h 内对患者进行再次评估。美国麻醉科医师协会（American Society of Anesthesiologists，ASA）和欧洲麻醉学会（European Society of Anaesthesiology，ESA）都发布了有关术前麻醉评估的特定指南[5-6]。此外，其他一些专科学会也发布了针对手术患者相关医学问题的术前处理的实践指南[7-12]。

麻醉前评估的目标和获益

术前评估可以有助于影响和改善围术期治疗（图 31.1）。从澳大利亚事件监测研究（Australian Incident Monitoring Study）数据库获得的数据表明，术前评估不当是 3% 的围术期不良事件的影响因素[13]。麻醉前评估的目标主要有两个：第一，确保患者可以安全地耐受拟实施手术所需的麻醉；第二，降低诸如呼吸系统或心血管系统等围术期并发症的风险。为了达成这两个目标，麻醉前评估时可以开展有针对性的临床检

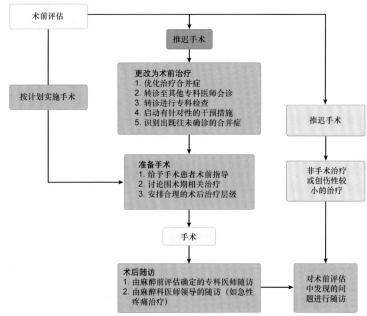

图 31.1　术前评估有助于影响和改善围术期治疗的机制

查、更完善地记录合并疾病、通过宣教缓解患者（及其家属）的焦虑情绪、优化合并症的治疗、有选择性地获取相关专家会诊意见（如心血管专家）、开具有针对性的术前检查（如心脏负荷试验），启动降低围术期风险的干预措施（如 β 受体阻滞剂的使用）、讨论围术期治疗的相关问题（如预期风险、禁食指南），并安排合理的术后治疗层级（如重症监护治疗病房）。当患者是围术期不良事件的极高危人群时，麻醉科医师也可以建议选择非手术治疗或创伤性小的治疗。这些推荐意见有助于告知和共享手术决策过程（见"术前评估过程中的临床检查"相关内容）。麻醉前评估有时会发现患者之前未被诊断的内科问题（如高血压），尽管该问题可能不会严重影响围术期风险，但却提示该患者需要接受相关医疗保健专业人士的后续长期随访。

与外科医师或初级保健医师单独进行的术前评估相比，由麻醉科医师主导的术前评估可以更有选择性地进行实验室检查和专科会诊，因而可降低医疗费用[14-17]。在由麻醉科医师主导的术前评估门诊，术前麻醉评估还可以减轻患者的焦虑[18]、提高区域麻醉的接受度[19]、减少当日手术的取消率[14, 20-22]、缩短住院日[19, 21-22]，并降低住院费用[21]。

术前评估过程中的临床检查

临床检查包括获取病史和体格检查两个部分，是术前评估的最基本内容。临床检查所获得的信息可以帮助我们了解计划手术患者的基础状况、明确与围术期相关的合并症的进展程度、明确术前优化的必要性和治疗时机，以及选择全面而适当的术前检查。通过标准化的流程可以提高术前检查的一致性和质量。可以明确的是，所有手术患者的基础临床检查都应包含一套一致的检查项目[23]，并可以根据这套标准的初步检查的结果进行更详尽的进一步检查（例如心血管系统）。计算机辅助术前评估工具为实现标准化的高质量术前评估提供了可能[23]，并于 2018 年在 ESA 术前评估指南中得到了推荐[6]。通过适当考虑各种不同临床征象的循证医学意义可以进一步提高术前体格检查的质量[26]。

病史的组成

麻醉相关病史的重要内容见术前病史采集的样例（图 31.2）。这些信息可以以纸质版或电子版的形式记录，由麻醉人员在患者住院期间或通过电话访问完成。也可以由患者本人当面填写（住院患者）或远程访问网络程序填写。麻醉前评估从手术计划和手术指

征开始。需要行手术治疗的疾病（如肿瘤）本身的进展情况及其相关的治疗都需要明确。目前已知的内科疾病、既往病史、手术史、既往麻醉方式和麻醉相关并发症等都需要进行关注。只是简单地标注是否有高血压、糖尿病、缺血性心脏病、胸闷或者胸痛等疾病或症状是不够的。必须明确地记录这些疾病或症状的严重程度、稳定性、是否有活动受限、病情是否加重（目前或近期）、既往的治疗情况以及计划采取的干预措施等。所有相关诊断性检查的结果、治疗措施以及治疗医师的姓名也都需要了解。患者对这些初始问题的回答可以提示我们进行更深入的探询以完成一个完整的病史记录。

应详细记录处方和非处方药品（包括补充剂和草药）的剂量和服用时间。其中应包括任何近期已中断使用却有围术期意义的药物（如近期糖皮质激素治疗）。应询问患者对药物或其他物质的变态反应史（如乳胶或造影剂），着重记录患者的具体反应。患者常常自诉对某种物质"变态反应"，而事实上只是药物可预期的不良反应（如使用麻醉药后的恶心、呕吐）。必须记录患者的烟酒史或违禁药物使用史，最好用包-年数来记录吸烟量（即每天吸烟包数乘以吸烟年数）。例如，如果患者每天吸烟 2 包，共吸烟 10 年，则可记录为吸烟 20 包-年。应明确记录患者或其家属的假性胆碱酯酶缺乏史、恶性高热（MH）或可疑恶性高热史（麻醉时出现发热或肌强直），以便在手术前日做好适当的麻醉计划。既往麻醉记录中的信息有助于明确不确定的病史。

然后需要按标准流程全面了解所有脏器系统的情况。例如，应询问患者是否有心脏、肺、肾、肝和神经系统方面的问题，以及是否有肿瘤病史、贫血、出血倾向和既往住院史。应重点关注患者的气道异常、麻醉相关不良事件（个人史或家族史），以及心血管、肺、肝、肾、内分泌或神经系统症状。例如，当一个患者报告既往有麻醉后有明显咽痛、牙齿损伤或"需要使用小号的导管"的情况时，则提示其可能发生过气道处理困难。打鼾和日间困倦的病史可能提示患者存在未经诊断的呼吸暂停［见后文"阻塞性睡眠呼吸暂停（OSA）"部分］。胸部不适的病史（包括其持续时间、诱发因素、伴发症状和缓解因素等）可能很重要。同样，应了解患者既往的手术史以便完善病史记录。最后，基层保健医师、专科医师或住院记录等也可能有助于揭示患者未能回想起来的内容。

功能性耐量的评估

判断患者的心肺功能以及功能性耐量是术前评估

患者姓名 _____　年龄 _____　性别 _____　手术日期 _____

拟行手术 _____　手术医师 _____

家庭医师 / 电话 _____　其他医师 / 电话 _____　_____

1. 请列出所有手术（大概日期）

a. _____　　d. _____

b. _____　　e. _____

c. _____　　f. _____

2. 请列出任何过敏的药物、乳胶或其他物质（和过敏表现）

a. _____　　c. _____

b. _____　　d. _____

3. 请列出既往一个月的所有药物使用情况（包括非处方药、吸入药、草药、膳食补充剂和阿司匹林）

药物名称	日期和使用频率	药物名称	日期和使用频率
a.		f.	
b.		g.	
c.		h.	
d.		i.	
e.		j.	

（请检查 "是" 与 "否"，并圈出具体的问题）　　　　　　　　　　　　　　　　是　　　否

4. 既往一年是否服用类固醇激素（泼尼松或可的松）？　　　　　　　　☐　　☐

5. 是否吸烟？（_____ 包/天，吸 _____ 年）　　　　　　　　　　　☐　　☐

　　是否仍在吸烟？　　　　　　　　　　　　　　　　　　　　　　　　☐　　☐

　　是否饮酒？（饮酒量）_____　　　　　　　　　　　☐　　☐

　　近期或既往是否使用违禁药品（为你的安全起见而询问）？　　　　　☐　　☐

6. 能否不停顿地爬一层楼梯？　　　　　　　　　　　　　　　　　　　☐　　☐

7. 心脏是否有疾患？（请圈出）[胸痛或胸闷、心肌梗死、ECG 异常、心脏漏搏、心脏杂音、心悸、　　☐　　☐
　　心力衰竭（肺水肿）、常规牙科诊疗前需要使用抗生素治疗]

8. 是否有高血压病？　　　　　　　　　　　　　　　　　　　　　　　☐　　☐

9. 是否有肺部或胸部疾病史？（请圈出）（呼吸困难、肺气肿、气管炎、哮喘、TB、胸部 X 线检查异常）　☐　　☐

10. 是否正在生病或近期是否有感冒、发热、寒战、流感或排痰性咳嗽？　　　　　　　　　　☐　　☐
　　请描述近期的病情_____

A

图 31.2　（A 和 B）患者术前病史采集表样本（ECG，心电图；TB，结核；TMJ，颞颌关节）

重要的组成部分。这些信息通常用于评估患者术后严重并发症的发病和死亡风险，并决定是否需要术前进一步地检查[7]。值得注意的是，即使在经济发达国家，功能性耐量不佳也是很常见的。例如，美国仅有五分之一的成年人可以达到联邦指南推荐的有氧和强化运动的标准[27]。运动能力下降和心肺疾病之间呈双向作用的关系。可以明确的是，缺乏运动会增加心肺疾病的风险，但是已经存在的心肺疾病也会妨碍患者进行运动。例如，外周血管疾病（PAD）患者可能会因出间歇性跛行而使活动受限；而缺血性心脏病的患者可能会因劳力性胸部不适而活动受限。有很多临床证据表明术前已经存在的功能性耐量下降与围术期风险增加相关。这些研究大多使用了客观的功能性耐量评价工具，如运动试验或者心肺运动试验（CPET）[28-31]。另外数项大型研究提示，术前功能性耐量严重下降（例如日常活动受限）与术后死亡率[32]、心血管并发症[33]、以及肺部并发症显著相关[34-35]。

术前功能性耐量评估的挑战在于如何在日常临床工作中进行最佳的评估。通常麻醉科医师会在术前访视的过程中询问患者的日常活动能力，并据此做出一个主观的判断。功能性耐量通常采用代谢当量（metabolic equivalent of task，METs）进行量化，1 MET 约等于静息状态下的能量（氧）消耗 [3.5 ml/（kg·min）]。表 31.1 演示了如何利用术前访视的信息估计 METs。这

（请检查"是"与"否"并圈出确切的问题）　　　　　　　　　　　　　　　　　　　　是　　　否

11. 您或您的家族成员中是否有严重的出血问题？（圈出）（鼻出血、牙龈出血、拔牙后或手术后出血时间延长）　□　□

12. 是否有血液系统疾病？（贫血、白血病、镰刀细胞贫血、血凝块和输血）　□　□

13. 是否有以下疾病？（圈出）
　　肝（肝硬化、肝炎、黄疸）？　□　□
　　肾（肾结石、肾衰竭、透析）？　□　□
　　消化系统（反复烧心、裂孔疝、胃溃疡）　□　□
　　背部、颈部或下颌（TMJ、风湿性关节炎）？　□　□
　　甲状腺（甲状腺功能亢进或甲状腺功能减退）？　□　□

14. 是否有过以下情况？（圈出）
　　惊厥、癫痫或痉挛？　□　□
　　卒中、面、腿或肢体无力、言语困难？　□　□
　　下肢行走时痉挛性疼痛？　□　□
　　听力、视力、记忆力异常？　□　□

15. 是否曾因癌症进行放疗、化疗？（圈出）　□　□

16. 女性：是否妊娠？
　　末次月经开始时间 _____

17. 既往是否有麻醉或手术并发症史？（圈出）　□　□
　　[严重的恶心呕吐、恶性高热（直系亲属或自己）、苏醒延迟、躁动焦虑、呼吸困难、插管困难]

18. 是否有活动的牙齿、缺牙、义齿、牙套、牙桥、牙圈，是否有张口困难、吞咽困难、呼吸困难？（圈出）　□　□

19. 日常活动是否受限？　□　□

20. 是否打鼾？　□　□

21. 请列出上述未提及的任何疾病：
　_____
　_____
　_____

22. 对护士或者麻醉科医师还有什么其他问题或意见？
　_____
　_____

B

图 31.2 （续）

种临床常用的通过术前评估的信息进行评估的方法具有明显的局限性。第一，主观的评估不能准确反映患者真实的活动能力。在一项纳入了 1401 例非心脏大手术患者的多中心前瞻性队列研究中，麻醉科医师的主观评估对于发现功能性耐量不足 4 METs 的患者的敏感性只有 19%，而特异性为 95%[36]。此外，主观评估与已经被验证有效的标准功能性耐量评估问卷之间也缺乏相关性[37-38]。第二，主观评估在预测术后死亡和并发症的发生率方面通常也表现欠佳。在一项纳入 600 例患者的单中心队列研究中，患者自主报告的活动耐量欠佳（定义为不能走四个街区或者爬 2 层楼梯）和严重围术期并发症的风险增加相关[39]，但这种关联性相对较弱（阳性似然比 1.3，阴性似然比 0.6）。

一般来说，阳性检测结果的似然比应该大于 2、阴性测试结果的似然比应该小于 0.5，才有临床意义[40]。另外，一项多中心前瞻性队列研究和另一项单中心回顾性队列研究都发现，主观评估对于术后死亡率和并发症发生率的预测能力都不佳[36, 41]。

为了提高术前功能性耐量的评估效果，麻醉科医师应该考虑使用结构化问卷，如 Duke 活动状态指数（Duke Activity Status Index，DASI）（表 31.2）[42]。这一包含 12 项关于患者日常活动的患者自填问卷，已证明与手术患者功能性耐量评估的"金标准"方法之间具有相关性[36, 43]。此外，DASI 评分已表明可以提高非心脏手术后心脏并发症的预测能力[36]。虽然对如何将 DASI 评分转换为 METs 仍有不同的意见，但

表 31.1　功能性耐量的 MET*	
METs	等效运动水平
1	进食、电脑前工作、或穿衣
2	下楼梯、家里走动、或做饭
3	平地行走 1～2 个街区
4	清扫落叶、园艺工作
5	爬一层楼、跳舞、或骑自行车
6	打高尔夫或背球杆
7	网球单打
8	快速爬楼、或慢跑
9	慢速跳绳或中速骑车
10	快速游泳、轻快地跑步（running or jogging briskly）
11	越野滑雪或打全场篮球
12	中距离或长距离快跑

* 1 代谢当量（MET）是指坐位静息状态下的氧耗量，等于氧耗量为 3.5 ml/（min·kg）。
Modified from Jette M，Sidney K，Blumchen G. Metabolic equivalents（METS）in exercise testing，exercise prescription，and evaluation of functional capacity. Clin Cardiol. 1990；13：555-565

原始转换公式如下：

$$METS \text{ 估计值} = \frac{(0.43 \times DASI \text{ 评分}) + 9.6}{3.5}.$$

　　功能性耐量评估的其他替代方法包括简单运动试验（如 6 min 步行试验、增量往返步行试验）[44]、运动试验（如 ECG 运动试验）或 CPET。如果采用以 Bruce 运动试验的总踏车时间进行推断的标准运动试验（亦即非 CPET），则会高估患者的真实运动能力。更重要的是，静息左心室射血分数不应作为功能性耐量的间接测定指标[45-46]。

体格检查

　　麻醉前体格检查至少应包括生命体征［如动脉血压（BP）、心率（HR）、呼吸速率、氧饱和度］、身高和体重。根据身高和体重计算的体重指数（BMI）比单纯依靠体重诊断肥胖更为准确。成人和儿童如何对体重进行分类可以参考表 31.3。有关 BMI 的信息可以帮助我们识别潜在的困难气道患者和一些其他并存疾病［如心脏病、糖尿病、阻塞性睡眠呼吸暂停（OSA）］。应当使用现有的公式计算出理想体重[47]，如 Devine 公式[48]。理想体重可以更好地计算一些麻醉相关药物的剂量和正压通气参数的设置。现成的在线计算器可用于快速确定 BMI 和理想体重。即使既往没有高血压病史，患者在术前访视期间也常有动脉血压升高。这可能是由于焦虑或者患者忘记服用常规剂

表 31.2　Duke 活动状态指数（DASI）	
你是否能：	得分
1. 生活自理，即自主进食、穿衣洗澡或上厕所？	2.75
2. 室内行走，如在家中走动？	1.75
3. 平地行走 200 码（约 183 米，译者注）？	2.75
4. 爬一层楼梯或爬小山坡？	5.5
5. 短距离跑步？	8.0
6. 做一些轻体力的家务活，如打扫灰尘或洗碗？	2.7
7. 做中等体力的家务活，如吸尘、扫地或者拎购物袋？	3.5
8. 做重体力的家务活，如擦地板、搬运或移动重家具？	8.0
9. 做庭院劳动，如清扫落叶、除草或使用割草机？	4.5
10. 性生活？	5.25
11. 参与中等强度的娱乐活动，如高尔夫、保龄球、跳舞、网球双打或扔球？	6.0
12. 参与剧烈运动，如游泳、网球单打、足球、篮球或滑雪？	7.5
总分	

From Hlatky MA，Boineau RE，Higginbotham MB，et al. A brief self-administered questionnaire to determine functional capacity（the Duke Activity Status Index）. Am J Cardiol. 1989；64：651-654

表 31.3　体重指数（BMI）分层方法	
体重指数	体重状态
成人 > 20 岁	
BMI < 18.5	体重过轻
BMI 18.5～24.9	正常
BMI 25.0～29.9	超重
BMI ⩾ 30.0	肥胖
儿童和青少年	
BMI 位于相应年龄百分位的 5% 以下	体重过轻
BMI 位于相应年龄百分位的 5%～85% 之间	正常
BMI 位于相应年龄百分位的 85%～95%	存在超重风险
BMI 位于相应年龄百分位的 95% 及以上	超重

From Centers for Disease Control and Prevention. http://www.cdc.gov

量的降压药引起的。因此，术前评估时仅仅一次的血压测量值可能不能反映患者日常血压的控制情况。重复测量血压或通过查阅病史记录（包括既往的动态血压测试）或询问患者的"日常"血压都会有帮助。理想情况下，来自患者初级保健医师或外科医师转诊的病历文书中应包含患者既往的血压测量值的信息[49]。

　　从麻醉科医师的角度来看，检查气道可能是体格检查中最重要的部分（见第 44 章）。气道检查的内容见框 31.1[50]。气道检查的记录应包括 Mallampati 评分（图 31.3）[51]、牙齿状况、颈部活动度（尤其是颈后

仰）、颈围（尺寸增加预示着喉镜暴露的难度增加）、甲颏距离、体型和相关畸形。由于麻醉过程中可能发生牙齿损伤，详细记录先前存在的牙齿异常很有意义（图 31.4）。法国的一项包含 1501 例患者的前瞻性队列研究发现，以下特征为面罩-气囊通气困难的独立危险因素：年龄 ≥ 55 岁、BMI > 26 kg/m²、缺齿、有胡须、打鼾史[52]。这些危险因素与美国一项纳入了22 660 例患者的回顾性队列研究结果基本一致：年龄 ≥ 57 岁、BMI ≥ 30 kg/m²、有胡须、Mallampati 评分Ⅲ级或Ⅳ级、下颌前伸严重受限、有打鼾史[53]。其他可能导致通气困难的可能危险因素包括颈围增加、面部和颈部畸形（即既往手术、放疗或创伤造成的畸形，以及先天畸形）、类风湿关节炎、21 三体综合征（唐氏综合征）、硬皮病、颈椎病、或者以前做过颈椎手术。体格检查时必须参考既往的麻醉记录，特别是当有潜在困难气道风险时。对于已知困难气道的患者，应鼓励启动医疗警报识别。一旦识别为潜在困难气道，就应按预先计划在手术当日做好所需设备和熟练操作人员的准备。有必要对心脏、肺和皮肤进行评

估，并进一步对患者报告患病的器官系统进行重点检查。评估应包括心脏听诊，以及动脉搏动、静脉（周围和中央）、颈静脉扩张、腹水、肝肿大和周围性水肿的检查。对外周静脉的检查也有助于评估静脉通路建立的难易程度。听诊检查应评估杂音、异常心音（如第三或第四心音）和肺部啰音。如果静脉通路建立困难，可与患者讨论选择中心静脉通路，或安排放射科介入置管。听诊颈动脉杂音也很重要，尤其是在有卒中史、短暂性脑缺血发作（TIAs）或头颈部放疗史的患者中。无论患者是否有症状，颈动脉杂音的出现都意味着患者存在严重病变（即 70% ～ 99% 狭窄）的风险显著增加，但没有杂音也并不排除颈动脉狭窄的可能[26]。呼吸系统检查应包括听诊（即喘鸣、呼吸音减弱、异常呼吸音）和视诊（即发绀、杵状指、辅助呼吸肌的使用情况、呼吸努力）。神经系统的基本检查应记录精神状态、言语、步态、脑神经功能、运动神经功能和感觉神经功能等的缺陷。对某些特定的患者（例如已有神经功能损伤的患者，或计划接受神经外科手术的患者），更全面或更重点的神经系统检查应记录之前存在的异常，这些异常可能有助于诊断，也可能会干扰定位。此外，患者术前神经功能基础状态的定义和识别有助于明确术后出现的任何病变究竟是新发的异常，还是既往已存在的异常。

衰弱、老年病和老年外科患者

随着患者年龄的老化，合并症的累及使老年患者术后出现不良结局的风险增加[54]。此外，老年人特有的危险因素，如功能性和认知障碍均与术后不良结局相关[54]。这些不能按离散的疾病分类方法进行归类的临床情况在常规的术前评估中常常被忽略。为了①准确告知患者其手术风险和②确定术前优化治疗的目标，术前评估老年人的身体缺陷至关重要。美国外科医师学会（American College of Surgeons，ACS）和美国老年医学会（American Geriatrics Society，AGS）已经建立

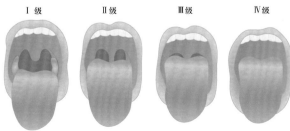

图 31.3　Mallampati 分级：Ⅰ级，可见软腭、咽喉、整个悬雍垂、咽腭弓；Ⅱ级，可见软腭、咽喉、部分悬雍垂；Ⅲ级，可见软腭、悬雍垂基底部；Ⅳ级，仅见硬腭（From Bair AE，Caravelli R，Tyler K，et al. Feasibility of the preoperative Mallampati airway assessment in emergency department patients. J Emerg Med. 2010；38：677-680.）

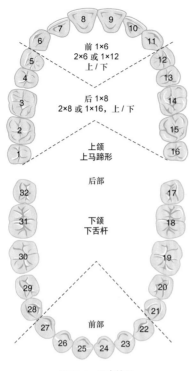

前 1×6
2×6 或 1×12
上 / 下

后 1×8
2×8 或 1×16，上 / 下

上颌
上马蹄形

后部

下颌
下舌杆

前部

图 31.4　牙齿编号

了指导老年手术患者术前评估的最佳实践指南[55]。

老年外科患者的老年医学评估

功能和活动能力

术前功能下降与术后并发症的发生率、死亡率和术后功能丧失有关[54]。因此，术前功能评估对于老年外科患者的危险分层和制订出院后计划至关重要。日常生活活动（Activities-of-daily-living，ADLs）可以评估患者生活自理的基本能力，如穿衣、沐浴、如厕、运动、自制和进食。ADLs 通过了解患者是否独立完成购物、洗衣、交通、理财、用药、食品准备和家务管理等来决定个体的独立生活能力。为了明确其他的一些功能缺陷，应常规检查视力缺损、听力障碍和吞咽困难。通过询问跌倒史、确定跌倒风险和计时起立-行走试验（Timed-Up-And-Go test），可以有效地筛查运动障碍[56]。计时起立-行走试验的内容是在患者执行以下任务时进行计时：

1. 从椅子上站起来（如果可能，不要使用椅子的扶手）

2. 步行 10 英尺（约 3 m）

3. 转身走回椅子旁

4. 坐回椅子上

在一项前瞻性的老年手术患者的队列研究中，计时起立-行走试验与术后并发症的风险和 1 年内死亡率呈正相关[57]。

认知功能

术前认知障碍与术后谵妄、并发症、功能减退和死亡密切相关[54]。Mini-Cog 试验（可在 https://minicog.com 查看）包括三项回忆测验和画钟测验，是筛选术前认知障碍的有效工具。有关患者可能存在认知障碍的其他一些信息可以从熟悉患者的人那里获得。值得注意的是，临床上不明显的轻度认知障碍可能对患者的决策能力产生重要影响。患者应该能够用自己的语言描述知情同意的基本要素——包括手术条件、手术适应证、风险、益处和手术替代方案。重要的是要注意判断患者医疗决策能力的四个法律标准，即患者可以：①清楚地表明其治疗选择；②理解医师传达的相关信息；③了解其医疗状况、治疗选择和预期结果；④对治疗方案进行理性的讨论[55]。

营养

一般来说，大多数外科医师和麻醉科医师都非常清楚营养状况对所有外科患者术后康复的作用。与营养不良有关的最常见不良事件是感染相关并发症（即手术部位感染、肺炎、尿路感染）、伤口并发症（即裂开、吻合口漏）和住院时间延长[54]。ACS 国家外科手术质量改进计划（ACS National Surgical Quality Improvement Program，NSQIP）和 AGS 最佳实践指南（AGS Best Practice Guidelines）建议采取以下步骤筛查营养不良（物质资源有限的老年人尤其面临食物来源不足的风险）[55]。

1. 记录身高、体重和 BMI

BMI 值低于 18.5 kg/m^2 提示风险增高，应迅速转诊进行营养评估。

2. 测量基础血清白蛋白和前白蛋白浓度

血清白蛋白浓度低于 30 g/L（在没有肝或肾功能不全的情况下）应迅速转诊进行营养评估。

3. 询问过去一年中的意外体重下降情况

过去 6 个月内意外体重下降超过基础体重的 10%～15% 与严重的营养风险增加有关，应迅速转诊进行营养评估。

衰弱

衰弱，被指一种对生理性负荷因素的易损性增加的状态，其与药物和手术干预后的结局不良和预期寿命有限都相关[58]。大量经过验证的测量衰弱程度的工具已在研究和临床实践中使用。衰弱的模型主要分为两种——衰弱的表型模型和缺陷累积（deficit accumulation）模型。Fried 及其同事所介绍的衰弱表型模型主要是基于一项对疾病的发生、住院、跌倒、残疾和死亡等特征进行识别的大型前瞻性队列研究[59]。该研究所界定的衰弱的决定因素是体重减轻、疲惫、体力活动、行走时间和握力。老化的缺陷累积模型（基于加拿大的"健康与衰老"研究的数据）确定了 92 种症状、体征、功能障碍和实验室检查异常，并按比例加权成为预测死亡率的衰弱指数[60]。

尽管大量研究表明，患者衰弱与手术不良结局相关[54, 61-64]，但日常临床工作中并未能普遍将患者的衰弱程度纳入考量中。许多衰弱评价工具需要评价人员接受特殊的培训、输入实验室或临床数据，并需要一定的时间来完成；因此，其在繁忙的临床工作中的可行性较低。近期一项对肿瘤外科医师的调查显示，尽管大多数外科医师都有意愿对老年患者进行术前优化，但目前只有 6% 的老年患者进行了老年医学评估[65]。导致评估率低的因素包括认为衰弱评估需要耗费时间，以及常规工作中尚缺乏针对性的处理方案等。为此，一些研究人员已验证出了在临床实践中测量衰弱程度的有效方法。Robinson 及其同事研制出了两种可供选择的外科患者衰弱评估的方法如下[66-67]：

- Mini-Cog 评分≤ 3、血清白蛋白浓度≤ 30 g/L、在之前的 6 个月中发生过一次或多次跌倒、血细胞比容< 35%。
- 计时起立–行走试验≥ 15 s、日常生活活动依赖，以及 Charlson 合并症指数≥ 3[68]。

采用 Edmonton 衰弱量表（Edmonton Frail Scale, EFS）诊断的衰弱与手术术后的不良结局有关[61]。EFS 可以由未受过正规医学教育的人实施，且已证明其效能与老年医学专家的全面评估相当[69]。

其他注意事项

焦虑、抑郁、药物滥用和社会隔离是老年人常见的不易被发现或诊断的疾病。通过仔细的筛查可以发现这些可以影响患者恢复、术后安全出院以及保持生活自理的病情。在美国，71 岁或以上的人群中多达 11% 的人患有抑郁症[70]。患者健康问卷 -2 是筛选抑郁症的有效工具，它只包括两个问题："在过去的 12 个月里，你是否有大多数时间感到感到悲伤、忧郁或沮丧至少超过两周的情况？"以及"在过去的 12 个月里，你是否有在至少持续两周的时间里对你过去关心的事情不再关心，或曾经喜欢的事情不再感兴趣的情况？"在 65 岁以上的个体中，13% 的男性和 8% 的女性每天至少饮用两瓶含酒精饮料[71]。酗酒和药物滥用与术后死亡率和并发症（包括肺炎、脓毒症、伤口感染和破裂）的发生率增加以及住院时间的延长相关[72]。因此，ACS NSQIP 和 AGS 推荐使用改良 CAGE 问卷［四个临床访视问题的缩写：C, cutting down（尝试减少饮酒量）；A, annoyance by criticism（因饮酒受批评而烦恼）；G, guity feeling（因饮酒而有负罪感）；E, eye-openers（晨起饮酒以缓解紧张或宿醉症状）］对老年人进行酗酒和药物滥用筛查（见"有药物滥用史的患者"一节）。

老年衰弱患者的术前优化（表 31.4）

老年外科患者术前评估的一个主要目的是确定潜在的可优化的危险因素，如营养不良、身体机能不良、焦虑和社会隔离，从而实现优化手术结局的目的。为此，近期出现了几种老年患者的预康复（prehabilitation）模型，其中一些已显示出了良好的应用前景。其中，最早的研究项目之一，是在英国进

表 31.4　老年外科患者的术前评估及优化

方面	评估	术前优化
认知	■ Mini-Cog 试验 ■ 视觉和听觉损害 ■ 酗酒 ■ 药物使用情况回顾	■ 由老年科医师对筛查中存在认知障碍患者进行正规评估 ■ 提醒患者将所有辅助设备（眼镜、助听器）带到医院 ■ 术前限制使用镇静或精神药物
功能	■ 评估日常生活能力和工具性日常活动能力 ■ 询问跌倒历史 ■ 计时起立–行走试验	■ 术前将存在功能缺陷或有跌倒史的患者转诊到理疗师处进行正规评估 ■ 运动宣教 ■ 获取辅助设备 ■ 做好院内和出院后康复治疗计划
营养	■ 记录 BMI ■ 测量白蛋白和前白蛋白水平 ■ 询问意外体重下降情况	■ 严重营养不良的患者应交由营养师进行正式评估 ■ 进行术前营养补充与营养的宣教

From Oresanya LB，Lyons WL，Finlayson E. Preoperative assessment of the older patient：a narrative review. JAMA. 2014；311：2110-2120

行的一项"老年手术患者的前摄医疗"（Proactive Care of Older People undergoing surgery，POPS）的干预前后对照研究[73]。该项目的首要目标是减少择期手术的高危老年患者的并发症和住院时间。研究者们建立了一个有组织的老年医学干预小组来确定有风险的患者，然后进行多学科协作的优化治疗，以改善老年患者的各项身体机能的衰弱。干预措施包括由专业的治疗专家和理疗师进行家访、安排社区工作人员服务、营养宣教和讲授放松技巧。除术前优化治疗外，跨学科小组成员还每天进行住院患者的查房、每周举行多学科会议，以及每两周进行一次由顾问或临床护理专家牵头进行的查房。与历史对照组相比，接受 POPS 干预的外科患者术后并发症（如肺炎、谵妄）减少、镇痛效果改善、延迟活动率降低、尿管使用不当率降低以及住院时间缩短。

在最近报道的另一个前后对照的"老年健康的围术期优化（Perioperative Optimization of Senior Health）"研究项目中也观察到类似的结果[74]。该研究中的多学科术前门诊评估了高危患者（年龄 ≥ 80 岁，或年龄 ≥ 65 岁且同时并发老年性功能障碍），并设计了优化治疗的目标。与历史对照组相比，经过老年病的预康复处理结合住院老年患者的协作处理，患者的住院时间缩短、再入院率降低、出院时有自理能力的比率增加。另一个有前途的预康复项目是"密歇根外科之家和优化项目"（Michigan Surgical Home and Optimization Program，MSHOP）[75]。这是一个涵盖理疗、营养和心理治疗等干预措施的、以家庭为基础的有组织的培训项目。干预措施包括：①以家庭为基础的步行计划，包括每日提醒和反馈；②术前 1 周开始激励性肺活量锻炼；③营养和应激应对的宣教，以及治疗计划；④在适当的时候，提供戒烟的资助。与匹配后的历史对照组相比，参与该项目的患者住院时间和医疗费用都有所减少。尽管这些研究展现了一定的应用前景，但这种前后对照类型研究在方法学上与平行随机试验、集群随机试验或阶梯楔形试验（见第 90 章）相比，还存在一定的方法学上的缺陷。尽管如此，多个研究结果的一致性足以支持关注老年病患者的术前和围术期评估可改善患者预后的观点，最终使得患者、医院和医疗卫生系统均受益。

老年患者的手术决策

老年患者的手术决策的至关重要的第一步是评估患者的决策能力。在老年人中，只有约 3% 的患者缺乏医疗决策能力。然而，在轻度认知障碍的老年人中，这一比例可达 20%[76]。Mini-Cog 试验（见"认知"一节）是在外科领域中筛查认知障碍的有效方法。如果患者缺乏决策能力，则应与其代理人讨论治疗目标并由其作出抉择，并酌情让患者参与。即使是认知功能完好的患者，也可能难以把握手术决策中所涉及的风险并适当权衡利弊。"回教"（teach-back）方法（即要求患者复述有关其诊断、治疗计划和潜在治疗风险的信息）可能有助于确认其对风险、预期收益和手术替代方案是否充分了解。一些网络资源可以帮助使用回教式方法（http://www.teachbacktraining.org）。

对于预期寿命有限的老年患者，协作决策是关键。与传统的谈话方式主要聚焦于拟行手术的操作过程不同的是，这类患者术前谈话的重点应放在对老年患者至关重要的健康目标上。通过使用开放式问题，医师可以了解患者最主要的治疗目标并予以优先考虑：①延长寿命；②功能的改善和自理能力的维持；③认知能力的维持；或④舒适性。更深入的讨论应该以患者最主要的健康目标为框架。就外科手术能否满足医疗目标以及哪些目标应予以优先考虑等进行开诚布公、实事求是和事无巨细的谈论是必不可少的。只有在有可能实现总体健康目标的情况下，才应考虑进行有创的治疗。然而，这些目标往往是动态变化的，必须根据情况变化及时进行重新审视。通常，与患者建立了长期联系关系的首诊医师可以为患者的健康目标提供重要信息，这些信息应当予以重视。为协助进行高危手术的决策，对于预后不佳的患者，尤其是预期寿命低于 6 个月的患者，应考虑术前进行姑息治疗方面的相关咨询。

有并存疾病患者的术前评估

对于一些在麻醉前评估门诊中常见的疾病，术前优化、检验和干预可能很重要（另见第 32 章）。发现这些并存疾病则可能为麻醉科医师提供机会进行干预，从而降低风险。这些情况最好能在手术前进行处理，以便留出足够的时间进行充分的评估、咨询和规划。

心血管疾病

心血管并发症是是围术期严重的不良事件，它是非心脏大手术患者术后 30 天内约 45% 的死亡患者的病因[77]。这些不良事件的发生率较高。例如，多中心、前瞻性的"非心脏手术患者血管事件的队列评估"（Vascular Events in Noncardiac Surgery Patients Cohort Evaluation）研究发现，非心脏大手术患者术后 30 天内发生心肌梗死的风险为 4%、可能严重影响预后的心肌损伤的风险为 17%、急性心力衰竭的风险为 0.7%[78]。基于循证医学证据的术前心血管评估指南现已在多个国家发布，包括 2014 年"美国心脏病学会（ACC）和美国心脏协会（AHA）指南"[7]、2014 年"欧洲心脏病学会（ESC）和欧洲麻醉科医师协会（ESA）指南"[9]、2017 年"加拿大心血管学会（CCS）指南"[8]、2017 年"巴西心脏病学会指南"[79] 以及 2014 年"日本循环学会指南"[80]。虽然这些指南的推荐意见总体上相似，但也存在一些重要的区别，将在下文中重点介绍。

高血压

根据 2017 年 ACC/AHA 指南修订版，高血压是指动脉血压在测量可靠的情况下超过 130/80 mmHg[81]。美国约 45% 的成年人患有高血压[82]，其他国家的患病率相似。虽然大多数高血压患者属于原发性（或基础）高血压，但也有一些重要的病因可以引起继发性高血压，包括原发性肾病、OSA、嗜铬细胞瘤、肾血管性高血压、库欣综合征、甲状腺功能亢进和主动脉缩窄。高血压可导致左心室肥厚（LVH）、心力衰竭、缺血性心脏病、慢性肾病（CKD）、缺血性脑卒中、脑出血和 PAD 的风险显著增加。高血压的持续时间和严重程度与后续的终末器官损伤、发病率和死亡率高度相关。血压一旦超过 117/75 mmHg，这些风险就会增加，随着收缩压每升高 20 mmHg 和舒张压每升高 10 mmHg，脑卒中和心血管相关死亡风险就会增加两倍[83]。高血压与术后死亡和心肌梗死风险增加相关，但这种关联的程度相对较弱（优势比为 1.35；95% 置信区间 1.17 ～ 1.56）[84]。

对于高血压患者，术前评估的目的是确定是否存在继发性高血压的病因、是否有其他心血管危险因素（如吸烟、糖尿病）及是否存在终末器官损伤的证据。例如，阵发性高血压或青年人的高血压应警惕甲状腺功能亢进、药物滥用（如可卡因、合成类固醇）或主动脉缩窄。同样，病史中有阵发性高血压合并阵发性心动过速和心悸的患者，则应怀疑嗜铬细胞瘤的可能（见下一节）。体格检查应着重于生命体征（包括双臂测得的血压）、甲状腺、外周脉搏和心血管系统（包括杂音和血管内容量超负荷的迹象）。根据最初的术前评估结果采取进一步的检查。例如，长期高血压、严重高血压或控制不良的患者应进行心电图（ECG）和肌酐浓度检查。服用利尿剂抗高血压药（如氯沙利酮、氢氯噻嗪）的患者可能需要评估电解质情况。疑似甲状腺功能亢进的患者需要进行甲状腺功能检查。

虽然术前高血压与心血管并发症的风险增加相关[84]，但对于收缩压值小于 180 mmHg 或舒张压值小于 110 mmHg 的患者，这种相关性通常不显著。此外，没有确信的数据表明这类患者推迟手术以优化血压的控制可以改善患者的预后。因此，一些国际性实践指南支持在收缩压小于 180 mmHg、舒张压小于 110 mmHg 的情况下进行手术[9, 49]。这些患者在围术期应继续维持常规降压药物治疗。对于重度高血压患者（即舒张压 > 110 mmHg 或收缩压 > 180 mmhg），麻醉科医师应权衡延迟手术、优化抗高血压治疗的获益，同时考虑延迟手术的风险。一般来说，除了血管紧张素转换酶抑制剂（ACEIs）和血管紧张素受体阻滞剂（ARBs）之外，所有的长期降压治疗都应持续到手术当天。术前 24 小时内服用这些药物与术中低血压风险增加相关[85]，并且可能与术后心肌损伤风险增加相关[86]。因此，如果患者术后一旦血流动力学稳定即可重新开始服药，则这些药物术前停药 24 小时是合理的。值得注意的是，术后不能恢复 ACEI 和 ARB 治疗本身就与不良结局有关[87-88]。

即使不需要推迟手术来改善血压控制，麻醉前评估也应被视为改变疾病长期预后的绝佳机会。因此，术后应适时进行专科就诊，以改善高血压的长期管理。

缺血性心脏病

在美国，约有 1650 万成年人罹患缺血性心脏病（ischemic heart disease，IHD），世界范围内则可达 1.11 亿[27]。在美国和世界范围内，IHD 致死者占所有死亡人数的 13%（http://www.who.int/mediacentre/factsheets/fs317/en/）[27]。虽然许多高收入国家因 IHD 导致的死亡率正在下降，但其他地区[89] 的 IHD 死亡率仍然很高或仍在上升。IHD 通过其直接影响（如心肌梗死、心源性猝死）和相关疾病（如心力衰竭、心房颤动）而导致不良反应。IHD 的治疗包括抗血小板治疗［如阿司匹林、二磷酸腺苷受体（P2Y$_{12}$）抑制剂］、肾素-血管紧张素系统抑制剂（如 ACEI、ARB）、β 肾上腺素受体阻滞剂、其他抗心绞痛治疗（如钙通道阻滞剂、硝酸盐）、降脂药（如他汀类药物）、冠状动脉旁路移植术（CABG）或经皮冠状动脉介入治疗（PCI）的冠状动脉重建术。根据最近的随机对照实验结果，几类治疗 IHD 的药物的应用增多，包括新型抗炎药（如卡那金单抗）[90]、低剂量直接口服抗凝剂（DOACs）[91] 和基于抗体的降脂药物[92]。在几种高危 IHD 中，冠状动脉血管重建术，尤其是冠状动脉旁路移植术，在一些高危 IHD 状态下，与药物治疗相比，可提高生存率（合并相对风险为 0.80，95% 置信区间 0.70 ～ 0.91）[93]。高危 IHD 指的是左主冠状动脉狭窄、三支冠状动脉病变和伴有左前降支近端狭窄的二支冠状动脉病变[94]。当 PCI 被用于这些高风险状态时，使用新一代药物洗脱支架（DES）可能会提高生存率，尽管只有边际统计学意义显著性[93]。在符合血管重建适应证的患者中，CABG 比 PCI 在合并糖尿病及复杂多血管病变的患者中更能提高生存率[95]。值得注意的是，除了这些高危状态（如三支冠状动脉疾病）外，经皮冠状动脉介入治疗并没有能改善稳定的 IHD 患者生存率的确切证据[96]。

在围术期，IHD 是心肌梗死的危险因素，也是影响术后心肌损伤预后的重要危险因素[97-98]。IHD 还与术后 30 天死亡率的增加有关[99]，特别是在手术前 6 个月内有心肌梗死、急性冠脉综合征或严重心绞痛的患者（步行 1 到 2 个街区或爬一层楼梯即可诱发的心绞痛）[77-78]。IHD 手术患者也可能患有对围术期有重要影响的严重合并症，如心力衰竭和心房颤动（见"心力衰竭"和"心房颤动"章节）。术前评估的目的是：①确定患者是否有先前未诊断的严重 IHD；②了解任何已知的 IHD 患者的病情特点，包括 IHD 的严重程度、功能受限情况、治疗以及既往的检查内容；③确定是否需要额外的术前检查或会诊；④寻找降低 IHD 相关围术期风险的时机。对于未确诊 IHD 的患者，当存在可疑症状（如胸部不适、呼吸困难）或 ECG 异常时，评估 IHD 的传统危险因素（如吸烟、高血压、高龄、男性、高脂血症、家族史）非常重要。对于已知 IHD 的患者，麻醉科医师应明确胸部不适的病史（即疼痛、压迫感、紧绷感），包括发作持续的时间、诱发因素、相关症状和缓解因素等方面的信息。劳力性呼吸困难可以是心绞痛的症状，但也可能是体力减退、肺部疾病或心力衰竭等的非特异性表现。可根据加拿大心血管学会（CCS）分级量表对心绞痛进行分类：

- CCS Ⅰ级：一般日常活动（如步行、爬楼梯）不会引起心绞痛。只有在工作或娱乐过程中用力、快速或长时间活动才会诱发心绞痛。
- CCS Ⅱ级：日常活动轻度受限。在正常步伐和正常情况下，可以在平地步行至少 2 个街区，或能爬 1 层楼梯以上，而不会引起心绞痛。只有在快走、快速爬楼梯、爬山或在一些特殊情况下步行或爬楼（如饭后、寒冷天气、大风天气、情绪激动、醒后几小时内）等情况下才会诱发。
- CCS Ⅲ级：日常活动明显受限。在正常步伐和正常情况下，平地步行 1～2 个街区或爬 1 层楼梯即可诱发心绞痛。
- CCS Ⅳ级：进行任何体力活动都会感到不适。休息时也可能出现心绞痛。

有 IHD 危险因素或可疑症状的患者可能需要检查

ECG，特别是在中危或高危手术前[9]。不推荐术前常规检查 ECG（框 31.2），尤其是对无已知心血管疾病病史的无症状患者[7]。虽然特定的术前异常与围术期心脏风险增加有关［如束支传导阻滞（BBBs）］，但当与其他已知的临床危险因素相结合进行考虑时，这些 ECG 异常表现并不能使临床医师更准确地识别围术期心脏风险增加的患者[100]。获取患者的基础信息以便术后进行比较可能是术前进行 ECG 检查最重要的原因；然而，是否需要做此检查仍然是要基于对患者术后心血管并发症风险的判断。因此，基础 ECG 检查对于术后心脏事件风险极低的患者的帮助有限。如可获得患者术前 3 个月内的 ECG，且其临床状态未经任何干预治疗，则重复进行 ECG 检查似乎是不必要的[7]。对于已知或怀疑 IHD 的患者，可考虑进行其他常规的术前实验室检查，包括肌酐和血红蛋白浓度。慢性肾功能不全和贫血是围术期心脏并发症的危险因素[97, 101-102]。此外，贫血可以改变手术患者 β 肾上腺素受体阻滞剂的效果，有证据表明，β 受体阻滞剂用于围术期贫血或大出血的患者可能会加重损伤[103-104]。

一些临床指南发布了术前心脏风险评估的流程图，包括 ACC/AHA 指南（图 31.5）[7] 和 CCS 指南（图 31.6）[8]。这些流程图针对的人群略有不同。ACC/AHA 流程针对的是已知 IHD 或有相关危险因素的非心脏手术患者。CCS 指南则主要针对 45 岁或 45 岁以上或患有严重心血管疾病［即 IHD、脑血管病（CVD）、PAD、心力衰竭、严重肺动脉高压、严重阻塞性心脏瓣膜病］的住院手术的成年患者（≥ 18 岁）。虽然这些流程有许多基本的相似之处，但也有几个关键的不同点，将在下面进行讨论。非常重要的是，这些流程图始终应被视为灵活的框架式指导意见，应根据患者的个体需求加以灵活应用。这些风险评估流程的第一步应当是考虑手术的紧迫性。2014 年 ACC/AHA 指南将危急

框 31.2　关于术前静息 12 导联 ECG 的建议

Ⅱa 级建议：进行此项检查是合理的
术前静息 12 导联 ECG 对于患有 IHD、严重心律失常、PAD、CVD 或其他严重结构性心脏病的患者，有必要进行（行低危手术的患者除外）。

Ⅱb 级建议：可考虑进行检查
术前静息 12 导联 ECG 对于无症状、无明确冠心病的患者，可以考虑进行检查，行低危手术的患者除外。

Ⅲ级建议：因为没有帮助，所以不应该进行检查
常规进行术前静息 12 导联 ECG 检查对于无症状、行低危手术的患者没有帮助。

CVD, 脑血管病；ECG, 心电图；IHD, 缺血性心脏病；PAD, 外周血管病。
From Fleisher LA, Fleischmann KE, Auerbach AD, et al. 2014 ACC/AHA guideline on perioperative cardiovascular evaluation and management of patients undergoing noncardiac surgery: a report of the American College of Cardiology/American Heart Association Task Force on Practice Guidelines. Circulation. 2014；130：e278-e333.

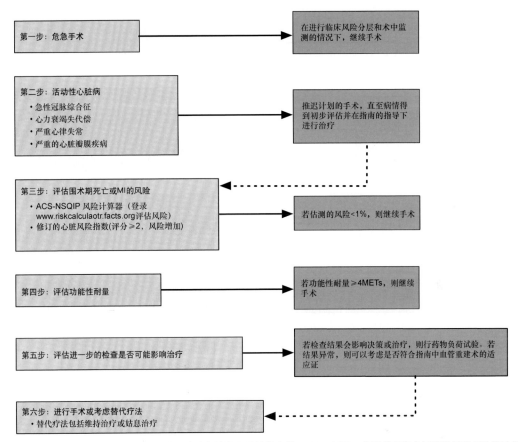

图 31.5　2014 年 AHA/ACC 指南提出的非心脏手术简化心脏评估流程。ACS-NSQIP，美国外科学会国家外科质量改进计划；METs，代谢当量（From Fleisher LA，Fleischmann KE，Auerbach AD，et al. 2014 ACC/AHA guideline on perioperative cardiovascular evaluation and management of patients undergoing noncardiac surgery: a report of the American College of Cardiology/American Heart Association Task Force on Practice Guidelines. Circulation. 2014；130：e278-e333.）

（emergency）手术定义为：如果在 6 小时或更短时间内不进行手术将危及生命或肢体的安全；紧急（urgent）手术定义为：如果在 6 至 24 小时内不进行手术，将危及生命或肢体安全；时间敏感性（time-sensitive）手术定义为：延迟超过 1 ～ 6 周再进行手术，会对患者预后产生不利影响（如大多数肿瘤手术）[7]。根据该分类方案，任何需要危急手术的患者应直接进行手术，而无需进一步的术前心脏评估[7-8]。对于这些患者，重点应放在监测上（如连续的心肌酶、血流动力学和 ECG 监测），以及术后心血管并发症的早期治疗。

在第二步中，活动性心脏病——如急性冠脉综合征、失代偿性心力衰竭、严重瓣膜病（如严重主动脉瓣狭窄）、可疑的严重肺动脉高压或严重心律失常（如心室率加快的心房颤动、持续性室性心动过速）——在不需要危急手术的患者中应加以鉴别排除[7]。如

果存在任何上述情况，则应优先处理，之后可根据其风险和收益平衡来重新考虑是否进行最初计划的手术。当评估患者是否有活动性心脏病时，麻醉科医师应询问患者近期是否有心肌梗死病史。美国的一项对约 560 000 例非心脏大手术患者的研究显示[105]，术前 60 天内有心肌梗死病史的患者，术后 30 天心肌梗死或死亡的风险显著升高。因此，2014 年 ACC/AHA 指南推荐将非紧急手术推迟到距最近心肌梗死 60 天后进行[7]。

在第三步中，围术期心脏风险应根据临床现有的涵盖患者分层（如合并症）和手术分层（如手术类型）相关的临床信息进行评估。2014 年 ACC/AHA 指南和 2014 年 ESC/ESA 指南建议使用临床风险指标，即修订的心脏风险指数（Revised Cardiac Risk Index，RCRI）（表 31.5）[97]、ACS-NSQIP 风险计算器（https://riskcalculator.facts.org/Risk Calculator）[32]、或

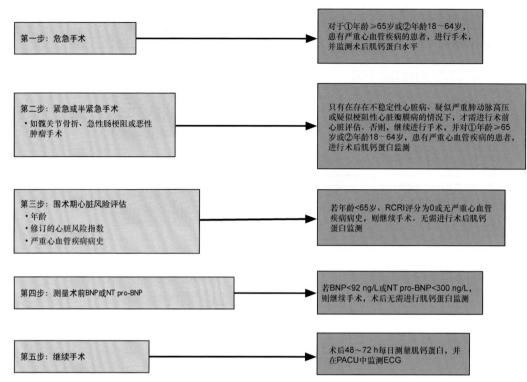

图 31.6 2017 年加拿大心血管学会指南提出的非心脏手术简化心脏评估流程。BNP，脑钠肽；ECG，心电图；NT pro-BNP，N- 末端 BNP 前体；PACU，麻醉后监护治疗病房（From Duceppe E，Parlow J，MacDonald P，et al. Canadian Cardiovascular Society guidelines on perioperative cardiac risk assessment and management for patients who undergo noncardiac surgery. Can J Cardiol. 2017；33：17-32. ）

NSQIP 心肌梗死和心搏骤停风险计算器（Myocardial Infarction and Cardiac Arrest risk calculator）[33]。如果通过这些工具计算得出的术后心肌梗死或死亡的风险小于 1%（相当于 RCRI ≤ 1），ACC/AHA 指南建议患者直接进行手术[7]。2017 年 CCS 指南建议使用 RCRI，而不是 NSQIP 风险计算器，这主要是因为 NSQIP 风险模型是利用没有常规术后肌钙蛋白监测信息的数据资料开发的，这意味着其预测的绝对心肌梗死发生率可能会低于真实心肌梗死率的 1/3，且尚未得到外部验证[8]。此外，NSQIP 风险计算器在很大程度上还没有经过外部验证。相比之下，RCRI 是在一项具有标准化心脏生物标志物监测的队列研究中得出的[97]，并且也经过了广泛的外部验证[106]。尽管如此，RCRI 也有局限性，尤其是对于不同手术过程中心脏风险的变化考虑不足[107]。CCS 指南建议，如果患者满足以下所有标准，则可直接进行手术：年龄超过 65 岁、RCRI 评分大于或等于 1、无明显心血管疾病史（即：冠状动脉疾病、心血管疾病、PAD、心力衰竭、肺动脉高压或严重阻塞性心脏瓣膜病）。

在第四步和随后的步骤中，美国和加拿大的术前风险评估流程有很大的不同。ACC/AHA 流程建议功能性耐量 ≥ 4 METs 的患者直接进行手术[7]。该指南主要是基于早期的术前运动试验研究[30-31]和更近期的术前 CPET 研究[108-109]。这些研究提示功能性耐量下降与围术期心脏风险升高之间存在相关性。这一推荐意见所面临的主要挑战在于如何在临床实践中更好地评估患者的术前功能性耐量（见前文关于"功能性耐量的评估"的章节）。根据术前病史对功能性耐量进行简单的主观评估并不能准确估计真正的运动能力[36]，也不能准确地预测术后心血管并发症风险。因此，在临床实践中，麻醉科医师应普遍使用结构化问卷，尤其是 DASI 评分（见表 31.2）[42]，如果评估结果可能会影响后续的管理，可以考虑进行正规的运动试验。显而易见的是，DASI 评分对预测非心脏手术后心脏并发症的准确性要优于仅用 RCRI 评估[36]。

如果患者功能性耐量低（即 < 4 METs）或不能确定，AHA/ACC 指南建议如果测试结果可以帮助进行决策或临床治疗，则可考虑进行运动试验或药物心脏

表 31.5 修订的的心脏风险指数（RCRI）和预期心脏事件风险

RCRI 的构成 *	指定的得分
高风险手术（腹腔内、胸腔内或腹股沟以上的血管手术）	1
缺血性心脏病（无论以何种诊断标准诊断）	1
充血性心力衰竭病史	1
脑血管病病史	1
需要胰岛素治疗的糖尿病	1
肌酐 > 2.0 mg/dl（176 μmol/L）	1
RCRI 得分	**主要心脏事件的风险[†,‡]**
0	0.4%
1	1.0%
2	2.4%
≥ 3	5.4%

* Data from Lee TH, Marcantonio ER, Mangione CM, et al. Derivation and prospective validation of a simple index for prediction of cardiac risk of major noncardiac surgery. Circulation. 1999；100；1043-1049.

[†] Data from Devereaux OJ, Goldman L, Cook DJ, et al. Perioperative cardiac events in patients undergoing noncardiac surgery: a review of the magnitude of the problem, the pathophysiology of the events and methods to estimate and communicate risk. CMAJ. 2005；173；627-634.

[‡] Defined as cardiac death, nonfatal myocardial infarction, or nonfatal cardiac arrest

负荷试验。测试结果呈高危异常值的患者可以考虑进行后续的冠状动脉造影，甚至血管重建术（如果符合冠状动脉血管重建的一般非手术指征）。重要的是，ACC/AHA 指南强调了可根据病情考虑进行微创治疗或非手术治疗，特别是对于心脏风险极高的患者。

与建议进行功能性耐量评估相反的是，CCS 指南推荐采用心脏生物标志物，特别是脑钠肽（BNP）或 N- 末端脑钠肽前体（NT-pro-BNP），进行术前风险评估。这些神经激素是在心房和心室壁受到拉伸或缺血刺激后，由心室反应性分泌的。在非手术情况下，BNP 浓度升高是提示 IHD 患者或具有相关危险的因素患者以及心力衰竭患者的心血管风险的可靠标志[110]。有趣的是，这些生物标志物的血浆水平与功能性耐量测量值之间只有弱相关性[36]，这提示 BNP 反映的是患者的不同特征。对包含 18 个项目的非心脏手术研

究的单个患者数据的 meta 分析发现，术前 BNP 浓度可以将患者进行围术期心脏风险分层（表 31.6）[111]。总的来说，BNP 浓度低于 100 ng/L 或 NT-pro-BNP 浓度低于 300 ng/L，提示患者围术期心脏风险非常低。相反，BNP 浓度高于 300 ng/L 或 NT-pro-BNP 浓度高于 900 ng/L，则表明患者存在心脏高风险。重要的是，BNP 将风险评估的准确性提高到了单纯采用传统的临床风险因素评估所从未达到过的高度[111]。CCS 指南建议术前进行 BNP 或 NT-pro-BNP 检测用于确定术后监测的层级。特别是，指南建议对术前 BNP（≥ 92 ng/L）或 NT-pro-BNP（≥ 300 ng/L）浓度升高的患者术后 48～72 小时需常规监测肌钙蛋白。根据术前心脏生物标志物的检测结果，不建议再进行其他术前检查或干预。

虽然目前的证据显示术前脑钠肽风险评估具有良好的前景，但其也有一些重要的局限性。首先，这一个体患者 meta 分析显示的术后死亡或 MI 的风险为 11%，这大大高于平常临床实践中的预期。发生率高的部分原因是研究对象本身具有中高风险的特征，而且该 meta 分析中包含的两项大型研究是单独以肌钙蛋白浓度升高作为诊断心血管事件的依据的（而非发生率更低的 MI 事件）[112-113]。因此，仍需在更具代表性的人群中进行进一步的研究，以明确生物标志物的诊断阈值和预后判断的准确性。第二，虽然脑钠肽浓度升高代表围术期心脏风险升高，但其并不能明确潜在的病理生理机制。除心肌缺血和心力衰竭外，其他可影响预后的重要因素也可导致脑钠肽浓度升高，包括右心室功能不全、心脏瓣膜病和心房颤动。因此，如果结果可能有助于临床决策，在一些术前 BNP 或 NT-pro-BNP 浓度较高的患者中进行进一步的专门测试（如超声心动图）可能有益。第三，对其他非手术患者的研究表明，脑钠肽作为判断预后的生物标志物，在某些特定的疾病状态下具有局限性，包括肥胖和慢性肾病。

麻醉科医师还有其他几个途径可以在手术前对已知或可疑 IHD 患者进行进一步的检查或优化治疗，包括会诊、生物标志物测定、负荷试验、冠状动脉造影、冠状动脉血管重建和药物治疗。当考虑到在手术

表 31.6 基于术前 BNP 或 NT-pro-BNP 浓度的非心脏手术后死亡或 MI 风险

术前 BNP（ng/L）	死亡或心肌梗死的似然比 *	术前 NT-pro-BNP（ng/L）	死亡或 MI 的似然比 *
0～99	0.6	0～300	0.4
100～250	1.4	301～900	1.5
> 250	3.9	901～3000	2.7
		> 3000	5.0

* 似然比 > 2 为阳性结果，有重要临床意义；似然比 < 0.5 为阴性结果。BNP，脑钠肽；MI，心肌梗死；NT-pro-BNP，N- 末端 BNP 前体。
From Rodseth RN, Biccard BM, Le Manach Y, et al. The prognostic value of pre-operative and post-operative B-type natriuretic peptides in patients undergoing noncardiac surgery. B-type natriuretic peptide and N-terminal fragment of pro-B-type natriuretic peptide: a systematic review and individual patient data meta-analysis. J Am Coll Cardiol. 2014；63；170-180

前需要额外的会诊时，首先与初级保健医师或心脏病专科医师进行电话沟通可能会获得重要的信息，从而决定是否需要进一步的会诊。由麻醉科医师发起的任何专家会诊（如心脏病专家）都应寻求有关诊断、治疗或进一步优化患者病情的具体建议。最好问一些具体的问题，比如"这个患者是否有 IHD？"或者"这个计划行根治性肾切除术的患者已经得到优化治疗了吗？"，以避免得到无帮助的会诊意见，例如会诊记录只是简单地说明患者已经"可以手术了"。

除了 BNP 和 NT-pro-BNP 外，一些其他的术前生物标志物也显示出了临床应用前景，其中最引人注意的是高敏肌钙蛋白测定。在非手术情况下，这些高灵敏度的检测显示，在没有任何急性冠脉综合征的人群中，有部分患者的心肌肌钙蛋白浓度在静息状态下即有轻微升高。这些患者的死亡风险以及进展为 IHD 或心力衰竭的风险显著升高[114-115]。也许不出意料的是，许多病情相对稳定的手术患者甚至在手术前肌钙蛋白浓度也可能已升高。例如，一项对 325 例接受住院非心脏大手术患者的队列研究发现，约 20% 的患者术前高敏肌钙蛋白 T 浓度超过了正常值的 99% 百分位数[116]。因此，尤其是对于计划术后进行肌钙蛋白监测的患者，术前肌钙蛋白测定对于明确术后其浓度升高究竟反映的是急性损伤还是慢性长期升高的表现十分重要。两项大型队列研究也显示，这种术前肌钙蛋白的升高可能有助于非心脏手术的心脏风险分层[117-119]。特别是术前高敏肌钙蛋白 T 浓度高于 14 ng/L 与非心脏大手术后死亡风险和心血管并发症风险增加相关。此外，与传统的临床风险因素和脑钠肽相比，增加术前测量高敏肌钙蛋白 T 可提高风险评估的准确性[117-118]。目前还需要进一步的研究来确认这些初步结果和建立理想的筛选阈值，并使用其他高敏肌钙蛋白的测定方法来验证相关结论。除了心肌缺血以外，还有其他与预后相关的危险因素也会导致肌钙蛋白浓度升高，包括右心室功能不全、心脏瓣膜病和心房颤动。

在进一步术前评估时，心脏负荷试验可以帮助诊断 IHD、评估其严重程度，并预估围术期的心脏风险。因此，此检查结果兼具诊断和预后判断的作用。根据负荷模式（即运动、药物）和缺血监测方法（即 ECG、灌注成像、超声心动图）的不同，可分为几种不同的负荷试验。如果患者能进行运动，且能出现正常的心率反应，则首选运动负荷试验。运动负荷试验也可以客观地反映功能性耐量。当患者运动至其目标心率（即 220 减去年龄）的 85% 时，可得到适当测试结果。药物负荷试验（如多巴酚丁胺、双嘧达莫、腺苷、类伽腺苷）适用于无法运动或因为使用起搏器、严重心

动过缓或大剂量负性心脏变时性药物（如 β 受体阻滞剂）而无法达到适当的目标心率的患者。使用哪种药物进行测试通常无关紧要，但也有一些例外。例如，由于多巴酚丁胺通过增加收缩力、心率和血压来诱发缺血，在使用起搏器、显著心动过缓、主动脉瘤、脑动脉瘤或控制不良的高血压患者中，可能不是最佳选择。腺苷和双嘧达莫依赖于它们的血管舒张特性，而不依赖于心率反应，其可能加重服用茶碱患者的支气管痉挛。此外，在严重狭窄的心脏瓣膜病患者中，这些药物可能会导致心脏前负荷出现危险性的下降。

对于基础 ECG 相对正常、能够以适当心率反应进行运动的患者来说，运动 ECG 负荷试验是一个合理的选择。如果患者有明显的 ECG 异常［如左束支传导阻滞（LBBB）、左心室肥厚伴有相应的 ECG 改变］而可能干扰 ECG 对缺血的判断时，可采用成像监测的方法（即超声心动图、心肌灌注成像）来代替。尽管如此，运动心肌灌注成像在 LBBB 患者中可能因为室间隔灌注障碍而出现假阳性结果[7]。负荷超声心动图主要评估静息和负荷条件下（即运动、多巴酚丁胺）的室壁运动异常。静息状态下的异常提示是既往梗死造成的瘢痕组织引起的，而在负荷条件下出现的新的异常（即可诱发的室壁运动异常）提示狭窄的冠状动脉病变导致的血流受限。放射性核素心肌灌注成像技术通过比较静息和负荷状态下存活心肌的放射性同位素摄取率来检测缺血。静息时的灌注障碍提示陈旧性梗死。由于正常的冠状动脉随着运动或特定的药物作用（即腺苷、双嘧达莫）而扩张，因此，正常的心肌在负荷状态下可以维持正常的放射性同位素摄取率。相比之下，狭窄的血管在静息状态下已呈最大限度的扩张，在负荷状态下无法进一步扩张。因此，血流受限的损伤部位在静息状态下可以维持正常的放射性同位素摄取率，而在负荷状态下摄取率下降（即可逆性摄取障碍）。一般而言，在选择试验方法时，应考虑患者的因素（如运动能力）和当地心脏负荷试验专家的意见。

心脏负荷试验也有助于预测患者是否会出现围术期心脏并发症。由于这些事件的发生率相对较低，因此不应根据阳性或阴性预测值来评估这些试验的预后判断能力。最好使用阳性似然比和阴性似然比值，这两个值可以很容易地使用灵敏度和特异性的值进行计算。

$$阳性似然比 = \frac{灵敏度}{1 - 特异度}$$

$$阴性似然比 = \frac{1 - 灵敏度}{特异度}$$

有关术前 ECG 运动负荷试验对预后影响的资料相

对较少。一项在血管外科患者人群中进行的 meta 分析研究发现，运动 ECG 负荷试验对预测术后心源性死亡或 MI 的阳性似然比为 2.4，阴性似然比为 0.4[120]。然而，在一项对 200 例接受混合非心脏手术患者的队列研究中显示，ECG 负荷试验的预测性能降低了（阳性似然比为 1.8，阴性似然比为 0.8[30]。目前已有许多关于心肌灌注成像或超声心动图的术前负荷试验的预后判断准确性的研究。在一项非心脏手术的 meta 分析中，负荷超声心动图试验预测术后死亡或 MI 的阳性似然比为 4.1，阴性似然比为 0.2。在心肌灌注成像的负荷试验中，阳性似然比为 1.8，阴性似然比为 0.4[121]。考虑到对可逆性心肌灌注障碍程度的判断，心肌灌注成像负荷试验的预后判断价值可能还会进一步提高。另一项关于血管手术的 meta 分析显示，心肌灌注成像存在可逆性灌注障碍的患者，只有在灌注障碍可逆性大于 20% 时，心脏风险才会显著增加[122]。值得注意的是，孤立的固定性灌注障碍（即无相关的可逆性障碍表现）患者并不出现心脏风险升高[122]。尽管现有的证据提示负荷超声心动图试验预后判断的准确性更高，但对这些资料进行解读时应慎重，因为这些资料往往较陈旧、异质性较高，也未考虑不同地区负荷试验模式上可能存在的差异的影响。另外，也尚不清楚心脏负荷试验是否可以为已通过临床风险因素进行过评估的患者提供更多有关预后判断的信息。

一些在初始心脏负荷试验中出现高危表现的患者可能需要随后采用无创冠状动脉 CT 造影术（CTCA）或有创冠状动脉造影对冠状动脉的解剖进行评估。这些检查可以诊断 IHD、评估其严重程度，并有助于评估围术期的心脏风险。使用现代成像技术的 CTCA 在检测临床上显著的冠状动脉狭窄方面具有相当高的准确性[123-124]。早期的一项回顾性队列研究发现，与单独使用 RCRI 相比，CTCA 可提高对中危非心脏手术后心脏并发症的预测[125]。相反，一项规模更大的多中心前瞻性队列研究发现，在 RCRI 的基础上加做 CTCA 对正确识别那些先前被错误分类为高风险的低风险个体来说，可能会高估其风险达 5 倍[126]。因此，CTCA 似乎不适合作为临床风险分层的首选补充测试项目。尽管如此，对于心脏负荷试验结果有高风险的患者而言，其可能是一个合理的随访选择。

有创冠状动脉造影是诊断 IHD 的金标准，也可能是心脏负荷试验结果有高风险的患者的随访选择。意大利两项针对血管外科患者的随机实验表明，常规的术前有创冠状动脉造影后再行严重狭窄的血管重建，可降低术后心肌缺血的风险[127]和长期死亡率[128-129]。但这些发现仍然不支持临床上转向这种有创评估方法，

这很大程度上是因为任何与患者相关的获益都是在长期随访中获得的，而不是在术后即刻。有创冠状动脉评估方法的所有优势取都决于非心脏手术的患者术前冠状动脉血管重建术是否有益。这一点仍是有争议的。最相关的研究是"冠状动脉重建预防实验"（Coronary Artery Revascularization Prophylaxis trial）[130]。在这项 510 例已知合并 IHD 的血管外科患者的多中心随机对照实验中，术前接受 CABG 或裸金属支架（BMSs）PCI 的血运重建并未降低术后 MI 的风险和长期死亡率。值得注意的是，该研究排除了冠状动脉左主干狭窄的患者，而这类患者正是其他队列研究中惟一一个显示血运重建与生存率提高有相关性的亚组[131]。目前，美国和欧洲指南都只建议对符合常规非手术指征的患者考虑血运重建（例如，左冠状动脉主干狭窄、三支病变）[7, 9]，而 CCS 指南则反对任何稳定的 IHD 患者行血管重建治疗[8]。

总体来讲，随机对照研究也并未显示新的药物治疗可以减少围术期心脏风险，包括 β 受体阻滞剂[132-133]、α₂ 受体激动剂[134-135]和小剂量阿司匹林[136]。尽管早期的数据提示围术期使用 β 受体阻滞剂有望改善预后[137]，但随后的大样本多中心随机研究，如"围术期缺血评估研究 1"（Perioperative Ischemic Evaluation Study-1，POISE-1），并未能证实这一优势。目前的随机实验证据表明，围术期 β 受体阻滞剂可降低术后 MI 的风险，但代价是增加了急性脑卒中、低血压和死亡的风险[133]。尽管术前几天开始使用 β 受体阻滞剂有可能降低这些风险[138-139]，并通过滴定治疗以达到合理的目标心率而不引起低血压，但这种方法的有效性和安全性尚缺乏令人信服的证据[140]。对于已知有 CVD 的患者，使用 β 受体阻滞剂应谨慎，因为其可能增加围术期脑卒中的风险[132-133]。

相反，IHD 患者大多数长期使用的心血管药物应持续应用到手术当日，包括 β 受体阻滞剂、他汀类药物和大多数其他抗高血压药物。不过，也有一些例外。由于术前 24 小时内使用 ACEI 和 ARB 与低血压和心肌损伤的风险增加相关[86]，术前停药 24 小时是合理的，前提是术后能重新开始使用这些药物（见"高血压"一节）[87-88]。尽管理论上有好处，迄今为止，尚无随机对照实验显示常规非心脏手术前持续服用阿司匹林的益处[141]。例如，在 POISE-2 试验中，持续低剂量的阿司匹林（100 mg/ 天）不能预防心脏并发症，且增加了大出血的风险[136]。阿司匹林缺乏明显的获益的部分原因可能是因为急性血栓形成是围术期 MI 的相对少见的病因[142-143]。然而，由于在 POISE-2 试验中只有三分之一的参与者诊断合并外周血管疾

病，而继续服用阿司匹林可能对一些非常高危的亚组患者有利。同理，POISE-2 研究的一个事后亚组分析发现，围术期阿司匹林降低了术前已行 PCI 患者的死亡或 MI 风险[144]。基于这些数据，合理的做法是只有在心脏事件风险超过了大出血的风险时，才需要继续使用阿司匹林。术前一般应停用的其他药物包括 $P2Y_{12}$ 抑制剂（如氯吡格雷、替卡格雷、普拉格雷）和 DOACs（见"心房颤动"和"术前抗血小板治疗"章节）。

冠状动脉支架

在接受经皮冠状动脉支架植入（PCI）后，患者需要在初始阶段使用阿司匹林和 $P2Y_{12}$ 抑制剂（如氯吡格雷、替卡格雷、普拉格雷）进行双重抗血小板治疗（DAPT），之后可以过渡到阿司匹林单抗治疗。DAPT 的目的是为了避免在支架重新内皮化之前的危险期内发生致命性的支架内血栓形成。在此时期内，术前暂时停止 DAPT 药物的使用使患者容易发生心血管并发症，尤其是考虑到手术可能激发的促血栓形成状态。随着证据的不断涌现和 DES 技术的进步，正如 2016 年 ACC/AHA 的指南更新中所反映的那样，指南推荐的择期非心脏手术的术前最短 DAPT 时间也在不断演进[145]。这些指南推荐择期非心脏手术应推迟至 BES 植入 30 天后或者更长时间进行。而对于 DES，推荐的理想手术时机应推迟至支架植入术后至少 6 个月再进行，这也与几项队列研究结果相一致。这些研究显示，DES 植入后 6 个月或更长时间再进行择期非心脏手术，围术期心脏风险相对较低[146-147]。根据专家意见，指南也指出，在 DES（尤其是新一代的支架）植入后的 3 ~ 6 个月内，如果支架内血栓形成的风险低于继续推迟手术的风险，则可考虑行择期非心脏手术[145]。当非心脏手术前暂停 DAPT 治疗时，指南强烈建议继续使用阿司匹林，并在手术后尽快重新开始 $P2Y_{12}$ 抑制剂的治疗[145]。

尽管在 2016 年 ACC/AHA 指南中没有明确指出，但除支架类型和时间间隔外的其他因素也可能影响 PCI 患者安全实施择期非心脏手术的决策。例如，一项针对约 26 600 例患者的大型回顾性队列研究发现，与不稳定性心绞痛或非急性冠脉综合征相反，对于因急性 MI 而行 PCI 的患者，在支架植入后早期进行非心脏手术的风险增加[148]。因此，对于因急性 MI 而植入 DES 的患者，其非心脏手术推迟 6 个月可能尤其重要。

术前评估时，麻醉科医师应明确患者是否植入过支架、支架的类型（DES 或 BES）、位置和最初放置冠状动脉支架的适应证。鉴于这些患者情况的复杂性，应与心脏病专家和负责的外科医师联合进行围术期处理，尤其是对于接受 DAPT 治疗的患者[145]。应

尽可能地按重要的时间窗（即 BMS 后 30 天或 DES 后 3 ~ 6 个月）进行手术，在整个围术期应继续使用阿司匹林，任何 $P2Y_{12}$ 抑制剂治疗应在手术后尽快重新开始。围术期继续使用阿司匹林的重要性得到了 POISE-2 随机实验的子研究的支持[144]。在对 470 例曾进行 PCI 治疗的患者进行的亚组分析时发现，阿司匹林降低了死亡或 MI 的风险（危险比，0.50；95% 置信区间，0.26 ~ 0.95），而出血风险并没有显著增加。普通肝素和低分子量肝素（LMWH）不应用来"桥接"已停止抗血小板治疗的患者，尤其是肝素还会反常增加血小板的聚集[149]。手术后，对于接受过 PCI 治疗的任何有支架内血栓形成风险的患者，强烈建议密切监测心肌损伤（如连续测定肌钙蛋白）。这样，高危患者就可以通过即刻行心脏介入治疗而得到最佳的治疗。

心力衰竭

心力衰竭是指由于心室舒张期充盈或收缩期射血障碍而引起的一种临床综合征[150]。其主要临床表现为呼吸困难、疲劳和体液潴留。尽管其患病率的估算受诊断标准差异的影响，但最近的估算表明，美国的心力衰竭患者超过 650 万[27]，而全世界则超过 2300 万[151]。心力衰竭是一系列基础病理过程进展的结果，包括缺血性心脏病（如缺血性心肌病）、高血压、心脏瓣膜病、心肌炎、浸润性疾病（如结节病、淀粉样变性）和围产期心肌病。另外，也有许多发病个体没有明确的病因（例特发性扩张型心肌病）。可以使用数种方法对心力衰竭进行分类，包括相关体征或症状的存在与否（即代偿性或失代偿性心力衰竭）以及功能受限的程度。在心力衰竭患者中，通常根据纽约心脏学会（NYHA）的分类方法对心脏的功能状态进行分类：

- NYHA Ⅰ级：活动不受限；日常活动不引起疲劳、心悸或晕厥；
- NYHA Ⅱ级：活动轻度受限；日常活动可引起疲劳、心悸或晕厥；
- NYHA Ⅲ级：活动明显受限；低于日常活动的行为即可引起疲劳、心悸或晕厥；静息时无症状；
- NYHA Ⅳ级：不能进行任何活动；静息时即有症状。

心力衰竭也可以根据心室收缩功能障碍的严重程度进行分类，即射血分数降低的心力衰竭（HFrEF）与射血分数保留的心力衰竭（HFpEF）[152]。HFpEF（或舒张性心力衰竭）的患者的左心室射血分数正常（≥ 50%）、左心室舒张末期容积正常而舒张功能异常。相比之下，HFrEF（或收缩性心力衰竭）的特征是左心室收缩功能异常更为严重（即射血分数

≤40%）。左心室收缩功能处于临界值（即射血分数 41%～49%）的患者被分类为 HFpEF 临界状态。他们往往具有与 HFpEF 患者相似的特征和结局[152]。在所有心力衰竭患者中，约有一半为 HFpEF[153]。与 HFrEF 患者相比，尽管 HFpEF 患者的死亡风险较高（1 年内为 10%～20%）[154-155]，但与 HFrEF 患者相比，其通过长时间随访调整后的死亡风险（调整后的危险比 0.68）较低[155]。大多数用于改善心力衰竭发病率和死亡率的药物治疗（即 ACEI、ARB、醛固酮拮抗剂、β 受体阻滞剂、伊伐布雷定）仅在 HFrEF 患者中证明其疗效[156]。相反，HFpEF 患者的药物治疗主要针对的是症状和潜在疾病（例如高血压）。其他与心力衰竭相关的治疗方法还包括利尿剂（用于容量过负荷）、抗凝剂（用于心房颤动或左心室血栓）、植入式心脏复律除颤器（ICD）或心脏再同步治疗（CRT）。

在围术期，心力衰竭是大手术后影响发病率和死亡率的公认危险因素。在多项研究中，有症状的心力衰竭一直被认为是围术期不良结局的危险因素。例如，美国的一项针对 159 000 例联邦医疗保险受益人的回顾性队列研究发现，心力衰竭与非心脏手术后 30 天死亡风险的显著升高（调整后的危险比 1.63）相关[157]。同样，最近在 NSQIP 注册的一项配对队列研究显示，术前 30 天内新出现的或加重的心力衰竭与 30 天死亡率（调整后的相对风险比 2.08）或严重并发症（调整后的相对风险 1.54）的风险增加相关[158]。有症状的心力衰竭也是修订的心脏风险指数（RCRI）的组成部分，该指数通常用于评估围术期心脏风险性心血管并发症。在心力衰竭患者中，HFrEF 患者可能比 HFpEF 患者的围术期风险更高。具体而言，在一项针对 174 例接受非心脏手术的心力衰竭患者的队列研究中，射血分数低于 30% 与术后死亡、MI 或心力衰竭加重的较高调整后风险（调整后的相对风险为 4.88）有关[159]。尽管如此，HFpEF 在围术期的预后上仍然很重要，一项 meta 分析证明，舒张功能障碍患者术后不良心脏事件的风险升高一倍（合并调整优势比为 2.03）[160]。虽然有症状的心力衰竭是围术期风险增加的明确指标，但无症状的收缩功能障碍对预后的重要性尚不清楚。例如，在一项针对 339 例接受非心脏手术患者的队列研究中，射血分数降低与心脏发病率增加相关，但其对风险预测的意义并未超过采用临床风险因素评估的意义[161]。同样，在另一项 570 例接受非心脏手术的队列研究中，射血分数下降仅在 RCRI 评分≥2 的亚组患者中对预后评估具有重要意义[162]。与这些数据相一致的，当前的 ACC/AHA 指南不鼓励术前常规评估心室功能（框 31.3）[7]。

框 31.3　术前左心室（LV）功能无创性评估的指南意见

Ⅱa 级（实施是合理的）
- 对存在不明原因呼吸困难的患者进行术前 LV 功能评估是合理的
- 对于呼吸困难加重或其他临床状况改变的心力衰竭患者，进行术前 LV 功能评估是合理的

Ⅱb 级（可以考虑实施）
- 对于临床状态稳定但有 LV 功能障碍病史的患者，如果前 1 年内未进行任何评估，则可以考虑再次进行评估

Ⅲ级（不应实施，因为没有益处）
- 不推荐对患者进行常规围手术期 LV 功能评估。

From Fleisher LA, Fleischmann KE, Auerbach AD, et al. 2014 ACC/AHA guideline on perioperative cardiovascular evaluation and management of patients undergoing noncardiac surgery: a report of the American College of Cardiology/American Heart Association Task Force on Practice Guidelines. Circulation. 2014；130；e278-e333

美国的一项回顾性队列研究证实，术前心力衰竭症状的临床稳定性是围术期风险的另一个重要决定因素[163]。与配对对照组相比，经医院的术前评估门诊评估的临床稳定的心力衰竭患者非心脏手术后 30 天死亡率相对较低（1.3%），但患者的住院时间较长、再入院的比例较高。与这些数据相一致的是，ESC/ESA 指南推荐：新近被诊断为心力衰竭并开始行药物治疗的患者，择期中危和高危非心脏择期手术应推迟至少 3 个月[9]。

与心力衰竭有关的术前病史应明确其类型、病因、严重性、稳定性（包括先前病情加重的情况）、近期的检查（如超声心动图）和当前的治疗（药物治疗和器械治疗）。麻醉科医师应询问患者近期体重增加、疲劳、呼吸急促、端坐呼吸、夜间阵发性呼吸困难、夜间咳嗽、周围性水肿、入院情况以及最近的治疗方案变化。应根据 NYHA 标准对患者的功能状态进行分类。确定心力衰竭的体征和症状是否处于平时的稳定状态（即代偿性心力衰竭）或最近是否明显恶化（即失代偿性心力衰竭）尤其重要。失代偿性心力衰竭是一种高危情况，除了挽救生命的危急手术外的所有手术都应延期进行[7]。急性失代偿性心力衰竭缓解后应该推迟多久再进行手术目前尚无共识，尽管合理的方法是推迟择期手术（包括大多数时间敏感性手术）1 个月，紧急手术 24 小时。

在体格检查中，心力衰竭的症状体征可能很轻微。此外，它们可以在 HFrEF 与 HFpEF 之间，以及代偿状态与失代偿状态之间变化。用于确定心力衰竭的更有用的体征包括第三心音、颈静脉怒张、肺部啰音和下肢浮肿[26]。胸部 X 线片可能会提供进一步的诊断指导，有助于发现支持心力衰竭诊断的肺内血管再分布和间质性水肿的表现[26]。BNP 的检测可以明确患者是否存在心力衰竭。BNP 和 NT pro-BNP 均具有优良的诊

断价值，特别是在日间手术室（制造商推荐的合并阴性似然比为 0.29 ～ 0.38）[164]和急诊室（合并阴性似然比为 0.08 ～ 0.13），可用于排除心力衰竭[165]。术前脑钠肽的浓度还提供了其他潜在的重要信息。BNP 和 NT pro-BNP 浓度都是围术期心脏危险因素的标志物（见"缺血性心脏病"部分）。此外，对于先前测试过脑钠肽水平的心力衰竭患者，术前 BNP 或 NT pro-BNP 检测可明确患者是否处于平常的临床稳定状态。与这些数据相一致的是，ESC/ESA 指南推荐对已确诊或怀疑心力衰竭并且正准备接受中、高危非心脏手术的患者进行术前脑钠肽的测定[9]。尽管常规术前超声心动图（或其他无创性心室功能检测方法）没有用，但这个专项检查有助于评估已知有心力衰竭史的患者出现的不明原因的呼吸困难或近期临床状态的改变。此外，美国和欧洲的指南均支持对已知有心室功能不全的临床状态稳定的患者进行选择性的术前超声心动图检查[9]，尤其是在前 1 年内未进行过检查的患者（见框 31.3）[7]。其他针对心力衰竭患者的检查包括 ECG 和血液采样检测电解质和肌酐。不必常规检测地高辛浓度，除非怀疑患者存在地高辛中毒、剂量不足或依从性差。

对于将接受中危或高危手术的重度心力衰竭患者（即 NYHA Ⅲ 级或 Ⅳ 级；失代偿性心力衰竭），应考虑与心脏病专家或心力衰竭专科医师合作进行围术期管理。术前应继续维持大多数的药物治疗，包括 β 受体阻滞剂、肼屈嗪、硝酸盐和地高辛。对于大多数手术，可以在手术当天继续使用袢利尿剂（如呋塞米），因为这不会增加术中低血压或心脏不良事件的风险[166]。例外的是，对于手术时间较长、预计会有大量失血或大量输液的高风险手术，手术当日晨应停用强效利尿剂。由于术前 24 小时内使用 ACEI 和 ARB 会增加术中低血压[85]和术心心肌损伤的风险[86]，因此合理的做法是在术前 24 小时内停用这些药物，一旦患者血

流动力学稳定，应在术后重新开始使用（见"高血压"一节）[87-88]。接受抗凝治疗的患者可能需要在手术前暂时停药（见下文"心房颤动"一节）。此外，使用起搏器、ICD 和 CRT 设备的患者在围术期也有相应的特殊考虑（见"可植入的心血管电子设备"部分）。

心脏杂音和瓣膜异常

若术前评估发现心脏杂音，接下来的目标是识别所有与之相关的心血管症状（例如呼吸困难、胸口不适、端坐呼吸、疲劳、晕厥）、明确杂音的原因，并区分是否是有重要临床意义的杂音。例如，良性功能性杂音是流经主动脉或肺动脉流出道的湍流造成的，在甲状腺功能亢进、妊娠或贫血等高流量状态下可能出现。可以根据杂音的响度进行分级（表 31.7），但是，杂音的响度并不一定反映病变的严重程度。相反，杂音的位置以及与做不同动作时响度的变化可能更有提示意义（表 31.8）。Valsalva 动作可减少左右心室的充盈，因此可降低大多数杂音的响度，除了二尖瓣脱垂和肥厚型心肌病的患者。站立也可以减少前负荷，从而增加二尖瓣脱垂和肥厚型心肌病患者的杂音响度。相反，蹲踞位会增加静脉回流和后负荷，从而增加除二尖瓣脱垂和肥厚型心肌病患者以外的大多数杂音。让患者反复握拳会增加心率和动脉血压，从

表 31.7 心脏杂音响度的分级

分级	描述
Ⅰ	很微弱，难以听到
Ⅱ	微弱，但容易听到
Ⅲ	响度中等、无震颤
Ⅳ	响亮、可触及震颤
Ⅴ	非常响亮，但仍需听诊器才能听到（存在震颤）
Ⅵ	无需听诊器也可听到

表 31.8 伴有心脏异常的杂音描述

病变	部位	时期	描述
主动脉狭窄	胸骨旁第 2 肋间	收缩中期	递增-递减，放射至颈部；S_3、S_4 可有可无；Valsalva 动作和持续握拳运动可以降低响度
主动脉瓣关闭不全	胸骨旁第 3、4 肋间	全舒张期	递减性吹风样高调杂音，放射至颈动脉；心尖部出现 Austin-Flint 隆隆样杂音；蹲踞、握拳运动和前倾时响度增加
二尖瓣狭窄	心尖部	舒张中期	开瓣音；低调隆隆样杂音向腋下放射；蹲踞和握拳运动响度增加
二尖瓣反流	心尖部	全收缩期	高调吹风样，放射至腋下；S_3 亢进；站立时响度降低，蹲踞和握拳运动使响度增加
二尖瓣脱垂	心尖部	收缩晚期	递减性，收缩中期喀喇音；Valsalva 动作和站立可增加响度；蹲踞降低响度
肥厚型心肌病	心尖部、胸骨左下缘	收缩中期	S_4，单一的 S_2；Valsalva 动作和站立可增加响度；蹲踞、被动抬腿和握拳运动可降低强度

而增加二尖瓣反流和主动脉瓣关闭不全的杂音，但这种动作会降低主动脉瓣狭窄和肥厚型心肌病患者的杂音。年龄较大、有心血管疾病危险因素、其他异常心音、心脏肥大、ECG 异常、容量超负荷以及风湿热病史、肺部疾病史或服用抑制食欲药物史的患者，杂音为病理性的可能性增加。舒张期或连续性杂音几乎都是病理性杂音，需要进一步评估。尽管如此，仅根据病史和体格检查通常仍很难区分良性与病理性杂音。因此，目前心血管病指南建议对所有怀疑患有心脏瓣膜病的患者行经胸超声心动图检查进行初步评估[167]。此外，围术期指南推荐对临床上怀疑有中度或严重瓣膜狭窄或反流、且前 1 年内未行超声心动图检查的患者进行术前超声心动图检查[7, 9]。对于已知患有心脏瓣膜病的患者，如果自上次检查以来临床症状或体格检查有较大变化，建议再次行超声心动图检查。

主动脉瓣狭窄   主动脉瓣狭窄是成人左心室流出道梗阻的主要原因。在高收入国家，主动脉瓣狭窄的发生主要是由于先天性三尖瓣或二尖瓣的进行性钙化。主动脉瓣狭窄通常出现在四五十岁的年纪，而三尖瓣狭窄则主要累及 60 岁及以上的人群。根据瓣膜面积和平均跨瓣压梯度可以对主动脉瓣狭窄的程度进行分类（表 31.9）。仅使用压力梯度评估严重性的局限性在于，如果左心室收缩功能开始下降，则压力梯度也可能随之下降。对于重度主动脉瓣狭窄的患者，建议每 6 ~ 12 个月进行一次超声心动图检查；对于中度狭窄患者，建议每 1 ~ 2 年进行一次超声心动图检查；对于轻度狭窄患者，建议每 3 ~ 5 年进行一次检查。长期无症状的患者，一旦狭窄加重即可出现临床表现。重度主动脉瓣狭窄的主要症状是心绞痛、心力衰竭和晕厥，但患者更常主诉劳力性呼吸困难和运动耐量下降。

主动脉瓣狭窄会引起收缩期喷射性杂音（表 31.8），在胸骨上缘右侧最易听到，并常放射至颈部。主动脉硬化患者也会出现相似的杂音，该类患者的主动脉瓣增厚但并不伴有狭窄。65 岁或以上的人群中有 25% 的人患有主动脉硬化，80 岁或以上的人群中有 50% 的人存在主动脉硬化。主动脉硬化与心血管事件的风险增加相关，进展为主动脉瓣狭窄的风险每年增加 2%[168]。收缩期喷射性杂音的放射方式有助于排除

表 31.9　主动脉瓣狭窄程度分级

分级	跨瓣射速（m/s）	平均跨瓣压梯度（mmHg）	瓣膜口面积（cm²）
轻度	2.0 ~ 2.9	< 20	≥ 1.5
中度	3 ~ 3.9	20 ~ 39	1.0 ~ 1.5
重度	≥ 4	≥ 40	< 1.0

主动脉瓣狭窄，主动脉狭窄患者不出现杂音向右锁骨方向放射的阴性似然比是 0.1[169]。除收缩期喷射性杂音外，主动脉瓣狭窄还会伴有颈动脉搏动延迟和第二心音反常分裂。任何存在先前未经诊断的可疑收缩期杂音患者均应进行超声心动图检查，因为非心脏病专家很难区分主动脉瓣狭窄杂音和主动脉硬化杂音。与主动脉瓣狭窄相关的典型 ECG 异常包括 LVH（常常伴有继发性改变）、电轴左偏和 LBBB。

中重度主动脉瓣狭窄会增加围术期心血管并发症的风险[170-171]。但当前的研究提示，无症状的重度主动脉瓣狭窄患者可以进行非心脏手术，且死亡风险可以接受[171]。因此，指南支持无症状重度主动脉瓣狭窄患者进行择期非心脏大手术，但术中和术后都应进行适当的血流动力学监测[7, 9]。反之，对于有症状的重度主动脉瓣狭窄患者，应在非心脏手术之前考虑更换主动脉瓣[7, 9]。高风险或不适合进行主动脉瓣置换手术的有症状患者，可替代的干预措施包括经导管主动脉瓣置换术（TAVR）或经皮主动脉球囊扩张术[7, 9]。与心脏病专家的多学科合作对于这些高危患者的围术期管理至关重要。

中度到重度主动脉瓣狭窄的患者出血的风险也增加，因为 67% ~ 92% 的严重主动脉瓣狭窄患者可出现获得性 von Willebrand 综合征[172]。其基本的病理生理机制是血液湍流流经狭窄的瓣膜时，von Willebrand 多聚体受到机械性破坏。值得注意的是，不再推荐主动脉瓣狭窄患者预防性治疗感染性心内膜炎[173]。

主动脉瓣关闭不全   主动脉瓣关闭不全的病因可能是累及瓣叶的瓣膜病或主动脉根部扩张，或两者均有。瓣膜病的病因一般包括风湿热、二尖瓣病变、胶原血管病及心内膜炎。能引起主动脉根部扩张的病因包括强直性脊柱炎、成骨不全症、梅毒、高血压、年龄相关退行性变、马方综合征和胶原血管病。这些病因通常导致的是慢性进行性主动脉瓣关闭不全，可几十年无症状。相反，外伤、感染或主动脉夹层可导致急性主动脉瓣关闭不全；这是一种可导致心源性猝死的危急情况。

听诊时，主动脉瓣关闭不全常伴有舒张期杂音（表 31.8），其响度与反流的严重程度并不相关[174]。患者典型的症状为脉压增大，表现为 Corrigan 脉或水冲脉（颈动脉搏动骤起骤落）、de Musset 征（每次心搏都出现头部跳动）、Duroziez 征（股动脉部分受压时可听到收缩期和舒张期杂音）和 Quincke 搏动（指尖或嘴唇毛细血管搏动）。尽管心脏病专家的听诊可以帮助诊断或排除主动脉瓣反流（基于是否存在早期舒张期杂音）[175]，但非心脏病专家的听诊准确性尚不确定[26]。因此，超声心动图对怀疑有舒张期杂音的患

者诊断有一定帮助。

　　早前有限的研究提示，中、重度主动脉瓣关闭不全的患者围术期死亡率和发病率的风险增加，特别是在有左心室功能障碍（射血分数＜55%）或肾功能不全的患者[176]。尽管如此，目前指南中的专家共识支持无症状的重度主动脉瓣关闭不全的患者在围术期密切关注的情况下（包括血流动力学监测、后负荷的控制和液体平衡的管理等），可以继续进行非心脏大手术[7, 9, 167]。不推荐预防性治疗感染性心内膜炎[173]。

　　二尖瓣狭窄　二尖瓣狭窄比主动脉瓣狭窄少见得多，且几乎总是与风湿性心脏病有关。其他引起二尖瓣狭窄的不常见原因包括二尖瓣瓣环钙化以及辐射有关的瓣膜病。正常的二尖瓣膜口面积为 4～6 cm²。二尖瓣狭窄时该面积逐渐缩小，当该面积下降至 2.5 cm² 以下时，会出现劳力性气短；而当膜口面积下降到 1.5 cm² 以下时，静息时也会出现症状。重度二尖瓣狭窄是指瓣膜面积小于 1 cm²，通常患者合并存在肺动脉收缩压＞50 mmHg 和静息平均跨瓣压≥10 mmHg。

　　二尖瓣狭窄患者由于左心房压增加和心输出量减少，可出现呼吸困难、疲劳、端坐呼吸、肺水肿和咯血等临床表现。心房颤动也可出现，这会短时间内引起心力衰竭，长时间可导致血栓形成。心房颤动患者需要长期抗凝治疗，最近的指南建议使用维生素 K 拮抗剂治疗（如华法林），而不是 DOACs[173]。重度狭窄患者也会出现肺动脉高压（见下文的"肺动脉高压"部分）和右心衰竭。体格检查时应评估啰音和右心衰竭的体征，如颈静脉怒张、外周性水肿、肝大、右心室抬举和腹水。听诊时，二尖瓣狭窄可能存在舒张期杂音，应通过超声心动图进行评估。

　　治疗方案包括使用控制心室率的 β 受体阻滞剂、用于预防或控制心房颤动的抗心律失常药物以及心房颤动患者的抗凝药。术前应继续使用 β 受体阻滞剂和抗心律失常药，抗凝药物的管理应与心内科医师和外科医师共同进行。不推荐对感染性心内膜炎进行预防性治疗[173]。如果二尖瓣狭窄患者符合指南定义的瓣膜介入治疗指征（例经皮球囊二尖瓣交界分离术）[167]，应考虑在进行择期非心脏大手术之前进行干预[7, 9]。如果无症状的重度二尖瓣狭窄患者，由于其瓣膜形态不适合进行经皮介入治疗时，那么通过适当的术中处理和术后血流动力学监测，也可进行择期非心脏大手术[7]。

　　二尖瓣反流　急性二尖瓣反流可能继发于心肌梗死、创伤或感染性心内膜炎。慢性二尖瓣反流通常与二尖瓣退行性疾病（包括二尖瓣脱垂）、风湿性心脏病、缺血性心脏病和心肌病有关。慢性二尖瓣反流的进展

非常缓慢，症状出现相对较晚，通常仅在存在左心功能不全后才出现。其早期症状不明确，但随着疾病的进展可逐步出现疲劳、呼吸困难和心房颤动等临床表现。

　　二尖瓣反流的患者通常在心脏尖部最易听到全收缩期杂音（表 31.8）。在原发性二尖瓣疾病（如二尖瓣退行性病变）中，杂音的等级与二尖瓣反流的严重程度有一定程度的相关性，但与继发性功能性反流（如缺血性心脏病、心肌病）的严重程度无关。尽管心脏病专家的听诊可以帮助确定二尖瓣反流（根据左胸中部是否存在晚期收缩期或全收缩期杂音），但非心脏病专家的听诊准确性尚不明确[26]。因此，超声心动图对任何有可疑收缩期杂音的患者均有帮助。除非合并其他瓣膜病变（例如二尖瓣狭窄）或左心功能障碍，否则慢性二尖瓣反流的患者通常围术期耐受性良好。与上述观察结果相一致的是，既往有限的研究提示，存在二尖瓣反流的患者心血管并发症发病率增加，但死亡率没有增加[177]。目前的指南建议，无症状的严重二尖瓣反流患者，在良好的术中管理和术后严密的血流动力学监测的条件下，可以进行择期非心脏大手术[7]。不推荐对感染性心内膜炎进行预防性治疗[173]。

　　二尖瓣脱垂　二尖瓣脱垂的特征性表现是异常增厚的二尖瓣瓣叶在收缩期向左心房内翻滚样凸入，可伴有或不伴有二尖瓣反流。二尖瓣脱垂的诊断标准目前已演化为单存依靠超声心动图进行诊断，即：在长轴视图中，二尖瓣瓣叶的任何部分隆起超过瓣环水平≥2 mm 即可诊断[178]。在高收入国家，它是需要手术修复的孤立性二尖瓣反流的最常见原因。尽管如此，只有 4% 的二尖瓣脱垂患者出现严重的瓣膜反流，大多数患者仅出现轻度、微量甚至无二尖瓣反流[179]。这种疾病可能是原发性的（即黏液样变性）或继发性的（如与马方综合征、Ehlers-Danlos 综合征和成骨不良症相关）。二尖瓣脱垂可能会出现一些不一定可靠的非特异性症状（如非典型性胸痛、心悸、呼吸困难、运动耐力差、头昏眼花），统称为"二尖瓣脱垂综合征"。

　　这些患者听诊时心尖部可能会出现收缩期喀喇音和收缩中期杂音（Valsalva 动作可加剧该杂音）。心脏病专家的听诊可以帮助诊断二尖瓣脱垂（根据是否存在收缩期喀喇声和杂音）；但非心脏病专家的听诊准确性尚不明确[26]。围术期的关键问题是将具有临床意义的二尖瓣反流患者与偶然发现的脱垂却无需进一步评估的患者区分开来。因此，超声心动图可能有助于进一步评估具有明显杂音而怀疑二尖瓣反流的患者。不推荐对感染性心内膜炎进行预防性治疗[173]。

　　三尖瓣反流　三尖瓣反流是常见的瓣膜异常，在

超声心动图上有 70% 的正常成年人表现出轻度三尖瓣反流。由于通常没有症状，体格检查时也不易听见杂音，因此三尖瓣反流最常是因超声心动图检查偶然发现而引起关注的结果。明显的三尖瓣反流最常见的病因是由于右心室和三尖瓣瓣环的扩张（即继发性疾病）。继发性三尖瓣反流的原因包括左心衰竭、二尖瓣病变（狭窄或反流）、原发性肺部疾病（如肺动脉高压）、心内左向右分流（如房间隔缺损、室间隔缺损）、肺动脉狭窄和右心病变（如致心律失常性的右心室发育不良）。很少一部分三尖瓣反流是由直接累及三尖瓣的病变引起的（即原发疾病），如 Ebstein 畸形、感染性心内膜炎（多见于采用静脉注射的吸毒者）、风湿性心脏病、类癌综合征、结缔组织病（如马方综合征）、黏液样变性或创伤（如永久性起搏器或 ICD 电极）。某些抑制食欲的药物（芬氟拉明、芬特明）和培高利特（多巴胺受体激动剂）也与原发性三尖瓣反流有关。

轻度或中度三尖瓣反流的患者通常无症状。重度反流的患者可能会出现颈部搏动（与颈静脉怒张有关）以及右心衰竭的症状（如腹水、外周水肿）和其他潜在病变（如肺动脉高压）。体格检查会发现包括颈静脉怒张、肝肿大、腹水、坠积性水肿和胸部触诊发现右心室隆起。听诊时，三尖瓣反流会引起全收缩期杂音，在胸骨中部左缘或右缘及剑突下听得最清楚。但即使有重度反流，杂音也常常很柔和甚至听不到。可以通过增加静脉回流（如吸气、压腹部）的动作来增加杂音的响度。尽管心脏病专家的听诊可以帮助诊断中度至重度三尖瓣反流（根据有无吸气或压腹部引起的杂音响度增加），但非心脏病专家的听诊准确性尚不明确[26]。因此，超声心动图检查有助于帮助诊断有可疑杂音的患者，尤其是合并有右心衰竭症状或体征的情况下。严重三尖瓣反流患者应根据其基本病情、右心力衰竭以及已知或怀疑有肺动脉高压等进行术前处理。一旦有指征，就应与心内科的心力衰竭专家或肺动脉高压专家协作进行诊治。不推荐预防性治疗感染性心内膜炎[173]。

肥厚型心肌病 肥厚型心肌病是心肌遗传性疾病，可导致左心室流出道动态梗阻、心肌缺血、舒张功能不全和二尖瓣反流（与二尖瓣瓣叶的收缩期向前运动有关）。大多数患者的寿命相对正常；但其他一些患者则存在发展为进行性心力衰竭、心源性猝死和心房颤动的风险。大多数肥厚型心肌病患者无症状。出现症状时其差异很大，且与 LVH 或流出道梗阻的程度无明显相关性。典型的症状包括疲劳、劳力性呼吸困难、不典型性胸痛或心绞痛、劳力性晕厥前状态或晕厥以及心悸。有症状的患者可能长期接受负性肌力药

物（即 β 受体阻滞剂、维拉帕米、双异丙吡胺）治疗。其他有严重左心室流出道梗阻的有症状的患者可能需要接受心肌切除或室间隔酒精消融的治疗。一些有高危心源性猝死风险的患者，则也可以考虑植入 ICD。

虽然肥厚型心肌病患者的体格检查可能是正常的，但收缩中期杂音是其听诊的典型表现（见表 31.8），通过做缩小心室的动作（如 Valsalva 动作）可增大杂音响度；而做增大心室的动作（如被动抬腿），杂音响度可减小。心脏病专家的听诊可以帮助诊断或排除肥厚型心肌病（被动抬腿后杂音响度减小，而改变体位从蹲踞变为站立后杂音响度增加），但非心脏病专家的听诊准确性尚不明确[26]。因此，如果一个相对健康且无高血压病史的患者，有劳力性晕厥或心搏骤停病史（或家族史），听诊时发现可疑的杂音、出现值得关注的 ECG 表现（即 LVH、ST 段异常、T 波异常）时，则均应进行超声心动图检查。通常，肥厚型心肌病患者可以安全地进行大多数低危和中危非心脏手术，尤其是在密切的血流动力学监测和管理的情况下。围术期的药物治疗应继续维持（例 β 受体阻滞剂、维拉帕米），但不再推荐对感染性心内膜炎进行预防性治疗[173]。任何装有 ICD 的患者都应进行适当的围术期管理。

人工心脏瓣膜 对于植入人工心脏瓣膜的患者，术前评估应明确瓣膜置换的指征；瓣膜假体的类型、使用年限和当前的状态；是否因瓣膜假体而需要长期抗凝治疗；以及围术期抗凝治疗计划。麻醉科医师应回顾最新的超声心动图，如果有任何迹象或症状提示瓣膜功能不全（如新发的心力衰竭），则应再次复查超声心动图[167]。另外，由于这些患者可能患有瓣膜相关的溶血性贫血，因此近期的全血细胞计数可能会有所帮助。

在开胸人工生物瓣膜植入手术后 3～6 个月内，需要使用维生素 K 拮抗剂（如华法林）进行抗凝治疗，之后可以将患者转为单独口服阿司匹林治疗（每天 75～100 mg）[167]。对于所有接受过 TAVR 的患者，建议均需要终身服用阿司匹林；同时，所有患者术后前 6 个月服用氯吡格雷（每天 75 mg），一些特定的患者前 3 个月需要服用维生素 K 拮抗剂治疗[173]。相反，机械瓣瓣膜置换的患者需要终身服用阿司匹林和维生素 K 拮抗剂进行治疗[167]。重要的是，对于机械瓣瓣膜置换的患者，不应采用 DOACs（如达比加群、利伐沙班、依多沙班或阿哌沙班）进行抗凝治疗[167]。关于术前暂时停用抗凝药、停用抗凝药的时机、是否需要使用短效药物进行"桥接"以及桥接药物的类型（静脉注射肝素或 LMWH）等问题，应与负责治疗的心脏病专家和外科医师一起协作处理。目前指南中有关桥接治疗的推荐意见主要是依据机械瓣的植入位置

以及计划所行手术的性质决定的（框 31.4）[173]。对于特殊的操作，建议进行感染性心内膜炎的预防性治疗（见"感染性心内膜炎的预防"一节）[173]。

感染性心内膜炎的预防

术前必须明确识别出有感染性心内膜炎风险和计划进行术中可能出现一过性菌血症的操作或手术的患者（例如瓣膜置换、复杂的先天性心脏病、既往心内膜炎病史）。当前的指南已大大缩小了预防性治疗的的适应证范围。例如，目前的 ACC/AHA 指南建议仅对有感染性心内膜炎高风险、且其会引起不预后良的患者进行预防（框 31.5）[173]。这一目标人群与最新的 ESC 指南建议的人群相一致[180]。有此适应证的患者在接受涉及牙龈组织的操作、牙齿的尖周区域操作或口腔黏膜穿孔等齿科手术时，需要进行预防。而同样是这一人群的患者，在进行非齿科手术操作（如经食管超声心动图、胃镜检查、结肠镜检查、膀胱镜检查、皮肤科手术）时，则无需进行预防，除非在手术部位发现活动性感染灶[173]。

术前 ECG 心律异常

围术期常见心律失常和传导异常。由于心律失常本身和导致心律失常的潜在疾病的双重影响，室上性和室性心律失常都伴有围术期风险增加。未控制的心房颤动（即引起症状或血流动力学改变）和高危室性心动过速（见"室性心律失常"一节）是高危的表现，择期手术应推迟至完成评估及病情稳定后。快速心房颤动（心率＞100 次 / 分）、有症状的心动过缓或高度心脏传导阻滞

框 31.4　植入心脏机械瓣的术前桥接抗凝治疗的推荐意见

I 级（推荐）

- 植入心脏瓣的患者行小型且出血易控制的手术操作（如拔牙、白内障摘除）时，建议继续使用维生素 K 拮抗剂抗凝治疗并维持治疗水平的 INR。
- 对于主动脉双叶机械瓣换术后且无其他血栓形成危险因素 * 的患者，拟行有创操作或外科手术时，建议暂停维生素 K 拮抗剂抗凝治疗，不使用桥接治疗以使 INR 低于治疗水平。

II 级（合理）

- 有下列情况的拟行有创操作或手术治疗的患者，根据其个体情况（权衡出血风险与进行抗凝治疗的利弊），当中断抗凝治疗期间 INR 低于治疗水平时，使用桥接抗凝治疗是合理的：①主动脉瓣机械瓣置换且有任何血栓栓塞的风险；②早期的主动脉机械瓣；或③二尖瓣机械瓣置换。

---

* 危险因素包括心房颤动、既往血栓栓塞病史、高凝状态、早期滚珠轴承式或斜盘式机械瓣、左心室收缩功能障碍，以及机械瓣膜置换数量≥2。INR，国际标准化比值。

From Nishimura RA, Otto CM, Bonow RO, et al. 2017 AHA/ACC Focused Update of the 2014 AHA/ACC Guideline for the Management of Patients With Valvular Heart Disease: A report of the American College of Cardiology/American Heart Association Task Force on Clinical Practice Guidelines. Circulation. 2017; 135: e1159-e1195

框 31.5　推荐需预防心内膜炎的心脏情况

既往有感染性心内膜炎病史
人工心脏瓣膜，包括经导管植入的假体和同种异体移植物
心脏瓣膜修复所用的假体材料，如用于瓣环成形术的瓣环和腱索
未修复的发绀性先天性心脏病，包括姑息性分流和通道
已修复的先天性心脏病，但在人工补片或假体装置的部位或附近存在残余分流或瓣膜反流
心脏移植受体出现因瓣膜结构异常而导致的瓣膜反流

在接受涉及牙龈组织的操作、牙齿的尖周区域操作或口腔黏膜穿孔等齿科手术前进行预防是合理的。

From Nishimura RA, Otto CM, Bonow RO, et al. 2017 AHA/ACC Focused Update of the 2014 AHA/ACC Guideline for the Management of Patients With Valvular Heart Disease: A Report of the American College of Cardiology/American Heart Association Task Force on Clinical Practice Guidelines. Circulation. 2017; 135: e1159-e1195

（如三度心脏传导阻滞）也应推迟择期手术，以便进一步评估和稳定病情、完善可行的心脏病评估。

一度房室传导阻滞是指心率 50 ～ 100 次 / 分条件下，PR 间期＞0.20 s；一般认为是良性的。二度房室传导阻滞是指 PR 间期＞0.20 s，并伴有一些心房律不能下传（导致 P 波后 QRS 波减少或缺失）。二度房室传导阻滞有两种类型。莫氏 I 型阻滞（也称文氏阻滞）的特点是 PR 间隔逐渐延长直至搏动脱落。这是一种相对良性的阻滞，常常与房室结传导延迟有关，对阿托品反应良好，很少进展为完全性的心脏阻滞。莫氏 II 型阻滞的特征是 PR 间期呈固定延长，在出现 QRS 波脱落前保持不变。它与房室结结下阻滞有关，能够进展为完全性的阻滞，并通常需安装起搏器进行治疗（除非是由于诸如缺血或药物等可逆原因引起的）。三度房室传导阻滞或完全性房室传导阻滞的特征是心房搏动与心室搏动完全分离，除非能明确可逆性的诱因，否则需要放置起搏器。QT 间期延长患者应评估电解质水平（包括镁和钙），并寻找可能诱发的药物。QT 间期延长的患者若出现晕厥或晕厥前状态、有猝死家族病史，须进行心脏病咨询评估（见"长 QT 间期综合征"一节）。

决定心律失常是否需要放置永久起搏器的三个因素是：心律失常是否伴有症状、传导异常的部位以及是否能找到可逆性的诱因。围术期起搏器放置的适应证与非手术患者相同（框 31.6 中列出了常见适应证）[181]。通常出现有症状的心动过缓或传导延迟引起晕厥或晕厥前状态的患者需要放置起搏器。位于房室结以下（如希氏束系统）的传导病变通常也是不稳定的，放置永久起搏器可能有益。存在这种病变的患者一般表现为 PR 间期正常或轻度延长、出现莫氏 II 型阻滞以及 QRS 波异常（束支阻滞、分支阻滞，或二者均有）。

束支传导阻滞（BBB）可以分为完全与不完全

性阻滞、右束支传导阻滞（RBBB）与 LBBB。BBB 可以是一些正常的个体变异，或年龄相关的传导系统纤维化引起的，但也可能与某些潜在重大疾病相关。例如，LBBB 可能与结构性心脏病（即高血压心脏病、IHD、心肌病、心脏瓣膜病）有关，而 RBBB 可能是右心室压力升高（如肺动脉高压、肺心病、肺栓塞）、存在放射线暴露史、心肌炎和结构性心脏病（即 IHD、心肌病、心脏瓣膜病、先天性心脏病）的结果。出现 BBB 本身并不是围术期心血管风险增加的原因[182]，尤其是在评估了已知的临床危险因素之后[100]。但非手术患者的研究提示，对于最近新发和诊断的 BBB 应针对潜在的心血管疾病可能进行全面的评估。例如，LBBB 与发生心血管疾病的风险[183]、心血管死亡率以及非手术患者的死亡率等的增加相关[184]。此外，RBBB 与疑似 IHD、确诊 IHD 和心力衰竭患者的死亡风险增加相关[185-186]。照此流程，如果术前评估未提示明显的肺部疾病、IHD、结构性心脏病或 Brugada 综合征（见 "Brugada 综合征" 一节），则无需对孤立性的无症状 RBBB 进行进一步术前评估。但若患者确诊或可疑有肺部疾病（如肺动脉高压），RBBB 则可能提示存在严重的呼吸系统或血管病变；因此，这类患者如果计划行中高危手术，应考虑进行肺部评估和超声心动图检查。

心房颤动 心房颤动是一种常见的心律失常，其临床特征为可变的不规则的心室应答，并缺乏规律的或有秩序的心房活动。其可分为阵发性（即可自行终止或在发病后 7 天内经干预而终止）、持续性（即在 7 天内未能自行终止）、长期持续性（即持续超过 12 个月）或永久性（即持续性心房颤动，经由患者和临床医师共同决定不再采用复律治疗）[187]。心房颤动可在没有器质性心脏病的情况下发生（以前称为 "孤立性心房颤动"），也可能合并有其他疾病。在高收入国家，高血压和缺血性心脏病是最常见的合并症，而在中低收入国家，风湿性心脏病最常见。其他合并疾病包括心脏瓣膜病、心力衰竭、肥厚型心肌病、先天性心脏病、肥胖、糖尿病、CKD 和高龄。甲状腺功能亢进和近期手术（尤其是心胸手术）是心房颤动的潜在急性可逆性诱因。

心房颤动患者有较高的死亡、心力衰竭、血栓栓塞事件（即脑卒中）及住院的风险。心房颤动的内科治疗包括控制心室率、尝试恢复窦性心律以及预防全身栓塞。大型随机实验显示，控制心率和控制节律两种方法比较，对卒中或死亡风险的影响无差异[188-189]。CHA$_2$DS$_2$-VASc 评分（表 31.10）可用于评估心房颤动患者的长期全身栓塞风险[190]。根据该评分，患者可分为低危（0 分：年化卒中率为 0.2%）、中危（1 分：年化卒中率为 0.6%）或高危（≥ 2 分：年化卒中率 > 2.2%）[191]。基于强有力的随机对照实验数据[192]，当前的 ACC/AHA 指南建议对非瓣膜性心房颤动（与二尖瓣狭窄或人工瓣膜无关）和 CHA$_2$DS$_2$-VASc 得分 ≥ 2 的患者进行长期口服抗凝治疗，CHA$_2$DS$_2$-VASc 得分为 0 的患者则无需抗凝治疗[187]。CHA$_2$DS$_2$-VASc 得分为 1 的患者目前最佳治疗方案还有更多的不确定性。与此不确定性相一致的是，ACC/AHA 指南指出，

表 31.10　CHA$_2$DS$_2$-VASc 评分方案

危险因素	评分
心力衰竭 有临床症状和体征或左心室收缩功能不全	1
高血压	1
年龄 ≥ 75 岁	2
糖尿病	1
既往有卒中、短暂性脑缺血发作或血栓栓塞病史	2
血管疾病 心肌梗死、周围血管病、或主动脉斑块	1
年龄 65 ~ 74 岁之间	1
女性	1

CHADS$_2$，充血性心力衰竭、高血压、年龄 > 75、糖尿病、既往卒中 / 短暂性脑缺血发作方案；CHA$_2$DS$_2$-VASc，2009 年伯明翰方案。
From Lip GY, Nieuwlaat R, Pisters R, et al. Refining clinical risk stratification for predicting stroke and thromboembolism in atrial fibrillation using a novel risk factor-based approach: the Euro heart survey on atrial fibrillation. Chest. 2010; 137: 263-272

对于这些中危患者中：①口服抗凝治疗，②阿司匹林治疗或③省略抗凝治疗，都是合理的治疗方案[187]。特定的抗凝治疗包括维生素 K 拮抗剂（如华法林）或 DOACs（如达比加群、利伐沙班、依多沙班、阿哌沙班），均可作为非瓣膜性心房颤动抗凝治疗的合理选择。

尽管心房颤动在术前心脏风险评估中常常被忽略，但越来越多的证据对此提出了两方面的质疑。具体而言，心房颤动病史似乎是围术期风险增加的指标。例如，一项大型的国际性多中心前瞻性队列研究显示，心房颤动病史与术后心血管事件（即脑卒中、心血管死亡、心肌损伤、心力衰竭或心搏骤停）的风险升高有关[193]，但与死亡无关[77]。在美国的一项基于人群的回顾性队列研究中，慢性心房颤动患者围术期脑卒中的风险显著升高[194]。

心房颤动患者术前评估应侧重于对基础疾病（如缺血性心脏病）、并发症（如心力衰竭、脑卒中）、心率或节律的控制及抗凝治疗方案。快速心室率（＞100 次 / 分）的患者通常在进行择期手术之前需要控制心率。心房颤动患者在未使用控制心率的药物情况下出现心室率慢，可能提示患者存在病态窦房结综合征。应询问患者既往任何晕厥或晕厥前状态发作的病史。长期的 β 受体阻滞剂、地高辛、钙通道阻滞剂或抗心律失常药物都应继续服用。

对大多数心房颤动患者来说，制订术前计划时需考虑的关键问题是对长期服用的抗凝药物的适当处理。最好应与主治的内科医师和外科医师共同合作管理。存在三个主要问题是：①术前暂停治疗是否必要；②何时应停止口服抗凝剂；③是否需要使用 LMWH 进行桥接治疗[195]。如果患者自身没有出血的相关高危因素（如肝病、肾功能异常、出血并发症病史），且计划进行的手术无大出血风险（例如拔牙、简单的体表手术、起搏器植入术），那么继续使用维生素 K 拮抗剂治疗是合理的。否则，患者应在术前暂停抗凝药物治疗，包括所有正在进行 DOACs 治疗或可能需要神经轴索麻醉的患者。暂停口服抗凝剂治疗的患者应在手术前 5 天停用维生素 K 拮抗剂。对于 INR ＞ 3.0 的患者，停药时间可能需要更长。最好在手术前 24 小时复查 INR[195]，并且如果 INR ＞ 1.5，则应口服少量维生素 K。术前停用 DOACs 的时机（表 31.11）应根据特定的药物、预计的出血风险、肾功能［基于估计的肾小球滤过率（GFR）］和是否计划使用神经轴索麻醉等来决定[195-196]。正在进行的"围术期抗凝药物使用的手术评价"（Perioperative Anticoagulant Use for Surgery Evaluation）这一多中心前瞻性队列研究有望就有关术前停用 DOACs 的更简化方案的安全性问

表 31.11　术前停用直接口服抗凝药（DOACs）的专家共识意见（推荐的时间间隔自术前最后一次服药时间开始起算）

凝血酶的直接抑制剂（即达比加群）	Ⅹa 因子的直接抑制剂（即利伐沙班、依杜沙班、阿哌沙班）
低出血风险操作（ACC 推荐意见）*	
eGFR ≥ 80 ml/min：≥ 24 h	eGFR ≥ 30 ml/min：≥ 24 h
eGFR 50 ～ 79 ml/min：≥ 36 h	eGFR 15 ～ 29 ml/min：≥ 36 h
eGFR 30 ～ 49 ml/min：≥ 48 h	eGFR ＜ 15 ml/min：无数据
eGFR 15 ～ 29 ml/min：≥ 72 h	（考虑 ≥ 48 h）
eGFR ＜ 15 ml/min：没有数据	
不明确、中或高出血风险操作（ACC 推荐意见）*	
eGFR ≥ 80 ml/min：≥ 48 h	eGFR ≥ 30 ml/min：≥ 48 h
eGFR 50 ～ 79 ml/min：≥ 72 h	eGFR ＜ 30 ml/min：无数据
eGFR 30 ～ 49 ml/min：≥ 96 h	（考虑 ≥ 72 h）
eGFR 15 ～ 29 ml/min：≥ 120 h	
eGFR ＜ 15 ml/min：无数据	
计划行神经轴索麻醉（ASRA 推荐意见）†	
统一方案：120 h	72 h
基于 eGFR 的方案	
■ eGFR ≥ 80 ml/min：≥ 72 h	
■ eGFR 50 ～ 79 ml/min：≥ 96 h	
■ eGFR 30 ～ 49 ml/min：≥ 120 h	
■ eGFR ＜ 30 ml/min：不推荐	

ACC，美国心脏病学会；ASRA，美国区域麻醉科医师协会；eGFR，估算的肾小球滤过率（Cockcroft-Gault 方程）。

* From Doherty JU, Gluckman TJ, Hucker WJ, et al. 2017 ACC Expert Consensus Decision Pathway for Periprocedural Management of Anticoagulation in Patients With Nonvalvular Atrial Fibrillation: A Report of the American College of Cardiology Clinical Expert Consensus Document Task Force. J Am Coll Cardiol. 2017; 69: 871-898.

† From Horlocker TT, Vandermeulen E, Kopp SL, et al. Regional anesthesia in the patient receiving antithrombotic or thrombolytic therapy: American Society of Regional Anesthesia and Pain Medicine Evidence-Based Guidelines (Fourth Edition). Reg Anesth Pain Med. 2018; 43: 263-309

题提供更高质量的数据（表 31.12）[197]。

越来越多的证据表明，如果在手术前暂时停用抗凝治疗，则大多数非瓣膜性心房颤动患者无需桥接治疗。例如，在一项"择期非心脏创伤性操作或手术前需暂停华法林治疗患者的桥接抗凝（Bridging Anticoagulation in Patients Who Require Temporary Interruption of Warfarin Therapy for an Elective Invasive Procedure and Surgery，BRIDGE）"的多中心随机实验中，术前暂停维生素 K 拮抗剂的使用后，对照组动脉血栓栓塞的风险并不低于 LMWH 桥接治疗组[198]。此外，桥接治疗时大出血的风险增加。诠释这些实验数据的挑战在于，如何将其意义全面推广至大范围的临床患者。例如，BRIDGE 实验 1884 名参与者中约 62% 的患者的预期 1 年内卒中发生率低于 5%（即相当于 CHA_2DS_2-VASc 评分 ≤ 4），约 14% 的预期 1 年内卒中发生率超过 10%（相当于 CHA_2DS_2-VASc 评分 ≥ 7）。为帮助临床医师更好地掌握临床决策，ACC 发表了 2017 年关于非瓣膜性心房颤动患者围术期抗

表 31.12　术前停用直接口服抗凝药（DOACs）的简化方案——在"手术评估研究中围术期抗凝药物的使用（Perioperative Anticoagulant Use for Surgery Evaluation Study）"中评估的方法

凝血酶直接抑制剂（即达比加群）	Ⅹa 因子直接抑制剂（即利伐沙班、阿哌沙班）
低出血风险操作（不计划行神经轴索麻醉）	
eGFR ≥ 50 ml/min：手术前 2 天最后一次治疗	eGFR ≥ 30 ml/min：手术前 2 天最后一次治疗
eGFR 30～49 ml/min：手术前 4 天最后一次治疗	
高出血风险操作（不计划行神经轴索麻醉）	
eGFR ≥ 50 ml/min：手术前 3 天最后一次治疗	eGFR ≥ 30 ml/min：手术前 3 天最后一次治疗
eGFR 30～49 ml/min：手术前 5 天最后一次治疗	

eGFR：估算的肾小球滤过率。
* 用 Cockcroft-Gault 方程进行计算。
From Douketis JD, Spyropoulos AC, Anderson JM, et al. The Perioperative Anticoagulant Use for Surgery Evaluation (PAUSE) Study for patients on a direct oral anticoagulant who need an elective surgery or procedure: design and rationale. Thromb Haemost. 2017; 117: 2415-2424

凝治疗的专家共识[195]。对于维生素 K 拮抗剂，推荐对于 CHA_2DS_2-VASc 评分 ≤ 4，且无卒中病史、TIA 或全身性栓塞的低危患者，可省略桥接治疗。相反，对于 CHA_2DS_2-VASc 评分 ≥ 7、近期（即前 3 个月内）有卒中、TIA 或全身栓塞病史的高危患者，应考虑采用桥接抗凝治疗。对于中危患者（即那些不符合低危或高危标准的患者），如果没有明显的出血风险，且卒中、TIA 或全身性栓塞事件发生时间更久远（3 个月以上），则可以考虑桥接治疗。由于 DOACs 的半衰期相对较短，因此此前暂停后通常无需进行桥接治疗。

室上性心律失常　室上性心动过速可以因心房异位起搏点的快速放电和迅速传导通过房室结而引起，或通过折返机制产生。折返机制中的环路通常同时涉及房室结–浦肯野纤维系统和相关的折返通路。在旁路折返机制中，由于传导从一条通路下行而从另一条通路上行，因此环路持续存在。房室阻滞药物（即腺苷、维拉帕米、β 受体阻滞剂）可帮助减慢大多数室上性心动过速的心室率，但 Wolff-Parkinson-White（WPW）综合征除外。WPW 综合征的特点是存在旁路（Kent 束），允许同时顺行和逆行传导。通过旁路顺行传导会导致 PR 间期缩短（< 0.12 s）以及 QRS 波起始部变形（即 delta 波）。WPW 综合征患者易发生室上性心动过速。此外，在此类患者中，使用阻滞房室结传导的药物来治疗室上性心动过速反而可能反常地增加旁路传导，因此可能导致心室颤动。因此，这些患者的急性室上性心动过速应采用电复律（特别是血流动力学不稳定者）、依布利特[199]或普鲁卡因

胺治疗。WPW 综合征的长期治疗通常需要对旁路进行导管消融。对于已知有室上性心动过速的患者应在围术期继续长期的抗心律失常药物治疗[9]。

室性心律失常　室性异位起搏与房性的鉴别点在于 QRS 波增宽（> 0.12 s）以及 P 波消失。根据心律失常的类型和是否合并心脏病可以对室性心律失常进行分级，以便更好地预测猝死的风险，具体如下：

- 良性室性心律失常包括不合并其他心脏病的孤立性室性期前收缩（VPB）。患者心脏猝死的风险不会增加，也不需要进一步的心脏评估。
- 潜在致命性心律失常包括每小时超过 30 个 VPB，或与潜在心脏病相关的非持续性室性心动过速。患者有心搏骤停的中度高风险，ICD 可能有益。需要进行心脏评估和超声心动图检查，以及可能需要进行心脏负荷试验、冠状动脉造影和心脏电生理测试。
- 致命性心律失常包括持续性室性心动过速、室颤以及 PVB 伴有基础心脏病、心脏功能下降和血流动力学障碍的 VPB。患者有心搏骤停的高风险，ICD 治疗应该有益。患者还需进行心脏病学评估和超声心动图检查，以及心脏负荷试验、冠状动脉造影和电生理检查。通常，应找出并治疗可逆性室性心律失常的原因（如低血钾、局部缺血、酸中毒、低镁血症、药物毒性、内分泌功能障碍）。围术期应继续使用长期抗心律失常药物[9]。

长 QT 间期综合征　长 QT 间期综合征（LQTS）是一种伴有 QT 间期延长的心肌复极化障碍。QT 间期的测量应采用 12 导联 ECG（最好是 Ⅱ 导联和 V5 导联），测量 QRS 波的起点至 T 波的终点之间的距离。由于 QT 间期与心率成反比，因此可以计算校正后的 QT 间期（QTc），最常见的公式为：

$$QTc = \frac{QT\ 间期}{\sqrt{RR\ 间期}}$$

在成年人中，长 QT 间期的定义是指其长度超过第 99 个百分位数，即女性超过 0.48 s，男性超过 0.47 s[200]。LQTS 患者易出现尖端扭转型室性心动过速，这是一种多形性室性心动过速，QRS 电轴或波形多变。在没有心律失常的情况下，患者通常无症状。相反，心律失常发作时，可能会出现心悸、晕厥、惊厥和心源性猝死。

LQTS 可分为先天性（即遗传性的）和获得性。获得性 LQTS 的原因包括使用抗心律失常药物（如奎

尼丁、索他洛尔、多非利特、伊布利特）、精神药物
（如氟哌啶醇、美沙酮）、红霉素、西沙必利以及代谢
异常导致（即低血钾、低血镁、低血钙）。值得注意
的是，虽然胺碘酮确实可显著延长 QT 间期，但除非
伴有低钾血症，否则很少会导致尖端扭转型室速。2010
年 ACC/AHA 关于预防尖端扭转型室速的观点认为，在
增加可延长 QT 间期的药物剂量前和用药后，需监测并
记录 QTc，且此后至少每 8 ～ 12 h 复测记录 QTc[200]。
LQTS 的其他治疗包括 β 受体阻滞剂（先天性 LQTS）、
植入 ICD 以及纠正潜在的代谢性疾病。

Brugada 综合征　Brugada 综合征是一种在没有
结构性心脏病的情况下引起突发心搏骤停的罕见疾
病。它是一种常染色体显性遗传性疾病，在男性中更
为常见，儿童确诊罕见，并且多见于亚裔人种。患者
通常在超声心动图、心脏负荷试验和心脏磁共振成像
（MRI）中均没有异常表现。最明显的临床表现是室
性心律不齐、晕厥和猝死。患者的房性心律失常，尤其
是心房颤动的风险也可能增加。Brugada 综合征的 ECG
特征是假性 RBBB 合并 V_1 ～ V_3 导联中持续性 ST 段升
高（图 31.7）。但与通常的 RBBB 不同的是，Brugada
综合征患者 ECG 通常不存在典型的左侧壁导联 S 波增

宽。在某些患者中，这些 ECG 改变是一过性的，并可
以由药物诱发。具有这些典型 ECG 特征但没有其他相
关临床表现的无症状患者被称为具有 "Brugada 模式"。
网站 www.brugadadrugs.org 列出了可导致 Brugada 综合
征不良事件出现的药物。其中包括一些常用的麻醉药，
如丙泊酚和布比卡因。尚未证实 Brugada 综合征存在有
效的治疗药物，I 类抗心律失常药（如氟卡胺、普鲁卡
因胺）和 β 受体阻滞剂可以增加致命性心律失常的风
险。植入 ICD 是当前的标准治疗。

植入式心血管电子设备

包括永久起搏器和 ICD 在内的植入式心血管电
子设备（CIED）现在非常常见。例如，仅在美国，
每年就植入约 190 000 个永久性起搏器和 145 000 个
ICD（见第 38 章）[201-202]。术前评估应明确设备的类
型、年限、制造商、型号、当前的设置和最近的调整
时间。患者通常会携带记录相关重要信息的制造商识
别卡。永久起搏器的功能通常由五个字符的编码组
成（表 31.13）[203]。麻醉科医师还应评估患者是否合
并心脏病，因为 CIED 患者总是会合并有心力衰竭、
IHD、心脏瓣膜病或潜在致命性的心律失常等疾病，

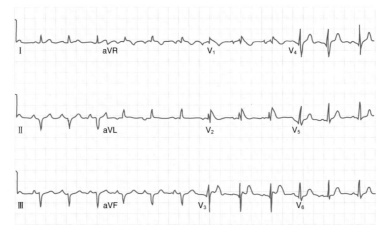

图 31.7　Brugada 综合征患者典型的 12 导联 ECG

表 31.13　起搏器的代码命名

位置 I	位置 II	位置 III	位置 IV	位置 V
起搏的心腔	感知的心腔	对感知的反应	调制频率	多部位起搏
O＝无	O＝无	O＝无	O＝无	O＝无
A＝心房	A＝心房	I＝抑制	R＝调制频率	A＝心房
V＝心室	V＝心室	T＝触发		V＝心室
D＝双心腔（心房＋心室）	D＝双心腔（心房＋心室）	D＝双重（触发＋抑制）		D＝双心腔（心房＋心室）

From Bernstein AD, Daubert JC, Fletcher RD, et al. The revised NASPE/BPEG generic code for antibradycardia, adaptive-rate, and multisite pacing. North American Society of Pacing and Electrophysiology/British Pacing and Electrophysiology Group. Pacing Clin Electrophysiol. 2002；25：260-264

这类病史均具有围术期意义。尤其重要的是，要注意 CIED 设备可能受围术期其他电磁设备或干扰因素等影响而故障的特性（如频率的调制）。围术期的电磁干扰源包括电凝（尤其是单极电凝）、射频消融、碎石术和放疗；而在中心静脉导管置入过程中，导丝的移动可以直接对 CIED 设备造成机械干扰[204]。这些干扰源可导致 CIED 故障，如 ICD 的不当放电或起搏心率的错误变化。尤其在精细的外科操作（如颅内、脊柱、眼科手术）中，ICD 意外放电导致的非预期性患者体动可造成灾难性的后果。

通常，麻醉科医师在对植有 CIED 的患者进行术前评估时，应与相关的 CIED 治疗团队合作规划围术期的管理（框 31.7）[7,204]。CIED 治疗团队是指由医师和负责监测患者 CIED 功能的医助组成的团队。理想条件下，植有 CIED 患者应在术前咨询调整设备；建议对于 ICD，应在术前 6 个月内进行；对于永久起搏器应在 12 个月内进行；对于任何 CRT 设备，应在 3 至 6 个月内进行。植有 CIED 患者围术期要考虑的关键问题是患者是否植入 ICD、是否依赖起搏器以及磁铁会如何影响 CIED。通常，磁铁会让大多数 ICD 暂停抗心律失常作用，应将起搏器（而非 ICD）切换为非同步起搏模式。对于在手术期间是需要在 CIED 上放置磁铁[204-205]，还是需要临时重新编程（即将起搏器切换到非同步模式，并关闭 ICD 的抗快速性心律失常功能）的问题，不同指南之间还存在分歧[206]。特别是考虑到新一代 CIED 的复杂性，不应将常规使用磁铁视为合适的术前准备的可选方法。与 CIED 团队合作进行个性化的管理是围术期的首选方法。框 31.8 总结了植有 CIED 患者的术前推荐建议。此外，这类患者术前还需要 ECG 检查。胸部 X 线检查虽然不是手术前必需，但可以显示设备的位置和制造商的代码。

框 31.7 植入式心血管电子设备管理的建议原则

必须根据患者、CIED 类型和手术方式对 CIED 进行个体化围术期管理。对所有携带 CIED 患者提供单一的建议是不合理的。

CIED 治疗团队由医师和监测患者 CIED 功能的医师助理组成。

手术或操作团队应当与 CIED 治疗团队沟通，明确手术类型及可能的 EMI 风险。

CIED 治疗团队应与操作团队沟通，为携带 CIED 的患者开具围术期管理医嘱。

对于大多数患者，可以通过回顾 CIED 诊所的病案开具处方。

　少部分患者如果无法获得相关信息，可能需要由 CIED 专家进行会诊。

由厂商雇佣的医疗专业人士独立开具医嘱是不合适的。

CIED，植入式心血管电子设备；EMI，电磁干扰
From Crossley GH, Poole JE, Rozner MA, et al. The Heart Rhythm Society (HRS) /American Society of Anesthesiologists (ASA) Expert Consensus Statement on the perioperative management of patients with implantable defibrillators, pacemakers and arrhythmia monitors; facilities and patient management; executive summary. Heart Rhythm. 2011; 8; e1-e18

框 31.8 植入式心血管电子设备的术前推荐意见

■ 关闭 ICD 不是对所有操作都是绝对必需的
■ 不是所有起搏器在任何患者或任何手术中均需调整为非同步起搏模式
■ 起搏器重新调整起搏模式或使用磁铁强制其转换为非同步起搏以防造成抑制
■ ICDs 可以重新编程，或使用磁铁抑制其心律失常感知和快速性心律失常功能
■ 磁铁可以 / 不能强制将 ICDs 中的起搏器转换为非同步起搏模式
■ 脐以上水平任何涉及电凝或射频消融的操作中，均推荐关闭 ICDs
■ 依赖起搏器的患者接受脐以上水平涉及电凝或射频消融的操作中，宜将起搏模式调整为非同步起搏

操作团队应为 CIED 团队提供以下信息：
■ 操作的类型
■ 操作的解剖部位
■ 患者操作中的体位
■ 是否会需要使用电凝（和电凝的类型）？
■ 是否存在其他来源的 EMI？
■ 其他问题，如破坏电极的可能性有多大（如胸部手术）、是否预计会有大量出血、手术是否会在 CIED 附近进行

CIED 团队应为操作团队提供以下信息：
■ 设备类型（如起搏器、ICD）
■ 设备使用的指征（如病态窦房结综合征、对恶性心律失常的一级或二级预防）
■ 设备的程序（如起搏模式、频率、频率应答、触发电击的心率）
■ 患者是否依赖起搏器？其基础心率 / 心律如何？
■ 磁铁反应
　■ 起搏心率
　■ 设备是否对磁铁有反应
　■ 移除磁铁后 ICD 是否可以自动恢复工作
　■ 磁铁是否必须偏心摆放

CIED，植入式心血管电子设备；EMI，电磁干扰；ICD，植入式心脏复律-除颤器
Modified from Crossley GH, Poole JE, Rozner MA, et al. The Heart Rhythm Society (HRS) /American Society of Anesthesiologists (ASA) Expert Consensus Statement on the perioperative management of patients with implantable defibrillators, pacemakers and implantable monitors; facilities and patient management; executive summary. Heart Rhythm. 2011; 8; e1-e18.

外周动脉疾病

外周动脉疾病（PAD）是指大、中型非冠状动脉的粥样硬化，全球约 2 亿患者[207]。PAD 是根据臂-踝指数（ankle-brachial index，ABI，即踝部与上臂收缩压的比值）小于 0.90 确诊[208]。该疾病对下肢血管的影响通常大于上肢血管。PDA 的进展个体差异很大，从最初的无症状阶段到出现间歇性跛行（即肢体活动性疼痛），直至肢体严重缺血。PAD 的危险因素包括高龄、吸烟、高血压、糖尿病、CKD 和已知其他血管动脉粥样硬化（IHD）。PAD 患者的其他部位（如心脏、大脑）也可出现动脉粥样硬化。例如，一项非手术患者的系统性综述发现，PAD 患者中合并 IHD 的患病率从根据心肌负荷试验诊断的 60% 到根据冠状动脉造影诊断的 90% 不等[209]。符合 PAD 诊断标准的患者（即 ABI < 0.90）发生继发性心肌梗死、急性脑卒

中或心血管死亡的风险增加[210]。PAD 也是手术患者风险增加的标志。ABI 值低于 0.90 是非心脏手术后发生心血管并发症的独立危险因素[211]。PAD 也与非心脏大手术后的死亡风险增加相关[77-78]。另外 PAD 相关间歇性跛行可能会限制患者的功能性耐量,因此可能掩盖潜在的 IHD 或心力衰竭症状。

PAD 的术前评估包括临床表现(如间歇性跛行、静息痛)、危险因素(如高血压、糖尿病、吸烟、CKD)和相关合并症(如 IHD、CVD)。应测量患者的双上肢血压,并评估外周脉搏的有无。听诊腹部或股动脉区杂音且触诊腹部包块是血管检查的组成部分。术前实验室检查通常包括 ECG 和血液检查,如全血细胞计数、肌酐浓度和葡萄糖浓度。患者可能常需要进行 IHD 相关的特殊检查,如脑钠肽和心脏负荷试验(请参阅"缺血性心脏病"一节)。根据危险因素和当前的心血管治疗,患者可能接受阿司匹林、$P2Y_{12}$ 抑制剂(如氯吡格雷)和 DOACs 的长期治疗。术前应暂时停用 DOACs(见"心房颤动"一节)。大多数情况下,术前也应中断 $P2Y_{12}$ 抑制剂的治疗,除非患者最近植入过冠状动脉支架(见"冠状动脉支架"一节)。非心脏手术患者围术期继续使用阿司匹林不能预防心血管并发症,除非是植入药物洗脱冠状动脉支架的患者[136],但这会导致大出血风险增加(这是围术期卒中的危险因素)[132]。但是,血管外科手术的患者(以减轻旁路移植物阻塞的风险)以及高危 IHD、既往有 PCI 史或近期卒中病史(即前 9 个月内)的患者,应考虑有选择地续用阿司匹林[212]。

肺部疾病

见第 13 章和第 53 章。

哮喘

全球哮喘防治创议(Global Initiative for Asthma)(http://ginasthma.org)将哮喘定义为"一种异质性疾病,通常以慢性气道炎症为特征。它以随时间和强度变化的喘息、气促、胸闷和咳嗽等呼吸系统症状的病史以及可变的呼气气流受限而定义。"发作性的肺内气道梗阻通常可以自发缓解或通过治疗而逆转,刺激物(如烟)、变态原、感染、药物或气道内器械操作会加剧气道梗阻。据估计,在全球范围内哮喘病困扰着 3 亿多人,是 1/250 死亡病例的死因[213]。根据患者的症状、夜间憋醒与否、短效支气管扩张剂的需求、功能障碍的程度和肺功能检查(PFTs)的异常,可将哮喘分为间歇性、轻度持续性、中度持续性

和重度持续性这几种。尽管肺量计是诊断哮喘的首选方法,但其结果正常并不能排除哮喘的可能。PFTs 的典型异常表现是第 1 秒用力呼气量(FEV_1)与肺活量(FVC)的比值低于 0.7,说明有气道梗阻表现。重要的是,PFTs 最初的检查结果正常也并不能完全排除哮喘。如果结果正常但仍强烈怀疑患有哮喘时,则应进行乙酰甲胆碱激发试验或支气管扩张试验。轻度且控制良好的哮喘患者较之没有哮喘的患者,围术期风险并不增加[214]。此外,PFTs 虽有助于确立哮喘的诊断,但通常对这些患者的围术期预后判断没有价值。

对于明确有哮喘的患者,麻醉科医师应询问其呼吸困难、胸闷、咳嗽(尤其是夜间出现的)、近期病情加重情况(及其相关触发因素)、目前的治疗(特别是皮质类固醇)、住院史、急诊就诊史、重症监护治疗病房住院史、气管内插管病史以及近期上呼吸道感染史(见"上呼吸道感染"部分)。要求患者根据临床症状、运动耐量和用药需求对当前的哮喘症状与自己的"正常"或"最佳状态"进行对比,有助于临床评估。体格检查应包括呼吸音的性状、气流量、喘息的程度和脉搏血氧。喘息的程度并不总是与支气管痉挛的严重程度相关。在严重阻塞的情况下,气流严重受限,喘鸣反而会消失。喘息在哮喘中很常见,但并非其特定症状。例如,喘息可见于慢性阻塞性肺疾病(COPD)、胃食管反流性疾病、声带功能障碍、气管狭窄、支气管狭窄、囊性纤维化、变态反应性支气管曲霉菌病和心力衰竭等疾病。观察辅助呼吸肌的运动程度也可帮助评估支气管收缩的严重程度。

除非患者病情急性严重加重,否则无需进行动脉血气检查。口服糖皮质激素的患者应监测血糖。仅在怀疑感染或气胸时才需要进行胸部 X 线检查。手术当天必须继续使用支气管扩张剂、糖皮质激素(吸入和口服)和抗生素。β 受体激动剂是降低麻醉诱导后支气管痉挛风险的有效的预防性措施。对于任何新诊断或控制较差的哮喘患者,可在术前短期口服皮质类固醇激素(泼尼松 20～60 mg,服用 3～5 天)[215]。重要的是,对于采用慢性皮质类固醇激素治疗的哮喘患者,围术期可能需要采用"负荷剂量的类固醇"治疗(见"下丘脑-垂体-肾上腺疾病"一节)。

慢性阻塞性肺疾病

慢性阻塞性肺疾病(COPD)是一种慢性呼吸系统疾病,全球约 1.75 亿人受此影响,每年造成 300 万人死亡[216]。其特征性表现为持续性气流阻塞,有时是部分可逆的(见第 13 章和第 53 章)。其可能是吸烟、环境污染物(例如空气污染)、α_1-抗胰蛋白酶缺乏症、

慢性感染和长期哮喘等导致的。"慢性阻塞性肺疾病全球创议（Global Initiative for Chronic Obstructive Lung Disease）"将 COPD 定义为"一种常见的可预防和治疗的疾病，其特征是通常由于明显暴露于有害颗粒或气体而引起的气道和（或）肺泡异常所致的持续性呼吸系统症状和气流受限。"（http://www.goldcopd.org）。COPD 分为"慢性支气管炎"和"肺气肿"两个亚型。慢性支气管炎是指连续 2 年内持续 3 个月的湿性咳嗽，且排除了其他引起慢性咳嗽的原因（例如支气管扩张）。肺气肿是指 COPD 引起的肺部结构病理性改变，包括末端细支气管扩张及肺泡壁的破坏。根据肺功能结果和临床症状对 COPD 的严重程度进行分类。患者一旦在肺功能检查中有气道梗阻的证据（FEV_1/FVC 比值 < 0.7），则 FEV_1 大于或等于预计值的 80% 为轻度 FEV_1 气流受限；FEV_1 在 50% ~ 79% 预计值之间，为中度 FEV_1 受限；FEV_1 在 30% ~ 49% 预计值之间为，重度 FEV_1 受限；FEV_1 小于 30% 预计值，则为极重度 FEV_1 受限。症状的严重程度采用经过验证的量表单独进行分类[217]。COPD 恶化是指"因呼吸道症状急性恶化而需额外治疗"（http://www.goldcopd.org）。

COPD 患者的术前评估与哮喘患者相似，但需额外关注近期感染的征象（如痰量及颜色变化）。桶状胸和噘唇呼吸提示病程进展。COPD 是术后肺并发症的已知危险因素（见"术后肺部并发症"一节）[218]。但目前尚未有明确的 COPD 严重程度的阈值可提示围术期风险极高。通常，除非是拟行肺切除（见第 53 章和"计划行肺切除的患者"一节），PFTs 对于评估 COPD 患者围术期的风险没有意义。一般而言，仅在不能明确患者的肺功能是否已得到优化，或出现无法解释的呼吸困难时，才有指征进行术前 PFTs。低氧或需要氧疗的患者，除了可以使用脉搏血氧仪进行常规的血氧饱和度监测外，动脉血气也可能对评估有益。只有怀疑感染或大疱性病变时，行胸部 X 线检查才有意义。COPD 患者术前准备的一个关键目标是在进行任何择期手术之前优化肺功能。因此，近期病情加重的患者可能需要更强化的支气管扩张剂、短程抗生素或口服皮质类固醇激素治疗，择期手术可能需要推迟。应鼓励吸烟者戒烟（见"吸烟者和二手烟暴露"一节）。此外，可以对高危患者术前进行吸气肌训练和理疗，并与其讨论神经轴索麻醉或镇痛的可能好处（见"术后肺部并发症"一节）。手术当天 COPD 患者应继续使用吸入药物和其他长期药物，而且接受长期皮质类固醇治疗的患者可能需要"负荷剂量的类固醇"治疗（见"下丘脑-垂体-肾上腺疾病"一节）。

限制性肺疾病

限制性肺疾病的特征是肺内和（或）肺外因素引起的肺总容量下降。肺内因素包括特发性间质性肺炎、肺切除史、肺纤维化和继发于结缔组织病的间质性肺病；肺外因素包括胸壁受限（如脊柱后凸畸形、肥胖、强直性脊柱炎）、肌肉功能障碍（如肌营养不良、重症肌无力、膈肌麻痹）和胸膜疾病（如间皮瘤、渗出、气胸）。对于具有相关或病史的患者，胸部 X 线片和 PFTs 有助于诊断。患者通常 FEV_1 和 FVC 成比例地降低，所以 FEV_1/FVC 比值一般正常（即 > 0.7）。术前 PFTs 还可以帮助评估已知的限制性肺疾病的急性程度或有无进行性加重；但对于无临床可疑症状的患者，则无需常规进行检查。这类患者还存在因限制性肺疾病的重叠症状而导致肺动脉高压漏诊的风险。因此，对于已知有限制性肺疾病的患者，也可能有指征采用超声心动图检查患者症状恶化的原因。

拟行肺切除手术的患者

大多数计划行肺切除手术的患者均存在肺部疾病（第 53 章将更详细地介绍该主题）。肺量计检查有助于预测风险，并排除按计划行肺切除术后肺功能储备很可能不足的患者（参见第 53 章）。当前美国胸科医师协会（ACCP）指南建议对所有拟行肺切除手术的患者测定 FEV_1 和一氧化碳弥散量（D_{LCO}）[219]。切除后的残余肺功能可以通过联合应用肺功能检查和放射性核素定量肺扫描进行估计。预计术后 FEV_1（predicted postoperative FEV_1，PPO FEV_1）以术前 FEV_1 乘以非手术肺或肺区的灌注百分比来计算：

$$预计术后 FEV_1 = 术前 FEV_1 \times \frac{未切除肺的灌注量}{肺总灌注量}$$

PPO D_{LCO} 可以采用类似的公式通过术前 D_{LCO} 来计算。PPO FEV_1 和 PPO D_{LCO} 均超过预期值的 60% 的患者风险较低，可以直接进行手术。如果两者中的某一计算值在预测值的 30% ~ 60% 范围内，则建议进行简单而客观的运动测试，如往返步行试验或有症状限制的爬楼梯试验。对于在这些简单测试中表现较差的患者（即在步行测试中 < 400 m 或在爬楼梯测试中 < 22 m），且 PPO FEV_1 或 PPO D_{LCO} 值低于预测值的 30% 的患者，ACCP 指南建议使用 CPET 测量峰值耗氧量（VO_2 峰值）[219]。术前 VO_2 峰值大于 20 ml/（kg·min）提示围术期低风险；10 ~ 20 ml/（kg·min）提示中度风险；若小于 10 ml/（kg·min）则提示高风险。在高风险的情况下，应考虑选择非手术治疗，而

中等风险应考虑共同决策进一步的诊疗方案。

阻塞性睡眠呼吸暂停

在北美，年龄 30 ～ 60 岁之间的女性中睡眠呼吸障碍的患病率为 9%，男性是 24%（见第 10 章）[220]。OSA 是最常见的睡眠呼吸障碍类型，在不同的年龄段、种族和国家的患病率各不相同。据北美地区最新预测，50 ～ 70 岁女性的患病率为 9%，而男性则为 17%[221]。OSA 的特征是睡眠中反复出现上呼吸道陷闭，导致在存在呼吸动作努力的情况下，气流仍减少或完全中止。患者会出现间歇性高碳酸血症、间歇性低氧血症和睡眠不足的表现。OSA 的危险因素包括高龄、男性、肥胖、吸烟、怀孕、心力衰竭、终末期肾病和颅面部畸形。OSA 是根据临床症状进行诊断的，如无法恢复精神饱满的睡眠、打鼾、高血压以及在多导睡眠图监测或家庭睡眠呼吸暂停测试中出现与睡眠相关的呼吸事件的发生频率。一旦诊断，疾病的严重程度通常以呼吸暂停低通气指数（AHI）来评估，即每小时睡眠中呼吸暂停和低通气事件的次数。AHI 5 ～ 15 次 / 小时为轻度，16 ～ 30 次 / 小时为中度，大于 30 次 / 小时为重度。

OSA 与系统性高血压、肺动脉高压、IHD、心力衰竭、心律失常（即心房颤动、缓慢性心律失常、室性逸搏）、脑卒中、2 型糖尿病、肥胖低通气综合征和非酒精性脂肪肝的患病率增加相关。非手术患者 OSA 的主要有效治疗方法是持续气道正压（CPAP）通气和减重[222-224]。

大多数 OSA 患者在进入手术室时仍未能得到诊断[225]。筛查问卷可以提供部分帮助。例如，含 8 项指标的 STOP-Bang 问卷是术前评估中筛查 OSA 的直截了当而又有效的工具（图 31.8）[226]。得分为 2 分或更低的手术患者的风险很低（AHI ≥ 5 的阴性似然比为 0.24），而得分大于等于 5 分者的风险增加（AHI ≥ 5 的阳性似然比为 1.8）[226]。由于得分为 3 ～ 4 分的患者处在一个不确定的区间，因此提出了该亚组的其他筛查标准，包括血清碳酸氢盐浓度大于等于 28 mmol/L[227] 和对问卷的不同加权计算[228]。对所有手术患者均进行 OSA 筛查操作的负担存在不确定性，尤其是因为 STOP-Bang 问卷的得分为高分者的阳性似然比并不高。合理的选择可能是在高风险人群中进行筛查，例如肥胖患者、存在合并症的患者以及已知或可疑存在插管困难表现的患者。

用于睡眠呼吸暂停筛查的
STOP-Bang问卷

你是否经睡眠试验诊断为睡眠呼吸暂停？　　　　　　　　　　　　是 □　否 □

你是否因睡眠呼吸暂停接受过治疗，如 CPAP 或 Bi-PAP？　　　　是 □　否 □

请用"是"或"否"回答以下问题：

1) 你是否大声地打鼾（比说话声大或关上门仍能被听到）？
   是 □　否 □

2) 你日间是否经常感觉疲劳、乏力或困倦？
   是 □　否 □

3) 是否有人观察到过你睡眠中出现呼吸暂停？
   是 □　否 □

4) 你是否患有高血压或正在接受高血压治疗？
   是 □　否 □

此线以下由医务人员填写

5) BMI是否≥35 kg/m²？
   是 □　否 □

6) 患者年龄是否≥50岁？
   是 □　否 □

7) 患者颈围是否大于15.7英寸（40 cm）？
   是 □　否 □

8) 患者是男性吗？
   是 □　否 □

回答"是"的问题总数：_____ 患者是否为OSA高风险？　　　　　　　　是 □　否 □

OSA高风险：回答"是"超过3项

图 31.8 **用于阻塞性睡眠呼吸暂停（OSA）筛查的 STOP-Bang 问卷。**BMI，体重指数（From Chung F，Yegneswaran B，Liao P，et al. STOP Questionnaire：a tool to screen patients for obstructive sleep apnea. Anesthesiology. 2008；108：812-821.）

由于睡眠疾病本身及其相关合并症的存在，OSA 患者的围术期风险增加。OSA 患者的面罩通气、直接喉镜暴露、气管内插管和气道纤支镜暴露均更加困难（见第 44 章）。此外，这些患者对阿片类药物的呼吸抑制作用也更为敏感。通常，OSA 患者的围术期气道梗阻、低氧血症、肺不张、肺炎、心血管并发症和住院时间延长的风险增加[229]。与合并症相比（如 IHD、心力衰竭、糖尿病、肥胖），这些风险的增加多大程度上是由于 OSA 本身引起的，尚不明确。例如，一些队列研究发现，在排除了共存的合并症的影响后，已知 OSA 的患者或筛查为 OSA 高风险的患者的死亡率或术后低氧血症的发病率并未增加[77, 230-231]。

术前评估的重点是明确所有已知 OSA 患者的特点，并有选择性地识别出存在未确诊 OSA 风险的患者。另外，应根据临床上的需求对合并症进行评估和优化。例如，如果怀疑有未诊断的心力衰竭或肺动脉高压，则可能需要超声心动图检查。对于已知 OSA 的患者，麻醉科医师应掌握其严重程度、当前的治疗方法，并通知患者在手术当天携带其自己使用的 CPAP 设备或口咽辅助用具（以便可以在手术后立即恢复治疗）。

肺动脉高压

肺动脉高压是指静息状态下平均肺动脉压持续 ≥ 25 mmHg。它可以单独发生或伴随其他疾病出现。根据世界卫生组织（WHO）的定义，肺动脉高压分为 5 类（框 31.9）[232]。特发性和遗传性肺动脉高压（以前称为原发性肺动脉高压）较为少见。其他更为常见的类型常与各种各样疾病共同存在，包括心脏、肺、肝脏疾病，以及血栓栓塞疾病和胶原血管病［如硬皮病、系统性红斑狼疮（SLE）］。肺动脉高压还与人类免疫缺陷病毒（HIV）感染、使用抑制食欲药物（如芬氟拉明）、OSA 和慢性肝病（尤其是门静脉高压）有关。

肺动脉高压患者的围术期发病率和死亡率很高[233-235]。围术期缺氧、高碳酸血症、低体温、使用缩血管药物和交感神经张力增加（甚至因焦虑引起的）均会增加肺血管阻力，并可能引起急性失代偿而致右心衰竭。隐匿性肺动脉高压比完全明确的肺动脉高压患者可能更有问题，因为患者的症状可能是其他疾病引起的，而围术期可能意外出现失代偿。目前美国和欧洲的指南建议相关患者在围术期应与肺动脉高压专家团队合作进行管理，并在具备专业知识和技术的医学中心进行手术[7, 9]。

术前评估时重新检测肺动脉高压可能是具有挑战性的。肺动脉高压的初始症状通常是非特异且隐匿的。诊断常被延误，约有 20% 的患者在明确诊断前 2 年多已经出现症状[236]。典型的初始症状是劳力性

框 31.9　肺动脉高压分类表

肺动脉高压
1. 特发性肺动脉高压
2. 遗传性肺动脉高压
3. 药物或毒物诱发的肺动脉高压
4. 伴有其他疾病
   a. 结缔组织病
   b. 先天性心脏病
   c. 门静脉高压
   d. HIV 感染
   e. 血吸虫病
5. 肺静脉闭塞性疾病和（或）肺毛细血管多发性血管瘤
6. 新生儿持续性肺动脉高压
左心疾病相关肺动脉高压
1. 左心室收缩功能不全
2. 左心室舒张功能不全
3. 心脏瓣膜病
4. 外源性压迫中心静脉
5. 先天性或获得性左心流入道或流出道梗阻及先天性心肌病
与肺部疾病或低氧血症相关的肺动脉高压
1. 慢性阻塞性肺疾病
2. 间质性肺病
3. 伴有限制性和阻塞性的混合型障碍的其他肺疾病
4. 睡眠呼吸障碍
5. 肺泡低通气疾病
6. 发育性肺疾病
7. 长期处于高海拔
慢性血栓栓塞性肺动脉高压
多因素病因不明的肺动脉高压
1. 血液系统疾病（慢性溶血性贫血、骨髓增生异常、脾切除术）
2. 全身性疾病（结节病、肺组织细胞增多症、淋巴管平滑肌瘤病）
3. 代谢性疾病（糖原贮积病、戈谢病、甲状腺疾病）
4. 其他情况（肿瘤梗阻，纤维化纵隔炎，慢性肾病，节段性肺动脉高压）

From：Simonneau G, Gatzoulis M, Adiata I, et al. Updated clinical classification of pulmonary hypertension. J Am Coll Cardiol. 2013; 62; D34-D41

呼吸困难、嗜睡和疲劳。随着疾病的进展，会出现与右心室超负荷相关的症状，包括劳力性胸痛、劳力性晕厥或晕厥前状态、上腹痛（即肝淤血）和坠积性水肿。体格检查可能发现 S_2 心音分裂伴第二心音亢进、右心室抬举、三尖瓣反流杂音、腹水、肝肿大、颈静脉怒张和外周水肿。ECG 和超声心动图可用于评估可疑或已知中、重度肺动脉高压的患者。典型的 ECG 表现为电轴右偏、RBBB、右心室肥厚以及 V_1 和 V_2 导联 R 波高尖。严重的肺动脉高压患者可能出现右心房肥大和"肺性 P 波"，以及 II、III、aVF 和 V_1 导联 P 波高尖。超声心动图是肺动脉高压的首选筛查检查。它可以估测肺动脉压、评估右心室功能、发现左心力衰竭以及结构性心脏病（如心脏瓣膜病、先天性心脏病）。超声心动图检查结果显著异常的患者可能需要行右心和左心导管置管测压，尤其是考虑到仅通过超声心动图估测右心压力可能不准确的情况下。其他有用的实验室检查包括全血细胞计数、电解质、肌酐浓度和肝功能检查（即肝脏淤血或药物相关副作用）。

肺动脉高压患者术前可能应用利尿剂、钙通道阻滞

剂、吸氧、5 型磷酸二酯酶抑制剂（如西地那非、他达拉非）、内皮素受体拮抗剂（如波生坦、安贝生坦）和前列环素途径激动剂（如伊洛前列素、依前列醇）进行治疗。其中一些药物是通过持续静脉输注给药的，即使短暂中断治疗也可能造成严重后果。通常所有这些药物都应在围术期继续使用[7、9]。一些患者可能已接受抗凝治疗。术前停用抗凝药的时机以及桥接治疗的评估都应与肺动脉高压专家小组合作联合制订治疗方案。

吸烟者和二手烟暴露

直接接触或通过"二手烟"暴露于烟草会增加许多围术期并发症的风险，包括呼吸系统、心脏和感染相关事件。当前吸烟者术后并发症发生率增高，包括死亡率、心脏并发症、肺部并发症、急性卒中和手术部位感染[237-238]。总体而言，约三分之二的吸烟者希望戒烟[239]。美国公共卫生署（U.S.Public Health Service）建议"所有医师都应强烈建议每位吸烟的患者戒烟，因为有证据表明，医师的戒烟建议会提高患者的依从率[240]。"哪怕是医师简短的戒烟建议也可提高戒烟率（相对危险度 1.66；95%CI，1.42 ~ 1.94）[241]，尽管戒烟率只能从很低的 2% 提升至 3%。强化戒烟干预措施中，行为咨询和药物治疗均已证明有效，证据支持联合疗法可进一步提高效果[242]。戒烟的主要药物干预措施是尼古丁替代疗法（即尼古丁贴剂、口香糖或糖果）、伐尼克兰和安非他酮。安非他酮和伐尼克兰应至少在尝试戒烟前 1 周开始使用。许多医院、保险公司、社区和政府机构都制定了戒烟计划。美国可在线（如 https://www.cdc.gov/tobacco/quit_smoking/index.htm 和 https://smokefree.gov）或电话（如 1-800-QUIT-NOW）咨询以获得更优化的建议和指导。

计划手术是促进戒烟的"宣教时机"，来自美国的基于人群的调查数据显示，大手术后戒烟率显著增加[243]。在此背景下，术前评估门诊的干预措施可以有效提升短期戒烟率（即手术后 3 ~ 6 个月内）[244]。尽管长期戒烟率的维持效果尚不明确[245]，但随机对照实验已证明，围术期戒烟干预降低尼古丁依赖的效果可以维持至术后 1 年[246-247]。

围术期戒烟的好处可在戒烟后一年内体现[248]。然而，获益所需的最短戒烟期限并不明确。先前的系统性综述表明，术前至少戒烟 3 ~ 4 周才能显示临床获益[249-250]。这些益处包括降低呼吸道并发症和伤口愈合延迟的风险。尽管一项早期的研究报告近期戒烟者的围术期风险增加（统计学差异不显著）[251]，但另一项系统性综述发现在手术前短时间内（即 8 周内）戒烟并不会导致不良事件风险增加[252]。因此，手术开

始前任何时刻都可应鼓励有意愿的患者戒烟。戒烟理论上益处很多，即使是术前几天短暂戒烟也是有益的。患者戒烟后，一氧化碳水平很快降低，从而改善了氧的输送和利用。氰化物水平降低有利于线粒体的氧化代谢。其他有益影响还包括尼古丁水平降低（改善血管舒张作用）、许多有损伤口愈合的有毒物质也会减少。

上呼吸道感染

传统观点上，当患者（尤其是儿童）存在或近期有过上呼吸道感染时，应取消择期手术。关注的重点在于上呼吸道感染合并的气道高反应性使患者出现喉痉挛、支气管痉挛、肺不张、咳嗽、气道阻塞、缺氧、喘鸣和屏气等的风险增加[253]。既往的证据提示，这种气道高反应可持续 2 ~ 4 周[253-254]。然而，在现代麻醉技术下，相关围术期呼吸系统事件大多数较轻且易解决，因此不再需要常规取消手术。对于具有严重症状（如高热）的患者，尤其是存在其他情况的患者（如严重哮喘、心脏病、免疫抑制），择期手术应推迟至感染痊愈后 4 周进行。相反，对于轻症或感染不复杂的相对健康的患者，按计划进行手术并避免最后一分钟取消手术所带来的不便，应该是合理的。但对病情处于上述两个极端之间的患者，决策是否以继续进行手术时，应采取个体化的原则加以考量。

囊性纤维化

囊性纤维化是一种常染色体隐性遗传性疾病，由内皮细胞氯化物和水转运异常所致。这种遗传病可以导致进行性慢性气道疾病，以气道梗阻、破坏和反复肺部感染为特征。患者也可能出现胰腺外分泌功能不全（即营养不良、糖尿病、胰腺炎）、肠梗阻、鼻窦炎和肝病（即胆源性肝硬化、门静脉高压）。其诊断有赖于其直系亲属中至少有一个器官系统障碍的临床表现（如慢性气道疾病、胰腺外分泌功能不全、慢性胰腺炎、囊性纤维化）；同时伴有明确的生化（两次汗液氯化物浓度超过 60 mmol/L）或基因异常（明确有致病性基因突变）[255]。

术前评估应着重于呼吸系统、肝以及营养状况评价。术前检查电解质水平、肝功能、胸部放射检查以及肺功能检查等对评估有一定帮助。围术期应与呼吸内科医师或囊性纤维化专家共同合作管理，术前准备的一个重要目标是尽可能改善肺部状态（即分泌物、感染、支气管痉挛）。围术期应继续使用治疗囊性纤维化的药物。

术后肺部并发症

术后肺部并发症涵盖了临床上几个重要方面的

问题，最近的一个系统性文献综述和专家共识对此进行了进一步明确。Abbott 及其同事提出了四种适合在有关术后肺部并发症的临床研究中广泛使用的标准结局指标，即肺炎、肺不张、急性呼吸窘迫综合征（ARDS）和误吸[256]。此外，研究者还提出了术后肺部并发症的新定义，根据所需治疗的程度（如吸氧、正压通气）对并发症的严重程度进行分类[256]。对于肺部并发症结局的定义存在很大的差异，这体现在不同研究报道的结局之间存在不一致性，以及在诠释研究结果时存在的困难上。但尽管研究结果之间并不一致，但一个合理的估计是，接受非胸腔手术的患者中约有 5% 可发生这些并发症[257-258]。

肺部并发症的危险因素主要包括两个方面：患者相关的危险因素和手术相关的危险因素（框 31.10）[218]。患者因素包括总体健康状况［如 ASA 身体状况（ASA-PS）分级、功能依赖］、吸烟史、高龄、COPD、肺部疾病病史（如近期感染、氧饱和度低）、肺动脉高压、贫血、心力衰竭、脓毒症病史、营养状况不佳（如低白蛋白血症）和肥胖症（BMI $> 30 \ kg/m^2$）[218, 257, 259-260]。注意，该列表中明显缺少的患者因素包括哮喘、动脉血气或 PFTs 结果。控制良好或术前使用皮质类固醇治疗的哮喘患者发生并发症的风险出人意料地低[214]。有近期病情加重、既往有术后肺部并发症病史、近期

框 31.10 术后肺部并发症的危险因素

潜在的患者相关的危险因素
高龄
ASA-PS 2 级或以上
充血性心力衰竭
功能性依赖
慢性阻塞性肺疾病
体重减轻
感官受损
吸烟
饮酒
胸部检查异常
潜在的手术相关危险因素
主动脉瘤修复
胸科手术
腹部手术
上腹部手术
神经外科手术
头颈部手术
危急手术
血管手术
全身麻醉
围术期输血
潜在的实验室检查相关危险因素
白蛋白水平＜ 35 g/L
胸部 X 线检查异常
BUN 水平＞ 7.5 mmol/L（＞ 21 mg/dl）

ASA-PS 美国麻醉科医师协会健康状态；BUN，血尿素氮。
From Smetana GW, Lawrence VA, Cornell JE, et al. Preoperative pulmonary risk stratification for noncardiothoracic surgery: systematic review for the American College of Physicians. Ann Intern Med. 2006; 144; 581-595

住院或因哮喘行气管内插管的哮喘患者的风险更高。动脉血气有助于预测肺切除术后的肺功能，但不能评估围术期的肺部风险。PFTs 的结果，如 FEV_1 的分级，通常不能预测肺部并发症[218]。PFTs 在诊断（"呼吸困难是由肺疾病还是心力衰竭引起的？"）或效果评估（"呼吸困难或喘息症状是否可以进一步改善？"）上具有明确的作用[10, 218]，但不能作为风险评估或拒绝进行手术的依据。手术相关的危险因素包括手术类型（头颈、胸部、上腹部、主动脉、神经外科）、长时间手术、危急手术、全身麻醉和残余神经肌肉阻滞[218, 257]。

目前已定义了几种评估肺部风险的术前临床风险指数[34-35, 257, 259-260]。尽管这些指数具有可接受的预测准确性，但也存在局限性。有些仅能预测特定的并发症类型（即肺炎 vs. 呼吸衰竭）[34-35, 259-260]，而有些则过于复杂以至于难以投入临床使用[34-35]。目前最简单明了并得到了外部验证[261]的指数应该是 ARISCAT（加泰罗尼亚手术患者呼吸系统风险评估，Assess Respiratory Risk in Surgical Patients in Catalonia）评分[257]（表 31.14）。该评分将患者分为低危、中危和高危三类[257]。

表 31.14 ARISCAT* 围术期肺部风险指数评分方案

ARISCAT 评分的内容	分配的分值
年龄	
■ ≤ 50 岁	0
■ 51 ～ 80 岁	3
■ > 80 岁	16
术前氧饱和度	
■ ≥ 96%	0
■ 91% ～ 95%	8
■ ≤ 91%	24
前一个月的呼吸系统感染	17
术前贫血（＜ 100 g/L）	11
手术切口部位	
■ 外周	0
■ 上腹部	15
■ 胸部	24
手术时长	
■ ≤ 2 h	0
■ > 2 ～ 3 h	16
■ > 3 h	23
危急手术（操作）	8
ARISCAT 得分	**肺部并发症风险**
低风险：＜ 26 分	1.6%
中风险：26 ～ 44 分	13.3%
高风险：≥ 45 分	42.1%

* 估计呼吸道感染、呼吸衰竭、胸腔积液、肺不张、气胸、支气管痉挛或吸入性肺炎的混合终点的风险。
ARISCAT，加泰罗尼亚手术患者呼吸系统风险评估。
† 由于某些变量的数据缺失，3 名患者被排除入组。
From Canet J, Gallart L, Gomar C, et al. Prediction of postoperative pulmonary complications in a population-based surgical cohort. Anesthesiology. 2010; 113; 1338-1350

术前明确为高危的患者，麻醉科医师可以采用以下方法来帮助降低围术期的肺部并发症风险：包括鼓励戒烟（参阅"吸烟者和二手烟暴露"一节）、针对任何近期哮喘发作或 COPD 加重的治疗、针对近期下呼吸道感染的治疗。这些治疗措施可能需要采用药物（如抗生素、支气管扩张剂、类固醇）治疗、专科医师会诊（如呼吸内科医师）以及推迟手术计划。越来越多的证据表明，接受心脏或腹部手术的高危患者术前进行吸气肌训练和理疗会有帮助[262-263]。麻醉科医师还可以在麻醉前评估时向患者宣教神经轴索麻醉或镇痛的益处[19, 264-265]，并与主治医师讨论进行微创手术的可能。

内分泌疾病

糖尿病

全世界约有 4.2 亿人患有糖尿病[266]。主要分为 1 型糖尿病（以前称为"胰岛素依赖型糖尿病"或"少年发病型糖尿病"）和 2 型糖尿病（以前称为"非胰岛素依赖型糖尿病"或"成人发病型糖尿病"）两种类型[267]。1 型糖尿病约占糖尿病患者总数的 5% ~ 10%，是胰腺 β 细胞自身免疫破坏的结果。此类患者胰岛素分泌绝对缺乏，但胰岛素敏感性正常。由于该疾病通常在年轻时起病，并且通常难以控制，因此患有 1 型糖尿病的成年人有过早出现血管疾病的风险，例如缺血性心肌病、肾病、视网膜病和周围神经病，也有发生糖尿病酮症酸中毒的风险。2 型糖尿病的特征是胰岛素抵抗和胰岛素的相对（而非绝对）缺乏。大多数患者肥胖，很少发生酮症酸中毒。糖尿病与多器官功能障碍相关，包括 IHD、心力衰竭（独立于相关的 IHD）、CVD、CKD、周围神经病变、自主神经病变（如体位性低血压、胃轻瘫）、视网膜病变和关节活动度下降（如颈部活动度下降而影响气道管理）。在围术期，糖尿病是发生术后并发症的危险因素，包括心脏事件[97]、急性肾损伤（acute kidney injury，AKI）[268-269]和手术部位感染[270]。胰岛素治疗是 1 型糖尿病的主要治疗方法，可以每日多次注射或连续皮下注射。对于 2 型糖尿病，有多种治疗选择，包括非药物治疗（如饮食、减重、运动）、二甲双胍、磺脲类药物（如格列本脲、格列吡嗪）、瑞格列奈、胰高血糖素样肽 -1（glucagon-like peptide-1，GLP-1）激动剂（如利拉鲁肽）、钠葡萄糖共转运蛋白 2（sodium-glucose cotransporter 2，SGLT$_2$）抑制剂（如依帕列净）、二肽基肽酶 4（dipeptidyl peptidase-4，DPP-4）抑制剂（如西他列汀、沙格列汀、利那列汀、阿格列汀）和胰岛素。

在对糖尿病患者进行术前评估期间，麻醉科医师

应记录疾病的类型（即 1 型与 2 型）、当前血糖控制水平、低血糖史、当前治疗以及任何终末器官并发症的严重程度。考虑到糖尿病对其他器官系统的影响，病史和体格检查应特别关注心血管、肾脏和神经系统。有关直立性眩晕、早饱和餐后呕吐的询问可帮助评估自主神经病变。体格检查应包括对脉搏、皮肤皲裂和关节（尤其是颈椎）活动度的评估。术前翔实的实验室检查包括 ECG 以及血清电解质、肌酐和血糖浓度。为帮助更好地估计肾功能，应估算肾小球滤过率（见"肾脏疾病"部分）。由于患者在术前评估门诊接受术前评估时通常不禁食，因此在门诊测量的葡萄糖浓度不能用于评估日常的血糖控制水平。在一天中的不同时间记录多个血糖值（餐前和餐后）能为评估治疗是否适当提供更多的信息。另外，糖化血红蛋白（glycosylated hemoglobin，HbA1c）的浓度可以帮助了解前 3 个月内的平均血浆葡萄糖浓度。在外科手术患者中，术前 HbA1c 比患者自我报告的病史、空腹血糖浓度和随机血糖浓度更有助于识别先前存在的血糖控制不佳[271]。在非手术情况下，美国糖尿病协会建议大多数糖尿病患者 HbA1c 的目标浓度为低于 7%。尽管术前 HbA1c 与术后血糖控制相关[272]，但其作为术后并发症的预测指标的作用在很大程度上仅限于行骨科或血管外科手术的糖尿病患者[273]。英国国立卫生与医疗保健研究院（National Institute for Health and Care Excellence，NICE）最近更新的指南[274]建议在过去三个月内未进行过 HbA1c 检测的糖尿病手术患者需提供 HbA1c 检测，并确保将最近的 HbA1c 检测结果纳入患者的初级保健人员的转诊材料中。

在围术期，血糖管理的目标是避免低血糖、预防酮症酸中毒和避免明显的高血糖。围术期严格的血糖控制存在争议。尽管理论上积极控制高血糖可能有助于减少术后并发症，但在手术患者的随机实验中并未观察到术中积极控制血糖可获得这些理论上的临床益处[275]。理想情况下，所有糖尿病患者都应在清晨进行手术，以最大程度地减少禁食引起其糖尿病管理的中断。大多数非胰岛素糖尿病药物（二甲双胍、磺酰脲类、瑞格列奈、GLP-1 激动剂、DPP-4 抑制剂）的正常治疗方案都应持续至手术前一天（包括该天），但在手术当日晨应停药。SGLT$_2$ 抑制剂可能是例外，后者与术后血糖正常的糖尿病酮症酸中毒有关[276]。因此，一些指南建议在择期手术前至少 24 h 停用该药物[277]。糖尿病患者在禁食期间应停用速效胰岛素。有连续皮下胰岛素注射泵的患者除外，这些人应以最低基础剂量（通常是夜间空腹速率）继续注射。关于手术当天中效或长效胰岛素的管理，最佳围术期方案尚无统一共识。

对于 1 型糖尿病患者而言，合理的方法是术日晨使用小量的平常早晨剂量（$1/3 \sim 1/2$）的中效或长效胰岛素（如长效的胰岛素锌悬液、低精蛋白锌胰岛素），以避免出现糖尿病酮症酸中毒。2 型糖尿病患者在术日晨可以不使用胰岛素，或使用其通常剂量最多一半的中效、长效或组合（例如 70/30 制剂）胰岛素。

甲状腺疾病

甲状腺激素对代谢及其调节很重要。轻到中度的甲状腺功能异常可能对围术期影响很小[278-279]。严重的甲状腺功能亢进（甲亢）或甲状腺功能低下（甲减）可能会增加围术期风险。甲减和甲亢的症状和体征可能不明显，且无特异性，尤其是老年轻症患者。甲亢患者可能表现为心动过速、心律不齐、心悸、震颤、消瘦和腹泻。甲减患者可能有低血压、心动过缓、嗜睡、体重增加、心功能下降、心包积液和对缺氧及高碳酸血症的通气反应受损。患者可能有甲状腺肿大及相应症状，如吞咽困难、呼吸困难、喘息和端坐呼吸等。因 Graves 病而有甲亢的患者可能会出现突眼。

术前评估应厘清患者当前的药物治疗以及最近的变化。对于已知患有甲状腺疾病的患者，如果患者使用稳定的药物剂量并且在过去 6 个月内评估甲状腺功能正常，则无需进行其他术前甲状腺功能检查。如果临床上需要进行其他术前检查，甲减患者最适合进行促甲状腺素（thyroid-stimulating hormone，TSH）分析，而甲亢患者可检测游离 T_3 和 T_4 及 TSH 水平。对于未经治疗或严重甲状腺功能不全的患者，手术、应激或疾病可能诱发黏液性水肿或甲状腺危象。通常，如果患者患有中度或更严重的甲减（例如 TSH 升高和游离 T_4 降低，伴或不伴相关症状），则应推迟择期手术，直到患者甲状腺功能正常。同样，非甲状腺手术也应延迟进行，以利于甲亢（如 TSH 被抑制伴游离 T_4 或 T_3 浓度升高，无论是否伴有相关症状）患者的治疗。如果临床甲状腺功能不全的患者手术紧急，应考虑请内分泌医师会诊。若手术紧急，甲亢患者应予 β 受体阻滞剂、抗甲状腺药物（如甲巯咪唑、丙硫氧嘧啶、碘化钾）和类固醇治疗。胸部 X 线或 CT 扫描对于评估甲状腺肿大是否累及气管或纵隔很有意义。手术当日需要持续使用甲状腺替代治疗和抗甲状腺药物。

甲状旁腺疾病

甲状旁腺激素调节血钙。大多数甲状旁腺功能亢进症是在诊断性检查中测得血钙升高而偶然发现的。原发性甲状旁腺功能亢进是由甲状旁腺的原发性疾病（腺瘤或增生）导致的。继发性甲状旁腺功能亢进是由慢性肾衰竭引起高磷血症和低钙血症从而导致甲状旁腺增生而形成的。三发性甲状旁腺功能亢进是继发性甲状旁腺功能亢进之后出现的自发性腺体增生。甲状旁腺疾病导致的高钙血症与骨质疏松和骨量减少有关，极少出现增大甚至累及气道的情况。甲状旁腺功能减退很罕见，可能是先前进行甲状旁腺全切除术造成的。

下丘脑-垂体-肾上腺疾病

促肾上腺皮质素释放激素由下丘脑释放，调节促肾上腺皮质激素（adrenocorticotropic hormone，ACTH）从下丘脑前叶的释放，后者调节肾上腺皮质释放皮质醇。皮质醇的分泌随昼夜节律而变化，早晨的释放量最高。此外，释放量会随着躯体应激、心理应激、发热和低血糖而增加。在躯体应激因素中，手术是激活下丘脑-垂体-肾上腺轴的最强的因素之一。尽管 ACTH 浓度随手术切开和手术进行而增加，但在麻醉结束和术后即刻时的分泌最少[280]。皮质醇反应的幅度和持续时间反映了手术刺激所导致的生理应激的程度。在相关刺激最小的手术（例如腹股沟疝修补术）中，皮质醇分泌增加持续约 24 h[280]。在更复杂的手术（例如腹部大手术）中，皮质醇分泌增加的幅度更大，并持续至术后约 5 天[280-281]。

过量的肾上腺激素来自与垂体或肾上腺肿瘤相关的内源性皮质醇，或用于治疗诸如哮喘或炎症性疾病的外源性糖皮质激素。库欣（Cushing）综合征是指由于长期过量暴露于糖皮质激素（内源性或外源性）而引起的综合征状。库欣（Cushing）病是指由产生 ACTH 的垂体肿瘤导致的肾上腺皮质激素分泌增多。库欣综合征的其他原因包括外源性皮质类固醇、肾上腺肿瘤、肾上腺增生和分泌异位 ACTH 的肿瘤。库欣综合征的主要表现是肥胖（具有导致"满月脸"和"水牛肩"的脂肪沉积的特征形态）、糖尿病、女性化、OSA、高血压、心血管疾病风险升高、静脉血栓栓塞（venous thromboembolism，VTE）风险升高、骨质疏松、腹纹、皮肤萎缩和容易瘀伤。由于肥胖和 OSA，受累患者的气道管理可能具有挑战性。另外，由于皮肤萎缩和肥胖，开放外周静脉通路可能存在困难。这些患者可能需要 ECG 和血液电解质及血糖水平检查。尽管容易出现皮下淤血，但患者的凝血功能是正常的。

慢性皮质类固醇暴露患者的一个重要问题是围术期是否需要"负荷剂量的类固醇"。内源性和外源性糖皮质激素都在下丘脑-垂体-肾上腺轴上发挥重要的负反馈抑制作用。因此，即使患者未表现出库欣综合征，慢性外源性皮质类固醇暴露也会抑制肾上腺，并可能抑制正常情况下手术应激时的皮质醇分泌增加。

仅在患者可能存在抑制下丘脑-垂体-肾上腺轴时才需要围术期补充皮质类固醇。因此，对于每天接受少于 5 mg 泼尼松（或同等剂量）[282]，或应用皮质类固醇（不论剂量）少于 3 周的患者，则无需补充[282]。这些患者在围术期应继续其长期皮质类固醇治疗方案。相反，每天使用泼尼松剂量超过 20 mg（或同等剂量）并持续 3 周以上，并且患有库欣综合征的患者，应在围术期补充皮质类固醇。对于每天使用 5 ~ 20 mg 泼尼松（或同等剂量）超过 3 周的患者，是否需要补充皮质类固醇尚不清楚。可选择单纯凭经验补充围术期皮质类固醇，或将患者转诊给内分泌科医师，对其下丘脑-垂体-肾上腺轴进行正规的评估。关于最佳围术期糖皮质激素补充治疗方案尚无明确共识[284]。表 31.15 提供了一种建议方案，该方案考虑了目前的证据以及整个手术过程中不同的应激反应情况[284]。

肾上腺功能不全患者会有乏力、体重减轻、低血压、体位性低血压、低血容量、色素沉着和电解质紊乱。肾上腺功能不全是由于垂体破坏、肾上腺破坏（例如自身免疫性疾病、结核、HIV 感染）或长期使用外源性糖皮质激素（最常见的原因）造成。为了帮助明确肾上腺功能不全的诊断和病因，患者需要测定清晨血清皮质醇浓度和血浆 ACTH 浓度，且通常需进行 ACTH 激发试验[285-286]。如果血清皮质醇浓度很低，同时血浆 ACTH 浓度很高，则病因为原发性肾上腺功能不全（即原发性肾上腺疾病）。如果血清皮质醇和血浆 ACTH 浓度均很低，则诊断为继发性（即垂体疾病）或三发性（即下丘脑疾病）肾上腺功能不全。如果需要对肾上腺功能不全患者进行正规的诊断检测，并对符合诊断标准的患者进行治疗，则需要咨询内分泌科医师。患者应在手术当日继续进行皮质类固醇激素替代治疗，并根据不同的预期手术应激反应，可能需要额外加量（见表 31.15）。

重要的是，虽然醛固酮也由肾上腺皮质产生，但它由肾素-血管紧张素系统而非下丘脑-垂体-肾上腺轴调控。醛固酮调节容量和电解质（钠和氯的吸收、钾和氢离子的分泌）。

多发性内分泌肿瘤综合征

多发性内分泌肿瘤（multiple endocrine neoplasia, MEN）综合征是常染色体显性遗传疾病。分为 1 型 MEN、2A 型 MEN 和 2B 型 MEN 三 种 类 型（框 31.11）。尽管罕见（每 10 万人中有 2 人患 1 型 MEN，每 10 万人中有 3 人患 2 型 MEN），但识别该类患者对于促进其治疗和评估其家庭成员很重要。1 型 MEN 的特征是 "3P"，即甲状旁腺、垂体前叶和胰岛细胞的肿瘤。甲状旁腺功能亢进是 1 型 MEN 最常见的表现，90% 的患者在 40 岁前发病。MEN 综合征患者还易患其他肿瘤，包括胃泌素瘤（通常位于十二指肠）、类癌（胸腺或支气管）、嗜铬细胞样胃癌、肾上腺皮质腺瘤和脂肪瘤。胃泌素瘤患者可发展为佐林格-埃利森（Zollinger-Ellison）综合征，其特征是由于胃泌素高分泌而导致多发消化道溃疡。尽管可以检测 1 型 MEN 综合征的基因突变[287]，但几乎没有证据表明早期发现可以改善疾病的预后。

2A 型 MEN 分为四个亚型，分别为经典 2A 型 MEN 综合征、患有皮肤苔藓淀粉样变性的 2A 型 MEN、患有先天性巨结肠症（Hirschsprung 病）的 2A 型 MEN 和家族性甲状腺髓样癌（见框 31.11）。2A 型

表 31.15　围术期糖皮质激素治疗的建议			
手术应激	**目标氢化可的松当量**	**术前糖皮质激素剂量**	**围术期皮质激素剂量**
浅表手术（如活检、齿科手术）	每日 8 ~ 10 mg	日常剂量	■ 继续日常剂量
小手术（如腹股沟疝修补术、结肠镜、手外科手术）	每日 50 mg	日常剂量	■ 切皮前静脉注射氢化可的松 50 mg ■ 24 h 内每 8 h 静脉注射氢化可的松 25 mg ■ 然后予日常剂量
中等手术（如结肠切除术、关节置换术、下肢血运重建术）	每日 75 ~ 150 mg	日常剂量	■ 切皮前静脉注射氢化可的松 50 mg ■ 24 h 内每 8 h 静脉注射氢化可的松 25 mg ■ 然后予日常剂量
大手术（如食管切除术、胰十二指肠切除术、心脏手术、大血管手术、创伤手术）	每日 75 ~ 150 mg	日常剂量	■ 切皮前静脉注射氢化可的松 100 mg ■ 持续静脉输注氢化可的松 200 mg 超过 24 h ■ 然后予日常剂量 **或** ■ 24 h 内每 8 h 静脉注射氢化可的松 25 mg ■ 每日逐渐减少 50% 的剂量，直至达到日常剂量 * ■ 然后予日常剂量

* 用 5% 葡萄糖和 0.2% ~ 0.45% 氯化钠连续静脉输注（根据低血糖程度）。

From Liu MM，Reidy AB，Saatee S，et al. Perioperative steroid management：approaches based on current evidence. Anesthesiology. 2017；127：166-172

框 31.11　MEN 综合征的类型

1 型 MEN
1. 原发性甲状旁腺功能亢进
2. 肠胰腺肿瘤（如：胃泌素瘤、胰岛素瘤、无功能性）
3. 垂体前叶肿瘤（如：泌乳素瘤）
4. 其他
　（a）前肠类癌（如：胸腺、胃肠嗜铬细胞样肿瘤）
　（b）肾上腺皮质肿瘤（无功能性）
　（c）脂肪瘤
　（d）面部血管纤维瘤
　（e）胶原瘤

2A 型 MEN
1. 经典 2A 型 MEN 综合征（即甲状腺髓样癌、嗜铬细胞瘤、原发性甲状旁腺功能亢进）
2. 2A 型 MEN 合并皮肤苔藓淀粉样变性
3. 2A 型 MEN 合并先天性巨结肠症（Hirschsprung 病）
4. 家族性甲状腺髓样癌（无嗜铬细胞瘤或甲状旁腺增生）

2B 型 MEN
1. 甲状腺髓样癌
2. 嗜铬细胞瘤
3. 其他
　（a）黏膜神经瘤
　（b）肠神经节瘤
　（c）马方综合征体质

MEN 的甲状旁腺功能亢进通常是轻度或无症状的。由于嗜铬细胞瘤（见"嗜铬细胞瘤"节）存在于约 50% 的 2 型 MEN 患者中，因此该诊断必须被视为 2 型 MEN 综合征的可能组成部分。此外，如果存在嗜铬细胞瘤，则应在切除其他肿瘤之前将其切除。肾上腺外的嗜铬细胞瘤在 2 型 MEN 中少见，但双侧肾上腺疾病很常见。嗜铬细胞瘤先于甲状腺髓样癌或作为 2 型 MEN 的最初表现是少见的。与 1 型 MEN 相比，通过基因筛查尽早诊断 2 型 MEN 非常重要。该基因检测可预测临床疾病的表型（例如发病年龄、侵袭性）、指导相关肿瘤的监控，并告知行甲状腺切除术预防甲状腺髓样癌的时机。

嗜铬细胞瘤

嗜铬细胞瘤是引起儿茶酚胺分泌的肿瘤，起源于肾上腺髓质的嗜铬细胞。由交感神经节引起的类似肿瘤被称为分泌儿茶酚胺的副神经节瘤或肾上腺嗜铬细胞瘤。但是，"嗜铬细胞瘤"一词通常是指任一类型的肿瘤。这些罕见的肿瘤（每 100 000 人年均约发生 1 例）[288] 最常见于 40 ～ 60 岁之间，男女发病率相同。约 40% 的病例作为家族性疾病（即 von Hippel-Lindau 综合征、2 型 MEN、1 型神经纤维瘤）的一部分而发生。这些肿瘤倾向于在年轻时出现，并且更可能是双侧肾上腺嗜铬细胞瘤或副神经节瘤。

嗜铬细胞瘤通常在患者出现相关的症状、有家族史，或意外发现肾上腺肿物时被发现。大约一半的患者有症状，通常是阵发性的。典型的三联征是发作性头痛（占有症状患者的 90%）、大汗（占有症状患者的 60% ～ 70%）和心动过速。大约一半的患者会出现发作性高血压，5% ～ 15% 的患者血压正常，其余患者症状类似于原发性高血压。其他症状包括体位性低血压、精神障碍（如恐慌发作）、苍白、视物模糊、体重减轻、高糖血症和心肌病。若存在以下任何特征，应考虑诊断嗜铬细胞瘤[289]。

- 发作性头痛、大汗和心动过速三联征
- 高肾上腺素能表现（如非劳力性心悸、大汗、头痛、震颤）
- 难以控制或年轻时出现的高血压
- 与新发或非典型糖尿病有关的高血压
- 特发性扩张型心肌病
- 嗜铬细胞瘤或可疑家族综合征的家族病史（von Hippel-Lindau 综合征、2 型 MEN、1 型神经纤维瘤病）
- 胃间质瘤或肺软骨瘤病史
- 偶然发现肾上腺肿物

尿液和血浆中去甲肾上腺素和儿茶酚胺浓度的测定通常可明确嗜铬细胞瘤的诊断，最近的指南关注于使用血浆游离甲氧基肾上腺素（plasma-free metanephrines）或尿液中分离的甲氧基肾上腺素进行初步检测[290]。尽管如此，由于测试算法在医院和地区之间存在很大差异，因此应转诊给专业的人员（如内分泌学专家），以便于对可疑的患者进行正式诊断。

计划进行嗜铬细胞瘤切除术的患者应在拥有经验丰富的麻醉科医师和外科医师团队的中心进行手术。他们还需要大约 10 ～ 14 天的术前药物准备，以降低围术期的风险。术前准备的总体目标是控制高血压、控制心动过速和使容量状态正常。术前药物治疗的主要方案是术前 7 ～ 14 天开始接受 α 受体阻滞剂治疗[290]。许多研究中心首选酚苄明，这是一种不可逆的长效、非特异性 α 受体阻滞剂。初始剂量为 10 mg，每日一次或两次，根据需要每 2 ～ 3 日增加 10 ～ 20 mg。大多数患者最终需要每日 20 ～ 100 mg。血压控制目标为坐位低于 130/80 mmHg，直立位收缩压低于 90 mmHg。药物准备的典型副作用包括体位性低血压、乏力和鼻塞。鉴于这些副作用以及术前酚苄明治疗后术后低血压发生率较高，一些中心改为使用选择性 α_1 受体阻滞剂（如哌唑嗪、特拉唑嗪、多沙唑嗪）[291]。当需要长期药物治疗（如转移性嗜铬细胞瘤）时，这些药物也是合适的。选择性 α_1 受体阻滞剂的缺点是其对 α 肾上腺素能阻滞不完全，从而导致术中高血压发生率升高[291]。

在充分的 α 肾上腺素阻滞后，可以开始谨慎加

用短效 β 受体阻滞剂。例如，可以每 6 h 予普萘洛尔 10 mg。24 ～ 48 h 后，如果患者可以耐受 β 受体阻滞剂，就可以用长效药物（如美托洛尔、阿替洛尔）替代。调整药物剂量至心率每分钟 60 ～ 80 次[290]。决不能在 α 受体阻滞剂前开始使用 β 受体阻滞剂[290]。因为在未拮抗 α 肾上腺素受体作用的前提下阻滞了 β 肾上腺素受体的外周血管扩张作用，可以导致血压的进一步升高，而急性心功能的抑制可产生急性心力衰竭。此外，开始应用 β 受体阻滞剂时可能会掩盖儿茶酚胺诱发的心肌病，并导致急性肺水肿。

围术期 α 受体阻滞剂的替代疗法包括钙通道阻滞剂和甲硫氨酸[290]。尼卡地平是该适应证最常用的钙通道阻滞剂，起始口服剂量为每日两次、每次 30 mg（缓释剂）。钙通道阻滞剂的主要作用可能是在血压控制不完善时作为对 α 和 β 受体阻滞剂的补充，或用于对常规治疗的副作用无法耐受的患者。不建议使用钙通道阻滞剂进行单药治疗[290]。抑制儿茶酚胺合成的甲硫氨酸有许多副作用（如镇静、腹泻）。因此，它也用于常规治疗效果欠佳或无法耐受时。

对已知嗜铬细胞瘤患者的术前评估应侧重于心血管系统（包括直立位生命体征变化）和目前嗜铬细胞瘤的药物治疗（包括治疗是否充分）。实验室检查包括 ECG，以及血 CBC、电解质、肌酐水平和血糖水平。患者可能还需要进行超声心动图或心脏病咨询。

肾脏疾病

在术前评估过程中，确定术前肾功能损害的严重程度、类型和病因很重要。根据肾脏疾病改善全球预后（Kidney Disease Improving Global Outcomes，KDIGO）指南组的定义，慢性肾病（CKD）是指 GFR 小于 60 ml/（min·1.73 m^2）至少 3 个月，而无论其基础病因[292]。慢性肾衰竭是指 GFR 小于 15 ml/（min·1.73 m^2）或需要进行肾替代治疗（即透析）。终末期肾病通常是指需要透析或移植的慢性肾衰竭。GFR 随年龄增长而降低；80 岁的正常人的肾储备不到 40 岁时的一半。因此，肌酐水平通常不是肾功能的准确指标，尤其对于老年人而言[293]。GFR 可以降低 50% 而无肌酐升高；GFR 降低至 50 ml/min 之前，肌酐不会超过正常范围。因此，最好使用估算的 GFR（eGFR）公式来估计肾功能，例如 Cockcroft-Gault 公式[294]、肾脏饮食改良公式[295]和当前的 CKD-EPI 方程[296]。可以使用在线计算器来估计肾功能（例如 www.kidney. org/professionals/kdigor/gfr_calculator）。对于老年患者、肌酐浓度升高或有其他 CKD 危险因素的患者，计算

eGFR 尤为重要[293]。由于这些公式在肌酐水平低时不准确，因此当 eGFR 大于 60 ml/（kg·min·1.73 m^2）时，应简单回报为 "> 60 ml/（kg·min·1.73 m^2）"。在美国，终末期肾病的主要原因是糖尿病和高血压。

急性肾损伤（AKI）是指肾功能骤然降低，并可能伴随尿量减少。患有或未患 CKD 的个体均可发生 AKI。已制定出几种基于共识的 AKI 分类标准，包括 RIFLE 分类方案[297]、急性肾损伤网络分类方案[298]和当前的 KDIGO 标准[299]。如果可以找出并纠正诱因，则 AKI 是可能被逆转的。将 AKI 分为肾前性、肾性和肾后性，可以进行系统治疗。肾前性的病因常常可以通过计算血尿素氮与肌酐的比值来鉴别。比值超过 20 提示存在肾前病因，其中血容量不足或低血压最为常见。钠排泄分数（fractional excretion of sodium，FE$_{Na}$）小于 1% 也提示存在肾前疾病（在没有同时使用利尿剂的情况下），可以通过以下公式计算：

$$FE_{Na} = \frac{P_{Cr}/U_{Cr}}{P_{Na}/U_{Na}}$$

其中 PE$_{Na}$ 为钠排泄分数；P$_{Cr}$ 为血浆肌酐浓度；U$_{Cr}$ 为尿肌酐浓度；P$_{Na}$ 为血浆钠浓度；U$_{Na}$ 为尿钠浓度。

在 AKI 的鉴别诊断中，应始终考虑导致输尿管扩张和肾脏增大的尿路梗阻。超声可以发现问题并协助解除梗阻。

CKD 患者存在许多相关的合并症，都与导致 CKD 及其终末器官并发症的潜在疾病相关。心血管问题包括高血压、IHD、心室功能障碍（舒张期和收缩期）、心力衰竭、CVD、PAD、心包炎、心包积液和心脏瓣膜病（瓣膜钙化、反流或狭窄）。动静脉瘘患者可发生肺动脉高压和心输出量增加。由于肾脏产生的促红细胞生成素减少，CKD 还与慢性贫血有关。尽管可以用促红细胞生成剂治疗，但完全"正常化"的血红蛋白浓度（如 135 g/L vs. 113 g/L）实际上可能会增加发病率和血管事件[300]。因此，当前的 KDIGO 指南建议当血红蛋白浓度低于 90 g/L 时使用促红细胞生成剂，但避免将血红蛋白浓度提高至 130 g/L 以上[301]。其他血液学异常包括血小板功能障碍和出血增加，尽管其血小板计数、凝血酶原时间和活化的部分凝血活酶时间（activated partial thromboplastin time，aPTT）正常。一旦开始透析，患者就更容易出现高凝状态。CKD 患者可出现自主神经和周围神经（感觉和运动）病变。不出意料的是，CKD 与多种电解质紊乱有关。慢性代谢性酸中毒很常见，但通常是轻度的，可以通过长期过度换气来代偿。高钾血症是最严重的电解质紊乱。低钙血症在接受透析的患者中很常见，最终会出现继发性和三发性甲状旁腺功能亢进。终末

期肾病患者肌钙蛋白浓度的慢性升高很常见，这确实影响了对术后肌钙蛋白升高的解释[302]。由于胰岛素是通过肾代谢的，因此患有终末期肾病的糖尿病患者血糖控制发生变化或出现意外的低血糖时需怀疑肾功能恶化。

预先存在 CKD 是术后并发症增加的危险因素，包括心脏并发症[97]、AKI[303-304]、急性脑卒中[305]和死亡[99]。术后 AKI 的危险因素也已被确定。对于接受心脏手术的患者，术前有几项预测术后需要透析治疗的 AKI 的风险指标[268-269]。这些指标中的主要风险因素包括复杂手术、非择期手术、CKD、糖尿病、心力衰竭、女性和 COPD。对于非心脏手术患者，AKI 的风险因素包括高龄、男性、有症状的心力衰竭、高血压、肝脏疾病（包括腹水）、CKD、PAD、COPD、非择期手术和腹腔内手术[303-304]。术前识别高危患者可以指导围术期管理，例如术前水化和避免低血容量。非甾体抗炎药（nonsteroidal antiinflammatory drugs，NSAIDs）和环氧合酶-2（cyclooxygenase-2，COX-2）抑制剂能够干扰肾灌注的自身调节机制，因此 CKD 患者应禁用或停用此类药物。相比之下，这些药物不会增加肾功能正常患者术后 AKI 的风险[306]。许多药物由肾代谢或清除。围术期具有特殊影响的药物是 LMWH，因为尚无简便的方法检测其抗凝效果。LMWHs 通过肾清除，在透析过程中不被清除。因此，CKD 患者体内的 LMWHs 作用时间延长。同样，CKD 患者必须调整 DOACs 的剂量（见表 31.11）。

CKD 患者的术前评估重点在心血管系统、脑血管系统、液体容量和电解质情况。CKD 早期通常无症状。麻醉科医师应询问心血管系统症状（如胸痛、端坐呼吸和阵发性夜间呼吸困难）、尿量、相关合并症、用药、透析时间和任何透析瘘管相关问题（如感染、血栓形成）。患者的目标体重和当前体重可能有助于评估容量状态。CKD 患者需要进行 ECG 检查，测定电解质、血钙、血糖、白蛋白和肌酐。如果 ECG 显示左心室肥厚（源于高血压）、T 波高尖（高钾血症）、T 波低平、PR 间期延长或 QT 间期延长（低钾血症），则需进一步评估。在某些情况下，可能需要进行胸部X 线检查（感染、容量超负荷）、超声心动检查（杂音、心力衰竭）和心内科评估。对于可能需要在非优势上肢的肱静脉、头臂静脉及中心静脉置入瘘管进行透析的患者，应避免在这些部位建立静脉通路或抽血。

术前肾替代治疗（透析）的时间应与计划手术的时间相协调。透析对于在计划的手术前纠正容量超负荷、高钾血症和酸中毒很重要。理想情况下，择期手术应于透析后约 24 h 进行。应避免于透析后即刻进行

手术，因为存在急性容量减少和电解质改变的风险。具体而言，透析可导致液体转移和电解质（如钠、钾、镁、磷）失衡，特别会导致细胞内外电解质转移。

造影剂肾病

造影剂引起的肾病是指注射造影剂后发生的 AKI。通常，肌酐水平在造影剂暴露后 24 ~ 48 h 内增加，通常于 3 ~ 7 天内降至基线水平。术前近期（< 24 h）造影剂暴露也是心脏手术后 AKI 的危险因素[307]。即使肾功能恢复正常，造影剂引起的肾病患者短期和长期死亡的风险也有所上升[308]。造影剂引起肾病的危险因素包括 CKD（尤其是糖尿病性肾病）、心力衰竭、低血容量和某些造影剂暴露的特征（如高剂量、离子性药物、高渗药物）。预防策略包括避免容量下降、停用 NSAIDs 药物 24 ~ 48 h、使用低风险的造影剂给药方案（如少量低渗透压或等渗透压药物）以及操作过程中静脉输注生理盐水。尽管在相对小样本的随机实验中对于 N-乙酰半胱氨酸和碳酸氢钠的初步结果令人欣喜，但一项纳入 5000 多名高风险患者的大型实验发现，两种方法均不能预防造影剂引起的肾病[309]。

肝脏疾病

肝病疾会影响肝细胞和（或）胆管系统功能，从而影响蛋白质合成（如凝血因子、白蛋白）、胆汁调节以及药物或毒素的代谢。肝细胞疾病，例如肝炎（病毒性、酒精性、自身免疫性肝炎）和肝细胞癌会影响肝细胞和肝的合成功能。阻塞性疾病，包括胆总管结石症、胆管肿瘤（肝外性）、原发性胆汁性肝硬化（肝内性）和原发性硬化性胆管炎（肝内外性），会导致胆汁淤积。大多数药物性肝病和某些类型的病毒性肝炎会同时影响肝细胞和胆管系统。

术前病史常常提示肝病的病因、疾病的严重程度、治疗情况和相关并发症。一些肝病患者可能没有症状，而其他患者可能自述乏力、体重下降、尿色深、大便色浅、瘙痒、右上腹痛、腹胀和黄疸。体格检查应测量体重、生命体征（包括氧饱和度）、黄疸、瘀点、腹水、胸腔积液、外周水肿、肝肿大、脾大和精神状态改变。术前应确认是否存在脑病、凝血功能障碍性疾病、腹水、容量超负荷和感染。在黏膜和巩膜出现黄疸时，胆红素水平一般高于 25 g/L。如果发现新发或加重的脑病，应寻找诱因，如感染、药物作用、出血或电解质紊乱。

基础水平检查包括 ECG 和 CBC、电解质水平、肌酐水平、肝功能检查、白蛋白水平和 INR。怀疑患

有肝炎的患者可能需要筛查甲型肝炎免疫球蛋白 M（immunoglobulin M，IgM）抗体、乙型肝炎表面和核心抗原、乙型肝炎表面抗体和丙型肝炎抗体。胸部 X 线检查可以帮助识别任何可疑的积液。凝血功能障碍可能是维生素 K 缺乏（由胆汁淤积引起）、凝血因子缺乏（由合成功能障碍引起）或血小板减少（由脾大和门静脉高压引起）的结果。因此，纠正凝血功能障碍的治疗应针对病因。维生素 K、新鲜冻血浆或血小板可用于纠正凝血因子和血小板的缺乏。每天口服或皮下注射维生素 K 1 ～ 5 mg，持续 1 ～ 3 天，可纠正 PT 延长，且风险最小。但是有合成障碍的凝血性疾病患者可能无法采用以上方法纠正，因此必须为患者输注新鲜冻血浆，从而使 INR 小于 1.5。有限的证据表明，口服乳果糖（术前 3 天每 6 h 口服 30 ml），在术前 12 h 内服用最后一次，或在术前一晚口服胆盐同时静脉水化治疗，可降低存在肾脏并发症风险的患者围术期 AKI 的发生率[310]。术前减少腹水可以降低伤口裂开的风险并改善肺功能。限制钠盐（在饮食和静脉溶质中）、利尿剂（尤其是螺内酯）和腹腔穿刺术可用于减少腹水。如果放腹水，需要进行感染分析。脑病通常由以下急性因素诱发，如感染、胃肠道出血、低血容量或镇静剂。因此，确定可逆性因素并进行相应治疗很重要。乳果糖（每 6 h 口服 30 ml）是一线治疗。肠内或肠外营养对于改善营养不良可能有效，尤其对于嗜酒的患者。如不额外补充硫胺素、叶酸和维生素 B_{12}，滥用酒精的患者可能有发生神经退化（即 Wernicke-Korsakoff 综合征）的风险，尤其当这些患者补充其他营养或葡萄糖的情况下。此类患者还有发生酒精戒断综合征的风险。

慢性肝炎或肝硬化患者的围术期风险可通过组织学严重程度、门静脉高压和肝功能损害来预测。患有严重肝病的患者围术期的发病率和死亡率增加；常见的不良事件有出血、感染、肝衰竭和肝肾综合征。肝病患者围术期预后不良的预测因素包括：

- Child-Turcotte-Pugh 分级 C 级的肝硬化，通过胆红素水平、白蛋白水平、PT、腹水程度和肝性脑病严重程度计算得出（表 31.16）
- 终末期肝病模型（Model for end-stage liver disease，MELD）[311] 评分 ≥ 15 分（MELD 得分是根据血清胆红素水平、INR 和肝肌酐水平计算得出的）
- 急性肝炎（病毒性或酒精性）
- 慢性肝炎活动期，伴有黄疸、脑病、凝血功能障碍或肝酶升高
- 腹部手术
- PT 延长 3 s 以上并且对维生素 K 治疗反应不佳

表 31.16　Child-Turcotte-Pugh 分级

参数	1 分	2 分	3 分
腹水	无	轻度	中度
胆红素（mg/dl）	< 2	2 ～ 3	> 3
白蛋白（g/dl）	> 3.5	2.8 ～ 3.5	< 2.8
凝血酶原时间（PT）[超过对照的时间（s）]	< 4	4 ～ 6	> 6
脑病	无	1 ～ 2 级	3 ～ 4 级

A 级：< 7 分
B 级：7 ～ 9 分
C 级：> 9 分

可以按如下所示计算 MELD 得分（其中肌酐和胆红素水平以 mg/dl 表示）：

$$MELD = 6.43 + [3.78 \times \log_e (胆红素) + [11.2 \times \log_e (INR)] + 9.57 \times \log_e (肌酐)]$$

还可以使用在线计算器计算 MELD 得分（如 www.unos.org）。在某些情况下，推迟择期手术至肝炎急性期（或慢性病恶化期）缓解或新发现的肝功能障碍的诊断明确之后可能是适当的。急性或暴发性肝病患者禁行择期手术。高危患者最好与肝病专家共同管理。

肝炎

肝炎是指肝细胞的炎症反应，可由药物、酒精、病毒（甲型、乙型、丙型、丁型和戊型肝炎）和自身免疫性疾病（另见第 16 章）引起。这些疾病通常有最初的急性期，以及可能进展为肝硬化的随后的慢性期。肝炎的危险因素包括酗酒、性生活（即多个性伴侣、性工作者、与性工作者发生关系、与同性发生关系的男性）、静脉注射毒品、1992 年以前接受过输血、肥胖[即非酒精性脂肪蓄积性肝炎（nonalcoholic steatohepatitis，NASH）]、文身、身体打孔以及前往发展中国家旅行。甲型肝炎是由受污染的食物或水，或与感染患者接触引起的。由于甲型肝炎多为急性病，因此其既往史无围术期意义。乙型肝炎是通过性途径或接触血液传播的（1986 年实行血制品筛查后很少通过输血传播）。其严重程度不一，可能会发展为肝硬化；由于乙型肝炎疫苗的广泛应用，此病较前减少。此外，抗病毒疗法可以治疗感染，尽管疗效不一。丙型肝炎主要通过血液接触传播（1992 年以来已对所有血制品进行了筛查），尤其是在静脉注射毒品者中。由于急性期通常无症状，因此许多患者不知道已被感染。虽然丙型肝炎感染可能会发展为肝硬化，但目前的抗病毒治疗可以消除几乎所有患者的感染。丁型肝炎仅与乙型肝炎伴随发生，而戊型肝炎在发达

国家较少见。丁型肝炎可以发展为肝硬化，而戊型肝炎很少发展成急性疾病。酒精性肝炎通常发生在每日中到大量饮酒（每日＞100 g）至少20年之后，并可能发展为肝硬化。自身免疫性肝炎主要发生于年轻女性，病因不明。许多种药物（包括草药和非处方药）也会引起肝炎，例如他汀类、异烟肼和对乙酰氨基酚。

梗阻性黄疸

肝外胆管梗阻可能由胆结石、肿瘤（如胰腺、胆囊、胆管、Vater 壶腹）或瘢痕引起。患者可出现黄疸、瘙痒和腹痛。这些患者术后死亡的危险因素包括血红蛋白浓度低于 100 g/L、血清胆红素浓度超过 20 mg/dl 和血清白蛋白浓度低于 25 g/L [312]。这些患者术后 AKI 的风险较高，使用胆盐或乳果糖可降低发病率 [310]。

其他肝病

Wilson 病、血色素沉着病和 α₁-抗胰蛋白酶缺乏症是比较罕见的肝病的遗传学病因。所有这三种情况最终都可能导致晚期肝病。相反，另一种遗传性肝病，Gilbert 病，其特征是胆红素水平轻度升高，在围术期无显著意义。非酒精性脂肪蓄积性肝炎（NASH），也称为"脂肪肝"，可以进展为肝纤维化、肝硬化和终末期肝病（有时需要进行肝移植）。该病与肥胖、高血压、血脂异常和糖尿病有关。在过去的 20 年中，美国该病的患病率翻了一倍以上 [313]，NASH 现在是慢性肝病最常见的病因，也是肝移植的第二大最常见的适应证 [314-315]。原发性胆汁性肝硬化是一种自身免疫性疾病，以肝内胆管梗阻和抗线粒体抗体为特征，主要见于女性（＞90%），可能患有其他自身免疫性疾病（如 Sjögren 综合征、自身免疫性甲状腺疾病、局限性皮肤型硬皮病、类风湿关节炎），并可能发展为终末期肝病。原发性硬化性胆管炎的特征是胆管破坏，可进展为肝硬化和终末期肝病。该病主要见于男性，并且可能是原发性的或与炎性肠病（及溃疡性结肠炎、克罗恩病）相关。

非预期的肝功能检查值升高

谷丙转氨酶（alanine aminotransferase，ALT）和谷草转氨酶（aspartate aminotransferase，AST）的升高反映了肝细胞损伤。胆红素水平可评价肝合成和排泄胆盐的能力。碱性磷酸酶（alkaline phosphatase，ALP）随肝排泄能力降低而升高，白蛋白和 INR 则反映肝的合成功能。常规的术前实验室筛查发现约 1/700 的术前患者存在非预期的肝病，其中大多数并不严重 [316]。但是如果意外发现肝功能检查值异常，

在某些情况下可能需要进一步检查或转诊。AST 或 ALT 水平升高的患者，需要筛查甲型肝炎 IgM 抗体、乙型肝炎抗原（表面和核心）、乙型肝炎表面抗体和丙型肝炎抗体。ALP 或胆红素水平升高，尤其是伴转氨酶正常或轻中度升高，可能提示胆道系统阻塞。在这些情况下，腹部超声、CT 或内镜逆行胰胆管造影等可能明确诊断。

肝硬化

肝硬化是指不可逆的肝纤维化，是大多数肝毒性疾病的最终结果。这种纤维化导致门静脉高压、合成功能受损（即凝血因子等蛋白质的合成）和代谢功能受损（即毒素和药物的清除）。门静脉高压可导致脾大、食管静脉曲张、腹水、坠积性水肿和胸腔积液。腹水患者可能发展为自发性细菌性腹膜炎，这与围术期死亡率增加有关。其他并发症包括肝性脑病、出血、血小板减少症、低白蛋白血症和 INR 延长。由于肺内分流导致低氧血症和肺动脉高压，可能导致肝肺综合征。黄疸患者发生肝肾综合征的风险很大，这是与肝病相关的肾功能不全，无任何原发性肾病。该病可能与肾的低灌注有关。患有终末期肝病的患者也会出现高心输出量状态，其特征是全身血管阻力降低。Child-Turcotte-Pugh 分级可以预测围术期发病率和死亡率，C 级患者的风险尤其高（见表 31.16）。MELD 评分也可预测围术期风险，其效果可能好于 Child-Turcotte-Pugh 分级 [317]，MELD 评分超过 14 分表明围术期风险增加。

血液系统疾病

贫血

贫血是一种非常常见的术前血液系统疾病，病因多种多样。其严格的定义为循环红细胞（red blood cells，RBC）数量减少，但更常见的是根据血红蛋白浓度降低或血细胞比容的降低进行定义。例如，WHO 将贫血定义为成年男性的血红蛋白水平低于 130 g/L，成年女性的血红蛋白水平低于 120 g/L。贫血可以根据不同的机制分为 RBC 产生减少（如骨髓疾病、营养缺乏）、RBC 破坏增加（如溶血性贫血、血管内溶血）和失血（如胃肠道失血）。贫血也可根据 RBC 形态上的大小进行分类，以平均红细胞体积（mean corpuscular volume，MCV）为特征。基于这种分类方法，贫血可分为小细胞性（MCV ＜ 80 fl）、大细胞性（MCV ＞ 100 fl）或正常细胞性（MCV 在 80～100 fl）。小细胞性贫血的常见原因是铁缺乏症（包括慢性失

血）、轻度地中海贫血和炎症性疾病相关的贫血。大细胞性贫血的常见原因包括酒精中毒、肝病、甲状腺功能低下和维生素 B_{12} 缺乏。正常细胞性贫血的常见原因是 CKD、心力衰竭和癌症。

术前存在贫血是公认的术后死亡和包括 AKI、脑卒中和感染等并发症的危险因素[318]。此外，该风险与贫血的程度成正比，并且与患者的其他合并症无关[101-102, 319]。尽管如此，仍有一些重要问题需要注意。首先，尚不清楚贫血是这些并发症的病因机制，还是仅仅作为高危患者的标志。可获得的有限的围术期数据提示，治疗贫血（如促红细胞生成剂）可改善血红蛋白浓度并减少输血需求，但无可信的证据表明可预防死亡或并发症[320-322]。这些围术期数据结果与非手术人群，如心力衰竭患者的结果基本一致[323-327]。其次，尚无定义围术期风险增加的统一的血红蛋白浓度阈值。尽管行非心脏手术的耶和华见证会（Jehovah's Witness）的患者的数据表明，当术前血红蛋白浓度降至 100 g/L 以下（尤其是在伴有 IHD 的情况下）时，风险会显著增加[328]，仅通过输红细胞将血红蛋白浓度提高至该阈值并不能带来持续获益。另外，观察性研究显示，输血本身也与不良结局有关[329]。在一项针对 2016 年接受髋部骨折手术患者的多中心随机实验中，在血红蛋白浓度 100 g/L 时进行输血，与 80 g/L 或存在贫血症状时输血相比，并无明显优势[330]。类似地，在一项针对 5243 名接受心脏手术患者的多中心随机研究中，在血红蛋白浓度 75 g/L 时进行输血者的预后也不逊于 95 g/L 时进行输血者[331]。这些数据提示，围术期患者输血的最佳血红蛋白浓度阈值为 75 ～ 100 g/L，个体差异主要取决于合并症（如心肺疾病）的病情。

在对已知或可疑贫血的患者进行术前评估时，首要目标是明确贫血的病因、病程、稳定性、相关症状和治疗方法。因此，重要的是要询问患者是否存在任何贫血病史（包括贫血家族史）、结肠癌、胃肠道出血、泌尿生殖道出血、月经过多、慢性感染、炎性疾病、营养不良和先前减重史（如减重手术）。麻醉科医师还应考虑手术类型、预期失血量以及可能影响或降低氧供的合并症（如肺、肾、肝、脑血管、心血管疾病）。此外，因为贫血会影响某些围术期药物（如 β 受体阻滞剂）的作用，因此明确患者的用药史是有益的[103-104]。

贫血或怀疑贫血的患者必须进行 CBC 检查。通常情况下，对于新近诊断的贫血患者，与家庭医师或血液科医师进行合作有利于进一步的评估。初始检查一般包括外周血涂片和 MCV，并根据其结果进行其他实验室检查，如铁检查（即血清铁蛋白、转铁蛋白饱和度）、VB_{12} 或叶酸水平[332]。在 VB_{12} 和叶酸相关

性巨细胞贫血中，MCV 升高而 VB_{12} 或叶酸水平降低。在缺铁性贫血中，MCV、血清铁蛋白（< 30 g/μl）和转铁蛋白饱和度（< 20%）降低。在某些缺铁性贫血中，转铁蛋白饱和度仍然降低（< 20%），但血清铁蛋白水平处于不确定的范围内（即 30 ～ 100 g/μl）。相反，在慢性疾病相关性贫血中，血清铁蛋白和转铁蛋白饱和度正常或升高。

根据术前贫血程度和预期手术失血量，术前可能需要进行血型检查和相关筛查。如果患者存在严重贫血，无论预期手术失血量如何，都应推迟择期手术，以便有时间评估贫血潜在的原因，例如隐性失血、维生素缺乏症或其他未经诊断的慢性病（例如 CKD）。ASA 2015 年的最新指南建议对于某些患者（例如 CKD、慢性疾病相关性贫血、患者拒绝接受输血），尤其是贫血患者计划行预计大量失血的手术时，应推迟择期手术，并使用促红细胞生成素和铁剂进行术前治疗[333]。同样，在时间允许的情况下，已知缺铁性贫血的患者可考虑进行术前铁剂治疗[333]。

镰状细胞疾病

镰状细胞（sickle cell，SC）病是一种遗传性血红蛋白病，其伴有的血管闭塞是其大部分相关并发症的病因。血红蛋白 S（hemoglobin S，HbS）纯合子的患者可发病；这类患者的严重并发症发生率高，预期寿命短。同时有 HbS 和 HbC 的 SC 病患者临床起病较轻，且仅存在中度贫血。杂合子患者（HbS 和 HbA）具有 SC 序列，但几乎不发病。术前评估应重点关注器官功能障碍和近期是否急性加重[334]。患者可能存在 CKD、肾浓缩功能不全（因此容易脱水）、脾大、肺动脉高压、肺栓塞、CVD 和心力衰竭。该类患者由于存在脾梗死而导致感染风险增加。近期住院次数增加、高龄、存在感染和肺部疾病是发生围术期血管栓塞并发症的危险因素[334]。

术前检查的重点是血管栓塞事件的发生频率、严重程度和类型。此外，麻醉科医师应评估心、肺、肾和中枢神经系统的损伤程度。有用的检查包括 ECG、胸部 X 线以及 CBC 和血肌酐。可能需要进行其他检查（如超声心动图、动脉血气）。除了短小的手术操作（如活检、鼓室切开术），拟行任何手术操作的镰状细胞性贫血患者正越来越多地采用术前预防性输血[335]。输血治疗的目的是减少患者血液中异常血红蛋白的比例。先前的一项随机实验发现，预防性输血至血红蛋白浓度大于 100 g/L 可减少中风险手术术后不良事件的发生[336]。在中风险手术中，这种更保守的输血方案（使血红蛋白浓度 > 100 g/L）与更积极的输血方案（使 HbS 浓度

降低至＜30%，同时将血红蛋白浓度提高至≥100 g/L 相比同样有效[337]。对于高风险手术（如心血管或颅内的大手术），更积极的输血策略（即将 HbS 浓度降低至＜30%）可能更有效。通常，术前输血的决定应当与熟悉该病的血液科医师达成共识。此外，如果镰状细胞病患者由专业的镰状细胞病团队管理，最好在术前与该小组联系。应计划好患者的入院时间，从而尽量减少术前脱水（如使禁食时间缩至最短、安排早晨尽早进行手术）。

葡萄糖 -6- 磷酸脱氢酶缺乏症

葡萄糖 -6- 磷酸脱氢酶缺乏症是一种遗传性 Coombs 阳性溶血性贫血。由于它是 X 连锁遗传病，因此患者通常为男性。溶血可能由药物（如退热药、硝酸盐、磺胺）、食物（如蚕豆）、感染、缺氧、低体温或输注血液制品诱发。可在线获取可能诱发疾病的药物列表（如 www.g6pd.org、www.g6pddeficiency.org）。溶血的严重程度因个体和潜在的遗传缺陷而异。治疗包括避免诱发因素、补充叶酸和治疗急性溶血（即水化、严重贫血时输红细胞）。术前评估应侧重于既往溶血的发作情况、诱发因素和当前血细胞比容水平。

凝血性疾病

低凝状态可以是遗传性的（例如血友病）或继发性的（例如由肝病、营养不良、药物引起的）。为了明确诊断和估计出血风险，麻醉科医师应询问已知疾病的诊断、检查结果、治疗过程、既往出血事件和家族史。广泛淤青、切割伤后出血时间延长、经期出血量大以及牙龈出血等具有诊断敏感性，但特异性差。这些症状的变化情况可能比既往病史更有意义（因为患者认为的出血过多很可能实际上是正常的）。应当询问既往手术或分娩后出血过多（特别是存在非预期输血时）的情况，但没有诊断意义。瘀点、多发瘀斑、血肿、黄疸和大量出血均为重要发现。诊断性检查包括 CBC（包括血小板计数）、INR 和 aPTT。但是，对于没有指征的患者没有必要进行常规术前凝血功能检查。临床指征包括患有出血性疾病、肝病和使用抗凝药[5]。英国的国家指南还推荐仅对①ASA 分级为Ⅲ级或Ⅳ级的患者；②接受中、大型或复杂手术者；和③已知正在服用抗凝药或患有慢性肝病的患者，进行凝血功能检测[274]。如果怀疑存在特定的病因（如肝病、营养不良），则需要进行其他特异性检查（如肝功能检查、蛋白、白蛋白水平）。

术前筛查时，患者有时可能会出现 INR 或 aPTT 异常的结果。在未使用维生素 K 拮抗剂的患者中，

INR 延长最常见的原因是实验室误差、肝病和营养不良。因此，首先应复查。若结果仍然异常，可以转诊给血液科医师，并检测肝功能和肝炎感染指标。也可以口服维生素 K 治疗（每日口服 1～5 mg，共 3 天）。低凝和高凝状态（例如 V 因子 Leiden 突变、抗心磷脂抗体、狼疮抗凝物、抗磷脂抗体综合征）都可引起 aPTT 延长。第一步应当重复检查并明确是否使用肝素。因为即使留置导管中残存的少量肝素混入，也会导致 aPTT 延长，特别是如果从该部位抽血。除了使用肝素后，aPTT 延长的其他原因还包括血管性血友病（von Willebrand disease，vWD；见"血管性血友病"一节）和血友病（请参阅"血友病"一节）。混合实验（将正常血液与患者的血液混合）可以区分凝血因子缺乏（aPTT 可被纠正）与存在抗体（aPTT 不可被纠正）。择期手术应当推迟，直到明确病因并对异常情况进行纠正。

血友病 甲型血友病（Ⅷ因子缺乏）和乙型血友病（Ⅸ因子缺乏）是 X 连锁隐性遗传性疾病，几乎仅见于男性。乙型血友病也称为"圣诞节病"。丙型血友病是Ⅺ因子缺乏（也称为 Rosenthal 综合征）的常染色体隐性遗传病，往往见于德系犹太人（Ashkenazi Jewish）后裔。甲型血友病的发生率比乙型血友病高 6 倍（甲型血友病占出生男性的 1/5000，乙型血友病占出生男性的 1/30 000）。出血的严重程度因人而异，但在家族中程度类似（他们具有相同的基因突变），并且与因子缺乏的程度直接相关。重度血友病的特征为因子活性＜1%，中度血友病的因子活性为 1%～5%，而轻度血友病的因子活性为 5%～40%。疾病严重程度增加的特征在于出血发生更早以及重度和自发性出血的风险更高。大约 2/3 的甲型血友病和 50% 的乙型血友病患者是重度的。血友病患者 aPTT 延长，但 INR 和血小板计数正常。

血友病患者的围术期管理时，必须有血液科医师的参与。详细的监测及替代性治疗方案至关重要。当前指南建议，在进行大手术时，应使用因子替代治疗将甲型血友病的术前因子水平提高到 80%～100%，将乙型血友病的术前因子水平提高到 60%～80%[338]。术后目标因子水平为 50%，直至手术切口愈合。重组因子的所需剂量由预期增加的因子水平、所咨询血液病专家的临床专业知识、患者自身的因子水平（如既往出血发作的情况）和医院的治疗预案决定。提高Ⅷ因子水平所需的剂量为：

$$因子Ⅷ剂量＝体重（kg）×0.5×$$
$$（期望因子水平增加的绝对百分比）$$

Ⅸ因子替代治疗的经典所需剂量为：

因子IX剂量＝体重（kg）×

（期望因子水平增加的绝对百分比）

为了迅速将因子水平提高至接近 100%，对于Ⅷ因子，通常所需剂量为每千克体重 50 U；对于IX因子，通常所需剂量为每千克体重 100 ~ 120 U[339]。在这些患者中，应避免肌内注射。

血管性血友病　血管性血友病（von Willebrand disease，vWD）是男女均可受累的 von Willebrand 因子（von Willebrand factor，vWF）缺陷的遗传性疾病。它是最常见的先天性凝血病，发病率约为 1%[340]。某些分型（1、2A、2B、2M、2N）是常染色体显性遗传，而 3 型是常染色体隐性遗传（表 31.17）。vWF 的数量和质量缺陷均可导致 vWD。大多数患者的 INR 和血小板计数均正常（2B 型患者可出现轻度血小板减少症），但 aPTT 通常升高（轻症患者的 aPTT 可能正常）。未服用肝素的患者 aPTT 延长最常见的原因即为 vWD。可通过测量血浆 vWF 功能活性（可导致血小板聚集的利托菌素辅因子）、血浆 vWF 抗原和Ⅷ因子水平对该病进行诊断。大多数 vWD 患者都存在出血病史，但有些患者直到接受大出血风险的手术或应用抗血小板药物（如阿司匹林、NSAIDs）后才能明确诊断。

血液科医师应参与 vWD 患者的管理。vWD 的治疗包括醋酸去氨加压素（1- 去氨基 -8-D- 精氨酸加压素，DDAVP）和 vWF 替代治疗。DDAVP 可增加Ⅷ因子、vWF 和内皮细胞中纤溶酶原激活物的释放。DDAVP 禁用于 2B 型 vWD 患者，因为它会增加异常 vWF 的释放并可能导致血小板减少。此外，不建议在 3 型 vWD 患者中使用（因为从血管内皮细胞释放的 vWF 很少甚至没有）。在其他情况下，静脉给予 0.3 μg/kg（给药时间大于 15 ~ 30 min，以降低高血压、脸部潮红和心动过速的风险）通常可以使 vWF 浓度提高 3 ~ 4 倍。然而，个体差异很大，因此应在任何出血事件（例如手术）之前进行 DDAVP 的初步尝试，同时在给药后 4 h

内监测 vWF 和Ⅷ因子浓度的变化。DDAVP 也可作为鼻喷雾剂使用（体重＜ 50 kg 予 150 μg，体重≥ 50 kg 予 300 μg）。对于不能用 DDAVP 进行充分治疗的个体，应改用 vWF 制剂。目前已可获得多种制剂，包括含有 vWF 的Ⅷ因子浓缩物、纯化的 vWF 浓缩物和重组 vWF 制剂。这些制剂（如果可用）比冷冻沉淀（尽管可以使用，但会带来更高的病毒传播风险）更可取。

血小板减少症　血小板减少症是指血小板计数少于 150 000/mm³。其可能是血小板生成减少、破坏增加或"被隔离"而导致的。恶性疾病、原发性免疫性血小板减少症（immune thrombocytopenia，ITP）、药物诱发的血小板减少症（如奎宁、磺胺、氨苄青霉素）、自身免疫性疾病（如 SLE、类风湿关节炎）、妊娠（即妊娠期血小板减少症、子痫前期）、慢性肝病（即脾功能亢进）、酒精、营养不良、感染（如丙型肝炎、脓毒症）、遗传性疾病和弥散性血管内凝血均可导致血小板减少。对于意外发现血小板计数减少的患者，首先应重复血小板计数检查，并检查外周血涂片，然后用不含乙二胺四乙酸（EDTA）的试管收集血液进行血小板计数。EDTA 是一种螯合剂，通常用于防止测定 CBC 的试管中出现凝血，但它也可能导致血小板凝集（称为假性血小板减少症）。ITP 是一种慢性自身免疫性疾病，其特征是存在引起血小板破坏的自身抗体。其通常的治疗包括激素治疗、脾切除（去除血小板破坏的主要场所）和静脉注射免疫球蛋白。即使血小板水平很低的情况下，ITP 患者的出血量也往往比预计的少，这可能是由于血小板更新加快而导致年轻的血小板比例增加。存在新发血小板减少症的患者在行择期手术前应进行血液科会诊。

近期使用肝素而出现血小板减少症则需考虑肝素诱导性血小板减少症（heparin-induced thrombocytopenia，HIT），通常在使用肝素后 5 ~ 10 天内发生[341]。HIT 是一种免疫介导的疾病，其特征为存在针对与肝素结

表 31.17　血管性血友病（vWD）的分类		
类型	特征	初始治疗
1	占所有 vWD 患者的 80%；数量异常	去氨加压素 *
2A	数量和质量异常	去氨加压素 *
2B**	罕见；数量和质量异常，常染色体显性遗传	冷冻沉淀、或含有 vWF 的Ⅷ因子浓缩物
2M	质量异常	去氨加压素 *
2N	质量异常；vWF 水平正常，Ⅷ因子数量减少	去氨加压素 * 的药效可能短暂
3	罕见；vWF 水平很低甚至检测不到	去氨加压素 *，一般无效

* 醋酸去氨加压素（desmopressin acetate，DDAVP）。

** 2B 型使用醋酸去氨加压素可能导致血小板减少。如果去氨加压素无效，可以使用含有 vWF 的Ⅷ因子浓缩物。

vWF，von Willebrand 因子

合的血小板因子 4 的抗体。虽然 HIT 的特征是血小板减少，但患者存在发生动脉或静脉血栓形成、卒中、皮肤坏死、肢体坏疽和器官梗死的风险。由于针对 HIT 抗体的准确实验室检查结果［即针对 HIT 抗体的免疫测定和（或）功能测定］通常需要几天的时间，因此最初的推定诊断是基于临床表现和已有的实验室检查（例如血小板计数减少）。可以使用经过验证的临床预测工具（例如 "4T" 评分）来协助初步诊断[342]。在等待疑似 HIT 患者的抗体检测结果时，应立即停止任何肝素治疗（包括 LMWH）并进行其他替代抗凝治疗（例如丹那非、阿加曲班、比伐芦定、磺达肝素、DOACs）。

对于其他方面健康的个体（即没有其他可导致出血风险增加的基础病变），血小板计数高于 50 000～80 000/mm³ 时进行神经轴索麻醉是安全的[343-346]。血小板计数高于 50 000/mm³ 时进行手术是安全的[346]。随着血小板计数的进一步降低，血小板计数小于 50 000/mm³ 时，出血的风险逐渐增加。当输注血小板治疗血小板减少症时，每输注一个单位血小板可使计数增加达 10 000/mm³。

血小板增多症　血小板增多症是指血小板计数超过 450 000/mm³。可能为生理性（即运动、妊娠）、原发性（如骨髓增生性疾病）或继发性（如铁缺乏、肿瘤、手术、慢性炎症）。血小板增多会增加血栓事件的风险，例如卒中、心肌梗死、肺栓塞、肠系膜栓塞和静脉血栓栓塞。相反，原发性血小板增多症（也称为特发性血小板增多症）患者也存在出血倾向，这可能是由于血小板功能的改变以及与血小板计数升高（＞1 000 000/mm³）相关的继发性 von Willebrand 综合征。治疗包括减少血小板生成的药物（如羟基脲、阿那格雷、聚乙二醇化干扰素），需要 7～10 天起效。如果需要立即降低血小板计数，则可以进行血浆置换去除血小板。治疗引起继发性血小板增多的潜在疾病可以使血小板计数正常。

红细胞增多症　红细胞增多症是指循环中红细胞数量和血红蛋白浓度增加。可以根据血细胞比容（女性＞48%，男性＞49%）和血红蛋白浓度（女性＞160 g/L，男性＞165 g/L）进行定义。红细胞增多症分为原发性（即真性红细胞增多症）和继发性。继发性通常与慢性缺氧性疾病（例如 COPD、高海拔、发绀型先天性心脏病）相关。当血细胞比容大于 50% 时，血液黏度会急剧增加从而增加血栓形成的风险。血细胞比容过高与动脉粥样硬化（如颈动脉狭窄、卒中）和心脏病（如心力衰竭、心肌梗死）相关。关于红细胞增多症是否会增加围术期风险尚存在争议。一项包含了超过 310 000 名患者的回顾性队列研究显示，血细胞比容高于 51% 与术后死亡率增加相关[102]。然而，另一项早期包含 200 名患者的较小型研究并未发现继发性红细胞增多症患者的围术期并发症发生率增加[347]。

术前评估应侧重于肺部和心血管系统。体格检查时，麻醉科医师必须检查发绀、杵状指、哮鸣音、杂音和血氧饱和度（通过脉搏氧饱和度仪）。有用的实验室检查包括 ECG、动脉血气和胸部 X 线。术前意外发现的红细胞增多症应当努力寻找可能的原因，若病因不易发现，则真性红细胞增多症的可能性增加。在这种情况下，应推迟择期手术，并请血液科医师会诊。

静脉血栓栓塞性疾病　VTE 是住院患者包括手术患者重要的潜在风险[348]。主要的 VTE 预防法已超出本章的范围，并且在专业协会的实践指南中也有广泛涉及[11-12]。尽管如此，应根据患者术前的围术期风险进行 VTE 分层，并告知其适当的预防措施。术后 VTE 发生的预期风险取决于患者相关的因素（例如炎性肠病、急性疾病、吸烟、恶性疾病、肥胖、衰老、既往 VTE、使用雌激素、高凝状态、遗传性血栓形成）和手术相关的因素（例如有创操作、创伤、制动）。评估围术期 VTE 风险的合理方法是使用经过验证的临床预测指标，改良的 Caprini 风险评估模型是一个广泛使用的模型（框 31.12）[11, 349]。Caprini 评分为 0 提示 VTE 风险非常低（VTE 发生风险为 0.5%）；得分为 1～2 分提示 VTE 低风险（未进行血栓预防的风险为 1.5%）；得分为 3～4 分提示 VTE 中风险（未进行血栓预防的风险为 3.0%），得分≥5 分提示 VTE 高风险（未进行血栓预防的风险为 6.0%）。

某些患者亚组，即那些近期（3 个月内）发生过 VTE 和既往存在 VTE 史并伴有高风险遗传性血友病的患者，发生围术期 VTE 的风险较高[350]。发生 VTE 时，应将择期手术推迟至 3 个月或更长时间以后（在此期间应进行抗凝治疗）[351]。具体而言，在初次发生 VTE 后的 3～4 周内，再次发生 VTE 的风险最高；在随后的 2 个月内该风险下降。遗传性高风险血友病包括 V 因子 Leiden 突变、抗凝血酶Ⅲ缺乏症、蛋白 C 缺乏、蛋白 S 缺乏、凝血酶原基因突变和抗磷脂抗体综合征。其中 V 因子 Leiden 突变和凝血酶原基因突变是最常见的原因，占全部病例的比例高达 60%[352]。

进行口腔、内镜、白内障或体表手术等小手术的患者通常不需要中断抗凝治疗。对于其他个体，若 INR 基础值处于常规治疗目标水平（2.0～3.0），则停用华法林 5 天通常可使 INR 降至正常。如果 INR 基础

框 31.12　VTE 改良的 Caprini 风险评估模型

每项 1 分	每项 2 分
年龄 41 ～ 60 岁	年龄 61 ～ 74 岁
小手术	关节镜手术
BMI > 25 kg/m²	大型开放手术（> 45 min）
下肢肿胀	腹腔镜手术（> 45 min）
静脉曲张	恶性肿瘤
妊娠期或产后	卧床（> 72 h）
不明原因或反复自然流产史	石膏固定
口服避孕药或激素替代治疗	中心静脉置管
脓毒症（< 1 个月）	
严重的肺部疾病，含肺炎（< 1 个月）	
肺功能异常	
急性心肌梗死	
心力衰竭（< 1 个月）	
炎性肠病史	
卧床的内科患者	
每项 3 分	**每项 5 分**
年龄 ≥ 75 岁	卒中（< 1 个月）
VTE 史	择期关节置换术
VTE 家族史	髋关节、骨盆或下肢骨折
V 因子 Leiden 突变	急性脊髓损伤（< 1 个月）
凝血酶原 20210A 突变	
狼疮抗凝物	
抗心磷脂抗体	
血清同型半胱氨酸水平升高	
肝素引起的血小板减少症	
其他先天性或获得性血栓形成	

BMI，体重指数；VTE，静脉血栓栓塞。
From Gould MK，Garcia DA，Wren SM，et al. Prevention of VTE in nonorthopedic surgical patients：antithrombotic therapy and prevention of thrombosis，9th ed：American College of Chest Physicians evidence-based clinical practical guidelines. Chest. 2012；141：e227S-e277S

值较高，则可能需要更长的停药时间（见"术前抗凝治疗"部分）。在未使用华法林的情况下，患者可能有血栓栓塞复发的风险；但是，除了具有最高风险的患者（即前 3 个月内发生过 VTE 或具有高风险遗传性血友病的 VTE 患者），其他患者的风险相对较小。在高危患者中，应该与患者的会诊医师一起做出替代方案，采用静脉注射普通肝素或皮下注射 LMWH。

术前抗凝治疗　门诊患者的口服抗凝药物治疗包括维生素 K 拮抗剂（例如华法林）和 DOACs。这些药物会增加围术期出血，除非是非常小的手术。因此，只有在患者不存在患者相关的出血危险因素（例如肝病、肾功能异常、既往存在出血并发症）、计划行无严重出血风险的手术（例如拔牙、简单的表皮手术、不行球后眼滞白内障手术），并且不考虑进行神经轴索麻醉时，围术期才能继续治疗。否则，必须在术前暂停抗凝治疗。

通常，维生素 K 拮抗剂应在手术前 5 天停用，如果初始 INR 值大于 3.0，则应考虑停用更长的时间。理想情况下，应在术前 24 h 内对 INR 进行重新检测[195]，

INR 大于 1.5 时应使用小剂量维生素 K（口服或皮下注射 1 ～ 5 mg）。维生素 K 在口服或皮下给药后 6 ～ 10 h 内起效（口服的可预测性更强），并在 24 ～ 48 h 内作用达到峰值[353]。更大剂量的维生素 K 可能导致再次使用华法林治疗时出现华法林抵抗。一些接受择期下肢关节置换手术的患者，在术前可能会接受初始剂量的华法林预防围术期血栓形成。2018 年美国区域麻醉科医师学会（American Society of Regional Anesthesiologists，ASRA）指南指出，在术前 24 h 或更短时间内仅单次使用华法林的患者仍然可以进行神经轴索麻醉[196]。

患者正越来越多地接受 DOACs 的长期抗凝治疗，通常用于非瓣膜性心房颤动的患者，但一些患者也使用低剂量 DOACs 治疗 IHD[91]。术前中止 DOACs 的时机应根据所使用的特定药物、预期的手术出血风险、肾功能（基于估计的 GFR）和行神经轴索麻醉的计划来指导。表 31.11 和 31.12. 概述了一些术前 DOACs 停用的建议方法[195-197]。

在停用维生素 K 拮抗剂治疗至手术日的这段时

间，患者可能需要临时桥接治疗。由于 DOACs 的半衰期相对较短，因此通常在停用 DOACs 后不需要进行桥接治疗。如果在手术前暂停抗凝治疗，大多数非瓣膜性心房颤动患者不需要桥接治疗（见"心房颤动"一节）[195, 198]。相反，许多机械性心脏瓣膜患者需进行桥接治疗，此决定主要取决于机械心脏瓣膜的位置和计划手术的性质（见框 31.4）[173]。此外，一些 VTE 复发风险很高的患者（例如前 3 个月内发生过 VTE）也可能需要替代治疗。总的来说，静脉使用普通肝素或 LMWH 进行桥接治疗的方案必须个体化，将患者在替代治疗过程中出血的风险考虑在内，并应与会诊医师达成共识。

如果决定进行桥接治疗，应在最后一次服用维生素 K 拮抗剂（如华法林）后 2 天或更长时间开始使用 LMWH 或静脉应用肝素。当 INR 降至 2.0 以下时[195]，应开始治疗。LMWH 有几种选择（如依诺肝素、达肝素钠）。具体选择和剂量应与血液科医师或患者的主治医师协商确定。对于肾功能受损的患者（eGFR < 30 ml/min），静脉注射肝素桥接更优，尽管 eGFR 在 15 ～ 30 ml/min 时，对 LMWH 的剂量进行一些调整仍是可以接受[195]。静脉肝素治疗通常于术前 6 h 停止，以保证术中正常的凝血功能。最后一次治疗量 LMWH 应在术前 24 h 给予，以利于术中凝血功能恢复正常（假设肾功能正常）。对肝素变态反应或有 HIT 病史的患者禁用普通肝素和 LMWH。此类患者进行桥接治疗时，应选择阿加曲班（静脉输注）、比伐芦定（静脉输注）、磺达肝癸钠（皮下）或口服 DOACs。具体的治疗策略应在咨询血液科医师后进行选择。

根据 2018 年 ASRA 指南[196]，如果考虑围术期应用神经轴索麻醉技术，则关于术前抗凝治疗的推荐管理策略将更为保守。这些指南建议华法林应在术前 5 天及以上停药，并且在进行椎管内阻滞前应复测 INR 以确保其正常[196]。表 31.11 概述了停止 DOACs 治疗后进行椎管内阻滞推荐的间隔时间。LMWH 的最后一次预防剂量应在计划椎管内阻滞前 12 h 及以上给予，而 LMWH 的最后一次治疗剂量（包括桥接治疗）应在阻滞前 24 h 及以上给予。术前静脉肝素治疗应在蛛网膜下腔麻醉或硬膜外麻醉前 6 h 及以上停用[196]。此外，可以使用 aPTT 或抗 Ⅹ a 因子活性监测是否恢复正常的凝血功能。尽管已经有报道提示了在存在低剂量皮下普通肝素（即每日 5000 单位）的情况下进行神经轴索麻醉的安全性[354]，但 2018 年 ASRA 指南包括的一项 2C 级建议推荐接受皮下普通肝素注射治疗（即每日 5000 单位 2 或 3 次）的患者，在皮下注射后应等待 4 ～ 6 h 再进行神经轴索麻醉[196]。该 2C 级评

级表明该推荐级别相对较弱（"证据或观点的作用存在争议"），并且该建议完全基于病例报告或专家意见[196]。任何接受纤溶和溶栓药物治疗的患者均不应接受神经轴索麻醉。

术前抗血小板治疗　传统观念上，由于担心出血风险增加，术前（通常在术前 7 ～ 10 天）停用阿司匹林。7 ～ 10 天这个时间可能过长，特别是因为阿司匹林停药后新生血小板（半衰期约为 15 min）未受到抑制。由于每 24 h 即新生 10% 的血小板，并且手术止血仅需大约 50 000/mm³ 正常功能的血小板即可，因此可能仅在术前 3 天停用阿司匹林就可以以降低出血增加的风险。持续使用阿司匹林至手术时可导致非心脏达手术期间出血增加[136]，但在心脏手术期间却未增加[355]。停用阿司匹林本身理论上可致高凝状态复发和心脏风险显著增加[141, 356]，但这些理论上的风险并无大样本随机研究数据的支持[136, 355]。因此，对于大多数外科手术患者而言，合理的方法是在术前 3 天暂时停用阿司匹林，但存在一些例外。任何既往接受过 PCI 治疗[144]、高级别 IHD 或高危 CVD（例如在过去 9 个月内卒中）[212] 的患者均应继续使用阿司匹林。继续使用阿司匹林并非神经轴索麻醉的禁忌[196]。

P2Y₁₂ 抑制剂是术前评估中可能遇到的另一种相对常见的抗血小板药物，尤其是在已知 IHD 或 CVD 的患者中。这类药物包括口服制剂（氯吡格雷、替卡格雷、普拉格雷、噻氯匹定）和静脉内制剂（坎格雷洛）。除了近期行 PCI 的患者（参见"冠状动脉支架"一节），P2Y₁₂ 抑制剂应在择期手术前暂停使用。术前（包括计划行椎管内阻滞前）停用这些药物通常的建议时间间隔是：氯吡格雷 5 ～ 7 天、替卡格雷 5 ～ 7 天、普拉格雷 7 ～ 10 天、噻氯匹定 10 天和坎格雷洛 3 h[196]。

一些患有 PAD 或 CVD 的患者可能长期接受双嘧达莫治疗，这会导致血管舒张和血小板功能受损。该药物可作为速释制剂，也可与阿司匹林组合成缓释制剂（即 Aggrenox）。关于接受手术患者继续使用双嘧达莫的安全性的数据极少。目前的 ASRA 指南建议在进行任何椎管内阻滞前 24 h 停用缓释双嘧达莫[196]。其他抗血小板治疗（例如糖蛋白 Ⅱ b/ Ⅲ a 抑制剂）围术期安全性的数据也很有限。血小板糖蛋白 Ⅱ b/ Ⅲ a 抑制剂（例如阿昔单抗、依替巴肽、替罗非班）对血小板聚集产生重要的影响。使用阿昔单抗后血小板恢复正常聚集功能的时间为 24 ～ 48 h，依替巴肽和替罗非班为 4 ～ 8 h。使用血小板糖蛋白 Ⅱ b/ Ⅲ a 抑制剂后，在血小板功能恢复正常前应避免行神经轴索麻醉[196]。

神经系统疾病

对患有神经系统疾病的患者术前病史应重点关注近期发病情况、加重情况、既往病史信息和治疗情况（当前和既往）。术前神经系统查体应确定精神状态、言语、脑神经、步态、运动功能和感觉功能。这些检查可为术后新发神经功能损害提供比较依据。

脑血管病

CVD 的主要临床表现是急性脑卒中，全世界每年有超过 1 千万的新发脑卒中。此外，每年约有 650 万人死于脑卒中，使其成为全球第二大死亡原因[357]。脑卒中主要分为出血性卒中和缺血性卒中两种。出血性卒中在很大程度上与脑出血或蛛网膜下腔出血有关。脑出血的常见原因包括高血压、创伤、凝血功能障碍、使用违禁药物（即苯丙胺、可卡因）和动静脉畸形（arteriovenous malformations，AVM）。蛛网膜下腔出血是由动脉瘤和 AVM 引起的出血（见"动脉瘤和动静脉畸形"一节）。缺血性卒中可能与不同机制导致的动脉血栓形成（例如动脉粥样硬化、动脉夹层）、栓塞（例如与心房颤动相关）或体循环灌注不足（例如心搏骤停）相关。CVD 的另一主要表现是 TIA，它是由脑、脊髓或视网膜的局部缺血引起的神经功能障碍的短暂发作，但无梗死[358]。

CVD 具有重要的围术期意义。它是包括心脏事件、卒中[97, 132, 359-360]和死亡[77]在内的术后并发症的危险因素。此外，当于卒中后 9 个月内行择期非心脏手术[212]，或于卒中后 3 个月内进行主动脉瓣置换术[212]时，其术后心脏并发症和复发脑卒中的风险尤其增加。另外，如果需要在卒中后进行危急手术，最好不要推迟手术。尽管在缺血性卒中后 2 周内行危急手术的术后心血管并发症的风险非常高，但在卒中后 72 h 内进行手术该风险有所下降[361]。这可能是由于在缺血性卒中后的前 5 日内脑的自我调节能力逐渐恶化（在接下来的 3 个月内逐渐恢复）[362]。

术前评估应重点关注卒中或 TIA 的时间、表现、病因和治疗。重要的是要记录病因，以便区分颈动脉狭窄（即动脉粥样硬化）与心源性栓塞性疾病。心源性栓塞的原因包括血液淤滞（即心房颤动、严重的心肌病、室壁瘤）、血栓形成（即心脏瓣膜病、人工心脏瓣膜）和静脉血分流（例如卵圆孔未闭）。体格检查应包括简单的神经系统检查以识别既往是否存在功能障碍、听诊颈动脉杂音以及心脏杂音或额外心音。根据 CVD 的潜在病因（即动脉粥样硬化、心房颤动），患者可能需要接受阿司匹林、P2Y$_{12}$ 抑制剂（例

如氯吡格雷）、维生素 K 拮抗剂和 DOACs 的长期治疗。手术前应暂停使用维生素 K 拮抗剂和 DOACs（见"心房颤动"一节）。同样，术前应中断 P2Y$_{12}$ 抑制剂治疗，但近期行冠状动脉支架置入的患者除外（见"冠状动脉支架"一节）。围术期继续使用阿司匹林并不能预防心血管并发症[136]，但会增加大出血的风险（围术期卒中的危险因素）[132]。尽管如此，对于动脉粥样硬化性 CVD 高风险或近期（如前 9 个月内）发生卒中的患者，仍可以考虑继续服用阿司匹林[212]。在其他情况下，应在术前 72 h 暂停使用阿司匹林[136]。此外，对于拟行非心脏手术的患者，在做关于开始 β 受体阻滞剂治疗的决定时，应充分考虑到其合并的 CVD。尽管 β 受体阻滞剂确实能够降低围术期心脏风险，但也显著增加急性术后脑卒中的风险[132-133]。

无症状性颈动脉杂音

无论是否有症状，颈动脉杂音都显著增加了患者存在严重病变（即狭窄程度为 70% ～ 99%）的可能性[26]。因此，新发现的颈动脉杂音提示应仔细检查是否有脑卒中或 TIA 的证据，尤其是拟行涉及颈部操作的手术时。高危人群包括具有 CVD 危险因素的人群（例如高血压、吸烟、糖尿病、高脂血症、IHD、PAD），以及既往接受过头颈部放射治疗的患者。除非经过专门检查，否则患者可能不会主动提供相关症状，特别是当症状为暂时性的时。麻醉科医师应重点询问有关一过性黑矇、吞咽困难、言语障碍和其他脑血管疾病的症状。颈动脉多普勒超声检查是评估可疑颈动脉斑块的简单有效的工具。若多普勒超声检查发现明显的异常，应请神经科医师或血管外科医师会诊。存在无症状杂音的患者每年发生卒中的风险为 1% ～ 2%，卒中之前通常可有短暂的症状[363]。没有证据表明无症状的杂音增加围术期脑卒中的风险[364]。

癫痫发作

癫痫发作的类型（例如大发作、失神发作）和特定症状（例如凝视、愣神）是术前评估时应记录的重要内容。例如，失神发作（以前称为癫痫小发作）可能难以捕捉，因为它们缺乏一致的体征。因此，较为典型的症状如凝视和失神，可能会被误认为是术后麻醉药物残留的作用。确定癫痫的病因很重要，因为可能与一些疾病相关，包括脑肿瘤、动脉瘤、AVM、典型的癫痫、药物中毒、电解质紊乱、感染、CVD、镰状细胞病和 SLE。

麻醉科医师应记录抗癫痫药物的给药方案和癫痫发作的控制情况。除非考虑药物中毒或癫痫反复发

作，否则不建议常规测定抗癫痫药的血清药物浓度。癫痫控制较好的患者药物浓度可能超出治疗范围，抽血时间距离服药时间的间隔将明显影响测得的血药浓度。通常，应测量血药谷值浓度。抗癫痫药物具有多种不良反应（如骨髓抑制、大细胞性贫血、白血病、低钠血症），怀疑存在异常时即需要进行相关实验室检查。最常用的检查是 CBC 和电解质水平。围术期应继续所有抗癫痫治疗。对于癫痫控制不佳或新发癫痫的患者，在进行任何非急诊手术之前，应先由神经科医师进行评估。

多发性硬化

多发性硬化是一种炎性免疫性疾病，它有两个主要临床特点：反复发作与缓解，以及进展缓慢。症状包括共济失调、运动无力、感觉障碍、自主神经功能障碍、情绪失常、膀胱或肠道功能障碍以及视觉模糊。应激、感染、妊娠和体温升高均可加重病情。治疗方案多样，包括类固醇激素、免疫抑制剂、单克隆抗体、血浆置换、苯二氮䓬类和巴氯芬。术前评估需详细询问病史及疾病类型，尤其是影响呼吸系统的症状和生理损害（包括测量血氧饱和度）。也要记录用药情况、之前诱发恶化的原因和已经存在的神经系统障碍。检查要根据相关的病理状态（例如如果怀疑存在肺部感染，则应进行胸部 X 射检查和 CBC）和可能的药物不良反应而定。例如硫唑嘌呤可导致骨髓抑制或影响肝功能，环磷酰胺可引起电解质紊乱，而类固醇激素可造成高血糖。病情较轻且稳定的患者无需特殊检查。手术当天应继续服用相关药物。尚无数据表明麻醉方式或特定的麻醉药物可加重病程。尽管如此，对于呼吸系统受损或认知功能障碍的患者，但区域麻醉理论上可能更具优势。

动脉瘤和动静脉畸形

脑和脊髓的血管疾病包括动脉瘤和动静脉畸形（arteriovenous malformations，AVM）。这些病变可能是完整的、破裂的、有症状的或偶然发现无症状的。相关的危险因素包括多囊肾、纤维肌营养不良、IV 型 Ehlers-Danlos 综合征或动脉瘤家族史。一些 AVM 可以长得足够大，从而引起肿块效应。妊娠期间，发生动脉瘤和 AVM 出血的风险会增加。大多数患者在破裂前症状轻微。血管破裂时可出现意识改变、晕厥、颅内压升高、抗利尿激素（inappropriate antidiuretic hormone，ADH）分泌异常以及血流动力学波动（即心动过缓、心动过速、异位心搏）。通常需要检查 ECG、电解质、血糖和血肌酐的浓度。也常需要进行胸部 X 线、超声心动图和神经影像学检查（如 CT）。重要的是，血管破裂后的 ECG 表现（通常包括 ST 段和 T 波改变）可以与心肌缺血类似。此外，肌钙蛋白的浓度通常会升高，而超声心动图检查可能会发现严重的心功能障碍，并伴有心肌收缩力降低和室壁运动异常。虽然出血可能是这些心血管改变的主要原因，但还需考虑合并的 IHD 或既往心肌病等病情的影响。围术期管理的重要原则为控制颅内压、动脉血压和血糖。

帕金森病

帕金森病是一种脑基底神经节区退行性改变的疾病，其特征为多巴胺分泌减少导致锥体外系功能障碍。患者典型表现为自主运动减少、肌僵硬（齿轮样强直较为典型）、静息性震颤、面具脸、言语和行走困难、抑郁和痴呆。也可以发生自主神经功能障碍（包括体位性低血压）、唾液分泌过多和体温调节障碍。由于吞咽困难、意识障碍、误吸风险增高和呼吸肌功能障碍，患者发生肺部并发症的风险高。药物治疗包括左旋多巴、多巴胺受体激动剂（如溴隐亭、普拉克索、罗匹尼罗、罗替戈汀）、B 型单胺氧化酶抑制剂（如司来吉兰、雷沙吉兰、沙芬酰胺）、抗胆碱药（如苯海索、苯托品）、金刚烷胺、儿茶酚 -O- 甲基转移酶（托卡朋、恩他卡朋）。左旋多巴可导致运动障碍（即肌张力障碍和肌阵挛导致不自主运动）。某些患者需要植入深部脑电刺激仪来控制症状。

术前评估主要关注呼吸系统损害、吞咽困难的体征和残疾的程度。在出现明显的肺部症状或怀疑感染时，需要进行胸部 X 线检查、呼吸科会诊，甚至延期手术以改善症状。所有相关药物应继续服用。突然停用左旋多巴可能会导致症状加重（尤其是吞咽困难和胸壁僵硬），或诱发一系列神经阻滞剂恶性综合征（neuroleptic malignant syndrome）。该综合征的特点为自主神经功能紊乱、意识状态改变、僵硬和发热。某些围术期用药，如甲氧氯普胺和吩噻嗪，可能干扰多巴胺水平，从而加重帕金森的症状。使用深部脑电刺激的患者，在任何可能使用的电烧灼操作前，应关闭脑电刺激仪。当刺激仪关闭时，应确定特定设备以及疾病症状的严重性。理想情况下，围术期设备的管理应与外科医师和管理设备的临床医师相协调。

神经肌肉接头疾病

重症肌无力是骨骼肌神经肌肉接头的自身免疫性疾病，由烟碱样受体抗体所致。该疾病主要表现为骨骼肌无力，在活动后加重，休息后缓解。心肌和平滑肌功能不受影响。应激、感染、低钾血症、药物（如氨基糖苷类、普萘洛尔、环丙沙星、克林霉素）和手术会加重肌无力。框 31.13 显示了重症肌无力的严重程度分级。重症肌无力患者通常患有其他自身免疫性疾病，例如类风湿关节炎、多发性肌炎和甲状腺疾病。

患者几乎都会出现眼部症状（即复视、上睑下垂）；通常，这是患者就诊的首发和惟一症状。脑神经和延髓常受累，伴有咽喉肌无力，造成误吸风险增加。患者可能患有胸腺增生和肿瘤。由于胸腺位于前纵隔，因此胸腺增大可能会对麻醉管理产生潜在影响（见"纵隔肿物"一节）。该病的治疗方法包括胸腺切除术、胆碱酯酶抑制剂（如吡啶斯的明、新斯的明）、免疫抑制剂（类固醇激素、硫唑嘌呤、霉酚酸酯、环孢霉素）、血浆置换和静脉注射免疫球蛋白。症状加重意味着疾病进展（即无力危象）或抗胆碱酯酶药物过量（即胆碱能危象）。使用短效抗胆碱药（依酚氯铵）可帮助鉴别这两种危象，增加药量后只有肌无力危象才会改善。血浆置换和静脉注射免疫球蛋白可治疗肌无力危象并为手术做准备，但需要数天至数周才能显现成效。

术前应仔细记录用药（及其相关剂量），并在围术期继续使用。这些药物本身也可能对患者产生影响。例如，由于药物诱导的骨髓抑制和肝功能障碍，服用硫唑嘌呤的患者需要进行 CBC 和肝功能检查。接受类固醇激素治疗的患者需要测量血糖浓度，并可能在围术期需要补充激素。由于通气功能可能受损，因此对于这些患者，尤其是可疑呼吸功能受损的患者，术前需要进行肺功能检查。对于拟行日间手术的患者，尤其是在独立的手术中心，肺功能检查可能有益。应避免使用可能加重肌无力的药物。

Lambert-Eaton 综合征与重症肌无力相似，其肌肉无力包括眼肌异常和自主神经异常。它是由电压门控钙离子通道抗体导致乙酰胆碱生成减少引起的。该病不伴有胸腺异常，但多伴有恶性肿瘤，特别是小细胞肺癌和胃肠道肿瘤。该疾病的另一个显著特征是肌无力通常在活动后减轻，不活动则加重。除胆碱酯酶抑制剂外，典型的治疗还包括 3,4- 双氨吡啶，它是一种选择性钾通道阻滞剂。术前评估和治疗与重症肌无力相似。围术期应继续使用所有相关药物。

肌萎缩和肌病

肌萎缩和肌病是累及神经肌肉接头的遗传性疾病。相似点较多，但仍有不同。这些疾病的特点是进行性骨骼肌无力，通常导致呼吸衰竭。目前尚无有效治疗方法。多数伴有心肌病，可能和恶性高热相关。

Duchenne 和 Becker 肌萎缩是 X 染色体隐性遗传疾病，主要见于男性。患者通常在症状出现之前肌酸磷酸激酶水平升高。具有 Duchenne 和 Becker 肌萎缩家族史的男性患病风险较高（即使未经正式检查也是如此），并且他们需要与明确诊断的患者一样慎重治疗。心肌病和呼吸衰竭是常见的致死原因。女性异常基因携带者也可能患有扩张型心肌病，但不伴随该病的其他症状。术前评估应重点关注心血管（例如心悸、呼吸困难、胸痛、晕厥、端坐呼吸、坠积性水肿）和呼吸（例如误吸、肺炎）系统。可能有帮助的其他术前检查包括 ECG、肺功能和超声心动图。面肩胛肱型肌营养不良（也称面肱肩胛型肌营养不良或 Landouzy-Dejerine 肌营养不良）是一种常染色体显性遗传病，男女均可发病，可导致肩部和面部肌肉缓慢、进行性无力。与其他类型肌萎缩相比，发生心肌病不常见，但有发生心律失常的报道。肢带型肌营养不良（Limb-girdle dystrophies）具有很多基因遗传型，主要影响肩部和骨盆的肌肉。有些患者存在心传导异常，但心肌病不常见。术前评估与 Duchenne 肌营养不良类似。

强直性肌营养不良　肌强直的特点是肌肉收缩延长和舒张延迟。它是几种肌营养不良的共同表现，包括典型的强直性肌营养不良、先天性肌强直性营养不良、先天性肌强直和中央轴空病。其中强直性肌营养不良最常见，该病是常染色体显性遗传病，男女均可发病。先天性肌强直性营养不良是该病的严重形式，在婴儿期发病，患儿的母亲常存在肌强直性营养不良。典型表现是肌肉严重萎缩，通常累及膈肌、面部、手部和咽喉肌。寒冷可诱发肌强直。该病的严重程度各异，患者通常在十几或二十几岁才发病，因此家族史很重要。常可见心肌病、心律失常和心传导异常，一些患者也有心脏瓣膜异常。心脏受累可能与骨骼肌的营养不良或无力程度无关。一旦发生二度或三度房室传导阻滞，就应该植入起搏器（即使患者没有症状），因为心脏传导性疾病可能会出现无法预料的

框 31.13　重症肌无力 Osserman 分型系统

Ⅰ型：眼肌无力

ⅡA 型：轻度全身乏力，进展较慢；无肌无力危象，药物治疗有效

ⅡB 型：中重度全身乏力：骨骼肌严重受累和延髓性麻痹，但无肌无力危象；药物治疗效果欠佳

Ⅲ型：急性暴发性肌无力：病情进展迅速，症状严重，出现呼吸危象和药物治疗无效

Ⅳ型：晚期严重肌无力，表现与Ⅲ级相同，但从Ⅰ级进展至Ⅱ级的时间超过 2 年

Data from Osserman KE, Genkins G. Studies in myasthenia gravis: review of a twenty-year experience in over 1200 patients. Mt Sinai J Med. 1971; 38: 497-537

快速进展。有鉴于此，甚至一度房室传导阻滞的患者也应该植入起搏器，而无论其是否出现症状。患者还存在误吸、肺炎、呼吸衰竭以及术后肺部并发症的风险。中央轴空病很罕见，是由线粒体酶功能障碍导致。该病名源自肌肉活检，可见"轴空"异常。患者表现为近端肌群的肌无力和僵硬，可伴有心肌病。与强直性肌营养不良类似，该类患者发生呼吸衰竭和误吸的风险高。先天性肌强直是一种仅累及骨骼肌的遗传性疾病，症状较轻，并且不会导致心脏疾病。

历史上，肌强直的患者被认为是发恶性高热的易感者，但是目前的证据显示其风险并未增加[365]。尽管如此，这些患者仍应避免使用琥珀胆碱，因为它可能引起广泛的肌肉收缩。肌强直性收缩的对症治疗包括类固醇激素、奎宁和普鲁卡因，但该病尚无彻底治愈的方法。围术期需要继续用药。术前评估的重点是心肺系统，尤其是肺部感染、心力衰竭、晕厥、传导功能异常和瓣膜功能障碍。术前检查包括 ECG、超声心动图（先天性肌强直除外）和胸部 X 线（如果存在肺部疾病症状）。ECG 显示的任何传导异常都需要心脏科会诊。区域阻滞不会抑制肌强直，但肌内注射局麻药可能缓解症状。

中枢神经系统肿瘤

垂体瘤可分为功能性（与内分泌异常有关）或非功能性，良性（腺瘤是最常见的垂体占位）或恶性。肿瘤的占位效应可能导致并发症，例如头痛、视野缺损和颅内压增高（伴有相关的步态改变、呕吐、脑神经损害、膀胱及肠道功能障碍）。其他症状可能与垂体功能不全（如肾上腺功能减退、甲状腺功能减退、不孕不育）或功能亢进相关。垂体功能亢进的表现包括分泌 ACTH 的肿瘤引起的库欣综合征；生长激素分泌增高引起的肢端肥大；TSH 分泌增高引起的甲状腺功能亢进；催乳素和促性腺激素（卵泡刺激素和黄体生成素）分泌造成的男性乳腺增生、泌乳和性激素改变。这些激素均由垂体前叶分泌，并受下丘脑的负反馈调节。垂体后叶储存并分泌血管加压素和催产素，这些激素均由下丘脑合成。

肢端肥大症可造成结缔组织、骨组织及内脏器官增生肥大。患者表现为下颌骨（即巨颌）、鼻、手足、咽喉组织（包括巨舌症和会厌增大）的增生。此类疾病患者合并睡眠呼吸暂停（中枢性和梗阻性）、神经损害（由于神经卡压）、高血压、心脏舒张功能障碍和心脏瓣膜异常的风险增加。还可能并发 IHD、心力衰竭、糖尿病、甲减和困难气道（即面罩通气、喉镜显露、气管内插管困难）。术前评估应记录的症状包

括胸痛、呼吸困难、打鼾、麻木、多饮、头痛和视觉障碍。体格检查的重点包括血压、气道检查、杂音、神经系统体征和外周水肿。术前需要做好困难气道管理的计划，并告知患者可能需要在清醒状态下行纤维支气管镜引导插管。术前检查包括 ECG、电解质、血糖和甲状腺功能检查。TSH 水平的升高会引起甲状腺激素（T_3 和 T_4）分泌增多（见"甲状腺疾病"一节）。分泌泌乳素和促性腺激素的垂体瘤对麻醉管理影响较小，但出现相关症状可能提示漏诊的垂体瘤。

垂体后叶肿瘤可导致血管加压素或抗利尿激素（antidiutic hormone，ADH）分泌障碍，该激素调节肾的排水功能。ADH 分泌障碍可导致尿崩症，其特征是水的重吸收障碍导致尿量增多。除非应用 DDAVP 治疗，否则该类患者可发生高钠血症和低容量休克。因此，麻醉科医师应仔细评估患者的循环容量状态，并检测血电解质和肌酐水平。患有垂体肿瘤、垂体卒中（垂体出血，与高血压、创伤或妊娠有关）或既往行垂体肿瘤切除的患者可能需要进行激素替代治疗（即类固醇激素、甲状腺素、DDAVP）。这些药物在围术期不能中断。激素替代治疗的效果可以通过临床评估以及血电解质、肌酐水平和甲状腺功能检查进行评估。

其他颅内肿瘤包括神经胶质瘤（占颅内肿瘤的45%）、星形细胞瘤、室管膜瘤、髓母细胞瘤、少突胶质细胞瘤（恶性程度和病死率极高）、良性脑膜瘤（占颅内肿瘤的 15%）、神经鞘膜瘤、颅咽管瘤和皮样肿瘤。转移瘤（占颅内肿瘤的 6%）可来源于几乎所有类型的原发恶性肿瘤。常见的颅内转移瘤来源于乳腺癌、结直肠癌和肺癌。大多数颅内肿瘤是偶然发现的，或因患者出现癫痫或肿瘤占位效应引起的症状而被发现。占位效应的症状包括头痛、卒中样症状、呕吐、视觉障碍、认知功能改变和共济失调。颅内压升高时可能并发高血压、心动过缓、心律失常、ECG 异常和脑干脑疝。仔细评估神经系统损害很重要。对于转移瘤的患者，必须明确与原发恶性肿瘤和既往治疗（如化疗、放疗、类固醇激素、抗惊厥药）相关的问题。继续使用类固醇激素（以治疗脑水肿）和抗惊厥药物很重要。

肌肉骨骼和结缔组织疾病

该类疾病的特征是肌肉骨骼畸形和慢性炎症。对畸形的评估非常重要，因为它们可能会影响气道管理和区域麻醉。类风湿关节炎、SLE 和系统性硬化引起的慢性炎症可造成血管病变和多器官功能障碍。心血管、肺、肾、血液系统、皮肤、胃肠道、中枢和周围

神经系统均可累及。

类风湿关节炎

类风湿关节炎是一种慢性自身免疫性疾病，主要侵犯关节，也常常影响多个器官系统。该病发病率约为 1%，女性患病为男性的 2～3 倍[366]。远端关节较近端关节更易受累，常具有对称性。关节受累表现为炎症反应，可进展为严重畸形，该病病程变化较大。颞下颌关节和环状软骨也可受累，导致张口困难、声音嘶哑以及潜在的困难气道。可能发生寰枢关节半脱位和颈椎不稳。尽管随着改善病情的抗风湿药物的出现，关节半脱位患病率正在下降，但仍可能发生，它由韧带松弛引起，而非关节病。颈椎疾病也可无症状。患者可发生 IHD、心包积液、主动脉瓣反流和心脏传导异常。由于关节疾病导致活动受限，类风湿关节炎患者的心肌缺血症状有可能被掩盖。另外，由于心力衰竭引起的劳力性呼吸困难可能与肺部受累相混淆。肺部受累包括胸廓活动受限导致的限制性通气功能障碍、肺间质纤维化和胸腔积液。血管炎和长期使用 NSAID 药物可使患者继发肾功能障碍的风险增加。血管炎或卡压可导致周围神经病变。可出现贫血、白细胞增多、血小板增多（慢性炎症导致）和血小板减少（脾大引起）。患者也可能在皮下（通常在关节周围伸肌表面）或肺部出现类风湿结节。

术前检查必须记录受累器官和系统的症状。详实描述神经系统、气道、呼吸和心血管系统。术前对患者畸形和神经系统损害的评估可确定基础功能状态。声音嘶哑严重的患者需要请耳鼻喉科医师会诊，评估声带活动度和是否存在环状软骨关节炎。详实地询问病史可发现神经系统损害、颈部和上肢疼痛或颈部活动时发出声音。术前颈椎 X 线检查的适应证包括神经系统损害、长期严重的畸形、手术需要俯卧位或进行颈椎操作。颈部 X 线检查的要求是分别在前屈、后仰和张口体位下的前后和侧位片[367]。严重的异常（即寰枢前间隙＞ 9 mm 或后间隙＜ 14 mm）需要请神经内科或神经外科医师会诊。值得注意的是，疾病的持续时间、严重程度和症状与颈椎半脱位无关。新出现或加重的肺部症状提示需要进行脉氧饱和度监测、胸部 X 线检查、肺功能检查或呼吸科会诊。心音低沉、心包摩擦音和 ECG 上低电压提示心包积液，需要进行超声心动图检查。任何可疑的心脏杂音都应行超声心动图检查。由于类风湿关节炎与 IHD 高度相关，因此患者应常规检查 ECG，也可能需要心脏负荷试验（有异常表现通常需要请心内科会诊）。其他术前检查包括血常规和血肌酐。

需要预先对潜在的困难气道制订气道管理方案，包括讨论区域麻醉方案和清醒纤维支气管镜引导下气管内插管。可能的情况下，应继续使用类固醇激素、镇痛药和非生物学疾病修饰药（如甲氨蝶呤、来氟米特、羟氯喹、柳氮磺吡啶），NSAIDs 药物可以考虑在术前 2～3 天停用。术前是否应停用生物学疾病修饰药物［即肿瘤坏死因子 α（TNFα）拮抗剂］仍存在争议，主要因为持续应用该类药物可能导致患者易术后感染。尽管相对于手术何时停止这些药物治疗尚不确定，但一些指南建议在手术前应继续使用这些药物[368-369]。由于这些药物的给药周期不同，因此对于采用复杂免疫抑制治疗的患者术前最好与风湿免疫科医师、家庭医师和外科医师共同管理。术前接受糖皮质激素治疗的患者可能发生应激相关的肾上腺功能不全。关于哪些患者需要保证围术期负荷剂量的类固醇激素以及建议的给药方案的问题，在"下丘脑-垂体-肾上腺疾病"一节和表 31.15 中有所介绍。

强直性脊柱炎

强直性脊柱炎是一种进行性炎症性关节病，主要累及脊柱和骶髂关节，也可能累及周围关节。通常男性发病。强直性脊柱炎可具有重要的关节外表现。包括葡萄膜炎、大动脉炎和主动脉瓣关闭不全。受累的个体可能出现肺纤维化或胸壁运动受限（关节固定和脊柱后凸畸形）相关的限制性肺疾病。脊柱后凸可能非常严重，以至于患者无法面向前方，从而使面罩通气、直接喉镜暴露和气管内插管变得非常困难。患者的术前评估应侧重于心血管系统、肺部和肌肉骨骼系统，相关的体格检查包括测量吸空气时的氧饱和度。若体格检查时发现杂音，应进行超声心动图检查。如果怀疑或存在通气功能受损，则有必要行胸部 X 线和肺功能检查。大多数镇痛药和非生物学疾病修饰药（如柳氮磺吡啶）可在术前继续使用，但也可考虑在术前 2～3 天停用 NSAIDs。一些指南建议在术前继续使用生物学疾病修饰药（即 TNFα 拮抗剂）[368-369]，尽管术前何时应停药尚不明确。特别是因为这些药物的给药周期不同，接受复杂免疫抑制治疗的患者最好能接受其风湿免疫专科医师、初级保健医师和外科医师的合作管理。重要的是，要计划好围术期的气道管理，并告知患者清醒纤维支气管镜引导插管的可能性。外周神经阻滞也是一种选择，但在脊柱严重病变的情况下，神经轴索麻醉往往难以成功。

系统性红斑狼疮

系统性红斑（SLE）是一种全身性自身免疫性疾

病，主要由血管炎引起。它病程多样，存在急性期和缓解期。SLE 更多影响女性（即成年女性患病率比男性高 7 倍）以及东亚人种或非裔美国人[370]。多器官病变可出现肌肉骨骼、心血管、肺、肾脏、神经系统、皮肤、血液系统、胃肠系统和全身性的症状。常见的全身性症状是发热和慢性疲劳。发热可由疾病活动本身以及疾病引起的免疫功能障碍和免疫抑制剂治疗相关的频繁感染来解释。肌肉骨骼表现通常是手和足部小关节的迁徙性关节炎。许多患者有皮肤病变，包括脱发、光敏感及在脸颊和鼻子上出现典型的"蝴蝶斑"。手指的血管痉挛（即雷诺现象）常伴有指（趾）甲的萎缩，常使脉搏氧饱和度难以读取。肺部表现包括间质性肺疾病、胸腔积液、频繁的呼吸道感染和肺动脉高压。反复出现的肺栓子、肺血管病变和间质性肺疾病可导致肺动脉高压，使围术期并发症的风险很高[371]。心血管受累的表现包括高血压（通常难以控制）、早发的 IHD、心包炎、心肌炎、冠状动脉血管炎、心肌病、无菌性心内膜炎和心腔积液。神经系统疾病包括脑血管炎、卒中、CVD、认知功能障碍、癫痫发作、周围神经病变、头痛、神经精神病学表现和情感障碍。狼疮性肾炎是常见的终末器官并发症，预后较差，通常会导致终末期肾病。SLE 患者可能患有贫血、白细胞减少、血小板减少和抗凝脂抗体。具有这些抗体的患者通常 aPTT 延长，但易患肺栓塞、卒中和复发性静脉或动脉血栓形成。

术前评估时应评估所有主要的器官系统和相关药物。患有严重疾病、以及感染或病情加重的患者，最好与风湿科医师或主治医师协作进行管理。病史记录应涵盖以下方面的详细信息：典型的疾病特征（表现、病程、治疗）、心血管症状（如呼吸困难、胸痛、端坐呼吸）、神经系统症状（如卒中、癫痫发作）、肾脏疾病、血栓栓塞事件和发热。考虑到这些患者中 IHD 和 CVD 的患病率较高，评估时应包括回顾既往任何相关诊断性检查的结果（如心脏负荷试验、超声心动图、CT、MRI）。术前体格检查主要关注肺部（啰音、呼吸音降低）、心脏（心包摩擦音、杂音、心律不齐、颈静脉扩张、外周水肿）和神经系统（运动功能障碍、感觉障碍、视力障碍）。有用的术前检查包括 ECG 和 CBC 检查、电解质水平、葡萄糖浓度、肌酐浓度和 aPTT（除非已知患者患有抗磷脂综合征）。明显的 ECG 异常（如传导阻滞、心律不齐、Q 波、低电压）应立即考虑进一步检查，并请心脏科或呼吸科医师会诊。可考虑的其他检查包括 INR（使用华法林的患者）、超声心动图（杂音、怀疑有心力衰竭、可疑积液）、胸部 X 线片（肺部症状，或可疑心力衰

竭）和肺功能检查（恶化或未诊断的呼吸困难）。患有晚期心肌病、心力衰竭、肺动脉高压、全身性血管炎以及近期发生或复发性血栓栓塞的患者，被认为风险高。最好咨询相应的专家进行治疗。大多数药物应当继续使用，包括皮质类固醇和非生物学疾病修饰药（如羟氯喹、环孢素、硫唑嘌呤、他克莫司）。长期接受糖皮质激素治疗的患者，可能需要围术期使用应激剂量的糖皮质激素。有关此类疗法的患者选择问题以及建议的剂量，可见"下丘脑-垂体-肾上腺疾病"一节和表 31.15。需要术前暂停用药的药物包括抗凝治疗；可能需要咨询血液科医师以制定围术期抗凝治疗的计划，包括是否需要桥接治疗。同样，对于使用复杂的生物免疫抑制剂（如贝利木单抗）的 SLE 患者，最好与风湿病学专家合作进行治疗。

系统性硬化病

系统性硬化病以前称作硬皮病，是一种自身免疫性疾病，特征是全身皮肤纤维化。它多发于女性[372]。除了皮肤增厚外，最常见的现象为雷诺现象。根据皮肤和内脏器官受累的范围，系统性硬化病分为几种亚型。局限性硬皮病仅累及皮肤而无其他器官受累。局限型系统性硬化症仅"局限于"面部皮肤和上肢皮肤，也可累及胃肠道（吞咽困难、胃食管反流）和肺（间质性肺炎、肺动脉高压）。弥漫性系统性硬化病表现为全身皮肤受累和多个终末器官损害，包括心肌纤维化、心包炎、心力衰竭（右心力衰竭和左心力衰竭）、冠状动脉纤维化、严重的高血压、肾衰竭、吞咽障碍、疲乏无力、体重下降和胃食管反流。肺动脉高压可能由肺间质病变或肺血管炎导致，是系统性硬化病的主要死亡原因，围术期风险高[371]。

术前重点评估的系统与"系统性红斑狼疮"部分所列出的相似，特别关注肺动脉高压的症状和体征（见"肺动脉高压"部分）。询问病史评估肺部疾病（如咳嗽、呼吸困难）或心脏疾病（如呼吸困难、端坐呼吸、胸痛）。因为皮肤改变，患者可能出现张口受限、颈部活动受限和口咽部病变。需要做好气道管理方面的准备，此类患者还有胃食管反流导致误吸的风险。皮肤病变、水肿和皱缩使得静脉穿刺和区域麻醉的难度增加。因此，术前应该讨论中心静脉置管和清醒纤维支气管镜插管的方案。某些特殊病例，需要提前在放射线引导下行中心静脉置管。

术前常规对该类患者行 ECG、CBC（特别是使用免疫抑制剂的患者）和肌酐测定。对于可疑间质性肺疾病或肺间质纤维化的患者，需要进行胸部 X 线检查和肺功能检查。可疑肺动脉高压的患者，检查超声心

动图（例如右心室大小、左心功能、估测右心室收缩压）。抗高血压药物（包括治疗雷诺现象的钙通道阻滞剂）和免疫抑制剂需要在围术期继续使用。

雷诺现象

雷诺现象表现为对寒冷或情感应激的过度反应而致手指的颜色改变（典型的变化顺序为苍白到发绀再到发红）[373]。该病分为原发性（称为雷诺病）或继发性（称为雷诺现象）。雷诺现象与结缔组织病、自身免疫性疾病、药物或使用震动工具相关。存在雷诺现象的结缔组织病包括系统性硬化病、干燥综合征、系统性红斑狼疮，可能包括类风湿关节炎。雷诺现象常累及手，表现为手指突发的变冷、界限清晰的苍白或发绀。皮肤血管痉挛可出现在身体其他部分，例如面部和双耳，从而引起疼痛和麻木感。诊断原发性雷诺病的标准包括双侧对称性发作、无 PAD、无组织受损或坏疽、指甲毛细血管检查无异常、红细胞沉降率正常、抗核抗体阴性。原发性雷诺病对术前评估无特殊要求。继发性雷诺现象应对相关疾病进行评估。鉴别雷诺病与 PAD 尤为重要，因为其相关并发症不同。治疗该病的钙通道阻滞剂应常规在围术期持续使用。

遗传性结缔组织病

Ehlers-Danlos 综合征是由于胶原组织合成障碍所致，包括许多亚型，临床表现多样，但特征性表现为关节活动过度。Ⅳ型结缔组织病最为严重，因为受累患者血管、皮肤脆性增加，增加了血管和内脏器官破裂和气胸的风险。Ⅵ型 Ehlers-Danlos 综合征的患者可表现为肌无力、脊柱侧凸和眼球皮肤受累以及骨密度下降。

马方综合征患者表现为身材高、蜘蛛指（手指过长）、脊柱侧凸、漏斗胸、心脏瓣膜疾病（主动脉瓣关闭不全、MVP、二尖瓣反流）、心律失常和升主动脉增宽。患者发生主动脉夹层风险高。也可能发生视力损害（例如复视、斜视、青光眼）和肺部并发症（例如自发气胸）[374]。其他表现为下颌后缩和高腭弓。查体发现舒张期杂音提示主动脉瓣反流（见表 31.8）。发现心脏杂音者应进一步检查 ECG、超声心动图和胸部 X 线检查。成骨不全症的最大特征性表现为骨质变脆和易骨折，患者还可能存在蓝色巩膜、短小身材、脊柱侧凸、关节运动过度、听觉丧失、肌无力、二尖瓣脱垂、主动脉瓣反流和血小板异常。如果体检发现心脏杂音，应进一步检查 ECG 和超声心动图。大疱性表皮松解症是由于表皮-真皮连接异常而导致的大疱、皮肤脆性改变和瘢痕。即使进行一次血压测量也有可能导致皮肤大疱和表皮松解脱落。

脊柱后凸侧弯

脊柱后凸侧弯表现为脊柱向侧方和后方的弯曲，可累及胸段、腰段或者两者都有。它可以单发，也可以是其他疾病的一种临床表现，包括结缔组织血管病、马方综合征、神经纤维瘤病、肌营养不良和脑瘫。因此，术前评估的重点是识别并存疾病。严重的胸廓变形可导致心肺功能受限，包括限制性肺疾病、肺动脉高压、心律失常、气管支气管塌陷和心脏受压。术前病史采集需要关注循环呼吸系统症状和功能储备。还必须确认患者是否能够仰卧（以便于接近气道并进行处理）。体格检查包括测定生命体征（包括氧饱和度）、呼吸系统（听诊肺部啰音、吸气音减弱）和心血管系统（杂音、额外心音、水肿及颈静脉怒张）。拟行脊柱矫形手术的患者应常规检查 CBC 和血型，有时需要 ECG 和胸部 X 线检查。可疑心力衰竭患者需查超声心动图。术前需要及时处理可逆性的肺部疾病或心力衰竭。

癌症和肿瘤患者的术前评估

癌症或肿瘤患者

癌症患者可能存在疾病或治疗相关的并发症（例如化疗、放疗）。一般情况下，患者知道肿瘤治疗的不良反应。应询问患者是否在治疗过程中出现了未预料的不良反应以及是否因不良反应而停止放、化疗。癌症患者通常存在血液高凝状态，尤其是在疾病进展期和存在原发脑肿瘤、卵巢腺瘤和胰腺、结肠、胃、肺和前列腺癌的情况下。癌症患者发生血栓栓塞的风险升高 6 倍，20% 新发的血栓栓塞事件发生于活动性癌症患者。

术前评估需要关注心肺功能、神经系统和血液系统。头颈部放射治疗史可导致颈动脉疾病、甲减或困难气道。推荐进一步进行颈动脉听诊、检查甲状腺功能和颈部多普勒。纵隔、胸壁或左侧乳腺的放射治疗可导致心包炎、心脏传导异常、心肌病、瓣膜受损和早发的 HID，甚至在无其他诱发危险因素存在的情况下也可发生[375]。因此，即使无心血管疾病的风险因素，有放疗史的年轻患者也应常规评估心血管病变和进行 ECG 检查。根据结果可能需要进一步做负荷试验和超声心动图。肺部、乳腺或纵隔放疗后可发生放射性肺炎。需要常规进行胸部 X 线检查和氧饱和度检测，还可能需要考虑测定肺功能。

化疗的主要不良反应包括曲妥珠单抗和蒽环类

药物（例如阿霉素）所致的心肌病、博来霉素的肺毒性作用、顺铂的神经毒性、环磷酰胺引起的出血性膀胱炎以及长春新碱和顺铂导致的周围神经病。许多药物还有骨髓抑制作用。多数患者术前伴有贫血。应用皮质类固醇治疗的患者可能存在肾上腺功能不全。这类患者需要围术期激素补充治疗，需选择该种治疗的患者及建议的剂量见前文"下丘脑-垂体-肾上腺轴疾病"一节和表 31.15。其他化疗药物可造成术后伤口愈合不良，尤其是抗血管生成药物（例如贝伐珠单抗、舒尼替尼、索拉菲尼、帕唑帕尼、凡德他尼、卡博替尼、阿西替尼）。所以，择期大手术应安排在暂时停用这些药物后。术前停药的时长从 28 天（贝伐珠单抗）至 1 周（舒尼替尼、索拉菲尼、帕唑帕尼、凡德他尼、卡博替尼）至 48 小时（阿西替尼）不等。根据化疗方案，可能需要检查 ECG、胸部 X 线检查、CBC、电解质、肌酐水平和肝功能。有些时候，应该推迟手术，直到白细胞减少和血小板减少有所缓解。总体来讲，应提前为成分输血做好准备（检查血型、交叉配型），以减少手术当日延迟手术。

癌症的直接作用取决于受累的器官系统。颅内肿瘤的相关事项已在"中枢神经系统肿瘤"部分中阐述。乳腺、结肠、肺、头颈部肿瘤通常转移至骨骼和肝。骨质破坏可导致高血钙或全血细胞减少。头颈部肿瘤和相关治疗（手术和放疗）需要考虑甲状腺功能障碍和困难气道困难。肺癌可损害肺功能，造成困难气道或存在纵隔肿物（参见下节"纵隔肿瘤"）。这种情况需要对头、颈或胸部进行 CT 扫描。多数恶性肿瘤可以伴发副肿瘤综合征（paraneoplastic syndromes），但其症状在肺癌中最常见。其表现包括高血钙、抗利尿激素分泌异常综合征、Lamber-Eaton 综合征、库欣综合征和神经病变。

术前长期应用阿片类药物治疗癌痛的患者术后镇痛的药物用量较常人高（参见有关术后镇痛的部分）。除 NSAID 应术前停用 2～3 天外，手术当天患者服用平时剂量的镇痛药物。

纵隔肿瘤

可发生在前纵隔的肿瘤包括淋巴瘤、胸腺瘤、畸胎瘤、甲状腺肿和转移性肿瘤。前纵隔肿瘤可引起大气道和大血管受压，包括主动脉、肺动脉、肺静脉、上腔静脉、心脏、气管和支气管。患者可能主诉呼吸困难、吞咽困难、喘鸣、气喘、咳嗽（特别是在斜卧位时）和端坐呼吸。上腔静脉受压会导致上腔静脉综合征，导致颈静脉怒张，以及头面部、颈部、胸部和上肢的水肿。患者同时可能发生颅内压增高和气道受

压。若怀疑气道、心脏或血管受压，应进行影像学检查（CT 或 MRI）和超声心动图检查。流量-容积环测定有助于判断气道梗阻的部位（胸腔内或胸腔外）和程度。存在气道、心脏和大血管受压的患者，需要谨慎制订麻醉计划，可能用到清醒纤维支气管镜插管。

希佩尔-林道病（von Hippel-Lindau disease）

希佩尔-林道病（von Hippel-Lindau disease，又称脑视网膜血管瘤病）是一组常染色体显性遗传病，表现为多发良、恶性肿瘤。肿瘤包括血管瘤、视网膜瘤、肾透明细胞癌、嗜铬细胞瘤和胰腺的神经内分泌肿瘤。术前评估时麻醉科医师需关注嗜铬细胞瘤、神经内分泌肿瘤的相关表现（见本章相关部分）和肾功能。根据全面的病史和体格检查（测定生命体征）制订进一步实验室检查方案（电解质、ECG、肌酐和血糖水平）。

类癌

类癌是一种能分泌递质的罕见的神经内分泌肿瘤，与 MEN-1 相关，多发生在胃肠道，是阑尾最常见的肿瘤；也可在胰腺和气管发生。类癌综合征是由类癌分泌的血管活性胺类物质（如 5 羟色胺、去甲肾上腺素、多巴胺和组胺）、多肽类（如缓激肽、生长抑素、血管活性肠肽、胰高糖素）和前列腺素等的作用引起的。典型表现为面部发红、心动过速、心律失常、腹泻、营养不良、气管痉挛和心脏症状。然而，大多数患者无症状，原因是肝脏对这些生物活性物质进行了灭活。因此，只有在类癌肝转移后才能表现出类癌综合征。类癌心脏病变可出现心内膜纤维化，累及肺动脉瓣和三尖瓣。患者出现三尖瓣反流、肺动脉瓣狭窄和反流、右心力衰竭竭、外周水肿和肝肿大。某些患者可能出现类癌危象，表现为严重的面部潮红、支气管痉挛、心动过速和血流动力学不稳定。这些威胁生命的类癌危象发作可能发生于麻醉诱导时、术中对肿瘤操作时以及对肿瘤进行其他有创操作时（例如肿瘤栓塞术）[376]。

术前评估要关注呼吸困难、端坐呼吸、喘鸣、水肿、心律失常和心脏杂音。根据初始评估决定进一步的检查项目。慢性腹泻的患者需要测定电解质和肌酐。心脏受累的患者必须检查 ECG 和超声心动图。营养不良的患者检查 ECG、电解质和白蛋白水平。围术期危险因素包括心脏病变和尿 5-羟吲哚乙酸升高[377]。主要的药物治疗是生长抑素类似物，即奥曲肽和兰瑞肽。术前奥曲肽治疗（静脉或皮下注射 300～500 μg）能够帮助降低术中类癌危象的风险[378]。高风险大手

术的替代方法是术前 12 小时开始持续静脉输注 50 ug/h 奥曲肽,持续至术后至少 24 ～ 48 小时[376]。

术前评估的特殊问题

假性胆碱酯酶缺乏

术前应该识别有假性胆碱酯酶缺乏或者丁酰胆碱酯酶缺乏的个人史或家族史(见第 35 章)。假性胆碱酯酶通常存在于血浆、肝、胰腺、心脏和脑组织中,不同于乙酰胆碱酯酶,后者主要存在于红细胞中。当患者主诉对"琥珀胆碱变态反应"时,首先应怀疑为此病或恶性高热。既往的麻醉记录有助于厘清不确定的病史。此外,询问患者术后是否保留气管导管、疾病严重程度或者是否需要进入重症监护治疗病房可协助鉴别诊断。

基因异常会导致永久性假性胆碱酯酶活性降低,而某些疾病、药物作用、分娩或婴儿期会导致假性胆碱酯酶活性暂时性降低。病史提示假性胆碱酯酶异常的患者,建议测量血浆胆碱酯酶活性,以及地布卡因值和氟化物值。血浆胆碱酯酶活性是定量测量,而地布卡因值和氟化物值是定性测量。血浆胆碱酯酶活性测量不同于乙酰胆碱酯酶活性测量,后者是测红细胞的胆碱酯酶活性。地布卡因值是指被局麻药地布卡因抑制的酶的百分数,氟化物值是指被氟化物抑制的酶的百分比。正常人都为野生型纯合子,地布卡因值是 80,即地布卡因抑制了 80% 的血浆胆碱酯酶活性。非典型的基因纯合子的地布卡因值是 20,即 20% 的血浆胆碱酯酶被抑制,该类患者使用琥珀酰胆碱后肌松效果持续可达 4 ～ 8 h。杂合子的地布卡因值是 60,即大约有 60% 的酶被抑制,琥珀酰胆碱的肌松作用延长 50% ～ 100%。地布卡因值与血浆胆碱酯酶测量相结合,可以用于鉴别琥珀胆碱导致的延迟性呼吸暂停的原因是基因性的还是获得性的。对于已知或怀疑有假性胆碱酯酶缺乏的患者,应该积极地进行医疗警惕标识。此外应该告之患者这种酶也和酯类局麻药代谢相关。

恶性高热

任何一个患者或其家庭成员有恶性高热病史或提示有恶性高热史(麻醉期间高温或强直)时,应在术前明确记录。这一情况必须与外科医师和负责麻醉的麻醉科医师进行沟通,尤其是要确保术前进行适当的

管理(见第 35 章)。有恶性高热遗传倾向的患者,平时并无症状,只有在接触到触发药物时才被诱发发病。某些神经肌肉疾病是恶性高热相关的危险因素,如 Duchenne 肌营养不良、Becker 肌营养不良、强直性肌营养不良、King-Denborough 综合征、中央轴空病、周期性瘫痪、成骨不全症、脊髓脊膜膨出症以及斜视。

病态肥胖患者

病态肥胖患者具有特定的术前风险。肥胖可能导致一系列并发症,包括糖尿病、高血压、心血管疾病、脑血管疾病、癌症、阻塞性睡眠呼吸暂停(OSA)(见相关章节)以及运动耐量差。肥胖患者也易患非酒精性脂肪蓄积性肝炎,可导致肝功能异常、肝硬化和终末期肝病。极度肥胖患者可能发生右心心力衰竭和肺动脉高压。患者可能发生肥胖低通气综合征,也称 Pickwickian 综合征。不同于 OSA,其特征是中枢性呼吸驱动下降。表现为清醒患者的慢性低氧血症($PaO_2 < 65$ mmHg),且不存在 COPD 或原发肺部疾病。肥胖患者围术期发生面罩通气和气管内插管困难的风险高。

术前评估重点是合并疾病、气道、心血管系统和生命体征(包括指氧饱和度)。给肥胖患者测血压时,袖带的宽度应达到上臂的 2/3,长度应足够包绕整个手臂。测量颈围有助于识别存在困难插管风险的患者。确定实际体重和理想体重都有价值。确定理想体重有助于确定特定药物的剂量(例如神经肌肉阻滞剂)[379],以及确定术中机械通气的最佳设定参数。既往针对减重的治疗对于围术期有重要影响。减重的药物或方法(催吐剂、利尿剂、缓泻药和胃旁路手术)可能会导致电解质异常、维生素缺乏、营养不良、贫血和心肺疾病等。先前两种治疗肥胖的药物苯氟拉明和右苯氟拉明(均已在 1997 年退市)可能造成心脏瓣膜反流和肺动脉高压。任何接触过这些药物的患者都应进行心血管评估,包括超声心动图。

器官移植后的患者

器官移植后的患者行非移植手术的人数正在逐年增加。这些患者的术前评估面临着特殊问题,需要考虑有关的移植器官功能、移植器官的失神经支配和免疫抑制、以及移植后的生理和药理学问题。这些患者围术期管理最重要的步骤之一是与移植团队保持密切

的联系。术前评估的医师应确保器官移植团队知道拟行的手术，并有机会提出专业建议。

术前评估包括一些针对所有器官移植后患者的一般注意事项，同时也包括针对器官移植类型的特殊注意事项。对于所有移植患者，都应评估移植器官的功能水平和免疫排斥现象。应记录所有免疫抑制药物的方案，并告知患者围术期继续服用这些药物。然而，这些药物可以改变围术期许多药物的药理学特性，已有文献详尽阐述[380-381]。还应评估免疫抑制剂的不良反应，包括高血糖和肾上腺抑制（皮质类固醇）、感染风险增高、高血压、肾功能不全（皮质类固醇、环孢素和他克莫司）、骨髓抑制性贫血、血小板减少和白细胞减少（硫唑嘌呤、西罗莫司）。虽然这些患者发生术后感染的风险较高，但没有证据表明增加抗生素剂量是有益的。相反，该类患者应用抗生素应遵循常规指南。长期使用皮质类固醇治疗的患者可能发生压力相关的肾上腺功能不全。关于何种患者需围术期的冲击量皮质类固醇以及推荐的剂量可参阅"下丘脑-垂体-肾上腺疾病"及表31.15。

由于心血管疾病的风险增高，所有移植后的患者都应仔细评估其心脏功能。其原因是导致器官功能衰竭的原发病本身对心血管的影响（糖尿病、高血压）以及移植手术、用药、移植排斥反应等因素产生的新的或加重已有的心血管危险因素。术前应评估肾功能，因为长期使用免疫抑制治疗可能导致慢性肾功能不全。尽管移植和免疫抑制对血管内凝血的影响是有争议的，但所有器官移植后的患者都应预防深静脉血栓形成。

肾移植患者会出现一些特殊的问题，即患者的肌酐水平可能正常，但 GFR 普遍下降，容易导致电解质紊乱并改变药物代谢。肾移植受者禁用肾毒性药物，包括 NSAIDs 和选择性 COX-2 抑制剂。该类患者心血管疾病的风险是一般人群的 2 倍，术前全面的心脏评估至关重要。

患者肝移植成功后，之前的肝病和循环问题都能够得到改善。然而，某些移植前的紊乱不能随之改善，包括肝肺综合征，即由肺内血管分流引起的低氧血症；患者也可能由于胸腔积液、腹水、膈功能障碍导致通气/血流比例失调，以及间质性肺炎和缺氧性肺血管收缩受损可导致弥散性功能异常。因此，肝移植患者需要仔细评估肺功能。

肺移植术后的患者可能需要几个月才能达到最大肺活量。因为移植肺暴露于外界环境，与其他移植器官相比，更易引起感染和排斥反应。所有做过肺移植的患者应术前充分评估肺功能，当发生排斥反应或感染时，应推迟择期手术。其他问题包括气道高反应

性、咳嗽反射消失及气管内插管易造成气道吻合处损伤。这些患者的肺水肿风险也增高，原因是肺的淋巴回流受损。

心脏移植后患者的问题多是因为移植心脏缺乏自主神经的支配。心脏失神经支配有一系列生理影响，包括静息心率较高（无迷走神经张力）、心脏压力反射消失、以及对颈动脉按摩、Valsalva 手法、喉镜操作和气管内插管的反射消失。心脏失神经支配也导致对药物反应的改变，移植心脏对直接作用的药物反应正常或亢进（例如肾上腺素），对间接作用的药物反应迟钝（例如麻黄碱），对解迷走药物无反应。慢性的排异反应表现为缺血性心脏病进展迅速，以及心室收缩和舒张功能受损。失神经支配的心脏在发生心肌缺血时无心绞痛症状，慢性排异反应的表现包括疲劳、室性心律失常、充血性心力衰竭以及 ECG 发现的无症状性心肌梗死。术前如果发现排异反应加重，则必须仔细回顾近期检查。心脏移植患者应常规间断评估缺血性心脏病（负荷试验或冠状动脉造影）和心室功能（超声心动图或核素显像）。ECG 检查可能发现传导异常，会出现两个 P 波（一个来自自身的心房，不能向下传导；另一个来自供体的心房，能够下传）。许多患者需要植入永久性心脏起搏器，术前需要对其功能进行确认。

变态反应患者

有变态反应史的患者，术前评估时应详细记录变态反应史和药物不良反应。真正的变态反应应与药物不良反应相鉴别。患者所谓的变态反应（例如应用阿片类药物后发生恶心）可能和临床意义上的变态反应不一样。患者可能会错误地认为，以前围术期的问题是由于对麻醉药或镇痛药"变态反应"而导致的。基于 2004 年法国和 2016 年英国的两项全国性大型流行病学调查研究，报道的发生率约为 1/10 000[382-383]。在两项研究中总体发生率相似，而沉淀剂不同。在较早的法国的研究中常见的原因为神经肌肉阻滞剂（58%）、乳胶（20%）和抗生素（13%）[383]。而在较近期的英国研究中，最常见的沉淀剂为抗生素（53%）、神经肌肉阻滞剂（33%）和氯己定（9%）[382]。与变态反应独立相关的死亡事件发生率约为 4%[384]，但与麻醉完全或部分相关的围术期死亡中有 3% 与变态反应有关[385]。仔细询问既往变态反应史和相关实验室检查可避免使用变态原。对特定变态原确诊有变态反应的患者需要围术期管理指导，咨询变态反应科医师，如考虑变态反应由 IgE 介导，则可能需要皮肤测试。

欧洲神经肌肉阻滞剂的变态反应发生率比北美洲高。这一差异部分上是由于许多欧洲国家使用含有福尔可定的镇咳药物。福尔可定的使用与产生神经肌肉阻滞剂的 IgE 抗体相关。确诊检测包括皮肤测试和特异性 IgE 抗体检测。

虽然对乳胶有变态反应的发病率逐渐增加，然而，由于识别高危患者方法的改进，乳胶诱发的变态反应发生率反而降低[387]，英国最近的流行病学调查中已无乳胶相关的变态反应事件[382]。术前评估时仔细询问病史是诊断乳胶变态反应的基础。乳胶变态反应高危因素包括既往多次手术史、职业暴露（医疗工作者、食物处理人员）和有变态反应史患者。皮肤测试和特异性 IgE 抗体可补充说明病史。术前访视发现患者存在乳胶变态反应后，应当提前通知手术团队以确保所需适合设备就绪。ASA 工作组详细列出了术中管理该类患者的注意要点[388]。在抗生素中，青霉素和头孢菌素是最常见的变态反应药物。青霉素与头孢菌素存在很小的交叉反应风险，但绝大多数对该药的反应仅为皮疹，而非变态反应。病史中对万古霉素的变态反应应与"红人综合征"相鉴别。该反应是由组胺释放引起的，与快速输注万古霉素相关，表现为皮肤潮红、瘙痒、红疹和低血压。

对酰胺类局部麻醉药的变态反应极为罕见。多数使用酯类局麻药后出现的真正变态反应并不是局麻药造成的，而是与之合用的防腐剂（如对氨基苯甲酸）有关。患者可能会将混在局麻药中肾上腺素的不良反应当成变态反应，尤其是牙科操作中，需小心鉴别。相似地，阿片类药物真正的变态反应很少见，而其不良反应如恶心和便秘可能会被误认为变态反应。

特发性环境耐受不良综合征（旧称为多种化学物质敏感性疾病）的科学基础还未明确。该病患者报告接触低浓度的多种化学物质后出现慢性、全身性、非特异性症状。症状涉及多个器官系统，包括乏力、头痛、记忆缺失、心悸和消化道症状。这些症状通常不会伴随生化检查或体格检查异常，但常伴有心理症状，例如抑郁和焦虑[389]。该病常与纤维性肌痛综合征并发。术前对该类患者进行评估非常困难，因为患者会对围术期将接触多种化学物质以及对其症状的影响表示出极大的担心。围术期尚无对该类患者的特异性治疗和建议。

人类免疫缺陷病毒感染

急性人类免疫缺陷病毒（human immunodeficiency virus，HIV）感染会导致单核细胞增多样疾病，进一步发展为慢性淋巴结肿大（持续 3～5 年）。感染导致细胞介导的免疫缺陷，其表现为机会性感染、恶性肿瘤（如卡波西肉瘤、非霍奇金淋巴瘤）和死亡（继发于感染、耗竭或癌症）。未经治疗的 HIV 感染预后很差[390]。然而接受积极抗逆转录病毒治疗的患者预后显著改善[391]。HIV 感染的危险因素包括与感染个体的性接触、血液接触、男同性恋者、性工作者以及那些与性工作者接触的人。大部分通过血液接触传播的感染发生在静脉注射毒品的人群中，通过输血而感染在美国很罕见（1/200 万～ 1/150 万）。通过分娩和母乳喂养，母亲可以传染给婴儿[392]。许多 HIV 感染的患者并不知道自己患病。

艾滋病毒感染是多系统受累的疾病[393]。心脏并发症包括心肌炎、扩张型心肌病、心脏瓣膜疾病、肺动脉高压、心包积液和心脏压塞。肺部并发症包括淋巴样间质肺炎和耐药病菌感染（卡氏肺孢子虫、结核分枝杆菌或肺结核、巨细胞病毒及隐球菌）。中枢神经系统的并发症有肿瘤、感染、无菌性脑膜炎、与获得性免疫抑制综合征相关的痴呆。此外，患者还可能发生恶性肿瘤，包括淋巴瘤、卡波西肉瘤和宫颈癌。这些肿瘤对麻醉管理有直接影响。声门上或口腔的卡波西肉瘤可能会干扰通气和气管内插管；非霍奇金淋巴瘤可引起纵隔肿瘤。消化系统并发症包括吞咽困难、腹泻和食管炎，并导致营养不良、脱水和电解质紊乱。肾脏并发症包括急性肾小管坏死、肾小球肾炎、肾血管病变和肾病综合征表现的 HIV 相关肾病。治疗 HIV 感染的抗逆转录病毒药物可能发生严重不良反应。主要药物种类包括核苷逆转录酶抑制剂（例如拉米夫定、齐多夫定、泰诺福韦、阿巴卡韦）、非核苷逆转录酶抑制剂（例如奈韦拉平、依法韦仑、利匹韦林）、蛋白酶抑制剂（例如阿扎那韦、地瑞那韦、洛匹那韦、福沙那韦、沙奎那韦）、吸附抑制剂（例如马拉维诺）以及整合酶链转移抑制剂（例如雷特格韦）[394]。这些药物的不良反应中与麻醉有关的包括乳酸性酸中毒（核苷逆转录酶抑制剂）、肝毒性（核苷逆转录酶抑制剂、非核苷逆转录酶抑制剂、蛋白酶抑制剂）、高脂血症（蛋白酶抑制剂）、胰岛素抵抗（蛋白酶抑制剂）和骨髓抑制（所有种类）[395]。

术前评估时，对于比较年轻并且其他方面健康的患者，如果有不正常的真菌性口腔炎史、不明原因的发热、慢性腹泻、淋巴结肿大或一个皮区以上的带状疱疹，要警惕艾滋病毒感染的可能。酶联免疫吸附试验（enzyme-linked immunosorbent assay，ELISA）是初筛试验，敏感性高于 99%，但假阳性率高，阳性结果需要通过 Western blot 技术确认。已知感染 HIV 的患者需要进行进一步的评估，包括 ECG、胸部 X 线检查、CBC、电解质、肌酐和肝功能。如果存在营养不良或肾病综合征的表现，则需要测量白蛋白、总蛋白和镁水平。CD4 淋巴细胞计数及病毒载量反映了患者过去 3 个月的免疫状态，可以用于评估患者的围术期预后。总体来讲，CD4 计数少于 200/mm³，以及病毒载量大于 10 000 拷贝 / 毫升的患者，术后并发症和死亡率增加[396-397]。围术期需持续进行抗逆转录病毒治疗。

有药物滥用史的患者

对手术团队来说，当前或以前有酗酒或药物成瘾史的患者是个特殊的挑战。这些成瘾的终身患病率很高：例如，美国人口中酒精成瘾的患病率约为 14%[398]。按照一种推荐的分类方法，成瘾药物分为三大类：中枢神经系统抑制剂（例如海洛因、酒精、镇静药及催眠药）、兴奋剂（如可卡因、安非他明）和其他精神类药物（如大麻）[399]。重要的是，许多成瘾者是多种药物成瘾。定义高风险酒精摄入的阈值是小于 65 岁的男性每天日饮酒大于 5 个标准杯（平均一周 14 杯），女性或大于 65 岁的男性每天饮酒大于 4 个标准杯（平均一周 7 杯）。成瘾性疾病应被看作是永久性的，即使患者已经长时间戒瘾。如果患者处于戒断阶段，可能接受药物治疗维持效果。例如，阿片类药物成瘾者可能接受美沙酮（长效阿片类药物拮抗剂）、可乐定、丁丙诺啡（部分 μ 受体拮抗剂）或纳曲酮（阿片类药物拮抗剂）替代。

物质滥用疾病是围术期预后不良的危险因素。例如，有酒精滥用史的患者术后并发症发生率升高[72, 400-402]。此外，患者术后发生撤药反应、急性中毒以及对麻醉药和阿片类药物耐受。因此，术前评估需要包含对物质滥用障碍的筛查。酒精滥用疾病可以使用简单且经验证的筛查问卷，包括四项 CAGE 问卷[403]、三项 AUDIT-C 问卷[404]、美国国家酒精滥用和酒精中毒研究所（U.S.National Institute on Alcohol Abuse and Alcoholism）2 项和 4 项问题测试（（NIAAA-2Q/4Q））[405]。这些筛查工具通过计算机进行自测问卷调查比由护士或麻醉科医师进行调查的敏感性更高[406]。问卷的准确性可以经进一步实验室筛查测试验证，例如谷丙转移酶和缺糖转铁蛋白[6, 407]。术前评估有机会获得成瘾和戒断的详细病史。对所有药物剂量的核查和记录至关重要。戒断阶段的患者可能对于即将到来的手术充满焦虑，担心成瘾复发或镇痛不全。这样的担心不无道理。接受阿片替代治疗的患者的确对疼痛的反应正常，但是控制术后疼痛需要额外的镇痛药[408]。所以应该让这些患者确信焦虑和疼痛都能得到很好的控制。术前评估的医师由于偏见或知识不足，而难以给患者制订适当的疼痛管理计划，例如医师担心引起复发，可能导致镇痛药用量不足。对这些患者进行早期急性疼痛治疗和戒瘾专家的尽早介入，可以协助围术期管理。

在术前应该根据成瘾药物的种类制订合适的管理计划。患者的所有病史和管理计划都应该让全部围术期团队成员知晓。对酒精、镇静剂和催眠药成瘾的患者可能需要苯二氮䓬类药物；而海洛因成瘾的患者需要用美沙酮替代治疗。应详细记录阿片成瘾患者的用药量以指导术后管理。由于镇痛不足反而容易引起成瘾复发，所以术前应该制订术后镇痛方案，合理使用非阿片类镇痛药和区域麻醉。滥用可卡因和安非他明的患者，由于术中血流动力学的不稳定，其麻醉风险极大。尿液测试可能有助于排除物质滥用，但结果必须结合药物代谢动力学解释。例如，可卡因的半衰期约为 1.5 h，但在摄取后 14 天仍可在尿中检测到其无活性代谢产物[409]。对静脉注射毒品者，需要评估心血管、肺、神经功能和是否有感染性并发症如心内膜炎、脓肿、骨髓炎、肝炎或 HIV 感染。阿片类（包括海洛因）成瘾者可能对麻醉药物产生耐受。酗酒者可能发生震颤性谵妄和威胁生命的撤药综合征，特点是自主神经系统的不稳定和高热。酗酒者的其他并发症包括肝病（酒精性肝炎、肝硬化、门静脉高压症、终末期肝病）、酒精性心肌病、心律失常、癫痫、神经病变、痴呆、Wernicke-Korsakoff 综合征（维生素 B₁ 缺乏导致的共济失调和认知功能障碍）以及维生素缺乏所致的巨红细胞贫血和凝血功能障碍（肝功能异常或维生素 K 缺乏）。可卡因和安非他明成瘾者易发生脑血管意外、心肌病和心律失常。此外，可卡因和安非他明抑制拟交感神经通路摄取，导致高血压、心动过速、妄想、焦虑、癫痫发作和心肌缺血。长期使用这些药物会导致心肌肥厚、心肌梗死和鼻中隔穿孔。药物溶剂可导致心律失常、肺水肿、脑水肿、弥漫性皮质萎缩，以及肝衰竭。致幻剂，例如麦角酰二乙胺，可引起自主神经失调和妄想症。摇头丸，即 3, 4-亚甲二氧基甲苯丙胺，可能会导致过度口渴，从而造成低钠血症、肺水肿或脑水肿。急性大麻摄入能够导致心动过速、血管扩张和心输出量增加。吸食大麻者的肺部并发症的风险同吸烟者[410]。

酒精或药物成瘾的患者可能并没有提供真实病史。必须仔细检查生命体征，包括体温。可卡因和安非他明可能引起血压升高和心率加快。阿片类药物的急性作用可以减缓呼吸频率，并导致嗜睡和针尖样瞳孔。酒精通常可以通过气味检测到。对于通过静脉注射的成瘾者，检查脓肿、皮肤及软组织感染部位的静脉注射点十分重要。静脉注射毒品者的感染性心内膜炎风险增高，因此杂音听诊是至关重要的。心脏衰竭或心律不齐等心血管系统症状和体征极可能出现在可卡因或酒精滥用者中。长期使用酒精可引起肝功能障碍。另外，除外需要确定患者是否存在酒精或药物滥用及其相关的并发症外，还需要确认患者能否停止使用酒精或成瘾的药物，以及需要多少时间。如果酗酒者叙述曾经戒过酒，医师应该询问戒酒后是否出现了烦躁、癫痫、震颤性谵妄以及其他戒断症状。术前检查的选择取决于症状、病史和体格检查以及成瘾的药物类型。例如，对于有心肌梗死病史、滥用可卡因病史和使用美沙酮（可引起 QT 间期延长）治疗阿片类药物成瘾的患者，需要检查 ECG。

理想的情况是，在择期手术之前，患者脱离对药物或酒精的依赖。随机研究数据的有效性有限，一项随机研究发现，术前戒酒能够明显降低术后并发症发生率[411]。如果患者同意戒瘾，麻醉门诊医师应让患者向戒瘾专家咨询或者给予适当的药物，以预防或治疗患者在围术期发生撤药反应。例如，苯二氮䓬类药物可防治酒精戒断综合征。

帮助戒瘾或促进康复的药物可能对围术期产生重要影响[412]。服用美沙酮的患者应在围术期继续维持剂量。因酗酒史而使用的双硫仑能改变对拟交感神经药物的反应性，因此有医师认为此制剂应于手术前 10 天停用[412]。如果双硫仑持续使用，患者可能对极少量的酒精（甚至是皮肤消毒剂）表现敏感，出现皮肤潮红、恶心和心动过速。为了酒精戒断而服用纳洛酮的患者，应在手术前 3 天停用[412]。纳洛酮能够改变机体对阿片类镇痛药物的反应，导致术后镇痛非常困难。治疗阿片成瘾及慢性疼痛的含有丁丙诺菲的药物也具有同样问题。在预计术后疼痛程度很低的小手术中，围术期继续使用丁丙诺菲并最大程度地应用非阿片类药物镇痛方式（例如区域麻醉、NSAIDs）是合理的。其他情况下，围术期丁丙诺菲的管理应与患者的成瘾专家协调。

哺乳期患者

对于使用麻醉药物和其他药物的母亲进行母乳喂养婴儿的安全性问题，很少有科学性的指导建议。对于行择期手术的母亲，建议术前将母乳吸出并储存，以便在使用麻醉药物后 24 h 内或者在母乳暴露于一些潜在的有害物质时备用。母亲应该弃用麻醉后最初 24 h

内产生的母乳，一般在此段时间后恢复哺乳。如果母亲长期服用阿片类药物或镇静药，其年幼或早产的婴儿（有呼吸暂停风险）可能会产生并发症。建议母亲在服药期间，应该由儿科医师会诊，制订安全的母乳喂养方案。

有"不复苏"指令的患者

有些计划手术的患者预先设定了指令或处于"不复苏"（do not resuscitate，DNR）指令状态[413]。ASA 制定了适用于该类患者的指南，并在 2013 年进行了更新（框 31.14）[414]。在执行 DNR 指令的情况下，医疗提供者经常将重点放在过程导向的操作方法上（即不插管，不使用复苏性药物）。该方法在围术期是有问题的，因为麻醉过程中的很多时候都会涉及这样的过程。从麻醉工作的角度出发，一个更好的方法是以目标导向的方法讨论 DNR 的情况（即从患者的价值观和目标出发，如"生活质量"方面的考虑）[415]。讨论这个富有情感性的复杂问题的理想时间是在术前评估时。一项在术前评估门诊的随机研究表明，术前一个简短的讨论可以促进患者、其代理人及临床医师之间更好地沟通关于患者临终病情处理的预先指令问题[416]。与对照组相比，接受术前讨论的这组患者更容易完成长期授权委托关系（27% vs. 10%），以及与其代理人讨论临终关怀的可能性更大（87% vs. 66%）。

框 31.14 围术期的不复苏指令
自动中止 DNR 指令或其他限制涉及麻醉医疗治疗操作的预先指令的条款可能并不能以负责任的和符合伦理的方式尊重患者的自主决定权。如果存在这样的条款，必要时应加以重新审视并修订，以体现这些指南的内容。 1. 尝试全力进行复苏：患者或其指定代理人可要求在麻醉中及术后即刻完全中止现有的预先指令，从而准许对此期间发生的临床事件采取任何复苏操作进行适当的治疗。 2. 针对特定的操作尝试进行有限的复苏：患者或其指定的代理人可以选择继续拒绝接受某些特定的操作（如胸外按压、除颤或气管内插管）。麻醉科医师应告知患者或其指定代理人哪些操作是：①保障麻醉和手术操作成功所必不可少的，以及②并非必不可少的，可以被拒绝。 3. 针对患者的目标和价值观尝试进行有限的复苏：患者或其指定的代理人可以允许麻醉科医师和手术团队依据临床情况判断哪些复苏操作是符合当前的情况及患者的目标和价值观的。例如，有些患者可能要求对那些据信可以迅速而轻易地被逆转的临床不良事件进行全力复苏，但拒绝采用很可能造成永久性后遗症的治疗，如神经损伤或需要依赖生命维持技术。

DNR，不复苏。
Modified from Committee on Ethics，American Society of Anesthesiologists；Ethical guidelines for the anesthesia care of patients with do-not-resuscitate orders or other directives that limit treatment，2013. Available at http://www.asahq.org/For-Members/Standards-Guidelines-and-Statements.aspx

术前的实验室和诊断学检查

术前诊断性检查的价值是为外科患者提供具有成本效益的医疗保健的核心问题。为筛查疾病和评估患者是否适合手术所进行的术前检查的作用已得到了广泛研究。研究的基本结论是，对所有手术患者常规进行术前检查，而不考虑患者的年龄和疾病状况，是不合适的。对于无症状健康人的术前常规检查，诊断价值非常低，很少或完全不能提供预后判断的额外信息，也未能显示对临床结局有益[274, 417-420]。不必要的检查会增加开销，检查结果的边界值和假阳性值也会导致更多的检查。不必要的检查费用昂贵，并可导致对边界性异常结果或假阳性结果进行更昂贵的评估。除了可能导致手术被延误或取消外，这些不必要的后续检查还可能增加患者因这些检查及其相关操作所带来的风险。因此，对适合的患者采用有针对性的检查具有临床和经济学益处。在一些医院，由外科医师或家庭医师安排术前检查。通常来说，这些检查不是以诊断为目的的，而是怕麻醉科医师"要求"他们开这些检查，以免推延、取消手术。无选择性地为患者开具检查医嘱的其他的理由还包括，为患者术前建立诊断基线、个人的习惯（对所有的患者都采用同一套检查项目表）以及从医疗法律方面考虑所谓的"不要错过任何东西"。这种行医模式导致术前昂贵的检查过多、医院之间差异极大，且很大程度上与患者围术期的风险评估无关[421-423]。例如，在 2011 年，美国约半数大于等于 65 岁的联邦医疗保险受益人在白内障手术前进行了术前实验室检查，而这一手术被认为是风险极低的[423]。

术前诊断性检查应该根据病史、手术方式和预计出血量而定。相关检查需要根据围术期风险确定。随机研究显示，对于低危手术，从无选择性到有选择性的术前检查策略的转变能够降低医疗成本，并且不影响患者安全[418-419]。因此，麻醉科医师通过对外科和内科医师在术前实验室检查方面提供指导性意见，能够使患者的管理更加专业化、降低医疗成本并推广围术期医学的概念。

根据病史而制订的术前检查框架列表见表 31.18。这些针对疾病的推荐意见并非绝对一成不变的，尤其是因为很多医院和行政区域 [例如安大略术前检查网络（Ontario Pre-Operative Testing Grid）] 它都制订了适合于自己的术前检查方案[424]。另外，英国国家卫生医疗优化研究所（National Institute for Health and Care Excellence，NICE）在回顾大量的文献之后，发布了更新的 2016 年术前检查指南[274]。指南根据患者的术前健康状况及拟施手术的范围决定何时需要进行术前检查。在指南中，手术被分为小手术（例如皮肤病损切除术）、中等手术（例如腹股沟疝修补术、静脉曲张切除术、扁桃体切除术、膝关节镜检查）和大手术（全子宫切除术、经尿道前列腺电切术、腰椎椎板切除术、甲状腺切除术、全关节置换术、肺部手术、结肠切除术、根治性颈廓清术）。尽管最近的 2012 年 ASA 麻醉前评估指导意见并没有反对术前常规检查[5]，但也没有对特殊的临床问题提出具体建议。指导意见指出，术前检查应该"基于病例信息、问诊、体格检查以及拟行手术来制订"。另外，该意见指出了麻醉科医师安排特殊的实验室检查时应该考虑的患者和手术相关因素[5]。相反，在 2018 年 ESA 术前评估指南中对何时进行术前检查给出了一些具体的建议[6]。

下文将讨论特定的实验室检查。总而言之，距手术 2 个月内，如果健康患者（例如 ASA1 级或 2 级）无重大健康变化（例如近期放疗），无需重复进行相似的检查[425]。

全血细胞计数、血红蛋白和血细胞比容

根据拟行的手术、预计出血量和患者个体情况决定是否需要术前检查全血细胞计数（CBC）。典型临床指征包括既往进行性出血史、血液系统疾病、慢性肾脏病、慢性肝病、近期化疗或放疗、糖皮质激素或抗凝剂治疗、营养不良。NICE 指南推荐进行中等大小手术的 ASA-PS 分级为 3 级或 4 级的患者或进行大手术的全部患者进行常规全血细胞计数检查[274]。

肾功能测定

肾功能测定包括检查肾小管功能异常的程度和肾小球滤过率。检查指征包括糖尿病、高血压、心脏病、脱水（恶心和呕吐）、厌食、暴食、容量过负荷（例如心率、腹水）、肾病、肝病、近期化疗病史（例如顺铂和卡铂）和肾移植术。NICE 指南推荐进行中等手术的 ASA-PS 3 级或 4 级患者和进行大手术的 ASA-PS 2 级、3 级或 4 级的患者行常规肾功能检查[274]。如果认为患者存在围术期急性肾损伤风险，进行小手术的 ASA-PS 3 级或 4 级患者和进行中等手术的 ASA-PS 2 级患者也应考虑进行肾功能检查[274]。

肝功能测定

根据肝病史和体格检查进行肝功能测定。指征包括肝炎（病毒性、酒精性或药物性）、黄疸、肝硬化、

表 31.18 基于病史的术前检查列表

术前诊断	ECG	胸部 X 线检查	CBC	电解质	肌酐	血糖	凝血	LFTs	药物浓度	钙
心脏疾病										
缺血性心脏病	×			±						
心力衰竭	×	±								
高血压	×	±		×*	×					
慢性心房颤动	×								×†	
PAD	×									
心脏瓣膜疾病	×	±								
肺部疾病										
COPD	×	±							×‡	
哮喘 §										
糖尿病	×			±	×	×				
肝病										
传染性肝炎							×	×		
酒精 / 药物性肝炎							×	×		
肿瘤沁润							×	×		
肾脏疾病			×	×	×					
血液系统疾病			×							
凝血功能障碍			×							
中枢神经系统疾病										
卒中	×		×	×		×			×	
惊厥	×		×	×		×			×	
肿瘤	×		×							
血管疾病 / 动脉瘤	×		×							
恶性肿瘤			×							
甲状腺功能亢进	×		×	×						×
甲状腺功能减退	×		×	×						
库欣病			×	×		×				
艾迪生病			×	×		×				
甲状旁腺功能亢进	×		×	×						×
甲状旁腺功能减退	×			×						×
病态肥胖	×	±				×				
吸收障碍 / 营养不良	×		×	×	×	×				
特殊药物治疗										
地高辛	×			±					×	
抗凝剂			×				×			
苯妥英									×	
苯巴比妥									×	
利尿剂				×	×					
糖皮质激素				×		×				
化疗			×		±					
阿司匹林 /NSAID										
茶碱									×	

* 如果患者正在服用利尿剂;
† 如果患者正在服用地高辛;
‡ 如果患者正在服用茶碱;
§ 如果有临床指征, 惟一需要考虑的检查是肺功能检查。
×, 进行检查; ±, 考虑检查。
CBC, 全血细胞计数; ECG, 心电图; LFTs, 肝功能测定; NSAID, 非甾类抗炎药; PAD, 外周动脉疾病门静脉高压、胆囊或胆管系统疾病、肝毒性药物接触史、肝肿瘤和出血性疾病。

凝血功能检查

凝血功能检查不作为常规术前检查项目，除非有特殊的指征怀疑凝血功能障碍，否则区域麻醉也不需要检查凝血功能。基本指征包括出血性疾病史、肝病以及应用抗凝药物。2016 NICE 指南指出，凝血功能检查仅当患者存在如下情形时进行：① ASA-PS 3 级或 4 级；②进行中、大型或复杂手术；以及③服用抗凝药物或存在慢性肝病[274]。

尿液分析

尿液分析不作为麻醉术前评估的常规检查项目[274]。检查指征包括怀疑泌尿系统感染或难以解释的发热和寒战。

妊娠试验

妊娠试验的测定常根据各医院自定的流程。也可基于相关临床指征，例如性生活、节育方式以及末次月经。另一需考虑的重要因素是手术对胎儿的潜在伤害，包括直接损伤（例如子宫手术）、血流减少（如大型心脏或血管手术）以及致畸因素的暴露（例如 X 射线）。ASA 2012 年麻醉前评估指导意见（Practice Advisory for Preanesthesia Evaluation）建议，如果结果会影响对患者的管理，应对育龄期女性患者进行妊娠检测。应取得检测的知情同意，或对风险、获益和替代方案进行充分的探讨。NICE 指南推荐询问所有育龄期女性是否存在妊娠可能，并对可能妊娠的女性告知麻醉及手术对胎儿的风险。无论是否进行妊娠试验都应对全部讨论内容进行记录，并在患者知情同意的情况下对妊娠状况存疑的患者进行妊娠试验[274]。

镰状细胞检查

发生镰状细胞贫血的高危人群包括非洲人、加勒比人、地中海东部人和中东地区人。即使是在高风险人群中，常规镰状细胞检查的阳性率也非常低[426]，尤其是在实施出生筛查计划的地区[427]。因此，NICE 2016 年指南不推荐常规术前检查镰状细胞疾病或镰状细胞特征[274]。合理的做法是对有高危遗传背景和临床指征但先前未测试过的患者进行测试。这些指征包括患者因素（例如镰状细胞贫血的家族史、镰状细胞症状）、手术因素（人工低温、体外循环、心肺转流术、胸腔内手术、腹腔内手术、使用止血带的骨科手术）。

ECG

ECG 用于判断既往心肌梗死、传导阻滞、心律失常、心肌缺血、心室肥大和电解质紊乱。但是，术前 ECG 不能识别术后心脏并发症的高危患者[100]。术前检查指征包括既往缺血性心脏病史、高血压、糖尿病、心力衰竭、胸痛、心悸、心瓣膜杂音、外周水肿、晕厥、眩晕、劳力后呼吸困难、端坐呼吸、阵发性夜间呼吸困难和脑血管疾病。ESC/ESA 2014 年指南建议有缺血性心脏病危险因素或可疑症状的患者进行术前 ECG 检查，尤其是当进行中等或高风险手术时[9]。指南不推荐常规进行术前 ECG 检查（见框 31.2），尤其是无心血管疾病及危险因素的无症状患者[7]。NICE 指南推荐行中等级别手术的 ASA-PS 3 级或 4 级的患者，和行大手术的 ASA-PS 2 级、3 级或 4 级的患者进行常规术前 ECG 检查[274]。如果患有心血管疾病、慢性肾脏病或糖尿病，行中等手术的 ASA-PS 2 级的患者也应进行检查[274]。

胸部 X 线检查

术前常规进行胸部 X 线检查不能为围术期风险提供诊断性信息[428]。因此，胸部 X 线检查不应常规进行，而应在术前评估发现异常情况时选择性进行[274]。检查指征包括听诊发现干湿啰音、进展性 COPD、大疱性肺病、可疑肺水肿、可疑肺炎、可疑纵隔肿物、体格检查发现的异常（干湿啰音、气管移位）。

术前风险评估

麻醉前评估最重要的一个目的就是评价患者麻醉和手术的风险。风险评估能够提高患者对手术和麻醉固有风险的理解度，以及更好地为医疗团队提供信息以做出临床决策。例如，风险评估能够帮助识别哪些患者需要加强术后监护等级，或者考虑非手术性治疗，或者为减少围术期风险而开始干预。对于手术高危患者，麻醉科医师的评估具有重要意义。具体来讲，如果麻醉前初始评估确认患者手术具有极高风险，那么根据麻醉科医师的建议而展开的进一步围术期管理方案能够降低术后并发症的发生率[429]。另外，准确的风险评估有助于更客观地比较围术期预后的差异；具体来讲，为了调整不同医务人员和医院之间的患者组合差异，统计学方法都会要求对患者进行风险评估。

麻醉科医师评估整体围术期风险最常用的方法是 ASA 身体状态（ASA physical status，ASA-PS）分级系统（表 31.19）。该系统于 1941 年发布，最初的目的是协助收集和比较麻醉统计学数据[430]。ASA-PS 分级的目的在于描述患者术前的医疗状态，但并没有考虑到拟行手术的固有风险。尽管如此，但由于其简单易用，ASA 还是经常被用于评估患者麻醉和手术风险。实际上，大量研究显示，ASA 分级与术后死亡率和严重并发症发生率之间具有相关性[97, 218, 431-433]。其主要局限性在于主观性太强。既往研究显示，不同医师对于同一患者进行评估的 ASA-PS 的分级一致性并不高[432, 434-436]。

除了应用 ASA-PS 系统评估患者的术前状态以外，手术是另一个决定围术期风险的重要因素[437-439]。整体围术期风险必然需要综合特定手术的风险和患者的基础健康状态。例如，一项包含了大样本的针对 65 岁及以上联邦医疗保险受益人进行的研究[440-422]显示，门诊手术安全性高，其术后死亡率和主要并发症发生率低，其术后 7 天的死亡率仅为 41/100 000[440]。因此，尽管老年患者由于其合并症较多，其术后死亡率和并发症发生率相对升高，但其门诊手术的绝对风险还是很低的。有人提出了评估手术风险的方案，例如约翰霍普金斯医院的分级方案（表 31.20），RCRI 高风险手术类别（见表 31.5），以及 ESA/ESC 心血管评估指南中采取的分层法[9, 439]。重要的是，大类别（例如腹腔内手术）中的各个手术的围术期风险并不相同[107]。因此，临床预测工具必须能有效反映不同操作的手术风险，也需能简便直接地供临床使用，两者之间需要取得一种平衡。

有几项常用且方法学上合理的临床量表可用以较为准确地预测心脏手术后的死亡率和主要并发症的发病率，如 EuroSCORE[443]、胸外科医师协会（Society of Thoracic Surgeons，STS）风险评分[444]、克利夫兰急性肾损伤风险评分[269]。对于非心脏手术，也有许多预测工具。例如 ACS NSQIP 风险计算器已经在互联网上公布，能够根据患者的并存疾病和拟行手术进行风险评估（http://riskcalculator.fasc.org）[32]。已有经验证的高质量指标用于预测非心脏手术主要并发症，例如心血管事件（例如 RCRI）[97, 106]和呼吸系统并发症（例如 ARISCAT）[257, 261]。其他还包括手术风险等级[446]，预测术后死亡率的术前评分（POSPOM）[99]，以及大型多国合作的前瞻性的、针对手术患者围术期特征和预后的流行病学研究[77-78]可能有助于制订其他高质量预测指标量表。

术前风险评估中特殊检查的作用

根据初步的术前评估结果，麻醉科医师可能提出后续的特殊检查，从而帮助解决诊断性问题（例如，这位患者是否患有主动脉瓣狭窄），或更加准确地评估患者的围术期风险。这类特殊检查包括无创性心肌负荷试验（见"缺血性心脏病"部分）、冠状动脉造影（见"缺血性心脏病"部分）、超声心动图、CPET 和肺功能（见"肺部疾病"部分）。

静息超声心动图能够提供以下信息：瓣膜病变、肺动脉高压、室壁运动异常和心室功能。特别是查体发现心脏杂音或其他异常时，超声心动图能够帮助诊断对预后有重要影响的瓣膜或其他心脏病变，如主动脉瓣狭窄或肺动脉高压[447-448]。超声心动图能够检查到固定的室壁运动障碍，从而诊断陈旧性心肌梗死。但是，若非同时存在可逆性室壁运动异常（通过无创的心脏负荷试验发现），固定的室壁运动异常与围术期心脏风险无关[122]。同样，心室收缩功能下降与术后心脏风险相关[161-162]，然而，结合常规的术前评估，这项异常并不能额外提供预后信息[161]。因此，超声心动图的

表 31.20 约翰霍普金斯手术风险分级系统

分级	描述
1	若不考虑麻醉因素，患者风险低危；手术创伤很小，出血很少或不出血；手术在门诊诊室内就能做，使用手术间的主要目的是麻醉和监护。
2	中小程度创伤的手术，预计出血量不超过 500 ml；若不考虑麻醉因素，患者风险低危。
3	中重度创伤的手术，预计出血量为 500～1500 ml；若不考虑麻醉因素，患者风险中危。
4	创伤程度高的手术，预计出血量超过 1500 ml；若不考虑麻醉因素，患者风险高危。
5	创伤程度高的手术，预计出血量超过 1500 ml；若不考虑麻醉因素，患者风险极高危；通常需要术后返回重症监护治疗病房和采用有创监护手段。

From Paternak LR，Johns A. Ambulatory gynaecological surgery：risk and assessment. Best Pract Res Clin Obstet Gynaecol. 2005；19；663-679

表 31.19 美国麻醉科医师协会身体状态（ASA-PS）分级

分级*	定义
ASA-PS 1 级	正常健康的患者
ASA-PS 2 级	患有轻度系统性疾病的患者
ASA-PS 3 级	患有严重系统性疾病的患者
ASA-PS 4 级	患有持续危及生命的严重系统性疾病的患者
ASA-PS 5 级	濒死患者，预计不做手术无法存活
ASA-PS 6 级	宣布脑死亡的患者，计划进行器官移植的供体手术

* 相应的分级加上"E"是指拟行危急手术

总体作用是解决常规临床术前评估中确定的重点诊断问题（例如，可疑的收缩期杂音），而不是提供有关围术期风险的重要预后信息。因此，目前的指南推荐进行术前超声心动图来帮助诊断不明原因的呼吸困难以及有心力衰竭史的患者近期发生的病情变化（见框 31.3）[7]。此外，存在心室功能不全的临床稳定的患者，若过去一年中未行检查，应重复超声心动图检查[7]。相反的，该指南反对常规进行心室功能检查[7-8]。

CPET 是一项无创的评价总体运动能力的测试。测试方法是，患者进行骑自行车或在跑步机上跑步 8 ~ 12 min，同时连续测量呼吸气体交换量（例如耗氧量和二氧化碳产出量）[449]。CPET 时的运动耐量降低（根据氧耗峰值降低和无氧代谢阈值降低判定）可能与术后死亡及并发症相关[29, 36, 450]。因此，该测试可以帮助提高术前风险分层的准确性。在某些地理环境[451]，CPET 是一种常用的术前检查。在这些情况下，它可用于协助进行大手术的术前风险评估，并为计划中的大手术操作的适当性提供决策依据。

有关 PFTs 在用于指导某些合并症的术前评估中的作用问题，在本章的前文已有过阐述。PFTs 对于肺切除手术的围术期风险评估具有重要作用（见"拟行肺切除术的患者"部分和第 53 章）[219]。PFsT 也具有诊断价值，例如 PFTs 能够帮助鉴别肺源性和心源性呼吸困难。除了以上这些情况外，PFTs 对于评估围术期预后的价值不高。事实上，美国医师学会指南反对为非心脏手术患者术前常规进行肺量计检查[10]。研究并没有发现术前肺功能差与术后肺部并发症之间的明确关系，既往研究的方法学也存在严重问题[218]。另外，似乎不存在无法耐受手术的肺功能下限。例如先前的一个队列研究显示，术前 PFTs 显示有严重阻塞性异常（如 FEV_1 小于预计值的 50%，FEV_1/FVC < 70%）的患者，其围术期死亡率（5.6%）和呼吸衰竭的发病率（5.6%）都不是特别高[452]。

术前药物管理

术前药物管理必须考虑到患者的合并症和拟行手术的类型。有些药物在围术期对患者有益，但有些则可能有害。有时骤然停用有些药物可能产生不良反应。围术期特定的用药调整已在本章前文探讨过。这些建议在框 31.15 中列出。虽然在其他章节也有所阐述，但是某些药物需要再次加以强调。

NSAIDs 具有可逆的抗血小板作用，因此一旦药物清除后，血小板功能即可恢复。持续服用 NSAIDs 似乎不会增加神经轴索麻醉脊髓血肿的风险[196]。对于具有围术期急性肾衰竭风险的患者，应该术前停用 NSAIDs。一般术前停用 24 ~ 72 h。更早停用不会带来益处，反而可能导致某些患者关节炎和慢性疼痛的症状加重。COX-2 抑制剂（塞来昔布）几乎对血小板没有抑制作用，围术期可以继续服用。然而，与安慰剂或萘普生相比，在非手术情况下长期服用 COX-2 抑制剂增加心血管风险[453]。但是，COX-2 抑制剂的心血管风险与布洛芬或双氯芬酸是相似的[453]。整体来讲，没有证据表明围术期服用短效 COX-2 抑制剂增加心血管风险。例外的是，心脏手术围术期应用伐地昔布（现已退市）增加心脏事件发生率[454]。

绝经后雌激素替代治疗可能增加血栓栓塞事件的风险[455]，因此术前应该停用。术前需停用雌激素 4 周才能使凝血功能恢复至正常。现在的多数口服避孕药含有较低剂量的雌激素，但对血栓栓塞风险影响不大[456]。由于术前停用口服避孕药导致意外怀孕，其风险大于益处，因此口服避孕药可以在术前继续服用。被认定围术期有静脉血栓栓塞高风险的患者（见"静脉血栓性疾病"部分），可以考虑术前停用口服避孕药 4 周（并暂时换用其他避孕方式）。此决定需要患者的参与并平衡静脉血栓栓塞和意外怀孕的风险。

多数治疗精神和心理疾病的药物在围术期应持续使用。因此，抗抑郁药、抗精神病药和苯二氮䓬类药物应该持续使用，以避免症状加重。以往单胺氧化酶抑制剂（monoamine oxidase inhibitor，MAOI）抗抑郁药术前要停药；然而，这类药物需要在术前至少停用 3 周其负面影响才能消失。MAOI 不可逆地抑制 MAO，所以需要较长的停药期。一些新药，例如吗氯贝胺，可逆性地抑制酶的活性，其作用持续不超过 24 h。术前停用这些药物具有风险，有文献报道了停用 MAOI 后发生的自杀和严重抑郁事件。因此，最有效的方案是继续服用这些药物，调整麻醉方案，避免使用哌替啶和间接升压药（例如麻黄碱）。如果采取这种方式，手术当天，患者服用 MAOI 的具体情况必须向医护团队充分告知。服用三环类抗抑郁药可能与 QT 间期延长相关，因此术前应检查 ECG。由于三环类抗抑郁药阻断了去甲肾上腺素和 5 羟色胺的再摄取，高剂量的药物可能导致机体对血管收缩药反应过强，进而发生血流动力学剧烈波动。服用锂剂的患者应该检查电解质和肌酐。停用锂剂可能导致自杀。围术期继续使用 5- 羟色胺再摄取抑制剂（serotonin reuptake inhibitors，SSRI）会增加手术出血，而突然停用 SSRI 也可能导致头晕、寒战、肌肉疼痛和焦虑。总之，大部分患者围术期继续使用 SSRI 是合理的，除外出血将导致严重术后后遗症的手术（例如颅内手术）。

框 31.15　术前药物管理

指导患者以一小口水服用这些药物，即使是在禁食的情况下。

1. **降压药**
   除 ACEI 和 ARB 类外，手术当日继续使用。
2. **心血管药物（例如 β 受体阻滞剂、地高辛）**
   手术当日继续使用。
3. **抗抑郁药、抗焦虑药和其他精神药物**
   手术当日继续使用。
4. **甲状腺药物**
   手术当日继续使用。
5. **口服避孕药**
   手术当日继续使用。
6. **滴眼液**
   手术当日继续使用。
7. **胃灼热或反流的药物**
   手术当日继续使用。
8. **阿片类药物**
   手术当日继续使用。
9. **抗惊厥药**
   手术当日继续使用。
10. **哮喘药物**
    手术当日继续使用。
11. **皮质类固醇（口服或吸入）**
    手术当日继续使用。
12. **他汀类药物**
    手术当日继续使用。
13. **阿司匹林**
    经皮冠状动脉介入治疗术后、高风险 IHD 和严重 CVD 患者继续使用。否则术前停用 3 天。
14. **P2Y₁₂ 抑制剂（如氯吡格雷、替格瑞洛、普拉格雷、噻氯匹定）**
    接受表面麻醉或全麻下白内障手术的患者无需停用噻吩吡啶类药物。如需逆转其抗血小板作用，则术前氯吡格雷停用

5～7 天，替格瑞洛停用 5～7 天，普拉格雷停用 7～10 天，噻氯匹定停用 10 天。对于置入药物洗脱支架而采用双抗治疗未满 6 个月的患者，除非由患者、外科医师和心内科医师共同讨论停药风险，否则不应停药。置入裸金属支架而双抗治疗未满 1 个月的患者同上。

15. **胰岛素**
    对于所有患者，手术当日停用所有短效（如常规胰岛素）胰岛素（除非持续泵入）。2 型糖尿病患者在手术当日应停用或最多应用平日一半剂量的长效或复合胰岛素（例如 70/30 剂型）。1 型糖尿病患者在手术当日应使用小剂量（通常为平日早晨剂量的 1/3）的长效胰岛素。使用胰岛素泵的患者仅应继续使用其基础输注剂量。
16. **表面用药（如乳霜或乳膏）**
    手术当日停用。
17. **非胰岛素降糖药**
    手术当日停用。（例外：SGLT2 抑制剂应在择期手术前 24 h 停用）
18. **利尿剂**
    手术当日停用（例外：治疗高血压的噻嗪类利尿药应当在手术当日继续使用）
19. **西地那非（万艾可）或类似药物**
    术前 24 h 停用。
20. **COX-2 抑制剂**
    手术当日继续使用，除非外科医师担心骨愈合问题。
21. **非甾体抗炎药**
    术前 48 h 停用。
22. **华法林（香豆素）**
    术前 5 日停用，除非患者行无球后阻滞的白内障手术。
23. **单胺氧化酶抑制剂**
    继续使用此类药物并相应调整麻醉方案。

ACEI，血管紧张素转换酶抑制剂；ARB，血管紧张素受体拮抗剂；COX-2，环氧合酶 -2；CVD，脑血管病；IHD，缺血性心脏病；P2Y₁₂，二磷酸腺苷受体；SGLT2，钠 - 葡萄糖协同转运蛋白 2

补品和另类疗法可能干扰麻醉药效、影响处方药作用以及增加出血风险。另外，许多患者并不认为补品是药品，因而除非被特殊问到，很容易在提供病史中忽略。围术期补品和另类医疗的问题详见第 33 章。

制订麻醉计划

术前禁食状态

术前禁食的目的是预防误吸引起的肺部并发症。ASA 指南适用于拟行择期手术的非妊娠患者[459]。指南推荐的禁饮清流时间为 2 h。一般来讲，饮用液体的种类比量更重要。对于新生儿和婴儿，推荐的是禁饮母乳 4 h，配方乳、动物乳和固体食物 6 h。其他患者在进食轻食后需要空腹 6 h；如果食物中含有油炸或高脂食物，应空腹 8 h 或以上。除了执行以上的禁食水时间以外，指南还推荐术前评估困难气道的风险和增加误吸的风险（例如胃肠动力障碍、糖尿病）。

制订术后镇痛方案

术前评估一定会包括基础疼痛评估。由于患者个体差异较大，很难进行标准化的疼痛测量。因此，将标准化的疼痛测量纳入围术期评估过程中是有益的。目前临床使用的评分量表可以是单维的量表，如视角模拟评分和数值评分量表；或多维的量表，如 McGill 疼痛评分问卷[460]以及改良简易疼痛量表（简易格式）（9-item Modified Brief Pain Inventory—Short Form）[461]。尽管多维评分量表更长，但它们能采集到大范围的重要细节。例如，9 项的改良简易疼痛量表（简易格式）能获取患者疼痛的强度、部位、镇痛治疗是否充分以及活动中的疼痛干预等多方面的细节资料。围术期坚持使用同一种评估方法，能够在术后再评估时对疼痛变化进行比较。

鉴于多种原因，术前评估是讨论术后镇痛方案的绝佳时机。第一，术前评估时，患者最关心的问题之一就是术后疼痛问题[462-463]。第二，术前积极的镇痛宣教能够增强术后镇痛的效果[464]。第三，术前麻

醉评估能够帮助患者更好地理解和接受区域麻醉技术[19]，进而改善术后镇痛质量[465]。第四，术前评估促进慢性疼痛患者围术期治疗方案的制订，这类患者的术后镇痛问题通常具有挑战性。常见的问题包括这类患者对常规镇痛剂量的阿片类药物具有耐受性，以及如果术后阿片类剂量不足则可能发生戒断症状。因此，术前评估应该仔细记录患者平日阿片类药物的剂量（以便术后使用足够剂量），早期请急性疼痛治疗或慢性疼痛治疗专家介入[466]，鼓励围术期应用区域镇痛技术，以及添加镇痛辅助药物（NSAIDs、加巴喷丁、普瑞巴林、可乐定）。对于术前患有慢性疼痛的患者，应该鼓励其建立术后充分镇痛的目标。应该让他们理解，尽管医护人员会尽全力确保术后的舒适，但是不应期待术后疼痛完全消除。

　　一般来讲，患者术前不应该停用镇痛药。如果按照外科的要求停用 NSAIDs 或 COX-2 抑制剂，则应该为患者选用其他止痛药的替代治疗。术日晨患者应该继续服用日常剂量的止痛药，包括继续使用透皮贴剂。

法规问题

　　医护人员必须注意到多种的政府法规要求，不同城市和国家的地方方法规不同。促进制定这些法规的机构包括医疗质量管理机构，例如医疗保健机构认证联合委员会（The Joint Commission，TJC）或医疗付费机构［例如美国的医疗保险和医疗补助服务中心（the Centers for Medicare and Medicaid Services，CMS）］。例如，CMS 规定：全面的麻醉评估可以在 30 天内完成，在需要麻醉前的 48 h 内要完成重点内容的再次评估。必须由具有麻醉资质的从业人员根据以上要求进行评估。术前评估应至少包括以下内容：

- 记录麻醉风险（例如 ASA-PS 分级）
- 回顾病史、麻醉史、用药史和变态反应史
- 约见并检查患者
- 可能的麻醉风险问题（例如困难气道、建立血管通路受限）
- 如果认为需要，进行进一步的评估检查（例如负荷试验、专科医师咨询）
- 制订麻醉计划，包括麻醉诱导用药、麻醉维持以及术后管理
- 与患者或其代理人讨论麻醉的风险和获益

术前评估门诊

　　许多麻醉组织和大型医疗中心建立了术前评估方案

和门诊，目的是提高医疗质量和手术室效率[14, 22, 467]。尽管在人员配置、组织结构、财政支持和日常运作方面存在较大差异，但所有门诊的目标是一致的，即避免延误手术、临时取消手术以及可以在手术日前解决有关患者不良预后方面的问题。

　　设立术前评估门诊的决策主要取决于几个关键因素，包括预计的每天手术患者数量、这些患者中的主要医疗问题、设施可用性、患者的人口统计学特点（例如患者与医院间的距离）以及麻醉科、围术期管理团队和医院管理机构的支持。决定建立术前评估门诊，麻醉科医师必须担任主要角色。一旦评估门诊由其他专科医师为主导，例如内科医师，则麻醉科医师在围术期管理的专业知识和技能则变成次要的。这种角色转换会导致科室间在患者术前评估、风险分层，以及是否能够进行麻醉和手术的问题上产生意见分歧。这些分歧就可能导致即使患者完成了门诊术前评估诊所的评估，但手术仍会被延迟或取消。

　　这种分歧常常与外科医师对非麻醉专家的判断意见的解读不当有关，他们常常将专科医师认为的"手术一切就绪了"的意见当成患者已适合进行麻醉的证据。不幸的是，这个"可以手术"的判断是建立在有限的知识和经验基础上的，只有麻醉科医师掌握的围术期专业知识和技术是非常关键的。事实上，研究显示，由内科医师进行的术前病史采集、体格检查以及实验室检查往往无法解决麻醉相关的特殊问题[468]。在关于患者能否进行麻醉和手术的问题上，需要由麻醉科医师做出判断，所以在术前门诊中，负责的麻醉科医师是所有评估的"最终用户"。因此，如果术前评估不是由麻醉专业人员进行的，其评估结果可能被麻醉科医师认为是不充分的，这可能导致手术临时取消，造成患者和外科医师较强的沮丧感。相反地，如果术前评估是由麻醉科医师完成的，结果往往是术前和术中团队沟通更加顺畅。这点得到了许多研究的证实，其结果是：由麻醉专科主导术前评估项目，临时取消手术的事件发生减少[14, 20, 22, 469]、住院时间缩短[22, 469-470]、住院开销降低[469]、术后死亡率降低[471]。

　　术前评估效果良好的前提是对当地医院情况的充分了解。如果一家医院资源有限，并且大部分的患者都相对健康、都在手术当日入院的话，麻醉团队可能就无法在手术前一天在门诊对所有患者都进行术前评估。这种情况下，就应该制定出一套方法，以便能根据患者目前的状态正确地对其进行筛查和分类。一套准确的分类措施能够识别出高危患者，提高术前评估门诊的价值，而不影响医疗质量和患者预后[24]。分类措施的一个例子就是让患者在外科门诊完成麻醉调

查问卷。问卷可以是联网填写的，也可以是打印出来的版本，然后在术前传真给麻醉团队。麻醉团队可以根据当地的具体情况制作筛查问卷，或采用根据此目的制作的已有的工具[472-473]。如果患者的病史中有需要进一步了解的地方，麻醉科医师可以给患者打电话。这种术前询问病史的方式避免了手术当天出现未预计或未解决的问题。这种方式也能够帮助判断哪些患者需要正式的术前会诊而不是手术当天才进行评估。

另一种情况，如果一家医院的多数外科患者具有复杂的病情，那么建立正规的术前评估门诊则能够使患者和麻醉团队获益，门诊应具有多个诊查室、专业的工作人员以及全日制运行的机制。成功地建立术前评估门诊需要医院多个部门的决心、合作和支持[14]。至少，麻醉科、手术室、护理和行政部门应该达成共识，赞同建立术前评估门诊的价值，并且全力支持其运行。

协作、承诺与团队精神

术前评估门诊是一项多部门团队协作的工作，包括麻醉科、外科、护理和医院管理部门，从而达到共同的目标。这种合作传达了重要的概念，即这种新的门诊项目的开展是一个整合性工作，需要人员的共同义务、努力和财政支持。尽管术前评估门诊最好由麻醉科医师主导[14, 20, 22, 469]，但是内科医师（例如心脏科医师、老年病科医师）及院派医师的参与合作仍是术前评估项目成功的重要环节。这些非麻醉专业的专家在对于特殊或复杂病情的患者的术前管理中起到了重要作用。另外，对于高危患者的术后管理，这些非麻醉专家也能够协调实施共同术后管理模式的医疗（见"会诊医师在术前评估中的作用"部分）。

一开始，外科医师可能不是很情愿把患者送到新成立的由麻醉科医师主导的术前评估门诊中。这源于对其重要性以及对其改善患者预后方面的认识不足。通过详细告知外科医师以麻醉科医师为主导的术前评估门诊的益处可以说服他们参与进来。首先，应该着重阐述已经通过验证的、由麻醉主导的术前评估门诊的优势[14, 20, 22, 469-471]。第二，麻醉科医师应该强调，对于病情复杂的患者，术前完整评估的重要性。具体来讲，当术前发现某些患者具有特殊的病情，术前评估能够获得所有相关的病例和资料，协调进一步的检查，提前安排术后的特殊监护方案，以及提前与手术和麻醉科医师进行沟通。这种方式保证了当患者进入手术室时，麻醉科医师认为进行手术是合适的，并且围术期医疗团队能够得到所有需要的信息，以对患者在住院期间进行最优化的围术期管理。这种术前评估

与整个围术期护理的整合是外科围术期家庭医疗模式不可或缺的组成部分[1]。

第三，应该让外科医师放心的是，如果患者由术前评估项目进行管理，不会发生手术当天取消或推迟的事件，除非在术前评估和手术日之间患者出现新发疾病或不良医疗事件。取消或延误手术可使患者和外科医师产生不满情绪，这种非正式的承诺能够大大推进术前评估门诊的建立。这主要取决于麻醉科在处理临床情况中的共识。例如，患者空腹血糖水平和术前可接受的高血压水平需要得到全科的共识。缺乏共识的结果是对于某种高危患者，一半的麻醉科医师同意开展手术，而另一半同意取消手术。这种传递给外科医师的不一致的信息会导致其对术前评估的不信任，以及不愿意将患者送至门诊评估，最终术前评估门诊也不会获得成功。

会诊医师在术前评估中的作用

不同医疗机构为外科患者申请术前会诊的情况不同，可能主要取决于实施麻醉前评估的医师在围术期医学领域的专业性。由于一些麻醉科住院医师培训项目未能充分重视培养麻醉科医师术的前评估能力，很多医院的麻醉科更希望由专科医师和院派医师来承担术前评估的主要职责。相反，当进行术前评估的麻醉科医师能逐渐适应诸如开具和解读 ECG、特殊检查或动态 ECG 等工作时，申请术前会诊的频率则大大降低[17]。

会诊医师在手术患者的术前管理方面有着清晰的定位。申请会诊的潜在原因包括处理择期手术前的不稳定内科情况（如不稳定型心绞痛）、对控制较差的内科疾病（如治疗哮喘急性发作）进行术前优化、协助完成相关的术前诊断性检查（如负荷试验提示高危后进行冠状动脉造影）。

术前专科医师或院派医师会诊同时有助于患者在术后接受相同医师的共同管理[475]。尽管外科手术患者术后护理的协同管理模型在临床结局和医疗费用方面的益处仍然不确定[477-482]，但这种做法越来越普遍[476]。与会诊医师的多学科合作对于复杂或罕见医学疾病的围术期管理特别有用。实际上，一些临床实践指南建议在心脏病患者行高危非心脏手术[9]以及患有严重肺动脉高压或成人先天性心脏病的患者行非心脏手术时，需进行多学科团队管理[7]。

尽管有这些理论上的好处，但术前会诊对患者预后的作用也存在争议。一项门诊患者术前评估的随机实验表明，临时手术取消较少，但住院时间无差异，并且会诊次数也增加了[483]。在其他非随机研究

中，会诊与专科检查、费用、住院时间和死亡率的增加相关[484-485]。相反地，由麻醉科医师变为由院派医师主导的术前评估门诊可减少高危患者住院时间[486]，而行大型择期非心脏手术的老年患者（≥65 岁）中，术前老年科会诊可改善术后 90 天的结局（即生存率、住院时间、出院时需要支持治疗率、再次入院率）。造成这种不确定影响的潜在原因可能是由于许多会诊未提出建议或采取新的干预措施[488-489]，以及会诊专科医师、麻醉科医师和外科医师对会诊的目的理解不同[468]。此外，合并疾病增加的负担对于患者是否需被转诊至专科会诊是一个微不足道的影响因素[490-492]，这一发现表明，在转诊至医疗专家会诊时对患者的选择不佳。因此，在术前评估过程中，麻醉科医师应确保在手术前转诊给医学专家的过程中，应将患者情况与专家专长进行适当匹配。例如，高危缺血性心脏病患者应转诊给心脏病专家，而年老体弱的患者应转诊给老年科医师。

术前评估门诊的结构和活动

术前麻醉评估门诊的日常运行基于患者量、患者病情、设备和工作人员情况。运行可以参考目前已经实施的几种方案。

患者数量大的医疗中心，需要在评估前一天对患者进行正式的安排，以便获得和核对病史记录和适当的院外信息。外科诊室需要在预约手术的同时预约术前评估。为了让患者能够及时进行和完成各项事宜，术前评估门诊的预约应该使用高效的门诊预约系统。理想的情况是，在术前评估门诊和手术日之间留出充足的时间，以便进一步进行术前检查、会诊和调整。预约系统也需要有一定的灵活性，特别是针对那些需要行紧急手术的患者。一种方法是在门诊日程表中特别留出一些时间空缺，以便灵活安排急诊的患者，以及居住偏远的患者（术前评估门诊就诊率低）[493]。有些医疗中心的麻醉科医师还建立了远程医疗技术（定义为使用远程通讯工具，跨地域进行医疗服务和分享医学知识）[494]，这能够为居住在偏远地区的患者进行术前评估[495]。

在评估门诊，麻醉科医师对患者进行病史询问和体格检查，获取详细的病历和院外信息，确定是否有需要进行下一步实验室检查、ECG、胸部 X 线检查和其他检查。在门诊也配备有采血室、ECG 室以及住院和医保登记等服务部门。ECG 在评估当时就能检查并进行分析，实验室结果可在每天门诊结束时进行评估，并根据需要对异常结果进行随访。这种方式

下，严重的健康问题能够立刻被处理；因此，如需推迟或取消手术，也可以在计划的手术日前很久就作出决定。这种集中化的、整合了多系统的服务对患者提供了很大的便利，避免患者术前评估时的多处就诊。该系统还会将所有信息汇总入一个病历，在手术日前一直保存在术前评估中心。除了针对手术处理的医疗问题外，术前评估中心在围术期患者宣教中也起到了重要作用。通常由进行评估的麻醉科医师或由训练有素的护士对患者及家属介绍围术期过程。通过让患者了解入院后的重要事项（例如镇痛方案及麻醉风险），宣教能够降低患者的焦虑度[18]，以及提高他们对于区域镇痛的接受度[19]。有资质进行麻醉前评估的人员包括麻醉科医师和经过特殊培训的护理从业人员。有人质疑，手术当天实施麻醉的医师对术前另一位医师进行的评估是否满意[496]。患者自己也希望进行术前评估和实施麻醉的是同一位医师[497]。然而，安排所有患者的评估医师和麻醉科医师是同一人是不现实的。另外，一项包括了约 21 000 名手术患者的来自荷兰的大型队列研究显示，95% 的麻醉科医师对于术前由其他麻醉科医师或护士进行评估表示满意[498]。

为了提高手术当天麻醉科医师对于术前门诊评估的满意度，应该采取一些措施。首先，麻醉科内部应该达成取消已预约手术的共识，即何种情况下应该取消已预约手术。第二，术前评估门诊的所有医疗记录应该是标准化的。标准化能够防止术前评估门诊漏掉关键信息，而使得手术当日的麻醉科医师无法判断患者是否适合手术，及制订麻醉方案。一些国家麻醉组织已经着手于建立全国统一的术前评估文书规范[23]。提高文书一致性的策略包括使用列表和使用电子化或纸质的记录模板。第三，所有在术前评估门诊的护士和其他非麻醉临床医师应该进行严格的、持续的训练。训练项目应该由这方面的麻醉专家引领。研究显示，训练有素的护士能够高质量地完成术前筛查和评估[499-501]。

对手术室效率和预后的影响

由麻醉专业主导的术前评估门诊对于提高手术室效率和改善临床预后起到了积极作用（见"麻醉前评估的目标和获益"部分）。这类门诊的优点包括减少手术当日取消事件的发生率[14, 20, 22, 469]、住院时间缩短[22, 469-470]及可能减少术后死亡率[471]。它还能更有针对性地进行检查和会诊，减少医疗费用[14, 16-17]。因此，即使建立和运行术前评估门诊本身会产生医疗费用（硬件成本和人工成本），但由于能够减少其他花费，因而整体医疗费用是降低的[469]。

患者对于术前评估门诊的满意度

　　除了提高围术期效率和改善临床预后之外，术前评估门诊还应该考虑患者的感受和满意度。提高患者满意度有一些因素，包括进行评估和麻醉的是否是同一位医师、在门诊的等待时间长短以及和医务人员的沟通是否顺畅[497, 502-503]。由于满足第一项因素是不实际的，那么重点就应放在了改善后两项上。通过改善预约系统[504]并加快轮转能够减少等待时间[499]，进而提高患者的满意度[499]。另外，诊所应该保证准确告知患者预计的等待时间，以便其能利用等待时间进行其他医疗相关的活动（例如理疗康复指导、观看术前宣教视频等）。

结论

　　麻醉学的临床实践已经改变。麻醉科医师的职责已延伸到了手术室外，这再度定义了我们对于高品质医疗体系的专业贡献。就术前评估的工作而言，麻醉科医师应该掌握专业知识以及技能以应对患者复杂的病情，不论在术前对门诊患者进行评估，还是在麻醉诱导前在床旁进行快速判断。麻醉科医师必须了解各种急慢性疾病对麻醉和手术风险的影响。另外，为了高效率地管理门诊患者，麻醉科医师还需了解众多临床指南、法规和方法。尽管麻醉科医师在术前评估中的作用发生了变化和延伸，术前评估的宗旨始终没有改变。术前评估是指导患者围术期管理的基础，能够促进减少围术期死亡以及改善患者预后。

致谢

　　编者、出版商和 Duminda Wijeysundera 博士感谢 Bobbie-Jean Sweitzer 博士在前版本章中所作的贡献，她的工作为本章奠定了基础。

参考文献

1. Kain ZN, et al. *Anesth Analg*. 2014;118(5):1126.
2. Saidman LJ. *Anesthesiology*. 1995;83:191.
3. Deutschman CS, Traber KB. *Anesthesiology*. 1996;85(1).
4. Etzioni DA, et al. *Am Surg*. 2003;69(11):961.
5. Apfelbaum JL, et al. *Anesthesiology*. 2012;116:522.
6. De Hert S, et al. *Eur J Anaesthesiol*. 2018;35(6):407.
7. Fleisher LA, et al. *Circulation*. 2009;120:e169.
8. Duceppe E, et al. *Can J Cardiol*. 2017;33(1):17.
9. Kristensen SD, et al. *Eur Heart J*. 2014;35(35):2383.
10. Qaseem A, et al. *Ann Intern Med*. 2006;144:575.
11. Gould MK, et al. *Chest*. 2012;141(suppl 2):e227S.
12. Falck-Ytter Y, et al. *Chest*. 2012;141(suppl 2):e278S.
13. Kluger MT, et al. *Anaesthesia*. 2000;55:1173.
14. Fischer SP. *Anesthesiology*. 1996;85:196.
15. Issa MRN, et al. *Rev Bras Anestesiol*. 2011;61:60.
16. Power LM, Thackray NM. *Anaesth Intensive Care*. 1999;27:481.
17. Tsen LC, et al. *Anesth Analg*. 2002;95:1563.
18. Klopfenstein CE, et al. *Can J Anaesth*. 2000;47:511.
19. Wijeysundera DN, et al. *Arch Intern Med*. 2009;169:595.
20. Ferschl MB, et al. *Anesthesiology*. 2005;103:855.
21. Pollard JB, et al. *Anesth Analg*. 1997;85:1307.
22. van Klei WA, et al. *Anesth Analg*. 2002;94:644.
23. Ahmadian L, et al. *Methods Inf Med*. 2009;48:155.
24. Grant C, et al. *Anaesth Intensive Care*. 2012;40(2):297.
25. Flamm M, et al. *J Am Med Inform Assoc*. 2013;20(e1):e91.
26. Simel DL, Rennie D. *The Rational Clinical Examination: Evidence-Based Clinical Diagnosis (Jama & Archives Journals)*. McGraw-Hill: Education / Medical: 2008.
27. Benjamin EJ, et al. *Circulation*. 2018;137(12):e67.
28. Hennis PJ, et al. *Postgrad Med J*. 2011;87(1030):550.
29. Moran J, et al. *Br J Anaesth*. 2016;116(2):177.
30. Carliner NH, et al. *Am J Cardiol*. 1985;56(1):51.
31. McPhail N, et al. *J Vasc Surg*. 1988;7(1):60–68.
32. Bilimoria KY, et al. *J Am Coll Surg*. 2013;217(5):833–842.e1.
33. Gupta PK, et al. *Circulation*. 2011;124(4):381–387.
34. Arozullah AM, et al. *Ann Intern Med*. 2001;135(10):847–857.
35. Arozullah AM, et al. *Ann Surg*. 2000;232(2):242–253.
36. Wijeysundera DN, et al. *Lancet*. 2018;39(10140):2631–2640.
37. Melon CC, et al. *JAMA Intern Med*. 2014;174(9):1507–1508.
38. Stokes JW, et al. *Perioper Med (Lond)*. 2016;5:18.
39. Reilly DF. *Arch Intern Med*. 1999;159:2185.
40. Jaeschke R, et al. *JAMA*. 1994;271(9):703–707.
41. Wiklund RA, et al. *Yale J Biol Med*. 2004;74:75.
42. Hlatky MA, et al. *Am J Cardiol*. 1989;64(10):651–654.
43. Struthers R, et al. *Br J Anaesth*. 2008;101(6):774–780.
44. Moran J, et al. *J Clin Anesth*. 2016;35446–35455.
45. Benge W, et al. *Circulation*. 1980;61(5):955–959.
46. Franciosa JA, et al. *Am J Cardiol*. 1981;47(1):33–39.
47. Pai MP, Paloucek FP. *Ann Pharmacother*. 2000;34(9):1066–1069.
48. Devine BJ. *Drug Intell Clin Pharm*. 1974;8650–8655.
49. Hartle A, et al. *Anaesthesia*. 2016;71(3):326–337.
50. Apfelbaum JL, et al. *Anesthesiology*. 2013;118(2):251–270.
51. Mallampati SR, et al. *Can Anaesth Soc J*. 1985;32:429.
52. Langeron O, et al. *Anesthesiology*. 2000;92(5):1229–1236.
53. Kheterpal S, et al. *Anesthesiology*. 2006;105(5):885–891.
54. Oresanya LB, et al. *JAMA*. 2014;311(20):2110–2120.
55. Chow WB, et al. *J Am Coll Surg*. 2012;215(4):453–466.
56. Podsiadlo D, Richardson S. *J Am Geriatr Soc*. 1991;39(2):142–148.
57. Robinson TN, et al. *Ann Surg*. 2013;258(4):582–588;discussion 588.
58. Fried LP. Chapter 24 - Frailty. In: Medina-Walpole A, Pacala JT, Potter JF, eds. *Geriatric Review Syllabus*. New York, NY, USA: American Geriatrics Society; 2016.
59. Fried LP, et al. *J Gerontol A Biol Sci Med Sci*. 2001;56(3):M146–M156.
60. Mitnitski AB, et al. *ScientificWorldJournal*. 2001;1323–1336.
61. Dasgupta M, et al. *Arch Gerontol Geriatr*. 2009;48(1):78–83.
62. McIsaac DI, et al. *JAMA Surg*. 2016;151(6):538–545.
63. McIsaac DI, et al. *Bone Joint J*. 2016;98-B(6):799–805.
64. McIsaac DI, et al. *Anesth Analg*. 2017;124(5):1653–1661.
65. Ghignone F, et al. *Eur J Surg Oncol*. 2016;42(2):297–302.
66. Robinson TN, et al. *Ann Surg*. 2009;250(3):449–455.
67. Robinson TN, et al. *J Am Coll Surg*. 2011;213(1):37–42;discussion 42.
68. Charlson ME, et al. *J Chronic Dis*. 1987;40(5):373–383.
69. Rolfson DB, et al. *Age Ageing*. 2006;35(5):526–529.
70. Steffens DC, et al. *Int Psychogeriatr*. 2009;21(5):879–888.
71. Blazer DG, Wu LT. *Am J Psychiatry*. 2009;166(10):1162–1169.
72. Nath B, et al. *J Gastrointest Surg*. 2010;14(11):1732–1741.
73. Harari D, et al. *Age Ageing*. 2007;36(2):190–196.
74. McDonald SR, et al. *JAMA Surg*. 2018.
75. Englesbe MJ, et al. *Surgery*. 2017;161(6):1659–1666.
76. Sessums LL, et al. *JAMA*. 2011;306(4):420–427.
77. Devereaux PJ, et al. *JAMA*. 2012;307(21):2295–2304.
78. Devereaux PJ, et al. *JAMA*. 2017;317(16):1642–1651.
79. Gualandro DM, et al. *Arq Bras Cardiol*. 2017;109(3 suppl 1):1–104.
80. Kyo S, et al. *Circ J*. 2017;81(2):245–267.
81. Whelton PK, et al. *Hypertension*. 2017.
82. Muntner P, et al. *Circulation*. 2018;137(2):109–118.
83. Lewington S, et al. *Lancet*. 2002;360(9349):1903–1913.
84. Howell SJ, et al. *Br J Anaesth*. 2004;92:570.

85. Rosenman DJ, et al. *J Hosp Med.* 2008;3:319.
86. Roshanov PS, et al. *Anesthesiology.* 2017;126(1):16–27.
87. Lee SM, et al. *Anesthesiology.* 2015;123(2):288–306.
88. Mudumbai SC, et al. *J Hosp Med.* 2014;9(5):289–296.
89. GBD Macodc. *Lancet.* 2015;385(9963):117–171.
90. Ridker PM, et al. *N Engl J Med.* 2017;377(12):1119–1131.
91. Eikelboom JW, et al. *N Engl J Med.* 2017;377(14):1319–1330.
92. Sabatine MS, et al. *N Engl J Med.* 2017;376(18):1713–1722.
93. Windecker S, et al. *BMJ.* 2014;348g:3859.
94. Yusuf S, et al. *Lancet.* 1994;344(8922):563–570.
95. Head SJ, et al. *Lancet.* 2018;391(10124):939–948.
96. Boden WE, et al. *N Engl J Med.* 2007;356(15):1503–1516.
97. Lee TH, et al. *Circulation.* 1999;100(10):1043–1049.
98. Botto F, et al. *Anesthesiology.* 2014;120(3):564–578.
99. Le Manach Y, et al. *Anesthesiology.* 2016;124(3):570–579.
100. van Klei WA, et al. *Ann Surg.* 2007;246(2):165–170.
101. Musallam KM, et al. *Lancet.* 2011;378:1396.
102. Wu WC, et al. *JAMA.* 2007;297:2481.
103. Beattie WS, et al. *Anesthesiology.* 2010;112:25.
104. Le Manach Y, et al. *Anesthesiology.* 2012;117:1203.
105. Livhits M, et al. *Ann Surg.* 2011;253(5):857–864.
106. Ford MK, et al. *Ann Intern Med.* 2010;152(1):26–35.
107. Liu JB, et al. *Anesthesiology.* 2018;128(2):283–292.
108. Forshaw MJ, et al. *Ann Thorac Surg.* 2008;85(1):294–299.
109. James S, et al. *Br J Anaesth.* 2014;112(3):491–497.
110. Balion C, et al. Rockville, MD: Agency for Healthcare Research and Quality; 2006.
111. Rodseth RN, et al. *J Am Coll Cardiol.* 2014;63(2):170–180.
112. Lurati Buse GA, et al. *Circulation.* 2012;126(23):2696–2704.
113. Rajagopalan S, et al. *Eur J Vasc Endovasc Surg.* 2011;41(5):657–662.
114. de Lemos JA, et al. *JAMA.* 2010;304(22):2503–2512.
115. deFilippi CR, et al. *JAMA.* 2010;304(22):2494–2502.
116. Kavsak PA, et al. *Clin Biochem.* 2011;44(12):1021–1024.
117. Weber M, et al. *Eur Heart J.* 2013;34(11):853–862.
118. Kopec M, et al. *Anesth Analg.* 2017;124(2):398–405.
119. Nagele P, et al. *Am Heart J.* 2013;166(2):325–332. e1.
120. Kertai MD, et al. *Heart.* 2003;89:1327.
121. Beattie WS, et al. *Anesth Analg.* 2006;102:8.
122. Etchells E, et al. *J Vasc Surg.* 2002;36:534.
123. Miller JM, et al. *N Engl J Med.* 2008;359(22):2324–2336.
124. Meijboom WB, et al. *J Am Coll Cardiol.* 2008;52(25):2135–2144.
125. Ahn JH, et al. *J Am Coll Cardiol.* 2013;61(6):661–668.
126. Sheth T, et al. *BMJ.* 2015;350:h1907.
127. Illuminati G, et al. *Eur J Vasc Endovasc Surg.* 2010;39(2):139–145.
128. Illuminati G, et al. *Eur J Vasc Endovasc Surg.* 2015;49(4):366–374.
129. Monaco M, et al. *J Am Coll Cardiol.* 2009;54:989.
130. McFalls EO, et al. *N Engl J Med.* 2004;351:2795.
131. Garcia S, et al. *Am J Cardiol.* 2008;102(7):809–813.
132. Devereaux PJ, et al. *Lancet.* 2008;371(9627):1839–1847.
133. Wijeysundera DN, et al. *Circulation.* 2014;130(24):2246–2264.
134. Devereaux PJ, et al. *N Engl J Med.* 2014;370(16):1504–1513.
135. Duncan D, et al. *Cochrane Database Syst Rev.* 2018;3:CD004126.
136. Devereaux PJ, et al. *N Engl J Med.* 2014;370(16):1494–1503.
137. Mangano DT, et al. *N Engl J Med.* 1996;335(23):1713–1720.
138. Ellenberger C, et al. *Anesthesiology.* 2011;114:817.
139. Wijeysundera DN, et al. *Can J Cardiol.* 2014;30(2):217–223.
140. Chen RJ, et al. *J Am Heart Assoc.* 2017;6:1.
141. Biondi-Zoccai GG, et al. *Eur Heart J.* 2006;27(22):2667–2674.
142. Sheth T, et al. *Br J Anaesth.* 2018;120(4):725–733.
143. Helwani MA, et al. *Anesthesiology.* 2018;128(6):1084–1091.
144. Graham MM, et al. *Ann Intern Med.* 2018;168(4):237–244.
145. Levine GN, et al. *Circulation.* 2016;134(10):e123–e155.
146. Hawn MT, et al. *JAMA.* 2013;310(14):1462–1472.
147. Wijeysundera DN, et al. *Circulation.* 2012;126:1355.
148. Holcomb CN, et al. *JAMA Surg.* 2016;151(5):462–469.
149. Webster SE, et al. *J Vasc Surg.* 2004;40:463.
150. Yancy CW, et al. *Circulation.* 2013;128(16):e240–e327.
151. McMurray JJ, et al. *Eur Heart J.* 1999;suppl 19:PP9-16.
152. Yancy CW, et al. *Circulation.* 2013;128(16):e240–e327.
153. Udelson JE. *Circulation.* 2011;124(21):e540–e543.
154. Bhatia RS, et al. *N Engl J Med.* 2006;355(3):260–269.
155. Meta-analysis Global Group in Chronic Heart Failure MAGGIC. *Eur Heart J.* 2012;33(14):1750–1757.
156. Yancy CW, et al. *Circulation.* 2017;136(6):e137–e161.
157. Hammill BG, et al. *Anesthesiology.* 2008;108:559.
158. Maile MD, et al. *Anesth Analg.* 2014;119(3):522–532.
159. Healy KO, et al. *Congest Heart Fail.* 2010;16(2):45–49.
160. Fayad A, et al. *Anesthesiology.* 2016;125(1):72–91.
161. Halm EA, et al. *Ann Intern Med.* 1996;125:433.
162. Rohde LE, et al. *Am J Cardiol.* 2001;87:505.
163. Xu-Cai YO, et al. *Mayo Clin Proc.* 2008;83(3):280–288.
164. Booth RA, et al. *Heart Fail Rev.* 2014;19(4):439–451.
165. Hill SA, et al. *Heart Fail Rev.* 2014;19(4):421–438.
166. Khan NA, et al. *Am J Med.* 2010;123(11):1059.e1–1059.e8.
167. Nishimura RA, et al. *Circulation.* 2014;129(23):e521–643.
168. Coffey S, et al. *J Am Coll Cardiol.* 2014;63(25 Pt A):2852–2861.
169. Etchells E, et al. *J Gen Intern Med.* 1998;13:699.
170. Agarwal S, et al. *Circ Cardiovasc Qual Outcomes.* 2013;6(2):193–200.
171. Tashiro T, et al. *Eur Heart J.* 2014;35:2372–2381.
172. Vincentelli A, et al. *N Engl J Med.* 2003;349:343.
173. Nishimura RA, et al. *Circulation.* 2017;135(25):e1159–e1195.
174. Desjardins VA, et al. *Am J Med.* 1996;100:149.
175. Choudhry NK, Etchells EE. *JAMA.* 1999;281(23):2231–2238.
176. Lai HC, et al. *Acta Anaesthesiol Scand.* 2010;54(5):580–588.
177. Bajaj NS, et al. *Am J Med.* 2013;126(6):529–535.
178. Bonow RO, et al. *Circulation.* 2008;118(15):e523–e661.
179. Freed LA, et al. *J Am Coll Cardiol.* 2002;40(7):1298–1304.
180. The 2015 ESC Guidelines for the management of infective endocarditis. *Eur Heart J.* 2015;36(44):3036–3037.
181. Epstein AE, et al. *Circulation.* 2013;127(3):e283–e352.
182. Dorman T, et al. *Arch Intern Med.* 2000;160(8):1149–1152.
183. Fahy GJ, et al. *Am J Cardiol.* 1996;77(14):1185–1190.
184. Eriksson P, et al. *Eur Heart J.* 2005;26:2300.
185. Hesse B, et al. *Am J Med.* 2001;110(4):253–259.
186. Zhang ZM, et al. *Am J Cardiol.* 2012;110(10):1489–1495.
187. January CT, et al. *Circulation.* 2014;130(23):e199–267.
188. Van Gelder IC, et al. *N Engl J Med.* 2002;347:1834.
189. Wyse DG, et al. *N Engl J Med.* 2002;347:1825.
190. Lip GY, et al. *Chest.* 2010;137(2):263–272.
191. Friberg L, et al. *Eur Heart J.* 2012;33(12):1500–1510.
192. Hart RG, et al. *Ann Intern Med.* 2007;146(12):857–867.
193. McAlister FA, et al. *J Thromb Haemost.* 2015;13(10):1768–1775.
194. Kaatz S, et al. *J Thromb Haemost.* 2010;8(5):884–890.
195. Doherty JU, et al. *J Am Coll Cardiol.* 2017;69(7):871–898.
196. Horlocker TT, et al. *Reg Anesth Pain Med.* 2018;43(3):263–309.
197. Douketis JD, et al. *Thromb Haemost.* 2017;117(12):2415–2424.
198. Douketis JD, et al. *N Engl J Med.* 2015;373(9):823–833.
199. Glatter KA, et al. *Circulation.* 2001;104(16):1933–1939.
200. Drew BJ, et al. *Circulation.* 2010;121:1047.
201. Greenspon AJ, et al. *J Am Coll Cardiol.* 2012;60(16):1540–1545.
202. Kremers MS, et al. *Heart Rhythm.* 2013;10(4):e59–65.
203. Bernstein AD, et al. *Pacing Clin Electrophysiol.* 2002;25:260.
204. Crossley GH, et al. *Heart Rhythm.* 2011;8:e1.
205. Healey JS, et al. *Can J Anaesth.* 2012;59(4):394–407.
206. American SOA. *Anesthesiology.* 2011;114(2):247–261.
207. Fowkes FG, et al. *Lancet.* 2013;382(9901):1329–1340.
208. Creager MA, et al. *J Am Coll Cardiol.* 2012;59(3):294–357.
209. Golomb BA, et al. *Circulation.* 2006;114(7):688–699.
210. Doobay AV, Anand SS. *Arterioscler Thromb Vasc Biol.* 2005;25(7):1463–1469.
211. Fisher BW, et al. *Anesth Analg.* 2008;107(1):149–154.
212. Jørgensen ME, et al. *JAMA.* 2014;312(3):269–277.
213. Masoli M, et al. *Allergy.* 2004;59(5):469–478.
214. Warner DO, et al. *Anesthesiology.* 1996;85(3):460–467.
215. Silvanus MT, et al. *Anesthesiology.* 2004;100:1052.
216. GBD CRDC. *Lancet Respir Med.* 2017;5(9):691–706.
217. Gupta N, et al. *Eur Respir J.* 2014;44(4):873–884.
218. Smetana GW, et al. *Ann Intern Med.* 2006;144:581.
219. Brunelli A, et al. *Chest.* 2013;143(suppl 5):e166S–e190S.
220. Young T, et al. *N Engl J Med.* 1993;328(17):1230–1235.
221. Peppard PE, et al. *Am J Epidemiol.* 2013;177(9):1006–1014.
222. Gottlieb DJ, et al. *N Engl J Med.* 2014;370(24):2276–2285.
223. Chirinos JA, et al. *N Engl J Med.* 2014;370(24):2265–2275.
224. Araghi MH, et al. *Sleep.* 2013;36(10):1553–1562, 1562A.
225. Singh M, et al. *Br J Anaesth.* 2013.
226. Chung F, et al. *Br J Anaesth.* 2012;108(5):768–775.
227. Chung F, et al. *Chest.* 2013;143(5):1284–1293.
228. Chung F, et al. *J Clin Sleep Med.* 2014;10(9):951–958.
229. Opperer M, et al. *Anesth Analg.* 2016;122(5):1321–1334.
230. Lockhart EM, et al. *Sleep Med.* 2013;14(5):407–415.
231. Khanna AK, et al. *Br J Anaesth.* 2016;116(5):632–640.
232. Simonneau G, et al. *J Am Coll Cardiol.* 2013;62(25 suppl):D34–41.
233. Kaw R, et al. *Respir Med.* 2011;105(4):619–624.
234. Lai HC, et al. *Br J Anaesth.* 2007;99(2):184–190.
235. Ramakrishna G, et al. *J Am Coll Cardiol.* 2005;45(10):1691–1699.
236. Brown LM, et al. *Chest.* 2011;140(1):19–26.
237. Musallam KM, et al. *JAMA Surg.* 2013;148(8):755–762.

238. Turan A, et al. *Anesthesiology*. 2011;114(4):837–846.
239. Rigotti NA. *JAMA*. 2012;308(15):1573–1580.
240. A clinical practice guideline for treating tobacco use and dependence: 2008 update. A U.S. Public Health Service report. *Am J Prev Med*. 2008;35:158.
241. Stead LF, et al. *Cochrane Database Syst Rev*. 2013;(5):CD000165.
242. Stead LF, et al. *Cochrane Database Syst Rev*. 2016:3:CD008286.
243. Shi Y, Warner DO. *Anesthesiology*. 2010;112(1):102–107.
244. Zaki A, et al. *Can J Anaesth*. 2008;55:11.
245. Berlin NL, et al. *Am J Manag Care*. 2015;21(11):e623–e631.
246. Wong J, et al. *Anesthesiology*. 2012;117:755.
247. Lee SM, et al. *Anesth Analg*. 2015;120(3):582–587.
248. Turan A, et al. *Eur J Anaesthesiol*. 2018;35(4):256–265.
249. Mills E, et al. *Am J Med*. 2011;124(2):144–154.e8.
250. Wong J, et al. *Can J Anaesth*. 2012;59(3):268–279.
251. Warner MA. *Mayo Clin Proc*. 1989;64:609.
252. Myers K, et al. *Arch Intern Med*. 2011;171:983.
253. von Ungern-Sternberg BS, et al. *Lancet*. 2010;376(9743):773–783.
254. Tait AR, et al. *Anesthesiology*. 2001;95(2):299–306.
255. Rosenstein BJ, Cutting GR. *J Pediatr*. 1998;132(4):589–595.
256. Abbott TEF, et al. *Br J Anaesth*. 2018;120(5):1066–1079.
257. Canet J, et al. *Anesthesiology*. 2010;113(6):1338–1350.
258. Yang CK, et al. *J Surg Res*. 2015;198(2):441–449.
259. Gupta H, et al. *Chest*. 2011;140(5):1207–1215.
260. Gupta H, et al. *Mayo Clin Proc*. 2013;88(11):1241–1249.
261. Mazo V, et al. *Anesthesiology*. 2014;121(2):219–231.
262. Katsura M, et al. *Cochrane Database Syst Rev*. 2015;(10):CD010356.
263. Boden I, et al. *BMJ*. 2018;360:j5916.
264. Guay J, et al. *Cochrane Database Syst Rev*. 2014;(1):CD010108.
265. Hausman MS, et al. *Anesth Analg*. 2015;120(6):1405–1412.
266. NCD Rfcncd-R. *Lancet*. 2016;387(10027):1513–1530.
267. American DA. *Diabetes Care*. 2014;37(suppl 1):S81–90.
268. Wijeysundera DN, et al. *JAMA*. 2007;297:1801.
269. Thakar CV, et al. *J Am Soc Nephrol*. 2005;16:162.
270. Martin ET, et al. *Infect Control Hosp Epidemiol*. 2016;37(1):88–99.
271. Koumpan Y, et al. *Can J Anaesth*. 2014;61(5):407–416.
272. Moitra VK, et al. *Can J Anaesth*. 2010;57:322.
273. Bock M, et al. *Eur J Anaesthesiol*. 2015;32(3):152–159.
274. Excellence Nifhac. Routine preoperative tests for elective surgery NICE guideline [NG45]. 2016
275. Buchleitner AM, et al. *Cochrane Database Syst Rev*. 2012;(9):CD007315.
276. Peacock SC, Lovshin JA. *Can J Anaesth*. 2018;65(2):143–147.
277. Handelsman Y, et al. *Endocr Pract*. 2016;22(6):753–762.
278. Weinberg AD, et al. *Arch Intern Med*. 1993;143:893.
279. Komatsu R, et al. *Anesth Analg*. 2015;121(3):716–726.
280. Chernow B, et al. *Arch Intern Med*. 1987;147(7):1273–1278.
281. Lamberts SW, et al. *N Engl J Med*. 1997;337(18):1285–1292.
282. Cooper MS, Stewart PM. *N Engl J Med*. 2003;348(8):727–734.
283. Deleted in proofs.
284. Liu MM, et al. *Anesthesiology*. 2017;127(1):166–172.
285. Oelkers W. *N Engl J Med*. 1996;335(16):1206–1212.
286. Bornstein SR, et al. *J Clin Endocrinol Metab*. 2016;101(2):364–389.
287. Thakker RV, et al. *J Clin Endocrinol Metab*. 2012;97(9):2990–3011.
288. Beard CM, et al. *Mayo Clin Proc*. 1983;58(12):802–804.
289. Young WF. Clinical presentation and diagnosis of pheochromocytoma. In: Nieman LK, Martin KA, eds. *UpToDate*. Waltham, MA: UpToDate; 2017
290. Lenders JW, et al. *J Clin Endocrinol Metab*. 2014;99(6):1915–1942.
291. Weingarten TN, et al. *Urology*. 2010;76:508.
292. Levey AS, et al. *Kidney Int*. 2005;67(6):2089–2100.
293. Wijeysundera DN, et al. *Anesthesiology*. 2006;104:65.
294. Cockcroft DW, Gault MH. *Nephron*. 1976;16(1):31–41.
295. Levey AS, et al. *Ann Intern Med*. 1999;130(6):461–470.
296. Levey AS, et al. *Ann Intern Med*. 2009;150:604.
297. Bellomo R, et al. *Crit Care*. 2004;8:R204.
298. Mehta RL, et al. *Crit Care*. 2007;11:R31.
299. Group KDIGOKDIGOAKIW. *Kidney Int Suppl*. 2012:21–138.
300. Singh AK, et al. *N Engl J Med*. 2006;355:2085.
301. Chapter 3: Use of ESAs and other agents to treat anemia in CKD. *Kidney Int Suppl (2011)*. 2012;2(4):299–310.
302. Walsh M, et al. *J Am Soc Nephrol*. 2015;26(10):2571–2577.
303. Kheterpal S, et al. *Anesthesiology*. 2007;107:892.
304. Kheterpal S, et al. *Anesthesiology*. 2009;110:505.
305. Vlisides P, Mashour GA. *Can J Anaesth*. 2016;63(2):193–204.
306. Lee A, et al. *Cochrane Database Syst Rev*. 2007;(2):CD002765.
307. Mehta RH, et al. *Circulation*. 2011;124(suppl 11):S149–S155.
308. Giacoppo D, et al. *Circ Cardiovasc Interv*. 2015;8:e002475.

309. Weisbord SD, et al. *N Engl J Med*. 2018;378(7):603–614.
310. Pain JA, et al. *Br J Surg*. 1991;78:467.
311. Malinchoc M, et al. *Hepatology*. 2000;31:864.
312. Shirahatti RG, et al. *J R Coll Surg Edinb*. 1997;42:238.
313. Kabbany MN, et al. *Am J Gastroenterol*. 2017;112(4):581–587.
314. Younossi ZM, et al. *Clin Gastroenterol Hepatol*. 2011;9(6):524–530.e1; quiz e60.
315. Cholankeril G, et al. *Dig Dis Sci*. 2017;62(10):2915–2922.
316. Schemel WH. *Anesth Analg*. 1976;55:810.
317. Befeler AS, et al. *Arch Surg*. 2005;140(7):650–654. discussion 655.
318. Fowler AJ, et al. *Br J Surg*. 2015;102(11):1314–1324.
319. Beattie WS, et al. *Anesthesiology*. 2009;110:574.
320. Voorn VM, et al. *Vox Sang*. 2016;111(3):219–225.
321. Froessler B, et al. *Ann Surg*. 2016;264(1):41–46.
322. Johansson PI, et al. *Vox Sang*. 2015;109(3):257–266.
323. Clevenger B, et al. *Eur J Heart Fail*. 2016;18(7):774–785.
324. Swedberg K, et al. *N Engl J Med*. 2013;368(13):1210–1219.
325. Pfeffer MA, et al. *N Engl J Med*. 2009;361(21):2019–2032.
326. Anker SD, et al. *N Engl J Med*. 2009;361(25):2436–2448.
327. Kansagara D, et al. *Ann Intern Med*. 2013;159(11):746–757.
328. Carson JL, et al. *Lancet*. 1996;348(9034):1055–1060.
329. Marik PE, Corwin HL. *Crit Care Med*. 2008;36:2667.
330. Carson JL, et al. *N Engl J Med*. 2011;365(26):2453–2462.
331. Mazer CD, et al. *N Engl J Med*. 2017;377(22):2133–2144.
332. Goodnough LT, et al. *Br J Anaesth*. 2011;106(1):13–22.
333. American Soatfopbm. *Anesthesiology*. 2015;122(2):241–275.
334. Firth PG, Head CA. *Anesthesiology*. 2004;101:766.
335. Koshy M, et al. *Blood*. 1995;86:3676.
336. Howard J, et al. *Lancet*. 2013;381(9870):930–938.
337. Vichinsky EP, et al. *N Engl J Med*. 1995;333:206.
338. Srivastava A, et al. *Haemophilia*. 2013;19(1):e1–47.
339. Hoots WK, Shapiro AD. Treatment of bleeding and perioperative management in hemophilia A and B. In: Mahoney DH, Leung LLK, Tirnauer JS, eds. *UpToDate*. Waltham, MA: UpToDate; 2017
340. Sadler JE, et al. *Thromb Haemost*. 2000;84(2):160–174.
341. Warkentin TE, Kelton JG. *N Engl J Med*. 2001;344:1286.
342. Cuker A, et al. *Blood*. 2012;120(20):4160–4167.
343. Bernstein J, et al. *Anesth Analg*. 2016;123(1):165–167.
344. Goodier CG, et al. *Anesth Analg*. 2015;121(4):988–991.
345. van Veen JJ, et al. *Br J Haematol*. 2010;148(1):15–25.
346. Kaufman RM, et al. *Ann Intern Med*. 2015;162(3):205–213.
347. Lubarsky DA, et al. *J Clin Anesth*. 1991;3:99.
348. Anderson FA, et al. *Am J Hematol*. 2007;82(9):777–782.
349. Caprini JA, et al. *Semin Thromb Hemost*. 1991;17(suppl):3304–3312.
350. Douketis JD, et al. *Chest*. 2012;141(suppl 2): e326Se350S.
351. Douketis JD, et al. *Arch Intern Med*. 2000;160(22):3431–3436.
352. Dahlbäck B. *Blood*. 2008;112(1):19–27.
353. Kearon C, Hirsh J. *N Engl J Med*. 1997;336:1506.
354. Liu SS, Mulroy MF. *Reg Anesth Pain Med*. 1998;23(6 suppl 2):157–163.
355. Myles PS, et al. *N Engl J Med*. 2016;374(8):728–737.
356. Beving H, et al. *Blood Coagul Fibrinolysis*. 1996;7(1):80–84.
357. Feigin VL, et al. *Neuroepidemiology*. 2015;45(3):161–176.
358. Easton JD, et al. *Stroke*. 2009;40(6):2276–2293.
359. Mashour GA, et al. *Anesthesiology*. 2011;114:1289.
360. Sharifpour M, et al. *Anesth Analg*. 2013;116(2):424–434.
361. Christiansen MN, et al. *Anesthesiology*. 2017;127(1):9–19.
362. Aries MJ, et al. *Stroke*. 2010;41(11):2697–2704.
363. Dodick DW, et al. *Mayo Clin Proc*. 2004;79:937.
364. Blacker DJ, et al. *Mayo Clin Proc*. 2004;79:223.
365. Walsh M, et al. *J Am Soc Nephrol*. 2015;26(10):2571–2577.
366. Spector TD. *Rheum Dis Clin North Am*. 1990;16(3):513–537.
367. Tokunaga D, et al. *Anesthesiology*. 2006;104(4):675–679.
368. Ledingham J, Deighton C. *Rheumatology (Oxford)*. 2005;44(2):157–163.
369. Saag KG, et al. *Arthritis Rheum*. 2008;59(6):762–784.
370. Petri M. *Best Pract Res Clin Rheumatol*. 2002;16(5):847–858.
371. Johnson SR, Granton JT. *Eur Respir Rev*. 2011;20(122):277–286.
372. Bernatsky S, et al. *Arthritis Rheum*. 2009;61(3):400–404.
373. Wigley FM. *N Engl J Med*. 2002;347(13):1001–1008.
374. Ho NC, et al. *Lancet*. 2005;366(9501):1978–1981.
375. Adams MJ, et al. *Crit Rev Oncol Hematol*. 2003;45(1):55–75.
376. Ramage JK, et al. *Gut*. 2012;61(1):6–32.
377. Kinney MA, et al. *Br J Anaesth*. 2001;87(3):447–452.
378. Boudreaux JP, et al. *Pancreas*. 2010;39(6):753–766.
379. Meyhoff CS, et al. *Anesth Analg*. 2009;109(3):787–792.
380. Kostopanagiotou G, et al. *Anesth Analg*. 1999;89:613.

381. Kostopanagiotou G, et al. *Paediatr Anaesth.* 2003;13:754.
382. Harper NJN, et al. *Br J Anaesth.* 2018.
383. Mertes PM, et al. *J Allergy Clin Immunol.* 2011;128(2):366–373.
384. Harper NJN, et al. *Br J Anaesth.* 2018.
385. Lienhart A, et al. *Anesthesiology.* 2006;105:1087.
386. Florvaag E, et al. *Acta Anaesthesiol Scand.* 2005;49(4):437–444.
387. Hepner DL, Castells MC. *Anesth Analg.* 2003;96:1219.
388. Holzman RS, Brown RH, Hamid R, et al. In *Natural Rubber Latex Allergy: Considerations for Anesthesiologists.* Park Ridge, Ill: American Society of Anesthesiologists; 2005.
389. Fisher MM, Rose M. *Br J Anaesth.* 2008;101:486.
390. Collaborative Group on AIDS Incubation and HIV Survival Including the CASCADE EU Concerted Action. *Lancet.* 2000;355:1131.
391. Egger M, et al. *Lancet.* 2002;360:119.
392. Mofenson LM. *Pediatr Infect Dis J.* 1995;14:169.
393. Evron S, et al. *Anesth Analg.* 2004;98:503.
394. Günthard HF, et al. *JAMA.* 2016;316(2):191–210.
395. Friis-Moller N, et al. *N Engl J Med.* 2007;356(17):1723–1735.
396. Albaran RG, et al. *Arch Surg.* 1998;133:626.
397. Tran HS, et al. *Am J Surg.* 2000;180:228.
398. Grant BF, et al. *JAMA Psychiatry.* 2015;72(8):757–766.
399. Jage J, Heid F. *Anaesthesist.* 2006;55:611.
400. Bradley KA, et al. *J Gen Intern Med.* 2011;26(2):162–169.
401. Harris AH, et al. *J Bone Joint Surg Am.* 2011;93(4):321–327.
402. Eliasen M, et al. *Ann Surg.* 2013;258(6):930–942.
403. Ewing JA. *JAMA.* 1984;252(14):1905–1907.
404. Bush K, et al. *Arch Intern Med.* 1998;158(16):1789–1795.
405. Agabio R, et al. *J Stud Alcohol Drugs.* 2012;73(1):126–133.
406. Kleinwächter R, et al. *Minerva Anestesiol.* 2010;76(1):29–37.
407. Conigrave KM, et al. *Alcohol Clin Exp Res.* 2002;26(3):332–339.
408. Savage SR. *J Pain Symptom Manage.* 1993;8:265.
409. Baxter JL, Alexandrov AW. *AANA J.* 2012;80(suppl 4):S33–S36.
410. Bryson EO, Frost EA. *Int Anesthesiol Clin.* 2011;49:103.
411. Oppedal K, et al. *Cochrane Database Syst Rev.* 2012;(7):CD008343.
412. May JA, et al. *Anesth Analg.* 2001;92(6):1601–1608.
413. Truog RD, et al. *Lancet.* 2005;365(9461):733–735.
414. Committee on Ethics ASOA. *Ethical Guidelines for the Anesthesia Care of Patients With Do-Not-Resuscitate Orders or Other Directives That Limit Treatment;* 2013.
415. Truog RD, et al. *Anesthesiology.* 1999;90:289.
416. Grimaldo DA, et al. *Anesthesiology.* 2001;95:43.
417. Benarroch-Gampel J, et al. *Ann Surg.* 2012;256:518.
418. Chung F, et al. *Anesth Analg.* 2009;108:467.
419. Schein OD, et al. *N Engl J Med.* 2000;342:168.
420. Johansson T, et al. *Br J Anaesth.* 2013;110(6):926–939.
421. Kirkham KR, et al. *CMAJ.* 2015;187(11):E349–E358.
422. Kirkham KR, et al. *Anesthesiology.* 2016;124(4):804–814.
423. Chen CL, et al. *N Engl J Med.* 2015;372(16):1530–1538.
424. Ontario Pre-Operative Task Force, Ontario Guidelines Advisory Committee: Ontario pre-operative testing grid. http://www.gacguidelines.ca/site/GAC_Guidelines/assets/docs/Projects_Preop_Grid.doc/. Accessed 24.02.14.
425. Ruetzler K, et al. *Anesth Analg.* 2018.
426. Crawford MW, et al. *Can J Anaesth.* 2005;52:1058.
427. O'Leary JD, et al. *Can J Anaesth.* 2013;60(1):54–59.
428. Joo HS, et al. *Can J Anaesth.* 2005;52:568.
429. Prause G, et al. *Acta Anaesthesiol Scand.* 1998;42:316.
430. Saklad M. *Anesthesiology.* 1941;2:281.
431. Pearse RM, et al. *Lancet.* 2012;380:1059.
432. Sankar A, et al. *Br J Anaesth.* 2014;113(3):424–432.
433. Koo CY, et al. *World J Surg.* 2015;39(1):88–103.
434. Cuvillon P, et al. *Eur J Anaesthesiol.* 2011;28:742.
435. Haynes SR, Lawler PG. *Anaesthesia.* 1995;50:195.
436. Owens WD, et al. *Anesthesiology.* 1978;49:239.
437. Dalton JE, et al. *Anesthesiology.* 2011;114:1336.
438. Noordzij PG, et al. *Anesthesiology.* 2010;112:1105.
439. Glance LG, et al. *Ann Surg.* 2012;255(4):696–702.
440. Fleisher LA, et al. *Arch Surg.* 2004;139:67.
441. Majholm B, et al. *Acta Anaesthesiol Scand.* 2012;56:323.
442. Warner MA, et al. *JAMA.* 1993;270:1437.
443. Nashef SA, et al. *Eur J Cardiothorac Surg.* 2012;41:734.
444. Shahian DM, et al. *Ann Thorac Surg.* 2018;105(5):1411–1418.
445. Moonesinghe SR, et al. *Anesthesiology.* 2013;119(4):959–981.
446. Sutton R, et al. *Br J Surg.* 2002;89(6):763–768.
447. Cowie B. *J Cardiothorac Vasc Anesth.* 2012;26:989.
448. Heiberg J, et al. *Anaesthesia.* 2016;71(9):1091–1100.
449. Guazzi M, et al. *Circulation.* 2016;133(24):e694–711.
450. Young EL, et al. *Eur J Vasc Endovasc Surg.* 2012;44(1):64–71.
451. Huddart S, et al. *Perioper Med (Lond).* 2013;2(1):4.
452. Kroenke K, et al. *Arch Intern Med.* 1992;152:967.
453. Kearney PM, et al. *BMJ.* 2006;332:1302.
454. Nussmeier NA, et al. *N Engl J Med.* 2005;352:1081.
455. Grady D, et al. *Ann Intern Med.* 2000;132:689.
456. Vandenbroucke JP, et al. *N Engl J Med.* 2001;344(20):1527–1535.
457. Auerbach AD, et al. *JAMA Intern Med.* 2013;173(12):1075–1081.
458. Sajan F, et al. *Anesth Analg.* 2016;123(1):21–28.
459. Practice Guidelines for Preoperative Fasting and the Use of Pharmacologic Agents to Reduce the Risk of Pulmonary Aspiration: Application to Healthy Patients Undergoing Elective Procedures: An Updated Report by the American Society of Anesthesiologists Task Force on Preoperative Fasting and the Use of Pharmacologic Agents to Reduce the Risk of Pulmonary Aspiration. *Anesthesiology.* 2017;126(3):376–393.
460. Melzack R. *Pain.* 1975;1:277.
461. Gjeilo KH, et al. *J Pain Symptom Manage.* 2007;34(6):648–656.
462. Lam E, et al. *Can J Anaesth.* 2007;54:852.
463. Shafer A, et al. *Anesth Analg.* 1996;83:1285.
464. Egbert LD, et al. *N Engl J Med.* 1964;270:825.
465. Block BM, et al. *JAMA.* 2003;290:2455.
466. Katz J, et al. *J Pain Res.* 2015;8:695–702.
467. Starsnic MA, et al. *J Clin Anesth.* 1997;9:299.
468. Katz RI, et al. *Anesth Analg.* 1998;87(4):830–836.
469. Pollard JB, et al. *Anesth Analg.* 1997;85(6):1307–1311.
470. Wijeysundera DN, et al. *Cochrane Database Syst Rev.* 2009;(4):CD004126.
471. Blitz JD, et al. *Anesthesiology.* 2016;125(2):280–294.
472. Hilditch WG, et al. *Anaesthesia.* 2003;58(9):874–877.
473. Vetter TR, et al. *Anesth Analg.* 2016;123(6):1453–1457.
474. Tsen LC, et al. *Anesthesiology.* 2000;93:1134.
475. Salerno SM, et al. *Arch Intern Med.* 2007;167:271.
476. Sharma G, et al. *Arch Intern Med.* 2010;170:363.
477. Grigoryan KV, et al. *J Orthop Trauma.* 2014;28(3):e49–55.
478. Auerbach AD, et al. *Arch Intern Med.* 2012;172:2010.
479. Huddleston JM, et al. *Ann Intern Med.* 2004;141:28.
480. Kammerlander C, et al. *Osteoporos Int.* 2010;21(suppl 4):S637–S646.
481. Rohatgi N, et al. *Ann Surg.* 2016;264(2):275–282.
482. Batsis JA, et al. *J Hosp Med.* 2007;2(4):219–225.
483. Macpherson DS, Lofgren RP. *Med Care.* 1994;32:498.
484. Wijeysundera DN, et al. *Arch Intern Med.* 2010;170:1365.
485. Auerbach AD, et al. *Arch Intern Med.* 2007;167:2338.
486. Vazirani S, et al. *J Hosp Med.* 2012;7:697–701.
487. McIsaac DI, et al. *J Am Geriatr Soc.* 2017;65(12):2665–2672.
488. Katz RI, et al. *Can J Anesth.* 2005;52:697.
489. Groot MW, et al. *Neth Heart J.* 2017;25(11):629–633.
490. Wijeysundera DN, et al. *Anesthesiology.* 2012;116:25.
491. Thilen SR, et al. *JAMA Intern Med.* 2014;174(3):380–388.
492. Thilen SR, et al. *Anesthesiology.* 2013;118(5):1028–1037.
493. Seidel JE, et al. *BMC Health Serv Res.* 2006;6:13.
494. Strode SW, et al. *JAMA.* 1999;281:1066.
495. Wong DT, et al. *Anesthesiology.* 2004;100:1605.
496. Down MP, et al. *Can J Anesth.* 1998;45:802.
497. Soltner C, et al. *Br J Anaesth.* 2011;106:680.
498. van Klei WA, et al. *Br J Anaesth.* 2010;105:620.
499. Harnett MJ, et al. *Anesthesiology.* 2010;112:66.
500. Vaghadia H, Fowler C. *Can J Anaesth.* 1999;46:1117.
501. van Klei WA, et al. *Anaesthesia.* 2009;64:971.
502. Edward GM, et al. *Br J Anaesth.* 2008;100:322.
503. Hepner DL, et al. *Anesth Analg.* 2004;98:1099.
504. Dexter F. *Anesth Analg.* 1999;89:925.

32 合并症的麻醉评估

JESSE KIEFER, MONTY MYTHEN, MICHAEL F. ROIZEN, LEE A. FLEISHER

杨路加 刘艳红 宋锴澄 李旭 译 米卫东 黄宇光 审校

要　点	
	■ 病史和体格检查能够最准确地预测麻醉风险，也是判断是否需要调整监测或治疗方案的重要依据。
	■ 糖尿病患者的终末器官功能障碍和围术期血糖控制程度是决定其围术期风险的重要因素。
	■ 糖尿病患者围术期血糖控制的关键是设定明确的目标值；并密切监测血糖变化，及时调整治疗方案，使血糖水平达到目标值。
	■ 肥胖与多种合并症相关，包括糖尿病、高脂血症和胆石症，但首要需关注的是呼吸循环系统的紊乱。
	■ 阻塞性睡眠呼吸暂停患者，对镇静药物和阿片类药物的敏感性增加，易出现药物所致的呼吸肌松弛和呼吸抑制，可发生喉镜下气管插管困难和面罩通气困难。因此识别该类患者尤为重要。
	■ 尽管尚无前瞻性随机对照临床研究对肾上腺素受体阻断剂在嗜铬细胞瘤切除术患者中的应用进行评估，但通常建议术前应用此类药物。
	■ 对高血压患者，除血管紧张素转化酶抑制药和血管紧张素Ⅱ受体拮抗剂之外，其他降压药物均应按常规继续使用。
	■ 心血管疾病患者的评估要依据临床危险因素、手术大小和活动耐量等而确定。
	■ 肺部疾病患者，需要评估的内容包括：呼吸困难、咳嗽咳痰、近期呼吸系统感染、咯血、喘息、既往的肺部并发症、吸烟史以及体格检查等。
	■ 肺部疾病患者的管理有多种策略，包括术前8周以上的戒烟。
	■ 围术期出现肾功能不全的危险因素包括高龄、充血性心力衰竭、冠状动脉旁路移植术史、糖尿病及血肌酐增高。
	■ 肾脏疾病患者，避免肾功能进一步恶化以及由此导致的肾衰竭、昏迷和死亡风险升高是麻醉的主要目标之一。
	■ 围术期轻度贫血可能仅对合并缺血性心脏病的患者有临床意义。
	■ 关注长期使用药物的管理，谨慎选择替代品和处方药，注意其效应和不良反应。

　　本章主要讲述了很多特殊情况下需要进行的术前评估、术中管理及术后治疗。手术患者往往需要接受连续系统的医疗服务。在这个过程中，初级保健医师、内科或儿科医师、麻醉科医师，需与实施各类手术的外科医师、消化内科医师、放射介入医师以及妇产科医师等共同努力，才可能使患者获得最佳预后。这期间，也可能涉及与医院医师（译者注：从事专门负责诊治因患急性疾病而收住院患者的医学专业人士）的共同管理。实施外科手术或多学科专家参与的复杂操作以及患者围术期管理，是最需各专科间密切合作的医疗过程。此时，会诊意见会对患者管理产生巨大影响。术前评估同样也是一个对吸烟、缺乏运动及不良饮食习惯进行教育的良好时机。临床医师可借此机会，利用专科知识帮助患者克服不良嗜好，助其延长寿命。随着高龄和超高龄（85岁以上）人群的增加，越来越多的外科患者合并其他疾病、体弱，并服

用多种药物，而术前对这些患者进行会诊，制订治疗方案对围术期管理的成功与否至关重要。如果患者的病情错综复杂，那么即使最负责任的麻醉科医师在围术期管理时也很难做到面面俱到。本章将对这些问题予以详细阐述。在此强调，麻醉科医师应亲自对患者进行术前评估，而不是将责任推给其他专科医师。

对于"健康"的患者，详细的病史采集和全面的体格检查不仅能够非常准确地预测相关风险，而且能够预测某种监测手段、治疗方法的改变，或"预康复锻炼"对生存率是否有益或有必要。本章则将重点阐述在病史采集、体格检查及实验室检查中需要特别关注的一些特殊并存病。尽管对于大多数疾病而言，还没有明确的随机对照研究证实优化患者术前状况有助于降低手术并发症，但至少在逻辑推理上应该如此。事实上，预防并发症所需的费用低于治疗并发症所需的费用，而这点恰恰就是成本核算应考虑的重要问题。

在目前最先进的麻醉方法下进行微创手术或检查，例如白内障摘除手术、磁共振检查或诊断性关节镜检查，其风险甚至并不比日常生活更高，因而无需特殊的术前评估。然而，术前评估仍有助于发现一些可能影响围术期管理方案并促进手术转归和术后恢复的状况。这些情况包括：确保患者继续服用长期药物，如 β 受体阻滞剂、冠状动脉置入支架患者服用的阿司匹林、他汀类药物（或这些药物的任意组合）；入手术室前 1～2 h 使用 H_2 受体拮抗剂；准备好血糖测量仪；向内科医师及患者了解糖尿病的病史及治疗情况；进行纤维喉镜检查或取得其他技术支持。

本章将要讨论的内容如下：

1. 内分泌系统疾病和营养障碍（由于该方面的治疗越来越重要，因此将其放在首位）；

2. 心血管系统疾病；

3. 呼吸系统和免疫系统疾病；

4. 中枢神经系统（CNS）疾病、神经肌肉疾病和精神障碍；

5. 肾脏疾病、感染性疾病和电解质紊乱；

6. 胃肠道疾病和肝脏疾病；

7. 血液病和各种癌症；

8. 老年疾病或好发于老年患者的疾病以及需要药物治疗的各种急慢性疾病。

初级保健医师或会诊医师的作用

初级保健医师或会诊医师的作用并不在于选择和建议麻醉或手术方式，而在于优化患者术前情况以减少手术相关的并发症和死亡率，并提醒麻醉团队该患者所存在的问题。但在进行共同决策的背景下，初级保健医师也可能参与手术的相关决策。

代表内科医师最高组织的美国内科医师协会出版了《医学知识自我评估项目》，其中着重强调了会诊医师的职责[1]：

> 与其他专科医师进行有效交流的前提是全面掌握相关背景知识和术语，并且熟知会诊的基本指南（框 32.1）。围术期内科会诊医师的职责主要是阐明可能增加麻醉和手术风险的医学因素。而针对不同的患者、手术类型、外科医师及麻醉科医师，选择适当的个体化的麻醉方法是麻醉科医师而非内科医师的职责。

使患者在术前达到最佳状态需要麻醉科医师与内科医师、儿科医师、外科医师以及家庭医师相互协作，在术前门诊指导患者改变生活方式，如加强锻炼、合理饮食和戒烟。如果可能的话，初级保健医师需确定患者目前的身体状况已达到最佳（对该患者而言），否则，麻醉科医师和初级保健医师应当采用必要的方法使患者达到最佳状态。虽然还没有确凿证据，但进行术前康复训练和处理已经被许多学会和组织所提倡。

初级保健医师对患者的干预和治疗可以保证患者在日常生活中保持最佳状态。术前门诊应该与初级保健医师一起，为患者即将面对的手术或复杂诊疗过程做好准备。与过去几十年相比，尽管相关的培训数量及质量都有很大程度的提高，心脏学会非常重视术前的评估并提供了大量的数据[2-4]，但初级保健医师的培训、知识更新以及能力，也许并不能涵盖对围术期评估的深入了解。而不了解患者围术期发生的生理变化，就很难制订恰当的治疗方案。因此，对术前会诊

框 32.1　会诊指南

- 做出迅速、全面、专业的评估。
- 针对提出的问题做出明确的回答。
- 明确指出围术期其他相关问题的重要之处，并提出自己的建议。
- 提供有针对性的、详细的、准确的诊疗指南。
- 强调与麻醉科医师及外科医师进行口头交流，特别是在解决一些复杂问题的时候。
- 避免使用一些不必要的表格符号，以免违反规章制度或增加医学法律风险。
- 应经常随访疑难病例以观察患者的临床情况及会诊意见的实施情况。

From American College of Physicians. Medical consultation. Medical Knowledge Self-Assessment Program IX. Part C. Book 4. Philadelphia：American College of Physicians；1992：939

进行指导，明确术前评估所需会诊信息也是麻醉科医师工作的一部分。

内分泌系统疾病和营养障碍

胰腺疾病

术前糖尿病

糖尿病是指胰岛素相对缺乏或绝对缺乏引起的一系列功能紊乱。该疾病以激素诱发的多种代谢异常为特点，临床表现包括广泛的微血管病变和远期终末器官的并发症。糖尿病的诊断标准为空腹血糖高于 110 mg/dl（6.1 mmol/L）；糖耐量减低的诊断标准为空腹血糖低于 110 mg/dl（6.1 mmol/L）但高于 100 mg/dl（5.5 mmol/L）。糖尿病可分为两种完全不同的类型，但均可导致长期的终末器官并发症。1 型糖尿病与自身免疫性疾病有关，同病率为 40%～50%（即：如果单卵双生双胞胎中一方患有糖尿病，则另一方患糖尿病的概率为 40%～50%）。1 型糖尿病患者的胰岛素缺乏，主要是由于胰腺 β 细胞的自身免疫性破坏，如果不使用胰岛素，则易发生酮症酸中毒。2 型糖尿病的同病率接近 80%（即遗传因素是 2 型糖尿病发生的充分必要条件）[4a]。这些基因的表达如何明显影响老龄化和靶器官，取决于生活方式中食物的选择和体育锻炼。2 型糖尿病患者即使在胰岛素不足时，也不易发生酮症酸中毒；由于胰岛素作用和胰岛素分泌的多重缺陷，这些患者往往存在外周胰岛素抵抗现象。欧美地区的糖尿病患者绝大多数为非胰岛素依赖型（2 型）糖尿病患者（＞90%）。这些患者通常为肥胖患者，一般不易发生酮症酸中毒，而易于出现高糖高渗性非酮症状态。2 型糖尿病患者血浆胰岛素的水平正常或升高，但相对于血糖水平其胰岛素水平偏低。妊娠期糖尿病发生率为 3%，这些人 15 年内发展成为 2 型糖尿病的风险增加了 17%～63%。

1 型和 2 型糖尿病还有许多不同的地方。与长期存在的观点相反，根据患者的年龄并不能完全区分 1 型和 2 型糖尿病；1 型糖尿病可以发生于老年患者，2 型糖尿病可以发生于营养过剩的儿童。1 型糖尿病患者伴发其他自身免疫性疾病的概率为 15%，包括 Graves 病、桥本甲状腺炎、Addison 病和重症肌无力。

据估计，糖尿病的发病率将在十年后增加 50%。成人以及儿童体重的过度增加以及由此导致的 2 型糖尿病发病率升高，将是糖尿病发病率升高的主要原因。大规模临床研究表明，长期严格地控制血糖和动脉血压，同时进行规律的体育活动，可显著延缓微血管并发症的发生以及 2 型糖尿病的发展[5-6]。

常用的控制药物可分为八大类：阿卡波糖、双胍类（如二甲双胍）、二肽基肽酶 -4 抑制剂（如西格列汀、沙格列汀、维达格列汀）、胰高血糖素样肽 -1 受体激动剂（如白化肽、杜拉古肽或艾塞那肽）、格列奈类（如瑞格列奈或那格列奈）、钠葡萄糖转运蛋白 2 抑制剂（如卡格列氟嗪或安格列氟嗪）、磺脲类（如格列本脲、格列吡嗪、格列美脲、格列喹酮）和噻唑烷二酮类（如吡格列酮或罗格列酮）[6a]。

胰岛素依赖型糖尿病患者通常更年轻、不肥胖、易发生酮症酸中毒。血浆胰岛素水平很低，甚至检测不到，需要胰岛素替代治疗。胰岛素依赖型糖尿病患者凌晨时胰岛素需要量增加，这可能是出现清晨高血糖症（黎明现象）的原因，而夜间生长激素（GH）的大量分泌可能是导致这种糖生成加速而利用减少的机制所在。普通患者和使用胰岛素治疗的糖尿病患者血液中胰岛素含量都处于稳定的状态。根据胰岛素的种类、注射部位以及皮下血流情况的不同，胰岛素的吸收程度不一。然而，达到稳定的胰岛素水平仍依赖于为患者选择合适的剂型并规律用药。因此，在评估血糖控制情况后，患者应在围术期继续接受胰岛素联合治疗[6b]。

糖尿病患者手术最主要的风险在于糖尿病引起的终末器官疾病：心血管功能障碍、肾功能不全、关节胶原组织异常（限制颈部伸展、伤口愈合差）、粒细胞生成不足以及神经病理改变，以及合并感染等[7-15]。因此，麻醉科医师术前评估的重点是这些疾病及其治疗情况，确保患者达到术前最佳状态。测量血红蛋白 A_{1C}（糖化血红蛋白）水平可反映血糖控制情况。术前血糖控制不佳是围术期不良转归的独立预测因子[16-18]。

葡萄糖毒性

长期严格控制血糖在理论上是基于对葡萄糖三个潜在毒性的顾虑，同时也是基于以糖尿病患者为研究对象的大规模随机对照临床试验的研究结果[5-13]。

1. 葡萄糖本身具有毒性作用，它可以促进非酶类糖基化反应，导致异常蛋白质生成。这些异常蛋白质会使内皮连接部位变薄弱，从而使组织弹性下降，出现关节僵直综合征（寰枕关节固定导致气管插管困难）以及伤口愈合的抗张力下降。

2. 高血糖可影响机体的自我调节功能。葡萄糖诱发的血管扩张作用可以阻碍靶器官在体循环血压升高时的自身调节作用。糖化血红蛋白浓度超过 8.1% 的阈值时，尿微量白蛋白开始成对数级增长。1 型糖尿病患者尿微量白蛋白含量超过 29 mg/d 时，出现肾功能不全的概率高达 80%。不同脏器血管对高糖血症毒性的耐受阈值不同。例如出现视网膜病变的糖化血红蛋白值阈值为 8.5% ～ 9.0%（12.5 mmol/L 或 225 mg/dl），导致心血管病变的阈值为平均血糖水平 5.4 mmol/L（96 mg/dl）。因此，不同程度的高血糖会引起不同血管床的破坏，或者说特定的血糖水平是导致血管疾病的危险因素之一。还有观点认为，严重的高血糖与微量白蛋白尿可能只是同一病因引起的两个伴随症状。例如出现微量白蛋白尿的糖尿病患者对胰岛素的抵抗更为严重；而在 2 型糖尿病患者的一级亲属中胰岛素抵抗常与微量白蛋白尿相关；糖尿病患者在糖尿病发病之前血糖正常时，就有发生动脉粥样硬化的风险。

糖尿病引起的终末器官病变程度对围术期预后的影响较糖尿病本身更为显著。流行病学研究中，将糖尿病本身对脏器功能的影响与糖尿病并发症（如心脏、神经、肾及血管病变）对脏器功能的影响进行了区分，同时也与衰老以及糖尿病导致的加速衰老对脏器的影响进行了区别。重症监护治疗病房（ICU）治疗的患者中，终末器官的损害以及围术期和 ICU 期间血糖控制的水平，也远比多年的糖尿病病史对预后影响更显著[6b, 8-13]。

世界卫生组织的手术安全核对清单建议围术期血糖水平控制在 6 ～ 10 mmol/L（许可范围为 4 ～ 12 mmol/L）或 100 ～ 180 mg/dl[19]。围术期血糖控制不良可使许多专科手术术后感染的风险显著增加[20]。尽管围术期可采取不同的治疗方案将血糖控制在任意水平，但越严格的目标血糖控制方案导致低血糖的风险越高。因此，对围术期最佳血糖控制水平的争论仍非常激烈。严格的血糖控制可抑制所有葡萄糖毒性反应，或许能降低糖尿病的严重程度而使患者在其他方面获益[5-13, 21]。许多因素都可能影响术中血糖的管理，比如手术种类、妊娠[22]、潜在的广泛中枢神经系统损害、患者的初级保健医师意见以及糖尿病的种类。

很多围术期血糖控制的研究都是在 ICU 而不是在手术室完成的。第一个大规模观察严格血糖控制优势的临床试验是在比利时 Leuven 的一个医院 ICU 进行的[23]。最新的一个研究来自于 NICE-SUGAR（Normoglycemia in Intensive Care Evaluation and Survival Using Glucose Algorithm Regulation，重症监护中正常血糖的评估以及血糖调控方案对生存率的影响）工作组[24]。在这一随机对照试验中，研究者观察了中度及重度低血糖［血糖水平分别为 41 ～ 70 mg/dl（2.3 ～ 3.9 mmol/L）和 ≤ 40 mg/dl（2.2 mmol/L）］与 6026 例 ICU 危重患者的死亡率之间的关系。严格的血糖控制易导致中度及

重度的低血糖，两者均可显著增加患者的死亡风险。该效应具有明显程度相关性，并且在休克患者最为明显。最佳的围术期管理方案可参考其他综述[25]。ICU 中应用胰岛素达到相应目标值的指南也已发布[26]（表 32.1）。

糖尿病与生理功能老化加速

围术期的不良预后与患者的年龄呈明显相关性[2-3, 27-30]，而糖尿病可加速生理功能的老化。可根据 "Diabetes Control and Complications Trials（糖尿病控制与并发症研究）" 的结果对糖尿病引起的生理年龄变化进行推断，1 型糖尿病患者血糖控制不佳者，每 1 个自然年生理年龄增长约 1.75 年，如果严格控制血糖则相当于 1.25 年[27-29]。2 型糖尿病患者患病后每 1 个自然年约相当于生理年龄的 1.5 年，如果严格控制血糖和血压，则相当于 1.06 年[6, 27-29, 31]。因此，当我们面对糖尿病患者时，应意识到这些患者的风险相当于生理年龄更大的人，也就是说糖尿病患者的生理年龄由于患病的原因较之实际年龄要大很多[1]。

2 型糖尿病逐渐增多的主要原因应该是肥胖发病率升高和缺乏体育锻炼。与 1 型糖尿病一样，严格控制血糖、增强体育锻炼、减轻体重可以延缓 2 型糖尿病造成的加速衰老的进程，甚至可以从根本上延缓疾病和老化的发生[27-29, 31]。延缓衰老应该可以降低糖尿病患者围术期的风险，但目前还没有对照研究证实这个理论。

糖尿病患者围术期血糖控制的关键是设定明确的血糖管理目标，并根据密切的血糖水平监测调整治疗方案以达到目标值[31a]。

其他与糖尿病相关的疾病

糖尿病可引起微血管（视网膜和肾）病变、周围神经病变、自主神经功能异常和感染。即使不存在高血压，糖尿病患者也应该使用血管紧张素转化酶抑制药（ACEI）类药物治疗，以预防因自主调节功能异常引起的一些问题，包括肾衰竭[5-6, 32]。

手术前对潜在及明确的糖尿病靶器官损害进行评估和治疗同患者代谢状态的评估一样重要。围术期糖尿病患者的评估在第 31 章也有讨论。

糖尿病引起的自主神经病变可能使围术期风险增高，使术后管理的难度增大并严重影响患者的生存率。因此术前应常规对自主神经病变情况进行评估。糖尿病自主神经病变患者胃轻瘫的概率增高（可能引起胃内容物的误吸），围术期呼吸心搏骤停的风险增加。如果患者存在某些自主神经病变的表现，如早饱

表 32.1　重症监护治疗患者血糖控制目标的推荐范围

学会，指南	患者群	开始胰岛素输注的血糖水平 [mmol/L（mg/dl）]	目标范围 [mmol/L（mg/dl）]	依据
危重医学协会的临床实践指南[26]	一般患者	8.3（150）	5.6～8.3（100～150）	
	心脏手术患者		< 8.3（150）	降低胸骨深部伤口的感染率及死亡率[73, 118-121]
	危重创伤患者	8.3（150）	< 10（180）	
	创伤性脑损伤患者	8.3（150）	< 10（180）	
	神经 ICU 患者 失血性休克 颅内出血 动脉瘤蛛网膜下腔出血	8.3（150）	< 10（180）	
美国糖尿病协会指南[471]	一般患者	10（180）	7.8～10（140～180）	
	调整推荐		6.1～7.8（110～140）	在明确患者发生严重低血糖概率极低时，调整至血糖目标的下限
美国临床内分泌医师协会[472]	一般患者		7.8～10（140～180）	
	手术患者		较低水平	仅适用于低血糖发生率低的单位
抗脓毒症运动[473]	一般患者	10（180）	< 10（180）	基于 NICE-SUGAR 研究结果
美国医师学会临床实践指南[474]	一般患者		7.8～11.1（140～200）	适用于应用胰岛素时；指南不推荐强化胰岛素治疗
西班牙危重医学与冠状动脉疾病协会[476]	一般患者		< 8.3（150）	
法国麻醉与重症医学协会[475]	一般患者		10（180）	
	手术患者		< 6.1（110）	
	心脏病患者		< 6.1（110）	
胸外科医师协会[477]	心脏外科手术患者		< 10（180）有植入装置的患者推荐< 8.3（150）	

ICU，重症监护治疗病房；NICE-SUGAR，Normoglycemia in Intensive Care Evaluation and Survival Using Glucose Algorithm Regulation.
（Data from Sebranek JJ, Lugli AK, Coursin DB. Glycaemic control in the perioperative period. Br J Anaesth. 2013；111（suppl 1）：i18-i34；and Jacobi J, Bircher N, Krinsley J, et al. Guidelines for the use of an insulin infusion for the management of hyperglycemia in critically ill patients. Crit Care Med. 2012；40：3251-3276.）

感、无汗、呼吸或体位改变时脉率无变化、阳痿等，则其出现无痛性心肌缺血[15, 33]的风险极大。术前给予甲氧氯普胺 10 mg 可以有效促进胃内固体食物的排空（图 32.1）。肺炎或麻醉药、镇痛药、镇静药对呼吸和窦性自主节律的影响可能是引起呼吸循环衰竭的主要原因。评估窦性心律失常的程度和心率变异性可以简单而准确地评价自主神经病变的程度。正常人深吸气时的心率最大值和最小值之间可相差 15 次 / 分，但在出现呼吸心搏骤停的患者，心率变异均不超过 5 次 / 分[15, 33]。

自主神经病变患者的其他特征包括体位性低血压（动脉血压下降超过 30 mmHg）、静息时心动过速、夜间腹泻和多发性周围神经病变。糖尿病患者合并严重的自主神经病变时，呼吸系统对低氧的反应性降低，对具有呼吸抑制作用的药物特别敏感。尽管目前尚无明确的对照研究支持，但对该类患者建议在术后 24～72 h 内给予呼吸和循环的持续严密监测[15]。无自主神经病变的糖尿病患者尽可能实施非住院手术（见表 32.1）[31a]。

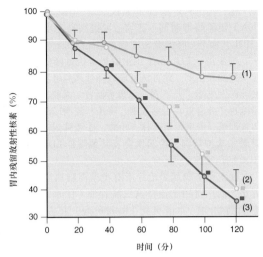

图 32.1　三组患者固体食物的胃排空时间（均数 ± 标准差）：（1）糖尿病患者；（2）进食前 1.5 h 静脉使用甲氧氯普胺 10 mg 的糖尿病患者；（3）非糖尿病患者（From Wright RA，Clemente R，Wathen R. Diabetic gastroparesis：an abnormality of gastric emptying of solids. Am J Med Sci. 1985；289：240-242.）

急诊手术

许多因创伤或感染需行急诊手术的糖尿病患者存在明显的代谢紊乱，包括酮症酸中毒。通常没有充足的时间使患者病情稳定，但只要有数小时就足以纠正潜在威胁生命的水、电解质紊乱。如果外科疾病本身会进一步加剧代谢紊乱，就没有必要为了完全纠正酮症酸中毒而延期手术。容量不足和低钾血症得到部分纠正即可减少酮症酸中毒引起的术中心律失常及低血压的发生率。在酮症酸中毒的初始复苏阶段，不应首先使用晶体液，应先给予补钾和静脉胰岛素治疗[33a]。

胰岛素治疗可以从静脉单次注射 10 U 普通胰岛素开始，然后再持续输注。胰岛素的输注速度很容易确定，可将最后一次测得的血糖值除以 150［如果患者接受类固醇治疗、处于感染状态或严重超重（体重指数 ≥ 35 kg/m²），则除以 100］。定期监测血糖、血钾和血 pH 值比胰岛素的实际用量更重要。因此无论胰岛素的剂量是多少，血糖下降的最大速度是相对恒定的，平均约为 75 ～ 100 mg/（dl·h）[34]。在液体复苏的最初 1 ～ 2 h，血糖下降较快。当血糖下降至 250 mg/dl 时应该输注含有 5% 葡萄糖的溶液。

治疗所需的补液量由容量缺乏的程度决定，一般为 3 ～ 5 L，有时可以高达 10 L。尽管水分的丢失量超过溶质的丢失量，但血钠水平通常是正常或降低

的。造成这一看似矛盾现象的原因可能是高血糖和高三酰甘油（甘油三酯）血症引起的假性低钠血症。血糖水平在正常值基础上每升高 100 mg/dl，血钠浓度就降低约 1.6 mmol/L。晶体平衡液起始输注速度为 250 ～ 1000 ml/h，具体应取决于容量不足的程度和心脏功能。对于有心功能不全病史的糖尿病患者应监测左心室容积。在最初的 6 ～ 8 h 内补充预计缺失容量的 1/3，另外 2/3 的液体在之后的 24 h 内补充[34a]。

酸中毒的程度可以通过动脉血气分析和测定阴离子间隙确定（参见第 48 章）。在危重症糖尿病患者中，可出现伴有阴离子间隙增加（≥ 16 mmol/L）的酸中毒，其成因可以是酮症酸中毒的酮体、乳酸酸中毒的乳酸或肾功能不全导致的有机酸增加，或者是三者共同的作用。酮症酸中毒时，血浆乙酰乙酸、β-羟丁酸和丙酮水平增高。血浆和尿液中的酮体含量可以采用 Ketostix 和 Acetest 试纸半定量测得。碳酸氢盐在糖尿病酮症酸中毒治疗中的作用仍有争议，但在严重的酸血症和血流动力学不稳定的情况下可考虑使用，因血液 pH 值低于 7.00 ～ 7.10 时，将会显著抑制心脏和呼吸功能[34b]。这样考虑是因为用碳酸氢盐疗法快速纠正酸中毒的同时，可能导致中枢神经系统功能和结构的改变。引起这些变化的主要原因包括：①碳酸氢盐迅速转化为二氧化碳，后者弥散进入血-脑屏障而导致脑脊液和 CNS 酸中毒；②脑血流减少引起 CNS 内氧合改变；③造成渗透梯度异常。经过补液和胰岛素治疗之后，β-羟丁酸水平迅速下降，而乙酰乙酸水平不变，甚至出现下降前的逆向上升。在血糖、β-羟丁酸和乙酰乙酸水平降至正常后的很长时间内，血丙酮水平仍会高于正常，持续约 24 ～ 42 h，导致尿酮持续阳性[34]。血糖正常的情况下，如果存在持续酮症且血清碳酸氢盐浓度低于 20 mEq/L，应继续使用葡萄糖和胰岛素以纠正细胞内的脂质分解。

糖尿病酮症酸中毒时，最严重的电解质紊乱是体内钾总量的缺失。缺失量可达 3 ～ 10 mEq/kg。血清钾浓度在静脉使用胰岛素后迅速下降，并在 2 ～ 4 h 后达到最低，这时需要积极补钾。随着酸中毒的纠正，输入体内的钾随胰岛素进入细胞内。补液后更多的钠离子进入远端肾小管也引起尿钾排泄增多。酮症酸中毒时组织分解代谢增强、细胞摄入磷异常以及尿磷排泄增多等原因也会导致机体磷的缺乏，从而引起明显的肌无力和器官功能异常，机体磷缺乏可达 1 mmol/kg。目前还没有明确的替代治疗指南，但心功能不全、贫血、呼吸抑制或血浆磷酸盐浓度低于 1.0 mg/dl 的患者可以适当补磷[34]。

糖尿病治疗新方法的进展

至少有三种糖尿病治疗新方法已进入临床试验阶段：

- 在体内植入（像起搏器一样的）血糖分析仪，通过电子发射装置将数值显示在手表式血糖监护仪上。
- 提高胰岛移植术后所移植胰岛细胞生存率的新药，以及毒副作用更低的抗排异反应药物。
- 可以使正常功能的胰岛细胞再生（无需胰岛移植）的新药，如 INGAP（islet neogenesis-associated protein，胰岛新生相关蛋白）多肽。

这些治疗方法中有一些将从根本上改变糖尿病患者的围术期管理。如果胰岛细胞再生技术能够普及，1 型糖尿病就会从此消失；如果植入式实时监测血糖成为可能，严格控制血糖的目标将更容易达到。

胰岛细胞瘤和其他引起低血糖的因素

低血糖很少发生于非糖尿病患者。非糖尿病患者出现低血糖的原因包括胰岛细胞腺瘤或癌、巨大肝癌、巨大肉瘤、饮酒、使用 β 受体阻滞剂、应用氟哌啶醇、垂体功能低下、肾上腺皮质功能不全、胃或胃旁路手术后的生理改变、遗传性果糖不耐受、服用降糖药物、半乳糖血症或自身免疫性低血糖[35]。后四种情况会发生餐后反应性低血糖，而限制进食可预防严重低血糖。因此，禁食以及静脉输注少量 5% 葡萄糖溶液可以显著降低围术期餐后反应性低血糖的发生率。其他导致低血糖的原因则可能在围术期引起严重的问题[35]。

低血糖的症状分为两类：肾上腺素能兴奋（心动过速、心悸、颤抖或出汗）或低血糖的神经反应（头痛、意识模糊、反应迟缓、抽搐或昏迷），而所有这些症状都可能被麻醉所掩盖。因此，对这些患者应经常测定血糖水平以避免低血糖的发生。胰岛素瘤手术在操作时可能引起大量胰岛素释放，故该类手术必须在配备有机械性胰腺（mechanical pancreas）的医疗机构实施。围术期使用生长抑素类似物奥曲肽可抑制胰岛素瘤释放胰岛素，大大提高围术期安全性。

营养性疾病，包括肥胖

高脂蛋白血症、高脂血症和低脂血症

高脂血症可以由肥胖、雌激素或肾上腺皮质激素治疗、尿毒症、糖尿病、甲状腺功能减退、肢端肥大症、饮酒、肝疾病、先天性代谢疾病或妊娠等引起。高脂血症可诱发冠心病、外周血管疾病及胰腺炎等。

他汀类 [3- 羟基 -3- 甲基戊二酰-辅酶 A（HMG-CoA）还原酶抑制剂] 药物，可提高高密度脂蛋白（HDL）水平、降低低密度脂蛋白（LDL）胆固醇水平，即使用于 LDL 水平正常的患者也可降低冠状动脉疾病的发生率。此方法可显著降低高危患者心肌再梗死的发生率[36-38]。对高危患者而言，采取二级预防措施也十分有效，包括戒烟、降压、控制应激、加强体育锻炼、服用阿司匹林、叶酸、β 受体阻滞剂、血管紧张素抑制剂、控制饮食及其他降低 LDL、提高 HDL 的药物等。

饮食调节仍然是治疗所有类型高脂血症的主要方法。而广泛用于治疗高三酰甘油（甘油三酯）血症的药物中，非诺贝特（fenofibrate）和吉非贝齐（gemfibrozil）可引起心肌病变，特别是在患有肝或肾疾病的患者；氯贝丁酯（clofibrate）可使胆结石的发病率增高。考来烯胺（cholestyramine）可以与胆汁酸、口服抗凝药、洋地黄药物及甲状腺激素结合。其他降低 LDL、增加 HDL 和降低三酰甘油（甘油三酯）的药物包括二十二碳六烯酸（一种 ω-3 脂肪酸）和烟酸。烟酸可以引起周围血管舒张，术晨应尽量停用。普罗布考（probucol，Lorelco）可减少载脂蛋白 A-1 的合成，少数患者使用后可能出现汗液发臭和（或）QT 间期延长，在动物试验中可导致猝死。

"西苏格兰冠状动脉疾病预防"及其他类似研究都明确证实，他汀类药物可以有效预防动脉老化和血管疾病，降低其发病率和死亡率，同时对冠心病、脑卒中和周围血管功能不全等病变也有改善作用[37]。因此，他汀类药物——洛伐他汀（lovastatin）、普伐他汀（pravastatin）、辛伐他汀（simvastatin）、氟伐他汀（fluvastatin）、阿伐他汀（atorvastatin）和罗苏伐他汀（rosuvastatin）已成为目前最主要的降脂治疗药物，但有些患者可能无法耐受此类药物，最常见的原因是继发性肌肉骨骼疾病[38a]。

Downs 的团队在"空军 / 得克萨斯冠状动脉粥样硬化预防研究"中，获得了更多的结论[37]。他们的研究结果显示，LDL 水平正常且无任何危险因素的患者服用他汀类药物后，初发急性冠状动脉事件的风险降低了 37%。这项研究中，洛伐他汀并未改变患者的死亡率，这与之前的他汀类药物短期疗效观察研究的结果一致。尽管他汀类药物的疗效主要归因于其降低血脂的作用，但他汀类药物还可改善内皮细胞功能、抑制炎症反应、稳定斑块和预防血栓形成。2013 年美国心脏病学会（ACC）与美国心脏协会（AHA）发布了新的心血管疾病高危患者血胆固醇治疗临床实践指南[39]。指南推荐在下列情况应用他汀类药物：

- 心血管疾病患者（冠状动脉综合征、既往心肌梗死、稳定型或不稳定型心绞痛、既往卒中或短暂性脑缺血发作或外周动脉疾病）
- 低密度脂蛋白胆固醇水平为 190 mg/dl 或更高的患者
- 年龄为 40 ～ 75 岁之间的 1 型或 2 型糖尿病患者
- 10 年内心血管疾病预期发病风险大于 7.5% 的患者（该研究提供了用于计算 10 年风险的公式）。

2014 年美国国家脂质协会关于以患者为中心管理血脂异常的建议中，进一步强调他汀类药物作为血脂异常的一线治疗药物，但强调除了低密度脂蛋白之外，还应将非高密度脂蛋白作为风险标志物。他们还建议加强管理其他动脉粥样硬化性心血管病的危险因素，包括高血压、吸烟和糖尿病[39a]。

他汀类药物通过阻断胆固醇合成中的限速酶，即 HMG-CoA 还原酶（甲基戊二酰-辅酶 A 还原酶）发挥作用。这类药物都很昂贵，使用后偶尔会出现肝功能异常、中枢神经系统异常以及严重的抑郁。根据现有的证据，接受他汀类药物治疗的患者应继续服用该类药物[40]。其他降低 LDL 和甘油三酯，并升高 HDL 的药物包括廿二碳六烯酸（DHA，一种 ω-3 脂肪酸）和烟酸。他汀类药物降低高度特异性的 C 反应蛋白，并减少粥样斑块中胆固醇的含量，因此在逆转动脉炎症方面具有明显的作用[41]。

低脂血症十分少见，通常与神经病变、贫血和肾衰竭有关。尽管有关低脂血症患者的麻醉经验有限，以下建议可供参考：在整个围术期持续补充能量，并静脉输注蛋白质水解产物和葡萄糖。

肥胖

肥胖是围术期并发症的危险因素。在医疗保险索赔研究中，与手术中的非肥胖患者相比较，肥胖患者出现伤口感染、肾功能不全、尿路感染、低血压、呼吸事件、30 天再入院的概率增加并且住院时间增加 12%[41a]。虽然与肥胖相关的很多疾病（糖尿病、高脂血症、胆结石、胃食管反流、肝硬化、关节退行性变和椎间盘病变、静脉淤滞和血栓/栓塞性疾病、睡眠障碍、情绪改变和体型改变）都会对肥胖患者的远期死亡率产生影响，但麻醉科医师最主要的关注点仍与 20 世纪 70 年代一样，即心肺功能的异常。

病态肥胖患者不合并或仅合并有轻度肺部疾病[如无肥胖低通气综合征或慢性阻塞性肺疾病（COPD）]则称为"单纯"肥胖。单纯肥胖患者日间气体交换及肺功能轻度改变的主要原因是过多脂肪组织对胸壁和膈的压迫和限制[42]。通常肥胖患者的呼吸储备量和功能残气量会明显受累，分别降至正常值的 60% 和 80%。必须注意药物的选择和剂量，因为肥胖患者对镇静药和阿片类药物可能更敏感，易导致换气不足[42a]。

其他饮食紊乱：神经性厌食症、贪食症与饥饿

神经性厌食症的特点是由于饥饿性消瘦引起体重降低 40% 以上，同时伴有过度兴奋及对身材形态不满意的一种疾病，患者会出现许多内分泌及代谢问题。多数患者存在冲动行为如自杀冲动，而且静脉注射毒品者也多于正常人群。这类患者在麻醉和手术前应警惕酸中毒、低钾血症、低钙血症、低镁血症、低体温、尿崩症以及类似于全垂体功能减低的严重内分泌紊乱。贪食症患者也会出现类似情况，约有 50% 的女大学生患有这种疾病，甚至一些老年人也会罹患这种疾病。同严重蛋白质缺乏一样，神经性厌食症及贪食症患者可能伴有心电图的改变，包括 QT 间期延长、房室传导阻滞及其他心律失常；这些患者对肾上腺素十分敏感，并可能合并心肌病变[43]。静脉输注含钾的葡萄糖溶液有助于纠正机体总钾量的缺失；但需要注意的是，这类患者输液后易出现肺水肿。此类患者胃排空延迟，因而食管炎、胰腺炎和吸入性肺炎的发生率较高。一篇综述中曾报道，体重指数低于 13 kg/m² 的重度厌食症患者若存在严重的低血糖或白细胞减少（低于 3.0×10^9/L），或两者都有时，潜在致死性并发症发生率很高[44]。术中给予葡萄糖或儿茶酚胺可能诱发严重的电解质紊乱或致死性心律失常。术后加强监护和尽早进行营养支持，对预防手术部位感染具有重要意义。

高营养治疗（全肠外或肠内营养）

高营养治疗（即全肠外营养，total parenteral nutrition, TPN）需要在正常每日所需的液体中添加浓缩高渗糖成分。此外静脉营养液中还包括蛋白质水解物、脂肪乳（如英脱利匹特）或复合氨基酸（或这些成分的任意组合）。对术后 7 天内不能进食的患者以及术前存在营养不良的患者，采用 TPN 或全肠内营养的主要优点是可减少术后并发症、缩短住院时间[45-46]。Starker 的团队[47]发现，通过监测血清白蛋白水平判断 TPN 的效果可以预测患者术后的转归。使用 TPN 后血清白蛋白水平增高的患者尿量增多、体重减轻且并发症较少（15 例患者中仅仅 1 例出现并发症）；而血清白蛋白水平降低且体重增加的患者并发症较多（16 例患者中有 8 例患者共出现了 15 种并发症；图 32.2）。退伍

军人管理局（VA）的研究认为血清白蛋白水平是判断围术期预后的最重要的预测指标之一[45]。

TPN 的主要并发症是感染、代谢异常和 ICU 住院时间延长[47a]。用于建立 TPN 的中心静脉通路需要绝对无菌，不应在麻醉和手术期间用作静脉通路或药物给药途径。TPN 的主要代谢并发症均源于相应功能缺乏和高渗状态。如患者因胰岛素缺乏（糖尿病）或出现胰岛素抵抗（因尿毒症、烧伤或脓毒症）而无法代谢葡萄糖时，会出现高糖高渗的并发症。

逐渐减慢 TPN 的输注速率可以预防因突然停用 TPN 引起的低血糖。因此，在麻醉和术前夜间应将 TPN 的输注速率减慢，或在术中以原有的速率持续输注。麻醉前减慢或停用 TPN 的主要目的是避免术中输液速度突然加快而引起高渗状态，或突然停止输注时由于内源性胰岛素水平增高及常规输注的晶体液内葡萄糖含量偏低而引起低血糖[45]。低磷血症是高营养治疗导致的特别严重的并发症，究其原因主要是营养液中的磷含量偏低或缺乏。血清磷水平下降会引起氧离曲线左移，导致 2,3- 二磷酸甘油和三磷酸腺苷含量降低，氧输送减少，而机体为了维持原有氧输送则不得不增加心输出量。血磷浓度低于 1.0 mg/dl 时会引起溶血性贫血、心力衰竭、呼吸急促、神经症状、惊厥甚至死亡。此外，长期 TPN 还会导致微量元素的缺乏，如铜（难治性贫血）、锌（伤口不易愈合）和镁的缺乏。

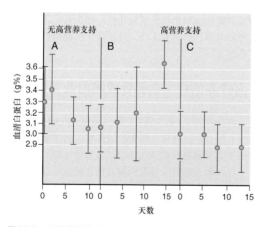

图 32.2　通过监测血清白蛋白水平判断静脉高营养治疗的效果，并预测术后转归。营养支持后白蛋白水平上升的患者（B）预后显著优于白蛋白水平没有上升的患者（C）。详细说明见正文（Modified from Starker PM, Group FE, Askanazi J, et al. Serum albumin levels as an index of nutritional support. Surgery. 1982；91：194-199.）

肾上腺皮质功能异常

肾上腺皮质分泌三类重要的激素：雄激素、糖皮质激素和盐皮质激素，任何一类激素过多或者缺乏都会引起特征性的临床综合征。大量使用皮质类固醇会使肾上腺皮质不能对手术创伤及术后恢复产生正常的应答。临床上，由于腹部 CT 扫描应用增多，使得许多无症状的肾上腺肿物被意外发现。有证据表明，这些因扫描而意外发现的肾上腺肿物，即"偶发瘤"，可能是患者的重要隐患，高达 30% 的肾上腺肿物具有激素分泌活性。一篇文章对 2000 例肾上腺偶发瘤进行了研究，结果发现其中 82% 无激素分泌活性，5.3% 为分泌糖皮质激素的腺瘤，5.1% 为嗜铬细胞瘤，4.7% 为肾上腺癌，2.5% 为未知的转移性肿瘤，还有 1% 为分泌醛固酮的腺瘤。因此，影像学发现"偶发"瘤后，需要认真追踪。然而，目前还没有被广泛接受和使用的指南建议，麻醉过程中应予以关注。

尽管皮质类固醇的使用越来越广泛，但是针对肾上腺功能障碍患者围术期管理的对照研究却不多，目前仅有数个针对特定情况的对照研究结果可供参考。然而，针对肾上腺皮质可能出现的病理生理改变及其处理方法的综述应该有助于提高我们对肾上腺功能异常患者的围术期管理。

肾上腺皮质激素的生理特点

雄激素　雄烯二酮和脱氢表雄酮是肾上腺皮质产生的弱雄激素类物质，也是女性的主要雄激素来源（因为在运动员中滥用，而名声大噪）。雄激素过度分泌会导致女性男性化、男性早熟或者女性假两性畸形。而一些肿瘤可以使雄激素转变为雌激素，导致男性女性化。对于这些患者，麻醉前无需做特殊评估。某些导致雄激素异常的先天性酶缺乏症也会导致糖皮质激素和盐皮质激素异常，这种情况需要在术前进行评估。这些患者绝大多数都接受外源性糖皮质激素和盐皮质激素治疗，因此在围术期需要补充这些激素。

糖皮质激素　皮质醇是糖皮质激素的主要代表激素，对碳水化合物、蛋白质、脂类和核酸的代谢具有重要调节作用。皮质醇通过一系列过程发挥生物学作用，首先与结构特异的细胞内胞质受体结合，结合后的复合物激活细胞核特异性 mRNA 的转录。之后这些 mRNA 翻译产生介导激素基本作用的蛋白质。

皮质醇通常与皮质类固醇结合球蛋白（corticosterone-binding globulin，CBG）结合，只有少量未结合的皮质醇进入细胞内发挥作用或被代谢掉。CBG 数量可以发生改变，某些疾病状态，如肝疾病和肾病综合征，可导致循环 CBG 水平降低；而相反地，使用雌激素及妊娠则可引起 CBG 产生增加。在非结合型的活性皮质醇水平不变时，结合型皮质醇水平的改变会引起血清总皮质醇水平的升高或降低。通过测定尿液中的皮质醇水平（即非结合型的活性皮质醇经肾滤过的量）可以精确测定皮质醇的活性。

皮质醇的血清半衰期为 80 ～ 110 min。但由于皮质醇通过细胞内的受体发挥作用，因此单纯血清水平的药代动力学数据并不能精确反映皮质醇的活性。单次注射糖皮质激素后，血糖水平会持续升高 12 ～ 24 h，而支气管哮喘患者的肺功能改善可持续至给药后 24 h。因此糖皮质激素的替代治疗方案不是依据实际测定的血清半衰期，而是应参照激素对靶器官作用效应所持续的时间。需要长期糖皮质激素替代治疗的住院患者通常需要每天给药两次，清晨的剂量要稍高于晚上的剂量，从而模拟皮质醇水平正常的昼夜变化。对于需要在术中或术后静脉补充激素的患者（见后），根据手术类型和预期的应激情况，每 6 ～ 12 h 给予一次糖皮质激素较为合适[47b]。表 32.2 列出了不同糖皮质激素的相对效价。皮质醇主要在肝中灭活后以 17- 羟皮质类固醇的形式排出，还有一部分能以原型从尿液中滤过排出。

人工合成糖皮质激素的受体结合力与剂量相关。当给予超过生理剂量的糖皮质激素时（＞ 30 mg/d），氢化可的松和可的松会与盐皮质激素受体结合，引起水钠潴留以及钾离子和氢离子的丢失。当给予 30 mg/d 维持量或更小剂量时，患者需补充盐皮质激素以维持电解质平衡和容量的稳定。许多其他类固醇激素即使在大剂量使用的情况下也不会和盐皮质激素受体结合，不具有盐皮质激素的作用（见表 32.2）[47b]。

糖皮质激素的分泌由垂体促肾上腺皮质激素（adrenocorticotropic hormone，ACTH）调节。ACTH 由一种前体分子（阿片黑皮质素原）合成，后者代谢形成内啡肽（β- 促脂解素）和 ACTH。ACTH 呈节律性分泌模式且具有昼夜节律，男性通常在凌晨达到分泌高峰，女性则会稍晚一些，ACTH 的分泌在某种程度上也受光暗节律的调节。ACTH 的分泌受下丘脑释放的促肾上腺皮质激素释放激素（corticotropin-releasing factor，CRF）调节（皮质类固醇分泌的昼夜节律异常就会引起所谓的时差反应）。皮质醇和其他糖皮质激素对垂体和下丘脑具有负反馈作用，可以抑制 ACTH 和 CRF 的分泌。如果分泌 CRF 或 ACTH 的细胞遭到破坏超过 30 天，肾上腺就会萎缩。此后，肾上腺将几乎不再对短时间给予的外源性 ACTH 发生反应[48]。

盐皮质激素 醛固酮是人类分泌的主要的盐皮质激素，由肾上腺皮质球状带分泌。主要作用是促进钠的重吸收以及钾和氢离子的排出，对于维持电解质和容量稳定有重要作用。醛固酮主要作用于远端肾小管，对唾液腺和汗腺也有一定的作用。醛固酮的分泌主要受肾素 - 血管紧张素系统调节。肾小动脉的球旁细胞对肾灌注压或血容量降低十分敏感，继而会分泌肾素。肾素将血管紧张素原（来自肝）分解成血管紧张素 I，后者又被主要存在于肺内的血管紧张素转化酶转化为血管紧张素 II。血管紧张素 II 与特异性受体结合后可以增加盐皮质激素的分泌；钾浓度升高也可刺激盐皮质激素的分泌；ACTH 也会对盐皮质激素的分泌产生影响，但程度较轻。

肾上腺皮质激素过多

糖皮质激素过多 糖皮质激素过多（库欣综合征）主要由于内源性糖皮质激素分泌过多或者长期应用超过生理剂量的糖皮质激素治疗所致。主要表现为满月脸、面部血管扩张、向心性肥胖（躯干肥胖而四肢瘦）、皮肤菲薄易破和紫纹。通常伴有骨骼肌消耗，但心肌和膈肌不会受累。检查时可以让患者尝试不用手支撑的状态下从座位上站起，如患者无法完成，则提示其存在近端肌肉力量减弱，这与库欣综合征相符合。这些患者由于骨基质形成减少及钙吸收障碍，通常会有骨质疏松。液体潴留和高血压（源于糖皮质激素增加引起肾素底物增加和血管反应性增加）也很

表 32.2 常用糖皮质激素的相对效价及等效剂量		
类固醇	**相对效价**	**等效剂量（mg）**
短效		
氢化可的松	1.0	20.0
可的松	0.8	25.0
泼尼松	4.0	5.0
泼尼松龙	4.0	5.0
甲泼尼龙	5.0	4.0
中效		
曲安西龙	5.0	4.0
长效		
倍他米松	25.0	0.60
地塞米松	30.0	0.75

（Data from Axelrod L. Glucocorticoid therapy. Medicine（Baltimore）. 1976；55：39-65.）

常见。由于外周组织对糖的利用减少，胰岛素抵抗以及糖异生增加，这些患者也会出现高血糖甚至糖尿病（表 32.3）。

库欣综合征最常见的原因是使用糖皮质激素治疗关节炎、哮喘或过敏。这些情况下，肾上腺发生萎缩，在应激状态下（如术前或特殊操作前）不能通过分泌更多的激素产生相应的应答，因此围术期需要补充外源性糖皮质激素（见后面有关"患者由于其他原因需要使用激素"的章节）。自发性库欣综合征可因垂体分泌 ACTH 增多引起（占内源性病例的 65% ~ 75%），通常与垂体微腺瘤有关，也可由非内分泌系统的异位 ACTH 分泌过多引起（如肺、胰腺或胸腺的肿瘤）[49]。自发性库欣综合征中还有 10% ~ 20% 的患者为非 ACTH 依赖型，无肾上腺腺瘤或腺癌[49]。

库欣综合征患者术前应注意控制血糖和高血压，并确保血容量和电解质浓度在正常范围内。异位 ACTH 分泌会引起明显的低钾性碱中毒。使用醛固酮拮抗剂螺内酯（安体舒通）可以防止钾丢失，并有助于体内过多液体的排出。由于严重骨质疏松的发生率很高，因此有骨折的风险，在摆放体位时要特别注意。此外，糖皮质激素会破坏淋巴细胞并有免疫抑制作用，因此患者感染的发生率增加。糖皮质激素可以使愈合伤口的抗张力下降，局部使用维生素 A 可以部分缓解这种情况。

10% ~ 15% 的库欣综合征为肾上腺腺瘤或腺癌分泌过多糖皮质激素所致。如果拟行单侧或双侧肾上腺切除术，肿瘤切除的开始阶段就应开始补充糖皮质激素。尽管没有明确的研究支持，但通常每 24 h 静脉补充 100 mg 氢化可的松。这个治疗量应该在 3 至 6 天的时间里逐渐减量至维持剂量。从第 3 天开始，多数外科医师会补充盐皮质激素 9 α-氟皮质醇（0.05 ~ 0.1 mg/d）。有些患者两种激素的剂量需反复调整才能达到合适的水平。如果患者行双侧肾上腺切除，这种治疗则需一直持续进行。对行单侧肾上腺切除的患者，应根据剩余腺体的情况进行个体化治疗。开腹肾上腺切除术气胸的发生率可高达 20%，因此在缝合切口前应判断有无气胸并进行处理。而腹腔镜技术的应用已大大降低了这一并发症的发生率。

接受双侧肾上腺切除术（现为腹腔镜手术）的库欣综合征患者，围术期并发症发生率可达 20%，围术期死亡率高达 3%。术后患者常出现永久性盐皮质激素和糖皮质激素缺乏。行肾上腺切除的库欣综合征患者中有 10% 存在未发现的垂体肿瘤。肾上腺切除后，皮质醇水平下降，可使得垂体肿瘤增大。这种垂体瘤具有潜在的侵袭性，可以产生大量的 ACTH 和促黑素，导致皮肤色素沉着。

约85% 的肾上腺肿瘤是在 CT 扫描过程中意外发现的。不同的研究显示，尸检者中有 1% ~ 32% 存在无功能肾上腺腺瘤。功能性腺瘤通常需要手术治疗，术后数月内对侧腺体功能会恢复。但腺癌往往无法通过手术切除，这些患者可以使用类固醇合成抑制剂如甲双吡丙酮（metyrapone）或米托坦（mitotane）缓解部分症状，如果原发性肿瘤不能切除，这些药物和特异性醛固酮拮抗剂可能有助于减少异位 ACTH 分泌的症状。接受肾上腺抑制治疗患者同时需要长期的糖皮质激素替代治疗，目的是完全抑制肾上腺。因此这类患者应被当作肾上腺功能抑制患者，围术期补充糖皮质激素的剂量应该加大。

盐皮质激素过多 盐皮质激素过多（通常也伴有糖皮质激素过多，因为多数糖皮质激素具有盐皮质激素的特性）会引起钾丢失、钠潴留、肌肉无力、高血压、手足搐搦、多尿、尿液浓缩功能丧失以及低钾性碱中毒。这些症状可出现于原发性醛固酮增多症或 Conn 综合征（醛固酮分泌增多抑制肾素的分泌，为低

库欣综合征	肾上腺功能减退
向心性肥胖	体重减轻
近端肌肉无力	虚弱、疲劳、嗜睡
年轻时出现骨量减少	肌肉、关节疼痛、背痛
高血压	体位性低血压、眩晕
头痛	头痛
精神障碍	食欲不振、恶心、腹痛、便秘、腹泻
紫纹	
自发性瘀斑	
面部血管扩张	
色素沉着	色素沉着
多毛症	
痤疮	
低钾性碱中毒	高钾血症、低钠血症
糖耐量异常	偶发性低糖血症
肾结石	高钙血症
多尿	肾前性氮质血症
月经异常	
白细胞增多	

表 32.3 肾上腺功能亢进（库欣综合征）和肾上腺功能减退的临床特征

肾素性高血压原因之一）。

在不明原因的高血压患者中，有 0.5%～1% 是由原发性醛固酮增多症所致。虽然有 25%～40% 的患者存在双侧肾上腺增生，但多数原发性醛固酮增多症患者是由单侧肾上腺腺瘤所引起的。原发性醛固酮增多症患者术前应使用醛固酮拮抗剂螺内酯，将血容量、电解质和肾功能恢复到正常范围。螺内酯起效较慢，在使用 1～2 周后效果才逐渐增强。通常需要至少 24 h 的时间来恢复钾平衡，因为缺钾量可能高达 400 mEq；然而正常的血清钾水平并不一定意味着全身缺钾得到了纠正。此外，Conn 综合征患者高血压和缺血性心脏病的发生率较高，应进行有针对性的个体化血流动力学监测。

一项回顾性非对照研究显示，术前应用螺内酯控制血压和电解质的患者，术中血流动力学状态要比术前应用其他降压药的患者更稳定。然而，目前围术期对糖皮质激素或盐皮质激素分泌异常患者进行优化治疗的有效性尚未明确。因此，我们认为使患者的情况逐渐恢复至正常状态有助于降低围术期的发病率和死亡率。

肾上腺皮质激素缺乏

糖皮质激素缺乏　激素治疗突然停药或者长期激素治疗后类固醇合成受到抑制是引起皮质类固醇分泌减少的主要原因。对于这类糖皮质激素缺乏患者的管理我们将在后面的章节"患者由于其他原因需要使用激素"中予以详细描述。其他引起肾上腺皮质激素缺乏的原因包括：ACTH 分泌减少、自身免疫性疾病引起的肾上腺腺体破坏、结核、出血（如 Sheehan 综合征）、癌症、一些先天性的肾上腺增生（见前面的相关内容）和细胞毒性药物的使用。

原发性肾上腺皮质功能不全（艾迪生病）与肾上腺皮质各带的局部破坏有关，当破坏发生在双侧时，会引起糖皮质激素和盐皮质激素两类激素的缺乏，常见的症状和体征见表32.3。在美国，自身免疫性疾病是引起双侧原发性（非外源性）ACTH 缺乏的主要原因。而在世界范围来看，结核则是最常见的原因。结核可导致肾上腺功能减低和腺体增大，这些改变在结节病、组织胞浆菌病、淀粉样变、转移癌和肾上腺出血中也很常见。此外，创伤、人类免疫缺陷病毒（HIV）和其他感染（如巨细胞病毒、分枝杆菌和真菌）所造成的影响也越来越常见。

自身免疫性疾病引起肾上腺破坏的患者可能还伴有其他自身免疫性疾病，如 1 型糖尿病和桥本甲状腺炎。皮质醇合成所需的酶缺乏也会引起糖皮质激素缺

乏，ACTH 代偿性增多和先天性肾上腺增生。由于肾上腺功能不全的发展往往比较缓慢，所以这类患者容易出现明显的色素沉着（为刺激无功能肾上腺的分泌而过多分泌 ACTH 所致）和气虚症状（长期低血压所引起）。

垂体或下丘脑肿瘤引起 ACTH 分泌减少时会导致继发性肾上腺皮质功能不全。手术或放射治疗垂体肿瘤可能引起垂体功能低下，进而导致肾上腺皮质功能衰竭。

如果没有应激刺激，糖皮质激素缺乏的患者在围术期通常不会出现问题。但如果出现应激，即使是很小的刺激（如上呼吸道感染）也可能诱发急性肾上腺危象（艾迪生病危象）。这类患者麻醉和手术的准备应包括治疗低血容量、高钾血症和低钠血症。由于这些患者对应激刺激不能产生反应，因此在围术期应常规使用应激剂量的糖皮质激素（氢化可的松约 200 mg/天）。但 Symreng 及其团队[50] 仅在手术开始时静脉给予磷酸氢化可的松 25 mg，在随后的 24 h 内静脉给予 100 mg。因人们希望应用尽可能小剂量的药物产生合适的治疗效果，故后一种方案似乎更具吸引力。这种治疗方案已经证实与大剂量激素的治疗方案（大约为氢化可的松 300 mg/天）一样有效。因而，建议根据手术类型和持续时间的不同，在手术切口前，患者每日常规剂量加上 50～100 mg 氢化可的松，每 8 小时加用 25～50 mg 氢化可的松，持续 24～48 h[476]。

盐皮质激素缺乏　低醛固酮血症是一种较不常见的疾病，可能是先天性的，可能发生在单侧肾上腺切除术后，也可能是长期服用肝素、长期糖尿病或肾功能衰竭的结果。非甾体类的前列腺素合成抑制剂也会抑制肾素释放，加重肾衰竭患者的低醛固酮血症。血浆肾素活性低于正常，限盐或使用利尿剂不能引起肾素活性适度增加。这种患者的症状主要由高钾性酸中毒引起而非低血容量；事实上，一些患者表现为高血压。低醛固酮血症的患者会出现严重的高钾血症、低钠血症及心肌传导异常。围术期使用盐皮质激素（9α-氟氢可的松 0.05～0.1 mg/d）可以有效治疗这些异常。剂量应仔细调整并严密监测，以免加重高血压。

患者由于其他原因需要使用激素

围术期应激和皮质类固醇的补充　普通患者和因其他疾病需要皮质类固醇治疗的患者在围术期的肾上腺反应如下：

1. 围术期的应激程度及创伤程度与麻醉深度有关。较深的全身麻醉或区域阻滞可将本应在术中发生

的糖皮质激素波动延迟至术后。

2. 肾上腺皮质功能减退的患者围术期如果未能补充激素，可能出现循环不稳定问题。

3. 尽管一些长期使用激素的患者会在围术期出现低血压，但糖皮质激素或盐皮质激素缺乏却很少是其诱因。术前使用类固醇药物时间较长且剂量较大的患者发生皮质类固醇缺乏的可能性较大[47b]。

4. 急性肾上腺功能不全较罕见，但可能会危及生命。

5. 围术期使用与琥珀酸氢化可的松 100 mg 等效的激素几乎不存在风险[47b]。

在一项灵长类动物使用糖皮质激素替代治疗的严格对照研究中，研究者明确描述了与围术期激素替代治疗剂量不足有关的致命性并发症[48]。在该研究中，行肾上腺切除术的实验组和假手术对照组均接受生理剂量的激素治疗 4 个月。然后所有动物随机分入亚生理剂量组（皮质醇正常生成量的 1/10）、生理剂量组和超生理剂量组（皮质醇正常生成量的 10 倍），治疗 4 天后再接受开腹手术（胆囊切除术）。围术期应用亚生理剂量组的动物死亡率显著增加；生理剂量和超生理剂量组的动物死亡率无显著差异，且与假手术组之间无显著差异。亚生理剂量组动物死亡的原因主要与体循环阻力下降及左心室每搏指数降低引起的严重低血压有关。与对照组相比，试验组的心脏充盈压无显著变化，且未观察到低血容量和严重的充血性心力衰竭（CHF）的表现。体循环阻力尽管下降，但未出现心动过速。这些变化与之前文献的观点一致，即糖皮质激素与儿茶酚胺相互作用，表明前者参与了后者增加心肌收缩力和维持血管张力的效应过程。

研究者在伤口愈合评价方面采用了羟脯氨酸的累积量这个比较敏感的指标。结果显示，所有治疗组（包括超生理剂量组）的伤口愈合能力相同。而且，围术期使用超生理剂量激素组的动物并未出现代谢不良的表现。

该研究证实了临床上对内在疾病或外源性激素引起肾上腺功能不全患者的一些经验直觉，如围术期激素替代治疗剂量不足可引起肾上腺危象甚至死亡，然而，围术期短期服用超生理剂量的类固醇则是安全的。显然糖皮质激素剂量不足可导致死亡，但是确切的激素推荐剂量目前尚不清楚。Yong 的团队对该领域的随机对照研究进行 Cochrane 系统评价分析后报道，只有 2 篇临床试验共 37 例患者的研究符合纳入标准[51]。这两篇研究认为肾上腺皮质功能不全的患者围术期无需补充类固醇激素，不过两个研究均未提及实验组和对照组有任何副作用或并发症。因此作者得出结论，目前尚无充分证据支持或反驳肾上腺皮质功能不全患者围

术期补充类固醇激素的观点。由于补充激素带来的风险很低，因此通常对近一年内使用过激素治疗的患者均进行激素替代治疗[48, 50]。

如何判断肾上腺功能恢复正常的时间？清晨血浆皮质醇水平不能反映肾上腺皮质功能是否恢复正常以及应激状态下皮质醇分泌是否可以增加以满足应激需要。使用胰岛素诱发低血糖被认为是判断垂体-肾上腺功能的一个敏感方法，但这种方法并不实用，而且可能比直接使用糖皮质激素更加危险。急性应激时，测定血浆皮质醇浓度，结果超过 25 μg/dl（或可能只需超过 15 μg/dl）可以确定垂体-肾上腺功能正常。在测定垂体-肾上腺功能的另一实验中，首先测定基础血浆皮质醇浓度，然后给予合成 ACTH（促皮质素 cosyntropin）250 μg，30 ～ 60 min 后测定血浆皮质醇浓度。如果浓度增加 6 ～ 20 μg/dl 或更多为正常[52-53]。该试验反应正常则表明垂体-肾上腺轴的功能已恢复正常，反应较弱通常表明垂体-肾上腺轴的功能还不完善，需要在围术期补充激素[53a]。

围术期肾上腺每天分泌皮质醇 116 ～ 185 mg。当遇到强烈应激时，皮质醇分泌量可增加到 200 ～ 500 mg/d。手术长短及损伤严重程度与肾上腺激素分泌量之间存在着良好的相关性。腹腔镜下结肠切除术可以代表"大手术"，而疝修补术可以代表"小手术"。在一项研究中，20 例接受大手术的患者术中血浆最高皮质醇浓度均值为 47 μg/dl（范围 22 ～ 75 μg/dl），术后血浆皮质醇浓度维持在 26 μg/dl 以上，持续时间最长可达术后 72 h。而接受小手术治疗的患者术中血浆最高皮质醇浓度均值为 28 μg/dl（范围为 10 ～ 44 μg/dl）。

虽然围术期应补充的糖皮质激素确切剂量尚未确定，我们通常建议静脉给予机体应对最强烈应激时产生糖皮质激素的剂量（即氢化可的松约 200 mg/d）[53b]。对于小手术，则静脉给予氢化可的松 50 ～ 100 mg/d 即可。除非发生感染或其他围术期并发症，否则可每天将该剂量减少约 50%，直到恢复标准的居家用药剂量。对于大手术，通常剂量为每 6 小时 50 mg 到每 8 小时 100 mg。再次强调，除非出现并发症，否则每天减少 50%，直到恢复标准居家用药剂量[53b]。

补充激素的风险 围术期补充激素的导致的一些罕见并发症包括恶性高血压、水潴留、应激性溃疡和精神错乱。围术期短期补充糖皮质激素可能引起两种并发症，伤口愈合不良和感染概率增加。然而，这一现象是否见于各类情况的激素使用，还有待进一步的证据。目前，相关证据仅提示这些风险与短期应用糖皮质激素有关，而非长期应用糖皮质激素患者应激状

态下增加剂量的情况。在啮齿类动物的研究中，证实围术期使用糖皮质激素可明显影响伤口的愈合；然而，在灵长类动物的研究中，却发现围术期大量使用糖皮质激素不影响伤口的愈合[48]。对上述研究结果进行综合分析，提示围术期短期应用糖皮质激素替代治疗对伤口愈合有轻微的确切的不良影响，局部应用维生素 A 可能会部分缓解该不良作用。

关于围术期补充糖皮质激素是否增加感染风险仍不清楚，因为没有针对这些影响的对照试验。很多关于长期应用糖皮质激素的研究未发现长期应用糖皮质激素本身可增加严重感染的风险。数据显示，长期使用激素的患者的确存在感染的风险，但围术期补充类固醇激素是否会增加感染风险还有待证实。

老年人的肾上腺皮质功能

随着年龄增长，肾上腺皮质产生雄激素的量逐渐减少；这一变化对麻醉并没有明显的影响。血浆皮质醇水平并未随年龄增长而受影响。研究表明老年人游离皮质醇所占的比例仍处于正常水平（1% ~ 5%）。老年人对糖皮质激素的代谢和排泄能力进行性下降。正常人 70 多岁时 17- 羟皮质类固醇的排泄量会下降一半，这显然反映了老年人的肾功能随着年龄的增长而下降。采用肌酐清除率对皮质醇代谢产物的排泄作用进行校正后，年龄因素的影响就消失了。皮质醇分泌进一步下降可能反映了肝对循环中皮质醇的代谢能力已受损。

老年人皮质醇的分泌速率下降约 30%，这可能是在肝肾清除皮质醇功能降低时维持正常皮质醇水平的一种代偿机制。老年人糖皮质激素分泌功能下降在应激状态下会得到改善，当给予 ACTH 或出现低血糖等应激时，即使是超高龄老年人（百岁以上）也会表现出完全正常的肾上腺反应。

年轻人无论糖皮质激素分泌过多还是分泌过少通常都被认为是存在疾病。垂体或肾上腺原因所引起的库欣病在 30 多岁的患者中发病率最高。内源性库欣病最常见的原因是良性垂体腺瘤。但如果 60 岁以上的老年人出现库欣病，其最常见的原因是肾上腺腺癌或肺、胰腺、胸腺肿瘤分泌的异位 ACTH。

肾上腺髓质交感活性激素过多：嗜铬细胞瘤

高血压病患者中，只有不足 0.1% 的患者是由嗜铬细胞瘤或来源于嗜铬组织可分泌儿茶酚胺的肿瘤所

引起的[54]。尽管如此，由于嗜铬细胞瘤患者因其他疾病接受麻醉诱导或手术治疗过程中发生医院内死亡的概率可高达 25% ~ 50%，所以麻醉科医师应充分重视这类肿瘤[55]。随着如今麻醉管理水平的提高，此类患者的死亡率已大幅降低[55a]。这种血管肿瘤最常见于肾上腺髓质，但其中约 20% 的肿瘤发生在其他部位（称为副神经节瘤）。将近 15% 的嗜铬细胞瘤为恶性，可通过静脉或淋巴管转移至肝。有些嗜铬细胞瘤还表现出家族遗传倾向，或者是多腺体肿瘤综合征（multiglandular-neoplastic syndrome）的一部分，属于多发性内分泌腺瘤 Ⅱ a 或 Ⅱ b 型，并具有常染色体显性遗传的特点。多发性内分泌腺瘤 Ⅱ a 型包括甲状腺髓样癌、甲状旁腺腺瘤或增生及嗜铬细胞瘤。曾被称为 Ⅱ b 型的多发性内分泌腺瘤现如今被称为嗜铬细胞瘤伴皮肤色素瘢痕表现，如 von Recklinghausen 神经纤维瘤和 von Hippel-Lindau 病伴小脑成血管细胞瘤。家族遗传性的嗜铬细胞瘤通常发生在双侧。肿瘤定位可以采用 MRI 或 CT、间碘苄胍（MIBG）核素扫描、超声或静脉肾盂造影（按照敏感性和特异性降序排列）。

术前应关注提示嗜铬细胞瘤存在的症状和体征：大汗、头痛、高血压、体位性低血压、以往麻醉诱导或腹部检查时出现高血压或心律失常；还包括阵发性的大汗、头痛、心动过速和高血压发作；糖耐量异常；红细胞增多、体重减轻及精神异常。事实上，阵发性头痛、大汗和高血压三联征对于嗜铬细胞瘤的诊断可能比任何一项生化检查的特异性和敏感性都要高（表 32.4）。

术前应用肾上腺素受体阻滞剂具有明确的临床价值，因为这些药物可以降低围术期高血压危象发生，减轻瘤体处理过程中的血压波动（特别是在离断肿瘤静脉血管之前），并减少心功能不全的发生。术前准备过程中应用肾上腺素受体阻滞剂可有效降低嗜铬细胞瘤切除术的死亡率（由 40% ~ 60% 降至目前的 0 ~ 6%）[56-60]。

α 受体阻滞剂哌唑嗪或酚苄明，通过对抗高水平儿茶酚胺的缩血管作用使血容量增加，但在扩容的同时可能会引起血细胞比容下降。由于某些患者对酚苄明非常敏感，因此建议初始口服药量为 20 ~ 30 mg/70 kg，1 ~ 2 次 / 天。大多数患者通常需要 60 ~ 250 mg/d。内分泌学会工作组 2014 年的指南建议对所有活动性肿瘤患者使用 α 肾上腺素受体阻滞剂[60a]。药物治疗的效果需要根据症状缓解的程度及血压平稳的程度来判断。因刺激 α 肾上腺素受体使胰岛素分泌受到抑制而发生糖耐量异常的患者，服用 α 受体阻滞剂后可能出现血糖快速下降。ECG 显示 ST-T 改变的患者术

表 32.4　嗜铬细胞瘤的化验检查特点

检查／症状	敏感性（%）	特异性（%）	概率比	
			阳性结果 *	阴性结果 †
香草基扁桃酸排泄	81	97	27.0	0.20
儿茶酚胺排泄	82	95	16.4	0.19
间甲肾上腺素排泄	83	95	16.6	0.18
腹部 CT	92	80	4.6	0.10
阵发性高血压、头痛、出汗和心动过速 ‡	90	95	18.0	0.10

* 阳性结果的可能性，根据敏感性／（1－特异性）计算而来。
† 阴性结果的可能性，根据（1－敏感性）／特异性计算而来。
‡ 现有研究表明同时出现阵发性典型症状是最佳的预测指标。
（Modified from Pauker SG，Kopelman RI. Interpreting hoofbeats：can Bayes help clear the haze？ N Engl J Med. 1992；327：1009-1013.）

前长期服用（1～6 个月）α 受体阻滞剂后，儿茶酚胺导致的心肌炎的 ECG 表现和临床症状都可得到缓解[56-57，59-63]。

伴有持续性心律失常或心动过速的患者应用 α 受体阻滞剂时，症状有可能会加重，因此建议此类患者使用 β 受体阻滞剂普萘洛尔[56-57，59-63]。需强调的是，在未使用 α 受体阻滞剂抑制血管收缩作用的情况下，不能单独应用 β 受体阻滞剂，否则可增加严重高血压的风险。

术前应用酚苄明治疗的最佳时限还没有得到证实。内分泌学会工作组 2014 年的指南建议在手术前至少 7 至 14 天阻断 α 肾上腺素受体；然而，大多数中心报告术前治疗持续时间为 2 至 6 周[19]。以血压平稳和症状缓解为标准，大多数患者需要使用 10～14 天。内分泌学会工作组指南进一步建议进行高钠饮食和液体摄入，以改善儿茶酚胺引起的容量不足[63a]。因为嗜铬细胞瘤生长很慢，所以等到术前药物治疗已经使患者的术前状况得到优化后再行手术治疗一般不会带来负面影响。通常推荐应用以下标准判断术前治疗是否充分：

1. 术前 48 h 内测得的血压不应超过 165/90 mmHg。
2. 可以存在体位性低血压，但站立位血压不能低于 80/45 mmHg。
3. ECG 中可逆性的 ST-T 改变消失。
4. 5 min 内室性期前收缩（PVC）的数量少于 1 个。

术前也可以采用其他药物达到阻断 α 肾上腺素受体的作用，如哌唑嗪、钙通道阻滞剂、可乐定、右美托咪定和镁剂。多篇病例研究将这些药用于成年患者肿瘤切除前甚至儿茶酚胺引起的血流动力学危象的治疗[64]。镁剂用于孕期嗜铬细胞瘤或副神经节瘤切除术的有效性也得到证实。镁剂治疗用于嗜铬细胞瘤所需的剂量可参考其他综述[65]。

获得理想临床预后的关键在于，充分的术前准备、平稳可控的麻醉诱导以及围术期团队成员之间良好的沟通。几乎所有的麻醉药物和麻醉方法（包括异氟烷、七氟烷、舒芬太尼、瑞芬太尼、芬太尼和区域麻醉）都曾经成功地用于嗜铬细胞瘤患者，而各类药物与术中短暂心律失常发生相关也是事实[59]。

由于应用方便，通常选择盐酸去氧肾上腺素治疗低血压，选择硝普钠或尼卡地平治疗高血压。酚妥拉明则起效慢且作用时间偏长。在麻醉深度不够的情况下，疼痛或应激刺激（如气管插管）可使嗜铬细胞瘤患者产生严重的应激反应。这种反应是由神经末梢大量再摄取的儿茶酚胺释放所致。在一般患者，这样的应激状态可使儿茶酚胺水平上升到 200～2000 pg/ml；而在嗜铬细胞瘤患者，很小的应激即可使血液中儿茶酚胺水平升高 10 倍。然而，瘤体梗死导致瘤体内活性产物释放到腹膜表面或手术操作的压迫引起活性物质释放时，血液中儿茶酚胺水平可以达到 200 000～1 000 000 pg/ml，对这种情况应预先做好准备，并尽量避免发生此类情况（如有可能，应要求暂停手术操作，并增加血管舒张药物的输注）。瘤体静脉血管离断后，如果血容量正常，则血压通常可以维持正常。不过一些患者可能会出现低血压，个别情况下可能需要输注大剂量的儿茶酚胺。血管加压素也曾用于治疗嗜铬细胞瘤瘤体切除后儿茶酚胺耐药的血管麻痹性休克[66]。有极少数患者术中持续存在高血压。而这其中约 50% 的患者，术后持续高血压约维持 1～3 天（血浆儿茶酚胺初始水平较高，随后逐渐下降）。此后，仅有 25% 的患者血压不能恢复至正常水平。需注意的是，应要告知此类患者的家庭成员，嘱咐其在将来需行手术时，提醒他们的麻醉科医师注意这一家族性疾病的可能。

交感神经系统功能异常或低下（自主神经功能异常）

交感神经系统疾病包括 Shy-Drager 综合征、Riley-Day 综合征、Lesch-Nyhan 综合征、Gill 家族性自主神经功能异常、糖尿病自主神经功能异常和脊髓横断性自主神经功能异常。

尽管没有肾上腺髓质，机体的生理功能也可保持良好；但在生命后期出现外周交感神经系统功能障碍时，则会给患者的生存产生巨大影响。尽管如此，交感神经切除术或类似手术却仍不少见[67-73]。交感神经系统的主要功能是在体位改变时调节血压和血管内液体容量。交感神经系统功能低下所导致的所有综合征均以体位性低血压和心率变异性下降为主要表现，这种情况的出现主要与血容量不足、压力感受器功能降低（也见于颈动脉疾病[74]），CNS 功能异常（如 Wernicke 综合征或 Shy-Drager 综合征），神经元去甲肾上腺素储备不足（如特发性体位性低血压[75]和糖尿病）或去甲肾上腺素释放不足（如创伤性脊髓损伤[76]）有关。这些患者可能有代偿性的肾上腺素受体上调，导致对拟交感神经药物反应过度。除了尿潴留、便秘、热交换功能障碍等症状外，交感神经功能低下的患者通常还会伴发肾淀粉样变。因此，术前应评估电解质水平和血容量状态。因为这些患者往往合并心脏异常，需主管医师判断是否需要使用超声心动图、中心静脉导管或肺动脉导管进行心脏功能和血管内容量状态的有创性评估。

由于这些患者的交感神经系统功能的改变，麻醉诱导过程应尽可能平稳可控，应使用可滴定给药的血管扩张剂（尼卡地平/硝普钠）、血管收缩剂（去氧肾上腺素/去甲肾上腺素）、增加心率的药物（异丙肾上腺素）或减慢心率的药物（艾司洛尔）调节交感神经张力过高或过低的状况。有报道显示，2600 例脊髓横断损伤患者围术期死亡率达 20%，提示这类患者的围术期管理难度大，需特别小心。

Kendrick 的团队通过对 300 例脊髓损伤患者的回顾性研究发现，当脊髓损伤节段在 T_7 水平以下时，不会引起自主神经反射过度综合征[77]；如果损伤部位 T_7 水平（内脏神经传出部位）以上时，60% ~ 70% 的患者会出现血管张力的严重紊乱。这种情况下皮肤刺激、本体感受刺激或内脏刺激（如膀胱充盈）等都可诱发引起血管张力紊乱或包括去甲肾上腺素能神经和运动神经张力过高在内的总体反射[75]。正常情况下感觉传入脊髓后引起的脊髓反射受到中枢的抑制。在动脉血压突然升高时，主动脉和颈动脉窦的压力感受器可感知压力的变化而兴奋迷走神经，从而引起心动过缓、室性异位节律和不同程度的传导阻滞。在急性损伤期，适度的治疗性低体温可能会带来益处，但还需要更多的大规模随机试验；麻醉科医师必须提高警惕，避免高温，并在手术过程中保持常温到低温的状态[77a]。

在脊髓横断发生后的不同时期，机体会出现不同的改变。在急性期（即脊髓损伤后 3 周内），尿潴留和便秘较为常见，并可引起膈肌抬高出现呼吸困难。病变部位以上会出现感觉过敏，病变部位以下出现反射消失和软瘫。在亚急性期（3 天至 6 个月），使用去极化肌松药会出现高钾血症[78]。慢性期的特征是肌张力逐渐恢复，巴宾斯基（Babinski）征阳性，且经常出现反射过度综合征（如大体反射，见前）。

因此，除注意患者的血容量和电解质情况之外，麻醉科医师还应通过病史、体格检查和实验室检查了解患者的心肌传导情况（可以从 ECG 中反映出来）、肾功能状况（尿素氮和肌酐比值）和呼吸肌的情况（通过测定 1 秒用力呼气量与用力肺活量的比值）。如果病史和体格检查怀疑肺不张或肺炎，则应行胸部 X 线检查。体温调节、骨折的情况及褥疮以及排尿、排便情况也应予以评估。

甲状腺功能异常

甲状腺分泌的主要激素是甲状腺素（T_4），T_4 是甲状腺分泌的一种激素原，而 3,5,3- 三碘甲状腺原氨酸（T_3）是由甲状腺分泌或 T_4 在甲状腺外经酶法脱碘产生的一种作用更强的激素产物。在正常情况下，约 85% 的 T_3 在甲状腺外产生。甲状腺激素的分泌受垂体促甲状腺激素（thyroid-stimulating hormone，TSH）的调节，而 TSH 又受下丘脑促甲状腺激素释放激素（thyrotropin-releasing hormone，TRH）的调节。TSH 和 TRH 的分泌受 T_4 和 T_3 的负反馈调节。多数研究者认为所有甲状腺激素的生理作用都是由 T_3 介导的，而 T_4 只是一种激素前体物质。

由于 T_3 的生物学效应比 T_4 强，人们或许认为甲状腺功能异常应该以 T_3 水平作为诊断依据。但事实并非如此，甲状腺疾病的诊断须根据以下任一生化检查结果确诊：游离 T_4 浓度、血清总 T_4 浓度和"游离 T_4 预计值"。预计值是用总 T_4 浓度（游离 T_4 与结合 T_4）乘以甲状腺激素结合率（以前称为 T_3 树脂摄取率）（表 32.5）计算而来的。许多实验室均可精确测定血清游离 T_4 浓度，游离 T_4 直接测定法可以避免因血清结合蛋白合成以及亲和力变化所带来的干扰。T_3

表 32.5 反映甲状腺结合球蛋白含量变化的甲状腺功能生化检查

	正常甲状腺功能示例 *						
	FT_4E	=	T_4	×	THBR		TSH
正常	0.19（0.12～0.25）	=	0.6（0.4～0.9）	×	31%（25%～35%）		0.2（0.2～0.8）
应用口服避孕药期间	0.19	=	1.3	×	15%		0.3
应用皮质类固醇激素期间	0.18	=	0.3	×	60%		0.3

* FT_4E，游离 T_4（甲状腺素）的预计值，一般是总 T_4 浓度（游离部分的量和血浆蛋白结合的量）乘以甲状腺激素结合率（THBR，以前称为 T_3 树脂摄取率）而得来。THBR 是一项测量甲状腺结合蛋白结合量的指标。TSH 是负反馈环路中垂体释放的促甲状腺素。（甲状腺功能减退时 FT_4E 降低，TSH 释放增加。）

结合率测定的是血清蛋白结合位点的剩余量。这项检查十分必要，因为在妊娠、肝疾病和雌激素治疗期间血清甲状腺结合球蛋白（thyroxine-binding globulin，TBG）水平会异常升高（上述情况均可使总 T_4 水平升高）（框 32.2）。所以，分析血清激素总体水平时必须首先掌握甲状腺激素结合的比例，后者可通过甲状腺激素结合试验获得。具体来讲，测定时在患者的血清中加入碘标记的 T_3，使之结合达到平衡状态。然后加入树脂结合剩余的有放射学活性的 T_3。如果患者的 TGB 结合位点减少，则和树脂结合的 T_3 就会增加。正常人的 T_3 树脂摄取率（甲状腺激素结合率）为 25%～35%。血清 TGB 升高时，甲状腺激素结合率降低（见表 32.5）。血清 TGB 减少时（如肾病综合征、糖皮质激素增多或慢性肝疾病），甲状腺激素结合率增高。

游离 T_4 和游离 T_3 的预计值常被用来衡量血清 T_4 与 T_3 浓度。预计值的结果是以血清总 T_4 或总 T_3 浓度乘以测得的甲状腺激素结合率而得来的。而血清总 T_4 或总 T_3 浓度不受甲状腺激素结合率改变的影响，但受甲状腺激素分泌异常的影响。

框 32.2 影响血清甲状腺结合球蛋白水平的因素

血清水平升高
- 服用口服避孕药
- 妊娠
- 应用雌激素
- 传染性肝炎
- 慢性活动性肝炎
- 新生儿期
- 急性间歇性卟啉症
- 遗传因素

血清水平降低
- 睾酮
- 应用糖皮质激素
- 危重疾病
- 肝硬化
- 肾病综合征
- 遗传因素

应用 TRH 后测定 TSH 水平可以对甲状腺功能亢进进行诊断。通常应用 TRH 可以增加 TSH 水平，但是血液中 T_4 或 T_3 水平略有升高即可消除这一反应。因此，血清 TSH 对 TRH 反应减弱或消失是甲状腺功能亢进的一项十分敏感的指标。在包括甲状腺功能亢进在内的一组疾病中，游离甲状腺激素水平升高的同时，血清 TSH 浓度也增加。

测定 TSHα 亚单位有助于对较为少见的垂体肿瘤和仅有亚单位浓度增高的患者进行诊断。有些患者血清总 T_4 水平增高，但临床表现为甲状腺功能正常。某些药物，特别是胆囊染料、普萘洛尔、糖皮质激素和胺碘酮可以阻断 T_4 向 T_3 的转化，从而增高 T_4 水平。严重的疾病也会影响这种转化，在危重症中称为"病态甲状腺"。在转化率降低的情况下，TSH 水平通常很高。甲状腺功能亢进时，心功能和应激反应异常，而心功能的恢复与 TSH 浓度恢复至正常是一致的。

甲状腺功能亢进

甲状腺功能亢进（简称"甲亢"）常常由 Graves 病多结节性甲状腺弥漫性肿大［同时伴有皮肤和（或）眼部病变］所引起，但也可见于妊娠期、甲状腺炎（伴有或不伴有颈部疼痛的症状）、甲状腺腺瘤、绒毛膜癌或者分泌 TSH 的垂体腺瘤。5% 的女性会在产后 3～6 个月出现甲状腺毒性反应，于再次妊娠时容易复发。甲亢主要表现为体重减轻、腹泻、皮肤湿热、大肌群无力、月经紊乱、骨质疏松、神经质、神经过敏、怕热、心动过速、心律失常、二尖瓣脱垂及心力衰竭。甲状腺功能异常对心血管系统的风险影响最大。腹泻严重时，应在术前纠正脱水和电解质异常。轻度贫血、血小板减少、血浆碱性磷酸酶增高、高钙血症、肌肉消耗和骨质丢失等也常见于甲亢患者。肌肉病变往往累及近端肌群，但甲亢引起的呼吸肌麻痹尚未见报道。淡漠型甲亢（最常见于 60 岁以上的人）的临床表现以心脏症状为主，包括心动过速、心律不规则、房颤（10%）、心力衰竭，偶尔出现乳头肌功能障碍。

虽然 β 肾上腺素受体阻滞剂可以控制心率，但其在心力衰竭患者中的应用受到质疑。不过由于减慢心率可能会改善心脏泵功能，因此，须行紧急手术的甲亢患者，如存在心室率快、心力衰竭，可以根据临床反应，给予短效 β 受体阻滞剂。如果应用小剂量艾司洛尔（50 μg/kg）可以减慢心率，而不加重心力衰竭的话，则可继续滴定使用达到控制心率的效果。抗甲状腺药物包括丙硫氧嘧啶和甲巯咪唑，这两种药物都会减少 T4 的合成，并可能通过降低 TSH 受体抗体水平（Graves 病的主要病理机制）来缓解病情。丙硫氧嘧啶可抑制 T4 向生理作用更强的 T3 转化。但根据文献证据，术前准备更倾向于单独使用普萘洛尔和碘剂[79]。此种方法更为快捷（只需 7～14 天，传统方法需要 2～6 周）；与传统方法相同，此法可使甲状腺腺体缩小，减少激素原 T4 向活性更强的 T3 转化；还可以改善症状，但无法纠正左心室功能异常。无论哪种方法，抗甲状腺药均应长期使用并持续用至术晨。如果在达到正常甲状腺状态之前需要紧急手术，或亚临床甲亢尚未得到充分治疗，或者甲亢在术中失控，可以静脉滴定给予艾司洛尔（50～500 μg/kg），以恢复正常心率（假设没有心力衰竭）。此外，应维持血容量和电解质稳定。但即使应用普萘洛尔或艾司洛尔也不一定能够避免"甲状腺危象"的发生。对于甲状腺功能亢进的外科患者，没有首选的特殊麻醉药。

巨大甲状腺肿合并气道阻塞患者的处理与其他困难气道的处理方法相同。对此类患者而言，术前查阅颈部 CT 扫描可提供包括气道受压情况在内的重要信息。麻醉维持一般不存在困难。术后应在具备最佳再次插管的条件下拔除气管导管，以免因气管环软化发生气道塌陷（气管环减弱，气管塌陷）。

术后可能的并发症较多，包括：神经损伤、出血及代谢障碍、"甲状腺危象"（稍后详述）；双侧喉返神经损伤和低钙抽搐最为可怕。双侧喉返神经损伤（由创伤或水肿引起）可引起难以控制的声带内收和声门裂关闭从而导致喘鸣和喉梗阻。此刻需立即施行气管插管，通常须进一步行气管切开以保证气道通畅。这种罕见的并发症在 Lahey 医院 30 000 例甲状腺手术中仅有一例发生。单侧喉返神经损伤往往由于对侧声带代偿性的过度内收而被忽视。我们通常在术前和术后要求患者发"e"或者"moon"音来检查声带功能。单侧喉返神经损伤表现为声音嘶哑，而双侧喉返神经损伤则表现为失声。如果双侧喉返神经支配内收肌的神经纤维选择性损伤，则可导致外展肌相对紧张而有发生误吸的危险；选择性的支配外展肌纤维损

伤可导致内收相对紧张，从而发生气道梗阻。

由于甲状旁腺与甲状腺的关系十分紧密，甲状腺手术中不慎伤及甲状旁腺可导致低钙血症。与低钙血症相关的并发症将在后续的相关章节中加以讨论。

由于术后血肿可累及气道，所以颈部和伤口的敷料应该交叉包扎（而不应垂直或水平包扎），并且在患者离开麻醉恢复室之前应检查有无出血征象。

甲状腺危象

"甲状腺危象"是甲状腺功能亢进患者由于疾病本身或者手术刺激导致病情急剧恶化而危及患者生命的病症的临床诊断。甲状腺危象以高热、心动过速和明显的意识改变为特征，因此与恶性高热、嗜铬细胞瘤或抗精神病药恶性综合征的表现十分相似，这使得他们的差异更难分辨[79a]。甲状腺危象尚无具有诊断价值的实验室检查，而继发其他系统（非甲状腺）的变化是决定预后的主要因素。治疗包括应用抗甲状腺药物阻断甲状腺激素的合成，以及应用碘剂阻断已合成激素的释放。应用利血平、α 和 β 受体阻滞剂，或 α2 受体激动剂阻断交感神经系统活性的治疗方法可能十分危险，必须由经验丰富的医师实施。对于病情危重的患者需持续严密监测。

在应用抗心律失常药胺碘酮治疗的患者中，有超过 10% 的患者发生甲状腺功能异常（甲状腺功能亢进或甲状腺功能减退）[80]。在该药的成分中，碘的重量约占 35%，200 mg 片剂释出的碘量约为每日最佳碘摄入量的 20 倍。这些碘可以导致 T4 合成减少或增加。此外，胺碘酮还可抑制 T4 向活性更强的 T3 转化。这些应用胺碘酮治疗的患者术前甚至手术过程中均应给予特殊关注，并不仅仅是因为患者合并需要胺碘酮治疗的心律失常，也是为了保障患者不会因为意料之外的甲状腺功能亢进或功能减退而发生围术期功能障碍或其他意外事件[81]。

甲状腺功能减退

甲状腺功能减退是一种常见疾病，英国的大样本人群调查中发病率为 5%，马萨诸塞州健康老年人群中发病率为 3%～6%，瑞士一家医院患者人群中发病率为 4.5%，土耳其手术麻醉前就诊患者的发病率为 8.5%[81a]。甲状腺功能减退伴发的淡漠和倦怠往往会延误疾病的诊断，所以围术期可能是发现该病的第一时间。然而甲状腺功能减退常为亚临床表现，血清甲状腺激素浓度处于正常范围，仅血清 TSH 浓度升高。TSH 的正常值范围为 0.3～4.5 mU/L，TSH 浓度升高至 5～15 mU/L 为该病的特征性表现。这类患

者的甲状腺功能减退在围术期很少产生临床影响。但是，一项针对 59 例轻度甲状腺功能减退患者的回顾性研究表明，与对照组相比，有更多的甲状腺功能减退患者发生术后带管时间延长（甲状腺功能减退患者 59 例中有 9 例，对照组 59 例中有 4 例），电解质紊乱（甲状腺功能减退患者 59 例中有 3 例，对照组 59 例中有 1 例）和出血并发症（甲状腺功能减退患者 59 例中有 4 例，对照组 59 例中有 0 例）[82]。由于样本例数较少，这些差异并未达到统计学意义。另一项研究表明，既往有亚临床型甲状腺功能减退病史的患者后来发展成临床甲状腺功能减退的比例很高[83-84]。

临床甲状腺功能减退可导致心智迟钝、动作迟缓、皮肤干燥、关节疼痛、腕管综合征、眶周水肿、畏寒、对低氧血症和高碳酸血症的通气反应受抑制、无论有无低钠血症对自由水的清除率均降低、胃排空延迟、睡眠呼吸暂停[85]和心动过缓。在极端情况下，会出现心脏肥大、心力衰竭、心包积液和胸腔积液，通常表现为端坐呼吸、呼吸困难或全身疲劳。甲状腺功能减退常与淀粉样变有关，淀粉样变可导致舌体肥大、心脏传导异常和肾疾病。甲状腺功能减退可能轻微减少麻醉药物用量。即使未发生淀粉样变性的甲状腺功能减退患者也可能存在舌体肥大，妨碍气管插管。

TSH 升高是甲状腺功能减退的最敏感指标。理想的术前处理结果是甲状腺功能状态恢复正常：通常在术晨应用正常剂量的左旋甲状腺素，尽管此类药物的半衰期（1.4 ～ 10 天）较长。一些药物如考来烯胺（cholestyramine）、氢氧化铝、铁剂、高糠饮食、硫糖铝或考来替泊（colestipol）等可使左旋甲状腺素的胃肠道吸收减少。黏液性水肿昏迷的患者需行急诊手术时，可经静脉给予碘塞罗宁（liothyronine，T_3 激素）（须警惕发生心肌缺血），同时采取支持疗法以恢复正常的血管内液体容量、体温、心功能、呼吸功能和电解质平衡[85a]。

甲状腺功能减退的患者，呼吸系统不能发挥正常的调节功能。但是，随着甲状腺激素替代治疗的进行，对低氧血症和高碳酸血症的反应及自由水清除能力可恢复正常。据报道，甲状腺功能减退患者的药物代谢减慢，麻醉苏醒时间延长。但是，很少见到关于此类患者镇静药或麻醉药药代学和药效学研究的正式报道，至今尚无此方面的临床研究。如果术前甲状腺功能恢复正常，即可消除这些顾虑。艾迪生病（激素相对缺乏）在甲状腺功能减退患者中更为常见，由于二者通常均由自身免疫反应引起，所以有些内分泌学专家围术期常规应用应激剂量的激素治疗非医源性甲状腺功能减退。如果围术期出现低血压则应考虑可能

存在激素缺乏。甲状腺功能减退的患者体温调节功能不完善，所以应监测并维持体温，尤其是需要急诊手术的患者。由于甲状腺功能减退患者发生重症肌无力的可能性增加，建议采用外周神经刺激仪指导肌松药的使用。

甲状腺结节和甲状腺癌

90% 以上的甲状腺结节为良性，但对于单发的甲状腺结节，鉴别其是否为恶性会有一定的困难，但却极其重要。男性患者和有头颈部放疗史的患者，结节为恶性的可能性增加。一般情况下，针刺活检和扫描足以明确诊断，偶尔需要切除行病理检查。甲状腺癌中 70% 以上为乳头状癌。单纯切除转移的淋巴结与根治性颈部清扫术的生存率相似。滤泡状癌约占甲状腺癌的 15%，侵袭性强且预后较差。

髓样癌是甲状腺癌中侵袭性最强的，与甲状旁腺瘤一样，可伴发家族性嗜铬细胞瘤。因此，对于甲状腺部位有手术瘢痕的患者，应该询问病史以除外隐匿性嗜铬细胞瘤的可能。

钙代谢异常

调节血清钙、磷、镁浓度的三种物质——甲状旁腺激素（parathyroid hormone，PTH）、降钙素和维生素 D，通过作用于骨骼、肾、肠道和各自的受体发挥作用。血钙增高的患者中 90% 以上源于恶性肿瘤或甲状旁腺功能亢进[86]。PTH 可以促进骨骼对钙的再吸收，抑制肾对钙的排泄以及增加活性维生素 D 的转化，以上三种情况均可导致高钙血症。降钙素被认为是 PTH 的拮抗剂。维生素 D 则通过其代谢产物促进钙、磷酸盐和镁经肠道吸收，并可增强 PTH 的骨质再吸收作用。PTH 的分泌受到甲状旁腺细胞表面的钙离子敏感受体调节。钙离子增加可刺激该受体，使 PTH 分泌减少。对这些作用的认识，为甲状旁腺功能亢进的治疗提供了新的思路，比如使用药物上调这种受体的敏感性，使 PTH 水平降低[87]。

甲状旁腺功能亢进与高钙血症

原发性甲状旁腺功能亢进的发病率约为 0.1%，多数患者于 30 ～ 50 岁发病，女性的发病率较男性高 2 ～ 3 倍。原发性甲状旁腺功能亢进往往由单个腺体增大所致，通常为腺瘤，极少数情况下为恶性肿瘤，几乎都会出现高钙血症。

钙是人体主要的矿物质成分，它是骨骼的重要结构成分，在神经传导、细胞内信号转导、凝血机制

和神经肌肉传导过程中发挥关键作用。人体内平均含钙 1000 g，其中 99% 储存于骨骼中。大多数实验室检测的正常血清钙总浓度为 8.6 ～ 10.4 mg/dl。其中 50% ～ 60% 与血浆蛋白结合，或者与磷酸盐或柠檬酸盐形成复合物。血钙水平取决于白蛋白水平，白蛋白每减少 1 g/dl，血钙降低 0.8 mg/dl。钙与白蛋白的结合是 pH 依赖性的，pH 偏酸时结合力降低，pH 偏碱时结合力增强。值得注意的是，白蛋白水平降低引起的是血清钙浓度的降低，并非离子钙浓度。虽然离子钙是具有临床意义的参数，但是由于测量电极的费用较贵以及维持电极稳定的技术困难，限制了测量方法的应用。尽管如此，离子钙浓度一般可在 PTH 和维生素 D_3 的共同作用下稳定在 0.1 mg/dl 的水平。

甲状旁腺功能亢进的许多突出症状都是由其伴发的高钙血症所引起。无论何种原因，高钙血症均可导致以下一系列症状（主要累及肾、骨骼、神经肌肉和胃肠道系统），如食欲减退、呕吐、便秘、多尿、烦渴、嗜睡、意识混乱、肾结石形成、胰腺炎、骨痛和精神障碍。细胞内游离钙可启动或调节肌肉收缩、神经递质释放、激素分泌、酶的活化和能量代谢。

甲状旁腺功能亢进患者中 60% ～ 70% 可发生肾结石。持续高钙血症可导致肾小管和肾小球病变，包括近端（Ⅱ型）肾小管性酸中毒，常以多尿、烦渴为主诉。

甲状旁腺功能亢进相关的骨病包括囊性纤维性骨炎和单纯弥漫性骨质减少和骨质疏松。甲状旁腺功能亢进患者的骨更新率较正常对照者高 5 倍。患者可能有频繁骨折病史或骨痛，骨痛尤常见于胫骨前缘。

由于细胞内游离钙可启动或调节肌肉收缩、神经递质释放、激素分泌、酶的活化和能量代谢，甲状旁腺功能亢进患者往往表现为这些相关器官的功能障碍。患者可能出现严重的肌无力，尤其是近端肌群，同时出现肌肉萎缩。可能发生抑郁、精神运动性延迟和记忆力受损。嗜睡和意识混乱为常见主诉。

此类患者消化性溃疡的发生率高于其他人。胃泌素和胃酸生成增多。也可能出现食欲减退、呕吐和便秘。

大约 1/3 的高钙血症患者合并高血压，但是此类高血压往往在成功治疗原发病后即可得到缓解。与普通高血压患者相比，此类高血压和微创手术均不会明显增加患者的围术期风险[88-89]。无症状型甲状旁腺功能亢进的八旬老人接受手术治疗死亡风险极低，其并发症的发生率也与年轻人无异，因此鼓励将甲状旁腺切除作为预防性的治疗手段[90]。长期高钙血症可导致心肌、血管、脑和肾脏钙化。脑部钙化可引发癫痫，肾脏钙化则可导致抗利尿激素治疗无效的多尿[90]。

甲状旁腺功能亢进最有效的诊断实验是应用放射免疫学方法测定 PTH 水平。事实上，由于治疗方法的两大改变，需麻醉下完成原发性甲状旁腺功能亢进治疗的情况已明显减少。其一，在老年患者强调应用调节甲状旁腺细胞受体钙敏感性的药物，即钙敏感受体促进剂，可以降低血清钙离子水平；其二，借助影像学检查选择微创方法，如同甲状腺切除术一样可用局部麻醉或颈丛麻醉[91-92]。大多数外科医师采用术中监测 PTH 的微创手术方法判断引发疾病的腺瘤是否彻底切除。在这种情况下，麻醉前应测定 PTH 的基础水平，因即使是监护麻醉也可能导致 PTH 水平升高[93]。甲状旁腺功能亢进患者激素水平的异常程度，决定了血钙浓度异常的水平。血清无机磷浓度通常较低，但仍可处于正常范围。如大量骨骼受累，则碱性磷酸酶水平升高。

糖皮质激素可用于许多其他疾病引起的高钙血症，使血钙浓度降低，但在原发性甲状旁腺功能亢进患者中往往无效。结节病、多发性骨髓瘤、维生素 D 中毒和某些恶性疾病均可导致高钙血症，应用糖皮质激素可通过调节胃肠道对钙的吸收而降低血清钙浓度。但在原发性甲状旁腺功能亢进患者中，其降低血钙的效果减弱。

慢性肾病引起的继发性甲状旁腺功能亢进患者也会发生高钙血症。当肾单位数量减少导致磷酸盐分泌减少时，钙、磷在骨骼沉积，导致血清钙浓度下降。继而 PTH 分泌增多，导致每个肾单位排泄磷酸盐的比例增加。最终，慢性肾衰竭引起慢性间歇性低钙血症进而导致长期的血清 PTH 水平升高和甲状旁腺腺体增生——这是继发性甲状旁腺功能亢进的原因之一。

有症状的原发性甲状旁腺功能亢进患者，如果年龄小于 50 岁或血清钙离子浓度较正常值上限高出 1 mg/dl 或以上，肾小球滤过率（GFR）降低 30% 或以上，或存在严重骨质丢失，通常须行手术治疗。如果患者拒绝手术或者因为其他合并症而不适合手术时，可以使用新药拟钙剂西那卡塞（cinacalcet）进行治疗。这种治疗可能带来的问题是，由于反馈调节 PTH 分泌的血钙浓度调节阈值升高，当药物使得血清钙浓度降低时，功能亢进的甲状旁腺腺体会分泌更多的激素。Blanchard 及其团队证实，"无症状型"的原发性甲状旁腺功能亢进患者治疗后临床症状的改善可持续 1 年以上，其中年轻患者以及术前血清钙水平较高的患者治疗效果最佳[94]。

中度高钙血症而肾功能和心血管功能正常的患者术前不存在特殊问题。术前及术中 ECG 可监测 PR 间期或者 QT 间期缩短（图 32.3）。由于严重高钙血症可

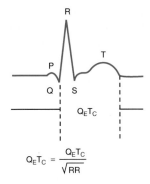

$$Q_ET_C = \frac{Q_ET_C}{\sqrt{RR}}$$

图 32.3　QTc 间期的测量（Q_ET_C 指从 Q 波的起点开始，包括整个 QT 间期，到 T 波结束，并以心率校正）。RR 为以秒表示的 RR 间期（From Hensel P, Roizen MF. Patients with disorders of parathyroid function. Anesthesiol Clin North Am. 1987；5：287-291.）

导致低血容量，麻醉与手术开始前应对血容量和电解质平衡状态进行评估并纠正。

术前高钙血症的治疗应该包括对潜在病因的治疗（即使在紧急状况下），这也正是恶性肿瘤引起的高钙血症患者手术前通常接受的治疗。对恶性肿瘤和非恶性肿瘤引起的高钙血症来说，术前的治疗主要为充分补液，并在发生容量超负荷时使用利尿剂。围术期液体输注速度常控制在 250 ～ 500 ml/h 以维持尿量不少于 200 ml/h[94a]。由于这些患者常伴有心功能下降，因此输液过程中需严密监测以防容量超负荷。一旦发生容量超负荷，可使用呋塞米利尿治疗，不过，目前仍只是理论，还缺少证据证明这样处理的益处[94a]。上述治疗方法的其他并发症包括低镁血症和低钾血症。

紧急情况下，采取快速扩容常可将血钙降至安全范围（< 14 mg/dl）；由于磷酸盐可减少骨骼对钙的摄取，增加钙的排泄，促进骨质分解，因此低磷血症时应使用磷酸盐加以纠正。补液同时补充磷酸盐为主的电解质可以在大多数高钙血症患者中取得满意的效果。其他减少骨质重吸收的治疗方法有二磷酸盐类药物帕米磷酸钠（bisphosphonates pamidronate sodium，90 mg 静脉注射）、唑来膦酸（zoledronate，4 mg 静脉注射）。也有病例报道，采用低钙透析的方法成功纠正严重高钙血症（> 20 mg/dl）[94b]。

降钙素通过直接抑制骨吸收降低血钙浓度，静脉注射后数分钟即可达到降低血钙的目的，不良反应包括荨麻疹和恶心。由于其起效非常快，因此可在等待补液和二磷酸盐治疗起效期间应用以降低血钙。

了解高钙血症是否长期存在非常重要，因为长期高钙血症可能导致严重的心脏、肾或中枢神经系统功能障碍。

低钙血症

临床上，低钙血症（由低蛋白血症、甲状旁腺功能减退、低镁血症、维生素 D 缺乏、治疗甲状旁腺功能亢进后出现的骨饥饿综合征、抗惊厥治疗、柠檬酸注射或慢性肾疾病所致）通常并不伴有心血管系统病变。低钙血症的最常见病因是低蛋白血症。真性低钙血症（即游离钙浓度降低）时患者的心肌收缩力会受到影响，并且心肌收缩力的变化与血液中离子钙浓度直接相关。低钙血症的临床表现为动作笨拙、惊厥、喉鸣、抑郁、肌强直、感觉异常、帕金森综合征、手足搐搦、Chvostek 征阳性、皮肤干燥多鳞、指甲易碎、头发干枯、血钙浓度降低、QT 间期延长、软组织钙化和 Trousseau 征阳性。

低钙血症可延缓心室复极时间，从而使 QT 间期延长（正常为 0.35 ～ 0.44 s）。由于电收缩时间延长，心室无法对下一个来自窦房结的电冲动产生反应，可导致二度心脏传导阻滞。就患者个体而非患者群整体而言，QT 间期延长是低钙血症较为可靠的 ECG 征象[95]。因此，监测心率校正后的 QT 间期有益于这些患者的病情诊断，但这一方法并不是对所有患者都管用（图 32.3）。低钙血症也可并发充血性心力衰竭，但较为罕见。由于心脏病患者的充血性心力衰竭程度可随着钙离子和镁离子浓度恢复正常而减轻，因此对于术前运动耐量减低或存在心血管功能不全的患者应使其血钙和血镁浓度恢复正常。如果必要，仅需 15 min 的静脉注射即可使其浓度恢复正常。血液中钙离子浓度突然降低（见于螯合剂治疗）可导致严重低血压。

低钙血症患者可能发生癫痫发作，表现为局灶性发作、癫痫小发作或癫痫大发作，很难与非低钙血症引起的癫痫发作鉴别。患者也可能出现脑型手足搐搦的癫痫发作，表现为全身抽搐，继而出现强直性阵挛。应用普通抗惊厥药治疗无效，甚至可能加重癫痫发作（通过抗维生素 D 效应），应及时进行补钙治疗。慢性甲状旁腺功能减退的患者鞍区以上部分可能发生钙化，钙沉积于基底神经节的小血管内和血管周围，可能产生多种锥体外系综合征。

获得性甲状旁腺功能减退的最常见原因是甲状腺或甲状旁腺手术。其他病因包括自身免疫性疾病、I-131 治疗、含铁血黄素沉着症或血色病、肿瘤和肉芽肿性疾病等。特发性甲状旁腺功能减退分为三类：一是独立的、持续的新生型甲状旁腺；二是鳃状胚胎发生障碍；三是与多发性内分泌功能障碍有关的自身免疫性念珠菌病。

假性甲状旁腺功能减退症和假-假甲状旁腺功能减退症是罕见的遗传性疾病，其特征表现为身材矮小、肥胖、满月脸和手掌短小。假性甲状旁腺功能减退症患者虽然血清 PTH 浓度较高，但由于 G 蛋白功能异常，效应器官对 PTH 的反应较差，仍会发生低钙血症和高磷血症。

甲状旁腺功能减退无需手术治疗，因此在手术室见到的甲状旁腺功能减退患者所接受的手术多与该病无关。术前和术后应检测此类患者血液中的钙、磷、镁浓度。对于有症状的低钙血症患者，可于术前静脉给予葡萄糖酸钙治疗。初始剂量为 10% 葡萄糖酸钙 10 ～ 20 ml，输注速度 5 ml/min。该药升高血钙浓度的持续时间较短，将 10% 葡萄糖酸钙加入 500 ml 液体，继续以 10 ml/min 的速度持续输注 6 h 将有助于维持血钙水平。紧急情况下，对于严重低钙血症患者可先给予 10% 氯化钙 10 ml（输注时间不短于 10 分钟），随后继续静脉输注 10% 葡糖糖酸钙。镁和磷酸盐也需要维持在正常范围，以保持心血管和神经系统功能正常。

治疗目的是在手术和麻醉之前控制临床症状。对于慢性甲状旁腺功能减退的患者，治疗目标是将血钙浓度控制在正常值范围的下半段之内。术前进行 ECG 检查有助于维持正常的 QT 间期，如果无法对血钙浓度进行快速的实验室检查，可将术前 QT 间期的数值作为血钙浓度的参考指标。血钙浓度变化可改变肌松作用时间，因此也有必要使用肌松监测仪对肌松作用进行监测，并滴定给药。

由于甲状旁腺的位置与甲状腺过于紧密，二者中任何一个器官的手术均可能不慎导致低钙血症。这种情况对于严重骨炎的患者尤为重要，因其骨骼与血钙浓度的关系十分密切。甲状旁腺切除术后体内镁离子和（或）钙离子会重新分布（进入"饥饿的骨骼"），从而导致低镁血症和（或）低钙血症。由于碱中毒时发生手足搐搦的可能性增加，因此通常避免施行过度通气。急性低钙血症最主要的临床表现为末梢感觉异常和肌痉挛（手足搐搦）。严重低钙血症潜在致命的并发症为喉痉挛和低钙性惊厥。镁缺乏的临床后遗症包括心律失常（主要为室性快速性心律失常）、低钙抽搐、与低钙血症无关的神经肌肉兴奋性增高（肌震颤、肌颤搐、扑翼样震颤及惊厥发作）。

术后除了监测血清总钙浓度或游离钙浓度外，还可检查 Chvostek 征和 Trousseau 征。Chvostek 征是指轻叩单侧下颌角部位的面神经引发面肌挛缩，非低钙血症的患者中 Chvostek 征阳性的比例最高可达 15%，因此术前应完善检查排除这种情况，确保 Chvostek 征阳性具有临床意义。Trousseau 征是通过将血压袖带加压至略高于收缩压水平持续数分钟而引出腕部痉挛，表现为手指收缩、不能张开手掌。腕部痉挛是由于低钙血症使肌肉易激性增高，这种情况又被袖带加压所致的缺血而加重。

骨质疏松

65 岁以上的女性中，50% 经历过骨质疏松引起的骨折（由于男性寿命逐渐延长，骨质疏松也已成为他们需要面临的问题。近来研究表明 65 岁以上男性年龄每增长 10 岁，髋关节骨折的发生率增加 15%[95]）。患有 COPD 的男性患者（即使未使用激素治疗）发生椎体骨折的风险很高。另外，不论男女，每一个椎体骨折均可导致肺活量下降 10%。双能 X 线骨密度仪（dual-energy x-ray absorptiometry，DEXA）或定量超声的常规应用对这种情况的诊断和治疗提供了很大帮助。"T"和"Z"评分是将绝经后的白人女性与 21 岁女性的变化对比进行评估，因此解读这些结果时必须了解这点。已知的危险因素包括年龄、终身雌激素相对缺乏（月经初潮较晚、闭经、绝经较早、未生育）、饮食缺钙、吸烟、有氧运动过度同时负重运动过少、单纯负重运动过少、摄入软饮料过多以及祖先为亚洲人或白人。骨质疏松的治疗 [应用双膦酸盐、促骨矿物质沉积药物、负重运动、钙剂、维生素 D、雌激素、对男性有益的新的雌激素雷洛昔芬（易维特 Evista）] 对麻醉管理没有十分重要的影响[96-98]，但这类患者在搬运上下手术床的过程中曾发生过骨折，因此应尽可能让患者自己摆放体位和上下手术床。此外，也可以使用重组 PTH 和降钙素，但缺少有关围术期药物相互作用的报道。

垂体功能异常

垂体前叶分泌亢进

垂体前叶（主要的内分泌腺体）包含五种不同类型的分泌细胞（及其分泌的激素）：生长激素细胞（GH）、促肾上腺皮质激素细胞（ACTH）、催乳素细胞（催乳素）、促性腺激素细胞 [黄体生成素（LH）和卵泡刺激素（FSH）] 和促甲状腺素细胞（TSH）。这些激素的分泌主要受下丘脑调节激素及垂体靶器官所产生信号进行负反馈调节。目前已经发现了六种下丘脑激素：抑制催乳素的激素-多巴胺，生长激素抑制激素（somatostatin），生长激素释放激素（GH-releasing hormone，GHRH），促肾上腺皮质激素释放激素（corticotropin-releasing hormone，CRH），促性腺激素释放激素（GnRH 或 LHRH）和甲状腺释放激素

（TRH）。大多数垂体肿瘤（＞ 60%）为高分泌特性，并根据其大量分泌的特定垂体前叶激素加以分类。

最常见的垂体分泌亢进疾病是催乳素分泌过多（表现为闭经、溢乳和不育）、ACTH（库欣综合征）或 GH 分泌过多（肢端肥大症）。麻醉科医师在了解与疾病有关的病理生理学变化之外，还需了解患者近期是否接受过气脑造影（几乎已经废弃，但偶尔仍被使用）。如果有，则不应使用氧化亚氮，以降低因气体积聚导致颅内高压的危险。目前 CT 或 MRI 检查在很大程度上取代了脑造影术。

超过 99% 的肢端肥大症都由垂体腺瘤（或应用重组生长激素）引起。因此，肢端肥大症的主要治疗方法是经蝶窦垂体腺瘤切除术（或停药）和对腕管综合征以及其他症状的对症治疗。如果肿瘤不能完全切除，一般可以行体外垂体放疗。如果肿瘤向蝶鞍上部延伸生长，可采取传统的经额叶垂体切除术。多巴胺受体激动剂溴隐亭可降低生长激素水平，但需要进行长期的随访，较为不便。奥曲肽是一种长效生长抑素的类似物，每月使用一次，可以使 50% 的患者得到有效缓解。其他治疗方法如生长激素受体拮抗药或生长激素释放抑制激素类似物也已经在术前试用过。2011 年对原有的建议进行修改后颁布了新的指南[99]。新的指南中有证据表明术前药物治疗可改善术后预后。

对于肢端肥大症的患者，术前应评估计划插管困难的可能。侧位颈部 X 线或颈部 CT 检查、直接或间接的检查可以发现患者声门下狭窄或舌体肥大以及下颌骨、会厌或声带增大。如果需要放置动脉测压装置，则选择肱动脉或股动脉优于选择桡动脉[100]。

垂体前叶功能减退

垂体前叶功能减退可导致下列一种或多种激素缺乏：GH、TSH、ACTH、催乳素或促性腺激素释放激素。催乳素或促性腺激素释放激素缺乏的患者无需特殊的术前准备，但 GH 缺乏可导致心肌萎缩，术前必须对心脏功能进行评估。单纯 GH 缺乏患者的麻醉问题未见文献报道。急性激素缺乏是另一问题。

急性垂体功能低下通常由垂体肿瘤出血所致。在手术切除的腺瘤标本中，有多达 25% 显示有出血迹象。这些患者往往表现为急性头痛、视力丧失、恶心呕吐、眼肌麻痹、意识紊乱、发热、眩晕或轻度偏瘫。对于此类患者，应尽快行经蝶窦入路手术解除压迫，同时须考虑包括糖皮质激素在内的替代治疗以及颅内高压的治疗。

产科麻醉科医师常常需要关注垂体功能衰竭的问题；席汉综合征是分娩过程中和分娩后大出血引起的低血压导致垂体缺血后的系列临床表现。以下症状高度提示席汉综合征的可能，如产后无泌乳、渐进性疲倦、畏寒，特别是对容量治疗和升压药无反应的低血压。治疗方法为积极进行激素疗法[100a]。

垂体后叶激素分泌过多与缺乏

血清渗透压增高或者低血压时，血管加压素或抗利尿激素（ADH）分泌增多。血管加压素不受血清渗透压调控而异常分泌时可导致低钠血症和液体潴留。这种异常分泌可能源于多种中枢神经系统病变、某些药物的应用（例如烟碱、麻醉性镇痛药、曲马多、氯磺丙脲、安妥明、长春新碱、长春花碱及环丙酰胺）、肺部感染、甲状腺功能减退、肾上腺功能不全或肿瘤的异位激素分泌。血管加压素异常分泌患者的术前准备包括治疗原发病及限制水的摄入量。有时术前需要使用抑制肾对 ADH 反应的药物（例如锂或去甲金霉素）以恢复正常血容量和电解质平衡。

抗利尿激素分泌失调综合征（syndrome of inappropriate secretion of antidiuretic hormone，SIADH）的大部分临床特征均与低钠血症及其引发的脑水肿有关，包括体重增加、疲倦、嗜睡、意识混乱、感觉迟钝、反射异常，最终可导致惊厥和昏迷。

研究者发现高达 20% 的长跑运动员患有血管加压素增多型 SIADH。因为这些人经常因外伤接受外科治疗，所以应常规对这些患者进行 SIADH 症状检查和实验室评估。

对于存在低钠血症、尿渗透压高于血浆渗透压的患者应该警惕 SIADH 的可能。下列实验室检查可以进一步支持诊断：

1. 尿钠 ＞ 20 mEq/L
2. 血清 BUN、肌酐、尿酸和白蛋白浓度降低
3. 血清钠 ＜ 130 mEq/L
4. 血浆渗透压 ＜ 270 mOsm/L
5. 尿渗透压高于血浆渗透压

观察患者对液体负荷的反应也是评价低钠血症患者的一种有效方法。SIADH 患者即使在给予液体负荷后也无法排出稀释尿。测定血液中 ADH 浓度可以明确诊断。过于积极地纠正慢性低钠血症可引起致残性的神经脱髓鞘[101-102]。因此血清钠浓度升高的速度不能超过 1 mEq/（L·h）[101-102]。

轻度至中度水中毒症状的患者可以采取限制液体入量至 500 ～ 1000 ml/d 的方法进行治疗。严重水中毒伴中枢神经系统症状的患者可能需要更积极的治疗，可静脉输注高渗盐水直至症状缓解，之后继续限制液体入量。

需要针对不同病因进行治疗。如果 SIADH 是由药物诱发的，则必须停止用药。炎症则采取适当的方法治疗，而肿瘤则根据适应证的不同，采用手术切除、放疗或化疗的方法进行治疗。

目前尚无任何一种药物可以抑制神经垂体或肿瘤释放 ADH。苯妥英钠及麻醉性镇痛药的拮抗药如纳洛酮、布托啡诺对于生理性的 ADH 释放具有一定的抑制作用，但对于 SIADH 患者无临床效果。能够在肾小管部位阻断 ADH 效应的药物包括锂（目前已经极少使用，因其毒性作用经常超过其有利的一面）和去甲金霉素（demethylchlortetracycline，剂量为 900 ~ 1200 mg/d）。去甲金霉素可影响肾小管的尿液浓缩能力，从而导致排泄等渗尿或低渗尿，减轻低钠血症。门诊 SIADH 手术患者难以限制液体量时，可以用去甲金霉素。

合并 SIADH 的患者进入手术室接受手术时，应通过动脉压力波形分析、中心静脉压、肺动脉压、经胸和（或）经食管超声心动图等方法监测容量状态并指导液体治疗。虽然普遍认为术后 SIADH 常见于老年患者，但是研究表明患者年龄和使用的麻醉剂类型对于术后 SIADH 的发生没有任何影响。这种综合征在神经外科 ICU 患者中并不少见，一般只要排除其他诊断即可做出结论。SIADH 患者的治疗通常仅需限制液体量，需要高张盐水治疗的情况十分罕见。

ADH 缺乏导致的尿崩症可由垂体病变、颅内肿瘤、浸润性疾病（如结节病）、头部创伤（包括神经外科手术后的创伤）或者肾对 ADH 缺乏反应等引起。肾对 ADH 缺乏反应的原因有多种，例如低钾血症、高钙血症、镰状细胞贫血、尿路梗阻以及肾功能不全。尿崩症患者接受手术或操作前应通过静脉补充每日液体需要量、补充丢失的尿量以及经鼻滴入醋酸去氨加压素（desmopressin acetate DDAVP）来维持足够的血管内容量。

尿崩症患者的围术期管理由 ADH 缺乏的程度决定。对于 ADH 完全缺乏的严重尿崩症患者，只要术前了解这一病情并且避免药物的不良反应，围术期管理通常不存在大问题。手术开始前经鼻给予常规剂量的 DDAVP（醋酸去氨加压素）或者经静脉单次注射 100 mU 的血管加压素，随后以 100 ~ 200 mU/h 的速度持续输注[1]。剂量通常调节至每日尿量超过多尿的界限，以免发生医源性 SIADH 综合征。所有术中静脉输入的液体都应该是等渗的，以降低脱水和高钠血症的风险。术中和术后短时间内应多次测量血浆渗透压。如果血浆渗透压超过 300 mOsm/L，可使用低渗液体进行治疗，术中血管加压素的输注速度可以增加

到 200 mU/h 以上。

对于 ADH 部分缺乏的患者则没有必要在围术期使用血管加压素，除非血浆渗透压超过 300 mOsm/L。围术期非渗透压刺激（例如容量缺失）和手术应激通常导致大量的 ADH 释放。因此，这些患者在围术期只需经常监测血浆渗透压即可。

由于血管加压素存在不良反应，其剂量应限制在控制尿崩症所必需的剂量范围内。血管加压素可诱发子宫收缩和冠状动脉收缩，因此对孕妇或冠状动脉疾病患者要特别遵守这一剂量限制。

心血管系统疾病

高血压

高血压病的高发病率（美国 20 岁以上人群高血压发病率为 33.5%），围术期管理的高风险以及不必要的延期手术带来的高花费都使得对高血压患者围术期治疗进行分析显得尤为重要。多年来已有很多研究将高血压病作为心脏并发症发生率的危险因素进行了评估。而近来，因高血压病控制不良而推迟手术的做法受到质疑。Weksler 及其团队对 989 例长期接受降压治疗的的高血压患者进行了研究，入组的患者均为非心脏手术，舒张压在 110 ~ 130 mmHg 之间，无心肌梗死病史，无不稳定或严重的心绞痛、肾衰竭、妊娠高血压或左心室肥大，未接受过冠状动脉血管重建术，无主动脉狭窄、术前心律失常、心脏传导缺陷或脑卒中[103]。对照组患者延期手术，继续住院进行血压调控，而研究组患者经鼻给予 10 mg 硝苯地平。两组患者术后并发症没有明显的统计学差异，表明没有明显心血管病合并症的患者即使手术当天的血压偏高也可以进行手术。

已有几项研究对心血管疾病与术前高血压的关系进行了评估。在一项对接受冠状动脉旁路移植术（CABG）患者的多中心研究中，与血压正常者相比，单纯收缩期高血压患者围术期心血管并发症的发生率增加了 30%[104]。Khetherpal 及其团队通过整合麻醉信息系统和美国外科学会国家手术质量提高项目（American College of Surgeons National Surgical Quality Improving Project，NSQIP）的数据后发现高血压是不良事件的独立预测因素[105]。Wax 及其团队同样利用麻醉信息系统发现肌钙蛋白升高、死亡以及术后不良预后的独立预测因素包括基础收缩压升高、术中舒张压低于 85 mmHg、术中心率增快、输血、麻醉方法以

及标准危险因素的控制[106]。推迟手术并未能使血压正常。

尽管术前的收缩压和舒张压均是预测术后并发症发生率的重要因素，但是尚无数据证明术前治疗高血压可降低围术期风险。在权威性的研究证实这一点之前，我们建议应根据临床证据来指导高血压患者的术前治疗。治疗应当基于以下三点基本原则：①应对患者进行宣教使了解高血压终身治疗的重要性，即使患者只有单纯的收缩期高血压；②与经过治疗的高血压患者相比，未经治疗的高血压患者围术期更易发生血流动力学波动（Prys-Roberts 与同事证实[107]，Goldman 和 Caldera[108] 以及 Mangano 及其团队[109]进一步确认）；③血流动力学波动与并发症的发生有一定的关联。Kheterpal 及其团队证实出现过平均动脉压低于 50 mmHg 或降低 40% 以及心率快于 100 次 / 分的患者发生心脏事件的风险明显增大[105]。Pasternack 及 Weksler[103, 110]的研究提示，当务之急是尽快纠正血压或预防心率加快。Sessler 及其团队（2018 年）在 POISE-II 试验中对 9765 名患者围术期低血压与术后 30 天内心肌梗死和死亡的关系进行了研究[110aa]。每 10 分钟增加术中低血压的估计评估相对效应为 1.08（98.3% 的置信区间 1.03，1.12；$P < 0.001$）。术后 4 天住院期间内发生低血压的患者平均相对效应比值比为 2.83（98.3% 置信区间 1.26，6.35，$P = 0.002$）。一项研究术中使用去甲肾上腺素控制动脉血压的多中心随机对照临床试验（INPRESS），对术后并发症较高风险的成年患者（$n = 298$）进行不同水平的血压调控。一组患者采取个体化调控血压方案，在术中及术后 4 小时内将收缩压控制在患者基础血压（安静状态的血压）的 10% 范围内；另一组采取常规血压调控方案，维持收缩压不低于 80 mmHg 或不低于基础血压的 40%[110a]。结果表明，与常规血压调控方案相比，个体化血压调控方案可显著降低术后脏器功能障碍的风险。上述资料提示，在高血压患者管理中，最重要的是维持正常的血压。

INPRESS 研究表明围术期的数据在用于确定患者，尤其是手术后的患者，能耐受的个体化动脉血压调控的范围时有重要意义。然而，有脑血管意外风险的患者仍需要尽可能避免出现低血压。POISE 研究表明，短时间内应用 β 受体阻滞剂可以导致低血压发生率增加，进而导致脑卒中的发生和死亡率增加[111]。

抗高血压药物的术前应用

除对 ACEI 和血管紧张素 II 受体拮抗剂的术前应用仍有争议之外，其他所有抗高血压药物均应继续应用至术前。Coriat 的团队发现术前使用 ACEI 的患者几乎 100% 发生诱导期低血压，而术晨停用 ACEI 的患者低血压的发生率约为 20%[112]。Bertrand 的团队进行了一项前瞻性的随机研究，结果表明高血压患者长期使用血管紧张素 II 受体拮抗剂治疗且术晨仍然用药时，全麻诱导后发生严重低血压并需要使用血管收缩药物进行纠正的概率明显高于术前一日停药的患者[113]。Kheterpal 的团队对 12 381 例非心脏手术患者进行了配对分析[114]，结果发现：与只应用利尿剂治疗的患者相比，长期应用 ACEI 或血管紧张素受体抑制剂，并且同时进行利尿剂治疗的患者发生平均动脉压低于 70 mmHg、收缩压降低 40% 以及收缩压降低 50% 的时间更长，需要推注血管升压药的次数也更多。对于持续应用这种药物的患者而言，出现难治性低血压后应选择血管加压素进行治疗。克利夫兰医学中心的研究者对 2005—2009 年期间接受非心脏手术的 79 228 例患者［9905 例（13%）应用 ACE 抑制剂，66 620 例（87%）不应用 ACE 抑制剂］进行分析后，发现应用 ACE 抑制剂并不影响术中和术后上呼吸道并发症的发生，与住院期间并发症的发生率和术后 30 天死亡率之间也没有关联[115]。VISION 试验团队对停用 ACEI/ 血管紧张素 II 受体拮抗剂与非心脏手术后 30 天全因死亡、脑卒中或心肌损伤的相关性进行了研究。结果表明非心脏大手术前停用 ACEI/ 血管紧张素 II 受体拮抗剂与低死亡率和低术后血管事件相关［150/1245（12.0%）vs. 459/3557（12.9%）；相对危险度为 0.82；95% 置信区间为 0.70～0.96］。在该论文的述评中，London 认为该论文的结果表明在这一方面有必要开展随机临床试验，但在临床试验完成之前，并不足以证明必须改变现有临床实践[116]。

缺血性心脏病

有关缺血性心脏病患者的术前评估和 AHA/ACC 的指南可以参见第 31 章和 54 章[117]。AHA/ACC、欧洲心脏病学会和加拿大心血管病学会在 2017 年发布了新的指南[118]。本章将重点讨论 AHA/ACC 的指南建议[119-120]。

非心脏手术前冠状动脉旁路移植或经皮冠状动脉介入术的作用

非心脏手术前冠状动脉血管重建术可能降低围术期的风险，但根据现有证据建议应仅限于非手术情况下也有血管重建指征的情况。最强有力的回顾性证据来自于冠脉手术注册研究（Coronary Artery Surgery

Study，CASS），通过对 1978—1981 年的患者进行分析发现，术前接受过 CABG 的非心脏手术患者的死亡率是 0.9%，而之前未接受过 CABG 的患者死亡率明显增加，为 2.4%。然而 CABG 手术本身的死亡率为 1.4%。

非心脏手术前行经皮冠状动脉介入术（PCI）的益处已经在一些队列研究中得到证实。Posner 等通过调查卫生管理系统的数据，分析了华盛顿州接受 PCI 和非心脏手术的病例[121]。他们将接受非心脏手术的冠心病患者按术前接受过和未接受过 PCI 干预进行配对分组，观察非心脏手术患者围术期心脏并发症的情况。这项非随机研究结果显示，行非心脏手术 90 天以前接受过 PCI 治疗的患者，非心脏手术后 30 天内心血管并发症的发生率明显降低。然而，非心脏手术前 90 天内行 PCI 手术并不能改善预后。虽然导致上述结果的原因目前还不清楚，但是该结果提示："为了使患者顺利渡过手术这一关"而行 PCI 手术可能无法改善患者围术期的预后，因为稳定性或无症状的冠状动脉狭窄患者围术期可能根本不会发生心脏并发症，而 PCI 却可能会使冠状动脉斑块变得不稳定，这些不稳定斑块在非心脏手术后数天或数周可能产生显著影响。

Godet 的团队对 1152 例腹主动脉瘤手术患者进行了队列研究[122]，其中有 78 例患者实施了 PCI。在 PCI 组中，术后严重冠脉事件的发生率［9.0%，（95%CI，4.4～17.4）］及死亡率［5.1%，（95%CI，2.0～12.5）］与对照组（分别为 8.2% 和 6.9%）之间没有显著差异。由此看来 PCI 并不能显著降低主动脉手术后的心脏风险和死亡率。

目前数项随机试验对术前检查以及 CABG 和（或）PCI 在不同亚群患者中的价值进行了评估。McFalls 的团队报道了在 VA 健康系统进行的多中心随机试验的研究结果，研究中将冠脉造影确诊的冠状动脉疾病患者［除左主干病变和射血分数严重低下（＜20%）的患者外］随机分配到 CABG（59%）或 PTCA（经皮腔内冠状动脉成形术 41%）治疗或常规药物治疗[123]。随机分组后 2.7 年，接受血管重建术的患者的死亡率（22%）与未接受血管重建的患者（23%）相比没有显著性差异（图 32.4）。以肌钙蛋白升高作为手术后心肌梗死的标准，血管手术后 30 天内血管重建组心梗的发生率为 12%，而未血管重建组为 14%（P = 0.37）。作者认为冠状动脉血管疾病病情稳定的患者没有冠状动脉旁路移植手术的指征，并且研究结果进一步支持单支或两支血管病变的患者在进行非心脏手术前行 PCI 或 CABG 不能有效改善患者的预后。而在一项随访分析中，Ward 的团队报道了行 CABG 手术的患者的预后，

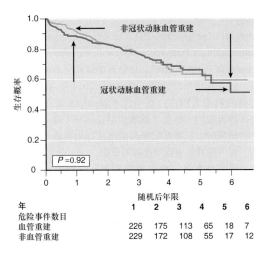

图 32.4 随机接受冠状动脉血管重建或常规治疗的经冠脉造影确诊的冠状动脉疾病患者行大血管手术后的远期生存率（From McFalls EO，Ward HB，Moritz TE，et al. Coronary-artery revascularization before elective major vascular surgery. N Engl J Med. 2004；351；2795-2804.）

优于接受 PCI 手术的患者[124]。

Poldermans 的团队对 770 例拟行大血管手术且存在中等心脏风险（即：存在一到两个心脏危险因素）的患者进行了研究，将他们随机分为行心肌负荷试验进行危险分层组和直接手术组[125]。所有患者在术前、术中和术后都服用比索洛尔将心率控制在 60～65 次 / 分之间。30 天内两组患者心源性死亡和非致死性心肌梗死的发生率相似（直接手术组为 1.8%，而危险分层组为 2.3%）。作者的结论是根据临床病史评估为中等风险的患者须在围术期使用 β 受体阻滞剂，而没有必要进行进一步的危险分层，进一步的测试只会延迟必要的血管手术。在一项试验性研究中，Poldermans 等对存在三个以上危险因素的患者进行了试验，101 例（23%）表现为广泛缺血的患者被随机分为血管重建组（n = 49）或非血管重建组[126]。血管重建并没有提高患者 30 天的预后，两组患者复合终点的发生率为 43% vs. 33%［优势比（odds ratio，OR）为 1.4；95%CI，0.7～2.8；P = 0.30］。另外，一年后的随访也未显示冠状动脉血管重建组有任何明显的优势（49% vs. 44%；OR，1.2；95%CI，0.7～2.3；P = 0.48）。然而 Erasmus 大学（Rotterdam，the Netherlands）的 Erasmus MC 研究随访委员会对 Poldermans 带领完成的这一研究的科学完整性提出了质疑：*Report on the 2012 follow-up investigation of possible breaches of academic* integrity, *September 30, 2012* (https://www.forbes.com/sites/larryhusten/2012/10/09/erasmus-medical-center-releases-final-report-on-cardiovascular-research-scandal/#675d592528ae）。尽管目前这些文章尚未被撤回，但对其结果的质疑一直存在。2014 年 AHA/ACC 指南的制定者商定，在引用 Poldermans 等在相关研究领域发表的一些尚未被撤回的论文和（或）由此衍生的研究时，只将其结果与指南推荐内容进行对比介绍，而不将其作为指南推荐的依据。

研究结果提示血管重建术和非心脏手术之间的时间间隔很可能对其保护效果和潜在风险产生影响。Back 的团队对退伍军人医疗中心 425 例患者所接受的 481 次择期大血管手术进行了续贯性研究[127]。将其中已行冠状动脉血管重建者按时间分为三个亚组：近期组（CABG ＜ 1 年，PTCA ＜ 6 个月）35 例（7%）、中期组（1 年 ＜ CABG ≤ 5 年，6 个月 ＜ PTCA ≤ 2 年）45 例（9%）和远期组（CABG ≥ 5 年，PTCA ≥ 2 年）48 例（10%）。既往接受 CABG 的患者与接受过 PTCA 的患者的预后相似（$P = 0.7$），但各亚组间心脏不良事件和死亡的发生率则有显著不同：5 年内接受过 CABG 或 2 年内接受过 PTCA 的患者发生心脏不良事件和死亡的概率分别为 6.3% 和 1.3%；而远期曾行血管重建术患者则为 10.4% 和 6.3%；未进行血管重建且心脏危险分层为高危的患者为 13.3% 和 3.3%；中 / 低危险因素的患者为 2.8% 和 0.9%。作者认为既往冠状动脉血管重建（CABG ＜ 5 年，PTCA ＜ 2 年）对大血管手术患者术后心脏不良事件和死亡率有中度的预防作用。

使用冠状动脉支架的 PCI 存在几个特殊的问题。Kaluza 等对 40 例术前 6 周内接受预防性冠状动脉支架置入术的非心脏大手术全麻患者进行了研究[128]，报道了 7 例心肌梗死、11 例大出血以及 8 例死亡。所有死亡和心肌梗死患者以及 11 例大出血中的 8 例患者都是在支架手术后不到 2 周就进行了非心脏手术。有 4 例患者在支架手术一天后进行了非心脏手术，结果死亡。Wilson 的团队研究了 207 例在非心脏手术前 2 个月内接受支架置入术的患者[129]，其中 8 例患者发生死亡或心肌梗死，这些患者均来自于 168 例术前 6 周内接受支架置入术的患者群。Vincenzi 的团队研究了 103 个病例，发现手术前 35 天内行支架置入的患者围术期发生心脏事件的可能性是手术前 90 天以上进行支架置入患者的 2.11 倍[130]。Leibowitz 等对 216 例非心脏手术前 3 个月内行 PCI 的患者进行了序贯研究（PTCA 组 122 例，支架组 94 例）[131]，结果共 26 例患者（12%）死亡，支架组 13 例（占支架组人数

的 14%），PTCA 组 13 例（占 PTCA 组人数的 11%），两组没有显著性差异。6 个月内急性心肌梗死和死亡的发生率没有明显差异（支架组分别为 7% 和 14%，PTCA 组分别为 6% 和 11%）。上述两组患者中行 PCI 后 2 周内行非心脏手术的患者不良事件发生率更高。以上研究结果综合表明，PCI 术（置入或未置入支架）后拟行非心脏手术的患者应该推迟至 4 ～ 6 周后进行。

从个案报道来看，药物涂层支架在围术期所带来的问题更加严重。Nasser 的团队描述了两例患者在置入免疫抑制药物西罗莫司涂层支架后分别在第 4 个月和第 21 个月发生了支架内血栓形成[132]。置入药物涂层支架后在很长一段时间内（长达 12 个月）会存在一些额外的风险，特别是停止服用抗血小板药物时[133]。有研究表明，药物涂层支架置入术次年行非心脏大手术的比率虽超过 4%，其总体不良预后发生率远低于之前报道的药物涂层支架置入数月后即行手术的患者[134]。然而，非心脏手术后的 1 周时间内是不良事件发生的高危期。加拿大的一项根据卫生管理数据库进行的人口调查研究表明置入金属裸支架后最好在 46 ～ 180 天后再行择期手术[135]。Hawn 等在一项全国性的回顾性研究中，对 2000—2010 年期间的 41 989 例冠状动脉支架置入术后 24 个月之内接受血管手术和非血管手术的患者进行了观察[136]，结果发现在冠状动脉支架置入 2 年内接受非心脏手术的患者中，严重的心脏不良事件发生率与急诊手术及心脏疾病的严重程度相关，而与支架的种类以及支架置入是否 6 个月以上的时间无明显关联。2016 年双联抗血小板治疗（DAPT）指南（图 32.5）建议所有冠脉支架的患者应继续服用阿司匹林，30 天内的金属裸支架植入患者或 6 个月内的药物涂层支架患者停用氯吡格雷的时间应尽可能地缩短[136a]。

来自非围术期的文献表明，停用氯吡格雷 8 天可明显增加与血液高凝相关的风险，提示我们应尽可能缩短停用氯吡格雷的时间。近来一项队列研究表明停用抗血小板药物的时间超过 5 天与严重不良心脏事件风险增加有关[136b]。

影响心脏并发症和死亡率的围术期风险因素

询问病史时，需要关注心血管疾病的危险因素以及不稳定型心脏病的症状和体征，比如轻度体力活动后的心肌缺血、活动期的充血性心力衰竭、有症状的心脏瓣膜疾病和明显的心律失常。不稳定型心绞痛患者围术期发生心肌梗死的风险达 28%[137]。推迟择期手术对其冠心病进行相应处理对这类患者有益。运动耐量试验是慢性稳定型心绞痛患者围术期进行风险评

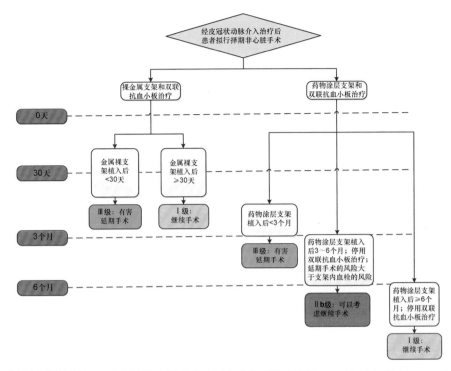

图 32.5　经皮冠状动脉介入治疗后接受非心脏手术的患者抗血小板治疗的处理流程（From Fleisher LA，Fleischmann KE，Auerbach AD，et al. 2014 ACC/AHA guidelines on perioperative cardiovascular evaluation and management of patients undergoing noncardiac surgery：a report of the American College of Cardiology/American Heart Association Task Force on practice guidelines. J Am Coll Cardiol. 2014；64：e77-e137.）

估非常好的方法。

几乎所有的研究都表明活动期的充血性心力衰竭与围术期心脏并发症的发生率升高有关[138]。此外，还有多篇研究表明射血分数减低与围术期心脏事件的发生率升高相关[139-140]。Flu 等对接受血管手术的患者进行超声心动图检查后发现，实施非介入开放性手术患者，无症状的左心室收缩功能减退和左心室舒张功能减退均可导致术后 30 天心血管事件的发生率升高 [OR 分别为 2.3（95% CI 1.4 ～ 3.6）和 1.8（95% CI 1.1 ～ 2.9）]；同时，可导致远期心源性死亡率增加 [危险比分别为 4.6（95% CI 2.4 ～ 8.5）和 3.0（95% CI 1.5 ～ 6.0）][141]。而在接受血管腔内介入手术的患者（$n = 356$）中，只发现有症状的心力衰竭与术后 30 天心血管事件发生率和远期死亡率升高相关。这些结果提示，改善心室功能并治疗肺淤血是择期手术前的正确选择。

传统上认为近期的心肌梗死是增加围术期风险的重要因素。心肌梗死发生得越近，尤其是 3 ～ 6 个月之内，围术期风险越高。然而，Goldman 心脏风险指数进行修订后，药物治疗方案已有很大变化，预后也得到改善。2014 年 AHA/ACC 发布的指南中呼吁使用 60 天作为高危的标准[119]。60 天之后需要根据临床症状进一步行风险分层。

无明显冠心病症状和病史的患者，存在冠心病的概率因其所具有的动脉硬化危险因素类型和数量而异。糖尿病可加速动脉硬化的进程，而这个过程经常不易被察觉，因此许多临床医师将糖尿病等同于冠心病给予相应的治疗。糖尿病是围术期心脏事件的独立危险因素，修订的心脏风险指数（Revised Cardiac Risk Index，RCRI）已将围术期是否进行胰岛素治疗作为要素予以考虑。在判断糖尿病引起的风险增加程度时，需要综合考虑糖尿病治疗的方法、患病时间以及其他相关终末器官功能损害的情况。

以下术中因素可显著影响围术期的风险，应该尽可能避免或予以纠正：①不必要地使用升压药物[142-143]；②意外的低血压[144-146]（然而，这一点仍存在争论，一些研究人员发现意外的低血压与围术期并发症无明显相关[143]）；③低体温[147]；④血细胞比容过高或过低[148-149]；⑤手术时间过长[145]。

与围术期并发症相关，但又无法避免或纠正的因素包括：①急诊手术，②胸部或腹部手术或膝上截肢术[145, 150-164]。

Lee 的团队通过前瞻性的队列研究提出了若干风险指数[164]。他们研究了 4315 例在三级教学医院接受择期非心脏大手术的 50 岁以上患者。RCRI 包括 6 个独立预测并发症的因素：高风险手术种类、既往缺血性心脏病病史、既往充血性心力衰竭病史、既往脑血管疾病病史、术前是否胰岛素治疗以及术前血清肌酐水平高于 2.0 mg/dl；风险因素越多，心脏并发症的发生率越高[164]。RCRI 已经成为围术期心脏风险个体化评估的标准工具，用于决定必要的心血管检查以及制订围术期管理方案。该指数在近期和远期心血管预后中的作用已得到证实[165]。研究还表明，该指数能够预测远期生存质量[165]。因此，RCRI 可帮助我们对手术患者的近期和远期心血管疾病风险进行评估。

美国外科医师学会 NSQIP 利用 525 家医院百万余例次手术的数据创建了手术风险评估系统[166]。该风险评估系统利用目前的手术操作名称编码分析手术操作相关的风险，同时包括了 21 个与患者相关的变量（如年龄、性别、体重指数、呼吸困难、心肌梗死病史等）。根据这些信息，可计算得出发生严重心脏事件、死亡以及其他 8 种预后的概率。该风险评估系统可对手术相关的严重心脏不良事件以及死亡的发生风险提供或许是目前最佳的预测。

美国外科医师学会 NSQIP 心肌梗死及心搏骤停（Myocardial Infarction and Cardiac Arrest，MICA）的风险预测标准更针对于心脏并发症[167]。通过对这些预后进行定义，并收集基于量表的数据信息，作者得到的风险指数在推理过程以及论证阶段的准确性均得以证实，在辨别力方面，尤其是对血管手术患者，甚至优于 RCRI（通过在同一数据库的测试）。

所有这些风险指数都存在一个基本的问题，即仅仅进行风险评估并不能改善患者个体的围术期管理。因此会诊时需要就患者冠心病的严重程度以及稳定性进行沟通，这样要比简单地进行风险分级更有用。

缺血性心脏病患者麻醉的目标是，术前对影响围术期风险的并存疾病进行治疗使之达到术前最佳状态，术中进一步对影响围术期的风险因素进行监测，避免这些风险状况的出现。

术前治疗

对于冠状动脉狭窄患者，增加心肌氧供的唯一途径就是保持足够的舒张压、血红蛋白浓度和氧饱和

度。对于这类患者，麻醉的主要目标就是减少心肌氧耗，降低心率、室壁张力和心肌收缩力，提高斑块的稳定性。因此，临床实践中可采取以下措施保护心肌：

1. 多项研究已经证明在围术期应用 β 受体阻滞剂可以改善患者的转归，特别是心率得到控制时[167a, b]。然而，新的研究已经证明如果心率没有得到很好的控制或者是对于低危的患者，β 受体阻滞剂可能是没有作用的[167c-e]。最近，POISE 实验将 8351 例初次使用 β 受体阻滞剂的高危患者随机分为高剂量缓释美托洛尔组和安慰剂组[167f]。结果美托洛尔组心血管事件的发生率明显下降，心肌梗死的发生率下降 30%，而患者 30 天全因死亡率及脑卒中发生率明显增加。加拿大政府的一个数据库表明，如果在术前 7 天内开始使用 β 受体阻滞剂，与 8 天或更长时间相比，围术期并发症发生风险明显升高。在更新 ACC/AHA 指南的过程中，有一个证据审查委员会独立审查了围术期 β 受体阻滞剂的相关数据。非心脏手术前 1 天内开始使用 β 受体阻滞剂，可降低致死性心肌梗死的风险，但却增加了脑卒中、死亡、低血压和心动过缓的风险[167g]。不考虑存在争议的 DECREASE 研究的话，目前关于在术前 2 天或更早使用 β 受体阻滞剂的做法仍缺少足够的证据。Wallace 的团队报道，根据围术期心脏风险降低方案给予围术期 β 受体阻滞剂可降低术后 30 天和 1 年的死亡率[167h]。围术期停用 β 受体阻滞剂与死亡率增加有关。目前，AHA/ACC 有关围术期 β 受体阻滞剂的指南中，术前服用 β 受体阻滞剂的患者在围术期继续使用 β 受体阻滞剂为 I 类适应证。新的指南中将接受大血管手术，合并冠心病或在术前检查中发现心肌缺血的心脏高危患者中，围术期 β 受体阻滞剂的推荐等级从 II a 调整为 II b（框 32.3）。

2. 血管扩张剂（应用硝酸甘油或其"长效制剂"硝普钠、肼屈嗪或哌唑嗪）可降低室壁张力，可能对患者有益，但目前还缺少随机试验支持预防性应用这些药物[109-110, 168]。没有证据支持在这类患者中常规使用肺动脉导管和经食管超声心动图[158, 169]。第 31 章和第 54 章对缺血性心脏病患者的术中管理进行了详细论述[117]。

3. 其他药物。POISE II 研究结果未发现 α₂ 受体激动剂可改善围术期预后[169a]。POISE II 研究中，在近期未植入支架的患者队列中分析了阿司匹林治疗的作用。结果表明，阿司匹林从术前开始使用，并持续应用至术后早期，并不影响死亡或非致死性心肌梗死的发生风险，但增加了大出血风险[169b]。新近一项研究显示，围术期他汀类药物可减少心脏事件。Durazzo 及其团队发表了一项包括 200 例血管外科手术患者的

框 32.3　2014 年 ACC/AHA 围术期 β 受体阻滞剂的应用建议

Ⅰ类

- 长期服用 β 受体阻滞剂的患者接受手术时应继续服用 β 受体阻滞剂[111-117]。（证据等级：B）

Ⅱa 类

- 术后 β 受体阻滞剂的应用须根据患者临床症状决定，与何时开始接受该药物治疗无关[110, 117-118]。（证据等级：B）

Ⅱb 类

- 术前风险分层试验中确定为中度或高度心肌缺血风险的患者，围术期应用 β 受体阻滞剂是合理的[119]。（证据等级：C）
- 三个或以上 RCRI 风险因素的患者（如糖尿病、心力衰竭、冠状动脉疾病、肾功能不全、脑血管疾病）在术前开始应用 β 受体阻滞剂是合理的[117]。（证据等级：B）
- 明确具有长期服用 β 受体阻滞剂适应证，但无其他 RCRI 风险因素的患者，为降低围术期风险而启用 β 受体阻滞剂治疗的做法是否有益仍不确定[110, 117, 120]。（证据等级：B）
- 对于启用 β 受体阻滞剂治疗的患者，术前应该预留充足的时间，评估治疗的安全性和患者的耐受性，最好术前 1 天以上[110, 121-123]。（证据等级：B）

Ⅲ类：有害

- 在手术当天不应启用 β 受体阻滞剂治疗[110]。（证据等级：B）

RCRI，修订的心脏风险指数（From Fleisher LA, Fleischmann KE, Auerbach AD, et al. 2014 ACC/AHA guideline on perioperative cardiovascular evaluation and management of patients undergoing noncardiac surgery: a report of the American College of Cardiology/American Heart Association Task Force on practice guidelines. J Am Coll Cardiol. 2014; 64 (22): e77-e137.)

随机试验，他汀类药物在血管手术前平均 30 天开始使用[169c]。结果表明该方案可显著降低心血管并发症的发生率。Le Manach 及其团队证实，停用他汀类药物 4 天以上增加血管外科手术中心脏疾病发病风险的比值比为 2.9[169d]。现有指南中，既往服用他汀类药物的患者在围术期继续使用他汀类药物治疗为 Ⅰ 类适应证。高危患者应采取多模式的围术期管理方案。ACEI 和血管紧张素 Ⅱ 受体阻滞剂的使用仍然存在争议。退伍军人管理局的数据显示，术后停用 ARB 与术后 30 天死亡率增加密切相关，特别是在年轻患者中，尽管这一结果可能受到某些混杂因素干扰[169e]。在 VISION 研究中，与继续使用 ACEI/ 血管紧张素 Ⅱ 受体阻滞剂相比，在手术前 24 小时内停用 ACEI/ 血管紧张素 Ⅱ 受体阻滞剂可明显降低患者的全因死亡、脑卒中及心肌损伤的风险。（调整后的相对危险度 0.82；95%CI 0.70 ～ 0.96；P = 0.01）；术中低血压（调整后的相对风险，0.80；95%CI，0.72 ～ 0.93；P < 0.001）[169f]。目前，AHA/ACC 指南中建议，围术期应继续使用 ACEI/ 血管紧张素 Ⅱ 受体阻滞剂，或者应在术后尽快恢复用药。这一推荐意见仍有待更多的的随机试验进行研究论证。

4. 本书第 49 章详细讨论了围术期的输血治疗。FOCUS（Functional Outcomes in Cardiovascular Patients Undergoing Surgical Repair of Hip Fracture）试验未能证实，在髋关节骨折的心脏高危患者中，采用高输血阈值标准还是低输血阈值标准更为有益[170]。

心脏瓣膜疾病

心脏瓣膜疾病患者术前抗凝治疗的处理已发生较大改变，目前建议根据原发疾病的病因治疗。本书第 31 章和第 54 章对心脏瓣膜疾病患者的术前和术中处理进行了详细讨论。

心脏瓣膜疾病患者围术期的风险和预后很大程度上取决于原发病的严重程度。虽然狭窄性瓣膜病变的进展速度比反流性病变更快，但是瓣膜反流性病变可引起继发性感染性心内膜炎、腱索断裂和缺血性心脏病，造成患者迅速死亡。狭窄性和反流性心脏瓣膜疾病病变晚期常出现左心室功能不全。

手术前继续维持药物治疗非常关键。例如主动脉瓣狭窄的患者术前停药可能引发心房颤动或心房扑动导致病情迅速恶化，这是因为心房收缩对左心室充盈和维持心输出量非常重要。心脏瓣膜手术及心脏瓣膜疾病术前最严重的并发症之一是心律失常。本章其他小节中详细讨论了心脏传导异常及长期服用抗心律失常药物和强心药物的患者的处理。本书其他章节（第 78 章）及其他参考书中讨论了先天性心脏病患儿接受非心脏手术的围术期管理[177]。

术前应用抗生素预防心内膜炎

患有任何心脏瓣膜疾病以及心内（室间隔缺损或房间隔缺损）或血管内分流的患者，在接受可能造成菌血症的操作前均应给予预防性的抗心内膜炎治疗。肥厚型心肌病（主动脉瓣下狭窄、非对称性室间隔肥厚）及二尖瓣脱垂患者发生感染性心内膜炎的概率相当高，所以对这两类患者要特别强调心内膜炎的预防。

下列操作后可能发生菌血症：拔牙术 30% ～ 80%，洗牙 20% ～ 24%，使用口腔冲洗装置 20% ～ 24%，钡灌肠 11%，经尿道前列腺切除术（TURP）10% ～ 57%，上消化道内镜检查 8%，经鼻气管内插管 16%（25 例患者中有 4 例出现菌血症）以及经口气管内插管 0%（25 例患者无一例发生菌血症）。美国心脏协会（AHA）最新的指南包括了 2008 年 AHA/ACC 心脏瓣膜疾病患者感染性心内膜炎的知识更新，与 2006 年指南的不同之处详列于表 32.6[172]。

表 32.6 心内膜炎预防措施的改变：AHA/ACC 的心脏瓣膜疾病指南

2006 心脏瓣膜疾病指南建议	2008 心脏瓣膜疾病指南建议更新重点	点评
Ⅰ 级	**Ⅱa 级**	
下列患者建议给予感染性心内膜炎的预防性治疗： 有人工瓣膜的患者以及既往有感染性心内膜炎病史的患者（证据水平：C） 复杂的发绀型 CHD 患者（如单心室状态、大动脉转位、法洛四联症）（证据水平：C） 既往外科体肺分流术或血管重建手术患者（证据水平：C） 先天性心脏瓣膜畸形，特别是二叶型主动脉瓣患者和获得性瓣膜功能异常的患者（如风湿性心脏病）（证据水平：C） 既往瓣膜修复术患者（证据水平：C） 肥厚型心肌病患者，伴有潜在或静止状态下梗阻（证据水平：C） 二尖瓣脱垂、听诊有瓣膜反流音和（或）超声心动图显示瓣叶增厚的患者*（证据水平：C）	下列患者发生感染性心内膜炎时可能会出现严重的不良结果，这些患者在接受口腔科操作，牙龈组织、牙根周围组织或口腔黏膜遭到破坏时进行预防性的抗心内膜炎治疗是合理的： 人工心脏瓣膜或人工材料用于心脏瓣膜修复的患者（证据水平：B） 既往感染性心内膜炎病史的患者（证据水平：B） CHD 患者（证据水平：B） 未修复的发绀型 CHD 患者，包括姑息性分流术（证据水平：B） 采用人工材料或器械对 CHD 患者进行手术修复或导管介入修复后的 6 个月内（证据水平：B） CHD 已经修复，但在人工补片或人工器械的位置或邻近位置上仍存在残余缺损（二者均抑制内皮化）（证据水平：B） 由于瓣膜结构异常出现瓣膜反流的心脏移植患者（证据水平：C）	建议更新（建议分级从Ⅰ级改为Ⅱa级，文字修改）。对于感染性心内膜炎的预防没有Ⅰ级建议

CHD，先天性心脏病

* 该脚注已废弃不用。请参见 2006 VHD 指南（3）的脚注文本。

（From Nishimura RA，Caraballo BA，Faxon DP，et al. ACC/AHA 2008 guideline update on valvular heart disease：focused update on infective endocarditis. A report of the American College of Cardiology/American Heart Association Task Force on practice guidelines：endorsed by the Society of Cardiovascular Anesthesiologists，Society for Cardiovascular Angiography and Interventions，and Society of Thoracic Surgeons. Circulation. 2008；118：887-896.）

人工心脏瓣膜、抗凝治疗及深静脉血栓的预防

心脏瓣膜置换术后的患者，需要接受长期的抗凝治疗，当其再次接受某种手术时，应当权衡停抗凝药造成血栓栓塞以及不停药增加围术期出血概率这两个风险。一般来说，机械瓣膜患者接受非心脏手术时，需在手术前 3 天停用抗凝药。在这段时间内，其国际标准化比值（INR）可下降至正常值的 1.5 倍以下。术后第 1 天恢复使用口服抗凝药。Katholi 的团队报道采用相似的方案后，25 例受试患者中无围术期血栓栓塞或出血的发生[173]。对于血栓栓塞的高危人群另一种替代方案是在围术期将抗凝药转为肝素，于术前 4～6 h 停用肝素，术后很快恢复使用。现在的人工瓣膜发生血栓栓塞的风险较小，围术期使用肝素可能会弊大于利。根据 AHA/ACC 指南，对于新近出现过血栓或栓塞（近 1 年内任何时候）的患者、经证实以往停用抗凝药物后确实出现血栓问题的患者以及存在三个以上危险因素（心房颤动、以往有过血栓栓塞病史、高凝状态及使用机械瓣膜）的患者应维持使用肝素[174]。使用二尖瓣机械瓣膜的患者，即使只存在单一危险因素，也已构成高危因素，因此对于这些患者围术期使用肝素的标准应当降低。皮下注射低分子肝素为门诊患者提供了一种替代治疗手段[175]。外科医师和心脏科医师应当在回顾最新的指南的基础上，讨论并制订上述患者围术期的最佳处理方案[176]。新的指南在 2014 年颁布[176a]。

很多医师会毫不犹豫地将区域麻醉用于接受预防性深静脉血栓治疗的患者，但这一做法存在一定争论，对此类患者应避免采用区域麻醉[177-180]。然而相当多的报道证实，抗凝治疗会造成硬膜外血肿。对硬膜外麻醉和（或）脊髓麻醉的大量回顾性分析表明，在应用肝素前短时间内或应用肝素时进行穿刺均未发生因硬膜外血肿形成而造成神经功能异常[181-182]。尽管有流行病学证据表明损害发生的概率很低，但对于任何使用抗凝药物和抗血小板药物的患者我们都不能放松警惕，当这些患者接受区域麻醉后我们要反复评估围术期神经功能的状况，警惕有无背痛症状的出现[177,183-185]。进行区域麻醉时，使用低分子量肝素预防深静脉血栓的风险高于肝素。静脉输注免疫球蛋白可以成功治疗肝素诱发的血小板减少症[179]。美国区域麻醉和镇痛协会就抗凝治疗患者接受区域麻醉问题达成一致意见[186]。他们建议，决定抗凝治疗的患者能否行硬膜外或蛛网膜下腔麻醉/镇痛以及拔除导管的时机应当根据患者的个体情况，充分权衡微乎其微

但确实存在的椎管内血肿的可能性与区域麻醉的优点。

有证据表明，深静脉血栓的形成在术后患者中非常普遍，将近 1% 的术后患者死于致命的肺栓塞[187]（表 32.7）。近些年来，据估计深静脉血栓在住院期间死亡原因中高达 10%[187a]。由于深静脉血栓的死亡风险高，因此其预防措施得到了广泛的关注；通常在手术前 2 h 皮下注射 5000 U 肝素[187-189]。在一些文献中，循环充气加压装置也能起到同样的预防效果[188, 190]。

表 32.7	深静脉血栓和致命性肺栓塞的发病率		
	发生率		
手术类型	深静脉血栓形成（%）	近端深静脉血栓形成（%）	致死性肺栓塞（%）
普通外科			
年龄 > 40 岁	10	< 1	0.1
年龄 > 60 岁	10 ～ 40	3 ～ 15	0.8
恶性肿瘤	50 ～ 60		
胸科	30		
血管外科			
主动脉修补	26		
外周血管手术	12		
泌尿外科			
开腹前列腺切除术	40		
经尿道前列腺切除术	10		
其他泌尿科手术	30 ～ 40		
妇科大手术			
恶性肿瘤	40		
非恶性肿瘤	10 ～ 20		
神经外科			
开颅手术	20 ～ 80		
椎板切除术	4 ～ 25		1.5 ～ 3.0
骨科			
全髋关节置换	40 ～ 80	10 ～ 20	1.0 ～ 5.0
髋关节骨折	48 ～ 75		1.0 ～ 5.0
胫骨骨折	45		
全膝关节置换	60 ～ 70	20	1.0 ～ 5.0
头部、颈部、胸壁	11		
内科情况			
急性心肌梗死	30 ～ 60	6	
卒中	60 ～ 75		
急性脊髓损伤	60 ～ 100		
其他卧床患者	26		

2012 年美国胸科医师学会对于深静脉血栓的预防给出了最新的建议[190a]。

另外，人工瓣膜置换术后的孕妇分娩期间的麻醉管理也是一个问题。通常建议围产期皮下注射肝素来替代华法林。根据特定人工瓣膜的适应证，推荐进行择期引产，在引产和分娩期间停用所有的抗凝治疗（见前述）[191]。

术前应常规听诊以判断人工瓣膜是否工作正常。如果听诊发现异常，必须在术前会诊并检测人工瓣膜的功能。

心脏传导异常：心律失常

缓慢型心律失常的患者，特别是严重心律失常或合并眩晕或晕厥的患者，通常需要安装起搏器。然而，对于慢性双束支传导阻滞患者（右束支传导阻滞合并左前分支或左后分支阻滞，或左前分支及左后分支同时阻滞的左束支传导阻滞），即使只存在一度心脏传导阻滞，也有可能进展为完全性心脏传导阻滞，甚至导致围术期猝死。当然，这种情况十分罕见。在 6 项研究中，266 例双束支传导阻滞患者中围术期发生完全性心脏传导阻滞的患者占比不足 2%[192]。但是这些患者 5 年死亡率却非常高（554 例患者中 160 例死亡，死亡率 29%）。大多数死亡与快速性心律失常或心肌梗死有关，而这两种急性心脏事件均不能通过安装传统起搏器而避免[193]。因此，对于 ECG 提示双束支传导阻滞的患者，麻醉科医师须特别关注患者可能存在的冠心病或左心室功能不全；须在围术期进行超声心动图检查。不过，由于这类患者在围术期发生完全性心脏传导阻滞的概率极低，所以，术前双束支传导阻滞的患者也并非必须预防性安装临时起搏器。但是，仍应预先建立一条中心静脉通路以备紧急情况下置入临时起搏器（大多数手术室并不依赖经胸起搏器，虽然在条件允许时也可尝试使用）[194]。围术期有症状的心脏传导阻滞的发生率高于 1%，因此应保证心脏起搏器装置和相应的医务人员随时待命，并定期检查仪器设备。有一项研究证实，这种情况在心脏手术中的发生率至少为 1%[195]。手术前没有留置起搏性肺动脉导管的患者中，有 1% 需要在体外循环前安装起搏器。相反，留置了起搏性肺动脉导管的患者中，19% 在体外循环前开始起搏。提示可能需要安装起搏器的指征包括既往存在有症状的缓慢性心律失常、既往有短暂的完全房室传导阻滞病史及有主动脉瓣膜疾病。

较早期的研究表明，术前检查中室性期前收缩每分钟多于 5 次与围术期心脏并发症发生相关[144, 151-153]。在传统的室性期前收缩治疗标准（出现 R-on-T 波形、每分钟室性期前收缩大于 3 次以及多源室性期前收缩）的基础上，需要额外考虑室性期前收缩的频率（24 h 中每小时期前收缩大于 10 次）和反复发生的室性期前收缩。众多电生理学和程序性心室刺激研究正在逐渐提供临床证据，用以指导缺血性心脏病或反复发作心律失常患者以及院外发生心搏骤停后存活患者的治疗。虽然上述患者均会接受抗心律失常治疗，但是对其潜在疾病的关注应该是我们术前准备的一个重点。长期抗心律失常治疗将在本章最后一节讨论。尖端扭转型室性心动过速（Torsades de pointes）是一种以发作性电极极性交替转换、QRS 波群主峰围绕等电位线连续扭转为特点的心律失常。可用于与其他类型室性快速性心律失常鉴别诊断的一个特征，此类心律失常对常规抗心律失常药物反应不良。也就是说，使用延长 QT 间期的药物（如奎尼丁、普鲁卡因胺、丙吡胺、某些抗组胺药物及抗精神病药吩噻嗪）治疗尖端扭转型室性心动过速反而可能会使心律失常出现更加频繁，持续时间更长。麻醉文献中关于手术中突发尖端扭转型室性心动过速的报道相当罕见。急救措施包括给予镁剂或进行电转复，然后使用超速心脏起搏或 β 受体激动剂以及停止延长 QT 间期的药物。

房性期前收缩和其他非窦性心律也和围术期心脏并发症相关[144, 152]。这些心律失常本身在围术期可能不会导致严重的心脏并发症，但是它往往是患者心脏贮备功能较差的一个重要标志。

预激综合征是房室旁路导致的室上性心动过速[196]。根据其临床和电生理特点采用导管消融术或手术治疗，即通过术前和术中的处理阻止那些导致心动过速的交感或其他血管活性物质的释放进而抑制心动过速[193, 197-198]。有关该电生理操作的麻醉在第 55 章介绍。

呼吸系统和免疫系统疾病

术前或操作前的一般问题

麻醉后肺部并发症与心血管并发症一样常见——而且如果患者存在深静脉血栓，肺部并发症的风险还会更高。近期有研究表明，高达 80% 的外科手术患者会出现术后呼吸系统并发症，主要危险因素为肥胖、既往并存肺部疾病、以及高龄[198a]。因此认为，无论是对于患者还是医疗系统来说，在患病率、死亡率、

住院时间以及花费方面，肺部并发症至少与心血管并发症同等重要，甚至更为重要。现在人们也越来越重视吸烟和睡眠呼吸暂停对患者围术期和远期康复的影响[199-216]。（本章前文中有关肥胖的部分和第 58 章已经介绍了睡眠呼吸暂停患者的术前诊断和围术期管理）。

术前检查的主要目的是筛选围术期并发症风险较高的患者，并制订相应的围术期治疗方案，使患者尽早恢复功能状态。术前评估还可了解患者的基础生理功能情况，确定患者是否能够耐受手术。虽然很多人用肺功能测试来界定患者是否能够耐受手术和肺部并发症的风险，但几乎没人能证明任何术前或术中的措施（除戒烟和走路等体力活动）能够明确降低围术期肺部疾病的患病率或死亡率。由于第 41 章已经详细介绍了常规术前肺功能测试和呼吸系统护理方法，本章则仅评估这些方法的效果。

实际上，很少有前瞻性随机研究涉及术前准备能否改善患者预后。Stein 和 Cassara 将 48 例患者随机分配至术前治疗组（戒烟、有脓痰则应用抗生素、支气管扩张药、体位引流、胸部理疗以及超声雾化）和非术前治疗组[212]。结果显示未治疗组死亡率为 16%，患病率为 60%，而治疗组分别为 0% 和 20%。而且，治疗组术后平均住院 12 天，而未治疗组的 21 例存活的患者平均为 24 天[212]。

Collins 及其同事前瞻性地研究了 COPD 患者术前给予抗生素、围术期胸肺理疗和支气管扩张药物治疗、常规术后镇痛（吗啡）等治疗是否能够减少术后肺部并发症[217]。其中，只有术前应用抗生素确实能够改善预后。

Hulzebos 及其同事进行了一项单中心随机研究，内容是高强度锻炼吸气肌群[218]。术前进行吸气肌群的锻炼可以减少术后肺部并发症发生率，对于行 CABG 且术后肺部并发症的高危患者能缩短术后住院时间。

Warner 及其同事回顾性总结了 200 例行 CABG 手术的患者吸烟史和肺部并发症的关系[219]。研究证明，戒烟 8 周或以上可使术后肺部并发症的风险减少 66%。而戒烟不足 8 周的患者并发以下 6 种情况之一及以上的概率却升高了（未戒烟患者为 33%，戒烟不足 8 周者为 57.1%）：发热伴咳脓痰；需要呼吸治疗；需要治疗的支气管痉挛；需要引流的胸腔积液和（或）气胸；有放射学检查确诊的节段性肺萎陷；或需要抗生素治疗的肺炎。还有人认为无论时间长短都应戒烟，才能使心血管系统[220]和血液系统[221]获益。Bluman 及其同事对退伍军人医院的 410 例非心脏手术的患者进行了回顾性分析[222]，发现仍在吸烟的患者

发生术后肺部并发症的概率比其他人高 6 倍。术前 1 个月内戒烟或减少吸烟并不能降低术后肺部并发症的风险。Nakagawa 等也证明了戒烟不足 4 周的患者比未戒烟或戒烟 4 周以上的患者发生肺部并发症的风险都要高[223]。Wong 及其同事对 25 个戒烟的研究进行了系统回顾[224]，提示戒烟至少满 4 周才能减少呼吸系统并发症，戒烟至少 3～4 周才能降低伤口愈合并发症。而短期戒烟（＜4 周）对术后呼吸系统并发症风险似乎影响不大。

两项随机研究关注了戒烟的问题。Wong 和同事们进行了一项前瞻、多中心、双盲、安慰剂-对照的研究，纳入了 286 名患者，随机接受 Varenicline（非尼古丁戒烟药物）或安慰剂[225]。围术期用 Varenicline 戒烟能够增加择期非心脏手术患者术后 3、6、12 个月不复吸的概率，且严重不良反应发生率没有增加。Lee 和同事将患者随机分为无特殊戒烟干预组以及戒烟干预组，戒烟步骤如下：①入院前护士简要告知，②分发戒烟指南小册子，③参考加拿大癌症协会烟民热线，以及④免费尼古丁经皮贴剂替代治疗 6 周[226]。所有评估预后的研究人员以及参与手术的医护人员均不知道分组情况。干预组有 12 例患者戒烟（14.3%），而对照组有 3 例患者（3.6%）（RR，4.0；95% CI，1.2～13.7；P = 0.03）。干预组和非干预组在术中和术后即刻并发症的总发生率无显著差异。术后进行了 30 天的随访，发现干预组中 22 例（28.6%）患者戒烟，而对照组为 8 例（11%）（RR，2.6；95% CI，1.2～5.5；P = 0.008）。

Skolnock 等对 602 名患儿进行了前瞻性研究，观察被动吸烟［通过测定尿中尼古丁的主要代谢产物可替宁（cotinine）的含量］对气道并发症的影响。发现被动吸烟史最少的儿童，并发症发生也最少[210]。二手烟实际上也是颗粒空气污染的模型，能够立即和长期增加肺功能不全风险和全身炎症性刺激[227-228]。

Celli 等人设计了一项前瞻性的随机对照试验，将 81 例接受腹部手术的患者分成间断正压呼吸（IPPB）组和强制性吸气和深呼吸锻炼组[229]。结果表明，与对照组相比，无论采用何种治疗方法，接受呼吸治疗组患者的临床并发症的发生率下降 50% 以上（分别为 30%～33% 以及 88%），而且住院时间较短。因此，此项前瞻性研究表明，任何众所周知的有助于清除肺部分泌物，以关注肺功能的做法均可以改善预后。

Bartlett 等将接受大型腹部手术的 150 名患者随机分为两组[230]，一组术前接受指导，并在术后使用强制性吸气锻炼（每小时 10 次）；另一组接受相似治疗但不使用强制性吸气锻炼。使用强制性吸气锻炼的 75 例患者中只有 7 人术后出现肺部并发症，而对照组 75 例患者中有 19 人出现并发症。然而，Lyager 等人将 103 例拟行胆道或胃部手术的患者随机分为两组，一组使用强制性吸气锻炼，并在术前和术后进行胸肺部理疗；另一组只进行术前和术后胸肺部理疗[231]。两组患者在术后病程和肺部并发症方面未见差异。另外一些研究则显示胸肺部理疗和 IPPB 具有显著的益处（相比于常规治疗）。但以上研究的试验设计普遍存在无对照、非随机或只是回顾性分析（或三者的任意组合）的缺陷；这些设计缺陷可能使试验结果向降低肺部并发症这一良性结果的方向偏倚。尽管前瞻性随机研究显示胸肺部理疗和 IPPB 对肺炎和术后并发症的处理上没有多少益处也无实际危害，但前文引用的 4 篇文献[212, 217, 229-230]中以及众多回顾性研究强烈提示对有肺部疾病的患者术前评估和治疗确实可以降低围术期呼吸系统并发症的发生。

最近的 meta 分析证实，麻醉与镇痛可改善呼吸系统预后。Rodger 等对 141 项研究进行了回顾性分析，共纳入了 9559 名随机接受神经阻滞麻醉或全麻的患者。神经阻滞组患者总体死亡率明显降低（2.1% vs. 3.1%），且神经阻滞组肺炎的相对风险为 0.61（CI，0.48～0.81），而呼吸抑制的相对风险为 0.41（CI，0.23～0.73）[211]。另外，Neuman 等人回顾性研究了 2007 年和 2008 年纽约的 126 所医院共 18 158 例行髋关节骨折手术的患者[232]。接受区域麻醉的患者其呼吸系统并发症发生率较低［359（6.8%）vs. 1040（8.1%）；P < 0.005］。与全身麻醉相比，区域麻醉的患者其校正死亡率（OR，0.710；95% CI，0.541，0.932；P = 0.014）和呼吸系统并发症发生率（OR，0.752；95% CI，0.637，0.887；P < 0.0001）较低。亚组分析中，对于粗隆间骨折的患者来说，区域麻醉可以改善生存率，减少呼吸系统并发症，而股骨颈骨折的患者中则无此规律。

并非所有研究均证明术前药物干预是有益的。对无发热和肺部病变，ASA Ⅰ～Ⅱ级，接受 3 小时以内的非胸腹腔器官以及非气道手术的门诊儿童，术前应用沙丁胺醇（albuterol）和异丙托铵（ipratropium）均不能减少术后不良事件的发生[233]。

评估患者呼吸困难程度尤其重要。Boyshy 等发现，术前呼吸困难的程度与术后生存率相关（呼吸困难的分级见表 32.8）[234]。Mittman 证实，术前无呼吸困难的患者胸部手术后的死亡率为 8%，而有呼吸困难患者的死亡率增加至 56%[235]。同样，Reichel 发现术前能够完成平板试验［以 3.2 km/h（2 英里/小时）的速度在水平状态持续 4 min］的患者，在接受肺叶切除术

表 32.8	呼吸系统疾病导致的呼吸困难分级（以正常速度在平地行走进行评估）
分级	描述
0	以正常速度在平地行走时无呼吸困难
I	"只要有足够的时间，我想走多远就能走多远"
II	限制在特定街区（街道）以内（"走一两个街区后我必须停下休息一会儿"）
III	稍微用力后就出现呼吸困难（"即使从厨房走到浴室，我也必须停下来休息"）
IV	休息时就出现呼吸困难

Modified from Boushy SF，Billing DM，North LB，et al. Clinical course related to preoperative pulmonary function in patients with bronchogenic carcinoma. Chest. 1971；59：383-391

表 32.9	胸腹部手术后患者出现肺部并发症风险的分级	
分级		分值
I. 呼气相呼吸描记图		
A. 正常 [% FVC + (% FEV$_1$/FVC) > 150]		0
B. % FVC + (% FEV$_1$/FVC) = 100 ~ 150		1
C. % FVC + (% FEV$_1$/FVC) < 100		2
D. 术前 FVC < 20 ml/kg		3
E. 应用支气管扩张剂后 FEV$_1$/FVC < 50%		3
II. 心血管系统		
A. 正常		0
B. 控制良好的高血压，陈旧性心肌梗死后两年以上无后遗症		0
C. 活动后呼吸困难，端坐呼吸，夜间阵发性呼吸困难，坠积性水肿，充血性心力衰竭，心绞痛		1
III. 神经系统		
A. 正常		0
B. 意识混乱，迟钝，焦躁不安，痉挛状态，共济失调，延髓功能障碍		1
C. 明显肌无力		1
IV. 动脉血气		
A. 可接受的范围		0
B. 吸空气时 PaCO$_2$ > 50 mmHg 或 PaO$_2$ < 60 mmHg		1
C. 代谢性酸碱失衡，pH > 7.50 或 < 7.30		1
V. 术后下地活动		
A. 预计 36 h 内可以开始活动（最小幅度，坐在床边）		0
B. 预计完全卧床 > 36 h		1

FEV$_1$，1 秒用力呼气量；FVC，用力肺活量；PaCO$_2$，动脉 CO$_2$ 分压；PaO$_2$，动脉氧分压。
Modified from Wong DH，Weber EC，Schell MJ，et al. Factors associated with postoperative pulmonary complications in patients with severe COPD. Anesth Analg. 1995；80：276-284

后无一例死亡[236]。其他研究发现，对哮喘患者的病史采集和体格检查结果也可预测患者是否需要住院[201]。Wong 等发现，风险指数与术后肺部并发症相关（表 32.9 中所示）[237]。

Arozullah 等人制订了第一个有效的评估术后呼吸衰竭的多因素风险指数（这里的呼吸衰竭定义为术后机械通气时间超过 48 h，或术后拔管后需要重新插管和机械通气）[238]。作为美国退伍军人署手术质量改进计划（The National Veterans Administration Surgical Quality Improvement Program）的一部分，一项前瞻性队列研究对 181 000 名男性退伍军人进行调查，发现有 7 项因素可独立预测风险（表 32.10）。随着患者的危险因素的增加，出现并发症的概率从 0.5%（1 级）增加至 26.6%（4 级）。之后 Arozullah 等根据 160 805 例接受非心脏大手术患者的研究数据，进一步制订了术后出现肺炎的风险指数，并根据另外 155 266 名患者的资料，进一步验证了该指数的有效性[239]。根据该风险指数评分，患者可分为五个危险等级（表 32.11）。风险评分为 0 ~ 15 分的患者，出现肺炎的风险为 0.2%，16 ~ 25 分为 1.2%，26 ~ 40 分为 4.0%，而 41 ~ 55 分为 9.4%，55 分以上患者出现肺炎的风险为 15.3%。

Gupta 等人应用了美国外科医师学会 NSQIP 来建立术后呼吸衰竭的模型[167]。进行了多变量逻辑回归分析后，确定了对术后呼吸衰竭有意义的 5 个术前预测因素：手术类型，急诊手术，重要器官功能状态，术前脓毒症，以及 ASA 分级较高（表 32.12）。

■ 特定疾病

肺血管病变

肺血管病变包括继发于心脏病变的肺动脉高压（肺毛细血管后病变）、肺实质病变（肺毛细血管前病变）、肺栓塞和 COPD 导致的肺源性心脏病[240]。以上病变术前处理的最佳方法是治疗潜在疾病和避免病程恶化[240-242]。由于肺栓塞尤其难以诊断，所以应高度警惕肺栓塞的可能。肺栓塞并非均有临床表现，或者临床表现没有诊断上的特异性。病史询问应包括呼吸急促、呼吸困难、心悸、晕厥、胸痛和咯血。体格检查可能发现胸膜摩擦音、喘鸣、啰音、第二心音固定和分裂、右心室上抬以及静脉血栓形成的表现。如果心电图（ECG）显示 S$_1$Q$_3$ 波形，可行螺旋 CT 或肺灌注显像以排除肺栓塞。对于高度怀疑的患者，应进行血管造影检查并开始抗凝和溶栓治疗。如果可能，应明确肺血管系统的反应性，因为如硝苯地平、肼屈

表 32.10　术后呼吸衰竭的术前预测因素

参数	比值比（95% 置信区间）
手术种类	
腹主动脉瘤	14.3（12.0 ～ 16.9）
胸部手术	8.14（7.17 ～ 9.25）
神经外科，上腹区或外周血管手术	4.21（3.80 ～ 4.67）
颈部手术	3.10（2.40 ～ 4.01）
其他部位手术 *	1.00（参照值）
急诊手术	3.12（2.83 ～ 3.43）
白蛋白 < 30 g/L	2.53（2.28 ～ 2.80）
血浆尿素氮 > 30 mg/dl	2.29（2.04 ～ 2.56）
部分或完全失去自理能力	1.92（1.74 ～ 2.11）
COPD 病史	1.81（1.66 ～ 1.98）
年龄（岁）	
≥ 70	1.91（1.71 ～ 2.13）
60 ～ 69	1.51（1.36 ～ 1.69）
< 60	1.00（参照值）

COPD：慢性阻塞性肺疾病。
* 其他部位手术包括眼、耳、鼻、口腔、下腹部、四肢、皮肤、脊柱和背部手术。
From Arozullah AM，Daley J，Henderson WG，et al. Multifactorial risk index for predicting postoperative respiratory failure in men after major noncardiac surgery：the National Veterans Administration Surgical Quality Improvement Program. Ann Surg. 2000；232；242-253

表 32.11　术后肺炎危险指数

术前危险因素	分值
手术类型	
腹主动脉瘤修补术	15
胸部手术	14
上腹部手术	10
颈部手术	8
神经外科手术	8
血管科手术	3
年龄	
80 岁	17
70 ～ 79 岁	13
60 ～ 69 岁	9
50 ～ 59 岁	4
功能状态	
完全不能自理	10
部分自理	6
最近 6 个月内体重下降超过 10%	7
慢性阻塞性肺疾病病史	5
全麻	4
感觉神经中枢受损	4
脑血管意外病史	4
血浆尿素氮（BUN）水平	
< 2.86 mmol/L（0.8 mg/dl）	4
7.85 ～ 10.7 mmol/L（22 ～ 30 mg/dl）	2
≥ 10.7 mmol/L（≥ 30 mg/dl）	3
输血 > 4 U	3
急诊手术	3
长期应用皮质醇	3
最近 1 年内吸烟	3
最近 2 周内饮酒 > 2 杯 / 天	2

From Arozullah AM，Khuri SF，Henderson WG，et al. Development and validation of a multifactorial risk index for predicting postoperative pneumonia after major noncardiac surgery. Ann Intern Med. 2001；135：847-857

嗪、硝酸甘油、哌唑嗪、妥拉唑啉、酚妥拉明、枸橼酸西地那非和氧化亚氮等药物可能会降低或升高肺血管反应性。通常需要监测肺动脉压力；术前应采取措施以避免增加患者的肺血管阻力（如缺氧、高碳酸血症、酸中毒、肺过度膨胀和低体温）[243] 或增加外周血管阻力，从而避免加重右心衰。

肺部感染性疾病

　　对患者的术前评估和治疗应参照本节介绍和第 31 章中列出的基本指南进行。除非是急诊手术，否则术前应完全控制患者的潜在疾病。

　　肺部感染的择期手术患者应推迟手术，但急诊手术的患者经常存在医源性感染，且免疫功能受损。医源性感染肺炎的主要病原体为革兰氏阴性菌、金黄色葡萄球菌、流感嗜血杆菌、厌氧菌和肺炎球菌。而且可能是因为 HIV 感染的患者容易感染结核杆菌并予以传播，肺结核在 20 世纪 80 年代后期和 90 年代逐年增加。但随着对结核病的诊断率提高和有效的抗结核治疗抑制了其传播，所以近期发病率有所下降。结核会导致慢性肺病并引起系统症状。感染结核的患者可

能会出现乏力、头痛、发热、咯血和肺外表现，累及皮肤、颈部淋巴结、肾、心包和脑膜。活动期结核要用异烟肼、吡嗪酰胺、乙胺丁醇或链霉素、利福平的四联疗法，疗程为 9 个月。术前就应开始治疗。

　　急诊患者［许多人可能已经出现成人呼吸窘迫综合征（ARDS）］在推进手术室之前就应该开始抗感染治疗、优化体液容量状态和换气情况，并处理潜在的病理生理异常。

表 32.12　与术后呼吸衰竭显著相关的术前变量 *（来自于 2007 年美国外科学会手术质量改进项目的模型）

参数	校正后 OR	95%Wald CI
完全依赖的功能状态 [†]	4.07	3.68～4.51
部分依赖的功能状态 [†]	2.16	1.98～2.34
ASA 1 级 [‡]	0.03	0.02～0.05
ASA 2 级 [‡]	0.14	0.11～0.17
ASA 3 级 [‡]	0.54	0.44～0.67
ASA 4 级 [‡]	1.28	1.04～1.57
术前脓毒症（无）[§]	0.46	0.42～0.50
术前脓毒症 [§]	1.32	1.16～1.49
术前脓毒性休克 [§]	2.47	2.16～2.82
急诊手术（急诊对比非急诊）	0.56	0.52～0.61
肛肠手术 [¶]	0.26	0.15～0.44
主动脉手术 [¶]	2.94	2.35～3.68
减肥手术 [¶]	0.36	0.27～0.49
脑外科手术 [¶]	2.08	1.15～3.78
乳腺手术 [¶]	0.07	0.04～0.12
心脏手术 [¶]	1.32	0.92～1.88
耳鼻喉手术 [¶]	1.11	0.26～4.71
肠道前段 / 肝胰胆 [¶]	2.64	2.13～3.27
胆囊、阑尾、肾上腺、脾手术 [¶]	0.57	0.45～0.71
肠道手术 [¶]	1.78	1.44～2.18
颈部手术 [¶]	0.59	0.33～1.07
妇产科手术 [¶]	0.29	0.09～0.94
骨科手术 [¶]	0.42	0.33～0.55
其他腹部手术 [¶]	1.27	1.001～1.62
外周血管手术 [¶]	0.79	0.63～0.98
皮肤手术 [¶]	0.73	0.55～0.95
脊柱手术 [¶]	0.593	0.25～1.39
胸科手术 [¶]	1.96	1.43～2.68
静脉手术 [¶]	0.134	0.05～0.37
泌尿科手术 [¶]	1.36	0.82～2.28

ASA，美国麻醉科医师协会；CI，置信区间；OR，比值比。

* 估测值及标准误（SE），即指特定变量的逻辑回归分析估值及其相应的 SE。C-statislic，0.894。

[†] 参考组，不依赖的功能状态。

[‡] 参考组，ASA 5 级。

[§] 参考组，术前全身炎症反应综合征。

[¶] 参考组，疝气手术。

From Gupta H，Gupta PK，Fang X，et al. Development and validation of a risk calculator predicting postoperative respiratory failure. Chest. 2011；140：1207-1215

慢性肺部疾病

　　COPD 的治疗应包括应用 β - 肾上腺素能药物、副交感神经拮抗剂（尤其是运动诱发的哮喘）、全身应用或吸入皮质类固醇激素和白三烯受体拮抗剂。此类人群中约 5% 的人可能存在支气管痉挛。一些研究者建议，将吸入支气管扩张剂作为一线药物，并减少吸入类固醇如丙酸倍氯米松（beclometha-sone dipropionate)、布地奈德（budesonide）、莫米松（mometasone）和氟替卡松（fluticasone）的剂量，因为这些药物吸收后便会失活。然而，吸入大剂量的激素会抑制肾上腺功能，所以在应激状态下需要全身补充皮质类固醇激素（有关讨论见前文"肾上腺皮质功能失调"的章节）。由于上述药物可与麻醉药物发生危险的相互作用（见本章最后一节），而且可能由于使用不当而使药物不能发挥最大疗效却出现副作用，因此术前评估时应了解患者的用药方案及疗效，并指导患者正确使用气雾剂（框 32.4）[199-209]。未见有关吸入抗胆碱能药物异丙托溴铵（ipratropium bromide）与肌松药之间相互作用的报道。约 10% 哮喘患者对阿司匹林敏感，不仅对含有阿司匹林的复方制剂起反应，酒石黄（tartrazine）、5 号黄染料（yellow dye No. 5）、吲哚美辛及其他非甾体抗炎药和氨基比林也可能引发哮喘反应[244]。

囊性纤维化的特征是支气管淋巴结增大、周围气道黏液栓，还常伴有支气管炎、支气管扩张和细支气管扩张。本节前面已经介绍了这些情况首选的诊疗措施，以及适当的水化以清除分泌物等。

手术切除是非小细胞癌（如腺癌、鳞癌和大细胞癌）的首要治疗手段。这些类型的癌症占所有肺癌的75%、所有恶性肿瘤的 12% 和美国癌症致死原因的20%[245]。肿瘤分期可预测手术成功与否。

目前小细胞肺癌的治疗方法是辅助化疗和放疗[24]。已知肺燕麦细胞癌（小细胞）和支气管腺癌可分泌内分泌活性物质，如 ACTH 样激素。肺上沟鳞状细胞癌可导致霍纳综合征，并引起第 8 对颈神经和第 1、2 胸神经支配区域的特征性疼痛。如今这几种肿瘤可通过术前放疗和手术切除使其"治愈"率达到近 30%。对全部这些患者的术前评估应兼顾三个方面：肺部力学、肺间质功能和心血管储备。

过敏反应、类过敏反应和与肺部病变及哮喘无关的变态反应性疾病

过敏和类过敏反应　过敏反应是一种严重的危

及生命的变态反应。变态反应是指免疫系统介导的反应，而不同于药物的特异质反应、毒性反应和药物过量或药物相互作用导致的不良反应[247-249]。过敏反应是典型的速发型超敏反应（I 型）。此类反应由免疫球蛋白 E（IgE）介导的细胞活性物质的释放产生。这些介质相继产生一系列表现在靶器官的特异反应，顺序为皮肤（荨麻疹）、呼吸系统（支气管痉挛和上呼吸道水肿）和心血管系统（血管扩张、心肌收缩力改变和毛细血管通透性增加）。血管扩张发生在毛细血管和毛细血管后微静脉水平，导致红斑、水肿和平滑肌收缩。此类临床综合征被称为过敏反应。与之不同的是，类过敏反应不是由 IgE 介导的，且通常不是抗原-抗体的反应，但其临床表现与过敏反应相同或非常相似[248-249]。回顾大量的围术期研究发现，血流动力学发生显著改变的过敏反应的发生率为 1/8400[249a]，且既往过敏史是最强的预测因子。

在过敏反应中，注射或吸入（或消化）的物质（常为药物、食物或昆虫的毒液）本身就可成为过敏原。低分子量物质可作为半抗原，与宿主蛋白发生免疫结合。这些外来的物质无论是不是半抗原，都可在患者体内成为母体化合物，即一种非酶源产物或代谢产物。当过敏原与肥大细胞和嗜碱性粒细胞表面免疫特异性 IgE 抗体结合时，过敏反应的组胺和嗜酸细胞趋化因子通过依赖于钙离子和能量的过程从储存颗粒中释放出来[248-249]。其他化学介质也迅速合成，在细胞激活后被释放出来。这些介质包括过敏性慢反应物质（是三种白三烯的混合物）、其他白三烯[248-249]、激肽、血小板激活因子、腺苷、趋化因子、肝素、类胰蛋白酶、糜蛋白酶和前列腺素类（包括具有强烈血管收缩作用的前列腺素 D_2）、嗜酸性粒细胞生长和激活因子、肥大细胞生长因子、前炎症因子以及与 IgE 同型转换有关的其他因子。

以上介质的终末器官效应导致患者出现过敏反应的各种临床综合征。通常，首发症状包括血管扩张和濒死感，随后由于介质的级联放大效应，上述症状迅速加重。在致敏的患者注射抗原后，通常会迅速出现上述各种介质导致的症状和体征，但也可能延迟2～15 min 后出现，罕见的病例甚至推迟至 2.5 h[250-251]。而如果抗原是口服摄入的，则难以预计出现症状的时间。

即使过敏原已经不再存在，但肥大细胞增殖，伴严重的进行性炎症反应，也会继续促使症状进一步恶化。位于细胞、淋巴细胞和激活的肥大细胞的抗原开始促使细胞因子的合成。这些促炎细胞因子会募集更多的炎症细胞，加重组织水肿并介导肥大细胞再次脱颗粒。之后可导致患者 6～8 h 后再次出现严重症状，

框 32.4　定量吸入器的正确用法
取下瓶盖，直立向上握住吸入器。
摇晃吸入器。
将头稍后仰，平稳呼气，达到功能残气量。
用衬垫将吸入器放置在气筒与口腔之间。
当深、慢呼吸时（3～5 s）按下吸入器。
尽量保持深吸气 5～10 s，使药物抵达肺部。
按指示重复吸入。吸入支气管扩张剂后等待 1 分钟，可使随后吸入的药物更深入肺内，并保证剂量正确。应用吸入器后应漱口。

因此有学者认为必须以 ICU 的标准连续观察患者至少8 h。

此外，人体内存在众多效应器系统，通过其产生生物活性介质，引起类过敏反应。类过敏反应中，凝血和纤溶系统的激活、激肽产生过程或补体级联反应可产生与过敏反应同样的炎症介质。已知激活补体系统的两种机制为传统途径和替代途径。传统途径通过 IgG、IgM（输血反应）或纤维蛋白溶解酶启动。而替代途径由脂多糖（内毒素）、某些药物（阿法双酮，Althesin）、放射性对比造影剂[252]、膜片（气泡制氧机的尼龙膜）、透析器的玻璃纸膜、血管移植材料[253]、乳胶或乳胶制品[254-255]和全氟化碳素人工血液制品启动。

肌松剂曾被认为是手术中最常见的引起过敏反应的药物，而最近的研究显示鱼精蛋白和抗生素的比例在不断升高[249a]。然而近期上市的舒更葡糖（环糊精，sugammadex）可能再次改写这个记录。舒更葡糖在最开始上市之初，正因为考虑到可能出现"超敏反应"，在美国才迟迟没有被批准应用。乳胶导致此类反应的病例也很多见，同时乳胶引起的术中过敏反应也日益增多。此外，组胺也可以不通过免疫反应释放[256]。化学制剂或药物也可使肥大细胞和嗜碱性粒细胞释放组胺[256]，且可以产生类过敏反应，比如放射性对比造影剂[252]。为什么某些患者更容易出现药物导致的组胺释放的机制仍不明，但遗传和环境因素可能发挥了一定的作用。

静脉注射造影剂可能是引起类过敏反应的最常见药物。因为诊断（皮试或其他）只有助于发现 IgE 介导的反应，因此对造影剂进行预试并无帮助。据报道，提前应用苯海拉明、西咪替丁（或雷尼替丁）和皮质类固醇激素进行预防性治疗，可有效防止或改善静脉注射造影剂导致的类过敏反应[252,257]。遗憾的是，要取得满意疗效，可能需要极大剂量的激素（甲泼尼龙 1 g 静脉注射），尽管大剂量激素治疗的有效性还未得到进一步证实[258]。其他可导致过敏或类过敏反应的常用的围术期治疗药物包括抗生素、扩容剂和血液制品[258]。麻醉科医师在术前应做好治疗过敏和类过敏反应的相关准备。

术前降低风险　事实上有关过敏和类过敏反应的很多理论并没有非常确凿的证据，但通过对文献的分析表明，解决以上问题的最佳方案是一致的。首先，应寻找易感因素，有遗传性过敏症和过敏性鼻炎的患者应警惕其正处于可能发生过敏或类过敏反应的危险之中。其他的危险因素包括：既往多次手术史、脊柱裂病史、哮喘史、对与乳胶有交叉反应的食物（如牛油果，猕猴桃，香蕉，菠萝，木瓜，板栗和荞麦）过敏、系统性肥大细胞增多症，以及遗传性血管水肿[258a]。过敏史过去曾有疑似反应的患者其出现对造影剂过敏和类过敏反应的概率较正常人高 5 ～ 10 倍，因此在患者暴露于可疑抗原 16 ～ 24 h 前就应考虑使用低渗药物以及 H_1 和 H_2 受体拮抗剂。因为 H_1 受体拮抗剂需要一段时间才能作用于受体。并且在患者使用过敏和类过敏反应发生率较高的药物之前同时还应优化血容量[248]；可能需要给予大剂量的类固醇（氢化可的松 1 g）[258]。老年人和服用 β 受体阻滞剂的患者问题比较特殊，因为此类患者在接受预防性处理（尤其是大量输液）和抗过敏治疗（胰高血糖素可用来抑制肾上腺素抵抗）时，出现并发症的风险较高；对治疗的反应也较差[259]。解决的方法包括：避免使用可能触发过敏和类过敏反应的药物，或改变治疗方案。注意留取血样以进行后续分析，特别是对类胰蛋白酶的分析，可用于明确诊断[260]。

随着乳胶所致超敏反应的增多，已经有人致力于建设无乳胶的手术间，但由于造价和个人喜好的原因，许多医院仍继续使用乳胶手套。然而，越来越多的医院可以做到完全无乳胶。对于乳胶过敏的患者，应采取措施保证手术室内没有乳胶制品。

原发性免疫缺陷疾病

原发性免疫缺陷病早期通常表现为反复发作的感染。通过应用抗生素和抗体治疗而存活下来的患者具有以下重要的新特征：癌症、过敏和自身免疫异常。

遗传性血管神经性水肿是一种常染色体显性遗传病，受累组织包括皮下组织、胃肠道和气道的黏膜下层，通常表现为腹痛。这类患者体内补体 C1 的抑制剂功能低下甚至缺乏，导致缓激肽生成过量，增加了血管通透性。对麻醉科医师而言，所面对的最危险的情况就是气道水肿导致未预计的困难气道[260a]。在这样的情况下，使用肾上腺素、抗组胺药物和皮质类固醇激素等治疗急性发作通常无效，因此治疗上以支持治疗为主。药物可预防或减轻急性发作，如血纤维蛋白溶解酶抑制剂［如 ε - 氨基己酸（EACA）和氨甲环酸］或弱雄激素（达那唑和司坦唑）。由于创伤可加速急性发作，因此推荐在择期手术前预防性给予血浆提取的 C1-INH、弱雄激素、抗纤溶剂，也可三者联合使用；如果水肿加重，可以再次给予 C1-INH[260a]。新鲜冰冻血浆因为含有 C1-INH，所以可有效应用于急性发作，但因为 FFP 中还含有其他补体成分，所以理论上还可能恶化病情，只能在没有其他治疗方法的时候应用[260a]。

大部分选择性免疫球蛋白 A 缺陷（＜5 mg/dl，发病率为 1/700）的患者可反复出现严重感染或结缔组织病变。感染常累及呼吸道（鼻窦炎或耳炎）或胃肠道（腹泻、消化不良或两者兼有）。麻醉科医师应警惕类风湿关节炎、干燥综合征或系统性红斑狼疮患者也可能同时合并单纯性免疫球蛋白 A 缺乏症；然而这类患者在其他方面可能是正常的。若患者曾经接触过 IgA（可发生在以前输血时），体内可形成 IgA 抗体；因此当患者再次输血时，即使输入的是洗涤红细胞也可发生过敏反应。免疫球蛋白 A 缺陷患者的供血者也应是 IgA 缺陷的患者。

目前，许多免疫调节剂正用于肿瘤的治疗[261]；除免疫抑制剂外，这些免疫调节剂之间的相互作用、免疫调节剂对麻醉中免疫反应发生率的影响以及与麻醉药的相互作用均未见报道（见本章最后一节）。

越来越多的医师通过给予患者免疫营养[254]以减少炎症反应。虽然有证据表明，益生菌可以改善肠道内环境从而减少炎症反应，但其预防肠道并发症，改善伤口愈合，降低围术期感染方面的作用还在研究中，确实有可能是利大于弊[261a-c]。

中枢神经系统疾病、神经肌肉疾病以及精神疾病

神经或精神疾病患者的评估见第 31 章。对没有明显肺部疾病，但前次术后却需要机械通气的患者需要进一步的评估；因为此类患者可能存在代谢性的神经系统疾病（如卟啉症）、酒精性肌病、神经病变以及神经肌肉疾病如重症肌无力。另外，对既往服用类固醇激素、胍（横纹肌兴奋药）、抗惊厥药、抗凝药、锂、三环类抗抑郁药、酚噻嗪类及丁酰苯类药物的患者也需要进一步评估。

虽然术前对大多数神经疾病的治疗并不能降低围术期的发病率，但是了解这类疾病的病理生理特点非常有助于正确制订术中术后的治疗计划。因此，术前对疾病及相关情况的了解（例如 Duchenne 肌营养不良合并的心律失常，皮肌炎所致呼吸肌、心肌无力）可能有助于降低围术期的发病率。神经系统评估的首要目的是明确神经系统受损的部位。准确地定位于哪个水平（幕上结构、颅后窝、脊髓、周围神经系统）对于精确诊断和正确的治疗至关重要。（合并有颅内压增高和脑血管疾病的问题在第 11 章和第 57 章中已有论及。）

昏迷

虽然目前无法确定哪些麻醉药或围术期治疗影响昏迷患者的预后，但无论在什么情况下，都必须要明确引起昏迷的原因，从而避免使用可能加重病情的药物或因为器官衰竭导致药物无法正常代谢。首先要观察患者。打呵欠、吞咽或舐唇提示患者处于"轻度"昏迷状态但主要的脑干功能还是正常的。如果出现了意识不清，但患者仍然有呼吸、瞳孔对光反射存在、眼球运动正常而且没有出现局灶性运动体征，则可能存在代谢抑制。瞳孔反应异常可能提示缺氧、体温过低、局部眼病或颠茄生物碱、麻醉性镇痛药、苯二氮䓬类或格鲁米特所致的药物中毒；还要注意，使用滴眼液也可能造成瞳孔反射异常。其他导致昏迷的代谢性因素包括：尿毒症、低糖血症、肝性昏迷、酒精过量、低磷酸盐血症、黏液性水肿以及高渗性非酮症性昏迷。除了一些特别紧急的情况例如难以控制的出血和内脏穿孔外，应尽可能在手术前将患者的代谢状态调整至正常。术前的处理以及把处理中发现的情况记录下来能使人们更加清楚究竟是什么原因导致术中和术后出现问题。然而，过快地纠正尿毒症或高渗性非酮症性昏迷将导致脑水肿，这是由于尿液浓缩障碍导致的反向渗透作用使得水进入脑细胞内引起的。

术前体格检查非常有助于评估患者的预后。肘部弯曲（去皮质体位），提示两侧半球功能障碍但脑干功能是完整的，然而腿和手臂过伸（双侧去大脑体位）提示上部脑干两侧受损或深部脑半球水平受损。癫痫发作常见于合并有尿毒症及其他代谢性脑病的患者。反射亢进及趾背（上）屈说明有中枢神经系统结构损伤或尿毒症、低糖血症、肝性昏迷。反射减弱合并无偏瘫的趾跖（下）屈则表明中枢神经系统结构没有受损。比较术前各环节的体格检查结果很重要，可利用 Glasgow 昏迷评分进行客观标准的评估。

癫痫发作

惊厥发作是大脑皮质神经元的同步、有节奏的去极化引起的神经功能的阵发性改变。癫痫即是反复、无诱因的惊厥发作的疾病。异常兴奋性神经元的突发性放电导致癫痫发作。6%～10% 的 70 岁以下的人在一生中的某个时刻都将经历一次癫痫发作。50%～70% 发生过一次癫痫的患者终身不再发生，但发作过 2 次的患者则 70% 将会有癫痫灶，从而可能成为抗癫痫药物的服用者，而且在麻醉后如果不继续使

用药物将会出现撤药性痉挛[262]。癫痫的患病率在总体人群中为 0.5% 至 1%，在小儿和老年人以及解剖性神经系统异常的人群中发生率最高[262a]。

有时候，晕厥会误以为是癫痫发作，特别是仅对患者进行短暂的术前访视时。25% 癫痫患者在发作间期的脑电图是正常的。因此，即使脑电图正常，也不能保证癫痫患者在麻醉苏醒中不会出现撤药性惊厥。癫痫可以是全身性的（起源于脑干的深部结构或丘脑，通常在发作时没有任何征兆或局部特征），部分局灶运动或感觉性发作（起源于大脑局部单侧的放电，通常发作前有先兆）。当合并脑血管意外和昏迷时，明确病变部位对于了解疾病的病理生理过程以及进行术中和术后的处理具有重要意义。

癫痫性发作可由以下原因引起：镇静催眠药或酒精的中断、麻醉性镇痛药的应用、尿毒症、外伤、肿瘤、感染、先天性畸形、产伤、药物使用（如安非他明、可卡因）、高钙或低钙、脑室出血或低氧以及血管疾病和血管意外。严重脑损伤的患者中多达 30% 会出现早期惊厥（受伤后 7 天之内）[262b]。30% 癫痫发作的原因不明。大多数的局灶性惊厥发作（partial seizures）是由脑部结构异常所致（继发于肿瘤、外伤、休克、感染和其他原因）。

基于美国神经学会（American Academy of Neurology）出版的指南，大部分权威机构和学者认为应给予治疗剂量的抗惊厥药[262-264]直至手术当天早晨，即便是孕妇也应使用。术后也应给予抗惊厥药，同样也包括计划母乳喂养的母亲。许多抗癫痫药物，包括苯妥英、卡马西平、苯巴比妥都可影响肝脏对许多药物的代谢并诱导细胞色素 P450 的活性。新型抗癫痫药物如加巴喷丁和托吡酯所产生的药物相互作用要小得多[262]。抗癫痫药效果不佳的癫痫持续状态可能需要全身麻醉来治疗，且发生并发症的概率较高[264]。在一项对照研究中，与地西泮和苯妥英的序贯治疗相比，苯巴比妥能更快速有效地控制癫痫发作状态[264]。这两种方法的副作用发生率以及需要气管插管的概率相似。因此，除了使用现有的药物，还要警惕潜在的疾病，而且围术期的处理也应保持不变，许多药物可能同时具备促惊厥和抗惊厥的作用，所以熟悉麻醉药物的药理学特性也十分重要。

中枢神经系统感染性疾病、退行性疾病和头痛

许多中枢神经系统的退行性病变是由病毒感染缓慢发展而来的，甚至是由某些蛋白或病毒颗粒（"蛋白感染素"，仅由蛋白质构成的感染物）引起。除非颅内压升高，一般对中枢神经系统感染的患者无需特殊的麻醉处理，但应避免疾病的职业暴露以及将疾病传染给健康的医护人员。目前还未制订出有效的预防措施用于保护与脑膜炎球菌性疾病或其他中枢神经系统感染性疾病有接触的人员。H 型流感 B 类疫苗的应用使脑膜炎只会发生于成年人[265]。

帕金森病是一种可能由病毒感染引起的中枢神经系统退行性病变。临床上，帕金森病、慢性锰中毒、吩噻嗪或丁酰苯类中毒、Wilson 病、亨廷顿舞蹈病、药物滥用中毒如甲基苯四羟嘧啶（methylphenyltetrahydropyridine, MPTP）以及一氧化碳脑病都有相似的初始症状：运动迟缓、肌强直和震颤。

新的治疗方法能够阻断甚至逆转帕金森病的进程。治疗方法主要包括：①提高多巴胺含量；②增加神经元释放多巴胺或增强受体对多巴胺的敏感性；③用多巴胺激动剂（如溴隐亭）直接刺激受体；④直接刺激多巴胺能组织（如深部脑电极刺激）或⑤降低胆碱能活性。因为抗胆碱能药物减少震颤的效果好于减少肌肉僵直的效果，所以已经成为帕金森病的初始治疗。多巴胺不能通过血-脑脊液屏障，因此临床上使用的是它的前体——左旋多巴。但是，左旋多巴在外周脱羧转化为多巴胺时会引起恶心、呕吐甚至心律失常。通过使用不能透过血-脑脊液屏障的脱羧抑制剂——α-丙卡巴肼（卡比多巴）能减少这些副作用。长期应用左旋多巴会出现耐药，因此对于是否仅在其他抗胆碱能药物不能控制症状时才应用此药还存在争议。"中间停药期"可作为恢复药物效能的手段之一，但是这种治疗的中止可能会引起显著的功能恶化并需住院治疗。帕金森病的治疗应在手术前开始并持续至术晨，这样的治疗可减少流涎及降低误吸和呼吸衰竭的可能性[266-267]。手术后应立即恢复对帕金森病的治疗[263, 266-270]，但应避免使用可抑制多巴胺释放或与多巴胺竞争受体的吩噻嗪和丁酰苯类（如氟哌利多）药物[266]。小剂量的卡比多巴/左旋多巴（每晚 20～200 mg，而帕金森病常规治疗剂量为 60～600 mg/d）更常用于患非帕金森性不宁腿综合征的老年人（60 岁以上老年人发病率为 2%～5%）。这类药物也应当在术前一晚及手术当晚服用。氯氮平（clozapine）不会加重帕金森病所致的运动障碍，术后可用于终止左旋多巴引起的幻觉。帕金森病患者可能会在麻醉监护下进行深部脑刺激的治疗。早期理疗、适当镇痛、肺部排痰和自评估加上及时的处理有利于帕金森病患者的术后康复[270a]。

痴呆是一种进行性的智力下降，可能与可治疗的感染（如梅毒、隐球菌病、球孢子菌病、莱姆病、结

核）、抑郁症（大部分患者可进行抗抑郁的试验性治疗）、药物的副作用（洋地黄降低脑功能的作用比降低心率更显著）、黏液性水肿、维生素 B_{12} 缺乏、慢性药物或酒精中毒、代谢原因（肝或肾衰竭）、肿瘤、可部分治愈的感染（HIV）、无法治愈的感染（Creutzfeldt-Jakob 综合征）或大脑皮质乙酰胆碱减少（阿尔茨海默病）有关。最后一种情况在美国人中的发生率超过 0.5%[271-274]。根据 2013 年的调查，年龄 65 岁或以上的美国人中，约 11% 都存在不同程度的阿尔茨海默病症状，而到了 85 岁以上，比例升至 32%[274a]。虽然患者常用胆碱能兴奋剂进行治疗，但是这类药物的对照试验还没有显示出明显的益处[272-273, 275]。与安慰剂相比（改善 23% 患者的主观症状），银杏能改善 37% 患者的主观症状。虽然在此后的对照试验中无法证实银杏对早期阿尔茨海默病患者及健康老年人的益处，但银杏仍被大家所认可。胆碱能药物已被证实能改善阿尔茨海默病患者的功能[276]。这些家庭常常要求进行手术治疗，但是这些药物与围术期使用的镇痛药及麻醉药之间的相互作用还未完全阐明。有病例报道显示，这类患者在使用两种抗胆碱能药物后，术中可出现心动过缓[277]。阿尔茨海默病、术后认知功能障碍与吸入麻醉药之间可能存在关联[278, 278a]。一些研究证实使用过吸入麻醉药的动物脑中会出现 β - 淀粉样蛋白沉积[279-281]。这种关联对人类是否具有临床意义还有待证实。大多数可逆性痴呆体现为谵妄（常为感染、代谢或药物所致）或抑郁[272-273, 282]。Creutzfeldt-Jakob 病（朊病毒导致）会不经意间通过手术器械和角膜移植传播，且致病的病毒或蛋白颗粒不会被高温、消毒剂或甲醛灭活。

超过 90% 患有慢性复发性头痛的患者都被诊断为偏头痛、紧张性或丛集性头痛。紧张性或丛集性头痛的机制和偏头痛的机制并没有质的区别；都可能与血管舒缩调节不稳定有关[283]。如果头痛具有以下五个特征（"POUND"）中的四个，则称之为偏头痛：搏动性（pulsating）、持续时间大于一天（one day）、单侧（unilateral）、恶心（nausea）、影响日常生活（disturbs daily activity）[284]。

治疗丛集性头痛和偏头痛主要使用血清素类药物，如舒马曲坦或麦角胺及其衍生物[283-285]。其他药物，如普萘洛尔、钙通道阻滞剂、赛庚啶、泼尼松、抗组胺药、三环类抗抑郁药、苯妥英、利尿剂以及生物反馈疗法都是可能有效的。像巨细胞动脉炎、青光眼、所有的脑（脊）膜炎、莱姆病这些其他会引起头痛的疾病，都应在手术之前给予治疗[286]。对于明确头痛原因的患者，术前无需进行其他特殊的处理。急性偏头痛发作能被麦角胺或静脉注射舒马曲坦或甲磺酸双氢麦角胺所终止；全麻也可用于终止偏头痛的发作。我们通常继续使用所有预防头痛的药物，而手术当天早晨是否使用阿司匹林则由手术医师决定。

颈背部疼痛和椎管综合征

急性脊髓损伤在自主神经功能障碍一节中已有讨论。虽然是常见病，但人们对腰椎间盘突出、脊椎病（多见于老年人）引起的综合征，以及已产生的神经根压迫症状的先天性颈腰椎管狭窄的这些患者的麻醉管理还关注不多。有一篇报道强调了脊髓损伤中血管机制的重要性，因此，理论上应在围术期保持轻度的高血压[287]。另一篇报道建议采用清醒插管、纤维支气管镜及诱发电位监测[288]。在制订麻醉计划时，要考虑到背痛的患者可能会需要较大量的麻醉药物，也需要围术期多模式镇痛，包括出院后要继续镇痛。术前应与患者充分细致地沟通麻醉方案，包括术后镇痛方案，对术后康复也非常重要。

脱髓鞘疾病

脱髓鞘病是一组散发的疾病，可能是原因不明的疾病（如多发性硬化，其中可能包含遗传、流行病学及免疫因素，β - 干扰素治疗可能有效[289]），也可能是感染后或接种疫苗后发病（如吉兰－巴雷综合征），或是在癌症的抗代谢治疗后出现。因此，脱髓鞘病可以出现各种各样的症状，并且存在着术后立即复发的风险。围术期电解质的快速变化和体温过高可能诱发疾病复发，所以应该避免电解质变化过快以及应严格控制体温[289a]。此外，围术期可将类固醇作为一种保护性手段来使用[100]。硬膜外麻醉和蛛网膜下腔麻醉均已安全用于此类患者[290-291]。多发性硬化和脱髓鞘疾病是年轻人群中最常见的非创伤性致残因素，据统计，发病率为 2 ～ 150/100 000 人[289a]。在未经治疗的患者中，根据年龄校正后的生存率为 80%，也就是说，多发性硬化患者患病后每过一年，年龄增长 1.2 岁。但是，由于这种疾病的可变性使得平均年龄增长率几乎毫无意义。到目前为止，没有一种治疗方式能改变这类疾病的大部分进程，尽管 ACTH、类固醇、α - 干扰素、醋酸格拉默（glatiramer acetate，Copaxone）和血浆置换可能改善或缩短复发状况，甚至改变疾病进程，特别是改变多发性硬化（如果能够在起病后 2 周内使用）和吉兰－巴雷综合征的进程[292]。上述治疗确实有效，也符合疾病起因为免疫异常的这种假设。因为发生继发于神经接头外乙酰胆碱受体的高钾血症的风险较高，所以这类患者应避免使用琥珀胆碱。

代谢性疾病

本节讨论的代谢性疾病是一类继发于卟啉症、酒精中毒、尿毒症、肝衰竭及维生素 B_{12} 缺乏的神经系统功能障碍。甲状腺疾病相关的周期性瘫痪将在后续的"神经肌肉疾病"中讨论。

酒精中毒或大量酒精摄入会导致：急性酒精性肝炎（其严重性会随着酒精的代谢而降低）、可能会很严重的肌肉病变、心肌病以及戒断综合征。在酒精戒断的 $6\sim8$ h 内，患者可能会出现震颤，这种症状将在数天或数周内消退。酒精性幻觉症和酒精戒断性惊厥发作通常在 $24\sim36$ h 内发生。这种惊厥发作通常为全身性的大发作；当局灶性惊厥发作时，应考虑其他原因。震颤性谵妄通常在酒精戒断后 72 h 内出现并以震颤、幻觉或惊厥为先兆。这三种症状，加上认知扭曲、失眠、精神运动性障碍、自主神经功能亢进，在很大一部分病例中还存在另一种潜在的致命疾病（如肠梗死或硬脑膜下血肿），这些都可以导致震颤性谵妄。目前使用苯二氮䓬类药物治疗该综合征。酗酒性营养紊乱包括酒精性低糖血症和低体温、酒精性多发性神经病、Wernicke-Korsakoff 综合征以及小脑变性。嗜酒的患者（即每天喝至少一打啤酒或一品脱威士忌或等量的其他酒类）若行急诊手术和麻醉（除了酒精性肝炎之外）并不会加重肝酶系统的异常。另外，约有 20% 的酗酒患者也合并呼吸系统疾病。而且，这些患者术后会出现伤口愈合不佳、意识水平改变 / 谵妄，以及镇痛效果不佳[292a]。因此，对于有酗酒史的患者，我们必须要在术前进行仔细的体格检查以便对患者的多个系统功能进行评估。

与尿毒症不同，肝衰竭会引起伴高排血量性心力衰竭的昏迷，但不会引起慢性多发性神经变。尿毒症多发性神经病是一种远端对称的多发性神经病，血液透析可改善病情。对于多发性神经病患者，能否使用去极化肌松药仍有争论。我们认为不应给尿毒症合并神经病变的患者使用氯琥珀胆碱，因为可能会加重高钾血症。

维生素 B_{12} 缺乏所致的恶性贫血可引起亚急性脊髓联合变性；症状类似于慢性的氧化亚氮中毒。恶性贫血和氧化亚氮中毒都可导致外周神经病变和锥体束及脊髓后索（支配精细运动和本体觉）病变。多系统病变也可在没有贫血的情况下发生，正如牙科医师和

氧化亚氮滥用者都会发生氧化亚氮中毒一样。维生素 B_{12} 缺乏以及贫血的患者如果用叶酸治疗，可改善血液系统变，但是会导致痴呆和严重的神经病变。因此对于存在多系统变性症状的患者，在给予叶酸前最好能够肌注 100 μg 或口服 800 μg 维生素 B_{12}[293]。

卟啉症是一种常染色体遗传的、由于血红蛋白合成有关的酶缺陷所导致的代谢性疾病。图 32.6 描述了这些酶缺陷所引起的异常。1、3、4 型卟啉症可导致致命的神经系统失常。这些异常的表现为尿中出现 ALA 或胆色素原或两者都有；但这些物质不会出现在迟发性皮肤卟啉症中，迟发性皮肤卟啉症不会出现神经后遗症[294]。急性间歇性卟啉症的典型表现为急性腹部绞痛、恶心、呕吐、严重便秘、精神异常以及可进展为延髓性麻痹的下运动神经元损伤。这些患者通常可能已经接受了多次手术。一些药物可诱导 ALA 合成酶从而导致病情恶化[295-297]。确定危险的药物包括巴比妥盐（所有类型）、苯妥英、丙戊酸、卡马西平、普里米酮、口服避孕药、黄体酮、卡立普多和螺内酯[297a]。氯硝西泮、氯胺酮、丙咪嗪、磺胺类抗生素、红霉素、氟康唑、呋喃妥因和利福平可能也不安全，需要谨慎应用[297a]。患者常常在感染、禁食或经期时发作。使用葡萄糖可抑制 ALA 合成酶的活性，预防或终止急性发作。对卟啉症患者来说，可安全使用的麻醉药物包括新斯的明、阿托品、氯琥珀胆碱、芬太尼、泮库溴铵、氧化亚氮、普鲁卡因、丙泊酚、依托咪酯、哌替啶、芬太尼、吗啡、氟哌利多、普马嗪、异丙嗪及氯丙嗪[295-297]。虽然之前也尝试过氯胺酮，但是卟啉症患者的术后精神症状与氯胺酮引起的精神症状难以区别。丙泊酚在至少两个疑似患者中使用时未诱发卟啉症[295-296]。

神经肌肉异常

神经肌肉异常包括运动单位中任何主要成分（运动神经元、外周神经、神经肌肉接头和肌肉）的所有异常情况。神经病变可累及神经的所有成分，从而导致感觉、运动和自主神经功能障碍，也可仅仅影响某一成分。肌病仅包括近端或远端肌肉，或两者同时出现病变。

重症肌无力是由 IgG 抗体对乙酰胆碱的烟碱受体部分阻断或破坏引起的肌肉系统功能紊乱。疾病的严重程度和抗体所致乙酰胆碱受体减少的数量有关[298]。通常先使用抗胆碱酯酶药物治疗重症肌无力，但对于中重度的肌无力，应进一步采用类固醇和胸腺切除治疗[298-299]。若保守治疗失败，可采用免疫抑制剂和血浆置换治疗；

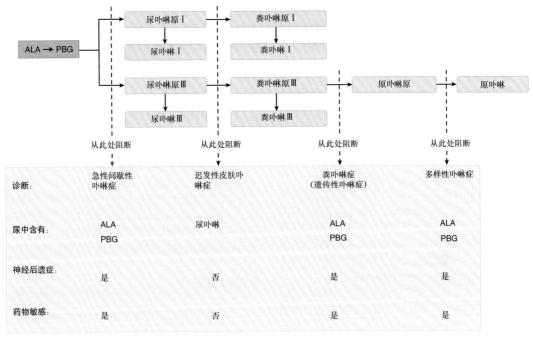

图 32.6　不同卟啉症中功能性酶缺失的示意图。ALA，氨基乙酰丙酸，PBG，胆色素原

或静脉应用免疫球蛋白冲击治疗病情急性加重的肌无力和肌无力危象[298-299]。

对于麻醉科医师来说，主要的问题是肌松药及其拮抗剂的使用[300]。多数重症肌无力患者在治疗过程中需要调整抗胆碱酯酶药物的剂量，以最大程度地恢复肌力，然而手术扰乱了患者的治疗，因此需要重新制订药物剂量。因此，术前 6 h 应停用所有的抗胆碱酯酶药物，并在术后小心谨慎地重新开始药物治疗，因为患者此时对这类药物的敏感性可能已经改变。小剂量的琥珀胆碱可用于气管插管；而且只要使用极小剂量的非去极化肌松药就能达到术中区域阻滞和挥发性麻醉药不能达到的肌松效果。最重要的是根据肌松监测给予肌松药和拮抗剂。既往要求重症肌无力患者术后机械通气 24 ～ 48 h，但术后立即拔管已经越来越普遍[299-301]。对于重症肌无力病史＞6 年，有慢性阻塞性肺疾病，每天使用吡啶斯的明 750 mg 并伴有明显的延髓性麻痹，以及肺活量＜ 40 ml/kg（PFTs 是术前检查的重要组成部分）的患者，术后进行控制性机械通气显得尤为重要[301]。一项研究发现，肌无力患者使用罗库溴铵后给予舒更葡糖拮抗，其神经肌肉功能可快速恢复[302]。作者认为肌无力患者术中必须使用肌松药时，这种组合可作为比较合理的选择。另一项回顾性研究发现，对于胸腺切除术的患者，使用硬膜

外麻醉可以降低术中和术后机械通气的需求[302a]。这项技术可以使患者获益以及使用最小量的肌松药。

Lambert-Eaton 综合征（肌无力综合征）以近端肢体肌无力为主要特征，自身抗体直接抑制了神经末梢突触前的压力门控钙通道从而导致了肌无力症状。反复运动后可能增强肌力或反射。该疾病患者神经肌肉接头处乙酰胆碱的释放减少，且重复利用增加了可用的接头乙酰胆碱。胍（横纹肌兴奋药）可以增加乙酰胆碱在神经末梢的释放并改善肌力。患有这类综合征的男性通常合并有肺小细胞癌或其他恶性肿瘤；而女性患者则通常伴有恶性肿瘤、结节病、甲状腺炎或胶原相关性血管疾病。此外，这类患者对去极化和非去极化肌松药的敏感性均增加[303]。这些患者在接受神经肌肉阻滞剂后，发生肌无力延长或术后呼吸衰竭的风险增加，特别是那些术前没有治疗过的患者[303a]。Lambert-Eaton 综合征还与自主神经系统异常有关，表现为胃轻瘫、直立性低血压和尿潴留。

皮肌炎和多发性肌炎以近端肢体肌无力伴吞咽困难为主要特征。这些症状和恶性肿瘤或胶原相关性血管病有关，并常累及呼吸肌和心肌。

周期性瘫痪是另一种对肌松药敏感性增加的疾病。周期性肌无力始于儿童或青少年，在运动后休息时、睡眠、寒冷、手术或妊娠期间发病。可出现低钾

血症或高钾血症，并与心律失常有关。与甲状腺毒性周期性瘫痪类似，低钾血症和高钾血症通常都不累及呼吸肌。麻醉处理包括减少应激，维持正常的水、电解质状态和体温[303-306]。

肌营养不良患者目前可活到 20 多岁或者 30 岁出头。因为这类疾病仅仅涉及肌肉本身而与其神经支配无关，因此区域麻醉无法为张力肌提供足够的肌松。胃扩张也是一个问题。与其他类型的肌营养不良一样，肌强直性营养不良患者的大部分问题都来自于心律失常和呼吸肌功能不全[307]。所有的肌营养不良患者术前评估都应该进行超声心动图和肺功能（PFT）检查[307a]。对所有类型的肌营养不良来说，就像所有神经病变一样，都存在着给予去极化肌松药后血清钾释放过多的问题。吸入性麻醉药可能引起横纹肌溶解、高血钾和心搏骤停。因此全麻方式宜选择全凭静脉麻醉。另外，舒更葡糖已经开始成功地用于罗库溴铵的肌松拮抗，取得了非常满意的效果[307a]。

对于患者及其亲属曾发生过恶性高热的病例，要详细地询问病史，并且至少要考虑对其进行敏感性测试。对于高危患者也可预防性静脉使用丹曲林（Dantrium）。通过基因型的分析，发现恶性高热与中央轴空病、多微小轴空病、先天性肌病、中央核肌病、先天性纤维性不相称肌病、金-德综合征（King-Denborough syndrome）、周期性瘫痪、杆状体肌病、美洲土著人肌病以及特发性高肌酸激酶血症相关[370b]。进一步的基因分型证明，尽管临床表现相似，将杜氏肌营养不良和贝克肌营养不良症归类为麻醉药引起非恶性高热的横纹肌溶解更为恰当[370b]。至于如何对既往有咬肌痉挛、牙关紧闭病史的患者进行适当的准备还存在争议。恶性高热主要见于小儿和青少年，发病率约 1/14 000 例麻醉。若为斜视手术的患者，则恶性高热的发生率可增加到 1/2500。

唐氏综合征

唐氏综合征（21-三体）的发生率为 1/1000 活婴。它常伴有先天性心脏病如心内膜垫缺损（40%）、室间隔缺损（27%）、动脉导管未闭（12%）和法洛四联症（8%）。在菌血症出现之前应预防性使用抗生素。唐氏综合征通常还合并有上呼吸道感染，寰枕关节不稳（约 15% 患者[308-311]），其他关节松弛，甲状腺功能减退（50%），并伴有舌体肥大（或舌体大小正常而口腔容积降低）[310, 312]。寰枕关节不稳的患者大多数没有症状也不会被诊断，所以建议对所有唐氏综合征的患者都按寰枕关节不稳进行处理。这类患者对麻醉药或

麻醉辅助药并没有明显的异常反应。有关对阿托品敏感的报道已经被证明不成立，但是对于任何由于心房颤动而需使用地高辛的患者来说，使用阿托品时仍需十分小心[312]。应在手术前完善与唐氏综合征相关的检查。

评估神经外科手术术前是否存在颅内压升高

颅内压增高的症状和体征包括晨起头痛、咳嗽后头痛加剧、恶心、呕吐、意识混乱、巨大肿瘤史、脑干肿瘤、颈强直及视乳头水肿。合并这些症状及脑室扩大（参见影像学或脑部图片）或小脑幕上肿瘤周围水肿的患者术中出现颅内增压的概率较高。对这些患者进行术前治疗或适当的麻醉处理是有益的[313]。

精神异常

对于精神异常的患者，除了与他们建立良好的关系之外，术前要考虑的最重要问题就是了解他们曾经接受过哪些特殊的药物治疗、药物的作用及其副作用。在锂剂、三环类抗抑郁药、选择性 5-羟色胺再摄取抑制剂（selective serotonin reuptake inhibitors, SSRIs），以及其他未分类的抗抑郁药（如安非他酮）、吩噻嗪、丁酰苯类以及单胺氧化酶抑制剂（MAOI）都曾用于这类患者[314]。这些药物的作用和副作用将在本章最后一节"药物治疗"中进行详细讨论。

肾脏疾病、感染性疾病和电解质异常

麻醉科医师在预防肾衰竭的发生和恶化以及控制诱发因素中起着重要的作用。肾衰竭和电解质紊乱之间的关系愈发明显：肾是调节体液渗透压和液体量的重要器官，并在终末代谢产物的排出过程中起主要作用。在执行这些功能的过程中，肾与电解质的排出密切相关。

对于仍残留有部分肾功能的肾功能不全患者，不仅与处于肾疾病终末期且需透析维持的患者有很大区别，而且与肾移植患者也有很大的区别。这三类患者的术前准备也不尽相同。此外肾功能急性改变的患者与肾功能发生慢性变化的患者所面临的问题也大不相同。某些肾脏疾病需要进行特殊的术前准备，但是一般来说，任何原因所致的肾脏病变，在术前都存在着

同样的问题。

肾脏疾病

肾功能障碍的原因和对全身的影响

肾小球疾病可发展为肾病综合征而不影响肾小管的功能。应着重关注患者的肾小管功能是否健全，因为合并尿毒症的肾小管功能不全与仅伴有肾小球受累的单纯性肾病综合征是大不相同的。但这么说并不是要忽视肾小球疾病的不良影响：肾病综合征伴随有大量蛋白尿和继发的低蛋白血症，由此而降低的血浆胶体渗透压使得血浆容量减少，激发代偿机制导致水钠潴留。因此肾病综合征的一个常见的临床表现是弥漫性水肿。故肾病综合征患者可能表现为体内水分总量过多而血管内容量降低。此外，通常会给予利尿剂以减轻患者的水肿。虽然用血肌酐和肌酐清除率估计肾小球滤过率（glomerular filtration rate，GFR）有一定的局限性（胰岛素清除率是参考标准），但在目前对于麻醉科医师来说仍是最易获得的测量方法。正如尿的排出一样，血浆肌酐水平反映了内源性肌肉组织的分解和饮食的摄入量。尿的排泄依赖于肾的滤过和分泌。术前和术中常用的药物会影响肾小球滤过率的测定。而且，对于 GFR 大于 30 ml/min 的患者，因为常用的肌酐检测方法有 95% 的置信区间限制，故监测结果可能高于正常的 20%。因此，当肌酐水平处于 1.3 mg/dl 时，其测量值可能会位于 1.1 ～ 1.5 mg/dl 之间。

此外，低血容量常常是引起肾小管功能正常的肾病综合征患者肾小管功能恶化的主要原因[315-317]。目前还没有随机研究证实对这类患者进行更严格的血管内容量控制，比不那么严格的标准能更好地保留肾小管的功能（或改善其他围术期并发症）。

尿毒症是肾小管衰竭（即浓缩、稀释、酸化、滤过功能丧失）的最终结果，可表现在许多方面。心血管、免疫、血液、神经肌肉、肺、内分泌及骨组织，都可受累发生改变。这些变化是由于蛋白质代谢的毒性终产物或肾功能失衡引起的。当功能性肾单位的数量减少时，尚有功能的肾单位试图增强机体对某些溶质的保留功能，但这是以牺牲其他功能（如泌磷功能）为代价的。磷的积累使甲状旁腺激素水平升高，进而导致骨营养不良。骨营养不良可经由下述方法处理：①低磷饮食；②使用结合剂（如氢氧化铝或碳酸铝）结合肠道内磷；③补钙；或④进行甲状旁腺切除术。

毒性代谢产物积累是导致尿毒症患者出现某些特定表现如神经病变的最常见原因。外周神经病变常见于感觉神经并累及下肢，但也可累及运动神经；外周

神经病变常可通过血液透析得以改善，并在肾移植后显著好转。肾小管功能可通过其酸化和浓缩能力来评价[318]。尽管粗略，但还是可以通过测定尿的 pH 值和尿比重来对患者的肾小管功能做出快速评估。尿毒症合并的容量改变、心脏并发症以及自主神经病变，使得患者在麻醉中可能出现低血压。尿毒症患者的动脉粥样硬化病变进程常常加快；而且高血压及其并发症也很常见。

尿毒症患者常发生心力衰竭因为贫血（增加心肌做功）、高血压、动脉粥样硬化以及容量改变所致。心包炎可表现为单纯的心包摩擦音或疼痛（伴或不伴出血），心电图常表现为多支冠状动脉分布区域内的弥漫性 ST 段改变。如果术前诊断高度怀疑心脏压塞，则应通过临床特征和超声心动图进行排除。此外，心脏压塞应在术前进行治疗或制订治疗计划。

如果出现贫血，其严重程度通常与尿毒症程度一致；慢性尿毒症患者能较好地耐受贫血。目前尚无有力的证据支持术前应对慢性尿毒症患者进行输血治疗，即便术前血红蛋白水平接近 7 g/dl。即使是 ICU 内或接受心脏手术的非尿毒症患者，随机试验也不能证明放宽输血指征能改善结局[319]，而且输血还将使免疫系统受损的风险增加[320, 321a]。尿毒症患者的凝血功能和血小板黏附功能可能异常，而且Ⅷ因子和 von Willebrand 因子的活性也会下降；这些患者可能术中经常需要 DDAVP 来改善凝血功能。但是，DDAVP 需谨慎使用，因其可能导致液体潴留，而快速输注又易导致低血压[321b]。

除了甲状旁腺功能亢进外，尿毒症患者还合并许多代谢和内分泌异常，包括糖耐量受损、胰岛素抵抗、Ⅳ型高脂蛋白血症、自主神经受损、高钾血症和阴离子间隙性酸中毒（由于肾无法重吸收滤过的碳酸氢盐且不能排出足量的铵）。而且尿毒症患者的药物排出及药代动力学也有别于常人。此外，血液透析还可能出现营养不良、水/电解质紊乱和精神异常。这些因素可导致严重的围术期并发症，故应在术前对病情进行评估。

肾结石者与尿毒症患者一样，术前对容量的优化至关重要；而且两者都受到糖耐量降低的影响[321-332]。75% 的肾结石由草酸钙构成。这些结石者常服用利尿药、摄入富含钙及柠檬酸盐的食物，并限制盐的摄取。对于这些患者以及鸟粪结石或尿酸性结石的患者来说，静脉液体治疗并限制经口摄入蛋白质能预防脱水。鸟粪结石常由尿道感染引起。尿酸结石可通过服用别嘌呤醇、术前水化或碱化尿液进行预防。酸中毒可能导致结石形成。适当的血管内容量在预防结石形

成及维护肾功能方面也起到重要的作用。在第 17 章中对肾功能和肾脏生理有更详细的讨论。第 59 章则与如何对肾脏手术及其他泌尿道手术进行处理有关。

从药代动力学来说，肌酐清除率和自由水清除率是评估肾功能减退的最准确方法[322]。对于肾功能稳定的患者，作为 GFR 的粗略评估，肌酐清除率可近似通过血肌酐水平得以体现：血肌酐水平每升高一倍则相当于 GFR 降低一半。因此，当血肌酐水平稳定于 2 mg/dl 时，患者的 GFR 约为 60 ml/min。同理当血肌酐水平稳定于 4 mg/dl 时，患者的 GFR 大约是 30 ml/min；血肌酐水平稳定于 8 mg/dl 时，患者的 GFR 大约是 15 ml/min 或更低。

$$肌酐清除率 = \frac{[140 - 年龄（岁）] \times 体重（kg）}{\left(\dfrac{mg}{dl} \right)}$$

$$自由水清除率 = 尿量（ml/h）$$

$$\frac{尿渗透压 \left(\dfrac{mOsm}{L} \right) \times 尿量 \left(\dfrac{ml}{h} \right)}{血浆渗透压 \left(\dfrac{mOsm}{L} \right)}$$

自由水清除率是衡量肾浓缩功能的指标，通常在 -25 ml/h 到 +100 ml/h 之间；但在肾功能不全的情况下正值增大。对于头部受伤、血中酒精水平高、输液过多或服用利尿剂的患者，自由水清除率的正值也会增大[323]。

肾功能尚存的肾功能不全患者

麻醉科医师最大的挑战之一是患者肾功能不全，而且在术中必须要保护其残存的肾功能。此外，慢性肾衰竭使得围术期心脏并发症的发病率增加，这提醒我们要在术前对可能存在的隐匿性冠心病进行评估[333]。通过对残留部分肾功能患者进行围术期的精心管理可避免许

多尿毒症症状和与尿毒症相关的围术期高发病率[315-317]。

首先，研究表明术后急性肾衰竭与极高死亡率相关[325]。多种危险因素可诱发围术期肾功能不全；最重要的危险因素包括已存在的肾脏疾病、体外循环的心脏手术、胸（腹）主动脉夹闭的主动脉手术及进展中的脓毒症。围术期肾功能不全可使全部住院期间急性肾损伤发生率提高 40%[325a]。

并且，在术前就存在肾功能不全、年龄大于 60 岁和术前左心室功能不全患者中，更容易出现术后急性肾衰竭[323, 325]。术前进行恰当的补水治疗可以减少造影剂诱发的急性肾功能不全的发病率[317]。应当能够从病史和体格检查中注意到高血容量或低血容量的表现（例如：体重增加或减少、干渴、水肿、体位性低血压和心动过速、干瘪的颈静脉、干燥的黏膜、皮肤弹性下降）。其他能引起慢性肾功能不全恶化的因素包括：低心输出量或肾血流降低（无论是由于心力衰竭或利尿剂引起的体液消耗所导致的肾前性氮质血症，这种情况下 BUN 往往与 Cr 不成比例地升高）、泌尿系统感染、使用肾毒性药物、高钙和高尿酸血症。应该避免出现这些情况或使用这些药物，如果已经出现，则应当在术前纠正。

如何处理合并肾脏疾病患者在第 59 章讨论。

透析患者

慢性（有时为急性）肾衰竭的患者需要接受肾的替代治疗，包括传统的间断血液透析、腹膜透析以及连续性肾替代治疗（continuous renal replacement therapy，CRRT）。CRRT 包括许多技术，其围术期管理见表 32.13[326]。虽然实施 CRRT 的首要指征是急性肾衰竭，但它同时也可用于液体清除、纠正电解质紊乱、管理代谢性酸中毒和清除毒性物质。CRRT 可用于无显著血流动力学紊乱的手术患者。这些患者可

表 32.13 肾替代治疗的特点

肾替代治疗	使用血液泵	置换液（RF）/透析液（D）	术中使用
传统间断血液透析	是	D	否
腹膜透析	否	D	否
缓慢连续超滤	是 / 否	无	是
连续动静脉血液透析	否	D	否
连续动静脉血液透析滤过	否	RF/D	否
连续静脉-静脉血液滤过	是	RF	是
连续静脉-静脉血液透析	是	D	是
连续静脉-静脉血液透析滤过	是	RF/D	是

From Petroni KC，Cohen NH. Continuous renal replacement therapy：anesthetic implications. Anesth Analg. 2002；94：1288-1297

能要进行手术，但由于潜在的疾病以及为了预防植入滤器和血栓而全身使用抗凝药物，这使得术前对他们的评估和处理变得更为复杂。对间断行血液透析或腹膜透析的患者，在进入手术间前再停用透析。对于需要 CRRT 的患者，麻醉科医师必须正确判断中断治疗是否恰当。对于短小手术，若最初启动 CRRT 的指征（如治疗酸中毒或高钾血症）已改善，则 CRRT 通常可以停止。如果继续应用 CRRT，CRRT 可通过改变透析液来进行术中液体管理，但必须注意它对药物剂量的影响。除了影响肾对药物的清除，还有来自蛋白结合力和分布容积的影响，以及膜通透性、膜表面积、超滤率和透析液流速对药物清除的影响。

因为透析患者已失去正常的肾功能，故术前评估的重点应放在对其他器官系统保护以及做好保护可以血管穿刺的部位上。通常不需要有创监测，但要通过了解最后一次透析时间、透析前后体重的变化、液体丢失，是通过腹膜还是血管，以及血液中哪些成分不能经由透析排出来以判断患者的血管内容量和电解质状况。虽然术前透析对高钾血症、高钙血症、酸中毒、神经病变和液体超负荷的患者有利，但由此所导致的液体和电解质失衡也会引起一系列的问题。透析引起的低血容量可导致术中低血压，因此术前透析应尽量避免体重下降和液体的丢失关注溶质的清除和酸碱平衡的管理。

当肾移植患者接受其他手术时，必须要对他们的肾功能进行评估（如肾功能是否正常，虽然肾功能不全但还残存部分肾功能或他们正处于肾病终末期需要血液透析）。同时还应注意免疫抑制剂产生的副作用。术前、术中应用的防止急性排斥的药物有严重的副作用，必须严密监测患者的血糖水平和心血管功能[327]。肾移植会极大地增加感染的机会，因此应谨慎评估有创监测的必要性；如确有指征，需采用严格的无菌措施。

肾衰竭患者的药物使用

氮质血症患者发生药物不良反应的可能性比肾功能正常的患者高 3 倍以上[328-330]。两种情况下药物不良反应的发生率增加，首先，因为尿毒症引起的靶组织生理改变，使得血中药物或其代谢产物（如哌替啶的代谢产物）浓度升高从而产生过度的药理作用。例如对于尿毒症的患者，即使镇静催眠药的血药浓度正常也会引起过度镇静。其次，随药物进入体内的过量的电解质也会增加药物不良反应的发生率。对于经肾排泄的药物，应用标准剂量也可导致药物蓄积以及药理作用加强。在一项报告中，终末期的肾病患者需要比肾功能正常的患者大得多的丙泊酚剂量来达到临床

催眠效果[330]。

感染性疾病

脓毒症是引起术后并发症的首要因素[317, 331]，可通过补体系统和其他介质的激活来降低体循环血管阻力而致病。因此在关注抗生素效用的同时还需留心血管内容量的变化[315-317, 331-333]。此外，还要评估感染器官的受损程度及其对麻醉的影响。需注意的是，不是所有的脓毒症都是相同的，需特别关注脓毒症的病因。例如，对合并心内膜炎者，评估时要了解以下方面：容量状态、抗生素和其他药物的治疗情况及其副作用[334]、心肌功能，以及肾、肺、神经和肝等可能在心内膜炎中受累的器官功能。

虽然在合并急性感染时只能施行急诊或极重要的手术，但是因为有效的免疫接种，很多感染性疾病（如流感和肺炎球菌性肺炎）、乃至炎症性状态已较少见[335]。然而，虽然急性感染已不常见，合并慢性病毒性感染（如肝炎和 HIV 感染）的手术患者更加常见。许多此类患者可能会发生机会感染如结核或其他全身性问题。目前还不清楚麻醉或手术，或两者兼有，是否会加重感染或其全身表现。

电解质异常

钙、镁、磷的平衡失调在之前内分泌系统和营养失衡中已有论及。

低钠血症和高钠血症

血浆电解质水平测定通常用于判断是否存在电解质紊乱。电解质的血浆浓度反映了水和电解质之间的平衡。所有体液的渗透压常保持在很小的生理范围（$285 \sim 295$ mOsm/kg H_2O）之内，并受到三个关键环节的整合调节：口渴、ADH 的释放和髓质集合管对 ADH 的反应。生物膜具有通透性，因此细胞内外渗透压基本相等，并可通过下列公式加以估算：

$$2\left[Na^{2+}\right](mEq/L) + \frac{[血糖](mg/dl)}{18} + \frac{[BUN](mg/dl)}{2.8} = mOsm/kg$$

低钠血症是住院患者中最常见的电解质紊乱，在 ICU 患者中发生率高达 40%，因此低钠血症的处理是较为复杂的、重要的临床问题[335a]。低钠血症可出现等张、高张或低张状态。例如，等张性低钠血症可发

生于骨髓瘤所致的蛋白质或水潴留。高张性低钠血症可见于高糖血症或输注甘氨酸时［如经尿道前列腺切除术（transurethral prostatic resection，TURP）综合征］。低张性低钠血症是最常见的一类低钠血症，可根据细胞外液体状态分为低血容量减少性、等血容量性的或高血容量性的低张性低钠血症。即使对这三种低钠血症不断输入稀释液体，肾对水的分泌功能也会受损。引起低血容量性低张性低钠血症的常见原因（框32.5）有胃肠道丢失（呕吐、腹泻）、第三间隙丢失（利尿剂或失盐性肾病）或肾上腺功能不全。高血容量性低张性低钠血症常合并严重心力衰竭、肝硬化、肾病综合征或肾衰竭，并以钠和更大量的不成比例的水潴留为特征。

　　等容低张性低钠血症最常见是由水潴留而非钠潴留所致，水肿的临床表现一般不明显。水肿最常见的原因是抗利尿激素分泌失调综合征（syndrome of inappropriate secretion of antidiuretic hormone，SIADH）所致，而 SIADH 可由中枢神经系统、肺肿瘤或功能不全引起。ADH 的分泌随着年龄的增长而增加，故老年人更易于发生低钠血症。促进 ADH 分泌的药物（三环类抗抑郁药和长春新碱）或作用于肾髓质集合管的药物（非甾体抗炎药和氯磺丙脲）或有相似作用的药物（缩宫素和去氨加压素），均易于在老年人中诱发低钠血症。为了诊断 SIADH，医生需要排除患者是否没有肾功能和心功能衰竭，肾上腺及甲状腺功能均正常，且血容量也正常。当尿渗透压超过 l00 mOsm/kg 时，血清渗

框 32.5　低张性低钠血症的种类和病因

低血容量性
- 胃肠道丢失
  - 呕吐
  - 腹泻
- 皮肤丢失
- 第三间隙丢失
- 肺丢失
- 肾丢失
  - 利尿剂
  - 肾损害
  - 尿路梗阻
- 肾上腺功能不全

等血容量性
- 抗利尿激素异常分泌综合征
- 肾衰竭
- 水中毒
- 低钾血症
- 渗透压稳定器功能障碍

高血容量性
- 充血性心力衰竭
- 肾脏疾病
- 肝功能异常

血浆渗透压低于 280 mOsm/L

透压应较低，尿钠排出高于 20 mmol/L（20 mOsm/L）。

　　血钠异常反映了糖代谢和肾功能的改变或体内水潴留的严重程度。最后一项常受口渴、ADH 释放和肾功能的影响。因此，低钠血症反映的是自由水的相对过剩，可与总体钠的增加（水肿）、总体钠正常（SIADH 所致自由水过多）或总体钠减少（利尿剂使用过度）共存。明确病因才能确定治疗方案。如限水是治疗 SIADH 的主要措施。地美环素通过诱发可逆性的肾性尿崩症成为纠正 SIADH 的另一种治疗方法。麻醉科医师面临的问题是，在麻醉之前，什么样的电解质水平需要治疗。虽然进展缓慢的低钠血症症状较少，但患者可能会出现昏睡或淡漠。与急性低钠血症相比，患者能更好地耐受慢性低钠血症，这是因为细胞内容量调节机制可使脑水肿减轻；细胞还可以通过丢失其他溶质以减少水向细胞内移动。但是，严重的慢性低钠血症（血钠水平 < 123 mmol/L）可引起脑水肿。

　　反之，急性低钠血症可能表现出需要紧急处理的严重症状：严重脑水肿，合并迟钝、昏迷、抽搐、反射及体温调节异常[100-101, 336]。根据病因、总体钠和水的相对量，可用高张盐或甘露醇（用或不用利尿剂）、限水或其他药物治疗[100-101, 336]。血浆钠浓度上升过快可能产生神经损伤，因此上升的速度不应超过 1 mmol/（L·h）[100-101, 336]。当血浆钠浓度达到 125 mmol/L 后，治疗上应包括限水；过快纠正低钠可能导致中枢神经系统脱髓鞘[335a]。对继发于 SIADH 的总体水过多的低钠血症患者，可给予 1 mg/kg 的呋塞米和高张盐以补充尿中电解质的丢失从而纠正血钠异常[100-101, 336]。SIADH 的诊断在本章的前面部分已有论及（参见"垂体病变"部分）。

　　无论是急性或慢性低钠血症都不必将血钠恢复到正常水平，仅纠正至神经系统症状缓解即可；当血钠水平达到 130 mmol/L 时患者的脑水肿通常会消失。

　　高钠血症较低钠血症少见。通常为医源性的（如没有为昏迷或有近期脑卒中导致口渴机制不全的患者提供足够的自由水而引起），并可表现为总体钠减少、正常或过多。高钠血症的主要症状和脑细胞的皱缩有关。过快地纠正高钠血症可导致脑水肿，还可能导致伴有惊厥、昏迷和死亡的等渗性脱髓鞘综合征，因此应逐渐纠正。虽然缺乏数据支持，通常我们也认为，手术患者的麻醉前血钠浓度应低于 150 mmol/L，除非存在治疗性高钠血症的指征（如对神经损伤脑水肿的高张性治疗）。

低钾血症和高钾血症

　　低钾血症和高钾血症在第 31 和 47 章中有论及。

实测的血浆钾浓度和机体内储存的总体钾之间的关系可用散点图来描述。只有 2% 总体钾储存于血浆中（细胞内 4200 mmol，细胞外液 60 mEq/L）。在正常人 50 ～ 60 mEq/L 的总钾中有 75% 储存于骨骼肌，6% 储存于红细胞，5% 储存于肝。因此，若血浆钾浓度发生了 20% ～ 25% 的变化则说明总钾改变了 1000 mmol 或更多（慢性改变）或仅改变了 10 ～ 20 mEq（急性改变）。

和血钠水平一样，与急性血钾改变相比，患者较易耐受慢性血钾改变。慢性改变较易耐受是因为血浆和细胞内的钾储存经过一段时间可重新达到平衡，从而使可兴奋细胞的静息膜电位基本接近正常水平。

高钾血症可由下列因素引起：人为增加钾的输入（如红细胞的溶血）；过多摄入外源性钾，如盐替代品；细胞钾的转移（如由于代谢性酸中毒、烧伤后组织肌肉损伤、使用去极化肌松药或蛋白质的大量分解）；肾分泌减少（肾衰竭、创伤后肾功能不全、使用保钾利尿药，尤其当与 ACEI 类药物合用或盐皮质激素缺乏时）等都可能引起[337-339]。止血带使用时间过长或甚至仅仅是攥拳都可导致人为的高钾血症[340]。

血钾异常患者麻醉时最大的风险是心功能异常（如电活动异常和心脏收缩功能下降）[337]。高钾血症可降低兴奋性心肌细胞的静息膜电位，缩短心肌动作电位时程并减缓其上升速度。这种心室去极化速度的降低，加上当其他区域还处于去极化时某些心肌却已开始复极，从而导致 QRS 波进行性增宽，当其与 T 波融合后就形成了心电图上的正弦波。

在血钾水平高于 6.7 mEq/L 时，高钾血症的程度和 QRS 波的时程具有良好的相关性[337]。这种相关性甚至优于血钾水平和 T 波改变的相关性。然而，高钾血症最早的表现是 T 波变高尖。虽然 T 波并不是高钾血症的诊断依据，但是当血钾水平处于 7 ～ 9 mEq/L 时，T 波几乎总是高尖的。当血钾水平超过 7 mEq/L 时，心房传导障碍，表现为 P 波降低和 PR 间期延长。室上性心动过速、心房颤动、室性期前收缩、室性心动过速、心室颤动或窦性停搏都可能发生。

与高钾血症相关的心电图和心脏改变在低钙和低钠时更为明显。通过静脉输注碳酸氢盐，以及葡萄糖和胰岛素（1 U/2 g 葡萄糖）可使细胞外的钾进入细胞内可扭转这些改变。钙剂可发挥稳定细胞膜的作用，但对血浆钾浓度无影响。给予呋塞米可使机体清除多余的钾、以达到降低血浆钾浓度的目的。硫化钠聚苯乙烯（降钾树脂）灌肠可结合肠道中的钾，并置换为钠，但在围术期患者中使用需谨慎，因曾有肠坏死的报道[340a,340b]。以低钾透析液透析也可降低血浆钾水平。

β 肾上腺素激动剂也能使钾重新进入细胞内。实测上术前即刻测定的血钾浓度通常较术前 1 ～ 3 日患者较放松时测得的水平低 0.2 ～ 0.8 mEql/L[341]，可在术前应用 β 受体阻滞剂（如普萘洛尔）以预防这种影响。β 受体激动剂（70 kg 体重患者给予 20 mg 沙丁胺醇喷剂）可用于治疗高钾血症；它能在 30 min 内使血钾浓度降低 1.0 mmol/L，并能持续 2 h[342]。虽然，β_2 受体激动剂喷剂可通过激活钠钾依赖的 ATP 酶来降低血钾浓度，但这种方法只能起到辅助的作用而不能取代其他治疗。

高钾血症患者若在麻醉中出现通气不足是非常危险的，因为 pH 值每发生 0.1 的改变，就能使血钾反向改变 0.4 ～ 1.5 mmol/L。例如，如果 pH 值从 7.4 降至 7.3，则血清钾水平将从 5.5 mmol/L 增加至 6.5 mmol/L。

低钾血症可由钾摄入不足，胃肠道丢失过多（腹泻、呕吐、鼻咽吸引、长期使用泻剂或摄入的某些酒类中含有阳离子交换树脂），经肾丢失过多（使用利尿药、肾小管酸中毒、慢性低氯、代谢性碱中毒、皮质激素过量、过量摄入甘草、应用抗生素、输尿管乙状结肠吻合术和糖尿病酮症酸中毒），细胞外钾转移至细胞内（碱中毒、应用胰岛素、β 肾上腺素激动剂或应激、钡中毒及周期性瘫痪）导致。如同高钾血症一样，明确低钾血症的原因并在术前进行适当的评估和处理，与治疗低钾血症本身一样重要。与高钾血症一样，低钾血症也可以反映总体钾微小或巨大的变化。急性低钾血症可能较慢性低钾血症更难以耐受。低钾血症最让人担忧的表现与循环系统有关，包括心脏和周围循环系统。此外，慢性低钾血症还可以引起肌无力、消化道蠕动变缓和肾脏病变。

低钾血症的心血管表现包括自主神经病变，可导致直立性低血压并使交感储备降低；心肌收缩力受损；电传导异常导致窦性心动过速、房性和室性心律失常、室内传导异常甚至发展为心室颤动。除了心律失常，ECG 还可表现为 QRS 波增宽、ST 段异常、T 波进行性下降和 U 波进行性上升。Surawicz 发现[337]，当血清钾浓度低于 2.3 mEql/L 后，这些变化将保持不变。U 波虽然不是低钾的特异性指标，但却是一个敏感指标。将血钾提升 1 mEq/L（如从 3.3 mEq/L 到 4.3 mEq/L）可能需要 1000 mEq 的钾。即使这些钾能即时经静脉给予（速度不能超过 250 mEql/d），也需要 24 ～ 48 h 才能使钾在所有组织中达到平衡。缺钾的心肌通常对地高辛、钙，最重要的是对钾，非常敏感。低钾血症患者快速补钾可导致心律失常，其严重性与低钾血症本身所造成的一样，因此缓慢补钾的方法更为推荐[343]。

因此，对于急性或慢性低钾血症或高钾血症患者是否可以进行麻醉和手术取决于很多方面[344-349]。必须了解造成电解质失衡的原因和治疗经过、电解质失衡导致的围术期风险和对生理过程的影响。手术的紧急程度、电解质失衡的程度、治疗所用的药物、酸碱平衡及电解质失衡是突发的还是持续性的都需要考虑。例如，一项对拟行血管手术且术前血钾水平高于 6 mmol/L 的患者的小型研究表明血钾水平升高并无不利影响[347]。同样，对 38 例术前血钾水平高于 5.5 mEq/L 的患者进行的一项队列研究也没有发现与使用琥珀胆碱有关的心律失常或其他严重不良反应[348]。

回顾性流行病学研究表明补钾存在极大的危险（即使是慢性口服补钾）[344]。在一项研究中，16 048 例住院患者中有 1910 例给予口服补钾。在这 1910 例患者中，7 例由于高钾导致死亡，平均每 250 例患者中就有 1 例发生与补钾相关的并发症。出于这样的原因，很多内科医师都不对使用利尿剂的患者施行口服补钾治疗[350]，但这些患者常常出现中度低钾血症[350]。中度低钾血症在使用利尿剂的患者中发生率为 10% ~ 50%。

有三项研究通过前瞻性观察术前不同血钾水平的患者 ECG 上心律失常的表现，探讨中度低钾血症是否会造成不良影响[345-346, 349]。所有患者分为三组，其中血钾正常（$K^+ > 3.4$ mEq/L）患者 25 例、中度低钾血症（$K^+ = 3 ~ 3.4$ mEq/L）患者 25 例以及重度低钾血症（$K^+ < 2.9$ mEq/L）患者 10 例，三组患者心律失常的发生率没有区别[345]。Wahr 等对 2402 例拟行择期 CABG 的患者进行了研究，并指出血钾低于 3.5 mmol/L 是围术期严重心律失常（OR，2.2；95% CI，1.2 ~ 4.0）、术中心律失常（OR，2.0；95% CI，1.0 ~ 3.6）以及术后心房颤动 / 心房扑动（OR，1.7；95% CI，1.0 ~ 2.7）的预测指标[349]。

中度低钾血症可导致严重后果[350-351]。Holland 等用每次 50 mg，一天 2 次，共四周的氢氯噻嗪治疗 21 例患者[351]。这些患者均有利尿剂治疗后出现低钾血症的病史，且都无心脏疾病或正在服用其他药物。记录利尿治疗前后 24 h 的动态心电图。这个研究同样也面临 Holter 监护仪（动态心电图监护仪）在应用上的局限性。21 例患者中有 7 位（33%）发生了心室异搏（多源室早、室性二联律、室性心动过速）。补钾使得每例患者的异位心室律从 71.2/h 降至 5.4/h。显然，即使是轻度低钾血症，某些患者也较敏感。在对 361 662 例患者进行的多危险因素干预试验中，超过 2000 例患者使用利尿剂治疗高血压，这些患者在使用利尿剂治疗后血钾降低的程度大于有室性期前收缩的患者[350]。

胃肠道和肝脏疾病

胃肠道疾病

术前探寻与胃肠道疾病相关的病变

虽然胃肠道的术前准备通常是外科医师的责任，但是胃肠道疾病却经常引起许多其他系统的紊乱，这些系统功能的紊乱会影响患者麻醉的安全性。因此，术前准备应包括了解疾病的进程及其影响，从而引导患者平稳地渡过围术期。术前纠正水、电解质紊乱和优化患者营养状况的最大好处就是使得那些患有高风险胃肠道疾病的患者可以接受手术治疗，同时还降低了其他并发症的发生风险[45-47, 352]。尽管如此，对胃肠道疾病患者来说，全面评估血管内液体容量、电解质浓度及营养状况仍非常重要，包括对治疗产生的副作用的评估（例如肠外营养所致的低磷血症、低钾血症过度治疗产生的高钾血症或心律失常以及过快或过度积极治疗低血容量造成的充血性心力衰竭）。

除了肿瘤、胰腺炎等胃肠道疾病可出现液体、电解质及营养状态的巨大变化外，患有胃肠道疾病的患者还可能合并胃食管反流病[353]、肠梗阻、呕吐或胃酸分泌过多。此时最好压迫环状软骨进行快速诱导或行清醒气管插管；术前可行鼻胃管吸引或使用抗组胺药。凝血功能障碍也需纠正，因为脂溶性维生素 K（通常吸收不足）是肝合成 II、VII、IX、X 因子所必需的。肝脏疾病经常合并胃肠道疾病，如果肝脏疾病过于严重也会导致凝血因子合成减少。

在对患有胃肠道疾病的患者进行围术期处理时还需考虑一些其他的因素。首先，氧化亚氮吸收后会使含气的密闭腔室扩张。这种扩张会导致缺血性损伤或胃肠道破裂，或两者同时发生。其次，胃肠道手术的患者更易出现血流感染，导致脓毒症和外周血管阻力降低，使得液体需求量大大增加，并可引起心力衰竭和肾功能不全。近年来伤口感染率的下降可能归功于技术的提升、更恰当地预防性使用抗生素、更好的营养、手术（腹腔镜或内镜）创伤更小、正常体温的保护和手术切除实体肿瘤[354-358]。第三，胃肠道疾病患者可能还合并许多与胃肠道无直接关系的疾病。例如他们可能因为缺乏铁、内因子、叶酸或维生素 B_{12} 而发生贫血。他们也可能因多系统联合病变而出现神经功能改变。过度吸烟、腹膜炎、脓肿、肺梗死、之前的切口、误吸或肺栓塞（并发于溃疡性结肠炎或长期卧床导致的血栓性静脉炎）都可影响呼吸。这些患者还可能合并有肝炎、胆管炎、抗生素或其他药物所致的不良反应、大量出血导致的贫血和休克或精神错乱。

由于胃肠道疾病与许多系统的功能紊乱有关，临床医师必须找到受累的其他系统的问题，并对之进行适当的术前评估和处理。通过对溃疡性结肠炎和类癌这两种特殊疾病的讨论可更加突显出胃肠道疾病中其他系统受累的重要性。

以溃疡性结肠炎和类癌为例说明胃肠道疾病对其他系统的影响

溃疡性结肠炎是一种累及结肠黏膜的慢性炎症性疾病，最典型的溃疡性结肠炎累及直肠和邻近结肠。溃疡性结肠炎临床进程难以预测，以周期性的复发和加重为特点。患者也可能同时存在静脉炎，铁、叶酸或维生素 B_{12} 缺乏，贫血，吸收不良导致的凝血功能障碍。他们还可能有营养不良、脱水及电解质异常。此外，溃疡性结肠炎还可能伴有大量出血、肠梗阻、肠穿孔、影响呼吸功能的中毒性巨结肠、肝炎、关节炎、虹膜炎、脊柱炎、糖尿病或胰腺炎。

超过 60% 类癌患者的原发病灶在胃肠道[358a]。据记载，在消化系统内，类癌可发生于从食管到直肠。发生于回盲部的肿瘤最易转移。类癌也可发生于胃肠道以外的部位，如头、颈、肺、性腺、胸腺、乳腺和尿道。虽然心脏受累也常见报道，但常局限于右心瓣膜和心肌的斑块样结构[359]。

并非所有类癌患者的临床症状都与肿瘤分泌激素有关。但有一些肿瘤的症状可由其分泌的激素引起，例如术前并不知其存在的类癌可能会因在术中过度分泌胃液而被发现。最全面的文献报道提示仅有 7% 的患者表现出类癌综合征，典型症状包括皮肤潮红、腹泻和心脏瓣膜病。类癌综合征的患者约 74% 表现为皮肤潮红，68% 表现为肠道蠕动增强，41% 合并心脏症状，18% 有喘鸣。影响症状的因素包括肿瘤的位置及所分泌的激素种类。尽管普遍认为如果患者不存在类癌综合征，则肿瘤就不产生血清素（5- 羟色胺，5-hydroxytryptamine，5-HT），但事实可能并非如此。约 50% 的胃肠道类癌患者被证实有 5-HT 分泌，表现为尿液中 5-HT 代谢产物——5- 羟吲哚乙酸（5-hydroxyindoleacetic acid，5-HIAA）水平的升高。类癌综合征通常和回肠类癌转移到肝有关。可能是因为肝能清除肿瘤释放的介质，而转移的肿瘤使得肝清除功能受损从而出现类癌综合征。

大部分尿 5-HIAA 水平升高的类癌为发生于中肠（回肠或空肠）的典型类癌。这些患者仅排出少量的 5- 羟色氨酸（5-hydroxytryptophan，5-HTP）。起源于前肠（支气管、胃和胰腺）的非典型性类癌患者则排出大量的 5-HT、5-HTP 及中等偏高量的 5-HIAA。

虽然普遍认为是 5-HT 导致了类癌患者的腹泻，但其他的神经激素因子，包括多巴胺、组胺和一些神经肽，如 P- 物质、神经降压素、血管活性肠肽和生长抑素等则可能引起皮肤潮红和低血压。

循环中的 5-HT 具有直接反应（由 5-HT 受体介导）和间接反应（由肾上腺素能神经传递的调节所介导）两种纯生理作用。5-HT 多种受体亚型的存在使得 5-HT 对不同敏感组织床的作用也不相同。间接反应受儿茶酚胺释放水平变化的影响，并依赖于循环中 5-HT 的水平。

5-HT 对心脏几乎没有直接影响。然而，随着 5-HT 水平的升高还是可能产生正性的变时变力作用，这是由去甲肾上腺素的释放所介导的。5-HT 对血管的影响包括收缩和扩张两方面。

5-HT 引起的胃肠道功能改变包括肠蠕动增强以及肠道对水、氯化钠和钾的净分泌增加。据报道 5-HT 可引起许多动物的支气管收缩，但在人体罕见。哮喘患者可能除外。类癌通常表现为腹泻合并水、电解质平衡紊乱。因为肿瘤分泌血管活性物质，使得患者出现低血压或高血压，并伴有因血管活性物质释放而引起的潮红。肿瘤可释放任何一种血管活性物质，包括儿茶酚胺。麻醉科医师同时必须做好能处理低血压、外周血管阻力降低、支气管痉挛和高血压的准备。类癌综合征处理的困难程度可能因生长抑素类似物（奥曲肽）的使用而有所降低。事实上，目前生长抑素可以有效地抑制类癌释放肽类物质并抑制其对受体细胞的作用，因此成为类癌综合征术前、术中、术后管理及危象治疗的重要手段[360-361]。同时生长抑素还可以降低心脏手术患者的死亡率，而且血管升压药还能安全地和奥曲肽联用[362]。即使类癌患者的治疗得以简化[360-361, 363-366]，麻醉科医师也应进行充分的准备——事实上，生长抑素本身也存在很多问题，并且也不能预防严重低血压和支气管痉挛的发生[367-368]。

若患者合并严重的低血压且不能用生长抑素进行治疗时，可选择的药物有垂体后叶素，血管紧张素也可使患者获益，但在美国才刚刚上市。然而，类癌释放的血管活性物质会导致心脏瓣膜的纤维化，从而导致肺动脉狭窄或三尖瓣关闭不全。为了增加三尖瓣关闭不全患者的心输出量，麻醉科医师应避免使用增加肺血管阻力的药物，此外，大量 5-HT 的产生（相当于 200 mg/d 的 5-HIAA）可导致烟酸缺乏，从而引起糙皮病（合并腹泻、皮炎和痴呆）。

类固醇激素能有效治疗支气管类癌的症状。尽管术前、术中使用激素已有报道，但尚缺乏关于其有效性的对照研究。抑酞酶与类固醇激素相似，可以抑制激肽释放酶的瀑布效应。该药能够阻断激肽释放酶的蛋白酶活性，同时也有报道称其具有显著的临床效应，尽管该药在美国尚未上市。

表现出类癌综合征症状的某些患者尿中组胺排泄增加。组胺可引起小血管扩张导致潮红，并可降低总的外周阻力。组胺可造成支气管收缩，尤其对于合并支气管哮喘或其他肺部疾病的患者。组胺受体阻滞剂可在一定程度上缓解类癌综合征所致的潮红。H_2 受体拮抗剂单独用于预防类癌综合征的效果与联合治疗一样，然而若单纯使用 H_1 受体拮抗剂则无任何效果。这些治疗方法因生长抑素的使用而退居二线。

儿茶酚胺会使类癌综合征的症状加重，这可能与其刺激肿瘤释放激素有关。但这种释放作用的机制尚不明确。类癌中尚未发现肾上腺素能受体，这些肿瘤通常也没有神经支配。可能肾上腺素能刺激是通过其对肠道和血管的机械性作用来刺激肿瘤释放激素的。通过使用 α- 和 β- 肾上腺素能拮抗剂能改善某些类癌患者的潮红，但对其他的类癌患者却可能无效。

一些前瞻性的研究表明使用生长抑素治疗类癌综合征的结果是引人注目的。生长抑素是类癌综合征治疗上最主要的进步，也是目前围术期治疗的基石。

许多患者在血管活性物质释放时会出现支气管痉挛，同时可能伴或不伴有潮红。在这样的情况下，类癌患者可能平稳度过，也可能因肺部、神经、营养、液体、电解质或心血管系统的紊乱而出现严重问题。

因此，虽然胃肠道系统本身并不需要太多的术前准备，但由于胃肠道疾病可导致其他任何系统的紊乱，从而需要进行大量的术前准备以优化患者的状态，同时在术前要了解疾病的生理及其影响从而引导患者平稳度过围术期。此外，麻醉科医师对于手术性质的了解也有助于确定胃肠道疾病所累及的系统。

术前还必须考虑的一个问题是，胃肠道疾病患者由于长期患病而不得不忍受心理社会的创伤，或必须面对这样的未来[369]。因此在进行合理科学治疗的同时，应尽可能多地给予他们情感支持、善意、同理心，至少需与其他人一样。在收集医疗信息的同时还要了解他们的心理需要，采集病史时要坐着（而不是站着），理解患者在面对疾病时是多么不易（应强调他们的成就），这样才能让患者相信医师了解他们的痛苦以及他们所面对的心理问题并支持他们。花时间坐下来和患者探讨术后应选择何种镇痛方法以及其他有关事宜，这样既能表现出麻醉科医师不但医术高明还关心患者的疾苦。

肝脏疾病

急性肝病患者接受急诊手术时的麻醉风险是什么？慢性肝功能损害患者的麻醉风险又是什么？怎么做才能尽可能降低风险？虽然有人可能认为从肝移植麻醉中获得的经验可以回答许多问题，但是，优化心血管功能使其能够满足新肝需要（如营养支持）与维持病肝的功能却有着本质的区别。肝脏的功能及生理在第 16 章中已有讨论。

血液系统疾病和恶性肿瘤疾病

血液系统疾病

镰状细胞贫血及相关血红蛋白病

血红蛋白分子上血红素中氨基酸的异常基因转录引发了由一系列血红蛋白病组成的镰状细胞综合征。β-珠蛋白基因突变使得第 6 位的氨基酸从缬氨酸变成了谷氨酸从而引发镰状细胞综合征。镰状细胞疾病的主要病理特点是血管内不可逆的镰状细胞聚集。其镰化的分子学基础是脱氧的血红蛋白 B 分子沿其纵轴聚集[370]。这种异常的聚集使得细胞膜扭曲，因此形成了镰刀状。聚集在一起的不可逆的镰状细胞可变得脱水、僵硬并影响组织的血流和氧供，从而导致组织梗死[370-373]。一些研究显示镰状红细胞对血管内皮的黏附增强[374]。其他一些异常的血红蛋白能与血红蛋白 S 产生不同程度的相互作用，并能在同时含有血红蛋白 S 和血红蛋白 C（地中海贫血的血红蛋白）的杂合子患者引起有症状的疾病。

占美国人口 1% 的非裔人群中有 3/10 患有镰状细胞-地中海贫血病（血红蛋白 SC），这些患者同时合并终末器官疾病和器官梗死的症状。这些患者的围术期处理与后续即将讨论的镰状细胞病（血红蛋白 SS）患者的处理一样。

尽管 8%～10% 的非裔美国人有镰状细胞特征（血红蛋白 AS），但只有 0.2% 是镰状细胞血红蛋白的纯合子并有镰状细胞贫血。镰状细胞特征是一种杂合子的状态，这些患者体内含有一条 βS 球蛋白基因和一条 βA 球蛋白基因，因此可同时产生血红蛋白 S 和血红蛋白 A，但是以产生血红蛋白 A 为主。镰状细胞特征并不是一种疾病，因为含有血红蛋白 AS 的细胞只在血红蛋白氧饱和度低于 20% 时才开始变成镰状。正常人群（含血红蛋白 AA 的人群）和含血红蛋白 AS 人群的生存率和严重疾病发生率并没有区别，但是有一个例外：含血红蛋白 AS 的患者发生肺梗死的可能性会增加 50%。然而，的确有含血红蛋白 AS 的患者发生围术期死亡和围术期脑梗死的个案报道；还有一例是全麻中主动脉腔内受压导致镰化危象造成死亡的报道[375]。建议经常在身体的多个部位测量氧饱和度（脉搏氧饱和度），妊娠的患者还应包括耳部和脚趾[375]。

镰状细胞状态下发生的终末器官病理损害可归结于以下三个过程：血管内细胞镰化或黏附（或同时存在），导致梗死和继发于组织缺血的组织破坏；继发于溶血的溶血危象；以及可迅速引起严重贫血的合并再生障碍性危象的骨髓衰竭。从原则上来说，除非是极度紧急的状况，否则处于危象时的患者不应接受手术，只有在换血之后才能进行手术[372, 374-378]。

当氧分压下降、酸中毒、低体温和存在更多不饱和血红蛋白 S 时，镰化会增强，因此目前的治疗包括保温、补液、吸氧、维持高心输出量以及不要因压迫或止血带造成循环淤滞。在我们通常不会特别关心的时期（如在麻醉准备间等候时）以及气体交换可能与心血管或代谢需要不是最匹配的时期（术后早期），给予特别的关注对降低发病率很重要。若常规遵循上述的方法，镰状细胞综合征的患者死亡率可成功降至 1%[375, 378-379]。对病例的回顾性研究使著作者得出如下结论：最多 0.5% 的死亡率可归因于镰状细胞贫血与麻醉药物的相互作用。

有几位研究者提倡围术期进行部分血液置换。在患有镰状细胞贫血和急性肺部综合征的儿童中，部分血液置换可以改善临床症状和血液氧合。此外，急性肝损害患者的血清胆红素水平会降低。血液置换能够使肺炎球菌脑膜炎临床症状可能得到改善，乳头状坏死血尿可能中止[371]。血液置换的目标是使血红蛋白 S 的浓度降低至 30%，尽可能减少脾内滞留、治疗严重贫血、避免低 PaO_2 导致的急性胸廓综合征[379a]。血液置换还可降低蛋白 S 的浓度，同时红细胞输注又可纠正贫血。目前，仅有规律的血液置换即与远期死亡率改善相关[379b, c]。两项研究表明，与完全换血的风险相比，部分换血后围术期并发症可能有所下降[373, 380]。一项针对 14 例进行全髋关节置换的镰状细胞贫血患者的回顾性研究结果支持，仅当术前血红蛋白明显低于平稳状态时才应进行血液置换[381]。置换可以基于患者血红蛋白水平和失血情况在术中进行。其他情况在镰状细胞综合征中也很常见：分流增加的肺功能不全、肾功能不全、胆石症、局灶性心肌梗死、阴茎异常勃起、脑卒中、骨和关节无菌性坏死、缺血性溃疡、新生血管造成视网膜脱落以及反复输血的并发症。

地中海贫血患者的珠蛋白结构正常，但由于基因的缺失，血红蛋白 α 或 β 链（分别对应 α- 及 β- 地中海贫血）的合成速率下降[382-384]。编码 α- 球蛋白的链基因的两个拷贝位于第 16 号染色体。四个基因全部缺失造成宫内细胞死亡，其中三个缺失造成慢性溶血和寿命缩短。两个基因缺失并造成轻度贫血时为 "α- 地中海贫血 -1（轻型）"；当两个基因缺失但未造成轻度贫血或小红细胞血症时，称为 "β- 地中海贫血 -2（静止型）"。α- 地中海贫血轻型患者体内血红蛋白 A2 水平正常。β- 地中海贫血与 α 链过剩相关，它会导致发育中的红细胞变性，从而导致红细胞在骨髓中成熟前死亡，或在循环中的寿命缩短。血红蛋白 A2 水平升高是 β- 地中海贫血轻型的标记，是轻度贫血和小细胞血症的常见原因。这些综合征在东南亚、印度、中东及非洲血统的人群中常见。

据报道在地中海贫血中，由于红细胞生成素刺激造成的无效红细胞生成（之所以无效是由于基因缺陷无法产生有效血红蛋白）导致的面部畸形可造成插管困难[382-383]。然而，与这些综合征相关的贫血常造成红系骨髓代偿性增生，而这又与严重的骨骼畸形相关[382-384]。

细胞骨架性贫血（遗传性球形红细胞增多症及椭圆形红细胞增多症）、酶缺乏性贫血及自身免疫性溶血性贫血

对红细胞膜的先天性异常所知越来越多。与正常红细胞的细胞膜相比，椭圆形红细胞增多症和遗传性球形红细胞增多症中，当细胞能量耗竭时，其细胞膜对阳离子的通透性更大，且更易于丢失脂质。遗传性球形红细胞增多症（发病率 1/5000）和遗传性椭圆形红细胞增多症都有常染色体显性遗传的特性。两种疾病中红细胞膜的缺陷都是血影蛋白（spectrin）突变的结果，血影蛋白是细胞膜骨架的一种结构蛋白[385]。虽然在这些疾病中脾切除的治疗作用尚未完全确定，但在重度疾病时，脾切除已知可以使缩短的红细胞寿命延长 1 倍（从 20 ～ 30 天增加到 40 ～ 70 天）。因为脾切除使患者易于感染革兰氏阳性细菌脓毒症（特别是肺炎球菌），也许应该在可预知的菌血症事件发生之前术前给患者接种肺炎球菌疫苗。对于这些疾病尚无麻醉相关特殊问题的报道。

葡萄糖 -6- 磷酸脱氢酶（Glucose-6-phosphate dehydrogenase，G6PD）缺乏（性连锁隐性遗传）是世界上最常见的酶疾病，常表达于男性和非裔、亚裔、地中海或中东裔[385a]。年轻的细胞活力正常，但衰老细胞与正常细胞相比存在明显缺陷。G6PD 缺乏导致红细胞溶血及海因茨（Heinz）小体形成。红细胞溶血也可能因并发感染或给予需要 G6PD 解毒的药物而出

现（如高铁血红蛋白、谷胱甘肽和过氧化氢）。应避免使用的药物包括磺胺类、奎尼丁、丙胺卡因、利多卡因、抗疟药、解热剂、非阿片类镇痛药、维生素 K 类似物及硝普钠。

自身免疫性溶血性贫血包括冷抗体型贫血、温抗体型贫血（特发性）以及药物性贫血，其机制在于抗体介导的红细胞破坏[386-388]。冷抗体型溶血性贫血由 IgM 或 IgG 抗体介导，在室温或低于室温下引起红细胞凝集。当这类患者进行输血时，如果要避免溶血，则所输细胞和液体必须加温，同时患者体温必须保持在 37℃。温抗体型（或特发性）溶血性贫血由 IgG 介导，是一种难以管理的情况，主要由于患者长期慢性贫血、持续存在针对红细胞的有活性抗体、Coombs 试验阳性以及难于交叉配血。对于择期手术的患者，可以在采用或不采用促红细胞生成素刺激的情况下预贮存自体血回输[389]。Rh 阴性献血者红细胞和（或）患者的一级亲属的红细胞都可用。在紧急情况下，自体血回输、脾切除、糖皮质激素治疗、利妥昔单抗、环磷酰胺和硫唑嘌呤的可行性应当咨询熟悉该领域的血液学专家[389a]。

药物性贫血有三种机制。在受体型溶血中，药物（如青霉素）结合于红细胞表面形成复合体，并激活一种针对该复合体的抗体。在"无辜旁观者"溶血中，药物（例如奎尼丁、磺胺）结合某种血浆蛋白后，激活一种与红细胞交叉反应的抗体（IgM）。在自身免疫性溶血中，药物直接激活产生某种和红细胞有交叉反应的抗体（IgG）。药物性溶血通常在终止该药物治疗后停止。

粒细胞缺乏

自 2000 年起，关于粒细胞的实验室研究有了长足发展，部分是由于分子生物学的革命。相比促红细胞生成素（之前有过讨论），有超过 14 种促血淋巴细胞增殖生长因子或细胞因子被生化方法所确定，并用遗传方法克隆生产。这些生长因子通过与细胞表面抗体结合来发挥主要作用（表 32.14）[390]。集落刺激因子的使用使得对肿瘤强化治疗成为可能。少数人报道了这些疗法出现免疫系统副作用时可能影响到气体交换，从而对围术期产生不良后果[391]。

已证明在粒细胞数小于 500/ml 并出现脓毒症的患者中使用生长因子和输注粒细胞可延长生命[392-394]。尽管骨髓移植的应用越来越多，但并发症常出现在移

表 32.14　血液淋巴生成生长因子 / 细胞因子的主要作用

细胞因子	其他名称	生物学作用
促红细胞生成素		红细胞的产生
白介素 -3（IL-3）	多集落刺激因子 干细胞活化因子 持续细胞刺激因子 促红细胞生成素 -2	刺激粒细胞、巨噬细胞、嗜酸性粒细胞、肥大细胞、巨核细胞、T 淋巴细胞和 B 淋巴细胞系及早期髓样干细胞的增殖分化 与促红细胞生成素相互作用以刺激红细胞集落形成、刺激 AML 原始细胞的增殖并刺激肥大细胞释放组胺
粒细胞集落刺激因子（G-CSF）	MGI-2 分化因子	刺激粒细胞系增殖和分化 作用于早期髓样干细胞，尤其与其他因子共同作用；增加 IL-3 对巨核细胞集落形成的刺激作用 增加中性粒巨噬细胞和抗体依赖性细胞中介性细胞毒性作用 使中性粒细胞从骨髓中释放并对中性粒细胞和单核细胞有趋化性 提高吞噬作用和抗体依赖性细胞介导细胞毒性及中性粒细胞的氧化作用 刺激单核细胞杀死鸟分枝杆菌中间体和念珠菌，刺激单核细胞的杀灭肿瘤作用、细胞依赖性细胞毒性，以及细胞表面蛋白的表达
粒细胞 - 巨噬细集落刺激因子（GM-CSF）		刺激粒细胞、巨噬细胞和巨核细胞增殖和分化，早期髓样干细胞和（有促红细胞生成素时）刺激红细胞生成 增加中性粒细胞对细菌、酵母菌、寄生虫和抗体包被肿瘤细胞的细胞毒性和吞噬性集落刺激因子活性 增加中性粒细胞黏附蛋白在细胞表面的表达，提高嗜酸性粒细胞的细胞毒性、巨噬细胞的噬菌作用和碱性粒细胞的组胺释放 扩大 IL-2 对 T 细胞增殖的刺激并刺激 B 细胞系增殖
集落刺激因子 -1	巨噬细胞集落刺激因子	主要刺激巨噬细胞-单核细胞增殖和分化，对粒细胞作用小 与其他细胞因子鞋协同作用于早期髓样干细胞 刺激巨噬细胞噬菌、杀菌、迁移、抗肿瘤活性和代谢 刺激腹膜巨噬细胞分泌纤溶酶原活化因子、粒细胞集落刺激因子、干扰素、IL-3 或肿瘤坏死因子

表 32.14 血液淋巴生成生长因子 / 细胞因子的主要作用（续表）

细胞因子	其他名称	生物学作用
白介素 -1（α 和 β）	内源性致热原 促红细胞生成素 -1 破骨细胞激活因子 淋巴细胞激活因子	诱导肝细胞合成急性期蛋白 激活静止性 T 细胞，T 细胞和 B 细胞增殖的辅助因子 对单核细胞和中性粒细胞有趋化性 诱导多种细胞产生生长因子，包括破骨细胞激活因子 G-CSF、GM-CSF、IL-6、CSF-1、IL-3 及干扰素 在大鼠中有辐射防护作用
白介素 -2	T 细胞生长因子	T 细胞的生长因子，激活细胞毒性 T 淋巴细胞，促进其他细胞因子的合成，增加天然杀伤细胞的作用
白介素 -4	B 细胞刺激因子 -1（BSF-1） B 细胞分化因子（BCDF） IgG 诱导因子	增加 B 细胞产生抗体（IgG 和 IgE）并上调 II 类 MHC 分子和 Fc 受体表达 与抗 -IgM 抗体共同刺激诱导静止性 B 细胞 DNA 合成 刺激激活的 T 细胞生长 在有 IL-3 存在的情况下，促进肥大细胞生长；有 G-CSF 时，增加粒细胞-单核细胞集落中粒细胞的形成；有促红细胞生成素和（或）IL-1 时，刺激红细胞和巨核细胞集落形成
白介素 -5	嗜酸细胞分化因子（EDF） T 细胞代替因子（TRF） B 细胞生长因子 - II（BCGF-II） B 细胞分化因子（BCDF）	增加抗体产生（IgA） 促进 B 细胞系增殖和 IgG 分泌，并诱导在活体内已接触抗原的 B 细胞在活体外分泌半抗原特异性 IgG 促进正常 B 细胞分化 刺激嗜酸性粒细胞增殖和分化（GM-CSF 和 IL-3 与 IL-5 协同作用刺激嗜酸性粒细胞增殖和分化）。增加 IL-2 受体的合成
白介素 -6	B 细胞刺激因子 -2（BSF-2） 干扰素 -β₂ T 细胞刺激因子 杂交瘤生长因子	B 细胞分化和 IgG 分泌 T 细胞激活成为细胞毒性 T 细胞 与 IL-3 协同作用于早期骨髓髓样干细胞并刺激粒细胞、巨噬细胞、嗜酸性粒细胞、肥大细胞和巨核细胞的增殖和分化以及血小板生成（可能是一种血小板生成素）
白介素 -7	淋巴细胞生成素 -1	刺激前 B 细胞产生 刺激 T 细胞增殖
白介素 -8*	中性粒细胞激活因子 T 细胞趋化因子	炎性介质；刺激中性粒细胞激活
白介素 -9		刺激红细胞集落形成和巨核细胞系的增殖
白介素 -10	细胞因子合成-抑制因子	抑制 TH1 细胞产生细胞因子
白介素 -11		刺激 B 细胞、巨核细胞和肥大细胞系
C-kit 配体	肥大细胞因子 干细胞因子 红细胞淋巴细胞生长因子 -1	与其他细胞因子协同作用于相对早期干细胞 刺激前 B 细胞

AML，急性髓细胞性白血病；IgA，免疫球蛋白 A；IgG，免疫球蛋白 G；IgM，免疫球蛋白 M；MHC，主要组织相容性复合物，T_H1，第一类胸腺来源细胞。
* 不被认为是一种真正的生长因子，但为了完整性列于此

植后，而非细胞采集期。骨髓移植前肺功能检测的异常结果似乎可以预测移植后并发症的发生，但还不足以阻碍移植的实施[395]。

血小板疾病

尽管遗传性血小板疾病很罕见，但获得性疾病很常见，它影响了至少 20% 内科和外科 ICU 患者，感染和药物治疗是其首要原因[396]。获得性和遗传性血小板病变均造成皮肤和黏膜出血，但血浆凝血缺陷导致深部组织出血或迟发出血。遗传性血小板疾病（例如 Glanzmann 血小板功能不全、Bernard-Soulier 综合征、Hermansky-Pudlak 综合征）的围术期治疗包括血小板输注。EACA 最近被成功地用于血小板减少患者，以减少围术期出血。更为常见的获得性血小板疾病可能对多种治疗中的一种有反应。免疫性血小板减少症，如那些与红斑狼疮、特发性血小板减少性紫癜、尿毒症、溶血性尿毒症综合征、血小板输注、肝素和血小板增多症相关的情况，可能对激素治疗、脾切

除、血小板分离置换、根除幽门螺杆菌、烷化剂或（可能需要）血小板输注、血浆置换、全血置换或输血治疗有反应；有时这些疾病对任何治疗都没有反应[179, 397-398]。传统治疗中，当激素治疗失败或剂量达到不可接受的毒性风险时，进行脾切除。免疫球蛋白输注和利妥昔单抗在没有进行脾切除的特发性血小板减少性紫癜患者中可能产生满意的缓解。

血栓性血小板减少性紫癜是一种由携带血小板反应蛋白 I 类基序的解聚素和金属蛋白酶抗体膜 13（A Disintegrin AND Metalloproteinase with a Thrombospondin type 1 motif，member 13，ADAMTS 13）导致的罕见免疫介导的血栓性微血管病。尽管治疗方法多种多样，但该疾病的死亡率仍然很高[398a]。然而，血浆置换法、糖皮质激素和利妥昔单抗已明显改善了患有这种疾病的患者的应答率[398b]。一项非对照研究提示血浆置换不仅能改善患者的血液学表现，还可预防这些患者死亡的最主要原因——成人呼吸窘迫综合征的发生[398]。在那项研究中，早期使用血浆置换改善了患者的氧合。

到目前为止，造成血小板异常最常见的情况是影响血小板聚集和释放的药物相关性疾病。阿司匹林不可逆地乙酰化血小板环氧合酶，这种酶将花生四烯酸转化为前列腺素内过氧化酶。因为在血小板生命周期中环氧合酶在循环中不可再生，而这种酶对血小板的聚集至关重要，因此一片阿司匹林可能影响血小板功能长达一周。所有其他抑制血小板功能的药物（例如维生素 E、吲哚美辛、黄吡酮、双嘧达莫、三环类抗抑郁药、酚噻嗪、呋塞米、糖皮质激素）均非不可逆抑制环氧合酶；这些药物干扰血小板功能仅 24~48 h。如果需要急诊手术而未经过阿司匹林治疗后常规 8 天血小板再生期或其他药物的 2 天周期，给予 2~5 个单位浓缩血小板可将一个 70 kg 成人的血小板功能恢复到足够水平，使血小板诱导的凝血功能不全恢复到正常。正常凝血只需要每毫升 30 000~50 000 功能正常的血小板。一次血小板输注将使血液中血小板计数从 5000/ml 上升到 20 000/ml；血小板的半衰期约为 8 h。

在先前已致敏的患者再次暴露于肝素，可在数小时内出现肝素诱导性血小板减少症；其发生率呈上升趋势，尤其在 ICU 患者中[398c]。肝素诱导性血小板减少症的诊断始自临床评估，最常用的是 4-T 评分（血小板减少的程度，血小板减少出现的时间，血栓形成类型，是否存在其他血小板减少的原因）。肝素诱导性血小板减少症的确诊需依赖酶联免疫反应[398d]，但无需等待确证实验结果即可开始治疗。但阿加曲班是凝血酶的直接抑制剂，可作为肝素诱导性血小板减少

症的有效治疗[399]。

血栓形成的主要危险因素包括凝血因子 V Leiden 和凝血酶原 20210A 突变、血浆同型半胱氨酸水平升高和抗磷脂抗体综合征[400-401]。面临这些挑战的临床医师可向当地专家咨询并寻求治疗帮助。在第 50 章中更加完整地讨论了这一话题。

血友病和相关凝血功能障碍

由于血浆凝血因子缺陷导致的凝血功能障碍可能是遗传性的或获得性的。遗传性疾病包括 X- 连锁血友病 A（Ⅷ因子活性缺陷）、von Willebrand 病（Ⅷ因子的 von Willebrand 组分缺陷）、血友病 B（性连锁的Ⅸ因子活性缺陷）和其他少见疾病。这些疾病的性连锁来源意味着血友病几乎只发生在女性携带者的男性后代中；男性不会将这种疾病传给其男性后代。

在择期手术时，术前 48 h 应测量缺乏的凝血因子的水平，并且术前必须恢复至正常水平的 40%。每千克体重一个单位的浓缩凝血因子通常可以使凝血因子浓度升高 2%。因此，在一个完全没有活性因子的个体中，需要输注 20 U/kg 体重的浓缩因子作为起始剂量。由于Ⅷ因子半衰期为 6~10 h，Ⅸ因子半衰期为 8~16 h，应给予大约 1.5 U/（h·kg）的Ⅷ因子或 1.5 U/（2 h·kg）的Ⅸ因子。术后 6~10 天内应在凝血因子活性的指导下追加Ⅷ因子和Ⅸ因子[402-404]。

约 10% 的血友病 A 或 B 的患者会产生使Ⅷ或Ⅸ因子失活的抗体（新鲜冷冻血浆与患者血浆温育后不能提高凝血因子活性）。这些获得性抗凝物通常由 IgG 组成，很难用血浆置换清除，且对免疫抑制剂的反应不同。凝血酶原复合物的使用可以绕过抗凝物而挽救患者生命。

大量输血后进行手术的患者（例如消化道大出血和创伤）可能存在凝血功能障碍。在给予大约 10 个单位血液后，最初由于血小板缺乏，随后由于凝血因子缺乏而损害凝血功能。在需要大量输血的大出血情况下，以接近全血的 1∶1∶1 比例输注红细胞、血浆、血小板是有利的。

尿激酶、链激酶和组织纤溶酶原激活物（tissue-type plasminogen activator，t-PA）已用于治疗肺栓塞、深静脉血栓、脑卒中和动脉闭塞性疾病。这些药物加速血栓及栓子的溶解，而肝素则是防止血栓形成，但并不能溶解血栓。与这些纤溶药物相关的出血并发症是由于参与止血的栓子溶解造成的，停止使用这类药物并用冷沉淀物或血浆补充血浆纤维蛋白原可迅速逆转这类并发症。然而，术前很少需要应用冷沉淀物或血浆，因为尿激酶和链激酶的纤溶活性通常在停止给

药后 1 h 内就消退了。尽管如此，累积的数据还不足以提出近期接受尿激酶、链激酶或 t-PA 治疗的患者，术前及术中的理想止血治疗措施。将手术推迟到药物的三个半衰期之后（≥ 4 ～ 8 h 可测出血纤溶酶活性升高）通常不可行，而通过对术野仔细观察可能不足以评估凝血状态[405-406]。术中需要肝素治疗的血管或心脏病患者的处理可能更加复杂。为纠正这些患者的纤维蛋白原缺乏，一些临床医师在术前给患者补充纤维蛋白原，并在给予肝素的同时给予 EACA。

去氨加压素（desmopressin，DDAVP）现在正作为常规措施用于大量失血的手术，以减少出血和输血需求。去氨加压素最初用于 von Willebrand 病的血小板功能异常，随后扩展到在心血管手术中常规使用，以及在其他失血量大的手术中经常使用。一项有关心脏手术的 meta 分析总结发现，对于非择期手术患者，DDAVP 不具有临床意义的减少输血作用，因此该作者无法给出对需要体外循环（extracorporeal circulation，CPB）患者常规使用 DDAVP 的建议[424]。然而 DDAVP 可以减少术前 7 天内使用阿司匹林患者、术中 CPB 时间超过 140 min 以及合并有血小板功能障碍患者的术后出血量，作者建议这些群体的患者可以使用 DDAVP。

肿瘤性疾病

恶性肿瘤患者可能其他方面是健康的，但也可能出现营养、神经、代谢、内分泌、电解质、心、肺、肾、肝、血液或合并使用特殊药物等问题。因此，需要评估所有系统以确定伴发于恶性肿瘤的其他问题。伴发于恶性肿瘤的常见异常包括：直接骨侵犯或异位甲状旁腺素或其他溶骨物质造成的高钙血症、尿酸性肾病、低钠血症（尤其是小细胞或燕麦细胞肺癌）、恶心、呕吐、厌食症和恶液质、发热、肿瘤引起的低糖血症、颅内转移（占所有癌症的 10% ～ 20%）、周围神经或脊髓功能障碍、脑脊膜癌、继发于抗肿瘤治疗的毒性肾病以及副肿瘤神经综合征（皮肌炎、Eaton-Lambert 综合征、肌病及末梢神经病）。

许多恶性肿瘤患者都使用大剂量镇痛药，以使他们舒适地渡过围术期，在终末期患者中尤为重要[408]。免疫调节剂、刺激因子或细胞因子、基因鉴别[409-410] 以及可治疗副作用的药物（咪达唑仑、昂丹司琼甚至大麻）给我们带来更安全、更有效、副作用更少的治疗新希望。昂丹司琼抑制呕吐的作用和咪达唑仑防止"记忆刺激性呕吐"的作用是很重要的。神经激肽（NK-1）拮抗剂也已被批准用于癌症患者的治疗。

癌症化疗的毒性与使用药物的种类和剂量相关。对于放疗，当超过以下剂量时会发生损伤：肺部，1500 rad；肾，2400 rad；心脏，3000 rad；脊髓，4000 rad；肠道，5500 rad；大脑，6000 rad；骨骼，7500 rad。生物和免疫调节治疗的毒性与其引起的免疫功能改变有关。烷化剂造成骨髓抑制，包括血小板减少以及脱发、出血性膀胱炎、恶心和呕吐。烷化剂，包括环磷酰胺和氮芥，有抗胆碱能酶的作用，可延长神经肌肉阻滞的时间[411]。抗肿瘤药长春新碱可导致周围神经病和 SIADH，而长春碱还有骨髓毒性。顺铂也可引起周围神经病和严重恶心。亚硝基脲可产生严重的肝肾损害以及骨髓毒性、肌痛和感觉异常。叶酸类似物如甲氨蝶呤可造成骨髓抑制、溃疡性口腔炎、肺间质浸润、消化道毒性，偶尔还有严重的肝功能不全。5- 氟尿嘧啶和氟尿嘧啶脱氧核苷都是嘧啶类似物，可引起骨髓毒性、巨幼红细胞贫血、神经系统功能紊乱和肝及消化道改变。嘌呤类似物（巯基嘌呤、硫鸟嘌呤）最主要的毒性反应是骨髓抑制。蒽环类抗生素（阿霉素、柔红霉素、金霉素、丝裂霉素 C、博来霉素）都可导致肺间质浸润、心肌病（尤其是阿霉素和柔红霉素）以及骨髓毒性和消化道、肝和肾功能障碍。了解这些预期中的副作用和并发症有助于针对这类患者制订合适的术前计划，使全麻安全实施。

因急慢性疾病接受药物治疗的患者

用于治疗疾病的药物数量与日俱增，每个住院患者平均接受超过 10 种药物治疗。许多药物的副作用可能增加麻醉风险或使患者管理更加困难。了解常用药物的药理特性和潜在副作用可帮助麻醉科医师在麻醉和手术过程中避免失误。

抗高血压药

ACEI 类药物（卡托普利、依那普利、赖诺普利、依那普利拉和雷米普利）和血管紧张素 II 受体阻滞剂（如伐沙坦、坎地沙坦）正逐渐变为一线用药，而且可能提高使用降压药患者的生活质量。比起交感神经阻断药，ACEI 类药和血管紧张素 II 受体阻滞剂更易于在麻醉诱导期引起外周血管扩张和低血压。无论是 ACEI 类药还是血管紧张素 II 受体阻滞剂都会使常规麻醉诱导过程中出现严重低血压，因此术前应该停用或至少考虑停用这些药物（见前述）。

儿茶酚胺或交感受体阻滞剂影响三种主要的儿茶

酚胺受体：α-肾上腺素受体、β-肾上腺素受体和多巴胺受体。受体亚型（如 β_1 和 β_2）的存在提示可以开发某些药物使其仅影响一类受体。例如，特布他林比异丙肾上腺素应用更广泛，因为据说特布他林优先作用于 β_2 受体（即舒张支气管平滑肌），从而避免 β_1 受体兴奋引起的心脏兴奋作用。实际上，选择性高低是剂量相关的。在特定剂量，直接兴奋 β_2 受体的药物仅作用于该受体，但在更高剂量下既兴奋 β_1 受体也兴奋 β_2 受体。同样剂量在不同患者产生的作用也不同。某一特定剂量在一个患者能够兴奋 β_1 和 β_2 受体，而对另一个患者则可能不起作用。越来越多的选择性受体阻滞剂正在开发之中，旨在扩大 β_1、β_2 和 α 肾上腺素能效应的界限。然而最终总是希望有更高选择性的药物出现。能减慢心率而不改变心肌收缩力，或在增强心肌收缩力同时保持心率不变的药物，会给患者带来显著的益处。

在美国，美托洛尔、阿替洛尔、普萘洛尔、倍他洛尔、噻吗洛尔、艾司洛尔、吲哚洛尔、氧烯洛尔、醋丁洛尔、卡替洛尔、喷布洛尔、纳多洛尔都是长期治疗中广泛应用的 β 受体阻滞剂。由于纳多洛尔的脂溶性极低，所以消除半衰期长（17～24 h）且不易通过血脑屏障。虽然选择性 β 受体阻滞剂应该更适用于气道高阻力或糖尿病患者，但这种益处仅体现在低剂量应用的时候。β 受体阻滞剂的广泛应用是因为这些药物可以治疗从心绞痛和高血压到阴茎异常勃起和怯场不安等各种疾病。这些药物可以降低初发性心肌梗死患者的发病率和死亡率，还可以增加择期手术围术期生存率[412-413]。

当终止给予 β 受体阻滞剂时，交感刺激通常会增加，机体通过增加交感神经元的兴奋性似乎已经趋于适应这些药物的存在。因此，普萘洛尔和纳多洛尔的停药可能伴随着高 β 肾上腺素能状态，从而增加心肌耗氧量。给予普萘洛尔和美托洛尔可能会引起心动过缓、失代偿性心力衰竭、疲乏、头晕、抑郁、精神病、支气管痉挛和阴茎硬结症（Peyronie 病）。POISE 研究强调了这些药物没有充分调节就会引起脑卒中或增加死亡率的问题[111]。多巴胺能受体阻滞剂的副作用将在本章后面讨论。

哌唑嗪、特拉唑嗪和多沙唑嗪由于能够同时扩张动脉和静脉、降低括约肌张力，是用于治疗高血压、缺血性心肌病、发际后退和良性前列腺增生的 α_1 受体阻滞剂。这些药物还能引起眩晕、心悸、抑郁、头晕、无力和抗胆碱能效应。

某些拟交感药物激活脑干内的 α 肾上腺素受体。可乐定，其半衰期为 12～24 h，以及右美托咪定和胍法辛均是 α_2 受体激动剂。据推测 α_2 受体激动剂，包括可乐定、右美托咪定和胍法辛，是通过激动前面提及的对中枢脑干肾上腺素受体的长期作用降低血压。它们也可以用来治疗鸦片、可卡因、食物和烟草的戒断症状。停用可乐定偶尔会导致突发的高血压反跳危象。三环类抗抑郁药会干扰可乐定的作用，酚噻嗪类和丁酰苯类药物可能也会有同样作用。虽然给予长期服用可乐定、右美托咪定和胍法辛的患者丁酰苯类药物（如氟哌利多）在理论上可能导致高血压危象，但还没有这方面的报道。应用可乐定后可能出现困倦、口干、体位性低血压、心动过缓和阳痿。短期内给予可乐定或右美托咪定可以使麻醉药用量减少 40%～60%；长期给药可以减少 10%～20%[414-415]。因为这些药物相对安全并可以降低麻醉药用量，缓解镇痛药引起的肌肉僵直，缓解疼痛，所以在术前、术中和 ICU 镇静中应用得越来越广泛[414-418]。

另外还有三类抗高血压药间接影响交感神经系统：利尿剂、小动脉扩张药和钙通道阻滞剂。噻嗪类利尿剂与低氯性碱中毒、低钾血症、高糖血症、高尿酸血症和高钙血症有关。保钾利尿剂与高钾血症、低钠血症、男性乳房发育和阳痿有关。所有利尿剂均可导致脱水。噻嗪类利尿剂和呋塞米可能延长神经肌肉阻滞药的作用时间。

小动脉扩张药肼屈嗪可能引发狼疮类似状态（常累及肾）、鼻塞、头痛、头晕、充血性心力衰竭、心绞痛和胃肠功能紊乱。美国市场上另一种直接扩血管药米诺地尔则不会引起类似的综合征。

钙通道阻滞剂（慢通道钙阻滞剂）抑制钙离子跨膜内流入心血管平滑肌细胞，这种抑制作用可减慢心率（负性变时），降低心肌收缩力（负性变力），减慢传导速度（负性变传导）；并且扩张冠状动脉、脑和全身小动脉（图 32.7）[419]。维拉帕米、地尔硫䓬和硝苯地平都会产生这种效应，但程度不同，而且显然是通过相似却不同的机制。这些机制与它们代表的三种不同类型的钙通道阻滞剂有关：分别为苯烷基胺类、苯噻嗪类和二氢吡啶类。硝苯地平是其中扩张平滑肌作用最强的，而维拉帕米和地尔硫䓬具有负性变传导和变力作用以及扩血管的特性。地尔硫䓬类与硝苯地平相比，扩血管作用较弱，而与维拉帕米相比，对房室传导的影响较小。因此，维拉帕米和地尔硫䓬类能够延长 PR 间期并导致房室传导阻滞。实际上在应用地尔硫䓬，特别是维拉帕米时，交感神经系统的反射性激活对于维持正常的传导功能是必要的。显而易见地，对于正在使用 β 受体阻滞剂的患者应用维拉帕米和地尔硫䓬时，或给予正在使用维拉帕米和地尔硫

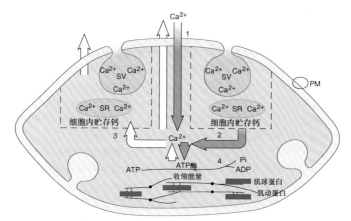

图 32.7　平滑肌细胞示意图说明钙（Ca^{2+}）的流动以及氟烷和硝苯地平可能的作用部位。通过细胞膜（PM）进入和表面小泡（SV）或内质网（SR）的释放，导致胞浆中钙离子浓度（Ca^{2+}）增加（深色箭头）。当胞质中的 Ca^{2+} 浓度足够高时，激活三磷酸腺苷（ATP）。ATP 被 ATP 酶（ATPase）分解为磷脂酰肌醇（Pi）和二磷酸腺苷（ADP），致使组成肌纤维的肌动蛋白丝和肌球蛋白相互作用并收缩。Ca^{2+} 返回细胞储备并向胞外转运后，胞质中的 Ca^{2+} 浓度降低（浅箭头）。氟烷和硝苯地平可能有如下作用：①抑制 Ca^{2+} 内流，②通过减少 SR 的 Ca^{2+} 释放影响胞质内 Ca^{2+} 流动，③减少存储和再摄取，④阻断 ATPase 或收缩机制（或两都有）（Redrawn from Tosone SR，Reves JG，Kissin I，et al. Hemodynamic responses to nifedipine in dogs anesthetized with halothane. Anesth Analg. 1983；62：903-908.）

草的患者 β 受体阻滞剂时，必须严格地滴定剂量。

钙通道阻滞剂的应用对麻醉管理产生许多重要影响[419-421]。首先，吸入和镇痛性麻醉药与硝苯地平降低全身血管阻力、血压和心肌收缩力的效应可能有相加作用。相似地，维拉帕米和麻醉药物（吸入麻醉药、氧化亚氮、镇痛药）延长房室传导时间并在降低血压、全身血管阻力和心肌收缩力方面具有相加效应。其次，维拉帕米可以降低 25% 的麻醉药用量，其他钙通道阻滞剂也有相似作用。这些药物能产生肌松作用，增强去肌化和非去极化肌松药的作用。最后，由于慢钙通道的激活是引起脑血管和冠状动脉痉挛、支气管收缩以及血小板正常凝集的必要因素，所以这些药物可能在治疗脑血管痉挛（尼莫地平）、冠状动脉旁路移植术桥血管痉挛（尼卡地平）、支气管收缩和不期望的凝血功能异常等方面有一定作用。这三种药物都具有很高的蛋白结合力，并且都可以取代其他同样具有高蛋白结合力的药物（如利多卡因、布比卡因、地西泮、丙吡胺和普萘洛尔）或者其取代。不良后果可以通过滴定吸入药或镇痛药的剂量至最佳血流动力学和麻醉效应而减至最少。给予钙剂通常能够逆转血流动力学变化却不能逆转电生理变化。要逆转电生理变化，可能需要给予大剂量的 β 受体激动剂。

情绪调整药物

情绪调整药物是美国最常用的处方药[442-443]。这些药物包括单胺氧化酶抑制剂（monoamine oxidase inhibitor，MAOI）、选择性5- 羟色胺再摄取抑制剂（selective serotonin reuptake inhibitor，SSRI）、吩噻嗪类、三环类抗抑郁药、未分类的其他抗抑郁药如安非他酮和造成滥用的药物如可卡因。MAOI 包括异卡波肼、苯乙肼、帕吉林、反苯环丙胺和司立吉林。它们与单胺氧化酶不可逆地结合，增加神经细胞内胺类神经递质（5- 羟色胺、去甲肾上腺素、肾上腺素、多巴胺）。这类神经递质水平的增高具有抗抑郁效应、抗高血压效应、抗嗜睡效应，使肝酶升高并使帕金森的发作延迟。由于在体外存在两种形式的酶（MAO-A 和 MAO-B），它们对底物有选择性（MAO-A 选择性作用于 5- 羟色胺、多巴胺和去肾上腺素；MAO-B 选择性作用于酪胺和苯乙胺），因此推测可以选择性地抑制 MAO-A 或 MAO-B 的 MAOI 能产生不同的生物学效应[424]。

许多食物和具有间接作用的拟交感物质的药物如麻黄碱和酪胺（尤其多见于陈年硬奶酪）之间的相互作用可以在最后一次给予 MAOI 之后长达 2 周的时间内仍有可能发生。其中最严重的反应是惊厥和高热昏迷（尤其是在使用麻醉性镇痛药之后）。

对于服用 MAOI 的患者，其麻醉管理可能具有挑战性，因此在任何择期手术之前至少停用 MAOI 2～3 周已得到广泛认同，后来服用 MAOI 的频率会越来越低[422-428]。给予 MAOI 和三环类抗抑郁药的间隔过短时，可能出现严重的反应。使用 MAOI 的急诊手术患者可能会出现血流动力学的不稳定。可以使用区域阻滞作为术后镇痛药以避免使用麻醉性镇痛药。给予大多数麻醉性镇痛药后出现高热昏迷的病例已有报道。而在动物试验中，预先给予 MAOI 后再给予各种麻醉性镇痛药，高热昏迷的发生率为 10% ～ 50%[422-428]。这些反应最好通过支持的方式来治疗。

可选用三环类抗抑郁药治疗严重抑郁症，这些药物包括：阿米替林、丙咪嗪、地昔帕明、多虑平、去甲替林、曲唑酮以及其他[422-423]。三环类抗抑郁药也能阻断神经递质的再摄取并促进其快速释放。长期用药后，这些药物减少了去甲肾上腺素能儿茶酚胺的储存。三环类抗抑郁药还能引起类似阿托品的副作用（口干、心动过速、谵妄、尿潴留）和心电图的变化（T 波改变、QRS 波时程延长、束支传导阻滞或其他传导异常、室性期前收缩）。虽然可以用毒扁豆碱成功治疗三环类抗抑郁药导致的心律失常，但有时会出现心动过缓[422-423]。与三环类抗抑郁药相关的相互作用包括阻断去甲肾上腺素的再摄取。这种相互作用在一部分患者中是可预知的，但却不能改变患者的心律失常阈值。虽然，SSRI 同样有严重的副作用，但也颇受欢迎，包括西酞普兰、依他普仑、氟西汀、氟伏沙明、帕罗西汀和舍曲林。例如，可引起恶心、呕吐、头痛、精神紧张，也许还有偏执妄想，并且比其他三环类药物更易引起自杀倾向[422-423]；不过它较少引起系统性抗胆碱能效应或体位性低血压。安非他酮原理上不同于 SSRI，可能引起恶心、呕吐、抽搐、焦虑、颤抖、兴奋以及运动活动增加，但是该药极少引起抗胆碱能效应或体位性低血压。中断药物会引起戒断症状和精神疾病的复发。更换抗抑郁药物会引起高热和昏迷，因此在术前不应该临时要求更换药物[422-423]。

精神分裂症患者应用酚噻嗪类和丁酰苯类药物的有效性提示其有多巴胺能受体阻断作用。此外，这些药物有不同程度的副交感兴奋作用和 α 受体阻断作用。酚噻嗪类药物包括：氯丙嗪、丙嗪、三氟丙嗪、氟奋乃静、三氟拉嗪、丙氯拉嗪及其他等。丁酰苯类药物包括氟哌利多和氟哌啶醇。酚噻嗪类和丁酰苯类药物都具有镇静、抑郁、抗组胺、止吐和低体温反应，还与胆汁淤积性黄疸、阳痿、肌张力障碍和光过敏有关。酚噻嗪类药物的其他副作用包括体位性低血压（部分归因于 α 受体阻滞作用）和心电图异常，如 QT 或 RP 间期延长、T 波低平、ST 段压低，偶见室性期前收缩和尖端扭转型室性心动过速[422-423, 429-430]。

酚噻嗪类药物的一些重要的药物相互作用值得注意。合并使用酚噻嗪类药物能增强中枢性抑制剂（特别是麻醉性镇痛药和巴比妥类药）的作用。此外酚噻

嗪类药物会降低中枢神经系统的惊厥阈值，所以对于癫痫患者或正在停用中枢神经系统抑制剂的患者应该避免使用酚噻嗪类药。碳酸锂被用来治疗躁狂型抑郁症，但它防止躁狂的作用比缓解抑郁更有效。锂在可兴奋细胞中模拟钠离子，减少中枢和外周神经递质的释放。锂能延长神经肌肉阻滞作用并通过阻断脑干去甲肾上腺素、肾上腺素和多巴胺的释放来降低麻醉药的用量。

具有精神兴奋作用的药物如甲基苯丙胺（包括去氧麻黄碱及其可吸入的结晶形式衍生物"冰毒"）和可卡因能够引起去甲肾上腺素、肾上腺素和多巴胺的快速释放并阻断其再摄取。长期使用会耗竭神经末梢的这些神经递质。

增加中枢 α 肾上腺素能释放的药物会增加麻醉药的用量，而减少中枢 α 肾上腺素能释放的药物会减少麻醉药的用量（虽然这不一定是它们改变麻醉药用量的机制，但对于记住这种改变是个方便的方法）。只影响 β 肾上腺素能受体的药物不会改变麻醉药的用量。

抗心律失常药

抗心律失常药包括局麻药（利多卡因、普鲁卡因）、抗惊厥药（苯妥英）、β 受体阻滞剂、钙通道阻滞剂或基础抗心律失常药。这些药物分成五类：改变 0 期和 4 期除极的局麻药（奎尼丁、普鲁卡因、氟卡尼）、仅影响 4 期除极的局麻药（利多卡因、妥卡尼、苯妥英、恩卡尼）、β 受体阻滞剂、抗肾上腺素能药（溴苄胺、丙吡胺、胺碘酮）和钙内流阻滞剂。没有负面报道不代表所有这些药物在手术期间应该持续应用。

各种抗心律失常药的药理学特征能够影响麻醉管理。丙吡胺与奎尼丁和普鲁卡因胺抗心律失常的效能相似。丙吡胺主要由肾排泄，但肝脏疾病会延长其半衰期。该药常引起抗胆碱能效应，包括心动过速、尿潴留和精神疾患，也有使用后发生肝炎的报道[431]。对于溴苄胺和麻醉药之间的相互作用所知不多。溴苄胺阻断儿茶酚胺的释放，长期使用导致对血管升压药的敏感性增加[431]。奎尼丁依靠肾排泄，有解迷走作用，可以减轻房室传导阻滞，与血恶液质和胃肠功能紊乱有关[431]。大多数抗心律失常药增强非去极化肌松药的作用，有报道证实存在这种作用的药物包括奎尼丁、苯妥英、利多卡因、普鲁卡因胺和普萘洛尔[432-440]。但没有数据证明对去极化肌松药也有相同的效应。治疗复发性室上性或室性心动过速的抗肾上腺素能药物胺碘酮会导致甲状腺内大量碘储存，引起甲状腺功能

紊乱，此外胺碘酮还能引起周围神经病，并与高血压、心动过缓有关，在麻醉过程中降低心输出量[441]。该药半衰期为 29 天，停药后药效作用还会持续超过 45 天[442]。

抗生素

许多抗生素具有肾毒性或者神经毒性或二者兼有，许多药物会延长神经肌肉阻滞作用[434-443]。仅有的没有神经肌肉作用的抗生素是青霉素 G 和头孢菌素类[439]。多数有酶诱导作用的药物不会增加吸入性麻醉剂的代谢。正确应用抗生素预防手术感染需要了解该类型手术的感染率，如果感染率高需使用抗生素，还要选择直接针对最容易感染微生物的用药方案[443]。

青光眼患者的用药

青光眼的用药包括两种有机磷酸酯类：依可酯和异氟酯。这些药物抑制血浆胆碱酯酶，胆碱酯酶可水解琥珀胆碱和使酯类局麻药失活，如普鲁卡因、氯普鲁卡因和丁卡因[444-445]。正在使用含有有机磷酸滴眼液治疗的患者应该避免使用这些酯类局麻药。表 32.15 列出了与麻醉有关的其他药物及副作用（源于药物导致眼部副作用的国家药物注册资料，from the National Registry for Drug-Induced Ocular Side Effects, Oregon Health Sciences University, 3181 SW Sam Jackson Park Road, Portland, OR 97201；503-279-8456）。

表 32.15　常用眼科药物及其与麻醉有关的重要相互作用	
药物（商品名）	**毒性反应和特异性治疗**
青光眼：主要治疗目标是降低眼内压 缩瞳剂和肾上腺素：增加房水外流 β 受体阻滞剂和碳酸酐酶抑制剂：减少房水生成 渗透性药物：一过性降低房水容量	
缩瞳剂 拟副交感神经药 　匹罗卡品（Adsorbocarpine，IsoptoCarpine，Pilocar，Pilocel） 　卡巴胆碱	
乙酰胆碱酯酶抑制剂 毒扁豆碱 地美铵 异氟磷（Floropryl） 依可酯（Echodide，Phospholine）	毒性：唾液分泌过多，流汗，恶心呕吐，心动过缓，低血压，支气管痉挛，中枢神经系统效应，昏迷，呼吸暂停，死亡 处理：阿托品，解磷定（Protopam） 相互作用：琥珀胆碱：呼吸暂停时间延长（必须在术前 4 周停药）
肾上腺素（Epitrate，Murocoll，Mytrate，Epifrin，Glaucon，Epinal，Eppy）	毒性：（罕见）心动过速，室性期前收缩，高血压，头痛，震颤 相互作用：避免用增加儿茶酚胺敏感性的药物，如氟烷
β 受体阻滞剂 噻吗洛尔（Timoptic） 倍他乐克（Betoptic） 左布诺洛尔（Betagan）	毒性：伴有心动过缓的 β 阻滞，中枢神经系统抑制，哮喘恶化，嗜睡，意识模糊， 与全身用药有显著协同作用
碳酸酐酶抑制剂 乙酰唑胺（Diamox） 双氯非那胺（Daranide，Oratrol） 乙酰唑磺胺（（Cardrase，Ethamide） 醋甲唑胺（Neptazane）	毒性：厌食症，胃肠道功能紊乱，"弥漫伤感情绪"不适，感觉异常、多尿、低钾血症（一过性），肾绞痛和结石，高尿酸血症，血小板减少症，再生障碍性贫血，慢性阻塞性肺疾病患者急性呼吸衰竭
渗透性药物 甘油（Osmoglyn） 异山梨酸（Ismotic） 尿素（Urevert，Ureaphil） 甘露醇（Osmitrol） 眼内乙酰胆碱（Miochol）	毒性：脱水，高血糖症，非酮症高渗性昏迷（罕见）。充血性心力衰竭或颅内出血后应用甘露醇可致命。尿素可引起血栓形成 毒性：低血压，心动过缓 处理：阿托品

表 32.15　常用眼科药物及其与麻醉有关的重要相互作用（续表）

药物（商品名）	毒性反应和特异性治疗
散瞳剂和睫状肌麻痹：致瞳孔扩张和调节麻痹 抗胆碱能药阻断毒蕈碱受体；虹膜麻痹 α-肾上腺素能药使虹膜开大肌收缩	
抗胆碱能药 阿托品（Atropisol，Bufopto，IsoptoAtropine） 环戊醇胺酯：单方（Cyclogyl）或与去氧肾上腺素组成复方 （Cyclomydril） 后马托品（Homatrocel，IsoptoHomatropine） 莨菪碱（Isopto Hyoscine，Murocoll 19） 托比卡胺（Midriacyl）	毒性：口干，面色潮红，口渴，心动过速，惊厥，多动，一过性精神障碍，罕见昏迷，死亡 处理：毒扁豆碱
β-肾上腺素能 去氧肾上腺素（Efricel，Mydfrin，Neo-Synephrine） 羟化苯丙胺（Paredrine）	毒性：心动过速，高血压，室性期前收缩，心肌缺血，躁动

Modified from the National Registry for Drug-Induced Ocular Side Effects，University of Oregon Health Sciences Center，Portland，OR.

参考文献

1. Wei JY. *N Engl J Med.* 1992;327:1735.
2. Fleisher LA, Eagle KA. *N Engl J Med.* 2001;345:1677.
3. Goldman L, et al. *N Engl J Med.* 1977;297:845.
4. Fleisher LA, et al. *J Am Coll Cardiol.* 2007;50:159.
4a. van Tilburg J, et al. *J Med Genet.* 2001;38:569.
5. Diabetes Control and Complications Trial (DCCT)/Epidemiology of Diabetes Interventions and Complications Research Group. *N Engl J Med.* 2000;342:381.
6. U.K. Prospective. Diabetes Study Group. *BMJ.* 1998;317:703.
6a. Thrasher J. *Am J Cardiol.* 2017;120:S4.
6b. Iqbal A, et al. *Diabetes Metab J.* 2018;42:3.
7. Albacker T, et al. *Ann Thorac Surg.* 2008;86:20.
8. Krinsley JS. *Mayo Clin Proc.* 2004;79:992.
9. Advance Collaborative Group. *N Engl J Med.* 2008;358:2560.
10. Van den Berghe G, et al. *N Engl J Med.* 2001;345:1359.
11. Ingels C, et al. *Eur Heart J.* 2006;27:2716.
12. Finney SJ, et al. *JAMA.* 2003;290:2041.
13. Krinsley JS. *Mayo Clin Proc.* 2003;78:1471.
14. Freeman R. *Lancet.* 2005;365:1259.
15. Charlson ME, et al. *J Am Coll Surg.* 1994;179:1.
16. O'Sullivan CJ, et al. *Eur J Vasc Endovasc Surg.* 2006;32:188.
17. Halkos ME, et al. *Ann Thorac Surg.* 2008;86:1431.
18. Gustafsson UO, et al. *Br J Surg.* 2009;96:1358.
19. Bhadresha S, et al. *Anaesthesia.* 2009;64:1372.
20. Gandhi GY, et al. *Ann Intern Med.* 2007;146:233.
21. Diabetes Control and Complications Trial Research Group. *Ann Intern Med.* 1998;128:517.
22. Ramanathan S, et al. *Anesth Analg.* 1991;73:105.
23. Van den Berghe G, et al. *N Engl J Med.* 2006;354:449.
24. NICE-SUGAR Study Investigators, et al. *N Engl J Med.* 2012;367:1108.
25. Sebranek JJ, et al. *Br J Anaesth.* 2013;111(suppl 1):i18.
26. Jacobi J, et al. *Crit Care Med.* 2012;40:3251.
27. Roizen MF. *RealAge: Are You as Young as You Can be?.* New York: HarperCollins; 1999.
28. Roizen MF. *The RealAge Makeover: Take Years Off Your Looks and Add Them to Your Life!.* New York: HarperCollins; 2004.
29. Roizen MF, Oz MC. *YOU: the owner's manual.* New York, 2005.
30. Khuri SF, et al. *J Am Coll Surg.* 1997;185:315.
31. Tuomilehto J, et al. *N Engl J Med.* 2001;344:1343.
31a. Joshi GP, et al. *Anesth Analg.* 2010;111:1378.
32. Ravid M, et al. *Ann Intern Med.* 1998;128:982.
33. Page MM, Watkins PJ. *Lancet.* 1978;1:14.
33a. Tran TTT, et al. *Front Endocrinol (Lausanne).* 2017;8:185.
34. Chiasson JL, et al. *CMAJ.* 2003;168:859.
34a. Fayfman M, et al. *Med Clin North Am.* 2017;101:587.
34b. Kamel KS, et al. *Am J Kidney Dis.* 2016;68:967.
35. Pasternak JJ, et al. *Mayo Clin Proc.* 2008;83:406.
36. Larsen ML, Illingworth DR. *Med Clin North Am.* 1994;78:225.
37. Downs JR, et al. *JAMA.* 1998;279:1615.
38. Fowkes FGR, et al. *BMJ.* 1998;316:1764.
38a. Rosenson RS, et al. *J Am Coll Cardiol.* 2017;70:1290.
39. Stone NJ, et al. *Circulation.* 2014;129(25 Suppl 2):S1.
39a. Jacobson TA, et al. *J Clin Lipidol.* 2014;8:473.
40. Fleisher LA, et al. *Circulation.* 2009;120:e169.
41. Nissen SE, et al. *JAMA.* 2004;291:1071.
41a. Silber JH, et al. *Ann Surg.* 2012;256:79.
42. Pelosi P, et al. *J Appl Physiol.* 1997;82:811.
42a. Bluth T, Pelosi P, de Abreu MG. *Opin Anaesthesiol.* 2016;29:421.
43. Daniels L. *Australian Prescriber.* 2003;26:136.
44. Hirose K, et al. *Br J Anaesth.* 2014;112:246.
45. Veterans Administration Total Parenteral Nutrition Cooperative Study Group. *N Engl J Med.* 1991;325:525.
46. Nicholas JM, et al. *Am J Surg.* 2003;186:583.
47. Starker PM, et al. *Ann Surg.* 1983;198:720.
47a. Elke G, et al. *Crit Care.* 2016;20:117.
47b. Liu MM, et al. *Anesthesiology.* 2017;127:166.
48. Udelsman R, et al. *J Clin Invest.* 1986;77:1377.
49. Ezzat S, et al. *Cancer.* 2004;101:613.
49a. Guerin C, et al. *Endocr Relat Cancer.* 2016;23:R131.
50. Symreng T, et al. *Br J Anaesth.* 1981;53:949.
51. Yong SL, et al. *Cochrane Database Syst Rev.* 2009;(4):CD005367.
52. Nieman LK, et al. *J Clin Endocrinol Metab.* 1993;77:1308.
53. Dorin RI, et al. *Ann Intern Med.* 2003;139:194.
53a. Bornstein SR, et al. *J Clin Endocrinol Metab.* 2016;101:364–389.
53b. Marik PE. *Varon J: Arch Surg.* 2008;143:1222.
54. Bravo EL. *Endocr Rev.* 1994;15:356.
55. St John Sutton MG, et al. *Mayo Clin Proc.* 1981;56:354.
55a. Naranjo J, et al. *J Cardiothorac Vasc Anesth.* 2017;31:1427.
55b. Lenders JW, et al. *Lancet.* 2005;366:665.
56. Prys-Roberts C. *Br J Anaesth.* 2000;85:44.
57. Witteles RM, et al. *Anesth Analg.* 2000;91:302.
58. Lucon AM, et al. *J Urol.* 1997;157:1208.
59. Roizen MF, et al. *Anesthesiology.* 1982;57:A43.
60. Roizen MF, et al. *Surgery.* 1983;94:941.
60a. Lenders JW, et al. *J Clin Endocrinol Metab.* 2014;99:1915.
61. Allen GC, Rosenberg H. *Can J Anaesth.* 1990;37:593.
62. Zakowski M, et al. *Anesthesiology.* 1989;70:875.
63. Roizen MF, et al. *Anesthesiol Clin North Am.* 1987;5:269.
63a. Esteve-Turrillas FA, et al. *Analyst.* 2014;139:3636.

64. Lord MS, Augoustides JG. *J Cardiothorac Vasc Anesth.* 2012;26:526.
65. Herroeder S, et al. *Anesthesiology.* 2011;114:971.
66. Augoustides JG, et al. *Anesthesiology.* 2004;101:1022.
67. Roizen MF. *Anesthesiology.* 1988;68:482.
68. Stone JG, et al. *Anesthesiology.* 1988;68:495.
69. Mangano DT, et al. *N Engl J Med.* 1996;335:1713.
70. Flacke JW, et al. *Anesthesiology.* 1987;67:11.
71. Yeager MP, et al. *Anesthesiology.* 1987;66:729.
72. Fleisher LA, et al. *Am Heart J.* 1991;122:980.
73. Levine JD, et al. *J Neurosci.* 1986;6:3423.
74. Wade JG, et al. *N Engl J Med.* 1970;282:823.
75. Ziegler MG, et al. *N Engl J Med.* 1977;296:293.
76. Goldstein DS, et al. *N Engl J Med.* 1997;336:696.
77. Kendrick WW, et al. *Treat Serv Bull (Ottawa).* 1953;8:437.
77a. Martirosyan NL, et al. *Clin Neurol Neurosurg.* 2017;154:79.
78. Gronert GA, Theye RA. *Anesthesiology.* 1975;43:89.
79. Feek CM, et al. *N Engl J Med.* 1980;302:883.
79a. Strowd SM, et al. *A A Pract.* 2018;10:97.
80. Loh KC. *Postgrad Med J.* 2000;76:133.
81. Williams M, Lo Gerfo P. *Thyroid.* 2002;12:523.
81a. Saritas A, et al. *Turk J Anaesthesiol Reanim.* 2015;43:240–245.
82. Weinberg AD, et al. *Arch Intern Med.* 1983;143:893.
83. Surks MI, et al. *JAMA.* 2004;291:228.
84. Vanderpump MPJ, et al. *Clin Endocrinol.* 1995;43:55.
85. Hattori H, et al. *Acta Otolaryngol Suppl.* 2003;550:59.
85a. Mathew V, et al. *J Thyroid Res.* 2011;2011:462.
86. Stewart AF. *N Engl J Med.* 2005;352:373.
87. Peacock M, et al. *J Clin Endocrinol Metab.* 2005;90:135.
88. Lind L, Ljunghall S. *Exp Clin Endocrinol.* 1994;102:409.
89. Kebebew E, et al. *Arch Surg.* 2003;138:867.
90. Oltmann SC, et al. *Ann Surg Oncol.* 2013;20:4195.
91. Carling T, et al. *Arch Surg.* 2006;141:401.
92. Allain TJ, Dhesi J. *Gerontology.* 2003;49:273.
93. Hong JC, et al. *Surgery.* 2011;150:1069.
94. Blanchard C, et al. *Eur J Endocrinol.* 2013;169:665.
94a. Minisola S, et al. *BMJ.* 2015;350:h2723.
94b. Basok AB, et al. *BMJ Case Rep.* 2018;2018.
95. Rumancik WM, et al. *JAMA.* 1978;240:366.
96. Moyad MA. *Urol Clin North Am.* 2004;31:321.
97. Cauley JA, et al. *JAMA.* 2003;290:1729.
98. Keller MI. *Cleve Clin J Med.* 2004;71:829.
99. Katznelson L, et al. *Endocr Pract.* 2011;17:636.
100. Rojiani AM, et al. *J Neuropathol Exp Neurol.* 1987;46:495.
100a. Matsuzaki S, et al. *BMC Pregnancy Childbirth.* 2017;17:188.
101. Ayus JC, et al. *Ann Intern Med.* 1992;117:891.
102. Robertson GL. *Endocrinol Metab Clin North Am.* 1995;24:549.
103. Weksler N, et al. *J Clin Anesth.* 2003;15:179.
104. Aronson S, et al. *Anesth Analg.* 2002;94:1079.
105. Kheterpal S, et al. *Anesthesiology.* 2009;110:58.
106. Wax DB, et al. *J Cardiothorac Vasc Anesth.* 2010;24:927.
107. Prys-Roberts C, et al. *Br J Anaesth.* 1971;43:122.
108. Goldman L, Caldera DL. *Anesthesiology.* 1979;50:285.
109. Mangano DT, et al. *N Engl J Med.* 1990;323:1781.
110. Pasternack PF, et al. *Am J Surg.* 1989;158:113.
110a. Futier E, et al. *JAMA.* 2017;318:1346.
110aa. Sessler DI, et al. *Anesthesiology.* 2018;128:317–327.
111. POISE Study Group, et al. *Lancet.* 2008;371:1839.
112. Coriat P, et al. *Anesthesiology.* 1994;81:299.
113. Bertrand M, et al. *Anesth Analg.* 2001;92:26.
114. Kheterpal S, et al. *J Cardiothorac Vasc Anesth.* 2008;22:180.
115. Turan A, et al. *Anesth Analg.* 2012;114:552.
116. London MJ. *Anesthesiology.* 2017;126:1.
117. Fleisher LA, et al. *Circulation.* 2007;116:e418.
118. Duceppe E, et al. *Can J Cardiol.* 2017;33:17.
119. Fleisher LA, et al. *J Am Coll Cardiol.* 2014.
120. Kristensen SD, et al. *Eur Heart J.* 2014.
121. Posner KL, et al. *Anesth Analg.* 1999;89:553.
122. Godet G, et al. *Anesthesiology.* 2005;102:739.
123. McFalls EO, et al. *N Engl J Med.* 2004;351:2795.
124. Ward HB, et al. *Ann Thorac Surg.* 2006;82:795; discussion 800.
125. Poldermans D, et al. *J Am Coll Cardiol.* 2006;48:964.
126. Poldermans D, et al. *J Am Coll Cardiol.* 2007;49:1763.
127. Back MR, et al. *J Vasc Surg.* 2002;36:526.
128. Kaluza GL, et al. *J Am Coll Cardiol.* 2000;35:1288.
129. Wilson SH, et al. *J Am Coll Cardiol.* 2003;42:234.
130. Vicenzi MN, et al. *Br J Anaesth.* 2006;96:686.
131. Leibowitz D, et al. *Am J Cardiol.* 2006;97:1188.
132. Nasser M, et al. *Catheter Cardiovasc Interv.* 2005;65:516.

133. Schouten O, et al. *J Am Coll Cardiol.* 2007;49:122.
134. Berger PB, et al. *JACC Cardiovasc Interv.* 2010;3:920.
135. Wijeysundera DN, et al. *Circulation.* 2012;126:1355.
136. Hawn MT, et al. *JAMA.* 2013;310:1462.
136a. Levine GN, et al. *Circulation.* 2016;134:e123.
136b. Albaladejo P, et al. *Heart.* 2011;97:1566.
137. Shah KB, et al. *Anesth Analg.* 1990;70:240.
138. Hammill BG, et al. *Anesthesiology.* 2008;108:559.
139. McEnroe CS, et al. *J Vasc Surg.* 1990;11:497.
140. Mantha S, et al. *Anesth Analg.* 1994;79:422.
141. Flu WJ, et al. *Anesthesiology.* 2010;112:1316.
142. Smith JS, et al. *Anesthesiology.* 1988;69:846.
143. Riles TS, et al. *Surgery.* 1979;85:249.
144. Materson BJ, et al. *N Engl J Med.* 1993;328:914.
145. Goldman L, et al. *Medicine (Baltimore).* 1978;57:357.
146. Charlson ME, et al. *Ann Surg.* 1990;212:66.
147. Frank SM, et al. *JAMA.* 1997;277:1127.
148. Eriksson G, et al. *J Intern Med.* 1993;234:493.
149. Nelson AH, et al. *Crit Care Med.* 1993;21:860.
150. Eagle KA, Boucher CA. *N Engl J Med.* 1989;321:1330.
151. Lette J, et al. *Am J Cardiol.* 1989;64:276.
152. Kennedy JW, et al. *Circulation.* 1981;63:793.
153. Detsky AS, et al. *J Gen Intern Med.* 1986;1:211.
154. Gerson MC, et al. *Ann Intern Med.* 1985;103:832.
155. Higgins TL, et al. *JAMA.* 1992;267:2344.
156. Rivers SP, et al. *J Vasc Surg.* 1990;11:70; discussion 76.
157. Berlauk JF, et al. *Ann Surg.* 1991;214:289.
158. American Society of Anesthesiologists Task Force on Pulmonary Artery Catheterization. *Anesthesiology.* 1993;78:380.
159. Eagle KA, et al. *Ann Intern Med.* 1989;110:859.
160. Boucher CA, et al. *N Engl J Med.* 1985;312:389.
161. Santos AL, Gelperin A. *J Am Geriatr Soc.* 1975;23:42.
162. Raby KE, et al. *N Engl J Med.* 1989;321:1296.
163. Fletcher JP, et al. *J Cardiovasc Surg.* 1988;29:666.
164. Lee TH, et al. *Circulation.* 1999;100:1043.
165. Hoeks SE, et al. *Am J Med.* 2009;122:559.
166. Cohen ME, et al. *J Am Coll Surg.* 2013;217:336.
167. Gupta PK, et al. *Circulation.* 2011;124:381.
167a. Mangano DT, et al. *N Engl J Med.* 1996;335:1713.
167b. Poldermans D, et al. *N Engl J Med.* 1999;341:1789.
167c. Juul AB, et al. *BMJ.* 2006;332:1482.
167d. Lindenauer PK, et al. *N Engl J Med.* 2005;353:349–361.
167e. Yang H, et al. *Am Heart J.* 2006;152:983–990.
167f. Devereaux PJ, et al. *Lancet.* 2008;371:1839.
167g. Wijeysundera DN, et al. *J Am Coll Cardiol.* 2014.
167h. Wallace AW, et al. *Anesthesiology.* 2010;113:794.
168. Ellis JE, et al. *Anesth Analg.* 1992;74:S85.
169. Naylor CD, et al. *JAMA.* 1993;269:2407.
169a. Devereaux PJ, et al. *N Engl J Med.* 2014.
169b. Devereaux PJ, et al. *N Engl J Med.* 2014.
169c. Durazzo AE, et al. *J Vasc Surg.* 2004;39:967.
169d. Le Manach Y, et al. *Anesth Analg.* 2007;104:1326; table of contents.
169e. Lee SM, et al. *Anesthesiology.* 2015;123:288–306.
169f. Roshanov PS, et al. *Anesthesiology.* 2017;126:16.
170. Carson JL, et al. *N Engl J Med.* 2011;365:2453.
171. Hollinger I. In: Katz R, Steward D, eds. *Anesthesia and Uncommon Pediatric Diseases.* Philadelphia: Saunders; 1993:93.
172. Nishimura RA, et al. *Circulation.* 2008;118:887.
173. Katholi RE, et al. *Am Heart J.* 1976;92:162.
174. Bonow RO, et al. *Circulation.* 1998;98:1949.
175. Ezekowitz MD. *J Heart Valve Dis.* 2002;11(suppl 1):S56.
176. Bonow RO, et al. *Circulation.* 2006;114:e84.
176a. Nishimura RA, et al. *Circulation.* 2014;129:2440.
177. Vandermeulen EP, et al. *Anesth Analg.* 1994;79:1165.
178. Rao TLK, El-Etr AA. *Anesthesiology.* 1981;55:618.
179. Frame JN, et al. *Ann Intern Med.* 1989;111:946.
180. Waldman SD, et al. *Anesth Analg.* 1987;66:267.
181. Bargon HC, et al. *J Vasc Surg.* 1987;6:144.
182. Onishchuk JL, Carlsson C. *Anesthesiology.* 1992;77:1221.
183. Horlocker TT, et al. *Anesth Analg.* 1990;70:631.
184. Macdonald R. *Br J Anaesth.* 1991;66(1).
185. Amrein PC, et al. *JAMA.* 1981;245:1825.
186. Horlocker TT, et al. *Reg Anesth Pain Med.* 2003;28:172.
187. International Multicentre Trial. *Lancet.* 1975;2:45.
187a. Gordon RJ, Lombard FW, et al. *Anesth Analg.* 2017;125:403.
188. Consensus Conference. *JAMA.* 1988;256:744.
189. Collins R, et al. *N Engl J Med.* 1988;318:1162.
190. Gallus A, et al. *Br J Surg.* 1983;70:17.

190a. MacLean S. *Chest*. 2012;141:e1S.
191. Lutz DJ, et al. *Am J Obstet Gynecol*. 1978;131:460.
192. Gauss A, et al. *Anesthesiology*. 1998;88:679.
193. Ruskin JN. *N Engl J Med*. 1991;324:1660.
194. Kelly JS, Royster RL. *Anesth Analg*. 1989;69:229.
195. Risk SC, et al. *J Cardiothorac Vasc Anesth*. 1992;6:275.
196. Prystowsky EN. *Curr Probl Cardiol*. 1988;13:225.
197. McAnulty JH, et al. *N Engl J Med*. 1982;307:117.
198. Rose MR, Koski G. *Anesthesiology*. 1988;69:A146.
198a. Fisher BW, et al. *Am J Med*. 2002;112:219.
199. Anthonisen NR, et al. *JAMA*. 1994;272:1497.
200. European Respiratory Society. *Eur Respir J*. 1995;8:1398.
201. Holleman Jr DR, Simel DL. *JAMA*. 1995;273:313.
202. Lacasse Y, et al. *Chest*. 1997;111:1077.
203. Saint S, et al. *JAMA*. 1995;273:957.
204. Thompson WH, et al. *Am J Respir Crit Care Med*. 1996;154:407.
205. NAEP Expert Panel Report 2. *Guidelines for the Diagnosis and Management of Asthma*. Public Health Service. U.S. Department of Health and Human Services publication no. 97-4051A; 1997. http://www.nhlbi.nih.gov/nhlbi/nhlbi.htm/. (Accessed 12.06.14.).
206. Sin DD, et al. *JAMA*. 2004;292:367.
207. Tilles SA. *Med Clin North Am*. 2006;90:61.
208. Dompeling E, et al. *Ann Intern Med*. 1993;118:770.
209. Calligaro KD, et al. *J Vasc Surg*. 1993;18:914.
210. Skolnick ET, et al. *Anesthesiology*. 1998;88:1144.
211. Rodgers K, et al. *BMJ*. 2000;321:1493.
212. Stein M, Cassara EL. *JAMA*. 1970;211:787.
213. Khan MA, Hussain SF. *J Ayub Med Coll Abbottabad*. 2005;17:82.
214. Rock P, Passannante A. *Anesthesiol Clin North Am*. 2004;22:77.
215. Qaseem A, et al. *Ann Intern Med*. 2006;144:575.
216. Smetana GW, et al. *Ann Intern Med*. 2006;144:581.
217. Collins CD, et al. *BMJ*. 1968;1:401.
218. Hulzebos EH, et al. *JAMA*. 2006;296:1851.
219. Warner MA, et al. *Mayo Clin Proc*. 1989;64:609.
220. Robinson K, et al. *Br Heart J*. 1989;62:11.
221. Ernst E, Matrai A. *Atherosclerosis*. 1987;64:75.
222. Bluman LG, et al. *Chest*. 1998;113:883.
223. Nakagawa M, et al. *Chest*. 2001;120:705.
224. Wong J, et al. *Can J Anaesth*. 2012;59:268.
225. Wong J, et al. *Anesthesiology*. 2012;117:755.
226. Lee SM, et al. *Anesth Analg*. 2013;117:605.
227. McCreanor J, et al. *N Engl J Med*. 2007;357:2348.
228. Downs SH, et al. *N Engl J Med*. 2007;357:2338.
229. Celli BR, et al. *Am Rev Respir Dis*. 1984;130:12.
230. Bartlett RH, et al. *Surg Gynecol Obstet*. 1973;137:925.
231. Lyager S, et al. *Acta Anaesthesiol Scand*. 1979;23:312.
232. Neuman MD, et al. *Anesthesiology*. 2012;117:72.
233. Elwood T, et al. *Can J Anaesth*. 2003;50:277.
234. Boushy SF, et al. *Chest*. 1971;59:383.
235. Mittman C. *Am Rev Respir Dis*. 1961;84:197.
236. Reichel J. *Chest*. 1972;62:570.
237. Wong DH, et al. *Anesth Analg*. 1995;80:276.
238. Arozullah AM, et al. *Ann Surg*. 2000;232:242.
239. Arozullah AM, et al. *Ann Intern Med*. 2001;135:847.
240. Matthay RA, et al. *Med Clin North Am*. 1990;74:571.
241. Fedullo PF, et al. *N Engl J Med*. 2001;345:1465.
242. Galie N, et al. *N Engl J Med*. 2005;353:2148.
243. Domino KB, et al. *Anesthesiology*. 1983;59:428.
244. Settipane GA, Dudupakkam RK. *J Allergy Clin Immunol*. 1975;56:215.
245. Centers for Disease Control and Prevention: Cancer statistics for the United States. www.cdc.gov/nchs/products/pubs/pubd/hus/trendtables.htm. 2014 (Accessed 12.06.14.).
246. Aisner J. *J Clin Oncol*. 1996;14:658.
247. Cooper JAD. *Clin Chest Med*. 1990;11:1.
248. Levy JH, et al. *Spine*. 1986;11:282.
249. Kemp SF, Lockey RF. *J Allergy Clin Immunol*. 2002;110:341.
249a. Freundlich RE, et al. *J Clin Anesth*. 2016;35:415.
250. Smith PL, et al. *J Clin Invest*. 1980;66:1072.
251. Delage C, Irey NS. *J Forensic Sci*. 1972;17:525.
252. Bettman MA. *N Engl J Med*. 1987;317:891.
253. Roizen MF, et al. *Anesthesiology*. 1989;71:331.
254. Mertes PM, Laxenaire MC. *Eur J Anaesthesiol*. 2002;19:240.
255. Lieberman P. *J Allergy Clin Immunol*. 2002;110(suppl):S64.
256. Rosow CE, et al. *Anesthesiology*. 1982;56:93.
257. Millbern SM, Bell SD. *Anesthesiology*. 1979;50:56.
258. Halevy S, et al. *Klin Wochenschr*. 1982;60:1021.
258a. Kannan JA, Bernstein JA. *Immunol Allergy Clin North Am*.

2015;35:321.
259. Toogood JH. *J Allergy Clin Immunol*. 1988;81:1.
260. Van Arsdel Jr PP, Larson EB. *Ann Intern Med*. 1989;110:304.
260a. MacBeth LS, et al. *J Clin Anesth*. 2016;34:385.
261. Heyland DK, et al. *JAMA*. 2001;286:944.
261a. Lytvyn L, et al. *J Hosp Infect*. 2016;92:130.
261b. Sawh SC, et al. *PeerJ*. 2016;4:e2429.
261c. Cook DJ, et al. *Trials*. 2016;17:377.
262. *Med Lett Drugs Ther*. 2003;45:57.
262a. Perks A, et al. *Br J Anaesth*. 2012;108:562.
262b. Bhattacharya R, Maung AA. *Anesthesiol Clin*. 2016;34:747.
263. Roberts R. *Curr Opin Neurol*. 1998;11:135.
264. Shaner DM, et al. *Neurology*. 1988;38:202.
265. Schuchat A, et al. *N Engl J Med*. 1997;337:970.
266. Mets B. *Anesth Analg*. 1991;72:557.
267. Muzzi DA, et al. *Anesthesiology*. 1989;71:322.
268. Parkinson Study Group. *Ann Neurol*. 1996;39:37.
269. Goetz CG, et al. *N Engl J Med*. 1989;320:337.
270. Wiklund RA, Ngai SH. *Anesthesiology*. 1971;35:545.
270a. Akbar U, et al. *Expert Rev Neurother*. 2017;17:301.
271. Barry PP, Moskowitz MA. *Arch Intern Med*. 1988;148:1914.
272. Skoog I, et al. *N Engl J Med*. 1993;328:153.
273. Petersen RC, et al. *Arch Neurol*. 1999;56:303.
274. Ross GW, et al. *JAMA*. 1997;277:800.
274a. Alzheimer's A. *Alzheimers Dement*. 2013;9:208.
275. Snowdon DA, et al. *JAMA*. 1997;277:813.
276. *Med Lett Drugs Ther*. 2001;43:53.
277. Jones PM, Soderman RM. *Anaesthesia*. 2007;62:201.
278. Xie Z, Tanzi RE. *Exp Gerontol*. 2006;41:346.
278a. Berger M, et al. *J Cardiothorac Vasc Anesth*. 2014;28:1609.
279. Eckenhoff RG, et al. *Anesthesiology*. 2004;101:703.
280. Wei H, et al. *Anesthesiology*. 2008;108:251.
281. Zhang B, et al. *J Biol Chem*. 2008;283:11866.
282. Hemmelgarn B, et al. *JAMA*. 1997;278:27.
283. Mozkowitz MA. *Neurol Clin*. 1990;8:801.
284. Michel P, et al. *Cephalagia*. 1993;12:54.
285. MacIntyre PD, et al. *Circulation*. 1993;87:401.
286. Shadick NA, et al. *Ann Intern Med*. 1994;121:560.
287. Ferguson RJ, Caplan LR. *Neurol Clin*. 1985;3:373.
288. Ovassapian A, et al. *Anesthesiology*. 1983;58:370.
289. Rudick RA, et al. *N Engl J Med*. 1997;337:1604.
289a. Makris A, et al. *J Anesth*. 2014;28:267.
290. Wipfli M, et al. *J Clin Anesth*. 2013;25:409.
291. Kocabas S, et al. *J Clin Anesth*. 2007;19:299.
292. McKhann GM, et al. *Ann Neurol*. 1988;23:347.
292a. Moran S, et al. *Surg Clin North Am*. 2015;95:417.
293. Toh B-H, et al. *N Engl J Med*. 1997;337:1441.
294. Jensen NF, et al. *Anesth Analg*. 1995;80:591.
295. Kantor G, Rolbin SH. *Can J Anaesth*. 1992;39:282.
296. Meissner PN, et al. *Br J Anaesth*. 1991;66:60.
297. McNeill MJ, Bennet A. *Br J Anaesth*. 1990;64:371.
297a. Bissell DM, et al. *N Engl J Med*. 2017;377:862.
298. Massey JM. *Neurology*. 1997;48:S46.
299. d'Empaire G, et al. *J Thorac Cardiovasc Surg*. 1985;89:592.
300. Eisenkraft JB, et al. *Anesthesiology*. 1988;69:760.
301. Eisenkraft JB, et al. *Anesthesiology*. 1986;65:79.
302. Sungur Ulke Z, et al. *Acta Anaesthesiol Scand*. 2013;57:745.
302a. Chigurupati K, et al. *J Cardiothorac Vasc Anesth*. 2018;32:325.
303. Small S, et al. *Anesthesiology*. 1992;76:142.
303a. Weingarten TN, et al. *J Clin Anesth*. 2014;26:648.
304. Lema G, et al. *Anesthesiology*. 1991;74:373.
305. Ashwood EM, et al. *Anaesthesia*. 1992;47:579.
306. Gutmann DH, Fischbeck KH. *Ann Neurol*. 1989;26:189.
307. Smith CL, Bush GH. *Br J Anaesth*. 1985;57:1113.
307a. Katz JA, Murphy GS. *Curr Opin Anaesthesiol*. 2017;30:435.
307b. Litman RS, et al. *Anesthesiology*. 2018;128:159.
308. Pueschel SM, Scola FH. *Pediatrics*. 1987;80:55.
309. Morray JP, et al. *Anesthesiology*. 1986;65:221.
310. Roizen NJ, Patterson D. *Lancet*. 2003;361:1281.
311. Freeman SB, et al. *Am J Med Genet*. 1998;80:213.
312. Kobel M, et al. *Can J Anaesth*. 1982;29:593.
313. Bedford RF, et al. *Anesth Analg*. 1982;61:430.
314. Treatment guideline. *Med Lett Drugs Ther*. 2003;11:69.
315. Byrick RJ, Rose DK. *Can J Anaesth*. 1990;37:457.
316. Berns AS. *Kidney Int*. 1989;36:730.
317. Myers BD, Moran SM. *N Engl J Med*. 1986;314:97.
318. Thadhani R, et al. *N Engl J Med*. 1996;334:1448.
319. Hebert PC, et al. *N Engl J Med*. 1999;340:409.

320. Koch CG, et al. *Ann Thorac Surg.* 2006;82:13.
321. Coe FL, et al. *N Engl J Med.* 1992;327:1141.
321a. Mazer CD, et al. *N Engl J Med.* 2017;377:2133.
321b. Kanda H, et al. *J Cardiothorac Vasc Anesth.* 2017;31:2251.
322. Kellen M, et al. *Anesth Analg.* 1994;78:134.
323. Novis BK, et al. *Anesth Analg.* 1994;78:143.
324. Lee TH, et al. *Circulation.* 1999;100:1043.
325. Mangano CM, et al. *Ann Intern Med.* 1998;128:194.
325a. McKinlay J, et al. *Anaesthesia.* 2018;73(suppl 1):85.
326. Petroni KC, Cohen NH. *Anesth Analg.* 2002;94:1288.
327. Myers BD, et al. *Kidney Int.* 1988;33:590.
328. Bennett WM, et al. *Am J Kidney Dis.* 1983;3:155.
329. Bennett WM, et al. *Drug Prescribing in Renal Failure: Dosing Guidelines for Adults.* 2nd ed. Philadelphia: American College of Physicians; 1991.
330. Goyal P, et al. *Anaesth Intensive Care.* 2002;30:584.
331. Appel GB, Neu HC. *N Engl J Med.* 1977;296(663):722–784.
332. Rackow EC, Astiz ME. *JAMA.* 1991;266:548.
333. Knaus WA, Wagner DP. *Crit Care Clin.* 1989;5:522.
334. *Med Lett Drugs Ther.* 2004;46:13.
335. Nichol KL, et al. *N Engl J Med.* 2007;357:1373.
335a. Dasta J, et al. *J Crit Care.* 2015;30:1072.
336. Sterns RH. *Ann Intern Med.* 1987;107:656.
337. Surawicz B. *Am Heart J.* 1967;73:814.
338. Rimmer JM, et al. *Arch Intern Med.* 1987;147:867.
339. Busch EH, et al. *South Med J.* 1987;80:1450.
340. Don BR, et al. *N Engl J Med.* 1990;322:1290.
340a. Singla M, et al. *Am J Ther.* 2016;23:e1102.
340b. Saginur M, et al. *Am J Transplant.* 2012;12:3152.
341. Kharasch ED, Bowdle TA. *Anesth Analg.* 1991;72:216.
342. Allon M, et al. *Ann Intern Med.* 1989;110:426.
343. Wong KC, et al. *Can J Anaesth.* 1977;24:203.
344. Lawson DH. *Q J Med.* 1974;43:433.
345. Vitez TS, et al. *Anesthesiology.* 1985;63:130.
346. Hirsch IA, et al. *Anesth Analg.* 1988;67:131.
347. Olson RP, et al. *Can J Anaesth.* 2003;50:553.
348. Schow AJ, et al. *Anesth Analg.* 2002;95:19.
349. Wahr JA, et al. *JAMA.* 1999;281:2203.
350. Cohen JD, et al. *Am J Cardiol.* 1987;60:548.
351. Holland OB, et al. *Am J Med.* 1981;70:762.
352. Kornbluth A, Sachar DB. *Am J Gastroenterol.* 1997;92:204.
353. Kahrilas PJ. *JAMA.* 1996;276:983.
354. Kurz A, et al. *N Engl J Med.* 1996;334:1209.
355. *Med Lett Drugs Ther.* 2001;43:92.
356. Jain NK, et al. *Ann Intern Med.* 1987;107:824.
357. Gorbach SL. *Rev Infect Dis.* 1991;13(suppl 10):S815.
358. Peterson WJ. *West J Med.* 1990;152:167.
358a. Castillo J, et al. *J Cardiothorac Vasc Anesth.* 2018;32:1023.
359. Botero M, et al. *J Clin Anesth.* 2002;14:57.
360. Veall GRQ, et al. *Br J Anaesth.* 1994;72:335.
361. Longnecker M, Roizen MF. *Anesthesiol Clin North Am.* 1987;5:313.
362. Weingarten TN, et al. *Anesth Analg.* 2007;105:1192.
363. Marsh HM, et al. *Anesthesiology.* 1987;66:89.
364. Watson JT, et al. *Can J Anaesth.* 1990;37:798.
365. McCrirrick A, Hickman J. *Can J Anaesth.* 1991;38:339.
366. Quinlivan JK, Roberts WA. *Anesth Analg.* 1994;78:400.
367. Dilger JA, et al. *Anesth Analg.* 2004;98:318.
368. Zimmer C, et al. *Anesthesiology.* 2003;98:1007.
369. Drossman DA, et al. *Gastroenterology.* 1988;95:701.
370. Bunn HF. *N Engl J Med.* 1997;337:762.
371. Adams RJ, et al. *N Engl J Med.* 1998;339:5.
372. Platt OS, et al. *N Engl J Med.* 1991;325:11.
373. Vichinsky EP, et al. *N Engl J Med.* 1995;333:206.
374. Turhan A, et al. *Proc Natl Acad Sci U S A.* 2002;99:3047.
375. Dunn A, et al. *Can J Anaesth.* 1987;34:67.
376. Hemming AE. *J Cardiothorac Vasc Anesth.* 2004;18:663.
377. Messent M. *J Cardiothorac Vasc Anesth.* 2004;18:666.
378. Kark JA, et al. *N Engl J Med.* 1987;317:781.
379. Bischoff RJ, et al. *Ann Surg.* 1988;207:434.
379a. Howard J, et al. *Lancet.* 2013;381:930.
379b. DeBaun MR, et al. *N Engl J Med.* 2014;371:699.
379c. Iughetti L, et al. *World J Clin Pediatr.* 2016;5:25.
380. Tuck SM, et al. *Br J Obstet Gynaecol.* 1987;94:121.
381. Ould Amar K, et al. *Transfus Clin Biol.* 2013;20:30.
382. Beutler E. *JAMA.* 1988;259:2433.
383. Orr D. *Br J Anaesth.* 1967;39:585.
384. Pootrakul P, et al. *N Engl J Med.* 1981;304:1470.
385. Lux SE, Wolfe LC. *Pediatr Clin North Am.* 1980;27:463.
385a. Ngouleun W, et al. *Int J Mycobacteriol.* 2016;5:482.
386. Engelfriet CP, et al. *Semin Hematol.* 1992;29:3.
387. Schilling RF. *JAMA.* 1986;255:1605.
388. Beebe DS, et al. *Anesth Analg.* 1993;76:1144.
389. Goodnough LT, et al. *N Engl J Med.* 1989;321:1163.
389a. Liebman HA, Weitz IC. *Med Clin North Am.* 2017;101:351.
390. Quesenberg PJ, et al. Hematology. In: *American College of Physicians, Editor: Medical Knowledge Self-Assessment.* Philadelphia: American College of Physicians; 1991:374.
391. Tobias JD, Furman WL. *Anesthesiology.* 1991;75:536.
392. Alavi JB, et al. *N Engl J Med.* 1977;296:706.
393. Gabrilove JL, et al. *N Engl J Med.* 1988;318:1414.
394. Quie PG. *Rev Infect Dis.* 1987;9:189.
395. Crawford SW, Fisher L. *Chest.* 1992;101:1257.
396. McCrae KR, et al. *Hematology Am Soc Hematol Educ Program.* 2001;282.
397. Kelton JG. *Ann Intern Med.* 1983;99:796.
398. Douzinas EE, et al. *Crit Care Med.* 1992;20:57.
398a. Sadler JE. *Blood.* 2017;130:1181.
398b. Tanhehco YC, et al. *Curr Opin Hematol.* 2017;24:521.
398c. Krzych LJ, et al. *Anaesthesiol Intensive Ther.* 2015;47:63.
398d. East JM, et al. *Chest.* 2018;154:678–690.
399. Lewis BE, et al. *Circulation.* 2001;103:1838.
400. Bauer KA. *Ann Intern Med.* 2001;135:367.
401. Levine JS, et al. *N Engl J Med.* 2002;346:752.
402. Evans BE. *Mt Sinai J Med.* 1977;44:409.
403. Zauber NP, Levin J. *Medicine (Baltimore).* 1977;56:213.
404. Brettler DB, Levine PH. *Blood.* 1989;73:2067.
405. Lee KF, et al. *J Thorac Cardiovasc Surg.* 1988;95:216.
406. Dickman CA, et al. *Anesthesiology.* 1990;72:947.
407. Wademan BH, Galvin SD. *Interact Cardiovasc Thorac Surg.* 2014;18:360.
408. Brigden ML, Barnett JB. *West J Med.* 1987;146:580.
409. *Med Lett Drugs Ther.* 1997;39:21.
410. Bishop JM. *Cell.* 1991;64:235.
411. Chung F. *Can J Anaesth.* 1982;29:364.
412. Norwegian Multicenter Study Group. *N Engl J Med.* 1981;304:801.
413. Frishman WH, et al. *N Engl J Med.* 1984;310:830.
414. Bloor BC, Flacke WE. *Anesth Analg.* 1982;61:741.
415. Weinger MB, et al. *Anesthesiology.* 1989;71:242.
416. Maze M, Tranquilli W. *Anesthesiology.* 1991;74:581.
417. Segal IS, et al. *Anesthesiology.* 1991;74:220.
418. Pandharipande PP, et al. *JAMA.* 2007;298:2644.
419. Katz AM. *N Engl J Med.* 1993;328:1244.
420. Merin RG, et al. *Anesthesiology.* 1987;66:140.
421. Kapur PA, et al. *Anesthesiology.* 1987;66:122.
422. *Med Lett Drugs Ther.* 1993;35:65.
423. Huyse FJ, et al. *Psychosomatics.* 2006;47:8.
424. Michaels I, et al. *Anesth Analg.* 1984;63:1014.
425. Evans-Prosser CDG. *Br J Anaesth.* 1968;40:279.
426. Roizen MF. *J Clin Anesth.* 1990;2:293.
427. Noble WH, Baker A. *Can J Anaesth.* 1992;39:1061.
428. Hirshman CA, Linderman KS. *JAMA.* 1989;261:3407.
429. Veith RC, et al. *N Engl J Med.* 1982;306:954.
430. Richelson E, El-Fakahany E. *Mayo Clin Proc.* 1982;57:576.
431. *Med Lett Drugs Ther.* 1996;38:75.
432. Harrah MD, et al. *Anesthesiology.* 1970;33:406.
433. Telivuo L, Katz RL. *Anaesthesia.* 1970;25:30.
434. Miller RD, et al. *Anesthesiology.* 1967;28:1036.
435. Pittinger CB, et al. *Anesth Analg.* 1970;49:487.
436. Singh YN, et al. *Anesthesiology.* 1978;48:418.
437. Pittinger CB, Adamson R. *Annu Rev Pharmacol.* 1972;12:169.
438. Becker LD, Miller RD. *Anesthesiology.* 1976;45:84.
439. Snavely SR, Hodges GR. *Ann Intern Med.* 1984;101:92.
440. McIndewar IC, Marshall RJ. *Br J Anaesth.* 1981;53:785.
441. Navalgund AA, et al. *Anesth Analg.* 1986;65:414.
442. Kannan R, et al. *Clin Pharmacol Ther.* 1982;31:438.
443. *Med Lett Drugs Ther Guidelines.* 2004;20:27.
444. *Med Lett Drugs Ther.* 1982;24:53.
445. *The Medical Letter Handbook of Adverse Drug Interactions.* Medical Letter; 2003.
446. American Diabetes Association. *Diabetes Care.* 2013;36(suppl 1):S11.
447. Handelsman Y, et al. *Endocr Pract.* 2011;17(suppl 2):1.
448. Dellinger RP, et al. *Intensive Care Med.* 2013;39:165.
449. Qaseem A, et al. *Ann Intern Med.* 2011;154:260.
450. Vaquerizo Alonso C, et al. *Nutr Hosp.* 2011;26(suppl 2):46.
451. Societe francaise d'anesthesie et de reanimation, Societe de reanimation de langue francaise. *Ann Fr Anesth Reanim.* 2009;28:410.
452. Lazar HL, et al. *Ann Thorac Surg.* 2009;87:663.

33 补充和替代疗法对麻醉的影响

SHIQIAN SHEN，LUCY LIN CHEN

曹莹 刘旸 译 高鸿 审校

要 点

- 在整体人群中，尤其是术前患者中，中草药的应用已有显著增加。
- 如果不特意去问，患者可能不会主动提供服用中草药的情况。
- 尽管许多常用的中草药都具有影响药物代谢、导致出血、影响神经功能等副作用，但它们的纯度、安全性及功效尚缺乏相应的监管。
- 掌握这些中草药的代谢特点及与其他药物的相互作用，能为围术期管理提供实用的指导。
- 针灸和音乐治疗等其他补充疗法对于某些疼痛类疾病已经显示出积极的效果，并且趋普及。但仍然缺乏高质量的数据支撑。
- 膳食补充剂可能会影响肠道微生物群，或称为胃肠道多微生物联合体，这是围术期医学新的研究前沿。

补充和替代疗法（complementary and alternative medicine，CAM）通常会影响医师的治疗决策，但由于某些CAM会导致一些特定的并发症，使得它在围术期也显得特别重要。补充疗法的定义是：患者接受传统疗法时增加的非常规性治疗方法。替代疗法的定义是：用来替代传统疗法的非常规性治疗方法。补充和替代疗法已被纳入主流医疗保健成了现代医疗保健的重要组成部分，俗称"整合健康学（integrative health）或整合医学（中西医结合，integrative medicine）"。

根据2012年全美健康访问调查（U. S. National Health Interview Survey，NHIS）显示，有33.2%的成年人和11.6%的儿童（4～17岁）接受过CAM疗法[1, 1a]。在美国，CAM医师接诊的患者人数超过初级保健医师接诊的患者人数[2]。而在欧洲，CAM疗法应用更为普遍，中草药作为常规处方药物，使用超过了传统药物。此外，经过手术治疗的患者相对于普通人群更乐于接受CAM疗法治疗[3]。围术期医师对于CAM疗法特别关注的原因除了CAM疗法本身的广泛应用之外，还有以下因素：第一，许多常用的中草药可直接影响心血管系统以及凝血系统；第二，部分CAM的治疗方法会与传统的术后药物治疗有相互作用；第三，越来越多的文献描述了围术期CAM处理对于术后恶心、呕吐和疼痛的潜在疗效。

虽然公众对于CAM疗法的热情很高，但是这个领域的科学知识仍不完善，并常常会使医师和患者感到困惑。最近的一项研究证实，医师们还缺少这个领域的知识[4]。对于临床医师的建议通常是基于一些小型的临床试验、病案报道、动物研究、根据已知的药理学得出的推论以及专家共识。之所以说必须对CAM疗法进行研究，是因为CAM疗法通常在获得足够的数据支持其安全性和有效性之前就已经被公众广泛采用。1991年，美国国会创立了替代医学办公室（Office of Alternative Medicine），1998年此办公室发展成为美国国立补充和替代医学国家中心（National Center for Complementary and Integrative Health），隶属于美国国立卫生研究院（National Institutes of Health）。

基于2012年NHIS的研究，目前最常使用的CAM疗法包括天然产品、调息运动疗法、冥想疗法、脊椎按摩疗法或整骨疗法、推拿以及瑜伽疗法。有趣的是，NHIS在2017年的一项调查发现，成人和儿童使用瑜伽和冥想这类CAM疗法的情况有所增加（详情可访问网址：https://nccih.nih.gov/research/statistics/NHIS，Accessed11/13/2018/tg）。CAM疗法的具体实施可分为三个主要的范畴（见框33.1）[5]。本章并不打算对CAM疗法进行详细的综述回顾。我们主要讨论与麻醉有关的特殊疗法，重点关注中草药医学。并对与围术期治疗护理相关的非中草药膳食补充剂、针灸和音乐疗法进行了讨论。

中草药

术前服用中草药与围术期不良事件有关[6]。根据调查估计，约 22% 至 32% 接受手术治疗的患者使用过中草药[7-9]。最近的一项回顾性研究表明，23% 的外科手术患者正在使用天然产品，而老年患者则更倾向于选择膳食补充剂[10]。

中草药通过以下经典机制对围术期产生相应的影响：直接作用（如：中草药自身的药理学效应）、药效学相互作用（如：中草药改变传统药物作用的效应部位）、药代动力学相互作用（如：中草药改变传统药物吸收、分布、代谢和消除）。约有一半的中草药使用者会同时服用许多不同种类中草药[7]，四分之一会同时服用其他处方药[11]，所以中草药的不良反应难以预测，也无法确切归因。

中草药与一些特定的问题相关，这些问题在传统药物使用的过程中并不常见[12]。在 1994 年美国《膳食补充剂健康与教育法》（原文为：Dietary Supplement Health and Education Act）中，中草药被归类为膳食补充剂。因此，中草药说明书不需要动物实验、临床试验或上市后监察。这一规定导致中草药在使用过程中出现问题后处理起来非常棘手。根据现行法律，美国食品和药品管理局（Food and Drug Administration，FDA）必须证明使用了该产品不安全后才能将其从市场上撤回。其中典型的事件是，Zicam——一种经鼻使用的感冒含锌凝胶制剂——被报道导致超过 130 例患者出现持续性嗅觉缺失症后才被撤回[13]。与此同时，商业化生产的中草药制剂可能由于标签不准确、植物识别错误、各种掺杂物、天然药效变异，以及非标准化的提纯工艺等诸多因素的影响，而产生无法预知的药理作用。

中草药研究面临的两个主要问题是中草药制剂的质量控制和添加剂的使用。在最近一项治疗人类 H1N1 流感的临床试验中，使用了一种配伍甘草（甘草属，原文为拉丁名：genus Glycyrrhiza）等 12 种不同中草药成分的方剂[14]。而配方中的其他植物性成分却无法准确识别。再者，目前市场上有三类甘草属中草药，不同的甘草其效能可显示出两倍差异[15]。

即使已标明的活性成分在不同的商品制剂中效能也可相差数十倍[16]。2007 年 6 月，FDA 颁布了《膳食补充剂现行生产质量管理规范准则》[原文为：good manufacturing practices（GMPs）for dietary supplements][17]。准则中要求在现有基础上合理监管膳食补充剂，以便形成统一的加工规范并且满足相应的质量标准。尤其强调了膳食补充剂产品的特性、纯度、药效强度以及构成。膳食补充剂现行生产质量管理规范准则的制定无疑降低了草药使用过程中的潜在风险，但由于这项准则与处方药生产质量管理规范相类似，许多膳食补充剂制造商认为对于植物性药材来说这项准则是不切实际的[18]。

除了质量控制之外，在中草药和膳食补充剂中加入具有生物活性的药理学添加剂也是中草药机制研究的重要问题。当质量控制缺失或临床制剂内掺有添加剂会出现一系列的临床不良后果。正如一项减肥药物研究中错将致癌的马兜铃酸代替了其中一种草药，从而导致了肾病和泌尿道上皮癌的爆发[19]。还有一个典型事件，超过 1400 万粒增强性功能的保健品胶囊，由于根本不含标签上所示的成分而被召回。尽管这种增强性功能的保健品胶囊内含有类似西地那非的成分，但是并未在人体上进行过相应的试验[20]。鉴于这些事件，2016 年 8 月 FDA 提出了一项新的指南，根据膳食补充剂的使用历史、配方、每日推荐剂量以及建议服用周期来评估其安全性。尽管这项指南仅仅代表了新药申请过程中一部分必需的环节，但是它规定了当一个剂量明显高于历史记载的制品准备上市之前，虽然不需要人体试验的研究结果，但必须进行耐受性动物实验[21]。任何一种新配方或工艺制备的成分都应该被视为新成分。

本章节中，我们旨在讨论如何在术前评估使用中草药的患者，以及如何制订围术期管理策略。并检测了以下 11 种会对围术期患者产生极大影响的草药：紫锥花属（拉丁名：Echinacea）、麻黄属、大蒜、姜、银杏（拉丁名：Ginkgo biloba）、人参、绿茶、卡瓦椒、塞润榈、圣约翰草、缬草属（见表 33.1）。

表 33.1 11 种常用中草药的主要临床效应、围术期关注点、术前停药时间建议

中草药（通用名）	药理效应	围术期关注点	术前停药时间
紫锥花属（紫松果菊根）	细胞介导的免疫活化	过敏反应 减少免疫抑制剂的效应 长期使用有抑制免疫反应的可能性	无资料
麻黄属（麻黄）	通过直接或间接拟交感神经效应加快心率和升高血压	由于心动过速和高血压导致的心肌缺血及脑卒中风险 与氟烷同时使用可引起室性心律失常 长期使用耗竭内源性的儿茶酚胺可能导致术中血流动力学不稳定 与 MAO 抑制剂相互作用可危及生命	24 h
大蒜（蒜）	抑制血小板聚集（可能是不可逆的） 增加纤维蛋白溶解 可能存在抗高血压活性	可能增加出血风险，尤其是与其他抑制血小板聚集的药物合用时	7 天
姜	止吐药 抑制血小板聚集	可能增加出血风险	无资料
银杏（鸭脚树、银杏树）	抑制血小板活化因子	可能增加出血风险，尤其是与其他抑制血小板聚集的药物合用时	36 h
人参（西洋参、亚洲人参、中国人参、韩国人参）	降低血糖 抑制血小板聚集（可能是不可逆的） 增加动物的 PT/PTT	低血糖 可能增加出血风险 可能降低华法林的抗凝效应	7 天
绿茶	抑制血小板聚集 抑制血栓素 A2 形成	可能增加出血风险 可能降低华法林的抗凝效应	7 天
卡瓦椒（又叫 awa、麻醉椒、kawa）	镇静 抗焦虑	可以增加麻醉药物的镇静效能 长期使用可增加麻醉剂的需要量	24 h
塞润榈（矮小棕、锯叶棕）	抑制 5α - 还原酶 抑制环氧化酶	可能增加出血的风险	无资料
圣约翰草（琥珀、羊藿、hardhay、金丝桃、金丝桃类福木）	抑制神经递质再摄取 抑制 MAO 作用不太可靠	诱导细胞色素 P450 酶系：影响环孢素、华法林、蛋族化合物、蛋白酶抑制剂；可能影响苯二氮䓬类药物、钙通道阻滞剂以及许多其他的药物 降低血清地高辛水平 苏醒延迟	5 天
缬草属（万灵草药、缬草、汪达儿根）	镇静	可能增加麻醉药物的镇静效应 类苯二氮䓬药物急性撤药反应 长期使用可增加麻醉剂的需要量	无资料

MAO，单胺氧化酶；PT，凝血酶原时间；PTT，部分促凝血酶原时间

术前评估及管理

行术前评估时应了解患者使用中草药的情况（见表 33.1）。研究发现 90% 的麻醉科医师并没有常规询问患者中草药的使用情况[22]。与此同时，超过 70% 的患者也不知道麻醉科医师做常规术前评估时需要了解自己中草药的使用情况[7]。当被问出有确切的中草药应用史后，五分之一的患者不能准确地说出所服用草药的具体成分[23]。要求患者提供服用的中草药和其他膳食补充剂对术前评估更有帮助。当发现患者有中草药使用史时，应警惕其是否存在未确诊的疾病引起症状，从而导致患者自行用药。使用中草药的患者可能更不愿意接受常规的诊断和治疗[24]。

一般而言，术前应停止服用中草药。然而，接受非择期手术的患者直到手术时才会被评估，也有患者不遵守手术前停药的医嘱。在这种情况下，麻醉科医师应该熟知患者经常使用的中草药，只有麻醉科医师对中草药有了充分的了解，才能保证麻醉的安全进行。例如：患者近期服用了抑制血小板功能的中草药（如：大蒜、人参、银杏），麻醉科医师就应该制订应对术中大量失血的预案（如：输注血小板），并通过应用相应的麻醉技术（如：神经阻滞），改变其风险收益比。

与常规药物相似，术前停止服用所有的中草药可能无法消除其相关并发症。停用某些中草药会导致术后发病率和死亡率的增加[25-26]。如酗酒者术前戒酒

可能比术前持续饮酒更容易引起不良结果。长期应用中草药后戒断的危险性与长期应用该药引发的风险相似，例如长期应用缬草后停药可能会导致急性戒断综合征。

虽然美国麻醉科医师协会（American Society of Anesthesiologists，ASA）对于术前中草药的使用并没有出台相应的官方标准或者指南，但是该组织在公众及专业教育发布的信息内容都建议术前至少应该停用中草药 2 周以上[25]。文献支持更有针对性的策略。此外，一些行非择期手术的患者无法遵循术前停药的医嘱。如果患者正在服用的中草药其活性成分具有明确的药物代谢动力学数据资料，术前停药的时间窗可以进行相应的调整。有些中草药的药物代谢动力学数据显示其消除非常迅速，可以在临近手术时再停药。而对于其他没有获得相关数据的草药，推荐术前停药时间为 2 周[27]。

目前基于证据的围术期中草药安全性评估十分有限。一项针对 601 例患者服用传统中药制剂的研究显示，潜在的严重并发症比较罕见[28]。临床医师应该熟悉常用的中草药以便识别和处理任何可能出现的并发症。表 33.1 总结了 11 种常见中草药的主要临床效应、围术期关注点以及术前停药时间建议，这 11 种中草药占据了美国膳食补充剂市场的 30%[29]。参考这些临床建议的同时应考虑患者外科手术的种类和潜在的围术期进程。

紫锥花属类药物

紫锥花属类药物（拉丁名：*Echinacea*）是雏菊家族的成员，有三种类型，常用于预防以及治疗病毒感染（降低普通感冒的发病率和持续时间）、细菌感染、真菌感染、特别是来源于上呼吸道的各种感染类型，但针对真菌感染的疗效还不确定[30-31]。紫锥花属类药物的生物活性可能具有免疫激活效应、免疫抑制效应或抗炎作用[32]。尽管缺乏专门针对紫锥花属类药物与免疫抑制剂之间相互作用的研究，但是专家们通常认为应警惕同时使用紫锥花属类药物与免疫抑制剂造成免疫抑制剂效能降低的可能性[33-34]。与短期使用产生的免疫激活效应性相反，长期应用紫锥花属类药物超过 8 周可能会带来潜在的免疫抑制效应[34]，理论上会增加切口愈合不良以及机会性感染等术后并发症的风险。近期一项植物化学的研究确认了一种从紫锥花属和西那林中提取到的化合物有潜在的免疫抑制效应[35]。

紫锥花属类药物的药代动力学资料有限[36]。在一项由健康受试者组成的在体研究中显示，紫锥花属类药物可显著减低血浆 S- 华法林的浓度，却不会影响华法林的药效和血小板的聚集[37]。尽管如此，当手术可能影响肝功能或肝血流量时，术前应该尽可能早停用紫锥花属类药物[38]。在缺乏明确信息的情况下，既往存在肝功能障碍的患者应当慎用紫锥花属药物。

麻黄属

麻黄属植物，中医称"麻黄"，是一种原产于中亚的灌木。它可以用于减肥、增加能量、治疗呼吸系统疾病如哮喘和支气管炎。麻黄属植物含有生物碱类，包括麻黄碱、伪麻黄碱、去甲麻黄碱、甲基麻黄碱和去甲伪麻黄碱[25]。商业制剂可以将麻黄碱含量标准化。对麻黄属类药物不良反应的报道促使 FDA 在 2004 年禁止销售此药，但在互联网上仍能买到麻黄。

麻黄属植物引起的动脉血压升高和心率增快呈剂量依赖性。麻黄碱是麻黄属植物里的主要活性化合物，它是一种非儿茶酚胺类的拟交感神经药，通过直接激动 α_1、β_1 及 β_2 肾上腺素受体和间接释放内源性去甲肾上腺素发挥作用。据报道，超过 1070 例不良事件与上述拟交感神经的作用相关，包括致死性的心脏和中枢神经系统并发症[39]。血管收缩，以及在某些情况下冠状动脉和大脑动脉痉挛会导致心肌梗死和血栓性脑卒中[40]。麻黄属植物还可以导致过敏性心肌炎并影响心血管功能，其特征性病理表现为心肌淋巴细胞和嗜酸性粒细胞浸润[41]。长期使用麻黄属植物可由于内源性儿茶酚胺储存的耗竭产生快速耐受并且导致围术期血流动力学不稳定。在这些情况下，直接的拟交感神经药物可以优先作为术中低血压和心动过缓的一线治疗方案。麻黄属植物和单胺氧化酶抑制剂联用，可能导致危及生命的高热、高血压和昏迷。此外，连续使用麻黄属植物是产生可透过放射线肾结石的一种罕见原因[42]。近期一个病例报告描述了使用麻黄属植物引起的急性闭角型青光眼[42a]。

麻黄碱在人体中的药代动力学已有相应的研究[43-44]。麻黄碱的消除半衰期是 5.2 h，70% ～ 80% 以原形从尿液排出。基于麻黄属植物的药代动力学资料和已知的心血管风险，包括心肌梗死、脑卒中以及儿茶酚胺耗竭所导致的心血管衰竭，该药应术前停药至少 24 小时。

大蒜

大蒜是研究最为广泛的药用植物之一。它可能通过降低动脉压、减少血栓形成、降低血脂和胆固醇水平从而达到降低动脉粥样硬化风险的作用[45]。这些效应主要归因于大蒜内的含硫化合物，尤其是大蒜素及其转化产物。商业大蒜制剂内蒜氨酸和大蒜素含量均有相应的标准。

大蒜抑制体内血小板聚集的作用呈浓度依赖性。阿霍烯是大蒜的有效成分之一，它可以不可逆地抑制血小板的凝集，还可以增强其他血小板抑制剂如前列环素、福司柯林、吲哚美辛、双嘧达莫的效能[46]。尽管这种作用没有在健康志愿者身上反复被证实，但曾有案例报道一位 80 岁的老人，由于持续服用大蒜导致自发性硬膜外血肿[47]。大蒜与华法林有协同作用，导致国际标准化比值（international normalized Ratio，INR）升高[48]。

除了增加出血方面的考虑外，动物实验证实大蒜能降低体循环和肺血管阻力，但在人体内这样的效果还不是很明确[49]。虽然有关大蒜活性成分的药代动力学数据资料还不充分，但因为它存在不可逆的抑制血小板功能的作用，术前应至少停药 7 天，这一点对需要特别关注术后出血量或给予抗凝剂的患者尤其重要。此外，对神经系统手术进行风险-收益评估时，应考虑大蒜药代动力学的相关数据。

姜

姜（拉丁名：*Zingiber officinale*）是一种很受欢迎的香料，在中国、印度、阿拉伯和希腊-罗马具有源远流长的使用历史。大量的报道指出，生姜对于关节炎、风湿病、扭伤、肌肉痛、各类疼痛、咽喉痛、肌肉痉挛、便秘、消化不良、恶心、呕吐、高血压、痴呆、发热、传染病和寄生虫病都是有益的[50]。生姜内含有高达 3% 的挥发油成分，主要是类单萜类和倍半萜类化合物[51]。姜辣素是其代表性的化合物[52]。

生姜是一种止吐剂，可治疗晕动症和预防腹腔镜术后的恶心[53]。使用生姜精油芳香疗法后可以显著降低术后止吐剂的用量[54]。在最近的另一项试验中，生姜补充疗法缓解了成年癌症患者急性化疗导致的恶心程度[55]，这个效应优于常规的止吐剂。

在一项离体研究中，姜辣素与相关类似物抑制了花生四烯酸介导的人类血小板 5-羟色胺的释放和聚集，效力与阿司匹林相似[52]。而另一项离体研究中对生姜内 20 种成分的抗血小板效应进行了评估，其中 5 个成分在相对较低的浓度下显示出了抗血小板活性。8-姜酚酚是生姜化合物中的一种，它是最强效的 COX-1 抑制剂和抗血小板聚集药[56]。有个案报道显示，姜苯丙香豆素结合物可以导致 INR 延长和鼻出血增加[57]。生姜潜在的血小板抑制作用已在一项小样本量临床试验中得到初步证实[58]，该试验结果可以作为生姜术前至少需要停药 2 周的依据。

银杏

药用的银杏是从银杏叶（拉丁名：*G. biloba*）中提取的，并且已被用于认知障碍、外周血管疾病、老年性黄斑退化、眩晕、耳鸣、勃起功能障碍和高原反应。研究表明，银杏能够稳定和改善阿尔茨海默症和多发性梗死痴呆患者的认知功能[59]，但对健康的老年患者却无效[60]。银杏最主要药理学效应的成分是萜类化合物和黄酮类化合物。用于临床试验的两种银杏提取物是标准化的银杏黄酮糖苷和萜类化合物。

银杏作为一种抗氧化剂，通过调节神经递质和受体活性以及抑制血小板活化因子来达到血管活性调节的作用。其中围术期最关注的是银杏抑制血小板活化因子的作用。尽管临床试验中并未发现出血相关并发症，但据报道 4 例使用银杏的患者出现自发性颅内出血[61-63]，1 例自发性眼前房出血[64]，1 例腹腔镜胆囊切除术后出血[65]。

萜烯三内酯化合物口服生物利用度高，其消除半衰期为口服后 3～10 h。以银杏内酯 B 为例，每日两次，每次 40 mg 比每日一次，单次 80 mg 吸收曲线下面积更大，半衰期和持续时间更长。每日单次 80 mg 的剂量确保了口服后 2～3 h 达到最大峰值浓度（T_{max}）[66]。三种不同银杏制剂在人类血浆中萜类化合物的药代动力学[67]表明为了避免出血，银杏应术前停药至少 2 周[38]。

人参

在几种具有药理学效应的人参种类中，最常见的是亚洲人参（拉丁名：*Panax ginseng*）和西洋参（拉丁名：*Panax quinquefolius*）[68]。人参因能够帮助机体对抗应激并恢复稳态而被贴上了补品的标签[69]。人参的药理作用是因为其中含有人参皂苷，它是一组被称为甾体皂苷的化合物。市售的人参制剂中人参皂苷含量都有相应的标准[68,70]。

不同的人参皂苷作用不同，有时甚至具有相反作用[71-72]，人们对人参的药理学特性虽有较广泛的认识，但并不完全，包括整体健康状况、疲劳、免疫功能、癌症、心血管疾病、糖尿病、认知功能、病毒感染、性功能和竞技能力等方面[69]。其深层机制与类固醇激素经典机制类似。它可以降低健康志愿者和 2

型糖尿病患者的餐后血糖[73]，此效应可能会导致术前禁食的患者产生预想不到的低血糖。

人参可以改变凝血途径。人参炔醇是人参的组成成分之一，它具有抗血小板活性，而且其抗血小板活性在人体可能是不可逆的[74]。人参提取物和人参皂苷在离体实验中能够抑制血小板聚集[75-76]，在动物模型中可延长凝血酶原时间以及部分活化的凝血酶原时间[77-78]。

人参导致出血的临床证据相对薄弱，仅来源于少数病例报道[79]。尽管人参可以抑制凝血级联反应，但有 1 例患者服用人参后华法林抗凝血功能显著降低[80]。随后，一项志愿者的研究证实了西洋参可以干扰华法林介导的抗凝作用[81]，削弱其抗凝效果。所以当需要开具华法林处方时，临床医师应特别询问人参的使用情况。在另一个临床试验中，使用亚洲人参的患者华法林清除率略有增加[82]。因为骨科和血管外科手术后经常使用华法林抗凝治疗，所以药物间相互作用会影响到很多患者围术期的处理。

大鼠静脉输注人参后，不同种类人参皂苷消除半衰期各不相同。人参皂苷 Re 和 Rg1 的消除半衰期为 $0.7 \sim 4\,h$；人参皂苷 Rb1 和 Rd 的消除半衰期为 $19 \sim 22\,h$[83]。人参口服给药后，人参皂苷 Rb1 约 $4\,h$ 达到最大血浆浓度且半衰期延长[84-85]。这些数据提示，患者至少应在术前 48 小时停用人参。但是鉴于其对血小板抑制作用可能是不可逆的，术前应至少停药 2 周[38]。

绿茶

茶树（拉丁名：*Camellia sinensis*）中提取的茶是世界上最古老的饮品，占全球饮品消费量的第二[86-87]。茶可以分为不同种类：如绿茶、乌龙茶和红茶。绿茶属于非发酵茶，直接将新鲜茶叶经蒸汽杀青和干燥后获得，含有多酚类化合物。绿茶中儿茶酚占其干重的 $16\% \sim 30\%$。表没食子儿茶素没食子酸酯（epigallocatechin gallate，EGCG）是绿茶中最主要的儿茶酚，也是绿茶生物活性的主要部分[86]。

早期的在体和离体研究中，绿茶及 EGCG 能够显著延长清醒鼠剪尾出血时间。同时还可以抑制二磷酸腺苷和胶原介导的鼠血小板聚集，并呈剂量依赖性[88]。其机制是通过阻止花生四烯酸的释放和血栓素 A2 合成酶抑制血栓素 A2 的生成从而产生抗血小板活性[89-90]。曾有 1 例病案报道了绿茶对血小板的可能的不利影响，该患者使用了一种含绿茶的减肥产品后，血栓性血小板减少性紫癜进行性发展[91]。再者

因为绿茶内含有维生素 K，所以饮用绿茶可以拮抗华法林的抗凝效果[92]。

在一项研究中，EGCG 半衰期介于 $1.9 \sim 4.6\,h$[93]。而另一项研究中所观察到 EGCG 半衰期则是 $2.2 \sim 3.4\,h$[94]。基于绿茶的药代动力学数据和可能的抗血小板活性，术前应至少停用 7 天。

卡瓦椒

卡瓦椒来源于一种胡椒植物即卡法胡椒（拉丁名：*Piper methysticum*）的干根。卡瓦椒是一种广受欢迎的抗焦虑、镇静中草药。其药理学活性成分可能是卡瓦内酯[95]。

因为卡瓦椒对精神运动有影响，所以它是最早被认为与麻醉药可能有相互作用的中草药之一。卡瓦内酯具有许多作用，如：（1）对中枢神经系统的作用包括抗癫痫、神经保护以及局麻作用，药理效应呈剂量依赖性；（2）增强抑制性神经递质 γ-氨基丁酸（GABA）发挥镇静催眠作用；（3）增加实验动物使用巴比妥类药物后的睡眠时间[96]，这一作用可以从机制上解释由于卡瓦椒和阿普唑仑相互作用而导致昏迷的报道[97]；（4）尽管卡瓦椒存在滥用的可能，但长期使用是否会导致成瘾、耐受以及停用后是否会产生急性戒断症状目前尚无定论；（5）卡瓦椒会增加谷氨酰胺转肽酶水平，有潜在的肝毒性[98]；（6）使用卡瓦椒能产生以可逆性的鳞状皮肤疹为特征的"卡瓦椒皮肤病"（kava dermopathy）[99]。

在一项离体研究中，一种卡瓦椒的化合物–醉椒素［（＋）-kavain］可以抑制人血小板聚集。卡瓦椒抑制环氧化酶可能会减少肾血流量并干扰血小板聚集。使用卡瓦椒的潜在心血管效应可能会在围术期显现出来[100-101]。尽管自 2002 年起卡瓦椒已经在欧洲被禁用，可是它在北美及太平洋区域的许多国家仍然可以使用。卡瓦椒的肝毒性发生与浓度应答反应相关，甚至导致大量肝移植的病例[102-104]。

口服卡瓦椒后 $1.8\,h$ 血药浓度达峰值，卡瓦内酯的消除半衰期是 $9\,h$[105]。没有代谢的卡瓦内酯与其代谢产物通过肾及粪便排出[106]。根据卡瓦椒的药代动力学资料以及其可能增加麻醉剂的镇静效果，术前至少应当停用 24 小时。当考虑到外科手术可能影响肝功能或血流量时应当更早地停药。

塞润榈

在美国，有超过 200 万的男性使用塞润榈来治疗

良性前列腺增生相关的症状，但是疗效并不确切[107]。塞润榈的主要成分是脂肪酸和甘油酯类（如：三酰基甘油和单酰基甘油）、糖类、类固醇、黄酮类化合物、树脂、色素、丹宁酸和挥发油。塞润榈的药理学活性并不是单一化合物的作用。

尽管塞润榈的作用机制还不清楚，但是现有研究提示可能存在多种机制[108]。离体研究证实塞润榈的提取物，如非那雄胺，通过抑制 5α- 还原酶起效。然而，在体研究的结果与之并不一致[109]。其他的机制包括抑制雌激素和雄激素受体、与自主受体结合、阻止催乳素受体的信号转导、干扰成纤维细胞增殖、诱导细胞凋亡、抑制 α_1 肾上腺素受体、抗炎作用等。

有一位开颅患者发生术中出血过多并被迫终止了手术操作，可能与塞润榈有关[109]。有一患者使用塞润榈出现了血尿及凝血障碍[110]。这一并发症与塞润榈的抗炎作用有关，尤其是抑制环氧合酶导致血小板功能障碍。由于缺乏塞润榈的药代动力学或临床资料，因此尚未制定术前停药的具体意见。

圣约翰草

圣约翰草是金丝桃（拉丁名：*Hypericum perforatum*）的通用名，已被用于治疗心理疾病和抑郁症。但一项多中心的临床试验发现圣约翰草用于治疗严重抑郁症无效[111]。圣约翰草内具有药理活性的主要化合物是金丝桃素和贯叶金丝桃素[112]。市售制剂规定的标准金丝桃素含量为 0.3%。

圣约翰草通过抑制 5- 羟色胺、去甲肾上腺素和多巴胺的再摄取发挥效应[113]。无论单独使用或与 5- 羟色胺再摄取抑制剂合用，都会产生中枢 5- 羟色胺过量综合征[114]。虽然早期的离体研究表明其可能机制是

抑制单胺氧化酶，但后续许多研究证实圣约翰草在体内抑制单胺氧化酶的作用并不明显[115]。

圣约翰草可以显著提高与之同服药物的代谢，而其中的一些药物对于围术期治疗是至关重要的。圣约翰草诱导细胞色素 P450 同工酶 3A4 的表达[116]，还会与 3A4 同工酶的底物（硫酸茚地那韦[117]、乙炔炔雌醇[118]和环孢素[119]）发生相互作用。这种代谢效应有重要的临床意义，尤其对接受移植手术的患者。在 2 例心脏移植患者的病案报道中，患者服用了圣约翰草后血浆环孢素浓度降低导致急性排斥反应。停用圣约翰草后，血浆环孢素保持在治疗范围而没有出现进一步的排异反应（图 33.1）[120]。在一组 45 例器官移植患者的系列研究中，服用圣约翰草后血清环孢素水平平均降低 49%[121]。围术期常用的可与 P450 同工酶 3A4 底物相作用的药物包括阿芬太尼、咪达唑仑、利多卡因、钙通道阻滞剂和 5- 羟色胺受体拮抗剂。除同工酶 3A4 外，圣约翰草同样可以诱导生成 P450 同工酶 2C9，华法林是与同工酶 2C9 相互作用的底物。据报道有 7 例患者服用圣约翰草后华法林的抗凝作用降低[118]。其他与 2C9 相互作用的底物还包括非甾体消炎药。此外，其他的酶诱导剂（可能包括其他草药）与圣约翰草合用会明显增强其酶诱导作用。圣约翰草还会影响地高辛的药代动力学[115]。

目前已经测定出金丝桃素、伪金丝桃素、贯叶金丝桃素在人体内的单次剂量和稳态药代动力学参数[122-123]。口服金丝桃素和贯叶金丝桃素后，血浆药物浓度达到峰值的时间分别为 6 h 和 3.5 h，平均消除半衰期分别为 43.1 h 和 9 h。圣约翰草的半衰期长，并且能改变很多药物的代谢，因此围术期的应用存在特殊的风险。药代动力学资料表明，术前应至少停用圣约翰草 5 天。等待器官移植的患者以及术后需要口服抗凝药

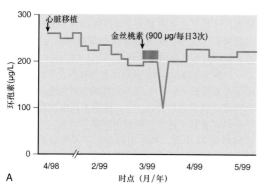
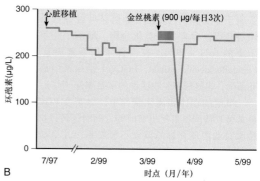

图 33.1　心脏移植术后 2 例患者（A、B）环孢素浓度。使用含 900 µg 金丝桃素的圣约翰草提取物治疗后环孢素浓度下降至低于治疗范围，导致急性移植排斥反应（From Breidenbach T，Hoffmann MW，Becker T，et al. Drug interaction of St John's wort with cyclosporine. Lancet. 2000；355：1912.）

物的患者，术前停药就更为重要。而且，应当建议这些患者术后也避免使用圣约翰草。

缬草

缬草（拉丁名：*Valeriana officinalis*）是一种草本植物，原产于在美洲、欧洲、亚洲等温热带地区。它通常被作为一种镇静剂使用，用来治疗失眠。几乎所有帮助睡眠的中草药制剂都含有缬草[124]。缬草中含有多种具有协同作用的化合物，但倍半萜烯是其主要的药效来源。市售制剂的缬草素含量都有相应的标准。

缬草的镇静和催眠作用呈剂量依赖性[125]。这些作用可能是通过调节 GABA 神经传递和受体功能得以实现[126]。缬草能增加实验动物使用巴比妥盐后的睡眠时间[127]。在一些随机、安慰剂对照的人体试验中，主观上缬草能适度改善睡眠，尤其在使用 2 周或者更长时间后[128-129]。而客观的测试结果却显示缬草很少或几乎不能对睡眠起到相应的改善作用[130]。有 1 例患者停用缬草后出现类似急性苯二氮䓬类药物戒断综合征的症状，其特征为术后出现谵妄和心脏并发症，给予苯二氮䓬类药物后症状有所减轻[131]。基于这些发现，缬草可增强咪达唑仑等作用于 GABA 受体的麻醉药及其辅助药的镇静效能。

尽管缬草的有效成分作用时间可能是短暂的，但其药代动力学尚无相关研究。对缬草已经产生生理依赖作用的患者突然停药，会产生类似苯二氮䓬类药物戒断反应的症状。对于这些患者，术前几周应该在严密监护的情况下逐渐减药。如果做不到逐渐减药，医师可以建议患者继续服药直至手术当日。基于缬草的作用机制和疗效的报道[131]，可以应用苯二氮䓬类药物治疗患者在术后出现的戒断症状。

其他中草药

在 2007 年进行的一次调查中[1]，排名前十的草药还包括大豆异黄酮、葡萄籽提取物和乳蓟。目前尚无这些中草药相关不良反应或围术期风险的报道。

尽管波尔多叶（拉丁名：Peumus boldus）、丹参（拉丁名：Salvia miltiorrhiza）、当归（拉丁名：Angelica sinensis），以及木瓜（拉丁名：Carica papaya）极少发生副作用，但出于安全考虑术前应停药 2 周，因为它们表现出抗血小板聚集活性以及与西药间的相互作用[132]。

常用的膳食补充剂

中草药属于广义上的膳食补充剂，膳食补充剂还包括维生素、矿物质、氨基酸、酵素、动物提取物、益生元和益生菌。关于这些物质在围术期安全性方面的数据还不完善。大剂量服用维生素，尤其是脂溶性维生素（例如：维生素 A、D、E 和 K）可以出现急、慢性毒性反应。本章详细地介绍了辅酶 Q10、氨基葡萄糖、硫酸软骨素和鱼油之间药物相互作用的特点。在肠道微生物学领域迅速发展的背景下，围术期医学内增加了益生元和益生菌的知识，在目前研究中受到追捧。

辅酶 Q10

辅酶 Q10（CoQ10）别名泛癸利酮，是一种单一成分的抗氧化化合物，在结构上与维生素 K 相关。它被广泛地推广作为一种抗氧化剂。内源性 CoQ10 可以通过阻碍凋亡事件的发生如抑制 DNA 碎片化、细胞色素 C 释放以及膜电位去极化，从而抑制膜转运通道开放[52]。

更为重要的是，CoQ10 与华法林之间有相互作用，这一作用已在大鼠研究中得到验证[133]。大鼠给予为期 8 天的 CoQ10（口服，每日 10 mg/kg）同时服用消旋华法林 1.5 mg/kg，对华法林消旋异构体的血清蛋白结合率无明显影响。服用 CoQ10 并不影响 S- 华法林和 R- 华法林的吸收和分布，但会增加其血清总清除率。清除率的增加可能是加速了某些代谢途径和肾对华法林消旋异构体的排泄。

一项体外研究显示，S 华法林和 R 华法林与 100 mg CoQ10 同时服用时，总清除率分别增加了 32% 和 17%[134]。CoQ10 可能会抑制华法林的抗凝效应[135]，但在另一项对照临床试验中结果却并不一致[136]。在一项包括 171 名患者的研究中，华法林与 CoQ10 同时服用似乎增加了出血风险[137]。鉴于有关药物间相互作用的临床信息和单剂口服后消除半衰期延长（38～92 h）[138]，CoQ10 术前应至少停用 2 周。

氨基葡萄糖及硫酸软骨素

氨基葡萄糖及硫酸软骨素被广泛应用于接受骨科手术治疗的关节疾病患者。尽管作用机制复杂，但由于它们是正常软骨中非常重要的蛋白多糖的基本成分，因此人们普遍接受其作为治疗骨关节炎

（osteoarthritis，OA）的辅助药物[139]。一项大规模的试验评估了氨基葡萄糖及硫酸软骨素的作用，无论单独或是组合服用，氨基葡萄糖及硫酸软骨素并不能减轻膝关节 OA 患者的疼痛。前瞻性研究表明氨基葡萄糖与硫酸软骨素联合使用对中度到重度膝关节疼痛的患者可能有效[140]。

关于氨基葡萄糖及硫酸软骨素是单独使用还是联合使用效果更佳，相关的长期临床数据非常有限。单独使用硫酸软骨素耐受性良好，没有明显的不良药物相互作用[139]。而在氨基葡萄糖使用过程中，人们关注的问题是它在动物模型中可能会导致糖尿病或者加剧糖尿病的发展[141]；这一作用在临床研究中也有报道[142]。然而，一份 FDA 的 MedWatch 数据库的报告中指出，有 20 例出现凝血功能异常并发症的案例都涉及氨基葡萄糖或者硫酸软骨素与华法林的联合使用。表现为 INR 的升高或者出血或淤伤的增多[143]。

口服时，90% 的氨基葡萄糖被吸收。但由于口服氨基葡萄糖存在明显的首关消除效应，所以口服给药的生物利用度仅为 25%，而静脉给药的生物利用度为96%[144]。口服氨基葡萄糖 4 h 之后血浆药物浓度达到峰值，在服药之后的 48 h 会下降到基线水平[145]。硫酸软骨素在口服给药之后吸收非常缓慢，在服药后 8.7 h 血浆药物浓度达到峰值，在服药之后的 24 h 下降到基线水平[146]。考虑到有氨基葡萄糖-硫酸软骨素及华法林之间存在相互作用的相关报道，因此氨基葡萄糖及硫酸软骨素这类补充剂应在手术前 2 周停止服用，尤其是围术期需要服用华法林的手术。

鱼油

摄入含有 Ω-3 脂肪酸（包括二十碳五烯酸与二十二碳六烯酸）的鱼油补充制剂可以降低很多与炎性反应相关的慢性疾病发病率，包括心血管疾病、炎性肠病、癌症、风湿/类风湿关节炎及神经退行性疾病[147]。然而，最近的一项研究发现，Ω-3 脂肪酸并不能降低具有心血管高危因素患者的死亡率[148]。另外一项关于药物效果的 meta 分析表明，使用 Ω-3 多元不饱和脂肪酸（polyunsaturated fatty acid，PUFA）补充剂并不能降低全因死亡率、心源性死亡、猝死、心肌梗死风险或者脑卒中发生的风险[149]。这篇文章的研究对象包含了很多合并复杂高危因素的患者。

然而，随后多项研究表明 Ω-3 脂肪酸会抑制血小板聚集，增加出血风险，包括：（1）离体实验表明 Ω-3 脂肪酸具有抑制血小板聚集作用[150]，其抑制血小板聚集的作用与血小板环腺苷酸水平相关[151]。（2）在

体研究则显示 Ω-3 脂肪酸抑制血小板聚集，但是并不会影响出血时间[152-153]。（3）在临床研究中，Ω-3 脂肪酸介导的血小板聚集抑制作用具有性别特异性[154]。

尽管临床试验中并没有发现 Ω-3 脂肪酸导致明显失血的相关证据[155-156]，但是有个案报道表明在华法林与 Ω-3 脂肪酸之间可能存在相互作用[157]。此外有两例个案报道，同时服用华法林与 Ω-3 脂肪酸时，INR 的水平显著升高[158-159]。这些报道说明在手术前 2 周应停止服用鱼油，尤其是对于那些大剂量服用的患者。

益生元和益生菌

益生元是一种不能被消化的食物成分，它可能通过选择性地刺激结肠中单个或有限数量细菌的生长和活性改善宿主健康状态，从而对宿主产生有益影响。益生菌是一种有活性的微生物饲料补充剂，通过改善宿主肠道微生物平衡使宿主获益[159a]。益生元和益生菌都会扰乱肠道菌群，而肠道菌群是存在于胃肠道的多种微生物联合体，在能量代谢、免疫系统发育、神经功能和行为方面具有显著影响。近年来，随着新一代 DNA 测序技术和高通量数据处理技术的发展，肠道菌群研究取得了显著进展。

针对肠道菌群使用粪便移植或粪便胶囊治疗复发性难辨梭状芽孢杆菌感染的研究正在紧锣密鼓地进行中，部分研究显示出有希望的结果[159b]。然而，最近一项比较口服益生菌与口服抗生素在择期结直肠手术的研究表明，常规口服抗生素加机械肠道准备优于口服益生菌加机械肠道准备[159c]。研究表明，肠道菌群与内脏超敏反应（肠易激综合征）、炎性疼痛以及近期报道的神经病理性疼痛有关[159d-159f]。此外，肠道菌群已被证实能够调节中枢神经系统的功能，包括焦虑/抑郁和认知。尽管肠道微生物学领域发展迅速，但关于围术期应用益生元和益生菌的研究数据却很少。今后的研究需要探讨益生元和益生菌在围术期，特别是在挥发性麻醉药敏感性、术后疼痛控制和术后认知功能障碍方面的潜在作用。

其他膳食补充剂

十大膳食补充剂中的其他补充剂还有亚麻籽油、纤维素或者车前草、蔓越莓、褪黑素、磺酰甲烷和叶黄素[1]。在使用这些补充剂时，尚无发表的证据表明服用它们会增加出血风险或者其他围术期风险。

小结

常用的中草药都会对围术期造成直接或者间接的影响。尽管对于停用的时间点并无直接证据，但是从其生物学作用以及个案报道来看，草药的作用在围术期是不容忽视的。

针灸

机制及一般实践

尽管针灸可以减少手术前焦虑，降低术中麻醉药物需求，减少术后肠梗阻，以及对心血管功能有支持的作用，但是大部分针灸的研究都是与控制术后疼痛、预防或者治疗恶心呕吐相关[160]。

针灸这项技术在中国已经使用了 3000 多年，而直到 20 世纪 70 年代，针灸才作为一种治疗多种疾病的方法获得国际关注。1974 年，博尼卡医师（Dr. Bonica）作为美国医疗代表团的一员，成为中国政府邀请的第一位对针灸在外科手术中效用进行评估的疼痛科医师。他亲自观察了超过 28 例外科手术，并与许多外科医师以及麻醉科医师进行了交流。他随后在 JAMA 杂志上发表的报告中指出[160a]，"针灸对于缓解术后疼痛方面非常有用，从而避免了镇痛药物的抑制作用。"中医（Traditional Chinese Medicine, TCM）是针灸实践的基础。根据 TCM 理论，人体有 12 个对称分布的经络（6 个阴经和 6 个阳经），分别与人体腹侧和背侧的两个正中线经络相结合。针灸是通过各种技术刺激皮肤上的解剖位点，这些技术包括侵入性的（例如：针刺、注射等）或者非侵入性的（例如：经皮电刺激、压力、激光等）。刺入皮肤的针可以由人工操作，也可通过艾灸（即燃烧一种物质产生热量）、压力、激光与电流进行刺激。对于针灸来说，可能存在一些科学基础。针灸可以刺激高阈值小直径的神经，这些神经可以激活脊髓、脑干（例如：中脑周围灰质区域）及下丘脑（例如：弓形）神经元，从而触发内源性阿片类系统机制[161]。针灸的镇痛作用可以被纳洛酮逆转[162]。还有人提出了其他的机制，如调节免疫功能[163]，抑制炎症应答[164]，调解神经肽基因表达[165]，改变激素水平等[166]。随着神经影像工具的发展，如正电子发射断层扫描[167]及功能磁共振成像（functional magnetic resonance imaging, fMRI）[168-169]，都使得应用非侵入性技术研究针灸对人体大脑活动的作用成为可能。正电子发射断层扫描的研究表明患有慢性疼痛的患者中存在丘脑不对称性，在进行针灸治疗之后可以减轻疼痛。利用 fMRI 的研究也表明在特定穴位与视觉皮质的激活之间存在一定的关系[170]。研究人员还使用了一种称作双指数 O 形环测试（Bi-Digital O-Ring Test）的无创成像技术，发现每条经络都连接到大脑皮质的一个代表性区域，这表明中医理论所定义的经络可能与独特的棘上区域重叠[170a]。电针刺激，尤其是低频电针刺激，与前岛叶区域、肢体和边缘构造中广泛增强的 fMRI 信号有关。针灸所诱发的体液和神经细胞变化是构成其临床应用的基础。

美国疾病控制与预防中心（Centers for Disease Control and Prevention）的数据显示，美国每年有超过 5000 万例手术，其中包括超过 100 万的髋关节和膝关节置换术。大多数外科手术患者存在术后疼痛，阿片类药物是治疗术后疼痛的主要手段。然而，阿片类药物使用后，副作用频发，包括呼吸抑制、胃肠蠕动减慢、镇静和皮肤瘙痒。长期暴露于大剂量阿片类药物也可诱发阿片类药物耐受和依赖。因此，亟需研发出可充分缓解术后疼痛且副作用最小的替代疗法。在这样的背景下，将针灸用于急性术后疼痛控制得到了极大的关注，包括将其用于口腔颌面和颈部手术、胸骨切开术 / 开胸手术、腹部 / 盆腔手术、以及骨科和脊柱外科手术。研究表明，针灸可改善患者术后疼痛评分或减少术后对于阿片类药物的需求。Lao 及其同事针对术后牙痛进行了一项随机、双盲和安慰剂对照试验（样本量 $N = 39$）[170b]。针灸组接受了约 20 分钟针刺，间歇性手动操作触发"得气感（原文为"De Qi"）"——即针刺部位出现麻木、酸胀或电刺痛的感觉。对照组在与针灸组相同的穴位上接受安慰剂针刺治疗，但未将针刺入皮肤。针灸组术后平均无痛时间（172.9 分钟）明显长于安慰剂组（93.8 分钟）。针灸组的止痛药物需求量也明显少于对照组。值得注意的是，这项研究排除了心理混杂因素对针灸疗效的影响。

需要特别注意的是，许多关于针灸临床应用的研究都存在以下问题：样本量不足、失访率高、随访不充分、疾病定义不明、入选标准和评价指标定义不清[161]。此外，许多临床试验都是单中心研究，这可能会比多中心研究显示出更大的治疗效果[170c]。

针灸治疗的副作用包括针刺部位的瘀斑、或出血、短暂性血管迷走神经反应、感染，皮炎和针头碎片残留。针灸治疗期间不良事件的发生率被认为是极低的。在一项包括 34 407 例针灸治疗的调查中，除了 43 例出现轻度副作用，如恶心、昏厥和出现瘀斑，并没有出现严重副作用事件的报告[170d, e]。最近，针灸的安全性在一组患有血小板减少症的癌症患者中也得到了证实[170f]。

针灸对术后恶心呕吐的作用

针灸最具前景的适应证之一就是预防术后恶心呕吐（postoperative nausea and vomiting，PONV）。PONV会导致患者不适，出院延迟，无法预计住院时间以及医疗资源浪费等。药物一直是PONV主要的治疗手段，但药物治疗作用有限，而且经常会出现副作用，费用也比较高。与安慰组如伪针灸、不治疗等相比，针灸可以预防PONV[160]。在两个早期的对照试验研究中，针灸可以预防儿科患者PONV的发生[171-172]；然而，另一篇包含10项研究的文献综述总结了穴位按摩和针灸在成年患者中的应用，得出的结论是针灸对于预防与治疗PONV方面没有效果[173]。其他的临床研究发现，针灸可以预防PONV，同时可以提高成年患者的满意度[174-175]。对于很多针对成年及儿童患者进行的试验来说，PONV的针灸穴位为P6或PC6（即：内关穴或者心包经6）[173, 176]。P6针灸穴位位于掌长肌与桡侧腕屈肌肌腱之间，距离末梢腕褶痕4 cm，位于皮下1 cm（图33.2）。术中刺激P6针灸穴位可以降低PONV的发生率，其疗效与止吐药物效果是类似的[177]。应在麻醉诱导之前就开始针灸穴位的刺激[178]。有些证据证明，术后刺激可能同样有效或者更为有效[179]。在儿科患者中，无论急诊手术前立即针灸或进入复苏室再针灸均是有效的。近期一项关于小儿扁桃体切除术的meta分析结果，在P6针灸穴位进行针刺可有效预防PONV[179a]。有些麻醉科医师闲聊时提及，用小的针帽或其他光滑的塑料制品在P6针灸穴位上敲击都是比较有效的针压刺激方法。

研究中关于针灸的方法存在差别：针灸刺激的持

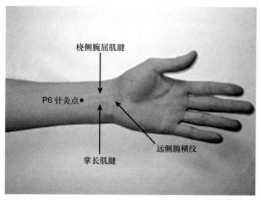

图33.2　P6针灸穴位位于掌长肌与桡侧腕屈肌肌腱之间，距离末梢腕褶痕4 cm，皮下1 cm

续时间及周期，单边刺激或双侧刺激，以及刺激的类型（即针灸针是否采用额外的刺激、针压、经皮电刺激、皮肤激光刺激、注射50%的高糖或者辣椒硬膏）。对不同刺激方法的有效性、安全性以及成本方面的比较仍然缺乏充分的数据。

深呼吸

深呼吸锻炼是放松技巧的一部分。通过深呼吸，锻炼的对象可以有意识地减缓呼吸，将注意力放在深呼吸上[180]。深呼吸有助于减轻腹痛以及外科手术疼痛[181-182]。

20世纪70年代有研究报道了通过控制呼吸来缓解术后疼痛[183-184]。此后，在成年患者的对照试验中也报道了控制呼吸缓解术后疼痛的有效性[181, 185]；这种措施也可以防止术后肺部并发症的出现[186]。控制呼吸还可以减轻儿科患者的疼痛[199]。

快速或者强迫深呼吸还会增加术后疼痛[187]。因此，术后疼痛的管理者应鼓励患者进行缓慢、平稳与轻柔的深呼吸练习。缓慢的深呼吸放松练习已经成功地作为阿片类药物的辅助治疗方法，用于冠状动脉旁路移植术患者术后疼痛管理[188]；然而，因为极易出现肺部并发症，深呼吸对于老年腹部手术后患者的疼痛减缓是无效的[189]。大部分接受过深呼吸锻炼培训的患者都认为它是有效的，而且深呼吸锻炼有效地增进了他们与医护人员之间的融洽关系，并使他们愿意遵从医师的医嘱[190]。最近的一项试验结果表明，缓慢的深呼吸可以通过提高迷走神经张力达到镇痛的效果[191]。缓慢的深呼吸放松还可以减轻术后恶心的感觉[192-193]。

音乐疗法

音乐疗法是一种在临床中基于循证使用音乐进行干预的措施，用来实现个体化的治疗目标。因为音乐可以使用多种程序播放，音乐治疗师会在各种医疗保健及教育场景下实施音乐治疗[194]。音乐对轻中度疼痛的治疗效果优于重度疼痛[195]。当采用音乐疗法进行镇痛时，还应考虑患者的偏好。通过音乐使内源性阿片类物质生成增加可能是其缓解疼痛的原因[194]。

在围术期，音乐可以减轻术前焦虑，减少术中镇静剂及镇痛剂的需求量，提高患者的满意度。患者自己选择音乐可以减少椎管内麻醉时对镇静的要求以及接受碎石手术对镇痛的需求[196]。术前播放音乐可以减轻患者焦虑，而不会影响生理性应激反应[197-198]。音乐还可以降低球后阻滞麻醉下白内障手术患者的收缩压，提高患者的满意度[199]。围术期播放音乐可以降低因乳腺癌接受乳房切除术女性患者的动脉血压，并减轻其焦虑及疼痛[200]。作为一种无创的干预疗法，音乐疗法可通过降低感官刺激减轻接受麻醉诱导患儿的焦虑，并增加其合作程度[201]。

音乐疗法干预恶心（无论是预期会发生的恶心或者经过治疗之后的恶心）的疗效是矛盾的[194]。一项研究表明，患者输注化疗期间聆听喜欢的音乐能够有效地减少恶心的发生以及频率[202]。而另外一项研究中，在化疗期间聆听带有治疗医师偏好音乐的患者与不聆听该类音乐的患者相比较，前者对于化疗所诱发的副作用并没有明确作用[203]。有些研究发现音乐疗法对于 PONV 并没有什么作用[204-205]，然而，音乐疗法可以降低移植术后患者住院期间 PONV 的发生率[206]。尽管音乐疗法的确切机制尚不清楚，但是音乐疗法已经成为医疗保健机构中主流疗法的替代选择，音乐疗法可以用来降低患者疼痛，减轻焦虑及围术期的紧张情绪[207]。音乐治疗的另外一种适用场所就是重症监护室。最近的一项临床试验观察到，在重症监护室中因为呼吸衰竭而需要紧急呼吸机支持的患者，接受个体化音乐治疗较常规治疗相比患者焦虑、镇静药物的使用频率以及强度均明显降低[208]。此外，音乐治疗还可减轻心血管系统变化维持循环稳定并且减轻疼痛[209-210]。

结论

医疗保健变化最快的方面之一就是公众及科学界对 CAM 疗法日益增长的兴趣。越来越多的患者和医师已经将整合医学纳入他们的治疗计划。由于对辅助疗法需求的显著增加，多数美国医学院校增加了整合医学的课程。麻醉科医师主要负责管理患者围术期安全，因此应该及时更新和补充医学及整合医学模式的相关知识。为了对围术期草药进行管理，麻醉科医师应在理解中草药潜在的药理学基础上来认识它可能引起的直接和间接作用，以便对围术期中草药进行相应的管理。如果能预估到围术期使用中草药潜在的并发症，并且能够将它们的风险最小化，那么通常就可以安全地实施麻醉及手术。随着 CAM 疗法在美国进一步的普及，患者在围术期可能会接受某些替代疗法，例如针灸、深呼吸及音乐治疗。这些治疗方法易管理，起效快，成本低，副作用小。根据初步的研究显示，围术期使用 CAM 疗法可以作为疼痛、焦虑、恶心及呕吐等多种症状的辅助治疗手段。此外还需要更多大规模、精心设计的试验，以验证目前对 CAM 疗法有效性的观察，并对 CAM 疗法副作用的担心进行解答。尽管医学院校都已经开始将 CAM 疗法纳入其教学课程中，但是对于已经从业的麻醉科医师来说，了解 CAM 疗法还是非常重要的（表 33.2）。

致谢

编者及出版商对 Chong-Zhi Wang、Chun-Su Yuan 以及 Jonathan Moss 博士在前版本章中所作的贡献致以最诚挚的感谢，他们的工作为本章节奠定了基础。

表 33.2　已发表的和全球性网站上关于中草药的医学信息资源

医学信息资源来源	注释
中医学手册	
膳食补充剂百科全书	
E 专题论文委员会	中草药和植物药物安全性、有效性信息；德语出版，1998 年翻译为英语
美国食品与药品监督管理局，食品安全和应用营养中心：https://www.fda.gov/AboutFDA/CentersOffices/OfficeofFoods/CFSAN/default.htm	临床医师应该使用这个网站来报告与中草药和其他膳食补充剂相关的不良事件。网站中还包括中草药和膳食补充剂安全性、行业规范和行业监管信息
美国国立卫生研究院，国家补充和替代医学中心：http://nccam.nih.gov/	该网站包含了替代疗法、共识报告和数据库等各类信息文件的发布
美国农业部农业研究所：https://www.ars.usda.gov/	该网站设置了具有广泛搜索功能的植物化学数据库
庸医监督会：http://www.quackwatch.com	尽管该网站涉及医疗保健全部内容，但有其中相当多的信息涵盖了补充和中草药疗法
全国反医疗欺诈委员会：http://www.ncahf.org	该网站重点关注中成药说明书的健康欺诈行为
HerbMed：http://www.herbmed.org	该网站囊括了许多中草药信息，包括：药物活性的证据，药物相关警示，药物剂型，药物配伍，活性机制。网站中对于重要研究的出版物都有简短小结并配有 Medline 链接
消费者实验室（ConsumerLab）：http://www.consumerlab.com	该网站由一家从事膳食补充剂和其他健康产品进行独立实验室调查的公司维护

参考文献

1. Clarke TC, et al. National Health Statistics Reports; 2016:1–12.
1a. Nahin RL, et al. National Health Statistics Reports; 2016:1–11.
2. Eisenberg DM, et al. JAMA. 1998;280:1569.
3. Wang SM, et al. Anesth Analg. 2003;97:1010.
4. Ashar BH, et al. Arch Intern Med. 2007;167:966.
5. NIH/NCCAM. What is complementary and alternative medicine? 2011. http://nccam.nih.gov/health/whatiscam. Accessed 23.05.12.
6. Ang-Lee MK, et al. JAMA. 2001;286:208.
7. Kaye AD, et al. J Clin Anesth. 2000;12:468.
8. Tsen LC, et al. Anesthesiology. 2000;93:148.
9. Leung JM, et al. Anesth Analg. 2001;93:1062.
10. King AR, et al. BMC Complement Altern Med. 2009;9:38.
11. Gardiner P, et al. Arch Intern Med. 2006;166:1968.
12. De Smet PA. N Engl J Med. 2002;347:2046.
13. Food and Drug Administration. FDA advises consumers not to use certain Zicam cold remedies—intranasal zinc product linked to loss of sense of smell; 2009. http://www.fda.gov/Newsevents/Newsroom/PressAnnouncements/ucm167065.htm. Accessed 02.06.12.
14. Wang C, et al. Ann Intern Med. 2011;155:217.
15. Rauchensteiner F, et al. J Pharm Biomed Anal. 2005;38:594.
16. Harkey MR, et al. Am J Clin Nutr. 2001;73:1101.
17. Food and Drug Administration. Dietary supplement current good manufacturing practices (CGMPs) and interim final rule (IFR) facts; 2007. Accessed 01.05.12. http://www.fda.gov/Food/GuidanceRegulation/CGMP/ucm110858.htm.
18. Shao A. HerbalGram. 2010;89(55).
19. Nortier JL, et al. N Engl J Med. 2000;342:1686.
20. Cohen PA. N Engl J Med. 2012;366:389.
21. Food and Drug Administration. Draft guidance for industry: dietary supplements: new dietary ingredient notifications and related issues; 2016. http://www.fda.gov/food/guidanceregulation/guidancedocumentsregulatoryinformation/dietarysupplements/ucm257563.htm. Accessed 09.29.18.
22. McKenzie AG, Simpson KR. Eur J Anaesthesiol. 2005;22:597.
23. Kassler WJ, et al. Arch Intern Med. 1991;151:2281.
24. Cirigliano M, Sun A. JAMA. 1998;280:1565.
25. Kennedy JM, et al. Br J Clin Pharmacol. 2000;49:353.
26. Tonnesen H, et al. BMJ. 1999;318:1311.
27. Leak JA. ASA Newsletter. 2000;64(6).
28. Lee A, et al. Anesthesiology. 2006;105:454.
29. Blumenthal M, et al. HerbalGram. 2010;90(64).
30. Barrett BP, et al. Ann Intern Med. 2002;137:939.
31. Shah SA, et al. Lancet Infect Dis. 2007;7:473.
32. Benson JM, et al. Food Chem Toxicol. 2010;48:1170.
33. Pepping J. Am J Health Syst Pharm. 1999;56:121.
34. Boullata JI. Nace AM: Pharmacotherapy. 2000;20:257.
35. Dong GC, et al. Pharm Res. 2009;26:375.
36. Toselli F, et al. Life Sci. 2009;85(97).
37. Abdul MI, et al. Br J Clin Pharmacol. 2010;69:508.
38. Rowe DJ, Baker AC. Aesthet Surg J. 2009;29:150.
39. Nightingale SL. JAMA. 1997;278(15).
40. Haller CA, Benowitz NL. N Engl J Med. 2000;343:1833.
41. Zaacks SM, et al. J Toxicol Clin Toxicol. 1999;37:485.
42. Powell T, et al. Am J Kidney Dis. 1998;33:153.
42a Ryu SJ, et al. Medicine. 2017;96:e9257.
43. White LM, et al. J Clin Pharmacol. 1997;37:116.
44. Gurley BJ, et al. Ther Drug Monit. 1998;20(439).
45. Stevinson C, et al. Ann Intern Med. 2000;133:420.
46. Srivastava KC. Prostaglandins Leukot Med. 1986;22:313.
47. Rose KD, et al. Neurosurgery. 1990;26:880.
48. Sunter WH. Pharm J. 1991;246:722.
49. Silagy CA, Neil HA. J Hypertens. 1994;12:463.
50. Coates PM, et al. Encyclopedia of Dietary Supplements. 2nd ed. London: Informa Healthcare; 2010.
51. Ali BH, et al. Food Chem Toxicol. 2008;46:409.
52. Koo KL, et al. Thromb Res. 2001;103(387).
53. Pongrojpaw D, Chiamchanya C. J Med Assoc Thai. 2003;86:244.
54. Hunt R, et al. Anesth Analg. 2013;117(597).
55. Ryan JL, et al. Support Care Cancer. 2012;20:1479.
56. Nurtjahja-Tjendraputra E, et al. Thromb Res. 2003;111(259).
57. Kruth P, et al. Ann Pharmacother. 2004;38:257.
58. Young HY, et al. Am J Chin Med. 2006;34:545.
59. Le Bars PL, et al. JAMA. 1997;278:1327.
60. Solomon PR, et al. JAMA. 2002;288:835.
61. Rowin J, Lewis SL. Neurology. 1996;46:1775.
62. Matthews MK. Neurology. 1998;50:1933.
63. Vale S. Lancet. 1998;352(36).
64. Rosenblatt M, Mindel J. N Engl J Med. 1997;336:1108.
65. Fessenden JM, et al. Am Surg. 2001;67:33.
66. Drago F, et al. J Ocul Pharmacol Ther. 2002;18:197.
67. Woelkart K, et al. Phytother Res. 2010;24:445.
68. Qi LW, et al. Nat Prod Rep. 2011;28:467.
69. Attele AS, et al. Biochem Pharmacol. 1999;58:1685.
70. Zhang HM, et al. J Pharm Biomed Anal. 2012;62:258.
71. Sievenpiper JL, et al. J Am Coll Nutr. 2003;22:524.
72. Sengupta S, et al. Circulation. 2004;110(1219).
73. Attele AS, et al. Diabetes. 2002;51:1851.
74. Teng CM, et al. Biochim Biophys Acta. 1989;990:315.
75. Lee WM, et al. J Pharm Pharmacol. 2008;60:1531.
76. Lee JG, et al. Pharmazie. 2009;64:602.
77. Jin YR, et al. Basic Clin Pharmacol Toxicol. 2007;100(170).
78. Endale M, et al. Br J Pharmacol. 2012.
79. Beckert BW, et al. Plast Reconstr Surg. 2007;120:2044.
80. Janetzky K, Morreale AP. Am J Health Syst Pharm. 1997;54:692.
81. Yuan CS, et al. Ann Intern Med. 2004;141:23.
82. Jiang X, et al. J Clin Pharmacol. 2006;46:1370.
83. Li X, et al. Biomed Chromatogr. 2007;21:735.
84. Munekage M, et al. Drug Metab Dispos. 2011;39:1784.
85. Wang CZ, et al. Am J Chin Med. 2011;39:1161.
86. Wang CZ, et al. Am J Chin Med. 2007;35:543.
87. Stote KS, Baer DJ. J Nutr. 2008;138:1584S.
88. Kang WS, et al. Thromb Res. 1999;96:229.
89. Son DJ, et al. Prostaglandins Leukot Essent Fatty Acids. 2004;71(25).
90. Jin YR, et al. J Cardiovasc Pharmacol. 2008;51:45.
91. Liatsos GD, et al. Am J Health Syst Pharm. 2010;67:531.
92. Taylor JR, Wilt VM. Ann Pharmacother. 1999;33:426.
93. Ullmann U, et al. J Int Med Res. 2003;31:88.
94. Gawande S, et al. Phytother Res. 2008;22:802.
95. Pepping J. Am J Health Syst Pharm. 1999;56:957.
96. Jamieson DD, et al. Arch Int Pharmacodyn Ther. 1989;301:66.
97. Almeida JC, Grimsley EW. Ann Intern Med. 1996;125:940.
98. Brown AC, et al. Clin Toxicol (Phila). 2007;45(549).
99. Norton SA, Ruze P. J Am Acad Dermatol. 1994;31:89.
100. Gleitz J, et al. Planta Med. 1997;63:27.
101. Raduege KM, et al. J Clin Anesth. 2004;16:305.
102. Teschke R, Schulze J. JAMA. 2010;304:2174.
103. Escher M, et al. BMJ. 2001;322(139).
104. Russmann S, et al. Ann Intern Med. 2001;135:68.
105. Chen SE, et al. Eur J Drug Metab Pharmacokinet. 1980;5:161.
106. Rasmussen AK, et al. Xenobiotica. 1979;9(1).
107. Bent S, et al. N Engl J Med. 2006;354:557.
108. Gerber GS. J Urol. 2000;163:1408.
109. Cheema P, et al. J Intern Med. 2001;250:167.
110. Villanueva S, Gonzalez J. Bol Asoc Med P R. 2009;101(48).
111. Shelton RC, et al. JAMA. 2001;285:1978.
112. Muller WE, et al. Pharmacopsychiatry. 1998;31(suppl 1):16.
113. Neary JT, Bu Y. Brain Res. 1999;816(358).
114. Brown TM. Am J Emerg Med. 2000;18:231.
115. Johne A, et al. Clin Pharmacol Ther. 1999;66:338.
116. Ernst E. Lancet. 1999;354:2014.
117. Piscitelli SC, et al. Lancet. 2000;355:547.
118. Yue QY, et al. Lancet. 2000;355:576.
119. Barone GW, et al. Ann Pharmacother. 2000;34:1013.
120. Ruschitzka F, et al. Lancet. 2000;355:548.
121. Breidenbach T, et al. Lancet. 2000;355:1912.
122. Kerb R, et al. Antimicrob Agents Chemother. 1996;40:2087.
123. Biber A, et al. Pharmacopsychiatry. 1998;31(suppl 1):36.
124. Houghton PJ. J Pharm Pharmacol. 1999;51:505.
125. Hendriks H, et al. Planta Med. 1981;42:62.
126. Ortiz JG, et al. Neurochem Res. 1999;24:1373.
127. Leuschner J, et al. Arzneimittelforschung. 1993;43:638.
128. Gooneratne NS. Clin Geriatr Med. 2008;24:121.
129. Taavoni S, et al. Menopause. 2011;18:951.
130. Taibi DM, et al. Sleep Med Rev. 2007;11:209.
131. Garges HP, et al. JAMA. 1998;280:1566.
132. Basila D, Yuan CS. Thromb Res. 2005;117:49.
133. Zhou S, Chan E. Drug Metabol Drug Interact. 2001;18:99.
134. Zhou Q, et al. Curr Drug Metab. 2005;6:67.
135. Spigset O. Lancet. 1994;344:1372.
136. Engelsen J, et al. Ugeskr Laeger. 2003;165:1868.
137. Shalansky S, et al. Pharmacotherapy. 2007;27:1237.
138. Evans M, et al. J Diet Suppl. 2010;7:314.
139. Miller KL, Clegg DO. Rheum Dis Clin North Am. 2011;37:103.

140. Clegg DO, et al. *N Engl J Med.* 2006;354:795.
141. Tang J, et al. *Diabetes.* 2000;49:1492.
142. Scroggie DA, et al. *Arch Intern Med.* 2003;163:1587.
143. Knudsen JF, Sokol GH. *Pharmacotherapy.* 2008;28:540.
144. Setnikar I, Rovati LC. *Arzneimittelforschung.* 2001;51:699.
145. Persiani S, et al. *Osteoarthritis Cartilage.* 2007;15:764.
146. Volpi N. *Osteoarthritis Cartilage.* 2003;11:433.
147. Wall R, et al. *Nutr Rev.* 2010;68:280.
148. ORIGIN. Trial investigators. *N Engl J Med.* 2012;367:309.
149. Rizos EC, et al. *JAMA.* 2012;308:1024.
150. Dyerberg J. *Philos Trans R Soc Lond B Biol Sci.* 1981;294:373.
151. Lazarus SA, Garg ML. *Asia Pac J Clin Nutr.* 2003;12(suppl):S20.
152. Sarris GE, et al. *Circulation.* 1989;80:I109.
153. Thorwest M, et al. *Thromb Res.* 2000;99:203.
154. Phang M, et al. *Nutr Metab Cardiovasc Dis.* 2012;22:109.
155. Harris WS. *Am J Cardiol.* 2007;99:44C.
156. Salisbury AC, et al. *Am J Cardiol.* 2012;109:13.
157. Stanger MJ, et al. *Nutr Rev.* 2012;70:107.
158. Buckley MS, et al. *Ann Pharmacother.* 2004;38:50.
159. Jalili M, Dehpour AR. *Arch Med Res.* 2007;38:901.
159a. Cerdo T, et al. *Nutrients.* 2017;9.
159b. Kelly CR, et al. *Ann Intern Med.* 2016;165:609.
159c. Sadahiro S, et al. *Surgery.* 2014;155:493.
159d. Luczynski P, et al. *eLife.* 2017;6.
159e. Shen S, et al. *Nat Neurosci.* 2017;20:1213.
159f. Amaral FA, et al. *Proc Natl Acad Sci U S A.* 2008;105:2193.
160. Chernyak GV, Sessler DI. *Anesthesiology.* 2005;102:1031.
160a. Bonica JJ. *JAMA.* 1974;228:1544.
161. Kaptchuk TJ. *Ann Intern Med.* 2002;136:374.
162. Tsunoda Y, et al. *Bull Tokyo Med Dent Univ.* 1980;27:89.
163. Mori H, et al. *Neurosci Lett.* 2002;320:21.
164. Son YS, et al. *Neurosci Lett.* 2002;319:45.
165. Guo HF, et al. *Brain Res Mol Brain Res.* 1996;43:167.
166. Gerhard I, Postneek F. *Gynecol Endocrinol.* 1992;6:171.
167. Hsieh JC, et al. *Neurosci Lett.* 2001;307:105.
168. Wu MT, et al. *Radiology.* 1999;212:133.
169. Hui KK, et al. *Hum Brain Mapp.* 2000;9(13).
170. Shen J. *J Altern Complement Med.* 2001;7(suppl 1):S121.
170a. Omura Y. *Acupunct Electrother Res.* 1989;14:155.
170b. Lao L, et al. *Arch Otolaryngol Head Neck Surg.* 1999;125:567.
170c. Dechartres A, et al. *Ann Intern Med.* 2011;155:39.
170d. White A, et al. *BMJ.* 2001;323:485.
170e. White A, et al. *Acupunct Med.* 2001;19:84.
170f. Cybularz PA, et al. *Med Acupunct.* 2015;27:224–229.
171. Rusy LM, et al. *Anesthesiology.* 2002;96:300.

172. Wang SM, Kain ZN. *Anesthesiology.* 2002;97:359.
173. Abraham J. *J Perioper Pract.* 2008;18:543.
174. El-Deeb AM, Ahmady MS. *J Anesth.* 2011;25:698.
175. Kim YH, et al. *Anesth Analg.* 2011;112:819.
176. Allen TK, Habib AS. *Anesth Analg.* 2008;107:1308.
177. Arnberger M, et al. *Anesthesiology.* 2007;107:903.
178. Dundee JW, et al. *Br J Anaesth.* 1989;63:612.
179. White PF, et al. *Anesth Analg.* 2005;100:367.
179a. Shin HC, et al. *Laryngoscope.* 2016;126:1761.
180. NIH/NCCAM: *Relaxation techniques for health: an introduction;* 2011. http://nccam.nih.gov/sites/nccam.nih.gov/files/D461.pdf. Accessed 16.05.12.
181. Celli BR, et al. *Am Rev Respir Dis.* 1984;130(12).
182. Peretz B, Gluck GM. *J Clin Pediatr Dent.* 1999;24(5).
183. Stewart E. *Am J Nurs.* 1976;76:958.
184. Hudson S. *RN.* 1977;40(37).
185. Heffline MS. *J Post Anesth Nurs.* 1990;5:321.
186. Thomas JA, McIntosh JM. *Phys Ther.* 1994;74(3).
187. Bucciero M, et al. *Anesth Analg.* 2011;113:1266.
188. Friesner SA, et al. *Heart Lung.* 2006;35(269).
189. Shea RA, et al. *Heart Lung.* 2002;31(440).
190. Downey LV, Zun LS. *South Med J.* 2009;102:688.
191. Chalaye P, et al. *Pain Med.* 2009;10:1334.
192. Camu F, et al. *Eur J Anaesthesiol.* 1992;25(suppl 6).
193. Gunta K, et al. *Orthop Nurs.* 2000;19(39).
194. Burns DS, Robb SL. Music therapy. In: Yuan CS, Bieber EJ, Bauer BA, eds. *Textbook of Complementary and Alternative Medicine.* 2nd ed. Abingdon, UK: Informa Healthcare; 2006:271.
195. Engwall M, Duppils GS. *J Perianesth Nurs.* 2009;24:370.
196. Pittman S, Kridli L. *Int Nurs Rev.* 2011;58:157.
197. Wang SM, et al. *Anesth Analg.* 2002;94:1489.
198. Ni CH, et al. *J Clin Nurs.* 2012;21:620.
199. Cruise CJ, et al. *Can J Anaesth.* 1997;44:43.
200. Binns-Turner PG, et al. *AANA J.* 2011;79:S21.
201. Kain ZN, et al. *Anesth Analg.* 2004;98:1260.
202. Ezzone S, et al. *Oncol Nurs Forum.* 1998;25:1551.
203. Sabo CE, Michael SR. *Cancer Nurs.* 1996;19(283).
204. Laurion S, Fetzer SJ. *J Perianesth Nurs.* 2003;18:254.
205. Fetzer SJ, et al. *J Perianesth Nurs.* 2005;20:249.
206. Madson AT, Silverman MJ. *J Music Ther.* 2010;47:220.
207. Nilsson U. *AORN J.* 2008;87:780.
208. Chlan LL, et al. *JAMA.* 2013;309:2335.
209. Bradt J, et al. *Cochrane Database Syst Rev.* 2010:CD006902.
210. Cooke M, et al. *J Nurs Pract.* 2010;16:125.

34 患者体位及其相关风险

KRISTINE E.W. BREYER，STEVEN ROTH

金昕煜 董鹏 译 包睿 徐铭军 田鸣 审校

要 点	■ 为患者摆放体位是一项重要责任，需要整个手术团队共同的合作。
	■ 许多手术体位会对患者生理造成不良影响，包括严重的心血管系统和呼吸系统损害。麻醉药物会削弱机体原有的代偿机制，致使手术患者更易受到体位变化的影响。
	■ 虽然周围神经损伤很少见，但是在1990—2007年间美国麻醉科医师协会（American Society of Anesthesiologists，ASA）已结案索赔项目数据库显示，损伤比例占到22%。损伤的机制包括牵拉、挤压和缺血。患者体位是一个经常受到质疑的因素，虽然已经采取了多种预防措施，但是导致损伤的特异性原因还有待于进一步探讨。
	■ 在2000年，ASA最早发布了《预防围术期周围神经病的实践意见》，并在2019年更新。然而，很少有符合标准的回顾性研究能科学地证实干预和预后之间的关系。
	■ 由于监测手段和设备的局限以及工作环境和工作文化的差异，在手术室以外实施麻醉时，患者体位摆放具有特殊挑战性。
	■ 围术期失明（perioperative visual loss，POVL）是一种罕见但是严重的损伤，更多发生于心脏、脊柱和骨关节手术后。
	■ POVL的原因包括视网膜中央动脉或其分支阻塞、前或后缺血性视神经病变、皮质盲、急性青光眼，以及视网膜手术时置入眼内的气泡的急性扩张。
	■ 在术后阶段，失明的症状和体征有可能不明显，可能被错误地归于麻醉药的残存效应。如果患者报告眼痛、无光感或感觉不到运动、视野全部或部分丧失、视力下降或瞳孔反射消失，必须立刻请眼科医师进行评估。
	■ 围术期视网膜中央动脉或其分支阻塞的最常见原因是眼部受压。心脏手术时的栓子可能会阻塞视网膜动脉。
	■ 在俯卧位下行长时间手术且失血量大的患者，发生缺血性视神经病变的风险增加。脊柱手术时的其他危险因素包括男性、肥胖、使用Wilson支架和围术期输注液体。
	■ 俯卧位下行长时间手术且失血量大的患者应当被告知有失明的风险。麻醉科和外科应该共同制订一个方案，方便患者对此并发症的知情同意。
	■ 如果POVL患者存在灶性神经体征或调节反射消失或异常眼动，则提示皮质盲。应当请神经科医师会诊。

引言

在手术室内，将患者摆放一定的体位是为了方便手术操作。但是，最佳的手术体位可能会给患者带来损伤的风险，或者显著地改变术中生理状态。周围神经损伤、压力损伤和眼部损伤是围术期主要的并发症[1-3]。适当的体位摆放至关重要，需要整个手术团队的共同合作。因此，ASA要求"记录术中患者体位和为降低与体位相关的不良事件或并发症而采取的措施"[4]。预防体位并发症需要临床判断、警惕性和团队协同处理方案。本章将回顾最常用的手术体位、体位引起的生理改变，以及各种手术体位相关的特殊风险和损伤。

体位的生理学注意事项

为了维持血压在一个狭小的范围内，机体进化出复杂的生理反应来减弱体位改变引起的血流动力学效应。无论何种姿势和体位，都要通过这些基础的机制维持脑和其他重要脏器的灌注，例如，当从直立位躺下变为仰卧位时，静脉回心血量增加，使前负荷增加，每搏量和心输出量也随之增加，进而升高的动脉血压激活主动脉（通过迷走神经传入）和颈动脉窦壁内（通过舌咽神经传入）的传入压力感受器，最终心房和心室的机械压力感受器也被激活，抑制支配肌肉和内脏血管床的交感神经传出。最后，心房反射被激活，调节肾交感神经兴奋性，肾素、心房钠尿肽和精氨酸加压素水平[5]。最终心率和心输出量降低，达到新体位下的稳态。

各种麻醉方法和麻醉药物都会抑制上述调节机制。目前大多数吸入麻醉药和许多静脉麻醉药都会引起血管扩张。不管是否应用全麻，脊麻和硬膜外麻醉都会阻断所麻醉皮肤区域的交感神经，导致前负荷降低，潜在地减弱心脏的反应。因此，同非麻醉患者相比，麻醉状态下患者体位变化会导致更显著的血流动力学改变。如果这种体位（如坐位）在非麻醉状态下就需要通过交感神经兴奋和血管收缩来保持心脑灌注，在麻醉状态下就更需要引起关注。为了方便体位摆放或调节手术床，改变体位期间可能需要暂停血流动力学监测，应当将间断时间缩至最短，尽快恢复血流动力学监测。注意生理学指标可以帮助麻醉科医师预估体位改变带来的血流动力学改变。

正压通气增加胸腔内平均压力，导致外周毛细血管到右心房的静脉压力差降低。静脉循环与心脏前负荷压力差相对低时，心输出量将会受到影响[6]。呼气末正压通气（PEEP）进一步增加平均胸内压，可能加剧静脉血回流障碍和心输出量的降低，一些导致肺顺应性降低的疾病，例如呼吸道疾病、肥胖、腹水和浅麻醉等也会产生类似的效果[7]。麻醉科医师需要对这些情况进行预估、监测和治疗，评估每位患者体位改变的安全性。

膈肌移位、胸壁扩张，胸壁运动引起相对较小的胸内负压偏移，进而产生了正常的自主呼吸。胸腔内压力的降低也会降低大静脉和右心房的压力，使静脉回心血量增加[8]。自主呼吸时，靠近肺下垂部分的膈肌运动幅度最大，这样可以将新鲜气流输送到优先灌注的肺区。当人体由直立位转为仰卧位时，膈肌向头侧移位，功能残气量降低。仰卧位时，胸壁运动对呼吸的贡献降低，导致对膈肌的依赖更强。虽然重力会影响肺的灌注和通气，但是新近的证据表明还存在其他影响肺灌注和通气的重要因素[9-13]。

全麻下自主呼吸时，潮气量和功能残气量降低、闭合气量增加。由于肺不张增加和分钟通气量降低，通气血流比例进一步失调。通过使用正压通气并使用肌松药确保足够的分钟通气量和使用呼气末正压抵御肺不张，可以纠正部分通气血流比例失调[9]。除麻醉外，患者体位也直接影响肺功能，尤其是任何限制膈肌、胸壁和腹部运动的体位都会增加肺不张，进而增加肺内分流。

近期应用高清晰度成像技术的观察表明，同仰卧位相比，俯卧位更有利于近膈肌处的肺部后段的通气和血流灌注。尽管俯卧位时肺后段不是下垂部位，但通气效果改善，同时血流稳定[8, 14]。

一般体位的注意事项

手术团队要共同合作，使患者处于适当的和安全的体位。原则是尽可能保持脊柱和四肢在自然体位。手术床上要有床垫，在骨性突出的部位和接触坚硬物体的部位还要再加保护垫，如静脉输液线、监护设备和电极片。

清醒或无镇静的患者如果感到不适，就应该改变体位。即使在正常睡眠过程中，身体也会有一些运动，以防止压迫或牵拉损伤。麻醉状态下，即使压迫或牵拉引起疼痛，患者也不能改变体位。因此，只要情况允许，就应当将患者置于清醒或无镇静状态也能很好耐受的自然体位下。如果必须采取更极端的体位，就应该尽可能地限制时间。询问患者能舒适地耐受何种体位是一种合理的做法。

特殊体位

仰卧位

仰卧位或背卧位是外科手术最常用的体位（图34.1）。其特征是头、颈和脊柱都处于中立位。整个身体与心脏处于同一水平，最利于保持血流动力学的

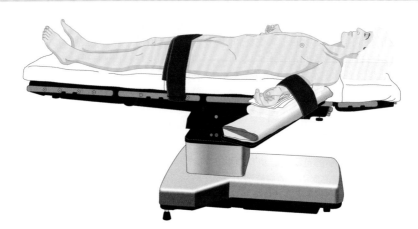

图 34.1 **仰卧位**。手术床的基座是非对称的，当正常放置在手术床上时，患者的重心在基座上。当患者反方向放置时，手术床的承重量降低

稳定。骨性突出（如足跟和骶骨）部位必须加垫保护垫，尤其是在长时间手术时，目的是防止软组织受压缺血[15]。

上肢可以外展、内收或者一只外展、一只内收。无论何种体位，上肢都应尽量保持中立位，尽可能减少牵拉和过伸[4]。上肢内收时，必须安全地紧贴身体放置。上肢外展不超过 90 度，以降低臂丛神经损伤的可能性[4, 16]。手和前臂可以旋后，或保持中立位且手掌朝向身体，以减少外部对肱骨螺旋沟和尺神经的压力（图 34.2）[4, 17-18]。尤其要注意骨性突出部位，如肘部，及所有突出物体，如静脉输液管道、监护设备和电极，皆应加保护垫（图 34.3）。

仰卧位的几种变化

仰卧位在临床工作中有几种常见的变化，包括草坪（沙滩）椅体位、蛙式体位、头低脚高位和头高脚底位。草坪椅体位（图 34.4）时，髋部和膝关节轻度弯曲，可以减轻背部、髋关节和膝关节的压力。与完全仰卧位相比，清醒或接受麻醉监护的患者更易耐受这种体位。另外，由于下肢略高于心脏，有利于下肢静脉回流。同时，剑突到耻骨的距离缩短，降低了腹壁张力。正确的草坪（沙滩）椅体位需要将患者髋部置于手术床的可调节部位，同时要避免腿部静脉血液淤积。

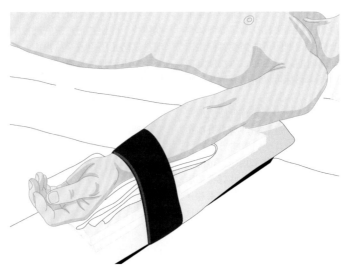

图 34.2 **使用上肢托板时的上肢体位**。上肢外展尽可能不超过 90 度。手臂旋后位，并在肘部加保护垫

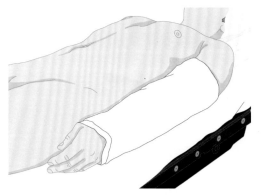

图 34.3　**上肢内收固定于身体两侧。**上肢应保持中立位，手掌朝向髋部。肘部加保护垫，手臂用床垫支撑

蛙式体位适合于会阴、大腿内侧、外生殖器和直肠的手术。蛙式体位时髋部和膝关节屈曲，髋关节外旋，使两足底相对。此体位需要妥善支撑膝关节，以降低膝部压力和减轻术后髋关节疼痛。

头低脚高位（Trendelenburg 体位）（图 34.5），是在仰卧位基础上将头部倾斜放低，以 19 世纪德国外科医师 Friedrich Trendelenburg 的名字命名，他描述了此体位在腹部手术的应用。在第一次世界大战期间，哈佛生理学家 Walter Cannon 普及了此体位的应用，用于改善休克患者的血流动力学。现今头低脚高位常用于腹部手术和腹腔镜手术，可以改善手术视野的暴露；用于放置中心静脉时防止空气栓塞和使静脉扩张；用于纠正低血压时临时增加静脉回流。极度（30°～45°）头低脚高位常用于机器人前列腺手术和妇科手术。

当患者处于头部与心脏不在同一水平的所有体位

时，此时估计脑灌注压就要考虑静水压力梯度对颅内动脉压和静脉压的影响。仔细记录任何潜在的动脉压力梯度是非常重要的。

头低脚高位确实对血流动力学和呼吸有影响，但是血流动力学影响并不象我们想象的会持续很长时间。在将患者置于头低脚高位初期，由于下肢回流增加，在不到一分钟的时间里，心输出量大约增加 9%。但是这种增加不会一直持续，大约 10 分钟内心输出量恢复到基线水平。虽然如此，头低脚高位仍被认为是低血压或低血容量早期复苏的重要方法之一[19]。由于重力作用，膈肌向头部移位，功能残气量降低。功能残气量降低导致肺顺应性下降（译者注：原文为"增加"，有误），加之体位固定带正好位于胸部，使这种下降更为明显。肺部的这些改变使自主呼吸的患者呼吸做功增加，使全麻患者气道压更高。改变机械通气的设置能够部分代偿这种呼吸改变。但是，极度头低脚高位时，患者状态、体位、气道压和分钟通气量都发生了巨大变化，以至于患者不能安全地持续性地耐受这种体位。推荐在麻醉诱导后即将患者置于需要的体位，在手术开始前完成患者对该体位是否耐受的检测。

头低脚高位增高颅内压和眼内压。颅内压增高的患者禁忌头低脚高位。实际上，一些颅内高压的患者连仰卧位都不能耐受。要充分考虑体位对颅内压的影响，因为其不仅关系到采用何种手术体位，还会影响中心静脉置管的位置。通常重度颅内高压患者优先推荐股静脉内置管，以避免放置导管时需要改变体位而加重颅内高压。

长时间处于头低脚高位有可能会造成面部、结膜、喉部和舌部的充血肿胀，增加患者术后上呼吸道

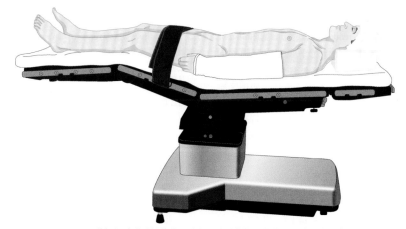

图 34.4　**草坪椅或沙滩椅体位。**髋部和膝关节轻屈曲位，以减轻背部张力

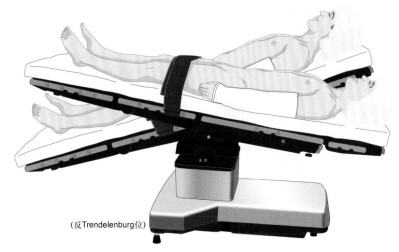

（反Trendelenburg位）

图 34.5　头低脚高位（Trendelenburg 位）或头高脚低位（反 Trendelenburg 位）。应避免使用肩托，以防止臂丛神经压迫伤

梗阻的风险。头低脚高位时腹内压增高，胃向上移位，使患者误吸风险增加，所以常选用气管内插管以防止胃内容物反流误吸。

处于极度头低脚高位时，重力影响增大，要注意防止患者在手术台上向头侧滑动[20-21]。避免患者滑动的措施包括防滑床垫、弯曲膝盖、肩托、弧形布袋和加衬垫的交叉躯干固定带[22]。肩托有损伤臂丛神经的风险，因此不推荐使用。布袋被抽吸塑形后变得坚硬，在头低脚高位中应用时也有造成臂丛神经损伤的可能性[23-25]。如果使用肩托或布袋固定肩部防止滑落，需要对上肢外展更加重视，因为有关于在极度头低脚高位、使用布袋固定肩部后出现上肢外展侧臂丛神经损伤的报道[26]。这种损伤可能是因为上臂外展时，经过肱骨头的臂丛神经上、中神经干受牵拉所致（图 34.6）。

头高脚低位，即反 Trendelenburg 位（见图 34.2）。常用于辅助上腹部手术，此体位下腹腔内容物移向尾端。随着腹腔镜手术的增多，此体位应用越来越多。再次强调要避免患者在手术床上滑动。如前文所述，任何使头部位置高于心脏的体位，都会降低脑灌注压，也可以引起全身低血压。如果此时进行有创动脉压监测，动脉压力转换器的零点位置应当位于大脑 Willis 环水平。

仰卧位的并发症

手术床基座是非对称的。一般情况下，手术床的基座在患者躯干的正下方（见图 34.1）。但有时为了方便术中使用某些设备，如 C 型臂进行 X 线检查，需

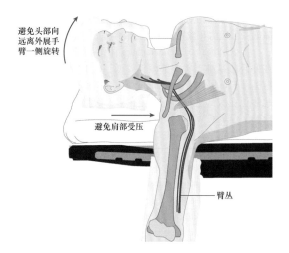

避免头部向远离外展手臂一侧旋转

避免肩部受压

臂丛

图 34.6　臂丛神经由于其走行较长易被牵拉或压迫。仰卧位时，手臂外展应限制在 90 度内，因为抬起手臂时，肱骨头向尾端转动，牵拉臂丛神经。应避免使用肩托，肩托通过锁骨和第一肋骨之间从中间直接压迫神经丛，或通过肱骨头下方从侧面直接压迫神经丛。避免头部的过度旋转，尤其是转向远离外展手臂一侧。当极度头低脚高位时，如果使用了肩托或布袋固定肩部时，应避免上肢外展

要将患者躯干置于手术床的足板上，此时躯干不位于基座上方。如果躯干不位于基座上方，手术床可能会倾斜或倾翻，尤其是肥胖患者或头低脚高位时，这种风险增加。当手术床调转使用时，床的重量限制发生变化，应当严格观察。

仰卧位患者术后经常发生背痛，正常的腰椎前凸消失是疼痛发生的原因。全身麻醉的肌肉松弛或神经

阻滞致棘突旁肌肉组织松弛都增加背痛的风险。严重脊柱后凸、脊柱侧弯或有腰背痛病史的患者应在脊柱部位额外加保护垫或保持髋关节和膝关节轻度屈曲。

周围神经损伤（稍后在本章节详述）发生原因众多，表现复杂。ASA 几次修订实践咨询意见以帮助预防围术期周围神经病变[4]。尺神经病变曾经是最常见的，但是，近期公布的数据表明与全身麻醉相关的臂丛神经损伤的发生率已经高于尺神经病变[1, 3]。无论上肢处于什么位置，保持头部于相对的中线位置有助于降低臂丛神经牵拉伤的风险[23]。虽然没有直接证据表明仅应用体位和保护垫就可以预防围术期尺神经病变，但是 ASA 发布的实践咨询意见仍建议仰卧位患者上臂肩部外展小于 90 度，手和前臂旋后或保持中立位[4]。

截石位

传统的截石位通常用于妇科、直肠和泌尿系统的手术（见图 34.7 ～ 34.9）。髋关节弯曲，与躯干成 80°～ 100°，双腿部从中线外展 30°～ 45°。膝关节屈曲，小腿与躯干平行，下肢以支撑物或脚蹬固定，手术床足端降低或暂时拆除。

截石位的摆放和恢复需要团队合作。同时抬起双腿、屈曲髋关节和膝关节，以防止扭伤和腰椎损伤。为了防止腿部支撑物的挤压，要给下肢加用保护垫，尤其是骨性突出部位。由于腓神经位于腓骨头和腿部支撑物之间，所以特别容易受到损伤（见本章周围神经损伤部分）。

如果患者上肢固定或放置在身体两侧，若手和手指此时恰好位于手术床的腿板与背板连接的合叶部位，则可能会受到损伤。在手术结束后，升起手术床的腿板端，靠近合叶部位的手指可能会被挤压。要严密注意，避免可能的灾难性的手指挤压伤（图 34.10）。因此，截石位时推荐将患者上肢置于托板上，并且远离手术床腿板与背板连接的合叶部位。如果上肢必须收在体侧，每次操作手术床时，要注意观察，确保安全。

截石位也可能会引起明显的生理改变。在其他方面健康的患者中，当下肢抬高时，静脉回流增加，引起心输出量一过性增加，同时对患者脑静脉压和颅内压也有轻微的影响。另外，截石位会增加腹内压使腹腔内脏器向头端移位，使膈肌抬高，肺顺应性降低，有可能导致患者潮气量降低。如果是肥胖患者或腹腔内有巨大包块（肿瘤或妊娠子宫）的患者，腹内压可能会显著增加，甚至阻碍静脉回流入心脏。和仰卧位一样，截石位时腰椎正常生理弯曲消失，可能会引起

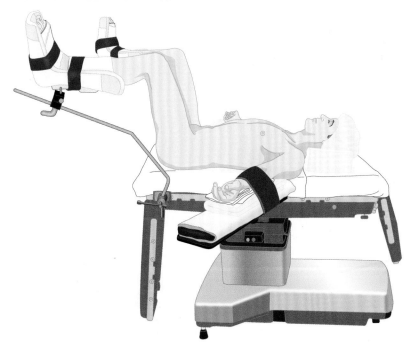

图 34.7　**截石位**。髋关节弯曲 80°～ 100°，小腿与身体平行。腓骨头周围无压迫。上肢远离手术床腿板与背板连接的合页部位

图 34.8　截石位，"糖果手杖"
马镫样腿部支撑物

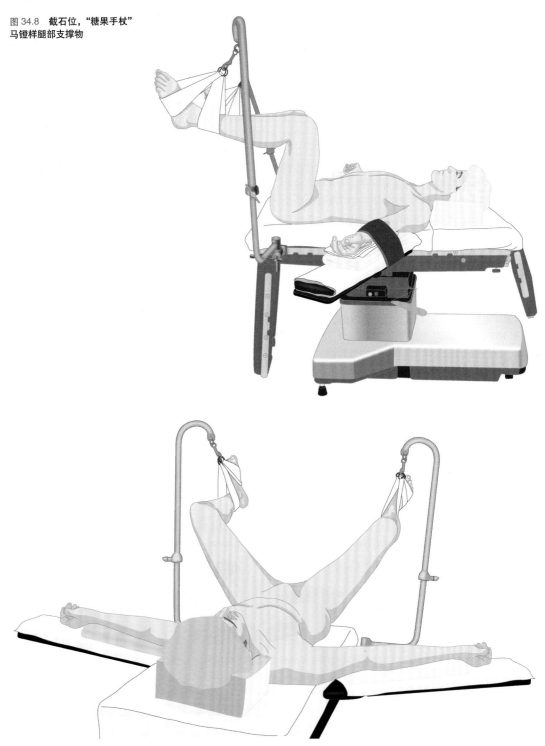

图 34.9　**截石位。**"糖果手杖"支架的正确位置，恰好远离腓骨头侧面

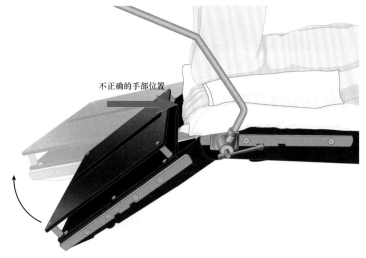

图 34.10 **截石位时不正确的手臂位置。**当手术床腿板升起时，手指有被挤伤的风险

背痛[27]。

下肢筋膜室综合征是截石位罕见的、但可能是灾难性的并发症，是由于组织缺血、水肿和横纹肌溶解使筋膜室内的组织压力增高而引发的。下肢抬高导致动脉供血不足，以及压迫或过度屈髋引起的静脉回流受阻增加了截石位患者发生骨筋膜室综合征的风险[28-29]。当腿部高于右心房水平时，每抬高 1 cm，局部动脉压下降 0.78 mmHg[30]。缺血再灌注损伤进一步加重水肿，使病情恶化。一项回顾性研究调查了 572 498 例患者，与仰卧位手术患者（1/92441）比较，截石位（1/8720）或侧卧位（1/9711）手术患者筋膜室综合征发生率较高。手术时间长是发生下肢筋膜室综合征的唯一特异原因[28]。对英国泌尿科医师的调查显示，截石位手术后筋膜室综合征发生率存在少报现象，实际发生率比目前报道的要高。这些受累患者手术时间均超过 3.5 小时[31]。在一项回顾性多中心研究中，185 例在高截石位下行泌尿外科手术的患者两人发生了筋膜室综合征，这两人手术时间都超过 5 小时。推荐如果截石位手术时间超过 2～3 个小时，应周期性地将患者下肢降低[32-34]。其他危险因素包括一些已知的影响组织氧合的因素，如失血、外周血管疾病、低血压和心输出量降低。高体重指数也是发生筋膜室综合征的危险因素。间歇性下肢加压设备仍然有争议[30, 35]。

侧卧位

侧卧位（图 34.11）是胸科手术、腹膜后手术和髋部手术常用的体位。将患者置于侧卧位需要整个团队的合作。侧卧位时患者非手术侧在下，下方的下肢弯曲以减少神经的牵拉损伤。两膝之间加保护垫以减少骨性突出的压迫。躯干保持平衡，前后用固定物支撑。如果使用肾托，一定要正确放置在下侧的髂嵴下方，以防止意外压迫下腔静脉。

为了更好地暴露胸腔或者在肾脏手术时暴露后腹膜，患者需要在侧卧位的基础上再采用弯曲位（侧卧折刀位）。为减少对下方肺的压迫，弯曲点和肾托应位于髂嵴下方，而不是侧腹部或胸腔（图 34.12）。位于下侧的上肢放置于与身体垂直的加有保护垫的托手板上，位于上侧的上肢也要仔细支撑（图 34.13）。两侧上肢外展都不能超过 90°。有些高位开胸手术，为了利于显露，可能将上侧上肢抬高超过肩平面，此时需要警惕神经血管损伤。维持患者头部于中立位，以防止颈部过度侧方旋转引发臂丛神经牵拉性损伤。通常头部需要额外的支撑物（图 34.14）。位于下侧的眼睛和耳朵有可能受到损伤，应常规检查。

侧卧位时，下侧臂丛神经和腋窝血管结构也非常容易发生压迫损伤。为了避免压迫损伤，通常在患者胸壁与手术床之间、下侧腋窝尾侧部位放置"腋窝卷"，以保护下侧肩部和腋窝内容物免受胸部重量的压迫（图 34.13）。在任何情况下，腋窝卷都不能放置在腋窝正下方。有时使用布袋来代替腋窝卷，此时要检查腋窝，避免其受压。不管采取何种措施，都应监测下侧上肢的脉搏，尽早发现腋窝神经血管受压。下侧血管受压和静脉回流受阻是侧卧位的风险。氧饱和度读数下降可能是循环受累的早期征象。位于下侧的上肢血压降低也可能是由于腋动脉受压的结果。

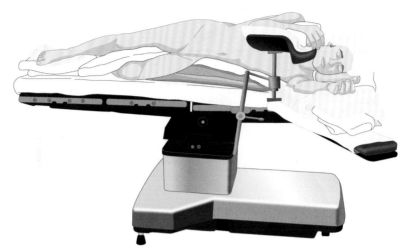

图 34.11　**侧卧位**。位于下方的下肢屈曲，并在两腿之间加隔离保护垫，双臂都要加以支撑并加保护垫

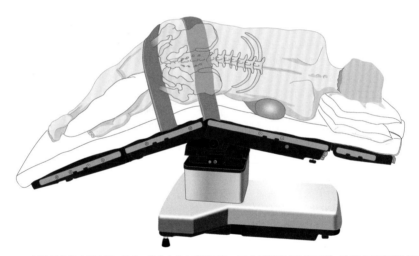

图 34.12　**侧卧屈曲位（侧卧折刀位）**。弯曲点应在髂嵴下方，而非侧腹部或胸廓下部，这样有利于下肺的通气

侧卧位也会影响肺功能[36]。机械通气的患者，由于纵隔的重力和腹腔内容物对下侧肺的压力大于上侧肺，所以上侧肺过度通气。而由于重力作用，血流更倾向于低通气的下侧肺，从而造成通气血流比例失调，影响气体交换和通气。

侧卧位通常是肺手术和单肺通气的首选体位。当上肺萎陷时，下肺的分钟通气量增大，加之侧卧体位所致的肺顺应性降低，此时如果要保证足够的通气量，气道压势必进一步增加。侧卧位时如果再复合头低脚高位，会进一步恶化肺功能，使分流比例增加[37]。

俯卧位

俯卧位（图 34.15）主要用于颅后窝、后路脊柱、臀部和直肠周围区域以及下肢后部手术。根据手术类型、患者的状态及合并症，可以实施监护麻醉或全身麻醉。如果选用全麻，应该使用气管导管来确保气道安全，并且要在仰卧位下完成气管插管。要特别注意固定好气管导管，防止在变换体位时或在俯卧位时导管脱出。将麻醉后的患者转为俯卧位，需要全体手术人员共同合作完成，麻醉科医师的主要任务是负责组织体位摆放，同时使患者颈椎保持直线，固定和看护

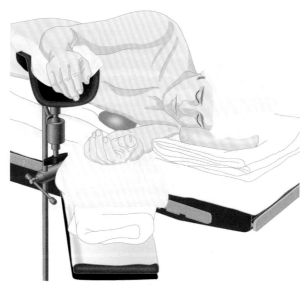

图 34.13　**侧卧位时上肢和头部的摆放示意图。**在头托下方加垫巾使头部与脊柱成一线。头托应与下侧眼睛不接触

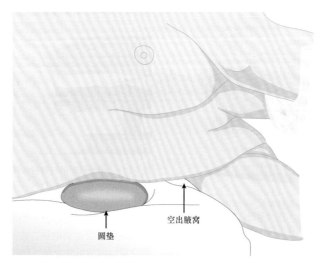

图 34.14　**在侧卧位时应用胸部圆垫。**本图将一袋静脉液体当做圆垫使用，但放置位置要离开腋窝，以防腋神经丛和腋动脉受压

好气管导管。如果患者头部已用坚硬的头钉固定，则由外科医师负责保护头钉架。为了防止脱管，在变换体位时应当将气管导管与呼吸回路断开，是否断开输液和监护由麻醉科医师根据患者临床情况作出决定。位于内侧上肢（体位变换时挪动最小）的输液和监护通常比较容易保护，变换体位时不需要断开。变换体位完成后，要尽快恢复通气和监测。

　　患者头部位置非常重要。镇静状态下的患者，如果患者颈部活动不受限，俯卧位时患者头部可转向侧方。全麻的患者，通常使用手术枕、马蹄状头托或头钉使患者头部保持正中位。应以面部的骨性突出位置做为承重点，而不能以软组织，尤其不能以眼部做为承重点。俯卧位时一般观察不到患者面部。虽然直视下观察或通过触摸感知眼睛的位置是最谨慎的证实眼部是否受压的方法，但是也可以通过镜面间断观察眼睛是否受压（图 34.16）。现在市场上有多种适用于俯卧位的头枕，大多数都可以有效地支撑患者前额、颧骨和下颏等部位，挖空部分又可为眼睛、鼻和口提供

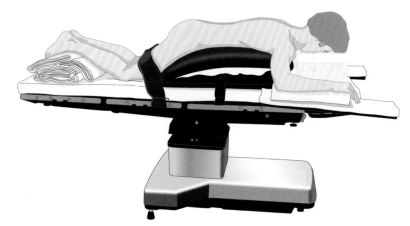

图 34.15 **在俯卧位时应用 Wilson 头架**。虽然俯卧时患者对手臂外展有更好的耐受性，但是仍要尽可能使双臂外展小于 90 度。受压点要加保护垫，支撑起患者胸壁和腹部，使其离开手术床，以减轻对腹部的压力和维持肺顺应性。软头枕的挖空部位容纳眼睛和鼻子，并有卡槽引出气管导管。必须经常检查眼睛

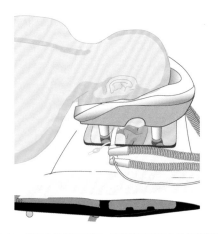

图 34.16 **俯卧位的镜面系统**。头部和面部的骨性结构被支撑起来，通过塑料镜面观察眼睛和气道的情况。虽然没有图示说明，也应该使用眼贴，使双眼保持闭合状态

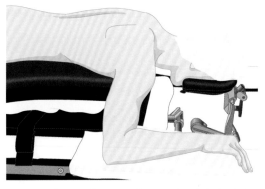

图 34.17 **俯卧位时的马蹄状头托**。调节头部高度时，应使颈椎处于自然位置，不要过伸或屈曲

保护（见图 34.15）。马蹄状头托支撑患者前额和颧骨部位，其优点是便于气道管理（图 34.17 和 34.18）。头钉固定最常用于颅脑和颈椎手术，优点是不直接压迫面部（图 34.19）。必须防止应用头钉固定的患者活动，因为可以造成头皮裂伤或颈椎损伤。由于马蹄状头托和头钉架皆以可调的关节支撑形式连接至手术床，所以必须锁住所有的关节支撑，以防止头部突然下落导致严重并发症。

无论采取何种方式支撑头部，在术中必须经常确定体位是否正确，确认眼睛无受压，气道情况安全，仅骨性结构承重。俯卧位是 POVL 的危险因素之一，

本章后面将做详细讨论。如果在脊柱或神经外科手术期间使用诱发运动电位，必须频繁检查患者舌部和牙垫位置，因为可能会发生非常严重的咬伤[38]。

俯卧位患者下肢都需加保护垫，并且膝关节和髋关节都需要轻微屈曲。双臂可以放在患者身体侧方并尽可能保持中立位。如果双臂伸展过头部、则需要放置在手臂板上，且肘部轻度弯曲，以防止外周神经受牵拉。在肘关节处加垫，防止尺神经受压。双臂外展不应超过 90 度。

俯卧位时如果下肢与躯干位于同一平面，则血流动力学影响轻微；但如果明显降低腿的位置或倾斜手术床，则会相应地增加或减少静脉回心血量。俯卧位不会改变脉压变异度预测液体负荷反应的能力，但是有研究表明俯卧位时该变异度的基线水平升高，因此

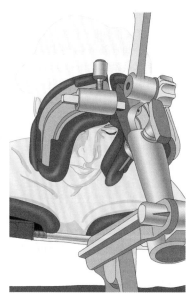

图 34.18　**俯卧位时的马蹄状头托。** 从下方观察面部。马蹄状头托便于气道管理和观察眼睛。调整头托的宽度，确保面部的骨性结构支撑头部

相对于仰卧位来说，俯卧位的脉压变异度起始水平较高[39]。

俯卧位时，为了防止腹内压和胸内压增加，患者的体重应该全部靠胸廓和骨盆支撑，腹部应该完全处于游离不受力的状态。俯卧位专用床、凝胶或泡沫长枕可以帮助实现这种效果。俯卧位床和长枕均是沿着同侧从锁骨直至髂嵴放置支撑物。在髂嵴上方放置支撑物可能会压迫股血管和股神经。一些俯卧位床包括

Wilson 支架（图 34.15）、Jackson 手术台、Relton 支架、Relton 支架的 Mouradian/Simmons 改良。乳房应该放在俯卧位床的两侧支撑物（或长垫）的中间，生殖器也要避免受压[40]。脊柱后路手术时常需要降低静脉压以减少出血，方便手术暴露。腹内压增加可引起静脉压力增高，并传至腹腔和脊柱内的血管，包括没有静脉瓣的硬膜外腔静脉。腹内压增高还可使下腔静脉受压，妨碍静脉血回流，降低心输出量。

俯卧位时的肺功能通常优于仰卧位[41-42]。已将俯卧位用于改善成人呼吸窘迫综合征患者的肺功能[43-45]。在麻醉状态下，俯卧位在肺容量和氧合方面都优于仰卧位，而且不影响肺的力学[46-47]，即使在肥胖患者（参见第 58 章）和儿童患者（参见第 77 章）也是如此。新近使用高清晰度成像的调查研究结果发现，同仰卧位相比，俯卧位为靠近膈肌的肺后段提供更佳的通气血流比例，后段的通气更好，而且虽然俯卧位时后段已不是下垂部位，但还能保持原有的血流[8, 14]。

俯卧位的其他并发症包括气道水肿、眼损伤、压力损伤和气管导管意外脱管、脱离监护和输液脱离。长时间的或有大的血管内容量转移的手术，要考虑在手术开始和结束时检查和记录气管导管套囊的漏气情况。在将患者置于俯卧位前放置好输液管路和气管导管并仔细检查确保其安全性。

坐位

坐位可为后路上颈椎手术和颅后窝手术提供极佳的术野。坐位时重力产生的静脉引流使手术野出血减少，因此可能减少手术失血[50]。草坪椅或沙滩椅

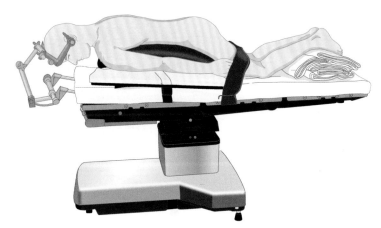

图 34.19　**采用 Mayfield 头钉固定的俯卧位。** 可为颈椎和后路颅内手术提供牢固的固定。头位的摆放可能会使颈部扭转或弯曲，进而影响气管导管的深度。极度头位会增加颈髓损伤的风险

位是坐位的一种特殊形式，通常用于肩部手术（图34.20）。草坪椅位实际上是半坐位，患者的头部比坐位更倾斜。对于术者来说，草坪椅位比侧卧位更容易从前方和后方接近肩部，可以以肩关节为中心，更大范围地活动上肢[51]。坐位时气道也更易于管理，还可以减少患者面部肿胀及合理保持肺的力学特点（见第 57 章）。

坐位有许多特有的风险，需要引起关注。最值得重视的风险之一是静脉空气栓塞（venous air embolism，VAE）。坐位时静脉位于心脏水平上方，存在气体通过静脉进入心脏的风险。另外，硬膜上的静脉没有瓣膜，且被颅骨牵拉而处于开放状态（图34.21；另见第 57 章）。其他坐位并发症包括四肢麻痹、脊髓梗死、血流动力学不稳定性颅腔积气、巨舌和周围神经损伤[52-53]。

将麻醉后的患者置于坐位需要弯曲躯干。为了减少对下肢神经（包括坐骨神经）的牵拉，髋部屈曲不能超过 90°。妥善支撑上肢使肩部轻微抬高，避免牵拉肩部肌肉和上肢神经血管。膝关节轻度屈曲以维持平衡，同时减轻对坐骨神经的牵拉，足部给予支撑并加保护垫[54]。患者头部用头钉固定或用绑带固定于特殊的头托上。

坐位时，患者头和颈椎的位置与并发症的发生相关联。根据 1970—2007 年 ASA 终审索赔计划数据库的资料，坐位手术是颈髓损伤的危险因素[55]。虽然还没有明确颈髓损伤的确切机制，但是颈部过伸、过屈和过度旋转都与颈髓损伤有关。极度的颈部位置影响动脉和静脉血流，导致脑组织低灌注和脑静脉充血。在术前评估时，应检查颈部的活动范围，颈椎屈曲时下颌骨和胸骨之间要保持足够的距离，以保证动静脉的血流[52, 56-57]。

由于手术部位高于心脏水平，加之硬脊膜静脉窦附着于颅骨不能萎陷，所以 VAE 成为一关注焦点。由于测量和分级都缺乏标准化，所以文献报道的 VAE 发生率差异很大。VAE 能引起心律失常、氧饱和度下降、急性肺动脉高压、循环抑制或心搏骤停。如果卵圆孔未闭，患者面临反向栓塞致卒中或心肌梗死的风险。传统上推荐术前采用心脏超声筛查患者是否存在卵圆孔未闭（patent foramen ovale，PFO），但是没有探查到卵圆孔未闭也不能确保房间隔的完整性[58]。卵圆孔未闭通常是坐位手术的禁忌证。近期的一篇综述认为反向气栓非常罕见，所以建议无需将卵圆孔未闭列

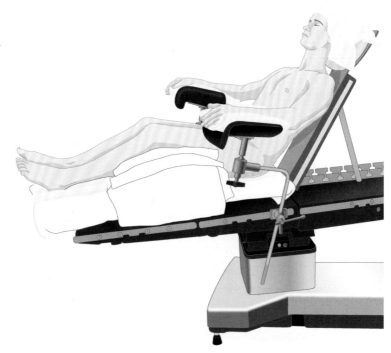

图 34.20 肩部手术时的坐位，通常称草坪椅或沙滩椅位。妥善支撑上肢，防止牵拉臂丛神经，确保不压迫肘部的尺神经。和其他的头高体位一样，要记住根据头部的高度调整血压

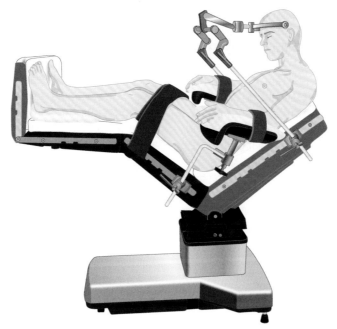

图 34.21　**采用 Mayfield 头架固定头部的坐位。**这是一种典型的半卧位，而不是坐位。两腿尽量抬高以促进静脉血回流。妥善支撑上肢，防止牵拉肩部和臂丛。常见的变化形式是将两上肢置于腹部并加以支撑。注意头架首先要与手术床的背板相连接，紧急时可以调整或降低背板而不需要立即拆除头架

为坐位手术的禁忌证。这篇综述发现已知卵圆孔未闭的患者中，有 40% 可以探查到 VAE，但是没有探查到反向气栓[59]。如果对此类患者实施坐位手术，要取得患者的知情同意，并且外科医师和麻醉科医师要进行讨论。

坐位手术术中持续监测 VAE 非常重要，但是没有监测标准。VAE 的临床严重程度取决于进入的空气的量和速度。根据动物研究推测，3 ～ 5 ml/kg 是成人的致死量，但是实际上可能更少。经食管超声心动图（transesophageal echocardiography，TEE）是最敏感的监测，能够探查到 0.02 ml/kg 的空气量。事实上，由于 TEE 非常敏感，大部分坐位神经外科手术都能监测到不同程度的空气进入[58, 60]。经胸多普勒（transthoracic doppler，TTD）是最敏感的无创监测，能够探测到 0.05 ml/kg 的空气。TTD 的探头放置在左或右胸骨旁 2 ～ 4 肋间隙。经颅多普勒（TCD）可以监测大脑中动脉，敏感度和 TEE 相似。肺动脉导管、食管听诊器和呼气末二氧化碳监测的敏感性较差。心电图和脉搏氧饱和度的改变也滞后[61-62]。

气栓的治疗首要的是阻断空气继续进入静脉。术者停止操作，用生理盐水覆盖术野，尽可能应用骨蜡进行封闭。吸入纯氧，可以治疗低氧血症、低血压，

还能通过去氮缩小气栓的体积。静脉输液和使用血管活性药物纠正血流动力学。考虑将患者置于左倾头低脚高位，以利于将空气固定在右心室流出道（虽然在某些手术很难或不可能实施此体位）[61]。通常在术前就放置中心静脉导管以便于抽吸进入的空气[58]。一项体外检测不同类型中心静脉导管和放置位置的研究发现，多孔导管和单孔导管都能抽吸出 50% ～ 60% 实验导入的空气[63]。

颅腔积气、四肢麻痹、脊髓梗死、脑缺血和外周神经损伤都是坐位时可能出现的风险。坐位下的颈部或颅后窝手术，术后影像上几乎都能发现颅腔积气。张力性气颅是由于气体聚积在硬膜下或脑室，压迫颅内结构，虽然很罕见，但是有坐位神经外科手术后发生张力性气颅的报道。张力性气颅需要快速诊断，治疗方法是外科排出空气。四肢麻痹或脊髓梗死的原因可能是颈部过伸、过屈或过度旋转。关于坐位引发脑缺血的理论包括心输出量降低导致脑灌注减少、控制性或允许性低血压、麻醉导致的代偿机制缺失、调整血压时没有考虑到头部位置高于心脏、头部旋转引发的动力性或阻塞性椎动脉狭窄和气栓。研究证明体位对脑氧饱和度有影响[64]，坐位肩部手术时短暂性的脑氧饱和度降低都与低血压引起的脑灌注压降低有

关，可以通过给予麻黄碱和去氧肾上腺素纠正[64-66]。一项对 124 例行肩关节镜手术患者的观察结果证实 80% 草坪椅位或沙滩椅位的患者出现了脑氧饱和度的降低，而侧卧位的发生率为 0[67]。脑氧饱和度监测可能对预防脑损伤有帮助，但是目前没有标准值界限，而且脑氧饱和度数值的变化还受患者体位和二氧化碳浓度的影响。因此，这项监测应当在患者体位和通气稳定的情况下进行[68-69]。当患者在坐位下行手术时，推荐注意监测脑部水平的血压，避免并快速纠正低血压和心动过缓，避免可能损害脑血管的极端头低位[70]。

对于坐位麻醉患者来说，低血压一个是已知的、常见的问题，血液在下半身积聚尤其增加了低血压的风险。研究发现坐位时平均动脉压、收缩压和心脏指数都降低[52]。因此，为了调整血流动力学的变化，应当逐渐将患者摆放成坐位，并且准备好静脉输液和血管加压药物。

机器人手术

机器人手术大约在 30 年前开始，现今其应用范围已大大扩展。机器人手术目前已成为许多泌尿科和妇科手术的常规[71-72]，正在向其他腹部手术、胸科手术和头颈手术领域扩展。机器人手术在腹腔镜器械的运动范围和准确性方面给术者提供了技术优势。一旦机器人定位完成，就禁止再直接接近患者，因此所有的监护、输液、有创监测以及保护垫和体位都要在开始机器人定位前完成。

大多数有关机器人手术体位的文献都涉及泌尿科和妇科手术，体位通常是极度头低脚高位（30°～45°）或截石位，上肢以自然位置固定在身体两侧。必须确保避免患者在极度头低脚高位时滑动。防滑垫、胸带、肩托都可以防止滑动。有由于肩托造成肩部和颈部之间的牵拉引发臂丛损伤的报道。因此，如果使用肩托，要注意监测是否存在颈部过度牵拉。牢固固定气管导管，防止移位。通常在患者面部上方放置一个器械托盘，以防止腹腔镜器械伤害面部[73-75]。在机器人定位前要对极度头低脚高位进行测试，确保患者体位合适，不会滑动，并且从生理角度分析患者是否能够耐受极度头低较高位。

机器人手术期间的生理改变与气腹和体位有关。血流动力学改变主要是由于气腹，而呼吸改变的机制也和体位有关。气腹降低功能残气量，而极度头低脚高位使功能残气量进一步降低。机制是腹腔镜下腹腔内容物产生对膈肌的压力，头低脚高位又进一步将膈肌向上推，以及为了防止患者滑动使用的胸带固定。

气道峰压和平台压升高可达 50%。由于肺顺应性改变、功能残气量下降，以及二氧化碳气腹需要增加分钟通气量，所以这些病例的术中机械通气可能非常具有挑战性[73-76]。

机器人手术体位并发症的发生率在 0.8%～6.6% 之间，大多数研究小于 1%[77-79]。一项研究发现更长的手术时间、更高的 ASA 分级和增加的静脉输液量是术中体位并发症的危险因素[77]。一项妇科机器人手术的研究认为腹部手术病史是唯一的危险因素[78]。眼部损伤、周围神经损伤、横纹肌溶解和筋膜室综合征是行机器人辅助根治性前列腺切除手术时最常见的体位并发症，而且这项研究发现机器人手术和传统的开放前列腺切除术相比，体位并发症的发生率无差异[79]。近期的一项对 ASA 会员的调查结果显示，返回的问卷中 21.7% 对"是否经历过机器人手术和头低脚高位有关的并发症"给予了肯定回答，其中气道和面部水肿以及臂丛损伤是回忆最多的并发症[80]。极度头低脚高位时，应考虑在手术开始和手术结束拔管前记录气管导管的气道漏气情况。

外周神经损伤

外周神经损伤虽然发生率低，但仍是一种严重的围术期并发症，是索取责任赔偿的重要原因。ASA 指出："和外周神经损伤相关的术后体征和症状……可能包括但不仅限于感觉异常、肌肉无力、针刺感或四肢疼痛[4]。"ASA 终审索赔数据库（1990—1999 年）提高了人们对围术期外周神经损伤发生的认识，数据表明损伤的发生率约为 0.03%～0.11%。外周神经损伤索赔占所有索赔的 22%。事实上，外周神经损伤是仅次于死亡的向麻醉科医师索赔的第二大原因。

20 世纪 70 年代外周神经损伤的总索赔率已经增加至 15%[1-2, 81-82]。虽然大多数外周神经损伤的患者可以恢复，但是 5280 例终审索赔案例（1990—2007 年）中 23% 患者的神经损伤是永久性的[4]。

终审索赔数据库中，尺神经损伤是最常见的病变，占所有外周神经损伤的 28%，其次是臂丛神经损伤（20%）、腰骶丛神经根损伤（16%）和脊髓损伤（13%）[2-3]。有趣的是，神经损伤的分布随着时间发生了变化。从 1980 年至 1984 年，尺神经损伤的索赔从 37% 降至 17%，而脊髓损伤的索赔从 8% 增至 27%。研究期间脊髓损伤和腰骶丛神经根病变发生率的增加和区域麻醉密切相关。在索赔案例中已知有 29% 案例的损伤机制为硬膜外血肿和化学性损伤[2, 83-84]。

在对一所大学的高级医疗机构的 380 680 例患者

进行的回顾性研究中，有112例患者出现了围术期外周神经损伤，发生率为0.3%[85]。大多数是感觉神经损伤（60%）或感觉与运动神经联合损伤（24%），仅有14%为单纯运动神经损伤。这项研究提供的数据明显不同于ASA终审索赔项目。最近公布的索赔数据中，区域麻醉后的索赔比例更高。

外周神经由成束的包绕着神经内膜的轴突组成并包绕在神经束膜内。施万细胞为神经提供髓鞘从而加强有髓神经的传导。外周神经的血管代谢活跃。神经滋养血管的血流流经毛细血管网[86]。神经病学中损伤类型可根据Seddon或者Sunderland分类法分类。这些分类法基于神经解剖学，并与临床相关[87]。外周神经损伤的机制主要有三种：牵拉、压迫以及横断。可以是部分或是完全横断，也可以是锐性或钝性损伤导致的横断。压迫性损伤可以是因血管受压迫引起的缺血性损伤，也可以是因直接压迫神经或髓鞘引起的[87]。所有机制均可影响感觉和运动神经[88]。

围术期外周神经损伤的病因很复杂且是多因素的。由于在全身麻醉或区域阻滞的状态下感觉神经已被阻滞，疼痛伴自发移位的早期预警症状不再出现[81,89]。外周神经损伤的患者因素包括：高血压、糖尿病、周围血管疾病、高龄、大量饮酒和吸烟[4]。极端体重，如体重指数过低或过高同样是危险因素。与监护麻醉、脊髓麻醉和外周神经阻滞相比，全身麻醉与硬膜

外麻醉似乎也是危险因素。手术时间延长是另一个危险因素[1,85]。

明确术前是否存在神经病变或者感觉异常是尤为重要的，因为已受损的神经更容易再次损伤，这种现象称为双重挤压综合征。理论来说两次分别发生的亚临床神经损伤可以通过协同作用导致严重的神经损伤。

通常情况下，确切的损伤机制很难明确[2]。除了脊髓损伤，其他神经损伤机制尚未明了。大多数神经损伤，尤其是上肢神经，如尺神经和臂丛神经损伤常发生于患者上肢体位适宜且保护妥当时。尽管如此，我们也必须尽全力预防神经损伤的发生。2018年ASA发布了一份最新的预防围术期外周神经损伤的实践指南（框34.1）[4]。避免牵拉神经或压迫神经解剖位置的体位，如尺骨肘部和腓骨头（表34.1）。衬垫和支托物的面积越大越好，然而没有一种衬垫材料具有明显优势。要尽可能保证患者体位处于自然位置。

尺神经损伤

尺神经位于肘部的浅表位置。其病变可以是非常严重的。一项前瞻性研究中，1502例非心脏手术患者有7例发生了围术期尺神经病变，其中3例术后2年仍有后遗症状[90]。一项针对15名男性健康志愿者的研究，观察上肢体位对尺神经体感诱发电

框 34.1　2018 ASA 预防围术期外周神经病变的实践咨询总结

术前评估
- 回顾病史，并进行体格检查了解相关情况：身体状态、已有的神经症状、糖尿病、外周血管疾病、酒精依赖、关节炎、性别
- 判断患者是否能舒适地耐受预期的手术体位

上肢体位
- 减少围术期臂丛神经病变的体位摆放方法
  - 仰卧位患者上肢外展不超过90°，俯卧位可以让患者舒适地耐受上肢外展超过90°
- 减少围术期尺神经病变的体位摆放方法
  - 仰卧位患者使用托手板时：注意减少对肱骨髁间沟（尺神经沟）的压迫。推荐前臂中立位或后旋位
  - 仰卧位患者上肢放在身体侧方时，推荐保持前臂中立位
  - 屈肘：尽可能避免屈肘以降低尺神经病变的风险
- 减少围术期桡神经病变的体位摆放方法
  - 避免长时间压迫肱骨螺旋沟内的桡神经
- 减少围术期正中神经病变的体位摆放方法
  - 避免肘部过伸超过舒适的范围，以防牵拉正中神经
    - 术中定期评估上肢体位
  - 围术期定期评估有益于保持合适的体位

下肢体位
- 减少围术期坐骨神经病变的体位摆放方法
  - 牵拉腘绳肌群：围术期评估时避免牵拉腘绳肌群超过舒适的范围，以防止牵拉坐骨神经

- 适度屈髋：髋部过伸和屈膝会牵拉坐骨神经及其分支。屈髋时要考虑两者的效应决定角度
- 减少围术期股神经病变的体位摆放方法
  - 尽量避免髋关节过伸或屈曲，以降低股神经病变的风险
- 减少围术期腓神经病变的体位摆放方法
  - 避免长时间压迫腓骨头，损伤腓神经

保护垫
- 使用软垫可降低上肢神经病变的风险
- 侧卧位患者使用胸垫降低上肢神经病变的风险
- 使用特殊衬垫减少硬物表面对腓骨头的压力可降低腓神经病变的风险
- 避免保护垫过紧等增加围术期神经病变风险的错误方式

设备
- 如果可能，避免错误使用上肢自动血压计，降低上肢神经病变的发生率
- 如果可能，避免极度头低位时使用肩托，减少臂丛神经损伤的风险

术后评估
- 术后对肢体神经功能进行简单评估可以早期发现周围神经病变

记录
- 对特殊体位进行记录可以持续改善监护效果

From the Practice Advisory for the prevention of perioperative peripheral neuropathies: an updated report by the American Society of Anesthesiologists Task Force on prevention of perioperative peripheral neuropathies. Anesthesiology. 2018; 128: 11-26

表 34.1　ASA 终审索赔数据库 1990—2010 年最常见神经损伤

神经损伤	推荐预防方法
尺神经（14%）	■ 避免过度压迫肱骨髁后沟 ■ 手和前臂放于旋后位或中立位
臂丛神经（19%）	■ 采用极度头低位时： 　■ 如果可能，避免使用肩托和沙袋（尽量使用防滑床垫） 　■ 如果可能，避免上臂外展 ■ 仰卧位或俯卧位时，避免头部过度向侧方旋转 ■ 仰卧位时上臂外展不超过 90° ■ 侧卧位时避免在腋下放置过高的圆垫，胸垫要避开腋窝，避免损伤压迫神经血管 ■ 在超声引导下通过颈内静脉放置中心静脉导管
脊髓（25%）和腰骶神经根或脊索（18%）	■ 脊髓损伤的比例逐渐增加可能与区域麻醉有关 ■ 尽可能避免严重的颈椎屈曲或过伸 ■ 对抗凝患者行区域麻醉时，遵循相关指南
坐骨神经和腓神经（7%）	■ 将截石位时间最短化 ■ 将患者置于截石位和解除截石位时，应由两人配合完成 ■ 避免髋部过屈、膝部过伸或腰椎扭转 ■ 避免过度压迫腓骨头处的腓神经

Data from ASA Closed Claims Project 1990 to 2010.

Practice advisory for the prevention of perioperative peripheral neuropathies 2018：An updated report by the American Society of Anesthesiologists Task Force on Prevention of Perioperative Peripheral Neuropathies. Anesthesiology. 2018；128：11-26

位（somatosensory-evoked potentials，SSEPs）的影响，发现后旋位时对尺神经的压迫最小，其次是中立位。将上臂置于托手板上保持中立位，当外展角度为 30°～ 90° 时，尺神经受到的压力减小。有趣的是，当 SSEP 异常时，并不是所有患者都会出现神经受压症状[17]。目前的意见是导致尺神经损伤的原因有很多种，不是所有都可以预防的[91-92]。在一项关于围术期出现尺神经病变并持续 3 个月以上的大样本回顾性研究中，57% 患者在术后 24 h 后出现症状，70% 患者为男性，9% 患者出现双侧尺神经损伤的症状。极度瘦弱或肥胖、术后长时间卧床休息的患者发生神经损伤的风险增加，未证实与术中患者体位或麻醉技术有关[93]。ASA 终审索赔项目还显示围术期尺神经病变多发生于男性、老年患者，且具有延迟发病的特点（平均时间为 3 天）[2]。尺神经损伤多见于男性患者可能与其解剖特点有关。男性患者的屈肌韧带发达肥厚，保护性脂肪组织少，喙状突较大，更容易压迫肘管内的神经[94-95]。在已发表的 ASA 终审索赔项目数据中，只有 9% 的尺神经损伤索赔的损伤机制是明确的，27% 的索赔病历中明确记录了肘部有放置衬垫[2]。即使麻醉记录单中详细记录着患者的上肢体位适宜且被妥善管理，在无明显原因的情况下也可出现围术期尺神经病变[18]。

臂丛神经损伤

臂丛神经位置表浅，走行距离长，从颈部到手臂，在颈椎和腋窝两点位置固定，容易受到牵拉损伤。臂丛神经有一部分走行在锁骨和第 1 肋之间，当锁骨和肱骨接近和运动时容易压迫臂丛神经（图 34.6）。非心脏手术中，0.02% 的患者出现臂丛神经损伤[96]。有臂丛损伤的患者往往主诉尺神经支配区域感觉障碍。损伤多与术中上肢外展超过 90°、头部偏向对侧、心脏手术分离内乳动脉时非对称性牵拉胸骨以及直接创伤或压迫相关。为了避免臂丛神经损伤，应保持患者头部中立位，上肢置于身体两侧，肘关节轻度屈曲和前臂旋后，不要压迫肩部和腋窝。

术中头低脚高位并应用肩托的患者易发生臂丛神经损伤。肩托位置靠里可压迫临近的神经根，靠外则会造成肩部与胸部分离而牵拉神经丛（图 34.6）。臂丛神经损伤的患者常出现桡神经和正中神经支配区无痛性运动功能障碍，有时也可伴有疼痛。一项关于 3 例机器人前列腺切除术后上中干臂丛神经病变的报道强调，极度头低脚高位、上臂外展的体位存在肩托压迫胸腔，从而引发臂丛神经上、中干病变的风险[26]。1 例头低脚高位、上臂外展体位下肩托引起的双侧臂丛神经损伤的个案报道认为上肢血管受损的表现，如不能测到持续的血压、脉搏血氧饱和度信号弱，都提示神经血管束受损[24]。对志愿者进行的臂丛神经张力检测研究和尸体上进行的神经拉紧实验都证明上臂外展、头部向对侧旋转、肘部和腕部过伸、肩托压迫都是有害的体位因素[25]。近期开展的经腋窝机器人甲状腺切除术要求上臂外展 180°，臂丛神经损伤的发生率为 0.3%[97]。采用极端体位时，神经生理监测，如动作诱发电位和 SSEP 可以检测到正在发生的损伤，从而能够及时调整体位，防止发生永久性损害[98-99]。随着一些新的、可能增加患者体位相关性风险的外科技术的应用，神经功能监测也会变得越来越常见。

心脏手术患者需要正中开胸，容易造成颈 8 胸 1 神经根损伤。一项前瞻性研究结果显示臂丛神经损伤的发生率为 4.9%，其中 73% 的损伤发生在中心静脉穿刺置管一侧，然而这项研究是在经超声引导穿刺置管技术还没有广泛应用的前提下进行的[100]。取内乳动脉单侧牵引胸骨时牵拉神经与臂丛神经损伤有关。有研究表明在胸骨牵引的过程中监测臂丛神经 SSEP 可以预测损伤的发生[101]。

1999 年 ASA 终审索赔研究项目数据显示，10% 的臂丛神经损伤与患者体位有直接关系。这其中有一半的患者是头低脚高位且使用了肩托[2]。因此，应该使用防滑床垫并结合其他方法，尽可能避免压迫肩部[21-22]。ASA 终审索赔研究项目数据显示 311 例臂丛神经损伤中，59 例（19%）发生在仅接受区域阻滞的患者，包括腋路臂丛阻滞和肌间沟臂丛阻滞[2]。这些病例中，体位对神经损伤的作用尚不明确。

其他上肢神经损伤

一项连续监测 SSEP 的 1000 例脊柱手术的回顾性研究，比较了 5 种体位时上肢 SSEP 的变化情况。调整上肢的位置可以将上肢 SSEP 改变逆转 92%。与仰卧位上肢外展、内收和俯卧位上肢内收（1.8% ～ 3.2%）相比，体位相关性上肢 SSEP 变化率在俯卧"超人"位（7%）和侧卧位（7.5%）时显著增加。SSEP 的可逆变化与术后神经损伤发生无关（见第 39 章）[24]。

虽然极其罕见，但由于桡神经在上臂下 1/3 处穿过桡神经沟，可因直接压迫而发生损伤。其临床表现为腕下垂、拇指不能外展及掌指关节不能伸展。远端正中神经损伤常发生于在肘前窝进行静脉穿刺置管时，神经在此处临近重要静脉和肘关节内侧。正中神经损伤的患者第 1、5 指不能对指，拇指、示指、中指、环指一半的掌侧面感觉消失。ASA 终审索赔研究项目数据库 1970—2007 年的数据表明，外周静脉穿刺置管造成的神经损伤占所有索赔案例的 2.1%，尤其在心脏手术中多见，因为此时患者的上肢置于身体两侧，不能随时查看动静脉管路的情况[102]。神经损伤占静脉输液管路所致并发症的 17%，仅次于皮肤脱皮和坏死（28%）以及皮肤肿胀、炎症和感染（17%）。

下肢神经损伤

坐骨神经损伤和腓总神经损伤多见于截石位患者。由于坐骨神经在坐骨切迹和腓骨颈间相对固定，故腿外旋时可牵拉坐骨神经。坐骨神经及其分支穿过髋关节和膝关节，截石位时髋关节过度屈曲和膝关节过伸时可加重坐骨神经损伤。腓总神经是坐骨神经的分支，腿固定架压迫腓骨头可造成腓总神经损伤。患者临床表现为足下垂、脚趾不能背曲。一项前瞻性研究

观察了 991 例全麻下截石位手术患者，下肢神经损伤的发生率为 1.5%，其中 40% 为坐骨神经和腓神经损伤。临床表现主要为感觉异常，术后 4 h 内出现症状，多在术后 6 个月内恢复，无运动障碍发生。但在该作者之前的一项回顾性研究发现截石位导致患者严重运动障碍的发生率为 1/3608[103-104]。

股神经和闭孔神经损伤常发生于下腹手术中过度牵拉时。困难分娩应用产钳或髋关节过度屈曲也可导致闭孔神经损伤。股神经病变的临床表现为髋关节不能屈曲，膝关节伸展困难，大腿前侧、内侧或前内侧感觉障碍。闭孔神经病变会导致腿不能内收，腿内侧感觉障碍。

一项回顾性研究观察在 1957—1991 年间截石位行手术治疗的 198 461 例患者，最常见的下肢神经病变为腓总神经损伤，占神经损伤的 78%。损伤原因可能是腓骨头外侧和股骨之间的神经受到了压迫。使用带有"糖果手杖"的脚蹬时，要特别注意防止压迫神经（见图 34.9）。体重指数低、近期有吸烟史或是手术时间长的患者更容易发生损伤[103]。也许是逐渐重视预防神经损伤，一项观察了 1997—1998 年间 991 例截石位手术患者的前瞻性研究中，无一发生下肢运动神经病变，但有 1.5% 患者出现闭孔神经、股外侧皮神经、坐骨神经、腓总神经的支配区感觉异常，并几乎全部恢复正常。持续时间超过 2 h 的手术与此并发症显著相关[104]。

围术期神经病变的评估和治疗

手术后患者出现神经损伤表现时，应进行有针对性的检查并进行记录，将感觉和运动障碍程度与术前检查结果比较，同时考虑手术中发生的事件与神经损伤之间的联系。应当请神经病学专家会诊，诊断病因、确定病变位置、判定损伤程度并预测预后。准确的诊断加合理的处理方案，多数神经损伤可痊愈，但往往可能需要数月甚至数年的时间[88, 105-106]。另外，和疼痛有关的围术期神经病变必须和手术导致的神经病理性疼痛相鉴别，后者正在受到越来越多外科医师的关注，因为这种疼痛在外科术后患者中的发生率达到 10% ～ 40%[107]。

如果术后新发感觉或运动神经异常，神经病学专家在发病后的第 1 周内可以应用电生理测试了解神经损伤的特点和时间模式。4 周后会再进行一次检查，此时电生理测试可以提供关于神经损伤定位和严重程度更确切的信息。无论如何，电生理测试必须结合临床。没有任何一种检查手段可以单独解释神经损伤的

原因。对于麻醉科医师来说，神经传导监测能够同时检测运动和感觉神经，可帮助发现潜在的外周神经损伤。为了评价运动神经的完整性，根据其走行选择两点刺激该神经，记录该神经支配肌肉的电反应。肌动作电位的大小反映该刺激激活的运动神经元轴突和肌纤维的数目。感觉传导检测则有所不同，在一点刺激感觉神经纤维，在另一点记录感觉神经动作电位。反应的潜伏期反映感觉神经轴突的数目。神经传导监测有助于发现亚临床多发性神经病变，该病变可致某一神经易受损害；同时，神经传导监测还可帮助辨别诊断神经轴突缺失和脱髓鞘，对病程和整体预后具有重要意义。

对于运动神经病变，肌电图（electromyogram，EMG）可以帮助确定神经损伤的准确位置。通过针电极插入肌肉，肌电图可以记录该肌肉的电活动。如果肌肉电活动存在，则提示运动单位组成成分受累，其组成成分包括脊髓前角细胞、前角细胞轴突和神经肌肉接头，以及运动单位神经纤维支配的肌纤维。一些表现可提示去神经作用，包括静息肌肉异常自发活动（纤颤电位和正向尖波，原因为肌肉易兴奋）和插入电位增强。肌肉去神经后数日内插入电位增强，异常自发活动需要 1～4 周才出现，出现时间长短取决于受损部位至肌肉的距离。通过分析肌电图的异常特征，可以分辨是神经根病变，还是神经丛病变或神经病变。

大多数感觉神经病变病程短，只需要保持对患者随访以确定其恢复即可。多数运动神经病变包括神经干末梢纤维脱髓鞘（功能性麻痹），往往需要 4～6 周时间恢复。轴突损伤但神经髓鞘完整（轴突断伤）或神经完全断裂（神经横断伤）可导致严重的疼痛和功能丧失。如果损伤可逆，则通常需要 3～12 个月恢复。推荐理疗以防止肌肉挛缩和萎缩[105-106]。

压力性损伤

在全世界，压力性损伤都是患者医疗费用的一个重要来源。大约 23% 的压疮发生在手术室内[108]。全身麻醉和手术时间都是压力性损伤的危险因素。压力性损伤，过去称为压疮，最近美国压疮指导小组对其重新进行了定义和分级[109]。他们指出压力性损伤是由于压力或剪切力导致的皮肤和（或）皮下组织局限性损伤。目前尚无关于预防压力性损伤的统一指南。围术期注册护士协会和美国医疗机构评审联合委员会声明预防压力性损伤是医疗团队全体成员的责任。了解压力性损伤的风险对预防其发生是至关重要的。

压力性损伤的早期临床表现通常是皮肤变红。与肌肉相比，皮肤更能抵抗压力并掩盖深层组织的损伤[110]。这可能是因为肌肉的氧耗更多。手术相关的压力性损伤通常在手术时没有什么症状，但在术后几天可以诊断[111-112]。仰卧位时，骶骨、跟骨、枕骨承受压力最大。俯卧位时为胸部和膝部。坐位时为坐骨结节[74]。

造成压力性损伤的因素包括骨凸处皮肤的压力、剪切力、皮肤破损、血液循环障碍、制动、感觉减退。诱因包括感染、炎症、水肿以及类固醇[113]。合并糖尿病、周围血管疾病、肥胖、体重指数过低或营养不良的患者同样是高危人群[108]。

目前有一些关于医疗设备相关压力性损伤的案例报道，但大规模的研究较少。一项回顾性研究发现，大约 0.65% 的压力性损伤是医疗设备导致的。经鼻插管、气管插管、鼻胃管以及颈托均可造成压力性损伤[114]。

低体温和低血压，如心肺转流（cardiopulmonary bypass，CPB）术，可能增加并发症的发生率。由于长时间的头部固定，使全部重量压迫头皮局部，导致毛囊缺血引起的压迫性脱发，多发生在枕部。避免坚硬的物体放在头下，否则会导致局部压力性病灶。因此，如果手术时间长，尽可能地应用足够柔软的弹性头垫，并定时转动患者头部，重新分配承受头部重量的头皮区域。

咬伤

经颅动作诱发电位（Tc-MEPs）在脊柱外科手术和神经外科手术中的应用越来越广泛。Tc-MEPs 与颞肌和咬肌相关，这两种咀嚼肌的运动可导致舌头、嘴唇甚至牙齿的损伤。两项大型回顾性研究，每个研究都观察了 170 000 余例应用 Tc-MEPs 监测的患者，他们发现咬伤的总发生率为 0.14%～0.63%，而且舌头是最容易受伤的部位（约占所有咬伤的 80%）[38, 115]。在 15%～23% 的患者中，损伤严重程度从轻微擦伤到需要缝合的撕裂伤不等。

坐位手术后的舌肿大可能与压迫、缺血或静脉回流受阻有关。最近一篇关于神经外科术后舌肿大的病例报告发现舌肿大与手术时间延长（50% 超过 8 h）和枕部及颅后窝手术（40%）有关[116]。颈椎的过度屈曲还可阻塞气管导管，压迫患者舌体导致舌肿大。总之，推荐正常成年人下颌骨至胸骨距离不少于两指。应用经食管超声（transesophageal echocardiography，TEE）监测气栓时要注意，食管探头介于屈曲颈椎和呼吸道及气管之间，可能对喉部结构和舌体产生潜在的压力。

目前尚无关于预防咬伤或舌肿大的具体指南。尽管舌肿大患者中有 50% 使用了牙垫，但是在应用 Tc-MEP 的手术中双侧使用牙垫也许可以预防咬伤和舌肿大的发生。最重要的是确保牙垫位置适宜，并在手术中不断检查。

手术室外的麻醉

麻醉科医师越来越多地参与到胃肠道内镜检查、心脏导管检查、介入放射治疗、神经放射治疗和 MRI/CT 检查以及诊所麻醉工作中（见第 73 章）[117]。当患者合并其他疾病，如充血性心力衰竭、肺疾病或病态肥胖，可能不能耐受手术所需体位时，就特别需要麻醉管理。另外，有些体位对于清醒患者是安全的，但对于麻醉患者来说十分危险。

由于环境不熟悉，缺乏摆放体位所需设备以及患者体位相关知识和相关人员培训内容的差异，注意保证手术室外患者安全尤为重要。检查床可能无法满足手术中患者体位的要求，甚至不能调整头低脚高位增加静脉血回流和心输出量。麻醉科医师的工作对象为非麻醉患者时，需要保证患者在不同体位时的安全。

围术期失明

围术期失明（perioperative visual loss，POVL）虽然罕见，但其后果往往非常严重。缺血性视神经病变（ischemic optic neuropathy，ION）和视网膜动脉闭塞（retinal arterial occlusion，RAO）可能是主要原因[118-119]。其他原因还包括皮质盲[120]、急性青光眼[121]、脉络膜和玻璃体出血[122]以及视网膜术后气泡扩张[123]。由于眼科手术后的视力损伤在相关眼科文献里已详细介绍，所以这里仅讨论非眼科手术后的失明。我们主要关注视网膜动脉闭塞和 ION。

目前对 POVL 的认识主要来自回顾性研究、调查和病例报告。两个大样本研究表明，ION 较为罕见，发生率约为 1/60 000 ～ 1/125 000[124-125]。脊柱融合手术和心脏手术 POVL 的发生率更高。Shen 调查了美国住院患者样本数据库中除了妇科和产科手术外 8 种最常见的外科手术中 POVL 的发生情况。他发现 ION 最常见于脊柱手术（3.09/10 000，0.03%）和心脏手术（8.64/10 000，0.086%）[126]。1996—2005 年 10 年间 POVL 的每年发生率持续下降，尤其在脊柱手术中[126-127]。Patil 发现脊柱手术 POVL 的全年发病率为 0.094%[128]。既往小样本的病例报告中，Steven 发现

3450 例脊柱手术患者中有 4 例（0.1%）出现了 ION[129]。Chang 和 Miller 回顾了 14 102 例脊柱手术患者，其中 4 例（0.028%）确诊了 ION[130]。心脏手术后的发生率可高达 1.3%[131]，但最近的大型回顾性研究发现，ION 的发病率为 0.06% ～ 0.113%[132-134]。

Myers 对 28 例脊柱手术后失明的患者进行了回顾性病例对照研究[135]。ASA 术后失明登记处记录了 93 例脊柱手术后失明的患者[136]。Nuttall 对梅奥诊所接受心脏手术的患者进行了回顾性病例对照研究[132]。最近还有一项由美国和加拿大 17 个医疗机构合作的针对脊柱手术围术期 ION 的回顾性病例对照研究[137]。本章将在后面详述这些研究结果。

视网膜缺血：视网膜中央动脉主干和分支闭塞

视网膜中央动脉阻塞（central retinal artery occlusion，CRAO）会减少视网膜的整体血供，而视网膜分支动脉阻塞（occlusion of a retinal arterial branch，BRAO）仅引起视网膜局部损伤；且 CRAO 和 BRAO 通常为单侧病变。主要有 4 种发病机制：①眼外部压迫；②视网膜动脉血供减少（视网膜动脉循环栓塞或全身血流量减少）；③视网膜静脉回流受阻；④凝血异常导致血栓形成。围术期 CRAO 最常见的原因是体位不当导致眼外压迫，眼内压（intraocular pressure，IOP）升高阻断视网膜中央动脉血流。常见于俯卧位脊柱手术的患者。球后出血也可导致眼眶内压升高，常与鼻窦或鼻腔手术造成的血管损伤有关[139]。

虽然很罕见，但是各种栓子可以减少视网膜中央动脉血流或导致 BRAO。来自手术部位的栓子可通过未闭的卵圆孔进入动脉循环导致围术期视网膜血管阻塞[140]。根治性颈部手术颈内静脉结扎后可导致静脉回流受阻[141]。而视网膜动脉微栓子在开放心腔手术中很常见[142]。

临床表现

常见的临床表现有无痛性失明、瞳孔反射异常、视网膜浑浊或变白以及视网膜小动脉狭窄[143]。BRAO 以胆固醇栓子、钙化栓子或血小板纤维蛋白栓子为主。典型征象是在白色玻璃样的视网膜上可见樱桃红斑点以及视网膜动脉变细[144]。由于视网膜缺血区呈白色，透过其可见红色、完整的脉络膜供血区。然而，未出现上述症状不能排除 RAO。其他原因导致失明的鉴别诊断见表 34.2。

表 34.2　鉴别诊断：视网膜、视神经和视皮质损伤的眼科检查 *

	AION	PION	皮质盲	CRAO	BRAO
视盘	苍白肿胀，乳头周围火焰样出血，视神经头端水肿，晚期视神经萎缩	初期正常，晚期视神经萎缩	正常	正常，晚期视神经萎缩	正常，晚期视神经萎缩
视网膜	正常或小动脉变细	正常或小动脉变细	正常	樱桃红斑点†，白色、水肿、狭窄的视网膜动脉	可见栓子‡；部分视网膜变白、水肿
光反射	缺失或 RAPD	缺失或 RAPD	正常	缺失或 RAPD	正常或 RAPD
固定和共济反射	正常	正常	受影响	外部压迫时可影响	外部压迫时可影响
视动性眼球震颤	正常	正常	缺失	正常	正常
视觉威胁反应	是，如果尚有一定程度视觉保留	是，如果尚有一定程度视觉保留	无反应	是	是
跟踪物体	正常，如果尚有一定程度视觉保留	正常，如果尚有一定程度视觉保留	缺失	正常	正常
眼肌功能	正常	正常	正常	压迫时可受损	压迫时可受损
视野检查	高度缺损盲点	高度缺损盲区，盲点常无光感	偏盲（取决于损伤区域）；多外周受损	多失明	盲区；多外周正常

* 典型症状和体征，有些患者可能不同，因为首发症状不同，检查的时机也不同。
† 因为缺乏内层视网膜细胞的覆盖，在樱桃红斑点处可见脉络膜循环。
‡ 胆固醇、血小板-纤维蛋白栓子、钙化的粥样斑块。
AION，前部缺血性视神经病变；BRAO，视网膜动脉分支阻塞；CRAO，视网膜中央动脉阻塞；PION，后部缺血性视神经病变；RAPD，相对性瞳孔传入障碍

视网膜缺血的机制

视网膜的血供来自视网膜血管和脉络膜血管[145]。发生 RAO 时，O_2 仍可从视网膜外层经脉络膜弥散至缺血部位。猴眼视网膜中央动脉阻塞 97 min 后，CRAO 侧视网膜黄斑区仅有轻微的受损。240 min 后出现深层且不可逆的损伤[146]。但是视网膜中央动脉近端阻塞时不一定存在眼外压迫[147]。外部压迫导致 IOP 升高是一种更严重的损伤，因为此时视网膜血管和脉络膜血管的血流同时显著减少[148-149]，使得视网膜内层细胞更容易受到压力损害[150]。眼部受外部压力时可耐受的缺血时间可能更短[151-152]。

视网膜中央动脉阻塞

围术期 CRAO 的常见原因是眼部受压，尽管在心脏手术中可能是由栓子栓塞引起[153-154]。面部解剖异常的患者更容易受到麻醉面罩或头部枕垫损伤。成骨不全患者，由于缺乏胶原纤维，网状纤维持续存在，黏多糖基质增加，因此成骨不全患者眼球的纤维膜薄且不成熟[155]。此类患者巩膜和角膜很薄，突眼症状明显，这些因素使得患者眼部更容易受到外压而损伤[156]。马蹄形头托留给眼睛的空间有限，很容易压迫到眼睛。

许多报道中的眼部受压都与使用了马蹄形和矩形头托有关[157-158]。Kumar 回顾了已发表的脊柱手术后发生 CRAO 的病例报道，发现患者的症状和体征包括单侧失明、无光感、瞳孔传入障碍、眼眶周围和（或）眼睑水肿、球结膜水肿、眼球突出、上睑下垂、眶上区感觉异常、角膜浑浊、角膜擦伤、眼球运动损伤、淤血或是其他眼部附近的外伤[159]。眼底检查可见黄斑或视网膜水肿、樱桃红斑或视网膜血管减少。4 例患者出现视网膜色素改变提示发生了脉络膜循环缺血[160-161]。早期 CT 或 MRI 检查可见眼球突出和眼外肌肿胀[159]。检查结果与醉酒者睡觉时眼部受压导致的"星期六夜间视网膜病变"相似[162]。

Hollenhorst 报道，神经外科手术俯卧位患者术后可发生单侧偏盲，并用猴子进行了重复实验。出现 IOP 升高，血压降低，并持续 60 min（Hollenhorst 报告的 8 例患者里有 6 例未出现低血压）。组织学检查发现，猴眼视网膜出现水肿和血管网扩张，继而出现视网膜结构损伤。4 个月后由于视网膜神经节细胞死亡后发生不可逆变性，视神经轴突出现损伤[163]。

Bui 通过视网膜电流图发现，大鼠 IOP 急性增高时，视觉功能从视网膜内层开始发生变化。这是因为视网膜神经节细胞最为敏感，当 IOP 从 30 mmHg 升

高至 50 mmHg 时，视网膜电流图出现异常；IOP 继续增加则影响感光细胞[164]。IOP 升高引起视网膜损伤所需时间不同，短则 20 min，长则 30～45 min（表 34.3）[165-166]。

新型头部固定装置，如环形或方形泡沫头托，眼部留空并且带有可以观察眼部情况的镜子，能够避免眼部受压[167]。然而，最近报道了 1 例术中俯卧位的患者，虽然应用了方形泡沫头托和护目镜，但依旧出现了单侧 RAO。这是由于头托和护目镜之间的空间有限。讽刺的是，此款护目镜本是为保护眼睛而设计的，却成了眼部受压的直接原因[168]。

眼眶腔室综合征是一种急性眼部损伤，需要尽快减压以降低 IOP，可发生于围术期眶内出血、眼眶气肿、眶内应用杆菌肽软膏以及鼻窦镜手术[169]。一些病例[170-172]表明其可能与术中体位相关，如发生在俯卧位行脊柱手术的患者中。

心脏手术与视网膜动脉阻塞

围术期 RAO 最常见于心脏手术[153]。最近的一项回顾性研究在美国住院患者样本中对心脏手术后的 RAO（包括 CRAO 和 BRAO）进行了调查。1998—2013 年间的心脏手术共 580 多万例，其中有 4564 例 RAO，发生率为 7.8/10 000。与 RAO 增加的相关的因素包括巨细胞动脉炎、短暂性脑缺血、颈动脉狭窄、栓塞性脑卒中、血液高凝状态、黏液瘤、糖尿病伴眼部并发症以及主动脉瓣关闭不全。围术期危险因素包括出血、主动脉瓣手术、二尖瓣手术和鼻中隔手术。这表明颈动脉疾病、开放心腔手术以及视网膜血管异常（糖尿病视网膜病变）等易出现栓塞的情况更容易发生 RAO。CPB 期间的栓塞仍是视网膜动脉阻塞的一个重要原因。需要更好的方法来检测并预防此并发症。

视网膜分支动脉阻塞

BRAO 常导致永久缺血性视网膜损伤伴部分视野缺损。仅为部分外周视野缺损或小斑点时患者的临床症状可能不会立即出现。BRAO 主要原因为栓子栓塞，少数是由血管痉挛导致的。大多数报告认为栓子主要

来自血管内注射、术野或心脏手术 CPB 期。视网膜荧光素血管造影可见 CPB 期间的微栓子[173]。使用鼓泡式氧合器的患者全部出现视网膜灌注损伤，而使用膜式氧合器的患者仅有 50% 出现灌注损伤[174]。冠状动脉旁路移植术（coronary artery bypass graft，CABG）中，视网膜中央动脉分支出现多个钙化栓子的情况很常见，这可导致不同程度和不同位置的视野缺损[175]。对猪进行实验发现，CPB 时发生空气栓塞的机制包括无灌注、血管渗漏或痉挛、红细胞淤滞和出血。使用全氟化碳可阻断这些机制[176]。

1 例俯卧位行脊柱手术的患者出现了 BRAO。术后检查出该患者存在卵圆孔未闭。可能是腰椎手术部位的异常空气、脂肪或骨髓栓子导致动脉栓塞[140]。最近有一项关于脊柱手术后 RAO 的大型回顾性研究刚刚发表[154]。

头颈部手术注意事项

鼻窦镜手术后眼部并发症的发生率约为 0.12%[177]。术中的血管损伤可引起眼眶腔室综合征，动静脉循环受压，造成 CRAO 及视神经损伤[178]。动脉注射含肾上腺素的 1% 利多卡因可间接损伤视网膜中央动脉，其机制可能是血管痉挛或栓塞[179]。约有 0.84% 的失明与眶部手术相关[180]。行面部多发伤修复、视神经管减压或经颅行眶尖部手术的患者发生失明的风险更高[181]。

向头颈部注射各种药物可导致 BRAO 进而出现突发不可逆性失明[182]。颈内动脉超选择性注射卡莫斯汀治疗神经胶质瘤，或整容手术中鼻内注射脂肪均可出现 RAO 并导致失明。在行头颈部神经放射学或血管造影 / 栓塞麻醉的过程中也可出现该并发症[183-184]。

诊断、治疗和预防

围术期 RAO 大多可导致永久性失明。目前的治疗方法并不令人满意。对眼部按摩可以降低 IOP 发生；若存在栓子，按摩可将栓子从动脉中驱赶出去[143]。静脉注射乙酰唑胺可增加视网膜血流量。吸入 95%O_2 和 5%CO_2 的混合气体可扩张血管，增加视网膜和脉

表 34.3　视网膜缺血动物实验和导致损伤产生的时间

作者	动物	缺血方式	缺血时间
Hayreh 等（1980，2004）[146-147]	猴	视网膜中央动脉结扎	> 100～240 min
Ettaiche 等（2001）[151]	大鼠（棕色-挪威）	增加眼内压	20 min 和 40 min
Roth 等，Zhang 等（1998，2002）[152, 165]	大鼠（S-D）	视网膜中央动脉结扎，增加眼内压	45 min 和 60 min
Zhu 等（2002）[166]	小鼠（ND4）	增加眼内压	30、45、60 min

络膜血管的氧供[185]。进一步治疗包括溶栓，但在某些手术后相对禁忌。自发性 CRAO 后的 6 ～ 8 h 内通过眼动脉置管行纤维蛋白溶解可改善视力，表明此方法能改善患者预后，尤其在不完全 CRAO 患者中[186-189]。动物实验表明，局部低温是减轻缺血后损伤的简单有效方法，且风险小，值得推广[190-192]。

俯卧位手术患者应使用泡沫头托，眼睛放于开口位置。通过视、触每 20 min 检查一次头部和眼睛的位置是否恰当。泡沫头托下放置镜子更有利于术中观察眼部情况。俯卧位患者使用方形头托时不建议使用护目镜。使用马蹄形头托需更加谨慎，目前已有更安全的头托可选。由于头部移动的机会更大，会压迫眼睛，故俯卧位行颈椎手术的患者不能使用这种头托。防止头部移动最有效的方法是应用针型固定头架。对于大多数俯卧位患者，推荐使用方形泡沫头托，保证头部保持垂直中立位。

鼻、鼻窦手术和神经放射学操作中最重要的是避免注射时误入血管或影响眼部血液循环。鼻窦镜术后，需注意是否有急性 IOP 升高的征象（如视物模糊、眼睛疼痛、恶心），若有则提示有眶内出血的可能。如果出现应立即请求眼科会诊。

缺血性视神经病变

ION，多自发出现并不伴先兆症状，是 50 岁以上人群突发失明的主要原因，美国每年非动脉炎性 ION 的发生率约为 2.3/100 000[193]。两种类型的 ION——前部缺血性视神经病变（anterior ischemic optic neuropathy，AION）和后部缺血性视神经病变（posterior ischemic optic neuropathy，PION）——均可分为动脉炎型和非动脉炎型。由颞动脉炎引起的动脉炎型 AION 是一种全身性疾病，常见于 60 岁以上患者，尤其女性多发。与外科手术无关的自发性 ION，通常由 AION 导致[194]。

非动脉炎型 ION 绝大多数出现在围术期。ION 可发生于各种手术后，常见于心脏手术[195]、脊柱融合术[137]、头颈部手术[196-197]、骨科手术[198]以及鼻或鼻窦手术[199]。血管外科手术、普通外科手术、泌尿外科手术（如根治性前列腺切除术）、剖宫产、妇科手术和脂肪抽吸术后也可发生[200]。虽然最近有许多关于脊柱和心脏手术的回顾性病例对照研究，对 ION 危险因素有了进一步了解。但是缺乏对照研究，病理学和危险因素的不确定性等，都限制了对围术期 ION 的认识[127, 134]。直到最近才有了围术期 ION 的动物模型[201]。

发病机制

AION 早期出现血脑屏障受损。有许多关于 AION 的临床研究，而关于 PION 的却很少。对受累者进行荧光素血管造影可见视神经乳头处有染料泄漏[202]，这与视盘水肿有关，可在 AION 症状发生前出现[203]。血脑屏障受损与缺血性病变间的关系尚不清楚。早期研究表明，视神经乳头具有典型的血脑屏障[204]；然而，最近对人和猴视神经乳头微血管进行免疫组化的研究发现，筛板前区缺乏典型的血脑屏障特性[204]，这就可以解释缺血后视神经乳头的早期水肿现象。

Guy 阻断了大鼠颈动脉，24 h 内出现视神经肿胀[205]。对缺血视神经进行硝基酪氨酸免疫组化染色，结果表明一氧化氮（NO）和氧自由基可能加重对血脑屏障的损害。Bernstein 通过血栓阻塞血管构建啮齿类动物 AION 动物模型。血栓形成诱发 AION 后，30 min 内视神经循环被损坏。随后 1 ～ 2 天水肿达到高峰，5 天后缓解[206]。苍白萎缩的视神经与有限的人 AION 病理学研究结果相似[207]。6 天后，视神经出现轴突肿胀、断裂。缺血损伤 37 天后，视网膜神经节细胞减少了约 40%。永久性变化包括视神经间隔增厚和轴突破坏，尤其是中心部位，这与人视神经的改变相似。目前，关于 ION 病理学研究的病例有限[208]。

通过荧光素血管造影对 ION 进行临床研究发现，76% 的受试者出现筛板前视盘充盈迟缓，而正常人眼中未出现此种情况。这表明充盈迟缓是 AION 的主要表现，而不是视盘水肿[194]，但 Hayreh 将 AION 归因于视神经血供的个体差异[209]。该理论不仅得到解剖研究的支持以及 AION 患者失明多样性的证实。"分水岭区理论"引发争议，该理论认为睫状后动脉灌注不足和血流重新分布可导致视盘梗死。Arnold 和 Hepler 发现，正常人眼中分水岭区充盈迟缓比 AION 患者更常见[202]。因此是睫状后短动脉分支区域灌注压下降导致视盘灌注不足，而不是分水岭区的灌注压下降引起的[210]。AION 的病理组织学表明梗死主要发生在筛板后区[211]。这意味着睫状后短动脉血流直接供应视盘是血供减少的主要原因。

小视盘（杯 / 盘比例小）的人更易患 AION，因为视神经轴突穿出眼的开口狭小。小视盘导致缺血损伤的机制包括机械性轴浆血流阻塞、筛板硬化以及视网膜神经节细胞对神经营养因子的利用率下降[212-214]

视神经血供

ION 中 AION 影响视神经前段或筛板前区，而 PION 则影响视神经后段。视神经前后部的血供在解剖上是不同的^[209]。视神经前段接近筛板，筛板富有弹性，由胶原组织组成，视神经、视网膜中央动脉和视网膜中央静脉穿过筛板进入视盘。段前包括表浅神经纤维层和筛板前区。筛板前区由一层厚密组织组成且构成视盘的主要部分^[215]。表浅神经纤维层由视网膜神经节细胞轴突延伸而成，位于由视盘周围横跨视神经的 Bruch 膜延伸所成的平面前方。后面紧邻筛板前区，与视盘周围脉络膜相邻。筛板区是胶质细胞束和致密结缔组织之间的移行区。视神经前段主要是星形胶质细胞，视神经后段和球后段主要为少突胶质细胞和小胶质细胞。视神经纤维经筛孔穿过筛板。筛板后为视神经后部，由脑膜髓鞘和有髓鞘轴突组成。视神经纤维的直径在此增大到约 3 mm。

表浅神经纤维层的血供主要来自视网膜小动脉，在颞侧也可以接受来自睫状后动脉的血液。筛板前区由视乳头周围脉络膜血管的向心支和 Zinn-Haller 环（图 34.22）的血管供血，但并非每只眼中都存在 Zinn-Haller 环^[209]。该区域是否有来自脉络膜的血液仍存在争议。筛板区由睫状后短动脉的向心支或 Zinn-Haller 环的供血，但前者是主要供血来源。筛板前区和筛板可见毛细血管纵向吻合，可提供部分循环支

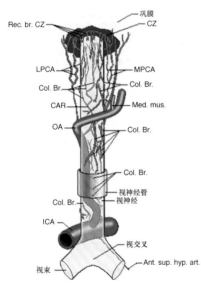

图 34.22　眼动脉的起源、路径和分支，从上图可见睫状后动脉。Ant. sup. hyp. art.，垂体前上动脉；CAR，视网膜中央动脉；Col Br，侧支；CZ，Zinn-Haller 环；ICA，颈内动脉；LPCA，睫状后动脉侧支；Med. mus.，内周肌性动脉；MPCA，睫状后动脉中间支；OA，眼动脉；Rec. br.，侧支（From Pillanut LE，Harris A，Anderson DR，et al，eds. Current Concepts on Ocular Blood Flow in Glaucoma. The Hague，Netherlands；Kugler；1999.）

持，但其重要性尚未得到充分认识。

筛板后区，即视神经后部，有 2 条主要供血动脉（图 34.23），在 PION 时受到影响。向心供血系统是视神经血液的主要来源，由视乳头周围脉络膜血管和 Zinn-Haller 环的分支组成。视网膜中央动脉软脑膜支和其他的眶动脉、眼动脉和睫状后动脉同样参与供血。软脑膜血管分支走行于神经间隔。轴向离心供血系统由视网膜中央动脉供给的神经内部分的小分支构成，但有时缺如。因此视神经后部血供的差异使某些人更容易发生 PION^[216]。

血流调节

由于技术限制，视神经血流自动调节的研究产生了矛盾的结果。对猴和羊的研究表明，视神经乳头血流自动调节范围与脑灌注压的调节范围基本相同。然而在患有动脉硬化的猴身上发现，其自动调节存在缺陷^[217]。该研究没有直接测量血流量而是葡萄糖的消耗量，而且样本量也过小。有证据表明视神经后部也存在自动调节。对猫的研究中，用放射自显影测量视神经血流量，发现全身平均动脉压保持在 40 mmHg 至大于 200 mmHg 之间时，筛板前区、筛板区、筛板后区的血流量保持不变^[218]。

使用激光多普勒对 13 名健康志愿者的研究发现，眼灌注压保持在 56 ～ 80 mmHg 间时视神经乳头的血流量无变化^[219]。另一项研究中，IOP 极高时仍有血流的最小灌注压为 22 mmHg^[220]。其他调查也发现，在 IOP 达到 40 mmHg 时视乳头仍有血流通过。但是参加某项研究的 10 名健康年轻志愿者中有 2 名未表现出自动调节的能力^[221]。使用彩色多普勒成像可发现，IOP 极度增高时睫状后动脉的血流急剧减少。这些结果似乎支持一个假设，即睫状后短动脉分布存在的"分水岭"区可导致一些患者眼损伤，包括患有未知血管疾病的健康人，在眼灌注压降低、全身血压降低或 IOP 升高时引起视盘缺血坏死。目前，临床尚无可靠的技术预测这些患者。

病理组织学表现

关于 ION 病例的视神经病理组织学结果鲜有报道。3 例手术后 ION 患者均发生了视神经眶内段梗死，但结果并不完全一样。2 例患者的外周轴突中轴部分损伤，1 例患者的一只眼睛轴突外周损伤，而另一只眼睛的轴突完全损伤^[200]。尽管对 ION 患者进行了大量的尸检，梗死的部位仍不能确定。Tesser 及其同事^[207]发现 1 例自发 ION 患者的轴突损伤位于视神经的上部，主要围绕视网膜中央动脉。梗死的部位位于视神经的巩膜

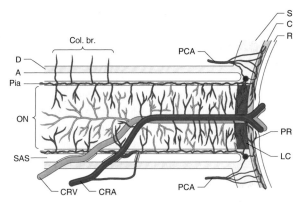

图 34.23　**视神经的血供**。左侧为视神经前段；右侧为视神经后段（脑侧）。前段供血来自睫状后动脉（PCA）和脉络膜（C）；后段供血来自软膜动脉穿通支（Col br）和视网膜中央动脉（CRA）分支。A，蛛网膜；CRV，视神经中央静脉；D，硬脑膜；LC，睫状长动脉；ON，视神经；PR，睫状后短动脉；R，视网膜；S，巩膜；SAS，蛛网膜下腔（From Hayreh SS. Ischemic optic neuropathy. Department of Ophthalmology，University of Iowa. http：//www.medicine.uiowa.edu/eye/AION-part2. Accessed August 8，2014）

部分，向后延伸 1.5 mm。

围术期缺血性视神经病变患者特征

　　PION 多发生于脊柱手术后[200]。AION 在心脏手术后更为常见。尽管有迟发病例的报道，尤其是术后需要镇静的患者，但 ION 通常发生于术后 24 ~ 48 h 内，且常在患者苏醒时被发现[137]。患者的典型症状包括无痛性失明，瞳孔传入障碍或瞳孔反应消失，完全性失明，无光感或视野缺损、颜色视觉减弱或消失。AION 患者可能存在垂直性视野缺损。早期症状可见视盘水肿和眼底出血。尽管 PION 的患者主诉失明，但是视盘检查正常。数周或数月后出现视神经萎缩。损伤可为单侧或双侧，脊柱手术后的病例多为双侧。尽管有些报道描述了因水肿或神经旁增生导致的神经膨大，但眼部 MRI 经常漏诊[222-223]。患者的视觉诱发电位和视网膜电流图可异常[224]。

系统性病例回顾

　　Buono 和 Foroozan 回顾了 83 例 PION，其中一些是围术期 PION 病例[200]。约 54% 患者行脊柱手术，13% 行根治性颈淋巴清扫术，33% 行其他手术。患者平均年龄 52 岁，脊柱手术组（平均年龄 44 岁）较其他组患者更年轻。约 2/3 是男性患者。75% 的患者在术后 24 h 内发生明显的失明。54% 的患者患侧眼睛初始视力为有光感，60% 多的患者双眼受累。治疗后 38% 患者视力有改善，其中 14 例患者最初无光感，12 例（85%）没有改善。患者最低血红蛋白平均 9.5 g/dl（5.8 ~ 14.2 g/dl），最低收缩压平均 77 mmHg

（48 ~ 120 mmHg），术中平均失血 3.7 L（0.8 ~ 16 L），平均手术时间 8.7 h（3.5 ~ 23 h）。这项研究的不足在于患者围术期的信息有限，主要依赖既往的报道。

脊柱手术

　　Ho 回顾了脊柱手术后发生 AION 和 PION 的病例。5 例 AION，17 例 PION，年龄中位数分别是 53 岁和 43 岁[225]。大多数病例发生于腰椎融合术后。AION 和 PION 的平均手术时间分别为 522 min 和 456 min。最低平均动脉压则分别为 62 ~ 78 mmHg 及 52 ~ 85 mmHg。PION 患者术中平均最低血细胞比容 27%。平均失血量 AION 病例 1.7 L，PION 病例 5 L。AION 和 PION 患者的晶体/胶体容积为 6.0 L/0.8 L 和 8.0 L/2.2 L。60%AION 患者和 27%PION 患者有糖尿病；20%AION 患者合并冠状动脉疾病而 PION 患者中没有发现。高血压患病率在两组中相似（40% 和 53%）。40%AION 患者在术后 24 h 内出现症状；而 59%PION 患者苏醒后即刻出现症状，88% 患者术后 24 h 内出现症状。60%AION 患者和 65%PION 患者的视敏度可有所改善。该研究的局限性在于数据主要依赖既往的病例报道。

　　一项回顾性病例对照研究观察了 28 例脊柱手术后失明的患者，Myers 及其同事发现，发生 ION 患者和未发生 ION 患者间最低收缩压和血细胞比容无差异[135]。约 40%ION 患者术前没有发现血管疾病等危险因素。两组间高血压或吸烟的比例相近。该研究的局限性在于对照组的病例不是随机纳入的，而且两组间的配对方法表述不充分。

ASA 术后失明登记数据库中，脊柱手术后出现 ION 的患者平均失血量为 2.0 L，最低血细胞比容为 26%[136]。与术前基础水平相比血压下降明显：33% 患者最低收缩压高于 90 mmHg；20% 患者最低收缩压为 80 mmHg 或更低。约 57% 患者收缩压或平均动脉压降幅达基础水平的 20%～39%；25% 患者降幅达基础水平的 40%～49%。约 25% 患者术中应用了控制性降压。几乎所有手术时间长于 6 h。大多数患者的预计失血量大于 1 L，预计失血量中位数为 2 L；最低血细胞比容中位数为 26%；大容量液体复苏是典型的，晶体液输注量中位数约 10 L。大多数患者接受了胸椎、腰椎或腰骶椎融合手术，这些手术通常要多次反复进行。应用的体位固定装置包括 Wilson 支架（30%），Jackson 脊柱床（27%）以及软胸垫（20%）。57% 使用泡沫头垫；19% 使用 Mayfield 头架。PION 患者人数明显多于 AION 患者。64% 患者 ASA 分级为 Ⅰ～Ⅱ 级。平均年龄为 50 岁。约 41% 患者合并高血压，16% 合并糖尿病，还有 10% 合并冠状动脉病。该研究的局限性在于没有脊柱手术患者原始资料的对照组。

后续的研究从北美 17 家医疗中心里随机选择匹配对照患者，解决了该研究的局限性。研究结果见表 34.4。多变量分析发现，腰椎融合术后发生 ION 的 6 个危险因素包括：男性、肥胖、Wilson 支架辅助体位、麻醉持续时间、大量失血以及胶体／晶体比例较低的复苏液体[137]。该研究是首个关于围术期 ION 的大型病例对照研究，匹配良好。局限性在于术前数据相对有限，AION 和 PION 患者间无明显区别以及对照组可能没有代表一个群体匹配的样本。

美国住院患者样本库中的随机数据来自美国 20% 的医院。Rubin 及其同事分析了 1998—2012 年间（超过 250 万例）脊柱融合术 ION 的发生趋势。他们发现 ION 的发病率为 1.02/10 000，随着时间的推移，这个比例出现无法解释却又明显的下降[127]。年龄、输血与否和肥胖同 ION 显著相关；其中女性较男性的发病

率低。由于该数据库样本量巨大、样本随机收集并提示了术前特定影响因素的重要性，所以这些研究结果很重要。但其仍存在局限性。美国住院患者样本库需要依靠正确的诊断和编码。但其无法核实患者的诊断是否准确。编码过多或过少均有可能。编码的正确与否取决于专业人员对数据的录入，而诊断的准确性主要取决于医师的病历和外科医师提供的手术记录[226]。

心脏手术

Shapira 和同事研究了 602 例患者，在全身中度低温（25℃）下使用搏动血流膜式氧合器行 CPB[131]。术中使用去氧肾上腺素维持灌注压在 50 mmHg 以上。术后 8 例患者（1.2%）发生 AION。失明患者与未失明患者间的术前危险因素无明显差异。与未发病患者相比，AION 患者的 CPB 时间要更长（252 min vs. 164 min），最低血细胞比容更低（18% vs. 21%）。血流指数、灌注压和 PCO_2 无明显差异。AION 患者术后 24 h 内更易出现体重增加（18% vs. 11%），而且需要更大剂量血管活性药物维持血流动力学稳定。视觉症状常在术后 1～3 天撤离呼吸机支持后立即出现。该研究的局限性在于样本量过小且仅在一家机构内收集数据。

Nuttall 等开展了一项大型的回顾性病例对照研究，研究对象是 1976—1994 年间在梅奥诊所接受心脏手术的约 28 000 例患者，发现 17 例患有 ION（0.06%）[132]。单变量分析发现，术后血红蛋白水平较低、严重的血管疾病史、CPB 前 48 h 内有血管造影史、CPB 持续时间较长、输注红细胞及使用非红细胞血液成分等均是导致 ION 的高危因素。ION 患者都接受了长时间的 CPB，CPB 前后全身血压无差异。9 例患者发生了双侧 ION，其中 5 例（29%）没有视盘水肿的患者可能患有 PION 而不是 AION。5 例（29%）ION 患者的杯／盘比过小（< 0.3）。该研究的局限性在于比较的项目过多，样本量小，参与研究的机构单一，AION 和 PION 患者无区别。Holy 等的一系列研究也得到了相似的结果，但是他们的研究包括了其他类型的手术，这使得心脏手术后果的详细解释变得复杂[227]。Kalyani 等回顾性调查一所机构 9 年间 9701 例心脏手术后出现 ION 的病例。结果认为对 11 例（0.11%）ION 患者的调查不能明确 ION 的特殊危险因素[133]。

如前所述，Rubin 也检索了美国住院患者样本数据库（1998—2012 年），在迄今为止最大规模的心脏手术中选出 ION 患者[134]。符合纳入标准的病例超过 500 万，其中有 794 例（0.014%）为 ION。心脏手术中的 ION 年发生率为 1.43/10 000。危险因素包括颈动

表 34.4　增加腰椎融合手术围术期 ION 发生的比值比的因素		
	比值比	P 值
男性	2.53（1.35～4.91）	0.005
肥胖	2.83（1.52～5.39）	0.001
Wilson 支架	4.30（2.13～8.75）	< 0.001
麻醉持续时间，每小时	1.39（1.22～1.58）	< 0.001
预计失血量，每 1 L	1.34（1.13～1.61）	0.001
胶体液作为非血液替代制品，每 5%	0.67（0.52～0.82）	< 0.001

脉狭窄、脑卒中、糖尿病或高血压性视网膜病变、黄斑变性、青光眼和白内障。女性和无并发症的 2 型糖尿病患者风险降低。虽然这项研究规模很大，但与其他应用美国住院患者样本的研究一样具有局限性。有趣的是，该研究表明术前退行性眼病可预测患者是否会发生 ION。

争议及麻醉管理的建议

本讨论将以脊柱融合术为主，因为此类型手术的病例最多。更多细节可参考 ASA 实践指南[228-230]。

手术时间　Myers[135] 和术后失明研究小组[137] 均指出脊柱融合术手术时间越长发生 ION 的风险越高。因此对需要前路和后路进行的脊柱融合的手术，分期完成可能是明智的（仍需未来研究）。在适当情况下应由外科医师和麻醉科医师共同考虑决定。脊柱融合修整术很常见，但其持续时间可能更长，失血量更大[231]。

低血压　许多病例报告认为术中低血压是危险因素[232-233]，但是除 1 例病例外，这一风险并未在病例对照研究中得到证实[135, 137, 227]。Patil 等表明持续低血压的患者中出现 ION 的比例更高[128]。然而，该研究使用了美国住院患者样本。使用该样本时，诊断代码不能得到证实，因此低血压的发生时机（是否出现在围术期）以及程度亦不能确定[234]。

低血压可能导致视神经灌注压降低和缺血性损伤，与眼循环系统的解剖变异、自动调节异常以及灌注压降低时不能充分代偿等因素有关。由于缺乏数据，因此安全的"最低限度"血压很难确定[230]。所以，脊柱手术中，外科医师要求降低血压以减少出血时，麻醉科医师需要做出正确的判断并与其共同讨论。心脏手术中，需要特别考虑的是 CPB 期间维持的最佳全身灌注压[235]。

血液稀释和出血　临床上外科患者的输血指征源于 ASA 输血指南[236]，即血红蛋白高于 8.0 g/dl 时可不必输血。因此，接受脊柱融合术的患者通常应用等容血液稀释的方法进行血液保护。美国胸外科医师协会和心血管麻醉科医师协会通过对心脏手术相关的证据进行综合，最近也发布了类似的临床操作指南[237]。有些专家认为在麻醉实践中很常见的术中血红蛋白降低，可能增加发生 ION 的风险[238]。但在脊柱或心脏等手术中，是否需要改变该标准仍存在争议。

尚未控制的大出血，血容量难以维持，视神经氧供减少可导致 AION 或 PION[239]。但是血红蛋白降

低到什么程度、持续多长时间会导致这种并发症尚不清楚。然而许多病例的术中存在频发和明显的出血现象。维持血管内容量的基础上（血液稀释）失血是有害的观点似乎缺乏科学依据。实验表明，激光多普勒测量小型猪视神经乳头血流量在等容血液稀释，血细胞比容降低 30% 时可基本维持不变。同时玻璃体表面测得的氧张力增加 15%[240]。此外，Lee 等人发现成年猪血细胞比容极度降低（15%）和平均动脉压（50 mmHg）降低时视神经血流量也会明显减少。目前还没有组织学或视神经功能方面的研究，而且猪脑和眼睛的血液循环与人类有很大差异[241]。Roth 等人发现大鼠血液稀释和头极低位时可使视觉诱发电位、视网膜神经节细胞电活动和视神经胶质细胞反应性增加。因此，类比到人身上，头低位时进行血液稀释则需多加注意[201]。

头部体位　许多关于 ION 的病例报道患者都是俯卧位的，这表明体位可能改变视神经静脉的血流动力学。脊柱外科俯卧位手术中，尽可能使患者保持头部中立位，置于心脏水平或以上。应用 Wilson 支架时头部可能低于背部水平，此时可以利用枕头或手术床保持头高脚低位[242]。应用 Jackson 脊柱床时头部应置于背部水平[229]。

许多研究发现 IOP 在俯卧位时升高，并受手术床位置的影响。然而，IOP 的改变与视力结局和视功能变化间没有关联[242]。Cheng 等人发现麻醉后，俯卧位患者的平均 IOP（± 标准差）比仰卧位时显著增加（27±2 mmHg vs. 13±1 mmHg）。俯卧位 5 h 后，IOP 增加至 40±2 mmHg。但参与研究的 20 例患者中无人出现失明。苏醒期间 IOP 增高最明显[243]。数据表明血压正常时眼灌注压也可能降低，因此实验设计时必须考虑这些结果。麻醉苏醒阶段 IOP 急剧升高。这说明浅麻醉会增高 IOP。该研究的局限性在于缺乏仰卧位对照组来控制输液对 IOP 的影响。对照组很重要，因为俯卧位本身并不能解释 IOP 的明显升高。研究结果虽然很有意义，但仍需进一步的全面评估。

俯卧位手术时，眼睛的外部压迫是一个潜在的危险因素。许多 ION 的患者始终没有明显的眼部受压过程，如使用针式固定头架[244] 和受累眼处于上方[245]。但是如果眼部压迫没有导致视网膜损伤，就不会发生 ION（见早期研究）。我们证实了猫 IOP 升高时视网膜和脉络膜的血流量减少[148]，Geijer 和 Bill 精确测量了 IOP 增高的程度对猴视网膜和视神经血流量的影响[246]。当 IOP 增高并维持灌注压大于 40 cmH$_2$O 时，视网膜和视神经筛板前区段血流量受到的影响很小。当灌注压低于 40 cmH$_2$O 时，视网膜和筛板前区血流量与灌注

压成正比。极高 IOP 时视网膜和筛板前区血流停止，但筛板后区血流加速。高眼压可使血流重分布，这有利于筛板后区的视神经。因此，没有造成视网膜损伤的 IOP 升高不会产生孤立的 ION。证据是 IOP 持续升高会显著降低视网膜和脉络膜的血流量，即使是小幅度的升高也会损伤对压力变化更为敏感的视网膜神经节细胞[247-248]。

液体管理　大量液体复苏是否会导致围术期 ION 仍值得推敲，但此理论确有一定价值。液体复苏能够导致 IOP 增高、视神经水肿或两者兼有。视网膜中央静脉与视神经并行穿出眼部，故很容易形成间隔综合征。此外，液体积聚在筛板周围可压迫神经细胞轴突。Cullinane 等人[249] 表明，合并酸中毒的外伤患者接受大量输血后多数出现了腹部的间隔室综合征。由于全身多处发生变化，因此他们的病情分析是很复杂的。Sullivan 等对 13 例烧伤患者进行了一系列回顾性研究，这些患者的烧伤面积达 25% 以上，并接受了大量的液体复苏。4 例静脉输液量大于 27 L 的患者在入院后 48 h 内眼压升高超过 30 mmHg，但没有提及眼科检查的结果[250]。大量液体复苏在脊柱融合术中更普遍[251]。ASA 术后失明登记处记录的患者术中平均输注 9.7 L 晶体液[137]。心脏术后失明患者的病例对照研究证实，大量输液的患者术后出现了体重增加[131]。尽管没有得到证实，这些情况依旧提示了大量补液可能导致缺血性视神经病变。POVL 研究小组发现，非血液替代治疗中胶体比例下降可使发展中的 ION 的比例升高[137]。这可能是因为应用胶体可以减轻视神经的水肿，尤其是俯卧位的手术。然而，目前视神经水肿尚未证实。在健康的志愿者中，俯卧位可以导致视神经的直径增加[242]。这可能是由于静脉压升高引起的。未来新的磁共振检查方法也许能使关于视神经的水肿和静脉高压的研究成为可能。动物模型也可能成为研究围术期危险因素的方法。目前尚没有研究表明眶周水肿、IOP 和 ION 间存在联系。液体复苏可能是 ION 的致病因素，尤其是俯卧位或接受心脏手术的患者。但是除了液体输注量和性质外，相关的发病机制尚不清楚。

解剖变异　视神经血液循环的解剖变异可能更容易导致 ION。即使在正常人中，视神经前后部循环潜在分水岭区的位置和血流自动调节能力紊乱[108]，都是值得关注但却未经过临床验证的。很少有人研究眼灌注压与视神经血流变化的关系。对人眼的研究表明，在临床常用灌注压或更低的灌注压水平的范围内，视神经血流量不受影响，但这些研究主要针对视

神经前部[219]。使用激光多普勒测量仪时，仪器的穿透度很重要。很可能测量的是视网膜血管而不是视神经乳头，而且这种仪器不能测量视神经血流，更无法测量筛板后视神经的血流。动物研究中，即使平均动脉压低于 40 mmHg，视神经各层次（包括筛板后区）的血流量仍存在[218]。

血管收缩药　Hayreh 等认为 AION 与体内分泌过多的血管收缩物质有关，它可以明显减少视神经的血流灌注[252]。然而，该假设的主要依据是持续大出血患者后期可发展为 AION。某些情况下，如心脏手术后和血管张力下降时，使用血管收缩药可以维持血压稳定。Shapira 等表明，开放心腔手术长时间使用肾上腺素或长时间体外循环均可导致 ION[131]。Lee 和 Lam 报告了 1 例腰椎融合术后应用去氧肾上腺素维持血压导致 ION 的病例[253]。他们随后又报道了 4 例，这些患者全都患有严重的系统性疾病，需要长期应用血管收缩药和正性肌力药物来维持血压和心输出量。然而，视神经上并没有 α 肾上腺素受体，全身应用时无法穿过血脑屏障，除了在筛板前区。因此，血管收缩药对 ION 的作用尚不清楚，目前也没有具体的应用指南。

知情同意　一项研究表明，患者更愿意医师告知他们脊柱手术有失明的风险[254]。术前最好同 ION 的高危患者进行谈话。但通常情况下是很难做到的，因为术前医师与患者的短时交流很难获得良好沟通。麻醉科医师和外科医师最好能想出一个能尽早地告知患者有关 ION 风险的方法。

脊柱融合的分期手术和微创手术　越来越多的神经外科医师采用微创技术完成腰椎手术及腰椎融合术[255]。这减少了失血量和输液量，但却增加了 ION 的发生率[256]。麻醉科医师不能直接控制的是将复杂脊柱病变进行分期手术，但麻醉科医师可以建议外科医师采用保守的手术方案。该方案需要评估多种危险因素（感染、脊髓不稳）后再做出决定，但这可以大大缩短手术时间。然而，围术期并发症如感染和深静脉血栓的发生率可能增加[257-261]。另一个方法是鼓励患者与外科医师进行术前沟通。预测大失血和其他风险可以完善围术期计划及对患者的管理。

预后、治疗和预防

目前 ION 尚无有效治疗。关于围术期 ION 治疗的病例也少有报道。乙酰唑胺可以降低 IOP，改善视神经和视网膜的血供。甘露醇或呋塞米等利尿药可减

轻水肿[262]。急性期，类固醇皮质激素可以减轻轴突肿胀，但在术后可能增加伤口感染的风险。由于类固醇的作用未得到充分证实，使用时应慎重[263]。可适当增加眼灌注压或血红蛋白浓度，尤其当血压和血红蛋白浓度降低时。如果怀疑患者眼内静脉压升高，可保持头高位，但是此时必须平衡头高位与眼部血供减少的利弊。如果患者因眼间隔综合征失明，应立即进行减压（外眦切开术）。

Buono 和 Foroozan 回顾了既往围术期 PION 的文献，他们发现 PION 的治疗仍缺乏足够证据。一些病例报告认为增加血压或血红蛋白浓度，或是应用高压氧可以改善视力[200]。理论上神经保护药物可以降低 IOP，但并未被证实[248]。Stevens 等人对 2 例脊柱手术后 ION 患者进行治疗，患者的低血压和贫血得到纠正时，他们的视力有了明显的改善[129]。其中 1 例局部改善，最终恢复。另 1 例效果更加明显。但正如 Buono 和 Foroozan 所说，很难肯定这些改善是否得益于治疗，因为有些未治疗 PION 患者视力可自然恢复[200]。

美国麻醉科医师协会建议（2019 更新）

2006 年 ASA POVL 专责小组认为手术时间过长和（或）大量失血的患者发生 POVL 的风险更高[228]。但是 POVL 与失血本身、血红蛋白浓度和晶体液的使用无关。2012 年另一个 ASA 专责小组发布了关于脊柱外科手术 POVL 的修订版[229]。尽管没有很大改动，但更新了文献分析，建议也更加详细。例如，2006 年总结了 7 个要点。而 2012 年总结了 22 个要点，细分为术前、术中、分期手术和术后管理（框 34.2）。2012 年 ASA 专责小组回顾了 POVL 的附加文献，指出新的发现和论文不能证明 2006 年建议的主要变化。最新版本于 2019 年发布[230]。

玻璃体切割术和玻璃体气体填塞所致失明

玻璃体切割术患者常用全氟化碳（C_3F_8）气体填塞，气泡扩张和 IOP 急剧升高有导致失明风险。既往行玻璃体切割术的患者使用氧化亚氮（N_2O）进行麻醉时，因急性气泡扩张可致视网膜血管阻塞。N_2O 可以影响眼内气泡的大小。Wolf 等表明 N_2O 和 O_2 的混合气体可导致 SF_6 气泡体积增加 3 倍以上，吸入空气时气泡体积增加 50%，吸入纯氧时只增加 35%[264]。全氟化碳气体可在眼内至少残留 28 天。在玻璃体切割和气体填塞术后的 41 天予 N_2O 麻醉仍可导致失明。因此，患者应当佩戴警示标签并提醒麻醉科医师他们的玻璃体内存在气体。近期接受玻璃体切割术和气体填塞的患者不应使用 N_2O 气体麻醉[265-266]。

框 34.2　2012 年 ASA 工作小组的报告陈述总结

术前注意事项
- 目前，无可识别术前患者特征用于预测围术期缺血性视神经病变（ION）的易感性
- 暂无证据表明眼科或视神经评估有助于识别患者围术期失明的风险
- 接受长时间手术或大量失血或两者同时存在的患者围术期失明的风险可能增加
- 长时间手术、大量失血或两者同时存在都与围术期失明存在着小的、不可预知的关联
- 由于短时间脊柱手术后失明的发生概率较低，因此是否对术后失明的非高危患者知情告知还应视情况而定

术中管理
血压管理
- 高危患者应给予持续动脉血压监测
- 脊柱外科手术中控制性降压可与围术期失明有关。因此此类患者的控制性降压实施应因人而异
- 高危患者应进行中心静脉压监测，胶体液应与晶体液共同使用以维持大量失血患者的血管内容量

贫血的管理
- 高危患者中大量失血应间断监测血红蛋白或血细胞比容。尚无明确的可以避免贫血相关围术期失明的输血标准

升压药的使用
- 对于脊柱外科的高危患者暂没有足够的证据指导 α 肾上腺素受体激动剂的使用

患者体位
- 专责小组认为没有病理生理机制可以解释面部水肿导致的围术期 ION。没有证据表明眼部压迫可导致局部术前或术后 ION。然而应尽力避免压迫眼部，以防止视网膜中央动脉阻塞（CRAO）的发生
- 如果可能，高危患者的头部应固定在心脏水平或更高

分期手术
- 尽管高危患者接受分期脊柱外科手术可能增加额外费用和患者风险（如感染、血栓或神经损伤），但它同时可以降低这一类患者的这类风险以及围术期失明的风险

术后管理
- 该小组的共识是当高危患者的状况恶化时应及时评估视力变化
- 如果认为发生失明，应即刻请眼科会诊以确定原因
- 抗血小板药物、类固醇和降低眼内压的药物对 ION 的治疗无明显作用

From Practice advisory for perioperative visual loss associated with spine surgery: an updated report by the American Society of Anesthesiologists Task Force on Perioperative Visual Loss. Anesthesiology. 2012；116：274-285

小结

　　麻醉期间患者体位管理要有高度责任心，注意细节，时刻保持警惕。合适的体位和良好的手术暴露是必需的，但应时刻记得：不当的体位可能对患者造成长久的伤害。任何体位都可对呼吸和循环系统生理功能产生明显影响。另外，尽管人们的意识有所提高，但体位相关性并发症，包括外周神经损伤，仍是围术期造成患者伤害的重要原因。随着外科技术的进展，有时极端体位会带来一些益处，如减小切口、更有效移动内脏从而促进外科暴露。遗憾的是，患者在清醒时不能耐受的体位增加了体位相关性并发症的发生率。摆放体位时麻醉科医师、手术者和护士应通力合作，保证手术暴露效果的同时确保患者舒适和安全。理想的体位应处于自然状态，即在没有镇静、患者清醒状态下可以很好耐受预期手术的体位。

公开

　　Roth 博士关于失明的课题研究由 National Institutes of Health Grant EY10343、EY027447，Michael Reese 基金会先锋奖和北美神经−眼科学协会资助。Roth 博士代表患者、医院和医疗保健人员声明为 POVL 提供了专业评估和证据。

致谢

　　本章节由第 8 版《米勒麻醉学》的第 41 章"患者体位及其相关风险"和第 100 章"术后失明"两章合并而成。编者和出版社要感谢作者 Lydia Cassorla 和 Jae-Woo Lee 以及 Steven Roth 博士对第 8 版书的贡献，他们的工作为本章节奠定了基础。

参考文献

1. Metzner J, et al. *Best Pract Res Clin Anaesthesiol.* 2011;25:263.
2. Cheney FW, et al. *Anesthesiology.* 1999;90:1062.
3. Warner MA. *Mayo Clin Proc.* 1998;73:567.
4. Practice advisory for the prevention of perioperative peripheral neuropathies 2018. *Anesthesiology.* 2018;128:11–26.
5. O'Brien TJ, Ebert TJ. In: Martin JT, Warner MA, eds. *Positioning in Anesthesia and Surgery.* 3rd ed. Philadelphia: Saunders; 1997.
6. Gelman S. *Anesthesiology.* 2008;108:735.
7. Luecke T, Pelosi P. *Crit Care.* 2005;9:607.
8. Froese AB. *Anesthesiology.* 2006;104:193.
9. Glenny RW. *Intensive Care Med.* 2009;35:1833.
10. Hakim TS, et al. *J Appl Physiol.* 1987;63:1114.
11. Burrowes KS, Tawhai MH. *Respir Physiol Neurobiol.* 2006;154:515.
12. Galvin I, et al. *Br J Anaesth.* 2007;98:420.
13. Petersson J, et al. *Respir Physiol Neurobiol.* 2009;166:54–60.
14. Nyren S, et al. *Anesthesiology.* 2010;112:682–687.
15. Warner MA. *Supine Positions.* 3rd ed. Philadelphia: Saunders; 1997.
16. Britt BA, Gordon RA. *Can Anaesth Soc J.* 1964;11:514.
17. Prielipp RC, et al. *Anesthesiology.* 1999;91:345.
18. Stewart JD, Shantz SH. *Can J Neurol Sci.* 2003;30:15.
19. Geerts BF, et al. *J Clin Anesth.* 2012;24:668–674.
20. Cestari A, et al. *Eur Urol.* 2010;57:530.
21. Klauschie J, et al. *J Minim Invasive Gynecol.* 2010;17:504.
22. Phong LK, Koh LK. *Anaesth Intensive Care.* 2007;35:281.
23. Coppieters MW, et al. *Anesthesiology.* 2002;97:75.
24. Kent CD, Cheney FW. *J Clin Anesth.* 2007;19:482.
25. Coppieters MW. *Anesthesiology.* 2006;104:1351.
26. Devarajan J, et al. *Anesth Analg.* 2012;115:867.
27. Martin JT. In: Martin JT, Warner MA, eds. *Positioning in Anesthesia and Surgery.* 3rd ed. Philadelphia: Saunders; 1997.
28. Warner ME, et al. *Anesthesiology.* 2001;94:705.
29. Wassenaar EB, et al. *Dis Colon Rectum.* 2006;49:1449.
30. Mumtaz FH, et al. *BJU Int.* 2002;90:792.
31. Simms MS, Terry TR. *Postgrad Med J.* 2005;81:534.
32. Anema JG, et al. *J Urol.* 2000;164:360–363.
33. Chase J, et al. *Dis Colon Rectum.* 2000;43:678.
34. Turnbull D, et al. *Anaesthesia.* 2002;57:905.
35. Akhavan A, et al. *Urology.* 2010;76:1309.
36. Dunn PF. *Int Anesthesiol Clin.* 2000;38:25.
37. Choi YS, et al. *J Thorac Cardiovasc Surg.* 2007;134:613.
38. Tamkus A, Rice K. *Anesth Analg.* 2012;115:663.
39. Biais M, et al. *Br J Anaesth.* 2010;104:407.
40. Martin JT. In: Martin JT, Warner MA, eds. *Positioning in Anesthesia and Surgery.* 3rd ed. Philadelphia: Saunders; 1997.
41. Douglas, et al. *Am Rev Respir Dis.* 1977;115:559.
42. Lumb AB, Nunn JF. *Anesth Analg.* 1991;73:422.
43. Girard TD, Bernard GR. *Chest.* 2007;131:921–929.
44. Alsaghir AH, Martin CM. *Crit Care Med.* 2008;36:603–609.
45. Guerin C, et al. *N Engl J Med.* 2013;368:2159–2168.
46. Pelosi P, et al. *Anesth Analg.* 1995;80:955–960.
47. Soro M, et al. *Eur J Anaesthesiol.* 2007;24:431–437.
48. Pelosi P, et al. *Anesth Analg.* 1996;83:578–583.
49. von Ungern-Sternberg BS, et al. *Intensive Care Med.* 2007;33:1771–1777.
50. Black S, et al. *Anesthesiology.* 1988;69:49–56.
51. Peruto CM, et al. *Arthroscopy.* 2009;25:891.
52. Porter JM, et al. *Br J Anaesth.* 1999;82:117–128.
53. Himes BT, et al. *J Neurosurg.* 2017;127:182–188.
54. Newberg Milde L: In: *Positioning in Anesthesia and Surgery.* 3rd ed. Edited by Martin JT, Warner MA. Philadelphia: Saunders; 1997: 1009
55. Hindman BJ, et al. *Anesthesiology.* 2011;114:782–795.
56. Warner MA. In: Martin JT, Warner MA, eds. *Positioning in Anesthesia and Surgery.* 3rd ed. Philadelphia: Saunders; 1997.
57. Rozet I, Vavilala MS. *Anesthesiol Clin.* 2007;25. 631-53, x.
58. Mammoto T, et al. *Acta Anaesthesiol Scand.* 1998;42:643–647.
59. Klein J, et al. *World Neurosurg.* 2018;115:196–200.
60. Papadopoulos G, et al. *Acta Neurochir (Wien).* 1994;126:140–143.
61. Mirski MA, et al. *Anesthesiology.* 2007;106:164–177.
62. Gunther F, et al. *Acta Neurochir (Wien).* 2017;159:339–346.
63. Hanna PG, et al. *J Clin Anesth.* 1991;3:290–294.
64. Pohl A, Cullen DJ. *J Clin Anesth.* 2005;17:463.
65. Pollard V, et al. *Anesth Analg.* 1996;82:278.
65. Fischer GW. *Pain Pract.* 2009;9:304.
65. Dippman C, et al. *Arthroscopy.* 2010;26(suppl 9):S148.
66. Drummond JC, et al. *Anesth Analg.* 2012;114:1301.
67. Lam AM, Baldwin G. *Anesth Analg.* 2012;114:1156.
68. Murphy GS, et al. *Anesth Analg.* 2010;111:496.
69. Ghosh A, et al. *Anesth Analg.* 2012;115:1373.
70. Rains DD, et al. *Arthroscopy.* 2011;27:532–541.
71. Hu JC, et al. *JAMA.* 2009;302:1557–1564.
72. Wright JD, et al. *JAMA.* 2013;309:689–698.
73. Gainsburg DM. *Minerva Anestesiol.* 2012;78:596–604.
74. Hsu RL, et al. *Rev Urol.* 2013;15:178–184.
75. Kalmar AF, De Wolf A, Hendrickx JF. *Adv Anesth.* 2012;20:75–96.
76. Lestar M, et al. *Anesth Analg.* 2011;113:1069–1075.
77. Mills JT, et al. *J Urol.* 2013;190:580–584.
78. Ulm MA, et al. *Gynecol Oncol.* 2014;135:534–538.
79. Wen T, et al. *J Endourol.* 2014;28:660–667.
80. Souki FG, et al. *BMC Anesthesiol.* 2018;18:117.
81. Cheney FW. *Anesthesiology.* 1999;91:552–556.
82. Kroll DA, et al. *Anesthesiology.* 1990;73:202–207.
83. Lee LA, et al. *Anesthesiology.* 2004;101:143–152.
84. Fitzgibbon DR, et al. *Anesthesiology.* 2004;100:98–105.

85. Kamel IR, et al. *Anesth Analg.* 2006;102:1538–1542.
86. Chui J, et al. *Anesth Analg.* 2018;127:134–143.
87. Goubier J, Teboul F. Nerves and Nerve Injuries. In: Tubbs R, Shoja M, Barbaro N, Rizk E, Loukas M, Spinner R, eds. *Amsterdam.* Elsevier; 2015.
88. Winfree CJ, Kline DG. *Surg Neurol.* 2005;63:5.
89. Welch MB, et al. *Anesthesiology.* 2009;111:490.
90. Warner MA, et al. *Anesthesiology.* 1999;90:54.
91. Prielipp RC, et al. *Anesthesiology Clin N Am.* 2002;20:589.
92. Cheney FW. *ASA Newsletter.* 1998;62(6):10.
93. Warner MA, et al. *Anesthesiology.* 1994;81:1332.
94. Contreras MG, et al. *Clin Anat.* 1998;11:372.
95. Morell RC, et al. *Anesth Analg.* 2003;97:1183.
96. Cooper DE, et al. *Clin Orthop Relat Res.* 1988;228:33.
97. Kang SW, et al. *Surgery.* 2009;146:1048–1055.
98. Luginbuhl A, et al. *Laryngoscope.* 2012;122:110.
99. Davis SF, et al. *Am J Electroneurodiagnostic Technol.* 2011;51:274.
100. Hanson MR, et al. *Ann Thorac Surg.* 1983;36:675.
101. Jellish WS, et al. *J Cardiothorac Vasc Anesth.* 1994;8:398.
102. Liau DW. *ASA Newsletter.* 2006;70:11–13, 16.
103. Warner MA, et al. *Anesthesiology.* 1994;81:6–12.
104. Warner MA, et al. *Anesthesiology.* 2000;92:614.
105. Aminoff MJ. *Anesthesiology.* 2004;100:1298.
106. Dylewsky W, McAlpine FS. In: Martin JT, Warner MA, eds. *Positioning in Anesthesia and Surgery.* 3rd ed. Philadelphia: Saunders; 1997.
107. Borsook D, et al. *Ann Surg.* 2013;257:403.
108. Primiano M, et al. *AORN J.* 2011;94:555–566.
109. Edsberg LE, et al. *J Wound Ostomy Continence Nurs.* 2016;43:585–597.
110. Cushing CA, Phillips LG. *Plast Reconstr Surg.* 2013;132:1720–1732.
111. Aronovitch SA. *J Wound Ostomy Continence Nurs.* 1999;26:130–136.
112. Hayes RM, et al. *Am J Med Qual.* 2015;30:591–597.
113. Campbell C, Parish LC. *Clin Dermatol.* 2010;28:527–532.
114. Kayser SA, et al. *Adv Skin Wound Care.* 2018;31:276–285.
115. Schwartz DM, et al. *Spine (Phila Pa 1976).* 2011;36:1046–1049.
116. Brockerville M, et al. *J Neuroanesth Crit Care.* 2017;4:78–84.
117. Lalwani K. *Curr Opin Anaesthesiol.* 2006;19:430.
118. Biousse V, et al. *Ophthalmology.* 2018;125:1597–1607.
119. Biousse V, Newman NJ. *N Engl J Med.* 2015;373:1677.
120. De la Garza-Ramos R, et al. *Spine J.* 2016;16:516–522.
121. Gayat E, et al. *Anesth Analg.* 2011;112:126–128.
122. Frenkel RE, Shin DH. *Arch Ophthalmol.* 1986;104:1459–1463.
123. Hart RH, et al. *Am J Ophthalmol.* 2002;134:761–763.
124. Roth S, et al. *Anesthesiology.* 1996;85:1020–1027.
125. Warner ME, et al. *Anesth Analg.* 2001;93:1417.
126. Roth S, et al. *Anesthesiology.* 1996;85:1020.
127. Shen Y, et al. *Anesth Analg.* 2009;109:1534.
128. Patil CG, et al. *Spine.* 2008;33:1491.
129. Stevens WR, et al. *Spine.* 1997;22:1319.
130. Chang SH, et al. *Spine.* 2005;30:1299.
131. Shapira OM, et al. *Ann Thorac Surg.* 1996;61:660.
132. Nuttall GA, et al. *Anesth Analg.* 2001;93:1410.
133. Kalyani SD, et al. *Ann Thorac Surg.* 2004;78:34.
134. Rubin DS, et al. *Anesthesiology.* 2017;126:810–821.
135. Myers MA, et al. *Spine.* 1997;22:1325.
136. Lee LA, et al. *Anesthesiology.* 2006;105:652.
137. Postoperative visual loss study group. *Anesthesiology.* 2012;116:15.
138. Dattilo M, et al. *Neurol Clin.* 2017;35:83–100.
139. Goldsmith MO. *Ophthalmologica.* 1967;153:191–196.
140. Katz DA, et al. *Spine.* 2005;30:E83.
141. Marks SC, et al. *Head Neck.* 1990;12:342–345.
142. Blauth CI, et al. *J Thoracic Cardiovasc Surg.* 1988;95:668.
143. Wray SH. *J Neurol Neurosurg Psychiatry.* 1993;56:234–240.
144. Tobalem S, et al. *BMC Ophthalmol.* 2018;18:101.
145. Alm A, et al. In: Moses A, Hart C, eds. *Adler's Physiology of the Eye.* 8th ed. St. Louis: CV Mosby; 1987:183.
146. Hayreh SS, et al. *Exp Eye Res.* 2004;78:723.
147. Hayreh SS, et al. *Br J Ophthalmol.* 1980;64:818.
148. Roth S, et al. *Invest Ophthalmol Vis Sci.* 1994;35:3209.
149. Lin J, et al. *Invest Ophthalmol Vis Sci.* 1999;40:2925.
150. Chen X, et al. *Invest Ophthalmol Vis Sci.* 2005;46:2611.
151. Ettaiche M, et al. *Brain Res.* 2001;890:118.
152. Roth S, et al. *Invest Ophthalmol Vis Sci.* 1998;39:775.
153. Calway T, et al. *Ophthalmology.* 2017;124:189–196.
154. Calway T, et al. *J Neuroophthalmol.* 2018;38:36–41.
155. Van Dijk FS, Sillence DO. *Am J Med Genet A.* 2014;164a:1470–1481.
156. Cole DE, Carpenter TO. *J Pediatr.* 1987;110:76–80.
157. Sys J, et al. *Eur Spine J.* 1996;5:74.
158. Grossman W, et al. *Spine.* 1993;18:1226.
159. Kumar N, et al. *Am J Ophthalmol.* 2004;138:889.
160. Carr RE, et al. *Arch Ophthalmol.* 1973;90:21.
161. Jampol LM, et al. *Arch Ophthalmol.* 1975;93:1311.
162. Jayam AV, et al. *J Neurol Sci.* 1974;22:413.
163. Hollenhorst RW, et al. *Arch Ophthalmol.* 1954;52:819.
164. Bui BV, et al. *Invest Ophthalmol Vis Sci.* 2005;46:202.
165. Zhang C, et al. *Invest Ophthalmol Vis Sci.* 2002;43:3059–3066.
166. Zhu Y, et al. *Invest Ophthalmol Vis Sci.* 2002;43:1903–1911.
167. Grant GP, et al. *Anesth Analg.* 2006;103:499–500.
168. Roth S, et al. *Anesth Analg.* 2007;104:1185.
169. Rubinstein A, et al. *Arch Ophthalmol.* 2005;123:1452.
170. Amorim Correa JL, Acioly MA. *World Neurosurg.* 2018;110:309–314.
171. Habets JGV, et al. *World Neurosurg.* 2018;114:72–75.
172. Pahl FH, et al. *World Neurosurg.* 2018;109:218–221.
173. Rimpilainen R, et al. *Perfusion.* 2011;26:479–486.
174. Blauth CI, et al. *J Thorac Cardiovasc Surg.* 1990;99:61.
175. Slaughter MS, et al. *Artif Organs.* 2008;32:880–884.
176. Herren JI, et al. *Stroke.* 1998;29:2396.
177. Bhatti MT, et al. *Surv Ophthalmol.* 2003;48:389.
178. Haller D, et al. *Rhinology.* 2006;44:216.
179. Savino PJ, et al. *J Clin Neuroophthalmol.* 1990;10:140–144.
180. Jacobs SM, et al. *Ophthalmology.* 2018;125:1100–1108.
181. Christie B, et al. *J Plast Reconstr Aesthet Surg.* 2018;71:155–161.
182. Moss WJ, et al. *Laryngoscope.* 2015;125:796–800.
183. Byers B. *Arch Ophthalmol.* 1979;97:79.
184. Watanabe W, et al. *Graefs Arch Clin Exp Ophthalmol.* 2002;240:1033.
185. Anderson Jr B. *Trans Am Ophthalmol Soc.* 1968;66:423–474.
186. Ahn SJ, et al. *Invest Ophthalmol Vis Sci.* 2013;54:7746–7755.
187. Nedelmann M, et al. *Stroke.* 2015;46:2322–2324.
188. Schrag M, et al. *JAMA Neurol.* 2015;72:1148–1154.
189. Page PS, et al. *Front Neurol.* 2018;9:76.
190. Tamai K, et al. *Br J Ophthalmol.* 1997;81:789–794.
191. Schultheiss M, et al. *PLoS One.* 2016;11:e0148616.
192. Reinhard K, et al. *Invest Ophthalmol Vis Sci.* 2016;57:658–663.
193. Johnson LJ, et al. *J Clin Neuroophthalmol.* 1994;14:38.
194. Arnold AC. *J Neuroophthalmol.* 2003;23:157.
195. Tice DA. *Ann Thorac Surg.* 1987;44:677.
196. Schobel GA, et al. *Int J Oral Maxillofac Surg.* 1995;24:283.
197. Fenton S, et al. *J Laryngol Otol.* 2001;115:158–160.
198. Kaeser PF, Borruat FX. *J Arthroplasty.* 2011;26. 338.e17-9.
199. Huang TW, et al. *Otolaryngol Head Neck Surg.* 2003;129:448–450.
200. Buono LM, Foroozan R, et al. *Surv Ophthalmol.* 2005;50:15–26.
201. Roth S, et al. *Eur J Anaesthesiol.* 2018;35:840–847.
202. Arnold AC, et al. *Am J Ophthalmol.* 1994;117:222.
203. Subramanian PS, et al. *Br J Ophthalmol.* 2017;101:671–675.
204. Grieshaber MC, et al. *Surv Ophthalmol.* 2007;52:S115.
205. Guy J. *Curr Opin Ophthalmol.* 2000;11:421.
206. Bernstein SL, et al. *Invest Ophthalmol Vis Sci.* 2003;44:4153–4162.
207. Tesser RA, et al. *Ophthalmology.* 2003;110:2031.
208. Patel HR, Margo CE. *Arch Pathol Lab Med.* 2017;141:162–166.
209. Hayreh SS. In: Pillunat LE, Harris A, Anderson DR, et al., eds. *Current Concepts in Ocular Blood Flow in Glaucoma.* The Hague, Netherlands: Kugler; 1999:3.
210. Olver JM, et al. *Eye.* 1990;4:7.
211. Knox DL, et al. *Trans Am Ophthalmol Soc.* 2000;98:203.
212. Hayreh SS, Zimmerman MB. *Ophthalmology.* 2008;115:2275–2281.
213. Saito H, et al. *Ophthalmology.* 2008;115:1585–1590.
214. Beck RW, et al. *Ophthalmology.* 1987;94:1503.
215. Hayreh SS, Jonas JB. *Ophthalmology.* 2001;108:1586–1594.
216. Isayama Y, et al. *Ophthalmologica.* 1983;186:197–203.
217. Hayreh SS, et al. *Graefes Arch Clin Exp Ophthalmol.* 1994;232:745–752.
218. Weinstein JM, et al. *Invest Ophthalmol Vis Sci.* 1983;24:1559–1565.
219. Movaffaghy A, et al. *Exp Eye Res.* 1998;67:561–568.
220. Riva CE, et al. *Graefes Arch Clin Exp Ophthalmol.* 1997;235:618–626.
221. Pillunat LE, et al. *Exp Eye Res.* 1997;64:737–744.
222. Vaphiades MS. *J Neuroophthalmol.* 2004;24:235.
223. Bolacchi F, et al. *Invest Ophthalmol Vis Sci.* 2012;53:4191.
224. Parisi V, et al. *Eur J Neurol.* 2008;15:839–845.
225. Ho VTG, et al. *J Neurosurg Anesthesiol.* 2005;17:38.
226. Golinvaux NS, et al. *Spine (Phila Pa 1976).* 2014;39:2019–2023.
227. Holy SE, et al. *Anesthesiology.* 2009;110:246.
228. Practice advisory for perioperative visual loss associated with spine surgery. *Anesthesiology.* 2006;104:1319–1328.
229. Practice advisory for perioperative visual loss associated with spine surgery. *Anesthesiology.* 2012;116:274–285.
230. Practice advisory for perioperative visual loss associated with spine

surgery 2019. *Anesthesiology*. 2019;130:12–30.
231. Farshad M, et al. *Spine J*. 2018;18:1625–1631.
232. Brown RH, et al. *Anesthesiology*. 1994;80:222.
233. Katz DM, et al. *Arch Ophthalmol*. 1994;112:925.
234. Shen Y, et al. *J Neurosurg Anesthesiol*. 2009;21:21–30.
235. Murphy GS, et al. *Anesth Analg*. 2009;108:1394–1417.
236. Practice guidelines for perioperative blood management. *Anesthesiology*. 2015;122:241–275.
237. Ferraris VA, et al. *Ann Thorac Surg*. 2007;83:S27–86.
238. Williams EL, et al. *Anesth Analg*. 1995;80:1018–1029.
239. Hayreh SS. *Ophthalmology*. 1987;94:1488–1502.
240. Chamot SR. *Klin Monbl Augenheilkd*. 2002;219:292–295.
241. Lee LA, et al. *Anesthesiology*. 2008;108:864–872.
242. Grant GP, et al. *Anesthesiology*. 2010;112:57–65.
243. Cheng MA, et al. *Anesthesiology*. 2001;95:1351–1355.
244. Murphy MA. *Ophthalmology*. 2003;110:1454–1457.
245. Roth S, et al. *J Neurosurg Anesthesiol*. 1997;9:346–348.
246. Geijer C, Bill A. *Invest Ophthalmol Vis Sci*. 1979;18:1030–1042.
247. He Z, et al. *Invest Ophthalmol Vis Sci*. 2006;47:4872–4880.
248. Bui BV, Fortune B. *J Physiol*. 2004;555:153–173.
249. Cullinane DC, et al. *J Trauma*. 2000;48:381.
250. Sullivan SR, et al. *J Trauma*. 2006;60:72–76.
251. Alian AA, et al. *Anesth Analg*. 2016;123:346–356.
252. Hayreh SS, et al. *Am J Ophthalmol*. 1994;118:766–780.
253. Lee LA, et al. *Anesthesiology*. 2001;95:793.
254. Corda DM, et al. *Mayo Clin Proc*. 2011;86:865–868.
255. Bae J, Lee SH. *Neurospine*. 2018;15:18–24.
256. Hussain NS, Perez-Cruet MJ. *Neurosurg Focus*. 2011;31:E2.
257. Edwards 2nd CC, et al. *Spine Deform*. 2018;6:141–147.
258. Hassanzadeh H, et al. *Spine J*. 2013;13:1717–1722.
259. Maddox JJ, et al. *Spine J*. 2014;14:1159–1165.
260. Passias PG, et al. *Spine J*. 2017;17:1091–1099.
261. Siemionow K, et al. *Neurol Neurochir Pol*. 2014;48:403–409.
262. Hayreh SS. *Br J Ophthalmol*. 1974;58:981.
264. Wolf GL, et al. *Anesthesiology*. 1983;59:547.
265. Vote BJ, et al. *Anesthesiology*. 2002;97:1305.
266. Seaberg RR, et al. *Anesthesiology*. 2002;97:1309.

35 神经肌肉疾病：包括恶性高热和其他遗传性疾病

JIE ZHOU，ALA NOZARI，BRIAN BATEMAN，PAUL DENNEY ALLEN，
ISAAC NESS PESSAH

赵爽 石娜 徐懋 韩彬 译 王秀丽 谭刚 郭向阳 审校

要　点

- 恶性高热（malignant hyperthermia，MH）是一种以常染色体显性遗传为主的药物相关遗传性疾病。

- MH 的易感性与 230 个骨骼肌雷诺丁（ryanodine）受体（RyR1）突变和 4 个钙电压门控通道亚单位 α1s（CACNA1S）基因突变有关，后者编码骨骼肌兴奋-收缩偶联必需的 2 个 Ca^{2+} 通道。

- L 型 Ca^{2+} 通道（$Ca_v1.1$）和 RyR1 之间的相互作用直接调节骨骼肌兴奋-收缩偶联的启动和终止。

- 骨骼肌约占体重的 40%，其代谢的内在变化对全身代谢和生理产生显著影响。

- 未暴露于 MH 触发因子时，MH 基因突变携带者可表现出轻度到中度的肌肉损伤，但不易确诊。

- MH 基因突变携带者对麻醉药物敏感，触发骨骼肌代谢亢进，如果不及时治疗，会产生致死性后果。

- MH 的体征包括呼气末 CO_2 升高、核心温度升高、肌肉僵直、心动过速及其他暴发性高代谢危象的表现。

- 暴露于触发药物或热应激可迅速导致 $RyR1/Ca_v1.1$ 通道调节失衡，表现为肌质内 Ca^{2+} 迅速积聚及高代谢危象，从而驱动 Ca^{2+} 泵加速利用腺苷三磷酸（ATP），以恢复肌质网、线粒体、细胞外液中静息 Ca^{2+} 储备平衡。

- 丹曲林（Dantrolene）可显著降低肌质内 Ca^{2+} 浓度，恢复静息 Ca^{2+} 平衡和代谢，从而逆转临床症状。

- MH 敏感的人群评估包括离体骨骼肌收缩试验（in vitro contracture test，IVCT）、咖啡因/氟烷骨骼肌收缩试验（caffeine/halothane contracture test，CHCT）以及 DNA 突变检测。

- 目前 DNA 检测可用于评估 42 个人类 MH 突变以及所有猪、马和犬 MH 突变。

- 未来 MH 的防治目标包括北美和欧洲医疗项目计划中改良基因检测技术，增加基因研究的财政支持，明确丹曲林的作用模式，快速确定触发 MH 的诱因以及对 MH 易感者建立高效、无创的诊断方法。

- 肌营养不良蛋白以及肌营养不良相关糖蛋白突变与肌纤维膜稳定性相关，其缺失导致 Duchenne 肌营养不良（Duchnne's muscular dystrophy，DMD）和 Becker 肌营养不良（Becker's muscular dystrophy，BMD）。

- DMD 和 BMD 患者发生 MH 突变风险与普通人群相似，MH 类似麻醉事件的报道中，DMD 患者发生率为 0.002，BMD 患者发生率为 0.00036。

- 琥珀胆碱禁用于 DMD 或 BMD 患者，因为此类患者肌纤维膜的不稳定性，从而导致横纹肌溶解和高钾血症的风险增高。

■ 舒更葡糖可逆转罗库溴铵或维库溴铵引起的神经肌肉阻滞，是此类患者手术麻醉的一种实用替代方法。罗库溴铵和舒更葡糖的联合应用改善了此类高难度肌肉病患者的麻醉管理。

恶性高热

恶性高热（malignant hyperthermia，MH）是最严重的麻醉相关并发症之一。暴发性恶性高热综合征由触发性麻醉药所引发，如挥发性麻醉药或去极化肌松剂。如果不能迅速做出诊断和及时治疗，MH 将成为致命性麻醉并发症。与本章中讨论的其他疾病不同，在暴露于触发药物前，MH 几乎没有任何特异的表现，是基因与环境相互作用的结果。本章也涉及到其他一些在常规麻醉实践中很少遇到的神经肌肉疾病，这些疾病均影响外周神经、神经肌肉接头和（或）肌肉的正常功能，给围术期管理和重症医学带来挑战。尽管这些疾病极其罕见，但由于医疗水平的提高、人类寿命延长以及其他不确定因素，临床医师接触此类疾病患者的数量也逐渐增多。神经肌肉疾病有可能与不适当的麻醉方案有关，所有受影响的患者都需要特别注意围术期的麻醉处理。目前该领域主要进展是从遗传学方面研发有创或无创的诊断工具。

MH 是一种药物相关遗传性临床综合征，其典型临床表现多发生于吸入挥发性卤族麻醉药，如氟烷、异氟烷、七氟烷、地氟烷和（或）应用去极化肌松剂琥珀胆碱之后。临床上暴发型 MH，患者体温急剧升高（可高达每 5 min 升高 1℃）和严重代谢性酸中毒，其原因是细胞内 Ca^{2+} 水平调节迅速失控和随之产生的持续性骨骼肌代谢亢进，可进一步发展为重度横纹肌溶解。尽管最初恶性高热的死亡率高达 60%，但后来早期诊断和丹曲林的应用使其死亡率降至 1.4%[1]。由于诊断意识的提高以及应用呼气末 CO_2 监测利于早期发现、使用触发性弱的麻醉药物以及早期应用控制暴发性 MH 发作的药物，使得 MH 发病严重程度明显下降。对麻醉患者中暴发性 MH 发病率的估计差异很大，约为 1∶10 000 ～ 1∶250 000[2]。日本 MH 的患病率为 1∶60 000 ～ 1∶73 000[3-4]。然而在 MH 易感者（MH-susceptibility，MHS）已知亲属中 MH 突变的发生率高达 1∶2000[5]。男性较女性更易发生 MH[3,6]。最近，在表达人 MH 突变 RyR1-T4825I 基因敲入小鼠中，MHS 也显示出性别差异[7]。儿童占所有 MH 患者的 52.1%[8-9]。

具有临床 MH 综合征和肌肉活检阳性的患者中，50% ～ 80% 的基因型与超过 230 个 Ⅰ 型雷诺丁受体（RyR1；肌质网 Ca^{2+} 释放通道）和 4 个 L 型钙离子通道 $Ca_v1.1$ 突变其中之一有关，$Ca_v1.1$ 为钙电压门控通道亚单位 α1s（Calcium Voltage-Gated Channel Subunit Alpha1 S，CACNA1S）（也称为二氢吡啶受体，dihydropyridine receptor，DHPR）编码的有孔慢失活 L 型钙离子通道亚单位[10]。目前 MHS 的遗传学方面，RyR1、DHPR 和相关蛋白的功能研究已进行到分子生物学水平，猪和几种新的小鼠模型为该疾病病因学提供了参考。但人类的平行研究受到科学研究的局限性限制，并且单一基因型的表型因性别、年龄、遗传、表观遗传和环境修饰因素的不同而变得更加复杂。

美国恶性高热协会提供有关恶性高热知识的公众教育和联系方式（MHAUS，11 E. State Street，P.O. Box 1069，Sherburne，NY 13460，U.S.A.；电话：（＋1）607-674-7901；传真：1-607-674-7910；电子邮箱：info@mhaus.org；网址：http://www.mhaus.org）及 MH 紧急咨询热线（1-800-MHHYPER 或 1-800-644-9737）。MHAUS 的专业附属机构——北美恶性高热登记处（North American MH Registry，NAMHR）负责整理加拿大和美国各肌肉活检中心的结果（NAMHR，1345 SW Center Drive，P.O. Box 100254，Gainesville，FL 32610，U.S.A.）；电话：（＋1）888-274-7899；传真：（＋1）352-392-7029；网址：http://anest.ufl.edu/namhr/）。

历史

1915—1925 年，在同一个家族中发生了三例麻醉诱发的以肌肉僵直和高热为特点的恶性高热导致患者死亡[11-12]，三例患者的死亡原因令人困惑数十年，最终离体肌肉组织活检测试[11]证实家族中三个后代为恶性高热易感者。1929 年，Ombrédanne 描述了麻醉诱发的儿童术后高热、肌肉苍白伴随高死亡率，但未发现家族史[13]。1960 年，Denborough 及其团队报道一例 21 岁澳大利亚开放性腿部骨折患者对于麻醉而非手术表现得异常焦虑，因其有 10 位亲属在麻醉中或麻醉后相继死亡[14]，由此引起全世界范围内对恶性高热的密切关注。最初 Denborough 及其团队采用当时的新型麻醉药氟烷给该患者实施麻醉，当患者出现恶性高热表现时停止吸入氟烷，成功对症处理，MH 症状缓解后，实施蛛网膜下腔阻滞麻醉完成手术。威斯康星州 Wausau 地区的 George Locher 和加拿大多伦多的 Beverly Britt 进一步深入调查，最终发现 MH 发病具有家族性[15]。通过骨骼肌代谢增加或早期肌肉僵直症状、收缩反应的阈值降低和肌酸激酶（CK）值的升高这些表现，人们逐渐认识到高热症状是骨骼肌的直接参与，而不是体温调节中枢的失控[16]。

有趣的是，人们在繁殖率和产肉率高的近亲繁殖猪模型（如：兰德瑞斯猪，皮特兰猪，杜洛克猪，波中猪）中发现了相似的综合征，即猪应激综合征[17]，此综合征表现为代谢增加、酸中毒、肌肉僵直、发热、肌肉快速降解而导致死亡，肌肉表现为苍白、柔软伴渗出。猪应激综合征可由应激刺激而诱发，如分栏、运输条件、断奶、争斗、交配或准备屠宰等[18]，这已成为影响猪肉生产的一个严重问题[19]。1966 年 Hall 等报道了氟烷和琥珀胆碱能够诱发应激易感猪出现类似恶性高热综合征，此综合征是 RyR1 的单一错义突变引起的，所有的易感猪均在肌质网钙释放通道 RyR1 发现相同的 Arg615Cys 基因突变[20]。

1975 年，Harrison 描述了丹曲林可以预防和治疗猪恶性高热[21]，很快在多家医院应用丹曲林治疗麻醉诱发的 MH 中得以证实[22]。目前丹曲林仍然是成功治疗 MH 的首选药物。

兴奋-收缩偶联和恶性高热的生理学及病理生理学

恶性高热是骨骼肌兴奋-收缩（excitationcontraction，EC）偶联调节失常引起的综合征。正常的肌肉收缩由神经冲动到达神经肌肉接头处（即运动终板），触发运动神经末梢释放乙酰胆碱。乙酰胆碱激活神经肌肉接头突触后的烟碱受体（nicotinic acetylcholine receptors，nAChRs），非选择性阳离子通道位于突触后神经肌肉连接处，对肌细胞表面膜（肌膜）的局部去极化和激发沿肌膜快速传播的动作电位至关重要。肌膜表面内陷（称为横管或者 T 管）作为导管将动作电位快速而且均匀地直接传递到肌原纤维深部，介导“电压传感器”蛋白 $Ca_v1.1$ 构象变化。中央 T 管两侧由来自于肌质网（sarcoplasmic reticulum，SR）的末端池元件构成，该元件包含钙离子释放通道（RyR1）。T 管内 $Ca_v1.1$ 的构象变化被机械性传递到位于 SR 结合面的 RyR1。具体地说，在特定连接点（triadic junctions，三联体），四个 $Ca_v1.1$（二氢吡啶受体）单元与 RyR1 通道的物理偶联形成线性阵列，这对于 T

管内电信号的传递和 SR 内的 Ca^{2+} 的释放必不可少。SR 的 Ca^{2+} 释放引起的胞质（肌质）内游离 Ca^{2+} 浓度从 $10^{-7}M$ 增加至 $10^{-5}M$。释放的钙离子与细丝中的收缩蛋白（肌钙蛋白 C 和原肌球蛋白）结合，暴露肌球蛋白的蛋白结合位点，从而使肌肉纤维缩短（即肌肉收缩）并产生力量，这一过程称为兴奋-收缩偶联。细胞内 Ca^{2+} 泵（如肌质网/内质网 Ca^{2+} 腺苷三磷酸酶（ATP 酶），或者 SERCA 泵迅速促使 Ca^{2+} 返回 SR，当肌质 Ca^{2+} 浓度下降至低于 $10^{-6}M$ 时肌肉开始舒张，当肌质残余 Ca^{2+} 浓度恢复至 $10^{-7}M$ 时肌肉停止舒张。肌肉收缩和舒张均需要三磷酸腺苷（ATP）参与消耗能量的过程。因此，了解参与 EC 偶联和肌肉舒张的分子物质对于理解恶性高热的成因至关重要（图 35.1）。人、猪和基因敲除变异鼠的临床和实验室资料均提示暴发性 MH 症状与细胞内 Ca^{2+} 浓度持续升高有关[23-26]。为代偿肌质 Ca^{2+} 浓度增高，离子泵活性增强和离子交换增加，也导致 ATP 需求增加，继而产热增加。因此，最终结果是体温过高。肌肉僵直是暴发性 MH 常见的表现，其原因是由于 Ca^{2+} 泵和转运蛋白的失调，使肌质内非结合型 Ca^{2+} 浓度无法降至收缩阈值以下（$10^{-6}M$）。丹曲林治疗作用在于降低肌质内 Ca^{2+} 浓度至阈值以下，但丹曲林降低肌质内 Ca^{2+} 浓度的作用通路比较复杂，尚不十分清楚。丹曲林对 SR 中 Ca^{2+} 释放的抑制能力似乎取决于肌质 Mg^{2+} 浓度的升高[27]；然而，丹曲林也能减轻 $Ca_v1.1$ 介导的去极化触发的 Ca^{2+} 进入细胞内，这在暴露于雷诺丁的 MHS 肌肉细胞和 MH 正常肌肉细胞中尤为明显[28]。因此，丹曲林是否直接抑制 RyR1 或在三联体需要额外的中间产物尚需进一步研究。

恶性高热是骨骼肌钙释放单位功能异常的结果

雷诺丁受体

雷诺丁受体（ryanodine Receptors，RyRs），也称骨骼肌内终板膜蛋白/SR Ca^{2+} 释放通道，因特异性结合有毒植物生物碱雷诺丁而得名，并可根据雷诺丁浓度变化激活或抑制该通道[29-30]。在所有哺乳动物有三种 RyR 亚型。人类 RyR 的三个亚型骨骼肌（RyR1）、心肌（RyR2）和脑组织（RyR3）分别由位于染色体的 19q13.1[31]、1q42.1-q43[32] 和 15q14-q15[33] 基因编码。每个功能性 RyR 作为同源四构体包括 4 个相同的亚单位（每个约 5000 氨基酸）和一个附属蛋白 calstabin1

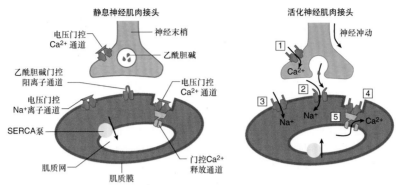

图 35.1　神经肌肉传递和兴奋-收缩偶联中主要的离子通道。神经冲动到达神经末梢活化电压门控 Ca^{2+} 通道（1）。电压门控 Ca^{2+} 通道活化引起的胞质 Ca^{2+} 浓度增加，触发乙酰胆碱的出胞作用，乙酰胆碱结合突触后烟碱型胆碱能受体活化一个完整的非选择性阳离子通道，使肌纤维膜去极化（2）。肌纤维膜去极化达到阈值，活化电压门控 Na^+ 通道（3）。触发动作电位通过横小管系统传递引到肌肉深部。在横小管系统内，L 型电压门控 Ca^{2+} 通道感受膜去极化作用，发生构象变化（4）。这些电压传感器与雷诺丁受体（RyR1）肌质网 Ca^{2+} 通道之间的物理联系是电信号从 T 管传递到肌质网释放 Ca^{2+} 的途径（5）（Modified from Alberts B，Bray D，Lewis J，et al. Molecular Biology of the Cell. 3rd ed. New York：Garland Press；1994.）

（FK506 12-kD 结合蛋白，FKBP12）[34-37]。完整的四构体超过 2 兆道尔顿，它是哺乳动物中已知的最大的蛋白质之一和最大的离子通道。通过在 $Ca_V1.1$ 表达缺失的发育不全的肌管上加入嵌合体 $Ca_V1.1/Ca_V1.2cDNA$[38-39] 和在 RyR1/2/3 表达缺失的发育不全的肌管上加入嵌合体 RyR1/RyR2/3 cDNA，均证实了 $Ca_V1.1$ 与 RyR1 之间存在直接偶联。有研究提供了令人信服的证据，证明 $Ca_V1.1$ 重复序列 Ⅱ 和 Ⅲ 之间的胞质区域（如胞质 Ⅱ～Ⅲ 环）含有 46 个氨基酸（L720～Q765）和 RyR1 的多个序列，这些序列对于 $Ca_V1.1$ 和 RyR1 之间进行双向信号传导至关重要[40-42]。

　　近二十年来，人们通过明确骨骼肌内 Ca^{2+} 释放和蛋白间相互作用，对 EC 偶联的理解有了显著提高。其基本功能单位被命名为 Ca^{2+} 释放单位（Ca^{2+} release unit，CRU），位于 T 管和 SR 膜的结合区域[43]。CRU 是由参与调节 EC 偶联相互作用的蛋白组装成的大分子物质。RyR1 是一种调节 SR Ca^{2+} 释放的高通透性离子通道，是 CRU 的核心组成部分。附于 SR 膜上的功能性 RyR1 四聚体跨越结合间隙与 T 管膜上的四个电压活化 $Ca_V1.1$ 亚单位组成的四聚体相互作用，这种相互作用为双向信号途径，能够双向调节蛋白功能。并且 $Ca_V1.1$ 与 RyR1 的相互作用并非孤立的，位于三联体内的蛋白质可调节其相互作用，包括 Homer1 结合并偶联靶蛋白）、钙稳定蛋白 1、triadin 蛋白、连接蛋白、Mg29、亲联蛋白 1 和 2、集钙蛋白、钙调蛋白、STAC3、蛋白激酶 A 调节和催化亚单位以及蛋白磷酸酶 1[44-50]，除此之外还可能有其他蛋白及其他关键的组成部分参与调控 CRU。更为重要的是，越来越多的

实验证据显示 RyR1（$_{MH}$RyR）或 $Ca_V1.1$ 突变可改变 CRU 内的蛋白间相互作用[51-53] 和双向信号通路的精确性[54-58]。

　　某些化学物质存在的情况下，RyR1 或者 DHPR 的 MH 致病突变引起 RyR1 通道功能的严重失调，如离体情况下对挥发性麻醉药、对氯代间甲酚、咖啡因、雷诺丁和钾去极化的敏感性增强[59-61]。化学诱导的 RyR1 复合体功能障碍可能是触发失控性骨骼肌代谢性酸中毒（有氧性和糖酵解性）、肌强直和高钾血症的主要原因，但其机制尚不清楚。运动性热病、运动性横纹肌溶解症和 MHS 之间的关系也尚不清楚，需要进一步开展基础和临床病例对照研究[62]。

　　影响 Ca^{2+} 释放产生去极化作用的动能和强度的两种主要的触发阳离子是 Ca^{2+} 本身和 Mg^{2+}。正常 RyR1 复合体对 Ca^{2+} 反应为双相模式。首先，Ca^{2+} 在 100 nM 和 100 μM 之间以等级方式激活通道，浓度高出此范围时反而抑制通道活性[63-64]。研究认为这种双相作用方式通过 Ca^{2+} 结合两种不同的 RyR1 调节位点，高亲和性激动位点和低亲和性抑制位点[46]。Mg^{2+} 诱导的抑制作用是另一种重要的骨骼肌 RyR1 活性生理调节因子[65-66]。Mg^{2+} 协同抑制 RyR1（$n_H \approx 2$；50% 抑制浓度 $[IC_{50}] \approx 650$ μM）。Mg^{2+} 可能通过与 Ca^{2+} 竞争活化位点以及与尚未确认的低亲和力抑制位点结合的方式发挥作用[67-68]。MH 突变可能引起 RyR1 复合体变构不稳定，导致抑制作用的减弱，并非直接改变激活或者抑制位点的 Ca^{2+} 和（或）Mg^{2+} 特性。因此，对药物的超敏反应可能与生理配体的应答改变有密切联系。但是，无论是 MHS 的离子通道原发性对 Mg^{2+} 或

者 Ca^{2+}（或者两者均有）的抑制作用敏感度减弱[69-70]，还是对 Ca^{2+} 的激活作用敏感度增高，或者对两个离子表现出双向敏感性的改变，似乎均与 MH 突变的位点密切相关[71-72]。有研究通过 MHS R615C 纯合子猪、R163C 和 C512S 杂合子鼠制备的 SR 来验证"易漏通道"假说，研究人员观察到 Ca^{2+} 负荷能力的显著降低（分别低于相对应的野生型老鼠的 38%、23% 和 22%），这主要是由于易漏通道的存在，即使在囊外 Ca^{2+} 为 100 nM 的情况下，易漏通道仍保持活跃[73-74]。最新研究显示，$Ca_v1.1$ 的表达抑制了雷诺丁不敏感性 RyR1 通道流出相的基础活性[56]。重要的是，MHS 突变不仅改变了 EC 偶联过程中的双向信号[51-52] 和 RyR1 通道功能的固有调节[65-66]，而且还减弱了 $Ca_v1.1$ 在非触发条件下对 RyR1 钙泄漏的负调节。有研究利用基因敲入小鼠进行分子和细胞水平研究，包括猪和人 MHS 肌肉、肌管、肌球制剂和表达 $_{MH}$RyR1 cDNAs 的肌管，所有这些部位均显示胞质静息 Ca^{2+} 浓度缓慢升高，从而证实了之前的结论[53、60、75]。

功能和结构两方面的证据均表明，RyR1 区域之间的远程域间相互作用参与了通道调节，这种调节是通过稳定蛋白质构象实现的，对正常通道递质传递发挥至关重要的作用[76]。Samso 及其同事对 RyR1 的三维重建表明，RyR1 的结构设计支持远程变构，如与 $Ca_v1.1$ 偶联，并与钙调蛋白和 FKBP12 等配体结合[77]。最近，此种结构模型已有多个实验室均从分子水平得以证实[78]。

电压门控钙通道：$Ca_v1.1$ 的作用

虽然大部分导致恶性高热易感的突变位于 RyR1 基因上，但是编码骨骼肌 $Ca_v1.1$ 亚基的 CACNA1S 基因上的 3 个突变与人 MHS 有关[5、79-81]。Arg1086His 位于细胞内环，连接 $Ca_v1.1$ 同源重复序列Ⅲ和Ⅳ，Arg1086His 突变是首次在非 RyR1 蛋白内发现的 MH 致病突变。R1086H 突变的生理特性表明，细胞膜去极化或给予 RyR1 激活因子（如咖啡因）时，RyR1 活化的敏感性显著增加[82]。此外，Pirone 等已经证实，在 T1354S 突变的同源重复序列 $Ca_v1.1$ 的Ⅳ S5 ~ S6 细胞外孔环区域的 1354 位点有一个导致 MHS 的苏氨酸-丝氨酸突变位点，可加速 L 型 Ca^{2+} 电流的动能并促进 RyR1 介导的 Ca^{2+} 释放[81]。ArgR174Trp $Ca_v1.1$ MH 突变发生在 IS4 电压感应螺旋的最内部的残基上，此残基存在于所有的 Ca_v 通道。与其他的 $Ca_v1.1$ MHS 突变不同，R174W 可减缓 L 型电流，但对正常 EC 偶联无影响。在小鼠研究中，来源于 Het R174W 的动

物肌肉纤维证实，与野生型 $Ca_v1.1$ 肌管相比，Ca^{2+} 释放对咖啡因和氟烷的敏感性增加[54、83]，但这种突变是否足以产生麻醉或热引发的暴发性 MH 仍有待检验。

除雷诺丁受体异常以外的其他因素

其他的细胞活动也可影响 MH 发作。研究证明同时给予非去极化肌松剂和触发药物能够延缓或者预防临床 MH 综合征的发生。足量非去极化肌松剂预处理 MH 易感猪可完全消除电刺激神经引出的肌颤搐，能够防止氟烷触发临床综合征达 90 min，即试验的最长时限[84]。然而，持续吸入氟烷的同时应用胆碱酯酶抑制剂新斯的明使神经肌肉接头功能恢复时，则立即触发临床 MH，这提示功能性神经肌肉接头和（或）肌纤维膜的去极化作用与 MH 临床综合征之间存在密切联系。

在肌管中，肌纤维膜兴奋-偶联 Ca^{2+} 进入（sarcolemmal excitation-coupled Ca^{2+} entry，ECCE）对 RyR1 的构象敏感，RyR1 的几个突变及 MH 突变可增强 Ca^{2+} 进入[44、52、85]。ECCE 为 $Ca_v1.1$ 在长时间或反复肌管去极化过程中的固有特性[86]，可通过将 $Ca_v1.1$ 转移到 2 型门控构象来介导。然而，MHS 肌肉组织中增强的 ECCE 有助于增加对去极化的敏感性，可能是丹曲林抑制电流和氯化钾引起的去极化反应的一个靶点[51]。尽管 CACNA1S 的表达可产生剪切变异体，下调肌纤维 $Ca_v1.1$ 通道内 Ca^{2+} 电流密度，这种变异维持 Ca^{2+} 电流密度与胚胎肌管中电流密度相似，这些研究进一步明确了 MH 肌肉病理学特点[87]。

除 ECCE 外，骨骼肌不可兴奋细胞[88] 中经典钙池调控储存式 Ca^{2+} 进入与钙池调控 Ca^{2+} 进入（SOCE）相似[89-91]，并且在 MHS 肌肉组织中更为活跃，包括慢性储存耗竭过程中和 MH 危机阶段。这些 SOCE 通道也被认为是丹曲林的靶点，但还没有得到其他研究的证实[92]。总之，这些数据表明 $_{MH}$RyRs 或 $_{MH}$Ca$_v$1.1 通过 ECCE 和（或）SOCE 增强 Ca^{2+} 进入。当 $_{MH}$RyRs 对 Ca^{2+} 和 Mg^{2+} 抑制的敏感性降低时，这种增强进入可提高细胞对触发因子的敏感性并导致暴发性 MH 临床综合征。

丹曲林

丹曲林是唯一已经证明可有效逆转 MH 综合征的药物。纯合子猪或者杂合子鼠暴露于触发因子时，预先应用丹曲林也能预防 MH 暴发性发作。丹曲林钠是乙内酰脲衍生物［1-［5-（4- 硝基苯基）-2- 呋喃基

亚甲基］亚胺基］-2,4- 咪唑］，不阻断神经肌肉传递，但可直接作用于横纹肌引起肌无力。在体外，丹曲林的药理特性与其减少 Ca^{2+} 从 SR 的外流密切相关[93]。丹曲林（20 μM）可缓解 MH 易感肌肉中 Mg^{2+} 的抑制作用[94]。丹曲林（20 μM）能抑制咖啡因对 MH 肌肉的增敏作用，并且丹曲林及其水溶性类似物阿珠莫林（150 μM）均可减少肌肉和三联体囊泡内去极化诱发的 Ca^{2+} 释放作用[95]。丹曲林作用于 RyR1 从而抑制 SR Ca^{2+} 释放的理论尚存争议。Paul-Pletzer 等证实叠氮丹曲林可特异性标记 RyR1 的 1400- 氨基酸残基 N- 末端钙蛋白酶消化片段的氨基端，并且叠氮丹曲林结合位点位于 RyR1 含有核心序列的 590 至 609 氨基酸残基的单一结构域[96]。然而，迄今为止无论在脂质双层理论，或者共存于 FKBP12、ATP 和 Ca^{2+} 活化浓度中，尚缺乏丹曲林直接作用于单个 RyR1 通道的证据，这提示丹曲林的主要作用是改变关键蛋白间交互作用。最近发现丹曲林抑制 SRCa^{2+} 释放需要 Mg^{2+} 辅助，这可能能够解释在没有 Mg^{2+} 存在的脂质双层理论中丹曲林仍可抑制 RyR1 通道活性的原因[27]。

遗传学

RyR1 基因突变在离体骨骼肌收缩试验（in vitro contracture tests，IVCTs）阳性的 MH 易感人群及其亲属中的阳性率达 50%～80%，在患有中央轴空病（central core disease，CCD）和金-德综合征（King-Denborough syndrome，KDS）家族中的阳性率几乎达 100%。迄今已检测出与 MH 相关的超过 202 个错义突变和 8 个缺失突变。在未知 MH 试验结果前提下，另有 29 个错义突变与 CCD 和微小轴空病（multiminicore disease，MmD）有关[10]。有趣的是，40%RyR1 错义突变发生在 CpG 二核苷酸序列。5 个其他染色体位点（17q21-24、1q32、3q13、7q21-24 和 5p）与骨骼肌收缩试验阳性和麻醉反应异常的家系有关，分别命名为 MHS2～6 位点。然而，这 5 个位点中，唯一与 MH 有关的是 CACNA1S 基因，位于 MHS3 位点，参与编码 Cav1.1（DHPR 的 α1S- 亚基）[97]，该基因的两个致病突变与全球不到 1% 的 MHS 家族相关。在其他位点中的所有基因均已经排除导致 MHS 的可能性。因此，RyR1 基因仍为当前临床遗传学分析的主要靶点。

RyR1 突变的分布

与 MHS 和（或）CCD 有关的错义突变，分布于整个 RyR1 基因编码区域，而且均可转录为特定功能的蛋白质[10, 98]。直到最近研究发现多数 RyR1 突变集中在三个"热点区域"：氨基酸残基的 35 和 614 之间（MH/CCD 域 1）、肌质网底部蛋白的氨基酸残基 2163 和 2458 之间（MH/CCD 域 2）以及跨膜环或孔区域的羧基末端氨基酸 4643 和 4898 之间（MH/CCD 域 3）（图 35.2））[99]。"热点区域"的推断似乎只是样本分析的偏差所致，因为与 MHS 或者 CCD（或者两者）

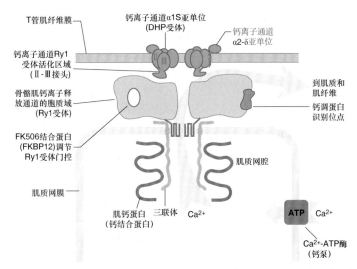

图 35.2　骨骼肌三联体连接示意图显示连接蛋白末端［雷诺丁受体（RyR1）］和其关联蛋白。在骨骼肌内，DHPR 的 α1s- 亚单位参与兴奋-收缩偶联。经过三联体连接的狭窄间隙传递基础信号，激活 RyR1，促使肌质网释放 Ca^{2+}（Modified from Pessah IN, Lynch C III, Gronert GA：Complex pharmacology of malignant hyperthermia. Anesthesiology 1996；84：1275.）

有关的错义突变分布在 107 个 RyR1 外显子其中的至少 54 个上。目前报道的 MH 突变中，41% 的突变在多个家系中出现。CCD 突变主要位于在基因的 C- 末端域（外显子 85 ~ 103），其中 10 个突变在两个及以上家系中出现过（17%）：R4861H（$n = 14$）、V4849I（$n = 9$）、I4898T（$n = 7$）、L4824P（$n = 4$）、A4940T（$n = 4$）、G4638D（$n = 3$）、R4893W（$n = 3$）、R4861C（$n = 2$）、R4893Q（$n = 2$）和 G4899E（$n = 2$）。

难以确定 MH 和 CCD 确切的种族分布。MH 和 CCD 主要发生于西方人群，但可能是报告病例的方式和频率差异导致。有些突变集中某特定区域，其分布和出现频率也有人群特异性。在英国，已经发现 69 个 RyR1 突变型，其中 25 个见于单一家系，接受调查的 434 个阳性突变的 MH 家系中，最常见的突变型是 G2434R，占 40%，其次是 T2206M（10%）和 G341R（8%）。在瑞士，V2168M 和 I2336H 是最主要的突变型[100]。而在德国，5 个或者更多的独立病例中检出 R163C（MH 和 CCD）、R614C（MH）、T2206M（MH）、G2434R（MH）和 R2454H（MH）[101-102]。在法国，常见突变型是 G341R 和 R614C[103]，在意大利[103]和加拿大[104]的几个 MH 家系中也发现 R614C 突变，G341 突变在比利时也较常见[103]。欧洲和北美常见的突变是 G2434R，其在欧洲家系中的发病率为 4% ~ 7%，在北美家族为 5.5%[105]。在日本、中国（包括台湾地区）、澳大利亚，单家族突变是最常见的突变，新西兰 MH 家族，除了在澳大利亚新南威尔士州农村的大量人群中曾报告的 R163C 突变和在新西兰毛利人群体的许多家庭中发现的 T4826I 突变外，也是单家族突变多见[106-108]，但这也可能是在亚洲和澳大利亚参与调查的病例较少所致。欧洲和北美的遗传学筛查研究主要集中在基因热点区域的域 1 和域 2，未能筛查到 RyR1 突变的原因可能是这些病例的 RyR1 突变在这两个区域外或者其他基因突变所致。

恶性高热的遗传特性和外显率

在已知病例和家系中已经确定多个 MH 相关基因突变与恶性高热有关，人类 MH 的遗传性并不是外显率可改变的单纯常染色体显性遗传。六个非血缘性家系包含至少两个均与 MHS 有关的 RyR1 突变型，一种是 RyR1 突变型，另一种是 $Ca_v1.1$ 突变型[5]。尽管易感猪常见 MHS 纯合子，但是在人类罕见，转基因鼠中存在 50% 纯合子。人类 MHS 纯合子表型在临床实践中未见明显异常，但是在 IVCT 实验中对咖啡因 / 氟烷的反应比杂合子更为明显[109-112]。"热点区域" 1

的两种 MH 突变型的纯合子小鼠围产期即可导致死亡[73-74]。人双杂合子第二突变型对 IVCT 实验并不表现出叠加效应[5]。

离体骨骼肌收缩试验和咖啡因-氟烷骨骼肌收缩试验

目前诊断 MH 的金标准是氟烷和咖啡因骨骼肌收缩试验，又称为 IVCT 或咖啡因 - 氟烷收缩试验（caffeine halothane contracture test，CHCT）。两种检测方案分别由欧洲恶性高热小组（EMHG）和北美恶性高热小组（NAMHG）制定[9]。两种检测方案相似但不完全相同，为了加以区别，EMHG 方案命名为 IVCT，NAMHG 方案命名为 CHCT。

对于 IVCT，肌肉活检标本取自股四头肌（股内侧肌或股外侧肌）[113-114]。检测方案分别是：静态咖啡因试验、静态氟烷试验、动态氟烷试验[114]。静态咖啡因试验中，咖啡因的浓度逐步递增（0.5、1、1.5、2、3、4 和 32 mmol/L），较基线张力至少增加 0.2 g 的持续肌肉张力的咖啡因最低浓度被认定为咖啡因静态试验的阈值。然后运用相同的方法，将肌肉分别暴露于 0.5%、1%、2% 和 3% 的氟烷浓度下，得出氟烷静态试验的阈值。动态氟烷试验是将肌肉以 4 mm/min 的恒定速率牵拉以达到一个大约 3 g 的力，在暴露于氟烷 3 min 后维持该新的长度 1 min。在每一个循环，氟烷的浓度将由 0.5%、1%、2% 至 3% 逐渐增加。与给予氟烷前对照，能够产生持续增加的至少 0.2 g 肌肉张力的氟烷浓度被定义为动态氟烷试验阈值[114]。IVCT 方案将患者分成三组：① MHS 组（MH Susceptible，MHSHC），咖啡因阈值为咖啡因浓度 2 mmol 或更低，且氟烷阈值为氟烷浓度 2% 或更低；② MH 正常组（MH Normal，MHN），咖啡因阈值为咖啡因浓度 3 mmol 或更高，且氟烷浓度为 2% 时无反应；③ MH 可疑组（MH Equivocal，MHE），上述两组中只对咖啡因或氟烷有反应[113-114]。由于在实验室环境之外使用 "MH 可疑组" 的标签可能混淆不熟悉其来源的患者和临床医师，因此 MHE 未进行标记描述[115]。

对于 CHCT，可以从以下部位选取肌肉活检，优选排序依次为：①股肌群，②腹直肌，③特殊情况下的其他肌群[116]。需要测试的肌肉仅暴露于 3% 浓度的氟烷或浓度逐渐增加的咖啡因 [0.5,1,2,4,8 mmol/L（若肌肉在 4 mmol/L 时的反应小于 1 g，则将浓度增至 8 mmol/L），以及 32 mmol/L]。可选试验包括将肌肉暴露于 1% 的氟烷与递增的咖啡因混合环境中或是仅将肌肉仅暴露于 2% 的氟烷中[116]。CHCT 方案中，无论是氟烷还是咖啡因测试为阳性，即诊断为 MHS；当两项测试均为阴性时，则诊断为 MHN[116]。

据报道，如将 MHE 归入 MHS 组，IVCT 的灵敏度和特异度分别为 99.0%（95% 置信区间：94.8%～100%）和 93.6%（95% 置信区间：89.2%～96.5%）[114]。CHCT 的灵敏度和特异度分别为 97.0%（95% 置信区间：84%～100%）和 78%（95% 置信区间：69%～85%）[117]。最近，人们发现喹诺酮类和他汀类药物，3- 羟基 -3- 甲基戊二酰 - 辅酶 A（HMG-CoA）还原酶抑制剂可诱发 MHS 肌纤维显著挛缩，但对 MHN 肌纤维无反应[118-119]。昂丹司琼和 3，4- 亚甲基二氧甲基苯丙胺（MDMA），在 MHS 和 MHN 的肌纤维中均可呈剂量依赖性地诱发肌挛缩或者增加钙离子诱发肌肉收缩的敏感性[120-121]。有研究对 IVCT 方案进行了改进，即加入雷诺丁[122] 或者对氯代间甲酚（一种雷诺丁受体特异性激动剂）[114，123]，但尚未被纳入标准方案。此外，Metterlein 等研究了在 IVCT 中用新的挥发性麻醉药取代氟烷的可能性，逐渐增加浓度后，除了七氟烷，所有挥发性麻醉药，包括恩氟烷、异氟烷和地氟烷，与 MHN 肌纤维比较，均可诱发 MHS 肌纤维显著收缩。然而，氟烷诱发 MHS 的肌纤维收缩最为显著，因而氟烷被 IVCT 方案认定为最强的触发因子[124]。相比于七氟烷浓度递增法，直接应用 8% 七氟烷可以显著诱发 MHS 患者更强烈的肌肉收缩[125]。然而，日本 MH 数据库的回顾性分析表明，七氟烷诱发的 MH 和异氟烷或者其他药物诱发的 MH 之间并无差异，提示七氟烷并非一种弱的或者相对较弱的 MH 触发因子[126]。

恶性高热基因检测与离体骨骼肌收缩试验 / 咖啡因 - 氟烷骨骼肌收缩试验结果的不一致性

恶性高热基因检测与离体骨骼肌收缩试验 / 咖啡因 - 氟烷骨骼肌收缩试验结果的不一致性一直影响着遗传连锁分析的应用。例如 MHN 患者携带一种 MH 相关 RyR1 突变型和 MHS 患者不携带常见 RyR1 突变型。最有可能的解释是 IVCT/CHCT 临床精确性有限以及 IVCT 或者 CHCT 的阈值不准确，导致确诊 MHN 或 MHS 时出现差错；第二种可能性是可改变外显率的等位基因沉默[127]；第三种可能性是此类患者还有其他影响 RyR1 功能和表型外显率的未知基因或修饰基因的突变。MH 发生率和患病率的差异也可能与表观遗传学因素有关。Carpenter 等提示 MHS 的严

重性可能与 RyR1 基因高度保守区域的变异和突变相关[79]。MH 家系资料的缺乏为连锁分析和理解临床表现的差异性带来困难。Robinson 等通过传递不平衡测试（transmission disequilibrium test，TDT）提示 5 号和 7 号染色体位点可影响 MH 易感性，1 号和 7 号染色体位点的影响性次之[103]。

基因筛查指南

2000 年，欧洲 MH 小组（EMHG）根据 MH 家系其他位点的连锁数据分析制定了 RyR1 突变筛查指南，但是所有学者均强调 IVCT 在诊断 MH 的重要作用[128]。这些筛查指南的应用减少了 MH 易感者亲属进行肌肉收缩试验的必要，又不增加误诊的风险[129-130]。2015 年，EMHG 公布了 MHS 修订版指南。这个更新的指南提供了详细的患者转诊标准和 IVCT 结果的临床解读（https://www.emhg.org/testing-for-mh-1）。

仅有少量的北美 MHS 家系接受了基因型、连锁分析和特异性基因筛查。过去几年中，MH 活检中心和分子生物学家合作筛查出 209 个与 MHS 患者无关的 RyR1 基因突变（见 RyR1 突变分布）。

Larach 等报道 1987—2006 年提交至 NAMHR 的 181 例恶性高热患者的发病率为 34.8%，并且恶性高热事件的发生最常见于年轻男性（75%）（中位年龄 22.0 岁），其中大约 75% 患者至少经历一次无恶性高热症状的全身麻醉[131]，这说明在缺乏廉价的 MH 诊断试验的情况下确定 MHS 患病率仍然任重而道远。

暴发性恶性高热

暴发性 MH 很罕见。MH 急性发作依赖于四个因素：遗传倾向（可能很少是后天获得性），抑制因子缺乏，麻醉药或者非麻醉药触发因素，以及可使其他三个因素中一个或者多个作用强化的环境因素。

麻醉药触发

触发 MH 的麻醉药物包括乙醚、氟烷、恩氟烷、异氟烷、地氟烷、七氟烷和目前唯一一使用的去极化肌松剂琥珀胆碱。地氟烷和七氟烷似乎是比氟烷效力低的触发药物，引起的 MH 发作较缓慢[132-133]。如果使用了琥珀胆碱，MH 的发作可能呈暴发性。传统上用挥发性麻醉药诱导进行 MHS 猪筛查，5 min 内（常常更短的时间）即出现明显的后肢僵直[134]。即使麻醉

诱导前 1 h 的运动也会增加猪 MH 发作的严重性, 促进肌肉僵直的发作[134]。同样, 在新的基因敲入小鼠模型中, 暴露于挥发性麻醉药后, 四肢僵直会迅速出现。另外, 人类可能存在若干修饰因子, 而猪或鼠都没有, 由此能够改变 (或者甚至预防) 临床 MH 的发作。在 MH 患者中, 轻度低温、预先给予巴比妥类药物、镇静剂、丙泊酚或者非去极化肌松剂能推迟或者防止 MH 的发作[25, 134-136]。因此, 其反应与猪或者 MH 基因敲入鼠相比更加难以预测。有多例报道表明, MH 暴发性发作患者之前曾经成功接受过强效的 MH 触发药物的麻醉[137]。这种情况的原因尚不明确, 可能与之前描述的一样, 预先或者同时给予了可以预防或延迟 MH 发作药物, 或者未知的环境因素影响了触发阳性事件的发生。因此, 人类 MH 的发作在起始症状和发作时间上有很大的差异。MH 发作的差异使得在临床麻醉中的诊断十分困难。尽管 Larach 等制定的临床分级量表并不完美, 但不失为一种有效的回顾性分析方法, 帮助临床医师判别一个患者麻醉反应异常为 MH 可能发生还是临床 MH 发作[138]。虽然如此, 通过提高警觉性、识别其症状和体征、熟悉该综合征的治疗方法, MH 还是很容易诊断的。

暴发性 MH 综合征的典型的临床表现可能始发于以下两种情况之一:

1. 使用硫喷妥钠和琥珀胆碱麻醉诱导后出现僵直, 但是能成功插管, 随后迅速出现情景 2 中的症状。

2. 麻醉诱导反应正常, 麻醉过程平稳直至出现下列症状:

- 无法解释的窦性心动过速或者室性心律失常 (或两者均有);
- 自主呼吸时, 呼吸急促;
- 无法解释的氧饱和度下降 (因为静脉氧饱和度下降);
- 充分通气时呼气末 CO_2 增加 (且大多数病例中通气参数未变);
- 非预料的代谢和呼吸性酸中毒;
- 中心静脉氧饱和度下降;
- 不明原因的体温升高, 超过 38.8℃。

大多数情况下, 常见的缓和的 MH 发作 (情景 2) 可因心动过速、呼气末 CO_2 水平增加和肌肉僵直的进展快速被发现。有一些原因可能使发作延迟, 或直到患者进入术后恢复室后症状才明显。MH 一旦触发, 进程很快。当患者出现如呼气末 CO_2 分压升高、肌肉僵硬、心动过速和发热等提示 MH 发生的临床表现时, 必须具有超过一个的异常体征方能做出诊断, 因为根据很多报告病例的 meta 分析, 单一的异常体征通

常并非 MH 发作[138]。吸入麻醉药和去极化肌松剂触发 MH 的机制仍不清楚, 但其是致病因素的事实和早期诊断对于成功救治的重要性不容忽视。

非麻醉药触发 MH

应激因素比如运动、高温也可以触发 MH, 即 "清醒" MH。多个报道表明, 人处于紧张状态时可出现恶性高热样发作[139-144]。测定运动过程中血浆儿茶酚胺水平, 在 MH 和正常个体间并无显著性差异[145-146]。因此, 这些反应可能不是由交感神经过度兴奋或儿茶酚胺急剧升高引起的[147]。

Wappler 等报道 12 例无亲属关系的患者发生运动诱发的横纹肌溶解, 其中 3 例有 $RyR1$ 基因的突变; 这 12 例患者中 10 例对 IVCT 产生异常收缩反应[148], 还有一例可疑收缩反应。当易感群暴露于环境应激, 如运动、高温、缺氧、忧虑和兴奋, 会触发暴发性 MH (见上文 "历史" 部分)[9, 134]。这些反应与肌肉运动或者温度升高相关。在四个杂合型品系 MH 鼠和两个纯合型品系的 MH 鼠中, 周围环境温度增高可以触发暴发型 MH[74-75]。一项流行病学研究显示, 运动诱发症状包括横纹肌溶解, 在 MHS 患者中更为常见[148]; 而且, 在 3 例运动诱发的横纹肌溶解病例中, 发现 Arg401Cys $RyR1$ 基因突变[106]。而其他报告大多是传闻, 并涉及中暑、突发意外死亡、异常的紧张和疲劳或肌痛等可能的 "清醒" MH 发作。与这些事件相关的应激包括运动和暴露于挥发性的非麻醉气体环境中[141, 149-150]。在美国, MHAUS 已经就 MHS 相关的高温和运动的不良反应制定了建议[151]。

恶性高热相关综合征

咬肌痉挛 (硫喷妥钠-琥珀胆碱或者氟烷-琥珀胆碱僵直)

咬肌痉挛或牙关紧闭定义为应用琥珀胆碱后肢体肌肉松弛但下颌肌肌肉僵直的现象。咬肌和翼外肌富含慢肌纤维, 对去极化肌松剂的反应表现为强直收缩[152-153]。Vander Spek 等发现了临床应用琥珀胆碱后患者出现咬肌强直收缩, 引起下颌肌张力增加[154]。反应依次表现为: 下颌紧, 然后下颌僵硬, 最后下颌严重僵硬 (图 35.3)。即使在使用小剂量非去极化肌松剂预处理后仍有可能出现下颌僵硬。如果在牙关紧闭的基础上出现了其他肌肉的僵直, 则与 MH 绝对相

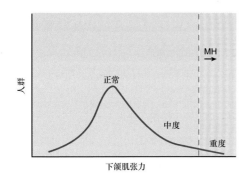

图 35.3　琥珀胆碱通常轻度增加下颌肌张力。有些患者下颌肌张力中度增加，在极少数患者极度增加（即"钢性下颌"）。后者有接近 50% 的患者为 MHS。曲线下降支与虚线相交下方区域是 MH 人群的分布区域

关，麻醉应当立即终止，并开始 MH 的治疗。

　　然而，超过 80% 的患者仅有牙关紧闭但没有其他肌肉僵直，这属于正常患者的差异表现。一旦出现牙关紧闭，应当加强患者监测，包括监测呼气末二氧化碳，观察尿的颜色，动脉或静脉采血分析 CK、酸碱状态和电解质水平，尤其是钾的水平。尽管未经科学验证，但最初的下颌紧张程度和持续时间被认为可以预示反应的严重程度。MHAUS 建议在 36 h 内每隔 6 h 检查 CK 水平和尿肌红蛋白水平。出现咬肌痉挛的患者应密切观察至少 12 h。

轴空肌病

　　轴空肌病（core myopathies，CCD）是一种罕见的遗传性疾病，于 1956 年首先由 Magee 和 Shy 报道[155]。最近的一项关于英格兰北部的群体研究显示其患病率为 1 : 250 000[156]。1971 年，Engel 等报道了一种相关的先天性肌病，多轴空肌病（multicore disease，MCD）[157-158]。随后，此疾病的不同变种也被冠以不同名称，包括微轴空肌病和多发微轴空肌病[157]。多发微轴空肌病（multiminicore disease，MmD）是目前欧洲神经肌肉研究中心采用的最为正式的名称[157]。

　　如前所述，大多数的 CCD 病例是由于 RyR1 基因显性错义突变导致。在临床上，被诊断为 CCD 的患者都表现出不同程度的肌肉无力，且在组织学上均以 I 型骨骼肌纤维上存在有中央轴空[159]。MmD 被认为是一种隐性遗传性肌肉病，有严重轴向无力，呼吸、延髓和眼外肌通常受累[159]。MmD 与染色体 1p36 上的 SEPN1 基因和 RyR1 基因的隐性突变有着异源性遗传关联，且在 MmD 中，1 型和 2 型肌纤维均可能受累[157]。

　　在 CCD 患者中，血浆 CK 水平往往是正常的，但在个别病例可以升高 6 至 14 倍。股四头肌超声检查通常显示回声增强，而股直肌相对较少累及。在典型 CCD 患者中，这种 MRI 肌肉选择性受累的特征性影像学表现已有报道，似乎由于 RyR1 位点的不同而表现出不同特征[157]。

　　CCD 与 MHS 之间的关系很复杂，在很多 CCD 患者中，IVCT 试验为阳性，然而在其他患者中，MHS 却被予以排除。考虑到 CCD 与 MHS 之间的紧密联系与潜在风险，除非患者 IVCT 显示阴性，否则将所有 CCD 患者视为有 MH 的风险是明智的。虽然 MHS 未曾在 SEPN-1 相关肌病患者中报道过，然而考虑到 RyR1 相关 MmD 中的潜在风险，谨慎起见，应使用非触发药物。MmD 患者临床出现 MH 反应已有报道[160-161]。

金-德综合征

　　为了了解金-德综合征（King-Denborough syndrome，KDS），我们首先介绍努南综合征（Noonan syndrome），它是一种涉及面部、心血管、血液系统以及骨骼系统的常染色体显性遗传病。该病以儿童心脏病专家努南博士命名，典型的努南综合征为青春期延迟、下斜视或者眼距过宽，听力丧失，双耳位置低或者形状异常、轻度智力低下（大约发生于 25% 的病例）、上睑下垂、身材矮小，男性出现阴茎短小及隐睾，鸡胸以及蹼状短颈。在新生儿的发生率为 1 : 1000 ～ 1 : 2500 之间[162]。大约 50% 的患者出现非受体蛋白酪氨酸磷酸酶 II 型（PTPN2）的突变[163]。其他基因包括 SOS1、KRAS、RAF1、BRAF、MEK1 以及 NRAS，它们编码的蛋白是组成 Ras-丝裂原活化蛋白激酶（RAS-MAPK）信号通路的一部分[164]。努南综合征最近被定义为是神经-心脏-面部-皮肤综合征家族的一部分[165]。之前一项 27 例患者的研究表明，尽管许多使用氟烷和琥珀胆碱麻醉过程很顺利，仍有一例出现了轻度的 CK 的升高[166]。尽管努南综合征患者 MH 易感相关的证据很弱，但其与 KDS 的相似性应引起对确诊患者的关注。努南综合征患者中出血性疾病的发病率在 20% ～ 89% 之间，包括血小板减少症、血小板功能紊乱、血管性血友病以及凝血因子缺乏[164]。推荐的常规筛查包括（但是不限于）出血史、血小板计数、凝血组合、因子 XI 水平[165, 167]。如果上述任何一项检查异常，应咨询血液科会诊意见。努南综合征患者的高腭弓、牙齿错位以及蹼颈使得气管插管具有潜在风险[168]。另外，寰枢椎齿突发

育不全和不稳可能导致颈髓受压。推荐术前进行颈椎评估[169]。因为 30% 到 50% 的努南综合征患者具有肺动脉狭窄，因此需要严密监测右心功能[170]。由于脊柱侧弯常见，努南综合征患者的区域麻醉具有挑战性，局部麻醉药的扩散可能难以预测[169, 171]。

　　KDS 类似于努南综合征和近端肌群无力的先天性肌病，以面部畸形和骨骼异常为特征[163]。文献中已有此疾病的零星病例报道[172-181]。本病的遗传方式尚不明确。在大约一半的 KDS 患者中出现 CK 基础水平升高。已有报道 RyR1 的外显子 2 上的一个杂合子 A97G 点突变，导致 33 位氨基酸残基上赖氨酸替代谷氨酰胺（Lys33Glu）[182]，这个替换可以使已知的一个 MH 致病突变热点产生重大的极性变化：由阳性变阴性。Dowling 等最近在 4 例 KDS 患者中的 3 例发现了 RyR1 突变，这也证实了其遗传异质性的假说[183]。考虑到 KDS 患者中有导致 MHS 的强力证据，对 KDS 患者麻醉时应避免应用 MH 触发药物。

手术室和麻醉后监护治疗室内诊断

　　如前所述，暴发性 MH 十分罕见，MH 早期临床体征可能不明显（框 35.1），必须与出现相似体征的其他疾病注意鉴别（框 35.2）。

　　当诊断明确（例如暴发性或琥珀胆碱诱发的肌肉强直伴有快速的代谢变化），出现显著的高代谢和产热时，能够采取特异治疗的时间可能已经很少，死亡或不可逆的并发症几乎难以避免。但如果综合征是以呼气末二氧化碳缓慢增加起始（早期发现），那么特定治疗可以等待临床检查完善后进行。一般来说，当

框 35.1　恶性高热的临床体征
早期体征
呼气末 CO_2 升高
呼吸急促和（或）心动过速
应用琥珀胆碱后咬肌痉挛
全身肌肉强直
混合代谢性和呼吸性酸中毒
大量出汗
皮肤花斑
心律失常
血压不稳定
后期体征
高钾血症
中心体温快速升高
肌酸磷酸激酶水平升高
肉眼可见的肌红蛋白血症和肌红蛋白尿症
心搏骤停
弥散性血管内凝血

框 35.2　与恶性高热症状类似的病症或疾病
过敏性反应
酒精治疗肢体动静脉畸形
造影剂注射
胱氨酸病
糖尿病昏迷
药物中毒或滥用
腹腔镜手术致呼气末 CO_2 升高
环境热量摄取大于丧失
设备故障致二氧化碳升高
运动性体温过高
Freeman-Sheldon 综合征
全身性肌肉僵硬
中暑
甲状腺功能亢进症
高钾血症
低钾性周期性麻痹
通气不足或低新鲜气流量
麻醉和（或）镇痛不足
恶性神经安定综合征
肌营养不良（Duchenne 和 Becker）
肌红蛋白尿
肌肉强直
成骨不全症
嗜铬细胞瘤
Prader-Willi 综合征
毒品
横纹肌溶解症
脓毒症
血清素综合征
脑卒中
甲亢危象
通气问题
Wolf-Hirschhorn 综合征

不使用触发药物时，MH 很少发生（见后文"易感患者的麻醉"）。然而，一些已经证实的非麻醉剂引起的暴发性 MH 并导致死亡的病例已有报道（见前文"非麻醉药触发 MH"）[148]。

　　当使用挥发性麻醉药或琥珀胆碱时，如果出现意外的呼气末二氧化碳升高、严重心动过速、呼吸急促、心律失常、皮肤花斑、发绀、肌肉僵硬、出汗、体温升高或血压不稳，应怀疑 MH 的发生。如果发生任一上述情况，必须注意检查有无代谢增加、酸中毒或高钾血症出现的征象。全身麻醉或者镇静过程中突然出现呼气末 CO_2 增加的最常见原因是通气不足，增加分钟通气量应可以纠正。

　　如果进行动脉或静脉血气分析显示为混合的呼吸性和代谢性酸中毒，则支持 MH 的诊断[184]；然而，在暴发性 MH 的早期阶段，呼吸性酸中毒可能占主导。中心静脉血的 O_2 和 CO_2 水平变化较动脉血变化更为明显，因此呼气末或静脉血 CO_2 水平更能精确反

映全身的储备情况。除非恰好抽取到代谢活性增加区域的血液，否则静脉血 PCO_2 水平应仅比预期或测量的 $PaCO_2$ 高约 5 mmHg。在小儿，特别是长时间没有进食或补充液体时，由于能量储备较低，碱剩余可能为 5 mEq/L。

在北美，任何疑有 MH 发作患者均应向 MHAUS 的 NAMHR 报告，可通过 AMRA 报告（http://anest.ufl.edu/mamhr/namhr-report-form/ ）。

治疗

MH 急性期的治疗：

1. 停止所有触发麻醉药物；应用静脉药物维持，比如镇静剂、阿片类药物，必要时可以使用非去极化肌松剂；使用 100% 纯氧过度通气，新鲜气流量至少10 L/min。因需氧代谢增加，要求必须增加正常通气量。然而，由于碳酸氢盐中和增加二氧化碳产生，可过度通气排出过多的二氧化碳。

2. 快速给予丹曲林（2.5 mg/kg，静脉输注，总量可达 10 mg/kg），每 5 ～ 10 min 给药一次，直到最初症状消退。

3. 给予碳酸氢盐（1 ～ 4 mEq/kg，静脉输注）纠正代谢性酸中毒，注意反复多次检测血气和 pH。

4. 控制发热的措施包括输注冰液体、体表降温、灭菌冰液体体腔降温，必要时应用带氧和泵的热交换器。体温降至接近 38℃ 时应停止降温，以防止出现意外的体温过低。

5. 监测及治疗心律失常，必要时可以采用高级心脏生命支持方案。

6. 监测及维持尿量，达到 1 ～ 2 ml/（kg·h），尿量不足时给予利尿剂。给予碳酸氢盐碱化尿液保护肾脏，防止肌红蛋白尿导致肾衰竭。

7. 根据血气分析、电解质、CK、体温、心律失常、肌张力和尿量指导进一步治疗。高钾血症可用碳酸氢盐、葡萄糖和胰岛素治疗。对成人通常使用 10 单位常规胰岛素至 50 ml 的 50% 葡萄糖溶液中。有效剂量的丹曲林逆转 MH 是降低血钾的最有效方法。危重病例可以使用氯化钙或葡萄糖酸钙。

8. 最近的数据显示在管理 MH 危象时，镁离子水平可能是保证丹曲林有效性的先决条件。

9. 监测凝血功能［如国际标准化比率（international normalized ratio，INR）、血小板计数、凝血酶原时间、纤维蛋白原、纤维蛋白裂解酶或者降解产物］。

10. 一旦控制了最初的反应，推荐在重症监护病房持续监测 24 ～ 48 h。

成功治疗此类危象需要充足的人员支持。如果发作缓慢或是接触药物时间短暂，停止应用触发药物对于急性 MH 可能已经足够。更换呼吸环路和 CO_2 吸收剂可能过于耗时，但是如果可以很容易地获得活性炭过滤器，它可以在 2 min 内快速将挥发性麻醉药浓度降至可以接受的水平[185]。

丹曲林通常为 20 mg 瓶装，内有氢氧化钠（调节pH 为 9.5，否则不易溶解）和甘露醇（3 g，将低张溶液变成等张溶液）。丹曲林初始剂量应为 2.5 mg/kg，用灭菌注射用水溶解，经静脉给药。必须用灭菌注射用水而非含盐溶液溶解丹曲林，否则将产生沉淀物。与常温水相比，预热的注射用水可以加快丹曲林的溶解[186]。2009 年，一种新型的更易溶解的丹曲林静脉制剂用于临床，1 min 内即可溶解，显著快于旧剂型[187]。新剂型每瓶 250 mg，剂量更大，与旧剂型相比，可减少储存的空间，有相似的推荐保质期。

在清醒、健康的志愿者当中，丹曲林 2.4 mg/kg剂量时达到最大肌颤搐抑制[188]。因此，治疗浓度丹曲林可能延长气管插管和辅助通气的时间。Brandom 等利用通过 AMRA 报告的 NAMHR 内的数据库，回顾了自 1987 年至 2006 年使用丹曲林相关的并发症，发现最常见的并发症为肌肉无力（21.7%）、静脉炎（9%）、胃肠不适（4.1%）、呼吸衰竭（3.8%）、高钾血症（3.3%）和分泌物过多（8.2%）[189]。考虑到丹曲林 pH 值高，推荐通过大孔径的静脉输液通路给予。丹曲林干扰鼠类的肠平滑肌细胞[190]、大鼠胃底和结肠的兴奋-收缩偶联[191]，这也部分解释了其胃肠副作用。在这种情况下使用昂丹司琼应该特别注意。作为 5- 羟色胺拮抗剂，昂丹司琼可能增加突触前间隙内 5-HT$_{2A}$ 受体处的 5- 羟色胺。在 MHS 个体中，5-HT$_{2A}$ 受体的激动作用可能会触发 MH[192]。

临床进程将决定进一步的治疗和研究。丹曲林在儿童和成人的半衰期最短为 10 h，因此需要至少每10 ～ 15 h 重复给药[188, 193]。部分患者丹曲林的总量可高达 30 mg/kg。MH 的复发率接近 50%，通常发生于 6.5 h 内[194-195]。当有适应证时，钙和强心苷可以安全使用，并可以在持续高钾血症期间挽救生命。慢电压门控钙通道阻滞剂并不增加猪的存活率[196-197]，但是 Migita 等的一项最近研究显示，二氢吡啶类（如硝苯地平）、苯烷胺类（如维拉帕米）和苯硫氮䓬类（如地尔硫䓬）都可导致人类骨骼肌细胞内［Ca^{2+}］$_i$增加。有趣的是，这类钙释放的效能是与 DHPR 上结合位点的数量有关的，即硝苯地平>维拉帕米>地尔硫䓬[198]。临床应用剂量的丹曲林只能够减少 20% 的硝苯地平引起的细胞内［Ca^{2+}］$_i$增加[198]。MHAUS

目前不推荐在使用丹曲林时应用钙通道阻滞剂，因为钙通道阻滞剂能加重高钾血症从而导致心搏骤停。尽管给予硫酸镁不能防止琥珀胆碱引起的 MH 的发生及改变临床进程，最近的数据显示丹曲林在终止氟烷引起的 MH 的进程时需要镁的参与[200]。晚期病例可能会出现永久性神经后遗症，如昏迷和麻痹，可能是由于代谢增加而大脑氧合与灌注不足、体温升高、酸中毒、低渗液体的转移和钾释放导致。

在门诊手术中心诊断为 MH 的患者，指南建议收入院治疗[201]。但应优先考虑即刻治疗和在现场稳定病情，在实施转运患者前还应该考虑如下因素：最初治疗和收治机构的医疗人员专业能力，患者临床治疗的最大收益和转运团队的能力[202]。通过成本效益分析，证实了在门诊手术中心储备丹曲林是有益的[203]。

易感患者的麻醉

安全的麻醉药包括氧化亚氮、巴比妥类、依托咪酯、丙泊酚、阿片类药物、镇静剂和非去极化肌松剂。即使在有丹曲林的情况下，也应避免使用强效挥发性麻醉药和琥珀胆碱。非病例对照研究报道显示，尽管采取预防措施，仍有患者出现高代谢状态，但是这些患者对静脉给予丹曲林有良好的治疗反应。没有必要术前给予丹曲林，因为使用非触发药物的麻醉大多很平稳。区域阻滞是安全的，如果可能应首选。酰胺类局麻药，如利多卡因，可增加 SR 的钙离子外流，诱发或加重肢体肌肉的收缩，曾被认为对于易感患者是危险的。但对猪和人类的研究证实，酰胺类局麻药的应用并无危险。

在易感患者麻醉前，应将麻醉机中的强效挥发性麻醉药清除干净，包括去除挥发罐、更换 CO_2 吸收剂、使用一次性回路，如果可能更换新鲜气体输出管路。如果不能为 MHS 患者准备一台专用机器，可以接受的做法是冲洗麻醉机，将挥发性麻醉药的浓度降至 5 ppm 以下是可以接受的[204]。冲洗不同的麻醉机可能需要 10 ～ 104 min 不等[185, 205-214]。这个准备过程应以使用过的卤化挥发剂作为指导。Johns 等证明，在 Datex-Ohmeda Aestiva 和 Aisys 两种机器上，地氟烷相比七氟烷需要更长的清洗时间[213]。活性炭过滤器已被证明能够加速清洗过程[185, 215-217]。在麻醉机的吸气和呼气端上均应安置活性炭过滤器，并每隔 60 min 更换[185]。MHAUS 推荐应根据制造商的使用说明或已发表的研究来冲洗和准备麻醉工作站[218]。在此过程中，清洗后降低新鲜气体流速可能导致挥发性麻醉药的浓度再次积累[209]。应将流速保持最低 10 L/min，

避免挥发性麻醉气体浓度再次上升。

重要的是，要了解美国国立职业安全与卫生研究所（NIOSH）发布的"职业性暴露于麻醉废气（WAGs）和蒸汽的推荐标准"[219]。任何工作人员都不应在单独使用卤化麻醉药时暴露于超过 2 ppm 浓度卤化麻醉药或在联合使用氧化亚氮时暴露于超过 0.5 ppm 浓度卤化麻醉药 1 h 以上。麻醉呼吸机，非重复呼吸系统和 T 型管设备均应具有收集所有麻醉废气的有效清除装置。此外，美国职业安全和卫生署（OSHA）对于工作场所暴露也有相关指南[220]。

麻醉科医师应当自信地与 MHS 患者讨论麻醉问题，使患者确信将采取所有可能措施防止 MH 的出现，如果有任何问题发生，可立即随时运用适当的药物、医疗知识和技术治疗。很多患者在诊断为 MH 易感者之前，曾经接受过平稳的手术治疗，如牙科镇痛和产科麻醉。患者完全可以以放心、轻松和舒适的状态进入治疗环境。大多数情况下门诊手术是可行的，出院时间视常规门诊患者的出院标准而定。

任何麻醉科医师给住院或门诊患者使用 MH 触发药物时，应备有能即刻可用的丹曲林。MHAUS 当前的指南建议丹曲林的储备量为每瓶 20 mg 共 36 瓶，是基于治疗一个 70 kg 的 MH 危象患者所需用量[187]。2014 年，丹曲洛林钠获得 FDA 通过。因此替代方案为备用 3 瓶，每瓶 250 mg 的可注射用丹曲洛林钠悬液。

易感性评估

易感性评估包括病史和体格检查，以检测有无亚临床异常状况。家系中接触麻醉药的具体信息能够估计暴露于触发药的可能性。在静息、空腹且没有新近发生创伤时，血 CK 值反映肌膜稳定性。当 MHS 患者近亲属 CK 水平升高时，其亲属可认为具有 MHS 而不需行离体骨骼肌收缩试验。如果在多个情况下 CK 水平正常，则失去预测价值，需要进行离体骨骼肌收缩试验。患者必须到 MH 检测中心进行组织活检，以确保组织存活力和试验结果的准确性。肌肉活检及肌肉收缩试验在全球约 30 个中心进行，将肌肉活检标本暴露于氟烷或咖啡因中，而北美则采用暴露于氟烷和咖啡因中[128]。有些中心还采用对 4- 氯 -m- 甲酚和雷诺丁的敏感性试验[52]。需要注意的是某些肌肉病患者肌肉收缩反应有时也呈阳性，但与 MH 没有直接联系，因此不能诊断为易感者。在活检前应避免使用丹曲林，因为其掩盖对诱发肌肉收缩药物的反应。患者诊断 MHS 后，应随之进行 DNA 突变检测。当检测到突变时，携带该突变基因的其他家系成员应

考虑为 MHS，不需行有创的肌肉收缩试验，亦无需前往检测中心进行相关试验（见前文"遗传学"）。

对于易感患者和没有组织活检但临床高度怀疑 MHS 患者，应该给予其相关建议。实施全麻时，应有防范措施，注意诱发药物，包括所有强效吸入麻醉药、琥珀胆碱等。清醒发作不常见，如果在诊断前没有相关经历，则一般不会有问题。肌肉收缩试验对确定普通人群易感性的预测价值（即阳性结果中真阳性的比率）或有效性（即所有结果不论阳性或阴性结果准确性的比率）尚不能估计，因为检测资料已经进行过筛选（即限于那些有麻醉反应但从未患有任何其他肌病的人群）。对结果的谨慎解释或特异性的降低掩盖了假阳性结果，因为患者永远不会暴露于触发药物。一项很有发展前景的创新性在体研究，基于生理学基础向 MHS 患者的肌肉内微透析输注咖啡因或氟烷，以触发局部酸碱平衡的过度变化[221-225]。白细胞可以表达 RyR1-MH 突变，可以作为创伤更小的易感性检测分析底物，但局限性是白细胞不能表达所有致病突变[226-230]。核磁共振检测是一种有发展前景的方法[231-232]，但是迄今难以使应激标准化（例如前臂缺血）以从非易感者中鉴别出易感者。

对于孕有潜在 MHS 胎儿的非 MHS 孕妇的麻醉评估，直至胎儿被娩出前，这些患者都应当作为 MHS 来对待[233-235]。对于这类患者的急诊手术，虽然仅有极少量的琥珀胆碱会通过胎盘，但其使用仍有争议[236]。

多发性硬化

多发性硬化（multiple sclerosis，MS）是一种自身免疫性疾病，是以由 T 细胞介导的抗髓鞘自身抗体和随后产生的中枢神经系统（central nervous system，CNS；指的是脑和脊髓）炎性反应为特点的疾病。因此 MS 是有髓鞘部分的轴突功能障碍所导致的继发性神经传导障碍疾病。其特征是外周白细胞对髓鞘抗原的致敏，随后出现炎症反应，单核细胞和淋巴细胞在血管周围聚集，以及在中枢神经系统内，特别是在脑室周围白质中形成斑块的胶质瘢痕。MS 主要累及女性，年龄在 20～40 岁或者 45～60 岁。其病因学仍不清楚，据推测 MS 是由环境因素与基因的遗传缺陷共同引起。研究人员自然而然地聚焦在研究关键性事件和疾病的基因起源方面，为 MS 患者的处理提供诊断和可能的治疗手段。

大多数患者的临床病程主要表现为症状缓解与恶化交替出现，但也有多达 10% 的病例出现持续的神经功能恶化（原发性进展性 MS）。MS 患者多次主诉感觉异常、肌无力和感觉障碍的症状。急性症状与 CNS 的硬化斑块的部位和程度密切相关。通常包括视觉障碍（复视、模糊和视野缺损）、感觉异常和麻木、疼痛和电击感，这些感觉在颈部屈曲时辐射到脊柱和四肢（Lhermitte 征）。脑神经功能障碍、共济失调、膀胱和肠道功能紊乱也很常见。具有代表性的症状为局限性的肌无力，或者在疾病晚期，出现腿部受累较手臂更严重的广泛性肌无力。慢性症状还包括痉挛性截瘫、四肢震颤、精神障碍，如抑郁或欣快（Labelle 淡漠）和痴呆。重症病例可能出现呼吸功能受累，伴有进展性低氧血症。通常，症状与 CNS 内受影响的部位密切相关，症状的数量与硬化 CNS 斑块的程度有关。值得注意的是，MS 可能与自主神经功能受损有关，因此增加了对麻醉诱导药、血管扩张剂和拟交感神经药物引起的血流动力学变化的风险[237]。

不推荐在单一急性缓解型临床孤立综合征后诊断 MS，而反复发作脑脊液 IgG 增加和多灶性 MRI 异常对诊断有很强的支持作用[238]。急性发作采用各种免疫抑制方式的组合治疗，包括糖皮质激素或血浆置换治疗，已被证明可以提高治愈率，但并不能提高整体功能恢复的水平。在疾病的进展期可以用一种新的人源化 CD20 单克隆抗体（ocrelizumab）对原发性进展或复发的 MS 患者进行治疗。其他免疫调节治疗方案还包括干扰素 β1a 或醋酸格拉替拉（合成的多肽的混合物，以模拟髓鞘碱性蛋白）对复发-缓解型 MS 治疗，以及芬戈里莫德、替氟米特或纳塔利珠单抗和抗肿瘤药米托蒽醌。替氟米特与肝损伤有关，而米托蒽醌可能与心肌病变有关。这些患者还可能接受旨在减少痉挛的治疗（巴氯芬和苯二氮䓬类），抑制震颤的抗惊厥药或普萘洛尔，治疗膀胱痉挛的奥昔布宁和普鲁本辛，以及用于情绪障碍的选择性血清素再吸收抑制剂（SSRIs）或其他抗抑郁药物。

麻醉处理

全身麻醉和外科手术具有可能会使 MS 症状加重的风险[239]。由于目前对此并未达成共识，因此应告知患者在手术后仍然存在症状加重的可能性。一般来说，术前长期使用免疫抑制剂治疗的患者在围术期应继续原有治疗。由于 MS 患者对身体的（疼痛、发热和感染）和情绪应激敏感，在围术期极有可能症状加重。体温升高常被认为是一种发病诱因，可能会引起脱髓鞘使神经传导完全受阻。因此，围术期应密切监测和控制体温。维持液体平衡，以及确保重要的血流动力学参数（前负荷和后负荷）平稳和维持呼吸。虽然静脉诱导药物和挥发性麻醉药都已经证明可以安全使用，但是对 MS 患者应避免应用去极化肌松剂。MS 诱导的去神经支配或者废用性肌病可能导致琥珀胆碱诱发高钾血症的危险，从而导致致命性心律失常。应用非去极化肌松剂是安全的，但应谨慎调整剂量，在这类患者非去极化肌松剂作用延长（先前存在肌无力的患者的敏感性增加）和作用抵抗都有所报道。使用罗库溴铵和舒更葡糖来确保完全肌松逆转已被认为是一种安全的替代方法[240]。推测与 MS 相关的脱髓鞘使脊髓易受局部麻醉剂的神经毒性作用的影响。然而，低浓度局部麻醉剂的硬膜外应用已成功地应用于 MS 患者[239]。另一方面，脊髓麻醉与 MS 术后症状恶化有关。由于血脑屏障也可能因脱髓鞘而受损，这些患者通常不推荐使用脊髓麻醉。最近对 37 项研究进行的 meta 分析发现，231 例患者中有 10 例 MS 症状恶化，尽管存在这种关联，但并没有明确的因果关系[241]。值得注意的是，20% 的女性产后 MS 症状恶化。术后护理的需要取决于术前症状、手术类型和手术结束时患者的状况。在这种情况下，MS 患者严重虚弱和呼吸窘迫，包括吞咽功能障碍，可能需要延长术后护理，如无创呼吸支持和强化理疗，以避免进一步损害其肺功能（框 35.3）。

运动神经元病

运动神经元病累及大脑皮质、脑干和脊髓的上或者下运动神经元。有些表现为混合性上运动神经元、下运动神经元均受累，而有些则主要表现为上运动神经元或者下运动神经元受累。肌萎缩侧索硬化（amyotrophic lateral sclerosis，ALS，又称 Lou Gehrig 病）是最常见的运动神经元病，上运动神经元、下运动神经元均受损。另外一些运动神经元病有 Kennedy 病（脊髓延髓肌萎缩症）、Friedreich 运动失调症（混合性上和下运动神经元）和脊髓肌萎缩症（下运动神经元）。

框 35.3　多发性硬化患者围术期的注意事项

1. 告知患者和家属 MS 的自然病程，以及围术期症状恶化的风险
2. 继续术前免疫抑制治疗
3. 全麻方式对病程影响不大
4. 尽量维持血流动力学稳定，维持围术期液体平衡
5. 严密监测体温，避免温度升高
6. 避免使用去极化肌松剂
7. 在严密的肌松监测条件下，谨慎地使用非去极化肌松剂
8. 可以采用硬膜外麻醉，但不建议脊髓麻醉
9. 如果患者术前存在严重呼吸困难和无力的症状，术后应加强监测，并延长监护时间

ALS 的特征是脊髓和脑干运动核内的前角 α - 运动神经元，以及皮质脊髓束初级下降的上运动神经元变性。由于这些运动神经元功能的退行性丧失而导致进行性肌无力、肌萎缩和这些特定区域神经群的功能缺失。患者表现为逐渐扩展的局灶性虚弱和肌肉萎缩（通常是手），痉挛和下肢反射亢进。也可能出现构音障碍和吞咽困难、舌萎缩以及肌肉痉挛。ALS 患者的感觉功能包括智力和认知能力以及肠道和膀胱功能通常并不受影响。

ALS 的发病率大约每 100 000 人中有 2 例，常见的发病年龄为 40 ~ 50 岁，男性的发病率高于女性。大多数病例为散发性，家族性发病极为罕见（常染色体显性遗传和隐性遗传方式），但是这种情况的确存在。迄今为止，这种选择性和进行性运动神经元死亡的潜在机制尚不清楚，但是最近有研究提示超氧化物歧化酶突变可能在这类患者增加自由基形成中发挥重要作用。超氧化物歧化酶（SOD）是一种重要的抗氧化剂，其突变可导致自由基清除率降低、氧化应激增加和线粒体功能紊乱。大多数家族病例表现形与 9p21、TDP43、FUS 和 VCP 基因上的 C9ORF72 突变有关。诊断主要依靠电生理学［肌电图（electromyography，EMG）和神经电图］、神经检查、磁共振成像和脑脊液分析，显示上肢和下肢的早期痉挛无力，特别是皮下肌肉的肌束震颤，以及延髓受累影响咽部功能、语言和面部肌肉。目前尚无有效的根治方法，只能采取对症治疗。谷氨酸释放抑制剂利鲁唑具有神经保护作用，可延长这些患者的生存期[242]。最近，抗氧化剂依达拉奉被证明可减少与肌萎缩侧索硬化症相关的日常功能下降[243]。患者也可接受解痉和镇痛剂治疗，晚期患者最终将需要气管切开和胃造瘘手术以及包括机械通气在内的其他支持性治疗。

麻醉处理

延髓受累以及呼吸肌无力会导致误吸和肺部并发症风险增加。值得注意的是，这类患者可能对镇静药和催眠药的呼吸抑制作用的敏感性增强。有研究报告患者会出现交感神经高反应性和自主神经衰竭[244]。交感神经高反应性和自主神经功能紊乱，通常表现为直立性低血压和静息性心动过速，但也有明显的低血压，甚已经有报告在麻醉诱导时出现无脉电活动[245]。由于去神经支配和制动会引起高钾血症，应该避免使用琥珀胆碱[244]。非去极化肌松剂可能延长和增强肌肉阻滞作用，因此应用这类药时需要格外谨慎[246]。全

身麻醉可能加重通气障碍，区域阻滞也有加重患者症状的顾虑。但也有患者应用全身麻醉或硬膜外阻滞而没有出现并发症的报道（框 35.4）。

吉兰-巴雷综合征

吉兰-巴雷综合征或称急性炎性脱髓鞘性多发性神经根病是一种由体液和细胞介导的自身免疫反应引起的急性炎症性多发性神经炎。虽然病因学不清楚，但是在多数病例中可以证实与病毒性（类似流感的）或者细菌感染甚至是淋巴瘤有一定的相关性[247]。它通常表现为以对称性无力为特征的上升性麻痹，从轻微的行走困难到几乎完全的四肢、面部、呼吸性麻痹，可累及延髓肌肉。轻度病变可表现为共济失调、眼肌麻痹或反射不足，而无明显的四肢无力。暴发性病例可出现严重的全身无力，导致完全性四肢瘫、脑神经、膈神经和肋间神经瘫痪，面部和呼吸肌无力，需要行气管切开和呼吸支持[248]。重要的是，患者的自主神经也可能受影响，可能导致血流动力学不稳定和心律失常，并有可能导致突然的循环衰竭和致死性心脏病。

经过详细的神经系统检查，如存在反射消失和进行性运动无力，结合临床和电生理研究[249]，及脑脊液分析可以诊断。疾病的典型表现是脑脊液分析显示脑脊液蛋白增加而细胞计数正常。肌电图（EMG）和神经传导测试在早期急性期可能是正常的，但在 1 至 2 周内出现会出现特征性节段性脱髓鞘和传导速度的降低以及 F 波的分散或缺失。

主要采取支持治疗，包括营养支持、呼吸支持和防止误吸的措施。早期应用 5% 白蛋白做 5 次充分的血浆置换，可能可以缓解病程进展，但在血流动力学不稳定、明显的自主神经功能障碍和活动性出血的情况下是禁忌的[250]。存在自主神经功能障碍，或者血浆置换和换血疗法是禁忌的情况下，可以静脉注射免疫球蛋白（IVIG）。

麻醉处理

脑神经麻痹和自主神经功能障碍使这些患者误吸

的风险增加。因此，麻醉诱导前应考虑预防误吸的措施，包括胃肠减压等。失代偿性心血管反应可能导致麻醉诱导时严重的低血压或低血容量反应。相反，喉镜检查或伤害性刺激可能导致严重的血压升高。虽然血流动力学不稳定通常是短暂的和自限性的，但可能需要小剂量的短效和可滴定的血管活性药物[251]。对这类患者必须进行严密的血流动力学监测，可以考虑采用动脉置管持续监测血压。这类患者也可能表现出对 NMBA 的异常反应；由于患者具有高钾血症的危险所以应禁忌使用琥珀胆碱。非去极化肌松药并非禁忌，但由于存在术后对肌松药敏感性增强和长时间肌无力的危险，所以应该避免应用。由于患者存在自主神经功能障碍、呼吸衰竭和误吸的危险，因此在术后仍然需要行辅助通气或者机械通气。由于已经有报道显示患者对这些药物存在耐药性或敏感性改变，因此如果使用这些药物，应该用神经刺激器监测肌肉松弛情况。应注意维持循环的稳定性，包括足够的心脏前负荷和后负荷。因此，在这些患者中，加强血流动力学监测至关重要。

曾有对这类患者应用区域麻醉的报道[252]。但对此仍有争议，因有报道区域麻醉会导致神经症状的恶化[253]。可以采用全身麻醉，而全身麻醉复合硬膜外阻滞也存在较多争议（框 35.5）[254]。

危重多发性神经病和重症肌病

尽管早有报道表明危重患者的肌无力、肌肉萎缩和多发性神经病的迅速发展，但直到 1987 年博尔顿等人的研究报告才确定了运动和感觉纤维的特征性广泛轴突变性与这种多发性神经病相关的肢体和呼吸肌的广泛去神经萎缩的关系[255]。尽管危重症多发性神经病（critical illness polyneuropathy，CIP）的真实发病率很难确定，但在重症监护病房超过 2 周的患者多达 50% 属于危重症神经病变和肌病[256]。它通常表现为严重的对称性肢体无力，肌腱反射减弱或缺失，膈肌和肋间肌无力。它对下肢的影响比上肢更大，远端

框 35.4　肌萎缩侧索硬化患者的围术期注意事项

1. 对镇静剂和催眠药的敏感性增加，易出现过度的呼吸抑制
2. 误吸和肺不张发生风险增加
3. 自主神经功能障碍会增加围术期血流动力学不稳定
4. 避免使用去极化肌松剂（高钾血症风险）；非去极化肌松剂可能导致肌松阻滞程度增加，阻滞时间延长
5. 可采用全身麻醉和硬膜外麻醉，避免使用脊髓麻醉

框 35.5　急性炎性脱髓鞘多发性神经根病患者的围术期注意事项

1. 自主神经功能紊乱可能导致血流动力学不稳定，以及对麻醉诱导药物和刺激性操作（如喉镜检查）的过度反应
2. 由于乙酰胆碱受体上调和高钾血症的风险，应避免使用去极化肌松剂（译者注：原文此处为：去极化肌松剂 NMBA，应为笔误）
3. 虽然可以使用非去极化肌松剂，但由于对肌松作用延长的顾虑，通常避免使用
4. 由于可能与症状恶化相关，使用区域麻醉有争议

肌群比近端更严重。自主神经功能通常不受影响，眼外运动保持完整。在 CIP 中，并没有神经肌肉偶联障碍的证据，肌电图和神经传导测试结果与轴突运动和感觉多发性神经病一致，运动和感觉动作电位的振幅降低，传导速度减慢。血清 CK 水平通常正常。相反，在危重病患者中，感觉神经动作电位通常是正常的，但复合肌肉动作电位减弱，肌电图与肌病一致，血清 CK 水平可能升高。目前没有特异性的治疗方法，主要是支持治疗，进行积极和早期的康复训练。应该限制使用镇静、肌松药和皮质类固醇[257]，并建议积极控制高血糖，可将 CIP 的发病率降低 44%[258]。

麻醉处理

CIP 患者的麻醉考虑类似于其他获得性神经病变（见上文），并包括保护神经受压迫部位，特别是尺神经和腓神经。危重患者长期制动与未成熟乙酰胆碱受体的相对增加有关，这可能导致对非去极化 NMBA 的敏感性降低[259]。相反，对去极化肌松剂的敏感性增加，琥珀胆碱给药后钾外流风险增加（框 35.6）[260]。

遗传性运动–感觉神经病，包括 Charcot-Marie-Tooth 病

遗传性运动–感觉神经病包括一系列外周神经病变，其中夏–马–图（Charcot-Marie-Tooth，CMT）病常被列出。它们是由几个髓鞘基因中的某一个发生特异性突变，导致髓鞘结构、维持和构型缺陷。遗传性运动神经病根据发病年龄、遗传方式、主要受累肌群以及基因型可分成七种类型和多种亚型[261-262]。1 型和 2 型 CMT 病是最常见的遗传性运动神经病，其估测的发病率约为每 100 000 人中 40 例[262]。CMT 病的典型病程为缓慢性和进行性远端肌无力和消瘦。感觉轴突的损伤也可能引起感觉缺失，导致患者频发跌绊。某些患者可能形成神经病理性疼痛。CMT 病患者通常预期寿命是正常的。3 型 CMT 病，也叫 Dejerine-Sottas 病（Dejerine-Sottas disease），是早在婴儿期即

框 35.6　重症多发性神经病患者的围术期注意事项
1. 在摆体位过程中，要特别注意保护周围神经，尤其是尺神经和腓神经
2. 监测和纠正电解质和血糖异常
3. 皮质类固醇与疾病的病理生理学有关，应避免使用
4. 避免使用肌松剂，如果必须使用，可以考虑使用非去极化肌松剂

出现张力减退的严重疾病。神经传导速度显著性降低直至低于 10 ms[262]。CMT 病的基因遗传模式具有异质性。

麻醉处理

由于 CMT 病患者病例数量较少，对于这类患者的麻醉经验有限。主要的麻醉处理包括应用催眠药、肌松药、挥发性麻醉药和椎管内操作。研究报道 1 型 CMT 病患者在麻醉诱导时对硫喷妥钠的敏感性显著增强，并与运动和感觉受损的严重程度相关。但是，在许多病例中已经成功应用全凭静脉麻醉（total intravenous anesthesia，TIVA）而没有出现任何问题[263-265]。

由于患者乙酰胆碱受体数量的减少，提高了对非去极化肌松剂的敏感性，同时也降低了对琥珀胆碱的反应[266]。尽管应用琥珀胆碱并没有不良反应出现[267-268]，但是由于经常被夸大的发生高钾血症的危险，对于存在去神经支配肌肉的可疑患者仍然是使用琥珀胆碱的禁忌[268]。维库溴铵延长神经肌肉阻滞的作用已有报道[269]。由于此类患者群体中绝大多数为残疾人，因此在应用非去极化肌松剂之前，应该认真地进行神经肌肉基本情况的评估。已经证实这类患者对阿曲库铵和米库氯铵的反应正常[270-271]。全凭静脉麻醉和挥发性麻醉药均已安全地用于 CMT 病的患者[267]。CMT 患者产科手术应用椎管内麻醉已广泛获得成功[272-275]。然而，关于区域麻醉的应用仍存在争议，因为可能的并发症会加重神经系统症状[276]。由于存在感觉缺失和四肢畸形，类似法医学的考量在确定 CMT 病患者的手术和麻醉体位时可能有用。

Duchenne 肌营养不良和 Becker 肌营养不良

Duchenne 肌营养不良（Duchenne's muscular dystrophy，DMD）是一种最常见的严重的肌营养不良，其发病率为每 3500 个成活男婴中有 1 例[277]，患病率大约为每百万男性中有 50 ～ 60 例[278]。Becker 肌营养不良（Becker's muscular dystrophy，BMD）相对罕见，其发病率为每 18 000 个成活男婴中约有 1 例，患病率为 23.8/10^6[278]。DMD 和 BMD 均为 X 染色体连锁隐性遗传病。缺陷位于 Xp21 区域 X 染色体的短臂，含有 Dp427 巨型蛋白质的基因，该蛋白质也称为肌营养不良蛋白。肌营养不良蛋白基因有 250 万个碱基的长度，超过 70 个外显子[278]。肌营养不

良蛋白不仅分布在骨骼肌、心肌和平滑肌，也分布在大脑[279]。由于肌营养不良蛋白基因的体积巨大，常产生自发性新的突变，可以解释三分之一新型病例出现的原因[280]。

最常见的突变形式为基因缺失（65% ～ 70% 的DMD 和超过 80% 的 BMD）。其他的形式包括复制和点突变。也有可能表现为前 20 个外显子的“热区”和基因的中心区域（45 ～ 55 外显子）发生缺失和复制[278]。DMD 女性患者的 45X 和 46XX 染色体组型已有报道。研究认为女性 46XX 染色体组型的发病机制为通过合子后不分开的父系 X 染色体的优先缺失，源自母系肌细胞的 X 染色体的 DMD 基因发生表达[281]。BMD 的症状常常较 DMD 的略严重，因为翻译程序的破坏发生在相对远端部位的基因，导致短缩的肌营养不良蛋白数量的减少[278, 282]。

肌营养不良蛋白和肌营养不良蛋白缔合性糖蛋白（dystrophin-associated glycoproteins，DAGs）均与肌质稳定性有关。肌营养不良蛋白虽然仅占横纹肌蛋白质的 0.002%[283]，但与维持肌膜的完整性有关。肌营养不良蛋白聚集并连接到肌动蛋白（在其 N 末端）和DAG 复合物（在其 C 末端）形成稳定结构，与细胞外基质的层黏连蛋白相互作用（图 35.4）。肌营养不良蛋白的功能缺失或者功能障碍导致细胞和细胞膜不稳定、细胞内容物逐渐漏出导致肌酸磷酸激酶（CK）浓度升高。最终被巨噬细胞识别并破坏受损的肌细胞单元。最近的研究表明细胞毒性 T 细胞可能是最主要的原因。因此当纤维脂肪性物质取代死亡的肌细胞外

壳时，就会出现临床上的肌肉假性肥大。肌单元的消失会导致肌无力和肌挛缩[279]。

DMD 和 BMD 均是以近端肌肉组织的进行性无力和消瘦为特点。最常见的是腓肠肌和其他肌群的假性肥大。作为这两种疾病中比较严重的一种，一般认为DMD 倾向于早期出现症状。DMD 患者中有 74% 的儿童在 4 岁时会出现症状[277]。直到约 18 个月或者更晚些，DMD 患者才开始走路。

由于骨盆的近端肌无力，患者早期的临床症状包括蹒跚步态、频繁跌倒和登楼梯困难。典型的高尔征（Gowersign）描述的就是在双臂帮助下从坐位起身到站立位的姿势。患者也可能出现肩束和躯干肌的无力，引起胸腰段的脊柱侧凸。发病越早，疾病的进展越快。在大多数病例中，DMD 儿童在 9 ～ 11 岁时就不能行走。尽管没有去神经支配，患者上肢和膝盖的近端深肌腱反射也可能消失[282]。然而，即使在疾病的晚期跟腱反射依然保持正常。60% 的患者会出现腓肠肌的假性肥大，30% 的患者会出现巨舌症。有些患者也可能会出现活动时的腓肠肌疼痛。

患者出现与病程相关的智力受损，最初认为与患者受教育机会受限有关系。然而随着教育机会的均等化，心理测验研究显示 DMD 患者的平均智商明显低于健康人群[284]。这提示大脑的肌营养不良蛋白功能障碍可能对学习产生影响。

DMD 患者常见的死亡原因是 30 岁左右时出现的心肺功能衰竭[277]。BMD 是轻型的 DMD。引起 BMD的突变，会产生保留部分功能的肌营养不良蛋白。首

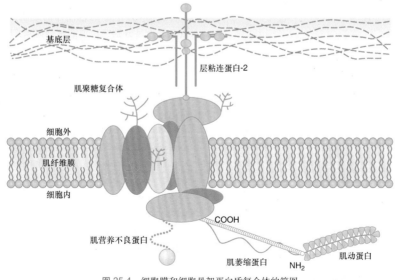

图 35.4　细胞膜和细胞骨架蛋白质复合体的简图

发症状出现在 20 ～ 30 岁。因此，BMD 患者的生存期能够达到 40 岁左右。最常见的死亡原因是肺炎（图 35.5）[282]。

根据疾病的时期和突变类型不同，心脏也有不同程度的受累。由于结缔组织或者脂肪组织替换心肌组织会导致心肌退化，引发扩张型心肌病[285]。尽管在疾病初期临床体征常不明显，但心脏已经开始受累。心脏疾病的严重程度与骨骼肌疾病的严重程度之间尚未发现对应关系。尸体解剖研究显示 DMD 患者的心肌病变，最初和最主要的心肌营养障碍病变位于左心室壁的后基底和近侧，而在这些区域并没有出现冠状动脉小血管病变[286]。DMD 和 BMD 患者的初期典型心电图（ECG）表现为窦性心动过速、右胸前导联 R 波增高、左胸前导联 Q 波加深、QT 间期增宽和左心室后基底部瘢痕形成后出现的 T 波倒置。最初超声心动图正常或者纤维化区域出现节段性室壁运动异常。

随着心肌纤维化区域的扩大，出现左心室功能障碍，室性心律失常也较常见。在疾病终末期，收缩功能障碍可能导致心脏衰竭和猝死。约有 90% 的 DMD/BMD 患者呈现心脏受累的亚临床或者临床表现，但是仅有 20% 的 DMD 患者和 50% 的 BMD 患者死于心脏病。在疾病的早期推荐使用血管紧张素转换酶抑制剂，如果有用药指征也可以选用 β 受体阻滞剂[285]。

肺功能不全是 DMD 患者的发病和死亡的首要原因[287]。最早出现的是腹肌无力，所以通常呼气肌最先受累。而与呼气肌相反，在发病的第一个十年吸气肌功能能够相对保持，这提示膈肌功能尚存[288]。由于身体的全面发育，肺活量（vital capacity，VC）在第一个十年增加，在青春期早期处于平台期，然后由于膈肌的进行性无力，VC 急剧减少[288]。其他的肺容量检测例如吸气储备量和肺总量（total lung capacity，TLC）遵循同样的模式。VC 和 TLC 呈现与呼吸肌功能障碍相关但不成比例的降低，在某种程度上是其他因素造成的结果，例如胸壁和呼吸力学的改变，肺表面活性物质分布的变化，微小肺不张和继发于复发性肺炎的局限性纤维化[288]。脊柱侧凸会进一步损害肺功能。平均而言，胸部脊柱侧凸屈度每增加 10°，用力肺活量（forced vital capacity，FVC）减少 4%[283]。胸部脊柱侧凸屈度超过 20° 持续 3 ～ 4 年后，90% 的患者开始轮椅生活。在患病的第二个十年，会不可避免地出现呼吸衰竭，并且是患者最常见的死因[289]。

诊断和鉴别诊断

血清 CK 浓度的慢性升高是肌肉疾病的普遍特点。每个月分别三次血清试验显示 CK 浓度升高即可以诊断肌营养不良症。CK 提示酶从肌肉细胞的渗漏，与疾病的严重性并不相关。在疾病的早期阶段 CK 可以高达正常值的 50 ～ 300 倍。随着肌肉组织的丧失，CK 浓度逐渐下降。CK 的 MB 片段的升高可作为心肌损伤的标记物[282]。EMG 可以支持诊断，但是对于儿童患者进行 EMG 检查的难度较大。推荐的诊断试验是进行肌活检，然后进行免疫染色或者 Western blot 分析肌营养不良蛋白。聚合酶链反应（PCR）也可检测到超过 98% 的基因缺失[279]，通常在 24 h 内可以得到检测结果，这使得肌活检这一旧时"金标准"诊断方法面临被淘汰。

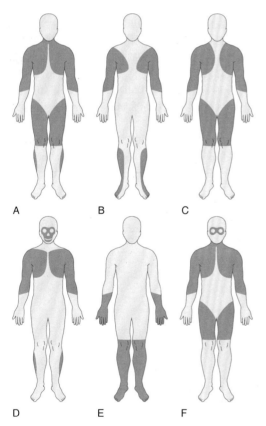

图 35.5 不同类型肌营养不良症肌无力的主要分布：（A）Duchenne 型和 Becker 型；（B）Emery-Dreifuss 型；（C）四肢束带型；（D）面肩胛臂型；（E）末梢型；（F）眼咽型（Redrawn from Emery AE. The muscular dystrophies. BMJ 1998；317：991-995.）

麻醉处理

DMD 和 BMD 患者进行肌活检、脊柱侧凸矫正术、解除挛缩、肠梗阻探查术[282]，以及口腔[290]和产科[291]操作时需要麻醉。随着疾病的自然进程，外科手术的风险与疾病晚期相关的并发症也同时增加。然而围术期的并发症与疾病的严重程度不成比例，甚至轻度受累的患者也可能出现并发症。因此应认真进行术前访视和评估。

50%～70%的肌营养不良症患者会出现某些心脏异常症状，但临床上有意义的仅占10%[282]。术前对患者进行 ECG 和超声心动图检查评估心脏状况十分必要。如果 ECG 捕捉到心律失常或者患者描述与心律失常有关的症状时，则必需进行心脏 Holter 监测。10%～25%的患者超声心动图显示二尖瓣脱垂。超声心动图还可显示心室的后基底段室壁变薄、运动减弱，而缓慢舒张期心肌收缩正常，这是 DMD 患者心肌病的特征性表现[282]。但是超声心动图并不总能反映出围术期应激反应的病态心肌的功能。推荐应用血管紧张素的应激超声心动图检测隐匿性心脏衰竭，以及鉴别诱发性收缩异常[292]。

单纯性 DMD 患者估计30%的死亡是由于呼吸原因[293]。因此术前进行详细肺功能的评估至关重要。Webster 证实手法肌力测试与所有的同步功能测试具有明显的统计学相关。呼气峰流量不仅易于测定，而且与所有的同步功能测试显著相关[294]。而 VC 或者第1秒用力呼气量（forced expiratory volume in 1 second，FEV_1）与所有的同步功能测试的相关性并不明显。

在术中的气道管理方面，DMD 和 BMD 患者的喉反射降低，胃排空时间延长，这会增加误吸的风险[295]。咳嗽能力下降，口腔分泌物积聚，使肌营养不良患者更易发生术后呼吸道感染[282]。咬肌痉挛也是此类患者在麻醉诱导过程中的可能出现的并发症[296]。因此必须做好困难气道的充分准备，特别是对存在潜在的气道问题的患者。

术后 DMD 患者发生呼吸道并发症的风险增加[297]。回顾性分析指出 DMD 术前的 FVC 低于40%预计值的患者术后呼吸支持时间延长（>36 h）的发生率最高[298-299]。术前肺功能检查在确定术后转归方面很有价值。VC 明显高于30%预计值的患者，手术后通常可以立即拔管[282]。患者也可能并存睡眠呼吸暂停，而且促进肺高压的发展。已经证实持续气道正压和双相气道正压可以有效治疗患者术后呼吸抑制。尽管骨骼肌肌力已经明显恢复，但直至术后36 h 仍可能发生迟发性肺通气不足[300]。

已经有研究提示 DMD/BMD 和 MH 之间的关系，但是这种联系并非基于合理的依据而得出的[301]。由于 DMD/BMD 患者 MH 突变的危险与普通人群相似，已有报道 MH 样麻醉事件的发生率在 DMD 患者为0.002，在 BMD 患者为0.00036。已有 DMD/BMD 患者出现无法解释的心搏骤停[296,302]和急性心脏衰竭[303]报道。由于肌纤维膜的不稳定所致潜在的横纹肌溶解和高钾血症，因此此类患者应禁忌使用琥珀胆碱。在急性横纹肌溶解过程中，琥珀胆碱诱发的高钾血症比烧伤患者的乙酰胆碱受体上调引起的钾外流更有可能导致心搏骤停和复苏失败[300]。使用非去极化肌松剂通常会产生最大效应和作用时间的延长[304]，可以应用舒更葡糖来完全快速逆转肌松作用，而降低对使用非去极化肌松剂的顾虑。在现阶段，对于婴儿和儿童超适应证用药的经验比较有利。麻醉性镇痛药可以使用，但由于可能导致呼吸抑制，仅仅推荐小剂量滴定的给药方法和使用短效药物。挥发性麻醉药也有类似的不良反应的报道[282]。

近来已经越来越流行使用 TIVA[305]。但由于应用丙泊酚或者巴比妥会引起严重低血压和器官低灌注，因此使用时同时必须考虑患者的心肌状态[282,306]。区域麻醉与全身麻醉相比，可以避免触发因子和呼吸抑制的危险，而且能够采用局部麻醉用于术后镇痛，是较好的麻醉选择，区域麻醉也有助于胸部物理治疗[307]。

基因疗法的最新突破为这些相对常见的疾病的治疗提供了新的契机。但我们还没有看到关于接受了基因治疗的 DMD/BMD 患者麻醉管理的报道。

肢带型肌营养不良

肢带型肌营养不良（limb-girdle muscular dystrophy，LGMD）是由多种原因引起的一组肌肉疾病。迄今为止已经证实至少18个基因参与此疾病的构成，其中7个为常染色体显性遗传，11个为常染色体隐性遗传[308]。同一基因位点内的突变可产生不同的表现型，有时与 LGMD 不一致。近端肌肉（肩胛或者骨盆）带无力是这一组疾病的典型特征。考虑到明显的遗传异质性，疾病的临床表现各不相同。常染色体隐性遗传模式常见，是常染色体显性遗传模式的10倍。研究已经证实 Fukutin 相关性蛋白（Fukutin-related protein，FKRP）和 calpain 3（CAPN3）位点的基因突变与 LGMD 有关。而且，并未严格包含在 LGMD 分类中的许多其他疾病也具有 LGMD 样的表现型[308]。在麻醉文献中已经报道 LGMD 的散发病例[309-311]。这些患者的一般处理方法与 DMD/BMD 患者的相同。

肌强直性营养不良

肌强直性营养不良（myotonic dystrophy，MD）是以进行性肌无力和肌萎缩为特点的遗传性肌病。MD的两种分型是根据基因突变位于 19q13.3 染色体的营养不良肌强直-蛋白激酶（dystrophia myotonica-protein kinase，DMPK）（MD1，也称之为 Steinert 病），以及定位于 3q21 染色体的 CysCysHisCys（CCHC）-型锌指的核酸结合蛋白（nucleic acid binding protein，CNBP）基因的突变（MD2）[312]。

MD 的发病率是 1/8000。MD1 是目前两种分型中最常见的类型，约占所有病例中 98%。MD1 为常染色体显性遗传，是由于 DMPK 基因的 CTG-三核苷酸重复序列的多次重复引起[312]。典型的症状和体征包括肌无力和肌萎缩（以颅和远端肢体的肌肉组织最为明显）、周期性肌强直、进行性肌病、胰岛素抵抗、心脏传导功能受损、神经精神损害、白内障、睾丸萎缩和男性前额脱发。已经证实典型的颅肌无力和肌萎缩不仅表现在面肌、颞肌、咬肌和胸锁乳突肌，而且声带结构也会发生变化。20% 的患者可见二尖瓣脱垂[300]。疾病的严重程度与增加的三核苷酸重复序列的数目有关[94]。MD1 患者的 CK 浓度也会出现轻度升高。可以通过 EMG、还有握手后不能松弛下来进行肌强直的鉴别诊断。在妊娠期间，会出现症状加重。宫缩乏力和胎盘残留可使经阴道分娩变得复杂。在症状出现之前 ECG 常见 I 度房室传导阻滞[300]。

MD2 也叫作近端肌强直性肌病。MD2 的病因是 CNBP 基因的内含子 1，包括一个重复序列复合体、（TG）n（TCTG）n（CCTG）n 和 CCTG 重复序列的多次重复。MD2 患者的症状包括肌强直（90% 患者受累）、肌肉功能障碍（无力、疼痛和肌僵占 82%），而心脏传导功能受损、虹膜后囊下白内障、胰岛素抵抗的 2 型糖尿病和睾丸功能障碍比较少见。

没有病例报告提示 MD 与 MH 具有相关性[313]。Lehmann-Horn 等对 44 例肌强直和周期性麻痹的患者进行 IVCT，发现 4 例阳性，10 例可疑以及 30 例阴性结果[314]。

麻醉处理

MD 患者的一般处理与其他类型的肌营养不良患者相似。Mathieu 等对 MD 患者的麻醉用药和外科并发症进行了回顾性研究。研究发现大多数的并发症与肺有关，并且在上腹部手术患者和表现为近端四肢无力的严重残疾患者更为多见[315]。MD 患者的肺部并发症是由于肌张力减退、慢性误吸以及中枢与外周性通气不足的结果[282]。当平滑肌萎缩导致胃动力减弱与咳嗽反射减弱共同存在时，会使误吸的风险增加。

琥珀胆碱会产生持续长达几分钟的肌肉收缩，这会使气管插管和通气面临风险。非去极化肌松剂并不能消除这种肌肉收缩。其他药物，包括美索比妥、依托咪酯、丙泊酚，甚至新斯的明也可以诱发肌强直反应。因此建议采用短效非去极化肌松剂或者避免使用肌松剂[282]。有病例报告显示，当使用罗库溴铵作为神经肌肉阻滞药时，对舒更葡糖的反应正常[316-318]。

低体温、寒战和机械或者电刺激这些触发因素，可以引发肌强直反应[319]。苯妥英 [4～6 mg/（kg·d）] 或者奎宁（0.3～1.5 g/d）能够治疗肌强直反应[282]。此外，MD 患者对麻醉药非常敏感，可能会观察到嗜睡和 CO_2 潴留。小剂量分次给予相对短效麻醉药物可能有所帮助。对于 MD 患者应严密监测心脏功能。由于 1/3 的 I 度房室传导阻滞患者可能对阿托品没有反应，因此起搏设备应该迅速可及[282]。对所有患者都应视为存在心肌病和传导障碍。

先天性肌强直

先天性肌强直（myotonia congenita，MC）是一种先天性肌营养不良，其特征是由于骨骼肌氯离子通道基因（CLCN1）的突变而导致的暂时骨骼肌肉兴奋性失控。MC 有两种遗传模式，一种为常染色体显性遗传，另一种为常染色体隐性遗传。前一种称之为 Thomsen 病，后一种称为 Becker 肌强直。MC 患者的肌强直通常从一次有力的肌肉收缩开始，尤其是经过至少 10 min 的休息以后。在第二次和第三次短暂且强有力的收缩之后，强直肌肉的僵硬度变得越来越明显。进一步肌肉收缩常常会减弱肌强直程度[320]。

Thomsen 病是第一种被报道的肌强直性疾病。患者的肌肉肥大，外形类似运动员般的健壮。叩击性肌强直体征表现为轻敲肌肉即可触发锯齿样的肌强直。常见眼睑下垂和伸肌反射正常[320]。Becker 肌强直患者的肌强直症状通常在 10～14 岁或者更晚些开始出现，而且比 Thomsen 病的症状要严重得多。Becker 肌强直可能出现严重的全身性肌肉僵硬，可导致跌倒。它常被误诊为癫痫。且抗癫痫药物的确能够改善症状[320]。

麻醉处理

与很多肌病一样，文献报道建议将 MC 患者做为 MH 易感者，但是目前几乎所有病例没有证据支持这一假说[321-323]。然而去极化肌松剂会导致 MC 患者严重的咬肌痉挛。有报道出现全身性痉挛累及呼吸肌和骨骼肌[321]。由于这些表现与 MH 的相似，所以有时会给予丹曲林治疗[320]。因为丹曲林抑制钙从 SR 释放，通常能够有效终止肌强直[321-322]。有研究者认为对于肌强直反应的治疗应该使用局麻药和 I b 类抗心律失常药如利多卡因，而不是丹曲林[324]。因为手术间发生的寒战能触发肌强直反应，所以 MC 患者术中体温应该保持正常[320]。

肌管性肌病

肌管性肌病（myotubular myopathy，MTM）病理学定义为大部分梭外肌纤维出现中央核，类似于正常肌肉发育过程中出现胎儿肌管。因此 MTM 亦被称为中央核肌病（centronuclear myopathy，CNM）[325]。但是现在 MTM 主要指的是 X- 连锁遗传，而 CNM 指的是常染色体遗传[325]。

MTM 和 CNM 均为罕见的疾病。估计 MTM 的发病率为 50 000 名男性新生儿中有 1 例[325]。MTM 是位于染色体 Xq28 区的肌管素（MTM1）基因的连锁遗传。孕期经常并发羊水过多和胎动减少。受影响的男性通常在出生时有严重的无力、虚弱和呼吸困难。心肌一般并不受累。患者通常对疼痛的反应正常，但是腱反射消失。MTM 患者的长期预后非常差[325]。在第一年存活下来的患者中，大多数完全或者部分依赖呼吸机[326]。这类患者常有肝功能异常[326]。已经观察到 CNM 患者既有常染色体隐性遗传，也有常染色体显性遗传。CNM 患者的临床特点包括呼吸窘迫、肌张力减退、延髓肌无力、眼肌麻痹、上睑下垂和双侧面瘫。虽然确切的遗传机制尚不十分清楚，但是肌管素（MTM1）、肌管素相关蛋白（MTMR2）和肌管素相关磷酸酶（MTMR3）基因均参与其中[325]。病理学上 MTM 和 CNM 都有一个相似的组织学特点：即甲醛固定的石蜡包埋组织切片经苏丹红染色大部分 I 型纤维可见中央核[325]。

麻醉处理

有关 MTM 患者麻醉的报道比较少见[327-332]。虽然没有证据支持，但出于对 MH 可能易感的考虑，过去 MTM 患者均采用了非触发性的全身麻醉。丙泊酚、芬太尼、瑞芬太尼和氧化亚氮等药物均成功地用于这类患者，而没有出现不良反应[327-332]。肌机械描记法

提示非去极化肌松剂作用时间可能延长[327-332]。然而，临床实践中，由于这类患者处于肌张力减退状态，因此对此类患者行气管插管可能不需要使用任何肌松药。Costi 和 vander Walt 推测 MTM 的缺陷位于神经肌肉接头处的远端[328]，但是 Dorchies 等提出 MTM 患者的肌肉本身可能正常，是肌管素缺陷的运动神经元参与了疾病发展过程[333]。

代谢性肌病

肌肉的两种主要能量来源分别是：糖原和脂肪酸。除了有限的葡萄糖储备外，作为动力的糖原主要贮存在骨骼肌和肝。糖原贮积症（glycogen storage disorders，GSDs）是一组由于酶缺乏或者功能障碍引起的代谢性疾病。他们通过干扰正常的糖原合成和分解，从而减少有效的葡萄糖贮存。糖原合成错误引起正常贮存糖原的减少，而分解错误则阻止糖原的裂解。随后，根据底物利用的结果发生低糖血症和组织内糖原堆积。GSD 有超过 12 种类型，根据酶缺陷分别以罗马数字表示。本节所探讨的只是 I 型和 II 型 GSD。

糖原贮积症 I 型

糖原贮积症 I 型（GSD I）的发病率大约为每 100 000 成活新生儿中有 1 例[334]。北非的非 Ashkenazi 犹太人的发病率较高，可能为 5420 人中有 1 例[334]。本病缺陷酶是葡萄糖 -6- 磷酸酶，它的作用是在肝将葡萄糖 -6- 磷酸（G6P）转化为葡萄糖。I a 型（von Gierke 病）是由于 G6P 水解酶（催化亚基）活性的缺乏所致，占所有病例的 80%。I b 型（G6P 转运蛋白缺乏）、I c 型和 I d 型是与 G6P 有关的转位酶的等位基因缺陷。GSD I 为常染色体隐性遗传。编码水解酶的 G6P 基因（G6PC）位于 17q21，编码转位酶的 G6P 基因（G6PT）位于 11q23。在 I a 型和 I b 型患者中均有引起 GSD I 的突变的报道[334]。

糖原分解受损会导致肝、肾、肠、骨骼肌和心脏的糖原和 G6P 累积，引起肝大、肾大、近端肾小管功能障碍以及腹泻[353]。空腹低血糖是本病的初始表现。导致转运与合成的调控激素，如胰高血糖素、皮质醇、儿茶酚胺和生长激素等明显上调，从而导致丙酮酸、乳酸和游离脂肪酸的释放。在无脂肪组织，如肝、骨骼肌、心肌和胰腺出现脂质沉积导致脂质中毒和器官衰竭，包括肺动脉高压、脂肪性肝炎、终末期

肾病、胰岛素抵抗、心脏收缩功能衰竭和胰腺 β 细胞功能衰竭[334]。Ib 型患者特殊症状如中性粒细胞减少症和中性粒细胞功能障碍很常见。患者可能发生反复感染和炎性肠病[336]。

麻醉处理

GSD Ⅰ 型患者的麻醉病例报告罕见[337-338]。GSD Ⅰ 型患者术前禁食期间，应该静脉给予含葡萄糖液体。由于此类患者不能将乳酸转变成糖原，应该避免应用含乳酸盐液体[282]。为避免发生低血糖，应该经常监测患者的血糖水平。

糖原贮积症 Ⅱ 型（酸性麦芽糖酶缺乏症）

酸性麦芽糖酶缺乏症（acid maltase deficiency，AMD）的发病率估计为每 14 000 ～ 40 000 新生儿中有 1 例。它的遗传方式为常染色体隐性遗传，但有少数例外[339-340]。染色体 17q25 位点的酸性麦芽糖酶基因的突变会产生溶酶体酸性麦芽糖酶（酸性 α-1,4-糖苷酶）的缺乏[340]。AMD 患者根据发病年龄或者死亡时间、进展速度和组织器官受累程度人为地分成三种类型——婴儿型、儿童型和成年型[340]。

酸性麦芽糖酶是催化糖原转化成 G6P 的单向氢化作用的溶酶体酶，存在于包括骨骼肌和心肌[341]的所有组织中。肌肉组织糖原沉积患者是麦芽糖酶缺乏引起的。婴儿型 AMD，也称为 Pompe 病，通常在刚出生后的几个月内即表现为迅速进展的肌无力和肌张力减退，以及舌、心脏和肝增大。大量糖原（占组织湿重的 8% ～ 15%）累积在心脏、肝和骨骼肌中，相对少量的糖原沉积在平滑肌、眼、肾、内皮细胞、淋巴细胞、大脑和脊髓。心肌的糖原累积导致婴儿型患者出现心功能衰竭[340]。超声心动图显示室间隔和左心室后壁明显增厚，左心室流出道梗阻和小梁肥大[340]。心室壁增厚可达 25 mm[342]。Wolff-Parkinson-White 综合征亦有报道[343]。婴儿型 AMD 患者的症状和体征可能与 DMD 的相似。在疾病进展的几年内，患者常常死于心肺功能失代偿[344]。

儿童型 AMD 在婴儿期至儿童早期发现出现肌病的临床体征。患者容易出现呼吸肌的选择性受累，也可出现腓肠肌肥大。儿童型 AMD 的疾病进程相对缓慢，少数患者能够存活超过第二个十年[340]。舌、心脏和肝的增大在这类患者中比较少见[345]。但是，血管平滑肌的受累比婴儿型严重得多。有报道指出在动脉血管壁上广泛糖原沉积会引起基底动脉瘤[345]。

成人型 AMD 通常在 20 岁后发病，其特点为缓慢进展性肌病或者呼吸衰竭症状[340]。近端肌无力比远端肌无力更加明显。1/3 的成年 AMD 患者会出现限制性呼吸衰竭。膈肌无力导致广泛性肺不张，VC 可显著减少[340]。

麻醉处理

AMD 患者的麻醉报告罕见[346-349]。已有文献记载一例婴儿型 AMD 患者氟烷麻醉时出现心脏停搏[349]。尽管氟烷麻醉可能存在风险，但是使用恩氟烷[347]和七氟烷[348]后并无并发症。理论上，丙泊酚全凭静脉麻醉引起后负荷减少，会导致心肌缺血的危险性增加。尤其是当患者合并心动过速时会变得更加明显[348]。

室壁增厚的患者可发生心内膜下心肌缺血，在左心室容量较低的情况下导致左心室舒张末压力增高[348, 350]。因此需要严密监测心脏功能。中心静脉或者肺动脉置管在没有出现心功能衰竭并且血容量正常的患者中是不必要的[348]。为了确保有效的冠状动脉灌注，需要维持适当的充盈压与正常或较高的外周血管阻力（systemic vascular resistance，SVR）[348]。氯胺酮因具有维持 SVR 和心肌收缩性的能力，已经成功用于很多病例。呼吸衰竭和肌无力也是麻醉科医师关注的问题。从不使用肌松药[347]到阿曲库铵[346]再到罗库溴铵[348]，麻醉科医师尝试应用了一系列肌松方案。小剂量罗库溴铵 0.5 mg/kg，同时严密监测神经肌肉功能和恰当使用拮抗剂，足以有效预防术后肌无力时间的延长[348]。由于去极化肌松剂有导致高钾血症和横纹肌溶解的潜在风险，应该避免应用[348-349]。

线粒体肌病

线粒体疾病指的是线粒体代谢五个主要步骤的缺陷：①底物转运，②底物利用，③三羧酸循环，④电子传递链，⑤氧化磷酸化偶联[351]。可是线粒体肌病这一术语专指呼吸链缺陷所引起的疾病[351]。呼吸链是由嵌入线粒体内膜的五个多聚体复合物（Ⅰ～Ⅴ），加上两个小的移动电子载体，辅酶 Q10（CoQ10）和细胞色素 c 等总数超过 80 个的蛋白所构成的[351]，其中 13 个蛋白由线粒体 DNA（mtDNA）编码，其他的蛋白由核 DNA（nDNA）编码。mtDNA 与 nDNA 的不同体现在：① mtDNA 为环状，无内含子；②较

nDNA 而言，其复制量大，自发突变率更高；③母系遗传。由于临床的异质性，线粒体疾病的诊断较困难。

mtDNA 的主要突变包括多肽、转运 RNA（tRNA）或核糖体 RNA（rRNA）编码区域的点突变，以及大范围重排、复制或缺失[352]。点突变引起的常见疾病包括肌阵挛癫痫伴破碎红纤维综合征（myoclonic epilepsy with ragged-red fibers，MERRF）；线粒体脑病、乳酸酸中毒和卒中样发作（mitochondrial encephalopathy，lactic acidosis，and stroke-like episodes，MELAS）；神经病变、共济失调和色素性视网膜炎（neuropathy，ataxia，and retinitis pigmentosa，NARP）；母系遗传性 Leigh 综合征；以及 Leber 遗传性视神经病（Leber hereditary optic neuropathy，LHON）[351]。散发的大范围突变可导致 Kearns-Sayre 综合征、进行性眼外肌麻痹和 Pearson 综合征[351]。nDNA 突变能够引起电子传递链上的复合物 I ～ IV 和 CoQ10 的缺乏[351]。

线粒体疾病的临床表现多变，故其诊断具有挑战性。由于线粒体是普遍存在的；体内的任何组织都可能受到 mtDNA 突变的影响。由于 nDNA 突变遵循孟德尔定律，因此在表型上呈现"全或无"。而 mtDNA 的遗传是随机的，导致更大的变异性。线粒体肌病的发病率大概为 1/4000[353]。在所有线粒体功能中，电子传递和氧化磷酸化的异常是线粒体肌病的最常见的原因[354]。线粒体肌病的特点是近端肌无力。常见的实验室发现包括乳酸与丙酮酸的比例显著增高（50 ～ 250 : 1，而不是正常的 < 25 : 1），血液中游离肉碱水平升高，少见低水平的叶酸（例如 Kearns-Sayre 综合征）。线粒体肌病的标志是肌肉活检标本经改良 Gomori 三色染色法染色后显示为"破碎的红色纤维"[355]，且这些特异性酶活性的缺陷已经在线粒体疾病患者获得证实[356]。患者主要的临床特点为易疲劳和耐力差。运动障碍如共济失调、肌张力失调、肌阵挛、舞蹈病、手足徐动症和颤抖等均与线粒体功能异常所引起的[356]。对脑部的 CT 和 MRI 扫描可有助于诊断，例如 MELAS 患者显示出基底节钙化以及与脑血管分布不相应的脑卒中样发作的表现[357]。两种临床特征相类似的脑肌病 MELAS 和 MERRF，将在下面简单讨论。

线粒体肌病，脑病，乳酸酸中毒和卒中样发作

MELAS 综合征是最常见的线粒体脑肌病。最常见的发病年龄在 20 岁之前。反复癫痫和卒中样发作（"卒中样"，因为它们不符合血管分布）可能会产生偏瘫、偏盲和皮质盲。年龄小于 40 岁且有卒中病史的患者均应行 MELAS 相关检查。相关的疾病还包括糖尿病、听力丧失、垂体和甲状腺功能低下以及第二性征缺失。总之，MELAS 可导致痴呆、卧床不起甚至死亡。目前仍无有效的治疗方法[358]。

肌阵挛癫痫伴破碎红纤维综合征

MERRF 是以肌阵挛、全身性癫痫、共济失调及肌肉活检中发现破碎红纤维为特点的多系统疾病。其他的临床特征还包括耳聋、周围神经病变、视神经萎缩、痴呆、身材矮小和运动耐力差[359]。心肌病的表现少见。实验室检查包括：休息或运动时乳酸水平的增高，在肌电图及脑电图显示的背景减慢的肌病图像上，会出现广泛的棘慢波。目前治疗只有支持疗法。

麻醉处理

麻醉科医师可能在多种情况下参与照护患有线粒体疾病的患者——通常是在对患有未确诊肌病的儿童进行肌肉活检时。这些患者也可能因疾病相关的手术（如 KSS 患者的永久起搏器植入[361]）、偶发的医疗问题以及分娩镇痛而需要麻醉。线粒体肌病中的临床表现多样性的特点，使我们不愿采用"一刀切"的麻醉方法。相反，应对每个患者进行全面评估，并根据患者的具体情况制订麻醉方案。

术前评估

考虑到线粒体疾病的表现形式多样，对此类疾病患者需进行仔细全面的术前评估，尤其需要重点关注神经系统、心脏、呼吸系统、肌肉骨骼、内分泌系统和代谢方面的损害的评估。对于有心肌病或者传导障碍（或者二者均有）的症状和体征的患者应该考虑行 ECG 和超声心动图检查。尽管乳酸和葡萄糖水平正常并不能排除线粒体疾病，但包括葡萄糖、阴离子间隙、全血细胞计数、血尿素氮、乳酸、丙酮酸、血氨、CK、生物素酶、酰基肉毒碱、血和尿中的氨基酸与有机酸这些实验室检查可用于可疑线粒体疾病患者的初筛[363]。后续检查应涵盖红细胞沉降率、糖化血红蛋白（glycosylated hemoglobin，HbA1C）、肝和肾形态学、甲状腺功能测试、动脉血气和尿液分析等[353, 356]，必要时组织多学科会诊及进行特殊实验室和影像学检查[356]。

麻醉诱导与维持

麻醉会对线粒体功能产生显著影响。巴比妥类和丙泊酚均抑制电子传递链复合物 I [363]。已经证实局部麻醉药会破坏氧化磷酸化过程以及减弱线粒体生物活性[363]。研究报道线粒体病者对静脉注射巴比妥类和依托咪酯敏感性增加[364-365]。幸运的是，尽管前面提到了许多麻醉的潜在风险，但目前几乎所有的麻醉技术均已安全地应用于线粒体患者[366-367]。咪达唑仑[368]、硫喷妥钠[369]、丙泊酚[370-371]、瑞芬太尼[372]和氯胺酮[371]均有安全使用的报道。值得注意的是，已知丙泊酚和咪达唑仑对线粒体呼吸链的抑制作用呈剂量依赖性[373]。事实上，线粒体功能障碍已被推定为丙泊酚输注综合征发生的机制[374]。使用丙泊酚作为麻醉诱导剂是安全的，但应该避免长期使用丙泊酚。

麻醉前用药应注意避免引起呼吸抑制，此类患者对低氧血症的呼吸反应已经受损。挥发性麻醉药例如氟烷、异氟烷和七氟烷也已证实能抑制复合物 I 的功能[363]。这种直接抑制线粒体电子传递系统酶和心脏线粒体生物活性的改变被认为是挥发性麻醉药心脏预处理的机制[375-376]。由于七氟烷的刺激性低，吸入七氟烷已经广泛用于麻醉诱导[377]。在某些情况下，氟烷[368]和异氟烷[368,378]也曾被用于麻醉诱导。由于氟烷有引起 Kearns-Sayre 综合征患者出现心脏节律紊乱的报道，因此对这类患者推荐使用异氟烷[368,378]。此外，人工起搏装置也被推荐用于这类特殊患者[377]。随着脑电双频谱指数的应用，发现对于线粒体疾病，特别是复合物 I 功能障碍的患儿对挥发性麻醉药敏感性增高[379]。然而，这种研究的方法仍存在争议[380]。研究发现精神发育迟滞的患者氟烷的最低肺泡有效浓度（MAC）值下降[381]。

尽管没有确切的证据，事实上吸入麻醉药又通常是需要给予肌松药的患者最常使用的麻醉药，多项研究提示这类肌病患者对 MH 易感性增加，但这一结论并没有得到任何资料的支持。研究提到敏感性增强的非去极化肌松剂包括米库氯铵[382]、阿曲库铵[383]和罗库溴铵[383-384]。然而，也有报道认为这类患者对去极化和非去极化肌松剂例如泮库溴铵[385]、维库溴铵[386]和阿曲库铵[370,387]的反应正常。根据当前的文献研究，尽管应用肌松药并非绝对禁忌，但是对于线粒体病患者，应该慎重给予去极化或者非去极化肌松剂，同时必须使用肌松监测仪[353]。目前，没有证据支持 MH 的发生与线粒体疾病有关。虽然有记录显示不止一例 Kearns-Sayre 综合征患者安全使用琥珀胆碱[385]，但线粒体肌病患者还是应该谨慎避免使用琥珀胆碱，以使高钾血症发生的风险降至最低。

非甾体抗炎药[377]和区域阻滞技术包括局部麻醉[377,388]、蛛网膜下腔麻醉[389]和硬膜外麻醉[389]，均有用于这类患者的报道。但是，只有当明确排除脊髓和外周神经系统异常时，方可施行区域阻滞[389]。此外，由于患者可能存在肝功能障碍，故应注意评估凝血功能[377]。

由于使用阿片类药物可增加呼吸抑制的风险以及诱发呼吸性酸中毒，还有潜在的代谢性酸中毒的可能性，故应该慎重[377]。由于线粒体病患者存在有氧代谢障碍，所以应该避免任何增加基本代谢率的因素[356]。这些患者由于寒战、缺氧、禁食和低血压会加重乳酸酸中毒，故应该避免上述情况发生[390]。最后，由于肝线粒体活性低下、Kupffer 细胞吞噬作用和网状内皮系统活性降低，线粒体患者术后感染率增加[391]。

与麻醉药的选择相比，也许了解患者的合并症和代谢状态更为重要。手术过程中应保持正常体温，静脉输液应加温至正常体温。尽管并无证据表明乳酸钠林格液能够加重酸中毒[366]，但考虑到已经存在乳酸酸中毒的可能，应尽可能避免使用乳酸钠林格液。多项研究表明：该疾病患者可发生低钠血症（和偶尔的高钾血症）[366,392-393]。在此种情况下，特别是伴有低血压时，应考虑肾上腺皮质功能不全[366]。最后，在制订麻醉方案时，应考虑到这些患者有并发心脏传导异常和心肌病的高风险（框 35.7）。

重症肌无力

重症肌无力（myasthenia gravis，MG）是一种神经肌肉接头处的自身免疫性疾病。抗肌肉型烟碱乙酰胆碱受体 α - 亚单位的自身抗体破坏了神经肌肉接头处的乙酰胆碱受体，引起肌无力和易疲劳等典型的传导衰竭症状。神经元型烟碱乙酰胆碱受体的 α - 亚单

框 35.7 线粒体疾病患者围术期的处理

1. 仔细评估和记录术前器官系统受累的程度（包括 KSS 患者的心脏异常）。
2. 尽量缩短禁食期，避免低血容量和葡萄糖储存耗竭。
3. 尽量缓解围术期的压力，因其可能会引起更高的能量需求。
4. 特别注意围术期的温度控制，因为线粒体呼吸链负责产热。
5. 在围术期使用含乳酸的溶液，并避免含乳酸的液体（例如乳酸林格液），特别是在容易发生乳酸酸中毒的儿童中。
6. 每一类麻醉剂理论上都与并发症的风险有关，但挥发性麻醉药和丙泊酚都已成功地应用于这些患者。
7. 虽然没有明确的证据表明恶性高热与线粒体疾病之间存在关联，但应避免应用琥珀胆碱。
8. 可以考虑椎管内麻醉，但需要仔细注意术前神经功能障碍。

位未被累及，可以解释本病并不累及自主神经和中枢神经系统（CNS）。MG 的发病率在不同地域有所不同，在日本每百万人中有 1.2 例，而在美国某些地区每 100 000 人中约有 14 例[394-395]。在青年人中，女性通常比男性易于发病，然而在老年人中（> 60 岁），通常男性比女性易于受累。

MG 与胸腺增生之间有着高度相关性，超过 70% 的 MG 患者伴有胸腺增生，10% 的患者伴有胸腺瘤[395]。故 MG 也可以看做是副肿瘤综合征的一部分[395]。

通常，MG 患者典型的首发症状多为延髓症状包括复视和上睑下垂，随后出现肢端和颜面不均衡性的肌无力和疲劳。与咽部功能和吞咽协调性受影响一样，语言和咀嚼功能可能也受累，随后口腔内容物误吸的频率增加。运动和白天过后肌无力症状常常加重。除了肌无力的部位呈斑片样分布，每天的症状也可能有很大差异，而且缓解周期的时长也可能不同。

MG 的诊断主要依靠神经病学检查和疲劳倾向测试，以及运动或重复收缩时肌无力加重的表现。滕喜龙试验（给予胆碱酯酶抑制剂，如依酚氯铵）能够确诊。给药 5 min 内可以观察到症状改善，并且作用持续约 10 min。此外，电生理学检查也经常用来评估 MG，重复神经刺激后患者会出现典型的复合肌肉动作电位递减性变化（框 35.8）[396]。

麻醉处理

理论上 MG 患者应行包括神经系统检查在内的详细的术前评估，其目的在于优化药物治疗和为术后治疗做好准备。肺功能测试可以提示术后是否需要机械通气[382]。此外，术后是否需要机械通气与一些危险因素相关。

一般原则患者应该继续抗胆碱酯酶药物治疗，并且告知其术后可能行呼吸机支持治疗。如需行快速气管插管，可以使用琥珀胆碱。但是由于功能性乙酰胆碱受体数量的减少，MG 患者可能需要远大于正常剂量（1.5 ～ 2.0 mg/kg）的琥珀胆碱[397]。另一方面，由于抗胆碱酯酶药物的治疗降低了胆碱酯酶活性，琥珀胆碱或米库氯铵神经肌肉阻滞作用通常延长[398-399]。根据经验非去极化肌松剂可以用于 MG 患者，但是由于肌松效应的强度具有不可预测性，以及肌无力的分布通常呈现不均衡性，应该慎重给药。大多数麻醉科医师使用非去极化肌松剂相当于 0.1 ～ 0.2 倍的 95% 有效剂量（95% effective dose，ED95）的小剂量递增给药，直至获得满意的神经肌肉阻滞效应。由于围术期抗胆碱酯酶药物治疗已产生的胆碱酯酶阻断作用，将改变患者对胆碱酯酶抑制剂的反应，有研究报道称在某些患者给予拮抗药后神经肌肉功能的恢复延迟[400]。随着新改良的 γ - 环糊精神经肌肉逆转剂舒更葡糖的使用，MG 患者的气道和甾体类神经肌肉阻滞剂（如罗库溴铵或维库溴铵）的管理变得简化[401-402]。

舒更葡糖对维库溴铵的亲和力低于罗库溴铵；然而，舒更葡糖对维库溴铵的逆转仍然是非常令人满意的，因为由于对罗库溴铵具有更高的效力，而用于同等阻断的维库溴铵分子较少。虽然 FDA 还没有批准它在儿童中应用，但目前报道的病例是令人欣喜的。另外，舒更葡糖对孕酮、皮质醇、醛固酮和睾酮水平有明显影响，可能改变一些如活化凝血活酶时间、凝血活酶时间和 INR 等凝血参数[403]。

强效吸入麻醉剂已经成功用于 MG 患者的麻醉。由于神经肌肉接头的功能已经受损，无需使用神经肌肉阻滞剂，仅用吸入性麻醉剂通常就能满足大多数外科手术的肌松要求。如果在围术期能够像全身麻醉一样密切监测肌肉功能和通气情况，那么 MG 患者能够施行硬膜外和蛛网膜下腔阻滞，详见 Baraka[404] 及 Abel 和 Eisenkraftd 的文章[405]。

Eaton-Lambert 肌无力综合征

Eaton-Lambert 肌无力综合征（Eaton-Lambert myasthenic syndrome，ELMS）是由于自身抗体对抗突触前电压门控钙通道和其他突触前分子产生乙酰胆碱释放增加而引起的一种免疫介导的通道病[406]。ELMS 患者的肌无力与易疲劳性，通常出现在四肢近端肌肉，下肢肌肉受累比眼外肌和延髓肌群受累更常见。该综合征往往是副肿瘤综合征的一部分，最常见的是与小细胞肺癌有关。与 MG 不同，ELMS 患者的症状通常晨起时最重，随后逐渐减轻。运动可以改善肌肉功能是由于突触前的钙蓄积和随后的乙酰胆碱释放增加[407]。少数患者会表现出自主神经功能障碍的症状。

框 35.8 重症肌无力（MG）患者术后通气的危险因素[396]
肺活量 < 2 ～ 2.9 L
MG 持续时间 > 6 年
溴吡斯的明剂量 > 750 mg/d
慢性肺疾病史
术前延髓症状
肌无力危象史
术中失血 > 1000 ml
血清抗乙酰胆碱受体抗体 > 100 nmol/ml
对低频重复的神经刺激反应明显减少

Modified from Anesthesia for the patient with myasthenia gravis. https://www.uptodate.com/contents/anesthesia-for-the-patient-withmyasthenia-gravis；2018. Accessed April 8，2019

通过详细的体格检查，结合临床电生理学检查显示高频神经刺激（30～50 Hz）下的典型性运动动作电位易化作用可以得出 ELMS 的诊断。抗胆碱酯酶治疗对 ELMS 患者的效果不明显。血浆置换、免疫球蛋白治疗和 3,4- 二氨基吡啶（3,4-diaminopyridine，DAP）会短期改善症状。

麻醉处理

正如 MG 患者一样，麻醉科医师应该认真评估 ELMS 患者术后呼吸衰竭的风险和术后需要延长呼吸监测的时间。ELMS 患者对去极化和非去极化肌松剂的敏感性常常增强。用 DAP 或者抗胆碱酯酶药治疗的患者，肌松拮抗可能无效。

周期性瘫痪（高钾性、低钾性和钾离子正常性）

周期性瘫痪（periodic paralyses）是以电压门控的离子通道功能改变为特征的一组疾病；此类疾病有时也被称为"骨骼肌离子通道病"[408]。这种特殊的离子通道病的症状取决于特定离子通道的参与，据此可分为三大类：①氯离子通道病（肌强直不伴麻痹，如 MC，见上文）；②钠离子通道病［肌强直伴麻痹，如高钾性周期性瘫痪（hyperkalemic periodic paralysis，HyperPP）］；③其他阳离子通道病［麻痹无肌强直，如低钾性周期性瘫痪（hypokalemic periodic paralysis，HypoPP）][409]。

HyperPP 是一种常染色体显性遗传性疾病，它是 1951 年由 Tyler 等首次描述[320]。其特点为伴有血浆钾浓度升高的发作性弛缓性肌无力[410]。诱发因素包括富钾膳食或者紧张锻炼后的休息。此外，寒冷的环境、情绪紧张、空腹、糖皮质激素、妊娠均可诱发或加重发作。肌无力发作可以持续 15 min～1 h，伴有腱反射减弱。在发作间期，HyperPP 通常伴随不妨碍自主运动的轻度肌强直[320]。

HyperPP 的发病机制是编码成熟肌纤维的电压门控钠通道 NaV1.4 的 *SCN4A* 基因突变；这些突变导致病理性钠电流增加以及肌纤维去极化趋向增强[320, 410]，钠离子向肌细胞内流的同时伴随钾离子的外流以及高钾血症。突变型通道表现为持续的钠离子电流导致膜去极化延长，引起肌强直，随后发生膜脱敏现象（或者失活）并导致麻痹。HyperPP 患者血清 CK 水平可升高，有时高于正常值的 5～10 倍，而在发作间期

血清钠离子和钾离子的水平正常[320]。肌电图记录在发作期和发作间期可出现肌肉的强直性放电。肌肉活检可显示肌细胞肌质出现微小的周围空泡。近期研究表明，血钾正常的周期性瘫痪是高钾性周期性瘫痪的一个变种，而不是另外一种疾病，因为它所有的临床表现和实验室检查都与高钾性周期性瘫痪相似[411-413]。治疗药物主要包括乙酰唑胺（碳酸酐酶抑制剂）和美西律（作用机制类似于利多卡因的抗心律失常药）。避免高钾饮食、剧烈运动、空腹及暴露在寒冷环境等，这些对预防该病发作也很重要[409]。

HypoPP 的特点是血液中钾离子的水平降低。激烈运动、应激、高糖类或高盐饮食、妊娠、月经、低体温或者药物如胰岛素等都能诱发 HypoPP 的发作[414-415]。EMG 通常不表现出肌强直[410]。发作时的严重程度常常超过 HyperPP 患者的症状。HypoPP 是一种男性高发的常染色体显性遗传性疾病。疾病是由于两种不同类型离子通道 CaV1.1 和 NaV1.4 中的一种功能丧失所引起[410]。最常见的受累肌群分布在手臂和腿；同时也可能影响吞咽和呼吸肌群，对于重症患者可能致命。通过实验室检查显示发作期的低血钾症和发作间期的正常血钾可以得出 HypoPP 的诊断。已经证实该病是由 *CACNA1S*（HypoPP type 1）和 *SCN4A*（HypoPP type 2）基因编码的骨骼肌电压门控钙离子通道的变异引起的[313]。由于小部分 MH 患者具有 *CACNA1S* 的基因变异，因此 HypoPP 与 MH 存在理论上的联系[313]。然而，一般认为，HypoPP 患者中 MH 易感者的比例与普通人群相似。导致患者出现低钾性麻痹的确切机制仍不清楚。重要的是要保持警惕识别 HyperPP 和 HypoPP 在临床特征上的差异。HypoPP 患者无肌强直的发生，其发病与低钾血症有关（诊断标准），补钾即可缓解症状，而葡萄糖可诱发其发作[409]。治疗以明确诊断和避免诱发为主。补钾可有效治疗其急性发作。乙酰唑胺为 1 型 HypoPP 首选的预防性药物[416]，但它却能使 2 型 HypoPP 的病情恶化[417]。这些患者应选择保钾利尿剂如螺内酯[418]。

甲亢性周期性瘫痪（thyrotoxic periodic paralysis，TPP）临床上与 HypoPP 相似。TPP 的发病时间比 HypoPP 晚，且在亚裔患者中更常见。TPP 的发病与内向整流钾通道基因（$K_{ir}2.6$）功能缺失的突变有关[419]。抗甲状腺药物如甲巯咪唑对该病有治疗作用[409]。

麻醉处理

钾、乙酰胆碱酯酶抑制剂和去极化肌松剂将加重

HyperPP 患者的肌强直[320]。已有报道指出，当使用琥珀胆碱时会出现肌无力延长[420]。尽管三分之一的患者无肌强直的症状[421]，在气管插管和通气时仍然可能发生咬肌痉挛和呼吸肌、骨骼肌僵直[320]。因此，HyperPP 患者应该禁忌使用新斯的明和琥珀胆碱。可安全使用非去极化肌松剂[422-423]。有报道挥发性麻醉药和丙泊酚可安全使用[422-424]。理想的情况是，术前所有的 HyperPP 患者均应住院进行术前准备，以保证在术前禁食期间给予含葡萄糖的无钾液体适当维持[423]。HyperPP 患者术后残余麻痹可长达几个小时。保持正常体温和血浆低钾水平以及避免低血糖等预防措施都有助于减轻麻痹[422]。尽管通常认为钠通道病变的患者对 MH 易感，但是这些患者发生 MH 的风险并没有增加[314]。是否应用非去极化肌松剂的全身麻醉均可使预后良好[420, 422-423, 425-426]。区域技术也适用于这些患者[421, 425-426]。通过给予葡萄糖、胰岛素、肾上腺素和钙，或者选用胰高血糖素以终止高钾血症的发作。给予间羟异丙肾上腺素的 β 肾上腺素受体激动剂治疗也能预防发作和促进恢复[423]。

HypoPP 患者的治疗应该集中在避免触发因素和避免使用引起钾转移的药物上。全身麻醉、手术后应激、静脉输注含葡萄糖液体和长效肌松剂与术后麻痹事件相关[414]。已有报道显示 HypoPP 患者在全麻术后出现肌无力和呼吸窘迫[427-428]。虽然有报道证实中、短效非去极化肌松剂如阿曲库铵、美维库铵可安全应用[429-431]，但长效肌松药还应尽量避免使用[432]。硬膜外镇痛可减少疼痛相关的过度通气和血清儿茶酚胺水平升高，因此降低了血清钾水平的变化[414]。含肾上腺素的局麻药的拟交感效应也会产生低血钾症[414]。与 HyperPP 不同，尽管有报道证实异氟烷可在 HypoPP 患者中使用[431]，但 HypoPP 和恶性高热间的联系尚不明确[433]。在 HypoPP 患者中出现类似于恶性高热的代谢危象[434-436]。琥珀胆碱也可使患者产生类似肌挛缩样的反应[437]。据前文描述，促发 HypoPP 和对 MH 敏感的两种无关联基因突变可能会发生在同一患者身上[436]。因此，尽管 HypoPP 患者并发恶性高热概率微小，但并不能排除此种情况的发生，故最安全的方法是尽可能应用非触发性麻醉药，如使用挥发性麻醉药时应倍加警惕[433]。

结语

MH 是一种亚临床肌肉病，其特点是接触强效挥发性麻醉药或琥珀胆碱后出现可怕的不稳定的代谢性紊乱。骨骼肌肌质 Ca^{2+} 浓度的突然急剧增加，导致氧耗和乳酸产物增加，引起产热增加、呼吸性和代谢性酸中度、肌肉僵直、交感兴奋和细胞通透性增加。MHS 的骨骼肌细胞与正常肌肉的不同，其肌纤维细胞内 Ca^{2+} 浓度总是近于失控，而且其细胞膜或亚细胞膜通透性广泛改变。CRU 的蛋白-蛋白相互作用的改变导致 EC 偶联的缺陷。对于猪是 RyR1 纯合子的单点突变，对于人类是杂合子的病变，修饰 RyR1 蛋白功能的因素也可能参与发病，如通过干扰蛋白结构、膜或酶类等。MH 的诊断依赖于对这个综合征的症状和体征的清醒认识，体温过高是晚期出现的体征。MH 特异性治疗是给予丹曲林以降低骨骼肌细胞内的 Ca^{2+} 水平；其他对症治疗包括逆转酸碱失调和体温变化。对受累家族成员的易感性评价可以通过分析药物诱导的肌肉收缩试验（根据欧洲 IVCT 和北美 CHCT 方案）和 DNA 样本的基因检测。如果在麻醉前将麻醉机进行特殊准备，选择全身麻醉时避免使用所有强效挥发性麻醉药和琥珀胆碱，那么 MH 易感患者采用全身麻醉或局部麻醉都是安全的。对 MH 的研究已深入到代谢生理学层面和遗传性肌肉病的分子生物学基础水平。但仍面临挑战的领域包括：确认引起人类 MH 的所有基因突变，阐明接触激发药物后继发 Ca^{2+} 失控的机制，研发检测易感性的无创和非破坏性的试验方法，以及明确丹曲林的作用机制等多个方面。

致谢

本章是第 8 版第 42 章"神经肌肉疾病和其他遗传性疾病"和第 43 章"恶性高热和肌肉相关疾病"的合并。编者、出版商和审校作者感谢为本章前一版做出贡献的以下作者：Aranya Bagchi，Richa Saxena，和 Diptiman Bose。他们的工作是本章的基础。

参考文献

1. Lerman J. *Br J Anaesth*. 2011;107(suppl 1):i79.
2. Rosenberg H, Pollock N, Schiemann A, Bulger T, Stowell K. Malignant hyperthermia: a review. *Orphanet J Rare Dis*. 2015;10:93.
3. Sumitani M, et al. *Anesthesiology*. 2011;114:84.
4. Suyama H, et al. *J Anesth*. 2002;16:207.
5. Monnier N, et al. *Anesthesiology*. 2002;97:1067.
6. Brady JE, et al. *Anesth Analg*. 2009;109:1162.
7. Yuen B, et al. *FASEB J*. 2012;26:1311.
8. Rosenberg H, Shutack JG. *Paediatr Anaesth*. 1996;6:87.
9. Rosenberg H, et al. *Orphanet J Rare Dis*. 2007;2:21.
10. Robinson R, et al. *Hum Mutat*. 2006;27:977.
11. Harrison GG, Isaacs H. *Anaesthesia*. 1992;47:54.
12. Gronert BJ, Antognini JF. Malignant hyperthermia. In: Miller RD, ed. *Anesthesia*. New York: Churchill Livingstone; 1994:1075.
13. Ombrédanne L. *Rev Med Française*. 1929;10:617.
14. Denborough MA, et al. *Br J Anaesth*. 1962;34:395.
15. Kalow W, et al. *Lancet*. 1970;296:895.
16. Britt BA, et al. *Can Anaesth Soc J*. 1969;16:89.

17. Ball RA, et al. *Vet Med Small Anim Clin*. 1973;68:1156.
18. Briskey EJ. *Adv Food Res*. 1964;13:89.
19. Hall LW, et al. *Br Med J*. 1966;2:1305.
20. Fujii J, et al. *Science*. 1991;253:448.
21. Harrison GG. *Br J Anaesth*. 1975;47:62.
22. Kolb ME, et al. *Anesthesiology*. 1982;56:254.
23. Lopez JR, et al. *Acta Cient Venez*. 1985;36:102.
24. Lopez JR, et al. *Muscle Nerve*. 1986;9:85.
25. Lopez JR, et al. *Muscle Nerve*. 1988;11:82.
26. Lopez JR, et al. *Anesthesiology*. 1992;76:711.
27. Choi RH, et al. *Proc Natl Acad Sci U S A*. 2017;114:4811.
28. Cherednichenko G, et al. *Molecular Pharmacology*. 2008;73:1203.
29. Pessah IN, et al. *Biochem Biophys Res Commun*. 1985;128:449.
30. Pessah IN, et al. *Biochem Biophys Res Commun*. 1986;139:235.
31. MacKenzie AE, et al. *Am J Hum Genet*. 1990;46:1082.
32. Otsu K, et al. *Genomics*. 1993;17:507.
33. Sorrentino V, et al. *Genomics*. 1993;18:163.
34. Collins JH. *Biochem Biophys Res Commun*. 1991;178:1288.
35. Jayaraman T, et al. *J Biol Chem*. 1992;267:9474.
36. Lam E, et al. *J Biol Chem*. 1995;270:26511.
37. Timerman AP, et al. *J Biol Chem*. 1996;271:20385.
38. Beam KG, et al. *Ann N Y Acad Sci*. 1989;560:127.
39. Tanabe T, et al. *Nature*. 1990;346:567.
40. Nakai J, et al. *J Biol Chem*. 1998;273:24983.
41. Nakai J, et al. *Two Regions of the Ryanodine Receptor Involved in Coupling with L-Type Ca2+ Channels*. 1998.
42. Sheridan DC, et al. *Proc Natl Acad Sci U S A*. 2006;103:19760.
43. Flucher BE, Franzini-Armstrong C. *Proc Natl Acad Sci U S A*. 1996;93:8101.
44. Cherednichenko G, et al. *Proc Natl Acad Sci U S A*. 2004;101:15793.
45. Gaburjakova M, et al. *J Biol Chem*. 2001;276:16931.
46. Meissner G. *Front Biosci*. 2002;7:d2072.
47. Ward CW, et al. *J Biol Chem*. 2004;279:5781.
48. Pessah IN, et al. *Pharmacol Ther*. 2010;125:260.
49. Perni S, et al. *De Novo Reconstitution Reveals the Proteins Required for Skeletal Muscle Voltage-Induced Ca(2+) Release*. 2017.
50. Polster A, et al. *Proc Natl Acad Sci U S A*. 2016;113:10986.
51. Cherednichenko G, et al. *Mol Pharmacol*. 2008;73:1203–1212.
52. Yang T, et al. *J Biol Chem*. 2007;282:37471.
53. Yang T, et al. *Am J Physiol Cell Physiol*. 2007;292:C1591.
54. Eltit JM, et al. *Proc Natl Acad Sci U S A*. 2012;109:7923.
55. Eltit JM, et al. *J Biol Chem*. 2010;285:38453.
56. Eltit JM, et al. *Proc Natl Acad Sci U S A*. 2011;108:7046.
57. Bannister RA, et al. *J Gen Physiol*. 2010;135:629.
58. Esteve E, et al. *J Gen Physiol*. 2010;135:619.
59. Wappler F, et al. *Eur J Anaesthesiol*. 2003;20:528.
60. Yang T, et al. *J Biol Chem*. 2003;278:25722.
61. Reuter DA, et al. *Can J Anaesth*. 2003;50:643.
62. Capacchione JF, Muldoon SM. *Anesth Analg*. 2009;109:1065.
63. Pessah IN, et al. *Mol Pharmacol*. 1987;31:232.
64. Zimanyi I, Pessah IN. *Brain Res*. 1991;561:181.
65. Jona I, et al. *Pflugers Arch*. 2001;441:729.
66. Laver D, et al. *Clin Exp Pharmacol Physiol*. 2001;28:675.
67. Laver DR, et al. *J Membr Biol*. 1997;156:213.
68. Voss AA, et al. *Biochem Biophys Res Commun*. 2008;366:988.
69. Lamb GD. *J Muscle Res Cell Motil*. 1993;14:554.
70. Laver DR, et al. *Biophys J*. 1997;73:1913.
71. Barrientos GC, et al. *J Biol Chem*. 2012;287:2863.
72. Feng W, et al. *Mol Pharmacol*. 2011;79:420.
73. Chelu MG, et al. *FASEB J*. 2006;20:329.
74. Yang T, et al. *Anesthesiology*. 2006;105:1164.
75. Lopez JR, et al. *Am J Physiol Cell Physiol*. 2005;288:C606.
76. Ikemoto N, Yamamoto T. *Front Biosci*. 2002;7:d671.
77. Samso M, et al. *PLoS Biol*. 2009;7:e85.
78. Zalk R, Marks AR. *Ca(2+) Release Channels Join the 'Resolution Revolution'*. 2017.
79. Carpenter D, et al. *BMC Med Genet*. 2009;10:104.
80. Toppin PJ, et al. *Can J Anaesth*. 2010;57:689.
81. Pirone A, et al. *Am J Physiol Cell Physiol*. 2010;299:C1345.
82. Weiss RG, et al. *Am J Physiol Cell Physiol*. 2004;287:C1094.
83. Bannister RA, Beam KG. *J Muscle Res Cell Motil*. 2009;30:217.
84. Jones DE, et al. *Anesthesiology*. 1988;83:A344.
85. Hurne AM, et al. *J Biol Chem*. 2005;280:36994.
86. Bannister RA, et al. *J Gen Physiol*. 2009;133:79.
87. Sultana N, et al. *Development*. 2016;143:1547.
88. Putney JW, et al. *J Cell Sci*. 2001;114:2223.
89. Kurebayashi N, Ogawa Y. *J Physiol*. 2001;533:185.
90. Ma J, Pan Z. *Front Biosci*. 2003;8:d242.
91. Pan Z, et al. *Nat Cell Biol*. 2002;4:379.
92. Zhao X, et al. *J Biol Chem*. 2006;281:33477.
93. Desmedt JE, Hainaut K. *J Physiol*. 1977;265:565.
94. Krivickas LS, et al. *Muscle Nerve*. 2000;23:529.
95. Yamaguchi N, et al. *J Biochem. (Tokyo)*. 1997;121:432.
96. Paul-Pletzer K, et al. *J Biol Chem*. 2002;277:34918.
97. Monnier N, et al. *Am J Hum Genet*. 1997;60:1316.
98. Sambuughin N, et al. *Anesthesiology*. 2001;95:594.
99. Brown RL, et al. *Hum Mol Genet*. 2000;9:1515.
100. Girard T, et al. *Hum Mutat*. 2001;18:357.
101. Brandt A, et al. *Hum Mol Genet*. 1999;8:2055.
102. Rueffert H, et al. *Am J Med Genet A*. 2004;124:248.
103. Robinson R, et al. *Hum Genet*. 2003;112:217.
104. Gillard EF, et al. *Genomics*. 1991;11:751.
105. Sei Y, et al. *Anesthesiology*. 2004;101:824.
106. Davis M, et al. *Br J Anaesth*. 2002;88:508.
107. Oyamada H, et al. *Jpn J Pharmacol*. 2002;88:159.
108. Yeh HM, et al. *Anesth Analg*. 2005;101:1401.
109. Fletcher JE, et al. *Br J Anaesth*. 1995;75:307.
110. Lynch PJ, et al. *Anesthesiology*. 1997;86:620.
111. Monnier N, et al. *Hum Mol Genet*. 2003;12:1171.
112. Rueffert H, et al. *Br J Anaesth*. 2001;87:240.
113. No authors listed. A protocol for the investigation of malignant hyperpyrexia (MH) susceptibility. *Br J Anaesth*. 1984;56:1267.
114. Ording H, et al. *Acta Anaesthesiol Scand*. 1997;41:955.
115. Hopkins PM, et al. *Br J Anaesth*. 2015;115:531.
116. Larach MG. *Anesth Analg*. 1989;69:511.
117. Allen GC, et al. *Anesthesiology*. 1998;88:579.
118. Metterlein T, et al. *Cardiovasc Ther*. 2010;28:356.
119. Metterlein T, et al. *Muscle Nerve*. 2011;44:208.
120. Gerbershagen MU, et al. *Eur J Anaesthesiol*. 2011;29:42.
121. Johannsen S, et al. *Anesth Analg*. 2012;115:925.
122. Bendahan D, et al. *Acta Anaesthesiol Scand*. 2004;48:1019.
123. Baur CP, et al. *Anesth Analg*. 2000;90:200.
124. Metterlein T, et al. *Eur J Anaesthesiol*. 2011;28:251.
125. Metterlein T, et al. *Minerva Anestesiol*. 2011;77:768.
126. Migita T, et al. *Acta Anaesthesiol Scand*. 2011;56:351.
127. Zhou H, et al. *Am J Hum Genet*. 2006;79:859.
128. Urwyler A, et al. *Br J Anaesth*. 2001;86:283.
129. Robinson RL, et al. *Hum Mutat*. 2002;20:88.
130. Rueffert H, et al. *Acta Anaesthesiol Scand*. 2002;46:692.
131. Larach MG, et al. *Anesth Analg*. 2010;110:498.
132. Allen GC, Brubaker CL. *Anesth Analg*. 1998;86:1328.
133. Shulman JA, et al. *Anesthesiology*. 1981;54:259.
134. Gronert GA. *Anesthesiology*. 1980;53:395.
135. Hall GM, et al. *Br J Anaesth*. 1976;48:270.
136. Denborough M, Hopkinson KC. *Lancet*. 1988;1:191.
137. Bendixen D, et al. *Acta Anaesthesiol Scand*. 1997;41:480.
138. Larach MG, et al. *Anesthesiology*. 1994;80:771.
139. Gronert GA, et al. *Anesth Analg*. 1980;59:377.
140. Haverkort-Poels PJ, et al. *Muscle Nerve*. 1987;10:45.
141. Denborough MA, et al. *Br Med J (Clin Res Ed)*. 1988;296:1442.
142. Hackl W, et al. *Br J Anaesth*. 1991;66:138.
143. Hopkins PM, et al. *Lancet*. 1991;338:1491.
144. Kochling A, et al. *Anaesth Intensive Care*. 1998;26:315.
145. Reynolds AC, et al. *Lancet*. 1981;2:303.
146. Gronert GA, et al. *Anesthesiology*. 1977;47:411.
147. Gronert GA, White DA. *Pflugers Arch*. 1988;411:226.
148. Wappler F, et al. *Anesthesiology*. 2001;94:95.
149. Anetseder M, et al. *Neurology*. 1994;44:2393.
150. Ryan JF, Tedeschi LG. *J Clin Anesth*. 1997;9:66.
151. *Adverse Effects of Heat and Exercise in Relation to MH Susceptibility*. 2018. https://www.mhaus.org/healthcare-professionals/mhaus-recommendations/adverse-effects-of-heat-and-exercise-in-relation-to-mh-susceptibility/.
152. Butler-Browne GS, et al. *Muscle Nerve*. 1988;11:610.
153. Morgan DL, Proske U. *Physiol Rev*. 1984;64:103.
154. van der Spek AF, et al. *Br J Anaesth*. 1990;64:21.
155. Magee KR, Shy GM. *Brain*. 1956;79:610.
156. Norwood FL, et al. *Brain*. 2009;132:3175.
157. Jungbluth H, et al. *Semin Pediatr Neurol*. 2011;18:239.
158. Engel AG, et al. *Mayo Clin Proc*. 1971;46:666.
159. Klingler W, et al. *Anesth Analg*. 2009;109:1167.
160. Koch BM, et al. *Arch Neurol*. 1985;42:1204.
161. Osada H, et al. *Gynecol Obstet Invest*. 2004;58:32.
162. Allanson JE. Noonan syndrome. *J Med Genet*. 1987;24:9–13.
163. Benca J, Hogan K. *Anesth Analg*. 2009;109:1049.
164. Briggs BJ, Dickerman JD. *Pediatr Blood Cancer*. 2012;58:167.

165. Tartaglia M, et al. *Mol Syndromol.* 2010;1:2.
166. Hunter A, Pinsky L. *J Pediatr.* 1975;86:412.
167. Sharathkumar AA. *Pediatr Blood Cancer.* 2012;59:592.
168. Bajwa SJ, et al. *Saudi J Anaesth.* 2011;5:345.
169. Dadabhoy ZP, Winnie AP. *Anesthesiology.* 1988;68:636.
170. Campbell AM, Bousfield JD. *Anaesthesia.* 1992;47:131.
171. McBain J, et al. *Can J Anaesth.* 2006;53:274.
172. Isaacs H, Badenhorst ME. *Muscle Nerve.* 1992;15:740.
173. Heiman-Patterson TD, et al. *Pediatr Neurol.* 1986;2:175.
174. King JO, Denborough MA. *J Pediatr.* 1973;83:37.
175. McPherson EW, Taylor CA. *Am J Med Genet.* 1981;8:159.
176. Kaplan AM, et al. *J Pediatr.* 1977;91:431.
177. Isaacs H, Barlow MB. *Br J Anaesth.* 1973;45:901.
178. Isaacs H, et al. *Br J Anaesth.* 1973;45:860.
179. Isaacs H, Barlow MB. *J Neurol Neurosurg Psychiatry.* 1973;36:228.
180. Reed W, et al. *Blood.* 2003;101:351.
181. Habib AS, et al. *Can J Anaesth.* 2003;50:589.
182. D'Arcy CE, et al. *Neurology.* 2008;71:776.
183. Dowling JJ, et al. *Neuromuscul Disord.* 2011;21:420.
184. Glahn KP, et al. *Br J Anaesth.* 2010;105:417.
185. Birgenheier N, et al. *Anesth Analg* 112:1363.
186. Kugler Y, Russell WJ. *Anaesth Intensive Care.* 2011;39:84.
187. Rosenberg H. *Anesthesiol.* 2010;20. News.
188. Flewellen EH, et al. *Anesthesiology.* 1983;59:275.
189. Brandom BW, et al. *Anesth Analg.* 2011;112:1115.
190. Oh ST, et al. *J Surg Res.* 1997;71:79.
191. Korolkiewicz RP, et al. *J Physiol Pharmacol.* 2000;51:821.
192. Gener B, et al. *Pediatrics.* 2010;125:e1514.
193. Lerman J, et al. *Anesthesiology.* 1989;70:625.
194. Burkman JM, et al. *Anesthesiology.* 2007;106:901; quiz 1077.
195. Hopkins PM. *Anesthesiology.* 2007;106:893.
196. Gallant EM, et al. *Anesth Analg.* 1985;64:601.
197. Harrison GG, et al. *Anaesth Intensive Care.* 1988;16:197.
198. Migita T, et al. *J Anesth.* 2012;26:579.
199. Metterlein T, et al. *Anesth Analg.* 2011;112:1174.
200. Choi RH, et al. *Proceedings of the National Academy of Sciences*; 2017:4811.
201. Larach MG, et al. *Anesth Analg.* 2012;114:94.
202. Wong CA, Denholm B. *Anesthsiol News.* 2011;17.
203. Aderibigbe T, et al. *Anesthesiology.* 2014;120:1333.
204. Maccani RM, et al. *Anesth Analg.* 1996;82:790.
205. McGraw TT, Keon TP. *Can J Anaesth.* 1989;36:530.
206. Whitty RJ, et al. *Can J Anaesth.* 2009;56:497.
207. Crawford MW, et al. *Anesthesiology.* 2007;106:289.
208. Prinzhausen H, et al. *Can J Anaesth.* 2006;53:885.
209. Petroz GC, Lerman J. *Anesthesiology.* 2002;96:941.
210. Brunner HW, et al. *Acta Anaesthesiol Scand.* 2011;55:1118.
211. Shanahan H, et al. *Eur J Anaesthesiol.* 2012;29:229.
212. Gunter JB, et al. *Anesth Analg.* 2008;107:1936.
213. Jones C, et al. *Anaesth Intensive Care.* 2012;40:490.
214. Schonell LH, et al. *Anaesth Intensive Care.* 2003;31:58.
215. Feldman JM. *Anesthesiology.* 2011;115:434; author reply 6.
216. Block FE. *Anesth Analg.* 2011;112:1270.
217. Jantzen JP, et al. *Anaesthesist.* 1989;38:639.
218. Preparation of Anesthesia Workstations to Anesthetize MH Susceptible Patients. https://www.mhaus.org/healthcare-professionals/mhaus-recommendations/preparation-of-anesthesia-workstations-to-anesthetize-mh-susceptible-patients/. Accessed 30.05.18.
219. Criteria for a recommended standard. *Occupational Exposure to Waste Anesthetic Gases and Vapors*; 1977. http://www.cdc.gov/niosh/pdfs/77-140a.pdf
220. Anesthestic Gases. *Guidelines for Workplace Exposures*; 2000. https://www.osha.gov/dts/osta/anestheticgases/index.html
221. Anetseder M, et al. *Lancet.* 2003;362:494.
222. Bina S, et al. *Anesthesiology.* 2006;104:90.
223. Schuster F, et al. *Anesthesiology.* 2007;107:616.
224. Schuster F, et al. *Anesth Analg.* 2006;102:468.
225. Bina S, et al. *Eur J Anaesthesiol.* 2007;25:48.
226. Girard T, et al. *J Biol Chem.* 2001;276:48077.
227. Litman RS, Rosenberg H. *JAMA.* 2005;293:2918.
228. McKinney LC, et al. *Anesthesiology.* 2006;104:1191.
229. Ording H, et al. *Br J Anaesth.* 1990;64:341.
230. Sei Y, et al. *Anesthesiology.* 2002;97:1052.
231. Gareau PJ, et al. *Free Radic Res Commun.* 1993;19:43.
232. Payen JF, et al. *Anesthesiology.* 1993;78:848.
233. Nanson JK, Sheikh A. *Int J Obstet Anesth.* 2000;9:276.
234. Stowell K, et al. *Anaesth Intensive Care.* 2007;35:454.
235. Girard T, et al. *Anesthesiology.* 2006;104:1353.
236. Suggested guidelines for management of the pregnant-patient not believed to be at risk for MH, but whose partners is susceptible to malignant hyperthermia. 2009. https://www.mhaus.org/healthcare-professionals/mhaus-recommendations/parturient-with-mhs-partner/.
237. Tombul T, et al. *Acta neurologica Belgica.* 2011;111:116.
238. Freedman MS, et al. *Arch Neurol.* 2005;62:865.
239. Bader AM, et al. *J Clin Anesth.* 1988;1:21.
240. Staikou C, Rekatsina M. *Saudi J Anaesth.* 2017;11:472.
241. Bornemann-Cimenti H, et al. *Rev Bras Anestesiol.* 2016;67:404.
242. Ludolph AC, et al. *Curr Opin Neurol.* 2012;25:530.
243. Rothstein JD. *Cell.* 2017;171:725.
244. Shimizu T, et al. *Neurology.* 2000;54:1534.
245. You TM, Kim S. *J Dent Anesth Pain Med.* 2017;17:235.
246. Rosenbaum KJ, et al. *Anesthesiology.* 1971;35:638.
247. Jacobs BC, et al. *Neurology.* 1998;51:1110.
248. Lawn ND, et al. *Arch Neurol.* 2001;58:893.
249. Asbury AK. *Arch Neurol.* 1981;(suppl 9):1.
250. Hughes RA, et al. *Cochrane Database Syst Rev.* 2012;7:CD002063.
251. Asahina M, et al. *Acta Neurol Scand.* 2002;105:44.
252. McGrady EM. *Anaesthesia.* 1987;42:899.
253. Steiner I, et al. *Neurology.* 1985;35:1473.
254. Brooks H, et al. *Anaesthesia.* 2000;55:894.
255. Zochodne DW, et al. *Brain.* 1987;110(Pt 4):819.
256. Bolton CF. *Muscle Nerve.* 2005;32:140.
257. Dodson BA, et al. *Crit Care Med.* 1995;23:815.
258. Hermans G, et al. *Am J Respir Crit Care Med.* 2007;175:480.
259. Gronert GA. *Anesthesiology.* 1981;55:547.
260. O'Neill GN. *Int Anesthesiol Clin.* 2006;44:107.
261. Rudnik-Schneborn S, et al. Spinal muscular atrophies. In Engel A, Franzini-Armstrong C, eds: *Myology*, 3rd ed, New York: McGraw-Hill; 20041845.
262. Charcot-Marie-Tooth disease. Genetics, clinical features, and diagnosis. *UpToDate.* https://www.uptodate.com/contents/charcot-marie-tooth-disease-genetics-clinical-features-and-diagnosis.
263. Ginz HF, et al. *Anaesthesist.* 2001;50:767.
264. Gratarola A, et al. *Minerva Anestesiol.* 1998;64:357.
265. Sugino S, et al. *Masui.* 2002;51:1016.
266. Baur CP, et al. *Anasthesiol Intensivmed Notfallmed Schmerzther.* 2002;37:125.
267. Antognini JF. *Can J Anaesth.* 1992;39:398.
268. Baranov D, et al. Neurological diseases. In: Fleisher L, ed. *Anesthesia and Uncommon Diseases.* 5th ed. Philadelphia: Saunders; 2006.
269. Pogson D, et al. *Br J Anaesth.* 2000;85:914.
270. Naguib M, Samarkandi AH. *Can J Anaesth.* 1998;45:56.
271. Schmitt HJ, Munster T. *Can J Anaesth.* 2006;53:984.
272. Reah G, et al. *Anaesthesia.* 1998;53:586.
273. Scull T, Weeks S. *Can J Anaesth.* 1996;43:1150.
274. Sugai K, Sugai Y. *Masui.* 1989;38:688.
275. Tanaka S, et al. *Masui.* 1994;43:931.
276. Schmitt HJ, et al. *Can J Anaesth.* 2004;51:1049.
277. Dubowitz V. *Muscle Disorders in Childhood.* 2nd ed. Philadelphia: Saunders; 1995.
278. Dalakas M, et al. The muscular dystrophies. In: Barnes P, Hilton-Jones D, eds. *Myopathies in Clinical Practice.* 1st ed. London: Martin Dunitz; 2003.
279. *Muscular Dystrophy.* 2017. https://emedicine.medscape.com/article/1259041-overview.
280. Emery A. *Neuromuscul Disord.* 1991;1:19.
281. Sano M, et al. *Jinrui Idengaku Zasshi.* 1987;32:257.
282. Urban A, Lahlou S. Muscle diseases. In Fleisher L, ed. *Anesthesia and Uncommon Diseases.* Philadelphia: Saunders; 2006:303.
283. Hoffman E. *Cell.* 1987;51:919.
284. Leibowitz D, Dubowitz V. *Dev Med Child Neurol.* 1981;23:577.
285. Finsterer J, Stollberger C. *Cardiology.* 2003;99:1.
286. Perloff JK, et al. *Circulation.* 1984;(69):33.
287. Morris P. *Paediatr Anaesth.* 1997;7:1.
288. Hahn A, et al. *Arch Phys Med Rehabil.* 1997;78:1.
289. Ames WA, et al. *Paediatr Anaesth.* 2005;15:3.
290. Kawaai H, et al. *Anesth Prog.* 2005;52:12.
291. Molyneux MK. *Int J Obstet Anesth.* 2005;14:58.
292. Angermann C, et al. *Z Kardiol.* 1986;75:542.
293. Smith CL, Bush GH. *Br J Anaesth.* 1985;57:1113.
294. Webster R. *Respiratory Function as a Measure of Muscle Strength in Young Boys with Duchenne Muscular Dystrophy.* School of Women and Children's Health, University of N.S.W; 2003.
295. Stevens RD. *Curr Opin Anaesthesiol.* 2001;14:693.
296. Breucking E, et al. *Anaesthesist.* 2000;49:187.

297. Benson ER, et al. *Spine*. 1998;23:2308.
298. Miller F, et al. *Dev Med Child Neurol*. 1992;34:775.
299. Jenkins JG, et al. *Crit Care Med*. 1982;10:645.
300. Stoelting R, Dierdorf S. In: *Anesthesia and Co-Existing Disease*. Philadelphia: Churchill Livingstone; 2002:505.
301. Gurnaney H, et al. *Anesth Analg*. 2009;109:1043.
302. Farell PT. *Anaesth Intensive Care*. 1994;22:597.
303. Schummer W, Schummer C. *Br J Anaesth*. 2004;92:149.
304. Ririe DG, et al. *Anesthesiology*. 1998;88:351.
305. Yemen TA, McClain C. *Paediatr Anaesth*. 2006;16:105.
306. Fairfield MC. *Anaesthesia*. 1993;48:1013.
307. Murat I, et al. *Anesthesiology*. 1987;67:249.
308. Kirschner J, Bonnemann CG. *Arch Neurol*. 2004;61:189.
309. Moro C, et al. *Ann Fr Anesth Reanim*. 2007;26:359.
310. Egi M, et al. *Masui*. 2002;51:196.
311. Pash MP, et al. *Can J Anaesth*. 1996;43:959.
312. Myotonic dystrophy. *Etiology, Clinical Features, and Diagnosis*. 2018. https://www.uptodate.com/contents/myotonic-dystrophy-etiology-clinical-features-and-diagnosis.
313. Parness J, et al. *Anesth Analg*. 2009;109:1054.
314. Lehmann-Horn F, Iaizzo PA. *Br J Anaesth*. 1990;65:692.
315. Mathieu J, et al. *Neurology*. 1997;49:1646.
316. Matsuki Y, et al. *Eur J Anaesthesiol*. 2011;28:145.
317. Stourac P, et al. *Br J Anaesth*. 2013;110:657.
318. Ahmed S, et al. *Cardiol Res*. 2018;9:50.
319. Catena V, et al. *Minerva Anestesiol*. 2007;73:475.
320. Lehmann-Horn F, et al. Nondystrophic myotonias and periodic paralyses. In: Engel A, Franzini-Armstrong C, eds. *Myology*. 3rd ed. New York: McGraw-Hill; 2004:1257–1300.
321. Farbu E, et al. *Acta Anaesthesiol Scand*. 2003;47:630.
322. Newberg LA, et al. *Br J Anaesth*. 1983;55:57.
323. Beck CL, et al. *Proc Natl Acad Sci U S A*. 1996;93:11248.
324. Rosenbaum HK. *Anesthesiol Clin North America*. 2002;20:623.
325. North K. Congenital myopathies. In: Engel A, Franzini-Armstrong C, eds. *Myology*. New York: McGraw-Hill; 2004:1473.
326. Herman GE, et al. *J Pediatr*. 1999;134:206.
327. Breslin J, et al. *Anaesthesia*. 2000;55:471.
328. Costi D, van der Walt JH. *Paediatr Anaesth*. 2004;14:964.
329. Garcia-Aguado R, et al. *Rev Esp Anestesiol Reanim*. 1994;41:302.
330. Gottschalk A, et al. *Anesthesiology*. 1998;89:1018.
331. Schmid E. *Paediatr Anaesth*. 2006;16:218.
332. Tokarz A, et al. *Eur J Anaesthesiol*. 2002;19:842.
333. Dorchies OM, et al. *Neuromuscul Disord*. 2001;11:736.
334. Glucose-6-phosphatase deficiency (glycogen storage disease I, von Gierke disease). 2018. https://www.uptodate.com/contents/glucose-6-phosphatase-deficiency-glycogen-storage-disease-i-von-gierke-disease. Accessed 30.05.18.
335. Rake JP, et al. *Eur J Pediatr*. 2002;161(suppl 1):S112.
336. Visser G, et al. *Eur J Pediatr*. 2002;161(suppl 1):S120.
337. Kakinohana M, et al. *Masui*. 1998;47:1104.
338. Kawai T. *Masui*. 2005;54:924.
339. Loonen MC, et al. *Neurology*. 1981;31:1209.
340. Engel A, et al. Acid maltase deficiency. In: Engel A, Franzini-Armstrong C, eds. *Myology*. New York: McGraw-Hill; 2004:1559.
341. Type II glycogen storage disease (pompe disease). https://emedicine.medscape.com/article/119506-overview. 2017.
342. Ehlers KH, et al. *Circulation*. 1962;25:96.
343. Bulkley BH, Hutchins GM. *Am Heart J*. 1978;96:246.
344. Weinik M, King F. Acid maltase deficiency myopathy. *eMedicine*. 2012.
345. Makos MM, et al. *Ann Neurol*. 1987;22:629.
346. Gitlin MC, et al. *Anesth Analg*. 1993;77:392.
347. Kotani N, et al. *Anesth Analg*. 1996;82:182.
348. Ing RJ, et al. *Paediatr Anaesth*. 2004;14:514.
349. McFarlane H, Soni N. *Anaesthesia*. 1986;41:1219.
350. Mohiddin SA, Fananapazir L. *Tex Heart Inst J*. 2002;29:290.
351. DiMauro S, Bonilla E. Mitochondrial encephalomyopathies. In: Engel A, Franzini-Armstrong C, eds. *Myology*. 3rd ed. New York: McGraw-Hill; 2004:1623.
352. Siciliano G, et al. *Biosci Rep*. 2007;27:53.
353. Wisely NA, Cook PR. *Eur J Anaesth*. 2001;18:333.
354. Mehndiratta MM, et al. *Neurol India*. 2002;50:162.
355. Swash M, et al. *J Neurol Sci*. 1978;38:347.
356. Shipton EA, Prosser DO. *Eur J Anaesthesiol*. 2004;21:173.
357. Swash M, et al. *J Neurol Sci*. 1978;38:347.
358. Amato AA, Brown RH. Muscle dystrophies and other muscle diseases. In: Longo DL, Fauci AS, Kasper DL, Hauser SL, Jameson JL, eds. *Harrison's Priciples of Internal Medicine*. 18th ed. McGraw-Hill; 2012.
359. DiMauro S, Bonilla E. Mitochondrial encephalomyopathies. In: Engel AG, Franzini-Armstrong C, eds. *Myology*. 3rd ed. McGraw-Hill; 2004:1623–1662.
360. Allison KR. Muscular dystrophy versus mitochondrial myopathy: the dilemma of the undiagnosed hypotonic child. In: *Paediatric Anaesthesia*. 2007; 17:1–6.
361. Hara K, et al. *J Clin Anesth*. 2004;16:539.
362. Maurtua M, et al. *Int J Obstet Anesth*. 2008;17:370.
363. Levy E, Muravchick S. Mitochondrial diseases. In: Fleisher L, ed. *Anesthesia and Uncommon Diseases*. Philadelphia: Saunders; 2006:455.
364. James RH. *Anaesthesia*. 1985;40:88.
365. James RH. *Anaesthesia*. 1986;41:216.
366. Gurrieri C, et al. *Can J Anaesth*. 2011;58:751.
367. Footitt EJ, et al. *Br J Anaesth*. 2008;100:436.
368. Driessen J, et al. *Paediatr Anaesth*. 2007;17:16.
369. Burns AM, Shelly MP. *Anaesthesia*. 1989;44:975.
370. Kelly A, O'Connor M. *Anaesthesia*. 1990;45:596.
371. Ramchandra DS, et al. *Can J Anaesth*. 1990;37:474.
372. Guasch E, et al. *Anaesthesia*. 2003;58:607.
373. Sharma AD, et al. *Paediatr Anaesth*. 2001;11:488.
374. Vanlander AV, et al. *Acta Anaesthesiol Scand*. 2012;56:520.
375. Stowe DF, Kevin LG. *Antioxid Redox Signal*. 2004;6:439.
376. Stadnicka A, et al. *J Anesth*. 2007;21:212.
377. Wallace JJ, et al. *Paediatr Anaesth*. 1998;8:249–254.
378. Lauwers MH, et al. *Anaesthesia*. 1994;49:876.
379. Morgan PG, et al. *Anesthesiology*. 2002;96:1268.
380. Allen GC. *Anesthesiology*. 2003;98:282.
381. Frei FJ, et al. *Anaesthesia*. 1997;52:1056.
382. Naguib M, et al. *Anesthesiology*. 1996;84:1506.
383. Finsterer J, et al. *Can J Anaesth*. 1998;45:781.
384. Sharma AD, et al. *Paediatr Anaesth*. 2001;11:488.
385. D'Ambra MN, et al. *Anesthesiology*. 1979;51:343.
386. Wiesel S, et al. *Anesth Analg*. 1991;72:696.
387. Rowe RW, Helander E. *Anesth Analg*. 1990;71:295.
388. Rosaeg OP, et al. *Can J Anaesth*. 1994;43:403.
389. Hsiao PN, et al. *Acta Anaesthesiol Sin*. 2000;38:107.
390. Sasano N, et al. *J Anesth*. 2007;21:72.
391. Farag E, et al. *Can J Anaesth*. 2002;49:958.
392. Sasano N, et al. *J Anesth*. 2003;23:587.
393. Kubota H, et al. *J Child Neurol*. 2005;20:116.
394. Vincent A, et al. *Lancet*. 2001;357:2122.
395. Lindstrom JM. *Muscle Nerve*. 2000;23:453.
396. Anesthesia for the patient with myasthenia gravis. 2018. https://www.uptodate.com/contents/anesthesia-for-the-patient-with-myasthenia-gravis. Accessed April 8, 2018.
397. Eisenkraft JB, et al. *Anesthesiology*. 1988;69:760.
398. Baraka A. *Anaesthesia*. 1992;47:217.
399. Seigne RD, Scott RP. *Br J Anaesth*. 1994;72:468.
400. Kim JM, Mangold J. *Br J Anaesth*. 1989;63:497.
401. Sungur Ulke Z, et al. *Acta Anaesthesiol Scand*. 2013;57:745.
402. de Boer HD, et al. *Rev Esp Anestesiol Reanim*. 2010;57:181.
403. *BRIDION(R) (sugammadex) Injection - First and Only Selective Relaxant Binding Agent - Approved in European Union*. 2008. http://www.evaluategroup.com/Universal/View.aspx?type=Story&id=160887.
404. Baraka A. *Br J Anaesth*. 1992;69:227
405. Abel M, Eisenkraft JB. *Mt Sinai J Med*. 2002;69:31.
406. Takamori M, et al. *Neurosci Res*. 2000;36:183.
407. Hewett SJ, Atchison WD. *Brain Res*. 1991;566:320.
408. Burge JA, Hanna MG. *Curr Neurol Neurosci Rep*. 2012;12:62.
409. Lehmann-Horn F, Rudel R, Jurkat-Rott K. Nondystrophic myotonias and periodic paralyses. In: Engel AG, Franzini-Armstrong C, eds. *Myology*. McGraw-Hill; 2004:1257–1300.
410. Jurkat-Rott K, Lehmann-Horn F. *J Neurol*. 2006;253:1391.
411. Chinnery PF, et al. *Ann Neurol*. 2002;52:251.
412. Song YW, et al. *Muscle Nerve*. 2012;46:914.
413. Vicart S, et al. *Neurology*. 2004;63:2120.
414. Viscomi CM, et al. *Anesth Analg*. 1999;88:1081.
415. Robinson JE, et al. *Can J Anaesth*. 2000;47:160.
416. Griggs RC, et al. *Ann Intern Med*. 1970;73:39.
417. Bendahhou S, et al. *Ann Neurol*. 2001;50:417.
418. LoVecchio F, Jacobson S. *Emerg Med Clin North Am*. 1997;15:605.

419. Lin SH, Huang CL. *J Am Soc Nephrol*. 2012;23:985.
420. Depoix JP, et al. *Anesth Analg*. 2004;99:302.
421. Aouad R, Atanassoff PG. *Can J Anaesth*. 2004;51:92.
422. Ashwood EM, et al. *Anaesthesia*. 1992;47:579.
423. Aarons JJ, et al. *Anesthesiology*. 1989;71:303.
424. Cone AM, Sansome AJ. *Anaesthesia*. 1992;47:1097.
425. Weller JF, et al. *Anesthesiology*. 2002;97:259.
426. Barker MC. *AANA J*. 2012;78:191.
427. Siler JN, Discavage WJ. *Anesthesiology*. 1975;43:489.
428. Melnick B, et al. *Anesthesiology*. 1983;58:263.
429. Rooney RT, et al. *Anesth Analg*. 1988;67:782.
430. Hofer C, et al. *Anaesthesia*. 2001;56:1082.
431. Chitra S, Korula G. *Indian J Anaesth*. 2009;53:226.
432. Viscomi CM, et al. *Anesth Analg*. 1999;88:1081.
433. Parness J, et al. *Anesth Analg*. 2009;109:1054.
434. Lambert C, et al. *Anesth Analg*. 1994;79:1012.
435. Rajabally YA, El Lahawi M. *Muscle Nerve*. 2002;25:453.
436. Marchant CL, et al. *Muscle Nerve*. 2004;30:114.
437. Neuman GG, Kopman AF. *Anesth Analg*. 1993;76:426.

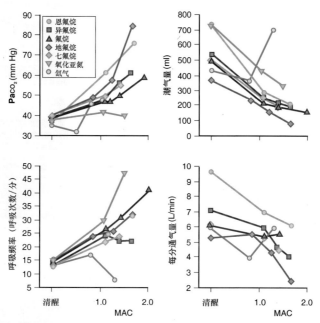

彩图 21.18　比较不同吸入麻醉药对患者静息 PaCO₂、潮气量、呼吸频率和每分通气量的平均变化。大多数挥发性麻醉药引起剂量依赖性呼吸增快，每分通气量和潮气量下降伴 PaCO₂ 升高。MAC，最低肺泡有效浓度，N₂O，氧化亚氮[189-194]。注：氙气的数据已从参考文献中推断出来[195-198]

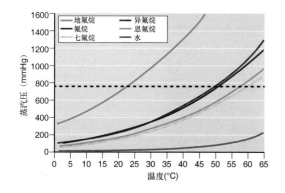

彩图 22.16　地氟烷、异氟烷、氟烷、恩氟烷、七氟烷和水的蒸气压-温度曲线。注意地氟烷的曲线与其他吸入麻醉药明显不同，且所有吸入麻醉药比水更易挥发。虚线表示气压在 1 atm（760 mmHg）时，海平面的沸点（正常沸点）(From inhaled anesthetic package insert equations and Susay SR，Smith MA，Lockwood GG. The saturated vapor pressure of desflurane at various temperatures. Anesth Analg. 1996；83：864-866.)

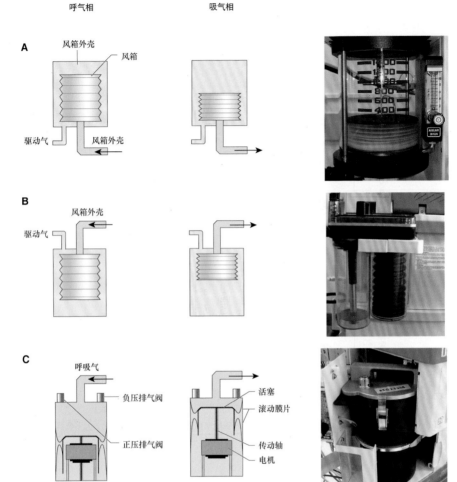

呼气相　　　　　吸气相

A

风箱外壳
风箱
驱动气　　风箱外壳

B

风箱外壳
驱动气

C

呼吸气
负压排气阀
正压排气阀

活塞
滚动膜片
传动轴
电机

彩图 22.43　三种类型的麻醉通气机位于呼气相（左）、吸气相（中）和实物照片（右）。为实现呼出气体复吸入并节约麻醉气体，麻醉工作站通气机必须具备一个容器来贮存患者呼出气体，这与手动通气或自主呼吸时使用的呼吸囊作用相似。此为麻醉工作站通气机的特殊要求。与之相反，ICU 通气机将呼出气体排至大气环境中。在图中，呼吸气为绿色。通气机驱动气为黄色。（A）上升式风箱。（B）下降式（悬挂式）风箱。（C）活塞式通气机。具体内容详见正文（Piston ventilator diagram modified from Yoder M. Ventilators. In：Understanding Modern Anesthesia Systems. Telford，PA：Dräger Medical；2009.）

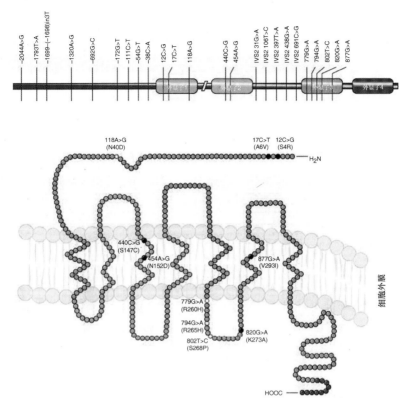

彩图 24.5 报道的 μ 阿片受体的突变与该基因的外显子组织有关。该基因中显示了经常发生突变（＞1%）或被提议具有功能性后果的 24 个氨基酸交换的突变。氨基酸用圆圈表示，根据其编码的外显子着色。黑色圆圈表示在相应位置的自然发生的突变，红色圆圈表示在分子水平显示功能改变的突变。核苷酸交换和氨基酸交换指示突变（From Lötsch J, Geisslinger G. Are μ-opioid receptor polymorphisms important for clinical opioid therapy? Trends Mol Med. 2005；11：82.89.）

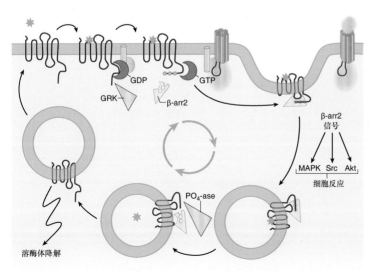

彩图 24.7 μ 阿片受体中 β 抑制蛋白2（β-arr2）和 G 蛋白的循环、信号通路和降解。蓝星代表阿片激动剂。三聚体膜复合物由棕色和绿色标注，G-蛋白的 α、β、γ 亚基分别由蓝色标注。α 亚基与鸟苷二磷酸（GDP；休眠状态）或鸟苷三磷酸（GTP；激活状态）相连。β γ 二聚体直接与电压依赖性钙通道反应抑制钙离子内流（黄色标注）。GRK，G 蛋白偶联受体激酶；MAPK，丝裂原活化蛋白激酶；PO4-ase，磷酸酶（From Hales TG. Arresting the development of morphine tolerance and dependence. Br J Anaesth. 2011；107：653-655.）

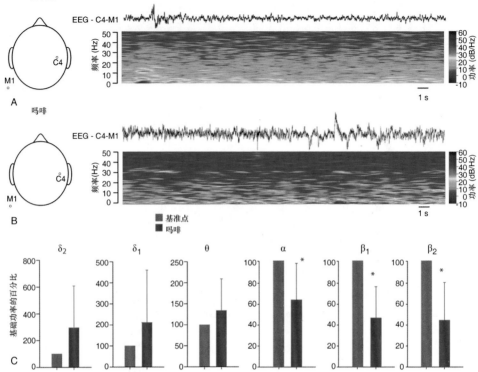

彩图 24.10 **吗啡对脑电频谱含量的影响。**基线和吗啡给药后 30 s 时的脑电图活动和 C4-M1 (C4 =中心电极；M1 =乳突电极) 衍生的功率谱图。在有代表性的患者 (a) 和分析组数据 (B 和 C) 中，吗啡降低了高频功率 (α、β_1 和 β_2)。10 例患者的平均数据显示吗啡降低了 α ($P = 0.039$, $n = 10$)、β_1 ($P = 0.003$, $n = 10$) 和 β_2 ($P = 0.020$, $n = 10$) 的功率，但没有改变 δ_2 ($P = 0.375$, $n = 10$)、δ_1 ($P = 0.922$, $n = 10$) 和 θ ($P = 0.331$, $n = 10$) 的功率。数据显示为平均值 ±95% 置信区间。* 平均值与基线有显著性差异，$P < 0.05$ (From Montandon G, Cushing SL, Campbell F, et al. Distinct cortical signatures associated with sedation and respiratory rate depression by morphine in a pediatric population. Anesthesiology. 2016；125：889-903.)

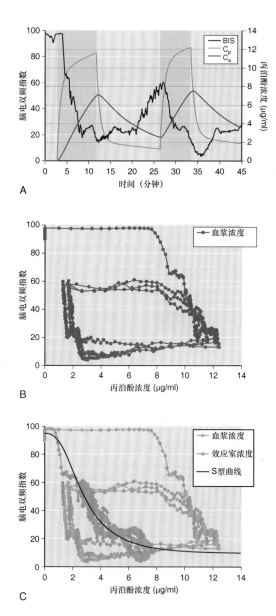

彩图 26.7 （A）显示血浆药物浓度（Cp）和脑电双频指数（BIS）监测的催眠镇静效果之间迟滞现象的时间过程。丙泊酚在阴影部分恒定输注，产生了血浆浓度（Cp）（橙线）和效应室浓度（Ce）（蓝线）。相关的 BIS 值由红色实线表示。（B）Cp 和 BIS 之间的关系反映了迟滞回路。（C）重新建模以后，效应室和 BIS 之间的迟滞现象达到最小化［（A）Modified from Soehle M，Kuech M，Grube M，et al. Patient state index vs bispectral index as measures of the electroencephalographic effects of propofol. Br J Anaesth. 2010；105：172-178. Used with permission；（B and C）Courtesy M. Soehle，Bonn，Germany.］

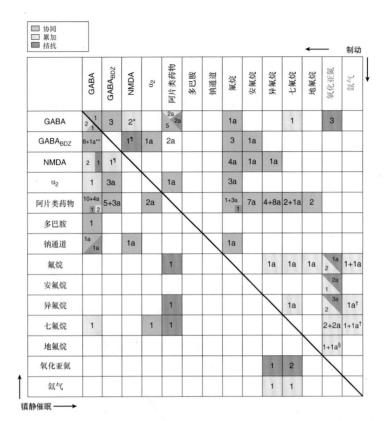

彩图 26.10　表格总结了人和动物在不同药物相互作用下达到镇静催眠和制动时的实验数据。药物根据药理学分为：激活 γ- 氨基丁酸（GABA）的药物（丙泊酚、硫苯妥钠、美索比妥和依托咪酯），作用于苯二氮䓬 -GABA 受体（GABA_BDZ）的药物（咪达唑仑、地西泮），作用于 N- 甲基 -D- 天冬氨酸盐（NMDA）受体的拮抗剂（氯胺酮），肾上腺素 α₂ 受体激动剂（右美托咪定、可乐定），阿片类药物（吗啡、芬太尼、舒芬太尼和瑞芬太尼），多巴胺受体拮抗剂（氟哌利多、胃复安），钠通道阻断剂（利多卡因、布比卡因）和吸入麻醉药。表格的右上部分（粗黑体线以上）总结了药物在达到制动时的相互作用，表格的左下部分（粗黑体线以下）总结的是药物在达到催眠镇静时的相互作用。协同作用由绿色代表，累加作用由黄色代表，拮抗作用由深橘色代表。数字代表的是达到特定相互作用的研究例数。如果一个研究描述了两个作用（如异氟烷同时与芬太尼和阿芬太尼作用），则分开计算。动物实验在数字后带有后缀 a，人体实验没有后缀。* 重新分析：丙泊酚-氯胺酮在人体相互作用达到制动时的作用为拮抗。** 重新分析：硫苯妥钠-咪达唑仑在人体相互作用达到催眠镇静时作用为相加。¶ 由于猪的氙气 MAC 值不确定，因此没有纳入猪的数据。‖ 重新分析：氯胺酮-咪达唑仑在人体相互作用达到催眠镇静时作用为拮抗，在达到制动时作用为累加。§ 地氟烷与氧化亚氮在一组小样本的 18 ～ 30 岁左右的患者中作用为拮抗（From Hendrickx JF，Eger EI 2nd，Sonner JM，et al. Is synergy the rule？ A review of anesthetic interactions producing hypnosis and immobility. Anesth Analg. 2008；107：494-506. Used with permission. ）

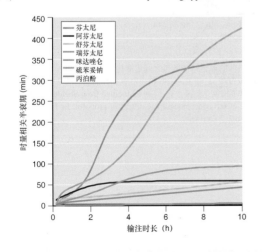

彩图 26.20　在芬太尼、舒芬太尼、阿芬太尼、丙泊酚、咪达唑仑和硫苯妥钠药代动力学模型中用时量相关半衰期作为输注时间（时量）的函数（From Hughes MA，Glass PSA，Jacobs JR. Context-sensitive half-time in multicompartment pharmacokinetic models for intravenous anesthetic drugs. Anesthesiology. 1992；76：334-341. ）

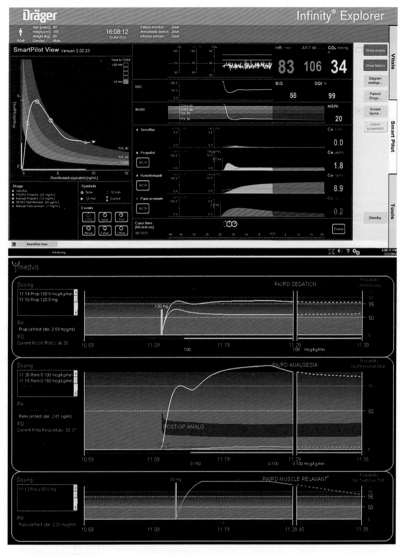

彩图 26.25　在线查询显示包括了药物特性和药物相互作用特性。SmartPilot（德尔格，吕贝克市，德国）（图上半部分显示）是一个二维显示器，显示了基于药代动力学模型，药效动力学模型以及麻醉效应等联合使用药物（阿片类物和静脉或吸入催眠镇静药）的效应室药物浓度。灰暗色区域显示麻醉不同水平；黄色点表示效应室浓度的联合作用；白线表示回顾性浓度；黑色点和箭头表示根据现在的输注情况计算出来的 10 和 15 min 后的预测值。事件标记可以设定为患者麻醉水平相关的特定状态：实时曲线，趋势和单一药物的效应室浓度预测，麻醉效果［伤害性刺激反应指数（NSRI）］和相关脑电双频指数（BIS），主要生命体征，事件标记作为解释的参考。Medvis 显示器（Medvis，盐湖城，犹他州）（图下半部分显示）运用药代药效动力学模型预测药物在过去、现在和 10 min 以后的效应室浓度以及药效。药物剂量，如单次注射和持续输液，是通过单独的数据接口或用户界面进行管理的。药物分为镇静药（上图）、镇痛药（中图）和肌松剂（下图）。药效通过人群的无意识概率（上图）、对插管刺激无反应概率（中图）和对四个强制性刺激无反应概率（下图）描述。除此之外，第二药代动力学终点，术后疼痛代表对于术后疼痛治疗窗的指南。镇静催眠药和镇痛类药物的协同作用由图中的白色曲线表示。例如，上图显示只用丙泊酚，则无意识概率在 50% ～ 95%（黄色曲线），但当丙泊酚联合阿片类药物使用时，无意识概率大于 95%（白色曲线）。相似的，丙泊酚在中图中也有加强阿片类药物的作用

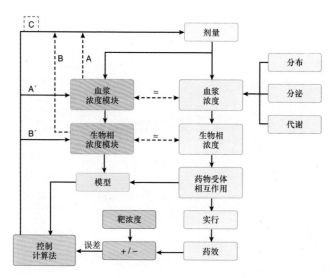

彩图 26.26　决定给药剂量和药效（黄色）关系的药代药效动力学过程示意图。药代动力学因素如再分步，代谢和（或）分泌等决定了药物剂量和药物在生物相浓度的关系。在生物相，药物与受体结合达到药效。靶控输注（TCI）利用模型估算血浆或生物相药物浓度（红色），计算需要达到靶控血浆浓度（A）或效应室浓度（B）的药物剂量。电脑控制闭环反馈通过测量实际药效和预测药效之间的误差来控制药物的输注（蓝色）。更好的闭环系统不是采用剂量作为直接执行器，而是利用 TCI 系统的模拟变量作为执行器变量（A/A'，B/B'）。TCI 系统减少了剂量–效应关系的复杂性。高级控制计算法将考虑到持续更新的相互作用模型（浅绿色）（Modified from Struys M，de Smet T. Principles of drug actions：target-controlled infusions and closed-loop administration. In：Evers AS，Maze M，Kharasch ED，eds. Anesthetic Pharmacology：Basic Principles and Clinical Practice. Cambridge：Cambridge University Press；2011：103-122. Used with permission.）